U0233535

金元四大医家医学全书

刘河间 张子和 李东垣 朱丹溪 著

刘河间医学全书
张子和医学全书
李东垣医学全书
朱丹溪医学全书

山西出版传媒集团

山西科学技术出版社

图书在版编目（CIP）数据

金元四大医家医学全书／（元）朱丹溪等著．—太原：山西科学技术出版社，2012.3（2025.3 重印）
ISBN 978－7－5377－4056－2

Ⅰ．①金… Ⅱ．①朱… Ⅲ．①中国医药学－中国－辽宋金元清代时代 Ⅳ．①R2－52

中国版本图书馆 CIP 数据核字（2011）第 247599 号

校注者：

薛 瑾	刘国栋	刘小萌	刘 厚	郭小辰	徐智惠	武荣跃	张占国
张举民	张秉国	张 云	张 宏	石佳洁	张蕴玉	赵志良	赵吉明
赵怀义	赵建宁	赵左峰	阎吉荣	阎凤云	谢雪仁	谢 欣	董永丽
王忠民	吴海新	邹 鲁	常晓枫	赵树旺	郝小武	吴海新	郭长胜
吴佩佩	刘国庆	刘 杰	刘英兰	刘若望	刘 强	图小丽	杨俊清
刘正武	常占杰	周亚丽	常恩娟	薛 瑾	薛红艳	郭文莉	孟建民
林 强	赵 宏	安 兵	赵恒业	董 昆	王 军	李巧梅	陈天顺
曹泽成	丁德明	董一斌	张新勇	张海涛	张清怀	张永康	李玉喜
李海生	李 东	李建民	李可心	李治亭	贾虎强	袁 军	梁宝祥
苏凤勇	牛树峰	牛 波	宋文浚	马文静	王东霞	宋 啸	贾虎强

金元四大医家医学全书

出 版 人：阎文凯
著　　者：刘河间　张子和　李东垣　朱丹溪
责 任 编 辑：杨兴华
封 面 设 计：吕雁军

出 版 发 行：山西出版传媒集团·山西科学技术出版社
　　　　　　地址：太原市建设南路 21 号　邮编：030012
编辑部电话：0351－4922078
编辑部邮箱：shanxikeji@ qq. com
发 行 电 话：0351－4922121
经　　销：各地新华书店
印　　刷：山西基因包装印刷科技股份有限公司
网　　址：www. sxkxjscbs. com
微　　信：sxkjcbs

开　　本：787mm×1092mm　1/16　印张：71.75
字　　数：1706 千字
版　　次：2012 年 3 月第 1 版　2025 年 3 月山西第 10 次印刷

书　　号：ISBN 978－7－5377－4056－2
定　　价：116.00 元

本社常年法律顾问：王葆柯
如发现印、装质量问题，影响阅读，请与发行部联系调换。

全书总目录

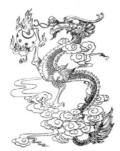

分目录

刘河间医学全书

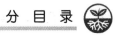

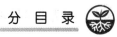

保童秘要

张子和医学全书

儒门事亲

十形三疗

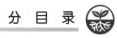

金元四大医家医学全书

李东垣医学全书

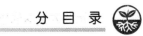

医学发明

东垣试效方

朱丹溪医学全书

本草衍义补遗

分 目 录

丹溪治法心要

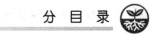

脉因证治

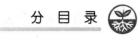

【刘河间医学全书】

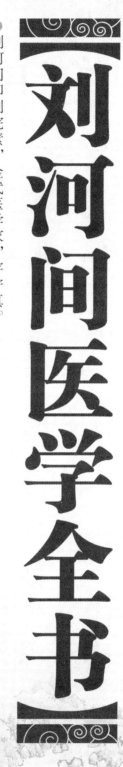

● 刘河间即刘完素，金代医学家，字守真。

河北河间人，故人称刘河间，自号通玄居（处）士。

金元四大家之首，寒凉派的创始人，温病学的奠基人之一。

金章宗（完颜璟）三次征聘，皆不就，遂赐号高尚先生。

刘完素自幼耽嗜医书，对《素问》爱不释手，造诣颇深。

代表作有《素问要旨论》、《宣明论方》、《三消论》、《伤寒标本心法类萃》等。

目 录

素问玄机原病式

序

夫医教者，源自伏羲，流于神农，注于黄帝，行于万世，合于无穷，本乎大道，法乎自然之理。孔安国序书曰：伏羲、神农、黄帝之书，谓之三坟，言大道也。少昊、颛顼、高辛、唐、虞之书，谓之五典，言常道也。盖五典者，三坟之末也，非无大道，但专明治世之道；三坟者，五典之本也，非无常道，但以大道为体，常道为用，天下之能事毕矣。然而玄机奥妙，圣意幽微，浩浩乎不可测，使之习者，虽贤智明哲之士，亦非轻易可得而悟矣。泊乎周代，老氏以精大道，专为道教；孔子以精常道，专为儒教。由是儒、道二门之教着矣。归其祖则三坟之教一焉。儒、道二教之书，比之三坟之经，则言象义理，昭然可据，而各得其一意也。故诸子百家，多为著述，所宗之者，庶博知焉。呜呼！余之医教自黄帝之后二千五百有余年，汉末之魏有南阳太守张机仲景，恤于生民多被伤寒之疾损害横夭，因而辄考古经，以述《伤寒卒病方论》一十六卷，使后之学者有可依据。然虽所论未备诸病，仍为道要，若能以意推之，则思过半矣，且所述者众，所习者多，故自仲景至今，甫仅千岁，凡著述医书过往古者八九倍矣。夫三坟之书者，大圣人之教也，法象天地，理合自然，本乎大道。仲景者，亚圣也，虽仲景之书未备圣人之教，亦几于圣人，文亦玄奥，以致今之学者尚为难焉。故今人所习，皆近代方论而已，但究其末，而不求其本。况仲景之书，复经太医王叔和撰次遗方，宋开宝中，节度使高继冲编集进上。虽二公操心用智，自出心意，广其法术，杂于旧说，亦有可取。共间或失仲景本意，未符古圣之经，愈令后人学之难也。况仲景之世，四升乃唐、宋之一升，四两为一两，向者人能胜毒，及多㕮咀，汤剂有异今时之法，故今人未知其然，而妄谓时世之异，以为无用，而多不习焉。惟近世朱奉议多得其意，遂以本仲景之论，而兼诸书之说，编集作《活人书》二十卷。其门多，其方众，其言直，其类辨，使后学者易为寻检施行，故今之用者多矣。然而其间亦有未合圣人之意者，往往但相肖而已，由未知阴阳变化之道，所谓木极似金，金极似火，火极似水，水极似土，土极似木者也。故经曰"亢则害，承乃制"，谓己亢过极，则反似胜己之化也。俗未之知，认似作是，以阳为阴，失其意也。嗟夫！医之妙用，尚在三坟。观夫后所著述者，必欲利于后人，非但矜炫而已，皆仁人之心也，非不肖者所敢当。其间互有得失者，由乎言本求其象，象本求其意，意必合其道，故非圣人，而道未全者，或尽其善也鲜矣！岂欲自涉非道而乱圣经，以惑人志哉！自古如祖圣伏羲画卦，非圣人孰能明其意？二万余言，至周文王方始立象演卦，而周公述爻。后五百年，孔子以作《十翼》，而《易书》方完。然后《易》为推究，所习者众，而注说者多。其间或所见不同，而互有得失者，未及于圣，窃窥道教故也。易教体乎五行八卦，儒教存乎三纲五常，医教要乎五运六气。其门三，其道一，故相须以用而无相失，盖本教一而已矣。若忘其根本而求其华实之茂者，未之有也。故经曰："夫五运阴阳者，天地之道也，万物之纲纪，变化之父母，生杀之本始，神明之府也，可不通乎？"《仙经》曰："大道不可以筹算，道不在数故也。可以筹算者，天地之数也。若得天地之数，则大道在其中矣。"经曰："天地之至数，始于一而终于九，数之可十，推之可百，数之可千，推之可万，万之大，不可胜数，然其要一也。"又云："知其要者，一言而终，不知其要者，流散无穷。"又云："至数之机，迫迮而微，其来可见，其往可追，敬之者昌，慢之者亡，无道行私，必得天殃。"又云："治不法天之纪，地之理，则灾害至矣。"又云："不知年之所加，气之兴衰，虚实之所起，不可以为工矣。"由是观之，则不知运气而求医，无失者鲜矣。

今详《内经·素问》，虽已校正、改误、音释，往往尚有失古圣之意者，愚俗闻之，未必不曰尔何人也，敢言古昔圣贤之非？嗟夫！圣人之所为，自然合于规矩，无不中其理者也。虽有贤哲而不得自然之理，亦岂能尽善而无失乎？况经秦火之残文，世本稀少。故自仲景之后，有缺"第七"一卷，天下至今无复得其本。然虽存者布行于世，后之传写镂板，重重差误，不可胜举，以其玄奥而俗莫能明，故虽舛讹，而孰知之！故近代敕勒孙奇、高保衡、林亿等校正，孙兆改误，其序有言曰："正谬误者六千余字，增注义者二千余条。"若专执旧本，以谓往古圣贤之书而不可改易者，信则信矣，终未免泥于一隅。及夫唐·王冰次注序云："世本纰缪，篇目重迭，前后不备，文义悬隔，施行不易，彼会亦难。岁月既淹，习以成弊，或一篇重出，而别立二名；或两论并合，而都为一目；或问答未已，而别树篇题；或脱简不书，而云世缺。重《合经》而冠《针服》，并《方宜》而为《咳篇》，隔《虚实》而为《逆从》，合《经络》而为《论要》，节《皮部》而为《经络》，退《至道》以《先针》，如此之流，不可胜数。"又曰："其中简脱文断，义不相接者，搜求经论，有所迁移以补其处；篇目坠缺，指事不明者，详其意趣，加字以昭其义；篇论吞并，义不相涉，缺漏名目者，区分事类，别目以冠篇首；君臣请问，义理乖戾者，考较尊卑，增益以光其意；错简碎文，前后重迭者，详其旨趣，削去繁杂，以存其要；辞理秘密，难粗论述者，别撰《玄珠》，以陈其道。凡所加字，皆朱书其文，使今古必分，字不杂糅。"然则岂但仆之言哉！设若后人或怒王冰、林亿之辈，言旧有讹谬者，弗去其注，而惟攻其经，则未必易知而过其意也。然而王冰之注，善则善矣，以其仁人之心，而未备圣贤之意，故其注或有失者也。由是校正改误者，往往证当王冰之所失。其间不见其失而不以改证者，不为少矣。虽称正改误，而或自失者亦多矣。呜呼！不唯注未尽善，而王冰迁移加减之经，亦有臆说，而不合古圣之意者也。虽言凡所加字皆朱书其文，既传于世即世文，皆为墨字。凡所改易之间，或不中其理者，使智哲以理推之，终莫得其真意，岂知未达真理，而不识其伪所致也。近世所传之书，若此说者多矣。然而非其正理，而欲求其真意者，未之有也，但略相肖而已。虽今之经与注皆有舛讹，比之旧者，则亦易为学矣。若非全元起本及王冰次注，则林亿之辈，未必知若是焉。后之知者，多因之也。今非先贤之说者，仆且无能知之，盖因诸旧说而方入其门，耽玩既久，而粗见得失。然诸旧失而今有得者，非谓仆之明也。因诸旧说之所得者，以意类推而得其真理，自见其伪，亦皆古先圣贤之道也，仆岂生而知之者哉！夫别医之得失者，但以类推运气造化之理而明可知矣。观夫世传运气之书多矣，盖举大纲，乃学之门户，皆歌颂钞图而已，终未备其体用，及互有得失，而惑人志者也。况非其人，百未得于经之一二，而妄撰运气之书传于世者，是以矜己惑人，而莫能彰验，致使学人不知其美，俾圣经妙典日远日疏，而习之者鲜矣。悲夫！世俗或以谓运气无征，而为惑人之妄说者；或但言运气为大道玄机，若非生而知之，则莫能学之者，是由学者寡而知者鲜。设有攻其本经，而复有注说雕写之误也。况乎造化玄奥之理，未有比物立象以详说者也。仆虽不敏，以其志慕兹道，而究之以久，略得其意。惜乎天下尚有未若仆之知者，据乎所见而辄伸短识，本乎三坟之圣经，兼以众贤之妙论，编集运气要妙之说，十万余言，九篇三部，勒成一部，命曰《内经运气要旨论》，备见圣贤经之用矣。然妙则妙矣，以其妙道，乃为对病临时处方之法。犹恐后学未精贯者，或难施用，复宗仲景之书，率参圣贤之说，推夫运气造化自然之理，以集伤寒杂病脉证方论之文，一部三卷，十万余言，目曰《医方精要宣明论》。凡有世说之误者，详以此证明之，庶今学者真伪自分，而易为得用，且运气者得于道同，盖明大道之一也。观夫医者，唯以别阴阳虚实最为枢要。识病之法，以其病气归于五运六气之化，明可见矣。谨率经之所言二百余字，兼以语辞二百七十七言，绪归五运六气而已。大凡明病阴阳虚实，无越此法。虽以并载前之二帙，复虑世俗多出妄说，有违古圣之意，今特举二百七十七字独为一本，名曰《素问玄机原病式》。遂以比物立象，详论天地运气造化自然之理二万余言，仍以改证世俗谬说。虽不备举其误，其意足可明矣；虽未备论诸疾，以此推之，则识病六气阴阳虚实，几于备矣。盖求运气言象之意，而得其自然神妙之情理。《易》曰："书不尽言，言不尽意。"设卦以尽情伪，《系辞》焉以尽其言。变而通之以尽利，鼓之舞之以尽神。老子曰："不出户知天下，不窥牖见天道，其出弥远，其知弥少。"盖由规矩而取方圆也。夫运气之道者，犹诸此也。嗟夫！仆勉述其文者，非但欲以美于己而非于人，矜于名而苟于利也，但贵学者易为晓悟而行无枉错耳。如通举《内经运气要旨论》及《医方精要宣明论》者，欲令习者求其备也。其间或未臻其理者，幸冀将来君子以改正焉，但欲同以宣扬古圣之妙道，而普救后人之生命尔。

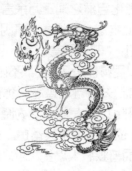

式 例

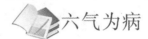

五运主病

诸风掉眩，皆属肝木。诸痛痒疮疡，皆属心火。诸湿肿满，皆属脾土。诸气膹郁病痿，皆属肺金。诸寒收引，皆属肾水。

六气为病

诸暴强直，支痛软戾，里急筋缩，皆属于风。厥阴风木，乃肝胆之气也。

诸病喘呕吐酸，暴注下迫，转筋，小便混浊，腹胀大鼓之如鼓，痈疽疡疹，瘤气结核，吐下霍乱，瞀郁肿胀，鼻塞鼽衄，血溢血泄，淋秘，身热恶寒，战栗，惊惑悲笑，谵妄，衄蔑血污，皆属于热。手少阴君火之热，乃真心、小肠之气也。

诸痉强直，积饮痞隔中满，霍乱吐下，体重，胕肿肉如泥，按之不起，皆属于湿。足太阴湿土，乃脾胃之气也。

诸热瞀瘛，暴喑冒昧，躁扰狂越，骂詈惊骇，胕肿疼酸，气逆冲上，禁栗如丧神守，嚏，呕，疮疡，喉痹，耳鸣及聋，呕涌溢食不下，目昧不明，暴注瞤瘛，暴病暴死，皆属于火。手少阳相火之热，乃心包络、三焦之气也。

诸涩枯涸，干劲皴揭，皆属于燥。手阳明燥金，乃肺与大肠之气也。

诸病上下所出水液，澄彻清冷，癥瘕㿗疝，坚痞腹满急痛，下利清白，食已不饥，吐利腥秽，屈伸不便，厥逆禁固，皆属于寒。足太阳寒水，乃肾与膀胱之气也。

上正文二百七十七字，散见于《素问》及王太仆注，刘守真撮其要以述此编。

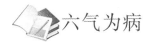

五运主病

诸风掉眩，皆属肝木。

掉，摇也；眩，昏乱旋运也。风主动故也。所谓风气甚，而头目眩运者，由风木旺，必是金衰不能制木，而木复生火，风火皆属阳，多为兼化，阳主乎动，两动相搏，则为之旋转。故火本动也，焰得风则自然旋转。如春分至小满，为二之气，乃君火之位；自大寒至春分七十三日，为初之气，乃风木之位，故春分之后，风火相搏，则多起飘风，俗谓之旋风是也，四时皆有之。由五运六气千变万化，冲荡击搏，推之无穷，安得失时而便谓之无也！但有微甚而已。人或乘车跃马、登舟环舞而眩运者，其动不正，而左右行曲，故经曰：曲直动摇，风之用也。眩运而呕吐者，风热甚故也。

诸痛痒疮疡，皆属心火。

人近火气者，微热则痒，热甚则痛，附近则灼而为疮，皆火之用也。或痒痛如针轻刺者，犹飞迸火星灼之然也。痒者，美疾也。故火旺于夏，而万物蕃鲜荣美也。灸之以火，渍之以汤，而痒转甚者，微热之所使也；因而痒去者，热令皮肤纵缓，腠理开通，阳气得泄，热散而去故也。或夏热皮肤痒，而以冷水沃之不去者，寒能收敛，腠理闭密，阳气郁结，不能散越，怫热内作故也。痒得爬而解者，爬为火化，微则亦能令痒；甚则痒去者，爬令皮肤辛辣，而属金化，辛能散，故金化见则火力分而解矣。或云痛为实，痒为虚者，非谓虚为寒也，正谓热之微甚也。或疑疮疡皆属火热，而反腐烂出脓水者，何也？犹谷肉果菜，至于热极则腐烂而溃为污水也。溃而腐烂者，水之化也。所谓五行之理，过极则胜己者反来制之，故火热过极，则反兼于水化。又如盐能固物，令不腐烂者，咸寒水化，制其火热，使不过极，故得久固也。万物皆然。

诸湿肿满，皆属脾土。

地之体也土，热极盛则痞塞肿满，物湿亦然。故长夏属土，则庶物隆盛也。

诸气膹郁病痿，皆属肺金。

膹，谓膹满也。郁，谓奔迫也。痿，谓手足痿弱无力以运动也。大抵肺主气，气为阳，阳主轻清而升，故肺居上部，病则其气膹满奔迫不能上升。至于手足痿弱不能收持，由肺金本燥，燥之为病，血液衰少，不能营养百骸故也。故经曰："手指得血而能摄，掌得血而能握，足得血而能步。"故秋金旺则雾气蒙郁，而草木萎落，病之象也。萎，犹痿也。

诸寒收引，皆属肾水。

收敛引急，寒之用也。故冬寒则拘缩矣。

六气为病

风　类

诸暴强直，支痛软戾，里急筋缩，皆属于风。厥阴风木，乃肝胆之气也。

暴，卒也，虐害也。强，劲有力而不柔和也。直，筋劲强也。支痛，支持也，坚固支持，筋挛不柔而痛也。软戾，软，缩也。戾，乖戾也。谓筋缩里急，乖戾失常而病也。然燥金主于紧敛，短缩劲切，风木为病，反见燥金之化，由亢则害，承乃制也。况风能胜湿而为燥也，亦十月风病势甚而成筋缓者，燥之甚也。故诸

风甚者，皆兼于燥。

热　类

诸病喘呕吐酸，暴注下迫，转筋，小便浑浊，腹胀大鼓之如鼓，痈疽疡疹，瘤气结核，吐下霍乱，瞀郁肿胀，鼻窒鼽衄，血溢血泄，淋秘，身热恶寒，战栗，惊惑悲笑，谵妄，衄蔑血污，皆属于热。手少阴君火之热，乃真心、小肠之气也。

喘，火气甚为夏热，衰为冬寒。故病寒则气衰而息微；病热则气甚而息粗。又寒水为阴，

主乎迟缓；热火为阳，主乎急数。故寒则息迟气微；热则息数气粗而为喘也。

呕，胃膈热甚则为呕，火气炎上之象也。

吐酸，酸者，肝木之味也。由火盛制金，不能平木，则肝木自甚，故为酸也。如饮食热则易于酸矣。或言吐酸为寒者，误也。又如酒之味苦而性热，能养心火，故饮之则令人色赤气粗，脉洪大而数，语涩谵妄，歌唱悲笑，喜怒如狂，冒昧健忘，烦渴呕吐，皆热证也。其吐必酸，为热明矣。况热则五味皆浓。经曰："在地为化，化生五味，"皆属土也。然土旺胜水，不能制火，则火化自甚，故五味热食，则味皆厚也。是以肝热则口酸，心热则口苦，脾热则口甘，肺热则口辛，肾热则口咸，或口淡者，胃热也。胃属土，土为万物之母，故胃为一身之本，淡为五味之本。然则吐酸，岂为寒者软？所以妄言为寒者，但谓多伤生硬粘滑，或伤冷物，而喜嗜醋吞酸，故俗医主于温和脾胃。岂知经言："人之伤于寒也，则为病热。"盖伤寒皮毛，则腠理闭密，阳气怫郁，不能通畅，则为热也。故伤寒身表热者，热在表也，宜以麻黄汤类甘辛热药发散，以使腠理开通，汗泄热退而愈也。凡内伤冷物者，或即阴胜阳，而为病寒者，或寒热相击而致肠胃阳气怫郁而为热者，亦有内伤冷物而反病热，得大汗热泄身凉而愈也。或微而不为他病，止为中酸，俗谓之"醋心"是也。法宜温药散之，亦犹解表之义，以使肠胃结滞开通，佛热散而和也。若久喜酸而不已，则不宜温之，宜以寒药下之，后以凉药调之，结散热去则气和。所以中酸不宜食粘滑油腻者，是谓能令阳气壅塞，郁结不通畅也。如饮食在器，覆盖热而自酸。宜飡粝食蔬菜，能令气之通利也。

暴注，卒暴注泄也。肠胃热甚而传化失常，火性疾速，故如是也。

下迫，后重里急，窘迫急痛。火性急速而能燥物故也。

转筋，经云："转，反戾也。"热气燥烁于筋则挛瘛而痛，火主燔灼燥动故也。或以为寒客于筋者，误也。盖寒虽主于收引，然止为厥逆禁固，屈伸不便，安得为转筋也！所谓转者，动也。阳动阴静，热证明矣。夫转筋者，多因热甚，霍乱吐泻所致，以脾胃土衰，则肝木自甚，而热燥于筋，故转筋也。大法渴则为热，凡霍乱转筋而不渴者，未之有也。或不因吐泻，但外冒于寒而腠理闭密，阳气郁结怫热内作，热燥于筋则转筋。故诸转筋以汤渍之，而使腠理开泄，阳气散则愈也。因汤渍而愈，故俗反疑为寒也。

小便浑浊，天气热则水浑浊，寒则清洁，水体清而火体浊故也。又如清水为汤，则自然浊也。

腹胀大鼓之如鼓，气为阳，阳为热，气甚则如是也。

痈，浅而大也。经曰：热胜血，则为痈脓也。

疽，深而恶也。

疡，有头小疮也。

疹，浮小瘾疹也。

瘤气、赤瘤、丹熛，热胜气也，火之色也。

结核，火气热甚则郁结坚硬如果中核，不必溃发，但令热气散则自消矣。

吐下霍乱，三焦为水谷传化之道路，热气甚则传化失常而吐泻霍乱，火性燥动故也。或云热无吐泻，止是停寒者，误也。大法吐泻烦渴为热，不渴为寒。或热吐泻，始之亦有不渴者，若不止则亡液而后必渴。或寒本不渴，若亡津液过多，则亦燥而渴也。但寒者脉当沉细而迟，热者脉当实大而数。或损气亡液过极，则脉亦不能实数而反弱缓，虽尔亦为热矣。

又曰：泻白为寒，青、黄、红、赤、黑，皆为热也。盖泻白者，肺之色也。由寒水甚而制火，不能平金，则金肺自甚，故色白也。如浊水凝冰，则自然清莹而明白。利色青者，肝木之色也，由火甚制金，不能平木，则肝木自甚，故色青也。或言利色青为寒者，误也。仲景法曰：少阴病下利清水，色纯青者，热在里也，大承气汤下之。及夫小儿热甚急惊，利色多青，为热明矣。利色黄者，由火甚则水必衰，而脾土自旺，故色黄也。利色红为热者，心火之色也。或赤者，热深甚也。至若利色黑亦言为热者，由火热过极则反兼水化制之，故色黑也。如伤寒阳明病，热极则日晡潮热，甚则不识人，循衣摸床，独语如见鬼状，法当大承气汤下之。大便不黑者易治，黑者难治，诸痢同法。然辨痢色以明寒热者，更当审其饮食药物之色。如小儿病热，吐利霍乱，其乳未及消化，而痢尚白者，不可便言为寒，当以脉证别之。大法泻痢小便清白不涩为寒，赤涩者为热。又完谷不化而色不变，吐利腥秽，澄澈清冷，小便清白不涩，身凉不渴，脉迟细而微者，寒证也；谷虽不化而色变非白，烦渴，小便赤黄而或涩者，热证也。凡谷消化者，无问色及他证，便为热也。寒泻而谷消化者，未之有也，由寒则不能消化谷也。或火主疾速而热甚，则传化失常，谷不能化而飧泄者，亦有之矣。仲景曰：邪热不杀谷。然热得于湿，则飧泄也。或言下痢白为寒，误也。若果为寒，则不能消谷，何由反化为脓也？所谓下痢谷反为脓血，如世之谷肉果菜，湿热甚则自然腐烂溃发，化为污水。故食于腹中，感人湿热邪气，则自然溃发化为脓血也。其热为赤，热属心火故也。其湿为黄，湿属脾土故也。燥郁为白，属金肺也。经曰："诸气膹郁，皆属于肺。"谓燥金之化也。王冰曰："郁，谓奔迫，气之为用，金气同之。"然诸泻痢皆兼于湿，今反言气燥者，谓湿热甚于肠胃之内，而肠胃怫热郁结，而又湿主乎痞，以致气液不得宣通，因以成肠胃之燥，使烦渴不止也。假如下痢赤白，俗言寒热相兼，其说尤误。岂知水火阴阳寒热者，犹权衡也，一高则必一下，一盛则必一衰，岂能寒热俱甚于肠胃，而同为痢乎？如热生疮疡，而出白脓者，岂可以白为寒欤！由其在皮肤之分，属肺金，故色白也；次在血脉之分，属心火，故为血疖也；在肌肉，属脾土，故作黄脓；在筋部，属肝木，故其脓色带苍；深至骨，属肾水，故紫黑血出也。各随五脏之部而见五色，是谓标也；本则一出于热，但分浅深而已。大法下迫窘痛，后重里急，小便赤涩，皆属燥热，而下痢白者，必多有之，然则为热明矣。或曰白痢既为热病，何故服辛热之药亦有愈者耶？盖辛热之药能开发肠胃郁结，使气液宣通，流湿润燥，气和而已。然病微者可愈，甚者郁结不开，其病转加而死矣！凡治热甚吐泻亦然。夫治诸痢者，莫

若以辛苦寒药治之，或微加辛热佐之则可。盖辛热能发散开通郁结，苦能燥湿，寒能胜热，使气宣平而已。如钱氏香连丸之类是也。故治诸痢者，黄连、黄柏为君，以至苦大寒，正主湿热之病。乃若世传辛热金石毒药，治诸吐泻下利，或有愈者，以其善开郁结故也。然虽亦有验者，或不中效，反更加害。凡用大毒之药，必是善药不能取效，不得已而用之可也。幸有善药，虽不能取效，但有益而无损者，何必用大毒之药，而谩劳峣崄也。经曰："宁小与其大，宁善与其毒，"此之谓也。

至如带下之理，犹诸痢也。但分经络与标之殊，病之本气则一。举世皆言白带下为寒者，误矣。所谓带下者，任脉之病也。经曰："任脉者，起于中极之下，以上毛际，循腹里，上关元，至咽喉，上颐循面，入目络舌。"任脉自胞上过带脉，贯脐而上。然其病所发，正在过带脉之分，而淋沥以下，故曰带下也。赤白与下痢义同，而无寒者也。大法头目昏眩，口苦舌干，咽嗌不利，小便赤涩，大便秘滞，脉实而数者，皆热证也。凡带下者，亦多有之。果为病寒，岂能若此？经曰："亢则害，承乃制。"谓亢过极，则反兼胜己之化，制其甚也。如以火烁金，热极则反为水。又如六月热极，则物反出液而湿润，林木流津。故肝热甚则出泣，心热甚则出汗，脾热甚则出涎，肺热甚则出涕，肾热甚则出唾。亦犹煎汤，热甚则沸溢，及热气熏蒸于物，而生津者也。故下部任脉湿热甚者，津液涌溢而为带下也。且见俗医治白带下者，但依近世方论，而用辛热之药，病之微者虽或误中，能令郁结开通，气液宣行，流湿润燥，热散气和而愈；其或势甚而郁结不能开通者，旧病转加，热证新起，以至于死，终无所悟。曷若以辛苦寒药，按法治之，使微者甚者皆得郁结开通，湿去燥除，热散气和愈，无不中其病而免加其害。

且如一切怫热郁结者，不必止以辛甘热药能开发也，如石膏、滑石、甘草、葱、豉之类寒药，皆能开发郁结，以其本热，故得寒则散也。夫辛甘热药皆能发散者，以力强开冲也。然发之不开，病热转加也。如桂枝、麻黄类

辛甘热药，攻表不中病者，其热转甚也。是故善用之者须加寒药，不然则恐热甚发黄，惊狂或出矣。如表热当发汗者，用辛甘热药。苟不中其病，尚能加害，况里热郁结不当发汗，而误以热药发之不开者乎！又如伤寒表热怫郁，燥而无汗，发令汗出者，非谓辛甘热药属阳能令汗出也，由怫热郁结开通则热蒸而自汗出也。不然，则平人表无怫热者服之，安有如斯汗出也！其或伤寒日深，表热入里，而误以辛甘热药汗之者，不唯汗不能出，而又热病转加，古人以为当死者也。又如表热服石膏、知母、甘草、滑石、葱、豉之类寒药，汗出而解者，及热病半在表半在里，服小柴胡汤寒药，能令汗而愈者；热甚服大柴胡汤下之，更甚者小承气汤、调胃承气汤、大承气汤下之；发黄者，茵陈蒿汤下之；结胸者，陷胸汤、丸下之，此皆大寒之利药也，反能中病，以令汗出而愈。然而中外怫热郁结，燥而无汗，岂但由辛甘热药为阳，而能开发汗出也！况或病微者，不治自然作汗而愈者也。所以能令作汗之由者，但怫热郁结，复得开通，则热蒸而作汗也。凡治上下中外一切怫热郁结者，法当仿此。随其浅深，察其微甚，适其所宜而治之。慎不可悉如发表，但以辛甘热药而已。

大抵人既有形，不能无病，有生不能无死，然而病者当按法治之。其有病已危极，未能取效者，或已衰老而真气倾竭，不能扶救而死者，此则非医者之过也。若阴阳不审，标本不明，误投汤药，实实虚虚而致死者，谁之过欤！且如酒之味苦而性热，能养心火，久饮之则肠胃怫热郁结，而气液不能宣通，令人心腹痞满，不能多食，谷气内发，而不能宣通于肠胃之外，故喜噫而或下气也。腹空水谷衰少，则阳气自甚，而又洗漱劳动，兼汤渍之，则阳气转甚，故多呕而或昏眩也，俗云"酒隔病"耳。夫表里怫热郁结者，得暖则稍得开通而愈，得寒则转闭而病加，由是喜暖而恶寒。今"酒隔"者，若饮冷酒，或酒不佳，或不喜而强饮者，肠胃郁结转闭，而满闷不能下也。或至饮兴者，或热饮醇酒者，或喜饮者，能令郁结开通，善多饮也。因而过醉，则阳气益甚而阴气转衰，

酒力散则郁结转甚而病加矣。

夫中酒热毒，反热饮以复投者，令郁结得开，而气液皆复得宣通也。凡酒病者，必须续续饮之，不然则病甚不能饮，郁结不得开故也。凡郁结甚者，转恶寒而喜暖，所谓亢则害，承乃制，而阳极反似阴者也。俗未明之，因而妄谓寒病，误以热药攻之，或微者郁结开通而不再结，气和而愈；甚者稍得开通，而药力尽则郁结转甚也。其减则微，其加即甚。俗无所悟，但云药至即稍减，药去即病加，惟恨药小未能痊除，因而志心服之。以致怫热太甚，则中满腹胀而膜肿也；若小便涩而湿热内甚者，故发黄也，犹物湿热者，蒸之而发黄也。世俗多用巴豆大毒热药以治"酒隔"者，以其辛热能开发肠胃之郁结也。微者结散而愈，甚者郁结不开，怫热转甚而病加也。恨其满闷故多服以利之，或得结滞开通而愈者，以其大毒性热。然虽郁结得开，奈亡血液，损其阴气，故或续后怫热再结，而病转者甚也。因思得利时愈，而复利之，如前之说，以利三五次间，则阴气衰残，阳热太甚，而大小便赤涩发黄，腹胀肿满。或湿热内甚而时复濡泄也。

或但伤饮食，而怫热郁结，亦如酒病，转成水肿者不为少矣。终不知怫热内作则脉必沉数而实，法当辛苦寒药治之，结散热退，气和而已。或热甚郁结不能开通者，法当辛苦寒药下之，热退结散而无郁结也。所谓结者，怫郁而气液不能宣通也，非谓大便之结硬耳。或云水肿者，由脾土衰虚，而不能制其肾水，则水气妄行，而脾主四肢，故水气游走四肢，身面俱肿者，似是而实非也。夫治水肿腹胀，以辛苦寒药为君，而大利其大小便也。经曰，"中满者治之于内"，然则岂为脾土之虚也？此说正与《素问》相反。经曰："诸湿肿满，皆属脾土。"又云："太阴所主胕肿。"又云："湿胜则濡泄，甚则水闭胕肿。"皆所谓太阴脾土湿气之实甚也。又经曰："诸腹胀大，皆属于热。"又云："诸胕肿疼酸惊骇，皆属于火。"又曰："热胜则胕肿。"皆所谓心火实热，而安得言脾虚不能制肾水之实甚乎？故诸水肿者，湿热之相兼也。如六月湿热太甚，而庶物隆盛，

水肿之象明可见矣。故古人制以辛苦寒药治之，盖以辛散结，而苦燥湿，以寒除热，而随其利，湿去结散，热退气和而已。所以妄谓脾虚不能制其肾水者，但谓数下致之，又多水液故也。岂知巴豆热毒，耗损肾水阴气，则心火及脾土自甚，湿热相搏，则怫热痞隔，小便不利而水肿也。更宜下之者，以其辛苦寒药能除湿热怫郁痞隔故也。亦由伤寒下之太早，而热入以成结胸者，更宜陷胸汤、丸寒药下之。又如伤寒误用巴豆热毒下之，而热势转甚，更宜调胃承气汤寒药下之者也。若夫世传银粉之药，以治水肿而愈者，以其善开怫郁痞隔故也，慎不可过度而加害尔。况银粉亦能伤牙齿者，谓毒气感于肠胃，而精神气血水谷不能胜其毒，故毒气循经上行，而至齿龈嫩薄之分，则为害也。上下齿缝者，手足阳明胃之经也，凡用此药先当固济尔。或云阴水遍身而又恶寒，止是寒者，非也。经言："少阴所至为惊惑，恶寒战栗，悲笑谵妄。"谓少阴君火热气之至也。详见下文"恶寒战栗"论中。

瞀，昏也。热气甚则浊乱昏昧也。

郁，怫郁也。结滞壅塞而气不通畅，所谓热甚则腠理闭密而郁结也。如火炼物，热极相合，而不能相离，故热郁则闭塞而不通畅也。然寒水主于闭藏，而今反属热者，谓火热亢极，则反兼水化制之故也。

肿胀，热胜于内，则气郁而为肿也。阳热气甚，则腹胀也。火主长而茂，形貌彰显，升明舒荣，皆肿胀之象也。

鼻窒，窒，塞也。火主膹胕肿胀，故热客阳明，而鼻中膹胀则窒塞也。或谓寒主闭藏，妄以鼻窒为寒者，误也。盖阳气甚于上，而侧卧则上窍通利而下窍闭塞者，谓阳明之脉左右相交，而左脉注于右窍，右脉注于左窍，故风热郁结，病偏于左，则右窍反塞之类也。俗不知阳明之脉左右相交，注于鼻孔，但见侧卧则上窍通利，下窍窒塞，反疑为寒尔。所以否泰之道者，象其肺金之盈缩也。

鼽者，鼻出清涕也。夫五行之理，微则当其本化，甚则兼有鬼贼。故经曰"亢则害，承乃制"也。《易》曰："燥万物者，莫熯乎火。"

以火炼金，热极而反化为水，及身热极则反汗出也；水体柔顺，而寒极则反冰如地也；土主湿阴云雨而安静，土湿过极，则反为骤注、烈风、雨阴溃也；木主温和而生荣，风大则反凉而毁折也；金主清凉，秋凉极而万物反燥也，皆所谓过极则反兼鬼贼之化，制其甚也。由是肝热甚则出泣，心热甚则出汗，脾热甚则出涎，肺热甚则出涕，肾热甚则出唾也。经曰："鼻热者出浊涕。"凡痰、涎、涕、唾稠浊者，火热极甚，销烁致之然也。或言鼽为肺寒者，误也。彼但见鼽、嚏、鼻塞，冒寒则甚，遂以为然。岂知寒伤皮毛，则腠理闭密，热极怫郁，而病愈甚也。

衄者，阳热怫郁，干于足阳明，而上热甚，则血妄行为鼻衄也。

血溢者，上出也。心养于血，故热甚则血有余而妄行。或谓呕吐紫凝血为寒者，误也。此非冷凝，由热甚销烁以为稠浊，而热甚则水化制之，故赤兼黑而为紫也。

血泄，热客下焦，而大小便血也。

淋，小便涩痛也。热客膀胱，郁结不能渗泄故也。或曰小便涩而不通者为热，遗尿不禁者为冷。岂知热甚客于肾部，干于足厥阴之经，廷孔郁结极甚，而气血不能宣通，则痿痹，而神无所用，故液渗入膀胱，而旋溺遗失，不能收禁也。经曰："目得血而能视，耳得血而能听，手得血而能摄，掌得血而能握，足得血而能步，脏得血而能液，腑得血而能气。"夫血随气运，气血宣行，其中神自清利，而应机能为用矣。又曰："血气者，人之神，不可不谨养也。"故诸所运用，时习之则气血通利，而能为用；闭壅之则气血行微，而其道不得通利，故劣弱也。若病热极甚则郁结，而气血不能宣通，神无所用，而不遂其机，随其郁结之微甚，有不用之大小焉。是故目郁则不能视色，耳郁则不能听声，鼻郁则不能闻香臭，舌郁则不能知味。至如筋痿骨痹，诸所出不能为用，皆热甚郁结之所致也。故仲景论少阴病热极曰："溲便遗失，狂言，目反直视者，肾先绝也。"《素问》曰："肾主二阴。"然水衰虚而怫热客其部分，二阴郁结则痿痹，而神无所用，故溲便遗失，而不能禁止，然则热证明矣。是故世传方论，虽曰冷淋，复用榆皮、黄芩、蓬麦、茯苓、通草、鸡苏、郁李仁、栀子之类寒药治之而已。其说虽妄，其方乃是，由不明气运变化之机，宜乎认是而为非也。或谓患淋而服茴香、益智、滑石、醇酒温药而愈者，然则非冷欤？殊不知此皆利小便之要药也。盖醇酒、益智之性虽热，而茴香之性温，滑石之性寒，所以能开发郁结，使气液宣通，热散而愈也。

闷：俗作秘，大便涩滞也。热耗其液，则粪坚结，而大肠燥涩紧敛故也。谓之风热结者，谓火甚制金，不能平木，则肝木自旺故也。或大便溏而闷者，燥热在于肠胃之外，而湿热在内故也。义同泄痢后重之义，见"下迫"论中。

身热恶寒，此热在表也。邪热在表而浅，邪畏其正，故病热而反恶寒也。或言恶寒为寒在表，或言身热恶寒为热在皮肤寒在骨髓者，皆误也。仲景法曰：无阳病寒，不可发汗。又言身热恶寒，麻黄汤汗之。汗泄热去，身凉即愈。然则岂有寒者欤？又如热生壅肿疮疡而恶寒者，亦由邪热在于表也。虽尔不可汗之。故仲景曰：患疮者汗之则作痉。大法烦躁多渴，欲寒恶热，为病热也。亦有亢则害，承乃制之，则病热甚而反觉其冷者也。虽觉其冷，而病为热，实非寒也。其病热郁甚而反恶寒，得寒转甚，而得暖少愈者，谓暖则腠理疏通，而阳气得散，怫热少退，故少愈也。其寒则腠理闭密，阳气怫郁，而热转甚，故病加尔。上下中外，周身皆然。俗因之妄谓寒病，误以热药投之，为害多矣。假令或因热以使怫热稍散而少愈者，药力尽则病反甚也。其减则微，其加则甚。俗无所悟，但云服之而获效，力尽而病加，因而加志服之，由是诸热病皆生矣。阳热发则郁甚于上，故多目昏眩，耳聋鸣，上壅癫疾。上热甚而下热微，俗辈复云肾水衰弱，不能制心火，妄云虚热也。抑不知养水泻火，则宜以寒，反以热药欲养肾水，而令胜退心火，因而成祸不为少矣。可不慎欤？

战栗，动摇，火之象也。阳动阴静，而水火相反，故厥逆禁固，屈伸不便，为病寒也。栗者，寒冷也。或言寒战为脾寒者，未明变化

之道也。此由心火热甚，亢极而战，反兼水化制之，故寒栗也。然寒栗者，由火甚似水，实非兼有寒气也。故以大承气汤下之，多有燥粪，下后热退，则战栗愈矣。或平人冒极寒而战栗者，由寒主闭藏，而阳气不能散越，则怫热内作故也。如冬寒而地中反暖也。或云冬阳在内而阴在外，地上寒而地中暖，夏则反此者，乃真理也。假令冬至为地阴极，而生阳上升，至夏则阳在上而阴在地中者，当地上热而地中寒可也。奈何夏至为天阳极，而生阴下降，至冬则入地反暖，地上反寒欤？或曰：冬后阳升而出，则阴降而入，夏后阳降而入，则阴升而出者，乃妄意也。如冬至子正一阳升，而得其复䷗（《易》地雷复卦），至于巳则阴绝，而六阳备，是故得其纯乾䷀（八纯乾）；夏至午正则一阴生，而得姤䷫（天风姤），至于亥则阳绝，而六阴备，是故得其纯坤䷁（八纯坤），至于冬至则阳复也。然子后面南，午后面北，视卦之爻，则子后阳升，午后阴降明矣。安得反言冬后阴降，而夏后阳降耶！

所谓四时天气者，皆随运气之兴衰也。然岁中五运之气者，风、暑、燥、湿、寒，各主七十三日五刻，合为期岁也。岁中六部之主位者，自大寒至春分属木，故温和而多风也；春分至小满属君火，故暄暖也；小满至大暑属相火，故炎热也；大暑至秋分属土，故多湿阴云雨也；秋分至小雪属金，故凉而物燥也；小雪至大寒属水，故寒冷也。然则岂由阴阳升降于地之内外乎？其地中寒燠者，经言火热主于出行，寒水主于闭藏。故天气热则地气通泄而出行，故地中寒也，犹人汗出之后体凉；天气寒则地凝冻而闭塞，气难通泄，故怫郁而地中暖也。经言："人之伤于寒也，则为病热。"又如水本寒，寒极则水冰如地，而冰下之水反不寒也。冰厚则水温，即闭藏之道也。或大雪加冰，闭藏之甚，则水大温，而鱼乃死矣。故子正一阳生，而至于正月寅，则三阳生，而得其泰䷊（地天泰）。泰者，通利而非否塞也。午正一阴生，而至于七月申，则三阴生，而得否䷋（天地否）。否者，否塞而非通泰也。然而否极则泰，泰极则否。故六月泰极，则地中至寒；十

二月否极，则地中至暖。然则地中寒燠，明可见焉。故知人之冒于寒而内为热者，亦有之矣。

或问曰：入冬阳在内而热，夏阴在内而寒者，何也？答曰：俗已误之久矣！夫一身之气，皆随四时五运六气兴衰，而无相反矣。适其脉候，明可知也。如夏月心火生而热，则其脉滑数洪大而长，烦热多渴，岂为寒乎？余候皆然。

或平人极恐而战栗者，由恐为肾志，其志过度，则劳伤本藏，故恐则伤肾，肾水衰则心火自甚，而为战栗也。又如酒苦性热，养于心火，故饮之过多，则心火热甚，而为战栗，俗谓之"酒禁"也。

经曰："阳并于阴，阴则实而阳明虚，阳虚故寒栗而鼓颔也。"注曰："阳并于阴，言阳气入于阴分也。阳明，胃脉也。故不足则恶寒战栗，而鼓颔振动也。"然阳明经络在表，而主于肌肉，而气并于里，故言阳明虚也。又经曰："夫疟之始发也，阳气并于阴，当是时阳虚阴实，而外无阳气，故先寒栗也；阴气逆极，则阳复出之，阳与阴复并于外，则阴虚而阳实，故先热而渴。"然阴气逆极，则复出之阳者，是言阳为表，而里为阴也。其气复出，而并之于表，非谓阴寒之气出于表，而反为阳热也。又经曰："夫疟气者，并于阳则阳胜，并于阴则阴胜。阴胜则寒，阳胜则热。"然气并于阳而在于表，故言阳胜；气并于阴而在于里，故言阴胜。此乃表里阴阳之虚实，非寒热阴阳之胜负，但阳气之出入耳。如伤寒病日深，表证已罢，而热入于里，若欲作大汗，则阳气必须出之于外，郁极乃发，而阳热大作于里，亢则害，承乃制，故为战栗。而后阳气出之于表，则蒸热作而腠理开，大汗泄而病气已矣。或战栗无汗而愈者，必因发汗吐下亡津液过多，则不能作汗，但热退气和而愈。或不战栗而汗解者，虽因日深表热不罢，内外俱热，阳不并阴，而外气不衰，里无亢极，故无害承乃制，则无战栗也。或不战栗而亦无汗愈者，阳不并阴而气液虚损故也。故诸战栗者，表之阳气与邪热并甚于里，热极而水化制之，故寒栗也。虽尔为热极于里，乃火极而似水化也。

惊，心卒动而不宁也。火主乎动，故心火

热甚也。虽尔止为热极于里，乃火极似水则喜惊也。反兼肾水之恐者，亢则害，承乃制故也。所谓恐则喜惊者，恐则伤肾而水衰，心火自甚，故喜惊也。

惑，疑惑，犹豫，浊乱，而志不一也。象火参差而惑乱。故火实则水衰，失志而惑乱也。志者，肾水之神也。

悲，金肺之志也。金本燥，能令燥者火也。心火主于热，喜痛。故悲痛苦恼者，心神烦热躁乱，而非清净也。所以悲哭而五液俱出者，火热亢极，而反兼水化制之故也。夫五脏者，肝、心、脾、肺、肾也。五脏之志者，怒、喜、悲、思、恐也。悲，一作忧。若志过度则劳，劳则伤本脏。凡五志所伤皆热也。如六欲者，眼、耳、鼻、舌、身意也。七情者，喜、怒、哀、乐、惧、恶欲一作好爱恶。用之劳伤，则皆属火热，所谓阳动阴静。故形神劳则躁不宁，静则清平也。是故上善若水，下愚如火。先圣曰："六欲七情，为道之患。"属火故也。如中风偏枯者，由心火暴甚，而水衰不能制之，则火能克金，金不能克木，则肝木自甚，而兼于火热，则卒暴僵仆，多因五志七情过度，而卒病也。又如酒醉而热，则五志七情竞起。故经曰战栗，惊惑，悲笑，谵妄歌唱，骂詈癫狂，皆为热也。故热甚癫狂者，皆此证也。

笑，蕃茂鲜淑，舒荣彰显，火之化也。故喜为心火之志也。喜极而笑者，犹燔烁火喜而鸣，笑之象也。故病笑者，火之甚也。或心本不喜，因侮戏而笑者，俗谓之冷笑，由是违己心，则喜笑涉人，非道而伐之，使惭然失志。或以轻手扰人颈、腋、腹、胁、股、腘、足跗，令人痒而笑者，由动乱扰挠，火之用也；静顺清谧，水之化也。皮肤彰显之分，属于火也；嫩薄隐藏之分，属于水也。以火用扰其水分，使人惭然失志而痒，则水衰火旺，而为笑也。以手自扰而不笑者，不羞不痒故也。然羞惭而痒者，心火之化也。人失信志则羞渐者，水衰火实故也。志与信者，肾水之化也。但痒而不羞，羞而不痒，皆不能为笑者，化微不能为变动故也。

谵，多言也。言为心声，犹火燔而鸣，故

心火热则多言，犹醉而心热，故多言也。或寐而多言者，俗云"睡语"，热之微也。若热甚则虽睡寤，而神昏不清，则谵妄也。自汗、惊悸、咬牙皆然。所谓寐则荣卫不能宣行于外，而气郁于内，是故里热发也。

夫上善若水，下愚如火。故六欲七情，上善远之，而下愚迁之。其梦中喜、怒、哀、乐、好、恶、爱之七情，非分而过，其不可胜者，寐则内热郁甚故也。凡人梦者，乃俗云梦中之梦，离道愈远；梦之觉者，尚为道之梦也。故成道是为大觉，则六欲七情，莫能干也。古人言，梦者神迷也，病热而能迁七情者，水衰道远故也。

妄，虚妄也。火为阳，故外清明而内浊昧。其主动乱，故心火热甚则肾水衰，而志不精一，虚妄见闻，而自为问答，则神志失常，如见鬼神也。或以鬼神为阴，而见之则为阴极脱阳，而无阳气者，妄意之言也。

衄蔑血污，出血也。污者，浊也。心火热极则血有余，热气上甚则为血溢，热势亢极则燥而污浊，害承乃制则色兼黑而为紫也。

湿　类

诸痉强直，积饮，痞隔中满，霍乱吐下，体重，胕肿肉如泥，按之不起，皆属于湿。足太阴湿土，乃脾胃之气也。

诸痉强直，筋劲强直而不柔和也，土主安静故也。阴痉曰柔痉，阳痉曰刚痉，亢则害，承乃制，故湿过极，则反兼风化制之；然兼化者虚象，而实非风也。

积饮，留饮积蓄而不散也。水得燥则消散，得湿则不消，以为积饮也，土湿主否故也。

痞，与否同，不通泰也。谓精神荣卫，血气津液，出入流行之纹理闭塞而为痞也。

隔，阻滞也。谓肠胃隔绝，而传化失其常也。

中满，湿为积饮痞隔，而土主形体，位在中央，故中满也。

霍乱吐下，湿为留饮痞隔，而传化失常，故甚则霍乱吐泻也。

体重，轻清为天，重浊为地，故土湿为病，则体重宜也。

胕肿，肉如泥，按之不起，泥之象也。土过湿则为泥。湿为病也，积饮、痞、隔、中满、

霍乱吐下、体重，故甚则胕肿矣。

火　类

诸热瞀瘈，暴喑，冒昧，躁扰狂越，骂詈，惊骇，胕肿，疼酸，气逆冲上，禁栗如丧神守，嚏，呕，疮疡，喉痹，耳鸣及聋，呕涌溢食不下，目昧不明，暴注，瞤瘈，暴病暴死，皆属于火。少阳相火之热，乃心包络、三焦之气也。

瞀，昏也。如酒醉而心火热甚，则神浊昧而瞀昏也。

瘈，动也。惕跳动瘈，火之体也。

暴喑，猝哑也。金肺主声，故五行唯金响。金应于乾，乾为天，天为阳、为健、为动；金本燥，为涸、为收、为敛、为劲切、为刚洁，故诸能鸣者，无越此也。凡诸发语声者，由其形气之鼓击也。鼓击者，乃健动之用也。所谓物寒则能鸣者，水实制火，火不克金也。其或火旺水衰，热乘金肺，而神浊气郁，则暴喑无声也。故经言："内夺而厥，则为喑俳，此肾虚也。"俳者，废也。

冒昧，非触冒，乃昏冒也。昧，昏暗也。气热则神浊冒昧，火之体也。

躁扰，躁动烦热，扰乱而不宁，火之体也。热甚于外，则肢体躁扰，热甚于内，则神志躁动，返复癫倒，懊憹烦心，不得眠也。或云呕哕而为胃冷心烦疼者，非也。故烦心心痛，腹空热生而发，得食热退而减也。或逆气动躁者，俗谓咽喉，由水衰火旺，而犹火之动也。故心胸躁动，谓之怔忡，俗云心忪，皆为热也。

狂越，狂者，狂乱而不正定也；越者，乖越礼法而失常也。夫外清而内浊，动乱参差，火之体也；静顺清朗，准则信平，水之体也。由是肾水主志，而水火相反，故心火旺则肾水衰，乃失志而狂越也。或云"重阳者狂，重阴者癫"，则与《素问》之说不同也。经注曰："多喜为癫，多怒为狂。"然喜为心志，故心热甚则多喜而癫也；怒为肝志，火实制金，不能平木，故肝实则多怒而为狂也。况五志所发皆为热，故狂者五志间发，但怒多尔。

凡热于中，则多干阳明胃经也。经曰："阳明之厥，则癫疾欲走，腹满不得卧，面赤而热，妄言。"又曰："阳明病洒洒振寒，善伸

数欠，或恶人与火，闻木音则惕然而惊，心欲动，独闭户牖而处，欲上高而歌，弃衣而走，贲响腹胀，骂詈不避亲疏。"又经曰："热中消中，皆富贵人也。今禁膏粱，是不合其心；禁芳草、石药，是病不愈，愿闻其说。岐伯曰：芳草之气美，石药之气悍，二者其气急疾坚劲，故非缓心和人，不可服此二者……夫热气慓悍，药气亦然，二者相遇，恐内伤脾。"注曰：膏，谓油腻肥脂也。粱，粮米也。芳草，谓芳美之味也。芳，香美也。悍，利也。坚，固也。劲，硬也。慓，疾也。盖服膏粱、芳草、石药，则热气坚劲疾利，而为热中消中，发为癫狂之疾，夫岂癫为重阴者欤！

骂詈，言为心声也，骂詈言之恶也。夫水数一，道近而善；火数二，道远而恶。水者，内清明而外不彰，器之方员，物之气味，五臭五色，从而不违，静顺信平，润下而善利万物，涤洗浊秽以为清静，故上善若水；水火相反，则下愚如火也。火者，外明耀而内烦浊，燔炳万物，为赤、为热、为苦、为焦、以从其己，燥乱参差，炎上而烈，害万物，熏燎鲜明，以为昏昧。水生于金而复润母燥，火生于木而反害母形，故《易》曰："润万物者，莫润乎水。"又言："离火为戈兵。"故火上有水制之，则为"既济"；水在火下，不能制火，为"未济"也。是知水善火恶也。而今病阳盛阴虚，则水弱火强，制金不能平木，而善去恶发，骂詈不避亲疏，喜笑恚怒而狂，本火热之所生也，平人怒骂亦同。或本心喜而无怒，以为戏弄之骂，亦心火之用也。故怒骂者，亦兼心喜骂于人也，怒而恶发可嗔者，内心喜欲怒于人也。

惊骇，骇，惊愕也。君火义同。

胕肿，热胜肉而阳气郁滞故也。

疼酸，酸疼也。由火实制金，不能平木，则木旺而为兼化，故言酸疼也。

气逆冲上，火气炎上故也。

禁栗如丧神守，栗，战栗也；禁，冷也；又义见君火化中。禁，俗作噤。如丧神守者，神能御形，而反禁栗，则如丧失保守形体之神也。

嚏，鼻中而痒而气喷作于声也。鼻为肺窍，痒为火化，心火邪热，干于阳明，发于鼻而痒，则嚏也。或故以物扰之，痒而嚏者，扰痒属火故也。或视日而嚏者，由目为五脏神华，太阳真火晃耀于目，则心神躁乱，而发热于上，则鼻中痒而嚏也。伤寒病再经衰而或嚏者，由火热已退，而虚热为痒，痒发鼻则嚏也。或风热上攻，头鼻壅滞，脉浮而无他证者，内药鼻中，得嚏则壅滞开通而愈也。或有痛处，因嚏而痛甚不可忍者，因嚏之气攻冲结痛，而不得通利故也。

呕、疮疡，君火化同。

喉痹，痹，不仁也。俗作闭，犹闭塞也。火主肿胀，故热客上焦，而咽嗌肿胀也。

耳鸣，有声，非妄闻也。耳为肾窍，交会手太阳、少阳，足厥阴、少阴、少阳之经。若水虚火实，而热气上甚，客其经络，冲于耳中，则鼓其听户，随其脉气微甚，而作诸音声也。经言：阳气上甚而跃，故耳鸣也。

聋之为病，俗医率以慓悍燥烈之药制之，往往谓肾水虚冷故也。夫岂知水火之阴阳，心肾之寒热，荣卫之盛衰，犹权衡也，一上则必一下。是故高者抑之，下者举之，此平治之道也。夫心火本热，虚则寒矣；肾水本寒，虚则热矣。肾水既少，岂能反为寒病耶？经言：足少阴肾水虚，则腹满，身重，濡泻，疮疡流水，腰股痛发，腘腨股膝不便，烦冤，足痿，清厥，意不乐，大便难，善恐心惕，如人将捕，口苦，舌干，咽肿，上气，嗌干及痛，烦心，心痛，黄疸，肠澼下血，脊臀股内后廉痛，痿厥，嗜卧，足下热而痛。以此见肾虚为病，皆是热证。经又曰："有所远行劳倦，逢大热而渴，渴则阳气内伐，内伐则热舍于肾。肾者，水脏也，骨热而髓虚，故发骨痿。"注言："阳气内伐，谓伐腹中之阴气也；水不胜火，以热舍于肾中也。"经又曰："骨痿者，生于大热也。"又曰："肾热者，色黑齿槁。"凡色黑齿槁之人，必身瘦而耳焦也。所以然者，水虚则火实，而热亢极则害承乃制，故反兼水之黑也；肾水衰少，不能润泽，故黑干焦槁也；齿、耳属肾，故甚也。如疮疡热极无液，则肉干焦而色黑也。然则水衰为热明矣，岂可反言寒耶！故《仙经》以息为六字之气，应于三阴三阳，脏腑之六气，实则行其本化之字泻之，衰则行其胜己之字泻之，是为杀其鬼贼也。所谓六字之气者，肝呼，心呵，相火唏，脾呼，肺呬，肾本吹也。故吹去肾寒则生热，呵去心热则生寒，故曰春不呼，夏不呬，秋不吁，冬不呵。四时常有唏，谓三焦无不足；八节不得吹，谓肾脏难得实。然以吹验之，吹去肾水寒气，则阳热暴甚，而目瞑昏眩，虚为热证明矣，岂可反言肾虚为冷，而以热药养水耶？况水少不能胜火，又服热药，宁无损欤！经言"以寒治热"，谓寒养水而泻火；"以热治寒"，谓热助火而耗水也。经虽或言"以热治热"，谓病气热甚，能与寒药交争，而寒药难下，故反热服，顺其病热。热病既消，寒性乃发，则热病除愈，如承气汤寒药，反以热服之类是也。伤寒同法。经曰"寒因热用"，"热因寒用"，亦是治热类也。故治病之道，泻实补衰，平而已矣。或谓病热为火实水虚，反言肾虚为冷，心迷正理，不敢用对证寒药，误以食前服其助阳热药，欲令下部水胜，退上焦心火，食后兼服微凉之药，而退火热，岂知十益不及一损也。病本热而无寒，又得热药，则病热转甚。食后虽服大寒之药，亦难解其势之甚，况以微凉乎？岂不详热药证中止言治寒助热，安有养水泻火之言哉！

经言：五脏以平为期。及夫一法，无问五脏生克兴衰，一概言热为实，寒为虚者，通言阳气之兴衰也。假令下部寒者，谓下焦火气之虚也，故以热药补之，非助肾水之药尔，由水虚不能反为寒也。凡诸疾之所起也，不必脏腑兴衰变动，相乘而病，但乘内外诸邪所伤，即成病矣。

大凡治病必求所在，病在上者治其上，病在下者治其下，中外脏腑经络皆然。病气热则除其热，寒则退其寒，六气同法。泻实补虚，除邪养正，平则守常，医之道也。岂可见病已热而反用热药，复言养水而胜心火者？可谓道在迩而求诸远，事在易而求诸难，深可戒哉！

所以或言肾虚而下部冷者，非谓肾水虚也，所谓"肾有两枚"，经曰："七节之旁，中有小心。"杨上善注《太素》曰："人之脊骨有二十一节，从下第七节之旁，左者为肾，右者为命门。命门者，小心也。"《难经》言："心之原，出于太陵。"然太陵穴者，属手厥阴包络相火，小心之经也。《玄珠》言刺太陵穴曰："此泻相火小心之原也。"然则右肾命门为小心，乃手厥阴相火包络之脏也。《仙经》曰："先生右肾则为男，先生左肾则为女。"谓男为阳火，女为阴水故也。或言女子左肾为命门者，误也。《难经》止言"右肾为命门，男子以藏精，女子以系胞"，岂相反也？然右肾命门小心，为手厥阴包络之脏，故与手少阳三焦合为表里，神脉同出，见手右尺也。二经俱是相火，相行君命，故曰命门尔。故《仙经》曰："心为君火，肾为相火。"是言右肾属火，而不属水也。是以右肾火气虚，则为病寒也。君相虽为二火，论其五行之气，则一于为热也。

夫五行之理，阴中有阳，阳中有阴，孤阴不长，独阳不成。但有一物，全备五行，递相济养，是谓和平。交互克伐，是谓兴衰。变乱失常，灾害由生，是以水少火多，为阳实阴虚而病热也。水多火少，为阴实阳虚而病寒也。故俗以热药欲养肾水，胜退心火者，岂不误欤？

至如或因恣欲而即病，或因久而成病者，俗以为元气虚损而病寒者，皆误也。然诸所动乱劳伤，乃为阳火之化，神狂气乱而为病热者多矣。故经言，消瘅热中，及夫热病阴阳变易，房劳之病证也。所以热病未复，及大醉以不禁入房，而为祸甚速者，阳热易为暴甚故也。夫太乙天真元气，非阴非阳，非寒非热也。是以精中生气，气中生神，神能御其形也。由是精为神气之本，形体之充固，则众邪难伤，衰则诸疾易染，何止言元气虚而为寒尔！故老人之气衰，多病头目昏眩，耳鸣或聋，上气喘咳，涎唾稠粘，口苦舌干，咽嗌不利，肢体焦痿，筋脉拘倦，中外燥涩，便溺秘结，此皆阴虚阳实之热证也。俗悉言老弱为虚冷而无热也，纵见热症，谁云少水不胜多火？而反言肾水虚则为寒，此乃举世受误之由也。但须临时识其阴阳虚实，则无横夭之冤。慎不可妄以热药养其真气，则真气何由生也？故《西山记》曰："饵之金石，当有速亡之患。"《内经》言："石药发癫狂"，热甚之所生也。或欲以温药平补者，经言积温成热，则变生热疾。故药物不可妄服也。夫养真气之法，饮食有节，起居有常，不妄作劳，无令损害，阴阳和平，自有益矣。《仙经》虽有服饵之说，非真人不可也。况乎齐于气味平和无毒之物，但以调其气尔。真修道者，以内事为功，外事为行，非服饵而望成于道也。故《仙经》又曰："服饵不备五味四气，而偏食之，久则腑脏偏倾而生其病矣。"然则岂可误服热药而求其益？

所谓聋者，由水衰火实，热郁于上，而使听户玄府壅塞，神气不得通泄也。其所验者，《仙经》言双手闭耳如鼓音，是谓"鸣天鼓"也。由脉气流行，而闭之于耳，气不得泄，冲鼓耳中，故闻之也。或有壅滞，则天鼓微闻。天鼓无闻，则听户玄府闭绝，而耳聋无所闻也。故一法含浸针砂酒，以磁附耳，欲导其气令通泄也。或问曰：聋既为热，或服干蝎、生姜、附子、醇酒之类辛热之物，而或愈者，何也？答曰：欲以开发玄府，而令耳中郁滞通泄也。故《养生方》言："药中其效，则如闻百攒乐音。"由阳气开冲耳中也。凡治聋者，适其所宜，若热证已退，而聋不已者，当以辛热发之，三两服不愈者，则不可久服，恐热极而成他病尔；若聋有热证相兼者，宜以退风散热凉药调之，热退结散而愈。然聋甚闭绝，亦为难矣。慎不可攻之过极，反伤正气。若非其病，不可服其药，饮食同法。当所宜者过度，则反伤正气，病已则止药，欲求不病无损而已矣。故经云："大毒治病，十去其六；常毒治病，十去其七；小毒治病，十去其八；无毒治病，十去其九。谷肉果菜，食养尽之，勿令过度，反伤其正。不尽，行复如法。"故曰："必先岁气，无伐天和，无实实，无虚虚，而遗人夭殃；无致邪，无失正，绝人长命。帝曰：其久病者，有气从而不康，病去而瘠，奈何？岐伯曰：昭乎哉，圣人之问也！化不可代，时不可违。夫经络以通，气血以顺，复其不足，与众齐同，养之和之，静以待时，谨守其气，无使倾移，其形乃彰，生气乃长，命曰圣王。故《大要》曰：无代化，无违时，必养必和，待其来复，此之谓也。"

呕涌溢食不下，火气炎上，胃膈热甚，则传化失常故也。

目昧不明，目赤肿痛，翳膜眦疡，皆为热也。及目瞑俗谓之眼黑，亦为热也。然平白目无所见者，热气郁之甚也。或言目昧为肝肾虚冷者，误也。是以妄谓肝主于目，肾主瞳子，故妄言目昧为虚而冷也。然肾水冬阴也，虚则当热；肝木春阳也，虚则当凉。肾阴肝阳，岂能同虚而为冷者欤？或通言肝肾之中，阴实阳虚，而无由目昧也。俗妄谓肝肾之气衰少，而不能至于目也，不知《经》言热甚目瞑眼黑也，岂由寒尔！又如仲景言，"伤寒病，热极则不识人"，乃目盲也。《正理》曰："由热甚怫郁于目，而致之然也。"

然皮肤之汗孔者，谓泄气液之孔窍也。一名气门，谓泄气之门也；一名腠理者，谓气液出行之腠道纹理也；一名鬼神门者，谓幽冥之门也；一名玄府者，谓玄微府也。然玄府者，无物不有，人之脏腑皮毛，肌肉筋膜，骨髓爪牙，至于世之万物，尽皆有之，乃气出入升降之道路门户也。夫气者，形之主，神之母，三才之本，万物之元，道之变也。故元阳子解《清静经》曰："大道无形，非气不足以长养万物。"由是气化则物生，气变则物易，气甚即物壮，气弱即物衰，气正即物和，气乱即物病，气绝即物死。经曰："出入废，则神机化灭；升降息，则气立孤危。故非出入则无以生长化收藏，是以升降出入，无器不有。"人之眼、耳、鼻、舌、身、意、神识，能为用者，皆由升降出入之通利也。有所闭塞者，不能为用也。若目无所见，耳无所闻，鼻不闻臭，舌不知味，筋痿骨痹，齿腐，毛发堕落，皮肤不红，肠不能渗泄者，悉由热气怫郁，玄府闭密，而致气液、血脉、荣卫、精神，不能升降出入故也。各随郁结微甚，而察病之轻重也。故知热郁于目，无所见也。故目微昏者，至近则转难辨物，由目之玄府闭小也，隔缣视物之象也。或视如蝇翼者，玄府有所闭合者也。或目昏而见黑花者，由热气甚而发之于目，亢则害，承乃制，而反出其泣，气液昧之，以其至近，故虽视而亦见如黑花也。及冲风泣而目暗者，由热甚而水化制之也。故经言："厥则目无所见。"夫人厥则阳气并于上，阴气并于下。阳气并于上则火独光也，阴气并于下则足寒，足寒则胀也。夫一水不胜五火，故目眦而盲，是以冲风泣下而不止。夫风之中于目也。阳气内守于睛，是火气燔目，故见风泣下。

暴注，卒泻。君火义同。

瞤瘛：惕跳动也。火主动，故夏热则脉洪大而长，瞤瘛之象也。况脉者，心火之所养也。

暴病暴死，火性疾速故也。斯由平日衣服饮食，安处动止，精魂神志，性情好恶，不循其宜而失其常，久则气变兴衰而为病也。或心火暴甚，而肾水衰弱，不能制之，热气怫郁，心神昏冒，则筋骨不用，卒倒而无所知，是为僵仆也。甚则水化制火，热盛而生涎，至极则死，微则发过如故，至微者但眩瞑而已，俗云"暗风"。由火甚制金，不能平木，故风木自甚也。或风热甚而筋惕瘛疭，僵仆，口出涎沫，俗云"风痫病"也。欲知病有兼风者，阴阳变化之道也。故阴阳相搏，刚柔相摩，五行相错，六气相荡，变而为病，则无穷矣。大法我子能制鬼贼，则己当自实。而与子同为病者，不必皆然，由乎六气阴阳同异不等故也。故经曰：风热火同阳也，寒燥湿同阴也。又燥湿小异也。然燥金虽属秋阴，而异于寒湿，故反同其风热也。故火热胜，金衰而风生，则风能胜湿，热能耗液而反燥，阳实阴虚，则风热胜于水湿而为燥也。

凡人风病，多因热甚，而风燥者，为其兼化，以热为其主也。俗云风者，言末而忘其本也。所以中风瘫痪者，非谓肝木之风实甚而卒中之也，亦非外中于风尔。由乎将息失宜而心火暴甚，肾水虚衰不能制之，则阴虚阳实，而热气怫郁，心神昏冒，筋骨不用，而卒倒无所知也。多因喜、怒、思、悲、恐之五志有所过极，而卒中者，由五志过极皆为热甚故也。若微则但僵仆，气血流通，筋脉不挛，缓者发过如故。或热气太盛郁结壅滞，气血不能宣通，阴气暴绝，则阳气后竭而死，俗谓中不过尔。或即不死而偏枯者，由经络左右双行，而热甚郁结，气血不得宣通，郁极乃发，若一侧得通，一侧痹者而为瘫痪也。其人已有怫热郁滞，而气血偏行，微甚不等，故经言："汗出偏沮，令人偏枯"。然汗偏不出者，由怫热郁结，气血壅滞故也。人卒中则气血不通，而偏枯也。

所谓肥人多中风者，盖人之肥瘦，由血气虚实使之然也。气为阳而主轻微，血为阴而主形体，故西方金、北方水为阴而刚也，东方木、南方火为阳而柔也。故血实气虚则肥，气实血虚则瘦。所以肥者能寒不能热，瘦者能热不能寒，由寒则伤血，热则伤气，损其不足，则阴阳愈偏，故不能也；损其有余者平调，是故能之矣。故瘦者腠理疏通而多汗泄，血液衰少而为燥热，故多为劳嗽之疾。俗以为卒暴病甚而为热劳，除久病微而为冷劳者，是以迟缓为言，而病非冷也。识其证候，为热明矣，但热有微甚而已。或言肥人多中风由气虚，非也。所谓腠理致密而多郁滞，气血难以通利，若阳热又甚而郁结，故卒中也。故肥人反劳者，由暴然亡液损血之极故也。瘦人反中风者，由暴然阳热太甚而郁结不通故也。

所谓中风口噤，筋脉紧急者，由阳热暴甚于内，亢则害，承乃制，津液涌溢，聚于胸膈，热燥以为痰涎。初虞世言："涎者，乃遍身之脂脉津液也。"然阳实阴虚，而风热太甚，以胜水湿，因而成燥。肝主于筋，而风气自甚，又燥热加之，津液还聚于胸膈，则筋太燥也。然燥金主于收敛、劲切紧涩，故为病筋脉劲强紧急而口噤也。

或破伤中风亦同，但以从微至甚而不偏枯也。夫破伤中风之由者，因疮热甚郁结，而荣卫不得宣通，怫热因之，遍体故多发白痂，是时疮口闭塞，气难通泄，故阳热易为郁结，而热甚则生风也，不已则表传于里；亦由面首触冒寒邪，而怫热郁甚，周身似为伤寒之疾，不解则表传于里者也。但有风热微甚兼化，故殊异矣。大法破伤中风，风热燥甚，怫郁在表而里气尚平者，善伸数欠，筋脉拘急，或时恶寒，或筋惕而搐，脉浮数而弦也。宜以辛热治风之药开冲结滞，荣卫宣通而愈。犹伤寒表热怫郁，而以麻黄汤辛热发散者也。凡用辛热开冲风热结滞，或以寒药佐之犹良，免致药不中病而风热转甚也。犹《伤寒论》热药发表不中效，则热转甚也。故夏热用麻黄、桂枝汤类热药发表，须加寒药，不然则热甚发黄或斑出矣。故发表诸方，佐以黄芩、石膏、知母、柴胡、地黄、芍药、栀子、茵陈、葱白、豆豉之类寒药，消息用之。如世以甘草、滑石、葱、豉寒药发散甚妙，是以甘草甘能缓急，湿能润燥，滑石淡能利窍，滑能通利；葱辛甘微寒；豉咸寒润燥，皆散结、缓急、润燥、除热之物。因热服之，因热而玄府郁结宣通，而怫热无由再作，病势虽甚而不得顿愈者，亦获小效而无加害尔。此方散结，无问上下中外，但有益而无损矣。散结之方，何必辛热而已耶！若破伤中风，表不已而渐入于里，则病势渐甚。若里未太盛而脉在肌肉者，宜以退风热、开郁滞之寒药调之，或以微加治风辛热亦得，以意消息，不可妄也。此犹伤寒病势，半在表半在里，而以小柴胡汤和解之也。若里热已甚，而舌强口噤，项背反张，惊搐惕搦，涎唾稠粘，胸腹满塞，而或便溺秘结，或时汗出，脉洪数而弦也。然汗出者，由风热郁甚于里，而表热稍罢，则腠理疏泄，而心火热甚，故汗出也。大法风热怫郁，因汗当解，今不解者，若里热出之于表，因汗而结散热去，则气和而愈也。今风热郁甚于里，而非出之于表，故虽汗泄而热不退，则不能解也。犹阳明证热甚于里，而日晡潮热，大汗虽出，热不退而不能解也，故当大承气汤下之。其里热也，是以亢则害，承乃制。而今火热极甚，筋劲急而口噤尔；风热加之，故惊而搐也。风、热、燥并郁甚于里，故烦满而或结也。法宜除风散结，寒药下之，以使郁滞流通，而后以退风热、开结滞之寒药调之，而热退结散，则风自愈矣。呜呼！俗医所治破伤中风，不明浅深，但以辛热燥药，任其天命而已。若始觉风热郁结于表，而里尚平者传也，或以寒物佐之亦佳。如灵宝丹治风痫，虽用硫磺、钟乳、木香、桂心之类辛热，是亦能令开结也。佐以牛黄、脑子、苦参、芒硝之类寒物，以使结散而无复郁也。况至宝丹乃散风热郁痹之寒药也。凡治风热结滞，宜戒热药过盛。凡破伤中风，宜早令导引摩按，自不能者，令人以屈伸按摩挽之，使筋脉稍得舒缓，而气得通行，及频以楖翰牙关，勿令口噤。若紧噤者，则常以楖当之，及频翰之，勿损牙齿，免致口噤不开而粥药不能

下也。及风痫之发作者，由热甚而风燥为其兼化，涎溢胸膈，燥烁而瘛疭、昏冒、僵仆也。或惊风者，亦由心火暴甚而制金，不能平木，故风火相搏而昏冒、惊悸、潮搐也。凡此诸证，皆由热甚而生风燥，各有异者，由风、热、燥各微甚不等故也。

所谓中风或筋缓者，因其风热胜湿而为燥，乃燥之甚也。然筋缓不收而痿痹，故诸腈郁病痿，皆属金肺，乃燥之化也。如秋深燥甚，则草木痿落而不收，病之象也。是以手得血而能握，足得血而能步。夫燥之为病，血液衰少也，而又气血不能通畅，故病然也。或云筋挛有力则为实热，筋缓不收则为虚寒者；或谓寒主收引，而热主舒缓，则筋挛为寒，筋缓为热者，皆误也。凡治诸风方，通言主疗筋脉挛缓，岂分寒热虚实之异耶？但有微甚而已。故诸筋挛，虽势恶而易愈也；诸筋缓者，难以平复，明可知也。

或云中风为肝木实甚，则大忌脏腑脱泄，若脾胃土气虚损，则土受肝木鬼贼之邪而当死也。当以温脾补胃令其土实，肝木不能克，乃治未病之法也，所谓似是而非者也。或云脾为中州而当温者，亦误也。所以寒、暑、燥、湿、风、火之六气，应于十二经络脏腑也。以其本化，则能补之；相反之者，则能泄之。然脾胃土本湿也，湿气自甚则为积饮痞隔，或为肿满，以药燥去其湿，是谓泻其脾胃土之本也。或病燥热太甚，而脾胃干涸而成消渴者，土湿之气衰也，宜以寒湿之药，补阴泄阳，除热润燥，而土气得其平，是谓补其脾土之本也。故仲景言，伤寒里热太甚，而胃中干涸烦渴者，急下之，救其胃气，方用甘草、大黄、芒硝大寒之药，谓之调胃承气汤者，达其至理也。所以阴阳异用，而湿寒同性，然土为阴，故异于风、热、燥也。土为万物之母，水为万物之元，故水土同在于下，而为万物之根本也。地干而无水湿之性，则万物根本不润，而枝叶衰矣。经言"动物神机为根在于中"，故食入于胃，而脾为变磨，布化五味，以养五脏之气，而养荣百骸，固其根本，则胃中水谷润泽而已，亦不可水湿过与不及，犹地之旱涝也。故五脏六腑，四肢百骸，受气皆在于脾胃，土湿润而已。经

言，"积湿成热"，岂可以温药补于湿土也！温属春木，正以胜其湿土尔，或以脏腑不分六气，而为假令之湿，一概言阳气甚而热为实，阳气衰而寒为虚者，乃寒热阴阳之虚实，而非五行兴衰克伐之道也。然脏腑经络，不必本气兴衰而能为其病，六气互相干而病也。假令胃寒为虚冷者，是胃中阴水实而阳火虚也，当以温补胃中阳火之虚，而退其阴水之实，非由胃土本虚而补其湿。夫补泻脾胃之本者，燥其湿则为泻，润其燥则为补。今夫土本湿，若阳实阴虚，风热胜其水湿而成燥者，则为水湿衰也。可以退风散热，养液润燥，而救其已衰之阴湿。若反以温补，欲令脏腑而无壅塞，不亦妄谬之甚耶！

或言中风由肾水虚冷者，误也。盖阴水既衰，则阳火自甚而热，岂能反为寒者耶？以证验之，则为热明矣。或云中风既为热甚，治法或用乌附之类热药，何也？答曰：欲令药气开通经络，使气血宣行而无壅滞也。然亦以消风热、开结滞之类寒药佐之，可以制其药之热也。若服峻热药而热证转加者，不可服也。郁结不通而强以攻之，则阴气暴绝而死矣。故诸方之中，至宝、灵宝丹最为妙药。今详本草言至宝丹之药味，合而为一，乃寒药尔；灵宝丹虽用温热之味，而复用寒药制之，参而为一，亦平药也。况皆能散风壅、开结滞，而使气血宣通，怫热除而愈矣。此方虽有治风之热药，当临时消息，适其所宜，扶其不足，损其有余。慎不可但以峻热攻痹，而反绝其已衰之阴气也。

燥　类

诸涩枯涸，干劲皴揭，皆属于燥。阳明燥金，乃肺与大肠之气也。

涩，物湿则滑泽，干则涩滞，燥湿相反故也。如遍身中外涩滞，皆属燥金之化，故秋脉濇。濇，涩也。或麻者，亦由涩也。由水液衰少而燥涩，气行壅滞，而不得滑泽通利，气强攻冲而为麻也。如平人抑其手足，则其气顿行之甚，而涩滞壅碍，不得通利而麻，亦犹鼓物之象也。其不欲动者，动则为阳。使气行之转甚，故转麻也。俗方治麻病多用乌附者，令气行之暴甚，以故转麻，因之冲开道路，以得通利，药气尽则平，气行通而麻愈也。然六气不

必一气独为病，气有相兼，若亡液为燥，或麻无热证，即当此法。或风热胜湿为燥，因而病麻，则宜以退风散热，活血养液，润燥通气之凉药调之，则麻自愈也。治诸燥涩，悉如此法。

枯，不荣生也；涸，无水液也；干，不滋润也；劲，不柔合也。春秋相反，燥湿不同故也。大法身表热为热在表，渴饮水为热在里。身热饮水，表里俱有热；身凉不渴，表里俱无热。经所不取火化渴者，谓渴非特为热。如病寒吐利，亡液过极，则亦燥而渴也。虽病风热，而液尚未衰，则亦不渴，岂可止言渴为热而否为寒也？夫燥渴之为病也，多兼于热。故《易》曰："燥万物者，莫熯乎火。"今言渴为燥，则亦备矣。如大法身凉不渴，为表里俱无热，故不言为寒也。谓表里微热，则亦有身不热而不渴者，不亦宜乎！

皴揭，皮肤启裂也。乾为天，而为燥金。坤为地，而为湿土。天地相反，燥湿异用。故燥金主于紧敛，所以秋脉紧细而微。湿土主于纵缓，所以六月其脉缓大而长也。如地湿则纵缓滑泽，干则紧敛燥涩，皴揭之理，明可见焉。俗云皴揭为风者，由风能胜湿而为燥也。经言，"厥阴所至，为风府，为璺启"，由风胜湿而为燥也。所谓寒月甚而暑月衰者，由寒能收敛，腠理闭密，无汗而燥，故病甚也。热则皮肤纵缓，腠理疏通而汗润，故病衰也。或以水湿皮肤，而反喜皴揭者，水湿自招风寒故也。

寒　类

诸病上下所出水液，澄沏清冷，癥瘕，癫疝，坚否腹满急痛，下利清白，食已不饥，吐利腥秽，屈伸不便，厥逆禁固，皆属于寒。足太阳寒水，乃肾与膀胱之气也。

澄彻清冷，湛而不浑浊也。水体清净，而其气寒冷，故水谷不化，而吐利清冷，水液为病，寒也。如天气寒，则浊水自澄清也。

癥，腹中坚硬，按之应手，谓之癥也。《圣惠方》谓："癥，犹徵也。"然水体柔顺，而今反坚硬如地，亢则害，承乃制也。故病湿过极则为痉，反兼风化制之也；风病过极则反燥，筋脉劲急，反兼金化制之也；病燥过极则烦渴，反兼火化制之也；病热过极而反出五液，

或为战栗恶寒，反兼水化制之也。其为治者，但当泻其过甚之气，以为病本，不可反误治其兼化也。然而兼化者，乃天机造化，抑高之道，虽在渺冥恍惚之间，而有自然之理，亦非显形而有气也。病虽为邪，而造化之道在其中矣。夫五行之理，甚而无以制之，则造化息矣。如风木旺而多风，风大则反凉，是反兼金化制其木也。大凉之下，天气反温，乃火化承于金也。夏火热极而体反出液，是反兼水化，制其火也。因而湿蒸云雨，乃土化承于水也。雨湿过极，而兼烈风，乃木化制其土也。飘骤之下，秋气反凉，乃金化承于木也。凉极而万物反燥，乃火化制其金也。因而以为冬寒，乃水化承于火也。寒极则水凝如地，乃土化制其水也。凝冻极而起东风，乃木化承土而周岁也。凡不明病之标本者，由未知此变化之道也。

瘕，腹中虽硬，而忽聚忽散，无有常准。故《圣惠方》云，"瘕，犹假也"，以其病瘕未成癥也。经注曰："血不流而寒薄，故血内凝而成瘕也。"一云腹内结病也。经曰："小肠移热于大肠，为虑瘕、为沉。"注曰："小肠热已移入大肠，两热相搏，则血溢而为伏瘕也。血涩不利，则月事沉滞而不行，故云虑瘕为沉。'虑'与'伏'同，'瘕'一为'疝'，传写误也。"然则经言瘕病亦有热者也，或阳气郁结，怫热壅滞，而坚硬不消者，非寒癥瘕也，宜以脉证别之。

癫疝：少腹控卵，肿急绞痛也。寒主拘缩故也。寒极而土化制之，故肿满也。经言："丈夫癫疝，"谓阴器连少腹急痛也。故言"妇人少腹肿"，皆肝足厥阴之脉也。经注曰："寒气聚而为疝也。"又按《内经》言，五脏皆有疝，但脉急。注言："脉急者，寒之象也。"然寒则脉当短少而迟，今言急者，非急数而洪也。由紧脉主痛，急为痛甚，病寒虽急，亦短小也。所以有痛而脉紧急者，脉为心之所养也。凡六气为痛则心神不宁，而紧急不得舒缓，故脉亦从之而见也。欲知何气为其痛者，适其紧急相兼之脉而可知也。如紧急洪数，则为热痛之类也。又经言："脾传之肾，病名曰疝瘕，少腹烦冤而痛，出白，一名曰蛊。"注言："少

腹痛，溲出白液也。客热内结，销烁脂肉，如虫之食，故名曰蛊也。"然经之复言热为疝瘕，则亦不可止言为寒，当以脉证别之。

坚痞腹满急痛，寒主拘缩，故急痛也。寒极则血脉凝泣，而反兼土化制之，故坚痞而腹满也。或热郁于内，而腹满坚结痛者，不可言为寒也。

下利清白，水寒则清净明白也。

食已不饥，胃热则消谷善饥，故病寒则食虽已而不饥也，胃膈润泽而无燥热故也。或邪热不杀谷，而腹热胀满，虽数日不食而不饥者，不可言为寒也。由阳热太甚而郁结，传化失常，故虽不食而亦不饥。亦犹病热虽甚，而无困倦，病愈而始困无力，由实热之气去也。

吐利腥秽，肠胃寒而传化失常，我子能制鬼贼，则已当自实，故寒胜火衰金旺而吐利腥秽也。腥者，金之臭也。由是热则吐利酸臭，寒则吐利腥秽也。亦犹饭浆，热则易酸，寒则水腥也。

屈伸不便，厥逆禁固，阴水主于清净，故病寒则四肢逆冷，而禁止坚固，舒卷不便利也。故冬脉沉短以敦，病之象也。或病寒尚微，而未致于厥逆者，不可反以为热；或热甚而成阳厥者，不可反以为病寒也。然厥阴者，元病脉候，皆为阴证，身凉不渴，脉迟细而微，未尝见于阳证也。其阳厥者，元病脉证，皆为阳证，热极而反厥，时复反温，虽厥而亦烦渴谵妄，身热而脉数也。若阳厥极深而至于身冷，反见阴脉微欲绝者，此为热极而欲死也。俗皆妄谓变成阴病，且曰阴阳寒热反变而不可测也。乃取阳主于生，阴主于死之说，急以火艾热药，温其表里，助其阳气，十无一生，俗因之以为必死之证，致使举世大惧阴证，而疑似阴者，急以温之，唯恐救不及，而反招暴祸。岂知热病之将死者，鲜有逃之于此证也。殊不知"一阴一阳之谓道，偏阴偏阳之谓疾"。阴阳以平为和，而偏为疾。万物皆以负阴抱阳而生，故孤阴不长，独阳不成。阳气极甚而阴气极衰，则阳气怫郁；阴阳偏倾不能宣行，则阳气蓄聚于内，而不能营运于四肢，则手足厥冷，谓之阳厥。故仲景曰："热深则厥亦深，热微则厥亦微。"又曰，"厥当下之，下后厥愈"，为以除其里之热也。故病热甚则厥，又以失下则热

甚，而反为阴证，非反变为寒病尔。

夫病之传变者，谓中外上下，经络脏腑部分，而传受为病之邪气也，非寒热阴阳之反变也。法曰阴阳平则和，偏则病。假令阳实阴虚，为病热也。若果变而为寒，则比之热气退去，寒欲生时，阴阳平而当愈也，岂能反变之为寒病欤？然虽《疟论》言"阴胜则寒，阳胜则热"者，谓里气与邪热并之于表，则为阳胜而发热也；表气与邪热并之于里，则为阴胜而寒栗也。由表气虚而里气热，亢则害，承乃制，故反战栗也。大抵本热，非病寒也。或伤寒病，寒热往来者，由邪热在表而浅，邪恶其正，故恶寒也；邪热在里而深，邪甚无畏，物恶其极，故不恶寒而反恶热也；表里进退不已，故为寒热往来也。此气不并于表里，故异于疟而寒热微也。皆热传于表里之阴阳，而非病气寒热之阴阳反变也。或病热而寒攻过极，阳气损虚，阴气暴甚而反为寒者，虽亦有之，因药过度而致之，非自然寒热之反变也。

夫六气变乱而为病者，乃相兼而同为病。风热燥同，多兼化也；寒湿性同，多兼化也。性异而兼化者，有之亦已鲜矣。或制甚而兼化者，乃虚象也。如火热甚而水化制之，反为战栗者，大抵热甚，而非有寒气之类也。故渴为热在里，而寒战反渴引饮也。又如以火炼金，热极而反化为水，虽化为水，止为热极而为金汁，实非寒水也。或燥热太甚而肠胃郁结，饮冷过多而痞隔不通，留饮不能传化，浸润而寒极，蓄于胃中；燥热太甚，郁于胸腹而膜胀满，烦渴不已，反令胃隔冷痛，呕哕浆水，而水浆难下。欲止其渴而强饮于水，则满痛呕哕转甚，而渴亦不止；不强饮之，则烦渴不可以忍，令人烦冤闷绝欲死。若误治之，即死；不治，亦为难已。每用大承气汤热服，下咽而肠胃郁结痞隔，即得宣通，而留饮传化浸润，则寒湿散去，肠胃之外得其润泽，热退而烦渴、满痛、呕哕遂止，须臾得利而已矣。然而病诸气者，必有所因，病本热而变为寒者，实亦鲜矣。大凡阳实则脉当实数而身热烦渴，热甚则为阳厥，至极则身冷脉微而似阴证，以致脉绝而死。故

阳病见阴脉者死，谓其脉近乎绝也。病虽热甚而不已，则必须厥冷而脉微，以至身冷脉绝而死矣。或病本热势太甚，或按法治之不已者，或失其寒药调治，或因失下，或误服热药，或误熨烙熏灸，以使热极而为阳厥者，以承气汤之类寒药下之，热退而气得宣通，则厥愈矣。慎不可用银粉、巴豆性热大毒丸药下之，而反耗阴气，而衰竭津液，使燥热转甚，而为懊憹、喘满、结胸、腹痛、下利不止、血溢、血泄、或淋秘、发黄、惊狂、谵妄，诸热变证不可胜举。由此为破癥瘕坚积之药，非下热养阴之药也。古人谓治伤寒热病，若用银粉、巴豆之类丸药下之，则如刀剑刃人也。及尝有阳厥而尚不下，以至身冷脉微而似阴证，反误以热投之，病势转甚，身冷脉微而欲绝，唯心胸微暖，昏冒不知人事而不能言，主病者或欲以暖药急救其阳，恐阳气绝而死也。答曰：此因热极失下，反又温补而致之，若又以热药助其阳气，则阴气暴绝，阳气亦竭而死，阳气何由生也？或又曰：何不急下之？答曰：此阳胜伐阴，而阴欲先绝，则阳亦将竭矣。于此时而下，则阴阳俱绝而立死矣；不救亦死。但及于期则缓而救之，则当以寒药养阴退阳，但不令转泻，若得阴气渐生则可救也。宜用凉膈，一服则阴气可以渐生。何以知之？盖以候其心胸温暖渐多，而脉渐生尔。终日三服，其脉生至沉数而实，身表复暖而唯厥逆，与水善饮，有时应人之问，谵妄而舌强难言，方以调胃承气汤下之，获汗而愈。所谓寒药反能生脉而令身暖者，由阳实阴虚欲至于死，身冷脉微，今以寒药养阴退阳，而复不至于死故也。

大凡治病，必先明其标本。标，上首也；本，根元也。故经言，先病为本，后病为标，标本相传，先以治其急者。又言六气为本，三阴三阳为标，故病气为本，受病经络脏腑谓之标也。夫标本微甚，治之逆从，不可不通也。故经言："知逆与从，正行无问，明知标本，万举万当，不知标本，是谓妄行。阴阳之逆从，标本之谓道也。"斯其理欤？

黄帝素问宣明论方

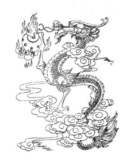

卷　一

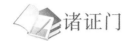 诸证门

诸证总纲

黄帝曰：善言天者，必验于人；善言古者，必合于今；善言人者，必厌于己。如道不惑，所谓明也。余问夫子，言而可知，视而可见，扪而可得，今验于发蒙解惑，可得闻乎？岐伯稽首对曰：何道之问也，天覆地载，万物番备，莫贵于人，人以天地之气生，四时之法成。君王宰职，黎庶尽欲全形，贵贱虽殊，宝命一矣。好生恶死者，是人之常也。若人有患，如救水火，莫得留淫日深，著于骨髓，所以难矣。

《素问》诸证略备具题：煎厥之状，阳气，烦劳精绝，辟积于夏，致目盲不可视，闻闭不可听。薄厥之状，阳气，大怒形气绝，而血菀于上。䐜胀飧泄，寒热不散，升降上下。癞疝心掣，寒多下坠，以为诸疝，心热内掣。阴阳之结，四肢浮肿，便血不已。蛊瘰之病，肾气不足，冤热筋急，白液出，跳掣也。膀胱不利，致三焦约而遗溺，肾精不足，强上冥视，唾之若涕，恶风振寒，为之劳风。虽近衣絮，荣虚卫实，名曰肉苛。心移寒于肺，则肺消。肺移寒于肾，为涌水。心移热于肺，为膈消。胆移热于脑，为鼻渊。膀胱移热于小肠，为口糜。大肠移热于胃，为食㑊。热盛则阳络溢，阳络溢为衄蔑。醉以入房，气竭伤肝，大脱其血，月事衰少，名曰血枯。蕴热怫郁，生于诸风。寒、湿、风之三气，杂合而为诸痹。宗筋弛纵，发为白淫。热聚胃口，而不散行，故胃脘为痈。面色白黑，所谓疹筋。口苦积热，名之胆瘅。

肾虚内夺，则为喑痱。血气竭少，令人解㑊。腹满不食，寒中肠泄，斯病骛溏。腰股痛发，胕肿不便，寒生濡泄。聊叙此证，不能备举。

煎厥证主热

阳气，烦劳积于夏，令人煎厥，目盲不可视，耳闭不可听，**人参散**主之。治煎厥，气逆，头目昏愦，听不闻，目不明，七气善怒。

人参　远志去心　赤茯苓去皮　防风去苗，各二两　芍药　麦冬去心　陈皮去白　白术各一两

上为末，每服三钱，水一盏半，煎至八分，去滓，温服，不计时候，日再服。

薄厥证主肝

阳气，大怒则形气绝，而血脉菀于上，令人薄厥于胸中，**赤茯苓汤**主之。治薄厥，暴怒则伤肝，气逆，胸中不和，甚则呕血、衄蔑也。

赤茯苓去皮　人参　桔梗　陈皮各一两　芍药　麦门冬去心　槟榔各半两

上为末，每服三钱，水一盏，生姜五片，同煎至八分，去滓，温服，不计时候。

飧泄证主冷

清气在下，则生飧泄，清浊交错，食不化而清谷出矣，**白术汤**主之。治飧泄，风冷入中，泄痢不止，脉虚而细，日夜数行，口干腹痛不已。

白术　厚朴生姜制　当归去苗　龙骨各一两　艾叶半两，熟炒

上为末，每服三钱，水一盏，生姜三片，同煎至八分，去滓，空心温服。

䐜胀证主心腹

浊气在上，则生䐜胀，此阴阳反，则气结不散，腹胀满，常如饱，**吴茱萸汤**主之。治䐜胀，阴盛生寒，腹满撑胀，且常常如饱，不欲饮食，进之无味。

吴茱萸汤淘，炒　厚朴生姜制　官桂去皮干姜炮，各二两　白术　陈皮去白　蜀椒出汗，各半两

上为末，每服三钱，水一大盏，生姜三片，同煎至八分，空心，去滓，温服。

风消证主心肺

二阳之病，发心脾，不得隐曲，女人不月，心病血不流，脾病食不化，风胜真气消，**黄芪羌活汤**主之。治心脾受病，精血虚少，气力衰乏，日溢消矣。

黄芪一两半，去芦头　羌活　石斛　防风枳壳麸炒，去穰　人参　生地黄　牡蛎烧　黑附子炮　茯苓去皮　五味子　牛膝酒浸，各一两续断半两　地骨皮三分

上为末，每服三钱，水一大盏，煎至八分，去滓，温服，不计时候，日进三服。

心掣证主心

一阳发病，少气嗽泄，三焦不利，上咳下泄，心烦不宁，其动若掣，**调中散**主之。治心掣不定，胸中刺，气痞壅，上苦咳嗽，下若泄利。

白术　干姜炮　当归　人参　五味子　赤茯苓去皮　甘草炙，各一两　官桂一两半

上为末，每服三钱，水一盏，煎至八分，温服，去滓，稍热，日二服，临卧。

风厥证主脾胃

一阳一阴病，发惊骇，背痛，噫欠，名风厥。盖胃土肝木，为木克土，风胜湿，不制肾水，故令上逆，**远志散**主之。治风厥多惊，背痛，善噫善欠，志意不乐，身背皆痛。

远志去心　人参　细辛去苗　白茯苓去皮黄芪去芦头　官桂各一两半　菖蒲　熟干地黄焙白术　防风各半两

上为末，每服一钱至二钱，温酒调下，空心，食前，日三服。

结阳证主四肢

四肢肿，四肢热胜则肿。四肢者，谓诸阳之本。阳结者，故不行于阴脉，阳脉不行，故留结也，**犀角汤**主之。治结阳，四肢肿满，热菀不散，或毒攻注，大便秘涩。

犀角屑　玄参　连翘　柴胡去苗，各半两升麻　木通各三钱　沉香锉　射干去毛　甘草炙，各一分　芒硝　麦门冬去心，各一两

上为末，每服三钱，水一大盏，同煎至八分，食前，去滓，温服。

厥疝证主腹痛

脉至大虚，积气腹中，隐而难见。脉沉使脾弱，寒于肢膜，气厥也，**吴茱萸加减汤**主之。治厥疝腹中冷痛，积气上逆，致令阴冷于肢膜。

吴茱萸二两，汤洗，炒　川乌头去皮，炮　细辛去苗，各三两　良姜　当归　干姜炮　官桂各一两

上为末，每服二钱，水一盏，同煎至七分，去滓，温服，日进三服。

结阴证主便血

结阴，便血一升，再结二升，三结三升。以阴气内结，故不得通行，血气无宗，渗入肠下，致使渐多，**地榆汤**主之。治阴结，下血不止，渐渐极多，腹痛不已。

地榆四两　甘草三两，半炙、半生　缩砂仁七枚，每服可加为妙

上为末，每服五钱，水三盏，缩砂同煎至一半，去滓，温服。

解㑊证主肾实

冬脉太过，缓而涩，肾实精不运，解者缓，㑊疑寒热类也，**利肾汤**主之。治解㑊春脉动，气痛气乏，不欲言，此为肾元有余矣。

泽泻　生地黄　赤茯苓去皮，各一两半　槟榔　麦门冬去心　柴胡　枳壳麸炒，去穰　牛膝去苗，酒浸，各一两　黄芩去朽，一两

上为末，每服三钱，水一盏半，煎至七分，去滓，温服，不计时候。

胃疸证主胃热

食已如饥，胃热能消谷，阳明脉终，心火

上行，心憎烦，身黄，小便赤涩也，**茯苓加减汤**主之。治胃疸积热，食已辄饥，面黄瘦，胸满胁胀，小便秘赤。

赤茯苓 陈皮去白 泽泻 桑白皮锉，各三两 赤芍药 白术各四两 人参 官桂各二两 石膏八两 半夏六两，汤洗，生姜制，焙

上为末，每服三钱，水一盏，生姜十片，同煎至八分，去滓，不计时候。如病甚者，加大黄、朴硝各二两。

蛊病证 主脾风

脾风传肾，一名疝气，小腹痛，出白液，名曰蛊。《左传》云：以丧志名为蛊，病乃真精不守也，**大建中汤**主之。治蛊病，小腹急痛，便溺失精，溲而出白液。

黄芪 远志去心 当归 泽泻各三两 芍药 人参 龙骨 甘草炙，各二两

上为末，每服三钱，水一盏，生姜五片，煎至八分，去滓，温服，不计时候。

瘈病证 主筋急

蛊腹痛，肾传心，筋脉相引而急，精液少，筋脉不荣灌而引急，**建中加减汤**主之，治瘈，筋病相引而急，及五劳七伤，小便数，腹痛难立。

人参 甘草炙 官桂 白茯苓去皮 当归 附子炮 厚朴生姜制，各一两 龙骨 黄芪锉 麦门冬 白芍药 生地黄各四两

上为末，每服三钱，水一盏半，生姜五片，枣一枚，汤少许，煎至一盏，温服，去滓。

劳风证 主诸风

发在肺下病，强上冥视，唾涕，恶风，肾脉入肺中，振栗，故俯仰成劳风，**芎枳丸**主之。治劳风，强上冥视，肺热上壅，唾稠，喉中不利，头目昏眩。

川芎 枳壳麸炒，去穰，各等分

上炼蜜为丸，如桐子大，每服十丸，温水送下，食后，日三服。

痹气证 主阳虚阴实

身非衣，寒中非受寒气，痹者气血不行，如从水中出，不必寒伤而作也，**附子丸**主之。治痹气中寒，阳虚阴盛，一身如从水中出。

附子炮 川乌头炮，二味通锉碎，炒为末入药 官桂 川椒 菖蒲 甘草炙，各四两 骨碎补炒 天麻 白术各二两

上为末，炼蜜为丸，如桐子大，每服三十丸，温酒下，空心食前，日三服。

骨痹证 主肾弱

身寒，大衣不能热，肾脂枯涸不行，髓少筋弱，冻栗故挛急，**附子汤**主之。治肾脏风、寒、湿，骨痹腰脊疼，不得俯仰，两脚冷，受热不遂，头昏耳聋音浑。

附子炮 独活 防风去苗 川芎 丹参 草薢 菖蒲 天麻 官桂 当归各一两 黄芪 细辛去苗 山茱萸 白术 甘菊花 牛膝酒浸 甘草炙 枳壳麸炒，去穰，各半两

上为末，每服三钱，水一大盏，生姜五片，煎至七分，去滓，温服，不计时候，日进三服。

肉苛证 主荣虚胃寒

近衣絮，肉苛也。营气虚则不仁，其证痛重，为苛也，以**前胡散**主之。治荣虚卫实，肌肉不仁，致令痛重，名曰肉苛，虚其气。

前胡去苗 白芷锉 细辛去苗 官桂 白术 川芎各三两 川椒去目，闭口者，生用，二钱 吴茱萸汤洗，炒 附子炮 当归去苗，各二两

上锉捣，以茶酒三升匀拌，同窨一宿，以炼成猪脂膏五斤，入药微煎，候白芷黄紫色，漉出滓，成膏，在病处摩之，病以热，调此药樱桃大，癥瘕疮痍皆治，并去诸风疮癣疼痛，伤折坠损，故摩内皆可用之。

肺消证 主心肺

心移寒于肺，肺消，饮少溲多，当补肺平心，死而可治，乃心肺为贼也，**黄芪汤**主之。治肺消，饮少溲多，补肺平心。移寒在肺痿劣。

黄芪三两 五味子 人参 桑白皮锉，各二两 麦门冬去心，二两 枸杞子 熟地黄各一两半

上为末，每服五钱，水二盏，煎至一盏，去滓，温服，无时。

涌水证 主水病

肺移寒于肾，名曰涌水，其证如溢囊裹浆，或遍身肿满，按腹不坚，疾行则濯濯有声，或

咳喘不定，**葶苈丸**主之。治涌水，腹满不坚，如溢囊裹浆，疾行则濯濯有声。

葶苈纸炒　泽泻　椒目　桑白皮锉　杏仁去皮，麸炒　木猪苓去黑皮，各半两

上为细末，炼蜜和丸，如桐子大，每服二十丸，葱白汤下，不计时候，以利为度。

膈消证 主肺门

心移热于肺，名曰膈消，二者心膈有热，久则引饮为消渴耳，**麦门冬饮子**主之。治膈消，胸满烦心，津液燥少，短气，久为消渴。

麦门冬二两，去心　栝蒌实　知母　甘草炙　生地黄　人参　葛根　茯神各一两

上为末，每服五钱，水二盏，竹叶数片，同煎至一盏，去滓，温服，食后。

口糜证 主口

膀胱移热于小肠，膈肠不便，上为口糜。心胃壅热，水谷不化，转下小肠，**柴胡地骨皮汤**主之。治口糜，生疮损烂，小肠有热，胀满不便，宜服之。

柴胡去苗　地骨皮各等分

上为末，每服三钱，水一大盏，煎至八分，去滓，食后。如有病人大段实者，加大黄、朴硝，可泻热甚。

虑瘕证 主女病

大肠、小肠遗热，名虑瘕，津液耗散，不能滑利，菀结而大肠秘涩，**槟榔丸**主之。治大肠有遗热，津液壅滞，腹痛秘涩，名曰虑瘕证。

槟榔　大黄锉，炒　枳壳麸炒，去穰，各二两　木香　桃仁去皮尖，炒　大麻仁另研，各一两

上为末，炼蜜和丸，如桐子大，每服十丸至十五丸，温酒下，不计时候，汤亦得。

食㑊证 主胃病

大肠移热于胃，善食而瘦，或胃热移于胆，能食善饮，木胜土也，**参苓丸**主之。治食㑊，胃中结热，消谷善食，不生肌肉，此名食㑊。

人参　菖蒲　远志　赤茯苓　地骨皮　牛膝酒浸，各一两

上为末，炼蜜为丸，如桐子大，每服十丸至十五丸，米饮下，不计时候。

鼻渊证 主鼻门

胆移热于脑，则辛颏鼻渊，浊涕不止，如涌泉不渗而下，久不已，衄血为患，**防风汤**主之。治鼻渊脑热，渗下浊涕不止，久而不已，必成衄血之疾。

黄芩　人参　甘草炙　麦门冬去心，各一两　川芎一两　防风去芦，一两半

上为末，每服二钱，沸汤点之，食后服，日三服。

衄蔑证 主失血

胆受胃热，循脉而上于脑，阳络溢，血妄行，在鼻空蔑，目瞑者。**定命散**治胆受热，血妄行，鼻中衄蔑，并血污不止。

朱砂　水银　麝香各等分

上为末，每服半钱，新汲水调下，不计时候。如用药，看老幼虚实加减。

鼓胀证 主胃病气逆

病有心腹胀满，旦食不能暮食，致令胃逆不散，大肠不传逆满。**鸡屎醴散**治鼓胀，旦食不能暮食，痞满，古法用此，可择焉。

大黄　桃仁　鸡屎醴干者，各等分

上为末，每服一钱，水一盏，生姜三片，煎汤调下，食后，临卧服。

血枯证 主妇人经病

年少醉入房室，气竭肝伤，故经衰少不来，肝伤则血涸，脾胃相传，大脱其血，目眩心烦，故月事不来也，**乌鱼骨丸**主之。治血涸，胸胁支满，妨饮食，变则闻腥臊之气，唾血，出清液，前后泄血。

茼茹　乌贼鱼骨各一两

上为末，雀卵不拘数，和成剂，丸如小豆大，每服五丸至十丸，煎鲍鱼汤下。食后，日三服，食压之妙矣。

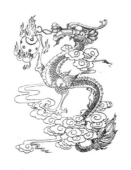

卷　二

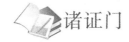诸证门

伏梁证 主心积

若梁之伏隐也，居脐上逆，脐下顺，不可移动，为水溺涩，故有二等，**鳖甲汤**主之。治伏梁积气，心下如臂，痞痛不消，小便不利。

鳖甲去裙襕，醋炙黄色　京三棱　大腹子皮　芍药　当归　柴胡去苗　生地黄各一两　官桂　生姜各三分，切作片子，焙干

上为末，每服三钱，水一大盏，入生姜、木香半钱，同煎至八分，去滓，空心，温服。

喑痱证 主肾虚

内夺而厥，舌喑不能言，二足废不为用，肾脉虚弱，其气厥不至，舌不仁。经云：喑痱，足不履用，音声不出者，**地黄饮子**主之。治喑痱，肾虚弱厥逆，语声不出，足软不用。

熟干地黄　巴戟去心　山茱萸　石斛　肉苁蓉酒浸，焙　附子炮　五味子　官桂　白茯苓　麦门冬去心　菖蒲　远志去心，等分

上为末，每服三钱，水一盏半，生姜五片，枣一枚，薄荷同煎至八分，不计时候。

厥逆证 主心痛

膹肿颈痛，胸满腹胀，上实下虚，气厥而逆，阳气有余，郁于胸也，不可针灸，宜服顺气汤，**小茯苓汤**主之。治厥逆病，三焦不调升降，胸膈膹肿，胸满腹胀，冷气冲注，刺痛。

赤茯苓　人参　陈皮去白　桔梗锉，炒，各等分

上为末，每服三钱，水一盏半，生姜五片，同煎至八分，去滓，不计时候。

风成寒热证 主风

因于露风，寒热之始腠理，次入胃，食不化，热则消中，寒栗振动也，**解风散**主之。治风成寒热，头目昏眩，肢体疼痛，手足麻痹，上膈壅滞。

人参　川芎　独活　麻黄去节，汤洗，焙，各一两　甘草一两　细辛去苗，半两

上为末，每服三钱，水一盏半，生姜五片，薄荷少许，同煎至八分，不计时候。

风成寒中证 主风

风气与阳明入胃，循脉而上至目眦，津液所生，为泣也，**当归汤**主之。治风邪所伤，寒中，目泣自出，肌瘦，泄汗不止。

当归　人参　官桂各三钱　干姜炮　白术　白茯苓　甘草　川芎　白芍药各半两　细辛去苗，半两　陈皮一两，去白

上为末，每服三钱，水一盏半，生姜三片，枣二枚，同煎至八分，去滓，热服，不计时候，并三服。

风成热中证 主风

风热与阳明入胃，循脉而上目眦，肥人气不外泄为热中，目黄之病也，**青龙散**主之。治风气，邪传化腹内，瘀结而目黄，风气不得泄为热中，烦渴引饮。

地黄　仙灵脾　何首乌去黑皮，泔浸一宿，竹刀子切，焙，各一分　防风去苗　荆芥穗一两

上为末，每服一钱，沸汤点调下，食后每日三服。

脑风证主风气

风气循风府而上，则为脑风，项背怯寒，脑户极冷，以此为病，**神圣散**主之。治脑风，邪气留饮不散，项背怯寒，头疼不可忍者。

麻黄去节　细辛去苗　干蝎一半生，一半炒　藿香叶各等分

上为末，每服二钱，煮荆芥、薄荷，酒调下，茶亦得，并血风。

又方，治脑风，邪气留饮，头疼不可忍者，用远志末不以多少，于鼻中嗜，与痛处柔之，相兼前药可用也。

首风证主新沐中风

中风为首风，头面多汗，恶风，当先一日，甚至其风日则少愈，**大川芎丸**主之。治首风，旋晕眩急，外合阳气，风寒相搏，胃膈痰饮，偏正头疼，身拘倦。

川芎一斤　天麻四两，用郓州者

上为末，炼蜜为丸，每两作十丸，每服一丸，细嚼，茶酒下，食后。

秘方茶酒调散，治一切诸风，痰壅目涩，昏眩头疼，心愦烦热，皮肤痛痒，并风毒壅滞，清爽神志，通和关窍，消恶汗。

石膏另为细末　香附去须炒　菊花　细辛去苗，各等分

上为末，每服二钱，温茶、酒调下，食后，日三服。

目风眼寒证主眼门

风入系头，则血脉凝滞，不能上下通流于目，令风寒客之，风眼寒也，**石膏散**主之。治目风眼寒，及偏正头痛，夹脑风，鼻出清涕，目泪，疼痛不已。

石膏二两，炭火烧，研细末　川芎一两　甘草半两，炙

上为末，每服一钱，葱白、好茶同煎汤调下，食后，日二服。

漏风证主酒风

饮酒中风，或汗多不可单衣，食则汗出，多如液漏，久不治，为消渴疾，**牡蛎白术散**主之。治漏不久，虚风多汗，食之汗出如洗，少者痿劣。

牡蛎二钱，焙赤　白术一两一分　防风二两半

上为末，每服一钱，温水调下，不计时。如恶风，倍防风、白术；如汗多面肿，倍牡蛎。

胃风证主风

因于失衣，风感之，颈汗多，恶风，膈塞不通，寒则胃泄，腹满气不通，大豆蔻丸、胃风汤主之，**大豆蔻丸**治胃风，颈多汗，恶风，饮食不下，小腹善满，失衣则腹胀，食寒则泄，形瘦。

肉豆蔻　草豆蔻　陈皮　独活　薏苡仁　人参　川芎各半两　羌活　防风　桔梗　甘草炙　木香各等分

上为末，炼蜜为丸，如桐子大，每服四十丸，米饮下，不计时候，日进三服。

胃风汤治风冷乘虚，入客肠胃，水谷不化，腹胁虚满疞痛，及肠胃泄毒，或下瘀血。

人参　白茯苓去皮　芎劳　官桂　当归去苗　白芍药　白术各等分

上为末，每服二钱，水一大盏，入粟米百余粒，同煎至七分，去滓，热服，空心，食前。此药与豆蔻丸为表里也。

行痹证主痹

风、寒、湿三气合而为痹，风气胜者行痹，上下左右无留，随所至作，**防风汤**主之。治行痹，行走无定。

防风　甘草　当归　赤茯苓去皮　杏仁去皮，炒熟　桂各一两　黄芩　秦艽　葛根各三钱　麻黄半两，去节

上为末，每服五钱，酒、水合二盏，枣三枚，姜五片，煎至一盏，去滓，温服。

痛痹证主痹

寒胜者为痛痹，大宜宣通，阴寒为痛，宜通气温经而愈。**加减茯苓汤**治痛痹，四肢疼痛，拘倦浮肿。

赤茯苓去皮　桑白皮各二两　防风　官桂　川芎　芍药　麻黄去节，各一两半

上为末，每服五钱，水一盏，枣一枚，煎至八分，去滓，温服，以姜粥投之，汗泄为度，效矣。

著痹证 主痹

湿气胜者，为著痹，湿地水气甚，重著而不去，多汗而濡者，**茯苓川芎汤**主之。治著痹留注不去，四肢麻，拘挛浮肿。

赤茯苓　桑白皮　防风　官桂　川芎　麻黄　芍药　当归　甘草炙，各等分

上为末，每服二钱，水二盏，枣三枚，同煎至一盏，去滓，空心，温服。如欲出汗，以粥投之。

周痹证 主痹

《黄帝针经》云，在血脉之中随上下，木痹不痛。今能上下周身，故以名之，**大豆蘖散**主之。治周痹注，五脏留滞，胃中结聚，益气出毒，润皮毛，补肾气。

大豆蘖一斤，炒香熟

上为末，每服半钱，温酒调下，空心，加至一钱，日三服。

胞痹证 主膀胱

小腹膀胱，按之内痛，若沃以汤，涩于小便，上为清涕。太阳直行，从巅入于脑，气下灌于鼻，时出清涕不止，**肾著汤**主之。治胞痹，小便不利，鼻出清涕者。

赤茯苓去皮　白术各四两　甘草三两，炙干姜二两，炮

上为末，每服五钱，水二盏，煎至一盏，去滓，温服，日三服。

肠痹证 主痹

虽多饮不得溲，不成大便，使糟粕不化，故气喘急而飧泄，**木香丸**主之。治肠痹，腹疼痛，时发飧泄，气不消化，小便秘涩。

木香　白术　官桂　芜荑　良姜　诃子皮各一两　附子炮去皮　厚朴生姜制　肉豆蔻各二两　干姜三分　甘草半两

上为末，曲面糊为丸，如桐子大，每服二十丸，姜汤下，空心。

热痹证 主痹

阳气多阴气少，阳热其阴寒故痹。脏腑热，燔然而闷也，**升麻汤**主之。治热痹，肌肉热极，体上如鼠走，唇口反纵，皮色变，兼诸风皆治。

升麻三两　茯神去皮　人参　防风　犀角镑羚羊角镑　羌活各一两　官桂半两

上为末，每服四钱，水二盏，生姜二块（碎），竹沥小许，同煎至一盏，温服，不计时候。

白淫证 主虚劳

思想无穷，所愿不得，意淫于外，入房太甚，筋纵发为筋痿及白淫，太过者，白物为淫，随溲而下，故为劳弱，**秘真丸**主之。治白淫小便不止，精气不固及有余沥，或梦寝阴人通泄耳。

龙骨一两，别研　诃子皮五个，大者　缩砂仁半两，去皮　朱砂一两，研细，一分为衣

上为末，面糊为丸，如绿豆大，每服一丸，空心，温酒下，冷水亦得，不可多服。大便秘，葱白汤、茶下。

胃脘痈证 主痈门

胃脉沉细，阳气不得下通，寒痈阳热聚胃口，腐坏成脓，**射干汤**主之。治胃脘痛，人迎脉逆而甚，嗽脓血，荣卫不流，热聚胃口成痈。

射干去毛　栀子仁　赤茯苓去皮　升麻各一两　赤芍药一两半　白术半两

上为末，每服五钱，水二盏，煎至一盏，去滓，入地黄汁一合，蜜半合，再煎，温服，不计时候。

阳厥证 主诸气

怒狂者，生于阳也，阳胜则气逆，狂怒上气，夺食即已，食入于阴，善于阳，则平其气。若阳胜气逆，多怒，**羚羊角汤**主之。治阳厥，气逆多怒，而颈脉腹劲，已食阴，养于阳，平其气。

羚羊角　人参各三两　赤茯苓二两，去皮远志去心　大黄炒，各半两　甘草一分，炙

上为末，每服三钱，水一盏半，煎至八分，去滓，温服，不计时候。

新补又方，治阳厥，若除烦下气，铁落为饮，铁浆汤饮之，食后并服。

息积证 主腹心

病胁下满，逆气不已，气聚胁下，息而不消，积而不散，气元在胃，妨饮食，不可针灸，

宜导引、服药尔。**白术丸**治息积，胁下气逆，妨闷喘息，不便呼吸，引痛不已。

白术　枳实　官桂各一两半　人参二两　陈皮　桔梗醋炒　甘草各一钱

上为末，炼蜜为丸，如桐子大，每服二十丸，温酒下，日三服。

疹筋证主肝

人有尺脉数甚，筋急而见腹必急，数亦为虚，筋见以名耳，**柏子仁散**主之。治疹筋，肝虚生寒，脉寒数，筋急腹胁痞闷，筋见于外。《圣惠方》中十五味柏子仁丸亦治。

柏子仁　茯苓　防风　细辛　白术　官桂　枳壳　川芎各三两　附子　当归　槟榔各半两

上为末，每服三钱，水一盏半，生姜三片，枣二枚，同煎至八分，去滓，温服，不计时候。

厥逆头痛证主胃

肾虚犯大寒，头疼，齿亦痛，痛之甚数不已者是也，以**天南星丸**主之。治厥头痛，齿痛骨寒，胃脉同肾脉厥逆，头痛不可忍者。

天南星炮　硫黄研　石膏研　硝石研，各等分

上为末，面糊为丸，如桐子大，每服二十丸，温酒下，空心、日午、临卧三时服。

胆瘅证主肝

谋虑不决，胆虚气上冲口中，上溢则口苦，是清净之府，浊扰之气上益，**益胆汤**主之。治胆瘅，胆虚热，气上冲，口中常苦，泄热不已，脏腑固虚致然。

黄芩去朽　甘草炙　人参各二两　官桂一两　苦参　茯神各两半

上为末，每服三钱，水一盏，煎至八分，去滓，温服，不计时候。

濡泄证主利

《内经》云：湿胜则濡泄。《甲乙经》云：寒客生濡。胃泄如随气而下利，**豆蔻散**主之。治濡泄不止，寒客于脾胃，故伤湿而腹痛，滑利不止。

肉豆蔻五个　甘草炙　厚朴各等分

上为末，每服二钱，米饮一盏调下，食前白汤亦得。

鹜溏证主利

脾虚风冷阴盛，糟粕不化，大便黄黑如鹜溏，或大肠有寒也，**吴茱萸丸**治鹜溏，泄泻不止，脾虚胃弱，大肠有寒，大便青黑或黄利下。

吴茱萸汤洗，炒　干姜　赤石脂　陈曲炒熟　当归焙　厚朴各三钱

上为末，炼蜜为丸，如桐子大，每服三十丸，温米饮下，空心服。

三焦约证主大小肠

小腹痛，不得大小便，邪气入客，约而不行，故谷气不得通也，**枳壳丸**主之。治三焦约，调顺三焦气脉，消痞滞，利胸膈，治风，通大小便。

陈皮一两　槟榔半两　牵牛四两，一半生，一半熟，捣，取头末一两半，余不用　木香一分　枳壳二两

上为末，炼蜜为丸，如桐子大，每服十五丸，生姜汤下，食后，日三服。

胃寒肠热证主胃

胃寒主收，水谷不化，泄泻，寒之气在上，肠热之气在下，故胀而泄，**妙应丸**主之。治胃寒肠热，水谷不化，腹胀痞满，泄利不已。

川乌头去尖，半两　栀子仁　干姜生，各一分

上为末，生姜汁面糊为丸，如桐子大，每服五丸，温酒下，食前，日进二服。

胃热肠寒证主胃

胃热则消谷，善食而饥，奈肠寒则血凝，脉重，小腹痛，痛而胀。**青橘皮丸**又云前胡木香散亦治，治胃热肠寒，善食而饥，便溺小腹而胀痛，大便或涩。

青皮　京三棱　黄连　蓬莪茂炮，各一两　巴豆霜一分

上为末，面糊为丸，如绿豆大，每服三丸至五丸，茶酒下，食后。少与之，不可多也。

控睾证主小肠

《甲乙经》云：小肠病，结于腰上而不下，痛冲心肺，邪所系，**茴香楝实丸**主之。治小肠病结上而不下，痛冲心肺。

茴香炒　楝实麸炒，去核　石茱萸　马楝花醋炒，各一两　陈皮一两　芫花半两，醋炒

上为末，醋面糊为丸，如桐子大，每服十丸至二十丸，温酒下，空心，食前。

阴疝证 主男病

足厥阴之脉，环器，抵小腹，肿或痛，肾虚寒，水涸竭，泻邪补脉为治，**蒺藜汤**主之。治阴疝，牵引小腹痛，诸厥疝，即阴疝也，嘻欲劳痛，不可忍之。

蒺藜去角，炒　附子炮，去皮脐　栀子各一两
上为末，每服三钱，水一盏半，煎至六分，去滓，食前，温服。控睾证，茴香楝实丸亦治此证。

诸痹证 主风

痹乃风、寒、湿三气相合为痹。风者，百疾之长，善行数变，多汗恶风，目眴胁痛，或走注四肢，皮肤不仁，屈伸不便，**升麻前胡汤**主之。治肝风虚所中，头痛目眩，胸膈壅滞，心烦痛，昏闷，屈伸不便。

升麻　前胡各一两半　玄参　地骨皮各一两
羚羊角　葛根各二两　酸枣仁一钱

上为末，每服三钱，水一盏半，煎至八分，去滓，再煎三五沸，食后，温服，如行五六里，更进一服。

心疝证 主心痛

心脉急，小腹有形，心不受邪，必传于腑，故小腹有形，心气逆不顺，当痛不已。当兼心气，治不止，为有寒邪所中，**木香散**主之。治心疝，小腹痛，闷绝不已者。

木香　陈皮各一两　良姜　干姜　诃子皮
赤芍药　枳实各半两　草豆蔻　黑牵牛各三两
川芎三两

上为末，每服二钱，水一盏，煎至七分，去滓，温服。

四圣散　治肾脏风，并一切癣。

白附子　白蒺藜　黄芪　羌活各等分，生用
上为末，每服二钱，盐汤调下，空心，一日三服。久癣不差，至十日大愈。

赴筵散　治口疮不已者。

密陀僧　黄柏　青黛各等分
上同研为细末，每用干掺于疮上，不过三二日即便愈。

诃子汤　治失音，不能言语者。

诃子四个，半炮、半生　桔梗一两，半炙、半生　甘草二寸，半炙、半生

上为细末，每服二钱，用童子小便一盏，同水一盏，煎至五七沸，温服，甚者不过三服即愈。

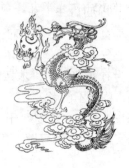

卷 三

风 门

诸风总论

《素问》云：诸风掉眩，强直支痛，软戾里急筋缩，皆足厥阴风木之位，肝胆之气也。风者，动也；掉者，摇也。所谓风气甚而主目眩运，由风木王则是金衰不能制木，而木能生火，故风火多为热化，皆阳热多也。风为病者，或为寒热，或为热中，或为寒中，或为厉风，或为偏枯，或为腰脊强痛，或为耳鸣鼻塞。诸证皆不仁，其病各异，其名不同。经云：风者，善行数变。腠理开则洒然寒，闭则热而闷。风气俱入，行于诸脉分肉之间，与卫气相干，其道不利，致使肌肉愤膜而有疡也。卫气所凝而不行，故其肉有不仁也。分肉之间，卫气行处，风与卫气相搏，俱行肉分，故气道涩而不利；气道不利，风热内郁，卫气相持，肉愤膜而疮出。卫气被风郁，不得传遍，升凝而不行，则肉不仁也。谓皮肉痛而不知寒热痛痒，如木石也。

经曰，风者，百病之首也。其变化乃为他病无常，皆风气所发也。以四时五运六气，千变万化，冲荡推击无穷，安得失时而绝也。故春甲乙伤于风者，为肝风；夏丙丁伤于风者，为心风；季夏戊己伤于风者，为脾风；秋庚辛伤于风者，为肺风；冬壬癸伤于风者，为肾风。

风中五脏六腑，自俞而入，为脏腑之风。肺风之状，多汗恶风，色白时嗽，短气，昼则微，暮则甚；心风之状上同，善怒色赤，病甚则言不可快；肝风善悲，色微苍，嗌干善怒，时憎女子；脾风，身体怠惰，四肢不收，色薄微黄，不嗜饮食；肾风，面庞而浮肿，脊痛不能正立，其色如隐曲不利。又曰：风、寒、热诸疾之始生也，人之脏腑皆风之起，谓火热阳之本也。谓曲直动摇，风之用也；眩运呕吐，谓风热之甚也。夫风热怫郁，风大生于热，以热为本，而风为标，风言风者，即风热病也。气壅滞，筋脉拘倦，肢体焦痿，头目昏眩，腰脊强痛，耳鸣鼻塞，口苦舌干，咽嗌不利，胸膈痞闷，咳呕喘满，涕唾稠粘，肠胃燥热结，便溺淋闭，或夜卧寝汗，咬牙睡语，筋惕惊悸，或肠胃怫郁结，水液不能浸润于周身，而但为小便多出者；或湿热内郁，而时有汗泄者；或因亡液而成燥淋闭者；或因肠胃燥郁，水液不能宣行于外，反以停湿而泄者；或燥湿往来，而时结时泄者；或表之阳中正气卫气是也与邪热相合，并入于里，阳极似阴而战，烦渴者中气寒故战，里热甚则渴；或虚气久不已者经言：邪热与卫气并入于里，则寒战也，并出之于表，则发热，并则病作，离则病已；或风热走注，疼痛麻痹者；或肾水真阴衰虚，心火邪热暴甚而僵仆；或卒中久不语；或一切暴喑而不语，语不出声；或暗风痫者；或洗头风，或破伤风，或中风，诸潮搐，并小儿诸疳积热；或惊风积热，伤寒疫疠而能辨者；或热甚怫结而反出不快者；或热黑陷将死；或大人小儿风热疮疥，及久不愈者；或头生屑，遍身黑黧，紫白斑驳，或面鼻生紫赤，风刺瘾疹，俗呼为肺风者，或成风疠，世传为大风疾者；或肠风痔漏，并解酒过热毒，兼解利诸邪所伤，及调理伤寒，未发汗，头项身体疼痛者，并两感诸证，兼治产后血液损虚，以致阴气衰残，阳气郁甚，为诸热证，腹满涩痛，烦渴喘闷，谵妄惊狂；或热极生风，而热燥郁，舌强口噤，筋惕肉瞤，一切风热燥证，郁而恶物不下，腹满撮痛而昏者，恶物过多而不吐者，不宜服之，兼消除大小疮及恶毒，兼治堕马打扑，伤损疼痛；或因而热结，大小便涩滞不通，或腰腹急痛，腹满喘闷者。

防风通圣散

防风　川芎　当归　芍药　大黄　薄荷叶　麻黄　连翘　芒硝各半两　石膏　黄芩　桔梗各一两　滑石三两　甘草二两　荆芥　白术　栀子各一分

上为末，每服二钱，水一大盏，生姜三片，煎至六分，温服。涎嗽，加半夏半两，姜制。

贾同知通圣散　防风　芍药各二钱半　甘草三两　荆芥三钱半　薄荷一两　黄芩一两　白术一分　石膏一两　川芎半两　滑石三两　当归半两　大黄半两　麻黄半两　山栀子一分　连翘半两　桔梗一两　无芒硝，无缩砂。

崔宣武通圣散　防风　芍药　荆芥　当归　白术　山栀子各一分　川芎　大黄　薄荷　连翘　黄芩　桔梗　缩砂各半两　甘草　石膏各一两　滑石三两

刘庭瑞通圣散　此方有缩砂，无芒硝，其余皆同。缘庭瑞于河间守真先生札师传之，随从二年，始受于方，斯且取为端而可准，凭以用之，兼庭瑞以用治病百发百中，何以疑之，因录。但庭瑞临时以意加减，一依前法，嗽加半夏半两，生姜制。

药　证　方

防风天麻散　治风，麻痹走注，肢节疼痛，中风偏枯强，暴喑不语，内外风热壅滞，解昏眩。

防风　天麻　川芎　羌活　香白芷　草乌头　白附子　荆芥穗　当归焙　甘草各半两　滑石二两

上为末，热酒化蜜少许，调半钱，加至一钱，觉药力运行，微麻为度；或炼蜜为丸，如弹子大，热酒化下一丸或半丸，细嚼，白汤化下亦得。散郁结，宣通气。如甚者，更服防风通圣散。

犀角丸　治风痫，日发作有时，扬手掷足，口吐痰涎，不省人事，暗倒屈伸。

犀角末，半两　赤石脂三两　朴硝二两　白僵蚕一两　薄荷叶一两

上为末，面糊为丸，如桐子大，每服二十丸至三十丸，温水下，日三服，不计时候。如觉痰多，即减丸数，忌油腻物。风痫病，目直卒中，口噤，背强如弓，卧摇动，手足抽搦。无汗名刚，为阳痫；有汗名柔，为阴痫，通三一承气下妙。

搜风丸　治邪气上逆，以致上实下虚，风热上攻，眼目昏，耳鸣，鼻塞，头痛，眩运，燥热上壅，痰逆涎嗽，心腹痞痛，大小便结滞，清利头面，鼻聪耳鸣，宣通血气。

人参　茯苓　天南星半两　干生姜　藿香叶各一分　白矾生，二两　蛤粉二两　寒水石一两　大黄　黄芩各二两　牵牛四两　薄荷叶半两　滑石四两　半夏四两

上为末，滴水为丸，如小豆大，每服十丸，生姜汤下，加至二十丸，日三服。

川芎石膏汤　治风热上攻头面，目昏眩痛闷，风痰喘嗽，鼻塞口疮，烦渴淋秘，眼生翳膜，清神利头，宣通气血，中风偏枯，解中外诸邪，调理诸病，劳复传染。

川芎　芍药　当归　山栀子　黄芩　大黄　菊花　荆芥穗　人参　白术各半两　滑石四两　寒水石二两　甘草三两　桔梗二两　缩砂仁一分　石膏　防风　连翘　薄荷叶各一两

上为末，每服二钱，水一盏，煎至六分，去滓，食后，水调亦得。忌姜、醋、发热物。

川芎神功散　治风热上攻，偏正头痛，无问微甚久新，头面昏眩，清神。

川芎四钱　甘草一分　川乌头　吴白芷　天南星　麻黄各半两

上为末，每服二钱，水一盏，生姜三片，煎至半盏，投清酒半盏，避风。

换骨丹　治瘫痪中风，口眼㖞斜，半身不遂，并一切风痫、暗风，并一服之。颂曰：

我有换骨丹，传之极幽秘。疏开病者心，扶起衰翁臂。气壮即延年，神清自不睡。南山张仙翁，三百八十岁。槐皮芎术芷，仙人防首蔓。十件各停匀，苦味香减半，麝香即少许，朱砂作丸缠。麻黄煎膏丸，大小如指弹。修合在深房，勿令阴人见。夜卧服一粒，遍身汗津满。万病自消除，神仙为侣伴。

麻黄煎膏　仙术　香白芷　槐角子取子　川芎　人参　防风　桑白皮　苦参　威灵仙　何首乌　蔓荆子　木香　龙脑研　朱砂研　麝香研　五味子

上为末，桑白单捣细秤，以麻黄膏和就，杵一万五千下，每两分作十丸，每服一丸，以硬物击碎，温酒半盏浸，以物盖，不可透气，食后临卧，一呷咽之，衣盖覆，当自出汗即瘥。以和胃汤调补，及避风寒，茶下半丸，盖出汗。

铅红散　治风热上攻阳明经络，面鼻紫赤，风瘾疹，俗呼为肺风者，以肺主鼻，而又浅在皮肤之内，皮肤属肺。

舶上硫黄　白矾灰各半两

上为末，少许入黄丹染，与病人面色同，每上半钱，津液涂之，洗漱罢，临卧再服防风通圣散，效速。

神芎散　治风热上攻，头目眩痛，上壅鼻并牙齿闷痛。

川芎　郁金各二钱　荆芥穗　薄荷叶　红豆各一分

上为末，入盆硝二钱，研匀，鼻内嗜三二剜耳许，力慢加药，病甚兼夜嗜。

万灵丸　治肾脏一切耳鸣，腰疼筋骨痛。

赤芍药　五灵脂　防风　草乌头各二两,炮　黄芪　细辛　海桐皮　山茵陈　骨碎补　地龙各八钱　黑狗脊二两　牛膝　何首乌　蔓荆子　白附子　川乌头　巨胜子各八钱　白术一两　芫花三钱,炒　黑牵牛半两　青皮二钱　御米子二钱,炒

上为末，酒面糊为丸，如桐子大，每服十丸至二十丸，温酒下，空心，食前服。

伊祁丸　治腰脚拳挛，鹤膝风筋缩。

伊祁头尾全者　桃仁生　白附子　阿魏　桂心　白芷　当归　北漏芦　安息香用胡桃穰研　芍药　牛膝　地骨皮　威灵仙　羌活各等分

上为末，面糊为丸，如弹子大，空心，每服温酒化下一丸。

祛风丸　治中风偏枯，手足战掉，语言蹇涩，筋骨痛。

绿豆粉　川乌头炮　草乌头炮　天南星　半夏各一两　甘草　川芎　藿香叶　零陵香　地龙　蝎梢各三钱　白僵蚕淘米泔浸，去丝　川姜半两,炮

上为末，一两用绿豆粉一两，又一法用药一两，以白面二两，滴水为丸，如桐子大，量人虚实加减，细嚼，茶酒下五丸至七丸，食后，初服三丸，渐加。

舒筋散　治妇人血气，并产后风热，搐搦舒筋。俗云鸡爪风。

人参　川芎　官桂　丁香各半两　木香　天麻酒浸,焙,各一两　井泉石四两,别为末

上为末，每服三钱，井泉末三钱，大豆半升净淘，好酒一大升，煮豆软去豆，用豆汁酒调下，后以酒送下，盖覆，汗出为效。

胜金丸　治风热惊骇，不时旋运潮搐，口吐痰沫，忽然倒地，不省人事，名曰痫病。

白僵蚕　细辛　天南星　皂角炙黄　川乌头生　乌蛇真者，好酒浸，去骨　白矾枯　桔梗　威灵仙　何首乌　草乌头各一两　荆芥穗　川芎各二两

上为末，酒面糊为丸，如桐子大，每服十丸，食后温酒下。

比金散　治伤寒冒风，头目痛，四肢拘倦，鼻塞。

麻黄　白芷　细辛　荆芥穗　菊花　防风　石膏　何首乌　川芎　薄荷　干蝎　草乌头各等分

上为末，每服一钱，水一盏煎，温服，酒茶亦得。

神白丹　治伤寒积热及风生惊搐，或如狂病，诸药不效，此方不可尽述。

铅白霜一分　轻粉半两　粉霜一两，用白面六钱和作饼子，炙热同研

上为末，滴水为丸，桐子大，每服十丸至

十五丸，米饮下，量虚实加减。

桃仁丸　治一切风毒，遍身疼痛，四肢拘急。

草乌头生用　五灵脂各三两　桃仁取霜一两

上为末，酒煮面糊丸，如桐子大，以青黛为衣，嚼胡桃仁，以温酒下五丸，食后加减。

瓜蒂神妙散　治头目昏眩，偏正头痛等。

焰硝　雄黄　川芎　薄荷叶　道人头　藜芦各一分　天竺黄一钱半，如无以郁金代之

上为末，研细，含水，鼻中嗜一字，神验。

清风散　治头目昏眩，咽膈不利，痰涎壅塞。

石绿一钱　朱砂　牙硝　雄黄各三字　龙脑一字　瓜蒂二钱　滑石　赤小豆各半钱　皂角一字，去皮，炙黄，取末

上为极细末，每服半钱，新汲水调下。如口噤不省人事，滴水鼻中，或嚏者可治，为验。

灵砂丹　治破伤风，一切诸风等。

威灵仙　黑牵牛　何首乌　苍术各半两香附子六两　川乌头去尖　朱砂　没药　乳香各三钱　陈皂角四钱，炙黄，去皮

上为末，把皂角打破，用酒二升半，春夏三日，秋冬七日，取汁，打面糊为丸，如桐子大，每服五丸。如破伤风，煎鳔酒下；如牙疼赤眼，捶碎，研三五丸，鼻嗜之。

川芎天麻散　治头顶痛，头面肿，拘急，风伤荣卫，发燥热。

川芎　细辛　苦参　地骨皮　菖蒲　何首乌　蔓荆子　薄荷叶　杜钱梨　牛蒡子　荆芥穗　蛇蜕草　威灵仙　防风　天麻各一两　甘草二两，炙

上为末，每服二三钱，研蜜水调下，茶水任，不计时候。

新补薄荷白檀汤　治风壅头目眩，鼻塞烦闷，精神不爽，消风化痰，清头目。

白檀一两　荆芥穗二两　薄荷叶四两　瓜蒌根二两　甘草四两，炙　白芷二两　盐四两　缩砂仁半两

上为末，每服一钱，百沸汤点，食后临卧，稍热温服。

新补菊叶汤　治一切风，头目昏眩，呕吐，面目浮肿者。

菊花去梗　羌活　独活　旋复花　牛蒡子甘草各等分

上为末，每服二钱，水一盏半，生姜三片，同煎至七分，去滓，温服，食后。

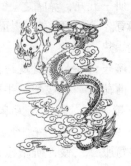

卷 四

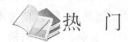

热 门

热总论

黄帝曰：病热当何禁之？岐伯曰：病热少愈，食肉则复，多食则遗，此其禁也。因热稍愈，犹未尽除，不戒饮食、劳动，情欲扰乱，奈脾胃气虚，未能消化坚食，故热复生，五脏者皆热。

夫热病者，伤寒之类也。人之伤于寒，则为病热。寒毒藏于肌肤，阳气不行散发，而内为怫结，故伤寒者，反病为热，热虽甚不死。奈巨阳为首，巨阳者，诸阳之属也。

诸阳为热以气，诸阳为寒以血。热病已愈，其有复作，谓病已衰，而热有作，所藏因其谷气相薄，两热相合，故有所遗，缘热也，虽邪气而不尽，遗热在，故当复作。

五脏俱热者，皆视之。肝热左颊先赤，心热颜先赤，脾热鼻先赤，肺热右颊先赤，肾热颐先赤。肝热者，小便黄，腹痛多卧，身热，热争则狂惊，胁满，手足躁而不得安卧；心热者，不乐，数日乃热，热争则卒心痛，烦闷善呕，头痛面赤，无汗；脾热者，头重颊痛，烦心，颜青欲吐，身热，热争则腰痛不可仰，腹满泄，两颌痛；肺热者，淅然厥起毫毛，恶风寒，舌上黄，身热，热争则喘咳，痛走胸背，不得太息，头痛不堪，汗出而寒；肾热者，腰痛胻痠，苦渴数饮，身热，热争则项痛而强，胻寒且痠，足下热，不欲言。经曰：汗出脉躁盛，一死；脉不与汗相应，其病二死；狂言失志者，三死，皆是怫热郁结，不能解散，以致危殆。

《素问》：诸热瞀瘛，暴喑冒昧，躁扰狂言，骂詈惊骇，胕肿疼痠，气逆，皆手少阳相火心胞络、三焦之气也。

夫肾水真阴本虚，心火狂阳，积热以甚，以致风热壅滞，头面昏眩，肢体麻痹，皮肤瘙痒，筋脉拘倦，胸膈痞满，时或痛闷，或鼻塞衄衊，口舌生疮，咽喉不利，牙齿疳蚀，或遍身生疮癣疥，或睡语咬牙，惊惕虚汗，或健妄心忪，烦躁多睡，或大小便涩滞，或烦热腹满，或酒过积毒，劳役过度。中外一切劳损，神狂气逆，心志不宁，口苦咽干，饮食减少，变生风热诸病，虚羸困倦，或酒病瘦悴，及老弱虚人，或脾肾经虚，风热燥郁，色黑齿宣，身瘦焦痿，或热中烦满，饥不饮食，或瘅或消中，善食而瘦，或消渴多虚，头面肿，小便数，或服甘辛热药过度，变成三消，上则消渴，中则消中，下则消肾，小便白膏也。

药 证 方

神芎丸 治一切热证，常服保养，除痰饮，消酒食，清头目，利咽膈，能令遍身结滞宣通，气利而愈，神强体健，耐伤省病，并妇人经病，及产后血滞，腰脚重痛，小儿积热，惊风潮搐，藏用丸，亦曰显仁丸加黄连、薄荷、川芎各半两，名曰神芎丸。

大黄 黄芩各二两 牵牛 滑石各四两

上为细末，滴水为丸，如小豆大，温水下十丸至十五丸，每服加十丸，日三服，冷水下亦得，或炼蜜丸愈佳；或久病热愈，无问瘦悴老弱，并一切证可下者，始自十丸，每服加十丸，以利为度。如常服此药，但除肠垢积滞，不伤和气，推陈致新，得利便快，并无药燥骚扰，亦不困倦虚损，颇遂病人心意；或热甚必须急下者，便服四五十丸，未利再服，以意消息。三五岁孩儿，丸如麻子大。凡此一法，此药至善，常服二三十丸，不利脏腑，但有益无损。或妇人血下恶物，加桂枝半两。病微者常服，病重者亦取利，因而结滞开通，恶物自下也。此方除脏腑滑泄者，或重寒脉迟者，或妇人经病、产后，血下不止者，及孕妇等，则不宜服。除此以外，一切风热杂病，闷壅塞，神气不和，或平人保养，常服自显其功。若以效验，观其药味，则非明本草造化之理者，不可得而知其然也。犹孔子赞《易》道明显，应化万仁之善，而不见其大道之功用，故曰显诸仁，藏诸用，因以云藏用丸，亦其义也。兼以世讹之久矣，而反不喜此等妙方，不肯服之；每有久获大效，而诚恳求其方，不得已而授之，既见其方，反生疑惧，不复用焉；亦有效而志信求其方，务以广传救疾，因而众议百端，拟疑妄生谤说，致使俗医皆畏之，致道不能神。但有妨病者，后之君子，但行其药，明显诸人，勿示其方，而密藏诸用耳！或以一法，加黄连、川芎、薄荷等各半两，治一切头目昏眩者愈佳。

柴胡饮子　治解一切肌骨蒸，积热作发，寒热往来，表热里和则发寒，里热表和则发热，邪热半在表、半在里，出入进退无和，即寒热往来，阴阳相胜也。畜热寒战，表之阳和，正气与邪热并畜于里，脉道不行，故身冷脉绝，寒战而烦渴也。及伤寒发汗不解，或中外诸邪热，口干烦渴，或下后热未愈，汗后劳复，或骨蒸肺痿喘嗽，妇人余疾，产后经病。

柴胡　人参　黄芩　甘草　大黄　当归　芍药各半两

上为末，每服抄三钱，水一盏，生姜三片，煎至七分，温服，日三服，病热甚者加减之。

崔宣武柴胡饮子　加半夏　五味子　桔梗各三钱

刘庭瑞柴胡饮子　与前分两不同，故以录之

柴胡　甘草各二两　黄芩　当归　芍药　大黄各一两　人参　半夏各五钱

上为大劳热病，五七钱，以利为度，未利更加，使病不再发也。

木香万安丸　治一切风热怫郁，气血壅滞，头目昏眩，鼻塞耳鸣，筋脉拘倦，肢体焦痿，咽嗌不利，胸膈痞塞，腹胁痛闷，肠胃燥涩，淋秘不通，腰脚重痛，疝瘕急结，疹癖坚积，肠滞胃满，久不了绝，走注疼痛，暗风痫病，湿病腹胀水肿。

木香　拣桂　甘遂各一分　牵牛二两　大戟半两　大黄　红皮　槟榔各一两　皂角二两，要得肥好者，洗净，水三盏，煮三二沸取出，捶碎，揉取汁，再煮成稠膏，下蜜，熬二沸便取出　半夏　蜜各一两

上膏丸，小豆大，每服十丸至十五丸，生姜汤下，小儿丸如麻子大，水肿、痫病、诸积，快利为度。

玉芝徐老丸　治一切风壅，消痰利膈，胸胁痞闷。美饮食，调五味。徐老，缓慢迟老。

天南星　干姜各半两　黄柏一两半　牵牛四两　半夏　白矾　大黄各一两　蛤粉二两

上为末，滴水和丸，如小豆大，每服十丸至二十丸，温水下，食后，日三服。常服顺气调血，令人徐老。或已衰，大便结者，除肠垢积物，可渐加至三五十丸。孕妇、滑泄病忌服。滑泄为牵牛、大黄，孕妇为南星、半夏。

消痞丸　治积湿热毒甚者，身体面目黄，心胁腹满，呕吐不能饮食，痿弱难以运动，咽嗌不利，肢体焦炕，眩悸膈热，坐卧不宁，心火有余而妄行，上为咳血、衄血，下为大小便血，肠风痔瘘，三焦壅滞闭痹，热中消渴，传化失常，小儿疳积热。

黄连　干葛各一两　黄芩　大黄　黄柏　栀子　薄荷　藿香　厚朴　茴香炒，各半两　木香　辣桂各一分　青黛一两，研　牵牛二两

上为细末，滴水丸，如小豆大，每服十丸。新水下，温水亦得，小儿丸如麻子大。病本湿热内甚，本自利者，去大黄、牵牛，忌发热诸物。

和中丸　治口燥舌干，咽嗌不利，胸胁痞满，心腹痛闷，小便赤涩，大便结滞，风气怫郁，头目昏眩，筋脉拘急，肢体疼倦，一切风壅。常服宽膈美食，消痰止逆。

牵牛一两　官桂一分　大黄　红皮　黄芩　茴香各半两　木香一分　滑石二两

上为末，滴水丸，如小豆大，每服二十丸，煎生姜汤下，温水亦得，日三服。

崔宣武和中丸　大黄一两　茴香炒　外七味同。

龙脑丸　治大小人一切蕴积热毒，气不散，及夫喑、瘾疹。

龙脑　朱砂　硼砂　牛黄各等分

上为末，熔黄蜡为丸，如米粒大，每服三五丸，以甘草、人参汤下，不计时候。

大金花丸　治中外诸热，寝汗咬牙，睡语惊悸，溺水淋秘，咳衄血，瘦弱头痛，并骨蒸肺痿、劳嗽。去大黄，加栀子，名曰栀子金花丸，又名既济解毒丸。

黄连　黄柏　黄芩　大黄各半两

上为末，滴水丸，如小豆大，每服三二十丸，新汲水下，自利去大黄，加栀子。小儿丸如麻子大，三五丸。

当归龙胆丸　治肾水阴虚，风热蕴积，时发惊悸，筋惕搐搦，神志不宁，荣卫壅滞，头目昏眩，肌肉眴瘛，胸膈痞塞，咽嗌不利，肠胃燥涩，小便溺秘，筋脉拘奇，奇，犹急也，重也，肢体痿弱，暗风痫病，小儿急慢惊风。常服宣通血气，调顺阴阳，病无再作。

当归焙　龙胆草　大栀子　黄连　黄柏

黄芩各一两　大黄　芦荟　青黛各半两　木香一分　麝香半钱，另研

上为末，炼蜜和丸，如小豆大，小儿如麻子大，生姜汤下，每服二十丸，忌发热诸物。兼服防风通圣散。

四生丸　治一切热疾，常服润肌肤，耐老，诸热证皆可服。

大黄　牵牛　皂角各三两　朴硝半两

上为末，滴水和丸，如桐子大，每服三十丸，白汤下，自十丸服至三十丸，食后服。

妙香丸　治一切久远沉积，伤寒结胸，太阳厥证，燥郁不开者，皆可服，此药亦名大圣丸。

巴豆去皮，不出油　腻粉　硇砂各少许　朱砂　水银各一钱，锡结砂子　龙脑　麝香　牛黄少许

上为末，炼蜜和丸，又一方，用蜡丸，如皂子大，用药时急要动，一丸分作三丸，扎作眼子，冷水浸，煎大黄汤下，然后用服热茶一碗，便行也。《局方》内无硇砂，加金箔。

新补妙功藏用丸　亦名显仁丸，又名神芎丸，治呕哕不食，痿弱难运，血溢血泄，淋秘不通，或泄利三焦壅滞，传化失常，功不可述，并宜服之。

大黄　黄芩　黄连各半两　黑牵牛一两　滑石二分　荆芥穗二两　防风一分　川芎一两　木香二分　官桂三分，去皮

上为末，滴水为丸，如小豆大，每服二十丸、三十丸，生姜汤下，日三服，温水亦得。

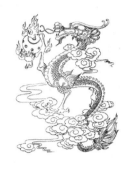

卷 五

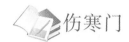 伤寒门

主疗说

伤寒表证，当汗而不可下；里证当下而不可汗，半在表、半在里，则当和解，不可发汗吐下。在上则通之，在下则泄之。伤寒无汗，表病里和，则麻黄汤汗之，或天水散之类亦佳。表不解，半入于里，半尚在表者，小柴胡汤和解之，或天水、凉膈散甚良。表里热势俱甚者，大柴胡汤微下之，更甚者大承气汤下之。表热多，里热少者，天水一、凉膈半和解之。里热多，表热少，未可下之者，凉膈、天水一半调之，势更甚者，小承气汤下之。表证解，但有里证者，大承气汤下之。凡此诸可下者，通宜三一承气汤下之。发汗不解，下后前后别无异证者，通宜凉膈散调之，以退其热。两感仿此而已。伤风自汗，表病里和者，桂枝汤解肌；半在表、半在里，白虎汤和解之；病在里者，大承气汤下之。一法无问风、寒、暑、湿，有汗无汗，内外诸邪所伤，但有可下诸证，或表里两证俱不见，而日深，但目睛不了了，睛不和者；或腹满时痛者，或烦渴，或谵妄，或狂躁喘满者；或畜热极而将死者，通宜大承气汤下之，或三一承气汤尤良。伤寒大发汗，汗出不解，反无汗。脉尚浮者，苍术白虎汤再解之。或中暑自汗大出，脉虚弱，头痛口干，倦怠烦躁，或时恶寒，或畏日气，无问表里，通宜白虎。或里热势甚，腹满，而脉沉可下者，宜大承气汤或三一承气汤。伤寒表热极甚，身疼，头痛不可忍，或眩，或呕，里有微热，不可发

汗吐下，拟以小柴胡、天水、凉膈之类和解，恐不能退其热势之甚，或大下后，再三下后，热势尚甚不能退，本气损虚，而脉不能实，拟更下之，恐下脱而立死，不下亦热极而死，寒凉之药，不能退其热势之甚者；或热湿内余，下利不止，热不退者；或因大下后，湿热利不止，热不退，脉弱气虚，不可更下者；或诸湿热内余，小便赤涩，大便溏泄频并，少而急痛者，必欲作利也，须宜黄连解毒汤。或里热极甚，而恐阴气不能退者；或已下后，热不退者，或畜热内甚，阳厥极深，以至阳气沉细，而不能运于身，阴欲绝，而以致遍身青冷，痛甚不堪，项背拘急，目赤睛疼，昏眩恍惚，咽干或痛，躁渴虚汗，呕吐下利，腹满实痛，烦痰闷乱，喘息急声，脉虽疾数，以其畜热极探，而脉道不利，以致脉沉细而欲绝，俗未明其造化之理，而反伤热寒极阴毒者；或始得之阳热暴甚，而便有此证者；或两感势甚者，通宜解毒汤加大承气汤下之，热不退者，再下之。然虽古人皆云三下热不退即死矣，亦有按法以下四五次，利一二十行，热方退而救活者，免致不下退其热而必死也。下后热稍退而未愈者，黄连解毒汤调之；或微热未除者，凉膈散调之；或失下热极，以至身冷脉微，而昏冒将死者，若急下之，则残阴暴绝，阳气后竭而立死，不下亦死，当以凉膈散，或者黄连解毒汤，养阴退阳，畜热渐以消散，则心胸腹暖，脉渐以生。至阳脉复有力者，方可以三一承气汤微下之，或解毒加大承气汤尤良。或下后微热不解者，

凉膈散调之，愈后但宜退热之药，忌发热诸物，阳热易为再作也。

论风、热、湿、燥、寒

诸风 风木生热，以热为本，风为标，言风者，即风热病也。

诸热 热甚而生风，或热微风甚，即兼治风热，或风微热甚，但治其热，即风自消也。

诸湿 湿本土气，火热能生土湿，故夏热则万物湿润，秋凉则湿复燥干。湿病本不自生，因于火热怫郁，水液不能宣行，即停滞而生水湿也。凡病湿者，多自热生，而热气尚多，以为兼证，当云湿热，亦犹风热义同；虽病水寒，不得宣行，亦能为湿，虽有此异，亦以鲜矣。或跗肿体寒而有水者，以为畜热入里极深，本非病寒。及夫寒热吐泻，因得湿而成也。

诸燥 燥干者，金肺之本。肺藏气，以血液内损，气虚成风则皴揭，风能胜湿，热能耗液，皆能成燥，故经云：风、热、火兼为阳，寒、湿、燥同为阴。又燥湿亦异也。然燥金虽属秋阴，而其性异于寒湿，燥阴盛于风热火也，故风热甚而寒湿同于燥也。然中寒吐泻，亡液而成燥者，亦以此矣。故经云：诸涩枯涸，干劲皴揭，皆属于燥也。

诸寒 寒者，上下所生水液，澄沏清冷，谷不化，小便清白不涩，身凉不渴，本末不经，有见阳热证，其脉迟者是也。此因饮食冷物过多，阴胜阳衰而为中寒也。或冷热相并，而反阳气怫郁，不能宣散，怫热内作，以成热证者，不可亦言为冷，当以热证辨之。夫湿热吐泻，当见阳脉，若亡液气虚，亦能反见诸阴脉也，当以标本明之，不可妄治。或热证误服白术调中汤温药，亦能开发阳气，宣通而愈，别无加害也。

伤寒表证

夫伤寒之候，头项痛，腰脊强，身体拘急，表热恶寒，不烦躁，无自汗，或头面痛，肌热鼻干，或胸满而喘，手足指末厥，脉浮数而紧者，邪热在表，皆麻黄汤发汗之证也，或天水散之类甚佳。

伤寒表里证

伤寒身热，为热在表；引饮，或小便黄赤，热在里。身热渴，或小便黄赤，为表里俱有热；凉不渴，小便清白，为表里俱无热。身疼拘急，表热恶寒，而脉浮者，皆为热在表也；引饮谵妄，腹满实痛，发热而脉沉者，皆为热在里也。胸胁痞痛，或呕而寒热往来，脉在肌肉者，邪半在表、半在里也。

内 外 伤

始得病，脉便沉，而里病表和者，内伤也；脉浮而表病里和者，外伤也。病在身体头面四肢为表病，在胸腹之内为里病也。

伤 寒 论

夫风寒者，百病之始也，是四时八节不正疫疠之气。故云春气温和，夏气暑热，秋气清凉，冬气冰冷，乃四时之正气。冬时严寒，万类深藏，君子固密，则不伤于寒。触冒之者，乃伤耳。春应暖而反寒，夏应热而反冷，秋应凉而反热，冬应寒而反温，非时而邪气。是以辛苦之人，一岁之中，病无少长。始自一日，巨阳膀胱受之，巨阳者，三阳之首，故先受之；二日，阳明胃受之；三日，少阳胆受之，未入其脏，可汗之。四日，太阴脾受之；五日，少阴肾受之；六日，厥阴肝受之，其入脏，可泄之。经云：其未满三日，汗之而已；其满三日，泄之而已，故圣人论汗下，大概言之，以脉分别，三四日脉沉伏，亦当下；六七日脉浮滑，亦可汗。故伤寒传足经，不传手经未详耳。且自人身十二经络，分布上下，手足各有三阴三阳，禀天地之气，天枢之上同天之阳，天枢之下同地之阴。《至真要大论》云：身半以上，其气三矣，天之分也，天气主之；身半以下，其气三矣，地之分也，地气主之。注云：当阴之分，冷病归之；当阳之分，热病归之。有八节邪气，所中于人，阳邪为病传手经，阴邪为病传足经。其邪自何而入？自风池而入，为脊骨两旁，一寸五分，是十二经之俞穴。春夏应阳，秋冬应阴。《至真要大论》云：寒暑温凉，盛衰之用，其在四维，故阳之动始于温，盛于暑；阴之动始于凉，盛于寒。春夏秋冬，各差其分。《易》云：水流湿，火就燥。《热论》云：热病者，皆伤寒之类也。人之伤于寒，则为病热，热虽甚不死。《太阴阳明论》云：阳受风气，阴受湿气。注云：同气相求耳。又曰：伤于风者，上先受之；伤于湿者，下先受之。注云：阳气炎上故受风，阴气润下故受湿，盖同气相合耳！故风热火为阳，寒湿燥为阴。《刺热论》云：五脏俱有热病，肝热病左颊先赤，心热病颜先赤，脾热病鼻先赤，肺热病右颊先赤，肾热病腮先赤。《甲乙·热论》云：有手足太阴热病，有手足少阴热病，有手足厥阴热病。《热论》其三阴三阳，五脏六腑皆受病，荣卫不行，五脏不通，则死矣。未尝则传足经不传手经。

药 证 方

麻黄汤　治伤寒，头痛发热，体痛恶风，无汗喘满。又治太阳病，脉浮紧，无汗，发热身疼，八九日不解，表证仍在，此当发其汗；其人发烦目瞑，必衄。衄者，阳气重也。

麻黄一两半，去节　桂枝一两，去皮　甘草半两，炙，锉　杏仁二十枚，汤浸，去皮尖，或湿病身烦痛，小便自利者，加白术四分，微汗之。

上为末，每服三钱，水一盏半，煎至八分，去滓，温服，不计时候，衣覆以取汗。

桂枝汤　治伤寒，发热恶寒，干呕头痛，太阳中风，阳浮阴弱，解肌，脉浮紧，鼻鸣者。

桂枝三分，去皮　芍药三分　甘草三分

上锉，如麻豆大，每服五钱，水一盏半，生姜三片，枣三个，煎至七分，不计时候。

小青龙汤　治伤寒，表未罢，心下有水气，干呕，发热而咳，或渴利，小便不利，小腹满喘。

麻黄去节，汤泡去黄汁，焙干秤，三分　半夏汤洗　芍药　细辛　干姜　甘草炙　桂枝去皱，各三分　五味子二钱

上锉，如麻豆大，每服五钱，水一大盏，煎至半盏，生姜、枣同煎，不计时候，温服。微利，去麻黄，加芫花弹子大；噎者，去麻黄，加附子二钱，炮。

瓜蒂散　治伤寒，表证罢，邪热入里，结于胸中，烦满而饥，不能食，四肢微厥，而脉乍紧者，宜以吐之。经云：在上吐之，在下泄之。

瓜蒂　赤小豆等分

上为末，香豉半合豆豉是也，水一盏半，煮取汁半盏，调下一钱芯匕，不吐加服。

五苓汤五苓散是也　治伤寒中暑，大汗后，胃中干，烦躁不得眠，脉浮，小便不利，微热烦渴，及表里俱热，饮水反吐，名曰水逆；或攻表不解，当汗而反下之，利不止；脉浮表不解，自利；或一切留饮不散，水停心下，并两感中湿而昏躁，霍乱吐泻，惊风。

猪苓去皮　茯苓去皮　白术各半两　桂一分，去皮　泽泻一两

上为末，每服二钱，热汤调下愈妙，加滑石二两甚佳。喘嗽烦心，不得眠者，加阿胶半两枯。夏月大暑，新水调服立愈。

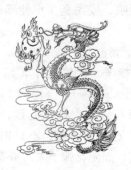

卷 六

 伤寒方

伤寒方

抵当汤 治伤寒日深，表证乃甚，畜热下焦，脉微沉，不结胸，发狂者，小腹胀而硬，小便自和者，瘀血证也。小便不和，无血也。或阳明畜热内甚而喜忘，或狂，大便虽硬而反易，其色黑者，有畜血也。无表里证，又发热日深，脉虽浮者，亦可下之；或已下后，脉数，胃热消谷善饥，数日不大便，有瘀血也。

桃仁七个　大黄一分　水蛭炒　虻虫各十个，去翅、足，炒

上锉，如麻豆大，分作二服，水一盏，煮半盏，绞去滓，温服，未下再服。

抵当丸 治伤寒有热，小腹满，小便利者，为有血也，当下之，不可余药。

桃仁八个　大黄一分　水蛭炒　虻虫各七个，依前炒

上为末，蜜和作二丸，用水一小盏，煮一丸，至六分，温服，晬时血未下，再服。

大承气汤 治表里俱热，病势更甚者，阳明脉迟，汗出不恶寒，身重烦躁，时或作谵语，如见鬼状，剧者发则不识人，循衣摸床，惕而不安，微喘直视。阳明里热极甚，或吐下后，不解大便五六日十余日，日晡潮热，心胃燥热而懊憹，复如疟状，脉沉实；或小便不利，大便乍难乍易，喘冒不能卧；或腹满实痛，烦渴谵妄，脉实数而沉；里热燥甚，肠胃怫郁，留饮不散，胸腹高起，痛不可忍，但呕冷液，大渴反不能饮，强饮不能止，喘急闷者。

大黄半两　芒硝半两　厚朴半两，去皮　枳实半两

上锉，如麻豆大，分半，水一盏半，生姜三片，煎至六分，内音纳硝煎。去滓服。

小承气汤 治伤寒日深，恐有燥屎，腹中转矢，乃可攻之；不转矢者，必初硬后溏，未可攻之，攻之则腹满不能食，饮水而哕，其后发热，大便复硬。若腹大满不通；或阳明多汗，津液外出，肠胃燥热，大便必硬而谵语；脉滑，吐下微烦，小便数，大便结；或下利谵语，自得病二三日，脉弱，无太阳证、柴胡证，烦心，心下结，至四五日，虽能食，少少与承气汤和之，令小安。

大黄半两　厚朴三钱　枳实三钱

上锉，如麻豆大，分作二服，水一盏，生姜三片，煎至半盏，绞汁服，未利，再服。

调胃承气汤 治诸发汗和解，不恶寒，但发热，蒸蒸然者；或日深心下温温欲吐，胸中痛，大便溏，腹满，郁郁微烦，先此时吐下者；或日深里热谵语，法当下之，以银粉、巴豆燥热大毒丸药下之，致真阴损虚，邪热转甚，因而协热下利不止，及表里热，下之太早，乘虚而入，不成结胸，但为热利不止，心下满硬或痛，烦渴咽干，脉滑数而实；诸腹满实痛者，烦渴谵妄，小便赤，大便硬，脉滑实紧。

大黄　芒硝　甘草各等分

上锉，如麻豆大，分一半，水一大盏，煎至半盏，绞去滓，内硝煎，不利，再煎服。

三一承气汤 治伤寒杂病，内外所伤，日

数远近，腹满咽干，烦渴谵妄，心下按之硬痛，小便赤涩，大便结滞；或湿热内甚而为滑泄，热甚喘咳，闷乱惊悸，狂颠目痛，口疮舌肿，喉痹痈疡，阳明胃热发斑，脉沉可下者；小儿热极生风，惊搐烦喘，昏塞，并斑疹黑陷，小便不通，腹满欲死，或斑疹后，热不退，久不作痂，或作斑纹疮癣，久不已者；怫热内成疹癣，坚积黄瘦，痛疾久新，卒暴心痛，风痰酒膈，肠垢积滞，久壅风热，暴伤酒食，烦心闷乱，脉数沉实；或肾水阴虚，阳热独甚而僵仆卒中，一切暴喑不语一名失音，畜热内甚，阳厥极深，脉反沉细欲绝；或表之冲和，正气邪热并之于里，则里热亢极，阳极似阴，反为寒战，脉微而绝；或风热燥甚，客于下焦，而大小便涩滞不通者；或产妇死胎不下，及两感表里热甚，须可下者。

大黄半两，锦文　芒硝半两　厚朴半两，去皮　枳实半两　甘草一两

上锉，如麻豆大，水一盏半，生姜三片，煎至七分，内硝，煎二沸，去滓服。

十枣汤　治太阳中风，下利呕逆，短气，不恶寒热，热汗出，发作有时，头痛，心下痞硬引下痛，兼下水肿腹胀，并酒食积，肠垢积滞，疬癣坚积，畜热暴痛，疟气久不已；或表之正气与邪热并甚于里，热极似阴，反寒战，表气入里，阳厥极深，脉微而绝，并风热燥甚，结于下焦，大小便不通，实热腰痛，及小儿热结，乳癖积热，发作惊风，潮搐斑疹，热毒不能了绝者。

大戟　芫花慢火炒变色，仲景乡俗异语，云炒作熬。下凡言熬者，皆干炒也　甘遂各等分

上为末，水一大盏，枣十枚切开，煮取汁半盏，调半钱匕，实人每一钱。

茵陈汤　治阳明里热极甚，烦渴热郁，留饮不散，以致湿热相搏，而身发黄疸，但头汗出，身无汗，小便不利，渴引水浆，身必发黄。宜茵陈汤下五苓散，黄，利大小便。

茵陈蒿一名茵陈，一两，去茎　大黄半两　大栀子七个，色深、坚实、好者；稍小者，用十个

上锉，如麻豆大，水二盏半，慢火煮至一盏，绞汁，温服，以利为度；甚者再作，当下

如烂鱼肚及脓血胶膘等物，及小便多出金色，如皂荚汁，或见证将发黄，此一剂分作四服，调五苓散三钱。凡治发黄者，无越此法妙。

桂苓甘露散一名桂苓白术散，一方甘草一两半。

治伤寒中暑，冒风饮食，中外一切所伤，传受湿热内甚，头痛口干，吐泻烦渴，不利间小便赤涩，大便急痛，湿热霍乱吐下，腹满痛闷，及小儿吐泻惊风。

茯苓一两，去皮　甘草二两，炙　白术半两　泽泻一两　桂半两，去皮　石膏二两　寒水石二两　滑石四两　猪苓半两

上为末，每服三钱，温汤调下，新水亦得，生姜汤尤良。小儿每服一钱，同上法。此药下神金丸，止泻痢无不验也，并解内外诸邪所伤湿热。又一方，却不用猪苓，或日三服，不计时候。

栀子柏皮汤　治头微汗，小便利而微发黄者，湿热相搏微者，宜服：

黄柏半两　甘草一分　大栀子十五个

上锉，如麻豆大，水三盏，煎至一盏，绞汁，分次，作一日温服之。

栀子汤　治懊憹烦心，反侧不得眠，燥热怫郁于内，而气不宣通，胸满痛，头微汗，虚烦。

大栀子七个，锉碎　豆豉半合，俗言盐豉。少气者，加甘草一分；呕者，误以丸药下之者，加生姜半两，或用温汤濯手足，使心胸结热宣通而已。

上锉，如麻豆大，或先以水二盏，煮栀子一盏半，内豉，煮至半盏，绞汁温服。凡加者，皆用栀子先煮，或吐止后服。凡用栀子汤，皆非吐人之药，以其燥热郁结之甚，而药顿攻之，不能开通，则发热而又吐，发开郁结，则气通津液宣行而已。故不须再服也。

大陷胸汤　治汗下之后，不大便五六日，舌干而渴，日晡潮热，从心至小腹胀满而痛不可近，脉当沉紧滑数，或但胸结，则无大段热，头微汗出，脉沉涩者，水结也。

大黄三钱　芒硝三钱　甘遂末三字

上锉，如麻豆大，分作二服，每服水一盏，煎大黄至六分，内硝一二沸，绞汁，调甘遂一

字匕半，温服，未快利再服。势恶不能利，以意加服。

小陷胸汤 治小结胸，心下按之痛，脉浮而滑，无大段热，表未罢，不可下之，下之即死，小结胸宜服。

半夏四钱，汤洗，全用，不锉　生姜二钱，切　黄连二钱，锉　栝蒌实大者，半两，惟锉其壳，子则不锉，若锉其中子者，非也。

上以水三盏，煮栝蒌汁一盏半，内药至一盏，绞汁，两次温服以效。

大陷胸丸 治发热而下之太早，热入因作结胸者，项亦强，如柔痓状，下之则和也。

大黄半两　芒硝一分　杏仁十二个，去皮尖、双仁，草灰炒变色　葶苈三钱，微炒

上大黄为末，下葶苈杵罗，研杏仁、硝如泥，和弹子大，每服一丸，入甘遂末三字，白蜜半匙，水一盏，煮至半盏，温服，当一宿许乃下，未利再服。

栀子厚朴汤 治伤寒下后，心烦腹满，坐卧不安者。

大栀子七个　枳实二钱　厚朴半两，去皮，炙

上锉，如麻豆大，以水一盏半煮，绞汁半盏，温服。

槟榔散 治伤寒阴病，下之太早成痞，心下痞满而不痛，按之软虚者。

槟榔　枳壳等分

上为末，每服三钱，煎黄连汤调下，不计时候，温服。

大黄黄连泻心汤 治伤寒成病痞不已，心腹亦实热烦满，或谵妄而脉沉，无他证者。

大黄　黄连　黄芩各一分，又一法，加生姜一分，甚良

上锉，如麻豆大，水二盏，煎至一盏，绞汁，分三次温服。

黄连解毒汤 治伤寒杂病燥热毒，烦闷干呕，口燥，吟呻喘满，阳厥极深，畜热内甚，俗妄传为阴毒者，及汗下吐后，寒凉诸药不能退热势，两感证同法。

黄连去须　黄柏　黄芩　大栀子各半两

上锉，如麻豆大，每服秤半两，水一茶盏，煎至四分，绞去滓，温服。或腹满呕吐，或俗作利者，每服加半夏三个生、全用，厚朴二钱、锉，茯苓二钱，去皮，锉，用水盏半，生姜三片，煎至半盏，绞汁，温服，名半夏黄连解毒汤。

白虎汤 加减白虎汤，随证用 治伤风自汗，桂枝证表未解，半斑于里；中暑自汗，脉虚弱；伤寒自汗，脉滑数而实，表里俱热，三阳合病，腹满身重，口燥面垢，谵语发黄，厥逆自汗，和解两感，解头痛，止自汗，杂病时疫未泻，发斑兼豆疱疮疹伏热。

知母一两半　甘草一两，炙　粳米一合　石膏四两，为末

上锉，如麻豆大，抄五钱，水一盏，煎至六分，去滓，温服，无时候，日三四服。或眩、咳、呕者，加半夏半两，红皮半两，每服生姜三片煎服；伤寒发汗不解，脉浮者，加苍术半两，名苍术白虎汤；汗吐下后，烦渴口干，脉洪大，加人参半两，名人参白虎汤。

贾同知已效方 石膏四两　知母一两　甘草一两

刘庭瑞已效方 知母一两半　石膏四两　粳米一合

崔宣武已效方 知母一两　石膏三两　甘草一两半

上为末，每服三钱，水一盏，入粳米二十五粒，煎至六分。未曾下，胃热发斑，兼豆疱如液，虚瘦，加人参半两，白术半两；头疼，加川芎、荆芥各三钱；咳嗽，加半夏三钱，桔梗一两；恍惚，加人参三钱、茯苓半两。

凉膈散 一名连翘饮子，亦有加减法 治伤寒表不解，半入于里，下证未全，下后燥热怫结于内，烦心，懊忱不得眠，脏腑积热，烦渴头昏，唇焦咽燥，喉闭目赤，烦渴，口舌生疮，咳唾稠粘，谵语狂妄，肠胃燥涩，便溺秘结，风热壅滞，疮癣发斑，惊风热极，黑陷将死。

连翘一两　山栀子半两　大黄半两　薄荷叶半两　黄芩半两　甘草一两半　朴硝一分

上为末，每服二钱，水一盏、蜜少许，同煎至七分，去滓，温服。虚实加减，咽喉痛，涎嗽，加桔梗一两，荆芥穗半两；嗽而呕者，加半夏半两，每服生姜三片同煎；血衄呕血，加当归半两，芍药半两，生地黄一两；淋者，

加滑石四两，茯苓一两，去皮；风眩，加芎半两，石膏三两，防风半两；酒毒，加葛根一两，荆芥穗半两，赤芍药半两，芎半两，防风半两，桔梗半两，三岁儿可服七八钱。或气热甚黑陷，腹满喘急，小便赤涩而将死者，此一服更加大承气汤，约以下之，得和者立效。凡言加者，皆自本方加也，以意加减，退表里热，加益元散效速。

人参石膏汤　治伤寒咳嗽不已，心烦，及风热头痛，精神不利，惛愦宜服。

人参一钱半　石膏三两　芎半两　半夏二钱，去滑　白术半两　茯苓半两　甘草一两，炙　大栀子三钱　知母半两　黄芩三钱

上为末，每服一钱，水一盏，生姜三片，煎至六分，去滓，温服。

崔宣武人参石膏汤　治伤寒头痛，心烦闷，风热并汗后余热，自汗多，清头目，定喘嗽。

人参二钱半　石膏一两　芎二两　黄芩二钱　茯苓三钱　甘草半两　防风三钱

上为细末，每服五钱，水一盏半，煎至六分，去滓，温服，不计时候。

双解散　治风、寒、暑、湿、饥饱劳役，内外诸邪所伤，无问自汗、汗后杂病，但觉不快，便可通解得愈。小儿生疮疹，使邪快出，亦能气通宣而愈。

益元散七两　防风通圣散七两

上二药，一处相和，名为双解散。益元散方在痢门，通圣散方在风门，各七两，搅匀，每服三钱，水一盏半，入葱白五寸，盐豉五十粒，生姜三片，煎至一盏，温服。

白术散　治伤寒杂病，一切吐泻，烦渴霍乱，虚损气弱，保养衰老，及治酒积呕哕。

白术　茯苓去皮　人参各半两　甘草一两半，炙　木香一分　藿香半两　葛根一两

上为末，白汤调下二钱。烦渴者，加滑石二两；甚者，加姜汁，续续饮之。

四逆汤　治伤寒表热未入里，误以寒药下之太早，表热不已入里，寒下利不止，因表热里寒自利，急以温里止利。又治少阴病，脉沉，下利厥逆，烦渴呕吐。

甘草一钱，炙　干姜一分　附子半个，生，去皮脐，附子以半两者佳，小者力弱，大者性恶，非古方之宜也。不但以美其大者，要知古人之有则也

上锉，如麻豆大，水二盏，煎至一盏，绞汁，温服。或畜热深极，而手足厥冷者，不宜此方，当以下之。

茯苓半夏汤　治伤寒杂病，一切呕吐，或喘咳疼痛，痞满头痛者。

茯苓一分，去皮　半夏一钱　生姜一分，取汁　一方加黄芩一分，去腐　甘草一分　红皮一分，去穰

上锉，如麻豆大，水一盏，煎至四分，绞汁，下生姜汁，温服，不计时候。

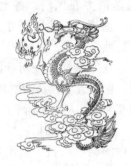

卷 七

 积聚门

积聚总论

《素问》曰：积聚、留饮、痞膈、中满湿积、霍乱吐下、瘕癥坚硬、腹满，皆太阴湿土，乃脾胃之气，积聚之根也。积者，不散；聚者，不化；留者，不行；饮者，停滞；痞者，不通；隔者，阻也；中满者，湿为积；霍乱吐下，为留停；癥者，徵也；瘕者，假也。斯疾乃五脏六腑阴阳变化兴衰之制也。亢则害，承乃制，极则反矣。

谓水得燥则消散，而得湿则不消，乃为积饮也。谓人形精神，与荣卫血气津液，出入流通。谓夫腠理闭密，乃为痞也。谓肠胃隔绝，传化失常，而乃滞也。土主形体，腹满于中央，乃曰中满；以传化失度，故甚则霍乱吐泻也。癥者，腹中主硬，按之应手，然水体柔顺，而今反坚硬如此者，亢则害，承乃制也。瘕者，中虽硬而忽聚忽散，无其常，故其病未及癥也。经曰：血不流而滞，故血内凝而乃瘕也。

小肠移热于大肠，乃为虑瘕，大肠移热于小肠，谓两热相搏，则血溢而为伏瘕。血涩不利，月事沉滞而不行，故行为虑瘕，为虑与伏同，瘕与疝同，为传写误也。世传冷病，然瘕病亦有热，或阳气郁结，怫热壅滞而坚硬不消者，世传寒癥瘕也，或坚痞，腹满急痛，寒主筋缩，故急主痛，寒极血凝泣而反兼土化制之，故坚痞之腹满，或热郁于内而腹满坚结，痛不可忍者，皆可为寒？误矣，误矣！

何以脉证辨之，凡诸疾病皆有阴阳寒热，宜推详之。五脏六腑，四季皆有积聚。心之积，名曰伏梁，在于脐上，大如臂，上至于心，横于心下，如屋梁，故曰伏梁；肝之积，名曰肥气，在左胁下，覆如杯，有头足，久不愈，令人痎疟；脾之积，名曰痞气，在胃脘，覆大如杯，久不愈，令人四肢不收，发黄疸，食不为肤肌；肺之积，名曰息贲，结在右胁下，覆大如杯，久不愈，令人洒淅寒热，喘咳，发为肺痈；肾之积，名曰贲音奔豚，在于小腹，上至心下，如豚贲走，往来无定，久不愈，令人喘逆，发为骨痿，少气乏力，此为五脏之积也，常究斯义，未可悉也。

传其所胜者死，传不胜者可治。假令肺病传肝，肝病传脾，脾病传肾，肾病传心，心病传肺，皆传所胜，五脏之气虚，而内外诸邪所侵，故留稽不行，遂成积聚，其脉沉细而微者是也。

药 证 方

木香三棱丸 治一切气闷，胸膈痞满，荣卫不和，口吐酸水，呕逆恶心，饮食不化，肋胁疼痛，无问久新。

青木香 破故纸 茴香 黑牵牛 甘遂芫花 大戟 京三棱 蓬莪茂 川楝子 葫芦巴 巴戟各一两 巴豆去皮，不出油，二分 陈米三合，将巴豆一处，同炒黑 缩砂仁一两半

上件一十五味，用好醋二升，除缩砂、木香，余药入醋中浸一宿，入锅煮尽为度，干，为细末，醋面糊和丸，如绿豆大，每服五七丸，

食后，加减看虚实，随汤水下。

导气枳壳丸　治气结不散，心胸痞痛，逆气上攻，分气逐风，功不可述。

枳壳去穣，麸炒　木通锉炒　青皮去白　陈皮去白　桑白皮锉炒　萝卜子微炒　白牵牛炒　黑牵牛炒　莪茂煨　茴香炒　京三棱煨，各等分

上为末，生姜汁打面糊为丸，如桐子大，每服二十丸，煎橘皮汤下，不计时候。

透膈宽肠散　治肠上壅实，膈热难行者。

白牵牛一两　芒硝三两　川大黄二两　甘遂半两

上为细末，食后，温蜜水调下一钱，虚实加减，疏动止。

密补固真丹　治脾肾真元损虚，泄痢，痰嗽，哕痞，水谷酸臭，饮食无味，脐腹冷痛，肢体麻痹，下虚痰厥，上实壅滞，肾虚耳鸣，脾虚困惫，耳焦齿槁，面黧身悴，目黄口燥，发堕爪退，风虚偏枯，中满膈气，一切脾胃虚证，常服补养，宣通气血。

天南星半两　半夏制　神曲　麦芽　茴香炒　京三棱炮，各一两　白附子　干生姜　川乌头生，各一两　巴豆七个　牵牛三两　代赭石二两　官桂一分

上为末，水和丸，小豆大，每服十丸，加至五十丸，温水下。除泄泻外，并加大黄一两。

木香丸　治和脾胃，宽胃膈，消痰逆，止呕吐，进益美饮食。

官桂　干姜各半两　木香一分　大黄　蓬莪茂　芫花醋拌湿，炒干　枳壳去穣　陈皮各半两　半夏二两　牵牛半斤，取末四两　茴香一两，炒　巴豆四个

上为末，滴水为丸，如小豆大，每服二三十丸，温水下。

软金丸　治心胸腰腹急痛，或淋秘，并产后经病，血刺痛。

当归半两　干漆二钱　红花一钱半　轻粉　硇砂　粉霜各一钱　三棱二钱

上同研匀，枣肉为膏，和丸绿豆大，新水下一丸，病甚者加，得利后减。

泥金丸　治心腹急痛，取久新沉垢积滞，推陈致新。

黄柏　大黄　五灵脂　巴豆各半两　猪牙皂角一分　轻粉　铅霜　硇砂各一分　干漆二分

上研匀，炼蜜拌得所，杵千下，丸绿豆大，新水下一丸，未利更加服。

状元丸　治膈气，酒膈，酒积，涎嗽，腹痛，吐逆痞满。

巴豆五十个，取霜　神曲半两，末　半夏一两，洗　雄黄　白面各一两，炒

上研匀，酒水丸，小豆大，细米糖炒变赤色，食后，温水下，童子二丸，三四岁一丸，岁半半丸。止嗽，温薑汁下；止呕吐，生姜汤下。

玄胡丸　治积聚癥瘕，解中外诸邪所伤。

玄胡索　青皮去白　陈皮去白　当归　木香　雄黄别研　京三棱　生姜各一两

上为末，酒面糊为丸，如小豆大，每服五七丸，生姜汤下。

又一方，无陈皮、生姜，有广茂一两，槟榔分两同。

大延胡索散　治妇人经病，产后腹痛，腹满喘闷，癥瘕癖块，及一切心腹暴痛。

延胡索　当归　芍药　京三棱　川苦楝　蓬莪茂　官桂　厚朴　木香　川芎各一分　桔梗　黄芩　大黄各半两　甘草一两　槟榔二钱

上为粗末，每服三钱，水一盏，煎至六分，去滓，热服，食前。如恶物过多，去大黄、官桂，加黄药子、染槐子、龙骨各半两，如前法煎服。平人心急痛，加本方得利尤良，后常服。

三棱汤　治癥瘕痃癖，积聚不散，坚满痞膈，食不下，腹胀。

京三棱二两　白术一两　蓬莪茂半两　当归半两，焙　槟榔　木香各三钱

上为末，每服三钱，沸汤点服，食后，每日三服。

消饮丸　治一切积聚，痃癖气块，及大小结胸，痛不能仰。

天南星　半夏　芫花　自然铜等分，生用

上为末，醋煮面糊为丸，如桐子大，每服五七丸，食前，温水下，良久，葱粥投之，相虚实加减。

除湿丹　治诸湿客搏，腰膝重痛，足胫浮

肿，筋脉紧急，津液凝涩，便溺不利，目赤瘾疹，痈疽发背，疥癣，走注，脚气，无首尾疮疖，功效不可尽述。

槟榔　甘遂　威灵仙　赤芍药　泽泻　葶苈各二两　乳香　没药各一两，别研　黑牵牛半两　大戟二两，炒　陈皮四两，去白

上为末，面糊为丸，如桐子大，每服五十丸至七八十丸，温水下，后食。如服药前后，忌酒一日，药后忌湿面，食温粥补暖。

保安丸　治癥积，心腹内结如拳，渐上不止，抢心疼痛，及绕脐腹痛，不可忍者。

川大黄三两，新水浸一宿，蒸熟，切片子，焙　干姜一两，炮　大附子半两，去皮脐　鳖甲一两半，好醋一升，伏时炙令焙干炒

上为末，取三年米醋一大升，先煎四五合，然后和药丸，如桐子大，每服十丸至二十丸，空心，醋或酒、米饮下。后取积，如鱼肠脓血烂肉汁青泥当下。

开结妙功丸　治怫热内盛，疢癖坚积，肠垢癥瘕，积聚疼痛胀闷，作发有时，三焦壅滞，二肠闭结，胸闷烦心，不得眠，咳喘哕逆，不能食，或风湿气两腿为肿胀黄瘦，眼涩昏暗，一切所伤，心腹暴痛，神思烦郁，偏正头痛，筋脉拘挛，肢体麻痹，走注疼痛，头目昏眩，中风偏枯，邪气上逆，上实下虚，脚膝麻木，不通气血。

京三棱炮　茴香各一两，炒　川乌头四两　神曲　麦芽　大黄各一两，好醋半升，熬成稠膏。不破坚积，不须熬膏，水丸　干姜　巴豆二个，破坚积用四个　半夏半两　桂二钱　牵牛三两

上为末，膏丸，小豆大，生姜汤下十丸、十五丸，温水，冷水亦得。或心胃间稍觉药力暖性，却减丸数，以加至快利三五行，以意消息，病去为度。

木香分气丸　治积滞、癖块不消，心腹痞结，疼痛抢刺，如覆杯状。

陈皮去白　槟榔各一两　破故纸二两，炒　木香一两半　黑牵牛十二两，炒香熟，取末五两半，余不用

上为末，滴水为丸，如桐子大，每服二三十丸，生姜汤下，食后，临卧服。

开胃生姜丸　治中焦不和，胃口气塞，水谷不化，噫气不通，噎塞痞满，口淡吞酸，食时膨胀，哕逆恶心，呕吐痰水，宿食不消，中满，膈气刺病，宽中开胃，进饮食。

桂心一两　生姜一斤，切作片子　盐三两，腌一宿，再焙干　青皮去白　陈皮去白　甘草炙，各二两　缩砂仁四十九个　广茂　当归各半两

上为末，炼蜜为丸，如弹子大，每服一丸，食前细嚼，沸汤化下。

导滞定功丸　治一切心腹卒暴疼痛，及胸中不利，消食止逆，定疼痛。

大椒　木香各一钱　蝎梢三钱　巴豆八个，出油为度

上为末，后入巴豆霜，研匀，醋面糊和丸，如绿豆大，朱砂为衣，每服五丸至十丸，淡醋汤下。

积气丹　治一切新久沉积气块，面黄黑瘦，诸气无力，癥瘕积聚，口吐酸水。

槟榔二个　芫花一两　硇砂二钱　巴豆二钱半，生　青皮去白　陈皮各三两　蓬莪茂　鸡爪黄连　京三棱　章柳根　牛膝各一两　肉豆蔻三个　大戟　川大黄　甘遂　白牵牛　干姜　青礞石　干漆各半两　木香二钱半　石菖蒲三钱

上为末，醋面和为丸，如桐子大，每服一丸，临卧，烧枣汤下，每夜一丸，服后有肚内作声，病退为度。

金露紫菀丸　治一切脾积，两肋虚胀，脐疼痛。

草乌头去皮尖，炒　黄连各半两　官桂　桔梗　干地黄　干生姜　川椒　芫黄　紫菀去皮　柴胡　防风　厚朴　甘草　人参　川芎　鳖甲醋浸　贝母　枳壳去穰　甘遂各一两　巴豆二两，醋炙半日，出油　入硇砂三钱

上为末，水煮面糊为丸，如桐子大，每服五丸，空心临卧，米饮汤下，或微疏动，详虚实加减。

信香十方青金膏　灌顶法王子所传。十二上愿云：药师琉璃光如来，应当供养正遍知，明行足善游世间，解无上士，调御丈夫，天人师。

佛世尊方境授，治周身中外，阴阳不调，

气血壅滞，变生百病，乃至虚羸困倦偏攻，酒食内伤，心腹塞急痛，或酒积、食积、癥瘕积聚，痃癖坚积，中满膈气，食臭酸醋，呕吐翻胃，或膈瘅消中，善食而瘦，或消渴多饮，而数小便，或肠风下血，痔瘘痒痛，或胃痛疹，或遍身痛疽恶疮，或疮毒已入于里，腹满呕吐，或成泻痢，或出恶疮息肉，或下痢腹痛，或一切风气，肢体疼痛，及中风偏枯，或痰逆生风，痰涎嗽，兼产后腹痛，及小儿疳疾，诸风潮搐，但平人常服补养，宣行荣卫，调饮食。

信砒人言　乳香　轻粉　粉霜　巴豆各一两，同研　龙脑半字　麝香半字　青黛二钱，同研　黄蜡三钱

上研细末，熔蜡，入蜜半钱就搓匀，旋丸绿豆至小豆大，先服小丸，病在上食后，在下食前，在中不计时候。面东顶礼，一丸，净器盛水送下，如合药即净处，面东，每一丸密念咒三遍，或病人不能咒，请人咒，或师氏咒过，咒曰：

信香十万青金膏，药师圆成蜜遍抛。

普济有缘除百病，仰吞一粒体坚牢。

密咒曰：

但言八金刚，莫说十方佛。

五蕴六根俱不道，十二上愿自然成。

金黄丸　治酒积、食积，诸积面黄疸，积硬块。

京三棱　香附子各半两　泽泻二钱半　巴豆四十九粒，出油　黍米粉　牵牛各二钱半

上为末，用栀子煎汤和丸，如绿豆大，每服三丸至五丸。如心痛，艾醋汤下七丸。

导气丸　治心胸满闷，胁肋刺痛，不思饮食，常取宽膈，进美饮食。

姜黄四两　香附子四两　缩砂　甘草　广茂各二两　丁皮　甘松　木香　京三棱各一两　白檀半两　藿香叶半两

上为末，入绿豆粉二两，用汤浸蒸饼为丸，如桐子大，每服三二十丸，细嚼，白汤下，食后，日进三服。

丁香散　治痃癖气，胁下痞满，息而不消，积而不散，元气在胃，不妨食者。

好丁香二十五个　白丁香七十个　密陀僧

舶上硫黄　黄莺调各五分

上为细末，每服一字，皂子煎汤调下，不计时候。治肚内生硬物，黑瘦如柴，呕吐积滞，日三服，食后。

圣饼子　治一切沉积气胀，两胁气满，无问久新者。

大黄三两　黑牵牛头末一两　硇砂三钱　山栀子半两　轻粉二钱

上为末，炼蜜和丸，捻作饼子，如小钱大厚样，食后，每服三饼子，细嚼，温酒下，临卧，如行粥补之，虚实加减。

无忧散　一名万病散　治风疾，疮肿疥癣，或脏腑积冷壅滞，气结风劳，膀胱宿冷，脏腑虚衰，面色痿黄，内有癥癖气，并常有痔虫、蛔虫攻，心腹俱痛；忽中伤寒头痛不忍状，若山岚、时气、瘟疫之疾，并宜急服此药，宣通三五行立瘥。或中风口㖞，语多蹇涩，睡后口中涎出，不限时节，不问男子、女人，但五日一服，不过三服永瘥。人患腰膝疼痛，脚气肿满，运动艰难，饮食无味，并小儿疳痢脱肛者，量大小与服，利三五行自瘥。大人久泄气痢，状若休息痢，止有时，俱一服，取下冷脓一二升，当日见效。药物四时冷热，老幼衰弱病患悉皆除之，任服他药无妨。若服常时，盖缘搜出脏腑中积滞虫脓故也。无孕妇人，久患血虚气弱，痿黄无力者，亦可依方服，宣通气血，殊不困倦无妨。此药凡有百病，并皆治之，其功不可具载。有孕妇人，或遇阴晦即不可服，天道晴明可进，若虽复，疾而未愈者，可再服。

黄芪　木通　桑白皮　陈皮各一两　胡椒白术　木香各半两　白牵牛四两，炒，别取头末

上七味，为细末，每服二钱，牵牛末二钱，生姜二钱，切作片子，煎生姜汤一大盏调药，奂须，又用生姜汤或温汤送下，平明可行三五次，快利无妨，如病瘥后，以白粥补之，痊矣。

五积丹　治心腹痞满，呕吐不止，破积聚者。

皂荚一挺，一尺二寸，火烧留性，净盆合之，四面土壅合，勿令出烟　巴豆十二个，白面一两五钱同炒，令黄色为度

上为末，醋面糊为丸，绿豆大，每服十丸，盐汤下，食后，加减。

卷 八

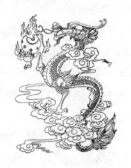

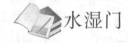 水湿门

水湿总论

夫诸湿者，湿为土气，火热能生土湿也，故夏热则万物湿润，秋凉则湿物燥干也。湿病本不自生，因于大热怫郁，水液不能宣通，即停滞而生水湿也。凡病湿者，多自热生，而热气尚多，以为兼证，云湿热亦犹风热义同，虽病水寒，不得宣行，亦能为湿，虽有此异，亦以鲜矣。或胕肿体寒而有水者，以畜热入里极深，本非病寒也。

药 证 方

三花神佑丸 治中满腹胀，喘嗽淋秘，一切水湿肿满，湿热肠垢沉积，变生疾病，久病不已，黄瘦困倦，气血壅滞，不得宣通，或风热燥郁，肢体麻痹，走注疼痛，风痰涎嗽，头目旋运，疟疾不已，癥瘕积聚，坚满痞闷，酒积、食积，一切痰饮呕逆，及妇人经病不快，带下淋沥，无问赤白，并男子、妇人伤寒，湿热腹满实痛，久新瘦弱，俗不能别辨，或泛常只为转运之药，兼泻久新腰痛，并一切下痢，及小儿惊疳积热，乳癖满，并宜服之。

甘遂 大戟 芫花醋拌湿，炒，各半两 牵牛二两 大黄一两，为细末 轻粉一钱

上为末，滴水为丸，如小豆大，初服五丸，每服加五丸，温水下，每日三服，加至快利，利后，却常服，病去为度。设病愈后，老弱、虚人、常人，常服保养，宣通气血，消进酒食。病癖闷极甚者，便多服，则顿攻不开转加痛闷，则初服两丸，每服加两丸，至快利为度，以意消息。小儿丸如麻子大，随强弱增损，三四岁

者，三五丸，依前法。

崔宣武神佑丸 加黄柏一两 牵牛四两 大黄二两 轻粉二钱 甘遂 大戟 芫花各一分，依前法

刘庭瑞神佑丸 用此药治水气常得效。贾同知称之不已，乃神仙奇绝之药也。

葶苈木香散 治湿热内外甚，水肿腹胀，小便赤涩，大便滑泄。

葶苈 茯苓去皮 猪苓去皮 白术各一分 木香半钱 泽泻 木通 甘草各半两 辣桂一分 滑石三两

上为末，每服三钱，白汤调下，食前。此药下水湿，消肿胀，止泄泻，利小便。若小便不得通利而反转泄者，此乃湿热痞秘极深，而攻之不开，是能反为注泄，此正气已衰而多难救也，慎不可攻之，而无益耳。

白术木香散 治喘嗽肿满，欲变成水病者，不能卧，不敢食，小便秘者。

白术 木猪苓去皮 赤茯苓 甘草 泽泻各半两 木香 槟榔各三钱 陈皮二两，去白 官桂二钱 滑石三两

上为末，每服五钱，水一盏，生姜三片，同煎至六分，食后，去滓，温服。

大橘皮汤 治湿热内甚，心腹胀满，水肿，小便不利，大便滑泄。

橘皮一两，去白 木香一分 滑石六两 槟榔三钱 茯苓一两，去皮 木猪苓去皮 泽泻白术 官桂各半两 甘草二钱

上为末，每服五钱，水一盏，生姜五片，煎至六分，去滓，温服。大小便秘，先服十枣

汤，二三日后，再服此药。

葶苈膏　治水肿腹胀。

牛黄　麝香　龙脑各一分　昆布　海藻上同，十分，洗　牵牛　桂心各八分　椒目三分　葶苈六分，炒

上为末，别捣葶苈，熬成膏，丸如桐子大，每服十丸，日再服，稍利小便为度，详虚实加减。

茯苓散　治诸般气肿等疾。

芫花醋拌炒　泽泻　郁李仁　甜葶苈　汉防己各二钱半　陈皮去白　白槟榔　瞿麦各半两　藁本二钱半　滑石三分　大戟炒，三分

上为细末，每服一钱，取桑白皮浓煎汤，空心调下，取下碧绿水，如烂羊脂即瘥。如未尽，隔日又服，肿消如故，不用服，忌盐百日。

调胃散　治胸膈痞闷，不思饮食，胁肋硬痛，消腹胀。

半夏制　甘草炙　厚朴去皮　陈皮去白　藿香各等分

上为末，每服一钱，生姜三片，枣二枚，水一盏，同煎，温服，食前。

二气散　治水气蛊胀满。

白牵牛　黑牵牛各二钱

上为末，用大麦面四两，同一处为烧饼，临卧用茶汤一盏下，降气为验。

雄黄神金散　雄黄　葶苈一两，用糯米和，炒半熟，米不用　泽泻二两　椒目半两　大戟　巴戟去心　茯苓去黑皮　芫花醋五升浸一日，炒　甘遂　桑白皮各一两

上为末，从发时加减一分，空心，用井花水调下，每服一钱，加至五钱，以利为度。忌盐、醋、生冷、毒物、油腻、血物。从脚肿，根在心，加葶苈；从肚肿，根在腹，加椒目；从阴肿，根在胸，加泽泻；从膝肿，根在肝，加芫花；从面肿，根在肺，加桑白；从胁肿，根在心，加雄黄；从肢肿，根在脾，加甘遂；从口肿，根在小肠，加巴戟；从腰肿，根在肾，加大戟；从四肢肿，根在胃，加茯苓。

万胜散　治十种水气，不可愈者。

海带　海藻　海蛤　芫花醋浸炒　甘遂　大戟　甜葶苈　樟柳根　续随子　巴戟各等分，去心

上为末，每服三钱至五钱，温酒调下，临卧，间日再服。

牵牛丸　治一切湿热肿满等疾。

黑牵牛　黄芩　大黄　大椒　滑石各等分

上为细末，酒煮面糊和丸，如桐子大，每服五丸至七丸，生姜汤下，食后，虚实加减。

栀子柏皮汤　治头微汗，小便利而微发黄者，湿热相搏，微者宜服。

大栀子十五个　黄柏半两　甘草一分

上锉，如麻豆大，水三盏，煮至一盏，绞汁，分三次，作一日服，温吃，不计时候。

大戟丸　治十种水气，肿胀喘满，热寒咳嗽，心胸痞闷，背项拘急，膀胱紧肿于小腹，小便不通，反转大便溏泄，不能坐卧。

大戟　芫花醋炒　甘遂　海带　海藻　郁李仁　续随子各半两　樟柳根一两，以上八味为末，每料抄药末十五钱七分，便入后药　硇砂　轻粉各一钱　粉霜一钱　水银砂子一皂子大　龙脑半钱　巴豆二十一个，生用，去皮

上八味以下同研匀，用枣肉为丸，如绿豆大，每服五丸至七丸，龙脑腊茶送下，食后临卧，虚实加减。

粉霜丸　治病水鼓满不食，四肢浮肿，大小便秘，不进饮食。

粉霜　硇砂　海蛤　寒水石烧粉　玄精石　白丁香　头白面各二钱　轻粉三钱　海金砂一钱

上研匀，着纸裹数重，上使面裹，又纸裹，冷酒蘸了，桑柴火烧面熟为度，宿钲饼和丸，如桐子大，每服三丸，生姜汤下，一日三服，二日加一丸，至六日不加即止，以补之妙。

苦葶苈丸　治一切水湿气，通身肿满不可当者。

人参二两　苦葶苈四两，于锅内铺纸上炒黄色为度

上二味，同为细末，用枣肉和丸，如桐子大，每服十五丸，煎桑白皮汤下，日进三服，空心食前。此药恐君子不信，试验之。

肉豆蔻丸　治水湿腹胀如鼓，不食者，病可下。

肉豆蔻　槟榔　轻粉各一分　黑牵牛一两半，取头末

上为末，面糊为丸，如绿豆大，每服十丸至二十丸，煎连翘汤下，食后，日三服。

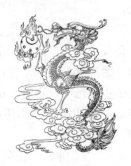

卷 九

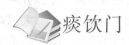 痰饮门

痰饮总论

夫嗽者，五脏皆有嗽，皆因内伤脾胃，外感风邪。皮毛属肺，风寒随玄府而入，腠理开张，内外相合，先传肺而入，遂成咳嗽，乃肺寒也。寒化热，热则生痰，喘满也。经云：喉中介介如梗状，甚则嗽血也，胸满气喘，痰盛稠粘，皆肺气热也。

药证方

大人参半夏丸 治化痰坠涎，止嗽定喘，诸痰不可尽述。呕吐痰逆，痰厥头痛，风气偏正头痛，风壅头目昏眩，耳鸣鼻塞，咽膈不利，心腹痞满，筋脉拘倦，肢体麻痹疼痛，中风偏枯，咳唾稠粘，肺痿劳，虚人保养，宣通气血，调和脏腑，进饮食。

人参 茯苓去皮 天南星 薄荷叶各半两 半夏 干生姜 白矾生 寒水石各一两 蛤粉一两 藿香叶一分

上为末，面糊为丸，如小豆大，生姜汤下二三十丸，食后，温水亦得。一法加黄连半两、黄柏二两，水丸，取效愈妙，治酒病，调和脏腑尤宜服之。

新添半夏栝蒌丸 治远近痰嗽，烦喘不止者。

半夏生姜制 栝蒌 杏仁去皮尖 麻黄 白矾枯秤 款冬花各等分

上为末，生姜汁打面糊为丸，如梧子大，每服二十丸，煎生姜汤下，不拘时候。

白术厚朴汤 治痰呕不散，利胸膈，除寒热，美饮食。

白术 甘草炙 葛根各一两 厚朴半两

上件为末，每服一二钱，水一大盏，生姜五片，煎至六分，去滓，食前服显仁丸、仙术芎散、大人参半夏丸。

橘皮半夏汤 治痰壅涎嗽，久不已者，常服养液润燥，解肌热，止咳嗽。

橘皮半两，去白 半夏二钱半，汤洗七次

上为末，分作二服，每服水一盏半，入生姜十片，同煎至七分，去滓，温服。

知母茯苓汤 治肺痿喘咳不已，往来寒热，自汗。

茯苓去皮 甘草各一两 知母 五味子 人参 薄荷 半夏洗七次 柴胡 白术 款冬花 桔梗 麦门冬 黄芩各半两 川芎三钱 阿胶三钱，炒

上为末，每服三钱，水一盏半，生姜十片，同煎至七分，去滓，稍热服。

人参润肺汤 治肺气不足，喘急咳嗽不已，并伤寒头疼，憎寒壮热，四肢疼痛。

人参 桔梗 白芷 麻黄去节 干葛 白术 甘草各一两，炙 白姜半两

上为末，每服二钱，水一大盏，生姜三片，葱白二寸，煎至八分，如出汗，连进二服，通口温服。

杏仁半夏汤 治肺痿，涎喘不定，咳嗽不已，及甚者往来寒热。

杏仁去皮 桔梗 陈皮去白 茯苓去皮 汉防己 白矾 桑白皮各三钱 薄荷叶一钱 甘草二寸 猪牙皂角一挺

上为末，作二服，水二盏，生姜三片，煎至六分，去滓，食后，温服。

防己丸　治肺不足，喘嗽久不已者，调顺气血，消化痰涎。

防己二钱　杏仁三钱　木香二钱

上为末，炼蜜为丸，如小豆大，每服二十丸，煎桑白皮汤下，如大便秘，加葶苈一两，食后服。

葶苈散　治肺气喘满痰嗽，眠卧不安，不思饮食。

苦葶苈　蛤粉各三钱　桑白皮　山栀子　人参　荆芥穗　薄荷叶　赤茯苓去皮　陈皮去白　桔梗　杏仁　甘草各半两

上为末，每服三钱，水一大盏，入生姜三片，煎至六分，去滓，温服，食后。

保安半夏丸　治久新诸嗽，或上逆涎喘，短气痰鸣，咽干烦渴，大小便涩滞，肺痿劳劣，心腹痞满急痛，中满隔气，上实下虚，酒食积聚不消，补养气血，宣行营卫。

半夏　天南星各半两　牵牛二两　大黄半两　黄柏一两半　蛤粉一两　巴豆四个

上为末，水为丸，如小豆大，每服十丸、十五丸，温水下，食后，日三服。孕妇不可服。又方无巴豆，有干姜一钱半。

人参保肺汤　治五劳七伤，喘气不接，涎痰稠粘，骨蒸潮热。

人参　柴胡　当归　芍药　桑白皮　知母　白术　川芎　黄芪　紫菀　地骨皮各一分　荆芥　茯苓去皮　黄芩　连翘　大黄　薄荷　山栀子各半两　甘草　桔梗各一两　石膏　滑石　寒水石各半两

上为末，每服三钱，水一盏，生姜三片，煎至七分，去滓，温服。泄者去大黄，同人参半夏丸服。

神应丹　治涎嗽喘满上攻，心腹卒痛，及利下血，兼妇人带下病，一切肋胁痛满。

薄荷叶　甘草各四钱　巴豆灯烧存性　盆硝各二钱　轻粉二钱　豆豉一两，慢火炒　五灵脂二钱

上为末，炼蜜为丸，如桐子大，每服一丸，温蘘汁下，续后空咽津三五次，禁饮食少时，觉咽喉微暖效；心腹急痛，温酒下二丸，未效

再服，得利尤良；带下，以温酒下二丸，或大便流利再服。

人参散　治身热头痛，积热黄瘦，肌热恶寒，畜热发战，膈热呕吐烦渴，湿热泻利，或目赤口疮，咽喉肿痛，或风昏眩虚汗，肺痿劳嗽不已者。

石膏　甘草各一两　滑石四两　寒水石二两　人参半两

上为末，每服二钱，温水调下，早晚食后，兼服栀子金花丸，一名既济解毒丸。

宁神散　治一切痰嗽不已者，诸药无效，世传极验。

御米囊一斤，生，醋炒　乌梅四两

上为末，每服二三钱，沸汤点，常服，食后，日三服。

贾同知方　御米壳一两，炒　乌梅肉半两依前法服之。康少尹传，煎乌梅汤尤妙。

桂苓白术丸　治消痰逆，止咳嗽，散痞满壅塞，开坚结痛闷，推进饮食，调和五脏，无问寒湿、湿热，呕吐泻痢，皆能开发，以令遍身流湿润燥，气液宣平而愈。解酒毒，疗肺痿劳嗽，水肿腹胀，泄泻不能止者，服之利止为度，随证调之。

官桂　干生姜各一分　茯苓去皮　半夏各一两　白术　红皮去白　泽泻各半两

上为末，面糊为丸，如小豆大，生姜汤下二三十丸，日三服，病在膈上食后，在下食前，在中不计时候。或一法更加黄连半两，黄柏二两，水丸，取效愈妙。

润肺散　治小儿膈热，咳嗽痰喘，甚者久不瘥者。

栝蒌实一枚，去子，用穰

上为末，以寒食面和为饼子，炙黄为末，每服一钱，温水化乳糖下，日三服，效乃止。

又方　治寒嗽。

麻黄四两　官桂一两　蜡二钱

上为末，以蜡同煎，每服一二钱，温服。

宁肺散　治一切寒热痰盛，久新咳嗽不止者。

御米壳四两　木瓜三两，御米壳一处，用蜜二两，水化，同炒微黄　五味子一两　人参一两　皂角三两

上为末，每服二钱，乌梅同煎，临卧食服，大效。

鳖甲丸 治吐血、咳嗽，神效。

鳖甲一个，九肋者，炙黄 柴胡一两，酒浸一宿 杏仁一两，童子小便浸，炒 甘遂一两，炙 人参半两

上为末，炼蜜为丸，如桐子大，每服十丸至十五丸，煎生姜汤下。

又方 用厚朴一两，生姜制。

石膏散 治热嗽喘甚者。

石膏一两 甘草半两，炙

上为末，每服三钱，新汲水下，又生姜汁蜜调下。

人参半夏丸 治一切痰饮，喘嗽不已。

白矾 天南星 半夏各半两 甘草二钱半，炙 人参二钱 赤小豆四十九粒 杏仁四十九粒 猪牙皂角一挺

上为末，秫米三合，醋一升，熬粥和丸，如桐子大，每服十五丸，炒萝卜子汤临卧下。

仙人肢丸 治远年劳嗽，不问寒热，痰涎喘满，先服松花膏下过，多服此药无不效。

人参 沙参 玄参 紫团参 丹参 白术 牡蛎 知母 甘草各二两 蛤蚧一对，头尾全用，河水净洗，文武火酥炙黄色

上为末，用麻黄十五斤去根，枸杞子三斤，熬成膏，丸如弹子大，磁合子内盛，临卧，煎生姜自然汁化下一丸，小儿量数加减。

松花膏 治三二十年劳嗽，预九月间，宣利一切痰涎，肺积喘嗽不利。

防风 干生姜 野菊花 芫花 枸杞子 甘草 苍术 黄精

上为末，取黄精根熬成膏子，和药末，丸如弹子大，每服细嚼一丸，冷水化下，临卧不

吃夜饭，服药一粒。

辰砂半夏丸 治小儿肺壅痰实，咳嗽喘急，胸膈痞满，心忪烦闷，痰涎不利，呀呷有声。

半夏半两，洗 葶苈水研成膏 杏仁各半两，炒，研成膏 朱砂 五灵脂各一两，微炒

上为末，更研匀，生姜汁煮面糊为丸，如桐子大，每服十五丸，生姜汤下。

大百劳散 治一切劳疾肌劣，喘息不卧，痰涎不食。

蛤蚧一对，蜜炙 元州鳖甲一个，去裙襕，醋炙 附子一两 人参 柴胡 川干姜 白茯苓去皮 白术 茴香 青皮去白 杏仁去皮尖 知母 贝母 陈皮去白 官桂 甘草炙 半夏生姜制 苍术汤浸，各一两 苏木 龙胆草各半两

上为末，每服二钱，水一盏，用生姜三片，枣二枚，乌梅二枚同煎，空心，稍热服。有汗，加小麦二十粒，不用铁煎。

小百劳散 治劳，喘嗽不已，自汗者。

御米壳不拘多少，炒

上为末，每服二钱，入乌梅同煎，水一盏，温服，食后。有汗，加小麦三十粒同煎，温服。

五味子汤 治胸膈痞满，心腹刺痛，短气噎闷，咳嗽痰唾，呕逆恶心，不思饮食，温中益气。

五味子九两 良姜一两半 红皮去白 茴香炒，各一两 干姜一两半 甘草七两，炙 盐一斤，炒

上为细末，每服一钱，百沸汤点，空心食前，甚者日进三服。

安神散 治远年近日，喘嗽不已。

御米壳蜜炒，一两 人参 陈皮去白 甘草炙，各一两

上为末，每服一钱，煎乌梅汤调下，临卧服。

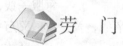

劳 门

药证方

白术黄芪散 治五心烦，自汗，四肢痿劣，饮食减少，肌瘦昏昧。

白术 黄芪 当归 黄芩去腐 芍药各半两

石膏 甘草各二两 茯苓 寒水石各一两 官桂一分 人参 川芎各三分

上为末，每服三钱，水一盏，煎至六分，去滓，温服，食前，一日三服。

人参白术汤 方在消渴门，第一方是也。

此乃为同，不复录耳。

黄连丸　治湿热流连，气血不通，壅滞不散，清爽头目。

黄连好者，不拘多少

上为末，酒面糊为丸，如小豆大，每服二十丸，温水下，不计时候，日三服。

必效散　治五劳七伤，劳役肌瘦，不思饮食，喘嗽不已。

川乌头一两，生　天南星半两，生

上为末，每服二钱，萝卜八块，如拇指大，以水煮熟，去滓，食后服嚼。

当归地黄汤　治嗽血、衄血、大小便血，或妇人经候不调，月水过多，喘嗽者。

当归　芍药　川芎　白术　染槐子　黄药子各半两　生地黄　甘草　茯苓去皮　黄芩　白龙骨各一两

上为末，每服三钱，水一盏，煎至七分，去滓，温服，食前。

紫菀散　治劳，体热心寒，脉滑短，咳嗽，妇人多有此疾，口干眼涩，骨痿短气，皆因肠胃燥滞，荣卫不能开发，玄府闭塞，热郁内余。可以开发阴阳，宣通涩滞，和荣卫，顺三焦，兼服人参白术汤。

紫菀　桑白皮　桔梗　续断　甘草　五味子各一两　赤小豆一合

上为末，水一大盏，药末五钱，青竹茹弹子大，同煎至七分，温服，去滓。

枳实饮子　治妇人手足烦热，夜卧多汗，肌肉黄瘁，经候不调，四肢烦倦，心腹满闷，状似劳气。

枳实一两　吴半夏一两，汤洗七次，以生姜汁浸三日，火炒黄色，用半夏　红芍药　柴胡各一两　黄芩一两半

上为末，每服二钱，水一盏，入生姜三片、枣二枚，同煎至八分，去滓，温服。及治五心烦热，及身体壮热，潮热，续服桃仁煎丸。又治月经不调，阻滞不通。

桃仁二两，汤浸，火炒　川大黄　川朴硝各二两　虻虫一两，去翅、头、足

上为末，用醋五升，入银锅内，以慢火熬成膏，可丸如桐子大，当日晚不食，夜饭温酒下一丸，不嚼破，午际取下赤小豆汁，似鸡肝小蝼蟓衣，未，再服，候鲜红即住服。

卢同散　治男子、妇人，一切咳嗽喘急。

款冬花　井泉石　鹅管石　钟乳石　官桂　甘草　白矾　佛耳草各等分

上为末，每服一钱，竹筒子吸吃，日三钱，立效。

焚香透膈散　治一切劳，咳嗽壅滞，胸膈痞满。

雄黄　佛耳草　鹅管石　款冬花各等分

上为末，每服用药一钱，安在香炉子上焚着，以开口吸烟在喉中，立效。

罂粟神圣散　治男子、妇人，久新日夜咳嗽不止者。

御米壳一两，用蜜炒　乌梅肉　人参　诃子肉　葶苈　桑白皮各半两

上为细末，每服二三钱，百沸汤泼，临卧调下。

新添三黄丸　治五劳七伤，流湿润燥，消渴烦热甚者。

大黄　黄芩　黄连各等分

上为末，炼蜜为丸，如桐子大，每服二三十丸，加至五十丸，生姜汤下，不计时候，日三服妙。

当归木香汤　治妇人血气虚劳，令人头目昏眩，谵语声沉重，舌根强硬，言语塞涩，口苦不思饮食，白日闲睡，夜发虚汗，神思恍惚，梦寐狂言，面色痿黄，频发喘咳，遍身疼痛，骨节气走注，四肢沉重，背胛拘急，发寒热，五心烦躁，唇干多渴，胸膈不利，喉咽噎塞，尪羸瘦弱。经曰"脉大为劳"，宜服此药。

青皮　五加皮　海桐皮　桑白皮　陈皮　地骨皮　丁香皮　牡丹皮　棕榈皮诸药全烧为灰，用十大钱，秤　当归一两　木香　红芍药各半两

上为细末，每服一钱，水一盏，入小油二点，钱一文，同煎至七分，温服。如妇人血脏脐下冷痛似刀搅，遍身肿满，室女经脉不通，用斑蝥一两、大黄一两（炒、锉），二味为末，用黄狗胆汁，以温酒送下一钱。如脐下痛止，心间痰未止，不服二味。

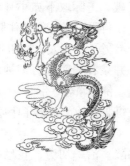

卷十

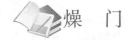 燥 门

消渴总论

　　燥干者，金肺之本，燥金受热化以成燥涩也，兼火热致金衰耗液而损血。郁有成燥者，由风能胜湿，热能耗液。故经云：风热火同阳也，寒湿燥同阴也。又燥湿小异也，金燥虽属秋阴，而其性异于寒湿，而反同于风热火也。又加大便干涩，乃大肠受热，化成燥涩。经云：诸涩枯涸。又如瘫痪中风，皆因火热耗损血液，玄府闭塞，不能浸润，金受火郁，不能发声。经云：肺主声。肢痛软戾者，风热湿相致，而遂以偏枯，语音涩，手足不随也。然中寒吐泻，亡液而成燥，亦以鲜矣。亦有寒湿相郁，荣卫不能开发贯注，多成偏枯。经曰：诸涩枯涸，干劲皴揭，属于燥也。又如胃膈瘅热烦满，饥不饮食，或瘅成消中，善食而瘦，或燥热郁甚而成消渴，多饮而数小便。或因热病，或恣食酒欲，误服热药，以致脾胃真阴阳损虚，肝心衰弱也。狂阳心火燥其三焦，肠胃燥涩怫郁，而水液不能宣行也，周身不得润泽，故瘦悴黄黑也。而燥热消渴，然虽多饮，亦必水液不能浸润于肠胃之外，汤不能止渴，徒注为小便多出，俗未明，妄为下焦虚冷，误人多矣。又如周身热燥郁，故变为雀目，或内障、痈疽、疮疡，上为咳嗽喘，下为痔痢，或停积而湿热内甚，不能传化者，变为水肿、腹胀也。世传消渴病及消瘦弱，或小便有脂液者，为消肾也。此为三消病也。消渴、消中、消肾。经意但皆热之所致也。

药证方

　　人参白术汤 治胃膈瘅热烦满，饥不欲食，瘅成为消中，善食而瘦，燥热郁甚而成消渴，多饮而数小便，兼疗一切阳实阴虚，风热燥郁，头目昏眩，中风偏枯，酒过积毒，一切肠胃燥涩，倦闷壅塞，疮疥痿痹，并伤寒杂病，产后烦渴，气液不得宣通。

　　人参　白术　当归　芍药　大黄　山栀子　荆芥穗　薄荷　桔梗　知母　泽泻各半两　茯苓去皮　连翘　栝蒌根　干葛各一两　甘草二两　藿香叶　青木香　官桂各一分　石膏四两　寒水石二两　滑石半斤

　　上为细末，每服抄五钱，水一茶盏，入盆硝半两，生姜三片，煎至半盏，绞汁，入蜜少许，温服，渐加至十余钱，得脏腑流利取效。如常服，以意加减，兼服消痞丸、散，以散肠胃结滞，湿热内甚自利者，去了大黄、芒硝。

　　绛雪散 治消渴，饮水无度，小便数者，大有神效。

　　汉防己　栝蒌实　黄芩　黄丹各等分

　　上为细末，每服二钱，汤浆水调下，临卧时并进三二服，即止。

　　人参散 治消肾善饮，而食后数小便溺者。

　　人参三钱　白术　泽泻　栝蒌　桔梗　栀子　连翘各半两　葛根　黄芩　大黄　薄荷　白茯苓各一两　甘草一两半　石膏二两　滑石　寒水石各三两

　　上为末，入缩砂仁三钱，每服五钱，水一

盏，煎至七分，入蜜少许，再煎三二沸，去滓，食前，食后服消痞丸。

大黄甘草饮子　治男子、妇人，一切消渴不能止者。

大豆五升，先煮三沸，出淘苦水，再煮　大黄一两半　甘草大粗者，四两，长四指，打碎

上三味，用井水一桶，将前药同煮三五时，如稠糯水少，候大豆软，成于盆中，放冷，令病人食豆，渴食豆汤，无时停止，脏腑自然清润，如渴尚不止，再服前药，不三五日自愈。

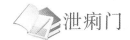

泄痢总论

夫痢者，五脏窘毒，结而不散，或感冷物，或冒寒暑失饥，不能开发，又伤冷热等食，更或服暖药过极，郁而成利。自古人三口，白利为寒，赤利乃热，其三口误也。今人疮疖初发，刺开乃血多日成脓，何为先热而后寒也。

叔和云：湿多成五泄，肠走若雷奔。愚医不悟三口，黄者乃热，青利是寒。《太素》曰：五泄有溏泄、鹜泄、飧泄、濡泄、滑泄也，此乃五泄。五泄者，青是感肝木之象，其色青；赤者，受心火之气，其色赤；白者，得西方金肺之气，其色白；黄者，脾土之色；苍者，土气之下，与水随之，其色苍也。三口，苍白寒，黄赤热，其三口非也。若下利热极，频并窘痛，或久不愈，诸药不能止者，须下之，以开除湿热痞闭积滞，而使气液宣行者，宜以逐之，兼宣利积热也。

药　证　方

益元散　治身热吐痢泄泻，肠癖下利赤白，癃闭淋痛，利小便，偏主石淋，乃服金石热药而结为砂石，从小便淋出者也，肠胃中积聚寒热，宣积气，通九窍六腑，生津液，去留结，消畜水，止渴宽中，除烦热心躁，腹胀痛闷，补益五脏，大养脾肾之气。此肾水之脏，非为主之腑也。理内伤阴痿，安魂定魄，补五劳七伤，一切虚损，主痫痓惊悸，悸惊动貌，健忘，止烦满短气，脏伤咳嗽，饮食不下，肌肉疼痛，并口疮牙齿疳蚀，明耳目，壮筋骨，通经脉，和血气，消水谷，保元真，解百药酒食邪毒，耐劳役饥渴，宣热，辟中外诸邪所伤，久服强志轻身，驻颜延寿，及解中暑伤寒疫疠，饥饱劳损，忧愁思虑，恚怒惊恐，传染并汗后遗热，劳复诸疾，并解两感伤寒，能令遍身结滞宣通，气和而愈，及妇人下乳催生，产后损益，血衰阴虚热甚，一切热证，兼吹奶乳痈，此神验之仙药也，惟孕妇不宜服，滑胎也。

桂府腻白滑石六两　甘草一两

上为末，每服三钱，蜜少许，温水调下，无蜜亦得，日三服；欲冷饮者，新汲水调下；解利伤寒发汗，煎葱白、豆豉汤调下四钱，每服水一盏，葱白五寸、豆豉五十粒，煮取汁一盏调下，并三服，效为度。此药是寒凉解散郁热，设病甚不解，多服此药无害，但有益而无损。俗恶性寒，兼易得之贱物，而不明《素问》造化之理，不能取古人神验之言，而多不用焉。若以随证验之，此热证之仙药也，不可阙之。伤寒当汗而不可下，当下而不可汗者，且如误服此药，则汗自不出，而里热亦不获效，亦有里热便得宣通而愈者。或半在里、半在表，可和解而不可发汗、吐、下者，若服此药多愈；若不愈，亦获小效，是解散怫郁；邪热甚者，小加凉膈散和解为佳。或自当汗解者，更可加苍术末三钱，同葱、豉煎汤调服甚良。或孕妇不宜服滑石、麻黄、桂枝辈发汗，当即用甘草一两、苍术二两，同为末，每服四钱，水一盏半，更加入葱白五寸、豆豉五十枚，同煎至六分，去滓，温服，并三服，取微汗为度，名为逼毒散，非孕妇亦可服。太白散加入麻黄二两去节，如法煎服，世云神白散。或逼毒散与加麻黄、苍术各等分，去节秤，《济众》云青龙散。或青龙散欲更加入滑石与苍术二倍，最为发汗之妙药也，唯正可汗者即用，误服之则转加热也，名为大逼毒散。或解利两感，同更兼煎凉膈散调下益元散四钱。或下乳，用猪肉面羹，或酒之类调下四钱，不计时候，日三服，

宜食肉面羹粥。催生，用温酒浆调下三钱，并二三服，以产为度。或死胎不下者，煎三一承气汤一服，调下五钱，须臾，更频用温酒浆调服，前后俱下，胎下可活产母也。凡难产或死胎不下，皆风热燥涩，紧敛结滞，不能舒缓，是故产户不得自然开也，其药力至，则热结顿开而产矣。慎不可温补，而反生燥热也。俗未知产后之液损血，疼痛惧怕，以致神狂气乱，则阴气损虚，邪热太甚，而为诸证。由不明《素问》造化，故不识证候阴阳，反以妄为产后诸虚百损，便为虚冷而无热也，误以热药温补；或见渴甚者，不令饮水，本为善心，为害多矣。岂知治病之道，俱以临时审其脏腑六气虚实，明其标本，如法治之而已矣。此药泛常多用，虽为效至大，俗以病异药同，将为妄行，反招侮慢。今以若加黄丹，令桃仁色，是以名之红玉散；若加青黛，令轻粉碧色，名碧玉散；若加薄荷叶末一分同研，名鸡苏散，主疗并同，但以回避愚俗之妄侮慢耳。

玄青丸 治下痢势恶，频并窘痛，或久不愈，诸药不能止，须可下之，以开除湿热痞闷积滞，而使气液宣行者，宜以逐之，兼宣利积热，酒食积，黄瘦中满，水肿腹胀，兼疗小儿惊疳，积热乳癖诸证，唯泄泻者勿服。

黄连 黄柏 大黄 甘遂 芫花醋面炒 大戟各半两 牵牛四两，取末二两，以上同为末 轻粉二钱 青黛一两

上为末匀，水丸，小豆大，初服十丸，每服加十丸，空腹，日午临卧三服，以快利为度，后常服十五、二十丸，数日后，得食，久病未全除者，再加取利，利后却常服，以意消息，病去为度，后随证止之；小儿丸如黍米大或麻子大，退疳惊积热不下者，须常服十丸。

阿胶梅连丸 治下痢，无问久新，赤白青黑，疼痛诸证。

金井阿胶净草灰炒透明白，别研，不细者再炒，研细 乌梅肉去核，炒 黄柏锉，炒 黄连 当归焙 赤芍药 干姜炮 赤茯苓各半两

上为末，入阿胶研匀，水丸，桐子大，温米饮下十丸，食前，兼夜五六服，小儿丸如绿豆，忌油腻脂肥诸物也。

牛黄神金丸 治大人、小儿，呕吐泻痢，无问久新，赤白诸色，或渴或不渴，小便涩或不涩，并小儿惊疳积热，疳癖坚积，腹满硬痛，作发往来，亦能宽膈消食。

轻粉 粉霜 硇砂以上别研 雄黄研 朱砂 信砒 巴豆去皮，各一钱 黄丹 蜡三钱

上先研粉霜，次旋入硇砂研细，下雄黄、朱砂、信砒，再研，下丹粉研匀，别研巴豆烂为油，与前药研匀，近火上炙，控热，别研，蜡软入药，匀搓成剂，旋丸小豆大，新汲水下一丸，小儿黍米、麻子大，或止吐泻痢疾，调甘露散，即桂苓甘露饮，或益元散亦得。

芍药柏皮丸 治一切湿热恶痢，频并窘痛，无问脓血，并宜服之。

芍药 黄柏各一两 当归 黄连各半两

上为末，水丸，如小豆大，温水下三四十丸，无时，兼夜五六服，忌油腻脂肥，发热等物。

二胜丸 治泻痢虚损，不问久新者。

盐豆豉 紫皮蒜去皮，各等分

上同杵为膏，丸如桐子大，每服三丸至五丸，以米饮汤下，如未愈及赤白痢，腹满胁痛，更与杏仁丸。

杏仁丸 治一切赤白泻痢，腹痛里急后重者。

杏仁四十九个 巴豆四十九个，去皮

上药同烧存性，研细如泥，用蜡熔和，旋丸如桐子大，每一二丸，煎大黄汤下，间日一服。

白术圣散子 治一切泻痢，久不瘥，并妇人产后痢亦治。

御米壳二两，蜜炒 当归 肉豆蔻 缩砂仁 石榴皮 诃子 干姜炮 陈皮去白 白术 甘草 芍药各等分

上为细末，每服二钱，水一大盏，入乳香同煎，和滓服。

胜金膏 治一切泻痢不已，胃脉浮洪者，反多日不已，微小者立止。

巴豆皮 楮实叶同烧存性，等分

上为末，熔蜡丸，如绿豆大，每服五丸，煎甘草汤下。

大圣真金散　治一切寒热，赤白泻痢诸证。

御米壳半斤，炒　甘草一两，炙　干姜半两，炮　当归一两　酸石榴皮一两，炒　陈皮去白　白茯苓去皮，各一两

上为末，每服二钱，水一盏，小儿半盏，乳香同煎至七分，食前，忌油腻、生冷毒物等。

车前子散一名断痢散　能治一切痢不止。

车前子不以多少，炒香

上为末，每服二钱，米饮调下，食前，空心服。

象骨散　治脾胃虚弱，心腹胀满，水谷不消，噫气吞酸，食辄呕吐，霍乱泄泻脓血，四肢沉重，脐腹疼痛，里急夜起频并，不思饮食，皆可治之。

象骨四两，炒　诃子取肉，二两　肉豆蔻一两　枳壳一两　甘草二两　干姜半两

上为末，每服三钱，水一盏半，煎至八分，和滓热服，食前，日三服。

海蛤玉粉散　治血痢，解脏中积毒热。

海蛤不以多少

上为末，每服二钱，入蜜少许，冷水调下，不拘时候。

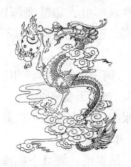

卷 十 一

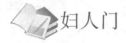妇人门

妇人总论

《素问》曰：目得血而能视，耳得血而能听，指得血而能摄，掌得血而能握，足得血而能步，脏得血而能液，腑得血而能气。然血所通流，则气亦然也。气血宣行其中，神自清利，而应机能用矣。故《素问》曰：气血人之神也，不可不谨调护。然妇人以血脏为基本也，夫妇人之病，手太阳、手少阴，小肠、心之经络为里表，起自冲任之脉，于经脉之下，以上毛际，循腹里关元，上至咽喉颐，循面目，过带脉，贯脐而止。以妇人月水一月一来如期，谓之月信。其不来，则风热伤于经血，故血在内不通；或内受邪热，脾胃虚损，不能饮食，食既不充，荣卫凝涩，肌肤黄燥，面不光泽；或大肠虚变为下痢，流入关元，致绝子嗣，为子脏冷虚劳损，而病带下，起于胞内。夫带下之造化，但分经络，标本殊异，为病之本气也。其病所发，正在过带脉之分，而淋漓以下，故曰带下也。赤白之说者，无定起。法曰：头目昏眩，口苦舌干，咽喉不利，小便赤色，大小便秘涩滞，脉实而数者，皆热证也。凡白带下者，亦多有之，为病寒岂能然？《素问》"亢则害，承乃制"，谓亢过极而反兼胜己之化，制其甚也，则如火炼金，热极则反化为水，及六月热极，则物反出液而湿润，林木流津。故肝热则出泣，心热则出汗，脾热则出涎，肺热则出涕，肾热甚则唾。大凡俗论，以煎热汤，煮极则沸溢，及热气重蒸于物，而生津液也。故下部任脉湿热甚者，津液涌而溢，已为带下。

见俗医曰带下者，但依方论，而用辛热之药，虽有误中，致令郁结热聚，不能宣通，旧病转加，世传误之久矣。

药 证 方

人参白术散 治遍身燥湿相搏，玄府致密，遂令怔悸，发渴，饮食减少，不为肌肤。

人参三钱　白术七钱　薄荷半两　缩砂仁三钱　生地黄　茯苓去皮　甘草各半两　黄芩一钱　滑石三两　藿香三钱半　石膏一两

上为末，每服三钱，水一盏，煎至六分，去滓，温服，食前，日进二三服。

白术汤 治妊娠血液虚衰，痿弱，难以运动，气滞肉麻，荣卫不能宣通，常服养液润燥，开通结滞，令血昌盛。

白术三两　寒水石　当归　黄芩　芍药人参　石膏　干葛　防风　缩砂　藿香　甘草茯苓各一两　木香一分　崔宣武方用白术一两

上为末，每服三钱，水一盏，生姜三片，同煎至六分，去滓，温服，食前，日三服。

二气丹 治月水不调，断绝不产，面黄肌瘦，恒不思美食，有燥热，以柴胡饮子相参服之。

大黄四两，别为末，醋一升，慢火熬成膏子当归二两　白芍药二两

上为末，以膏子和丸，如桐子大，每服二十九，淡醋汤下，食前，日进三服。如月水不通，加入干漆三钱炒焦用，没药半两，硇砂三钱、研，官桂二钱，斑蝥三钱、去翅足、炒热用。《本草》云此用熬，不可生用，用则吐泻。

当归龙骨丸　治月事失常，经水过多，及带下淋漓，无问久新，赤白诸证，并产后恶物不止，或孕妇恶露，胎痛动不安，及大小儿痢泻，并宜服之。

当归　芍药　黄连　染槐子　艾叶炒，各半两　龙骨　黄柏各一两　茯苓半两　木香一分

上为末，滴水为丸，如小豆大，温米饮下三四十丸，食前，日三四服。

当归人参散　治产后虚损痿弱，难以运动，疼痛胸满，不思饮食。

当归　白术　黄芩　芍药　大黄　茯苓去皮　陈皮各半两　人参　黄芪锉　川芎　厚朴去皮，姜制　官桂各三钱　甘草一两　枳壳四钱，去穰，炒

上为末，每服三钱，水一盏，生姜三片，煎至六分，去滓，不计时候，温服。如大便秘，以此散下和中丸。

增损四物汤　治月水不调，心腹疼痛，补血脏，温经驻颜。

川芎　当归　芍药　熟地黄　白术　牡丹皮各半两　地骨皮一两

上为末，每服五钱，水一盏，煎至六分，去滓，温服，食前。

当归川芎散　治风壅头目，昏眩痛闷，筋脉拘倦，肢体麻痹，保护胎气，调和荣卫。

当归　川芎各半两　甘草二两　黄芩四两　薄荷一两　缩砂仁一分

上为末，温水调下，渐加至二钱，食后，日进三服。

辰砂大红丸　治产后寒热运闷，血气块硬，疼痛不止。

朱砂一两，一半入药，一半为衣　附子炮　没药半两　海马半钱　乳香　苁蓉　肉桂　玄胡　姜黄　硇砂各半两　斑蝥一分　生地黄一两

上为末，酒煮面糊为丸，如酸枣大，每服一丸，煎当归酒下，放温；经水不行，煎红花酒下。

三圣散　治产后下血痢不止。

乌鱼骨炒　烧绵灰　血余灰汗脂者，各等分

上为细末，每服一钱，煎石榴皮汤调下，热服。

没药丹　治产后恶血不下，月候不行，血刺腰腹急痛，或一切肠垢沉积，坚满痃痛，作发往来，或燥热烦渴，喘急闷乱，肢体疼倦，大小人心腹暴痛。孕妇自利，恶物过多不宜服。燥热极甚，血液衰竭不可强行，宜调气养血，细详证用。

没药一钱　当归　大黄各一两　牵牛二两　轻粉一钱　官桂一分，以上同研末　硇砂一钱，同研

上研匀，醋面糊为丸，如小豆大，每服五丸至十丸，温水下，以快利取积病下为度。虽利后，病未痊者，后再加取利。止心腹急痛，煎乳香下，未止，取大便利。

黄药子散　治月事不止，烦渴闷乱，心腹急痛，肢体困倦，不美饮食。

黄药子　当归　芍药　生地黄　黄芩　人参　白术　知母　石膏各一两　川芎　桔梗各一分　甘草一两　紫菀　槐花子　柴胡各一分

上为粗末，抄三钱，水一盏，煎至七分，滤汁温服，食前，但一服。

大延胡索散　治妇人经病，并产后腹痛，或腹满喘闷，或癥瘕癖块，及一切心腹暴痛。

延胡索　当归　赤芍药　京三棱　川楝子　蓬莪茂　官桂　厚朴　木香　川芎各一分　桔梗　黄芩　大黄各半两　甘草一两　槟榔一钱

上为末，每服三钱，水一盏，煎至六分，去滓，热服，食前，日三服。恶物过多，去大黄、官桂，加入黄药子、染槐子、龙骨各半两，如前法，或平人心胃急痛，如本方，煎服，得利尤好。

枳实槟榔丸　治安养胎气，调和经候，癥瘕痞块，有似妊孕，可以久服，血气通和，兼宽膈美食。

枳实　槟榔　黄连　黄柏　黄芩　当归　阿胶灰炒，细研　木香各半两

上为末，水和丸，如小豆大，温米饮下三十丸，不计时候，日进三服。

软金花丸　心胸腰腹急痛，或淋病，并产前后经病刺痛，干呕气劳，往来寒热，四肢困倦，夜多盗汗者，兼治血积、食积。

当归半两，焙　干漆二钱，生　轻粉　斑蝥

生，全用为末　硇砂　霜粉各一钱　巴豆二钱，去油

上为末，同研细，枣肉为膏，旋丸如绿豆大，每服一丸，新水下，病甚者加服，看虚实。

大红花丸　治妇人血积聚癥瘕，经络注滞。

川大黄　红花各二两　虻虫十个，去翅足

上取大黄七钱，醋熬成膏，和药，丸如桐子大，每服五七丸，温酒下，食后，日三服。

黄芩汤　治妇人孕胎不安。

白术　黄芩各等分

上为末，每服三钱，水二盏，入当归一根，同煎至一盏，稍温服。

海蛤丸　治妇人小便浊败，赤白带下，五淋，脐腹疼痛，寒热，口干舌涩，不思饮食。

海蛤　半夏　芫花醋炒　红娘子去翅足　诃子炒　玄胡索　川楝子面裹煨，去皮　茴香炒，各一两　乳香三钱　硇砂半两　朱砂半入药，半为衣　没药研，各一两　当归一两半

上为末，醋煮面糊为丸，如小豆大，每服五丸至十丸，醋汤下，量人病虚实加减。

乌金散　治妇人诸疾，寒热头痛，一切等疾。

乌金子　肉桂　蒲黄　当归　虻虫　血余灰　水蛭　鲤鱼灰　木香　青皮　皂角大者，炙，各半两　芍药半两　芫花三两，醋浸　巴豆一钱，出油　朱砂少许　棕皮灰　红花各一两　川乌头半两

上为末，每服半钱，加至一钱，煎生姜汤调下，空心食前，忌油腻物。

伏龙肝散　治妇人血崩不止，或结作片者。

芎劳一两　生地黄一分　阿胶八钱，炙　当归一两　续断一分　地榆　刺蓟根各一两　伏龙肝七钱　青竹茹八钱

上为末，每服三钱，水一盏半，煎至一盏，温服，日五服，不计时候，后服补药。

阿胶丸　阿胶　鳖甲各六分　续断五分　龙骨一两半　芎劳六分　地胆四分　鹿茸五分　乌鱼骨八钱　丹参六钱　龟甲一钱

上为末，醋面糊为丸，如桐子大，每服三十丸，艾汤下，日进三四服。

麝香杏仁散　治妇人阴疮。

麝香少许　杏仁不以多少，烧存性

上为细末，如疮口深，用小布袋子二个盛药满，系口，临上药炙热，安在阴内立愈。

朱砂斑蝥丸　治妇人产后吃硬食，变作血气食块，无问久新。

皂角末二钱　巴豆四个，去油　朱砂一钱　硇砂一皂子大块　干蝎一个，全　斑蝥十个　红娘子五个　水蛭五个

上为细末，蜜和丸，分作十五丸，每服一丸至二丸、三丸，温酒下。初更吃，平明取下，血化水，十年之病皆治之，或大便或小便，不多出也。

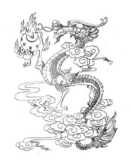

卷　十　二

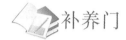

补养门

补养总论

《素问》云：诸寒收引，皆属于肾。肾者，少阴也；少阴者，至阴也；至者为极也。少阴者，冬脉所旺，居北而属水，为寒、为归藏、为周密，寒中收引拘缩，寒之用也。其病上下所生，水澄沏冷，清者不浊，其气寒冷，水谷不消化，吐利清冷，为病则如天气寒，而水自清也。

《素问》云：太阳受寒，血凝为瘕；太阴受寒，气聚为疝。但脉急，而寒之象也；急主于痛，故紧急也。又《内经》云：数则为热，迟则为寒，诸阳为热，诸阴为寒，脉当迟缓，寒毒内郁。洪数为热所养，心之脉也。寒气生清，水清就于湿，故以下利清白，此乃肠胃寒，化物失常。热则壅涩不通，寒胜则火衰，火衰金旺，吐利腥秽。腥者，金肺之属也。热则喜酸，寒则水腥，只如四肢逆冷，坚痞腹满，屈伸不便，禁固战栗，谓阴水主之；舒倦不便，诊其脉沉伏而迟，病之证也。阴阳停则和，偏则病。如阳气暴绝，阴气独胜，则为寒证；阴气暴绝，阳气独胜，则为热证。

经曰：阳胜阴虚，汗之而死，阴盛阳虚，下之而死。若阳实外热，阴虚内寒，阴虚内热，阴虚外寒。阳实伐其阳，当凉膈散、承气汤主之；阴实伐其阴，当白术散、四逆汤主之。

论曰：大凡治病，必求标本。受先者为本，次者为标，此为兼证。故知逆与从，正行无问。知标本者，万举万当；不知标本者，是谓妄行。

也。本病相传，先以治其急。六气为本，三阴三阳为标，故病气为本，受病经络脏腑谓之标也。

药　证　方

防风当归饮子　治脾肾真阴损虚，肝心风热郁甚，阳胜阴衰，邪气上逆，上实下虚，怯弱不耐，或表热而身热恶寒；或里热而躁热烦渴；或邪热半在表、半在里，进退出入不已，而为寒热往来；或表多则恶寒，里多则发热；或表之阳分，阳和正气与邪相助，并甚于里，畜热极深，而外无阳气，里热极甚，阳极似阴而寒战，腹满烦渴者；或里之阴分，正气反助邪气，并甚于表，则躁热烦渴而汗出也；或邪热壅塞，或烦热痛者；或热结极甚，阳气不通，而反觉冷痛；或中外热郁烦躁，而喜凉畏热者；或热极秘寒，不得宣通，阳极似阴，中外喜热而反畏寒者；或躁热烦渴者；或湿热极甚，而腹满不渴者；或一切风热壅滞，头目昏眩，暗风眼黑，偏正头疼，口干鼻塞，耳鸣及聋，咽嗌不利；或目赤肿痛，口疮舌痹；或上气痰嗽，心胁郁痞，肠胃燥涩，便溺淋秘；或是皮肤瘙痒，手足麻痹；或筋脉拘急，肢体倦怠；或浑身肌肉跳动，心忪惊悸；或口眼㖞斜，语言蹇涩；或狂妄昏惑，健忘失志，及或肠胃燥热怫郁，而饥不欲食；或湿热内余，而消谷善饥，然能食而反瘦弱；或误服燥热毒药，及妄食热物过多，而耗损脾肾，则风热郁甚，而多有如此，不必全见也。无问自病及中燥热毒药所使者，并宜宣通气血，调顺饮食，久服之，旧病除去，新病不生，设虚人常服，补益功验，自可知矣。

防风　当归　大黄　柴胡　人参　黄芩甘草炙　芍药各一两　滑石六两

上为末，每服三钱至五钱，水一大盏，生姜三片，同煎至七分，去滓，温服。

双芝丸　治补精气，填骨髓，壮筋骨，助五脏，调六腑，久服驻颜不老。

熟干地黄焙，取末　石斛去根，酒炙　五味子焙　黄芪锉　肉苁蓉酒浸　牛膝酒浸　杜仲蜜水浸泡　菟丝子酒浸三日，炒　麋鹿角霜各半斤沉香三钱　麝香二钱，研　人参　白茯苓去皮覆盆子　干山药　木瓜　天麻酒浸　秦艽各一两薏苡仁二两，炒

上为末，炼蜜为丸，如桐子大，每服二十丸至三四十丸，温酒下，盐汤、米饮亦可。凡年五十岁以上，加入黑附子以青盐汤蘸泡、鹿角一大对，去顶三指、硫黄半斤、浑用。

以上用些油，釜中以水同煮，令微沸，勿太急甚，水耗只旋添温水，须用水以备添也。炼令角胶汁出尽，其角如霜，以手捻如腻纷，乃盛之取用，勿令秽污也。

内固丹　治诸补养肾气，调和脾脏，寿高者常服，筋骨劲健，浑如壮士。

肉苁蓉酒浸　茴香炒，各一两　破故纸　葫芦巴炒　巴戟去心　黑附子炮　川楝子　胡桃仁各四两，面炒

上为末，研桃仁为膏，余药末和匀，酒面糊为丸，如桐子大，每服十九至三十丸，温酒、盐汤下，食前，虚者加至五七十丸。此药明目，补肾乌须，进美食，空心。

大补丸　治男子脾肾不足，不明久新者。

陈韭子　陈萝卜子以上炒　葵仁去皮，各半两　穿山甲七片，用酒炙　麝香少许

上为细末，用蜜和丸，如樱桃大，每服一丸，温酒送下，食前，空心。

蛤蚧散　治脾胃气攻心刺痛者。

蛤蚧一对，酒炙　乳香　木香　白茯苓　丁香　茴香各一钱　穿山甲二钱

上为细末，每服一钱，好温酒调下，空心，食前。

金镇丹　治男子本脏虚冷，夜梦鬼交者。

龙骨水飞　菟丝子各一两　破故纸　韭子泽泻　牡蛎各半两　麝香少许

上为末，酒面糊为丸，如桐子大，每服三十丸，温酒下，空心，食前，日三服。

调中丸　治脾胃虚，止呕吐，宽利胸膈。

青皮　红皮各一两　大黄一两　牵牛三两

上为细末，滴水和丸，如桐子大，每服三二十丸，温水下，空心，食前。

水中金丹　治元脏气虚不足，梦寐阴人，走失精气。

阳起石研　木香　乳香研　青盐各一分　茴香炒　骨碎补炒　杜仲各半两，去皮，生姜炙丝尽

白龙骨一两，紧者，捶碎，绢袋盛，大豆蒸熟，取出，焙干研　黄戌肾一对，酒一升，煮熟，切作片子，焙，入白茯苓一两，与肾为末

上为细末，酒面糊和丸，如皂子大，每服二丸，温酒下，空心，忌房室。

和气地黄汤　治沉积气结不散，调养荣卫，补顺阴阳，常服以代汤茶酒果。

木香一字　拣桂去皮　茯苓去皮　白芥子各一钱，炒香　白术　干山药　川芎　当归各一分，焙　桂花　缩砂仁各半钱　甘草半两，炙

上为细末，入麝香少许，研匀，用数重油纸，或瓷器内密封起，每用蜜二斤，饧饴一斤，温好甜水五升，化匀开，抄前药并杏仁十枚、去皮尖、洗净、炒香焦、捶碎，湿地黄根许切长寸，约取汁半盏，温服。

白术调中汤　治中寒痞闷急痛，寒湿相搏，吐泻腹痛上下所出水液，澄沏清冷，谷不化，小便清白不涩，身凉不渴，本末不经，有见阳热证，其脉迟者是也。此因饮食冷物过多，阴盛阳衰而为中寒也；或冷热相击而反阳气怫郁，为能宣散，怫热内作，以成热证者，不可亦言为冷，当以脉证别之。夫湿热吐泻，常见阳脉，若亡液气虚，亦能反见诸阴脉也，当以标本之，不可治，或热证误服此白术调中汤，温药亦能开发阳气，宣通而愈，别无加害，无问寒热久新，并宜服之。或有口疮目疾，孕妇等吐泻者，以畏干姜、官桂，不宜服。

白术　茯苓去皮　红皮去白　泽泻各半两　干姜炮　官桂去皮　缩砂仁　藿香各一分　甘草一两

上为末，白汤化蜜少许，调下二钱，每日三服；炼蜜和就，每两作十丸，名白术调中丸。小儿一服分三服。

人参白术散　此方证同白术调中汤法。

人参　白术　茯苓　甘草　橘皮　葛根　泽泻　滑石　藿香各半两

上为末，每服三钱，水一盏，煎至六分，温服，妊妇加苍术三五片，热服。

白术散　治伤寒下后余热，以药下之太过，胃中虚热，饮水无力也，当生胃中津液，多服此药。

人参　白术　木香　白茯苓　甘草　藿香叶　干葛锉，各一两

上为末，每服一钱至二钱，水一盏，煎至五分，温服，如饮水者，多煎与之，无时也。

丁香附子散　治脾胃虚弱，胸膈痞结，吐逆不止。

附子一两　母丁香四十九个　生姜半斤，取自然汁半碗

上用附子钻孔四十九，以丁香刺上面填内，将生姜汁用文武火熬尽，又用大萝卜一个，取一穴子，入附子，又填内，将萝卜盖之，又用文武桑柴火烧香熟为度，取出，切附子作片子，焙干，捣为细末，每服一钱，米汤一盏调下，日进三服。

何首乌丸　治男子元脏虚损，发白再黑，填精。

何首乌半斤　肉苁蓉六两　牛膝四两

上将何首乌半斤，用枣一层，何首乌甑内蒸枣软用，切，焙，同为末，枣肉和丸，如桐子大，每服五七丸，嚼马莲子服，温酒送，食前，一服加一丸，日三服，至四十丸即止，却减至数，效如神妙。

煨肾丸　治男子腰膝疼，夜多小便者。

川楝子　马楝花　破故纸　葫芦巴　茴香炒，各等分

上除茴香外，四味酒浸，同为末，酒煮面糊为丸，如桐子大，每服十丸至二十丸，温酒下，空心食前。

神仙楮实丸　治积冷气冲心胸，及胃有蛔虫疼痛，痔瘘，痃癖气块，心腹胀满，两肋气急，食不消化，上逆气奔于心，并疝气下坠，饮食不得，吐水呕逆，上气咳嗽，眼花少力，心虚健忘，冷风遍风等疾，坐则思睡，起则头眩，男子冷气，腰疼膝痛，冷痹风顽，阴汗盗汗，夜多小便，泄利阳道衰弱，妇人月水不通，小便冷痛，赤白带下，一切冷疾，无问大小。能明目，益力轻身，补髓益精。

枳实子一升，淘去泥，微炒　官桂四两，去皮　牛膝半斤，酒浸　干姜三两，炮

上为末，酒面糊为丸，如桐子大，每服二十丸，温酒空心食前，盐汤亦得。

补中丸　治一切气疾，心腹疗痛，呕吐气逆，不思美食。

厚朴生姜制香　干姜炮　陈皮去白　白茯苓去皮　甘草炙紫，各等分

上为末，炼蜜为丸，如樱桃大，每服一丸，空心，白汤化下，细嚼亦得。

荜澄茄丸　治中焦痞塞，气逆上攻，心腹疗痛，吐逆不痢，美饮食。

荜澄茄半两　良姜二两　神曲炒　青皮去白　官桂去皮，各一两　阿魏半两，醋面裹，煨熟

上为末，醋面糊为丸，如桐子大，每服二十丸，生姜汤下，不计时候。

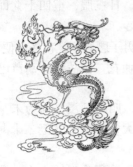

卷 十 三

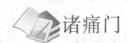 诸痛门

诸痛总论

夫痛者，经脉流行不止，环周不休，寒气入经而稽迟，血凝泣而不行，客于脉外，血少；客于脉中，气不通，故卒然而痛。其痛者，卒然而止，或痛甚而不休，或按之而痛止，或按之而无益，或喘痛动应手，或与心背相引而痛，或胁肋与少腹相引而痛，或腹痛，或引阴股，宿昔而成积，或卒然而痛死不知人，而少间复生，或痛而闭不通者。诸痛各不同形。经曰：风寒客于脉外，则脉寒；脉寒则蜷缩；蜷缩则脉绌。脉绌急则外引小腹，卫气不得通流，故卒然而痛，得炅则痛止。寒气客于经脉之中，相薄则脉满，满则血气乱，故痛而不可按。寒气客于肠胃之间，膜原之下，血不得散，小腹急引故痛；按之血气散，痛乃止也。胁肋痛者，寒气客于厥阴之络脉也。背与心相引痛者，寒气客于背俞之脉，注于心相引痛。寒气客于阴股，血泣，在小腹相引痛。卒然而痛死者，寒气客于五脏，厥逆上壅，阴气竭，阳气未入，故卒然痛死，气复反则生矣。视其五色，黄赤为热，白青则为寒，青黑为痛。经曰：感虚乃陷下，其留于筋骨之间，寒多则筋挛骨痛，热则骨弛肉消。但痛痒、疮疡、痛疽、痛肿、血聚者，皆属心火热也，不可一例伤寒。凡治痛者，先察本次，明经络皮部虚实，用药无误矣。

药 证 方

辰砂一粒丹 治一切厥心痛，小肠、膀胱痛，不可止者。

附子一两，炮 郁金 橘红等附子用

上为末，醋面糊为丸，如酸枣大，以朱砂为衣，每服一丸，男子酒下，妇人醋汤下，服罢又服散子。

神圣代针散 乳香 没药 当归 香白芷 川芎各半两 芫青一两，去足翅

上为细末，更研，每服一字，病甚者半钱，先点好茶一盏，次掺药末在茶上，不得吹搅，立地细细急呷之。心惊欲死者，小肠气搐得如角弓，膀胱肿硬，一切气刺虚痛，并妇人血癖、血迷、血晕、血刺、血冲心，胎衣不下，难产，但一切痛疾，服之大有神效，只是要详疾证用药。

茴香丸 治男子、妇人脐腹疼痛，刺胸膈不止者。

茴香炒 良姜 官桂各半两 苍术一两，米泔浸

上为末，酒面糊和丸，如桐子大，每服十丸，生姜汤，止痛温酒下，空心食后。

趁痛丸 治一切走注疼痛，妇人经脉住滞，水肿腹胀。

甘遂 大戟 芫花 黄牵牛各等分

上为末，以荞面同末和作饼子，扞切为棋子，煮熟服之，得利为度，每服一切，加减相虚实。

六合散 治一切燥结，汗后余热宣转不通，亦名金钥匙散，并治小肠气结，心腹满，胸中结痞，走疰疼痛。

大黄一两，纸裹煨　白牵牛半两，生　黑牵牛微炒　甘遂各半两　槟榔三钱，生　轻粉一钱

上为细末，每服一钱，蜜水调下服，量虚实加减。

定痛丸　治打扑损伤，筋骨疼痛等。如打扑骨损者，先整骨，用竹夹定，然后先用好酒下麻黄三钱，然后服药大效。

乳香一分　川椒　当归　没药　赤芍药　川芎　自然铜　玄胡

上为末，熔蜡为丸，如弹子大，细嚼，酒下一丸。骨碎者，先用竹夹夹定，三五日，依旧，小可与服。

香壳散　治小肠气，脐腹搅疼急，阴股中疼闷，不省人事。

舶上茴香川盐炒　枳壳各一两　没药半两

上为末，每服一钱，温热酒下，不计时候，并二三服。

金针丸亦名陆神丸　治阳绝，痃气，心腹不忍者。

丁香　木香　乳香　阿魏　轻粉　骨碎补去毛　槟榔　官桂　桂心　巴豆去皮　杏仁去皮　不灰木　肉豆蔻　阳起石　朱砂各等分

上为细末，水面糊为丸，如小豆大，每服一丸，针穿作孔子，小油内滚过，灯焰内燎遍，于油中蘸死，嚼生姜下，不计时候，日三服，虚实加减。

一粒金丹　治腰膝走注疼痛如虎啮。

草乌头　五灵脂各一斤　木鳖子四两　白胶香半斤　地龙四两，去土，炒　细墨一两　乳香一两　当归二两，焙　没药二两　麝香一钱

上为末，再研一千下，糯米面糊和丸，如桐子大，每服一丸至二丸，温酒下。吃药罢，遍身微汗者验。

没药散　治一切心肚疼痛不可忍者。

没药　乳香各三钱，另研　川山甲五钱，炙　木鳖子四钱

上为细末，每服半钱一钱，酒大半盏，同煎，温服，不计时候。

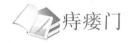

痔瘘总论

夫肠风痔病者，所发手太阳、手阳明经，以应动脉，谓肺与大肠相表里，主为传道，以行糟粕。肠风痔病有五种，其证亦异。盖因阳气虚而玄腑疏，风邪乘而热自生，风湿邪热攻于肠中，致使大便涩而燥热郁，血热散而流溢，冲浸浚肠里，故以先血后便。热在下，先便后血；热在上，先血后便，久而不愈乃作痔。

《素问》云：因而饱食，筋脉横解，房室劳伤，肠癖为痔。风热不散，谷气流溢，传于下部，故令肛门肿满，结如梅李核，甚者而变成瘘也。五脏切宜保养，勿令受邪。

药　证　方

香壳丸　治湿热内甚，因而饱食，肠癖成痔，久而成瘘，速服悉愈之。

木香　黄柏各三钱　枳壳去穰，炒　厚朴各半两　黄连一两　猬皮一个，烧　当归四钱　荆

芥穗三钱

上为末，面糊为丸，如桐子大，每服二三十丸，温水，食前，日三服。

楷滕子丸　治肠风泻血，湿热内甚，因为诸痔，久而不治，乃变成瘘。

黄芪　枳实　槐花　荆芥穗　凤眼草各一两　楷藤子一对，炙　皂子三百个，炙

上为细末，面糊为丸，如桐子大，每服二三十丸，空心，酒下，米饮亦得，忌油腻、冷猪鱼、臭血物等。

乌荆丸　治肠风痔疾，大肠秘涩。

川乌头二两，炮　荆芥穗四两

上为末，醋面糊为丸，每服二三十丸，如桐子大，温水下，日三服。

黄芪葛花丸　治肠中久积热，痔瘘下血疼痛。

黄芪　葛花　黄赤小豆花各一两　大黄　赤芍药　黄芩　当归各三分　猬皮一个　槟榔　白蒺藜　皂角子仁炒，各半两　生地黄焙，一两

上为末，炼蜜和丸，如桐子大，每服二十

丸至三十丸，煎桑白皮汤下，食前，槐子煎汤下亦得。

黄连散 治肠风下血，疼痛不止。

鸡冠花 黄连 贯众 川大黄 乌梅各一两 甘草三分，炙

上为末，每服二钱，用温米饮调下，日三服，不计时候。

乳香没药散 治五种风痔瘘，无问久新。

宣黄连 白矾各一两 谷精草半两 石榴一个，用刀子割下盖子，里面取子三停，一停次将黄连、白矾碎，内入石榴内，用元盖子合用

上以湿纸一张裹了，后用胶泥拍作饼子，

裹石榴，以炭火烧通赤为度，取出，去泥纸，次将谷精草于铫子内炒焦黄为度，与石榴研细，后入麝香一钱、乳香一钱、没药一钱，研细拌匀，每服一钱，热酒小半盏调下，日三服。

木香厚朴汤 治痔瘘脱肛，肠胃间冷，腹胁虚胀，不思饮食。

木香 桂心 桃仁 陈皮 厚朴各一两 肉豆蔻 赤石脂各半两 皂角子三两，去皮子，醋炙黄 大附三分，炮

上为末，每服二钱，温粥饮调下，食前。

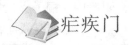疟疾门

疟疾总论

《素问》云：痎疟皆生于风，其蓄作有时，何气使然？夫阴阳上下交争，虚实相移也。阳并于阴，阴实阳虚，寒栗鼓颔，此皆夏伤于暑，热气藏于皮肤之内，肠胃之外，腠理开，得秋气，汗出遇风得之，与卫气并，卫气昼行阳，夜行阴，气得阳外出，得阴内薄，外内相薄，是以日作也。其有间日者，气深内薄于阴，阳气独发，阴邪内著，阴与阳争不得出，是以间日作也。其作宴与早者，邪气客于风府，循膂而下，卫气一日一夜大会于风府，其日下一节，先客于脊背，每至风府则腠理开；腠理开，邪气入；邪气入，则病作宴也。

夫寒者，阴气也；风者，阳气也。先伤寒而后伤风，故曰先寒而后热，名曰寒疟；先伤于风后伤寒，故曰先热而后寒，名曰温疟；其热而不寒者，阴气先绝，阳气独胜，少气烦冤，手足热欲呕，名曰瘅疟。有余则泻，不足则补。热为有余，寒为不足。已得火不能温热，已冰水不凉气，阴胜并于阳，阳胜并于阴。阴胜则寒，阳胜则热。故疟者，阴阳风寒，虚实邪气不常之所作也。

药 证 方

辟邪丹 治岚嶂鬼疟、食疟，并月频日者。

绿豆 雄黑豆各四十九粒 信砒半钱，别研 黄丹一钱，为衣 朱砂二钱

上为末，同入乳钵内，滴水为丸，分作三十粒，每服一粒，已，用东南桃心取七枝，研汁，将井花水，早晨日欲出不出，向日吞之，醋汤亦得，已发日服。

斩邪丹 治诸般疟疾无时，不止者。

绿豆 小豆各三十粒，口退皮再入 朱砂信砒各一钱

上为末，同研细，滴水和丸，匀分作十丸，每服一丸，已早晨服，夜间于北斗下，香水献至早晨，用新倒流水送下。

断魔如圣丹 信砒一钱 蜘蛛大者三个 雄黑豆四十九粒

上为末，滴水和丸，如豌豆大，如来日发，于今夜北斗下献于早晨，已，纸裹，于耳内扎一丸，立见愈，神圣，一粒可医三人。

辰砂丸 治一切脾胃虚，疟邪热毒者。

信砒 甘草各一钱 朱砂三钱 大豆四十九粒

上为末，滴水和丸，匀分作四十九服，发日早晨日欲出，煎桃心汤下，忌热物。

疟神丹 治诸般疟疾。

信砒一两 雄黄一钱

上以于五月重五日，用粽子尖拌匀，研三千下，日未出，不令鸡犬、妇人见，丸如桐子大，未发前一日，面东，冷水下一丸。

趁鬼丹　治一切疟疾，神效。

信砒一钱　大豆七钱　雄黄　轻粉　荷叶各半钱　甘草一寸

上为末，滴水为丸，如小豆大，重午日未出，不见鸡犬、妇人修合，每服一丸，无根水下。平日夜视北斗，来日服，忌热物。

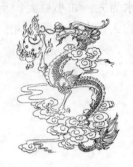

卷 十 四

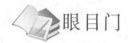 眼目门

眼目总论

《素问》云：目得血而能视，手得血而能握，其证足厥阴经之经络所主，肝脏受虚而即补肾，实而即泻心。

夫人之眼目者，似天地之日月也。若人无双目，岂能辨贤愚？天无日月，万物安得照耀？是以眼通五脏，气贯五轮，外应肝候。肝脏虚而风邪郁，风邪郁而热蕴，冲火炎上行，故攻目昏，渗涩疼痛，赤丝皆发。荣卫实则能视，荣卫虚则昏暗。凡人多餐热物，或嗜五辛，坐湿当风，凌寒冒暑，将息失度，皆丧目之源也。

药 证 方

黄连膏 治一切眼目，瘀肉攀睛，风痒泪落不止。

朴硝一斗，以水半斗，淘净去土，阴干用 黄连半斤 白丁香五升，以水一斗淘净去土，搅细用

上取水，入硝、香，釜内熬至七分，淘出令经宿，水面浮牙者，取出挖干，以纸袋子盛，风中悬至风化；将黄连细末熬清汁，晒干；硝用猪羊胆和，加蜜妙，点之效矣。

涤昏膏 治一切风眼，疼痛不可忍者，洗之妙矣。

好崖蜜一斤 黄连一两 没药半两 黄丹一两，炒紫色

上入蜜同熬黑，煎黄连成稠汁，入二味药内，煎熬稠，更入没药末，同熬数沸，滤去滓，洗甚妙，后更用通天散嗜鼻。

通天散 治偏正头痛，并夹脑风，通一切壅滞，明目。

赤芍药 川芎 黄连 黄芩 玄胡索 草乌头 当归 乳香别研，各等分

上为细末，每服少许，纸捻子蘸药，任之鼻嗜，神效。

神芎散 治风热上攻，头目眩痛，上壅鼻塞眼昏，并牙齿闷痛。

川芎 郁金各二钱 荆芥穗一分 薄荷叶一分 盆硝二钱 红豆一钱，以上为细末后，入盆硝

上研匀，鼻内嗜三两剜耳，力慢加药，病甚者，兼夜嗜之。凡热多风少，随证选用诸药。

金丝膏 治一切目疾，昏暗如纱罗所遮，或疼或痛。

宣黄连半两，锉碎，水一盏，浸一宿，取汁，再添水半盏浸渍，经本日许，取汁，与前汁和，别用水半盏 蜜一两 白矾一字 井盐一分，如无，以青盐代之 山栀子二钱，好者，捶碎，与黄连渍同煮五十沸，取尽汁子，滤去渍，与前黄连汁一处，入余药

上用银瓷器内，同熬十余沸，用生绢上细纸数重，再滤过，用时常点。

白药子散 治一切疳眼赤烂，目生翳膜，内外障疾，并小儿吐痢。

白药子一两 甘草半两

上为末，猪肝一叶，劈开掺药五钱，水一大盏，煮熟，食后服。

胡黄连散 治一切久新赤目疼痛，不能坐卧，并大小人口疮。

胡黄连 槟榔各半两 麝香少许，别研

上为细末，研细点之。如口疮，每服半钱。

麝香一字，匀口疮大小贴之，忌食鱼猪油腻物。

碧霞丹　点一切恶眼风赤者。

龙脑　麝香　硇砂各二钱　血竭　没药
乳香　铜青各一钱　硼砂三钱

上为末，滴水和丸，如桐子大，每服一丸，新汲水化开点之，立效。

菩萨散　治远年近日，一切眼疾。

菩萨石　金精石　银精石　太阴石　太阳
石　雨余石　河洛石　矾矿石　云母石　炉甘
石　井泉石　白滑石　紫石英　寒水石　阳起
石　猪牙石　代赭石　碧霞石　乌鱼骨　青盐
各一两　硇砂半两　密陀僧一两　铜青一两　黄
丹四两　麝香　脑子各一钱　轻粉一钱半　硼砂
三钱　乳香二钱　雄胆一斤　白砂蜜二斤

上为细末，以井花水九大碗，熬就作四碗，点水内落下钱许大，不散可，如散者再熬，滤滓，过露旋点。

石膏羌活散　治久患双目不睹光明，远年近日，内外气障风昏暗，拳毛倒睫，一切眼疾。

羌活治脑热头风　密蒙花治羞明怕日　木贼退翳障　香白芷清利头目　细辛　干菜子二味起倒睫
麻子起拳毛　川芎治头风　苍术明目暖水脏　甘菊花　荆芥穗治目中生疮　黄芩洗心退热　石膏藁本二味治偏正头痛　甘草解诸药毒，各等分

上为末，每服一钱至二钱，食后临卧，用蜜水一盏调下，或茶清，或淘米第二遍泔亦得，日进三服，至十日渐明，服至二十日大验。此方医数十余人矣。

重明散　治一切风热，内外障气眼疾。

川独活　川羌活　川芎　吴射干　仙灵脾
防风　甘草　井泉石　苍术各半两　丹参
白术　石决明　草决明各三分

上为末，每服二钱，水一盏半，煎至一盏，温服，日进二服，食后。

雷岩丸　治男子、妇人，肝经不足，风邪内乘上攻，眼暗泪出，羞明怕日，多见黑花生障，翳膜遮睛，睑生风粟，或痒或痛，隐涩难开，兼久患偏正头疼，牵引两目，渐觉细小，视物不明，皆因肾水不能既济于肝木，此药久服大补肾脏，添气力。

肉苁蓉一两　牛膝一两　巴豆一两，浸一宿，去皮心　菊花二两　黑附子青盐二钱，以河水三升同煮为度，去皮脐，一两　枸杞子二两　川椒三两，去目

上为末，共浸药酒煮面糊为丸，如桐子大，每服十丸，空心酒下。世人服药，不知多少根源，往往不效耳。

丁香复光丸　治一切远近目疾。

丁香二钱　巴豆一钱，去皮油　半夏二两
乌梅半两，去核　南硼砂三钱　脑子二百　盆硝
半两　缩砂仁二钱半　甘草半两　荆芥穗二钱

上为末，醋煮面糊为丸，如绿豆大，每服十九至十五丸，米泔下，食后，日三服。

以上诸方，系先生亲验可录。

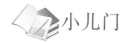

诸病总论

《素问》云：身热恶寒，战栗惊惑，皆属热证，为少阴君火；暴强直，支软戾，里急筋缩也，皆属风证，为厥阴风木。凡小儿六岁之上为小儿，十八岁以上为少年，其六岁以下者，诸经不载，是以乳下婴儿，有病难治，无可定也。然小儿与大人，不可一例，各异治之。虽小儿诞生褓褓之后，骨肉脆软，肠胃细微，可以乳食，调和脏腑，乃得平安。肌肤滋润，筋骨轻嫩，以绵衣之，故生壅滞，内有积热，热乘于心，心受邪热，乃发为惊；惊不止，反为潮搐。则为病也，大概小儿病者纯阳，热多冷少，故引《素问》少阴、厥阴证，以小儿病惊风热多矣。小儿惊风者，皆由心火暴甚，而制金不能平木，故风火相搏，而昏冒、惊悸、潮热，此证皆谓热甚而风生。《素问》惊骇、惊愕，少阴君火也。

小儿脾疳痢泻者，皆热甚。急惊泻痢色多青，为热证明矣；痢色黄者何？为火甚则水衰而脾土旺，故痢色黄也；痢色红赤者，为心火热甚深也；痢色黑者，为火热过极，则反兼水

化制之，故色黑也。

五脏皆言热证，无寒冷证，亦有谓泻痢，小便青白不涩为寒，水谷不化，而色不变，吐痢腥秽，澄沏清冷白不涩，身凉不渴，脉迟细而微者，寒证也。

谷虽不化，而色变非白，烦渴，小便赤黄而涩者，为之热证。世传大人小儿，吐痢霍乱，食乳未及消化，而痢尚白，便言论为寒证，误矣，何不脉候别之。仲景邪热不化谷，岂为寒也？大人亦同。

药证方

龙脑地黄膏 治小儿急慢惊风，涎痰上潮心胸，天吊惊，缠喉风，小儿胸膈不利，一切热毒，大有神效。如病不已，与分肢散一二服，吐利得快，常服此药。

川大黄别捣 甘草横纹者，别捣 麝香各一钱，别研 雄黄水窟者，一分，别研 生脑子一钱，别研

上五味，修合制了，再入乳钵内，同研细，炼蜜为膏，油单裹，如有前病，煎薄荷汤下，旋丸如皂子大，化下；如小儿、大人睡惊及心神恍惚，煎金银汤下一丸；常服新汲水下，大解暑毒。如孕妇人常服，新生男女永无痰病。如有大人阳毒伤寒，加轻粉二匣子、龙脑少许，水化下一丸，杏核大。小儿看年纪大小加减服，立效。

分肢散 治小儿卒风，大人口眼㖞斜，风涎裹心，惊痫天吊，走马喉闭，急惊，一切风热等疾。

巴豆半两，不出油 川大黄一两 朴硝半两

上大黄为末，后入巴豆霜、朴硝，一处细研，用油贴起，如有前患，每服半钱，熟茶下，吐下顽涎，立愈。如小儿胸喉惊吊等，先服龙脑地黄膏一服，次服此药一字，茶下，时上吐下泻，以吐利得快为效，大人半钱，小儿一字，看虚实加减，只是一两服见效，不宜频服。如吐泻不定，以葱白汤立止。

珍珠丸 治小儿虚中积热，惊痫等疾。

巴豆霜 腻粉各二钱 滑石二钱 天南星一钱半 蝎梢二十四个 续随子二十四个，去皮 粉霜一钱半

上为末，研令极细，以糯米粥为丸，如黄米大，小儿二岁以下，每服三丸至一丸；十五岁每服五丸至十丸，点茶汤下，荆芥汤亦得，虚实加减。

朱黄散 治小儿上焦壅热诸眼疾。

肉桂 郁金各一两 马牙硝四两 甘草半两

上为末，如患眼三五年，吃三五两便瘥，每服一钱，新汲水调下，重枕卧片时；若是小儿十岁服半钱，五岁以下服一字，永无惊疳痫风患，服之立效。

朱砂丸 治小儿急慢惊风，及风热生涎，咽喉不利，取惊积。

朱砂 天南星 巴豆霜各一钱

上为末，面糊和丸，如黍粒大，看病虚实大小，每服二丸；或天吊戴上眼，每服四五丸，薄荷水下，立愈。

郁金散 治小儿急慢惊风等疾。

郁金一枚，大者 巴豆七个，去皮，不出油

上研为细末，每服一字，煎竹叶汤放温下，把药抄盏，唇上放，以汤充下喉咽为妙。

泽泻散 治小儿齁齁，膈上壅热痰潮。

泽泻一分 蝉壳全者，二十一个 黄明胶手掌大一片，炙令焦

上为细末，每服一大钱，温米汤调下，日进二服，未愈再服。

镇庭散 治小儿一切惊喘，肚胀咳嗽。

郁金 大黄各半两 甘草三钱 轻粉一钱

上为末，每服半钱，用薄荷汁、朱砂细研，冷水以木匙沥下。

定命散 治小儿天吊惊风，不能哭泣。

藜芦 川芎 郁金各等分

上研为细末，鼻中嗜之，如哭可医。

金肺散 治小儿诸般喘嗽、急惊风，神效。

锡灰一钱 汉防己二钱 郁金一钱半 砒黄二钱 半夏一钱半，汤洗七次

上为细末，每服半钱，加一钱，小儿加减，煎猪肉汤下，日进二服，食后。

厚朴散 治小儿虚滑，泻利不止。

厚朴 诃子皮各半两 史君子一个 拣丁香十个 茯苓 吴白术 青皮各二钱 甘草一寸，炒

上为末，每服一字一岁，加减用，清米汤下。

人参散　治小儿虚热烦渴，因吐泻烦渴不止，及疏转后服之。

人参半两　茯苓二两半　牛膝二钱半　甘草半两　干葛半两　桔梗二钱半

上为末，每服二钱，水一大盏，入灯心五茎，同煎至六分，放温，不计时候。烦渴者，以新竹汤下，量年纪加减。

碧云散　治小儿惊风有涎。

胆矾半两，研　铜青一分，研　粉霜　轻粉各一钱

上为细末，每服一字，薄荷汤下；中风，浆水下；如吐多不定，煎葱白汤投之，立止效。

桃符丸　治小儿风热。

大黄　郁李仁　黄柏　宣连　郁金各一分　巴豆二七个，去皮，出油为霜　轻粉二钱

上为细末，滴水为丸，如绿豆大，以朱砂为衣，每服二丸，用桃符煎汤下，看大人、小儿加减。

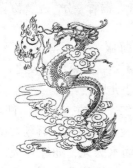

卷 十 五

 杂病门

疮痈杂论

《素问》云：痛痒疮疡，痈疽痘疹，瘤气结核，怫郁甚者皆热。五脏不和，九窍不通；六腑不和，留结为痈。近于火气，微热则痒，热甚则痛，附近则灼而为疮，皆火之用也。

人之疮肿，因内热外虚所由生也，为风湿之所乘，则生疮肿。然肺主气，候于皮毛；脾主肌肉，气虚则肤腠开，为风湿所乘，脾气温而内热，即生疮也。肿者，皆由寒热毒气客于经络，使血涩而不通，壅结成肿。风邪内作，即无头无根；气血相搏作者，即有头有根。结壅盛则为脓，赤核肿则风气流溃也。疮以痛痒，痛则为实，痒则为虚，非谓虚为寒也，正谓热之微甚也。痒者，美疾也。故火旺于夏，而万物蕃鲜荣美也。炙之以火，溃之以汤，而其痒转甚者，微热之所使也；痒去者，谓热令皮肤纵缓，腠理开通，阳气得泄，热散而去；或夏热皮肤痒，而以冷水沃之，其痒不去，谓寒收敛，腠理闭密，阳气郁结，不能散越，怫热内作故也。疮疡皆为火热，而反腐出脓水者，犹谷肉果菜，热极则腐烂而溃为污水也。溃而腐烂者，水之化也。痈浅而大，疽深而恶，热胜血则为痈脓也。疡有头，小疮也。疹浮而小，瘾疹也。瘤气，赤瘤丹熛，热胜气火之色也。

药证方

如意散 治疥癣，无时痛痒，愈发有时，不问久新者。

吴茱萸　牛蒡子　荆芥各一分　牡蛎半两

轻粉半钱　信砒二钱

上为细末，研匀，每临卧抄一钱，油调，遍身搓摩，上一半，如后有痒不止，更少许涂之，股髀之间，闻香悉愈。

信效散 治风热上客阳明之经，牙齿疳蚀，龈宣腐臭，血出色黄，气腐注闷，动摇疼痛，作发有时，兼解中金石一切毒药。

信砒一钱　黄丹二钱　千古石灰如无，但以陈久者炒，细研，四钱

上研细末，入青盐一分，麝香少许，如无此二味亦得，每上抄三两大豆许，先洗漱净，以手指蘸药，捺上下牙齿龈，沥涎勿咽之，须臾，漱净。或有蚀处，再上少许，日三四次，常用如意，一上以频为妙。或服金石药致病，便一日三四上，更不上牙齿，如神；或已上牙齿者，敷之即愈。或平人常用，颇能清利头目，宽膈美食，使髭须迟白，久用亦能固牙齿，使迟老。人气于面，而手足阳明经络贯注，忧思则气结而血液不行，燥热怫郁而血衰，不能荣养脏腑，故早苍黄而斑白也。此药能使阳明血宣通，故效能然也。又方使龙骨，不用石灰。

神圣饼子 治一切打扑伤损，金石刀刃，血出不止者立效。此药上无脓，退痂便愈。

乌鱼骨一两，五月五日前先准备下　莴苣菜一握　韭菜一握　青蓟草一握，约一虎口，人手取团圆是也　石灰四两

以上五月五日，日未出，本人不语，将取三味，同杵烂，次后下余药味，杵得所，搏饼子，晒干，用时旋刮敷之。

芙蓉膏　治遍满头面大小诸靥子，或身体者。

料炭灰　桑柴灰　荞麦秸灰各半升

上灰，用热汤淋取二升，熬至五分，又用：独角仙一个，不用角　红娘子半钱，不去翅、足糯米四十九粒　石灰一两，风化者

上为末，将前项灰汁调如面糊相似，在瓷合子内，于土底埋五七日，取出使用，取瘢痕靥内刺破，用细竹签子点之放药，用湿纸揩药再点至三上，见瘢痕时冷水淋洗。忌姜、醋、鱼、马肉。

铅白霜散　治大小人口疮，牙齿腐蚀，气臭血出者。

铅白霜二钱　铜绿二钱　白矾一块大许

上为末，以翎羽扫疮上，以温浆水漱之。

麝香散　治大小人口齿腐蚀出血，龈根宣烂者。

上好咸土不以多少　麝香真好者，少许

上热汤淋取汁，去滓用清汁，银石器中熬干，刮下，再与麝香同研匀，掺于疮上，以纸贴，神效。

乳香散　治一切瘰疬疮，新久远近不已者。

乳香一钱　砒霜一钱　硇砂一钱半　红娘子一十四个，去翅、足　黄丹一钱

上为末，糯米粥和作饼子，如折三钱厚，小铜钱裹卷，大破，疮上白面糊；如不破者，灸七壮，大者不过一月，其瘰疬核自下。后敛疮生肌药，黄柏不以多少，为细末，面糊涂患处，甚妙。

五香汤　治一切恶疮、瘰疬、结核，无首尾，及诸疮肿。

沉香　木香　鸡舌香各一两　薰陆香　麝香各三钱　连翘一两半

上研为细末，每服二钱，水一盏，煎至六分，不拘时。

紫参丸　治热毒瘰疬肿痛已内消，疮已破出脓水，服此药。

紫参　苦参各一钱，锉　连翘二两　丹参一两半　腻粉三钱　麝香三钱，别研　滑石二两

上为末，别用玄参一斤，捣碎，以酒三碗，浸三日，揉取汁，去滓，用皂角子二百枚，煨熟，捣为末，用玄参酒熬皂子末成膏，和前药如桐子大，每服一丸，以黄芪汤下，一日加一丸，至患人岁数即止，如四十则二十，每日却减一丸，疮自干有结内消。

麝香雄黄散　治十七般恶虫咬伤人，及疮肿者。

麝香　雄黄　乳香　硇砂各二钱　土蜂窝露蜂窝烧灰

上研为细末，以醋调少许，涂咬着处，或不辨认得，多疑是恶疮，三五日不疗，即毒入心，难瘥，忌鸡、血、油腻物。

硇砂散　治一切疔疮。

硇砂　雄黄　天南星　砒霜各等分　麝香少许

上为细末，用竹针针开用药，到黄水出疮已。

圣力散　治诸疔疮肿。

草乌头　白及　白敛　木鳖子去皮　地龙金毛狗脊各二钱半　麝香二钱　黄丹少许

上研为细末，用针针到生肉痛者用药，黄水出为度。

穿山甲散　治一切通气破疮肿，行脓血，如神妙。

穿山甲　木鳖子　乌龙角各等分，都烧存性

上为末，每服一钱半，空心，热酒调下，至中午，疮破脓血便行。

守瘿丸　治瘿瘤结硬。

通草二两　杏仁一大合，去皮尖，研　牛蒡子一合，出油　吴射干　昆布去咸　诃黎勒　海藻各四两，去咸

上为末，炼蜜为丸，如弹子大，含化，咽津下，日进三服。

鬼代丹　治打着不痛。

无名异研　没药研　乳香研　自然铜醋淬，研　地龙去土　木鳖子去壳，各等分

上为末，炼蜜为丸，如弹子大，温酒下一丸，打不痛。

龙脑润肌散　治杖疮热毒疼痛。

黄丹一两　密陀僧半两　轻粉一钱半　麝香半两　龙脑一字

上为细末，掺药在疮上，用青白子涂之，

内留一眼子。

香药丸 治瘰疬疮。

硇砂 乳香 没药 半夏 轻粉 赤石脂各等分

上为末，糯米粉为丸，如桐子大，每服十丸，加至二十丸，皂角子汤下，临卧。

红玉挺子 治一切牙疳。

砒霜一块，皂角子大 黄丹煅过 卤土

上为细末，馎饼和作剂子，任牙。

桃花散 治一切疮，生肌药。

白及 白敛 黄柏 黄连 乳香别研 麝香别研 黄丹各等分

上为细末，掺于疮上，二三日生肌肉满。

追毒散 治生疮发闷，吐逆霍乱。

螺儿青 拣甘草各一两 白矾二钱半

上为细末，每服一钱，新汲水调下，立止。

胆矾丸 治男子年少，而鬓发斑白。

土马骔烧存性 石马骔烧存性 半夏各一两 生姜一两 胡桃十个 真胆矾半两 川五倍子一两

上为末，和作一块，绢袋子盛，如弹子大，热酒水各少许，浸下药汁，淋洗头发，一月神效。

茯神散 治胆热多睡，神思不安，昏闷。

茯神去皮 麦门冬 地骨皮 茯苓各一两 白鲜皮 酸枣仁 沙参 甘草炙，各半两

上为末，每服三钱，水一盏，煎至六分，去滓，食后服。

铁脚丸 治大小便不通。

皂角炙，去皮，不以多少，去郄子

上为末，酒面糊为丸，如桐子大，每服三十丸，酒服。

全圣散 治小肠膀胱气痛不可忍者。

地胆半两，去足、翅，微炒 滑石一两 朱砂半钱

上为末，每服二钱，用苦杖酒调下，食前服。

琥珀散 治五淋。

滑石二两 木通 当归 木香 郁金 扁竹各一两 琥珀二两

上为末，每服三五钱，用芦苇叶同煎，食后，日三服。

葵子散 治小便不通。

葵子 茯苓去黑皮，各等分

上为末，每服四钱，水一盏，煎至三沸，食前。

倒换散 治无问久新癃秘不通，少腹急痛，肛门肿疼。

大黄小便不通，减半 荆芥穗大便不通，减半，各等分

上件药味，各别为末，每服一二钱，温水调下，临时加减服。

败毒散 治男子往来寒热，妇人产后骨蒸血运。

大黄 黄药子 紫河车 赤芍药 甘草各等分

上为末，每服一钱，如发热，冷水下；如发寒，煎生姜、栝蒌汤同调下。此药偏治妇人。

补真丹 治男子元脏虚冷，兴阳固肾不虚。

黑附子一两，煨 阳起石火烧，酒淬，三钱 海马二对 乳香 雄黄为衣 血竭各三钱 石莲子去壳、皮心 黑锡炒成砂子，半两 石燕子一对，烧以醋淬 麝香一分

上为细末，面糊为丸，每服二十丸，用五香汤空心下。

五香汤 沉香 笺香 乳香 麝香 檀香各等分

上为细末，每服半钱，煎汤下。

新添一醉乌法 治头须白，再黑方。

诃黎勒十个，不去核 酸石榴三个，大者，取汁 绿矾五分 生地黄汁一升 硇砂研 硫黄研，各一钱

上药，同入瓷瓶内，用二味汁浸，密封，勿令透气，至四十九日后取出，其诃子状若黑梅，至夜临卧含一枚，咽津，到晓烂嚼，以酒一盏下之，三二日后再服，忌葱、大蒜、萝卜。

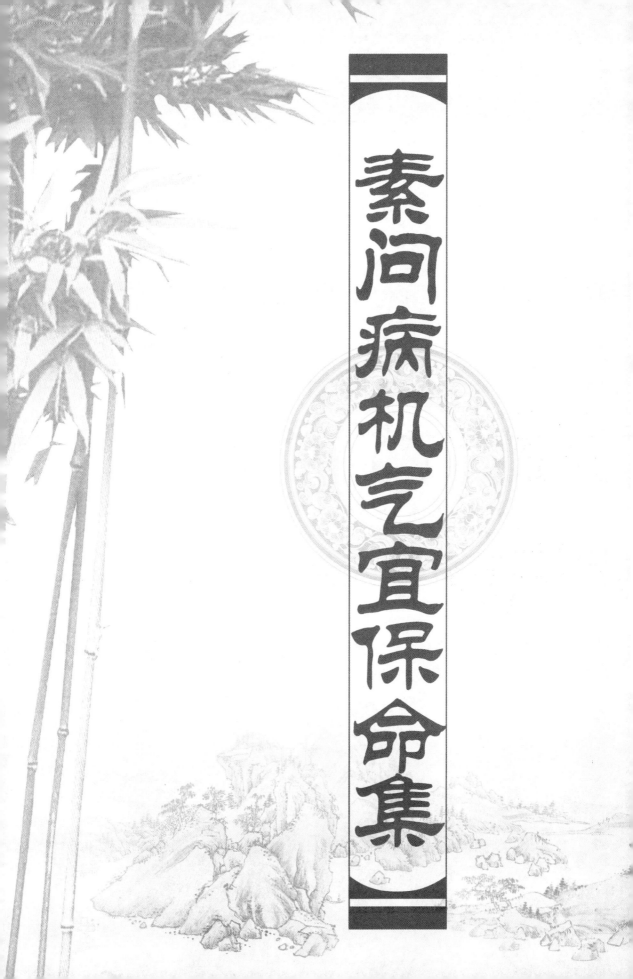

素问病机气宜保命集

自　序

　　夫医道者，以济世为良，以愈疾为善。盖济世者，凭乎术；愈疾者，仅乎法。故法之与术，悉出《内经》之玄机。此经固不可力而求、智而得也，况轩岐问答，理非造次，奥藏金丹宝典，深隐生化玄文，为修行之径路，作达道之天梯。得其理者，用如神圣；失其理者，似隔水山。其法玄妙，其功深远，固非小智所能窥测也，若不妨求师范而自生穿凿者，徒劳皓首耳。余二十有五，志在《内经》，日夜不辍，殆至六旬，得遇天人，授饮美酒，若橡斗许，面赤若醉，一醒之后，目至心灵，大有开悟，衍其功疗，左右逢源，百发百中。今见世医多赖祖名，倚约旧方，耻问不学，特无更新之法，纵闻善说，反怒为非。呜呼！患者遇此之徒，十误八九，岂念人命死而不复者哉！仁者鉴之，可不痛欤！以此观之，是未知阴阳变化之道，况木极似金，金极似火，火极似水，水极似土，土极似木，故经曰"亢则害，承乃制"，谓己亢极反似胜己之化。流俗未知，故认似作是，以阳为阴，失其本意。经所谓"诛罚无过，命曰大惑"，医徒执迷，反肆傍识，纵有获效，终无了然之悟，其道难与语哉。仆见如斯，首述玄机，刊行于世者，已有《宣明》等三书，革庸医之鄙陋，正俗论之舛讹，宣扬古圣之法则，普救后人之生命。今将余三十年间，信如心手，亲用若神，远取诸物，近取诸身，比物立象，直明真理，治法方论，裁成三卷三十二论，目之曰《素问病机气宜保命集》。此集非崖略之说，盖得轩岐要妙之旨，故用之可以济人命，舍之无以活人生。得乎心髓，秘之箧笥，不敢轻易示人，非绝仁人之心，盖圣人之法，不遇当人，未易授尔！后之明者，当自传焉。

　　　　　　　　　　　　　　　　　　　　时大定丙午闰七月中元日河间刘完素守真述

杨 序

　　天兴末，予北渡，寓东原之长清，一日，过前太医王庆先家，于几案间得一书，曰《素问病机气宜保命集》，试阅之，乃刘高尚守真先生之遗书稿也。其文则出自《内经》中，摭其要而述之者，朱涂墨注，凡三卷，分三十二门。门有资次，合理契经，如原道则本性命之源；论脉则尽死生之说；摄生则语存神养气之理；阴阳则讲抱元守一之妙；病机则始终有条有例，治病之法尽于此矣；本草则驱用有佐有使，处方之法尽于此矣。至于解伤寒论、气宜论，曲尽前圣意，读之使人廓然有所醒悟，恍然有所发明，使六脉、十二经、五脏、六腑、三焦、四肢，目前可得而推见之也。后二十三论，随论出证，随证出方，先后加减，用药次第，悉皆蕴奥，精妙入神。尝试用之，一一皆中，真良医也，虽古人不得过也，虽轩岐复生，不废此书也。然先生有序，序己行藏，言幼年已有《直格》、《宣明》、《原病式》三书，虽义理精确，犹有不尽圣理处。今是书也复出，与前三书相为表里，非曰后之医者龟镜欤！至如平昔不治医书者得之，随例验证，度己处药，则思亦过半矣。予谓是书，虽在农夫、工贩、缁衣、黄冠、儒宗，人人家置一本可也。若己有病，寻阅病源，不至乱投汤剂，况医家者流哉！悟哉！先生卒，书不世传，使先生之道窃入小人口，以此己书者有之。予悯先生道屏翳于茆茨荆棘中，故存心精校，今数年矣。命工镂板，拟广世传，使先生之道，出于茆茨荆棘中，亦起世膏肓之一端也。

岁辛亥正月望日太卤杨威序

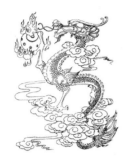

卷　上

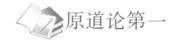

原道论第一

经曰：观天之道，执天之行尽矣。盖天一而地二，北辨而南交，入精神之运以行矣。拟之于象，则水火也；画之于卦，则坎离也。两者相须，弥满六合，物物得之，况于人乎！盖精神生于道者也，是以上古真人把握万象，仰观日月，呼吸元气，运气流精，脱骨换形，执天机而行六气，分地纪而运五行，食乳饮血，省约俭育，日夜流光，独立守神，肌肉若一，故能寿比天地，无有终时，此其道生之要也。夫道者，能却老而全形，身安而无疾。夫水火用法象也，坎离交言变也。万亿之书，故以水为命，以火为性，土为人，人为主性命者也。是以主性命者，在乎人，去性命者亦在乎人。何则？修短寿夭，皆自人为。故经曰："精神内守，病安从来。"又曰："务快其心，逆于生乐。"所以然者，性命在乎人，故人受天地之气以化生性命也。是知形者，生之舍也；气者，生之元也；神者，生之制也。形以气充，气耗形病；神依气位，气纳神存。修真之士，法于阴阳，和于术数，持满御神，专气抱一，以神为车，以气为马，神气相合，可以长生。故曰精有主，气有元，呼吸元气，合于自然，此之谓也。智者明乎此理，吹嘘呼吸，吐故纳新，熊颈鸟伸，导引按跷，所以调其气也；平气定息，握固凝想，神宫内视，五脏昭彻，所以守其气也；法则天地，顺理阴阳；交媾坎离，济用水火，所以交其气也；神水华池，含虚鼓漱，通行荣卫，入于元宫，溉五脏也；服气于朝，闭息于暮，阳不欲迭，阴不欲覆，炼阴阳也。以至起居适早晏，出处协时令，忍怒以全阴，抑喜以全阳，泥丸欲多栉，天鼓欲常鸣，形欲常鉴，津欲常咽，体欲常运，食欲常少。眼者身之鉴也，常居欲频修；耳者体之牖也，城廓欲频治；面者神之庭也，神不欲覆；发者脑之华也，脑不欲减；体者精之元也，精不欲竭；明者身之宝也，明不欲耗。补泻六腑，淘炼五精，可以固形，可以全生，此皆修真之要也。故修真之要者，水火欲其相济，土金欲其相养。是以全生之术，形气贵乎安，安则有伦而不乱；精神贵乎保；保则有要而不耗。故保而养之，初不离于形气精神；及其至也，可以通神明之出，神明之出，皆在于心。独不观心为君主之官，得所养则血脉之气旺而不衰，生之本无得而摇也，神之变无得而测也。肾为作强之官，得所养则骨髓之气荣而不枯，蛰封藏之本无得而倾也。精之处无得而夺也。夫一身之间，心居而守正，肾下而立始，精神之居，此宫不可太劳，亦不可竭。故精太劳则竭，其属在肾，可以专啬之也；神太用则劳，其藏在心，静以养之。唯精专然后可以内守，故昧者不知于此，欲拂自然之理，谬为求补之术，是以伪胜真，以人助天，其可得乎！

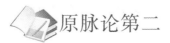

原脉论第二

大道之浑沦，莫知其源。然至道无言，非立言无以明其理；大象无形，非立象无以测其奥。道象之妙，非言不明。尝试原之。脉者何也？非气非血，动而不息，荣行脉中，卫行脉外。经曰："脉者，血之府也。"自《素问》而下，迄至于今，经所不载，无传记而莫闻其名焉。然而玄机奥妙，圣意幽微，虽英俊明哲之士，非轻易可得而悟也。夫脉者，果何物乎？脉者，有三名：一曰命之本，二曰气之神，三曰形之道。经所谓天和者是也。至于折一支、瞽二目，亦不为害生，而脉不可须臾失，失则绝命害生矣。经曰：春弦一曰长、夏洪一曰钩、秋毛一曰涩、冬石一曰沉，此言正脉，同天真造化之元气也。巡于春夏秋冬木火金水之位，生长收藏参和相应，故禀二仪而生，不离于气，故脉有生死之验。经曰："脉者，血之府也。"如世之京都州县，有公府廨署也，国因置者，所以禁小人为非道也。公府不立，则善者无以伸其枉，恶者无以罚其罪，邪正混同，贤愚杂处而乱之根也。经曰："五运阴阳者，天地之道也，万物之纲纪，变化之父母，生杀之本始，神明之府也。"既阴阳为神明之府，脉为血之府，而明可见焉。血之无脉，不得循其经络部分，周流于身，澎湃奔迫，或散或聚；气之无脉湃，不能行其筋骨、脏腑、上下，或暴或蹶。故经曰："出入废则神机化灭，升降息则气立孤危。"故气化则物生，气变则物易，气盛则物壮，气弱则物衰，气绝则物死，气正则物和，气乱则物病，皆随气之盛衰而为变化也。脉字者，从肉、从永、从辰从血，四肢百骸，得此真元之气，血肉筋骨爪发荣茂，可以倚凭而能生长也。长久永固之道，故从肉从永者是也。从辰从血者，巡之如水，分流而布遍周身，无所不通也。《释名》曰："脉，幕也。"如幔幕之遮覆也，幕络一体之形，导太一真元之气也。元气者，在气非寒、非热、非暖、非凉，在脉者，非长、非钩、非涩、非沉，不为气而浮沉，不为血而流停，乃冲和自然之气也。故春温、夏热、秋凉、冬寒。所以然者，为元气动而不息，巡于四方木火金水之位，温凉寒暑之化，生生相续，新新不停，日月更出，四序迭迁，脉不为息。故人有身形之后，五脏既生，身中元气即生焉。故春弦、夏洪、秋毛、冬石，此四时之气也，而脉者乃在其中矣。《道德经》曰："视之不见，听之不闻，搏之不得，迎之不见其首，随之不见其后。"此如脉之谓也。又云："埏埴以为器，当其无，有器之用，故有之以为利，无之以为用。"又曰："吾不知其名，字之曰道，强为之名曰大。"斯立脉之名之本意也。故道者，万物之奥，脉者，百骸之灵，奥灵之妙，其道乃同。元气者，无器不有，无所不至，血因此而行，气因此而生。故荣行脉中，卫行脉外，瞻之在前，忽焉在后而不匮者，皆由于脉也。分而言之，曰气、曰血、曰脉；统而言之，惟脉运行血气而已。故经曰："血气者，人之神，不可不谨养也。"《阴阳别论》曰："所谓阳者，胃脘之阳也。"此阳者，言脉也。胃者土也。脉乃天真造化之元气也。若土无气，何以生长收藏？若气无土，何以养化万物？是无生灭也。以平人之气常禀于胃。《正理论》曰："谷入于胃，脉道乃行。"阴阳交会，胃和脉行。人禀天地之候，故春胃微弦曰平，但弦而无胃曰死；夏胃微钩曰平，但钩而无胃曰死；长夏微软曰平，但弱而无胃曰死；秋胃微毛曰平，但毛而无胃曰死；冬胃微石曰平，但石而无胃曰死。阴者，真脏也，见则为败，败则必死。五脏为阴，肝脉至，中而无，外急如循刀刃，责责然如按琴弦；心脉至，坚而搏，如循薏苡子，累累然；肺脉至，大而虚，如毛羽中人皮肤；肾脉至，搏而绝，如以指弹石，辟辟然；脾脉至，弱而乍数乍疏。夫如此脉者，皆为脏脉独见而无胃脉，五脏皆至，悬绝而死。故经曰："别于阳者，知病忌时，别于阴者，知生死之期。"故人性候躁急慓促、迟缓软弱、长短大小、皮坚肉厚，各随其状，而脉应之。常以一息四至为准者，言呼出心与肺，吸入肾与肝。五者，胃兼主四旁，在呼吸之间也。数则为热，迟则为寒，如天之春秋二分，阴阳两停，昼夜各得五十度。自此添一遭则热，减一遭则寒，脉之妙道，从此可知矣。或如散叶，或如燃薪，或如丸泥，或如丝缕，或如涌泉，或如土颓，或如偃刀，或如转索，或如游鱼。假使千变万化，若失常者，乃真元之气离绝，五脏六腑不相管辖，如丧家之狗，元气散失而命绝矣。经曰："积阳为天，积阴为地，阳化气，阴成形。"此言一气判而清浊分也。元气者，天地之本，天和者，血气之根。华佗云："脉者，乃血气之先也。"孔子曰："天不言而四时行焉，百物生焉。"而脉亦如之。又经曰，自古通天者生之本，皆通乎天气也。通天者，谓通元气天真也。然形体者，假天地之气而生，故奉生之气通计于天，禀受阴阳而为根本，天地合气，命之曰人。天气不绝，真灵内属，动静变化，悉与天通。《易》云："乾坤成列，而易立乎其中矣。"故天地之体得易而后生，天地之化得易而后成，故阳用事则春生夏长，阴用事则秋收冬藏，寒往则暑来，暑往则寒来，始而终之，终而复始，天地之化也。而易也默然于其间，而使其四序各因时而成功，至于寒不凌暑，暑不夺寒，无愆阳伏阴之变，而不至于大肃大温，故万物各得其冲气之和，然后不为过，而皆中节也。《道德经》曰："万物负阴而抱阳，冲气以为和，百姓日用而不知。"斯脉之道也。故脉不得独浮沉、独大小、独盛衰、独阴阳，须可沉中有浮，浮中有沉，大中有小，小中有大，盛中有衰，衰中有盛，阴中有阳，阳中有阴。充塞一身之中，盈溢百骸之内，无经络不有，无气血不至，养

筋骨毛发，坚壮腻泽，非心、非肾、非肝、非脾，五脏之盛，真气固密，不为邪伤。若忧愁思虑、饥饱劳逸、风雨寒暑、大惊卒恐，真气耗乱，气血分离，为病之本。噫！夫万物之中，五常皆备，审脉之道，而何独无五常之邪！夫仁固卫一身，充盈五脏，四肢百骸皆得荣养。无冲和之气，独真脏脉见则死矣。生则不见，死则独见，好生恶死，此仁之谓也。分布躯体，和调气血，贵之在头目耳鼻，贱之在踝臀阴纂，不得上得有，不得下而无，无所不施，无所不至，此义之谓也。长人脉长，短人脉短，肥人脉沉，瘦人脉浮，大人脉壮，小人脉弱，若长人短，短人长，肥人浮，瘦人沉，大人弱，小人壮，夫如此者，皆不中理而为病，此礼之谓也。见在寸则上病，见在关则中病，见在尺则下病，五脏有疾，各有部分，而脉出见，不为潜藏伏匿，一一得察有余不足，而愈其病，此智之谓也。春弦、夏洪、秋毛、冬石，太阳之至，其脉沉；太阴之至。其脉大而长；少阴之至，其脉钩；阳明之至，其脉短而涩；少阳之至，其脉浮；厥阴之至，其脉弦。四序不失其期，六气为常准者，此信之谓也。非探赜索隐，钩深致远，学贯天人，旁通物理者，未能达于此矣。

摄生论第三

论曰：《内经》谓："法于阴阳，和于术数，饮食有节，起居有常，不妄作劳，故能形与神俱，而尽终其天年，度百岁乃去。今时之人不然也，以酒为浆，以妄为常，醉以入房，以欲竭其精，以耗散其真，不知持满，不时御神，务快其心，逆于生乐，起居无节，故半百而衰也。"且饮食起居，乃人生日用之法，纵恣不能知节。而欲传精神、服天气者，不亦难乎？又经曰："饮食自倍，肠胃乃伤。""起居如惊，神气乃浮。"是以圣人春木旺，以膏香助脾；夏火旺，以膏腥助肺；金用事，膳膏燥以助肝；水用事，膳膏膻以助心，所谓因其不胜而助之也。故食饮之常，保其生之要者，五谷、五果、五畜、五菜也。脾胃待此而仓廪备，

三焦待此而道路通，荣卫待此以清以浊，筋骨待此以柔以正。故经云：盖五味相济，斯无五宫之伤，所以养其形也。虽五味为养形，若味过于酸，肝气以津，脾气乃绝；味过于咸，大骨气劳，短肌，心气抑；味过于甘，心气喘满，色黑，肾气不冲；味过于苦，脾气不濡，胃气乃厚；味过于辛，筋脉沮弛，精神乃央。所谓失五味之常，而损其形也。王注曰，"味有偏缘，脏有偏绝"，此之谓也。饮食者，养其形，起居者，调其神。是以圣人春三月，夜卧早起，被发缓形，见于发陈之时，且曰以使志生；夏三月，夜卧早起，无厌于日，见于蕃秀之时，且曰使志无怒，使气得泄；秋三月，早卧早起，与鸡俱兴，见于容平之时，收敛神气，且曰使

志安宁，以应秋气；冬三月，早卧晚起，去寒就温，见于闭藏之时，且曰使志若伏若匿，若有私意，若已有得。此顺生长收藏之道，春夏养阳，秋冬养阴，顺四时起居法，所以调其神也。经所谓："逆于春气，则少阳不生，肝气内变；逆于夏气，则少阳不长，心气内洞；逆于秋气，则太阴不收，肺气焦满；逆于冬气，则少阴不藏，肾气独沉。"此失四时之气，所以伤其神也。智者顺四时，不逆阴阳之道，而不失五味损益之理，故形与神俱久矣，乃尽其天年而去。与夫务快其心，逆于生乐者，何足与语此道哉！故圣人行之，贤者佩之，岂虚语哉！

阴阳论第四

论曰：天地者，阴阳之本也；阴阳者，天地之道也，万物之纲纪，变化之父母，生杀之本始，神明之府也。故阴阳不测谓之神，神用无方谓之圣。倘不知此，以为天自运乎，地自处乎，岂足以语造化之全功哉。大哉乾元，万物资始，至哉坤元，万物资生。所以天为阳，地为阴；水为阴，火为阳。阴阳者，男女之血气；水火者，阴阳之征兆。唯水火既济，血气变革，然后刚柔有体，而形质立焉。经所谓"天覆地载，万物悉备，莫贵于人，人禀天地之气生，四时之法成"，故人生于地，悬命于天，人生有形，不离阴阳。盖人居天之下，地之上，气交之中，不明阴阳而望延年，未之有也。何则？苍天之气，不得无常也。气之不袭，是谓非常，非常则变矣。王注曰：且苍天布气，尚不越于五行，人在气中，岂不应于天道？《左传》曰："违天不祥。"《系辞》云："一阴一阳之谓道。"《老子》曰："万物负阴而抱阳。"故偏阴阳谓之疾。夫言一身之中，外为阳，内为阴；气为阳，血为阴；背为阳，腹为阴；腑为阳，脏为阴。肝、心、脾、肺、肾，五脏皆为阴，胆、胃、大肠、小肠、膀胱、三焦，六腑皆为阳。盖阳中有阴，阴中有阳，岂偏枯而为道哉。经所谓治病必求其本者，是明阴阳之大体，水火之高下，盛衰之补泻，远近之大小，阴阳之变通。夫如是，惟达道人可知也。

察色论第五

论曰：声合五音，色合五行，声色符同，然后定立脏腑之荣枯。若滋荣者，其气生如翠羽、鸡冠、蟹腹、豕膏、乌羽是也；枯夭者，其气败如草兹、衃血、枳实、枯骨，如炲是也。至如青赤见于春，赤黄见于夏，黄白见于长夏，白黑见于秋，黑青见于冬，是谓五脏之生者，以五行之相继也。得肝脉色见青白，心脉色见赤黑，脾脉色见黄青，肺脉色见白赤，肾脉色见黑黄，是谓真脏之见者，以五行之相克也。若乃肺风而眉白，心风而口赤，肝风而目青，脾风而鼻黄，肾风而肌黑，以风善行数变故尔。肝热而左颊赤，肺热而右颊赤，心热而颜赤，脾热而鼻赤，肾热而颐赤，以诸热皆属火故尔。以至青黑为痛，黄白为热，青白为寒，以九气不同故尔。鼻青为腹水，黑为水气，白为无血，黄为胸寒，赤为有风，鲜明为留饮，而五色取决于此故尔。然审病者，又皆以真脾为本。盖真脾之黄，是谓天之气，五色又明，病虽久而面黄必生者，以其真气外荣也。此数者，虽皆成法，然自非心清，见晓于冥冥，不能至于此。故五色微诊，可以目察尤难，《难经》曰："望而知之谓之神。"为见五色于外，故决死生也。

伤寒论第六

论曰：夫热病者，皆伤寒之类也，或愈或 死，止于六七日间，若两感于寒者，必不免于死。经所谓"人之伤于寒者，则为病热，热虽甚不死"。盖伤寒者，非杂病所比，非仲景孰能明此？故张先公深得玄机之理趣，达六经之标本，知汗下之浅深。若投汤剂，正与不正，祸福影响，何暇数日哉！然仲景分三百九十七法，一百一十三方，其证有六，其治有四。经云：一日巨阳受之，其脉尺寸俱浮；二日阳明受之，其脉尺寸俱长；三日少阳受之，其脉尺寸俱弦；四日太阴受之，其脉尺寸俱沉细；五日少阴受之，其脉尺寸俱微缓；六日厥阴受之，其脉尺寸俱沉涩。其太阳病者，标本不同，标热本寒，从标则太阳发热，从本则膀胱恶寒，若头项痛，腰脊强，太阳经病也，故宜发汗。其阳明病者，虽从中气，标阳本实，从标则肌热，从本则谵语，若身热、目痛、鼻干、不得卧，阳明经病，故宜解肌。太阳传阳明，非表里之传，若谵语，从本为实，故宜下便。王注曰："以阳感热。"其少阳病者，标阳本火，从标则发热，从本则恶寒，前有阳明，后有太阴，若胸胁痛而耳聋，往来寒热，少阳经病，故宜和解。其太阴病者，标阴本湿，从标则身目黄，从本则腹胀满，若腹满而嗌干，太阴经病，故宜泄满下湿，从其本治其标。其少阴病者，标阴本热，从标则爪甲青而身冷，从本则脉沉实而发渴，若口燥、舌干而渴，少阴经病，故宜温标下本。其厥阴病者，故厥阴之中气宜温也，若烦满、囊缩，厥阴经病，故为热，宜苦辛下之。故经所谓："知标知本，万举万当，不知标本，是谓妄行。"又曰"各通其脏，乃惧汗泄非宜"，此之谓也。故明斯六经之标本，乃为治伤寒之规矩，此所谓证有六也。且如发汗，桂枝、麻黄之辈，在皮者汗而发之；葛根、升麻之辈，因其轻而扬之法也；承气、陷胸之辈，下者引而竭之法也；泻心、十枣之辈，中满泄之法也；瓜蒂、栀豉者，高者因而越之法也。故明此四治之轻重，可为了伤寒之绳墨，此之谓其治有四也。若明六经四法，岂有发黄、生斑、蓄血之坏证，结胸、痞气之药过！《内经》所谓："其未满三日者，可汗而已，其满三日者，可泄而已。"故仲景曰："太阳病，脉浮紧，无汗，身疼痛，八九日不解，表证仍在，当发其汗，宜麻黄汤主之。"少阴病，得之二三日，口燥咽干者，急下之，宜大承气汤。"孰敢执于三四日汗泄之定法也。是以圣人书不尽言，言不尽意，说其大概，此之谓也。经所谓："发表不远热，攻里不远寒。"余自制双解、通圣辛凉之剂，不遵仲景法桂枝、麻黄发表之药，非余自炫，理在其中矣。故此一时彼一时，奈五运六气有所更，世态居民有所变，天以常火，人以常动，动则属阳，静则属阴，内外皆扰，故不可峻用辛温大热之剂，纵获一效，其祸数作，岂晓辛凉之剂，以葱白盐豉，大能开发郁结，不惟中病，令汗而愈，免致辛热之药，攻表不中，其病转甚，发惊狂、衄血、斑出，皆属热药所致。故善用药者，须知寒凉之味，况兼应三才造化通塞之理也。故经所谓："不知年之所加，气之盛衰，虚实之所起，不可以为工矣。"大抵杂病者，气之常也，随方而异，其治不同。卒病者，气之异也，其治则同，其愈则异。昔黄帝兴四方之问，岐伯举四治之能，故伤寒之法备矣哉！大矣哉！若视深渊，如迎浮云，莫知其际。是以知发表攻里之药性，察标本虚实之并传，量老少壮弱之所宜，劳逸缓急之禀性，切脉明阴阳之分部，详证知邪气之浅深，故可言会通之法矣。《内经》曰，"谨熟阴阳，无与众谋"，此之谓也。

病机论第七

论曰：察病机之要理，施品味之性用，然后明病之本焉，故治病不求其本，无以去深藏之大患，故掉眩、收引、膹郁、肿胀、诸痛痒疮疡，皆根于内。夫百病之生也，皆生于风、寒、暑、湿、燥、火，以之化之变也。经言："盛者泻之，虚者补之，余锡以方士，而方士用之尚未能十全。余欲令要道必行，桴鼓相应，犹拔刺雪污。工巧神圣，可得闻乎？"《灵枢经》曰："刺深而犹可拔，污深而犹可雪。"《庄子》曰："雪，犹洗也。"岐伯曰："审察病机，无失气宜，此之谓也。"黄帝曰："愿闻病机何如？"岐伯对曰：

"诸风掉眩，皆属于肝。"少虑无怒，风胜则动。肝者，罢极之本，魂之居也，其华在爪，其充在筋，以生血气，其味酸，其色苍，为将军之官，谋虑出焉，此为阴中之少阳，通于春气，其脉弦。王注曰："肝有二布叶、一小叶，如木甲拆之状。"故经所谓其用为动，乃木之为动，火太过之政亦为动。盖火木之主暴速，所以掉眩也。掉，摇也；眩，昏乱也，旋运皆生风故也。是以风火皆属阳，阳主动。其为病也，胃脘当心痛，上支两胁，隔咽不通，食饮不下，甚则耳鸣、眩转、目不识人、善暴僵仆、里急、软戾、胁痛、呕泄，甚则掉眩、癫疾、两胁下痛引少腹，令人善怒也；虚则目𥇀𥇀无所见，耳无所闻，善恐如人将捕之。凡肝木风疾者，以热为本，以风为标，故火本不燔，遇风烈乃焰，肝本不甚热，因金衰而旺，肺金不胜心火，木来侮于金，故诸病作矣。其为治也，燥胜风。王注曰：风自木生，燥为金化。风余则制之以燥，肝胜则治以清凉，清凉之气，金之气也，木气之下，金气承之。又曰："风淫于内，治以辛凉"，"肝欲散，急食辛以散之"。故木主生荣而主春，其性温，故风火则反凉而毁折，是兼金化制其木也。故风病过极而反中外燥涩，是反兼金化也；故非为金制其木，是甚则如此。中风偏枯者，由心火暴甚，而水衰不能制，则火实克金，金不能平木，则肝木胜而兼于火热，则卒暴僵仆。凡治消瘅、仆击、偏枯、痿厥、气满、发肥，实膏粱之疾也。故此脏气平则敷和，太过则发生，不及则委和。

"诸痛痒疮，皆属于心"。静则神明，热胜则肿，心者，生之本，神之变也，其华在面，其充在血脉，为阳中之太阳，通于夏气，其脉钩，其味苦，其色赤，为君主之官，神明出焉，此为阳中之也。王注曰："心形如未敷莲花，中有九空，以导引天真之气，神之宇也。"经所谓其用为燥。火性燥动，其明于外，热甚火赫，烁石流金，火之变也；燔炳山川，旋反屋宇，火之灾眚也。故火非同水，水智而火愚，

其性暴速。其为病也，当胸中热、嗌干、右胠满、皮肤痛、寒热、咳喘、唾血、血泄、鼽衄、嚏呕、溺色变，甚则疮疡、胕肿、肩背臑缺盆中痛、疡疹、身热、惊惑、恶寒、战慄、谵妄、衄蔑、语笑、疮疡、血流、狂妄、目赤、胸中痛、胁下痛、背膂肩胛间痛、两臂痛；虚则胸腹大、胁下与腰背相引而痛。其为治也，以寒胜热。王注曰："小热之气，凉以和之；大热之气，寒以取之；甚热之气，则汗发之，发之不尽，则逆制之，制之不尽，求其属以衰之。"又曰："壮水之主，以制阳光。"经曰"气有多少，病有盛衰，治有缓急，方有大小"，此之谓也。是以热淫于内，治以咸寒，佐以甘苦，以酸收之，以苦发之，心欲软，急食咸以软之。君火之下，阴精承之，火气之下，水气承之。是故火主暴虐，故燥万物者，莫熯乎火。夏月火热极甚，则天气熏蒸，而万物反润，以水出液，林木津流，及体热极而反汗液出，是火极而反兼水化。俗以难辨，认是作非，不治已极，反攻王气，是不明标本，但随兼化之虚象，妄为其治，反助其病，而害于生命多矣。故此脏平则升明，太过则赫曦，不及则伏明。王注曰："百端之起，皆自心生。"

"诸湿肿满，皆属于脾。"味和气化，湿胜则濡泄。脾者，仓廪之官，本营之居也，名曰器，能化糟粕，转味而出入者也，其华在唇，其充在肌，其味甘，其色黄，故为仓廪之官，又名谏议之官，五味出焉。此至阴之类，通于土气，为阴中之至阴也，其脉缓。王注曰：脾"形象马蹄，内包胃脘，象土形也。"其用为化，兼四气聚散，复形群品，以主灌溉肝、心、肺、肾，不主于时，寄王四季，经所谓"善者不可得见，恶者可见。"其变骤注，其灾霖溃。其为病也，胕肿、骨痛、阴痹，按之不得，腰脊头颈痛，时眩、大便难、阴气不用、饥不欲食，咳唾则有血、积饮、痞膈、中满、霍乱吐下、善饥肌肉痿、足不收行、胁膜、呕、吐、泄、注下。王注曰：脾热之生，虚则腹满、肠鸣、飧泄、食不化者，有胃之寒者，有胃之热者。色白澄彻清冷皆属于寒；色黄水赤混浊皆属于热。故仲景曰"邪热不杀谷，火性疾速"，

此之谓也。其为治也，风胜湿。湿自土生，风为木化，土余则治之以风，脾盛治之以燥。故湿伤肉，湿胜则濡泄，甚则水闭、胕肿。王注曰："湿为水，水盛则肿，水下形肉已消。"又曰："湿气所淫，皆为肿满，但除其湿，肿满自衰。若湿气在上，以苦吐之，湿气在下，以苦泄之，以淡渗之。治湿之病，不利小便，非其法也。"故湿淫所胜，平以苦热，佐以酸辛，以苦燥之，以淡泄之。若湿上甚而热，治以苦温，佐以甘辛，以汗为故而止。湿淫于内，治以苦热，佐以酸淡，以苦燥之，以淡泄之，脾苦湿，急食苦以燥之。又曰："土位之下，木气承之。"《本草》曰：燥可去湿，桑白皮、赤小豆之属。王注曰："身半以上，湿气有余，火气复郁。"所以明其热能生湿。经所谓"风寒在下，燥热在上，湿气在中，火游行其间"，是以热之用上，故土主湿矣云雨而弘静，雨热极甚则飘骤散落，是反兼风木制其土也，若脾热甚土自邑，燥去其湿，以寒除热；脾土气衰，以甘缓之。所以溏泄、积饮、痞膈、肿满、湿热、干涸、消渴，慎不可以温药补之。故积温成热，恒之温乃胜气之药也。故此脏喜新而恶陈，常令滋泽，无使干涸，土平则备化，太过则敦阜，不及则卑监。

"诸气膹郁、病痿，皆属于肺金。"常清气利，燥胜则干。肺者，气之本，魄之处也。其华在毛，其充在皮，其味辛，其色白而为相傅之官，治节出焉。为阳中之少阴，通于秋气，其脉毛。王注曰："肺之形，似人肩，二布叶、数小叶，中有二千四空，行列以分，布诸脏清浊之气。"经所谓"其用为固"，"其变肃杀，其眚苍落"。其为病也，骨节内变，左肤胁痛寒清于中，感而虐，太凉革候、咳、腹中鸣、注泻鹜溏、咳逆、心胁满引小腹、善暴痛、不可反侧、嗌干、面尘色恶、腰痛、丈夫癫疝、妇人少腹痛、浮虚、骱尻阴股髀腨胻足病，皱揭。实则喘咳逆气，肩背痛，汗出，尻、阴股、膝、髀痛；虚则少气不能报息，耳聋嗌干。其为治也，热胜燥。燥自金生，热为火化，金余则治之以火，肺胜则治之以苦。又曰：金气之下，火气承之，燥淫于内，治以苦温，佐以酸

辛，以苦下之。若肺气上逆，急食苦以泄之。王注曰："制燥之胜，必以苦温。"故受干病生焉。是以金主于秋而属阴，其气凉，凉极天气清明而万物反燥，故燥若火，是金极而反兼火化也，故病血液衰也。燥金之化极甚，则烦热、气郁、痿弱而手足无力，不能收持也。凡有声之痛，应金之气。故此脏平气则审平，太过则坚成，不及则从革。

"诸寒收引，皆属于肾"。能养动耗，寒胜则浮。肾者，主蛰、封藏之本，精之处也，其华在发，其充在骨，其味咸，其色黑，为作强之官，伎巧出焉，为阴中之太阴，通于冬气，其脉石。王注曰："肾脏有二，形如豇豆，相并而曲附于脊筋，外有脂裹，里白表黑，主藏精。"故《仙经》曰：心为君火，肾为相火。是言在肾属火，而不属水也。经所谓："膻中者，臣使之官，喜乐出焉。"故膻中者，在乳之间，下合于肾，是火居水位，得升则喜乐出焉。虽君相二火之气，论其五行造化之理，同为热也。故左肾属水，男子以藏精，女子以系胞；右肾属火，游行三焦，兴衰之道由于此。故七节之傍，中有小心，是言命门相火也。经所谓："其变凝冽，其眚冰雹。"其为病也，寒客心痛、腰腿痛、大关节不利、屈伸不便、苦厥逆、痞坚、腹满、寝汗。实则腹大胫肿、喘咳、身重、汗出、憎风；虚则胸中痛、大小腹痛、清厥意不乐。王注曰："大小腹，大小肠也。"此所谓左肾水发痛也。若夫右肾命门相火之为病，少气、疮疡、疥癣、痈肿、胁满、胸背首面四肢浮肿、腹胀、呕逆、癥疝、骨痛、节有动、注下、温疟、腹中暴痛、血溢、流注精液、目赤、心热，甚则瞀昧、暴痛、瞀闷懊忱、嚏呕、疮疡、惊躁、喉痹、耳鸣、呕涌、暴注、眴瘛、暴死、瘤气、结核、丹熛，皆相火热之胜也。其为治也，寒胜热，燥胜寒。若热淫于内，治以咸寒，火淫所胜，平以咸冷，故相火之下，水气承之。如寒淫于内，治以甘热，佐以苦辛，寒淫所胜，平以辛热。又云："肾苦燥，急食辛以润之；肾欲坚，急食苦以坚之。"故水本寒，寒急则水冰如地而能载物，水发而雹雪，是水寒亢极反似克水之土化，是

谓兼化也。所谓寒病极者，反肾满也。左肾不足，济之以水；右肾不足，济之以火；故此脏水平则静顺，不及则涸流，太过则流衍。

"诸厥固泄，皆属于下。"厥谓气逆，固为禁固。气逆则肝肾失守，失守则不能禁固，出入无度，燥湿不恒，故气下则愈也，经所谓"厥气上行，满脉去形"。

"诸痿喘呕，皆属于上"。肺者，脏之长也，为心之华盖，故肺热叶焦，发痿躄。是气郁不利，病喘息而呕也。呕谓呕酸水，火气炎上之象也，胃膈热甚，则为呕也。若衰火之炎，痿躄则愈；利肺之气，喘息自调也；道路开通，吐呕则除。凡病呕涌、溢食，皆属之火也。王注曰："内格呕逆，食不得入，是有火也。"经所谓"三阳有余，则为痿易。"王注曰："易，谓变易常用，而痿弱无力也。"故此者热之明矣。

"诸热瞀瘛，皆属于火"。热气甚，则浊乱昏昧也。瞀，视乃昏也；经所谓"病筋脉相引而急，病名曰瘛"者，故俗为之搐是也。热胜风搏，并于经络，故风主动而不宁，风火相乘，是以热瞀瘛而生矣。治法祛风涤热之剂，折其火势，热瘛可立愈。若妄加灼火，或饮以发表之药，则取死不旋踵。

"诸禁鼓栗，如丧神守，皆属于火"。禁栗惊惑，如丧神守，悸动怔忡，皆热之内作，故治当以制火剂，其神守血荣而愈也。

"诸痉项强，皆属于湿"。寒湿同性，水火同居，故足太阳膀胱经属水而位下，所以湿可伤也。其脉起目内眦，上额交于巅上，其支别从巅入络于脑，还出则下项，故主项强。太阳表中风，加之以湿客于经中，内挟寒湿，则筋脉抽急，故痉，项强不柔和也。此太阳寒湿，当详有汗无汗，治以流湿祛风，缓发表而愈也。

"诸逆冲上，皆属于火"。冲，攻也。火气炎上，故作呕、涌溢，食不下也。

"诸胀腹大，皆属于热"。肺主于气，贵乎通畅，若热甚则郁于内，故肺胀而腹大。是以火主长而高茂，形见彰显，升明舒荣，皆肿之象也。热去则见白利也。

"诸躁狂越，皆属于火"。胃实则四肢实，而能登高也。故四肢者，诸阳之本。经所谓："阴不胜其阳，则脉流薄疾，并乃狂。"是以阳盛则使人妄言骂詈，不避亲疏，神明之乱也。故上善若水，下愚若火，此之谓也。治之以补阴泻阳，夺其食则病已。

"诸暴强直，皆属于风"。暴，虐而害也；强，劲，有力而不能和柔也。乃厥阴风木势甚而成此。王注曰："阳内郁而阴行于外。"《千金》曰："强直为风。"治以泻火补金，木能自平也。

"诸病有声，鼓之如鼓，皆属于热"。腹胀大而鼓之有声如鼓者，热气甚则然也。经所谓"热胜则肿"，此之类也。是以热气内郁，不散而聚，所以叩之如鼓也。诸腹胀大，皆为里证，何以明之？仲景曰："少阴病……腹胀，不大便者，急下之，宜大承气汤。"所谓土坚胜水则干，急与大承气汤下之，以救肾水，故知无寒，其热明矣。

"诸病胕肿，疼酸惊骇，皆属于火"。胕肿，热胜内则阳气滞故也。疼酸由火实制金，不能平木，则木旺而为酸。酸者，肝之味也。故经所谓："二阳一阴发病，主惊骇。"王注曰："肝主惊。"然肝主之，原其本也，自心火甚则善惊，所以惊则心动而不宁也。故火衰木平，治之本也。

"诸转反戾，水液浑浊，皆属于热"。热气燥烁于筋，故筋转而痛，应风属于肝也。甚则吐不止。喝热之气加之以泄，湿胜也。若三气杂，乃为霍乱，故仲景曰："呕吐而利，名曰霍乱。"故有干霍乱，有湿霍乱。得其吐利，邪气得出，名曰湿霍乱也，十存八九；若不得吐利，挥霍撩乱，邪无出，名曰干霍乱，十无一生者。皆以冒暑中热，饮食不节，寒热气不调，清浊相干，阴阳乖隔，则为此病，若妄言寒者，大误矣。故热则小便浑而不清，寒则洁而不浊，故井水煎汤沸，则自然浑浊也。

"诸病水液，澄彻清冷，皆属于寒"。水液为病寒也。故水清净，其气寒冷，水谷不化而吐利，其色白而腥秽，传化失常，食已不饥。虽有邪热不杀谷而不饥者，无倦而常好动，其便色黄而酸。王注曰：寒者"上下所出，及吐出溺出也。"又法曰："小寒之气，温以和之。"

"诸呕吐酸，暴注下迫，皆属于热"。流而不腐，动而不蠹，故呕吐酸者，胃膈热甚，则郁滞于气，物不化而为酸也。酸者，肝木之味。或言吐酸为寒者，误也。暴注者，是注泄也，乃肠胃热而传化失常，经所谓"清气在下，则生飧泄"。下迫者，后重里急，窘迫急痛也，火性急速而能造物故也，俗云虚坐努责而痛也。

"诸涩枯涸，干劲皴揭，皆属于燥"。涩枯者，水液气衰少，血不荣于皮肉，气不通利，故皮肤皴揭而涩也，及甚则麻痹不仁。涸干者，水少火多，《系辞》云："燥万物者莫熯乎火。"故火极热甚，水液干而不润于身，皮肤乃启裂，于足有如斧伤而深三二分者，冬月甚而夏月衰。

故法曰：寒能收敛，收敛则燥涩皴揭；热能纵缓，则滋荣润泽。皆属燥金之化也。王注曰：物之生滑利，物之死枯涩。其为治也，宜开通道路，养阴退阳，凉药调之。荣血通流，麻木不仁、涩涸、干劲皴揭，皆得其所，慎勿服乌附之药。经所谓："金、木、水、火、土，运行之数，寒、暑、燥、湿、风、火，临御之化，则天道可见，民病可调。"凡受诸病者，皆归于五行六气胜复盛衰之道矣。王注曰：人生有形，不能无患。既有其患，亦常有逃生化，出阴阳者也。故曰，"谨守病机，各司其属，有者求之，无者求之，盛者责之，虚者责之，必先五胜，疏其血气，令得调达，而致和平"，此之谓也。

气宜论第八

论曰：治病必明六化分治，五味、五色所主，五脏所宜，五行之运行数，六气之临御化，然后明阴阳三才之数。故数之可数者，人中之阴阳也，然所合之数可得者也。夫阴阳者，数之可十，推之可万。故天地阴阳者，不以数推，以象之谓也。经曰："丹天之气，经于牛女戊分；黅天之气，经于心尾己分；苍天之气，经于危室柳鬼；素天之气，经于亢氐昴毕；玄天之气，经于张翼娄胃。所谓戊己分者，奎壁角轸，则天地之门户也。"是以将前三数与天象俱明，终始之六气所司之高下，在泉浅深之胜复，左右之间同与不同，三纪太过不及之理，故可分天地之化产，民病之气宜矣。经所谓太阳司天之政，故岁宜苦以燥之、温之；阳明司天之政，故宜以苦辛汗之、清之、散之，又宜以咸；少阳司天之政，故岁宜以咸、以辛、宜酸，渗之、泄之、渍之、发之，观气寒温，以调其气；太阴司天之政，故宜以苦燥之、温之，甚者发之、泄之、不发不泄，则湿气外溢，肉溃皮坼而水血交流；少阴司天之政，故岁宜咸以软之，而调其上，甚则以苦发之，以酸收之，而安其下，甚则以苦泄之；厥阴司天之政，故岁宜以辛调之，以咸润之，必折其郁气，先资其化源，是以迎而夺之之王气之法也。故云六气

有余，用热远热，用温远温，用寒远寒，用凉远凉，食宜同法，此其道也。故王注曰：夏寒甚，则可以热犯热，寒不甚，则不可犯也。若有表证，若有里证。故法云：发表不远热，攻里不远寒。不发不攻，而犯寒犯热，使寒热内贼，其病益甚。故无者生之，有者甚之，所以不远热则热至，不远寒则寒至。其寒至，则坚痞、腹痛、急下利之病生矣。热至，则身热、吐下、霍乱、痈疽、疮疡、瞀昧、昏郁、注下、瞤瘛、肿胀、吐呕、鼽血、衄血、头痛、骨节变、肉痛、血溢、血泄、淋闭之病生矣。王注曰："食已不饥，吐利腥秽，亦寒之疾也；暴喑冒昧，目不识人，躁扰狂越，妄见妄闻，骂詈惊痫，亦热之病。"故经所谓："无失天信，无逆气宜，无翼其胜，无赞其复，是谓至治。"倘不知斯，寒热内贼，失气之宜；因不知四时五行，因加相胜，释邪攻正，绝人长命。术不通经，为粗工之戒。是以六气上司九宫，中司九元，下司九宣，三数俱明，各分主客胜复、淫治克伐、主病岁物、气味之厚薄。故经所谓："气味有厚薄，性用有躁静，治保有多少，力化有浅深。"故少阳在泉，寒毒不生；太阳在泉，热毒不生；少阴在泉，寒毒不生；太阴在泉，燥毒不生。此所谓天化地产，故天地气合，

气合六节分而万物化生矣。经所谓"谨候气宜，无失病机"，病机者，寒、暑、燥、湿、风、金、木、水、火、土，万病悉自此而生矣。

故谨察病机之本，得治之要者，乃能愈疾。亦常有不明六气五行之所宜，气味厚薄之所用，人身为病之所由，而能必获其效者，鲜矣哉！

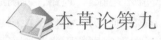本草论第九

论曰：流变在乎病，主治在乎物，制用在乎人，三者并明，则可以语七方十剂。宣、通、补、泻、轻、重、涩、滑、燥、湿，是十剂也；大、小、缓、急、奇、偶、复，是七方也。是以制方之体，欲成七方十剂之用者，必本于气味生成而成方焉。其寒热温凉四气者，生乎天；酸、苦、辛、咸、甘、淡六味者，成乎地。气味生成，而阴阳造化之机存焉。是以一物之中，气味兼有，一药之内，理性不无。故有形者谓之味，无形者谓之气。若有形以无形之治，喘急昏昧乃生；无形以有形之治，开肠洞泄乃起。经所谓："阴味出下窍，阳气出上窍。"王注曰："味有质，故下流于便泄之窍，气无形，故上出于呼吸之门。"故阳为气，阴为味，味归形，形归气，气归精，精归化，精食气，形食味。王注曰："气化则精生，味和则形长。"是以有生之大形，精为本。故地产养形，形不足温之以气；天产养精，精不足补之以味。形精交养，充实不亏，虽有苛疾，弗能为害。故温之以气者，是温之以肺；补之以味者，是补之以肾。是以人为万物之灵，备万物之养，饮和食德，以化津液，以淫筋脉，以行荣卫。故经所谓"阴之所生，本在五味"。气味合而服之，以补精益气，所以为全生之术。故五谷、五畜、五菜、五果，甘、苦、酸、辛、咸，此为补养之要也。何则？谷入于口，而聚于胃，胃为水谷之海，喜谷而恶药，药之所入，不若谷气之先达。故治病之法，必以谷气为先。是以圣人论真邪之气者，谓汗生于谷，不归于药石；辨死生之候者，谓安谷则生，过期不惟数于五脏。凡明胃气为本，以此知五味能养形也，虽毒药攻邪，如国之用兵，盖出于不得已也。是以圣人发表不远热，攻里不远寒。辛甘发散为阳，酸苦涌泄为阴，故辛散、酸收、甘缓、苦坚、咸软，随五脏之病证，施药性之品味，

然后分奇、偶、大、小、缓、急之制也。故奇偶者，七方四制之法，四制者，大小缓急也。经谓："气有多少，病有盛衰，治有缓急，方有大小。"故大小者，君一臣二，奇之制也；君二臣四，偶之制也；君二臣三，奇之制也；君二臣六，偶之制也。又曰，奇方云君一臣二，君二臣三，偶方云君二臣四，君二臣六，所以七方者，四制之法。奇偶四制，何以明之？假令小承气、调胃承气，为奇之小方也，大承气、抵当汤，为奇之大方也，所谓因其攻下而为之用者如此；桂枝、麻黄为偶之小方，葛根、青龙为偶之大方，所谓因其发而用之者如此。经所谓"近者奇之，远者偶之"，身之表者为远，身之里者为近；"汗者不以奇，下者不以偶"，不以者，不用也。故"补上治上制以缓，补下治下制以急，急则气味厚，缓则气味薄"。故"味厚者为阴，薄为阴之阳"。为味不纯粹者也。故味所厚则泄之以下，味所薄则通气者也。经所谓"味厚则泄，薄则通"。"气厚者为阳，薄为阳之阴"。故附子、干姜，味甘温大热，为纯阳之药，为气厚者也，丁香、木香，味辛温平薄，为阳之阴，气不纯粹者也。故气所厚则发热，气所薄则发泄。经曰："气薄则发泄，厚则发热。"王注曰："阴气润下，故味厚则泄利；阳气炎上，故气厚则发热；味薄为阴少，故通泄；气薄为阳少，故汗出。"是以论气味之薄厚，合奇偶之大小。故肾肝位远，数多则其气缓，不能速达于下，必大剂而数少，取其迅急，可以走下也；心肺位近，数少则其气急，不能发散于上，必小剂而数多，取其气宜散，可以补上也。王注曰："肺服九，心服七，脾服五，肝服三，肾服一。"乃五脏生成之常数也。若奇之不去，则偶之，是谓重方也；偶之不去，则反佐以取之，是谓寒热温凉，反从其病也。王注曰："是以圣人反其佐以同其气，

令声气应和，复令寒热参合，使其终异始同，燥润而败，坚刚必折，柔脆自消尔。"故逆者正治，从者反治，从少从多，观其可也。仲景曰："少阴病，下利脉微者，与白通汤；利不止，厥逆无脉，干呕烦者，白通加猪胆汁汤主之。"注曰："若调寒热之逆，冷热必行，则热物冷服，下嗌之后，冷体既消，热性便发，由是病气随愈，呕哕皆除，情且不违，而致大益。此和人尿、猪胆汁咸苦寒物于白通汤热剂中，要其气相从，则可以去格拒之寒也。"经所谓"热因寒用，寒因热用，塞因塞用，通因通用，必伏其所主，而先其所因，其始则同，其终则异，可使破积，可使溃坚，可使气和，可使必已"，此之谓也。若"病所远而中道气味之者，食而过之，无越其制度。"王注曰："假令病在肾而心之气味，饲而令足，仍急过之。不饲以气味，肾药凌心，心复益衰。余上下远近例同。"是以圣人治上不犯下，治下不犯上，和中下俱无犯。故经所谓"诛罚无过，命曰大惑"，此之谓也。有中外不相及，其治、其主病，皆论标本，不令妄攻也。故从所来者为本，从所感者为标。是以内者内调，外者外治；内者调之，不言其治，外者治之，不言其调。经所谓"上淫于下，所胜平之；外淫于内，所胜治之"，此之谓也。若从内之外盛于外，先调其内，而后治其外；从外之内而盛于内者，先治其外，而后调其内。王注曰："皆谓先除其根属，后削其枝条也。"是故病发有余，本而标之，后治其本。故仲景曰："伤寒医下之，续得下利清谷不止，身疼痛者，急当救里；后身疼痛，清便自调者，急当救表。救里宜四逆汤；救表宜桂枝汤。"故里不足，必先救之；清便自调，知里气已调，然后急与桂枝汤以救表。是谓病发本而标之，先治其本，后治其标，此以寒为本也。故知标本者，万举万全，不知标本者，是谓妄行，此之谓也。虽《本草》曰：上药一百二十种，为君，应天；中药一百二十种，为臣，应人；下药一百二十五种，为使，应地。若治病者，特谓此三品之说末也。经所谓"有毒无毒，所治为主，适大小为制也。故主病之谓君，佐君之谓臣，应臣之谓使，

非上下三品之谓也。"王注曰："但能破积愈疾，解急脱死，则为良方，非必要言以先毒为是，后毒乃非，有毒为是，无毒为非，必量病轻重，大小制之者也。""帝曰：三品何谓？岐伯曰：所以明善恶之殊贯也。"是以圣人有毒无毒，服自有约，故"病有久新，方有大小，有毒无毒，固宜常制矣。大毒治病，十去其六，常毒治病，十去其七，小毒治病，十去其八，无毒治病，十去其九，谷肉果菜，食养尽之，无使过之，伤其正也。不尽行复如法。"王注曰："法，谓前四约也。余病不尽，然再行之，毒之小大，至约而止，必无过也。"是以上古圣人谓，"重身之毒，有故无殒，衰其大半而止"。故药之性味，本以药治疾，诚能处以中庸，以疾适当，且如半而止之，亦何疑于攻治哉，此之谓也。故"非调气而得者，治之奈何？有毒无毒，何先何后？愿闻其道。"王注曰："夫病生之类，其有四焉。"一者，始因气动而内有所成，为积聚、癥瘕、瘤气、瘿起、结核、癫痫之类是也；二者，始因气动而外有所成，谓痈肿、疮疡、痂疥、疽痔、掉瘛、浮肿、目赤、瘭疹、胕肿、痛痒之类是也；三者，不因气动而病生于内，为留饮、澼食、饥饱、劳损、宿食、霍乱、悲恐喜怒、想慕忧结之类是也；四者，不因气动而病生于外，为瘴气、贼魅、蛊毒、蜚尸、鬼击、冲薄、堕坠、风寒暑湿、斫射、刺割、捶扑之类是也。如此四类者，有独治内而可愈，大小承气、陷胸、抵当汤、三花神佑、藏用之类是也；有兼治内而愈者，大小柴胡、通圣、洗心、凉膈、黄连解毒之类是也；有独治外而愈者，善应膏、拔毒散、点眼药、生肌之类是也；有兼治外而愈者，拨云散、苦参散、《千金》内托散之类是也；有先治内后治外而愈者，瘭疹、丹毒、疮疡、疹、麸豆之类，悉因三焦相火热甚于内，必先疏启其中，凉苦寒之剂荡涤脏腑，或以砭射、敷扫、涂抹于外者是也；有先治其外，后治其内而愈者，伤寒、刺割；破伤，皆因风寒之邪，从外之内，先以发散其外，发之不已，量其浅深峻泄之；有齐毒而攻击者，暴病、大小便不利、胎死、坚积、满胀之类是也；复有无毒而调引

者，痰滞、气痞、胃虚、脾弱、气不往来，以通经利其气之药之类是也。方法所施，或胜或复，寒者热之，热者寒之，温者清之，散者收之，抑者折之，燥者润之，急者缓之，刚者柔之，衰者补之，强者泻之，坚者削之，留者攻之，客者除之，劳者温之温，养也，结者散之，燥者濡之，损者温之温，补也，逸者行之，劳者动之，惊者平之平，常也，常见常闻，上之吐之，下之泄之，磨之灸之，浴之薄之，劫之燔之，针劫其下，开之发之，适可为度，各安其气，必清必净，则病气衰去，归其所宗，此治之大体也。是以圣人法无定体，体变布施，药不执方，合宜而用。故"论言治寒以热，治热以寒，而方士不能废绳墨而更其道也。有病热者，寒之而热；有病寒者，热之而寒。二者皆在，新病复起，奈何治"？"诸寒之而热者，取之阴；热之而寒者，取之阳。所谓求其属也。"王注曰："谓治之而病不衰退，反因药寒热而随生寒热，病之新者也。"谓"益火之源，以消阴翳；壮水之主，以制阳光，故曰求其属也"。夫"取心者，不必齐以热；取肾者，不必齐以寒。但益心之阳，寒亦通行；强肾之阴，热之犹可"。此论五味所归，五脏寒热温凉之主也。呜呼！圣人之道久塞，而后之人独不能之也。王注曰：言少可以贯多，举浅可以料深，何法之明也如此。故非圣人之道，孰能至于是耶！是以治病之本，须明气味之厚薄，七方十剂之法也。方有七，剂有十，故方不七，不足以尽方之变；剂不十，不足以尽剂之用。方不对病，非方也；剂不蠲疾，非剂也。今列而论之：

七方者，大、小、缓、急、奇、偶、复。

大方之说有二：一则病有兼证而邪不专，不可以一二味治之，宜君一臣三佐九之类是也；二则治肾肝在下而远者，宜分两多而顿服之是也。

小方之说有二：一则病无兼证，邪气专一，可以君一臣二小方之治也；二则治心肺在上而迫者，宜分两微而频频少服之，亦为小方之治也。

缓方之说有五：有甘以缓之为缓方者，为糖、蜜、甘草之类，取其恋膈也；有丸以缓之为缓方者，盖丸之比汤、散药力宣行迟故也；有品味群众之缓方者，盖药味众多，各不能骋其性也；有无毒治病之缓方者，盖药性无毒，则功自缓也；有气味俱薄之缓方者，药气味薄则常补于上，比至其下，药力既已衰，为补上治上之法也。

急方之说有四：有急病急攻之急方者，如腹心暴痛，前后闭塞之类是也；有急风荡涤之急方者，谓中风不省、口噤是也，取汤剂荡涤，取其易散而施功速者是也；有药有毒急方者，如上涌下泄，夺其病之大势者是也；有气味厚之急方者，药之气味厚者，直趋于下而力不衰也，谓补下治下之法也。

奇方之说有二：有古之单行之奇方者，为独一物是也；有病近而宜用奇方者，为君一臣二，君二臣三，数合于阳也，故宜下不宜汗也。

偶方之说有二：有两味相配而为偶方者，盖两方相合者是也；有病远而宜用远方者，君二臣四，君二臣六，数合于阴也，故宜汗不宜下也。

复方之说有二：有二三方相合之为复方者，如桂枝二越婢一汤之类是也；有分两匀同之复方者，如胃风汤各等分之类是也。又曰：重复之复，二三方相合而用也；反复之复，谓奇之不去则偶之是也。

十剂者，宣、通、补、泻、轻、重、涩、滑、燥、湿。

宣者，宣郁。郁而不散为壅，必宣剂以散之，如痞满不通之类是也。《本草》曰"宣可去壅"，必宣剂以散之，如姜、橘之属。攻其里则宣者，上也；泄者，下也。涌剂则瓜蒂、栀豉之类是也，发汗通表亦同。

通：留而不行为滞，必通剂以行之，如水病、痰癖之类也。《本草》曰"通可去滞"，通草、防己之属。攻其内则通者，行也，甘遂、滑石、茯苓、芫花、大戟、牵牛、木通之类是也。

补：不足为弱，必补剂以扶之，如气形羸弱之类是也。《本草》曰"补可去弱"，人参、羊肉之属。攻其里则补养也。经所谓"言而微，终日乃复言者，此夺气也"，故形不足温之以气，精不足补之以味。是以膏粱理疾，药石蠲疾，五谷、五畜，能补善养也。

泻：有余为闭，必泻剂以逐之，如腹胀、脾约之类是也。《本草》曰"泻可去闭"，即葶苈、大黄之属。经所谓"浊气在上，则生䐜胀"，故气不施化而郁闭不通。所以葶苈、大黄味苦大寒，专能泻热、去湿、下气，仲景曰："趺阳脉浮而涩，浮则胃气强，涩则小便数，浮涩相搏，大便则难，其脾为约。"故约束津液不得四布，苦寒之剂，通寒润燥，而能泄胃强也。

轻：实则气壅，欲其扬也。如汗不发而腠密，邪胜而中蕴，必轻剂以扬之。《本草》曰"轻可去实"，麻黄、葛根之属。经所谓"其在皮者，汗而发之"，"其实者，散而泄之"。王注曰："阳实则发散。"

重：怯则气浮，欲其镇也。如丧神守而惊悸，气上厥以巅疾，必重剂以镇之。《本草》曰"重可去怯"，即磁石、铁粉之属。经所谓"厥成为巅疾"，故惊乃平之，所以镇涎也，故使其物体之重，则下涎而用之也。

涩：滑则气脱，欲其收敛也。如开肠、洞泄、便溺遗失，必涩剂以收之。《本草》曰"涩可去脱"，则牡蛎、龙骨之属，如宁神、宁圣散之类是也。

滑：涩则气著，欲其利也。如便难、内闭，必滑剂以利之。《本草》曰"滑可去著"，即冬葵、榆皮之属。滑能养窍。故润利也。

燥：湿气淫胜，肿满、脾湿，必燥剂以除之，《本草》曰"燥可去湿"，即桑白皮、赤小豆之属。所谓"湿甚于上，以苦泄之，以淡渗之"是也。

湿：津耗为枯。五脏痿弱，荣卫涸流，必湿剂以润之。《本草》曰"湿可去枯"，即紫石英之属，故痿弱者用之。王注曰："心热盛则火独光，火独光则内炎上，肾之脉常下行，今火盛而上炎用事，故肾脉亦随火炎烁而逆上行也。阴气厥逆，火复内燔，阴上隔阳，下不守位，心气通脉，故生脉痿。肾气主足，故膝腕枢纽如折去而不相提挈，胫筋纵缓而不能任用于地也。"可下数百行而愈。

故此十剂七方者，乃太古先师设绳墨而取曲直，何叔世方士，出规矩以为方圆。王注曰："呜呼！人之死者，岂谓命，不谓方士愚昧而杀之耶？"是以物各有性，以谓物之性有尽也，制而用之，将使之无尽。物之用有穷也，变而通之，将使之无穷。夫惟性无尽，用无穷，故施于品剂，以佐使斯人，其功用亦不可一而足也，于是有因其性而为用者，有因其所胜为制者，有气同则相求者，有气相克则相制者，有气有余而补不足者，有气相感则以意使者，有质同而性异者，有名异而实同者。故蛇之性窜而引药，蝉之性脱而退翳，虻饮血而用以治血，鼠善穿而用以治漏，所谓因其性而为用者如此，弩牙速产，以机发而不括也；杵糠下噎，以杵筑下也，谓因其用而为使者如此。萍不沉水，可以胜酒；独活不摇风，可以治其风，所谓因其所胜而为之用制也如此。麻，木谷而治风；豆，水谷而治水，所谓气相同则相求者如此。牛土畜，乳可以止渴疾，豕水畜心可以镇恍惚，所谓因其气相克则相制也如此。熊肉振羸，兔肝明视，所谓因其气有余补不足也如此。鲤之治水，鹜之利水，所谓因其气相感则以意使者如此。蜜本成于蜂，蜜温而蜂寒；油本生于麻，麻温而油寒，兹同质而异性也。蘪芜生于芎䓖，蓬蔂生于覆盆，兹名异而实同者也。所以如此之类，不可胜举，故天地赋形，不离阴阳。形色自然，皆有法象。毛羽之类，生于阳而属于阴；鳞介之类，生于阴而属于阳。空青法水，色青而主肝；丹砂法火，色赤而主心；云母法金，色白而主肺；磁石法水，色黑而主肾；黄石脂法土，色黄而主脾。故触类而长之，莫不有自然之理。欲为医者，上知天文，下知地理，中知人事，三者俱明，然后可以愈人之疾病。不然则如无目夜游，无足登涉，动致颠殒，而欲愈疾者，未之有也。"故治病者，必明天道地理，阴阳更胜，气之先后，人之寿夭，生化之期，乃可以知人之形气矣。"王注曰："不明天地之气，又昧阴阳之候，则以寿为夭，以夭为寿，虽尽上圣救生之道，毕经脉药石之妙，犹未免世中之诬斥也。"明乎医者，幸详究焉。

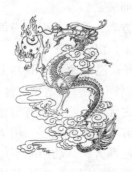

卷 中

中风论第十

论曰：经云"风者，百病之始"，"善行而数变"。行者，动也。风本生于热，以热为本，以风为标，凡言风者，热也。叔和云：热则生风，冷生气。是以热则风动，宜以静胜其躁，是养血也。治须少汗，亦宜少下。多汗则虚其卫，多下则损其荣。汗下各得其宜，然后宜治在经。虽有汗、下之戒，而有中脏中腑之说。中腑者，宜汗之；中脏者，宜下之，此虽合汗、下，亦不可过也。仲景曰：汗多则亡阳，下多则亡阴；亡阴则损其气，亡阳则损其形。经曰："血气者，人之神，不可不谨养。"初谓表里不和，须汗下之；表里已和，是以治之在经也。其中腑者，面加五色，有表证，脉浮而恶风恶寒，拘急不仁，或中身之后，或中身之前，或中身之侧，皆曰中腑也，其治多易。中脏者，唇吻不收，舌不转而失音，鼻不闻香臭，耳聋而眼瞀，大小便秘结，皆曰中脏也，其治多难。经曰："六腑不和则留结为痈，五脏不和则七窍不通。"若外无留结，内无不通，必知在经也。初证既定，宜以大药养之，当顺时令而调阴阳，安脏腑而和荣卫，察病机审气宜，而少有不愈者。若风中腑者，先以加减续命汤，随证发其表；若忽中脏者，则大便多秘涩，宜以三化汤通其滞。表里证已定，别无他变，故以大药和治之。大抵中腑者多著四肢，中脏者多滞九窍，虽中腑者多兼中脏之证。至于舌强失音，久服大药能自愈也。有中风湿者，夏月多有之，其证身重如山，不能转侧，宜服除湿去热之药治之，不可用针，可用灸。今具六经续命汤方，小续命汤通治八风、五痹、痿厥等疾。以一岁为总，以六经为别，春夏加石膏、知母、黄芩；秋冬加桂、附、芍药，又于六经别药，随证细分加减。自古名医，不能越此。

凡觉中风，必先审六经之候，慎勿用大热药乌、附之类，故阳剂刚胜，积火燎原，为消、狂、疮、肿之属，则天癸竭而荣卫涸，是以中风有此诫。故经所谓"邪风之至，疾如风雨"，《易》曰："桡万物者，莫疾乎风。"若感之浅者，留于肌肤，感之深者，达于骨髓。盖祸患之机，藏于细微，非常人之豫见，及其至也，虽智者不能善其后。是以圣人之教下，皆谓之虚邪贼风，避之有时。故中风者，俱有先兆之征，凡人如觉大拇指及次指麻木不仁，或手足不用，或肌肉蠕动者，三年内必有大风之至。经曰："肌肉蠕动，命曰微风。"宜先服八风散、愈风汤、天麻丸各一料为效，故手大指、次指，手太阴、阳明经，风多著此经也，先服风湿涤热之剂、辛凉之药，治内外之邪。是以圣人治未病，不治已病。又曰"善治者治皮毛"，是止于萌芽也。故初成者获愈，固久者伐形，是治病之先也。

中风之人，如小便不利，不可以药利之。既得自汗，则津液外亡，小便自少。若利之，使荣卫枯竭，无以制火，烦热愈甚。当候热退汗止，小便自行也。兼此证乃阳明，大忌利小便，须当识此。中风之人能食者，凡中风病多能食。盖甲己化土，脾盛故能食。由是多食则脾气愈盛，土克制肾水，水亏则病增剧也。病宜广服药，不欲多食，病能自愈。中风多食者，风木也，盛则克脾，脾受敌求于食。经曰"实则梦与，虚则梦取"是也。当泻肝木，治风安脾，脾安则食少，是其效也。

中风之人，不宜用龙、麝、犀、珠，譬之提铃巡于街，使盗者伏而不出，益使风邪入于骨髓，如油入面，莫能出也，此之类焉。若痰潮不省，昏愦不知事，宜用药下其痰涎。故风者乃百病之长，庸可忽诸。

小续命汤　麻黄去节　人参　黄芩　芍药　防己　桂枝　川芎　甘草各一两　防风一两半　附子半两　杏仁一两

上除附子、杏仁外，捣为粗末，后入二味令匀，每服五七钱，水一盏半，生姜五片，煎至一盏，去滓，稍热服，食前。

凡中风，不审六经之加减，虽治之不能去其邪也。《内经》云：开则淅然寒，闭则热而闷。知暴中风邪，宜先以加减续命汤，随证治之。中风无汗恶寒，麻黄续命主之，麻黄、防风、杏仁依本方添加一倍。宜针太阳至阴出血，昆仑阳跻。中风有汗恶风，桂枝续命主之，桂枝、芍药、杏仁依本方添加一倍。宜针风府。以上二证，皆太阳经中风也。中风无汗，身热不恶寒，白虎续命主之，石膏、知母一料中各加二两，甘草依本方加一倍。中风有汗，身热不恶风，葛根续命主之，葛根二两、桂枝、黄芩依本方加一倍。宜针陷谷、刺厉兑。针陷谷者，去阳明之贼；刺厉兑者，泻阳明经之实也。以上二证，阳明经中风也。中风无汗，身凉，附子续命主之，附子加一倍，干姜加二两，甘草加三两。宜刺隐白穴，去太阴之贼也。此一证，太阴经中风也。中风有汗，无热，桂枝续命主之，桂枝、附子、甘草依本方加一倍。宜针太溪。此证少阴经中风也。中风六证混淆系少于少阳、厥阴，或肢节挛痛，或麻木不仁，宜羌活连翘续命主之，小续命八两，加羌活四两、连翘六两。

古之续命混淆，无六证之别，今各分经治疗，又分经针刺法，厥阴之井大敦，刺以通其经；少阳之经绝骨，灸以引其热。是针灸同象法，治之大体也。

中风外无六经之形证，内无便溺之阻格，知血弱不能养筋，故手足不能运动，舌强不能言语，宜养血而筋自荣，**大秦艽汤**主之。

秦艽三两　甘草二两　川芎二两　当归二两　白芍药一两　细辛半两　川羌活　防风　黄芩各一两　石膏二两　吴白芷一两　白术一两　生地黄一两　熟地黄一两　白茯苓一两　川独活二两

上一十六味锉，每服一两，水煎去滓，温服无时。如遇天阴，加生姜煎；如心下痞，每两加枳实一钱同煎。

中风外有六经之形证，先以加减续命汤，随证治之，内有便溺之阻格，复以三化汤主之。

厚朴　大黄　枳实　羌活各等分　上锉，如麻豆大，每服三两，水三升，煎至一升半，终日服之，以微利为度，无时。

法曰"四肢不举"，俗曰"瘫痪"，故经所谓"太过则令人四肢不举"，又曰"土太过则敦阜"。阜，高也；敦，厚也。既厚而又高，则令除去。此真所谓膏粱之疾，非肝肾经虚。何以明之？经所谓"三阳三阴发病，为偏枯痿易，四肢不举"。王注曰："三阴不足，则发偏枯；三阳有余，则为痿易。易，谓变易常用，而痿弱无力也。"其治则泻，令气弱阳衰土平而愈，或三化汤、调胃承气汤，选而用之，若脾虚则不用也。经所谓"土不及则卑陷"。卑，下也。陷，坑也，故脾病四肢不用。四肢皆禀气于胃，而不能至经，必因于脾，乃得禀受也。今脾不能与胃行其津液，四肢不得禀水谷，气日以衰，脉道不利，筋骨肌肉，皆无气以生，故不用焉。其治可补，十全散加减四物，去邪留正。

愈风汤　中风证内邪已除，外邪已尽，当服此药，以行导诸经。久服大风悉去，纵有微邪，只从此药加减治之。然治病之法，不可失其通塞，或一气之微汗，或一旬之通利，如此为常治之法也。久则清浊自分，荣卫自和。如初觉风动，服此不致倒仆。

羌活　甘草　防风　蔓荆子　川芎　细辛　枳壳　人参　麻黄　甘菊　薄荷　枸杞子　当归　知母　地骨皮　黄芪　独活　杜仲　吴

白芷　秦艽　柴胡　半夏　前胡　厚朴　熟地黄　防己各二两　茯苓　黄芩各三两　石膏四两　芍药三两　苍术　生地黄各四两　桂枝一两

以上三十三味，通七十四两。上锉，每服一两，水二盏，煎至一盏，去滓温服，如遇天阴，加生姜煎。空心一服，临卧再煎药滓服，俱要食远服。空心一服，噙下二丹丸，为之重剂；临卧一服，噙下四白丹，为之轻剂。动以安神，静以清肺。假令一气之微汗，用愈风汤三两、麻黄一两，均作四服，一服加生姜五片，空心服，以粥投之，得微汗则佳；如一旬之通利，用愈风三两、大黄一两，亦均作四服，如前煎，临卧服，得利则妙。常服之药，不可失四时之转。如望春天寒之后，加半夏二两、通四两，柴胡二两、通四两，人参二两、通四两，谓迎而夺少阳之气也；望夏之月半，加石膏二两、通六两，黄芩二两、通五两，知母二两、通四两，谓迎而夺阳明之气也；季夏之月，加防己二两、通四两，白术二两，茯苓二两、通五两，谓胜脾土之湿也；初秋大暑之后，加厚朴二两、通四两，藿香二两，桂一两、通二两，谓迎而夺太阴之气也；霜降后望冬，加附子一两，桂一两、通二两，当归二两、通四两，谓胜少阴之气也。得春减冬，四时类此。虽立法于四时之加减，更宜临病之际，审病之虚实热寒，土地之宜，邪气之多少。此药具七情、六欲、四气，无使五脏偏胜及不动于荣卫。如风秘服之，则永不燥结；如久泻服之，则能自调。初觉风气，便能服此药及新方中天麻丸各一料，相为表里，治未病之胜药也。及已病者，更宜常服，无问男子妇人，及小儿惊、痫、搐、急慢惊风等病服之神效。如解利四时伤风，随四时加减法。又疗脾肾虚、筋弱、语言难、精神昏愦，及治内弱风湿。内弱者，乃风热火先；体重者，乃风湿土余。内弱之为病，或一臂肢体偏枯。或肥而半身不遂，或恐而健忘，喜以多思。故思忘之道，皆情不足也。是以心乱则百病皆生，心静则万病悉去。故此能安心养神，调阴阳无偏胜及不动荣卫。

四白丹　能清肺气，养魄。谓中风者多昏冒，气不清利也。

白术半两　白芷一两　白茯苓半两　白檀一钱半　人参半两　知母二钱　缩砂仁半两　羌活二钱半　薄荷三钱半　独活二钱半　防风　川芎各五钱　细辛二钱　甘草五钱　甜竹叶二两，不湿　香附子五钱，炒　龙脑半钱，另研　麝香一字，另研　牛黄半钱　藿香一钱半

上件二十味，计八两六钱一字，为细末，炼蜜为丸，每两作十丸，临卧嚼一丸，分五七次嚼之。上清肺气，下强骨髓。

二丹丸　治健忘，养神、定志、和血，内安心神，外华腠理。

丹参一两半　丹砂五钱，为衣　远志半两，去心　茯神一两　人参五钱　菖蒲五钱　熟地黄一两半　天门冬一两半，去心　麦门冬一两，去心　甘草一两

上为细末，炼蜜为丸，如桐子大，每服五十丸至一百丸，空心，食前。常服安神定志，一药清肺，一药安神，故清中清者归肺，以助天真，清中浊者，坚强骨髓。血中之清，荣养于神；血中之浊，华荣腠理。如素有痰，久病中风，津液涌溢在胸中，气所不利，用独圣散吐之，后用利气泻火之剂，本方在后。

泻青丸　治中风自汗，昏冒，发热不恶寒，不能安卧，此是风热烦躁。

当归　龙胆　川芎　栀子　羌活　大黄　防风各等分

上为细末，炼蜜为丸，如弹子大，每服一丸，竹叶汤化下。

天麻丸　系新方中。

天麻六两，酒浸三日，曝干，秤　牛膝六两，同上浸　杜仲七两，炒，去丝　萆薢六两，别碾为细末，秤　玄参六两　羌活十两　当归十两　生地黄十六两　附子一两

上为细末，炼蜜为丸，如桐子大，常服五七十丸，病大至百丸，空心，食前，温酒或白汤下，平明服药至日高，饥则止服。药大忌壅塞，失于通利，故服药半月稍觉壅，微以轻宣丸轻疏之，使药再为用也。牛膝、萆薢、杜仲治筋骨相著；天麻、羌活和风之胜药；当归、地黄养血，能和荣卫；玄参主用，附子佐之，行经也。

独圣散　治诸风膈实，诸痫痰涎，津液涌溢，杂病亦然。

瓜蒂一两

上锉，如麻豆大，炒令黄色，为细末，每服量虚实久新，或三钱药末，茶一钱，酸齑汁一盏调下。若用吐法，天气清明，阴晦无用。如病卒暴者，不拘于此法，吐时辰午以前。故《内经》曰："平旦至日中，天之阳，阳中之阳也。"论四时之气，仲景曰："大法春宜吐。"是天气在上，人气亦在上，一日之气，寅卯辰之候也，故宜早不宜夜也。先令病人隔夜不食，服药不吐，再用热齑水投之。如吐风痫病者，加全蝎半钱，微妙。如有虫者，加狗油五七点，雄黄末一钱，甚者加芫花末半钱，立吐其虫。如湿肿满者，加赤小豆末一钱。故此不可常用，大要辨其虚实，实则瓜蒂散，虚则栀子豉汤，满加厚朴，不可一概用之。吐罢可用降火、利气、安神、定志之剂。

治风痫病不能愈者，从厚朴丸。宜春秋加添外，又于每一料中加：人参　菖蒲　茯神去木，各一两半

上依厚朴丸春秋加添法，和剂服饵。厚朴丸方在吐论中。

防风通圣散

防风　川芎　当归　芍药　大黄　芒硝　连翘　薄荷　麻黄不去节，各半两　石膏　桔梗　黄芩各一两　白术　山栀子　荆芥穗各二钱半　滑石三两　甘草二两

上为粗末，每服一两，生姜同煎，温服，日再服。劳汗当风，汗出为皶，郁乃痤。汗出于玄府，脂液所凝，去芒硝，倍加芍药、当归，发散玄府之风，当调其荣卫。俗云风刺，或生瘾疹，或赤或白，倍加麻黄、盐豉、葱白，出其汗，麻黄去节，亦去芒硝，咸走血而内凝，故不能发。汗罢依前方中加四物汤、黄连解毒，三药合而饮之，日二服，故《内经》曰"以苦发之"，谓热在肌表连内也。小便淋闭，去麻黄，加滑石、连翘，煎药汤调木香末二钱，麻黄主表不主于里，故去之。腰胁痛，走注疼痛者，加硝石、当归、甘草，一服各二钱，调车前子末、海金砂末各一钱，《内经》曰："腰者，肾之府。"破伤风者，如在表，则辛以散之；在里则苦以下之，兼散之。汗下后，通利血气，祛逐风邪，每一两内加荆芥穗、大黄各二钱，调全蝎末一钱，羌活末一钱。诸风潮搐、小儿急慢惊风、大便秘结、邪热暴甚、肠胃干燥、寝汗、咬牙、上窜、睡语、筋转、惊悸、肌肉蠕动，每一两加大黄二钱、栀子二钱，调茯苓末二钱；如肌肉蠕动者，调羌活末一钱，故经曰："肌肉蠕动，命曰微风。"风伤于肺，咳嗽喘急，每一两加半夏、桔梗、紫菀各二钱。如打扑伤损，肢节疼痛，腹中恶血不下，每一两加当归，大黄各三钱半，调没药、乳香末各二钱。解利四时伤寒，内外所伤，每一两内加益元散一两、葱白十茎、盐豉一合、生姜半两，水一碗，同煎至五七沸，或煎一小碗，温冷服一半，以箸投之即吐，罢后服一半，稍热服，汗出立解。如饮酒中风，身热头痛如破者，加黄连须二钱、葱白十茎，依法立愈，慎勿用桂枝、麻黄汤解之。头旋脑热、鼻塞、浊涕时下，每一两加薄荷、黄连各二钱半，《内经》曰："胆移热于脑则辛颈鼻渊。鼻渊者，浊涕下不止也。"王注曰："脑液下渗，则为浊涕，涕下不止，如彼水泉，故曰鼻渊也。"此为足太阳脉与阳明脉俱盛也。如气逆者，调木香末一钱。

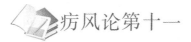

疠风论第十一

《内经》曰："疠者，有荣气热胕，其气不清，故使其鼻柱坏而色败，皮肤溃疡，风寒客于脉而不去，名曰疠风。"又曰："脉风成为疠。"俗云癞病也。故治法云："病大风，骨节重，须眉堕，名曰大风，刺肌肉为故，汗出百日。"王注曰"泄卫气之怫热"；刺骨髓，汗出百日。王注曰"泄荣气之怫热"。凡二百日，须眉生而止针。怫热屏退，阴气内复，故多汗出，须眉生也。先桦皮散，从少至多，服五七日后，灸承浆穴七壮，灸疮轻再灸，疮愈再灸。

后服二圣散泄热，祛血之风邪，戒房室三年，针灸药止。述类象形，此治肺风之法也。然非止肺脏有之，俗云鼻属肺而病发于肺，端而言之，不然如此者，既鼻准肿、赤胀，但为疮之类，乃谓血随气化，既气不施化，则血聚矣。然血既聚，使肉腐烂而生虫也。谓厥阴主生五虫，厥阴为风木，故木主生五虫。盖三焦相火热甚而制金，金衰故木来克侮。经曰：侮，胜也。宜泻火热利气之剂，虫自不生也。法云："流水不腐，户枢不蠹。"此之谓也。故此疾血热明矣。当以药缓疏泄之，煎《局方》内升麻汤，下钱氏内泻青丸，余各随经言之。故病风者，阳气先受，上也。

桦皮散　治肺脏风毒，遍身疮疥及瘾疹、瘙痒，搔之成疮。又治面风刺及妇人粉刺。

桦皮四两，烧灰　荆芥穗二两　甘草半两，炙　杏仁二两，去皮尖，用水一碗于银器内熬，去水一半，放令干　枳壳四两，去穰，用炭火烧欲灰，于湿纸上令冷

上件除杏仁外，余药为末，将杏仁别研令细，次同诸药令匀，磁合内放之，每服三钱，食后，温酒调下。

二圣散　治大风疠疾。

大黄半两　皂角刺三钱，烧灰

上将皂角刺一二斤，烧灰研细，煎大黄半两，汤调下二钱。早服桦皮散，中煎升麻汤下泻青丸，晚服二圣散。此数等之药，皆为缓疏泄血中之风热也。

七圣丸《局方》中、七宣丸《局方》中皆治风壅邪热，润利大肠，中风、风痫、疠风、大便秘涩，皆可服之。此方《局方》中治法曰：虽诃子味苦涩而能止脏腑，此利药中用诃子，令大黄、枳实缓缓而推陈，泄去邪气。若年老风秘涩者，乃津液内亡也，不可用峻剂攻之。《内经》曰："年四十，而阴气自半也，起居衰矣。年五十，体重，耳目不聪明矣。年六十，阴痿，气大衰，九窍不利，下虚上实，涕泣俱出矣。故曰：知之则强，不知则死。"举世皆言年老之人无热俱虚，岂不明年四十而阴气自半，故阴虚阳盛明矣。是以阴虚其下，阳甚其上，故上实下虚，此理明矣。

 # 破伤风论第十二

论曰：风者，百病之始也，清净则腠理闭拒，虽有大风苛毒，而弗能为害也。故破伤风者，通于表里，分别阴阳，同伤寒证治。闾阎往往有不知者，只知有发表者，不知有攻里者、和解者，此汗、下、和三法也，亦同伤寒证。有在表者，有在里者，有半在表半在里者。在里宜下，在表宜发汗，在表里之间宜和解。然汗下亦不可过其法也。又不可妄意处治，各通其脏腑，免汗泄之非宜也。故破伤风者，从外至内，甚于内者，则病也。因此卒暴伤损风袭之间，传播经络，至使寒热更作，身体反强，口噤不开，甚者邪气入脏，则分汗下之治。诸疮不差。荣卫虚，肌肉不生，疮眼不合者，风邪亦能外入于疮，为破伤风之候。故诸疮不差时，举世皆言著灸为上，是谓熟疮，而不知火热客毒，逐经诸变，不可胜数。微则发热，甚则生风而搐，或角弓反张，口噤目邪，皆因疮

郁结于荣卫，不得宣通而生。亦有破伤不灸而病此者，疮著白痂，疮口闭塞，气难通泄，故阳热易为郁结，而热甚则生风也。故表脉浮而无力，太阳也；脉长而有力者，阳明也；脉浮而弦小者，少阳也。太阳宜汗，阳明宜下，少阳宜和解，若明此三法，而治不中病者，未之有也。

羌活防风汤　治破伤风，邪初传在表。

羌活　防风　川芎　藁本　当归　芍药　甘草各一两　地榆　华细辛各二两

上㕮咀，每服五七钱，水一盏半，同煎至七分，去滓，热服，不拘时候。量紧慢加减用之。热则加大黄二两；大便秘则加大黄一两，缓缓令过。

白术防风汤　若服前药之过，有自汗者，宜服此药。

白术一两　防风二两　黄芪一两

上㕮咀，每服五七钱，水一盏半，煎至一盏，去滓，温服，不拘时候。脏腑和而有自汗，可用此药。

破伤风脏腑秘，小便赤，自汗不止者，因用热药，汗出不休，故知无寒也。宜速下之，先用芎黄汤三二服，后用大芎黄汤下之。

芎黄汤

川芎一两　黄芩六钱　甘草二钱

上㕮咀，每服五七钱，水一盏半，同煎至七分，去滓，温服，不拘时候。三服即止，再用下药。

大芎黄汤

川芎一钱　羌活　黄芩　大黄各一两

上㕮咀，依前煎服，宜利为度。

发表雄黄散

雄黄一钱　防风二钱　草乌一钱

上件为细末，每服一字，温酒调下，里和至愈可服，里不和不可服。

蜈蚣散

蜈蚣一对　鳔五钱　左蟠龙五钱，炒，烟尽为度，野鸽粪是也

上件为细末，每服一钱，清酒调下，治法依前用，里和至愈可服，但有里证不可服。次当下之，用前蜈蚣散四钱、巴豆霜半钱，烧饭为丸，如绿豆大，每服一丸，渐加六七丸，清酒调蜈蚣散少许送下，宜利为度。内外风去，可常服羌活汤缓缓而治，不拘时候服之。羌活汤者，治半在表半在里也。

羌活汤

羌活　菊花　麻黄　川芎　石膏　防风　前胡　黄芩　细辛　甘草　枳壳　白茯苓　蔓荆子各一两　薄荷半两　吴白芷半两

上㕮咀，每服五钱，水一盏半，入生姜五片，同煎至一盏，去滓，稍热服，不拘时候，日进二服。

防风汤　治破伤风同伤寒表证，未传入里，宜急服此药。

防风　羌活　独活　川芎各等分

上㕮咀，每服五钱，水一盏半，煎至七分，去滓温服，二三服后，宜调蜈蚣散，大效。

蜈蚣散

蜈蚣一对　鳔三钱

上为细末，用防风汤调下，如前药解表不已，觉转入里，当服左龙丸微利，看大便硬软，加巴豆霜服之。

左龙丸

左蟠龙　白僵蚕　鳔各五钱，炒　雄黄一钱

上同为细末，烧饭为丸，如桐子大，每服十五丸，温酒下。如里证不已，当于左龙丸末一半内入巴豆霜半钱，烧饭为丸，如桐子大，每服一丸，同左龙丸一处合服，每服药中加一丸，如此渐加，服至利为度。若利后更服后药，若搐痓不已，亦宜服后药，羌活汤也。

羌活汤

羌活　独活　防风　地榆各一两

上㕮咀，每服五钱，水一盏半，煎至一盏，去滓，温服。如有热加黄芩，有涩加半夏。若病日久，气血渐虚，邪气入胃，宜养血为度。

养血当归地黄散

当归　地黄　芍药　川芎　藁本　防风　白芷各一两　细辛五钱

上㕮咀，依前煎服。

雄黄散　治表药。

天南星三钱　半夏　天麻各五钱　雄黄二钱半

上为细末，每服一钱，温酒调下。如有涩，于此药中加大黄，为下药。

地榆防风散　治破伤中风，半在表、半在里，头微汗，身无汗，不可发汗，宜表里治之。

地榆　防风　地丁香　马齿苋各等分

上件为细末，每服三钱，温米饮调下。

白术汤　治破伤风大汗不止，筋挛搐搦。

白术　葛根各一两　升麻　黄芩各半两　芍药二两　甘草二钱半

上㕮咀，每服一两，水一盏半，煎至一盏，去滓，温服，不拘时候。

江鳔丸　治破伤风惊而发搐，脏腑秘涩，知病在里，可用江鳔丸下之。

江鳔半两，锉，炒　野鸽粪半两，炒　雄黄一钱　白僵蚕半两　蜈蚣一对　天麻一两

上件为细末，又将药末作三分，用二分烧饭为丸，如桐子大，朱砂为衣，后将一分入巴

豆霜一钱同和，亦以烧饭为丸，如桐子大，不用朱砂为衣。每服朱砂为衣者二十丸，入巴豆霜者一丸，第二服二丸，加至利为度，再服朱砂为衣药，病愈止。

没药散　治刀箭所伤，止血定痛。

定粉　风化灰各一两　枯白矾三钱，另研
乳香半钱，另研　没药一字，另研

上件各研为细末，同和匀，再研掺之。

解利伤寒论第十三

论曰：伤寒之法，先言表里，及有缓急。三阳表当急，里当缓；三阴表当缓，里当急。又曰：脉浮当汗，脉沉当下。脉浮汗急而下缓，谓三阳表也；脉沉下急而汗缓，谓三阴里也。麻黄汤谓之急，麻黄附子细辛汤谓之缓。《内经》云"渍形以为汗"，为汗之缓，里之表也。又曰"在皮者，汗而发之"，为汗之急，表之表也。急汗者太阳，缓汗者少阴，是脏腑之输应也。假令麻黄附子细辛汤，是少阴证始得，发热，脉沉，里和无汗，故渍形以为汗。假令麻黄汤，是太阳证。头项痛，腰脊强，脉浮无汗，里和是也。在皮者，汗而发之也。经曰："治主以缓，治客以急"，此之谓也。

麻黄汤

麻黄去节，五钱　桂枝三钱　甘草三钱，炙
杏仁去皮尖，炒，三十个

上㕮咀，都作一服，水煎，去滓，温服。

假令得肝脉，其外证善洁、面青、善怒，其三部脉俱弦而浮，恶寒里和谓清便自调也，麻黄汤内加羌活、防风各三钱，谓肝主风，是胆经受病。大便秘或泄下赤水无数，皆里不和也。假令得心脉，其外证面赤、口干、善笑，其尺寸脉俱浮而洪，恶寒里和谓清便自调也，麻黄汤内加黄芩、石膏各三钱，谓主心热，是小肠受病也。假令得脾脉，其外证面黄、善噫、善思、善味，尺寸脉俱浮而缓，里和恶寒，麻黄汤内加白术、防己各五钱，谓脾主湿，是胃经受病也。假令得肺脉，其外证面白、善嚏、悲愁不乐、欲哭，其尺寸脉俱浮而涩，里和恶寒，麻黄汤内加桂枝、生姜各三钱，谓肺主燥，是大肠受病也。假令得肾脉，其外证面黑、善恐，其尺寸脉俱浮，而里和恶寒，麻黄汤内加附子、生姜，谓肾主寒，是膀胱受病也。

以上各五证，皆表之表，谓在皮者，急汗而发之也，皆腑受病。表之里者，下之当缓，谓随脏表证，外显尺寸脉俱浮，而复有里证，谓发热、饮水、便利赤涩，或泄下赤水，按之内实或痛，麻黄汤去麻黄、杏仁，与随脏元加药同煎，作五服。每下一证，初一服加大黄半钱，邪尽则止；未尽，第二服加大黄一钱；邪未尽，第三服加大黄一钱半；如邪未尽又加之，邪尽则止。此谓先缓而后急，是表之里证，下之当缓也。

麻黄附子细辛汤

麻黄半两，去根节　细辛半两，去苗土　附子一钱二分半，炮裂，去皮脐

上㕮咀，都作一服，水煎去滓，温服。

假令得肝脉，其内证满闭、淋溲便难、转筋，其尺寸脉俱沉而弦，里和恶寒，肝经受病，麻黄附子细辛汤内加羌活、防风各三钱。假令得心脉，其内证烦心、心痛、掌中热而哕，其尺寸脉俱沉，里和恶寒，心经受病，加黄芩、石膏各三钱。假令得脾脉，其内证腹胀满、食不消、怠惰嗜卧，其尺寸脉俱沉，里和恶寒，脾经受病，加白术、防己各三钱。假令得肺脉，其内证喘咳，洒淅寒热，尺寸脉俱沉，里和恶寒，肺经受病，加生姜、桂枝各三钱。假令得肾脉，其内证泄如下重，足胫寒而逆，其尺寸脉俱沉，里和恶寒，肾经受病，更加附子、生姜各三钱。

以上五证，里之表也，宜渍形以为汗，皆脏受病也。里之里者，下之当急，谓随脏内证，已显尺寸脉俱沉，复有里证者，谓大小便秘涩，或泄下赤水，或泻无数，不能饮食，不恶风寒，发热引饮，其脉俱沉，或按之内实而痛。此谓里实，宜速下之，麻黄附子细辛汤内去麻黄，与随脏元加药内，分作三服。每下一证，初一服加大黄三钱，邪尽则止；如邪未尽，再一服

加大黄二钱，又未尽，第三服加大黄一钱。此先急而后缓，谓里之里也，当速下之也。

通解利伤寒，不问何经所受，皆能混然解之，谓不犯各经之受病，虽不解尽，亦无各经之坏证。

羌活汤

羌活二两　防风一两　川芎一两　黄芩一两

细辛二钱半　甘草一两，炒　黑地黄一两，炒

白术二两，如无，用苍术加一两

上咬咀，每服五七钱，水二盏，煎至一盏，无时温服清。如觉发热引饮，加黄芩、甘草各一两，更随证加；头痛，恶风，于白术汤一两内加羌活散三钱，都作一服。

羌活散

羌活一两半　川芎七钱　细辛根二两半　如身热，依前加石膏汤四钱。

石膏汤

石膏二两　知母半两　白芷七钱　如腹中痛者，加芍药散三钱。

芍药散

芍药二两　桂五钱　如往来寒热而呕，加柴胡散二钱半。

柴胡散

柴胡根一两　半夏五钱，洗　加生姜煎。如心下痞，加枳实一钱；如有里证，加大黄，初一服一钱，次二钱，又三钱，邪尽则止。

论曰：有汗不得服麻黄，无汗不得服桂枝。然春夏汗孔疏，虽有汗不当用桂枝，宜用黄芪汤和解；秋冬汗孔闭，虽无汗不当用麻黄，宜用川芎汤和解。春夏有汗，脉乃微而弱、恶风、恶寒者，乃太阳证秋冬之脉也，亦宜黄芪汤，无汗亦宜川芎汤；秋冬有汗，脉盛而浮、发热、身热者，乃阳明证春夏之脉也，亦宜黄芪汤，无汗亦宜川芎汤。大抵有汗者，皆可用黄芪汤；无汗者，亦可用川芎汤。

黄芪汤　有汗则可止也。

黄芪　白术　防风各等分

上咬咀，每服五七钱，至十余钱或半两、一两，水煎，温服清。汗多、恶风甚者，加桂枝。

川芎汤　无汗则可发也。

川芎　白术　羌活各等分

上咬咀，同黄芪汤煎法，稍热服。恶寒甚及脉大浮可加麻黄。注云：五脏之脉，寸关尺也。今只言尺寸，阴阳也。如阳缓而阴急，里和而表病也。

若伤寒，食少，发渴，只可和胃止渴，不可太凉药止之。然恐凉药止之，损着胃气，必不能食也。

和胃白术汤

白术　茯苓

起卧不能，谓之湿，身重是也，小柴胡汤、黄芩芍药汤；起卧不安，眠睡不稳，谓之烦，栀豉汤、竹叶石膏汤。解利四时伤寒，混解六经，不犯禁忌。

大白术汤

白术二两　防风一两　羌活一两　川芎一两　黄芩五钱　细辛三钱　白芷一两半　石膏二两　知母七钱　甘草五钱或一两　枳实五钱，去穰

上为粗末，每服半两，水一盏半，煎至一盏，大温服清，未解更一服，两服药滓又作一服。春倍防风、羌活；夏倍黄芩、知母；季夏雨淫，倍白术、白芷；秋加桂枝五钱；冬加桂枝八钱或一两。立夏之后至立秋处暑之间伤寒者，身多微凉，微有自汗，四肢沉重，谓之湿温，又谓之湿淫，宜苍术石膏汤。

苍术石膏汤

苍术半两　石膏三钱　知母一钱半　甘草一钱

上锉细，同和均，都作一服，水两盏，煎至一盏，温服清。谓内有湿热也，多不欲饮水，如身热、脉洪、无汗、多渴者，是热在上焦，积于胸中，宜桔梗散治之。

桔梗散

薄荷一钱　黄芩一钱　甘草一钱　桔梗半两　连翘二钱　山栀子一钱

上锉，每服五钱，秤半两，水煎，加竹叶。如大便秘结加大黄半钱。

热论第十四

论曰：有表而热者，谓之表热也；无表而热者，谓之里热也；有暴发而为热者，乃久不宣通而致也；有服温药过剂而为热者；有恶寒战栗而热者。盖诸热之属者，心火之象也。王注曰："百端之起，皆自心生。"是以上善若水，下愚若火。治法曰：小热之气，凉以和之；大热之气，寒以取之；甚热之气，则汗发之，发之不尽，则逆治之，制之不尽，求其属以衰之，故曰：苦者以治五脏，五脏属阴而居于内；辛者以治六腑，六腑属阳而在于外。故内者下之，外者发之，又宜养血益阴，其热自愈，此所谓不治而治也。故不治谓之常治，治而不治谓之暴治。经所谓："诸寒之而热者取之阴，热之而寒者取之阳，所谓求其属也。"王注曰"益火之源，以消阴翳，壮水之主，以制阳光"，此之谓也。

病有暴热者，病在心肺，有积热者，病在肾肝。暴热者，宜《局方》中雄黄解毒丸；积热者，宜《局方》中妙香丸。暴热上喘者，病在心肺，谓之高喘，木香金铃子散；上焦热而烦者，牛黄散；脏腑秘者，大黄牵牛散。上焦热无他证者，桔梗汤；有虚热，不能食而热者，脾虚也，宜以厚朴、白术、陈皮之类治之，有实热者，能食而热者，胃实也，宜以栀子黄芩汤或三黄丸之类治之，郁金、柴胡之类亦是也；有病久憔悴，发热盗汗，谓五脏齐损，此热劳骨蒸病也，瘦弱虚烦，肠癖下血，皆蒸劳也，宜养血益阴，热自能退，当归、生地黄或钱氏地黄丸是也。

木香金铃子散 治暴热，心肺上喘不已。

大黄半两 金铃子三钱 木香三钱 轻粉少许 朴硝二钱

上为细末，柳白皮汤调下三钱或四钱，食后服，以利为度，喘止即止。

牛黄散 治上焦热而烦，不能睡卧。

栀子半两 大黄半两 郁金半两 甘草二钱半

上为细末，每服五钱，水煎温服，食后，微利则已。

大黄牵牛散 治相火之气游走脏腑，大便秘结。

大黄一两 牵牛头末，五钱

上为细末，每服三钱。有厥冷，用酒调三钱；无厥冷而手足烦热者，蜜汤调下，食后，微利为度，此谓不时而热者，湿热也。

地黄丸 治久新憔悴、寝汗发热，五脏齐损，瘦弱虚烦，肠澼下血，骨蒸，痿弱，无力，不能运动。

熟地黄一两 山茱萸四钱 干山药四钱 牡丹皮 白茯苓 泽泻各三钱

上为细末，炼蜜为丸，如桐子大，每服五十丸，空心，温酒送下。如烦渴、皮肤索泽，食后煎服防风饮子，空心服地黄丸。

防风当归饮子

柴胡 人参 黄芩 甘草各一两 大黄当归 芍药各半两 滑石三两

上为粗末，每服五钱，水一盏半、生姜三片，同煎至七分，去滓温服。如痰实咳嗽，加半夏；如大便黄，米谷完出，惊悸，溺血，淋闭，咳血，衄血，自汗，头痛，积热肺痿，后服大金花丸。

大金花丸

黄连 黄柏 黄芩 山栀子各一两

上为细末，滴水为丸，如小豆大，每服一百丸，温水下，日二三服。或大便实，加大黄；自利，不用大黄；如中外有热者，此药作散锉服，名解毒汤；或腹满呕吐，欲作利者，每服半两解毒汤，中加半夏、茯苓、厚朴各三钱，生姜三片；如白脓下痢后重者，加大黄三钱。

凉膈散 加减附于后。

连翘 山栀子 大黄 薄荷叶 黄芩各一两 甘草一两半 朴硝二钱半

上件为粗末，每服半两，水一盏半，煎至一盏，去滓，入蜜一匙微煎，温服，食后。咽嗌不利、肿痛，并涎嗽者，加桔梗一两、荆芥穗半两；咳而呕者，加半夏二钱半，生姜煎；

鼻衄、呕血者，加当归、芍药、生地黄各半两一料内；如淋闭者，加滑石四两、茯苓一两。或闭而不通，脐下状如覆碗，痛闷不可忍者，乃肠胃干涸，膻中气不下故。经所谓"膀胱者，州都之官，津液藏焉，气化则能出矣"，故膻中者，臣使之官，名三焦相火，下合右肾，为气海也。王注曰：膀胱"位当孤府，故谓都官；居下内室，故藏津液。若得气海之气施化，则溲便注泄；气海之气不及，则闭隐不通"，故不得便利也。先用木香、沉香各三钱，酒调下，或八正散；甚则宜上涌之，令气通达，小便自通。经所谓"病在下，取之上"。王注曰：热攻于上，不利于下，气盛于上，则温辛散之，苦以利之。

当归承气汤

当归　大黄各一两　甘草半两　芒硝九钱

上锉，如麻豆大，每服二两，水一大碗，入生姜五片、枣十枚，同煎至半碗，去滓，热服。如阳狂奔走骂詈，不避亲疏，此阳有余，阴不足，大黄、芒硝去胃中实热；当归补血益阴；甘草缓中；加生姜、枣，胃属土，此引至于胃中也，经所谓"微者逆之，甚者从之"，此之谓也，以大利为度。微缓，以瓜蒂散加防风、藜芦吐，其病立愈，后调洗心散、凉膈散、解毒汤等药调治之。

牛黄膏

治热入血室，发狂不认人。

牛黄二钱半　朱砂三钱　脑子一钱　郁金三钱　甘草一钱　牡丹皮三钱

上为细末，炼蜜为丸，如皂子大，新水化下。

治暴热者，《局方》中雄黄解毒丸。治久热者，《局方》中妙香丸。治虚劳骨蒸、烦热下血者，钱氏地黄丸。治虚热不能食者，脾虚也，宜以厚朴、白术、陈皮之类治之。治实热能食者，胃实也，宜以栀子、黄芩或三黄丸之类治之，郁金、柴胡亦可。治表热恶寒而渴，白虎汤也。治肤如火燎而热，以手取之不甚热，肺热也，目白、睛赤、烦躁，或引饮，独黄芩一味主之，水煎。两胁下肌热，脉浮弦者，柴胡饮子主之。两胁肋热，或一身尽热者，或日晡肌热者，皆为血热也，四顺饮子主之。夜发热，主行阴，乃血热也，四顺、桃仁承气选用，当视其腹痛、血刺痛与有表入里，腹中转矢气、燥结之异。昼则明了，夜则谵语，四顺饮子证，与桃仁承气相似，不可不辨也。发热虽无胁热，亦为柴胡证。昼则行阳二十五度，气药也，大抵柴胡；夜则行阴二十五度，血药也，大抵四顺饮子。

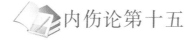

内伤论第十五

论曰：人之生也，由五谷之精，化五味之备，故能生形。经曰"味归形"，若伤于味，亦能损形，今饮食反过其节，肠胃不能胜，气不及化，故伤焉。经曰："壮火食气，气食少火；壮火散气，少火生气。"《痹论》曰："饮食自倍，肠胃乃伤。"或失四时之调养，故能为人之病也。经曰：气口紧而伤于食。心胸满而口无味，与气口同。气口者，乃脾之外候，故脾胃伤则气口紧盛。夫伤者，有多少，有轻重。如气口一盛，脉得六至，则伤于厥阴，乃伤之轻也，槟榔丸主之；气口二盛，脉得七至，则伤于少阴，乃伤之重也，煮黄丸、厚朴丸主之；气口三盛，脉得八至，则伤于太阴，膜塞闷乱，甚则心胃大痛，兀兀欲吐，得吐则已，

俗呼"食迷风"是也。经曰：上部有脉，下部无脉，其人当吐，不吐则死。宜吐之，以瓜蒂散，如不能则无治也。经曰"其高者，因而越之；其下者，引而竭之"是也。

槟榔丸

槟榔一钱半　陈皮去白，一两　木香二钱半牵牛头末，半两

上为细末，醋糊为丸，如桐子大，每服十五丸至二十丸，米饮下，生姜汤亦可。

煮黄丸

雄黄一两，另研　巴豆五钱，生用，去皮研烂，入雄黄末

上二味再研，入白面二两，同和再研匀，滴水为丸，如桐子大，每服时先煎浆水令沸，

下药二十四丸，煮三十沸，捞入冷浆水中，沉水冷，一时下二丸，一日二十四丸也。加至微利为度，用浸药水送下。此药治胁下痃癖痛，如神。

瓜蒂散

瓜蒂三钱　赤小豆三钱

上为细末，温水调一钱，以吐为度，如伤之太重，备急丸，独行丸，皆急药也。

金露丸　治天行时疾，内伤饮食，心下痞闷。

大黄二两　枳实五钱，麸炒　牵牛头末，二两

桔梗二两

上同为细末，烧饼为丸，如桐子大，每服三五十丸，食后温水下，如常服，十丸二十丸甚妙。

枳实丸　治气不下降，食难消化，常服进食逐饮。

枳实五钱，麸炒　白术一两

上为细末，烧饭为丸，如桐子大，每服五十丸，米饮下。治饮食不化，心腹膨闷，槟榔丸主之；如甚则胁肋虚胀，煮黄丸主之；治气不下降，饮食难消，金露丸主之。

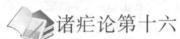

诸疟论第十六

经曰："夏伤于暑，秋必痎疟。"盖伤之浅者，近而暴发；伤之重者，远而痎疟。痎者，久疟也。是知夏伤于暑，湿热闭藏，而不能发泄于外，邪气内行，至秋而发为疟也。初不知何经受之，随其动而取之。有中三阳者，有中三阴者。大抵经中邪气，其证各殊，同伤寒论之也。故《内经》曰：五脏皆有疟，其治各别。在太阳经者，谓之风疟，治多汗之；在阳明经者，谓之热疟，治多下之；在少阳经者，谓风热疟，治多和之。此三阳经受病，皆谓之暴疟，发在夏至后处暑前，此乃伤之浅者，近而暴也。在阴经则不分三经，总谓之湿疟，当从太阴经论之，其病发在处暑后冬至前，此乃伤之重者，远而为痎，痎者老也，故谓之久疟，气居西方，宜毒药疗之。疟之为病，因内积暑热之气，不能宣泄于外，而为疟。当盛夏之时，能食寒凉之物，而助阴气者，纵使有暑热之气，微者自消矣，更时复以药疏利脏腑，使邪气自下。王注曰："春食凉，夏食寒，秋食温，冬食热。"是谓"春夏养阳，秋冬养阴"。人能于饮食起居之间，顺四时之气而行之，邪气何由得生也。

治疟病，处暑前，头痛项强，脉浮，恶风有汗，**桂枝羌活汤**主之。

桂枝　羌活　防风　甘草炙，各半两

上为粗末，每服半两，水一盏半，煎至一盏，温服清，迎发而服之。如吐者，加半夏曲等分。

治疟病，头痛项强，脉浮，恶风无汗者，**麻黄羌活汤**主之。

麻黄去节　羌活　防风　甘草炙，各半两

同前服。如吐者，加半夏曲等分。

治法，疟如前证而夜发者，**麻黄桂枝汤**主之。

麻黄一两，去节　甘草三钱，炙　桃仁三十个，去皮尖　黄芩五钱　桂枝三钱

上五味同为细末，依前服。桃仁味苦甘辛。肝者血之海，血聚则肝气燥，经所谓"肝苦急，急食甘以缓之"，故桃仁散血缓肝。谓邪气深远而入血，故夜发，乃阴经有邪。此汤发散血中风寒之剂。

治疟病，身热目痛，热多寒少，脉长，睡卧不安，先以大柴胡汤下之，微利为度。如下过，外微邪未尽者，宜服**白芷汤**，以尽其邪。

白芷一两　知母一两七钱　石膏四两

上为粗末，同前煎服。

治疟无他证，隔日发，先寒后热，寒少热多，宜**桂枝石膏汤**主之。

桂枝五钱　石膏一两半　知母一两半　黄芩一两

上为粗末，分作三服，每服水一盏，同前煎服。间日者，邪气所舍深也。

治疟寒热大作，不论先后，此太阳、阳明合病也，谓之交争，寒作则必战动，经曰"热

胜而动也"；发热则必汗泄，经曰："汗出不愈，知为热也。"阳盛阴虚之证，当内实外虚，不治必传入阴经也，**桂枝芍药汤**主之。

桂枝三钱　黄芪二两　知母一两　石膏一两　芍药一两

上为粗末，每服五七钱至半两，水煎如前药服之。寒热转大者，知太阳、阳明、少阳三阳合病也，宜**桂枝黄芩汤**和之。

柴胡一两二钱　黄芩四钱半　人参四钱半　半夏四钱　甘草四钱半　石膏五钱　知母五钱　桂枝二钱

上为粗末，依前服之。服药已，如外邪已罢，内邪未已，再服下药；从卯至午时发者，宜以大柴胡汤下之；从午至酉时发者，知其邪气在血也，宜以桃仁承气汤主之。

前项下药，微利为度，以小柴胡汤彻其微邪之气。立秋之后及处暑前发疟，渐瘦不能食者，谓之痎疟，此邪气深远而中阴经，为久疟也。

治久疟不能饮食，胸中郁郁如吐，欲吐不能吐者，宜吐则已，当以藜芦散、雄黄散吐之。

藜芦散

大藜芦末半钱　温齑水调下，以吐为度。

雄黄散

雄黄　瓜蒂　赤小豆各一钱

上为细末，每服半钱，温齑水调下，以吐为度。

治秋深久疟，胃中无物，又无痰癖，腹高而食少，俗谓"疟气入腹"，宜**苍术汤**主之。

苍术四两　草乌头一钱　杏仁三十个

上为粗末，都作一服，水三升，煎至一半，均作三服，一日服尽，迎发而服。

《局方》中七宣丸，治疟之圣药也。《局方》中神效饮子，乃疟疾之圣药也，又名交结饮子。

吐论第十七

论曰：吐有三，气、积、寒也，皆从三焦论之。上焦在胃口，上通于天气，主纳而不出；中焦在中脘，上通天气，下通地气，主腐熟水谷；下焦在脐下，下通地气，主出而不纳。是故上焦吐者，皆从于气；气者，天之阳也，其脉浮而洪，其证食已暴吐，渴欲饮水，大便燥结，气上冲而胸发痛，其治当降气和中；中焦吐者，皆从于积，有阴有阳，食与气相假为积而痛，其脉浮而弱，其证或先痛而后吐，或先吐而后痛，治法当以毒药去其积，槟榔、木香行其气；下焦吐者，皆从于寒，地道也，其脉沉而迟，其证朝食暮吐，暮食朝吐，小便清利，大便秘而不通，治法当以毒药通其闭塞，温其寒气，大便渐通，复以中焦药和之，不令大便秘结而自愈也。

治上焦气热上冲，食已暴吐，脉浮而洪，宜先和中，**桔梗汤**主之。

桔梗一两半　半夏曲二两　陈皮一两，去白　枳实一两，麸炒　白茯苓一两，去皮　白术一两半　厚朴一两，姜制，炒香

上吹咀，每服一两，水一盏，煎至七分，取清温服，调木香散二钱，隔夜空腹食前服之。三服之后，气渐下，吐渐止，然后去木香散加芍药二两、黄芪一两半，每料中叩算加上件分两，依前服之，病愈则已。如大便燥结，食不尽下，以大承气汤去硝微下之，少利为度，再服前药补之；如大便复结，又依前再微下之。

木香散

木香　槟榔各等分

上为细末，煎药调服。

治暴吐者，上焦气热所冲也。经曰："诸呕吐酸，暴注下迫，皆属于热。"脉洪而浮者，**荆黄汤**主之。

荆芥穗一两　人参五钱　甘草二钱半　大黄三钱

上为粗末，都作一服，水二盏，煎至一盏，去滓，调槟榔散二钱，空心服。

槟榔散

槟榔二钱　木香一钱半　轻粉少许

上为细末，用前药调服。如为丸亦可，用

水浸，蒸饼为丸，如小豆大，每服二十丸，食后服。

治上焦吐，头发痛，有汗，脉弦，**青镇丸**主之。

柴胡二两，去苗　黄芩七钱半　甘草半两　半夏汤洗，半两　青黛二钱半　人参半两

上为细末，姜汁浸，蒸饼为丸，如桐子大，每服五十丸，生姜汤下，食后服。

白术汤　治胃中虚损及痰而吐者。

半夏曲半两　白术一钱　槟榔二钱半　木香一钱　甘草一钱　茯苓二钱

上六味，同为细末，每服二钱，煎生姜汤调下，食前。

吐而食，脉弦者，肝盛于脾而吐，乃由脾胃之虚，宜治风安脾之药。

金花丸

半夏汤洗，一两　槟榔二钱　雄黄一钱半

上为细末，姜汁浸，蒸饼为丸，如桐子大，小儿另丸，生姜汤下，从少至多，渐次服之，以吐为度，羁绊于脾，故饮食自下。

紫沉丸　治中焦吐食，由食积为寒气相假，故吐而痛，宜服之。

半夏曲三钱　乌梅二钱，去核　代赭石三钱　杏仁一钱，去皮尖　缩砂仁三钱　丁香二钱　沉香一钱　槟榔二钱　木香一钱　陈皮五钱　白豆蔻半钱　白术一钱　巴豆霜半钱，另研

上为细末，入巴豆霜令匀，醋糊为丸，如黍米大，每服五十丸，食后生姜汤下，吐愈则止。小儿另丸，治小儿食积吐食亦大妙。

一法治翻胃吐食，用橘皮一个，浸少时，去白，裹生姜一块，面裹纸封，烧令熟，去面，外生姜为三番，并橘皮煎汤，下紫沉丸一百丸，一日二服，得大便通，至不吐则止。此主治寒、积、气皆可。

治呕吐，腹中痛者，是无积也。胃强而干呕，有声无物；脾强而吐食，持实系强，是以腹中痛，当以**木香白术散**和之。

木香一钱　白术半两　半夏曲一两　槟榔二钱　茯苓半两　甘草四钱

上为细末，浓煎生姜芍药汤调下一二钱。有积而痛，手按之愈痛；无积者，按之不痛。

治下焦吐食，朝食暮吐，暮食朝吐，大便不通，宜**附子丸**

附子炮，五钱　巴豆霜一钱　砒半钱，研细

上同研极细，熔黄蜡为丸，如桐子大，每服一二丸，冷水送下，利则为度，利后更服紫沉丸，常服不令再闭。

厚朴丸　主反胃吐逆，饮食噎塞，气上冲心，腹中诸疾。加法在后。

厚朴二两半　黄连二两半　紫菀去土苗　吴茱萸汤洗七次　菖蒲　柴胡去苗　桔梗　皂角去皮弦子，炙　茯苓去皮　官桂刮　干姜炮，各二两　人参二两　蜀椒二两，去目闭口者，微炒出汗　川乌头炮裂，去皮脐，二两半，减半更妙

上为细末，入巴豆霜一两和匀，炼蜜和为剂，旋丸桐子大，每服三丸，渐次加至以利为度，生姜汤下，食后临卧服。此药治疗与《局方》温白丸同，及治处暑以后、秋冬间脏腑下利大效。春夏再加黄连二两；秋冬再加厚朴二两。

治风痫病不能愈者，从厚朴丸，依春秋加添外，又于每料中加人参、菖蒲、茯苓各一两半。

上依前法和剂服饵。治反胃，又大便不通者，是肠胜胃也，服《局方》中半硫丸一二百丸，如大便秘，用后药：

附子半两　巴豆二枚　砒一豆许

上为极细末，生姜糊为丸，如绿豆大，每服一丸，白汤下。

霍乱论第十八

论曰：医之用药，如将帅之用兵。《本草》曰良医不能以无药愈疾。犹良将无兵，不足以胜敌也，故用药如用兵。转筋霍乱者，治法同用兵之急，不可缓也。故吐泻不止者，其本在于中焦。或因渴大饮，或因饮而过量，或饥而饱甚，或湿内甚，故阴阳交而不和，是为吐泻。

仲景曰：邪在上焦则吐，邪在下焦则泻，邪在中焦，则既吐且泻，此为急病也。然吐利为急，十死其一二；如挥霍撩乱而不得吐泻，此名干霍乱，必死。法曰：既有其入，必有所出。今有其入，而不得其出者，否也，塞也。故转筋吐泻者，其气有三：一曰火，二曰风，三曰湿。吐为喝，热也。王注曰："炎热薄烁，心之气也。"火能炎上，故吐也。泻为湿也。叔和云"湿多成五泄"，《内经》曰："湿胜则濡泻。"又曰"风胜则动"，筋属肝而应于风木，故脚转筋燥急也。《内经》曰："诸转反戾，水液混浊，皆属于热。"故仲景治法曰：热多欲饮水者，五苓散主之；寒多不用水者，理中丸主之。凡觉此证，或先五苓、益元、桂苓甘露饮，乃吐泻之圣药也。慎勿与粟米粥汤，谷入于胃则必死。《本草》曰："粟米味咸，微寒无毒，主养胃气，去脾胃中热，益气。"霍乱者，脾胃极损，不能传化，加以粟米，如人欲毙，更以利刀锯其首，岂有能生者耶？如吐泻多时，欲

住之后，宜微以粥饮渐渐养之，以迟为妙。

半夏汤　治霍乱转筋，吐泻不止。

半夏曲　茯苓　白术各半两　淡桂二钱半

甘草炙，二钱半

上为细末，渴者，凉水调下；不渴者，温水调下，不拘时候。

五苓散

白术　茯苓　木猪苓各一两半　泽泻二两半

桂枝一两

上为细末，冷水调下，或水煎三沸，冷服亦得。

理中丸

白术　人参　干姜　甘草各等分

上为细末，炼蜜为丸，如弹子大，每服一丸，冷水化下。如吐泻不止，身出冷汗无脉者，可服后泻痢论中浆水散兼桂枝汤、白术汤，皆可用。后痢门中药，亦可选用。凡霍乱，不可饮热白米汤，饮之死，必不救，切须慎之。

泻痢论第十九

论曰：脏腑泻痢，其证多种，大抵从风湿热论，是知寒少而热多，寒则不能久也，故曰暴泻非阳，久泻非阴。论曰：春宜缓形。形缓动则肝木乃荣，反静密则是行秋令，金能制木，风气内藏。夏至则火盛而金去，独火木旺而脾土损矣。轻则飧泄、身热、脉洪、谷不能化，重则下痢、脓血稠粘，皆属于火。经曰：溲而便脓血，知气行而血止也。宜大黄汤下之，是为重剂；黄芩芍药汤为之轻剂。是实则泻其子，木能自虚而脾土实矣。故经曰："春伤于风，夏必飧泄。"此逆四时之气，人所自为也。有自太阴脾经受湿而为水泄、虚滑、微满、身重、不知谷味，假令春，宜益黄散补之；夏宜泻之。法云：宜补、宜泻、宜和、宜止。假令和，则芍药汤是也；止，则诃子汤是也；久则防变而为脓血。脾经传肾，谓之贼邪，故难愈；若先痢而后滑谓之微邪，故易痊。此皆脾土受湿，天行为也，虽圣智不能逃。口食味，鼻食气，从鼻而入，留积于脾，而为水泻。有厥阴经动，

下痢不止，其脉沉而迟，手足厥逆，涕唾脓血，此为难治，宜麻黄汤、小续命汗之。法曰：谓有表邪缩于内，当散表邪而愈。有暴下无声，身冷自汗，小便清利，大便不禁，气难布息，脉微呕吐，急以重药温之，浆水散是也。故法云：后重则宜下，腹痛则宜和，身重则除湿，脉弦则去风。血脓稠粘，以重药竭之；身冷自汗，以毒药温之；风邪内缩，宜汗之则愈；鹜溏为痢，当温之。又云：在表者发之；在里者下之；在上者涌之；在下者竭之；身表热者，内疏之；小便涩者，分利之。又曰：盛者和之，去者送之，过者止之。《兵法》云"避其来锐，击其惰归"，此之谓也。凡病泄而恶风寒，是太阴传少阴，土来克水也，用除湿白术、茯苓安脾；芍药、桂、黄连破血也。火邪不能胜水也，太阴经不能传少阴，而反火邪上乘肺经，而痢必白脓也，加黄连、当归之类。又里急后重，脉大而洪实，为里热而甚蔽，是有物结坠也。若脉浮大甚，不宜下。虽里急后重，而脉

沉细弱者，谓寒邪在内而气散也，可温养而自愈。里急后重闭者，大肠经气不宣通也，宜加槟榔、木香宣通其气。如痢或泄而呕者，胃中气不和也，上焦不和，治以生姜、橘皮；中焦不和，治以芍药、当归、桂、茯苓；下焦不和，寒治以轻热，甚以重热药。大便虚秘，涩久不愈，恐太阴传少阴，多传变为痢，太阴传少阴，是谓贼邪，先以枳实厚朴汤，以防其变。若四肢懒倦，小便少或不利，大便走，沉困，饮食减，宜调胃去湿，白术、芍药、茯苓三味，水煎服，以白术之甘能入胃，而除脾胃之湿；芍药之酸涩，除胃中之湿热、四肢困；茯苓之淡泄，能通水道走湿。此三味，泄痢须用此。如发热、恶寒、腹不痛，加黄芩为主；如未见脓血而恶寒，乃太阴欲传少阴，加黄连为主，桂枝佐之；如腹痛甚者，加当归，倍芍药；如见血，加黄连为主，桂、当归佐之；如躁烦，或先便白脓后血，或发热，或恶寒，非黄芩不止，此上部血也；如恶寒，脉沉，或腰痛，或血痢下痛，非黄连不能止，此中部血也；如恶寒，脉沉，先血后便，非地榆不能止，此下部血也；如便脓血相杂，而脉浮大，慎不可以大黄下之，下之必死，谓气下竭也，而阳无所收也。凡阴阳不和，唯可以分阴阳药治之。又云暴泄非阴，久泄非阳。大便完谷下，有寒有热者，脉疾身多动，音声响亮，暴注下迫，此阳也；寒者脉沉而细疾，身不动作，目睛不甚了了，饮食不下，鼻准气息者，姜附汤主之。若身重四肢不举，术附汤主之。

黄芩芍药汤 治泄痢腹痛，或后重身热，久而不愈，脉洪疾者，及下利脓血稠粘。

黄芩 芍药各一两 甘草五钱

上为粗末，每服半两，水一盏半，煎至一盏，滤清温服，无时。如痛则加桂少许。

大黄汤 治泄痢久不愈，脓血稠粘，里急后重，日夜无度，久不愈者。

大黄一两

上细锉，好酒二大盏，同浸半日许，再同煎至一盏半，去大黄不用，将酒分为二服，顿服之。痢止一服，如未止再服，以利为度，服芍药汤和之，痢止再服黄芩汤和之，以彻其毒也。

芍药汤 下血调气。经曰：溲而便脓血，气行而血止。行血则便自愈，调气则后重自除。

芍药一两 当归半两 黄连半两 槟榔二钱 木香二钱 甘草二钱，炙 大黄三钱 黄芩半两 官桂一钱半

上㕮咀，每服半两，水二盏，煎至一盏，食后温服清。如血痢则渐加大黄；如汗后脏毒，加黄柏半两，依前服。

白术黄芪汤 服前药，痢虽已除，犹宜此药和之。

白术一两 黄芪七钱 甘草三钱

上㕮咀，匀作三服，水一盏半，煎至一盏，去滓，温清服之。

防风芍药汤 治泄痢飧泄，身热脉弦，腹痛而渴，及头痛微汗。

防风 芍药 黄芩各一两

上㕮咀，每服半两或一两，水三盏，煎至一盏，滤清温服。

治太阴脾经受湿，水泄注下，体微重微满，困弱无力，不欲饮食，暴泄无数，水谷不化，先宜白术芍药汤和之，身重暴下，是大势来，亦宜和之。

白术芍药汤

白术一两 芍药一两 甘草五钱

上锉，每服一两，水二盏，煎至一盏，滤清温服。如痛甚者，宜**苍术芍药汤**：

苍术二两 芍药一两 黄芩半两

上锉，每服一两，加淡味桂半钱，水一盏半，煎至一盏，温服清。如脉弦、头微痛者，宜**苍术防风汤**：

苍术 防风各二两 上使

上锉，同前煎服，如下血者，宜**苍术地榆汤**：

苍术二两 地榆一两 下使

上锉，同前煎服。

以上证，如心下痞，每服各加枳实一钱；如小便不利，各加茯苓二钱；如腹痛渐已，泻下微少，宜诃子散止之，法云：大势已去，而宜止之。

诃子散

诃子一两，半生半熟　木香半两　黄连三钱
甘草三钱

上为细末，每服二钱，以白术芍药汤调下。
如止之不已，宜归而送之也，诃子散加厚朴一
两，竭其邪气也。虚滑久不愈者，多传变为痢
疾，太阴传于少阴，是为鬼邪，先以厚朴枳实
汤，防其传变。

厚朴枳实汤　厚朴一两　枳实一两　诃子一
两，半生、半熟　木香半两　黄连二钱　甘草三
钱，炙　大黄二钱

上为细末，每服三五钱，水一盏半，煎至
一盏，去滓温服。

浆水散　治暴泄如水，周身汗出，一身尽
冷，脉微而弱，气少而不能语，其甚者加吐，
此谓急病，治之宜以此。

半夏二两，汤洗　附子半两，炮　干姜五钱
良姜二钱半　桂五钱　甘草五钱，炙

上为细末，每服三五钱，浆水二盏，煎至
一盏，和滓热服，甚者三四服，微者三服。大
肠经动，下痢为鹜溏，大肠不能禁固，卒然而
下，成水泻青色，其中或有硬物，欲起而又下，
欲了而不了，小便多清，此寒也，宜温之，春
夏桂枝，秋冬白术汤。

桂枝汤

桂枝　白术　芍药各半两　甘草二钱，炙

上锉，每服半两，水一盏，煎至七分，去
滓取清，宜温服之。

白术汤

白术　芍药各三钱　干姜半两，炮　甘草二
钱，炙

上锉为粗末，如前服之。甚则去干姜，加
附子三钱，辛能发也。

治厥阴动为泻痢者，寸脉沉而迟，手足厥
逆，下部脉不至，咽喉不利，或涕唾脓血，泻
痢不止者，为难治，宜升麻汤或小续命汤以发
之。法云：谓表邪缩于内，故下痢不止。当散
表邪于四肢，布于络脉，外无其邪，则脏腑自
安矣。

治水积入胃，名曰溢饮，滑泄，渴能饮水，
水下复泻而又渴。此无药证，当灸大椎。

诸泻痢久不止，或暴下者，皆太阴受病，

故不可离于芍药；若不受湿，不能下痢，故须
用白术。是以圣人立法，若四时下痢，于芍药、
白术内，春加防风，夏加黄芩，秋加厚朴，冬
加桂、附。然更详外证寒热处之，如里急后重，
须加大黄；如身困倦，须加白术；如通身自汗，
逆冷，气息微，加桂附以温之；如或后重，脓
血稠粘，虽在盛冬，于温药内亦加大黄。

诸下痢之后，小便利而腹中虚痛不可忍者，
此谓阴阳交错，不和之甚也，当服**神效越桃散**。

大栀子三钱　高良姜三钱

上和匀，每服三钱，米饮或酒调下，其痛
立效。

治大便后下血，腹中不痛，谓之湿毒下血，
宜服**黄连汤**。

黄连去须　当归各半两　甘草二钱，炙

上㕮咀，每服五钱，水一盏，煎至七分，
食后温服。

治大便后下血，腹中痛者，谓热毒下血，
当服**芍药黄连汤**。

芍药　当归　黄连各半两　大黄一钱　桂淡
味，半钱　甘草二钱，炙

上㕮咀，每服半两，同前煎服。如痛甚者，
调木香、槟榔末一钱服之。

治久病肠风，痛痒不任，大便下血，宜服
地榆汤。

苍术去皮，四两　地榆二两

上㕮咀，每服一两，水一盏，煎至七分，
食前。多服除根。

治湿泻，**茯苓汤**。

白术一两　茯苓去皮，七钱半

上㕮咀，水煎一两，食前服，食入而泻，
谓胃中有宿谷也，当加枳实五钱；酒入而泻，
湿热泻也，加黄芩五钱。

治寒积痢，男子、小儿、妇人皆不问赤白
或清痢如水，不后重者，寒也。经云："澄彻
清冷，皆属于寒。"此为虚寒中有积也，宜附
子、巴豆之类下之，见痢则愈，空心服。

治泻痢久，脏腑不止，虚滑、谷不化，用
苍术汤下桃花丸。

苍术二两　防风一两

上锉为细末，用水一碗，煎至一大盏，绞

清汁，下桃花丸八十丸立愈。如小便涩少，以五苓散下桃花丸，或赤石脂丸，小便利则愈矣。

大阳为胁热痢，凉膈散主之。

阳明为痼瘕，进退大承气汤主之。《珍珠囊》中有。

少阳风气自动，其脉弦，大柴胡汤主之。

太阴湿胜濡泻，不可利而可温，四逆汤主之。

少阴蛰封不禁固，可涩，赤石脂丸、干姜汤主之。

厥阴风泄，以风治风，小续命汤、消风散主之。

治下痢脓血，里急后重，日夜无度。

导气汤

芍药一两　当归五钱　大黄　黄芩各二钱半　黄连　木香各一钱　槟榔一钱

上为末，每服三五钱，水一盏，煎至七分，去滓温服，如未止，再服，不后重则止。

杂例

溲而便脓血者，大肠泄也。脉五至之上洪者，宜以七宣丸；如脉平者，立秋至春分，宜香连丸；春分至立秋，宜芍药、柏皮；四季通用，宜加减平胃散、七宣丸之类，后宜服此药，去其余邪，兼平胃气。

芍药柏皮丸

芍药　黄柏各等分

上为细末，醋糊为丸，如桐子大，每服五七十丸至二百丸，温水下，食前服。

加减平胃散

白术　厚朴　陈皮各一两　甘草七钱　槟榔三钱　木香三钱　桃仁　黄连　人参　阿胶各半两　白茯苓去皮，半两

上为细末，同平胃散煎服。血多加桃仁；泄加黄连；小便涩加茯苓；气不下、后重，加槟榔、木香；腹痛加芍药、甘草；脓加阿胶；湿加白术；脉洪加大黄。四时以胃气为本，久下血痢，则脾虚损而血不流于四肢，入于胃中为血，宜滋养脾胃则愈。

夫五泄者之病，其治法各不同者，外证各异也，胃泄者，饮食不化，色黄，承气汤下；脾泄者，腹胀满，泄注，食即呕，吐逆，建中及理中汤；大肠泄者，食已窘迫，大便色白，肠鸣切痛，干姜及附子汤；小肠泄者，溲便脓血，少腹痛，承气汤；大瘕泄者，里急后重，数至圊而不能便，足少阴是也，茎中痛，急利小便。此五泻之病也，胃、小肠、大瘕三证，皆清凉饮子主之，其泄自止；后厥阴、少阴二证，另有治法。厥阴证而加甘草，谓主茎中痛，是肝也，《内经》曰："肝苦急，急食甘以缓之。"少阴经证，多里急后重，故加大黄，令急推过，物去则轻矣，《内经》曰："因其重而减之。"又曰："其下者，引而竭之。"又有太阴、阳明二经证，当进退大承气汤主之。太阴证，不能食也，当先补而后泻之，乃进药法也。先煎厚朴半两，俱依本方加制，水一盏半，煎至一半服；若三两服后未已，谓有宿食不消，又加枳实二钱同煎服；三两服泄又未已，如稍加食，尚有热毒，又加大黄三钱推过，泄止住药；如泄未止，谓肠胃有久尘垢滑粘，加芒硝半合，宿垢去尽，则愈矣。阳明证，能食是也，当先泻而后补，谓退药法也。先用大承气汤五钱，水一盏，依前法煎至七分，稍热服。如泄未止，去芒硝，后稍热退，减大黄一半，煎两服；如热气虽已，其人必腹满，又减去大黄，枳实厚朴汤又煎三两服；如腹胀满退，泄亦自愈，后服厚朴汤数服则已。

又寒热水泄之例于后：

泄者一也，总包五法，谓之六义，曰六解。《难经》有伤寒五泄，叔和云"湿多成五泄"，仲景解四经泄痢，有不可汗，有不可下者，可吐可灸者，仲景随经自言之。假令渴引饮者，是热在膈上，水多入，则下膈入胃中，胃经本无热，不胜其水，名曰水恣，故使米谷一时下，此证当灸大椎三五壮立已，乃泻督也。如用药，乃使车前子、雷丸、白术、茯苓之类，可选用之，五苓散亦可。又有寒泄者，大腹满而泄，又有鹜溏者，是寒泄也，鸭溏者，大便如水，中有少结粪是也。如此者，当用天麻、附子、干姜之类是也。

又法曰：泄有虚实寒热。虚则无力更衣，不便已泄出，谓不能禁固也；实则数至圊而不能便，俗云虚坐努责是也。里急后重，皆依前

法进退大承气汤主之。一说《素问》云："春伤于风，夏必飧泄。"又云"久风为飧泄"者，乃水谷不化而完出尔，非水入胃而成此证，非前水恣也。此一证，不饮水而谷完出，名曰飧泄，治法于后。先以宣风散导之，出钱氏方中，四味者是也，后服苍术防风汤。

苍术防风汤

苍术去皮，四两　麻黄去根节，四两　防风去芦头，五钱

上为细末，每服一两，生姜七片，水二盏，煎至一盏，去滓温服、泄止后。服**椒术丸**。

苍术二两　小椒一两，去目，炒

上为极细末，醋糊为丸，如桐子大，每服二十丸或三十丸，食前，温水下。一法，恶痢久不愈者，加桂；如小儿病，丸如黍米大。

治泻痢脓血，乃至脱肛，**地榆芍药汤**。

苍术一两　地榆二两　卷柏三两　芍药三两

上㕮咀，每服一两，水一大盏半，煎至一半，温服清，病退病止。

五泄伤寒，乃分三节：初说暴，次说中，后说久泄。此说在《难经》二十二难，是三节内包十五法，初以暴药；中以的对证药，后疾得中也；末治久泄法，仲景论厥阴经治法是也。

治久泄法，先进缩煎小续命汤，是发其汗，使邪气不能侵于内，然后治其痢，秋冬间下痢风，《吐论》中加减厚朴丸大效。

凡脏腑之秘，不可一例治疗。有虚秘，有实秘。胃实而秘者，能饮食，小便赤，当以麻仁丸、七宣丸之类主之；胃虚而秘者，不能饮食，小便清利，**厚朴汤**主之。

厚朴姜制，一两　白术五两　半夏曲二两　枳实一两，炒　陈皮去白，一两　甘草三两，炙

上为粗末，每服三五钱，水一盏半、生姜五片、枣三枚，煎至一盏，去滓温服，空心。实秘者，物也；虚秘者，气也。

平胃丸　治病久虚弱，厌厌不能食，而脏腑或秘或溏，此胃气虚弱也。常服和中、消痰、去湿及厚肠胃，进饮食。

厚朴一两　白术一两二钱　陈皮八钱，去白　木香一钱　生半夏汤洗，一两　槟榔二钱半　枳实半钱　甘草三钱，炙

上为细末，姜汁浸蒸饼丸，如桐子大，每服三五十丸，生姜汤或温水送下。

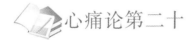

心痛论第二十

论曰：诸心痛者，皆少阴厥气上冲也。有热厥心痛者，身热足寒，痛甚则烦躁而吐，额自汗出，知为热也，其脉洪大，当灸太溪及昆仑，谓表里俱泻之，是谓热病汗不出，引热下行；表汗通身而出者，愈也；灸毕服金铃子散，痛止服枳术丸，去其余邪也。有大实心中痛者，因食受时气，卒然发痛，大便或秘，久而滞闷，心胸高起，按之愈痛，不能饮食，急以煮黄丸利之，利后以藁本汤去其余邪。有寒厥心痛者，手足厥而通身冷汗出，便利溺清，或大便利而不渴，气微力弱，急以术附汤温之。寒厥暴痛，非久病也，朝发暮死，当急救之。是知久痛无寒，而暴痛非热。

治热厥心痛，或发或止，久不愈者，当用**金铃子散**。

金铃子　玄胡各一两

上为细末，每服三钱，酒调下。

大实心痛，**煮黄丸**。

雄黄一两，研　巴豆五钱，去皮，生用，研细，入雄黄末

上再研二味，白面二两同和，再研匀，滴水丸，如桐子大，每服时先煎浆水令沸，下药二十四丸，煮一二十沸，捞入冷浆水沉冷，一时服二丸，一日二十四丸，加至微利为度，用浸药水送下。此治胁下疙癖痛如神。

治大实心痛，大便已利，宜**藁本汤**，彻其毒也。

藁本一两半　苍术一两

上为粗末，每服一两，水二盏，煎至一盏，温服清。

治寒厥暴痛，脉微气弱，宜术附汤。

术附汤

附子一两，炮，去皮脐，细切　白术四两　甘草二两，炙

上为粗末，入附子令匀，每服三钱，水一大盏半，入生姜五片，枣一枚，劈破，同煎至一盏，去滓，温服，食前。此药又治风湿相搏，身重疼烦，不能转侧，不呕不渴，大便坚硬，小便自利；及风虚头目眩重者，不知食味。暖肌补中，助阳气，止自汗。

治男子、妇人心经搐热，如痫病状，宜服妙香丸；风痫者，煎羌活为引，下妙香丸；血痫当归汤引下。

刺心痛诸穴于后：真心痛，手足青至节，痛甚，旦发夕死，夕发旦死。心痛腹胀，啬啬然大便不利，取足太阴；心痛引腰脊，欲呕，取刺足少阴；心痛引小腹满，上下无常处，便溺难，刺足厥阴；心痛短气，刺手太阴；心痛

当九节刺之立已，不已上下求之，得之则已。

按经三法：心痛与背相接，善恐，如从后触其心，伛偻者，肾心痛也，先刺京骨、昆仑，不已刺合谷；心痛腹胀胸满，心尤痛者，胃心痛也，刺大都、太白二穴；心痛如锥刺，乃脾心痛也，刺然谷、太溪；心痛苍然如死状，终日不得休息，乃肝心痛，取行间、太冲；心痛卧若徒居，心痛间动作益痛甚者，其色不变，此肺心痛也，刺鱼际、太渊。宣通气行，无所凝滞，则病愈也。

太溪穴，足少阴肾经土也，为腧，在足内踝后，跟骨上，脉动陷中，可灸三壮或五七半，此泻热厥心痛；昆仑，足太阳膀胱经火也，在足外踝后，跟骨上陷中，可灸三壮或五七壮，亦可泻热厥心痛。

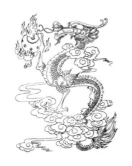

卷　下

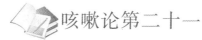

咳嗽论第二十一

　　论曰：咳谓无痰而有声，肺气伤而不清也；嗽是无声而有痰，脾湿动而为痰也；咳嗽谓有痰而有声，盖因伤于肺气、动于脾气，咳而为嗽也。脾湿者，秋伤于湿，积于脾也。故《内经》曰："秋伤于湿，冬必咳嗽。"大抵素秋之气宜清，今反动之，气必上冲而为咳，甚则动于脾湿，发而为痰焉。是知脾无留湿，虽伤肺气而不为痰也。有痰寒少而热多。故咳嗽者，非专主于肺而为病，以肺主皮毛，而司于外，故风寒先能伤之也。《内经》曰："五脏六腑，皆令人咳，非独肺也。"各以其时主之而受病焉，非其时各传而与之也。所病不等，寒、暑、燥、湿、风、火六气，皆令人咳。唯湿病痰饮入胃，留之而不行，上入于肺，则为咳嗽。假令湿在于心经，谓之热痰；湿在肝经，谓之风痰；湿在肺经，谓之气痰；湿在肾经，谓之寒痰。所治不同，宜随证而治之。若咳而无痰者，以辛甘润其肺。故咳嗽者，治痰为先。治痰者，下气为上。是以南星、半夏胜其痰而咳嗽自愈；枳壳、陈皮利其气而痰自下。痰而能食者，大承气汤微下之，少利为度；痰而不能食者，厚朴汤治之。夏月嗽而发热者，谓之热痰嗽，小柴胡四两，加石膏一两、知母半两用之；冬月嗽而发寒热，谓之寒嗽，小青龙加杏仁服之。然此为大例，更当随证、随时加减之，量其虚实，此治法之大体也。

　　蜜煎生姜汤、蜜煎橘皮汤、烧生姜胡桃，此者皆治无痰而嗽者，当辛甘润其肺故也。如但使青、陈皮，药皆当去白，《本草》云：陈皮味辛，理上气，去痰气滞塞；青皮味苦，理下气。二味俱用，散三焦之气也。故《圣济》云：陈皮去痰，穰不除即生痰；麻黄发汗，节不去而止汗。

　　治风痰热咳嗽，其脉弦、面青、四肢满闷，便溺秘涩，心多躁怒，**水煮金花丸**。

　　南星　半夏各一两，生用　天麻五钱　雄黄二钱　白面三两　寒水石一两，烧存性

　　上为细末，滴水为丸，每服五七十丸至百丸。煎浆水沸，下药煮，令浮为度，漉出，淡浆水浸，另用生姜汤下，或通圣加半夏，及《局方》中川芎丸、防风丸，皆可用也。

　　小黄丸　治热痰咳嗽，脉洪面赤，烦热心痛，唇口干燥，多喜笑，宜小黄丸。

　　南星汤洗　半夏洗，各一两　黄芩一两半

　　上为细末，生姜汁浸，蒸饼为丸，如桐子大，每服五十丸至七十丸，食后姜汤下，及小柴胡汤中加半夏亦可。

　　白术丸　治痰湿咳嗽，脉缓面黄，肢体沉重，嗜卧不收，腹胀而食不消化，宜白术丸。

　　南星　半夏俱汤洗，各一两　白术一两半

　　上为细末，薄糊为丸，桐子大，每服五七十丸。生姜汤下，及《局方》中防己丸亦可用。

　　玉粉丸　治气痰咳嗽，脉涩面白，上喘气促，洒淅恶寒，愁不乐，宜服之。

　　南星　半夏俱洗，各一两　官桂去皮，一两

　　上为细末，薄糊为丸，如桐子大，每服五七十丸，生姜汤下，食后及《局方》中防己丸亦可。玉粉丸加减在后；心下痞者，加枳实五钱；身热甚者，加黄连五钱；体重者，加茯苓一两；气上逆者，加苦葶苈五钱；气促者，加

人参、桔梗各五钱；浮肿者，加郁李仁、杏仁各五钱；大便秘者，加大黄五钱。

双玉散 治痰热而喘，痰涌如泉。

寒水石 石膏各等分

上为细末，煎人参汤调下三钱，食后服。

治痰千缗汤

半夏生末，一两 大皂角去皮子，半两，锉

上同于绢袋中盛之，用水三升，生姜七六片，同煎至一半，以手操洗之，取清汁，分作三服，食后并服，二服效。

防风丸 治痰嗽，胸中气不清利者。枳术丸亦妙。

防风半两 枳壳半两，去穰，麸炒 白术一两

上细末，烧饼为丸，每服五七十丸，生姜汤下。

天麻丸

天麻一两 半夏 南星各一两 雄黄少许

上以白面二两，滴水为丸，如桐子大，每服五十丸至百丸，煎淡水令沸，下药煮十余沸，漉出，食前生姜汤下。

利膈丸 主胸中不利，痰嗽喘促，利脾胃壅滞，调秘泻脏，推陈致新，消进饮食，治利膈气之胜药也。

木香一钱半 槟榔一钱半 人参三钱 当归二钱 藿香一钱半 大黄酒浸、焙，一两 厚朴姜制，三两 枳实一两，炒 甘草五钱，炙

上为细末，滴水和丸，如桐子大，每服三五十丸，食后，诸饮皆可下。

款气丸 治久嗽痰喘，肺气浮肿。

青皮去白 陈皮去白 槟榔 木香 杏仁去皮尖 郁李仁去皮 茯苓 泽泻 当归 广茂炮 马兜铃 苦葶苈以上各三两 人参 防己各五钱 牵牛取头末，一两

上为细末，生姜汁面糊为丸，如梧子大，每服一二十丸，加至五七十丸，生姜汤下，食后服。

玉粉丸 治痰结，咽喉不利，语音不出。

半夏洗，五钱 草乌一字少 桂一字多

上同为末，生姜汁浸，蒸饼为丸，如鸡头大，每服一丸，至夜含化。多岁不愈者，亦效。

枳壳汤 治久痰胸膈不利者，多上焦发热。

枳壳麸炒，去穰，三两 桔梗三两 黄芩一两半

上同锉，每日早，用二两半，水三盏，煎至二盏，匀作三服。午时一服，申时一服，临卧时一服，三日七两半，药尽，服生半夏汤。

生半夏汤

半夏不以多少，洗七遍，切作片子

上每服秤三钱，水一盏半、入生姜五大片，同煎至一盏，和滓食后服，一日三二服。服三日毕，再服枳术丸，尽其痰为度。论曰：先消胸中气，后去膈上痰，再服枳术丸，谓首尾合，尽消其气，令痰不复作也。

清镇丸 治热嗽。

小柴胡汤内加人参一倍 青黛半两

上为细末，面糊丸，如桐子大，每服五十丸，生姜汤下。

半夏丸 治因伤风而痰作喘逆，兀兀欲吐，恶心欲倒，已吐加槟榔三钱。

半夏一两，汤洗，切 雄黄研，三钱

上同为末，生姜汁浸，蒸饼为丸，桐子大，每服三十丸，生姜汤下。小儿丸如黍米大。

白术散 治夏暑大热，或醉饮冷，痰湿不止，膈不利。

白术 茯苓 半夏洗 黄芩各等分

上为粗末，每服五钱至七钱，水二盏，入生姜十片，煎至一盏，去滓，调陈皮末一钱、神曲末一钱，食后服。

法曰：大热大饮，盖酒味热而引饮冷，冷与热凝于胸中，不散而成湿，故痰作矣。甚者宜吐之，吐后服五苓、甘露胜湿去痰之剂。

白术汤 治痰潮上如涌泉，久不可治者。

白术 白茯苓 半夏等分

上为末，每服半两。病大者一两，水二盏，生姜七片，煎至一盏，取清，调神曲末二钱，顿服之。病甚者，下玉壶丸一百丸大效，永除根。

天门冬丸 治妇人喘，手足烦热，骨蒸寝汗，口干引饮，面目浮肿。

天门冬十两，去心秤 麦门冬去心，八两 生地黄三斤，取汁为膏子

上二味为末，膏子和丸，如梧子大，每服五十丸，煎逍遥散送。逍遥散中去甘草加人参，

或服王氏《博济方》中人参荆芥散亦可。如面肿不已，经曰：面肿曰风，故宜汗，麻黄、桂枝可发其汗，后服柴胡饮子去大黄。故论曰：

治脏者治其俞；治腑者治其合；浮肿者，治其经。治俞者，治其土也；治合者，亦治其土也。如兵家围魏救赵之法也。

虚损论第二十二

论曰：虚损之疾，寒热因虚而感也。感寒则损阳，阳虚则阴盛，损自上而下，治之宜以辛甘淡，过于胃则不可治也；感热则损阴，阴虚则阳盛，故损自下而上，治之宜以苦酸咸，过于脾则不可治也。自上而损者，一损于肺，皮聚而毛落；二损损于心，血脉虚少，不能荣于脏腑，妇人月水不通；三损损于胃，饮食不为肌肤。自下而损者，一损于肾，骨痿不能起于床；二损损于肝，筋缓不能自收持；三损损于脾；饮食不能消克。论曰：心肺损而色蔽；肾肝损而形痿，谷不能化而脾损。感此病者，皆损之病也。渐渍之深，皆虚劳之疾也。

四君子汤　治肺损而皮聚毛落，益气可也。

白术　人参　黄芪　茯苓各等分

上为粗末，每服五钱至七钱，水一盏，煎至七分，去滓，食远温服。

八物汤　治心肺虚损，皮聚而毛落，血脉虚损，妇人月水愆期，宜益气和血。

白术　人参　黄芪　茯苓　川芎　熟地黄　当归　芍药各等分

上粗末，服五七钱，水一盏，煎至七分，去滓，食后温服。

十全散　治心肺损及胃，饮食不为肌肤，宜益气和血，调饮食。

白术　人参　黄芪　茯神　桂枝　熟地黄　当归　川芎　芍药　甘草等分

上为末，加生姜、枣同煎，水一大盏，药五钱，煎至七分。食前，日三服。

金刚丸　治肾损，骨痿不能起于床，宜益精。

萆薢　杜仲炒，去丝　苁蓉酒浸　菟丝子酒浸，等分

上为细末，酒煮猪腰子为丸，每服五七十丸，空心酒下。

牛膝丸　治肾肝损，骨痿不能起于床，筋缓不能收持，宜益精缓中。

牛膝酒浸　萆薢　杜仲炒，去丝　苁蓉酒浸　防风　菟丝子酒浸　白蒺藜各等分　桂枝减半

上细末，酒煮猪腰子捣丸，桐子大，空心酒下五七十丸。

煨肾丸　治肾肝损，及脾损谷不化，宜益精缓中消谷。

牛膝　萆薢　杜仲　苁蓉　菟丝子　防风　白蒺藜　葫芦巴　破故纸等分　桂半之

上和剂服饵，如金刚丸法。腰痛不起者甚效。

黑地黄丸加五味子名**肾气丸**　治阳盛阴虚。脾肾不足，房室虚损，形瘦无力，面多青黄而无常色，宜此药养血益肾。

苍术一斤，米泔浸　熟地黄一斤　川姜冬一两，夏五钱，春七钱　五味子半斤

上为细末，枣肉为丸，如梧子大，每服一百丸至二百丸。食前米饮下或酒。治血虚久痔甚效。经曰："肾苦燥，急食辛以润之，开腠理，致津液，通气。"五味子味酸，故酸以收之。此虽阳盛不燥热，乃是五脏虚损于内，故可益血收气也，此药类象，神品药也。

治阳虚阴盛，心肺不足，宜八味丸。若形体瘦弱，无力多困，未知阴阳先损，夏月地黄丸，春秋宜肾气丸，冬月宜八味丸。

消渴论第二十三

论曰：消渴之疾，三焦受病也，有上消、中消、肾消。上消者，上焦受病，又谓之膈消病也，多饮水而少食，大便如常，或小便清利，知其燥在上焦也，治宜流湿润燥。中消者，胃也，渴而饮食多，小便黄，经曰"热能消谷"，知热在中。法云：宜下之，至不欲饮食则愈。

肾消者，病在下焦，初发为膏淋，下如膏油之状，至病成而面色鬓黑，形瘦而耳焦，小便浊而有脂，治法宜养血以肃清，分其清浊而自愈也。法曰：燥上而渴，辛甘润肺，故可用蜜煎生姜汤，大器顿之，时时呷之。法云：心肺之病，莫厌频而少饮。《内经》云："补上治上宜以缓。"又曰："辛以润之，开腠理，致津液，通气。"则肺气下流，故气下火降而燥衰矣，其渴乃止。又经曰："二阳结谓之消。"王注曰："二阳结，谓胃及大肠俱热结也。肠胃藏热，则善消水谷。"可甘辛降火之剂，黄连末一斤，生地黄自然汁、白莲花藕自然汁、牛乳汁各一斤，熬成膏子剂，连末为丸，如梧桐子大，每服三十丸，少呷温水送下，日进十服，渴病立止。

治上焦膈消而不欲多食，小便清利，宜小柴胡汤，或加白虎汤，或钱氏方中地骨皮散内加芍药、黄芪、石膏、黄芩、桔梗之类是也。

人参石膏汤　治膈消，上焦烦渴，不欲多食。

人参半两　石膏一两二钱　知母七钱　甘草四钱

上为粗末，每服五钱至七钱，水煎，食后温服。

顺气散　治消中，热在胃而能食，小便赤

黄，微利之为效，不可多利，服此药渐渐利之，不欲多食则愈。

厚朴姜制，一两　大黄四两　枳实二钱，炒

上锉，每服五钱，水煎食远服。

茴香散　治肾消病，下焦初证，小便如膏油。

茴香炒　苦楝炒

上细末，酒调二钱，食前服。

八味丸　治肾消大病。加减法：本方内倍加山药外，桂、附从四时加减，假令方内桂、附一两，春各用三钱，夏用一钱，秋用五钱，冬全用一两。

珍珠粉丸　治白淫，梦泄，遗精，及滑出而不收。

黄柏一斤，于新瓦上烧，令通赤为度　真蛤粉一斤

上为细末，滴水丸，如桐子大，每服一百丸，空心酒下。法曰：盛阳乘阳，故精泄也。黄柏降火，蛤粉咸而补肾阴也。又治思想无穷，所愿不得之证。

竹笼散　治消渴。

五灵脂　黑豆去皮脐

上等分为细末，每服三钱，冬瓜汤调下；无冬瓜，苗叶皆可，日二服，小渴二三服效，渴定不可服热药，唯服八味丸去附子加五味子。

肿胀论第二十四小儿附

《灵枢·胀论》云，帝问岐伯胀形何如？岐伯曰："夫心胀者，烦心短气，卧不安；肺胀者，虚满而喘咳；肝胀者，胁下满而痛引少腹；脾胀者，善哕，四肢烦悗，体重不能胜衣，卧不安；肾胀者，腹满引背央央然，腰髀痛。六腑胀；胃胀者，腹满，胃脘痛，鼻闻焦臭，妨于食，大便难；大肠胀者，肠鸣而痛濯濯，冬日重感于寒，则飧泄不化；小肠胀者，少腹䐜胀，引腰而痛；膀胱胀者，少腹满而气癃；三焦胀者，气满于皮肤中，轻轻然而不坚；胆胀者，胁下痛胀，口中苦，善太息。"又《水胀》篇云，帝问岐伯水胀何如？答曰："水始起也，目窠上微肿，如新卧起之状，其颈脉动，时咳，阴股间寒，足胫肿，腹乃大，其水已成

矣。以手按其腹，随手而起，如裹水之状，此其候也。"帝曰肤胀何如？"岐伯曰：肤胀者，寒气客于皮肤之间，鼛鼛然不坚，腹大，身尽肿，皮厚，按其腹，窅而不起，腹色不变，此其候也。鼓胀何如？岐伯曰：腹胀身皆大，大与肤胀等也，色苍黄，腹筋起，此其候也。肠覃何如？岐伯曰：寒气客于肠外，与卫气相搏，气不得荣，因有所系，癖而内著，恶气乃起，瘜肉乃生。其始生也，大如鸡卵，稍以益大。至其成也，如怀子之状，久者离岁，按之则坚，推之则移，月事以时下，此其候也。石瘕何如？岐伯曰：石瘕生于胞中，寒气客于子门，子门闭塞，气不得通，恶血当泻不泻，衃以留止，日以益大，状如怀子，月事不以时下，皆生于

女子，可导而下。黄帝曰：肤胀鼓胀可刺耶？岐伯曰：先泻其胀之血络，后调其经，刺去其血络也。"

经云："平治于权衡，去宛陈莝，开鬼门，洁净府。"平治权衡者，察脉之浮沉也；去宛陈莝者，疏涤肠胃也；开鬼门、洁净府者，发汗利小便也。又鼓胀之病，治以鸡屎醴。《名医》云：其肿有短气不得卧，为心水；两胁痛为肝水；大便鸭溏为肺水；四肢皆肿为脾水；腰痛足冷为肾水；口苦咽干为胆水；乍虚乍实为大肠水，各随其经络，分其内外，审其脉证而别之。又有风水、皮水、石水、黄汗，归各脏以论之。风合归肝，皮合归肺，黄汗归脾，石合归肾。风水脉浮，必恶风；皮水脉亦浮，按下没指；石水脉沉，腹满不喘；黄汗脉沉迟，发热而多涎，久而不愈，必致痈脓。水肿脉浮带数，即是虚寒潜止其间，久必沉伏，沉伏则阳虚阴实，为水必矣。要知水脉必沉是也。论曰"脉出者死"，与病不相应也。诸唇黑则伤肝，缺盆盈平则伤心；脐出则伤脾；足平则伤肾；背平则伤肺，此五者，必不可疗也。治法云：腰以上宜发汗，腰以下利小便。钱氏论虚实腹胀，实则不因吐泻久病之后，亦不因下利，胀而喘急闷乱，更有痰有热，及有宿食不化而胀者，宜服大黄丸、白饼子、紫霜丸下之，更详认大小便，如俱不通，先利小便，后利大便；虚则久病、吐泻后，其脉微细，肺主目胞，脾虚肿，手足冷，当先服塌气丸，后服异功散及和中丸、益黄散，温其气。因于气肿者，橘皮煎丸；因于湿为肿，煎防己黄芪汤调五苓散；因于热为肿者，服八正散。

又一法：燥热于肺为肿者，乃绝水之源也，当清肺除燥，水自生矣，于豉栀汤中加黄芩；如热在下焦，阴消使气不得化者，当益阴则阳气自化也，黄柏、黄连是也。

五脉论五水灸法

青水灸肝井，赤水灸心荥，黄水灸脾俞，白水灸肺经，黑水灸肾合。

妇人蛊胀无脉，烧青丸，五皮散亦是。

论诸蛊胀者，有二肿：若从胃，则旦食而不能夜食，旦则不胀，夜则胀是也；若水肿证，濡泄者是也。《内经》曰：蛊胀之病，"治之以鸡屎醴"，酒调服。水胀之病，当"开鬼门，洁净府"也。

白茯苓汤　名变水。

白茯苓　泽泻各二两　郁李仁二钱

上㕮咀，作一服，水一碗，煎至一半，常服无时，从少至多服；或煎得澄，入生姜自然汁在内，和面，或作粥饭，作常食，五七日后觉胀下，再中以**白术散**。

白术　泽泻各半两

上为细末，煎服三钱，茯苓汤调下，或丸亦可，服三十丸。

末治之药，服黄芪芍药建中之类，以调养之。平复后，忌房室、猪、鱼、盐、面等物。治水气蛊胀，洁净府，**楮实子丸**。

楮实子一斗，水二斗，熬成膏子　白丁香一两半　茯苓三两，去皮

上二味为细末，用楮实膏为丸，如桐子大，不计丸数，从少至多，服至小便清利，及腹胀减为度，后服中治药、末治药、调养药，疏启其中。忌甘苦酸补其下，五补七宣。

取穴法

治肿治其经，治金火也，井荥俞经，阴经金也，金水木火，阳经火也。

治肿，**木香散**。

木香　大戟　白牵牛各等分

上为细末，每用三钱，猪腰子一对，劈开掺药在内。烧熟，空心服之。如左则塌左，右则塌右，如水肿不能全去，于腹上涂甘遂末，在绕脐满腹，少饮甘草水，其肿便去也。

治水肿　蝼蛄去头尾，与葡萄心同研，露七日曝干，为细末，淡酒调下，暑月湿用尤佳。

又方　枣一斗，锅内入水，上有四指，用大戟并根苗盖之遍，盆合之，煮熟为度，去大戟不用，旋煮旋吃，无时，尽枣决愈，神效。

眼目论第二十五

论曰：眼之为病，在腑则为表，当除风散热；在脏则为里，宜养血安神。暴发者为表而易治，久病者在里而难愈。除风散热者，泻青丸主之；养血安神者，定志丸，妇人熟干地黄丸是也。或有体肥气盛，风热上行，目昏涩者，槐子散主之，此由胸中气浊上行也，重则为痰厥，亦能损目，常使胸中气清，无此病也。又有因目疾过药，多而损气者，久之眼渐昏弱，乍明乍暗，不欲视物，此目少血之验也，熟干地黄丸，消风散，定志丸相须而养之。或有视物不明，见黑花者，此谓之肾气弱也，宜补肾水，驻景丸是也。或有暴失明者，谓眼居诸阳交之会也，而阴反闭之，此风邪内满，当有不测之疾也。翳膜者，风热重而有之，或斑入眼，此肝气盛而发，在表也；翳膜已生，在表明矣，当发散而去之，反疏利则邪气内搐，为翳则深也。邪气未定，谓之热翳而浮；邪气已定，谓之冰翳而沉；邪气牢而深者，谓之隐翳，当以煅发之物，使其邪气再动，翳膜乃浮，辅之退翳之药，则能自去也，病久者，不能速效，当以岁月除之。

治眼赤暴发肿，**散热饮子**。

防风　羌活　黄芩　黄连各一两

上锉，每服半两，水二盏，煎至一盏，食后温服。如大便秘涩，加大黄一两；如痛甚者，加当归、地黄；如烦躁不能眠睡，加栀子一两。

川芎散　治风热上冲，头目眩，热肿，及胸中不利。

川芎　槐子各一两

上细末三钱，如胸中气滞不利，生姜汤调；目疾茶调，风热上攻，咬咀一两，水煎，食后服。

治眼久病昏涩，因发而久不愈，**地黄汤**。

防风　羌活　黄芩　黄连　地黄　当归　人参　茯神各等分

上为粗末，每服五七钱，水一盏半，煎至一盏，去滓，温服，食后。

槐子散

槐子　黄芩　木贼　苍术各等分

上细末，茶清调下，食后。

治眼生翳膜，及斑入眼，煅赤已过者，泻青丸主之，当半减大黄。如大便秘，煅气未定，依方服之。

治冰翳久不去者，**羚羊角散**主之。

羚羊角　升麻　细辛各等分　甘草半之

上为细末，一半为散，一半蜜为丸，如桐子大，每服五七十丸，以羚羊角散下之，食后临卧，米泔水煎服。

治太阳经卫虚血实，肿人脸，重头，中湿淫肤脉，睛痛肝风盛，眼黑肾虚，**桔梗丸**。

桔梗一斤　牵牛头末，三两

上二味为末，炼蜜为丸，如桐子大，每服四五十丸，加至百丸，食前温水下，日二服。

金丝膏　点眼药。

生姜四两，取汁　白沙蜜一斤，炼，去滓　猕猪胆汁三钱　黄连四两，捶，用水一斗浸，煎取五升

上先煎黄连水，后入姜汁，次入蜜，同煎去沫净，次入下项药末：

脑子四钱　麝香三钱　硇砂四钱　硼砂三钱　轻粉五钱　熊胆四钱　青盐三钱

上极细，搅匀，熬令稀膏，点用。

治眼暴赤，发嗔痛，不可忍者，**救苦丸**。

黄连一两　当归二钱　甘草一钱

上同锉细，新水半碗，浸一宿，以慢火熬，约至一半，以绵滤去滓，以净为妙，用火再熬，作稠膏子为度，摊在碗上，倒合，以物盖之，用熟艾一大弹子许，底下燃之，用艾熏膏子，艾尽为度，再入下项药：

朱砂一钱，飞　脑子半钱　乳香　没药等分

上同研极细，入黄连膏内，搜和，丸如米大，每用二丸，点眼大角内，仰面卧，药化则起。

治眼发赤肿，毒气浸睛，胀痛，**宣毒散**。

盆硝　雄黄　乳香　没药各等分

上为极细末，以少许鼻内嗜之。

治眼风毒发肿，鼻中欲嚏，嚏多，大损而生疮，**宣风散**。

川芎　甘菊各二钱　乳香　没药各一钱

上和匀，再研极细，少许鼻内嗜之。

能远视不能近视，《局方》中定志丸；目能近视不能远视，**万寿地芝丸**。

生姜四两，焙　天门冬四两，去心　枳壳三两，去穰，炒　甘菊二两

上为细末，炼蜜丸，如桐子大，茶清或温酒下一百丸，食后，此药能愈大风热。

洗眼药　诃子二两　黄丹四两　蜜八两　柳枝四十寸

上以河水二碗，熬至半碗，用一钱，热水化洗之，石器内熬。

治眼赤瞎，以青泥蛆，不以多少，淘净晒干，末之，令害眼人仰卧合目，用药一钱，散在眼上，须臾药行，待少时去药，赤瞎亦无。

治倒睫，无名异，末之，掺卷在纸中，作捻子，点着，到药处吹杀，以烟熏睫，自起。

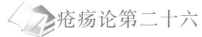

疮疡论第二十六

论曰：疮疡者，火之属，须分内外，以治其本。《内经》曰："膏粱之变，足生大丁。"其原在里，发于表也。"受如持虚"，言内结而发诸外，未知从何道而出，皆是从虚而出也。假令太阳经虚，从背而出；少阳经虚，从鬓出；阳明经虚，从髭而出；肾脉经虚，从脑而出。又经曰："地之湿气，感则害人皮肤、筋脉。"其在外，盛则内行。若其脉沉实，当先疏其内，以绝其原也，其脉浮大，当先托里，恐其伤于内也。有内外之中者，邪气至甚，遏绝经络，故发痈肿。经曰："荣气不从，逆于肉理，乃生痈肿。"此因失托里及失疏通，又失和荣卫也。治疮之大要，须明托里、疏通、行荣卫三法。托里者，治其外之内；疏通者，治其内之外；行荣卫者，治其中也。内之外者，其脉沉实，发热烦躁，外无焮赤痛，其邪气深于内也，故先疏通，以绝其原；外之内者，其脉浮数，焮肿在外，形证外显，恐邪气极而内行，故先托里；内外之中者，外无焮恶之气，内亦脏腑宣通，知其在经，当和荣卫也。用此三法之后，虽未差，必无变证，亦可使邪气峻减，而易痊愈。故经曰："诸痛痒疮，皆属于心。"又曰："知其要者，一言而终，不知其要，流散无穷。"

针灸法曰：凡疮疡可灸刺者，须分经络部分，血气多少，俞穴远近。若从背而出，当从太阳，五穴随证选用，或刺或灸，泄其邪气。凡太阳，多血少气。

至阴、通谷、束骨、昆仑、委中。

从鬓而出者，当从少阳，五穴选用。少阳，少血多气。

窍阴、侠溪、临泣、阳辅、阳陵泉。

从髭而出者，当从阳明，五穴选用。阳明，多血多气。

厉兑、内庭、陷谷、冲阳、解溪。

从脑而出者，初觉脑痛不可忍，且欲生疮也。脑者，髓之海，当灸刺绝骨，以泄邪气。髓者，舍也，故脉浮者，从太阳经，依前选用；脉长者，从阳明经，依前选用。论曰：诸经各有井、荥、俞、经、合。井主心下满及疮色青；荥主身热及疮赤色；俞主体重节痛，疮黄色；经主咳嗽，寒热，疮白色；合主气逆而泄，疮黑色。随经病而有此证者，或宜灸宜针，以泄邪气。经曰："邪气内蓄则肿热，宜砭射之也。"《内经》曰："夫痈气之息者，宜以针开除去之；夫气盛血聚者，宜石而泄之。"王注曰："石，砭石也。可以破大痈出脓，今以排针代之。"凡疮疡已觉，微漫肿硬，皮血不变色，脉沉不痛者，当外灸之，引邪气出而方止；如已有脓水者不可灸，当刺之；浅者，亦不灸。经曰："陷下则灸之。"如外微觉木硬而不痛者，当急灸之，是邪气深陷也；浅者，不可灸，慎之。

诸病疮疡，如呕者，是湿气浸于胃也，药中宜倍加白术服之。

内疏黄连汤　治呕哕心逆，发热而烦，脉沉而实，肿硬木闷而皮肉不变色，根深大，病在内，脏腑秘涩。当急疏利之。

黄连　芍药　当归　槟榔　木香　黄芩　山栀子　薄荷　桔梗　甘草以上各一两　连翘二

两

上除槟榔、木香二味为细末外，并锉，每服一两，水一盏半，煎至一盏，先吃一二服，次每服加大黄一钱，再服加二钱，以利为度。如有热证，止服黄连汤；大便秘涩，加大黄；觉无热证，少煎没药、内托复煎散，时时服之；如实无热，及大小便通，止服复煎散；稍有热证，却服黄连汤，秘则加大黄。如此内外皆通，荣卫和调，则经络自不遏绝矣。

治肿焮于外，根盘不深，形证在表，其脉多浮，痛在皮肉，邪气盛则必侵于内，急须内托，以救其里也，服**内托复煎散**。

地骨皮　黄芪　芍药　黄芩　白术　茯苓人参　柳桂味淡者　甘草　防己　当归各一两防风二两

上咬咀，先煎苍术一斤，用水五升，煎至三升，去术滓，入前药十二味，再煎至三四盏，绞取清汁，作三四服，终日服之；又煎苍术滓为汤，去滓，再依前煎服十二味滓，此除湿散郁热，使胃气和平。如或未已，再作半料服之；若大便秘及烦热，少服黄连汤；如微利及烦热已过，却服复煎散半料。如此使荣卫俱行，邪气不能内侵也。

治诸疮疡，脏腑已行，如痛不可忍者，可服**当归黄芪汤**，并加减在后。

当归　黄芪　地黄　地骨皮　川芎　芍药等分

上咬咀，每服一两，水一碗，煎至五分，去滓，温服。如发热者，加黄芩；烦热不能卧者，加栀子；如呕，是湿气侵胃也，倍加白术。

膏药方

好芝麻油半斤　当归半两　杏仁四十九个，去皮　桃柳枝各四十九条，长四指

上用桃、柳二大枝，新绵一叶包药，系于一枝上，内油中，外一枝搅，于铁器内煎成，入黄丹三两，一处熬，水中滴成不散如珠子为度。

治金丝疮，一云红丝瘤，其状如线或如绳，巨细不等，经所谓丹毒是也。但比㿠毒不甚广阔，人患此疾，头手有之，下行至心则死；下有之，上行亦然。法当于疮头截经而刺之，以

出血后，嚼萍草根涂之，立愈。

治从高坠下，涎潮昏冒，此惊恐得也，**苦杖散**。

苦杖不以多少

上细末，热酒调下，如产后瘀血不散，或聚血，皆治之。

治丁疮，**夺命散**。

乌头尖　附子底　蝎梢　雄黄各一钱　蜈蚣一对　硇砂　粉霜　轻粉　麝香　乳香各半钱　信二钱半　脑子少许

上为细末，先破疮，出恶血毕，以草杖头，用纸带入于内，以深为妙。

治疮难消，不能作脓，痛不止，**木香散**。

地骨皮一两，去土皮　木香半两　穿山甲二钱半，炙黄　麝香一字

上为细末，酒调下三钱，及小儿斑后生痛，米饮调下，效如神。

治丁疮毒气入腹，昏闷不食。

紫花地丁　蝉壳　贯仲各半两　丁香　乳香各一钱

上细末，每服二钱，温酒调下。

治恶疮有死肉者，及追脓。

白丁香　轻粉　粉霜　雄黄　麝香各一钱巴豆三个，去油

上同研细，新饭和作锭子用之。

治诸疮大疼痛，不辨肉色，漫肿光色，名曰附骨痛，如神，**三生散**。

露蜂房　蛇退皮　头发洗净，等分

三味烧灰存性，研细，酒调三钱。

治膀胱移热于小肠，上为口糜，好饮酒人，多有此疾，当用导赤散、五苓散各半两，煎服。

治少阴口疮，**半夏散**。若声绝不出者，是风寒遏绝，阳气不伸也。

半夏一两，制　桂一字　草乌头一字

上同煎，一盏水，分作二服，其效如神。

治太阴口疮，**甘矾散**。

生甘草一寸　白矾一栗子大

上嚼化咽津。

治赤口疮，**乳香散**。

乳香　没药各一钱　白矾飞，半钱　铜绿少许为细末，掺用。

诸疮疡痛，色变紫黑者，**回疮金银花汤**。

金银花连枝，二两　黄芪四两　甘草一两

上三味锉细，酒一升，入瓶内闭口，重汤内煮三二时，取出去滓，放温服之。

诸疮肿已破未破，燉肿甚，**当归散**主之。

当归　黄芪　栝蒌　木香　黄连各等分

上为粗末，煎一两。如痛而大便秘，加大黄三钱。

乳香散　治疮口痛大者。

寒水石烧，一两　滑石一两　乳香　没药各五分　脑子少许

上各研细，同和匀，少掺疮口上。

雄黄散　治诸疮有恶肉不能去者。

雄黄一钱，研　巴豆一个，去皮，研

上二味，同研如泥，入乳香、没药少许，再研细，少上，恶肉自去也。

木香散　治疮口久不敛。

木香　槟榔各一钱　黄连二钱

上为细末，掺上。如痛，加当归一钱，贴之自收敛。

又方　小椒去目，炒黑色，一钱，另研　定粉一两　风化灰五钱　白矾二钱半，飞过　乳香没药各一钱

上为细末，掺疮口上。

针头风　治疮疡燉肿木硬。

蟾酥　麝香各一钱

上同研极细，以儿乳冲调和泥，入磁合内盛，干不妨，每用以唾津调拨少许于肿处，更以膏药敷之，毒气自出，不能为疮，虽有疮亦轻。

治白口疮，**没药散**。

没药　乳香　雄黄各一钱　轻粉半钱　巴豆霜少许

上细末，干掺。

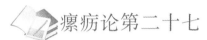 瘰疬论第二十七

夫瘰疬者，经所谓结核是也。或在耳前后，连及颐颌，下连缺盆，皆为瘰疬；或在胸及胸之侧，下连两胁，皆为马刀，手足少阳主之。此经多气少血，故多坚而少软，脓白而稀，如泔水状，治者求水清可也。如瘰疬生在别经，临时于铜入内，随其所属经络部分、对证之穴灸之，并依经内药用之。独形而小者为结核，续数连结者为瘰疬，形表如蛤者为马刀。

治马刀，**连翘汤**。

连翘二斤　瞿麦一斤　大黄三两　甘草二两

上㕮咀一两，水两碗，煎至一盏半，早食后巳时服。在项两边，是属少阳经，服药十余日后，可于临泣穴灸二七壮，服药不可住了，至六十日决效。有一方加大黄不用甘草，更加贝母五两，雄黄七分，槟榔半两，同末，热水调下三五钱。

治瘰疬，**文武膏**桑椹也。

文武实二斗，黑熟者

上以布袋取汁，银石器中熬成薄膏，白汤点一匙，日三服。

痔疾论第二十八

论曰：手阳明大肠名曰害蜚蜚，虫也。《六元正纪大论》阳明又曰"司杀府"手阳明属金，大肠名"害蜚"，谓金能害五虫，又曰司杀府，谓金主杀。既有此二名，何以自生虫？盖谓三焦相火盛，而能制阳明金，故木来相侮。《内经》曰：侮，谓胜己也。木主生五虫。叔和云：气主生于脾脏，傍大肠疼痛，阵难当，渐觉，稍泻三焦热，莫漫多方立纪纲。此言饮酒多食热物，脾生大热，而助三焦气盛，火能生土也。当泻三焦，火热退，使金得气而反制木，木受制则五虫不生，病自愈矣。

苍术泽泻丸

苍术四两，去皮　泽泻二两　枳实二两　地榆一两　皂子二两，烧存性

上为细末，烧饭为丸，桐子大，每服三十丸，食前酒或米饮下。

又方　川乌炮　古石灰等分　依前丸服。

淋洗药

天仙子　荆芥　小椒　蔓荆子等分　以上水煎洗。

黑地黄丸　治痔之圣药也，在虚损门下有方。

妇人胎产论第二十九带下附

论曰：妇人童幼天癸未行之间，皆属少阴；天癸既行，皆从厥阴论之；天癸已绝，乃属太阴经也。治胎产之病，从厥阴经者，是祖生化之源也。厥明与少阳相为表里，故治法无犯胃气及上二焦。为三禁；不可汗，不可下，不可利小便。发汗者，同伤寒下早之证；利大便，则脉数而已动于脾；利小便，则内亡津液，胃中枯燥。制药之法，能不犯三禁，则荣卫自和，荣卫和而寒热止矣。外则和于荣卫，内则调于清便，先将此法为之初治，次后详而论之。见证消息，同坏证伤寒，为之缓治，或小便不利，或大便秘结；或积热于肠胃之间，或以成瘘，或散血气而为浮肿。盖理理多门，故同伤寒坏证，如发渴用白虎，气弱则黄芪，血刺痛而用以当归，腹中痛而加之芍药，以上例证，不犯三禁，皆产后之久病也。凡产后暴病，禁犯不可拘也，如产后热入血室者，桃仁承气、抵当汤之类是也；胃坚燥者，大承气不可以泄药言之。产后世人多用乌金四物，是不知四时之寒热，不明血气之虚与实，盲然一概用药，如此而愈加增剧，是医人误之耳，大抵产病天行，从增损柴胡；杂证，从加添四物。然春夏虽从柴胡，秋冬约同四物，药性寒热，病证虚实，不可不察也。**四物汤**常病服饵，四时各有增损，今具增损于后：

春倍川芎一日春，二日脉弦，三日头痛；夏倍芍药一日夏，二日脉洪，三日泄；秋倍地黄一日秋，二日脉涩，三日血虚；冬倍当归一日冬，二日脉沉，三日寒而不食，此常服顺四时之气，而有对证不愈者，谓失其辅也。春防风四物加防风、倍川芎；夏黄芩四物加黄芩、倍芍药；秋天门冬四物加天门冬、倍地黄；冬桂枝四物加桂枝、倍当归，此四时常服，随证用之也。如血虚而腹痛，微汗而恶风，四物加芪、桂，谓之腹痛六合。如风虚眩运，加秦艽、羌活，谓之风六合。如气虚弱，起则无力，匡然而倒，加厚朴、陈皮，谓之气六合。如发热而烦，不能安卧者，加黄连、栀子，谓之热六合。如虚寒脉微，气难布息，不渴，清便自调，加干姜、附子，谓之寒六合。如中湿，身沉重无力，身凉微汗，加白术、茯苓，谓之湿六合。此妇人常病及产后病通用之药也。治妇人虚劳，《局方》中谓之首尾六合者，如大圣散下熟干地黄丸。是治无热虚劳，专其养也。中道药牡丹煎丸，空心食前；人参荆芥散，临卧食后，是治有热虚劳药也。

治妇人怀胎腹胀，**枳壳汤**。

枳壳三两，炒　黄芩一两

上为粗末，每服半两，水一盏半，煎一盏，去滓，温服。治产前胀满，身体沉重，枳壳汤中加白术一两。

治产前寒热，小柴胡汤中去半夏，谓之黄龙汤。

治怀孕胎漏，**二黄散**。

生地黄　熟地黄各等分

上为细末，加白术，枳壳汤调下一两，日二服。

治有孕胎痛，**地黄当归汤**。

当归一两　熟地黄二两

上为粗末，作一服，水三升，煎至升半，去滓，顿服。

束胎丸

白术　枳壳去穰，炒，等分

上为末，烧饭为丸，如桐子大，入月一日食前服三五十丸，温熟水下。胎瘦易生也，服至产则已。

产间药

治胎衣不下，或子死腹中，或血冲上昏闷，或暴血下，及胞干而不能产者，宜服**半夏汤**。

半夏曲一两半　桂七钱半，去皮　大黄五钱　桃仁三十个，去皮尖，炒

上为细末，先服四物汤三两服，次服半夏汤三钱，生姜三片，水一盏，煎去三分，食后，如未效，次服下胎丸。

下胎丸

半夏生　白蔹各半两

上为细末，滴水为丸，如桐子大，食后，用半夏汤下三二丸，续续加至五七丸。如有未效者，须广大其药，榆白皮散主之。又不效，大圣散主之。有宿热人，宜服人参荆芥散。

产后药

治产后经水适断，感于异证，手足牵搐，咬牙昏冒，宜**增损柴胡汤**。

柴胡八钱　黄芩四钱半　人参三钱　半夏三钱　石膏四钱　知母二钱　黄芪五钱　甘草四钱，炙

上为粗末，每服半两，生姜五片，枣四个，水一盏半，煎至一盏，温服清，无时。

前证已去，次服**秦艽汤**，去其风邪。

秦艽八钱　人参三钱　防风四钱半　芍药半两　柴胡八钱　黄芩四钱半　半夏三钱　甘草四钱，炙

上为粗末，每服五七钱，水一盏，煎至七分，温服清，无时。二三日经水复行，前证退，宜服荆芥散、小柴胡，小料中加荆芥穗五钱，枳壳五钱、麸炒去穰，同小柴胡汤煎服。三二日后，宜正脾胃之气，兼除风邪，宜服**防风汤**。

苍术四两　防风三两　当归一两半　羌活一两半

上为粗末，每服一二两，水三盏，煎至一盏半，取清，续续常服，无时。

凡胎前之药，无犯胎气，产后变化，并用伤寒坏证，尽从加减四物汤调治。

治产后腹大坚满，喘不能卧，**白圣散**。

樟柳根三两　大戟一两半　甘遂一两，炒

上为极细末，每服二三钱，热汤调下，取大便宣利为度，此药主水气之胜药也。

治产后风气在表，面目四肢浮肿，宜加减《局方》中七圣丸。每服二十丸，白汤下，日加三四丸，以利为度。如浮肿喘嗽，加木香、槟榔倍之，谓气多浮则肿；如头目昏冒，加羌活、川芎，谓多风也；如只浮肿，依七圣丸本方服之。

治产后日久虚劳，虽日久而脉浮疾者，宜服**三元汤**。

柴胡八钱　黄芩　人参　半夏洗　甘草炙，以上各三钱　川芎　芍药　熟地黄　当归各二钱半

上为粗末，同小柴胡汤煎服。

治日久虚劳，微有寒热，脉沉而浮，宜**柴胡四物汤**。

川芎　熟地黄　当归　芍药各一两半　柴胡八钱　人参　黄芩　甘草　半夏曲以上各三钱

上为粗末，同四物煎服。

如日久虚劳，针灸、小药俱不效者，当服**三分散**。

白术　茯苓　黄芪　川芎　芍药　熟地黄　当归各一两　柴胡一两六钱　黄芩六钱　人参一两六钱　半夏六钱　甘草六钱

上为粗末，每服一两，水一盏，煎至半盏，温服清，日一服。

治产后虚劳不能食，宜**十全散**。

白术　茯苓　黄芪各二两　人参　川芎　芍药　熟地黄　当归各一两　桂一两半　甘草一两半，炙

上锉，如麻豆，每服半两，水一盏半，入生姜五片、枣三枚，同煎至七分，空心食前，温服清。

凡虚损病者，浅深治有次第，虚损论中详论之。

治产后诸风，痿挛无力，**血风汤**。

秦艽　羌活　防风　白芷　川芎　芍药　当归　地黄　白术　茯苓各等分

上为细末，一半炼蜜丸，如桐子大；一半散，温酒调下丸子五七十丸，甚妙。

治产后诸积，不可攻，当养阴去热，其病自退，宜服**芍药汤**。

芍药一斤　黄芩　茯苓各六两

上三味为粗末，每服半两，水煎，日三服，去滓，温服。

治产后儿枕大痛，**黑白散**。

乌金石烧红，醋七遍，另为细末　寒水石烧，存性，末

上二味，各等分，另顿放，临服各抄末一钱半，粥饮汤下，痛止便不可服，未止再服，大效。

治产后不烦而渴，**桃花散**。

新石灰一两　黄丹半钱

上细末，渴时冷浆水调一钱服。

治产后冲胀，胸中有物状，是噎气不降，**紫金丹**。

代赭石　硇砺石各等分

上为细末，醋糊为丸，如桐子大，每服三五十丸，酒下。胸中痛，加当归汤下，久服治血癖。

又方　代赭石一两　桃仁一钱，炒，去皮尖　大黄五钱

上为末，薄荷水为糊丸，如桐子大，每服三五十丸，温水下，无时。

治脐腹痛不可忍，四物汤一两，加玄胡三钱半。

治血癖腹痛，及血刺腰痛，四物汤细末二两，加酒煮玄胡细末三两，每服三钱，酒调下。

治血运，血结，血聚于胸中，或偏于少腹，或连于肋胁，四物汤四两，倍当归、川芎，加鬼箭、红花、玄胡各一两，同为末，如四物汤煎服，取清调没药散服之。

没药散

虻虫一钱，去足羽，炒　水蛭一钱，炒　麝香三钱　没药三钱

上为细末，煎前药调服。血下痛止，只服前药。

治产后头痛，血虚、痰癖、寒厥，皆令头痛，**加减四物汤**。

羌活　川芎　防风　香附子炒　白芷以上各一两　石膏二两半　细辛二钱　当归五钱　熟地黄一两　甘草五钱　苍术一两六钱，去皮

上为粗末，每服一两，水煎服，无时。如有汗者，是气弱头痛也，方中加芍药三两、桂一两半，加生姜煎；如痰癖头疼，加半夏三两、茯苓一两半，加生姜煎；如热厥头痛，又加白芷三两、石膏三两、知母一两半；寒厥头痛，加天麻三两、附子一两半，生姜煎。

治产后风虚血眩，精神昏昧，**荆芥散**。

荆芥穗一两三钱　桃仁五钱，去皮尖，炒

上为细末，温水调服三钱，微喘加杏仁去皮尖，炒　甘草炒，各三钱。

治产前证，胎不动，如重物下坠，腹冷如冰，**立效散**。

川芎　当归各等分

上为粗末，每服秤三钱，水二盏，煎至一盏，去滓，食前服。

治妇人胎漏，及因事下血，**枳壳汤**。

枳壳半两　黄芩半两　白术一两

上为粗末，每服五七钱，水一盏，煎至七分，食前，空心服。

治妇人筋骨痛，及头痛、脉弦、憎寒如疟，宜服风六合汤：四物汤四两，加羌活、防风各一两。

治妇人血气上冲心腹，肋下闷，宜服治气六合汤；四物内加玄胡、苦楝炒，各一两。

治妇人气充经脉，月事频并，脐下痛，宜芍药六合汤，四物内倍加芍药。

治妇人经事欲行，脐腹绞痛，宜服八物汤；四物内加玄胡、苦楝各一两，槟榔、木香各半两。

治妇人经水过多，别无余证；四物内加黄芩、白术各一两。

治妇人经水涩少：四物内加葵花煎。

治妇人虚劳气弱，喘嗽胸满，宜气六合汤：四物内加厚朴一两制、枳实半两炒。

以上煎法并同四物服之。

四物主治法：熟地黄补血，如脐下痛，非熟地黄不能除，此通肾经之药也；川芎治风泻肝木，如血虚头痛，非川芎不能除去，此通肝经之药也；芍药和血理脾，治腹痛，非芍药不能除，此通脾经之药也；当归和血，如血刺痛，非当归不能除，此通心经之药也。

以上四味制法，如显一证，于四物汤中，各加二味用之。如少腹痛，四物汤四两加玄胡、苦楝各一两。经水暴多，四物四两加黄连、黄芩各一两；如腹痛者，只加黄连；如夏月用，不去黄芩；经水如黑豆水，加黄连、黄芩各一两。如经水少而血色和者，四物四两加熟地黄、当归各一两。如经水适来适断，往来寒热者，先服小柴胡，以去其寒热，后以四物汤调治之；如寒热不退，勿服四物，是谓变证，表邪犹存，不能效也，依前论中变证，随证用药调治之。

治妇人血积，增损四物汤：四物内加广茂、京三棱、桂、干漆，皆依法制，各加一两，如四物煎服。

治妇人产后血昏、血崩，月事不调，远年干血气，皆治之，名曰**红花散**。

干荷叶　牡丹皮　当归　红花　蒲黄炒

上各等分，为细末，每服半两，酒煎，和滓温服。如衣不下，另末榆白皮，煎汤调半两立效。

治妇人恶物不下，当归炒　芫花炒

上细末，酒调三钱，又好墨，醋碎末之，小便、酒调下，妙。

又治胎衣不下，蛇退皮炒焦、细末二钱，酒调下。

诸见血无寒，衄血、下血、吐血、溺血，皆属于热，但血家证皆宜服此药，**生地黄散**。

生地黄　熟地黄　枸杞子　地骨皮　天门冬　黄芪　芍药　甘草　黄芩

上各等分，同锉，每服一两，水一盏半，煎至一盏，去滓，温服。脉微、身凉、恶风，每一两加桂半钱，吐血者多有此证。

治衄血不止，**麦门冬饮子**。

麦门冬　生地黄

上各等分，锉，每服一两，煎服。又衄血，先朱砂、蛤粉，次木香、黄连。大便结，下之，大黄、芒硝、甘草、生地黄；溏软，栀子、黄芩、黄连，可选用。

带　下　附

论曰：赤者，热入小肠；白者，热入大肠。原其本也，皆湿热结于脉，故津液涌溢，是为赤白带下。本不病，缘五脉经虚，结热屈滞于带，故女子脐下痛痛而绵绵，阴器中时下也。故经曰："任脉为病，男子内结七疝，女子带下瘕聚。"王注曰："任脉自胞上过带脉，贯脐而上。故男子为病，内结七疝，女子为病，则带下瘕聚也。"带脉起于季胁章门，如束带状，今湿热冤结不散，故为病也。经曰："脾传之肾，病名曰疝瘕，少腹冤热而痛，出白，一名曰蛊。"所以为带下冤屈也。冤，结也，屈滞而病，热不散，先以十枣汤下之；后服苦楝丸、大玄胡散调下之，热去湿除，病自愈也。如女子不月，先泻心火，血自下也。《内经》曰："二阳之病发心脾，有不得隐曲，故女子不月，其传为风消。"王注曰："大肠胃发病，心脾受之，心受之则血不流，脾受之则味不化。"味不化则精不足，精血不足，故其证不能已。亏则风邪胜，而真气愈消也。又经曰："月事不来者，胞脉闭也，胞脉者属于心，而络于胞中。今气上迫肺，心气不得下通，故月事不来也。"先服降心火之剂，后服《局方》中五补丸，后以卫生汤，治脾养血气也。

苦楝丸　治妇人赤白带下。

苦楝丸苦楝碎，酒浸　茴香炒　当归

上等分，为细末，酒糊丸，如桐子大，每服三五十丸，空心，酒下。腰腿痛疼，四物四两，加羌活、防风各一两。

卫生汤

当归　白芍药各二两　黄芪三两　甘草一两

上为粗末，每服半两，水二盏，煎至一盏，去滓，温服，空心。如虚者，加人参一两。

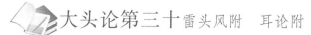

大头论第三十　雷头风附　耳论附

夫大头病者，是阳明邪热太甚，资实少阳相火而为之也。多在少阳，或在阳明，或传太阳，视其肿势在何部分，随经取之。湿热为肿，木盛为痛。此邪见于头，多在两耳前后先出，皆主其病也。治之大不宜药速，速则过其病所，谓上热未除，中寒复生，必伤人命。此病是自外而之内者，是血病。况头部分受邪，见于无形迹之部，当先缓而后急。先缓者，谓邪气在上，著无形之分部，既著无形，无所不至，若用重剂速下，过其病难已。虽用缓药，若急服之，或食前，或顿服，皆失缓体，则药不能除病，当徐徐浸渍无形之邪也。或药性味形体拟象，皆要不离缓体是也。且后急者，谓缓剂已泻，邪气入于中，是到阴部，染于有形质之所，若不速去，则损阴也。此终治却为客邪，当急去之，是治客以急也。且治主当缓者，谓阳邪在上，阴邪在下，各本家病也。若急治之，不能解纷而益乱也，此故治主当缓。治客以急者，谓阳分受阴邪，阴分受阳邪，此客气急除去之也。假令少阳、阳明为病，少阳为邪，出于耳之前后也；阳明为邪者，首大肿是也。先以黄芩黄连甘草汤，通炒过，锉煎，少少不住服；或剂毕，再用大黄煨鼠粘子，新瓦上炒香，煎药成，去滓，内芒硝，俱各等分，亦时时呷之，无令饮食在前。得微利及邪气已，只服前药，如不已，再同前次第服之，取大便利，邪气即止。如阳明渴者，加石膏；如少阳渴者，加瓜蒌根。阳明行经，升麻、芍药、葛根、甘草；太阳行经，羌活、防风之类。

雷头风附

夫治雷头者，诸药不效，为与证不相对也。大头者，震卦主之，震仰盂，故予制药内加荷叶，谓象其震之形。其色又青，乃述类象形也，当煎《局方》中**升麻汤**。

升麻一两　苍术一两　荷叶一个全者

上为细末，每服五钱，水一盏，煎七分，温服，食后。或烧全荷叶一个，研细调煎药服，亦妙。

耳论附

论曰：耳者盖非一也，以窍言之，是水也，以声言之，金也，以经言之，手、足少阳俱会其中也。有从内不能听者，主也；有从外不能入者，经也；有若蝉鸣者；有若钟声者；有若火熇熇状者；各随经见之，其间虚实，不可不察也。假令耳聋者，肾也。何谓治肺？肺主声，鼻塞者，肺也。何谓治心？心主臭。如推此法，皆从受气为始，肾受气于巳，心受气于亥，肝受气于申，肺受气于寅，脾王四季。此法皆长生之道也。

小儿斑疹论第三十一

论曰：斑疹之病，其状各异。疮发焮肿于外，属少阳三焦相火，谓之斑；小红靥行于皮肤之中不出者，属少阴君火也，谓之疹，凡显斑证者，若自吐泻者，慎勿治则多吉，谓邪气上下皆出也。大凡疮疹，首尾皆不可下，恐妄动而生变，此谓少阳通表宜和之也，当先安其里以解毒，次微发之，安里解毒者，谓能安和五脏，防风汤是也；如大便不秘，次微发之，微发之药，钱氏方中甚多，宜选用之。如大便过秘，宜微利之，当归丸、枣变百祥丸是也。初知是斑疹，若便发之，令斑并出，小儿难禁，是使别生他证也。首尾不可下者，首曰上焦，尾曰下焦。若已吐利，不可下也，便宜安里药三五服。如能食大便秘者，内实，宜微疏利之。若内虚而利者，宜安里药三五服，末后一服，调微发之药服之。大抵用安里之药多，发表之药少，秘则微疏之，邪气不并出，能作番次，使小儿易禁也。身温者顺，身凉者逆，则宜服防风汤以和之。

防风汤

防风一两　地骨皮　黄芪　芍药　枳壳　荆芥穗　牛蒡子以上各半两

上为细末，温水调下，或为粗末，煎服二三钱更妙。

治大便秘而内实，能食，宜**当归丸**。

当归五钱　黄连二钱半　大黄二钱　甘草一钱，炙

先将当归熬作膏子，入药三味为丸，渐次服十丸妙。

治斑疹大便秘结，**枣变百祥丸**。

大戟去骨，一两　枣三个，去核

上二味，用水一碗，煎至水尽为度，去大戟不用，将枣焙干，可和剂旋丸，从少至多，以利为度。

五脏病各有所见证。热则从心，寒则从肾，嗽而气上则从肺，风从肝，泻从脾，假令泻见嗽而气上，脾肺病也，泻白、益黄散合而服之，又宜黄芩厚朴汤、白术厚朴汤，谓脾苦湿，肺苦燥，气则上逆也。其证先泻，又兼面色黄，肠鸣呦呦者是也。如见渴，热多者，当服厚朴汤；不渴，热少者，当服白术厚朴汤。其他五脏，若有兼证，皆如此类，然更详后说四时经

移用药。

假令春分前，风寒也，宜用地黄、羌活、防风，或地黄丸及泻青丸相间服之。春分后，风热也，宜用羌活、防风、黄芩，或泻青丸，用导赤散下之。立夏之后，热也，用三黄丸、导赤散。夏至后，湿热也，宜导赤、泻黄丸合而服之，或黄芩、甘草、白术、茯苓之类，为胜湿之药。立秋后，宜用益黄散、泻白散、陈皮、厚朴、人参、木香之类。秋分后，用泻白散。立冬之后，地黄丸主之，谓肾不受泻也。大凡小儿斑疹已发，有疮、有声音者，乃形病气不病也；无疮、无声音者，乃气病形不病也；有疮而无声音者，是形气俱病也。后一证，当清利肺气，八风汤或凉膈散，大黄、芒硝亦可，或如圣汤加大黄，或八味羌活汤加大黄，此是春时发斑，谓之风斑耳。疮疹者，《内经》云：

痛痒疮疡，皆属心火。斑子者，是相君行命三焦，真阳气之所作也。若气入肺，变脓胞；入肝为水胞；自病为斑。心乃君火，入于皮作瘾疹，为肺主皮毛，心不害肺金，此乃君之德也。未疮而发搐，而外感寒邪，内发心热而发搐，用茶汤下解毒丸，或犀角地黄汤主之。已发便稠密，形势如针头者，当轻发其表，凉其内，连翘升麻汤主之。若斑已发，稠密甚而微喘，饮水，有热证，当以去风药微下之。若出不快，清便自调，知为在表不在里，当微发之，升麻葛根汤主之。若有干黑陷，身不大热，大小便涩，则知热在内，当煎大黄汤下宣风散。身表大热者，表证未罢，不可利大便。若斑疹已出，见小热，小便不利者，当利小便。已发后有余毒不散，为复有身热、痈疮之类，当用解毒之药。

药略第三十二 针法附

羌活治支节痛，太阳经风药也　防风疗风通用　甘草和中，调诸药　肉桂通气助阳　桂枝闭汗和表　麻黄发太阳，太阴经汗　桃仁滋血破血　黄芩泻肝气　雄黄去风　白芷治正阳明头痛　知母泄肾火助阴　石膏泻肺火，是阳明大凉药　半夏去痰　柴胡治少阳、厥阴寒热往来　芍药止脾痛，安太阴　人参补气和中　瓜蒂治湿在上头，吐药　赤豆利小便　杏仁润肺除燥　苍术温中去湿热，强胃　草乌头热，行经　南星治风痰须用　天麻治头风　神曲消食强胃　白术苍术同功　陈皮益气　枳实治心下痞　枳壳利胸中气，消痞　黄连泄心火　白茯苓止渴，利小便，太阴经药　苦葶苈泻肺火　桔梗治咽喉痛，利肺气　大黄泄实热　厚朴治胀满，厚肠　黄芪止汗，治诸气虚不足　槟榔破气下行　荆芥清利头目　乌梅肉助脾收胃饮食　沉香益气和神　肉豆蔻治大肠风滑　附子补命及心火　朴硝寒咸去燥　栀子除烦利气，行小便　当归补三阴血不足　川芎太阳头痛　地黄补肾真阴不足，脐下痛　草薢补肾不足　杜仲壮筋骨两全　牛膝补筋益脾　苁蓉益阳道及命门火衰　沙苑蒺藜补肾水真阴　破故纸补命门不足　五味子补五脏气不足　巴豆去湿之过药　细辛少阴头痛不足　升麻阳明经和解药　蛇蜕去皮肤风燥　茴香利小便，补肾，去沉寒，助阳

苦楝子去小腹痛　广茂去积聚　干姜益气和中　生地黄凉血　没药除血痛，和血之胜药也　地榆治下部有血　泽泻治少阴不渴而小便不利及膀胱中有留垢

真假形金木水火土
深浅色青赤黄白黑
急缓性寒热温凉平
厚薄味辛酸咸苦甘
润枯体虚实轻重中

轻、枯、虚、薄、缓、浅、假；厚、重、实、润、深、真、急，宜下；其中平者，宜中。余形、色、性、味，皆随脏腑所宜。此处方用药之大概耳，知者诚用心，则思过半矣。

流注针法

心痛，脉沉，肾经原穴；弦，肝经原穴；涩，肺经原穴；浮，心经原穴；缓，脾经原穴。

腰痛，身之前，足阳明原穴冲阳；身之后，足太阳原穴京骨；身之侧，足少阳原穴丘墟。

针之最要

两胁痛，针少阳经丘墟。心痛，针少阴经太溪、涌泉及足厥阴原穴。腰痛不可忍，针昆仑及刺委中出血。太阳喘满痰实，口中如胶，针太溪穴，哕呕无度，针手厥阴大陵穴。头痛不可忍，针足厥阴、太阳经原穴。热无度，不

可止，刺陷骨穴出血。骨热不可治，前板齿干燥，当灸百会、大杼。小肠疝痛，当刺足厥阴肝经太冲穴。血不止，鼻衄，大小便皆血，血崩，当刺足太阳并隐白。喉闭，刺手足少阳井并刺少商及足太阴井。大烦热，昼夜不息，刺十指间出血，谓之八关大刺。目疾睛痛欲出，亦大刺八关。百节疼痛，实无所知，三棱针刺绝骨出血。眼大眦痛，刺手太阳井穴少泽。小眦痛，刺少阳井穴关冲。阴头中痛，不可忍者，卒疝也，妇人阴中痛，皆刺足厥阴井大敦穴。

伤寒标本心法类萃

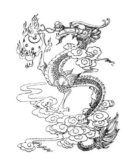

卷　上

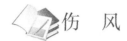 伤　风

伤　风

伤风之证，头痛项强，肢节烦疼，或目痛、肌热、干呕、鼻塞、手足温、自汗出、恶风，其脉阳浮而缓、阴浮而弱，此为邪在表。以上伤风之证，皆宜桂枝汤（二）以解肌。伤风汗出、怕风，而加项强痛者，桂枝葛根汤（三）；伤风反无汗者，虽已服桂枝汤，反烦不解而无里证者，先刺风池、风府，却与桂枝葛根汤服之，不若通用双解散（五十四），免致有桂枝、麻黄之误。伤风自汗，白虎汤（二十二），太阳病无汗而渴者，不可与白虎汤。

伤　寒

伤寒之证：头项病疼、腰脊强、身体拘急、恶寒不烦躁、无自汗，或致头面目疼、肌热鼻干，或胸满而喘、手足指末微厥，脉浮数而紧者，邪在表。以上伤寒之证，皆宜麻黄汤（一）以发其汗。伤寒冒风，头目痛，四肢拘倦，比金散（四十九），不若通用天水散（五十二）或双解散（五十四）之类甚佳，无使药不中病而益加害也。白虎合凉膈散（二十三），乃调理伤寒之上药，伤风甚妙。

中　暑

中暑之证，身热头痛、背寒面垢、自汗烦躁、大渴口干，倦怠而身不痛，或时恶寒，或畏日气，脉虚而弱，无问表里，通宜白虎。夏月感冒，发热烦渴，五苓散（二十四）、桂苓甘露饮（三十四）、黄连香薷饮（五十五）或双解散（五十四）；或里热甚、腹满，而脉沉可下者，大承气汤（十）下之，或一三承气汤（十三）尤妙；半表半里者，小柴胡（九）合凉膈、天水散。

中　湿

中湿之证，一身尽疼，重者发黄、关节烦疼、发热、鼻塞，时或腹满胀，大便利，脉沉而缓。以上中湿之证，先用双解散（五十四）微微汗之，次用五苓散（二十四）或澹渗汤（二十五）、桂苓甘露饮（三十四）。曾用甘露饮不愈，却用黄连解毒（二十一）则愈。问：何也？曰：若剂生土之甘，此属土，故以火剂燥土，其病则愈。

风寒俱中

风寒俱中证，头痛项强、肢体疼、手足温，为中风；反无汗、恶寒、脉浮紧，为伤寒也。或头项疼，腰脊强，身体拘急，指末微厥，不自汗，为伤寒；反烦躁而脉缓者为伤风也。风则伤卫，寒则伤荣，荣卫俱伤，则表里热甚者，通宜以大青龙汤（六），或双解散（五十四）最妙。

内外伤寒

始得脉便沉而里病表和者，内伤也；脉浮而表病里和者，外伤也。病在身体四肢，为表病；病在胸腹之内，为里病。内伤通神散（五十一），外伤双解散（五十四），内外一切所伤通圣散（五十三），然不若双解散，以平和为之，三法至神。

一切汗候

风寒暑湿、饥饱劳逸、忧愁思虑、恚恐悲怒，四时中外诸邪所伤，但觉身热头疼、拘倦强痛，无问自汗无汗、憎寒发热、渴与不渴、微甚；伤寒疫疠、汗病两感、风气杂病，一切旧病发作，三日里外并宜双解散（五十四）。设若感之势甚，本难解者，常服双解散，三两日间，亦渐可减，并无所损。或里热极甚、腹满实痛、烦渴谵妄，须可下者，三一承气汤（十三）为妙。或下后未愈，或下证未全，或大汗前后逆气，或汗后余热不解，或遗热复劳，或染他人病气，汗毒传染，或中瘴气、羊气、牛气，一切秽毒，并漆毒、酒毒、食毒、一切药毒，及坠堕打扑、伤损疼痛，或久患风眩头疼、中风偏枯、破伤风、洗头风、风痫病，或妇人产后诸疾，小儿惊风积热、疮疡疹痘，无问日数，但以双解散（五十四）服之，周身中外气血宣通，病皆除愈。然双解乃通仙之药，但除孕妇及产后、月经过多并泄泻者勿与服之，惟年老人最宜，自有造化于中矣。

传　染

凡伤寒疫疠之病，何以别之？盖脉不浮者，传染也。设若以热药解表，不惟不解，其病反甚而危殆矣。其治之法，自汗宜以苍术白虎汤（二十二）；无汗宜滑石凉膈散（二十三），散热而愈；其不解者通其表里，微甚随证治之，而与伤寒之法皆无异也。双解散（五十四）、益元散（五十二），皆为神方。

表　证

凡表证脉浮，身体肢节疼痛，恶风、恶寒者，可汗之，不可下也。伤寒无汗，麻黄汤（一），伤风自汗，桂枝汤（二）。一法不问风寒通用双解散（五十四），或天水散（五十二）最妙。

里　证

凡里证脉实而不浮，不恶寒及恶风，身不疼，自汗谵语，大小便，或咽干腹满者，可下之，不可汗也。以上之证宜小承气汤（十二）、大承气汤（十）、调胃承气汤（十一），选而用之。一法不问风、寒、暑、湿，或表里两证俱不见，但无表证而有可下者，通用三一承气汤（十三）下之。此药发峻效，使无表热入里，而无结胸及痞之众疾也。或热结极深而诸药数下，毕竟不能利，不救成死者，大承气汤加甘遂一钱匕下之。病在里，脉沉细者，无问风、寒、暑、湿，或表里证俱不见；或内外诸邪所伤，有汗、无汗、心腹痛满、谵妄烦躁、蓄热内盛，但是脉沉者，宜三一承气汤（十三）合解毒汤（二十一）下之。解毒、调胃承气汤，能泻大热。

表里证

表里俱见之证，或半在表，或半在里之证者，谓前表里二证，病在相参。有欲汗之而有里病，欲下之而表病未解，汗之不可，吐之又不可，法当和解。伤风，白虎汤（二十二）；伤寒、中风或两感，小柴胡汤（九）。一法不问风、寒、暑、湿，用凉膈散（二十三）、天水散（五十二）二药合一服，用煎解之。或表热多、里热少，天水一、凉膈半；或里热多、表热少，凉膈一、天水半；表热极，里有微热，身疼头痛，或眩或呕，不可汗、吐、下者，天水、凉膈散合和解之。解之又不能退其热者，用黄连解毒汤。表里之热俱微者，五苓散（二十四）；表里之热俱盛者，大柴胡汤（八）微下之，更甚者大柴胡合大承气汤（十）下之，双除表里之热。服双解散（五十四）之后若不解，病已传变，后三日在里，法当下之。殊不知下之太早，则表热乘虚而入里，遂成结胸、虚痞、懊侬、发黄之证，轻者必危，危者必死，但宜平和之药，宣散其表，和解其里，病势或有汗而愈，或无汗气和而愈。用小柴胡（九）、凉膈（二十三）、天水（五十二），合和主之。病在半表半里，用小柴胡、凉膈散合和而解之，或小柴胡合解毒汤（二十一）。如服，热势未退者，大柴胡（八）合三一承气汤（十三）。表里俱微，半表半里，若里微者宜大柴胡（八）合黄连解毒汤（二十一）合服。诸小柴胡汤证后病不解，表里热势更甚，而心下急郁微烦；或发热汗出不解，心下痞硬、呕吐不利；或阳明病多汗；或少阴病下利清水，心下痛而口干；或太阴病腹满而痛；或无表里证但发热，七八日，虽脉浮而数，而脉在肌肉实数而滑者，并宜大柴胡汤（八）。病至七八日，里热已甚，表渐微，脉虽浮数，用三一承气汤（十三）合解毒下之。下证未全，不可下者，用白虎汤（二十二）或人参石膏汤（三十五）。脉洪、躁，里有微热，不可汗者，用黄连解毒汤（二十一）。

汗后不解

凡是表证法当汗之，依法汗之，其病又不解；汗后不解，其证前后别无异证者，通宜凉膈散（二十三）调之，以退其热，无使热甚危极也。除此之外，远胜小柴胡汤，两感至此而已。汗后余热用益元散（五十二），或小柴胡汤（九）、崔宣武人参石膏汤（三十六）。伤寒大发汗，汗出不解，反无汗，脉尚浮者，苍术白虎汤（二十三）解之。伤寒用桂枝汤发汗后，半日许复热烦，脉浮者，再宜桂枝汤（二）；汗后不解，下证未全者，白虎汤（二十三）；汗后烦躁不得眠，微热而渴，五苓散（二十四）；汗后不解，里外有热，口干烦渴，柴胡饮子（四十七）；解表之后尚未愈者，解毒（二十一）、凉膈（二十三）、天水散（五十二），能调顺阴阳，洗涤脏腑。

下后不解

凡是里证法当下之，依法下之，其病又不解。或大下后，或再三下后，热势尚甚而不退，本气虚损而不能实，拟更下之，恐下晚而立死，不下之则热极而死，寒凉诸药不能退其热势之甚者；或湿热内余，下利不止，热不退者，或因大下后，湿热利不止而热不退，脉弱气虚不可更下者；或诸湿热内余，小便赤涩，大便溏泄频并，少腹而急痛者，必欲作痢也，通宜黄连解毒汤（二十一）以解之。伤寒下之太过，胃中无热，饮水无力，白术散（四十二）。又有大下之后，其热不退，再三下之热愈甚，若下之不止，其人脉微气虚，气弱不加，以法无可生之理。至此下之亦死、不下亦死，但用凉膈（二十一）合解毒汤（二十三）调之，阳热退除，阴脉渐生，为之妙法。下之前后无问日数，余热不解，小柴胡汤（九）。汗下后胃虚，大橘皮汤（三十九）。汗下后胸膈满闷，赤茯苓汤（四十）。

在上涌之

诸病在膈者，当用瓜蒂散（二十六）吐之。或表证罢，邪热入里，结于胸中，烦满而饥不能食，四肢微厥而脉乍急者，宜瓜蒂散吐之。伤寒头疼久不愈，令人丧明，以胸膈有宿痰故也，当先涌之，次以白虎汤（二十二）加减。

在下泄之

诸病蓄热下焦，则承气、抵当之类，泄之而可也。

合病

三阳合病，腹满身重，难以转侧，口燥面垢，谵语遗尿，如误发汗则谵语益甚；下之则便厥，额上汗出，后必发黄，白虎汤（二十二）。

两感

两感谓一日太阳、少阴两症俱见，二日阳明与太阴俱病，三日少阳与厥阴俱病，前六经之证是也。小柴胡汤（九）、凉膈散（二十三）、五苓散（二十四）、天水散（五十二）、通圣散（五十三）、双解散（五十四）、大柴胡汤（八），可选用之。热势甚，欲可下者，三一承气汤（十三），或解毒（二十一）合承气汤。

痉病

痉之为病，发热腹满，口噤头摇，瘈疭不语，项强背直，腰身反强。或目痛，或目赤，或目闭，或反目，或足温，或妄行，其脉沉弦而迟，或带紧者，无汗曰刚痉；有汗曰柔痉。通宜三一承气汤（十三）合解毒（二十一）下之。

头疼

头疼之证，无问风寒暑湿杂病，自汗头疼，俱宜白虎汤（二十二），或加川芎、荆芥尤妙。头疼久不愈，必致丧明，宜先涌痰，次用白虎加减。风眩痰逆、喘嗽头疼，茯苓半夏汤（三十八）；头疼、肢体痛，黄连解毒汤（二十一）；头疼、口干，桂苓甘露饮（三十四）；风痰喘嗽头疼，白虎（二十二）、半夏橘皮汤（三十七）；风热头疼，心烦昏愦，人参石膏汤（三十五）；伤寒壮热头疼，不卧散（四十五）。

身疼

身疼之证，无问风寒，双解散（五十四）。表热甚，头项肢体疼痛，黄连解毒汤（二十一）。伤寒瘟疫，遍身疼痛，少力，头旋，腰脚麻重，呕哕、壮热、减食，三一承气（十三）减硝加贯众、紫河车，入金银煎，名银煎散。中湿一身尽痛，五苓散（二十四）。

腹胀满痛

腹胀满，脉沉者，以三一承气汤（十三）合解毒（二十一）下之。诸腹满实痛，烦渴谵妄，脉实数而沉者，无问日数，三一承气汤。少阳证，腹中痛者，小柴胡（九）去黄芩，加芍药汤。少阳证，胁下痞硬者，小柴胡去枣子，加牡蛎。太阴证，腹满时痛，桂枝（二）加芍药；痛甚桂枝加大黄。

往来寒热

往来寒热属少阳，一日两三作，来往无期，用小柴胡汤（九）主之。

潮热

潮热属阳明，一日一发，日晡而作也。阳明里热极甚，或吐下后不解大便五六日至十余日，日晡潮热，心胸烦热而懊憹，如疟状，脉沉实者，三一承气汤（十三）。阳明、少阳合病，下利，日晡发热如疟状者，大柴胡汤（八）。通宜三一承气（十三）合解毒（二十一）。

自汗

自汗者，不发表解肌自出汗也，伤风自汗也。伤风自汗，桂枝汤。伤寒自汗，脉沉数而实，表里俱热者，三阳合病自汗者，厥逆自汗者，头疼自汗者，伤寒自汗未解半入于里者，中暑自汗脉虚者，俱宜白虎汤（二十二）。伤寒寝汗不止，白虎汤加麻黄根、浮麦。伤寒汗下后，自汗、脉虚、热不已，白虎加人参、苍术服之，汗止身凉，通仙之法也。中暑自汗，

白虎汤，后以澹渗汤（二十五）调之。自汗多崔宣武人参石膏汤（三十六）。

自利并误下

自利者，不经下药攻里而自利也。脉浮表不解自利，或小便不利者，五苓散（二十四）。一切泻痢间作，桂苓甘露饮（三十四）。温湿内甚而作痢者，黄连解毒汤（二十一）。或自利清水，色纯青，心下痞痛，口燥者，皆湿热相搏于肠胃之内而成，下利者，三一承气汤（十三）。当汗而反下，反不成结胸而但下利清谷不化，表证在，表热里寒也，急以四逆汤（四十三）温里；利止里和，急以桂枝解表。或用巴豆热药下之而协热利不止，皆宜五苓散止利兼解表。

小便不利

小便不利者，小便难而赤涩也。中暑并伤寒大发汗后，胃中干，烦躁不得眠，脉浮，小便不利，微热烦渴者；口干烦渴，小便不利者，小便赤涩，通宜五苓散（二十四）、桂苓甘露饮（三十四）主之。

呕吐

凡呕吐者，火性上炎也，无问表里，通宜凉膈散（二十三）。伤寒杂病，一切呕吐，调胃承气汤（十一）；烦闷干呕，黄连解毒汤（二十一）；呕吐烦渴者，桂苓甘露饮（三十四）、五苓散（二十四）；眩、咳、呕者，白虎（二十二）加半夏、橘皮。伤寒呕吐，四肢厥逆清冷，调胃散（五十）。湿温内甚，恶心呕吐者，白虎、解毒汤。

吐泻

吐泻者，上吐下泻，亦名霍乱也。一切吐泻霍乱，通宜五苓散（二十四）、益元散（五十二）、白术散（四十二）。吐泻霍乱烦渴，并中外诸邪所伤而吐泻腹满痛闷者，并皆桂苓甘露饮（三十四）、澹渗汤（二十五）。

喘嗽

大热喘嗽而满者，黄连解毒汤（二十一）；或热甚咳嗽闷乱，三一承气汤（十三）。少阳咳者，小柴胡（九）去人参、大枣、生姜，加

五味子、干姜。喘嗽头疼者，茯苓半夏汤（三十八）。咳嗽者，白虎汤（二十二）加半夏、桔梗。咳嗽不已，人参石膏汤（三十五），或崔宣武人参石膏汤（三十六）。痰逆咳嗽，半夏橘皮汤（三十七）。汗之后气闷咳嗽，五味子汤（四十四）。

渴

凡口干烦渴者，伤寒汗出而渴者，饮水反吐名曰水逆，俱宜五苓散（二十四）。少阴病二三日，口燥咽干，三一承气汤（十三）。或里热燥甚，伤寒怫郁，留饮不散，烦渴不止，则腹高起，痛不可忍，但呕冷涩，大渴不能饮，饮亦不能止其渴，喘急闷乱，但欲死者，三一承气汤，下咽立止其渴，有若无病之人，须臾大汗而愈。至此往往多有不利而汗出，亦有药力，但随汗之宣通，不利而愈。或汗、吐、下后，烦渴口干，脉浮大，白虎汤（二十二）加人参；烦躁多渴，凉膈散（二十三）加滑石。

烦　躁

伤寒烦躁多渴，凉膈散（二十三）加滑石。中暑、伤寒，汗后烦躁，五苓散（二十四）。一切火热狂躁喘满，黄连解毒汤（二十一）。烦躁而渴，白术散（四十二），或加滑石，甚者加姜汁。

懊憹　虚烦　不得眠

懊憹烦心，反复颠倒不得眠者，烦热怫郁于内而气不能宣通也，或胸满结痛，或烦、微汗出、虚烦者，栀子汤（二十八）主之；或气少者，加甘草一钱；或呕者及初误以丸药下者，加生姜半两。凡懊憹虚烦者，皆用凉膈散（二十三）甚佳，及宜汤濯手足，使心胸结热宣散而已。心烦腹满，坐卧不安，栀子厚朴汤（三十）主之。或阳明病下之后，躁热而懊憹者，三一承气汤（十三）。汗后烦躁不得眠，五苓散（二十四）或凉膈散（二十三）；口燥呻吟，错语不得眠，五苓散、黄连解毒汤（二十一）；烦心者凉膈散。少阳证，胸中烦而不呕者，小柴胡（九）去半夏、人参，加瓜蒌实主之。

留　饮

一切留饮不散，五苓散（二十四）、桂苓

甘露饮（三十四）、黄连解毒汤（二十一）、凉膈散（二十三）、白虎汤（二十二）、小陷胸汤（十八）、三一承气汤（十三）选用。伤寒表未罢，心下有水气，干呕、发热而咳，或呕、或利、或噎、或小便不利，小腹满，或喘者，小青龙汤（七）。

痞

伤寒表里俱热，下证未全，法当和解。误下之早，则成痞。心下痞满而不痛，按之虚软者痞。脉浮而尚恶寒者，表未解也，当先桂枝（二）解表已，而后用大黄黄连泻心汤（三十三）攻痞也；或只用五苓散（二十四）使除表里甚良。或痞恶寒而汗出者；或痞而烦小便不利者；或痞留饮湿热下利者；或已成痞，因药尚不止，以其痞满误更下之，其痞转甚，呕哕不利，心烦躁者，无问痞、脉浮、沉，并宜生姜煎汤调下五苓散（二十四）频服之。或痞不已，则后亦湿热烦满，或谵妄，脉沉无他证者，宜大黄黄连泻心汤（三十三），或小陷胸汤（十八）亦可。下早成痞，槟榔散（四十一）。

结　胸

结胸之证有三：不按而痛者，名大结胸；按之而痛者，名小结胸；心下怔忡，头汗出者，名水结胸也。汗下之后，不大便五六日，舌干而渴，日晡少有潮热，从心下至小腹硬满而痛不可近，而脉沉紧滑数，或但关脉沉紧者，宜大陷胸汤（十六），或陷胸丸（十七）下之。或脉浮者，表未罢也，不可下，下之则死，宜小陷胸汤（十八）及小柴胡汤（九）之类和解之；表罢者方可下之。或结胸虽脉浮而里热势恶，须可下者，宜三一承气汤（十三），分作三次，约三时许服讫，得利甚良，虽未稍减，脉必沉；病微者，只用三一承气半服，按法而下之；里热甚者，以大陷胸汤（十六）大半服而下之；或但结胸，别无大段热证，但头微汗出，脉沉滑者，水结胸也，通宜大陷胸丸（十七）。小结胸，心下按之而痛，脉浮而滑，别无大段热证，及水结胸者，小陷胸汤（十八）。伤寒下之太早，结胸，黄连解毒汤（二十一）加枳壳。伤寒结胸，虚痞，凉膈散（二十三）

加枳壳、桔梗。或但自热结胸者，其胸高起，腹虽不满而但喘急闷结，谵妄昏冒，关脉沉数而紧者，用大承气汤（七）加甘遂一钱匕下之。表证罢，热入里，结于胸中，烦满而饥不能食，微厥而脉乍紧者，瓜蒂散吐之（二十六）。太阳中风，下利呕逆，表证罢，干呕短气，不恶寒，漐漐汗出，发作有时，头痛，心下痞硬满，引胁下痛者，十枣汤（三十一）。结胸而发黄者，茵陈汤（三十二）、陷胸汤（十六）各半服下之。协热下利不止，更结胸发黄，茵陈汤五分、陷胸汤三分、大承气汤二分下之为佳。脉浮不可下者，小陷胸汤合小柴胡汤（九）。

血 证

太阳病日深，表证仍在，循经热蓄于下焦，脉微而沉，不结胸而发狂者，热在下焦，小腹当硬满，小便自利也，血下而愈，宜攻之。或太阳病，身黄脉沉者，循经而蓄热下焦也，小腹硬，小便不利为无血，小便自利，如狂者，瘀血症；或阳明蓄热内甚而喜忘或狂，大便虽硬而反易，其色黑者，有蓄血也；或无表里证，但发热日深，脉浮者亦可下；或已下后，脉数，胃热消谷善饥，数日不大便，有瘀血也，并宜抵当汤（十九）下之。伤寒有热，小腹满，小便自利者，为有血也，当下，未敢用汤，用抵当丸（二十）最为稳当。太阳病不解而蓄热下焦，先以桂枝解表，已而下血，宜桃仁承气汤（十四）或抵当丸（二十）攻之。伤风，汗下不解，热郁经络，随气涌泄为衄，或清道闭流入胃脘，吐出清血及鼻衄，吐血不尽，余血停留以致面黄，大便黑，犀角地黄汤（十五），发狂加黄芩、大黄。

谵 语

谵语发狂，三一承气汤（十三）合解毒汤（二十一）下之。若伤寒，过经谵语，已有热也，当以汤下之；若小便利，大便当硬，而下利脉和者，医以丸药下之，非其治也，若自利者，脉当厥，今反和，此为内实，调胃承气汤（十一）或凉膈散（二十三）通用。

发 黄

阳明病，表热极甚，烦满热郁，留饮不散，

以致湿热相搏而身体发黄，其候但头汗出身无汗，齐颈而还，小便不利，渴饮水浆者，身体发黄，宜茵陈汤（三十二）调下五苓散（二十四）；结胸而发黄者，茵陈同陷胸汤（十六）各半下之。或误服热毒丸药下之，反损阴气，遂协热利不止；更或结胸而发黄者，用茵陈汤五分、陷胸汤三分、承气汤十二分下之。或两感发黄者，用茵陈汤加黄连解毒汤（二十一）一服急下之。头微汗，小便利而发微黄者，湿热微也，栀子柏皮汤（二十九）；发黄甚者，茵陈合三一承气汤（十三）。

发 斑

发斑，下证未全，凉膈散（二十三）。未曾下，胃热发斑，白虎汤（二十二）加人参、白术。阳明胃热发斑，脉沉须可下者，三一承气汤（十三）下之。伤寒胃热发斑，凉膈散加滑石调五苓散（二十四）甚妙。伤寒七八日，发黄有斑，微热、腹满者，或痰实壅上，虽诸承气汤不过者，仲景曰：寸脉浮滑者可用瓜蒂散（二十六）吐之。

发 狂

伤寒，发狂奔走，骂詈不避亲疏，此阳有余、阴不足，三一承气汤（十三）加当归、姜、枣，名当归承气汤，以利数行，候微缓以三圣散（二十七）吐之，后用凉膈散（二十三）、黄连解毒汤（二十一）调之。谵妄发狂，逾垣上屋，赴井投河，皆为阳热极甚，用三一承气合解毒下之。惊悸癫狂，三一承气汤。发狂极甚，投河入井者，不可攻下，便当涌之，以瓜蒂散（二十六），吐出痰涎、宿物，一扫而愈，后以甘露饮（三十四）之类调之。

发 战

凡热病大汗将出而反寒战者，表之正气与邪气并甚于里，火热亢极而反兼水化制之，反为寒战，脉微欲绝者，三一承气汤（十三）或十枣汤（三十一）下之。凡欲作汗，无问病之微甚，或已经新下者，或下证未全者，但以凉膈散（二十三）调之；甚者黄连解毒汤（二十一）。或下后二三日，或未经下，腹满烦渴，脉沉实而有里证者，三一承气汤下之，势恶者加黄连解毒汤。或战不快者，或战后汗出不快者，或战数次，经大战而汗不当者，乃并之太甚，而法之不达，通宜三一承气汤，或更加黄连解毒汤下之，以解怫热而开郁结也。

发　厥

或发热极甚，而恐承气不能退者；或已下后而热不退者；或蓄热内甚，阳厥极深，以阳气怫郁不能营运于身表四肢，以致通身清冷，痛甚不堪，项背拘急，目青睛疼，昏眩恍惚，咽干或痛，躁渴虚汗，呕吐下利，腹满实痛，烦冤闷乱，喘急郑声，脉虽疾数，以其蓄热极深而脉道不利，反致脉沉细而欲绝，俗未明其造化之理，而反谓其伤寒极阴毒者；或始得之，阳热暴甚而便有此证候者；或两感热势甚者，通宜解毒（二十一）加大承气汤（十）下之；热不退者，宜再下之。然虽古人云：三下之而热未退即死矣，亦有按法以下三五次，利一二十行，热方退而得活者，免致不下退其热而必死也。下后热少退而未愈者，黄连解毒汤调之。或失下热极，以致身冷、脉微而昏冒将死者，若急下之，残阴暴绝而死。盖阳气后竭而然也，不下亦死，宜凉膈散（二十三）或黄连解毒汤，或二药合服，或白虎（二十二）合凉膈散，养阴退阳，积热渐以宣散，则心胸温暖，脉渐以生，至于脉复有力，方可以三一承气汤（十三）下之，或解毒加六一散（五十二）调之，愈后宜服退热之药，忌发热诸物。里热脉厥者，宜白虎汤。热极厥深而诸药下毕，竟不能利者，不救必死，黄连解毒汤更加甘遂末一钱匕下之。

循衣摸床

阳明病，脉迟，汗出，不恶寒，身重，短气，狂语如见鬼状，剧者发则不识人，循衣摸床，惕而不安，直视微喘，三一承气汤（十三）。

劳复　食复

汗下后，劳复，柴胡饮子（四十七）；饮酒复剧，黄连解毒汤（二十一），或双解（五十四）加黄连；在里者，三一承气汤（十三）；在表者，益元散（五十二）或双解；半表半里，大柴胡汤（八）、小柴胡汤（九）、凉膈散（二十三）、解毒汤（二十一），随证用之。食复三一承气汤。

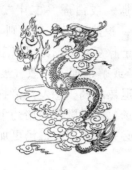

卷　下

方

麻黄汤（一）

麻黄六钱　桂枝四钱　甘草二钱　杏仁七枚

上作两贴，水二盏，煎八分，取汁。麻黄性热，惟冬及春，兼病人素虚寒者乃用正方，夏至之后服之必发斑黄，须加知母半两，石膏一两，黄芩一分，桂枝加减月令同。

桂枝汤（二）

桂枝　芍药各二钱半　甘草一钱半

上作一贴，姜三片，枣一枚，煎服，取微汗。倍加芍药，名桂枝芍药汤；加大黄，名桂枝大黄汤。《金匮方》曰：太阳病自汗而小便数者，不可与桂枝汤。

桂枝葛根汤（三）

桂枝　芍药　甘草各二钱半　生姜四钱　大枣二枚　葛根五钱二分

上作二服，水煎，取微汗。

葛根汤（四）

葛根一两四钱　麻黄三钱　生姜三钱　桂枝　甘草　芍药各二钱　枣一枚

上作两贴，水煎服，衣覆取汗为度。

升麻葛根汤（五）

升麻　干葛　芍药　甘草各三钱

上作二服，水煎。若大段寒即热服；若热即温服，身凉为度。

大青龙汤（六）

麻黄　石膏各四钱半　桂枝一钱半　甘草同上　杏仁三枚

上作两贴，姜三片，枣一枚，水煎，取微汗，不可过，恐亡阳。以温粉扑之。

小青龙汤（七）

半夏六分　北五味一钱二分　麻黄　芍药

细辛　甘草　干姜　桂枝各一钱八分

上作二贴，生姜四片，水煎。诸方皆不用生姜。

大柴胡汤（八）

柴胡三钱　黄芩一钱半　大黄七钱　芍药钱半　半夏一钱　枳实二钱

上作一贴，生姜五片，枣一枚，煎。大柴胡合三一承气汤，合黄连解毒汤，合大承气汤。

小柴胡汤（九）

柴胡八钱　黄芩　甘草　人参各三钱　半夏二钱半

上五钱，生姜五片，枣一枚，煎，温服。

一法本方合凉膈、天水；一法本方合凉膈散；一法本方合解毒汤；一法本方去枣子，加牡蛎；一法本方去人参、大枣、生姜，加五味子、干姜；一法本方去半夏、人参，加瓜蒌实。

大承气汤（十）

大黄　芒硝各二钱　厚朴四钱　枳实三枚

上作一贴，水二盏，先煎厚朴、枳实，次下大黄，煎取八分，去滓，入硝，煎一二沸，放温服。一法本方加甘遂末一钱匕。

调胃承气汤（十一）

大黄三钱　芒硝二钱　甘草一钱半

上作一贴，水二盏煎，温服。

小承气汤（十二）

大黄三钱　厚朴一钱半　枳实一钱

上作一贴，水二盏煎，温服。

三一承气汤（十三）

大黄二钱　芒硝一钱半　厚朴一钱半　枳实一钱　甘草二钱

上作一贴，水煎，温服。一法本方减硝，加贯众、紫河车，入金银煎，名银煎散；一法本方加当归、姜、枣，名当归承气汤。

桃仁承气汤（十四）

桃仁去皮尖，十枚　芒硝钱半　大黄二钱　桂枝　甘草各一钱半

上作一贴，水煎，空心服。

犀角地黄汤（十五）

犀角　白芍药　牡丹皮各五分　生地黄四钱

上作一贴，有热，加黄芩一钱。发狂、血证，加大黄煎。本方无大黄，血证内有。

大陷胸汤（十六）

大黄二钱　芒硝二钱半　甘遂一分，些小便是

上作一贴，水煎，温服，未快再服，势恶不利，以意加之。

大陷胸丸（十七）

大黄半两　芒硝二钱半　葶苈三钱，炒，另研　杏仁十二枚，炒

上大黄末，下葶苈杵罗，研杏仁、芒硝如泥，丸如弹子大，每服一丸，入甘遂末三字，白蜜半匙，水一盏，煎至半盏，温服。当一宿，未利再服。

小陷胸汤（十八）

半夏四钱　黄连二钱　瓜蒌实一枚四分用之二

上作一贴，水煎，温服，未利再服，微利黄涎即愈。一法本方合小柴胡汤。

抵当汤（十九）

水蛭炒　虻虫各七个，去足翅，炒　杏仁七枚　大黄二钱半

上作二贴，水煎，再服。

抵当丸（二十）

水蛭炒　虻虫各七个，去足翅，炒　杏仁七枚　大黄二钱半

上细末，炼蜜作二丸，用水二盏，煎一丸，至六分，温服，晬时，血未下再服。

黄连解毒汤（二十一）

黄连　黄柏　黄芩　栀子

每服五钱，水煎，温服。本方合大承气汤。一法本方加枳壳；本合三一承气汤。一法本方加甘遂末一钱匕；本方合调胃承气汤。一法本方合凉膈、天水散。

白虎汤《金匮方》云：太阳病，无汗而渴者，不可服（二十二）

知母一两半　甘草一两　粳米一合　石膏四两

上五钱，水煎，温服。一法本方加苍术。一法本方加人参、苍术。一法本方加半夏、橘皮。一法本方加半夏、桔梗。一法本方合解毒汤。一法本方加人参、白术。一法本方合凉膈散。一法本方加麻黄根、浮麦。

凉膈散（二十三）

连翘一两　黄芩半两　栀子半两　甘草半两　朴硝一分　薄荷　大黄各半两

上五钱，水煎，入蜜少许。一法本方合解毒汤。一法本方加滑石。一法本方加桔梗、枳壳。一法本方合天水散。一法本方加滑石调五苓散。

五苓散《金匮方》云：阳明病汗多而渴者，不可服（二十四）

猪苓　茯苓　白术各五钱　桂心一分　泽泻一两

上或调或煎。一法本方加生姜汁调服。

淡渗汤即五苓合益元是也（二十五）

瓜蒂散（二十六）

瓜蒂细锉，炒　赤小豆等分　又用茶少许

上为末，豆豉半合，水一盏半，煮汁半盏，调下一钱匕，不吐加服。头痛，加郁金；胁痛，加蝎梢。

三圣散见吐门（二十七）

食前先食齑汁半盏，后调药服一半，用鹅翎探引吐出，如吐少，更以热齑汁投之。不已，用麝香煎汤服半盏，立止。

栀子汤（二十八）

大栀子七枚　豆豉半合

上以水煎栀子至一盏半，入豆豉煮至半盏，温服。

栀子柏皮汤（二十九）

大栀子十五枚　黄柏半两　甘草二钱半

上㕮咀，水二盏煎。

栀子厚朴汤（三十）

大栀子七枚　厚朴半两　枳实二钱

上㕮咀，水煎。

十枣汤（三十一）

芫花　大戟　甘遂等分

上为末，水一盏，枣十枚劈开，煮汁半盏，调药末半钱匕；实者一钱匕。

茵陈汤（三十二）

茵陈一两　大黄半两　栀子十枚

上五钱，水煎。本方合陷胸汤。本方合大承气汤本方五分、陷胸汤三分、大承气二分。本方合解毒汤。

大黄黄连泻心汤（三十三）

大黄　黄连　黄芩等分

上五钱，水煎。一法加生姜，甚良。

桂苓甘露饮 即五苓散加寒水石、石膏（三十四）

上为末，或温汤，或新水、生姜汤调，或煎。一方不用猪苓；一方加甘草；一方有人参、藿香、木香、葛根、滑石、甘草，共一十三味，一名桂苓白术散。

人参石膏汤（三十五）

人参二钱半　白术半两　知母半两　黄芩三钱　川芎半两　茯苓半两　半夏二钱　山栀三钱　甘草一两　石膏三两

上㕮咀，姜煎。

崔宣武人参石膏汤（三十六）

人参二钱　石膏一两　川芎二钱　黄芩二钱　茯苓　防风各一钱　甘草五钱

上五钱，水煎。

半夏橘皮汤（三十七）

半夏　陈皮　甘草　人参　茯苓　厚朴各三钱半　葛根半两

上五钱，姜五片，水煎。

茯苓半夏汤（三十八）

茯苓　半夏　生姜各一钱，取汁，《素问》药证用水一大盏，煎至四分，绞汁，却下生姜汁服

上水煎。一方加黄芩、甘草、陈皮各一钱。

大橘皮汤（三十九）

陈皮　甘草各一两　人参二两

上五钱，姜三片，水煎。

赤茯苓汤（四十）

陈皮　甘草各一两　人参二两　半夏　白术　川芎　赤茯苓各半两

上五钱，姜五片，水煎。

槟榔散（四十一）

槟榔　枳壳等分

上为末，三钱，黄连煎汤调下，或黄连解毒汤调下，或泻心汤调下。

白术散（四十二）

白术　茯苓　人参　藿香各半两　甘草　葛根各一两　木香二钱半

上末，白汤调下二钱。热加滑石，或加生姜。

四逆汤（四十三）

甘草一钱　干姜一分　附子中者半个

水煎，温服。

五味子汤（四十四）

五味子半两　麦门冬　人参　杏仁　陈皮各二钱

上五钱，姜、枣煎。

不卧散（四十五）

川芎一两半　石膏七钱半　藜芦半两　甘草　人参　细辛各二钱半

上为末，口噙水，搐鼻少时，饮白汤半碗，汗出而解。一方无人参、细辛。

川芎汤（四十六）

川芎　藁本　苍术等分

上为末，汤调三钱，须臾呕、汗便解。

柴胡饮子（四十七）

柴胡　人参　甘草　大黄　当归　芍药

上锉五钱，姜五片，水煎。崔宣武加半夏、五味子、桔梗。

刘庭瑞方（四十八）

柴胡　甘草各二两　黄芩　当归　芍药各一两　人参　半夏　大黄各半两　大劳热，五七分以为度。

比金散（四十九）

荆芥　麻黄　白芷　细辛　何首乌　菊花　防风　石膏　川芎　薄荷　全蝎　草乌

上为末，各等分。每服一钱，煎服，或茶、酒送下。

调胃散（五十）

水银　舶上硫黄

上研至黑，服一钱，米饮下，重者二钱。

通神散 河间另有六神通解散，于此加麻黄发汗最佳。《和剂方》中葱白散，于此去黄芩、滑石，加川芎、白术、干葛，亦妙方也。（五十一）

苍术　石膏各四两　甘草　黄芩各二两　滑石六两

益元散 即天水散，或名六一散（五十二）

滑石六两　甘草一两

上为末，水调，或加蜜，或葱豉汤调。一名天水散。又名六一散。

通圣散（五十三）

防风　川芎　当归　芍药　大黄　薄荷　麻黄　连翘　芒硝各半两　石膏一两　黄芩　桔梗各一两　滑石一两　甘草二两　荆芥　白术　栀子各二钱半

上锉五钱，姜五片，水煎。

双解散（五十四）

益元散　通圣散各半两

上一两，姜、葱、豉，水煎。此药双解。加减在通圣散注中。

黄连香薷饮（五十五）

香薷一两　厚朴半两　白扁豆二钱半　黄连三钱

上锉，五钱，入酒少许，水煎，冷服。

治腰脚骨髓痛不止（五十六）

用威灵仙煎酒，食前，温服极妙。

无忧丸　治一切食积、气积、茶积、酒积、泻痢、气蛊，腹胀膨闷，肚腹疼痛（五十七）

黑牵牛一斤，取末十三两　槟榔好者二两　猪牙皂角二两　三棱二两　莪术二两，各用好醋浸，湿纸裹煨香熟，取出切碎

上同前药晒干为末，又用大皂角二两，煎汤打面糊为丸，每服二钱半，白汤送下，茶亦可，姜汤下。

太乙神针（五十八）

羌活　独活　黄连各四两，为末　麝香二钱　乳香二钱

上用三月三日艾，四月八日亦可，晒干打茸，入前药末和匀，用好白纸卷包前药如箸大。治风痹，或在腿，或在腰、在胲，灸七炷、二七炷、三七炷甚效。

治风虫牙疼方（五十九）

防风去芦　草乌去尖　细辛去叶　巴豆去壳油

上各味等分，为细末，擦牙痛处，涎出立止，切勿咽下。如饮食，以盐汤灌漱，饮无碍。

神效追虫取积感应丸　广大至道高士沈道宁传（六十）

槟榔半斤　樟柳根半斤　贯众半斤　大黄半斤　三棱四两，醋煮　雷丸四两，醋煮　莪茂二两，醋煮　木香二两　使君子四两，取肉　芫花一两　苦楝根皮八两　黑牵牛二斤半，取头末，十两为衣　皂角　茵陈　藿香

自槟榔至牵牛为末外，用皂角等三味浓煎汁为丸，如梧桐子大，每服三钱重。

金刀如圣散　又名恶疮方（六十一）

茅山苍术六两，米泔浸一日一夜　白芷二两　川乌四两，去皮脐，生用　防风四两，净，生用　细辛三两，去土净　白术二两五钱　草乌四两

本方用两头尖，无则以川芎四两、雄黄五两，另研细末入药。

上件俱各生用，晒干为末用之。一切金疮及多年恶疮，用自己小便洗过，贴药立效。破伤风紧急，用好酒调药半钱或一钱服之。蛇伤，入枯白矾少许，调药敷之。蝎蜇伤，用吐服，盖之汗也；如汗不出再服，或涎出亦验，伤处敷药可。疯狗咬伤处，口嚼水洗净，将药贴伤处。汤火烫伤者，以新汲水调药敷之。雷头风并干湿癣、麻痹，每服半钱，服之立效。

芦荟丸　治小儿痞疾、疳痨，肚大腹胀，面黄肌瘦，脾胃不和，惊积、食积，并皆治之。（六十二）

芦荟　麦芽　胡黄连各一两　黄连五钱　芜荑　肉豆蔻　木香　龙胆草各四钱　川楝子五十个，取肉　三棱　蓬术各六钱　槟榔八钱　使君子六十个　陈皮　青皮各八钱　麝香一钱半　神曲一两半　干虾蟆一枚

上为细末，薄荷、猪胆汁为丸，粟米大，每服一钱，空心，米汤下。

无价宝　一名壮阳丹　专治五劳七伤，四肢无力，脚腿沉困，骨节酸疼，面目无光，阳痿不起，下元虚冷，梦失精液。服至十夜，面目光滑，二十夜老转少年；一月后阳道复原；四十夜增进饮食；至一百日，万病皆除，冬不寒，夏不热，须发不白。妇人服之，强阴暖子宫，阴阳有益，最有功效。（六十三）

川楝子二两　牛膝一两，酒浸　槟榔一两　白芍药五钱　菟丝子一两，另研，酒浸　蛇床子一两　干姜五钱　穿山甲一大片，酥炙　莲肉一两，不去心　乳香三钱，另研　沉香五钱，另研　白檀香五钱，

另研 鹿茸一两,炙 巴戟一两 大茴香一两 仙灵脾三钱 破故纸五钱 凤眼草三钱 葫芦巴五钱 人参一两 泽泻一两 山药一两 五味子一两 熟地黄二两 麦门冬 肉苁蓉 茯苓各一两

上二十七味,除乳香、沉香、白檀香、菟丝子四味另研为细末,其余二十三味,各捣烂为细末,同前四味炼蜜为剂,同捣一二百千杵,丸如梧桐子大。每服三十丸,增至九十丸,好酒送下,以干物压之。修合之日再加丁香一钱。

膏药方和尚传(六十四)

黄香三斤 麻油半斤 穿山甲 白及二味各少许,做点药 蓖麻四十九粒,研细。

锭子药(六十五)

白矾一两,火煅同信一处 信五钱 乳香二钱 没药二钱 辰砂五分 面糊为锭。

生肌散(六十六)

龙骨火煅 赤石脂火煅,各半两 乳香 没药 海螵蛸 轻粉 全蝎洗,焙干,各一钱 血竭二钱 黄丹一钱

上为末,待疮头落尽,此药填满在疮口上,以膏药贴之,一日甘草汤洗二次,膏药上二日一换。

追风托里散(六十七)

甘草 黄芪 当归 芍药 白芷 防风 川芎 官桂 瓜蒌仁 金银花 桔梗

每服水酒共二盅,煎至一盅,空心服。

象牙丸(六十八)

象牙五钱 蜂房三钱 蝉蜕三钱 木香三钱 没药一钱 乳香三钱 全蝎一只 僵蚕三钱

先将黄蜡半斤化开,待黑色过,却将前药为细末,入蜡内搅匀,倾入水内,取出冷定为丸,如枣大,每服空心一丸,滚酒化开,连三日三服,待药从漏痕出,隔三日再一服,第五日再服一丸,后下锭子药。

伤寒用药加减赋

万物之生也,人为最灵;四时有变分,百疾兆生。欲辨阴阳之证,必明天地之情。稽寒温表里之疑,式明标本;施汗下补吐之法,博济群生。

始而毫毛,次传肤腠。恶风自汗,乃桂枝之证;喘热恶寒,则麻黄之候。阴阳俱虚而身必痒,各半同功谓麻黄、桂枝各半也;寒热共作而脉尚虚,二一共凑桂枝二越婢一汤。

于是助以姜枣,杂以豉葱。便利恶风者,干姜,心悸腹痛者建中。脉热极而烦者,入人参于白虎;脉烦盛而喘者,加杏子以青龙。恍惚下痢而阴虚,朱雀取效;头眩肉瞤而水泄,玄武当功。

致使桔梗宽咽、甘草平悸。腹内胀满兮,厚朴姜;心中懊恼兮,栀子豉。小便不利,则投之以猪苓;膈间有痰,则吐之以瓜蒂。或乃热作而腹胁胀满,又若狂妄而潮热发悸,或里已入而表未除,或小便涩而大便秘,必明大小柴胡,直叙前后承气。结胸多渴,祝侍者议任陷胸;谵语发狂,委将军此即大黄也功先调胃。

当知青龙十枣兮,水分表里;三黄四逆兮,利有寒温。下利者通脉,烦躁者茯苓病烦躁,则用茯苓四逆汤。脉绝用当归其脉有欲绝者,当归四逆汤,亡血须人参失血者,则用四逆加人参;汗出加附子汗多者,则加附子泻心汤,恶风入黄芩恶风者,则加黄芩泻心汤,脐下有水则生姜治脐下水,用生姜泻心汤,心中呕逆则人参治呕逆则用人参泻心汤。上四者,同归于四逆;下四者,乃同于泻心。温寒实而解结积,惟三白之功妙;生津液而逐水道,嘉五苓之效神。

唾血则黄芪宜服,便脓则桃仁可加。黄疸,茵陈必先求之瓜蒂谓宜先用瓜蒂而后用茵陈也;斑毒,紫雪当后用于升麻谓宜先用升麻而后用紫雪也。温湿之于桂附,苍术可入,理中之内参姜,附子宜加。

此外,若青龙与柴胡有加减之余议,身有余热者,桂枝可除;胁下硬满者大黄可倍,多汗者附子加小柴胡;奔豚者桂枝加桂;喘者小青龙加杏仁;嗽者小柴胡加五味。瓜蒂治烦渴未除,茯苓医小便不利。内寒者茱萸,外肿者防己。生姜止呕,半夏疗哕。用枳壳兮,缘酒毒留胸;有黄柏兮,因衄血出鼻。或得人参以除烦,或取茯苓而愈悸。头痛如破,葱白连须;咳逆欲绝,干柿并蒂。下利则干姜,身痛则栀豉。岂二方之独用,亦众药之同推。妙哉!吾今精此四十余年,活人之功尝识。

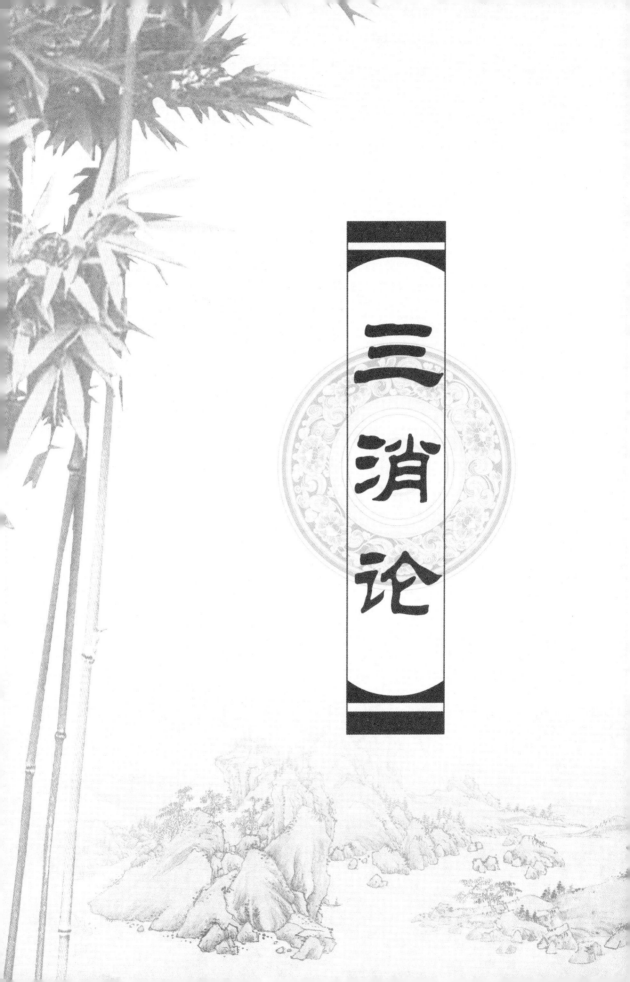

三消论

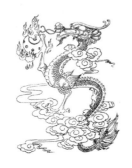

三消论

《易》言天地，自太虚至黄泉，有六位。《内经》言人之身，自头至足，亦有六位。今余又人胸腹之间，自肺至肾，又有六位。人与天地造化五行，同一炉备，知彼则知此矣。故立天之气，曰金与火；立地之气，曰土与水；立人之气，曰风与火。故金与火合，则热而清；水土合则湿而寒；风火合则温而炎。人胸腹之间亦犹是也。肺最在上，为金主燥；心次之，为君火主热；肝又次之，为风木主温；胆又次之，为相火主极热；脾又次之，为湿土主凉；肾又次之，黄泉为寒水主寒。故心肺象天，脾肾象地，肝胆象人。不知此者，不可与论人之病矣。夫土为万物之本，水为万物之元。水土合德，以阴居阴，同处乎下，以立地为气。万物根于地，是故水土湿寒。若燥热阳实，则地之气不立，万物之根索泽，而枝叶枯矣。

《五常政大论》曰：根于中者，命曰神机。是为动物，根本在于中也。根本者，脾、胃、肾也。食入胃，则脾为布化气味，荣养五脏百骸。故酸入肝而养筋膜，苦入心而养血脉，甘入脾而养肌肉，辛入肺而养皮毛，咸入肾而养骨髓，五气亦然。故清养肺，热养心，温养肝，湿养脾，寒养肾也。凡此五味五气，太过则病，不及亦病，惟平则常安矣。故《六节脏象论》曰：五味入口，藏于肠胃，味有所藏，以养五气，气和而生，津液相成，神乃自生，是其理也。又《太阴阳明论》云：脾病而四肢不用者，何也？岐伯曰：四肢皆禀气于胃，而不得至经，必因于脾乃得禀也。今脾病不能为胃行其津液，不得禀水谷气。气日以衰，脉道不利，筋骨肌肉，皆无气以生，故不用焉。帝曰：脾不主时何也？岐伯曰：脾者，土也，治中央，常以四时长四脏，各十八日寄治，不得独主于时也。脾脏者，常着胃土之精也。土者生万物，而法天地。故上下至头足，不得独主于时也。

帝曰：脾与胃以膜相连尔，而能行其津液何也？岐伯曰：足太阴者，三阴也。其脉贯胃属脾络嗌，故太阴为之行气于三阴。足阳明者，表也，五脏六腑之海也，亦为之行气于三阳。脏腑各因其经而受气，以益阳明，故为胃行其津液。四肢不得禀水谷，气日以衰，阴道不利，筋骨肌肉皆无气以生，故不用焉。不用者，谓不能为之运用也。由是观之，则五脏六腑，四肢百骸，皆禀受于脾胃，行其津液，相与濡润滋养矣。后之医者，欲以燥热之剂以养脾胃，滋土之气，不亦外乎！况消渴之病者，本湿寒之阴气极衰，燥热之阳气太甚，更服燥热之药，则脾胃之气竭矣。叔世不分五运六气之虚实，而一概言热为实而虚为寒，彼但知心火阳热一气之虚实，而非脏腑六气之虚实也。盖肺本清，虚则温；心本热，虚则寒；肝本温，虚则清；脾本湿，虚则燥；肾本寒，虚则热。假若胃冷为虚者，乃胃中阴水寒气实甚，而阳火热气衰虚也，非胃土湿气之本衰。故当温补胃中阳火之衰，退其阴水寒气之甚。又如胃热为实者，乃胃中阳火实，而阴水虚也。故当以寒药泻胃中之实火，而养其虚水，然此皆补泻胃中虚热，水火所乘之邪，非胃为湿者之本。其余例同法。夫补泻脾胃湿土之水气者，润其湿者是补湿，燥其湿者是泻湿，土本湿故也。

凡脏腑诸气，不必肾水独当寒，心火独当热，要知每脏每腑，诸气和同，宣而平之可也。故余尝谓五常之道，阴中有阳，阳中有阴，孤阴不长，独阳不成。但有一物皆备。五行递相济养，是谓和平；交互克伐，是谓衰兴；变乱失常，患害由行。故水少火多，为阳实阴虚而病热也；水多火少，为阴实阳虚而病寒也。其为治者，泻实补虚，以平为期而已矣。故治消渴者，补肾水阴寒之虚，而泻心火阳热之实，除肠胃燥热之甚，济人身津液之衰，使道路散而不结，津液生而不枯，气血利而不涩，则病日已矣。况消渴者，本因饮食服饵失宜，肠胃干涸，而气液不得宣平，或耗乱精神，过违其度；或因大病，阴气损而血液衰虚，阳气悍而燥热郁甚之所成也。故济众云：三消渴者，皆由久嗜咸物，恣食炙煿，饮酒过度，亦有年少服金石丸散，积久石热，结于胸中，下焦虚热，血气不能制石热，燥甚于胃，故渴而引饮。若饮水多而小便多者，名曰消渴；若饮食多而不甚饥，小便数而渐瘦者，名曰消中；若渴而饮水不绝，腿消瘦而小便有脂液者，名曰肾消。如此三消者，其燥热一也，但有微甚耳。

余闻世之方，多一方而通治三消渴者，以其善消水谷而喜渴也。然叔世论消渴者，多不知本。其言消渴者，上实热而下虚冷，上热故烦渴多饮，下寒故小便多出。本因下部肾水虚，而不能制其上焦心火，故上实热而下虚冷。又曰：水数一，为物之本，五行之先。故肾水者，人之本，命之元，不可使之衰弱。根本不坚，则枝叶不茂；元气不固，则形体不荣。消渴病者，下部肾水极冷，若更服寒药，则元气转虚，而下部肾水极转衰，则上焦心火亢甚而难治也。但以暖药补养元气，若下部肾水得实而胜退上焦火，则自然渴止，小便如常，而病愈也。

若此之言，正与仲景相反。所以巧言似是，于理实违者也。非徒今日之误，误已久哉！又如蒋氏《药证病原》中，论消渴、消中、消肾病曰：三焦五脏俱虚热，惟有膀胱冷似冰。又曰：腰肾虚冷日增重。又曰：膀胱肾脏冷如泉。

始言三焦五脏俱虚热，惟有膀胱冷似冰，复言五脏亦冷，且肾脏水冷言为虚，其余热者，又皆言其虚。夫阴阳兴衰，安有此理？且其言自不相副，其失犹小，至于寒热差殊，用药相反，过莫大焉。或又谓：肾与膀胱属水，虚者不能制火，虚既不能制火，故小便多者，愈失之远矣。彼谓水气实者必能制火，虚者不能制火，故阳实阴虚，而热燥其液，小便淋而常少；阴实阳虚，不能制水，小便利而常多，岂知消渴小便多者，非谓此也。何哉？盖燥热太甚，而三焦肠胃之腠理怫郁结滞，致密壅塞，而水液不能渗泄浸润于外，荣养百骸。故肠胃之外燥热太甚，虽复多饮于中，终不能浸润于外，故渴不止。小便多出者，如其多饮，不能渗泄于肠胃之外，故数溲也。故余尽言《原病式》曰：皮肤之汗孔者，谓泄汗之孔窍也。一名气门者，谓泄气之门户也。一名腠理者，谓气液之隧道纹理也。一名鬼门者，谓幽冥之门也。一名玄府者，谓玄微之府也。然玄府者，无物不有。人之脏腑、皮毛、肌肉、筋膜、骨髓、爪牙，至于万物，悉皆有之，乃出入升降道路门户也。故经曰：出入废则神机化灭，升降息则气立孤危。故非出入，则无以生长壮老已；非升降，则无以生长化收藏。是知出入升降，无器不有。故知人之眼、耳、鼻、舌、身、意、神识，能为用者，皆有升降出入之通利也。有所闭塞，则不能用也。若目无所见，耳无所闻，鼻不闻香，舌不知味，筋痿骨痹，爪退齿腐，毛发堕落，皮肤不仁，肠胃不能渗泄者，悉有热气怫郁，玄府闭塞，而致津液血脉，荣卫清气，不能升降出入故也。各随郁结微甚，而病之大小焉。病在表则怫郁，腠理闭塞，阳气不能散越，故燥而无汗，而气液不能出矣。叔世不知其然，故见消渴数溲，妄言为下部寒尔！岂知肠胃燥热怫郁使之然也。予之所以举此，世为消渴之证，乃肠胃之外燥热，痞闭其渗泄之道路。水虽入肠胃之内，不能渗泄于外，故小便数而复渴。此数句，足以尽其理也。

试取《内经》凡言渴者，尽明之矣。有言

心肺气厥而渴者；有言肝痹而渴者；有言脾热而渴者；有言肾热而渴者；有言胃与大肠热结而渴者；有言肠痹而渴者；有言小肠痹热而渴者；有因病症而渴者；有因肥甘石药而渴者；有因醉饱入房而渴者；有因远行劳倦遇大热而渴者；有因伤寒胃干而渴者；有因肾热而渴者；有因病风而渴者。虽五脏之部分不同，而病之所遇各异，其归燥热一也。

所谓心肺气厥而渴者，《厥论》曰：心移热于肺，传为膈消，注曰：心热入肺，久而传化，内为膈热消渴多饮也。所谓肝痹而渴者，《痹论》曰：肝痹者夜卧则惊，多饮，数小便。如脾热而渴者，《痿论》曰：脾气热则胃干而渴，肌肉不仁，发为肉痿。

所谓肾热而渴者，《刺热论》曰：肾热病者，先腰痛脊酸，若渴数饮，身热。《热论》曰：少阴脉贯肾络于肺，系舌本，故口燥、舌干而渴。叔世惟言肾虚不能制心火，为上实热而下虚冷，以热药温补肾水，欲令胜退心火者，未明阴阳虚实之道也。夫肾水属阴而本寒，虚则为热；心火属阳而本热，虚则为寒。若肾水阴虚，则心火阳实，是谓阳实阴虚，而上下俱热明矣。故《气厥论》曰：肾气衰，阳气独胜。《宣明五气论》曰：肾恶燥，由燥肾，枯水涸。《藏气法时论》曰：肾苦燥，急食辛以润之。夫寒物属阴，能养水而泻火；热物属阳，能养火而耗水。今肾水既不胜心火，则上下俱热，奈何以热药养肾水，欲令胜心火，岂不谬哉！

又如胃与大肠热结而渴者，《阴阳别论》：二阳结为之消。注曰：阳结，胃及大肠俱热结也。肠胃藏热，善消水谷。又《气厥论》曰：大肠移热于胃，善食而瘦。《脉要精微论》曰：瘅成为消中，善食而瘦。

如脾痹而渴者，数饮而不得中，气喘而争，时发飧泄。夫数饮而不得中，其大便必不停留。然则消渴数饮而小便多者，只是三焦燥热怫郁，而气衰也明矣。岂可以燥热毒药助其强阳以伐衰阴乎！此真实实虚虚之罪也。夫消渴者，多

变聋盲疮癣痤痱之类，皆肠胃燥热怫郁，水液不能浸润于周身故也。或热甚而膀胱怫郁不能渗泄，水液妄行而面上肿也。

如小肠痹热而渴者，《举痛论》曰：热气留于小肠，肠中痛，瘅热焦渴，则便坚不得出矣。注曰：热渗津液而大便坚矣。

如言病疟而渴者，《疟论》曰：阳实则外热，阴虚则内热，内外皆热则喘而渴，故欲饮冷也。然阳实阴虚而为病热，法当用寒药养阴泻阳，是谓泻实补衰之道也。

如因肥甘石药而渴者，《奇病论》曰：有口甘者，病名为何？岐伯曰：此五气之所溢也，病名脾瘅。瘅为热也，脾热则四脏不禀，故五气上溢也。先因脾热，故曰脾瘅。又经曰：五味入口，藏于胃，脾为之行其精气。津液在脾，故令人口甘也。此肥美之所发也。此人必数食甘美而多肥也。肥者令人内热，甘者令人中满，故其气上溢，转而为消渴。《通评虚实论》曰：消瘅仆击，偏枯痿厥，气满发逆，肥贵之人膏粱之疾也。或言人惟胃气为本，脾胃合为表里，脾胃中州，当受温补以调饮食。今消渴者，脾胃极虚，益宜温补，若服寒药耗损脾胃，本气虚乏而难治也。此言乃不明阴阳、寒热虚实、补泻之道，故妄言而无畏也。岂知《腹中论》云：帝曰，夫子数言热中消中，不可服芳草石药，石药发癫，芳草发狂。注言：多饮数溲，谓之热中；多食数溲，谓之消中。多喜曰癫，多怒曰狂。芳，美味也；石，谓英乳，乃发热之药也。经又曰：热中、消中，皆富贵人也。今禁膏粱，是不合其心，禁芳草石药，是病不愈，愿闻其说。岐伯曰：芳草之味美，石药之气悍，二者之气急疾坚劲，故非缓心和人，不可服此二者。帝曰：何以然？岐伯曰：夫热气慓悍，药气亦然，所谓饮一溲二者，当肺气从水而出也，其水谷之海竭矣。凡见消渴，便用热药，误人多矣。故《内经》应言渴者皆如是，岂不昭晰欤！然而犹有惑者，诸气过极反胜也者，是以人多误也。如阳极反似阴者是也。若不明标本，认似为是，始终乖矣。故凡见下

部觉冷，两膝如冰，此皆心火下降，状类寒水，宜加寒药，下之三五次，则火降水升，寒化自退。然而举世皆同执迷，至如《易》、《素》二书，弃如朽坏，良可悲夫！故处其方，必明病之标本，达药之所能，通气之所宜，而无加害者，可以制其方也已。所谓标本者，先病而为本，后病而为标，此为病之本末也。标本相传，先当救其急也。又云：六气为本，三阴三阳为标，盖为病，脏病最急也。又云：六气为胃之本。假若胃热者，胃为标，热为本也。处其方者，当除胃中之热，是治其本也。故六气乃以甚者为邪，衰者为正。法当泻甚补衰，以平为期。养正除邪，乃天之道也，为政之理，补贱之义也。

大凡治病，明知标本，按法治之，何必谋于众。《阴阳别论》曰：谨熟阴阳，无与众谋。《标本病传论》曰：知标知本，万举万当；不知标本，是谓妄行。《至真要大论》曰：知标知本，用之不殆，明知逆顺，正行无问。不知是者，不足以言诊，适足以乱经。故《大要》曰：粗工嘻嘻，以为可知，言热未已，寒病复起。同气异形，迷诊乱经，此之谓也。

夫标本之道，要而博，小而大，可以言一而知百。言标与本，易而弗损。察本与标，气可令调。明知胜复，为万民式，天之道毕矣。《天元纪大论》曰：至数极而道不惑，可谓明矣。所谓药之功能者，温凉不同，寒热相反，燥湿本异云云，前已言之矣，斯言气也。至于味之巧能，如酸能收，甘能缓，辛能散，苦能坚，咸能软。酸属木也，燥金主于散落而木反之，土湿主于缓而水胜之，故能然也。若能燥湿而坚火者，苦也。《易》曰：燥万物者，莫燥乎火。凡物燥则坚也。甘能缓苦急而散结，甘者土也。燥能急结，故缓则急散也。辛能散抑、散结、润燥，辛者金也。金主散落，金生水故也。况抑结散，则气液宣行而津液生也。《脏气法时论》曰：肾苦燥，急食辛以润之。开腠理，致津液，通气也。咸能轻坚，咸者水也。水润而柔，故胜火之坚矣。此五脏之味也。

其为五味之本者，淡也。淡，胃土之味也。胃土者，地也。地为万物之本，胃为一身之本。《天元纪大论》曰：在地为化，化生五味，故五味之本淡也，以配胃土，淡能渗泄利窍。夫燥能急结，而甘能缓之；淡为刚土，极能润燥，缓其急结，令气通行，而致津液渗泄也。故消渴之人，其药与食，皆宜淡剂。《至真要大论》曰：辛甘发散为阳，酸苦涌泄为阴；咸味涌泄为阴，淡味渗泄为阳。六者，或散或收，或缓或急，或燥或润，或坚或轻，所以利而行之，调其气也。《本草》云：药有三品，上品为君，主养命，小毒以应天；中品为臣，主养性，常毒以应人；下品为佐使，主治病，大毒以应地。不在三品者，气毒之物也。凡此君臣佐使者，所以明药之善恶也。处方之道，主治病者为君，佐君者为臣，应臣之用者为佐使。适其病之所根，有君臣佐使奇偶小大之剂；明其岁政君臣脉位，而有逆顺反正主疗之方，随病所宜以施用。

其治法多端，能备所用者，良工也。寒者热之，热者寒之，温者清之，清者温之，结者散之，散者收之，微者逆而制之，甚者从而去之，燥者润之，湿者燥之，坚者轻之，轻者坚之，急者缓之，客者除之，留者却之，劳者温之，逸者行之，惊者平之，衰者补之，甚者泻之。吐之下之，摩之益之，薄之劫之，开之发之，灸之制之，适足为用。各安其气，必清必净，而病气衰去，脏腑和平，归其所宗，此治之大体也。

《阴阳应象大论》曰：治不法天之纪，不明地之理，则灾害至矣。又《六节藏象论》曰：不知年之所加，气之所衰，不可以为功。今集诸经验方附于篇末。

神白散　治真阴素被损虚，多服金石等药，或嗜炙煿咸物，遂成消渴。

桂府滑石六两　甘草一两，生用

上为细末，每服三钱，温水调下。或大渴欲饮冷者，新汲水尤妙。

猪肚丸　治消渴、消中。

猪肚一枚　黄连五两　瓜蒌四两　麦门冬四两，去心　知母四两，如无，以茯苓代之

上四味为末，纳猪肚中，线缝，安置甑中，蒸极烂熟，就热于木臼中捣之可丸。如硬，少加蜜。丸如桐子大，每服三十丸，渐加至四五十丸，渴则服之。如无木臼，于沙盆中，用木杵研亦可，以烂为妙矣。

葛根丸　治消渴、消肾。

葛根三两　瓜蒌三两　铅丹二两　附子一两者炮去皮脐用

上四味，捣罗为细末，炼蜜为丸，如梧桐子大，每服十丸，日进三服。治日饮硕水者，春夏去附子。

胡粉散　治大渴，百方疗不瘥者，亦治消肾。

铅丹　胡粉各半两　瓜蒌一两半　甘草二两半，炙　泽泻　石膏　赤石脂　白石脂各半两

上八味为细末，水服方寸匕，日二服。壮者一匕半。一年病，一日愈；二年病，二日愈。渴甚者二服。腹痛者减之。如丸服亦妙，每服十丸，多则腹痛也。

三黄丸　主治男子、妇人五劳七伤，消渴，不生肌肉，妇人带下，手足发寒热者。

春三月：黄芩四两　大黄二两　黄连四两夏三月：黄芩六两　大黄一两　黄连一两　秋三月：黄芩六两　大黄二两　黄连三两　冬三月：黄芩三两　大黄五两　黄连二两

上三味，随时加减，捣为细末，炼蜜和丸如大豆大。每服五丸，日三服，不去者加七丸。服一月病愈，尝试有验矣。

人参白术散　治胃膈瘅热，烦满不欲食。或瘅成为消中，善食而瘦；或燥郁甚而消渴，多饮而数小便；或热病；或恣酒色误服热药者，致脾胃真阴血液损虚。肝心相搏，风热燥甚，三焦肠胃燥热怫郁，而水液不能宣行，则周身不得润湿，故瘦瘁黄黑，而燥热消渴，虽多饮而水液终不能浸润于肠胃之外，渴不止而便注为小便多也。叔世俗流不明乎此，妄为下焦虚冷，误死多矣。又如周身风热燥郁，或为目瘴

痈疽疮疡，上为喘嗽，下为痿痹，或停积而湿热内甚，不能传化者，变水肿腹胀也。

凡多饮数溲为消渴，多食数溲为消中，肌肉清瘦，小便有脂液者为消肾。此世之所传三消病也。虽无所不载，以《内经》考之，但燥热之微甚者也。此药兼疗一切阳实阴虚，风热燥郁，头目昏眩，风中偏枯，酒过积毒，一切肠胃涩滞壅塞，疮癣痿痹，并伤寒杂病烦渴，气液不得宣通，并宜服之。

人参　白术　当归　芍药　大黄　山栀子泽泻以上各半两　连翘　瓜蒌根　干葛　茯苓以上各一两　官桂　木香　藿香各一分　寒水石二两　甘草二两　石膏四两　滑石　盆硝各半两

上为粗末，每服五钱。水一盏，生姜三片，同煎至半盏，绞汁，入蜜少许温服。渐加至十余钱，无时，日三服。或得脏腑疏利亦不妨，取效更妙。后却常服之，或兼服消痞丸。似觉肠胃结滞，或湿热内甚自利者，去大黄、芒硝。

人参散　治身热头痛，或积热黄瘦，或发热恶寒，蓄热寒战，或膈痰呕吐，烦热烦渴，或燥湿泻痢，或目疾口疮，或咽喉肿痛，或中风昏眩，或蒸热虚汗，肺痿劳嗽，一切邪热变化，真阴损虚，并宜服之。

石膏一两　寒水石二两　滑石四两　甘草二两　人参半两

上为细末，每服二钱，温水调下，或冷水亦得。

三消之论，刘河间之所作也。因麻征君寓汴梁，暇日访先生后裔，或举教医学者，即其人矣。征君亲诣其家，求先生平昔所著遗书，乃出《三消论》、《气宜》、《病机》三书，未传于世者，文多不全，止取《三消论》。于卷首增写六位藏象二图，其余未遑润色，即付友人穆子昭。子昭乃河间门人穆大黄之后也，时觅官于京师，方且告困，征君欲因是而惠之，由是余从子昭授得一本。后置兵火，遂失其传。偶于乡人霍司承君祥处，复见其文。然传写甚误，但依仿而录之，以待后之学者，详为刊正云。时甲辰年冬至日。锦溪野老，书续方柏亭

东。

久亭寺僧悟大师传经验方 治饮水百杯，尚忧未足，小便如油，或如杏色。服此药三五日，小便大出，毒归于下，十日永除根本。此方令子和辨过，云是重剂可用，悟公师亲验过矣。

水银四钱　锡二钱，用水银研成砂子　牡蛎一两　密陀僧一两　紫花苦参一两　贝母一两　黄丹半两　瓜蒌根半斤

上为细末，男子用不生儿猪肚一个，内药，妇人用豮猪肚一个，麻线缝之，新瓦一合，绳系一两遭，米一升，更用瓜蒌根末半斤，却于新水煮熟，取出放冷，用砂盆内研烂，就和为丸，如猪肚丸法用之。

新刊图解素问要旨论

马　序

夫三皇设教，上帝垂慈，愍群生有困笃之疾，救黎庶有夭伤之厄，遂谈运气，说太始之册文，开荣医鉴，彰《太素》之妙门。先圣既遗规范，《素问》、《灵枢》二经，其为一十八卷，其理奥妙，披会难明。今有刘守真先生者，曾遇陈先生，服仙酒醉觉，得悟《素问》玄机，如越人遇长桑君，饮上泉水，隔腹观病之说也。然先生谈《原病式》一卷，《宣明论》五卷，《要旨论》三卷。其《原病式》者，明病机本，说六气病源；《宣明论》者，精要医方，五运六气，用药古往宜禁，运奥妙旨，莫越于此也；《要旨论》者，《素问》以为天地六气，人身通应，变化殊途，其理简易，其趣深幽，为此经视为龟镜者也。然九篇三卷者，犹后之学者尚难明义。宗素自幼留心医术，酷好《素问》、《内经》、《玉册灵文》，以师先生门下，粗得其意趣，释《要旨》九篇，分作八卷，入式运气，载设图轮，明五运六气、主客胜负、太过不及、淫邪反正，重释《天元玉册》、《金匮灵文》、《素问》、《灵枢》，撮其隐奥运气之旨也。主药当其岁，味当其气，性用燥净，力化浅深，四时主用，制胜扶弱，客主须安。一气失所，余遁更作，脏腑淫并，危败消亡。君臣佐使，明病标本，安危胜衰，若不知年之所加，气之盛衰，不可以为工矣。口若不推其《素问》晓达玄机，天地有运气之升沉，人身有气血之流转，周天度数，荣卫循环，通应人身，昼夜不息。

《素问》者，五太之名也。太者，大之极也。素者，形质洁白，非华绮之文也。《素问》者，问答形质之始也。形质具而疴瘵由是明生。然启元子诠注，朱书其文，间其遗奥，习之者滥觞其说，疑而不解者，实其多矣。今将太古灵文，乃《素问》之关钥也，究其源流，法明解惑耳。后之学者，知天地六气变化之数。

妙哉《太素》，视如深渊，如迎浮云，莫穷其涯际，玄通隐奥，不可测量，若非刘氏，孰可发明，用释玄机，敬资昭告。

平阳洪洞马宗素谨序。

今求刘河间守真先生亲传的本，仍请明医之士精加校定，中间并无讹舛，重加编类，镌新绣木，以广其传，好生君子，书眼如月，必有尝音，谨咨。

刘 序

　　天地之道，生一气而判清浊。清者轻而上升为天，浊者重而下降为地。天为阳，地为阴，乃为二仪。阴阳之气各分三品，多寡不同，故有三阴三阳之六气。然天非纯阳而亦有三阴，地非纯阴而亦有三阳，天地各有三阴三阳，总之一十二矣。然天之阴阳者，寒、暑、燥、湿、风、火也；地之阴阳者，木、火、土、金、水、火也。金火不同其运，是故五运彰矣。然天地之气运升降不以阴阳相感，化生万物矣。其在天者，则气结成象，以为日月星辰也；在地则气化为形，以生人、为万物也。然人为万物之灵也，非天垂象而莫能测矣。其非机理，归自然也。其非圣意而宣悟玄玄之理，故有祖圣伏羲占天望气，及视龙马灵龟，察其形象而密解玄机，无不符其天理。乃以始为文字画卦，造六甲历纪，命曰《太始天元册文》，垂示之于后人也；以诮神农诏明其道，乃始令人食谷，以尝百药而制《本草》矣；然后黄帝命其岐伯及鬼臾区以发明太古灵文，宣陈造化之理，论其疾苦，以著《内经》焉。

　　凡此三皇三经，命曰三坟，通为教之本始，为万法宗源，诚为天之候也。若论愈病疾，济苦保命防危，非斯圣典，则安得致之矣！然经之所论，玄机奥妙，旨趣幽深，习者卒无所悟，而悟得其意者鲜矣。完素愚诚，则考圣经，撮其枢要，积而岁久，集就斯文，以分三卷，叙为九篇，勒成一部，乃号《内经运气要旨论》尔，乃以设图彰奥，绮贯纪倜，袭句注辞而敷其言意，或可类推者，以例旁通，例成而陈精粹之文，训古其难明兼义，释字音以附之于后，虽言词鄙陋，所乘从俗，而庶览者昌为悟古圣之妙道矣。

河间刘守真谨序

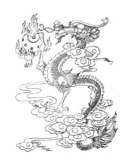

卷 一

〔新添〕彰释玄机第一

六元之数者，乃天真之一气也。言一气之用者，得之则神，失之则丧真。故知一气为天地万物神应之母也。是故元一真人传庚桑楚六衍之法也。

一衍之道，穷通混玄变化之真源也；二衍之神，晓了造化神明之法用也；三衍之气，明辨升降动静之精微也；四衍之天，知天道运行万象也，以正刚健之德；五衍之地，知地之化生万物也，以正柔顺之德也；六衍之万物，言万物者，可以明神气之变动，可以晓天地之逆从，然后可以知万物盛衰吉凶征兆也者。言万物者，天地上下为升降之中，神象不惑，天地不交，道无□万物，万物实成于道。死者是六爻不通，三才不期，故有吉凶。故吉凶征兆之事彰，盛衰灾祥之化应也。是故天地上下，成临阴阳，左右成问，五运所加，六气所临，迁移有位，应期变化，无方布政，五运所加其干，六气所临其支，支干相推，一岁之气乃应。迁移有位而分早晚之期，变化无方以别盛衰之征。故圣人德以天地为心神，以阴阳为用，德与心政，神与用明，其道为万物之化诚也。

〔旧经〕五行生成数

昔天候灵龟，出于洛水，以负五行生成之数，于伏羲氏则其始也。或云此乃治画始于禹者，误也。然五行经彰，以五行配合之道，因纪之始，出《太始天元之册文》。又龙马出于洪河，以负九宫数，因而作命曰《河图》耳。又龟出于洛水，以负五行生成数，因而遂书命曰《洛书》耳，皆因伏羲为真始也。后因圣帝命天师推究太古灵文，乃著《内经》而已，言其五行生成之数也。

〔新添〕又按《太古天元玉册》灵文曰：是故五行得位，水、火、木、金、土也。正于五方，表混沌之初分，上下清浊以定，乃成天地也。

二神赑屭，因万物之始生，分阴阳而立左右，辨清浊而分前后。故五行得位而变形。日月运行而化星。直日气之变，太虚澄清，黑气浮空，势乱如麻，遐迩一色，元凝两分扰，濛雨昏翳，寒资阴化，水始生也。寒湿交□生辰星，乃至阴之精感而化也。故水得其一数，故众水皆一体也。□□乃阴极而阳化也。寒极而热生，乃物极而反也。太虚昏翳，宛若轻尘，色散如丹，乍盈乍缩，焰光郁懊，燔灼销融，热资阳化，火始生也。寒热交而生烜煌，阳光盛而生荧惑。

又云：水旺而生荧惑烜煌，以火而小赤，不行火令，至阳精之化也。故得其火之二数者，应水中之火，石中之火也。景霁山昏，苍埃四合，山川如堵，鼓坼太虚，天地远，气散焉，□风阳化阴长，木始生也。燥风交而生岁星，阴阳和而水资，草木敷荣，故木得三数也，乃树木、竹木、草木也。气交之极，阳气复降，阴气复升，劲风爽气，远近烟浮，白曚如绪，遐迩皎洁，势郁声退，木偃云腾，山川坚定，肃气凄清，燥热相交而金始生也。

阳气升，阴气降，水就润而生木焉，阴气升而阳气降，火就燥而生金。故知木为阳中之阴化，金为阴中之阳化。故金得四数，乃金、银、铜、铁之类。言五者，铅草不能禁于火也。

燥气盛而生火，白云腾雨降，泉出地中，湿热相搏，五伏之下，土始生也。四方备而生镇星。

此火之子也,在五伏之下,而有五色之土者,清阳为天,浊阴为地,此乃坤正土,非火之子也。故阴土二,而阳亦二也。四方备而阴精之内,感阳光而生五土,上感气而镇星也。

故水一,火二,木三,金四,土五,论其次也。其坤元之土张于四方,乃得之为成数也。水、木、金、火为得土而成立,故而入土之土,故有成数,水一数加土五乃成六,而火二数加土五乃成七,木三数加土五乃成八,金四数加土五乃成九,土□五方,方无成数,只得五也。是故天地五行生成之数者,四十五也。脉取四十五为平脉也。凡人气血、长短、息数皆生于四十五也。载图于后:

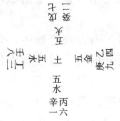

图一　五行生成数图

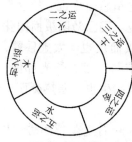

图二　五运主图

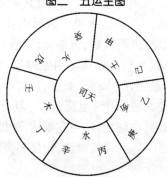

图三　五运客图

五行:金、木、水、火、土。

十干:甲、乙、丙、丁、戊、己、庚、辛、壬、癸。

十二支:子、丑、寅、卯、辰、巳、午、未、申、酉、戌、亥。

五运所生:甲己土运,乙庚金运,丁壬木运,丙辛水运,戊癸火运。

甲乃为夫,己乃为妇,所生真土也。

假令甲子年土运统之,其五运者,有夫运,有客运。有主运也。

五运歌曰:甲己土运乙庚金,
　　　　丁壬木运尽成林,
　　　　丙辛便是长流水,
　　　　戊癸离宫号曰心。

假令甲子年土运承天,乙丑年金运承天,丙辛年水运承天,丁壬年木运承天,戊癸年火运承天。

假令甲与己为土运,上半年乃甲土运,下半年己土运,余仿此。

客运

假令甲子年土为天运,便为初运,自大寒前十三日交初之运。乙为金运,乃第二运也。丙为水运,乃第三运也。丁为木运,乃第四运也。戊为火运,乃第五运。

主运

初运逐年木为主,二火三土相生取,四来是金以为常,土运寒水常相许。假令逐年自大寒交司日,木为主运。火为二之运主,土为三之运主,金为四之运主,水为五之运主,主客兼运另有运策。

太少运:甲丙戊庚壬为太,
　　　　己辛丁癸己少寻,
　　　　阳年是太阴年少,
　　　　寄宫所在不相侵。

甲在寅,乙在辰,丙寄辰,丁在未,己寄巳,辛寄戌,戊在戌,癸寄丑。

五音:木角火征金为商,土宫水羽最为良,阳年为太阴年少,得地反为太少乡。假令己巳年,己寄巳,巳本是少宫,却为太宫。辛寄戌,丙戌年,戌内有辛,反为少羽。癸丑年为太徵。丁未年为太角。庚辰年,乙与庚合,内有乙,反为少商。余者,阳年为太,阴年为少也。其寄干者,所在之处,太少相反也。其余论阴阳年也。

又法:

假令甲子年便为太宫,乙丑年为少商,丙寅

年为太羽,丁卯年为少角,戊辰年为太徵。

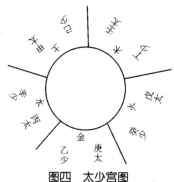

图四　太少宫图

客五运太少

假令甲子年五运,甲为太宫土运,为初之运;乙为少商金,为第二之运;丙为太羽水,为第三之运;丁为少角木,为第四之运;戊为太宫火,为第五之运也。主运太少法:

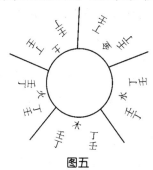

图五

初运逐年木主选,阳年起壬阴丁年,

每岁轮至正对位,逢之本于是当年。

阳年起壬,阴年起丁。假令轮行十二支,于本年支上,或对重支上,于十二支上寻本年干字是也。

假令庚戌年,乃阳年起壬,轮行十干,于十二支上,轮至辰上,见庚辰也,却为阳年起壬。壬为太羽,行至对重,辰上见本年干庚,便为少角也。

又如,阴年起于丁,本年支上见年干者,为少角,对重见者为太角也,便从庚辰上起丁,乃少角木,为初之主运也;次乃戊为太徵火,为二之主运也;次己为少宫土,为三之主运也;次庚乃太商金,为四之主运也,终乃辛为少羽水,为五之主运也。逐年五运主少《素问》上载初终字是也,如《六元正纪大论》。

〔新添〕《六元正纪大论》中间主客太少初终二字也。

壬子、壬午年:

上:少阴司天　中:太角木运

下:阳明司地　太角初正　少徵　太宫　少商　太羽终

戊子天符、戊午年太一天符:

上:少阴司天　中:太徵火运

下:阳明司地　太徵　少宫　太角　少羽终　少角初

此明太少二字也,戊子、戊午年客运为太角,主运为少角。

丁丑、丁未年:

上:太阴司天　中:少角木运

下:太阳司地　少角初　太徵　少宫　太商　少羽终

己丑太一天符、己未年太一天符

上:太阴司天　中:少宫土运

下:太阳司地　少宫　太商　少羽终　少角初　太徵

乙丑、乙未年

上:太阴司天　中:少商金运

下:太阳司地　少商　太羽终　太角初　少徵　太宫

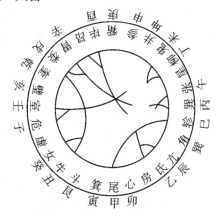

图六　旧经天元五气经天之图

其角为初者,每岁以木为初,主运。羽为终者,乃水为每岁之五终运主也。五音者,五行之音声也。土曰宫,金曰商,木曰角,火曰徵,水曰羽。在阳年曰太,在阴年曰少。《晋书》:角,触动而生,其位丁壬之岁。徵者,止也,言物成则止,其位戊癸岁也。商,强,谓金性之坚强,其位乙庚岁也。羽,舒也,阳气将复,万物孳育而舒生,其位丙辛岁也。宫,中也，中和之道，无往而不理也，又，总堂室奥作而谓之宫，所图不一，盖土亦以通贯于金、木、水、火，土旺于四季。荣养四脏，皆总之意也，其为甲己岁也。

《太始册文》曰：故五运从十干起，甲为土也。土生金，故乙次之；金生水，故丙次之；水生木，故丁次之；木生火，故戊次之，如此五行相生而转。甲为阳，乙为阴，亦相间而数，如环之无端也。详其五音、五运之由者，乃上下相召，太少相成，统归于口而已。是故因刻成日，因日而成月，因月而成岁，今象因以致岁，太古占天望气，天运所至，定表岁之灾变也。

黅天之气，横于甲己，为土运；素天之气，横于乙庚，为金运；元天之气，横于丙辛，为水运；苍天之气，横于丁壬，为木运；丹天之气，横于戊癸，为火运。

〔新添〕五天之气

凡五运者，乃五天之气也，皆主一年，太过来早、不及乘之。不及来晚，太过从之。即太过先至十三日，不及后至十三日也。旨在大寒交司日前后也。昔天垂象以示于伏羲，圣人占候，视其五色之气张列虚空，圣机测意，天以立气而为五行，以五气终始之际配名刚柔，而以立十干；次以十二支定位，立成二十八宿，命曰五气经天矣。故《太始天元玉册》曰：丹天之气经于牛女戊分，黅天之气经于心尾己分，苍天之气，经于危室抑鬼壬分，素天之气经于亢氐昴毕庚分，元天之气，经于张翼娄胃辛分。所谓戊己分，主曰奎璧角轸，则天地之门户之所。其道矣，从卯辰巳午未申行阳度二十五度，半周天也，从酉戌亥子丑寅行阴度二十五度，半周天也，自房至毕十四宿为阳主昼，自昴至心十四宿为阴主夜，一日乃百刻之度也。

甲己黅黄司宫土。

黅者，黄色也。黅气即起于甲己，故应土运。其运者，色宫。宫者，音声也，太而和曰宫，故长也。夏土旺，万物太而和平。

乙庚素白主商金。

素者，白也。气积于乙庚，故应金运。其音商，轻而粗曰商，故秋万物凋零，辙微劲切。

丁壬青苍为角木。

苍者，乃薄青色也。青气横于丁壬，故应木运。其音角，轻而直曰角，故春则万物舒荣端直也。

丙辛黑元水羽音。

元者，黑也。上支见紫绀而黑之属也。黑气横于丙辛，故应水运。其音羽，沉而深曰羽，故冬物藏而深沉也。

戊癸丹赤应徵火。

丹者，深沉赤色也。赤气横于戊癸，故应火运也。其音徵，和而美曰徵，故爱物蕃鲜美也。

五太甲丙午庚壬。

甲，太宫土；丙，太羽水；午，太徵火；庚，太角金；壬，太角木。曰太过，阳干合阳支，阳用事故疾速，故太过而盛者也。

五少乙丁癸辛己。

乙，少商金；丁，少角木；癸，少徵火；辛，少羽水；己，少宫土。乃曰不及，阴干合阴支，阴用事徐迟，不及而衰也。

于是平运命加临。

平气者，阳年太过，阴年者不及，非太过、非不及者，平气运也。木曰正角，火曰正徵，土曰正宫，金曰正商，水曰正羽，然上下干支加临推之。

〔新添〕求五运邪正二化

土为雨化，火热化，金清化，木风化，水寒化。

丁丑、丁未年，其运风清热，清热胜复同。

丁乃木运，风化。木运之下，金气承之，清化；木生火，热化。

癸丑、癸未年，其运热寒雨，寒雨胜复同。

癸乃火运，热化。火运之下，水气承之，寒化；火生土，土乃雨化。

己丑、己未年，其运雨风清，风清胜复同。

己乃土运，雨化。土运之下，木气承之，木乃风化。土生金，金，清化。

其运者，阴年不及，遇所克所生者，同化也，乃邪气化度也。阳年太过，运只一化，乃正气化度也。此乃邪正二化也。

〔新添〕求天运来时法

自大唐麟德元年甲子岁正月一日己酉朔娄金狗直日，先下积年乃减一算。自麟德至庚戌五百一十七年，明昌六年也。此以七因之，以十九除之，一名闰数；次以十二乘之，乘后却加入闰数、除数后，又加之本月数；次下位别张之，乃去一年，次去其闰数，又虚去其五行数；次以上位进之一位后三因之；次出下位之数，名去小尽也；后加入月下零日数，看得几日，次六十去之，不尽，乃百乘之，又以八十七去之，不尽者乃加入运数，太过者加成数，不及者加生数，看得几何，如阳年逢偶数即加一，阴年逢奇数即减一，其余加减，毕其数过，当日下刻中之数也。

求五运交司日法

凡五运皆主一年，太过来早，不及乘之；不及来晚，太过从之。运来之日，在司天交司日前后各十三日，或同交司日，其间大至者每随冬至天正之日也，冬至后一月即丑正大寒之日，是天交司之日也，斗建丑正，阳年交司日前十三日至，阴年交司后十三日至。年值运干相符合得而平气年，即非有余，又非不及，曰平气也。即土运取己丑。己未，金运取乙酉，水运取辛亥，木运取辛卯，火运取癸巳，此皆阴不及运，反作平气运也。又，于太过年当有余，而天刑之，反作平气，不得其盛也。火运天刑有二，即戊辰、戊戌，上见太阳寒水司天，克之不盛也，故作平气运。金运即天刑有四：庚子、庚午、庚寅、庚申。其君相二火司天，上见二火，中见金运司天刑之，不得有余，故作平气也，皆同天至交司至也。太过曰先天，不及曰后天，平气曰齐天。齐天者，即同至于大寒交司日也。

〔新添〕求五运所交日时法

至大唐麟德元年甲子岁正月一日己酉朔，至今明昌三年癸丑岁，积得五百三十年，减一算，乘岁周分三百六十五度二十四分三十六秒，乘之，得一十九亿三千二百一十三万八千六百四十四分,除交司日,差一十四万六千一百单九,以天纪六十去外,有五十九日二千五百四十三分一秒,命己酉,大余得戊申日,大寒及分,得大寒前后或大寒日交也。

求二之运

至大寒交司日，大于五十九日，加运策七十三日。

求次之运

置二之运，累加运策，满六十，去之不用，命己酉，见交运日辰乃分。

求法敛加时

置主运下，小余分六，因之五百，分为一辰，六十分为一刻，命子正。算外得时刻也。己正四刻也。

假令大寒，小余二千五百四十三分，退一位作二百五十四分，以六乘之，得一千五百二十四分，一千分得五辰，于五百分上更除了二百五十，乃半辰也。有半辰者为正，无半辰者为初，外有二百五十分，更有二十五分，计行二百七十五分，六十分为一刻，又除了二百四十分，为四刻，外有三十五分弃之。从子起，五辰在巳，有半辰，巳正四刻也。

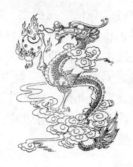

卷　二

五行司化第二

东方木者，乃厥阴风木，天地号令之始也。春木旺，厥阴司天为主化，春风胜，厥阴司天为主对。夏火旺，少阴司天为主化；夏热胜，少阴司天为主对。四季土旺，太阴司天为主化，四季太阴司天为主对。秋金旺，阳明司天为主化；秋燥胜，阳明司天为主对。冬水旺，太阳司天为主化；冬寒胜，太阳司天为主对。天地上下升降，阴阳相合，天地太一，天真元气判而为二，以为阴阳，列而为六，其在天则为寒、暑、燥、湿、风、火，三阴三阳上奉之；在地则为木、火、土、金、水，则生长化收藏而下应之，则为知矣。天地各有三阴三阳，先圣测之，立为十二支矣。

求六气司天

歌曰：子午少阴君火暑，丑未太阴湿土雨，寅申少阳相火热，卯酉阳明燥金主，辰戌太阳水司寒，巳亥厥阴木风举。

少阴为标，气始生之元，正化生数，对化成数。

少阴君火司化于子午，其气暄暑。太阴土司化于丑未，其主雨湿化。少阳相火司化于寅申，气炎热。阳明司化于卯酉，主清凉干燥。太阳寒水司化于辰戌，主寒冷。厥阴风木司化于巳亥，主于风举。

求司天司地法

天气始于甲。甲者，十干之首也。地气始于子。子者，元气之初也。甲、子相合而为甲子，乃天地阴阳之气之始也。甲应土运，故为五运之君主。甲子与甲午相合，故子为阳气之首，午为

阴气之初。子午之上，少阴火为六气之主，而为元气之标矣。标者，上首之始也。

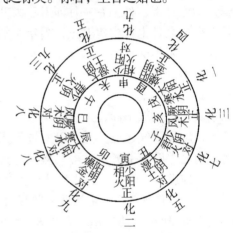

图七　主对化图

少阴为初气，周普天气终于癸。癸者，子午之终也。地气终于亥者，元气终于癸亥也。相合为癸亥岁也，乃天地阴阳立者，并遍一周，终尽之岁也。癸亥与癸巳相合，故阴终于巳，阳终于子。终于巳亥，巳亥之上，厥阴主之，故为元气之终也。

〔新添〕六气司天司地

歌曰：倒者司天进司地，阴阳上下定灾危，后学医流如晓得，逐年病体见根机。

假令甲子年子午，少阴君火司天，阳明燥金司地。己丑年，太阴湿土司天，太阳寒水司地。

假令少阴君火司天，戊巳、戊午年，戊为火运司天，与运同，为天符岁会也。进四位，乃在泉也。如乙酉年，乙金运，酉金支，乃庚

子司地，同天符。

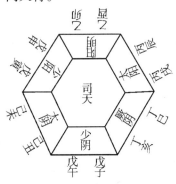

图八　天符岁会之图

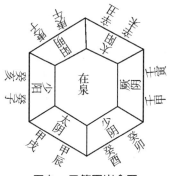

图九　天符同岁会图

推天符岁会太一天符法

经曰：岁运太过则其至先，岁运不及则其至后，此候之常也。然先后之至者，所为六步气候各于本位前后之至也。交司之先后之至各差十三日而应也，以观万物生长收藏而可知也。凡此之谓志少之异也。故云，非太过不及也，则其气当时而至，是谓平气之岁也。然虽皆以应期而至，细而推之，其用各异不可不通矣。故经云："变行有多少，病形有危甚，生死有早晏，"此之谓也。

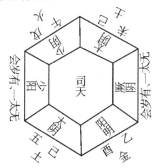

图十　岁会太一天符之图

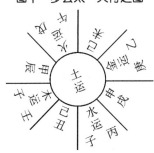

图十一　岁会之图

歌曰：运同天化号天符，运临本辰名岁位，丑未午酉运同天，岁会太一天符年，太过下加

同符天。

诸运同天化者，木运上临厥阴，火运上临少阴，土运上临太阴，金运上临阳明，水运上临太阳，皆是运与司天气化合同。曰天符者，合也，木运临卯，火运临午，金运临酉，水运临子，土运临辰、戌、丑、未，常是本辰之位，故曰岁位。一名岁会者，谓运与本辰会合而同也。一名岁直，运直本辰也。直者，司也，至也；辰者，支也。己丑、己未之岁，己为土，丑未属土，上见太阴土；戊午之岁，戊为火运，午赤属火，上见少阴火；乙酉之岁，乙乃金运，酉亦属金，上见阳明金。然六十年中，凡此四岁，皆是运气与年辰符同，是为三合，一名会，二者岁，三者运会，命曰太一天符，故下文曰："当六岁会，太一天符。"经说：不言岁会，而惟言太一天符者，是以言其纲而岁会可知也。然太一天符者，尊者之名也。庚子、庚午金运，下加阳明金；壬申、壬寅木运，下加厥阴木；甲戌、甲辰，下加太阴土。然六十年中，凡此六岁谓之同符，亦与天符之化同也，不及下加同岁会。四孟年辰与运同，辛丑、辛未水运，下加太阳水；癸酉、癸卯火运，下加少阴火；癸亥、癸巳火运，下加少阳火。然六十年凡此六岁谓之同岁会，亦与岁会之同化也。然岁会者，一名岁会位，一名岁至，其义一而二名，不可不通也。壬寅木运，上临寅木，癸未火运，上临巳火；庚未金运，上临申金；辛未水运，

上临亥水。然六十年中凡此四岁谓之支德符合，或于德符有邪也。又壬寅为同符支德符。又癸巳为同天符，岁会支德符，其用各异，不可不通也。少角木，多则燥，金来胜。五子元建曰：丁亥六年五月建寅，丁与壬合同木运，乃得平。金不能克己，又符配者，契合也。

凡当年运炁，皆于年前大寒中气日交当年初气，申、子、辰三年同寅初一刻交，丑、己、酉三年同巳初一刻变，寅、午、戌三年同，申初一刻交，亥、卯、未三年同亥初一刻变。凡此四年，为一水同，此乃三合之义也。

丁年木不及，癸年火不及，己年土不及，乙年金不及，辛年水不及。凡此五运不及，则胜己者来克之，己气衰而灾者，遇年前大寒时交气时，丁与年运干符合，则能相辅佐清金运，便为平岁，则各无胜克交灾之生月也。然甲与己合，乙与庚合，丙与辛合，丁与壬合，戊与癸合，各月干德符也，此者名为干德符也。以上同为平运岁同下天符，太一太乙，天符，同岁会支德符、干德符之类。此皆是平运之岁也。则其化运行皆是平运之岁也，则其运化行皆应期而至，万物生长收藏，及人之脉候，皆顺天气而无先后之至也，细而推之则可知也。

凡此诸岁，虽是平运，而胜衰之用亦有异也。何以明之？然若诸不及之岁，得与天符岁会同岁支德符、干德符之类，符合相助，则方得平，而己不衰，则物化同化各无胜克之变也。若遇太过之岁，便得天符或岁会，天符支德符、干德符之类，符合相助，则其气转盛，安无胜克之变乎！然后虽有胜复之变，必然有变矣。故经言：岁火太过，上临少阳、少阴，火燔火焫，水泉涸，物焦槁，病反谵妄狂越，咳喘息鸣，下甚血溢，泄不已，太渊绝者，死不治。又言岁水太过，上临太阳，雨水雪霜不时降，湿气变物，民病反腹胀痛，肠鸣溏泄，食不化，渴而妄督，神门绝者死。

凡言赫曦之纪，云上徵而收，气后也。暴烈其政，脏气乃复，时见发凝惨，甚则雨水霜雹劲切，寒邪伤心也。

流衍之纪，云上羽而长，气不化也。政过则化气大举，而埃昏气交，大雨时降，邪伤肾

也。凡此之类，皆是天符之岁也。又言曰：太角云上商，则其气逆，逆则病吐利，不务其德，则收气复，初气劲切，甚则肃杀，清气大至，草木凋零，邪乃伤肝。然太角上临少阳则下加厥阴，是谓同天符也。以上皆平运之岁也。既所载如此胜复之变者，安得平运之岁皆无变乎？斯义昭然，而无憾矣。

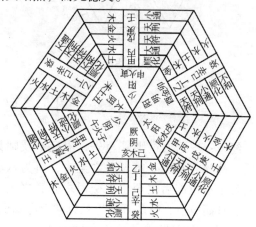

图十二　六十年运变化之图

推大小差郁复

经曰：天气下降，地气随之；地气上升，天气从之，运居其中而常先也。恶所不胜，归所同合，随运归从而生其病也。故上盛则天气降而下，下胜则地气迁而上，胜之多少而若其分，微者小差，甚者大差，甚则位易，气交易则大变生，而病作矣。

〔新添〕差者，差其平常之气候也，而有盛衰之变也。日得其位常化也，命其位而方月可知也。六位之气，太少异也。随其所在以定其方，随其各位之分占之。太少者，太者之至徐而常，少者暴而亡。

暴者，速而不长久。亡，无也。曰天地盈虚何如？天气不足，地气随之；地气不足，天气从之，运居其中也。地气胜则随运上升，天气胜则随运下降。上升下降，运气常先，无所不胜，归所同合。虽云归从而生其病，病生者非其位则变生病矣。

六气应五行之变，位有终始，气有初、中、上、下不同，求之异也。位者，地也。气者，天也。天地之气互有差移，故气之初终中者，地主事则气流于地，初者天用事则气腾于天。

初与中，皆分六步而率克尔。初中各差三十日余四十三刻四分到之三也。其差者，一气六十日，乃天地用事也。

前说多少而差其分者，乃天地之气升降差其分有多少也。微者小差，甚者大差，微者徐，暴者速。甚则位易，气交易则大变生而病作矣。《大要》曰：甚纪五分，微纪七分，其差可见。

微者小差，徐而迟也。一分乃十五日，七分者，乃一百十五日，而应其候，甚者大差，五分也，乃七十五日而差，差过其数也。其差一说，《六元正纪大论》曰：善，五运之气亦复岁乎先有胜，后有复，报也？郁极乃发，待时而作也。待，谓不及差分位也。大温发于辰巳，大热发于申未，大凉发于戌亥，大寒发于丑寅。其温热凉寒本发于四正之位，子午卯酉乃春夏秋冬也。其春温发于寅卯时也，差于辰巳，夏热当午，差于申未，秋凉当于酉位；差于戌亥，大寒当于子位，差于丑寅也。各差三十日四十三刻四分列之三。大纪微纪者，大纪暴急，其病危；微者徐，为病持持为相持，相执持也，明五郁之早晏也。

假令丙申岁，辛亥为司地，丁酉年亥为司地右间；戊戌年亥为司天左间，己亥年，迁正司，亥乃木正化，伏其己土运，土气之下与木乘之，其运雨风清，胜复同化也。亥年木胜，土不及。更或入天冲宫，治民恭小游太一，土郁不能升发，至庚子年，庚乃金运，己土之子也，克其亥年司天之木，救其己土，子来救母，土不能郁也。暴急者，七十五日而发也。

歌曰：〔旧经〕
天气生运为顺化

天气生者是谓二火生，天在上而土运在中，土运司天生金为主运，金司天生水为主运，水司天生木为主运，木司天生火为主运之类，皆是临于子位之上而非为逆，故曰顺也、化也。

运生天气为小逆

运生天气者，是谓木运生火司天，火运生土司天，土运生金司天，金运生水司天，水运生木司天之类是也。然父子之义，则父为运，子为令，反子临父位之上，虽气用是，不当其位而亦为逆，故曰小逆。

〔新添〕假令壬子年，壬为木运司天，乃君火，木运待奉于天令也，子临父位为小逆。

天气克运号天刑

天气克运者，是谓司天气能克运化，则木运金司天克之，命曰天刑。金运上临少阴、少阳，火运上临太阳，水运上临太阴，土运上临厥阴之类，皆是运与天不相得，而天气克之运，故曰天刑。刑者，克也。

运胜天为不和契

是谓当岁运克司天之气也。然运克天气为不相得，故曰不和契也。

〔新添〕假令乙亥年，乙乃金运，亥乃厥阴木，司运克天令，不能和契而已。

太过天刑运反平

岁火运上临太阳，金运上临少阴、少阳。然虽岁运太过而气制之，其化减半，而运反平也。或云既反平则各无胜克之生者，误也。如岁金太过而上临二火，天气制之，金运反平而不胜，不能克于木，风木无畏而与金运齐化而和平也。其运本为太过而盛土，胜天气金气之下，木气承之，曲则强制于运，其化方减，非谓自然，安无病之为运；火运亦然。故经曰：太徵火运赫曦之纪，云上羽与正徵同，其生化举其病。颜氏曰：病金则反，炎运也，岂不深思！气相得则和，不相得则病，今既六气克运而不相得，安得反无病乎？太过天刑，运气反平，不能胜，亦有自沸之病而生于己矣。或不然者，是未明经之奥也。

或运胜天为大逆

水运上临少阳，土运上临太阳，皆运胜司天之气，是谓下克上，为逆运。更太过，故曰大逆而不和也。少宫不及者，天刑，谓木运上临阳明，土运上临厥阴，土运上临太阴也。胜天者，木运上临太阴，火运上临阳明，金运上临厥阴。然五行之道，己不及则己所不胜者克之，己所胜者来轻而侮之，命曰不及，而与天气更不相得，其运屈伏，而不能为用，其运不同司天正气之化也。故下文曰：如火运上临阳明，则其化反同天正气。

推太少正同，反同正商是谓与干金运之化同也。木运上临太阴则反同正宫，是谓土运之化同地。余皆仿此。故曰，其化反同天正气耳。或云既运同天正化则便为平岁而无变灾也，误也。何以明之？然言不详。经曰：少角木运，上商与正商周。

〔新添〕《内经》所说太少二宫，庚为太商，乙为少商，乙卯、乙酉为正商，庚年三月为正商也庚年建戌，三月庚辰。

其病支废痈肿疮疡，邪伤肝也。其所伤于肝木，上宫与正宫同。萧瑟肃杀，则金元之化也。炎赫沸腾，火来复也。眚于三。三者，火为冢，复生在东方木；三也，其主飞蠹蛆雉者，乃物内自化也。飞乃羽虫也，蛊乃内生虫也。蛆乃蛆蝇之生也，乃为雷霆，如火之卒暴化霹雳也。又言少徵火，云上商与正商同，邪伤心也。凝惨凓冽，则水之德也。暴雨霖霆，土之复也，眚于九，火之分也。其骤注雷霆震惊，天地气争，气交之内，害反及伤鳞类，沉黔淫雨。又言少宫土，上角与正角同，其病飧泄，邪伤脾也。震惊飘扬，木之德也。苍干散落，金之复也，其眚四，为土之位也。其主败折虎狼诸兽，以害于木，及伤主命也。清气乃用，生政乃辱。然生政者，木气屈也。又言少商金，上角与正角同，邪伤肺也。炎光赫烈，火之德也，冰雪霜雹，水之复也，眚于七，金之灾也、害也。其主麟状豗鼠出见于室，潜伏于林羽也。岁气早至，乃生大寒。又言少羽水运，上宫与正宫同。其病癃闭，邪伤肾也，其化丰满，土之德也。埃昏骤雨，则振拉摧拔，木之复也。眚于一，水之分。其主毛虫显狐狢，变化不藏，见诸兽所伤，土化之谓，反害裸虫之长，并狐狢变化，妖魅虫见不藏也。凡此之言，皆是明其太少，运与天气不相得，而其化反同司天正气之化，胜复之纲也。细而推之，万物悉由之矣，安得言其一类推之者也。随运之经言病之寒热温凉，以运气推移上下，加临参合而取盛衰，则可以言其病之形势也。

〔新添〕六气六位

子午少阴君火，丑未太阴湿土，寅申少阳相火，卯酉阳明燥金，辰戌太阳寒水，己亥厥阴风木。

六气正化对化

子午少阴君火，午为火，子为水，午为正化，子为对化。丑未太阴湿土，丑未皆属土，未为正化，丑为对化。寅申少阳相火，寅为火，长胜之地，申属金，寅为正化，申为对化。卯酉阳明燥金，酉兑七宫属金，卯属木，酉为正化，卯为对化。辰戌太阳寒水，辰戌皆属火，《金镜》云：古以子为乾，水也。戌属乾，戌乃正化，辰为对化。己亥厥阴风木，亥上有甲，属木，巳属亥为正化，亥为对化。

六气主交歌曰

大寒厥阴气之初，春分君火二之居，
小满太阳分三气，太阴大暑四之居，
秋分阳明五之气，太阳小雪六之余。

凡六气者，不动也，静而守位。每岁自年前大寒日交初之气，厥阴风木为主，正月、二月之分也。春分日交二之气，少阴君火为主，三月、四分之分也。小满日交三之气，少阳相火为主，五月、六月之分，畏热炎火也。大暑日交四之气，太阴湿土为主，七月、八月之分，霖霆雨化也。秋分日交五之气，阳明燥金为主，九月、十月之分，金气收敛万物也。小雪日交六之气，太阳寒水。为主，十一月、十二月之分，大寒凛冽也。六气客交，有气策加之。

〔新添〕主气歌曰：
主气逐年木主先，二君三相火排连，
四来是土常为主，五气金当六水天添

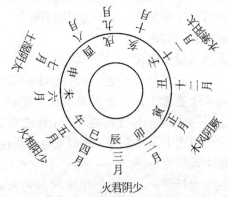

图十三　新添逐岁主气交守图

阳年为太过年，阴年为不及年。子、寅、辰、午、申、戌属阳年，丑、卯、未、酉、亥皆阴年。主客皆自大寒日交司。天气为客之气也。客气交者，后有气策累加之，见六气所交日辰者也。

求大寒交司日法

演纪上元自大唐麟德元年正月一日己酉朔至大金明昌四年岁次癸丑，积得五百三十岁，减一算，以五百二十九年，乘周天度三百六十五度二十四分三十六秒，乘之得一十九万三千二百一十三日八十六分四十四秒，减交司，差一十四日六千一百单九，外有一十九万三千一百九十九日二十五分四十三秒奇一单九，八十分以上作为一日。以天纪六十去之，外有五十九日二十五分四十三秒奇一，命己酉，算外得戊申日大寒，乃交司日辰□及分，乃壬寅年十二月冲，气大寒，变得癸丑司天气也。

求司天司地日交司

倒者司天进四地，阴阳上下定灾危，
后学医流如晓得，逐年病体见根机。

假令癸丑年，太阳湿土司天，前四位，太阳寒水司地。

求司天逐年客气

逐年退三是客乡，上行实所上临方，
初终六气轮排取，主客盛衰定者伤。

假定癸丑年司天，后三辰亥是也。厥阴风木为初之气，客也；子为少阴君火，二之气；丑太阴湿土，三之气；寅少阳相火，四之气；卯阳明燥金，五之气；辰太阳寒水，终之气。

入　宫　法

至大寒交司五十九日，加司天化数、支数、干迁数三数。化数太阴湿土五，支数丑五，干迁数自寄，干迁至交计几位，癸寄丑，更不迁动，只得一位一数，三位并得一十一，并交司五十九，即得七十，进二位，作七千。《天元玉册》云：阳年减四十九，阴年加四十五。今癸丑年阴年，加四十五，即得七千四十五，以四十五去之，外有五，命元首宫，除之土天禽宫，为元首宫，先除五运气，不入中宫，不叠六，只在四宫。今癸丑年司天在四宫，天辅宫也。

四六天交时刻法

申子辰三年，乃一六天，自寅初水下刻交大寒寅初一刻交初之气司天之气。巳酉丑三年乃二六天，自巳初一刻交，自寅至巳，计二十六刻，交司天初气。寅午戌三年乃三六天，自申初一刻交；寅至申五十一刻交司天初气。亥卯未三年乃四六天，自亥初一刻交，寅至亥，七十五刻交司天初气。

每一昼夜计一百刻，每时共八刻二十分，六十分，又为一刻也。

假令癸丑年二六天，巳初一刻交，自巳初一刻至寅初漏水下一刻，寅上八刻二十分，卯上八刻二十分，辰上八刻二十分，三八二十四刻，寅卯辰各二十分，计二十六刻，交得太阴湿土司天，厥阴风木之分，二十六刻已前属上年太阳终之气。二十六刻以后属今年厥阴木分。

求癸丑年交次气法

少阴君火之分。

每一气六十日余八十七刻半，交一气。假令癸丑年自巳初一刻交初之气，计二十六刻也。一气六十日，有气策加残零大余，外有八十七刻半，初之气，自巳初一刻数，一辰八刻二十分，数至寅上，自巳至寅也，计八十刻，少七刻半，巳上二十分，午上二十分，未上二十分，共六十分之为又是一刻，计八十一刻；又申上二十分，酉上二十分，戌上二十分，又成一刻，计八十三刻；子上取四刻，计八十七刻，少半刻；亥上二十分，子上十分，计三十分，为半刻也。二之气交在子中之右也。

求三之气少阳相火之分

自子中之左，四刻十分，自丑至戌，计十位，每一位八刻二十分，十位计八十刻也。自子至戌，八十四刻，外少三刻半。丑寅卯各二十分，计六十分；辰巳午又一刻；未申酉三位各二十分，又一刻，计八十七刻，少半刻。前子上十分，今戌上二十分，计三十分，为半刻，计八十七刻半，交得三之气。

求四之气太阴湿土之分

前三之气，少阴君火之分，终在戌上未二十分也。起自亥初一刻起，所至申未，十位计八十刻。亥子丑各二十分为一刻，寅卯辰各二十分又一刻，巳午未又一刻，计八十三刻外少四刻半。酉上取四刻，中上二十分，酉上十分，计三十分为半刻，交在酉中之右也。

求五之气阳明燥金之分

始自酉中之左，起四刻十分，从戌数之未，共十位，计八十刻，每一位二十分。子上又一刻，卯上又一刻，午上又一刻，计八十七刻少半刻。前酉上十分，未上二十分，计三十分，为半刻，计八十七刻半，交在未二十分也。

求终之气太阳寒水之分

始自申初一刻，数至巳，一十位，共八十刻，各二十分。戌上一刻，丑上一刻，辰上一刻，共计八十三刻，外更少四刻，却于巳上去四刻，计八十七刻，更少半刻，巳上又取三十分，计八十七刻半交也，终于巳中之左二十分也。

每一宫乃八刻二十分，六十分为一刻也。昼夜百刻，每次平旦寅初一刻，五运六气皆从

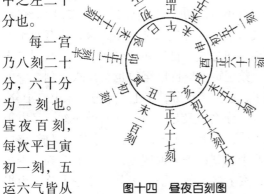

图十四　昼夜百刻图

寅初一刻起首，数至丑未二十，所以每位八刻二十分。六十分为一刻者，寅上二十分，卯上二十分，辰上二十分，计六十分，辰未戌丑各成一刻，其成一百刻也。

求六气交客气日辰法

置大寒残零大小余，加气策，命己酉得者日辰，乃六气所交日辰也。

求二之气

假令癸丑年，大寒五十九日二十五分一十三秒单九，加气策八十七分三十九秒奇一，满二收为一秒，乃三分之一也。满六去之，加之得空日一十二分五十二秒奇二，命己酉。算外空日，己酉日，壬子年，十二月十日，戊申日大寒，得癸丑年二月二十二日己酉，二之气也。

求三之气

置二之气一十二分五十二秒奇二，加气策八十七分三十九秒奇一，满三十为一刻，加之得一日□□二十二秒，命己酉，外得庚戌耳，癸丑年四月十四日庚戌，交三之气。

求四之气

置三之气一十二分二十二秒，加气策，得一日八十七分六十一秒奇一，命己酉，算外得庚戌六月十五日，时刻在前也。

求五之气

加气策得二日七十五分□□奇二，命己酉，算辛亥日，八月十七日辛亥日交得五之气。

求六之气

加气策得三日六十二分四十秒，命己酉，得壬子日辰，十月九日壬子日交，得终之气。

〔旧经〕求九宫分野

昔天候龙马出于洪河，以负阴阳之数，亦于伏羲氏，其位有九，其数始于一而终于九焉。圣人密符天意，务范而以意九宫，除次中位而以画成八卦矣。去相率之三位，数皆有五焉。然北方坎一，合南方离九成十也；东方震三，兼西方兑七成十也，兼中五为一十五也；西北方隅乾六，合东南方隅巽四成十，兼中为十五也，东北方隅艮八，合西南方隅坤二成十也，兼中五以成一十五也。卫，乾六合艮八成一十四，兼坎一为一十五也；艮八合巽四成十二，兼震三为十五也；巽四合坤二成六，兼离九为十五也。又，坤二乾六成八，兼兑七为十五也，所以五位而合，一十五数者，以三位而应三十五也，以数应五，应生数也。以其一、二、三、四、五而积之，其数十有五矣，乃乾坤为用之数也。然乾为天者，阳也，其数奇，故一、三、五而为九，乃乾之用也，坤为地而阴也，其数偶，二、四为六，乃坤之用也。坤六画，是故用乾三画而用也，九六合又十五也。又，历候五日成候也，震三兑七中五成十五也。所以三位而合一十五数者，以三位而应，以数应五行之生数也。其一、二、三、四、五者，积之，其数一十五矣，乃乾坤为用之数者。然乾为天者，阳也。阳数奇，故一、三、五而成九，乃乾之用也；坤为地而成阴也，

坤数偶，故二、四为六，乃坤之用也。坤六画而用六，乾三画而用九者，所谓乾道包坤，是以兼而为九，乃其数用焉。故九六合又十五也。又，历候取五日，五运周而为一候，三候为一气，而应三才之象也。月之亏盈而应之，则知阳，阳为用之数，以九、六为之纪也，阴气生于天，阳气生于地，故曰天以六六之节，地以九九制会。然乾道包而其数九，故有九宫，上应天之九星，下应地之九野。九星应人之九窍，九野应人之九脏耳。

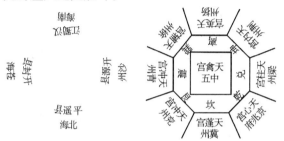

图十五　归经九宫分野图

故经云：自古通天者，生之本，本于阴阳，其九州、九窍皆通乎天。故其生之，其气三，三而成天，三而成地，三而成人，三而三之，合则九也。九分而九野，九野为九脏，故形脏四，神脏五，合而成九脏，以应之也。然非天理，安得如是乎！

九宫分野

歌曰：

坎一天蓬水

坎一宫者，水，上应天蓬星，下应冀州分野，位在北方。

位北冀元双

夫五行九宫者，然水火土皆有应宫，惟天水独主冀州一宫而应宫。坤二天内司，坤为二宫，属土，应天内星，下应荆州分野，位在西南，故下之言曰房室宫。荆州宫室房。

震三天冲木

震为三宫，属木，上应天冲星，下应青州分野，位在东方。青州在东方。

巽四木天辅

巽为四宫，属木，上应天辅星。

东南徐是郡

下应徐州分野，位在东南隅。下应曰乡者，里也。

中五天禽土

中为五宫，上应天禽星，下应豫州分野，位在中央，故下文曰，豫州在中央。

乾六天心应

乾为天心六宫，属金，上应天心星，下应京兆府分野，位在西北隅，故下文曰，豫名界也，分也，豫金西北汉。

兑七金天柱

兑为七宫，属金，上应天柱星，下应梁州分野，位在西方，其左应西梁。

艮八天任火

艮为八宫，属火，上应天任星，下应兖州分野，位在东北隅，下文曰，东北兖司，当司者，主也；当者，直也。

离九天英分

离为九宫属火，上应天应星，下应扬州分野，位在南方。

火位在南阳

奇宫徵正位，奇不在隅也。按《天元玉册》曰：天蓬一水之正宫，天冲三木之正宫，天禽五土之正宫，天英九火之正宫，天柱七金之正宫，北之位也。

偶神应宫堂

偶者，双而不奇也。按《天元玉册》曰：天内者，土神之应宫；天辅，木神之应宫也；天心六，金神之应宫也；天柱八宫，火神之应宫也；其水者，无应宫者，所谓水为物之祖始，造化宗元，乃元气之本，数之首，太一居之，余皆从而有之，故无应宫也。

中原分五分

今译经注，东分自开封县，东至苍海，以应属木，大漫也；西分者，自开源县，西至沙州异界，属金应秋，其分气之大凉；南分者，自汉蜀江至南海，属火应夏，其气大热；北分者，自平遥县至北海，属水应冬，其气大寒，凡此四分之中属土，无正王之时，寄王四季之后，其气兼□□，寒热温凉，兼此乃往古国家命土，以观万物生长收藏而应之也。以验□□原之地分，气候正，为历同也。东方早温，每应百里而至早一日也。西方早凉，每四十里至早一日也。南方早热，川□□地每十五里早一日，广平则五十里阳气发早一日，阴气至晚一日也。北方早寒，川形由南向北者，每二十五里阳气行晚一日，阴气行早一日，川有弓行向北者，每十五里也，广平之地每二十里阴气早一日，阳气晚一日也。然阳始于春盛于夏，故东方温而南方热也；阴气始于秋而盛于冬，故西方凉而北方寒也。凡此之言大纲以明之矣。更地体之异，不可分通矣。夫天地势高下，亦有寒热温凉之异也。然居高则寒，居下则热。是故东南方阳也，阳气降于下，故地下而热也。西北方阴也，阴气盛于上，故地高而寒也。故曰：崇高主阴气治之，冷。污下则阳气治之，热。至高之地，冬气常在，至下之地，春气常在，高山更热也则冷，污下易寒者则热，高下寒热，断可知也。居高寒则寿，居下而气热则夭。秋冬气寒凉而寿，春夏气温热而夭，则明可知矣。

凡此皆以明其中原五分，物化先后寿夭不同天位也。故经曰：春气西行，秋气东行，夏气北行，冬气南行。春气始于左，秋气始于右，夏气始于中，冬气始于北。此四时生化之常也。然此明其五分之义，诚非谓矣。及余外四方者，谓中原五分之外，西方之域而已。然东方之外，其气湿而寒微也；北方之外，寒极而热也；南方之域，热极而温也。凡此四分之外，至于孤阴独阳之分，则万物不能生化者也。何以明之？岂东方生风西行，西方生燥东行，南方生热北行，北方生寒而南行，皆是阴阳始之生也。未得配合，而安有物象之生化乎？亦犹人始生之后，未得配合交感，而岂有主化矣。此亦为九野，是以言中原之内五分，及余外四分，而合而为九宫，亦应分野之主，不可不推详。夫九宫分野之道，其义不一，然则应于天地大小则天下九分中，明应中原之九宫也。仰而推之，则用邦家者，皆应之。

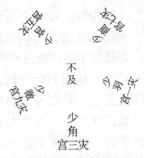

图十六　推灾宫图

岁运不及有灾眚，而不可一概而言之。各随本化宫位而有胜负之至也。其灾方位宫分眚之甚也，后有征兆也。审其时位而可知也。

辛为少羽水，灾一宫，及北方；丁为少角木，灾三宫，及东方；己为少宫土，灾五宫，寄在二宫坤位；乙为少商金，灾七宫，及西方；癸为少徵火，灾九宫，乃南方。胜者先变，而行其盛也，复者胜己而反复其过也。然胜之动，而各有当位矣。故经曰：木不及灾则春有鸣条律畅之化，秋有雾露清凉之政。火不及则秋有光显炳明之化，炎热烦躁之候，冬有晏肃振寒之政，夏有惨凄凝冷之胜，则有埃昏大雨之复；土不及则四时有埃昏润泽之化，则春有鸣条鼓拆之政，四维发振拉飘胜之变，则秋有肃杀霜露之复；金不及则夏有光显郁蒸之令，冬有严凝整肃之应，更有炎燥燔燎之变，秋有冰雹霜雪之复；水不及，则四维有润埃雪之化，不时有和风生发之应，四维发埃昏注雨之变，不时有飘荡振移之复也。九宫上应天之宫宿，下应地理分野，中应五脏，将旁通万物胜衰，悉皆应之也。岁运不及则本宫之化灾，若遇月干德符便为平运，而还正宫，复无胜己之灾。

丁年正运建壬寅，五子元建法，丁壬建壬寅，丁与壬合，乙岁三月遇庚辰，乙建戊寅，至三月庚辰，乙与庚合。癸年仲夏逢戊年，癸见甲寅，至五月见戊午，然戊与癸合。七月辛年遇丙申，辛建庚寅，是七月见丙申，然丙与辛合。己岁辛秋逢甲戌，己建丙寅，至九月见甲戌，然甲与己合。

欲还正位克元，因不及，灾三宫乃东方。然正月建壬，丁与壬为夫妇也，来相佐而为平运正位，乃金不能克也。余皆仿此。故曰：所有干德符，合契后为平运也。

〔新添〕月建歌曰：

甲己之年丙作首，乙庚之岁戊为头，
丙辛更向庚寅起，丁壬又寅顺流行，
戊癸建从何位起，正月须向甲寅求。

日建时歌曰：

甲己还生甲，乙庚丙作初，
丙辛从戊子，丁壬庚子居，
戊癸逢壬子，顺数不差殊。

假令戊子年五月五日建甲寅，五月戊午月建，日亦同也。

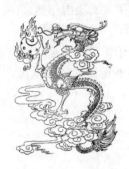

卷 三

六化变用第三

凡初之气，自年前十二月大寒中气日交当年初之气分，主六十日，余八十七刻半，至春分前六十日而有奇。自斗建至丑正，至卯之中，木之位，风之分也。天度至此，风气乃行，天地神明，号令之始也。天之始也，天气加临前有四六天交时刻法，俱在前也。

子午岁，太阳寒水为初，居之为寒，凛冽霜雪水冰也。初之气者，气乃迁，燥将去，寒乃始，蛰虫伏藏，水乃冰，雹霜复降，风乃烈，阳气郁，民乃周密，关节禁固，腰脽痛，炎暑将起，中外疮疡。

丑未岁，厥阴居之，为大风，发荣而毛气降。初之气，地气迁，寒乃去，春气正，风乃来，生和气，布化万物以荣，为之舒气，风湿相搏，郁乃复。民病血溢，筋络拘强，关节不利，身重筋痿。

寅申岁，少阴居之，为热风伤人，时气流行。初之气，地气迁，风胜乃摇。寒乃大温，草木早荣，寒来不杀，温病乃起。其病气怫于上，血溢，目赤，咳逆，头痛，血崩，胁痛，肤腠中疮。

卯酉岁，太阴主之，为风雨，凝寒不散。初之气，地气迁，阴如凝，气始肃，水乃冰，寒雨化。其病中热，面目浮肿，鼽衄，嚏欠，呕，小便黄赤，甚则淋。

辰戌岁，少阳居之，为温疫。初之气，地气乃迁，大温，草乃早荣，民病乃疠，温乃作，身热，头痛，呕吐，肌腠疮疡赤斑也。

巳亥岁，阳明居之，清风雾露瞢昧。初之

气，寒始煞，气方至。民病寒风，始发咳嗽，左右胁下痛。

凡二之气，自春分中气至，交入二气之中，终六十日余八十七刻半，至小满前六十日而有奇。自斗建卯五至巳之中，二气君火之位，为少阴热之分也。天度至此暗淑火行，君火热之分，不行炎暑，君位德也。

子午岁，厥阴居之，为风湿雨，化羽虫。二之气，阳气布，风乃行，春气以正，万物应荣，寒风清，民乃和。其病目瞑，亦气郁于上而热。

丑未岁，少阴居之，为天正舒荣，以其得位，君令宣行故也。二之气，火正物荣，水化气乃和。其病温疠大行，远近感若，湿蒸相搏，雨乃时降，应顺天常□时候，谓之时雨也。

寅申岁，太阴居之，为湿雨。二之气，及郁入阴，入阴分故也。白埃四起，云趋雨府，风不胜湿，雨零，民乃康。其病热郁于上，咳逆，呕吐，疮发于中，胸嗌不利，头痛体热，昏愦脓疮。

卯酉岁，少阳居之，为潜逆，火热时行，疫疠乃生。二之气，阳乃布，百草乃舒，木主荣，疠疾大至，民善暴死。君居臣位，臣居君位君居臣位，壬午，臣居君位，甲子，故是。

辰戌岁，阳明居之，为温凉不时。二之气，大凉乃至，民乃惨，草乃遇寒，火气遂折。民病郁，中满，寒乃始，自凉而又之于寒，故寒气始于来近人也。

巳亥岁，太阳居之，为寒雨兼热。二之气，

寒不去，华霜雪水冰，杀气施化，霜乃降，各草木焦，寒雨数至，阳复藏，民病热于中。

三之气，自小满中气，交之三之气分，终于六十日余八十七刻半，至大暑前六十日而有奇，自斗建巳正至未之中。三之气分，相火之位也，夏至前后各三十日也，少阳之分也。天度至此，炎热大行。

子午岁，少阴居之，为大暑，亢，民病热。三之气，天政布，火大行，应物蕃盘鲜，寒气时至，民病气厥心痛，寒热更作，喘咳，目赤。

丑未岁，太阴居之，为之雨雹。三之气，天政布，湿气降，地气升，雨乃时降，寒乃随之。感于寒湿，则民病身重浮肿，胸满。

寅申岁，少阳居之，为暴热至，草萎槁干，炎光施化万物。三之气，天政布，炎暑至，少阳临上，雨乃涯，民病热中，耳聋，瞑，血溢，脓疮，咳呕，鼽衄，嚏，目赤，暴死。

卯酉岁，阳明居之，为凉气向发。三之气，天政布，燥热行，热交舍，燥极而泽，民病寒热而疟也。

辰戌岁，太阳居之，为寒气兼至，热蒸冰雹。三之气，天政布，寒气行，雨乃降，民病乃寒反热中，痈疽，注下，心热瞀闷，不治者死，当寒反热是也。反天常，热起于心，神之危极，不急扶救，神乃消亡，故治则生，不治则死。

巳亥岁，厥阴居之，为风热大行，雨化羽虫。三之气，天政布，风乃时举，民病泣出，耳鸣，掉眩。

四之气，自大暑中气至交。

凡四之气，自大暑中气至，交入四之气分中，六十日余八十七刻半，至秋分前，六十日而有奇。自斗建为正至酉之中，土气治之，雨之分，天度至此，云雨大行，湿热蒸乃作。

子午岁，太阴居之，为大雨霖。四之气，溽暑至，火行，寒热至，民病寒热嗌干，黄瘅，鼽衄，饮发中满。

丑未岁，少阳居之，为炎热，复生云雨冰雹。四之气，畏火临，溽蒸化，地气腾，天痞隔，寒风晚暮，蒸热相薄，草木凝烟，湿化不流，则白露阴布，此成秋令，万物得之以成，

民病腠理热，血暴溢，疟，心腹满，胞胀，甚则胕肿。

寅申岁，阳明居之，为清雨雾露。四之气，凉乃至，炎暑间化，白露降，民和，卒其病腹满浮肿。

卯酉岁，太阳居之，为寒雨害物。四之气，寒雨降，民病暴作，振栗谵妄，少气，嗌干引饮，烦厥，心痛，痈肿，疮疡而恶寒疾，骨萎血便。

辰戌岁，厥阴居之，为暴风雨，摧拉而生倮虫。四之气，风湿交争，风化为雨，物之乃长、乃化、乃成，民病大热，少气，肌肉萎，足痿，注下赤白。

巳亥岁，少阴居之，为寒热气反，山泽浮云，暴溽蒸。四之气，溽暑湿薄，争于左之上、民病黄疸为胕肿。

五之气。凡五之气，自秋分中气至，交入五之气分，六十日八十七刻半，至小雪前六十日而有奇。自斗建由正至亥之中，五之气分，金气治之，燥之分也。至此，万物穷燥。

子午岁，少阳居之，为清使正，万物乃荣。五之气，畏火临，暑反至，阳乃化，万物乃长、乃荣，民乃暴，其病温。

丑未岁，阳明居之，为大凉燥疾。五之气，惨令已行，寒露下，霜乃早降，草木黄落，寒气及体，君子固密，民病肤腠。

寅申岁，太阳居之，为早寒。五之气，阳乃去，寒乃来，霜乃降，气门乃闭，刚木凋，畏避邪气，君子固密。

卯酉岁，厥阴居之，为凉风大行，羽生介虫。五之气，春令乃行，草乃生荣，民气和。

辰戌岁，少阴居之，为秋，湿病时行。五之气，阳复化，草乃长、乃化、乃成，民乃舒，大火临御，故万物舒荣。

巳亥岁，太阴居之，为湿雨沉阴。五之气，燥湿更胜，沉阴乃布，寒湿及体，风雨施行。

凡六终之气，自小雪中气交，始入六之气分中，六十日余八十七刻半，至大寒前六十日而有奇。自斗建亥至丑之中终尽，六之气，水气治之，寒之分也。天度至此，寒气大行。

子午岁，阳明司地居之，为早寒行。终宫

之气，燥令行，余火内格，病肿于上，咳喘，甚则血溢，寒气数举，则雾露雨霿翳，病生及膜内舍于胁下，连少腹而作寒中，地将易也。气胜则乃何可长也。

丑未岁，太阳居之，为大寒凝烈。终之气，大寒举，湿大化，霜乃积，阴乃凝，水坚冰，阳光不治。感于寒则关节禁固，腰脽痛，寒湿特于气交而病也。

寅申岁，厥阴居之，为寒风飘扬而生鳞虫。终之气，地气正，风乃至，万物反生，朦雾以行，其病关闭不藏而咳逆。

卯酉岁，少阴居之，则蛰虫出见，流水不冰。终之气，阳气布，候反温，蛰虫来见，流水不冰，民乃康平，其病温，君火之化也。

辰戌岁，太阴居之，为凝寒寄地，湿也。终之气正，湿令行，阴凝太虚，埃昏瞑，野味，民乃惨凄，寒风以至，反者孕死。

巳亥岁，少阳居之，为冬温，蛰虫不藏，流水不冰。终之气，畏火司政，阳乃大化，蛰虫出见，流水不冰，地气大发，草乃生，人乃舒其病湿疠？

凡此上文，每一主位之内，有主客气耳。是以此为其法也。始于子午，终于巳亥。每一岁之中，常以六位矣。气在其下，地应阴静，而位永定不易，岁岁皆然。天之气动而不息，居无常之谓，随其岁气交移，则司天为三之气。地为终之气，左右之间气也。地之左间为初之气，右间为五之气。天之左间为终之气，右间为二之气，所谓客气也。客行在主之上，主在客之下，上下相召，寒暑相临，阴阳相错而变由是也。

凡此之言人，是以犯其天，微微而有异也。先立天地盈虚，以明岁运之太少，及更以别其盛衰，推六步之临御，通其分野，德而推之，察其得遇，可以其用也。

〔新添〕夫天之六气阴阳者，动而不息，以轮流而于六矣。主位之上，常以当岁之气，便为司天，而为三气相火之客也；后三气便为在泉之气之客也。第司天气者，有南北二政也。甲己土运乃南政司天，土独尊，其余金木火水皆北面。南政者，顺天而转，定左右间气也。

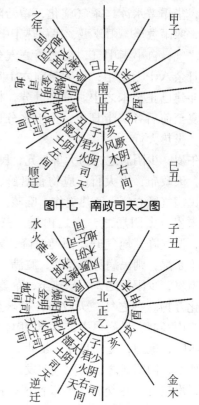

图十七　南政司天之图

图十八　北政司天之图

假令甲子年，南政司天，子午乃少阴，君火之上，为司地也。中太宫土运，下尽三位，卯位，甲与己合，乃己卯司天，司天气者，两相近者为间气也。子为司天，少阴君火也。亥，乃厥阴风木也，为右间气；丑，太阴湿土，为左间气也。卯，阳明燥金，为司地。寅，少阳相火，为左间气；辰，太阳寒水，为右间气。

一年移一位，以致六居而还会矣。然上下相临，阴阳相错，而变由生也。气相得则和，不相得则病。主胜客，则客病而为逆也；客胜主，则主病而为顺也。主客之胜而无复也。所谓三阴三阳自有胜衰之理也。寅申、巳亥为一阴一阳。子午、卯酉为二阴二阳。辰戌、丑未为三阴三阳。以义推之，而知胜衰之变异也。

歌曰：岁辰之气是司天岁谓年也，辰为支也，则知子午岁少阴君火司之理也，则知子午之左进一位至丑年，每年到，便为司天气也，左进三辰为在泉进三辰，至卯酉，阳明在泉之类也，天皆南面言左右司天位在南，而北面言左右之间气也，北地左右面南言司地位在北面南，言其左右之间气也，司天便为三气客司天者，上也。南北二政皆司天，为之气，便是三之气，客也，地为终气必应然司地者，名在泉，所谓下也，乃为终之气可也，地左间居终之气司地左间为初之气，客也，地右间为五之气，可司天居三气，客也，欲知地气自排连四气天，右间居二气，司地终气同，而别推之也。

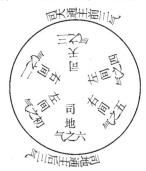

图十九　天地所生时位之图

司天六元真气者，每一岁，前三气在天，后三气在地。其六气，二气在天地之间，余四气在间气也。司天之气者，主岁半之前三气也；其在泉者，主岁半之后也。三为司天，正主三之气分也，乃是至后，合三十日，余四十三刻七十五分也。余四间气者，为天地阴阳所行之道路，而各主六十日，余八十七刻半也。然总之六部，则为三百六十五日一十五刻，乃成一岁耳。

夫五运者，每一周同主一期，而五多为一周也。以随乎一岁主一运，而太少相次也。然一岁之中，亦以五运而合，主一岁也。凡此五运，元于之主所，以木火土金水而相悉治之也。常以木为主运，各随年前交初气之日，时刻皆同；次木生火为二之运，自春分后十三日交；次火生土为三之运，自小满日后二十五日交；次土生金为四之运，自大暑后三十七日交；次金生水为五之运，自秋分后四十九日交，终而复始也。凡一运七十三日五刻，总为一期此乃五运主客者，前后各有运策加临，易见也。或云岁中五运，各有主客，当以主客也，以年干前二干为初运之客，而以五运上下相临其年干前二干为客运者，具载《玉册》内。按《六元正纪大论》曰：天运复为初运，而为燥者，误也。然司天者在其上，司地者在其下，岁运者在其中，常以搬运天地之气而为升降。又六步

主客之气者，客气在上，主气在下，岁中天运在其中，而搬运上下主客之气而升降也。

凡此皆是三才之道也。乃自然之理，犹造化物之由也。一生二，二生三，三生万物矣。安得有主客之气，反无以般之耶？以为谬矣。运由太少者，但同岁运之太少，上下太少相因可知。谬以阳年先起太角，阴年先起少角者，非也前太少角图，载法在前，与经同也。

〔新添〕三阴三阳表里十二经歌
寅为三焦手少阳，卯手阳明大肠方，
辰手太阳小肠火，巳手厥阴包络乡，
午手少阴心是火，未手太阴肺金乡，
申足少阳胆是木，酉足阳明胃土当，
戌足太阳膀胱水，亥足厥阴肝木乡，
子足少阴肾属水，丑足太阴脾土乡。

足少阴肾经，足太阳膀胱经，为足两感。手少阴心之经，手太阳小肠经，为手两感；足太阴脾之经，足阳明胃之经，为足两感；手太阴肺之经，手阳明大肠之经，为手两感；足厥阴肝之经，足少阳胆之经，为足两感；手厥阴包络经，手少阳三焦经，为手两感。其两感者，表里俱病，内外受病。凡上下加临，取病之本。《素问》曰：伤寒病，死在六七日之间，何也？皆两感所受也。

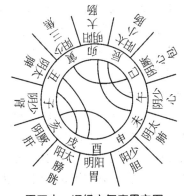

图二十　旧经六气表里之图

〔新添〕巨阳者，诸阳之属也，其脉连于风府，故为诸阳主气也。人之伤于寒者，则为病热，热虽甚则不死。其两感于寒而病者，必不免于死。伤寒一日，巨阳受之，故头项痛，腰脊强。二日，阳明受之，阳明主肉，其脉夹鼻络于目，故身热、目痛、鼻干、不得卧也。三日，少阳受之，少阳主胆，其脉循胁络于耳，

故胸胁痛而耳聋。三阳经络皆受其病，而未入于脏者，故可汗而已。四日，太阴受之，故腹满而嗌干。五日，少阴受之，口燥舌干而渴。六日，厥阴受之，故烦满而囊缩。三阴三阳五脏六腑皆受病，荣卫不行，五脏不通，则死矣。七日，巨阳病衰，头痛少愈。八日，阳明病衰。九日，少阳病衰。十日，太阴病衰。十一日，少阴病衰。十二日，厥阴病衰，囊纵，少腹微下，大气皆去，病日已矣。

两感于寒者病

一日，巨阳与少阴俱病，则头痛，口干而烦满。二日，则阳明与太阴俱病，腹满，身热，不欲食，谵语。三日，少阳与厥阴俱病，则耳聋，囊缩而厥，水浆不入，死。入而六日死，五脏已伤，后有传病法，在卷末。开说出三甲口诀，非《素问》说，故载此也。

论 标 本

经言：标本之道，要而博，小而大，可一言而知百病之害。言标与本，易而无损，察本与标，气可令调，命之胜负，为万民式，天之毕矣。

〔旧经〕六气标本，所以不同。有从本者，有从标者，有不从标本者。少阴、太阴从本，少阴、太阳从本从标，阳明、厥阴不从标本，从乎中也。从本者，化生于本；从标者，有标本之化；从中者，以中气为化，以六气为本，以三阴三阳为标也。

〔新添〕少阳之本火，太阴之本湿，本末同，故从本也。少阴之本热，其标阴，太阳之本寒，其标阳，本末异，故从本从标。阳明之中、厥阴之中气之化者，阳明中气为湿，厥阴之中气热，故阳明、厥阴不从标本之化，从乎中。中气者，人气也，人气为庸矣。

〔旧经〕经言：少阳之上火气治之，中见厥阴。太阳之上，寒气治之，中见少阴。厥阴之上，风气治之，中见少阳。少阴之上，热气治之，中见太阳。太阴之上，湿气治之，中见阳明。少阴本也。然寒、暑、燥、湿、风、火者，气为本也，则三阴三阳上奉之。三阴三阳者，太阴太阳、少阴少阳、厥阴阳明，是为标也，与本相合为表里者，是为中也。是故太阴阳明合，太阳少阴合，厥阴少阳合，合而为六分，而亦为手足，应三阴三阳十二经脉也。

〔新添〕少阴、太阳有标本之化，然少阴本热，其标少阴也；太阳之本寒，其标太阳，遂从标从本之化也。太阴、少阳从本，然太阴之本湿，其标阴；少阳之本热，其标阳，故各从其本也。阳明、厥阴不从其标本，皆从乎中气。阳明其本燥，标为阳，其性凉，清化凉，与标本不同，而反同其太阴湿土也。又厥阴不从标本，而反从乎中气也。

〔旧经〕大凡治病，必明标本中气之化，而寒热温凉之治耳。又经气有初终，凡三十度而有奇，气同位者何也？然初终者，为一步间气，分为二分，故言三十日而有奇也。其为四十三刻七十五分，初终相合而成六十日余八十七刻半，乃为一步也。所以风气之中者，是以明其天地气之升降也。气之初，地气升；气之终，天气降。升降不已，为造化之由也。故经曰：天气下降，气流于地；地气上升，气腾于天，故高下相召，升降相因，而变作矣。故出入废则神机化灭，升降息则气立孤危。故非出入，则无以生长壮老已；非升降，则无以化收藏。是以升降出入，无器不有。故知人之眼、耳、鼻、舌、神识能为用者，皆由升降出入之通利也。故非出入则无以生长壮老已，非升降则无以生长化收藏。故无不出入，无不升降，化有大小，期有远近，四者有之，而贵常守，无常则害知矣。故曰无形无患，此之谓也。天之有不生不化乎？然与道合同为真人。故曰真人者，提挈天地，把握阴阳，呼吸精气，独立守神，肌肉若一，故能寿比天地，无有终始，此其道生也。及夫至人，淳德全道，合于阴阳，调于四时，去世离俗，积精全神，游行天地之间，视听八远之外，此盖益其寿命而强者也，亦归于真人。真人皆成道者，天、地、人三才，运气加临胜负，注上、中、下矣。

癸未日患便是两感，火运加见子少阴，其运化，两感合死，标本合病。粗工不识阴阳升降，不知酸苦甘辛咸药性者，十人病，九人死也。

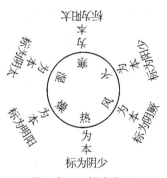

图二十一　标本之图

传　病

乙酉相女命，癸未日患者，癸火运，水手太阴肺，将未加在辰上，顺行至酉上，见子，子少阴火为两感。

〔新添〕四仲行流在巳上求，但逢季孟在龙头。

传病法

凡人多用《红丝经》传病法，全失《素问》造化之理，并无运气之说。马宗素述黄帝玉甲，金钥机要传病法，非《素问》经载。习之者，先明运气逆顺，胜负造化，四时旺相，调治四时所用，皆先看司天日也。

分五行王相。

桑君所传加临法：

春，木王，火相，土死，金囚，水休，甲乙日同。

夏，火王，土相，金死，水囚，木休、丙丁日同。

秋，金王，水相，木死，火囚，主休，庚辛日同。

冬，水王，木相，火死，土囚，金休，壬癸日同。

四季，土王，金相，水死，木囚，火休，戊己日同。天符

司天与运同，是名天符星。假令戊子日，戊为火运，子为火气，是天符，此日患病困半也。

岁会

运与支同是也。假令甲辰日，甲为土运，辰为土支，乃岁会也，得病皆重。年月时同，皆仿此。

太一天符

运气与交同。假令戊午日，戊为午运，午为火气，又是火支，即为太一天符也，三日若遇吉运善星，九死一生，年、月、日、时并同。

分司天司地司人

当日日辰名司天，司天前三天名在泉，为司地，左右间气为司人。

假令甲子日，足少阴司天，前三天是丁卯阳明，为在泉，为司地，足少阳为右间气，足太阳为左间气，为司人也。

今四时伤寒传正候法

若要四时病传正候，须将人之相属加在左右间气之上，司地在阳乃加左间气，在泉在阴乃加右间气。数至司天气上，见何脏腑，先受病也。

假令庚申人己卯日得病者，以手阳明司天，前三辰壬午，手少阴心，阴，为在泉，手为阳支，手太阴为左间气，乃在左间气上，将午加至卯上，见寅为三焦也。

第一日，三焦受病，为主。第二日丑，太阴脾土，三焦火，火生土，为微邪，当先补心泻脾。第三日传至子，足少阴属火，三焦亦是火，当解心经。第四日传至亥，足厥阴肝属木，三焦是火，为木生火，为虚邪，当补肝泻心则愈。第五日传至戌，为足太阳膀胱，属水，三焦属火，水克火，为客胜主，其人必死也。兼日辰癸未，癸肾水也，其法二也，一法用人名者，一法用时辰也，一法用时辰加左右间气，又一法加左右间气与相属者皆至日辰，医者详推，可验准也。

假令甲子年戊午日病，少阴司天，前三辰癸酉，足阳明为在泉，由寅至少阳右间气，将甲子加申，数至午上，见戌为膀胱。

第一日为膀胱主病，第二日传至酉，足阳明胃，胃属土，膀胱是水，为土克水，为客胜主，为贼邪，其病必死也。太一其日得病，十死一生也。第二日胃受病，日辰己未日土运，土气也。三土当克一水，其人未时而亡，为四土临身也。

假令壬申人己丑日得病，手太阴为司天，前三辰太阳，手太阳司地，辰为阳支，合加手

厥阴，为左间气，将壬申数至司天，上见辰为手太阳火，第一日，小肠受病，为主。第二日，传至于卯，手阳明大肠属金，小肠属火克金，主胜客，为微邪，宜泻肺补小肠而愈也。

假令丙寅生人，丙戌日病，此日丙辛水运，辰戌太阳为水气，天符日，其病难瘥，当是足太阳司天，前三辰司地，辛丑足太阴司地，乃丑为阴支，子为右间气，将丙寅加在右间气，数之司天，上见子，为手少阴，是第一日受病也。生我者母，见子为虚邪，我克者为实邪，生我者为微邪，克我者为贼邪，生我者为正邪，自病。

第二日传至亥，足厥阴肝属木，心属火，水克火，客胜主，为贼邪，其日虽困不死。从初病戌至第三日是戌，子为火运。子为火气，为水不能克火，一水不能克三火也。据子午，少阴君，太子者，本属肾水，传于戌，乃表里也，非贼邪也。第四日传至酉，足阳明胃属土，心属火，火生土，为虚邪，宜补心则愈。第五日传至申，足少阳胆属木，心属火，木生火，母见子为虚邪，宜补肝泻脾。第六日传至未，足太阴脾属土，心火生土，为实邪，补脾愈。第七日传至午，少阴肾属水，心属火，病七日，至壬辰木运，水气为木运生火，水气克火，中半之道，其人虽然不死，大困矣。第八日至巳，手厥阴心包络火，两火相逢，遇比合，或日合辰，自差也。

〔新添〕五脏病证

心病为主，面赤，口干，善笑，口苦，焦臭，多言，足汗，其病心烦，心痛，掌中热，干口也。

肝病面青，善怒，脐左痛，其病四肢，满闷，淋溲，难便，转筋也。

脾病面黄，善噫，当脐痛，腹胀满，食不消，体重节痛，怠惰嗜卧，四肢不收。

肺病为主，面白，善嚏，悲愁不乐，欲哭，脐右痛，病喘咳，洒淅寒热也。

肾病为主，面黑，恐，脐下痛，四肢厥逆，小腹急痛，泄注，下重，足寒而多逆也。

推三阴三阳病证歌

厥阴所至土当灾，令病交民水不来，

心痛胃脘两胁满，咽喉壅闭甚难开。
太阴湿土雨时行，民病头痛骨痹生，
脱项拔腰并折髀，皆因肾脏未通亨。
少阴君火热临身，民病心烦干呕频，
两胁疼痛时咳喘，恶寒瞀闷悸惊人。
少阳相火热司天，所胜之年金病先，
胸满痹惊两胁胀，喘咳腹胀火当年。
阳明燥胜木为殃，头痛昏昏左胁伤，
男子伤筋腹肿胀，妇人腹痛又心狂。
太阳寒水心受灾，民病头痛寒热来，
腹痛肘挛筋急痛，面黄嗌响口干烦。

〔新添〕求癸丑年七十二候

开元十二年甲子岁正月一日己酉朔，积至今明昌四年，积得四百七十年，减一蔀，乘岁周，分乘之，得一十七万一千二百九十九日二十四分八十四秒，去天纪，命己酉，蔀外得戊申日交司日辰及分六十去之，外有□，置大寒五十九日二十四分八十四秒，加候策五日零七分二十八秒，满六去之。

假令癸丑年大寒交司，五十九日二十四分八十四秒，加候策五日零七分二十八秒，得六十四日三十二分，命己酉，得癸丑日，鸷鸟厉疾，大寒气下，乃鸡始乳也。此鸷厉疾者，大寒后五日。

经曰：何为气？岐伯曰：上帝所秘，先师传之，曰五日谓之候，三候谓之气，六气谓之时，四时谓之岁。岁者谓之期，四期谓一小周，十五小周谓一大周，乃六十年也。

凡此之数，九六为之纪也。故经曰：六六之节，九九制会者，所以成天之度，气之数。天度者，所以制日月之行也。气数者，所以生化之用也。天为阳，地为阴，日为阳，月为阴。行者，分纪也。周有道路，日行一度，月行十三度而有奇焉。故大小月三百六十五，曲成一岁，积气余而盈闰矣。然昼夜日行天之一度，月行十三度零十九分之后也载法在用针部补泻内，出《八正神明论》中。然五星者，皆属地，体循天而右行也，南面东转，北面西转行，故曰天顺地而左施，地承天而右行矣。是日行迟而月行疾也。

凡太阳一年三百六十五，一日行一度，

一年行一周天。月一日行十三度有奇，二十九日行一周天。日方行二十九度。此之比月，则月已先行一周天，三百六十五度之外，又行天之二十二度，则反少七度而不及日也。又加半日则统共而为一月，《阴阳说》云：月之行，月有前后，迟速分等，周天常转，则大小尽之异也。本三百六十五日四分度之一。

荆朴曰：周天三百六十五度四分度之一者，故日行天一度，月行十三度有奇。月二十七日行一周天，更二日半行，乃日与月相会，成二月，计日二十九度半，在人二十九时半，合个二十九度半，共五十九日。故月有大尽，有小尽。一岁日共行三百五十四度，在人计三百五十四日，周天三百六十五度四分度之一，成人间一年。今只行三百五十四度，在人计三百六十四日，余却一十三度四分度之一，计一十一日三时辰。故三年一闰，五年再闰，十九年七闰，方成一章，至八十章，然后盈余之数尽而复始。

七十二候图

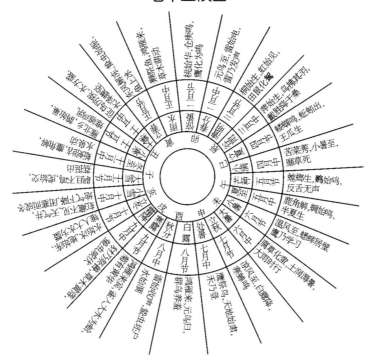

图二十二　归经七十二候图

求月周天法

〔旧经〕周天三百六十五日二十五分，以二十七时除之，每日得一十三度，余有十四度二十五分，以约法相减以二十七减十四度二十五分，得七十五停，相减停也。三次相减停，以七十五为法，先除母二十七日乃二千七百也。除之得母三十六为母也，以七十五除，十四度二十五分，得一十九也。故三十六分度之一十九，一日一十三度三十六分度之十九，二日二十七度二十六分度之二，三日四十度三十六分度之二十一、四日五十四度三十六分度之四。五日六十七度三十六分之二十三。六日八十一度三十六分之六。七日九十四度三十六分之二十五。直候加至二十七日乃得三百六十五度一十六分度之九也。故二十七日合周天三百六十五日四分度之一也。度之一者，乃一百刻中得二十五，四个二十五也，乃一百刻也。共合之，今法以二六分为母，以合三百六十五度三十六分度之九。故四个九，亦三十六也，合四分度之一也。

〔新添〕当六岁也，自余岁外之法，别有三百五十四日，而为一岁。通少一十一日五十五刻，乃积其余而盈闰也。凡闰之月，无中气，皆是前后三辰之分也，乃天度之数。其象应期而有圆缺者，月象非有缺也。然月为太阴，水之精也。日象太阳，火之精也。日月相兼则为明，此乃天之道也。火为阳，明之于外，月为阴，明之于内，以火大彰，以水鉴形，而可知也。目之见也，同其太阳，照而象方见也，日光不能照者，其象不彰而缺也，以视其象而可狂也。故上弦月南，则日乃西见而下之半也；下弦月南，则日乃东见而上之半也。望则日月相对，是故圆明，晦则同官，是故视之不能见矣。又如冰虽莹，夜悬暗室，非火炳明而岂解见其形矣，是知冰虽内明，非明耀而形无所见，月虽中朗，非日辉其象不彰，是故月本无缺，因日月行之迟速不等，而故有盈缺也。

〔新添〕太阳早晚出入

经曰：地为人之下，太虚中者也。然地太虚之中，非为至下处也。以观平野之外，目视之极，天远之际，非谓天之有际，而与地相接也。

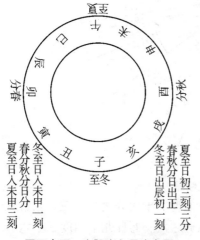

图二十三　太阳出入早晚之图

凡遐迩山休皆黄，隔而致之然也。物格之际，是为日月运行，道路上下之中也。是故日未出入而先晓，日乍入而朗明矣。然日月星象，非为高下齐等，循天而运行也矣。

然南方阳火，其气炎上。北方阴水，其性下流。故上，南也；下，北也。北方下而为阴也。子午阴极而反生阳而上升，日乃上行，循于丑寅，至卯乃晓以上，物格之际而乃出也。次乃上循自辰巳，至午正高。阳极而反生阴而

下降，日乃下行，循于未申，至酉乃暮，物格之际而入之，皆然也。此下循于戌亥，至子，周而复始也。此乃一日之中，阴阳升降运行之道也。岁中升降，亦如是也。故冬至为子正也，日行至下，循天运行，道路阔远，故曰昼行南道，而迟出早入也。乃昼凡四十刻，而夜凡六十刻也。然冬至之后，阳乃始生，始反上行，而渐高也，则循天之远行，道路穿狭，故曰昼渐北行，而早出迟入也。凡九日，昼加一刻而为约也。至为春分，日行中道，故昼夜停而各得五十刻也。至于夏至，为午正也，日行之道而至高也，高则循天，收而穿行，故曰昼行北道，而早出迟入也。

昼夜一日刻，二十四气定时刻也：

立春，正月节，甲☳，手太阴经也，昼四十三刻，夜五十七刻。

雨水，正月中，寅☳，手太阴肺络也，昼四十五刻，夜五十五刻。

惊蛰，二月节，乙☳，手阳明经也，昼四十七刻，夜五十三刻。

春分，三月中，卯☷，手阳明络大肠，昼五十刻，夜五十刻。

清明，三月节，戊☷，足阳明经，昼五十三刻，夜四十七刻。

谷雨，三月中，辰☷，足阳明胃络，昼五十五刻，夜四十五刻。

立夏，四月节，巳☷，足太阴经，昼五十七刻，夜四十三刻。

小满，四月中，巳☷，足太阴脾络，昼五十九刻，夜四十一刻。

芒种，五月节，丙☲，手少阴经，昼六十刻，夜四十刻。

夏至，五月中，午☲，手少阴心络，昼六十刻，夜四十刻。

小暑，六月节，丁☲，手太阳经，昼六十刻，夜四十刻。

大暑，六月中，未☲，手太阳络小肠，昼五十九刻，夜四十一刻。

立秋，七月节，坤☷，足太阳经，昼五十七刻，夜四十三刻。

处暑，七月中，申☷，足太阳络膀胱，昼

五十五刻，夜四十五刻。

白露，八月节，庚☶，足少阴经，昼五十三刻，夜四十七刻。

秋分，八月中，酉☶，足少阴络肾，昼五十刻，夜五十刻。

寒露，九月节，辛☶，手厥阴经，昼四十七刻，夜五十三刻。

霜降，九月中，戌☷，手厥阴络手心主，昼四十五刻，夜五十五刻。

立冬，十月节，乾☰，手少阳经，昼四十三刻，夜五十七刻。

小雪，十月中，亥☵，手少阳络三焦，昼四十一刻，夜五十九刻。

大雪，十一月节，壬☵，足少阳经，昼四十刻，夜六十刻。

冬至，十一月中，子☵，足少阳络胆，昼四十刻，夜六十刻。

小寒，十二月节，癸☵，足厥阴经，昼四十刻，夜六十刻。

大寒，十二月中，丑☷，足厥阴络肝，昼四十九刻，夜五十一刻。

乃昼凡六十刻而夜凡四十刻也。然夏至之后，阴乃始生，日反下行，故曰昼渐南，迟出早入，凡九日昼减一刻而为月也。时秋分日行中道，乃昼夜停而各得五十刻也。至于冬至，周而复始。然日一所行之道路，虽有高下昼夜大小之异，皆合天度而行，故日高则远视之小而行之夜，至夏则视之大而行之疾也。又日高则阳居阳分，故煊而热也；日下则阳居阴分，故凉而寒也。然一日阴阳升降之小，故寒热温凉异之小也。一岁阴阳升降之大，乃寒热温凉异之大也。又夏日循天，天高行，故昼长夜短，是为阴少而阳多，故热也。冬日循天下行，故昼短夜长，是故阳少阴多，而寒也。又冬至之后，阳生则昼渐长，夏至之后阴生，则夜渐永也。此乃天地自然升降运行之道也。故春秋二分阴阳两停，春居阳分，故为温也。秋居阴分，故为凉也。分则日月同道而行，余则日月行下，高下而相反也。

其五星者，岁星十二年行一周天，荧惑七百四十日行一周天，镇星二十八年行一周天，太白辰星常以太阳同宫，而三百六十五日四分度之一乃行一周天也。各行气运盛衰而有高下，所行之道路之异也。然升则其星荧明大，高而上行循天，北越其道也，气运各无盛衰，则不失其常矣。其同天星象，皆是阴阳升降之理而行也。子正之后，上而行之；午正之后，下而行之。故皆于相隔之际，而为出入期也。又，星昼伏，明而不明者，盖日月光曦而为然也。故曰大明见则小明不彰也。凡此之道，昭而无惑也。故经曰：天变代惑之用，天垂象，地成形，七曜纬实，五行丽地者，所以载生成之形类也。灵者，所以列应天之精气也。形精之功，犹根之与枝叶也。仰观其象，虽远可悟其道也。

〔新添〕五形旁通

夫天地之道者，以五运阴阳为变化之用也。故经曰：其在天为玄，在人为道，在地为化，化生五味，道生智，元生神。神在天为风、火、暑、湿、燥、寒，在地为水、火、土、金、木。故在天为气，在地成形。气形相感而化生万物矣。

五气：风、暑、湿、燥、寒。

五行：木、火、土、金、水。

五星：岁星、荧惑星、镇星、太白、辰星。

五音：角、徵、宫、商、羽。

五方：东、南、中、西、北。

五应：春、夏、长夏、秋、冬。

五化生气：生、长、化、收、藏。

五运平纪：敷和、炎暑、溽蒸、清切、凝坚。

五候气：端素、高茂、充平、凋凉、澄明。

五性：煊而随、暑而速、泽静直平、凉而洁、澶而下。

五用：曲直摇动、燔灼躁动、高茂满化、坚成散落、泼衔下流。

五虫：毛、羽、倮、介、鳞。

五畜：羊、马相火化马属火，辛一、牛、鸡、猪。

五谷：麻、麦、稷、稻、豆。

五果：李、杏、枣、桃、栗。

五菜：韭、薤、葵、葱、藿豆叶蕃味没。

五实：核、络、肉、谷、濡。

五物：坚、脉、肤、外坚、濡。

五色：青、赤、黄、白、黑。

五臭：臊、焦、香、腥、腐。

五味：酸、苦、甘、辛、咸。

五运成数：八、七、五、九、六。

五德：敷和、彰显、润泽、清洁、凄怆。

五化：生荣、繁茂、丰盈、坚敛、清谧。

五政：发散舒启、明曜、安静、动肃、清静。

五令：和风暄发、暑热郁蒸、湿黔阴雨、燥湿雾、雾露寒。

五变：振拉摧拔、销铄炎赫、动骤注雨、肃杀惨凄、凛冽严凝。

五灾：散落、燔焫、溃复、冰雪、霜雹。

五病：衰、急然相火运，夏满闰变，亦君火化、否、咳、厥。

五脏神：魂、神、志、魄、意。

五脏：肝、心下皆君火之化也、脾、肺、肾。

五志：怒、喜、思、忧、恐。

五官：目、舌、口、鼻、耳。

五脏开窍：目、耳少火相清故也、口、鼻、溺。

五脏主：目、舌、口、鼻、二阴。

五养：筋膜、血脉、肌肉、皮毛、骨髓。

五脏内应：胸胁、膺肋、心腹、膺胁腹背、腰下脊骨髓。

五脏外应：关节、经络、肌肉四肢、皮毛、鸡谷蹄膝。

凡此五化，非太过不及，以平为期也。生长化收藏，先后之至，各务其德，则无胜淫。治之生月，五化宣平，不失其常。是化而无变也者，谓之五极盛也。经曰：物生谓之化，物极谓之变，则天道失常，而病由生也。则如木太过则变，风气大行，邪淫脾土，湿化屈伏，皆病也。风木过极而亦自病。木不务德，轻侮谓金，胜注脾土，土气屈伏，求救于子，子者金也。子复母仇，则清气大举，燥令乃行；而肝木病也。若木不及，则金来胜克，肝乃受邪侮，反病于虚也。金乃胜木，火复母仇，则金反病也。

五星万物，尽皆应之，人亦由之，余皆仿此，推而可知也。故经曰：五气而立，各有所先。非其位则邪，当其位则正。病生之变也者，气相得则微，不相得则甚者，主岁者，气有余则制已所胜，不及则己所不胜侮而乘之，己所胜轻而侮之。侮反受邪，寡于畏也。斯之道欤！夫五运太过者，与己不胜而齐化也，是谓木齐金化之类也。夫复则化淳，其气变动则病由生也。以胜衰者，受邪盛之过及极，而亦同病也。随行胜之微甚，复其过而反照其害也。

太过五纪，木曰发生，火曰赫曦，土曰敦阜，金曰坚成，水曰流衍。

辰戌，上羽，其运风、暑、阴埃、凉、寒肃。其化鸣条启坼，煊暑郁焕、柔润重泽、雾露肃杀、凝惨凛冽。其变振拉摧拔、炎赫沸腾、振惊飘骤、肃杀凋零、冰雪霜雹。其病眩目瞑、热郁、湿下重，燥，背膂满、大寒流于谿谷。

寅申上徵，其运风鼓、暑、阴雨、凉、寒。其化鸣紊启坼，煊嚣郁焕，柔润重泽、雾露霜飚、凝惨凛冽。其变振拉摧拔、炎烈沸腾、振惊飘骤，同前。其病掉眩支胁惊骇、炽热血热、血泻心痛、体重胕肿痞饮、肩背胸中寒浮肿。

子午岁，上徵，其运风热、炎暑、淫雨、凉劲、寒。其化同前（即鸣条启坼），暄曜郁焕、同前即柔润重泽、同前即雾露霜飚、同前即凝惨凛冽。其变同前即振拉摧拔、同前即炎烈沸腾、同前即震惊飘骤、同前即肃杀凋零、同前即冰雪霜雹。其病支满、上热血溢、中满身肿、下清、寒下。

凡定期，是以疏其纪，不必皆然。有变动病之用也。所以其间亦非太过者，推之可知也。其病者，病由生也。则如太角风胜，脾土受邪，民病飧泄食减，体重烦冤，肠鸣支满，息忽眩冒，巅疾，云物皆动，草木不宁，甚而摇落。反胁痛而吐，甚则冲阳绝者，死。

岁太徵，火胜，肺金受邪，民病疟疾，少气咳喘，血泄注下，嗌燥干，耳中热，肩背热，甚则病反胸中痛，胁支满痛，膺背胛间痛而臂内痛，身热，肤痛而为浸淫。复则雨水霜寒，天符则火燔炳，水泉不冻，病反谵妄狂越，咳喘息鸣，下身则血溢血泄不已，太渊绝者，死不治。

岁太宫，土旺胜，肾水受邪。民病腹痛清厥，悒悒不乐，体重烦冤，甚则肌肉萎，足痿不收，行善瘛，腹下痛，饮发肿满食减，四肢不收，反下甚，太渊绝，不治。

岁太商，金胜，肝木受邪。民病两胁下满，少腹痛，目赤，目眦痛，耳□开，肃杀，而甚则体重烦冤，胸引背痛，甚则喘咳，嚏气，肩背痛，引尻阴股膝髀，喘，足皆病，金气峻，木气下，草木苍干，反心，胁暴痛，不可反侧，咳逆，甚而血溢，太冲绝者，死不治。

岁太羽，水胜，心火受邪。民病身热烦心，躁烦阴厥，上下皆寒，谵妄，心痛，寒气早至，甚则反病腹大胫肿，喘咳，寝汗出，憎风。复则大雨且至，埃湿霖雾朦郁，天符则雨水霜雪不时雨降，湿气变，反病腹满肠鸣，飧泄食不化，神门绝者，死不治。

凡此五运太过之胜，由乎变也。变则胜至。有胜则后复之胜之，作病之畜也。

五运不及，则其化减半，己所不胜来兼其化，则如土不及而无木化之数也。己所不胜来，于其胜衰而受邪，屈伏不伸，求救于子，子执母仇，后复其过，随胜而复，病之作也。

不及五纪

木、火、土、金、水。

委和、伏明、卑坚、从革、涸流。

其运，风燥热，热寒雨；雨风凉；燥热寒；寒雨风。所谓运不及而兼其胜复之化也。其灾宫：三、九、五、七、一。所谓运不及而兼胜负之化也。

凡此定期，是以专明不及之运，非谓但逢阴干，便为不及。凡阴干之中，亦有平运，不可不通乎。岁运不及，则如此之化及灾也。

岁少角，木衰，燥令大举，草木晚荣，肃杀而甚，则刚木萃者，柔萎苍干。民病中清，胠胁痛引少腹；侮反受邪，脾病肠鸣溏泄，金土并化则凉雨时至，天刑克，木气失正，草木

焦槁，苍木再凋。火后则炎暑流行，湿性乃燥，柔脆，草木焦槁，体再生华，先开者华实，土气急则故也。则病寒热，疮疡，痱疹，痈痤。白露早降，收杀气行，寒雨害物，虫食甘黄，脾反病也。

岁少徵，火衰，寒气大举，物荣而下，凝惨而甚，则阳气不化，乃折荣美。民病胸中痛，胁支满，胁下痛，膺背肩胛间痛，两臂内痛，郁冒蒙昧，心痛暴暗，上下与腰背相引而痛，甚则反病屈不能伸，髋髀如裂；复则埃郁，大雨且至，黑气乃溽，则病鹜溏泄，腹满食饮不下，寒中肠鸣，泄注腹痛，暴挛痿痹，足不任身也。

岁少宫，土衰，风气乃行，草木荣茂，燥烁以行，飘扬而甚，秀不实。民病飧泄霍乱，体重腹痛，筋骨绵洴，肌肉瞤酸，善怒；金复则木乃苍凋，筋暴痛，下引少腹，善太息，虫食甘黄，气客于脾，黅谷乃莠。民病食少失味，苍谷，上角则无复民康矣。

岁少商，金衰，炎火乃行，生气乃用，庶物以茂，燥烁以行。民病肩背瞀肿，鼽衄，血便，注下。复则寒雨暴至，乃零冰雹霜雪杀物，阴厥且格，阳反上行，头脑户痛，延胸烦发热，口疮，甚则心痛也。

岁少羽，水衰，湿令大举，火气乃用，其化乃速，暑雨数至。民病腹满身重，濡泄，寒疡流水，腰股痛发，腘股膝不便，烦冤，足痿，清厥，胠下痛，甚则跗肿，上宫则大寒数举，蛰虫早藏，地积坚冰，阳光不治。民病寒疾于下，甚则腹满浮肿。木复则大风暴至，草偃木零，生长不鲜，面色忽变，筋骨并辟，肌肉瞤瘛，视眒眒，物疏璺，肌肉胗发，气并膈中，痛于心腹。

凡此五运太过不及，虽有常位，胜无必也。然有胜则复，无胜则否。亦有胜而不能复，今其所在，推其至理而可至也。

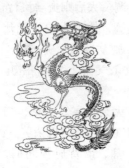

卷 四

抑怫郁发第四

五运之气，虽有天气，抑而怫之，郁极乃发，待四时而作也。故经曰：土郁发之，岩谷震惊，雷殷气交，云之分也。埃昏黄黑，化为白气，飘骤高深，击石飞空，洪水乃从，川流漫衍，田牧土驹，大水去已，土石如群驹散，牧于田野，化气乃敷，善为时雨，物之始生、始长、始化、始成。故民病心腹胀，肠鸣，而为数候，甚则前心痛，胁膜，呕吐，霍乱，饮发注下，腑肿身重，脾热之生也。云奔雨府，霞拥明阳，山泽埃昏，其乃发也，云横天山，浮游生灭，怫之先兆。王冰云：天际云横，土犹冠带，岩谷丛薄，乍减乍生，有土之化，怫兆已彰，皆平明占之，浮游以午前后望也。

金郁之发，天洁地明，物风清气劲切，大凉乃举，草树浮烟，燥气以行，雾露数起，丑后辰前，杀气时来，至其色黄赤黑而杂至，草木不生苍干，金乃有声。故民病咳逆，心胁满，引少腹，善暴痛，不可反侧，嗌干，面尘色恶，金胜而木病也。山泽焦枯，土凝霜卤，怫乃发也。王冰云：夜寒白露，林莽声凄，怫之兆也。

水郁之发，阳气乃辟，阴气暴举，大寒乃至，川泽严凝，寒雾霜雪，甚则黄黑昏翳，流行气交，乃为霜杀，腐水见祥。故民病寒客心痛，腰脽痛，大关节不利，屈伸不便，善逆，痞坚腹满，阴胜阳故也。阳光不治，空积沉阴，白埃昏暝，而乃发也。太虚深玄，气犹麻散，微见而隐，色微黄，怫之先兆也。王冰云：寅至辰分，可候也矣。

木郁之发，太虚埃昏，云物以扰，大风乃至，屋发折木，木有变室奇异之状。故民病胃脘当心而痛，上支两胁，膈咽不通，食饮不下，甚则耳鸣眩转，目不识人，善暴僵仆。是为筋骨强直而不用，卒倒无所知也。大虚苍埃，天山一色，或气浊，色黄黑，郁若横云不起雨，而乃发也。长川草偃，无风自低，柔叶呈阴，白杨叶无风，而叶皆背见，松吟高山，虎啸岩岫，怫之先兆也。王冰云：甚者发速，微者发徐。山行之候则以虎松期之，原行以麻黄为候，秋冬以梧桐蝉叶候之。

火郁之发，太虚曛翳而空见赤气也。大明不彰而昏暗是也。炎火行，大暑至，山泽燔燎，林木流津，广厦腾烟，土浮霜卤，止水乃减，蔓草呈黄，南风行令，感云雨而不作，湿化乃后。故民病少气，疮疡痈肿，胁腹胸背面首四肢肿胀，疡痱，呕逆，瘛郁骨痛，节乃有动，注下，温疟，腹中暴痛，血溢流注，精液乃少，目赤心热，甚则瞀闷懊憹，善暴死，刻终大温，汗濡玄府，甚乃发也。

〔新添〕郁极乃发，待时而作者，天气不足，地气随之，地气不足，天气从之，运属其中。木气欲升，金气郁之，火气欲升，水气郁之，土气欲升，木气郁之，金气欲升，火气郁之。丁酉、己亥、己巳、庚午、辛丑、庚寅。假令庚午金运上升，天气抑之，又逢三之气，上下火郁不能升降，故曰天气下降，气流于地，地气上升，气腾于天，故高下相召，升降相因，而变作矣。多少而差，其分微者小差，甚者大差，甚则易位，气变易则大变，生而病作矣。

《大要》曰：甚纪五分，微纪七分。甚纪者速，微纪者缓。一纪者十五日，甚纪者七十五日，而待时而发也。微纪者缓慢，一百五十日而发也。所以知天地阴阳过差矣。

动复则静，阳极反阴，湿令乃化乃成，华发水凝，山川冰雪，阳焰午泽，怫之先兆也。有怫之应，而后报也，皆观其极而乃发也。其发无时，始发无常，水随二火之位，水火发于四气，金发五气，然有多少，发有微甚。微者当其气而不兼他气，甚则兼其己所不胜，故水发而冰雹，土发而飘骤，木发而毁折，金发而清明，火发而曛昧，皆所不胜之气，推其下承而可知也。然下承者，所谓实胜过极，则有承袭之害也。故经曰：相火之下，水气承之，水位之下，土气承之，土位之下，风气承之，风位之下，金气承之，金位之下，火气承之，君位之下，阴精承之，皆所以制其胜也，视其物而明也。如人物热极，而体流津，以火炼金，热极反化为水，是知火热过极，而兼水气下承

之也。又，水气寒极则物坚水凝如地，是知水气过极而兼土之相承也。又，雨湿极胜，则为骤注烈风而淫溃，是知土气过极，而兼风气下承之也。又，风大则反凉，而草木散落，是知风气过极而兼金气承之也。又，秋气大凉，而物皆干燥，是兼火气下承之象也。然万物不可过，太过者必有胜己者来承而制之也。故经曰：亢则害，承乃制，制则生化，外列胜衰，害则败乱，生化大病。然亢者，过极也，物其极，故曰物生谓之化，物极谓之变。又俗云"物极则反"，皆此道也。

〔新添〕善，郁之甚者，治之奈何

木郁达之。达者，在上用之，吐令条达。火郁发之，解表发汗，令其疏散。土郁夺之，夺为宣下之，令无壅碍也。金郁泄之，渗泄解表利小便也。水郁折之，抑制其盛气，折者，折其冲逆也，过者折之，以其畏也。

 〔旧经〕元相胜复篇第五

夫六气之胜，元相为邪，随其所乘而生其病，不必皆然。邪淫己胜而为病始，故有虚实微正贼之五邪也。大凡治病，先求其治病之由，次审病生之所，知本知标，而悉明矣。其胜者，风胜者，风胜则耳鸣，头眩，愦愦欲吐，胃膈如寒，大风数举，倮虫不滋，胠胁气并，偏著一边，化而为热，小便黄赤，胃脘当心而痛，上支两胁，肠鸣飧泄，少腹痛，注下赤白，甚则呕吐，膈咽不通，饮食入而复出焉。

热甚则心下热，善饥，脐下反动，气游三焦。炎暑至，木流津，草乃萎，呕逆，躁烦，腹满，溏泄，传为赤沃也。

湿胜则火湿气内郁，寒迫下焦，痛留囟顶，元引眉间，胃满。雨数至，鳞见于陆，燥乃化见。少腹满，腰膝肿强，内不便，善注泄，足下温，足重，足胕跗肿，饮发于中，浮肿于上，湿胜，湿及火气内郁，则疮疡于中，流散于外，病在胠胁，甚则心痛，热膈头痛，喉痹项强。

火胜热客于胃，则烦心心痛，目赤欲呕，呕酸，善饥，心痛，溺赤，善惊，谵妄，暴热消烁，草萎水涸，介虫乃去，少腹痛，下沃赤白。

燥胜则清发于中，肤胁痛，溏泄，内为嗌咽，外发疝疝，大凉肃杀，华英改容，毛虫乃殃，胸中不利，嗌塞而咳。

寒胜则寒凛且至，非时水冰，羽虫后化。痔疟发，寒厥，入于胃则内为心痛，阴中生疮，隐曲不利，元引阴，阴股筋肉拘疴，血脉凝涩，络满色变，成为血泄，皮肤浮肿，腹满时减，热反上行，头项肭。户肿痛，目如脱，寒入下焦，传为濡泄。

六气所胜用药

治此诸胜，风胜治以甘清，佐以苦辛，以酸泻之。厥阴之胜，木旺，当先补其不胜。木旺者，先补其脾土，然后方泻其肝木也。治以甘清者，甘味和其脾；清者，春木旺，凉为用，

可以甘清。佐以辛苦者，脾苦湿，急食苦以燥之，以辛润之，以酸泻之，使酸泻肝之旺气也。实乃先归其不胜者，然后方泻之。

热胜，治以辛寒，佐以苦咸，以甘泻之。

君相二火所至，肺病生也。先以辛寒，辛寒者，佐其肺也。夏以寒用散其火气。佐以苦咸者，肺苦气上逆，急食苦以泻之；咸者，佐于君相火，脾宜食咸。然后以甘味泻之。可以用咸补甘泻，方得和平。

湿胜，治以咸热，佐以辛甘，以苦泻之。湿土太阴之病，土旺而肾水受邪，木归于不胜者，今此湿胜之治，为相火之后，湿胜相搏。咸热者，咸者柔而水也，肾为胃之关机，取咸柔软之性味也；热者，以辛甘发散出汗，散其湿气也。

火胜，治以辛寒，佐以甘咸，以甘泻之。

同热胜治。佐以甘咸者，佐其脾土，后以甘泻旺火也。

燥胜，治以酸温，佐以辛甘，以苦泻之。

秋胜于燥，土气受邪，以酸泻其木。秋用温，佐以甘辛者，辛泻其肺气，乃先归其不胜也。然后甘泻其火旺，以苦泻去其病也。

寒胜者，治以甘热，佐以辛酸，以咸泻之。

冬用热，太阳水化，治以甘热，佐以辛酸者，甘者以辛相佐，发散寒邪，酸增金气。以咸泻者，咸泻肾水补心，人缘冬用热，合补火泻水也。六化惟太阳不归不胜，与前异也。

凡此之用，先有其胜，后行其复，所谓其复者，过也。

〔旧经〕风胜复则少腹坚满，里急暴痛，偃木飞砂，倮虫不荣，厥逆心痛，汗发呕吐，饮食不入，入而复出，筋骨掉眩，肉瞤动也。清厥甚则湿痹而吐，冲阳绝者死。

热复则懊热内作，烦躁，鼽嚏，少腹绞痛，火见燔焫，嗌燥，分注之时止，动气于左，上行于右而咳，皮肤痛，暴喑，心痛，郁冒，不知人，洒淅恶寒，振栗谵妄，寒已而热，渴而欲饮，少气。骨痿膈肠不便，外为浮肿，噫哕，赤气后化，热气大行，介虫不俯，痹胠、疮疡、痈疽、痤痔，甚则入肺，咳而鼻渊，天府绝者死。

湿复则湿变乃举，体重中满，饮食不化，阴气上厥，胸中不便，饮发于中，咳喘有声，大雨将至，鳞见于陆，头项痛重而掉瘛尤甚，呕而密，唾吐清液，甚则入肾，窍泻泄无度，太谿绝者死。

火复则大热将至，枯燥烦热，介虫乃耗，惊瘛、咳衄，心热烦躁，便数憎风，厥气上行，面如浮埃，目乃𥆧之，火气内发，上为口糜，呕逆血溢、血泄，发而为咳，疟疾，恶寒鼓栗，寒极反热，嗌络焦槁，渴饮浆水，便色黄赤，少气，脉萎化而为水，传而为浮肿，甚则入肺，咳而血泄，尺泽绝者死。

燥复则清气大举，森木苍干，毛虫乃栗，病生肤胁，气归于左，善太息，甚则心痛，痞满，腹胀而泄，呕苦渴哕，烦心，病在膈中，头痛，甚则入肝，惊骇筋挛，太冲绝者死。

寒复则厥气上行，水凝雨冰，羽虫乃死。心胃生寒，胸中不利，心痛痞满，头痛，善悲，时眩晕，时减，腰脽烦痛，屈伸不便，地裂冰坚，阳光不治，少腹控睾引腰脊，上冲心痛多出清水及为哕噫，甚入心，善忘、善悲，神门绝者死。

治诸复者，风复治以酸寒，佐以甘辛，以咸泻之，以甘缓之。热复治以咸寒，佐以苦辛，以甘泻之，以酸收之，以辛苦发之，以咸软之。湿复治以苦热，佐以酸辛，以苦燥之，以辛泄之。火复治以咸冷，佐以苦辛，以酸收之，辛苦发之，发表不远热，无温凉，少阴同候。燥复治以辛温，佐以苦甘，以苦泻之，以咸补之。寒复治以咸热，佐以甘辛，以苦坚之复者，有胜而有复也。

〔新添〕假令少阳下降，肺气乘之，金乃受邪，病喘咳，头痛，肺金主水，传入肾，病脐腹痛，腿脚肿痛，身寒，水为金之子，水克火，金水相生，子母同制于火，乃子救于金母也，此名复也。治者补其子，折其肝气也。

风复者，治以酸寒，佐以甘辛，以咸泻之，以甘缓之。

木胜则土气受邪，土生金，为子者，治酸寒者，酸补金，寒去热，更以甘辛佐之，甘者补脾泻火之盛势，辛佐肺气，泻其邪气；以咸泻之者，脾宜食之，肾者为之机关，咸柔和之性以利机关也。其余湿火燥寒，治之皆若此也。

〔旧经〕凡治诸胜复者，以寒治热，以热治寒，以清治温；以温治清，以酸收散收缓，以辛散结润燥，以甘润急，以咸软坚，以苦坚脆，以燥除湿，泻盛补衰，以平为期，必安其气，而病已矣。有胜至而未复者，上胜下俱病，以地名之，病上胜，其方顺地气而逆天气；下胜上俱病者，以天名之，病下胜，其方同天化而逆地也，为制。复气至则不以天地异名，悉如复气为法。然胜复之变，虽有常位，而气无必至，上三气天主之，胜之常也，下三气地主之，复之常也。有胜则复，无胜则否。胜复之至，无其常数。衰则自止，复罢而再胜。无复者，复气已衰也。复而反自病者，为属其所不胜之位也。大复其气主其胜之，故此病也。所谓二火在泉。居其水位为司天，金居其火位也，余气则否也。然治气胜者，虽微制甚，制气复者，和以平调。暴者泻盛补衰，其气自平，而以主客之气，胜而无复，所谓阴阳自有胜衰则故也。主胜为逆，客胜为从，上下之道也。巳亥，上角，客胜则耳鸣，掉眩，甚则咳，主胜则胸胁痛，舌难以言。子午上徵，君臣位，客胜则鼽嚏，颈项强，肩背瞀热，头痛少气，发热耳聋，目瞑，甚则胕肿，血溢，疮疡，咳喘；主胜则心热烦躁，甚则胁痛支满。丑未上宫，客胜则面目浮肿，呼吸气喘，主胜则胸腹满，食已而瞀。寅申上徵，主客是相火则热，腹内于外发癞疝、丹毒、疮疡、嗌肿、喉痹、头痛、耳聋、呕逆、血溢、手热、瘛疭、胸满仰息、咳而有血。卯酉上商，金君火之位，上火气上行，则清复，内郁，咳而鼽衄，嗌塞，心膈中热，咳而不止，自汗者死。浅淡红色，血似肉似肺者，是白血也。辰戌上羽，客胜则胸中不利，而出清涕，感寒而咳，主胜则喉嗌中鸣。

在泉主客：

下角，客胜则大关节不利，所谓腰脊也，内为颈强拘痉，外为不便，主胜则筋骨腰并腰腹时痛，寅申岁也。

卯酉下徵，火居水位之上，水曰下流，故有客胜之象，理或同然。客胜则腰痛，尻、股、膝、髀、腨、足皆病，瞀热以痠，胕肿，不能久立，溲便变；主胜则厥气上行，心痛，发热，膈肿，众痹皆作，发于胠胁，魄汗不藏，四逆而起。

辰戌下宫，客胜则足痿下肿，便溲不利，湿客下焦，发而为濡泄，及为肿隐曲之疾，是谓隐蔽委曲之处，主胜则寒逆满，食饮不下，甚则为疝。

巳亥下徵，客胜则腰腹痛，反恶寒，甚则下溺白；主胜则热反上行，而客于心，心痛，发热，格中而呕，少阴同候。

子午下商，客胜则清气洞下，少腹坚满，而数便泄，主胜则腰痛，腹痛，少生塞，下为鹜溏，足为鸭溏之候也。则寒厥于肠上冲胸中甚则喘，不能久立。

丑未下羽，客主俱水，寒复内郁，病腰尻痛，而屈伸不利，股胫足膝中痛。凡治主客之胜者，举下抑高，补衰泻盛，适气同异，主客气相得，则逆所胜气以治之。其不相得，则顺其不胜气也治之。逆者，主治之法也。然客者，天之六气行乎主位之上。主者，地之六气在于客气之下。客气动而不息，每一岁二气司天地，四气为左右之间气，随岁气之所在，居无常位。主气静而守位，永定无移。常以木为初气，君火为二气，相火为三气，土为四气，金为五气，水为终气。凡此六气之中，各有主客之胜。经唯言天地主客之胜者，以居水火二位，余皆可知也。

故经曰：木位之主，其泻以酸，其补以辛；火位主，其泻以甘，其补以咸；土位之主，其泻以苦，其补以甘；金位之主，其泻为辛，其补以酸；水位之主，其泻以咸，其补以苦。厥阴之客，以辛补之，以咸泻之，以甘缓之；少阴之客，以咸补之，以甘泻之，以酸收之；太阴之客，以甘补之，以苦泄之，以甘缓之；少阳之客，以咸补之，以甘泻之，以咸软之；阳明之客，以咸补之，以辛泻之，以苦泻之；太阳之客，以苦补之，以咸泻之，以苦坚之，以辛润之，开发腠理，致津液，通气也。适主客之胜而补泻也。所以，妙道不可以不通矣。

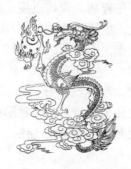

卷 五

六步气候变用第六

其标：厥阴、少阴、太阴、少阳、阳明、太阳。

其本：风、热、湿、火、燥、寒。

其时之常：和平、煊炳、埃溽、炎暑、清劲、寒雾。

其用之常：风府莹启、火府舒荣、雨府员盈、热府出行、杀府庚苍、寒府归藏。

其化之常：生而风摇、荣而形见、化而云雨、长而蕃鲜、收而雾露、藏而周密。

德化之常：风生终肃、热生终寒、湿生终注雨、火生终溽蒸、凉生终燥、寒生终温。

□□之常：毛、羽薄明羽翼蜂蝗之类、倮、介、鳞。

布政之常：生、荣、溽、茂、坚、藏。

令行之常：挠动迎随、高明焰曛、沉阴白埃晦明、光显形云而曛、烟埃霜肃劲切凄鸣、坚芒而立。

气变之常：飘怒大凉、火煊而寒、雷霆注烈、飘风燎霜、散落而温、寒雪冰雹白埃。

六气化为病

厥阴所至，为病里急，筋缓缩也，支痛，软戾，胁痛、呕泄、吐逆。

厥阴者，风木之病。肝胆之气，二脏所受也。木者风化，以风为本，以厥阴为标也。又，阳明、厥阴不从标本，从乎中气。然阳明本燥，标为阳；厥阴以风为本，标为阴，标本不同也，乃从其中气。中气者，厥阴之上，风气治之，中见少阳。经曰：热极生风。治风者，治于风热。又曰：风淫于内，治以辛凉。皆治于中见也。

少阴所至，为痒疹，身热，恶寒，战栗，惊惑，悲笑，谵妄，衄衊血污也。

少阴君火，热之化也。足少阴肾、手少阴心也。少阴君火，以热为本，以少阴为标。少阴、太阳从标、从本。少阴乃肾经，太阳乃膀胱经。肾与膀胱为表里之经也。手与手合，足与足合，以合为中。少阴以热化为本，其标阴；太阳寒化为本，其标阳，标本不同，遂从标从本也。

太阴所至，为积饮，痞膈中满，霍乱，吐下，体重胕肿，肉如泥，按之不起。太阴乃湿土化，以湿为本，足太阴脾经。太阴与少阳从本。然太阴本湿，其标阴；少阳其本热，其标阳，标本皆同，遂从本也。太阴与阳明为表里，手与手合，足与足合者，为中气。经曰：木为主，泻以酸，补以辛，金为主，泻以辛，补以酸。

少阳所至，为嚏呕，疮疡，喉痹，呕涌，耳鸣，惊躁，瞀昧，目不明，暴注，膶瘛，暴病暴死。

少阳热化，相火之气也，三焦之经也。少阳、太阴从本也。少阳之本火，其标少阳；太阴之本湿，其标阴，二脏本末同，故从本也。手少阳三焦，手太阴肺，足少阳胆，足太阴脾，皆从本。经曰：火淫所胜，平以咸冷，佐以苦甘。湿淫所胜，平以苦热，佐以酸辛。

阳明所至，为鼽嚏，浮虚肿，皴揭，尻、

阴、膝、髀、腨、骱、足病也。以上皆燥本病也。阳明燥化，又为清化，卯酉之气，肺与大肠之病也，以燥为本。阳明与厥阴不从标本，从乎中气。阳明之上，燥气至之，中见太阴；厥阴之上，风气治之，中见少阳，皆从其中气之化也。足阳明胃，足厥阴肝，手阳明大肠，手厥阴心包络，阳明燥为本，性寒，阳为标；厥阴以风为本，化为热。标为阴，标本不同，反得中气之化也。

太阳所至，为屈伸不利，腰痛，寝汗，痉，流泄，禁固。

太阳所至，寒水之化。肾与膀胱病，是以寒为本也。其上伤者，为足太阳膀胱受之，为水之化也，皆传足经，不传手经，为从足经受也。六日遍足经也。叔和云：初至风门过太阳，七日之内见脱厄。六曰：巳至风门，辰为太阳，七日过也。此标本表里之说者，前少阴已说也。

凡此诸变，皆随德化政令变用而布之，各随阴阳所在之分而变生其病也。故经曰：风胜则动，热胜则肿，然热气则为丹瘭，热盛血则为痈脓，热盛骨肉则为胕肿也，燥胜则干，燥于外则皮肤皴揭，燥于内津血枯干，燥于气及津液则肉干而皮著于骨也，寒胜则浮，虚肿也，湿胜则濡泄，湿胜则水闭而浮肿也，随其在以言其变耳。

六气施用

夫六气之用，各归不胜而为化也。太阴雨化，始于太阳。太阳寒化，始于少阴。少阴热化，始于少阳。少阳火化，始于阳明。阳明燥化，始于厥阴。厥阴风化，始于太阴，各命其所在而治之也。

所在旁通

司天之化：风、热、湿、火、燥、寒。

司地之化：酸、苦、甘、苦、辛、咸。

司运之化，苍君火不主运、黄、丹、素、玄。

间气之化：动、灼君火不名，名居气也、柔、明、清、藏。

凡此之化，司天者，在乎上；司地者，在乎下；司运者，在乎中。间气之化，纪其步。

客行主之上，主在客之下。五运更始，而终期日度之亦然。上胜不衰则天气下降，下胜上衰则气上升，升极则降，降极则升，升降不已，而变化之为用也。变者物之初，极者病之始也。化者，令布化，而物之生也。随其所在，阴阳胜衰，气之异同，故万物生化。虽有异否厚薄多少，化而不等也。然五虫之类，虽有胎孕不育，制之不全者，随其司天在泉气所制之也。同天者静而不育，化生者少，所谓天自抑之也。同地者育而化多，司地所胜者，耗而不成，运乘其胜则甚也。地所制者，制其形也。天所制者，制其色也。随胜天之色而制之也。故经曰：地气制己胜，天气制胜己，天制色，地制形，此之谓也。

夫五虫者，毛、羽、倮、介、鳞也，以应木、火、土、金、水之化也。五虫之长者，麟、凤、人、龟、龙也。凡诸有形，其行飞走喘息之类，各有胎生、化生、湿生、卵生，悉从乎五虫之类也。凡此者，生气根于肾中，地无根系，所谓动物，以神为主，命曰神机。此等之外，金玉土石草木之类，悉宗其味色也。凡此之类，则气根于外，生源系地，所谓植物，以气为主，命曰气立。然神机气立，悉由天真之气化与变化。气化则物生，气变则物易，气胜则物壮，气弱则物衰，气绝则物死。皆随气之所在胜衰，而为变化之用也。故万物原有生、原有成、原有死、原有胜衰不齐，其化者，悉由所在之气使然也。虽有气立，生化薄厚、少多不同者，盖随其天地气之同异而以制之也。异者，寒与热殊，燥湿小异，温清不同也。凡寒热、燥湿、温清之类，毒药皆由五运标胜暴烈之气所化。若异司之气者，不生而化少也。五味、五色、五谷者，若司地之气所胜之类，不生化少，运乘其胜则甚也。同天地之化者，厚而化多，同天地化多之谷，命曰岁谷。木司天地，木火同德，元相胜克，则气专正而化淳，则不兼化，兼容岁，谷者苍丹也。金司天地，金火同德，化素丹为岁谷，兼化黅为间谷，以间上下金火之克伐也。水司天地，水土合德，化元黄为岁谷，上下虽有胜克，寒湿不为大忤则不然，兼化素为间谷，而兼水土之客伐也。

然万物变化皆以气而为用。故经曰：出入废则神机化灭，升降息则气立孤危，此之谓也。夫天地之气，神明之用，正则化而无生，邪则变而病作。五行应见，万物皆有，人亦应之也。

司天之变者

己亥岁，上角，风胜则太虚埃昏，云雾飞腾，民病胃脘当心而痛，上支两胁膈咽不通，饮食不下，舌本强，食则呕，冷泄，腹胀，溏泄，瘕，水闭，病本于脾，冲阳绝者死。

子午岁，上徵，热胜则怫热大至，火行其政，民病胸中烦热，嗌干，右胁满，皮肤痛，寒热，咳喘，唾血，血泄，鼽衄，嚏，呕，溺色变，甚则疮疡，胕肿，肩、背、臑、膶及缺盆中痛，心痛，肺膜，腹大满，膨膨而喘咳，病本于肺，尺泽绝者死。

丑未岁，上宫，湿胜，则沉阴且布，雨变枯槁，民病胕肿，骨痛，阴痹。阴痹者，按之不得，腰脊头项痛，时眩，大便难，阴气不用，饥不欲食，咳唾则有血，心如悬，病本于肾，太溪绝者死。

寅申岁，上徵，火胜则温气流行，金政不平，民病头痛，发热恶寒而疟，热上皮肤痛，色变黄赤，传为水，身面胕肿，腹满仰息，泄注赤白，疮疡，咳唾血，烦心，胸中热，甚则鼽衄，病本于肺，天府绝者死。

卯酉岁，上商，燥胜则木乃晚荣，草乃晚生，筋骨内变，民病左胠胁痛，寒清于中而疟，大凉革候，咳，腹中鸣，注泄鹜溏，名木敛生，苑于下，草焦上首，心胁暴痛，不可反侧，嗌干，面尘，腰痛，丈夫癫疝，妇人少腹痛，目昧眦，疮疡痤痈，蛰虫来见，病本于肝，太冲绝者死。

辰戌岁，上羽，寒胜则寒气反至，水且冰，血变于中，发为痈疡，民病厥心痛，呕血，血泄，鼽衄，善悲，时眩仆运，火炎烈，雨暴乃雹，胸腹满，手热，肘挛，腋肿，心憺憺大动，胸胁胃脘不安，面赤目黄，善噫嗌干，甚则色炲，渴而欲饮，病本于心，神门绝者，死不治。

司天之气补泻用药

歌曰：土位甘和药，辛温本治金，木酸凉

为好，火苦水咸分。

肝木主酸，心火主苦，肺金主辛，肾水主咸，脾土主甘。

补泻歌曰：司天气胜药凉辛，甘补辛泻病自安，火主甘泻咸补命，土言苦泻补甘欢。金辛味泻酸宣补，水主泻咸苦补痉，此是上工医未病，药归五脏体同天。

假令东方肝病，宜酸泻治之，以西方辛补之；西方金病以辛泻之，以酸补之；南方火病以甘泻之，以北方咸补之；北方肾病以本味咸泻之，以南方苦补之；中央土病以苦泻之，以本味甘补之。

司天之气

风淫所胜，平以辛凉，佐以苦甘，以甘缓之，以酸泻之。

东方本性酸，以西方辛味补之，辛凉者风，以热为中见之脏也。兼风木春和之气，以凉为用。佐以甘苦，苦者补肾泻脾。又恐春木旺，以甘补土，以甘能缓之。以酸泻之者，肝木得辛补，兼木旺生风，恐伤脾土，是以甘佐，甘缓之，酸泻肝之旺气也。

热淫所胜，平以咸寒，佐以苦甘，以酸收之。

少阴君火之热，乃君天有德之火，平以咸寒者，咸泻肾水，寒平火热。佐以苦甘者，甘泻心火补脾土以酸收之。经曰：心苦缓，急食酸以收之也。

湿淫所胜，平以苦热，佐以酸辛，以苦燥之，以淡泄之。

太阴脾土之湿化也，平以苦热者，经曰：脾苦湿，急食苦以燥之。湿淫者，湿气溢于内，皆为肿满。除其肿满者，宜在上者以苦吐之，在下者以苦泄之苦热者，或出汗也。佐以酸辛者，以酸收之，以辛润之，为苦燥，急以酸收敛，以酸收敛。湿气中满，辛润燥，以淡泄之，辛润之，为通利小便，渗泄利水道也。治湿之病，不利小便，非其治法也。

湿上甚而热，治以苦温，佐以甘辛，以汗为故而止。

身半以上湿气有余，火气复郁，郁湿相薄，则以苦温甘辛之药解表发汗而祛之，除其病。

火淫所胜，平以咸寒，佐以酸冷苦甘，以酸收之，以苦发之，以酸伏之。热淫同法。

前君火之热化皆同，更不复解。

燥淫所胜，平以苦湿，佐以酸辛，以苦下之。

燥者，西方肺金之化也。苦湿者，详经之说，苦温也。肺苦气之上逆，急食苦以泻之。

苦者，补肾水，泻脾土，乃泻母补子。佐以酸辛者，以酸收之，辛润之，辛泻酸补，正补泻其肺，平以为期。以苦下之者，故以苦温渗泄之也。

寒淫所胜，平以辛热，佐甘苦，以酸泻之。

太阳寒水，肾病之主也。平以辛热者，肾宜食辛，肾苦燥，而宜食辛以润之也。润其燥，辛热，热者冬寒为用，宜以服热，恐辛热过极，木气有余，遂以甘苦佐之，以甘缓其中，苦微燥之，故补其肾也，以平为期。

邪反胜天者

清反胜温，治以酸温，佐以甘苦。

谓厥阴在泉，风司于地，清反胜之，治以酸温，以酸泻其厥阴木。佐以甘苦者，以肝宜食甘缓之，脾宜食苦燥之。甘苦和之，以平为期也。

寒反胜热，治以甘热，佐以苦辛，以咸平之。

少阴在泉，热司于地，谓为卯酉金司天，火司地也。以此地邪胜也，治宜同前说。

热反胜湿，治以苦冷，佐以咸甘，以苦平之。

太阴在泉，湿司于地，辰午之岁也。水司天，丑为土司地，土湿胜，反热于天，治以苦冷，泻脾土之气，佐以咸甘，咸泻水气，以甘缓之，以苦平之者，苦泻土而补肾水。

寒反胜热，治以甘热，佐以苦辛，以咸平之。

寅申之岁，火司于天，寒反胜热也。治以甘热，甘热者缓其寒，甘补其脾土也。佐以苦辛者，苦燥辛润，和其肾水，以咸平之，咸泻心火补肾，以平为期。

热反胜燥，治以辛寒，佐以苦甘，以酸平之，以和为利。

子午之岁，燥司于地，性恶热而畏寒，治以辛寒者，寒合其热，燥以润之，辛润之也。恐辛寒过极伤肺经，遂乃佐以苦甘者也。苦以燥，甘以缓，以酸收之，以和为平。

热反胜寒，治以咸冷，佐以甘辛，以苦平之。

丑未之岁，太阳司地，乃辰戌寒司地也。热反胜之，治以咸冷者，咸泻肾水补心火也。佐以甘辛者，辛散甘缓，辛咸二味，恐伤其肾水肺金，复以苦燥坚之，以和为期。

司地变者

寅申岁，下角，风胜则地气不明，平野昧，草乃早荣，民病洒洒振寒，善伸数欠，心痛支满，两胁里急，饮食不下，膈咽不通，腹胀善噫，得后与气则快然如衰，身体皆重。

卯酉岁，下徵，热胜，则焰浮川泽，阴处反明，民病腹中常鸣，气上冲胸，喘，不能久立，寒热，皮肤痛，目瞑、齿痛，颔肿，恶寒发热如疟，小腹大，蛰虫不藏也。

辰戌岁，下宫，湿胜，则埃昏岩谷，黄反见黑，至阴之交，民病饮积心痛，耳聋，浑浑焞焞，嗌干肿喉痹，阴病血见，少腹痛肿，不得小便，病冲头痛，目似脱，项似拔，腰似折，髀不可以回，腘如结，腨如裂。

巳亥岁，下徵，火胜，则焰明郊野，寒热更至，民病注泄赤白，少腹痛，溺赤，甚则便血，少阴同候。

子午岁，下商，燥胜，则瞀雾清瞑，民病喜呕，呕有苦，善太息，心胁痛，不能反侧，甚则嗌干，面尘身无膏泽，足外反热。

丑未岁，下羽，寒胜，则凝肃惨栗，民病少腹控睾引腰脊上冲心痛，血见，嗌痛颔肿。

诸气在泉

风淫于内，治以辛凉，佐以苦甘，以甘缓之，以辛散之。热淫于内，治以咸寒，佐以甘苦，以酸收之，以苦发之。湿淫于内，治以苦热，佐以酸淡，以苦燥之，以淡泄之。火淫于内，治以咸冷，佐以苦辛，以酸收之，以苦发之。燥淫于内，治以苦温，佐以甘辛，以酸收之，以辛润之。寒淫于内，治以甘热，佐以苦辛，以咸泻之，以苦坚之。

邪反胜地之旺

清反胜风，治以酸温，佐之以甘，以辛平之。寒反胜热，治以甘热，佐以苦辛，以咸平之。热反胜湿，治以苦冷，佐以咸甘，以苦平之。热反胜燥，治以辛寒，佐以苦甘，以酸平之。

凡此淫邪在内也者，淫者，溢也。子母相生，皆为淫溢也。胜者得地而太过，别刑克也。假令心火太旺，更治肝气，所生乃子母相生，皆为淫溢之病治也。别无刑克，相生独昧者，为胜之治也。淫反胜复者，补泻皆取前五运六气歌治法用之。

肾为胃关，脾与胃令软，假咸柔软而以利其关也。胃气乃行，脾气方化。故宜味与众脏不同也。

五脏补泻

肝木，酸泻辛补。

心火，甘泻咸补。

脾土，苦泻甘补。

肺金，辛泻酸补。

肾水，咸泻苦补。

五脏互换苦急

肝苦急，急食甘以缓之。

心苦缓，急食酸以收之。

脾苦湿，急食苦以燥之。

肺苦气上逆，急食苦以泄之。

肾苦燥，急食辛以润之。

五脏所宜

肝宜食甘，心宜食酸，肺宜食苦，脾宜食咸，肾宜食辛。

凡天地淫胜，不必皆然。随气胜衰，变生其病。盛则胜淫己，胜气则衰，则己所不胜，邪反胜邪，无有胜衰，以平为期，病无由起。推其至理，命其所在而可征矣。

凡天之六气所至，则人脉亦应之而至也。其至而脉应者，是谓和平之脉，故曰天合六脉也。岁厥阴所至，其脉弦。软虚而滑，端直以长，是谓弦，风之性也，木之象也。实而强则病，不实而微亦病，不端直以长亦病，不当其位亦病，不能强亦病。

岁少阴所至，其脉钩，来盛去衰，如偃带钩，是谓弦。暑气之性，火之象也。来不盛，去反盛则病，来盛去盛亦病，不偃带钩亦病，不当其位亦病，不能钩亦病。

岁太阴所至，其脉大而长，往来远，是谓长，湿之性也，土之象也。太甚则病，长甚则病，不太长亦病，不当其位亦病，位不能太长亦病也此脉在太阳所至之下，其气亦安，今移于此也。

岁少阳所至，其脉大而浮。浮，高也，大谓稍大于诸位脉也。热之性也，火之象也。大浮甚则病，浮而不大亦病，大而不浮亦病，不当其位亦病，位不能浮大亦病。

岁阳明所至，其脉短而涩。往来不利是谓涩；往来不大不远是谓短。燥之性也。短甚则病，涩甚则病，不短不涩亦病，不当其位亦病，不能短涩亦病。

岁太阳所至，其脉沉。沉，下也，按之乃得，下于诸位脉，寒之性也，水之象也。沉甚则病，不沉亦病，不当其位亦病，位不能沉亦病。

凡此天和六脉所至之状，咸有归旨，天之道也。然厥阴风主肝，故其脉弦。少阴心火主心，故其脉钩。太阴湿土主脾，故其脉大而长，少阳相火主手心主，故其脉大而浮。阴明燥金主肺，故其脉短而涩。太阳寒水主肾，故其脉沉。经云：太阴所至，其脉沉；太阳所至，其脉大而长者，误也。非古圣之误，乃传写者误书之过也，乃校正补注者亦不明斯之道也。不详土火而长远，水性下流，其义昭矣。或曰太阳旺五月六月，其脉洪大而长，亦为此太阳之脉如此也。此乃地之六脉也，是一岁中六位脉，其胜衰而言太少，以为三阴三阳，非谓天和六脉，应标本之阴阳也。

察阴阳所在而调之，以平为期。正者正治，反者反治。阴病阳不病，阳病阴不病，是为正病，则正治之之谓也。以寒治热，以热治寒。阳位宜见阳脉，阳位又见阴脉，是谓反病。则反治之之谓耳，以寒治寒，以热治热，故曰反者反治。论言：人迎与寸口相应，若引绳大小齐等，命曰平脉者，寸口主中，人迎主外，两者相应，俱往俱来，若引绳大大齐平，如拽绳平齐曰平脉。夏则人迎为大，秋则寸口为大，命曰平脉。

司天不应脉

北政少阴在泉，则寸口不应卯酉二年，两手寸口不应，厥阴在泉，则右寸不应寅申二年，君火在右，太阴在泉，左寸不应君火在左，少阴在泉者丙子、庚戌、壬子、戊午年两手寸口不应，司天者，尺不应厥阴同天，左尺不应，太阴司天，右尺不应。

南政少阴司天甲子、甲午则寸口不应土难行令，君火在上，两手寸口不应，厥阴司天己巳、己亥则右寸口不应，太阴司天己未、己丑、丑未三年则左寸不应君火在左，在前者，尺不应也少阴在泉，两尺不应，厥阴在泉，右尺不应，太阴在泉，左尺不应，皆君火在上，为不应也，诸不应者，凡诊则见矣。不应为脉沉下者，仰手而沉，俯手则沉为应也。细为大也凡诊者，反手合手诊之，大为小，小为大。

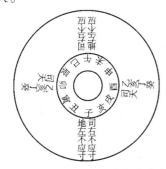

图二十四（一）　北政少阴在泉之图

经曰：天地之气，胜复之作，不形于证候。诊脉法曰：天地之变，无以脉诊，此之谓也。又曰：随其所在，期于左右，以其气则合，逢其气则病。迭移其位者病，失守其位者危。寸尺交反者死，阴阳交者死。阴阳交者为岁当，阳在左而反于右，谓岁当阴在右而交于左，右交者死。若左右独然非交，是谓不应，惟寅申巳亥辰戌丑未八年有应也。谓寸尺反者死，谓岁当在寸而反见于尺，为岁当阳在尺而反见于寸，若寸尺反者死。若寸尺独然菲反见谓不应，惟子午卯酉四年应之。今依《素问》正经直言图局。又言脉法，先立其年以知其气左右应见，然后乃言死生也。

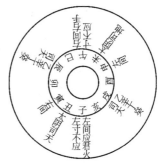

图二十四（二）　北政太阴在泉之图

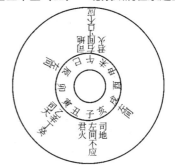

图二十四（三）　北政厥阴在泉之图

太阴司天右有尺不应。　厥阴司天左寸不应，　少阴司天尺脉不应，

图二十四（四）　北政三阴司天之图

凡三阴司天在泉，上下南北二政，左或右两手寸尺不相应，皆为脉沉。下者仰手而沉，覆手则沉，为浮细，为大也。

女人反此，背看之者。女人者，阴也。男人者，阳也。阳者，南政司天，天面北也。阳南政者，覆而下。北阴者，仰而上。南政者，东为左；北政者，东为右。此者，女人反此也。

六气脉出现图

夫左手为阳，阳气始于子。右手为阴，阴气始于午。子午故左尺属水以应初之气分，是太阳寒水之位，故肾与膀胱之脉见也；次木生君火，左手以应之气分，少阴暑火之位，故心与小肠脉见也，然君火在上，相火在下，应于右，以应三之气分，少阳热火之位，故命门与三焦脉见也；次生于土于右关，以应四之气，太阴湿土之位，故脾胃脉见之，次土生金于右寸，以应五之气分，阳明燥金之位，故肺与大肠脉出现；次金生水于左尺，周而复始也。

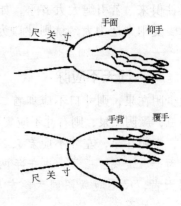

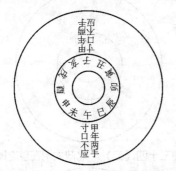

图二十五（一）　南政少阴司天之图

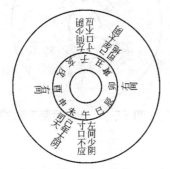

图二十五（二）　南政太阴司天之图

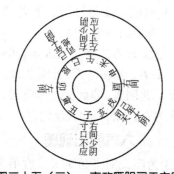

图二十五（三）　南政厥阴司天之图

少阴在泉左右有脉不应，
厥阴在泉右尺不应，
太阴在泉左尺不应。

图二十五（四）　南政三阴在泉之图

图二十六　仰手覆手诊脉图

凡此六气六位之脉，浮者为阳，而应其府，沉者为阴，而应其脏。不沉不浮，中而和缓者，胃脉也。然胃土者，为万物之母也，故四时皆以胃气为本。

夫天地者，万物之上下也。左右者，阴阳之道路也。水火者，阴阳之征兆也。金木者，生成之终始也。所以知天地阴阳，应天之气，动而不息，故五脏右迁。应地之气，静而守位，故六气而还会。天有六气，地有五位。天以六气临地，地以五位承天。盖以天气不加君火故也。以六气加五则五气而余一气，故迁一位。若以五乘六岁乃备尽。天元之气，六年一还会，所谓周而复始也。又地气左行，往而不返，天气东转，常自大运数五岁已。其次气正当君火之上，法不加临，则右迁君火，上气以临相火之上，故曰五岁而右迁也。由其动静上下相临而天地万物之情，变化之机也。

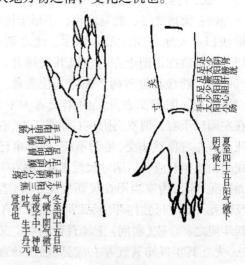

图二十七

故冬至之后，得甲子，少阳王，其脉乍大乍小，乍短乍长者，其无常准。约其大纲，则当一周甲子分为二分，则各得三十日也。加在冬至之后，正谓大寒中气日也，是始交入初之气分。至春分之前，风木之位也。阳气已旺而天用事，其气尚少，故曰少阳也。物之始生而乍生，大小、长短不等，是其脉之象。风令为用，以应肝木之脉也。若得甲子以来，天气温和，是应至而至也。已得甲子，天气大寒者，是至而不至也。未得甲子，天气温和，是未至而至也。应至而天气大喧，是至而太过。应至而气反大寒者，是至而不及也。人脉亦应之，非应者病也。复得甲子，阴阳旺，其脉浮大而短者，是春分至小满前，二之气分，君火之位也。其气非太非少，故曰阴阳。物之蕃鲜矣，虽旺而未至高茂，是其脉之象也。暑令为用，以应心火之脉也。或曰辰为三月，主左足之阳明，巳为四月，主右足之阳明，以谓阳明之义者，非也。此是分寒暑幽明之义也。故戌为九月，主右足之厥阴，亥为十月，主左足之厥阴。然东南方阳也，与阳合明，故曰阳明。西北方阴也，两阴交尽，故曰厥阴。西南方是热极之分也，东北方是寒极之分也。故曰寒热温凉，皆生于四维也。盖五行不极则其数生，是谓不兼土之数也。太过则其数成，是兼其土之数也。所谓土为五运之君主，是万物之母，物得之则旺，失之则衰也。土气兼并，寄旺于四季之末，故寒热温凉之盛也。

故经曰：幽显既位，寒暑弛张。厥阴之谓幽，阳明之谓显。此之谓也，非谓脉之异也。亦犹水之本寒，标为太阳，月是水之精，名曰太阴。火之本热标为少阴，日是火之精，名曰太阳。又《灵枢经》曰：心为手太阳，肺为手少阴，肾为足太阴，脾为足厥阴。又经曰：寅亦为太阳，此等之类，而义甚多，元相不同者，非有误也，盖各随其用而言之。文言虽同而用之各异，不可不通矣。复得甲子，太阳旺，其脉洪大而长者，所谓小满至大暑之前三之气分，相火之位也，其气甚盛，太阳已至洪盛高茂，是其脉之象也。火令为用，以应心包络相火之脉也。复得甲子太阴旺，其脉紧大而长者，所

谓大暑至秋分之前四之气分，主四之气分，湿土之位也，阴气已旺而地主之。当阴之分不可言其阳，其气尚盛而不可言其少，故曰太阴，物之至矣。长盛而化速，是其脉之象也。湿令为用，以应脾土之脉也。复得甲子少阴旺，其脉紧细而微者，为秋分至小雪之前五之气分，燥金之位，其气收敛而渐少，故曰少阴，物之凋陨穷燥紧劲细微，是脉之象也。燥令为用，以应金肺之脉也。复得甲子厥阴旺，其脉沉细而敦者，所谓小雪至大寒之前终之气分，寒水之位也，其气已衰，将尽而交也，故曰厥阴，物之收藏在内，而坚守不伸，是其脉之象也。寒令为用，以应肾水之脉也。

然此之六脉，是为岁中六步主位之脉也。此三阴三阳者，随其脉气胜衰，天地阴阳之分，言其太少，以为三阴三阳，非为六气标本之阴阳也。天合六脉，是随六部客气所至，而应见之脉，所谓气有主客，脉亦有主客也。主客气同则人脉亦同，是俱本位也。则如岁少阳相火司天，是居相火之位也。少阳之客，其脉大而浮，相火之主，其脉洪大而长，是大同而小异。所谓之气守位不移，客气居无常位，天地同异，则故脉大同而有异也。假令岁少阳司地，是火居水位也。少阳之客，其脉大而浮，水位之主，其脉沉短以敦，所谓主客不同，故人脉异之也。此乃古圣之奥旨，使天下莫能释矣。然应主脉反不应客脉者，而为病也。若应客脉则反不成主脉，而为病也。此之二脉元相为反者，视气胜衰而可明也。水位之主气盛，则天气大寒，脉当沉短以敦，反此者，病也。少阳之客，气胜则天气大喧，脉当稍大而浮，所谓火居水位，其用不全，则故也。反此之脉者病也。若主客气平，冬无胜衰，则天气不寒而微温，而脉可见其半，微沉微浮，大不胜大，短不胜短，中而以和，反此者病也。余皆仿此，推而可知也。大凡脉候神明，天地主客之脉，不可以执其天脉而去其地脉，亦不可执其地脉而去其天脉。天地相参，审其同异，察其胜衰，适气之用，可以切脉之盈虚，断病之祸福矣。

天之六脉，应期而至，不强不弱，不盛不衰，则和平之脉也。弦似张弓弦，滑如连珠，

沉而附骨,浮高于皮,涩而止住,短如麻黍,大如冒簪,长为引绳,皆为至而太甚,则为病也。应弦反涩,应大反细,应微反大,应沉反浮,应浮反沉,应短涩反长滑,应软虚而反强实,皆为至而反也,异常之候,则为病也。

凡此诸脉,悉当审其主客气之同异,视其胜衰,而言其病也。气位已得,而脉气不应,是至而不至,则病气未至而脉气先变,及与岁政南北改易而应者,是未至而至则病也。不应天常,阴位反见阳脉,阳位反见阴脉,是阴阳反矣,病而危也。阴阳之位者,视其岁政南北而可知也。

上角,则左尺不应。上宫,则右尺不应。少阴在泉,两寸不应。下角,则右寸不应。下宫,则左寸不应。所谓脉沉于指下不应,引绳大小齐等,故云不应也。不应而沉者,故曰阴位也。应而浮者阳也,故曰阳位也。凡不应者,于指下反其平常之真也。故经曰:主不应者,反其真则见矣,此之谓也。

欲知岁政之南北者,审君臣之运而可知也。然五运以土运为君主,面南而为君,故曰南政。余四运为臣,主面北而待君,故曰北政也。阴阳之脉位者,亦为君臣之道也。然六气以少阴火为君主,余皆为臣。君治内而降其命,臣奉命而治其外。外者阳也,故其脉浮;内者阴也,故其脉沉。假令南政之岁,是面南而君之也。遇少阴司天,所谓天位在南,故两寸不应,而脉沉也。遇厥阴司天,则少阴在右,故曰上角则右寸不应。遇太阴司天,则少阴在右,故曰下宫则右寸不应。遇少阴在泉,亦名司地,为在北,故两尺不应也。左右同法,余皆仿此,皆随君火所在乃脉沉不应也。斯其妙道,至真之要,昭然可征,而诚非谬矣。故经曰:知其要者,一言而终,不知其要者,流散无穷。此之谓也。

当阴之位而脉沉,当阳之位而脉浮者,平和之脉也。阴位反见阳脉,阳位反见阴脉者,遇君火司天,地四岁有之之谓反。反者,殆而死。若阴位独见阳脉,或阳位独见阴脉者,是为不应,其非反也。反者,谓尺寸也。遇木或土司天,地之八岁有之,不名反而谓之交,阴阳俱交,是谓二次者,殆而死。或阴独然,或

阳独然,是谓不应气,非交也。交者,谓左右也。不应气者,病也。阳位反见阴脉者,是谓君居臣位,虽失其常,不为大忤,则病而微。阴位反见阳脉者,是谓臣居君位,为大逆,则病而甚。交反着,殆而死。所谓君反居其臣位,臣反居其君位,君臣异位,大反其常,逆天之道,其不殆而渐乎?

夫脉者,血之府也。心之所养,其应于火。其动躁,故能动也。血气流通,神之用。故可以候其脉而知其病否。然四时之脉,春弦夏数秋涩冬沉者,乃平和之脉也。若不应者,亦不得便言其病。盖人脉候悉应于天地之气也。四时之脉,盖由寒热温凉气候使然也。气温则脉弦,气热则脉数,气凉则脉涩,气寒则脉沉。脉与天气中外相应则为平和,不相应则病也。中外相应而亦病者,是脉应之甚也。假令天气炎热,其脉当数,虽而一息,不过五至也。所谓炎热则呼吸急速,脉也应之,故曰数也,命其息而可知矣。一息六至或七至者病,所谓热也。在里则脉沉数,当以下之;在表则脉浮数,当以汗之,此为治之大体也,反其治者死矣。一息八至以上者死,所谓数之过极也。余皆仿此,推而可知也。或曰春得秋脉,秋得夏脉,夏得冬脉,冬得长夏脉,长夏得春脉,是四时官鬼相刑之脉,其病当死者,慎不可便言也。然春脉当弦,秋脉当涩,若岁阳明金居初之气,为客气盛则其气大凉,其脉短而涩。虽是春得秋脉,金当克木,是鬼贼之脉,又有何咎?所谓脉应天时而至,虽反时位不反天常,皆为平和之脉也。或曰肝病得肺脉,肺病得心脉,心病得肾脉,肾病得脾脉,脾病得肝脉,此实鬼贼之脉,其病必死者,亦不可便言其死。假令春有脾病,或遇厥阴所至,其病欲愈,脉本位而见肝脉,是为和平之候。若便言死,岂非粗工之谬也。若春气温和而肝有病,反见秋脉者,此是鬼贼之脉也,其病殆而殂也。余仿此。又孟春脉沉而不弦,孟夏脉弦而不数,孟秋脉弱而不涩,孟冬脉涩而不沉者,虽不应时,而亦非病也。盖四时之气皆始于仲月而盛于季月,差在一月之后,人脉亦从之。故经曰:命其差。此之谓也。

大凡切脉，心明三部九候，可以候其脉。盖各人瘦肥长短不等，故谨察之也。三指之下各得同身寸之一寸，率而成三，以应三才之道也。或曰三部之脉非应三指者，同身寸以验之而可知也。取寸之法，亦从男左女右，以中指与大指相接如环，度中指上侧两横纹之际乃为一寸也。或言此非一寸者，是未知其道。经言：天地之数，始于一而终于九。一天二地三人，因而三之，此三三成九也。然九而因之则为八十一也。故冬至之后阳生则数九，终于八十一也。《素问》及《道德经》皆八十一篇，越人《八十一难》，皆合九九之数，乃自然之道也，人亦应之。故人足至顶，长八尺一寸。又手掌谓之咫尺，长八寸一分，以应九九之数。将此度之，则可证也。又关前为阳，将寸量至尺泽，一尺，故曰尺也，尺寸之间，阴阳之隔，故曰关也。以寸脉应天，尺脉应地，关脉应人，以为三部也。部有浮沉中，而又应三部，故有三部九候也。以应其身，则上部天主头角，地主唇，人主二目；中部天主肺，地主胸中，人主心；下部天主肝，地主肾，人主脾。凡此三部九候及十二经皆有动脉，独取寸口，是谓手太阴肺之经脉之大会也。凡人食气入胃，浊气归心，淫溢于精微，入于脉也。脉气流经，经气归于肺，肺朝百脉。盖肺为华盖，位复居高，治节之由，故受百脉朝会也。肺始自寅初，起于中焦，下络大肠，还循胃口，上膈属肺，从肺系横出腋下，循臑内侧，至气口，以成寸、关、尺三部，应期而脉之见也。故经曰：诊法常以平旦，阴气未动，阳气未散，饮食未进，经脉未盛，络脉调匀，气血未乱，故乃可诊有过也。欲将持脉，审其荣辱勇怯，性之缓急，察色听声，徇其憎欲，穷其所病，工无所感，方可切其脉也。凡诊之手，亦从男左女右，先以中指按高骨为关，视其远近而按其寸尺，诊其脉则目无所授，耳无乱闻，口无乱言，意无妄想，恂明部候，谨察阴阳，视岁政南北之君臣位，视主客同异，而气之盛衰，追乎从法而应于心手，中外俱明，得其标本，可以言病患之由，断病吉凶之处，皆谓治之方，愈疾人之苦矣。

卷六

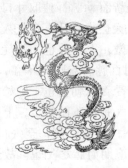

通明形气篇第七

　　夫人之始生者，禀天地之阴阳，假父母之精血，交感凝结，以为胞胎矣。若先生右肾则为男，以外精内血，阴为里也；先生左肾则为女，以外血内精，阳为里也。其次肾生脾，脾生肝，肝生肺，肺生心。然脏为阴，故始于肾水，而终于心火，以其胜己也。其次自心生小肠，小肠生大肠，大肠生胆，胆生胃，胃生膀胱。然腑为阳，故始于小肠火，而终于膀胱水也，以生其己胜矣。脏腑一定，自膀胱生三元，三元生三焦，三焦生八脉，八脉生十二经，十二经生十二络，十二络生一百八十孙络，一百八十孙络生一百八十缠络，一百八十缠络生三万系络，三万六千系络生三百六十五骨，三百六十五骨生五百筋脉，五百筋脉生六百五十五大穴，六百五十五穴生八万四千毛窍，胎完气足，灵光入体，则与母分解而生为人也。然当十月满足而生者，期之常也。或不然者，盖由灵光早晚之届也。自生之气随其变蒸而生其神智，爪发满也。然神者，气之余也；智者，意之余也，爪者，筋之余也；发者，血之余也；齿者，骨之余也。皆发于生育之后，故言余也。逮夫从道受生谓之性，所以任物谓之心，心有所忆谓之意，意有所思谓之志，志无不周谓之智，智周万物谓之虑，动以营身谓之魂，静以镇身谓之魄，魄思不得谓之神，莫然变化谓之灵，流行骨肉谓之血，保形养气谓之精，气清而快谓之荣，气浊而迟谓之卫，众象备见谓之形，块然有阆谓之质，形貌可测谓之体，大小有分谓之躯，总括百骸谓之身。

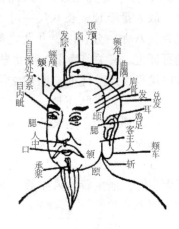

图二十八

　　然骸者，外形名之也。其首者脑户，后项大筋宛宛中为风府，项两旁为颈，颈上为脑，脑上为巅，巅前为顶颅，顶颅前为囟，囟前为发际，发际前为额颅，额颅两旁为额角，额角两旁耳上发际陷中为曲髀，前为肩骨，肩骨间为颜，颜下为鼻，鼻山根为頞，頞两旁为目，目内连深处为系，目内眦为睛明，黑为瞳子，目外眦为锐眦，锐眦外为耳，耳本脉中为鸡足，耳下曲颊端陷中为颊中，耳前鬓角为兑发，耳前上廉其鼓开口有孔处为客主人，一名上关，耳前目为颞，颞下为腮，腮下为颌，颌下为颐，一名地阁，颐下为渐，一名下颐，地阁上陷中为承浆，承浆上为口，口内前小者为齿，两旁大者为牙，牙齿根肉为龈，牙齿间为舌，舌根为舌本，舌本相对为悬雍，口两旁为颊，颊口内为唇，唇上为人中，人中上两旁为鼻孔。

　　其手臂者，肩前后直下为膊，膊下为腋为

臑，臑有内外，各有前廉后廉，臑尽处为肘，一名肬，肬下为肱，一名为臂，臂有上骨、下骨，臂上骨为辅骨，臂有上廉、下廉，臂分内外，亦有前廉后廉，臂尽处为腕。腕下踝为兑骨，上髁为高骨，高骨旁动脉为关，关后为尺，关前为寸口，寸口骨为束骨，束骨前掌骨后肥肉为鱼际，鱼际外为两筋，两筋前为两骨，一名歧骨，歧骨前为虎口。

聚阴，聚阴上为毛际，毛际两旁动脉中为气冲，一名气街，气街上为少腹，少腹内为中极，中极上为关元，关元上为脐，脐上至鸠尾为腹，鸠尾骨为蔽骨，一名𩩲，𩩲上为胸，胸中两乳间为膻中，一名元儿，胸两旁高处为膺，膺上横骨为巨骨，巨骨上为缺盆，缺盆骨为髑骬，一名𩨧，𩨧中会处为额、额下连舌本起者为结喉，结喉两旁各一寸五分、在颈大脉应手以候五脏气处为人迎，一名五会，五会上曲颔前一寸三分陷中动脉为大迎，大迎内喉咙，喉咙上为颃颡，颃颡内为咽门。

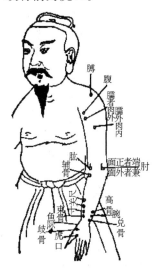

图二十九

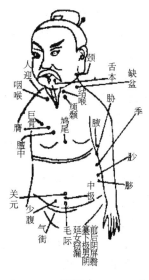

图三十

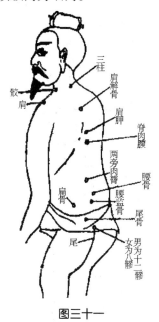

图三十一

其腰脊者，脊骨节为䫴，䫴骨下尽处为焦尾，焦骨锐为尾骨，一名骶骨，骶骨两旁为扁骨，扁骨之内男曰十二髎，女曰八髎，尽分合处为尻，尻上横者为腰监骨，监骨上为腰骨，一名𩪡，𩪡上为骱，骱上夹脊内为脊骨，凡二十一节，通顶骨三节，则二十四节，脊内为膂，膂两旁为膂，膂内为胛，一名胇，胇上两角为肩解骨，解下成片者为肩胛，一名膊骭，肩端两骨间为髃骨，肩胛上际会处为三柱，三柱之上、两旁之前为骹。

其胁肋者，胁上际为腋，胁骨为肋，肋下三寸从胁至胠入肋骨间为季胁，季胁下空软处为䏚，䏚外为胮，其胸腹者，前阴后，后阴前，屏医两筋间为篡，内深处为下极，下极之前男为阴延，女为窍漏，阴延下为阴器，阴器上为

其股膝者，足跟为端，端上为踵，踵上为腨，一名腓肠，腓肠之上、腘后去处为腘，腘上至腰髋下通楗，楗上侠髋骨两旁为机，机为臀肉，臀肉为腄，机前为髀厌，一名髀枢，机下内为股，一名胯，胯骨为骷髅，股下为鱼腹，股外为髀，

股髀之前胻上起肉为伏兔,伏兔后交䯊中为髀关,关上横骨为枕骨,关下膝解为骸关,侠膝解中为髌,髌下通为䯒,䯒外为之后辅骨,䯒两旁为骹,骹前为骭,一名骺,一名京,京骨下尽处为曲节,一名腕。

其足者,大趾爪甲之后为三毛,三毛后横纹为聚毛,聚毛后为本节,本节后为歧骨,歧骨上为跗,跗内下为窍骨,一名核骨,大趾下为跐,跐下为踇,踇后为板,板后为足心,足心后为足掌,足掌后为跟,跟两踝相对为腕,内踝之前大骨下陷中为然谷,外踝上为绝骨,足外侧大骨下赤白肉际为京骨。

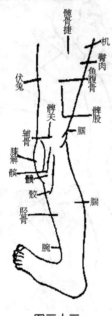

图三十二

其腑脏者,下喉咙之前为气系,气系下连为肺,肺下连为心,心下为膈,膈下为肝,肝左三叶,短叶相连为胆,肝右四叶之下为脾,脾后之上连属为胃,一名太仓;亦名水谷之海。胃下两旁入脊胎,左为肾,右为命门,两肾下之前为膀胱,膀胱下为廷孔。咽门下为食系,食系下连太仓,太仓下连小肠。小肠近下右连大肠,大肠下连肛门,小肠下连膀胱。又曰唇为飞门,齿为户门,会厌为吸门,太仓上口为贲门,下口为幽门,二肠相会处为阑门,下极为魄门,一名肛门。又曰心以上为上焦,心以下至脐为中焦,脐以下为下焦,通为三焦。凡脏腑各主一脉,以为手足三阴三阳十二经脉也。

通行荣卫,纵贯百骸,周流而无已矣。凡一脉左右双行,手三阴之脉从脏走至手,次手三阳之脉从手走至头,次是三阳之脉从头下走至足,足三阴之脉从足上走至腹,其脉常以十二经络自寅初,起于中焦,流注手太阴、阳明,足阳明、太阴,手少阴、太阳,足太阳、少阴,手厥阴、少阳,足少阳、厥阴等脉,一遭毕而复注于手太阴之脉也。

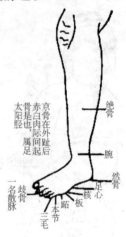

图三十三

手太阴之脉,起于中焦,下络大肠,还循胃口,上膈属肺,从肺系横出腋下,循臑内,行少阴心主之前,下肘中,循臂内侧骨下廉,入寸口,上鱼循鱼际,出大指之端;其支者,从腕后直出次指内廉,出其端,次注阳明。

手阳明之脉,起于大指次指之端,循指上廉,入合谷两骨之间,上入两筋之中,循臂上廉,入肘外廉,循臑外前廉,上肩,出髃骨之前廉,上出柱骨之会上,下入缺盆,络肺,下膈,属大肠,其支别者,从缺盆环颈贯颊,下入齿缝中,环出夹口,交入人中,左之右,右之左,上夹鼻孔,次注足阳明。

足阳明之脉,起于鼻之交颏中,旁纳太阳之脉,下循鼻外,入上齿缝中,还出夹口环唇,下交承浆,却循颐后下廉,出大迎,循颊车,上耳前,过客主人,循发际,至额颅;其支别者,从大迎前下人迎。循喉咙,入缺盆,下膈,属胃络脾;其直行者,从缺盆下乳内廉,下夹脐,入气街中;其支者,起于胃口,下循腹里,至气街中而合,以下髀关,抵伏兔,下入膝髌中,下循骨行外廉,下足跗,入中趾内间;其支者，下廉三寸而别，以下入中指外间；其支者，别跗上，入大指间，出其端，次注足太阴。

足太阴之脉，起于大趾之端，循指内侧白肉际，过窍骨后，上内踝前廉，上腨内，循骭后，交出厥阴之前，上膝股内前廉，入腹，属脾络胃，上膈，夹咽，连舌本，散舌下；其支别者，复从胃别上膈，注心中，次注手少阴。

手少阴之脉，起于心中，出属心系，下膈，络小肠；其支者，从心系上夹咽，系目系；其直者，复从心系却上肺出腋下：下循臑内后廉，行太阴、心主之后，下肘内循臂内后廉，抵掌后兑骨之端，入掌内廉，循小指之内，出其端，次注手太阳。

手太阳之脉，起于小指之端，循臂内侧，上腕，出踝中，直上，循臂骨下廉，出肩解，绕肩胛，交肩上，入缺盆，循咽，络心，下膈，抵胃，属小肠；其支别者，从缺盆循颈上颊；至目锐眦，却入耳中；其支别颊者，上䪼抵鼻，至目内眦，次注足太阳。

足太阳之脉，起于目内眦，上额交巅上，其支者，从巅至耳上角；其直行者，从巅入络脑，还出别下项，循肩膊内，夹脊，抵腰中，入循膂，络肾，属膀胱；其支者，从腰中下贯臀，夹脊内，过髀枢，循髀外后廉，下合腘中，下贯腨内，出外踝之后，循京骨，至小趾外侧之端，次注足少阴。

足少阴之脉，起于小趾之下，斜趋足心，出然谷之后，循内踝之后，别入跟中，上腨内，出腘内廉，上股内后廉，贯脊，属肾，络膀胱；其直者，从肾上贯肝膈，入肺中，循喉咙，夹舌本；其支者，从肺出，络心，注胸中，次注手厥阴。

手厥阴之脉，起于心中，出属心包，下膈，历络三焦；其支者，循胸，出胁下腋三寸，上抵腋下，循臑内，行太阴、少阴之间，入肘中，下臂，行两筋之间，入掌中，循中指出其端；其支者，从掌中循小指、次指出其端，次注手少阳。

手少阳之脉，起于小指次指之端，上出次指之间，循手表腕，出臂外两骨之间，上贯肘，循臑外，上肩，交出足少阳之后，入缺盆，交膻中，散络心包，下膈，遍属三焦；其支者，从膻中，上出缺盆，上项夹耳后，直上出耳上角，以下颊至顺；其支者，从耳中却出，至目锐眦，次注足少阳。

足少阳之脉，起于目锐眦，上抵角，下耳后，循经行手阳明之脉前，至肩上，却交出手少阳之后，入缺盆；其支别者，从耳中出，走耳前，至目锐眦后；其支别者，从目锐眦下大迎，合阳明于顿下，夹颊车下颈，合缺盆，下胸中，贯膈，络肝属胆，循胁里，出气街，绕毛际，横入髀厌中；其支者，从缺盆下腋，循胸，过季胁，下合髀厌中；以下循髀太阳，出膝外廉，下外辅骨之前□至下抵绝骨之端，下出外踝之前，循足跗上，出小趾之间；其支别者，别跗上，入大趾之间，循大指歧骨内，出其端，还贯入爪甲，出三毛，次注足厥阴。

足厥阴之脉，起于大趾聚毛之上，循足跗上廉，去内踝一寸，上踝八寸，交出太阴之后，上腘内廉，循股，入阴毛中，环阴器，抵少腹，夹胃，属肝络胆，上贯膈，布胁肋，循喉咙之上，入颃颡，连目系，上出额，与督脉会于巅；其支者，从目系下颊里，环唇内；其支者，复从肝别贯膈，上注肺，下腹，注十二经脉。

夫天有五运，人有五脏。五脏者，应五行，乃金、木、水、火、土，五运者，乃风、火、燥、湿、寒，皆应阴阳，天地之道也，万物之纲纪，变化之父母，生杀之本始，神明之府也，可不通乎！用针者，明脏腑阴阳，调合逆顺，补泻迎随。经曰：一曰治神，调养神气，专精其身。二曰养身，用针者以我知彼，用之不殆。三曰知毒药为真，攻邪顺宜王真之道，其在兹乎？四曰制砭石大小，用针者随病所宜，内外调之，以平为期。五曰知腑脏血气之诊，诸阳为腑病，诸阴为脏病。故曰少阳、少阴少血多气，厥阴多血少气，太阴多气少血，阳明多气多血。是以刺阳明出血气，刺太阳出血恶气，刺少阳出气恶血，刺太阴出气恶血，刺少阴出气恶血，刺厥阴出血恶气也。五脏已定，九候已备，后乃存针。又曰治补有多少，力化有浅深，五虚勿近，五实勿远，至期当发，过者穴闭，精心专一，神不外营也。刺实须其虚者，留针引阴至阳，阴气隆至，乃去针也。针虚须其实者，引阳至阴，阳气隆至，针下热，乃去针。用针者一经有五穴，五脏各归其本脏穴也。虚则补其母，实则泻其子，不虚不实，以经取之，当刺本脏穴也。

《素问》曰：凡刺之法者，法天则地，合以天光。必候日月星辰，四时八正之气，气定乃刺之，谨推昼夜百刻，人气日行周天三百六十五度四分度之一也。故人十息气行六尺，日行二分；二百七十息，气行再周于身，水下二刻，日行二十分；五百四十息，气行再周，水下四刻，日行四十分。二千七百息，计一万三千五百息，气行五十周，周天三百六十五度四分度之一。故曰：日行十三度有奇。月二十七日行一周，更二日半行，乃日与月相会。成二月计日二十九度半，在人二十九度，合个二十九度半者，共五十九日。故月有大尽小尽，一岁日共行三百六十五度四分度之一，成人间一年。今上行三百五十四度，在人计三百五十四日，余缺一十三度四分度之一，计一十一日三时辰。故三年一闰，五年再闰，十九年七闰，方成一章，至八十章，然后盈虚之数尽而复始也。

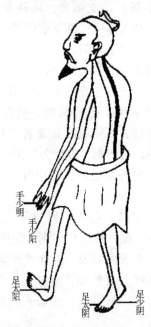

图三十四（二）

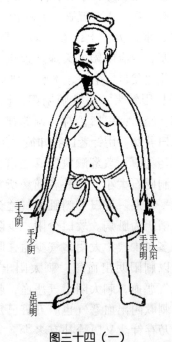

图三十四（一）

置周天三百六十五日二十五分，以二十八日为除之，得每日十三度有奇，余有零者，以之分法分之，是日月行之度数也。

谨按《灵枢经》、《素问》所说流注，不比诸家所说流注，补泻生脉如神，用之勿惧，须明病之标本、虚实、反正、迎随、逆从、补泻、生刑。井、荥、输、经、合，人气所至者，经络便为开，过者为闭。八般补泻：迎随补泻、递顺补泻、

图三十四（三）

转针补泻、开合补泻、呼吸补泻、从逆补泻、针头补泻、六字气诀补泻。

《素问》曰：推昼夜百刻人气日行周天度数法，人气日行三百六十五度四分度之一也。度数合日月星辰躔度也。昼夜一百刻，乃一千单八分，人气行八百一十丈，一万三千五百息。通计行八百一十丈，行尽二十八宿，共为五十周也。人气行二十八舍，每一舍三十六分，计一千单八分，每一周气，一十六丈二尺。法曰：置一百刻以二十八除之，得三十五外又一十六之分，先于二十八内减一十六之后相减，再除母一十六次，如此一十八相减，各得四，以先除二十八，得七为母，次除一十六，得四为子，累加，过母者为刻，每一舍得三刻与七分之四，每一舍得三十六分，计一千单八分，昼夜其五十周，每一周计一十六丈二尺，五十周计八百一十丈，计一万三千五百息数。

法置三十六分，以八尺一寸乘之，得二十九丈一尺六寸，以一十六丈除每一周得一十六丈二尺，除得周数也，乃血气长短，人气所行度数也。人气行于十分身之人也，日行一舍，计三刻与七分之四。一刻人气行足太阳，二刻行足少阳，三刻行足阳明，四刻行足太阴，五刻行足少阴，六刻行足厥阴，血气周身一度。计三十六分，长二十八丈九尺二寸，计八百一十息。

日行二舍七刻人气在手太阳，八刻行手少阳，九刻行手阳明，血气周于身三度，计七十二分，长五十七丈八尺五寸，计一千二百一十五息。

日行三舍一十刻在手太阴，一十刻行手少阴，十二刻行手厥阴，十三刻行足太阳，血气周于身五度，计一百八分，长八十六丈七尺一寸，计一千七百五十五息。

日行四舍十四刻人气行足少阳，十五刻行足阳明，十六刻行足太阴，血气周于身七度，计一百四十四分，长一百一十五丈七尺五寸，计二千一百六十息。

日行五舍十七刻人气行足厥阴，十八刻行手太阳，十九刻行手少阳，二十刻行手阳明，血气周于身八度，计一百八十分，长一百四十

四丈六尺四寸，计两千七百息。

日行六舍二十一刻人气行手太阴，二十二刻行手少阴，二十三刻行手厥阴，血气周于身一十度，计二百一十六分，长一百七十三丈五尺七寸，计三千二百四十息。

日行七舍二十五刻人气行尽东方七宿，入阴分，此时血气难交也。二十六刻人气行足太阳，二十七刻行足少阳，血气周于身一十二度，计二百五十二分，长二百二丈五尺，计三千六百四十五息。

日行八舍二十八刻人气行足阳明，二十九刻行足太阴，三十刻行足少阴，三十一刻行足厥阴，血气周于身一十四度，计二百八十八分，长二百三十一丈四尺二寸，计四千一百八十五息。

日行九舍三十二刻人气行手太阳，三十三刻行手少阳，三十四刻行手阳明，血气周于身，计三百二十四分，长二百六十三尺五寸，计四千五百九十息。

日行十舍三十五刻人气行手太阴，三十六刻行手少阴，三十七刻行手厥阴，三十八刻行足太阳，血气周于身一十七度，计二百六十分，长二百八十九丈二尺八寸，计五千一百三十息。

日行十一舍三十九刻人气行足阳明，四十一刻行足太阴，血气周于身一十九度，计三百九十六分，长三百一十八丈二尺一寸，计五千五百三十五息。

日行十二舍四十二刻人气行足少阴，四十三刻行足厥阴，四十四刻行手太阳，四十五刻行手少阳，血气周于身二十一度，计四百三十二分，长三百四十七丈一尺四寸，计六千七十五息。

日行十三舍四十六刻人气行手阳明，四十七刻行手太阳，四十八刻行手少阴，四十九刻行手厥阴，血气周于身二十三度，计四百六十八分，长三百七十六丈七寸，计六千六百一十五息。

日行十四舍五十刻行尽南方七宿，人气入阴分，此时难交也。五十一刻人气行手太阴，五十二刻行手少阴，血气周于身二十五度，计五百四十分，人气长四百五十丈，计七千二十

息。

日行十五舍五十三刻人气行手厥阴，五十四刻行手太阳，五十五刻行手少阳，五十六刻行手阳明，血气周于身二十六度，计五百四十分，血气长四百三十三丈九尺三寸，计七千五百六十息。

十六舍漏水下五十七刻人气行足太阴，五十八刻行足少阴，五十九刻行足厥阴，血气周于身二十八度，计五百七十六分，长四百六十二丈八尺五寸，计七千五百六十五息。

十七舍漏水下六十刻人气行足太阳，六十一刻行足少阳，六十二刻行足阳明，六十三刻行手太阴，血气周于身三十度，计六百一十二分，长四百九十一丈七尺八寸，计八千五百五息。

十八舍漏水下六十四刻人气行手少阴，六十五刻行手厥阴，六十六刻行手太阳，血气周于身三十二度，计六百四十八分，长五百二十丈七尺八寸，计八千九百一十息。

十九舍漏水下六十七刻人气行手少阳，六十八刻行手阳明，六十九刻行足太阴，七十刻行足少阴，血气周于身三十三度，计六百八十四分，长五百四十九丈六尺，计九千四百五十息。

二十舍漏水下七十一刻人气行足厥阴，七十二刻行足太阳，七十三度行足少阳，七十四刻行足阳明，血气周于身三十五度，计七百二十分，长五百七十八丈五尺七寸，计九千九百九十息。

二十一舍漏水下七十五刻人气行阴分，行尽西方七宿，此时难交也。七十六刻行手太阴，七十七刻行手少阴，血气周于身三十七度，计七百九十六分，长六百七丈五尺，计一万三百九十五息。

二十二舍漏水下七十八刻人气行手厥阴，七十九刻行手太阳，八十刻行手少阳，八十一刻行手阳明，血气周于身三十九度，长六百三十六丈四尺一寸，计一万九百三十五息。

二十三舍漏水下八十二刻人气行足太阴，八十三刻行足少阴，八十四刻行足厥阴，血气周于身四十度，计八百二十八分，长六百六

五丈三尺五寸，计一万一千三百四十息。

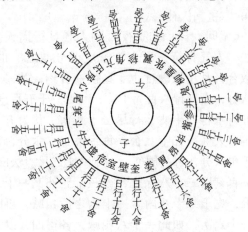

图三十五　《素问》百刻流注图

二十四舍漏水下八十五刻人气行足太阳，八十六刻行足少阳，八十七刻行足阳明，八十八刻行手太阴，血气周于身四十二度，计八百六十四分，长六百九十四丈二尺八寸，计一万一千八百八十息。

二十五舍漏水下八十九刻人气行手太阴，九十刻行手少阴，九十一刻行手厥阴，血气周于身四十四度，九百分，长七百二十三丈二尺一寸，计一万二千二百八息。

二十六舍漏水下九十二刻人气行手太阳，九十三刻行手少阳，九十四刻行手阳明，九十五刻行足太阴，血气周于身四十六度，计九百三十六分，长七百五十二丈一尺四寸，计一万二千八百二十五息。

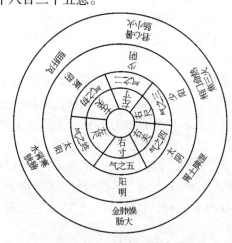

图三十六　六部脉位之图

二十七舍漏水下九十六刻人气行足少阴，九十七刻行足厥阴，九十八刻行足太阳，九十

九刻行足太阳，血气周于身四十八度，计九百七十二分，长七百八十一丈七寸，计一万三千三百六十五息。

二十八舍漏水下一百刻人气行足阳明，血气周于身五十度，计一千单八分，长八百一十丈，计一万三千五百息。

凡此十二经脉流注一遭，谓之一度。凡一昼一夜百刻，如此注五十度而为期，不然则病也。加一遭则热，减一遭则寒，是故病热则脉数，病寒则脉迟，随其微甚而加减应之矣。又四时之脉，不必常准，皆随昼夜之刻数，而为流注之数矣。然昼者阳也，夜者阴也。冬至之日，昼四十刻，夜六十刻，而阳少阴多，是故天气寒，则脉行迟，而脉行四十度也。夏至之日，昼六十刻，夜四十刻，是谓阴少阳多，是故天气热矣，则脉行疾数，而脉行六十度也。脉与昼夜之刻数，凡九十而为一刻，及度加减之约也。若天气暴寒暴热，而脉之迟速以应其流注矣，不然则病也。及夫十二经脉者，非谓一身有十二经脉也。脉惟一道而周流，贯注流身一遭毕，而相次还会于寸口，以成三部九候，以见腑脏之神脉也。所以十二经者，随其手足三阴阳所注部分，为十二经脉矣。然十二经脉内应五脏六腑，其数不合者，所谓心包络亦是一脏，以应手厥阴之经，是脏亦有六也。今详近代医书及世工所论，皆不知心包络之脏若何形状，及何处所居，咸云有名无形，指膻中是

也。以此为义，是以指本而言。若以穷其至理，则未尽其善哉。然虽经曰膻中者，臣使之官，喜乐出焉。然末者为言其标，而不言其本，以举用事之处，故不言脏之所居，乃古圣之奥也。岂不详经言"七节之旁，中有小心"。然人之脊骨，有二十一节，从下第七节之旁，左为肾，右为命门。命门者，便是心包络之脏，以应手厥阴之经，是经与手少阳三焦合主表里，二经皆是相火，相行君命，故曰命门而义昭。卫，《玄珠》先取化源，于三日迎而取之，刺大陵曰：此是泻相火，小心之源也。是知相火包络是小心，小心便是右肾命门也。又《仙经》云：心为君火，肾为相火。是以言其右肾，右命门属火不属水也。或云，其命门属相火，何故喜乐出于膻中乎？答曰：火气炎上，水气下流。夫命门者，位居下部，是火居在水之乡，而火气不能为用，其气上行，至于膻中者，在胸中两乳间，为气之海，是手厥阴少阳脉之交会之处，是乍出鬼贼之乡，得其本位君相二火相近，得其君命，权势方施，其气始发。故曰：膻中者，臣使之官，喜乐出焉。及夫脏为阴而主其里，在腑为阳而主其表，然一脏一腑，合主表里，而为阴阳者，非谓夫妇阴阳配合之道，乃兄妹之义，皆同姓矣。

凡一脏一腑相合，于左右三部之中各主一部，从其方气主位而相次见其脉也。

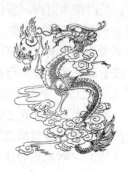

卷七

法明标本篇第八

夫大道始生于一气，一气分别清浊，升降而为二仪。天为阳，地为阴，其二也。天地阴阳各分三等，而太少不同，故有三阴三阳之六气也。天非纯阳，而亦有三阴，地非纯阴，而亦有三阳，是故天地各有三阴三阳，而为十二矣。天之阴阳，应之人手，地之阴阳，应之人足，以应手足三阴三阳十二经脉也。故经曰：岁半之前，天气主之，岁半之后，地气主之。又经曰：身半之上，天气主之，身半之下，地气主之。然正谓脐以上应春夏，脐以下应秋冬。然春为天中之阳，夏为天中之阴，秋为地中之阳，冬为地中之阴。故经曰：天以阳生，地以阴长，地以阳杀阴藏。是以明其春生、夏长、秋收、冬藏之令也。是知寅卯辰为手三阳，巳午未为手三阴，申酉戌为足三阳，亥子丑为足三阴也。天地阴阳，其运以平为期，各无胜衰，则无胜复淫治灾眚之变。人之手足三阴三阳十二经脉亦然。和平各无胜衰，则无疾病。不和则病由生也。

十二经本病

足厥阴肝病，则腰痛不可俯仰，丈夫癫疝，妇人小腹肿，胠胁痛引少腹，甚则嗌干，面尘，喜怒，忽忽眩冒，巅疾，目赤肿痛，耳聋颊肿，虚则目𥆧𥆧无所见，耳无所闻，善恐，如人将捕之，胸满呕逆，飧泄。

足少阳胆病，则喜呕，呕有苦，善太息，心胁痛，不能转侧，甚则面尘，身无膏泽，足外反热；虚则头痛，目锐眦痛，缺盆中痛，腋下肿痛，马刀夹瘿，汗出振寒，疟，胸中、肋、体、膝外至髀、绝骨、外踝及诸节皆痛，小趾、大趾不能为用。

手少阴心病，则胸中痛，两胁痛，膺背肩胛间痛，两臂内痛，甚则嗌干，心痛，渴而欲饮，身热，腹痛，烦心谵妄；虚则善悲，嗜睡卧，胸腹大，胁下与腰背相引痛，目黄，胁痛，臑臂内后廉痛，掌中热痛。

手太阳小肠病，则嗌痛，颔痛肿，不可回顾，肩似拔，臑似折；虚则少腹控卵引腰脊，上冲心痛，耳聋目黄，颊颔肿，臂、臑、肘、臂外后廉痛。

手厥阴心包络病，则手心热，臂肘挛急，腋肿，甚则胸胁支满，心憺憺大动，面赤目黄，喜笑不休；虚则烦心，心痛，掌中热。

手少阳三焦病，则耳聋浑浑焞焞，嗌肿喉痹，少腹肿，不得小便；虚则汗出，目锐眦痛，耳后、肩、臑、肘、臂外皆痛，小指次指不能为用。

足太阴脾病，则舌本强，食则呕，腹胀，溏泻，瘕，水闭，饮发中满，食减，善噫，身体皆重，甚则肌肉痛，痿，足不收，行善瘛，脚下痛，四肢不举，大小便不通；虚则腹满肠鸣，飧泄食不化，舌本痛，体不能动摇，食不下，烦心，心下急痛，寒疟，溏泄，瘕，水闭，黄疸，不能卧，强立，股膝内肿，厥，大趾不能为用。

足阳明胃病，则洒洒振寒，善伸数欠，病至则恶人与火，闻木音则惕然而惊，心欲动，独闭户牖而处，欲上高而歌，弃衣而走，贲响腹胀，骂詈不避亲疏，气盛则病身前皆热，消谷善饥，溺色黄；气虚则身前皆寒栗，胃中寒则腹胀满生，胃脘当心而痛，上支两胁，膈咽不通，饮食不下，狂，疟温淫汗出，鼽衄，口喎，唇胗，颈肿，喉痹，腹胀，水肿，膝膑肿重，循膺、乳、冲、伏兔、骺外廉、足跗上皆肿，中趾不能为用。

手太阴肺病，则肺胀满，膨胀而喘咳，缺盆中痛，咳喘上气，喘喝烦心，胸满，臑臂内前廉痛，甚则交两手而瞀，肩臂痛而汗出；虚则气少，不能报息，小便数变。

手阳明大肠病，则齿痛颊肿；虚则目黄口干，鼽衄，喉痹，腹中雷鸣，气常冲胸，喘，不能久立，肩前臑痛，大指次指不能为用。

足少阴肾病，则饥不欲食，面黑如漆，咳唾则有血，喝喝而喘，坐而欲起，目眈眈如无所见，心悬如饥，腹大，胫肿，喘咳，身寝汗出，憎风；虚则腹满身重，濡泄，寒疡流水，腰肢痛发，腘、腨、股、膝不便，烦冤，足痿，清厥，意不乐，大便难，善恐心惕，如人将捕，口热舌干，咽肿上气，嗌干及痛，烦心，心痛，黄疸，肠澼，膝、臀、股后廉痛，痿厥，嗜卧不宁，足下热而痛。

足太阳膀胱病，则凶顶脑户中痛肿，头痛，目似脱，项似拔，腰似折，髀不可以曲，腘如结，腨如裂；虚则癃疝，癫疾，颈项、凶项、脑户中痛，目出黄泪，项、背、腰、膝、尻、腘、脚皆痛，小趾不能为用。

五邪生病

凡此诸病，是以言脏腑十二经脉所受虚实之证，所谓标也。为其病者，寒、暑、风、火、燥、湿之气，所谓本也。六气之用，己胜则克其妻，己衰则夫来克者，淫治之纪也。大抵腑脏之气，以平为期，气胜则行其胜也。无问夫妻子母，乘虚而感之，生其病也，实感过极，而亦自病矣。气虚者受邪，无问相生相克，但感其邪，而病由生矣。夫五行之道，正则和平，而递元相生相济，否则邪生，元相克伐，故有虚邪，实邪、贼邪、微邪、正邪，而此之五邪也。然虚邪者，谓母邪乘其子而病也。假令风木行胜，则肝气有余，心火感而以生其病。然

风木行胜，则土气自衰，土衰不能制水，则水胜制火，而心不能实，故曰虚邪也。实邪者，谓土来乘火，而心病也。然土胜则水衰，水衰不能制火，则心火自胜，故曰实邪也。贼邪者，谓水来乘火，心病也。然水能克火，故曰贼邪也。微邪者，谓金来乘火，而心病也。然火能克金，故曰微邪也。正邪者，谓心火有余，而自其病也。然无相下，故曰正邪。余仿此推之。

凡此五邪，各有微甚。至微者，微邪也。次甚者，实邪也。其次者，正邪也。更次者，虚邪也。至甚者，贼邪也。欲知五邪之要，必明脉与病气，而以受病脏腑经脉参合，推其五行相生相克，昭然可知矣。大凡病生之处谓之标，为病之气谓之本也。

〔新添〕夫受病之由者，或从外而得者，或从内而得者。其六气为病者，乃风、火、寒三气，皆外感而得者。所谓邪风似箭，元府开张，风、寒、暑感于皮毛，在于腠理，入于卫，乃肺经所受也。或风池、风府；口鼻而入，未入于荣，当有汗，可以解肌而已，或入于荣者属心，无汗，当发汗而已。若燥、湿、热三气者，或饥饱劳损，忧愁郁怒，悲恨孤独，魑魅，皆内感而得之者。经曰：从外而得者治其外；从内而得者治其内；从外而得者，盛于内者，先治其外，然后治于内；从内而得者，盛于外者，先治其内，然后治于外，不在内，不在外，治于诸病。

五运本病

夫病之气者，诸风掉眩，皆属肝木。诸痛痒疮疡，皆属心火。诸湿肿满，皆属脾土。诸气膹病痿，皆属肺金。诸寒收引，皆属肾水。

六气本病

诸暴强直，支痛软戾。里急，筋缓缩也，皆属于风。

诸病喘呕吐酸，暴注下迫转筋，小便混浊，腹胀大而鼓之有声如鼓，痈疽疮疡，瘤气结核，吐下霍乱，瞀郁肿胀，鼻塞鼽衄，血泄，淋闷，身热恶寒，战栗惊惑，悲笑谵妄，衄蔑血汗也，皆属于热。

诸痉强直，积饮否隔，中满，霍乱吐下，

体重胕肿，肉如泥，按之不起也，皆属于湿。

诸热瞀瘈，暴喑，冒昧，躁扰狂越，骂詈惊骇，胕肿疼酸，气逆上冲，禁栗如丧神守，嚏呕疮疡，喉痹，耳鸣，呕涌溢，食不下，目昧不明，暴注瞤瘈，暴病暴死，皆属于火。诸涩枯涸，干劲皴揭，皆属于燥。

诸病上下所出水液，澄澈清冷，癥瘕癫疝，坚痞腹满急痛，下利清白，食已不饥，吐利腥秽，屈伸不便，厥逆禁固，皆属于寒。

〔新添〕夫医教者，伏自三坟，流于黄帝，至今数十万载，人皆不达《素问》五运六气造化之理，皆检寻方论，妄行调治，全不论五运六气造化之理、标本顺逆，与三阴三阳虚实邪正者也。《素问》曰：治之者，正者正治，反者从治，从少从多，皆平是也。正治者，寒者热之，热者寒之是也。病逆者，可以从治。病反逆者，脉大气衰，脉小气盛，谷入多而气少，谷入少而气多，此为反也。可以从顺其病势，若逆之者，命已危之矣。药有四时之宜：用温远温，用热远热，用凉远凉，用寒远寒，食宜同法，有假者反常，此乃四时之用也。春宜服凉药，夏宜服寒药，秋宜服温药，冬宜服热药。又曰：不远寒不远热者奈何？经曰：不远寒则寒至，寒至则坚痞腹满急痛，下利清白；不远热则热至，热至则惊骇，瞀闷，悲笑，谵妄，疮疡，鼻塞衄衊，血溢，血淋闭病生矣。又曰：不知标本，是谓妄行。治标与本，易而勿损。察本与标，气可令调，此之谓也。夫标本之道，要而博，小而大。可以一言而知百病之害。言标与本，易而勿损，察标与本，气可令调。明知逆顺正行胜复，为万民式，天之大道也。

〔旧经〕凡此六气，为病之本也。候其六脉，而可知矣。大凡治病，必明此之寒、暑、燥、湿、风、火六气，最为要也。其治病之法者，以寒治热，以热治寒，以清治温，以燥治湿，以湿治燥，乃正治之法。又云逆治，所谓药气逆病之气也。诊其脉候，惟不应气，而无左右尺寸交反，其病轻微，则当如此之治也。或其左右尺寸肺见交反，君臣易位，其病必重而危，当从反治之法也。其反治者，亦名从治，所谓药气从顺于病气也。是故以热治热，以寒治寒。然以热治热者，非谓病气热甚而更以热性之药治之，本是寒性之药，反热佐而服也。所谓病气热甚，药气反寒，病热极甚而拒其药寒，则寒攻不入，寒热交争，则其病转加也。故用寒药热佐而服之，令热气与病气不相为忤。其药本寒，热服下咽之后，热体既消，寒性乃发，由是病气随之。余皆仿此也。然正治之法，犹君刑臣过，逆其臣性而刑之矣。故病热不甚，治之以寒，逆其病气而病除自愈矣。反治之法，犹臣谏君，非顺其君性，而以说之，其始则从，其终则逆。可以谏君，去其邪而归其正也。又王冰云：病小犹救人火，火得草而炳，得木而燔，得水而灭；病大犹救龙火。然火得湿而炳，得水而燔，以人火逐之，其火自灭耳。然病其热甚，攻之以寒。病气热盛，必能与药气相持，而反生其祸也。故以寒药反热佐而服之，是始顺其病气，使病不为相忤，而终必去其邪矣。又久病热泄，以寒药下之；久病寒泄，以热药下之。又中满下虚，则峻补于下，疏通于中，下虚得实，中满通利，乃得和平，亦皆反治之法也。故经曰：热因寒用，寒因热用，塞因塞用，通因通用，必伏其所主，而先其所因，其始则同，其终则异，可使溃坚，可使气和，可使必已。此之谓也。

凡此之道，是以明其药寒、热、温、凉之性也。药有酸、苦、辛、咸、甘、淡之味，皆各有所能，而不可不通也。夫药之气味，不必气寒之物而味皆咸，味咸之物其气皆寒之类也。凡同气之物皆有诸味，同味之物皆有诸气。原相气味各有厚薄，性用不等。制其方者，必且明其用矣。经曰：味为阴，味厚为纯阴，味薄为阴中之阳；气为阳，气厚者为纯阳，气薄为阳中之阴。气味者，各有五也。五味者，酸、苦、甘、辛、咸。五气者，寒、热、温、凉、平。又曰：辛散、酸收、甘缓、苦坚、咸软。又曰：五气，肝凑臊，心凑臭，肺凑腥，脾凑香，肾凑腐也。气味厚薄，性用躁静，治补多少，力化浅深是也。然味厚则泄，味薄则通；气薄则发泄，气厚则发热。又云：辛甘发散为阳，酸苦咸涌泄为阴，淡味渗泄为阳。然发之谓发汗也，涌之谓吐也，泄为下也，渗泄谓利小便也。凡此之味，各有所能。然辛能散结润燥，苦能燥湿坚软，咸能软坚，酸能收缓、收散，甘能缓急，淡能利窍。故经曰：肝苦急，急食甘以缓之；心苦缓，急食酸以收之；脾苦湿，急食苦以燥之；肺苦气上逆，急食苦以泄之；肾苦燥，急食辛以润之，开腠理，致津液，通气也。肝欲散，急食辛以散之，以辛补之，以酸泻之；心欲软，急食咸以软之，用咸补之，以甘泻之；脾欲缓，急食甘以缓之，用甘补之，以苦泻之；肺欲收，急食酸以收之，用酸补之，以辛泻之；肾欲坚，急食苦以坚之，用苦补之，以咸泻之。凡此者，是以明其味之用也。若用其味，必明气之可否，用其气者，必明味之所宜，适其病之标本，腑脏寒热虚实、微甚缓急，而以将其药之气味，随正所宜，而以制其方也。是故方有君臣佐使、轻重缓急、大小反正逆从之制也。然主治病者为君，佐君者为臣，应臣之用者为使。皆随病之所宜，而有赞成方而用之也。故经曰：君一臣二，奇之制也；君二臣四，偶之制也；君二臣三，奇之制也；君三臣六，偶之制也。咽嗌近者奇之，远者偶之；汗者不可奇，下者不可偶，补上治上制以缓，补下治下制以急。急者，气味厚也。服剂大、缓者，气味薄也，服剂小、薄，则少服而频于食后；厚则多服而稀于食前。肺少九服，肾多二服。余皆相似而为加减，随证大小而以治之。故曰：君一臣二，制之小也；君一臣三佐五，制之中也；君一臣三佐九，制之大也。微者，逆其病气，治之正治之法也；甚者，从其病气，佐之反治之法也。故从少从多，观其证用。然一同二异，谓之从少；二同三异，谓之从多，随证所宜而从其毒。然毒者，所谓药有三品，上品为小毒，中品为常毒，下品为大毒。三品之外，谓之无毒。又《神农》云：药有三品，以应三才之义也。上品为君，主养命，小毒以应天；中品为臣，主养性，常毒以应人；下品为佐使，主治病，大毒以应地。凡此君臣佐使之义，是以明其药性善恶之殊贯，乃服饵之道也。治病之道，不当从此，皆从病之所宜，而以用毒矣。又其人皮厚色黑，大骨肉肥者，皆能毒制胜之，宜其厚药；瘦而薄，肤色之㿠白者，皆不能胜毒，治宜其薄药。故经曰：能胜毒者以厚药，不能胜毒者以薄药。宁小勿其大，宁善勿其毒。小者，是谓奇方。奇之不去，偶方主之。偶方病在，则反偶之佐之，而以同病之气而取之，勿令太过而反中其毒。若妇人重身而病癥痕坚积，痛甚不堪，不救必死者，以其毒而衰其大半而止，则子母无损，若令太过则伤其命。故经曰：病有久新，方有大小，有毒无病，故以常治矣。大毒治病，十去其六；常毒治病，十去其七；小毒治病，十去其八；无毒治病，十去其九；谷肉果菜，食养尽之，勿使过之，伤其正也。不尽，行复如法。必先岁气，勿伐天和，无盛盛，无虚虚，而遗人夭殃，无失邪，无失正，绝人长命。此之谓也。

及夫治病之要旨，必明五气为病，郁之甚者，如法治之。故曰木郁达之，所谓吐令条达也；火郁发之，所谓汗令疏散也；土郁夺之，所谓下令无壅碍也；金郁泄之，所谓渗泄，解表、利小便也；水郁折之，所谓折其冲逆也。通其五法，气乃平调。复视其盛虚，而以调之，乃治病之大体也。及夫诸阳病，热而脉数，重而按之，其脉不动者，乃寒盛格阳而致之，非热也，是为阳中伏阴，而寒气郁之甚也。治之则当以热逆其外而顺其内也。诸阴病，寒脉至而顺其阴证，重手按之，其脉反甚，鼓击于指下而盛者，所谓热盛而拒阴而生其病，非为寒也。是为阴中伏阳，热气郁之甚也。治之以寒，是以逆其外而顺其内也。逆外顺内则生，逆内顺外则死矣。故曰知标与本，用之不殆，明知逆顺，正行无问。然病有标本，治有顺逆。百病之起，有生于本者，有生于标者，有生于中气者，有在其标而求之于标，有在其本而求之于本，有在其本而求之于标，有在其标而求之于本。故治病有取之本而得者，有取之标而得者，有取之中气而得者，有逆取而得者，有从取而得者。然反佐取之是谓逆取，乃反治之法也。奇偶取之，是谓从取之，乃正治之法也。故曰：治逆与从，正行无问，知标本者，万举万当，不知标本，是谓妄行。夫阴阳逆从标本之谓道也。然先病为本，后病为标，或既先病而后逆者，先逆而后病者，先寒而后生热病者，先热而后生寒病者，先中满而后烦心者，先大小便不利而后生病者，先病而后泻者，先泻而后生大病者，皆治之本，必且调之，乃治其他病，必谨察之矣。其或先热或先病而后生中满者，皆治其标。人有客气，有同气，小便不利者治其标；大小便不利者先治其本；其或先病而重大者，后发病而轻小者，先治其本，后治其标，是谓本而标之；其或先发病而微缓，后发病而甚急者，先治其标后治其本，是谓标而本之；审量标本不足有余而以治之，谨察间甚，以意调之，间者并行，甚者独行。然间而并行者，非谓一经病也。所谓他脉共受邪而令病也。甚而独行者，一经受病而无一气相渗也。标本相传，随证治之，寒者热之，热者寒之，温者清之，清者温之，微者逆而治之，甚者从而伏之，燥者润之，湿者燥之，散者收之，结者散之，坚者软之，软者坚之，劳者温之，逸者行之，惊者平之，衰者补之，盛者泻之，吐者下之，摩之浴之，薄之劫之，开之发之，灸之刺之，适其为用，各安其气，必清必静，而病气衰去，五脏和平，归其所宗，此治之大体也已矣。夫历古及今，圣贤先达之谈论，修真保命治病防危之言，不为少矣，世人多不能悟者，由乎心不明而志不坚，行非良功而所误也。然圣经所论，妙道玄机，非谓圣意故惑后人，而以藏机隐意，惟恐轻泄圣传，乃密传于有志之士。是故愚昧莫能明矣。况有非其人者，其于经旨，百未达一二，强自分别，以为小法旁门，编成歌颂，自为己能，递相传授，以矜己德，而祸乱他人，及其为用，全无征应，致使圣经妙典，日远日疏，而习者少矣。修学之士，真伪邪正，不可辨也。则如世传《灵枢》、《甲乙》，以为课之术，以六十甲子为法，将日干取运，日支取气，便言何脏受病，其宜何治，而几时痊愈。然将甲为土运，子为足少阴肾水，土能克水，便言肾病，则当泻脾补肾，则六日痊愈，所谓水一土五，而至六日，以此之类治法误也。何以明之？且天下地理方位、节令气候不同，其人之老幼、男女、脏腑，病受所生大小高下前后偏侧、厚薄、长短、坚脆、虚实各个不同，岂能世人同时得病而证候皆同？及宜一法治疗亦同时愈者耶？及夫世传十二经络病证歌诀以为课病之法，然以始病之日，以干取运，以病人支干加在日运帝王之辰，阳命之人顺而数之，阴命之人逆而数之，至于得病之日，见何干支，便为是何脏腑受病，如何传，若以此为法者误也。此法世工多传，以为运气推病法治，及其为用，而多不应焉。何以明之？且天下同属之人，同日得病，岂能其证候而一般传变者邪！及夫日中运气与人命相合加临，取其相生相克以定吉凶者误也。何以明之？且天下同命之人有病岂能同时吉凶者邪！或将中支干纳音与病人命及支干相合而定吉凶者，此是推平人灾福之法，非为占病之道也。凡此之类，皆非圣经之旨，足以诳惑人心，征之无验矣。

然圣经妙旨，大包天地，细入毫毛，合造化咸有所宗，何至于此端异论乎！欲穷病之吉凶，必明岁之天地盈虚，运之太少，谨察复胜之用，适主客同异盛衰，次推病之标本，何气使然，以厉何脏，及虚与实，将岁中运气加临，取其同异逆从，而可定其吉凶者也。故经曰：天符为执法，犹辅相；岁位为行令，犹方伯；太一天符为贵人，犹君主。若中其邪者，其病速而危。执法、官人绳准，自为邪僻，故病速而危也。中行令者，其病徐而迟，犹方伯无执法之权，故无速害，故病但执持而已。中贵人者，其病暴死，义无凌犯，故病暴而死也。然邪者，五运六气复胜之受也。有变则病，乘其气之至也。清气大来，燥之胜也。风本受邪，肝病生而留于胆也。热气大来，火之胜也，金燥受邪，肺病生而留于大肠也。寒气大来，水之胜也，火热受邪，心病生而留于小肠也。湿气大来，土之胜也，寒水受邪，肾病生而留于膀胱也。风气大来，木之胜也，湿土受邪，脾病生而留于胃也，所谓感邪而生其病也。外有其气而内恶之中，外不喜周而遂病，是谓感也。衰年之虚，则邪乃甚也，则年木不足，而外有清邪至而肝病之类也。失时之和亦邪甚也，所谓六气临统，与主气相克，感之而病者也。遇月下弦后上弦之前，是谓月空，感于邪则亦甚也，重感于邪则病危也。所谓年已不足，邪气大至，是谓一感；年已不足，天气客之，此时感邪，是谓重感。

内气召邪,天气不佑,不危何哉! 则如丁卯、丁酉之岁,外有风邪至而脾病,辛丑、辛未之岁。外有湿邪至而肾病。凡言病之吉凶,必明病之脏腑虚实,而与岁中运气胜负之变而以加临,可以言也。

假令风木之胜,民病脾肺实而肝气虚者,病皆危也。若病脾肺虚而肝气实者,皆甚也。余皆仿此,推而可知也。欲治五脏得失间甚之时死生之期者,必明其脉候以知何脏也。其病口者,为己愈于子,子不愈,甚于鬼,鬼不死,持于母,于四时日干时辰同法。故经曰:夫邪之客于身也,以胜相加,至其所生而愈,是谓病脏生之子也;至其所不胜而甚,是谓脏之鬼也;至其所生而持,是谓所生脏之母也;自得其位而起,是四时五行旺相及日干时辰与病之脏同也,必先定五脏之脉,乃可言间甚之时、死生之期,此之谓也。

欲知热病间甚,大汗之期,取其本脏遇胜己日,甚己旺日大汗,气逆则胜己日死。故经曰:肝热病者,小便先黄,腹痛,多卧,身热,热争则狂言及惊,胁痛,手足烦,不安卧,庚辛甚,甲乙大汗、气逆则庚辛死。心热病者,心先不乐,数日乃热,热争则卒心痛,烦满喜呕,头痛无汗,壬癸甚,丙丁大汗,气逆则壬癸死。脾热病者,头重颊痛,心烦,眼青,欲呕,身热,热争则腰痛,腹满溏泄,两颔痛,甲乙甚,戊己大汗,气逆则甲乙死。肺热病者,洒淅然起毫毛,恶风寒,舌上黄,身热,热争则喘咳,痛走胸膺,皆不得太息,头痛,身汗出而寒,丙丁甚,庚辛大汗,气逆则丙死。肾热病者,先腰痛骭酸,苦渴数饮,身热,热争则项痛而强,骭寒且酸,足下热,不欲言,其逆则项痛,员员澹澹然,戊己甚,壬癸大汗,气逆则戊己死。及夫肝热病者,左颊先赤;心热病者,咽先赤;脾热病者,鼻先赤;肺热病者,右颊先赤;肾热病者,颐先赤,皆所谓病之始也。诸汗者,至其所胜日汗出,谓其旺日为所胜,则如肝甲乙、心丙丁之类也。汗后脉迟静而愈,脉尚躁盛者死。今不与诸汗相应,此不胜其病也,狂言失志者死矣。然皆圣经之旨也。必凭闻、望、问、切知其病,总而与天地时日阴阳相合,推其生克而为法。审察间甚逆从而以随证治之,适其治之逆从可否而以言其吉凶,慎不可治其阴阳而已。然虽阴阳为万物之纲纪,论其吉凶亦须由其用也。大抵死因病致,病由邪生,邪因变起,变由不平,平则安而无咎,否则祸患由生。内则内验,外则外征。外者,心行德过;内者,腑脏衰兴。大小缓急,无不相应。故经曰:德者福之,过者伐之。有德则天降福之应之,有过则天降祸以淫之。则知祸福无门,惟人所召耳。故曰主明自安。以此养生则寿,殁世不殆,以为天下则大昌;主不明则十二官危,使道闭塞而不通,形乃大伤,以此养生则殃,以为天下者,其宗大危。然则岂不亦由其人所为乎!

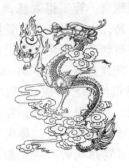

卷 八

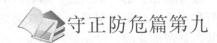

守正防危篇第九

夫天地阴阳，与人之无异，天地乃得长久，惟人不然者，所谓人事不合天仪，失其至道则故也。夫天地之道者，犹权衡也。高者抑之，下者举之，强者制之，弱者益之，盛者复之，有者应之，德化政令，无不报之，致使其远，无有终始，故能长久而已矣。人之道者不然也。高者不抑或更举之，下者不举或更抑之，强者不制或更益之，弱者不补反更损之，真伪不辨，邪正不分，虚实不察，损益不明，虚者误损，实者误益，终无所悟，迷于六欲七情之邪，种种盗扰天真之气，数犯其禁，累冒贼邪，致使脏腑偏倾，气乱而病，不已则气绝而死，不能尽其天寿也。大体内真则外假，不能为害；内正则外邪，不能有伤。故有达士密符天机，预防祸患，勿使受邪而生其疾，乃得身安而满其天寿矣。或持功积行而圆成，亦得与天同长久矣。且夫世人多以内邪而外盗，耗竭真气，以致为妄而已。先圣恤之，故传修真保命备患御疾之道。然养生之要，内功外行，衣饮药食，诸所动止，应其时候，各有宜否，宜者为之，禁者避之，盛者制之，衰者益之，使气血和平，精神清利，内无邪辟，外没冤嫉，安得有袄患夭枉而至于已矣！

夫岁主药食之宜者：上下徵火，宜以咸寒。上下宫苦热，下宫中徵下甘温，上宫中角徵上苦温，下宫中宫下苦温，下宫中商羽下甘热。上商苦小温，下商苦小温，下商中宫下酸热，下商中商角徵羽下酸温。上羽宜苦温，下羽宜苦热，上羽中宫商羽上甘热。下羽中宫商甘徵下甘温，上下角辛凉。

木运之岁，是谓中角；上商角中辛和，上宫中辛温，上徵中酸凉，上火羽中酸和。

火运之岁，是谓中徵：上徵中甘寒，上角中咸和，上宫商中咸温，上火羽甘和。

土运之岁，是谓中宫：上羽中苦温，上宫商角中甘和，上火中咸和，上徵中苦热。

金运之岁，是谓中商：上徵火羽中辛温。上商中苦和，上宫中酸和。

木运之岁，是谓中羽：上火羽中咸温，上宫商角中苦和，上徵中咸热。

凡此五味四气者，所谓岁主药食之宜也。上谓司天，前三气也；下谓司地，后三气也。中谓司运，通主岁也。或上下火者，谓寅申少阳相火司天地之岁也。然药食之宜者，必明岁中运气同异多少而以制之也。然同异者，寒湿燥同阴也，风热火同阳也。否者，异也。又燥湿者小异也。将其岁运参合，取其同异，同天化者多地化以治之，同地化者多天化以治之。同少同多，加减治之；有毒无毒，谷肉果药法服之，勿使太过而生其害。适其气岁，先取化源而以刺之，郁者取而折之，衰者资而益之，强者抑而制之，弱者扶而补之，以平为期，勿使盛衰而生其病矣。然取其化源者，是谓先与五常气位未主之前，适其运气胜复之甚兆已张，方可取其化源，而用针补泻也。则如风木则将胜，苍埃乃见，于林木乃由声，东风数举，雨湿不行，岁星明大，镇星光芒，彰其兆召也，则于年前十二月先取其化源，用针泻其木而补其土矣。

二火将生，远视天涯，光辉赤气，草乃萎，南风频至，荧火明，太白光芒，其兆已彰，于三月先取化源，泻其二火，补于金矣。

土湿将生，黄埃四起，濡蒸乃作，浓云数布，燥物皆濡，辰星光，震星朗然，有此之兆，于五月先取化源，泻土补于水矣。

燥金将生，西风数举，地气先燥，濡物皆干，土生白卤，山彰白气，林起青烟，肃杀乃作，柔叶先凋，太白明，太岁星微彰，是其兆也，于六月先取化源，泻金补于木矣。

寒水将生，太虚深元，阳光不治，寒气至，蛰虫早藏，辰星明，荧光失色，胜兆已彰，于九月先取化源，泻水补于二火矣。

凡言化源者，所谓六化之源也。肝木之源名曰中封，在足内踝前一寸，仰足而取之。君火真心之源，名曰通里，在手腕后一寸。相火少阳心包络之源名曰内关，在掌后腕二寸。脾土之源名曰公孙，在足大趾本节之后一寸。金肺之源名曰列缺，去腕后侧上一寸，两筋间陷中。肾水之源名曰涌泉，在足内踝骨后动脉中为太溪，此下一寸是也。

凡取化源者，其气欲旺之前，迎而取之，泻其盛气，勿使行盛而生其疾；补衰之源，勿令受邪而生其疾。谨候其时，各无志乱，以手持针内之，至于经脉之分，无问息数，不可久留，于欲得气之前后，呼而徐徐引至其门，呼尽乃出，勿按其穴，大气皆出，是为泻之法也。其补者，必先以左手指循按其穴，令其舒缓宣散，推感其皮，弹而怒之，使脉气膜满，呼而下之，置针有准，感按穴皮，令当应针之处，则令神气内守，候呼尽而内针，无令气恶，无问息数，静以久留，使邪布，吸则转针以得气，故气至慎守，无令改变而生其咎，候吸引针，急按其穴，气不得出，各在其处，推合其门，令神气存，大气留止，是谓补之法也。

〔新添〕补泻生脉法

惟针补泻，最为多用，偏取一脏，不防他脏也。假令治心者，依前说，左手扪背俞穴，第三椎两旁各一寸半，捻定其穴，先以六字气法调合阴阳，泻心者呵气七口，次呼气五口，

嘘气九口，次吹气六口，次咽气八口，自穴内气至，然后诊脉之，脉当高现。补者，先呼气一口，气尽下针，先以缓缓入针二分，候气至而推而内之，候而脉大得气，左手按穴，吸气一口，缓缓出针，气尽针出，勿令真气随针出，以左手闭其穴，名曰补。针阴跷穴，乃曰阴中生阳也，即左手先应也。次针阳跷穴，乃曰阳中生阴也。右手脉应后，再针左边心俞穴，而胃气和也，其病愈。凡用针者，甲子日子时，乙丑日丑时，丙寅日寅时，丁卯日卯时，补泻最验。余准此也。

十二腧穴：肺三，心五，肝九，胆十，脾十一，胃十二，三焦十三，肾十四，大肠十六，小肠十八，膀胱十九，白环二十。其穴皆在背脊骨旁一寸半。

阳跷者，申脉，二穴在外踝下赤白肉际，针入三分。阴跷者，照海，二穴在内踝下赤白肉际中，针入三分。

其药食者之法

〔旧经〕假令风木之胜，多食辛凉制其肝木之胜，少食酸温勿佐木强，多食甘物佐其土衰，以平为期。余皆仿此。五运六气之用，有胜至则以制其胜，而益其衰。无胜衰则当明主客同异而以为其法。客气同，其至则不可犯其主化，宜服主气不相得之化。客气异，其至者则可小犯其主之化也。邪反胜其主者，是为主气衰也。则如春反凉，夏反寒，秋反热，冬反温之类也，则可犯其主化，而以助其主之衰也。其诸所宜及可犯者皆不可太过，以平而为期。如太过则反生其害也。若假寒热温凉治其病，则无问四时主客气之同异宜否，皆当从其治病之法为其制耳。则如汗不远热，下不远寒之类也。故经曰：用温远温，用热远热，用凉远凉，用寒远寒，食宜同法，有假反常。此之谓也。又经曰：司气以热，用热无犯；司气以寒，用寒无犯；司气以凉，用凉无犯；司气以温，用温无犯，司气间气同其主则无犯之，异其主则小犯之，亦其道也。是故冬气寒则安处衣饮药食之类，皆不可以其寒也，夏气热则不犯其热也，春秋温凉亦不可犯之。故曰寒无寒犯，热无热犯，是谓远也。远者，避忌之禁也。若不

避而犯其禁者，无病则生，有病则甚，病大则危而死矣。然犯寒则寒病起，而上下所出水液澄澈清冷，癥瘕癫疝，搐，坚痞腹满急痛，不利清白，食已不饥，吐利腥秽，屈伸不便，厥逆禁固之类也。犯热则热病生，而喘呕吐酸，暴注下迫，转筋，小便混浊，腹胀大而鼓之有声如鼓，吐下霍乱，瞀郁肿胀，衄衊，血溢血泄，淋闷，瘤疽疮疹，身热，恶寒战栗，惊惑悲笑，谵妄衄衊，暴喑，瞀昧，躁扰狂越，骂詈惊骇，胕肿疼酸，气逆冲上，禁栗如丧神守，嚏呕，喉痹，耳鸣或聋，呕涌，目昧不明，胭瘛，暴病暴死之类也。其犯温凉者，虽无暴过，以积温而成热，则始生热；以积凉而成寒，则始生寒病矣。其治者，求其所犯而抑其胜制之。犯热治之咸寒，犯寒治之甘热，犯温治以辛凉，犯凉治以苦温，以平为期，勿使太过而反伤其正矣。然五味四气当所宜者，尚有不可过度，况乎犯其禁忌，岂无祸患哉！

及夫五味者，食入于口，聚入胃，脾胃变磨，布化五味，以养五脏气。酸先入肝，苦先入心，甘先入脾，辛先入肺，咸先入肾。然五脏得其五味，随其本化，便为五气也。酸化为温，苦化为热，甘化重阴，辛化为凉，酸化为寒也。是故气味不可偏食，偏食则久而五脏偏倾生其病。以故经曰：味过酸则肝气以津，脾气乃绝；味过于咸，则大骨气劳短肌，心气抑；味过于甘，则心气喘满，色黑，肾气不充；味过于苦，则脾气不濡，胃气乃厚；味过于辛，则筋脉沮弛，精神乃殃。又经曰：多食咸则脉凝泣而变色；多食苦则皮槁而毛拔；多食酸则胝皱而唇揭；多食甘则骨病而毛落；多食辛则筋急而爪枯。凡此之谓戒偏。他多不必禁所不宜者，以平为期，亦不可过其度矣。又经曰：辛走气，故气病勿多食辛；苦走骨，故骨病勿多食苦；甘走肉，故肉病勿多食甘；咸走血，故血病勿多食咸；酸走筋，故筋病勿多食酸。又经曰：肝病禁当风，心病禁温食热衣，脾病禁温食暴食，湿地濡衣，肺病禁寒衣饮食，肾病禁焯煖热食温衣矣。凡此之谓病之禁忌也。又卒风暴雨，大寒大热，无问病否，悉当避之。故经曰：冬伤于寒，春必病温；春伤于风，夏

必飧泄；夏伤于暑，秋必痎疟，秋伤于湿，冬必咳嗽。然四时之气，性用不同，此乃顺其四时生长收藏之道也。及夫卒暴喜怒、悲思、惊恐、寒热、劳逸，亦当禁之。故经曰：怒则气上，喜则气缓，悲则气消，恐则气下，寒则气收，炅则气泄，惊则气乱，思则气结，劳则气耗。然怒则气上，逆甚则呕血及飧泄而气逆，故气上也；喜则气和志达，荣卫行通，故气缓矣；悲则心系急，肺布叶举而上焦不通，荣卫不散，热在中，故气消矣；恐则精却，坏而不行，上焦闭而气还，下焦胀，故气下矣；思则心有所存，神有所归，正气留止不行，故气结矣；寒则腠理闭，气不行，故气收矣；热则腠理开，荣卫通，故气泄矣；惊则心无所依，神无所着，意无所定，故气乱矣；劳则喘息汗出，内外皆越，故气耗矣。又曰：喜怒伤气，寒暑伤形，暴怒伤阴，暴喜伤阳，厥气上行，满脉以形。又经曰：怒伤肝，悲胜怒；喜伤心，恐胜喜，思伤脾，怒胜思；忧伤肺，喜胜忧；恐伤肾，思胜恐。凡此之谓五脏之志，其志过度则伤其本脏，以其所胜之志制之则止矣。则如怒胜思，怒发而无思之类也。又经曰：风伤肝及筋，燥胜风；热伤气，寒胜热；湿伤肉，风胜湿；热伤皮毛，寒胜热；寒伤血，燥胜寒。然则性用不同，故各随其性用而以言其伤及胜也。不必皆取所胜而推矣。又经曰：酸伤筋，辛胜酸；苦伤气，咸胜苦；甘伤脾、肌肉，酸胜甘；辛伤肺、皮毛，苦胜辛；咸伤血，甘胜咸。然此之五味，性用不同，故有自伤及伤其已胜而不等也。则如肝主伤风，心主伤热，是中本化之气，自伤也；脾主饮食劳倦者，是谓大化之用自伤也；肺主伤寒者，是中子之邪而伤也；肾主伤湿者，是中己所不胜之邪伤也。凡此之道，各随其脏所恶者感之而生其病也。此之五邪所伤，是以明其所主。细而推之，则五脏原有五邪相乘而病矣。逮夫五方者，东、南、中、西、北也；五方生五气者，风、热、湿、燥、寒；五气生五行者，木、火、土、金、水也；五行生五味者，酸、苦、甘、辛、咸也；五味生五脏，肝、心、脾、肺、肾也；五脏五养者，筋脉、血脉、肌肉、皮毛、骨髓也；五

养生五子者，心、脾、肺、肾、肝；五脏生五神者，魂、神、智、魄、志也；五神生五志者，怒、喜、思、忧、恐也。凡此之道，乃五行造化之理，养生之道也，正则和平，互相济养；变则失常，而克伐戕生。若论养生之道，则当诚心，避忌一切能为害者矣。故《仙经》曰：冬夏处于深堂，避于大寒太热之气，勿使伏留肌腠生疾也。寒多在不顿多，暖来亦不顿减。久劳则安闲以保极力之处；久逸则导引以行积滞之气；暑汗当风则荣卫闭结，夏热卧湿则气散而血注；冬居极热则肾受虚阳，而春夏肝与心有壅蔽之疾；夏冒极凉，则心抱浮寒，而秋冬肺与肾有沉滞之患。大饥则损胃，食勿极饱，极饱则伤神。极渴伤血，饮无过多，多则损气。沐浴不频，频则气壅于上，脑滞于中，令人体重而形瘦，久而经络不能通畅，血凝而气散，气不生血，身不生形，则成瘫之疾也。夫五日五行气流传遍，浴之则荣卫通畅，旬日十干数足，真气复还于脑，一沐之则耳目聪明。又远唾则损气，极视昏睛，极听则伤肾，久立则伤骨，久卧则伤肉，多睡则浊神，频醉则散气，多汗则损血，立困则伤形，奔车走马则气乱而神惊，登峻望高则魂飞而魄散。及夫气者，为形之主，神之母，不可以伤也。然才所不敏而强思，力所不及而强举，悲哀憔悴，喜乐过度，汲汲所欲，戚戚所怀，久谈语笑，寝息失时，拽弓引弩，啖酒呕吐，饱食便卧，跳步喘息，欢呼哭泣，皆伤其气也。又观死气而触生气，近秽气而触真气，朝饥暮饱，亦皆伤其气也。又多思则神怠，多念则志散，多欲则损气志，多事则役形，多语则弱气，多笑则伤心，多愁则摄血，多乐则溢志，多喜则气错，行而多言则损气；睡而张口则气泄而神散，吊死问病喜神自散，看斗则气结，解救怨生，狂禽异兽戏之则神恐，古庙凶祠入之则神惊，对三光濡溺则折人年寿，负四重深恩则减人大数，饮宴圣象之侧则魂不宁，坐卧于塚墓之间则精神自散，歇息于枯木大树之下则久阴之气触入阳神，渡于深水大泽则寒性逼人真气，折出众花卉则多招媚狂入室，食非时果实则多带邪气入腹，非济患难而频说妄言绮语则减人正寿，非遇会合

而频饵肥醇酒则除人本禄，负贤忘恩则必有祸应，轻则毁物则自无福生，酷爱美物则少吉，深入大山则多凶，损人害物则以冤极冤，妒贤嫉能则以怨起怨，虚传慢友妄受则轻师。凡此之类，皆能为其祸患，悉当避忌，无使犯禁而生其害，是谓其真斋戒也。故曰"洗心曰斋，防患曰戒"，斯之道矣。然病生之绪，其有四焉，一者因其变动而内成积聚、癥瘕、瘤气、瘿气、结核、癫痫之类，二者因其变动而外成痈肿、疮疡、痂疥、疽、痔、掉瘰胕肿、目赤、癣疹、痛痒之类也；三者不因气之变动而病生于内，则留饮、癖食、饥饱劳损、宿食、霍乱、悲恐、喜怒、想慕、忧结之类也；四者不因气之变动而疾病生于外，则暗气、贼魅、虫蛇、蛊毒、飞矢、鬼击、冲薄、坠堕、斫射、刺割、摇仆、打扑、磕位、触抹、风寒暑湿之类也。凡此之类，乃一切祸患之由，其非六欲七情之邪而祸患无由生矣。然六欲者，眼、耳、鼻、舌、身、意，此之六贼是也。七情者，喜、怒、哀、乐、好、恶、爱是也。凡此六欲七情之邪，而为祸患之本、死亡之因，世人不悟恣纵其心、悦乐其志，有误养生之道，不畏危亡，种种耗失天真之气，而致精神衰弱，根蒂不坚，多感邪而生其祸患，及乎殆而渐矣。故《养身法》曰：少思寡欲，而以养心；绝念妄起，而以养身；饮食有节，而以养形；劳逸有度，而以养性；鼻引清气而入，口吐浊气而出以养气；绝淫戒色，而以养精。又曰：少思、少念、少食、少欲、少笑、少愁、少乐、少喜、少怒、少好、少恶，故得灵光不乱，神气不狂，方可奉道。保生之要，以忍为其上也。其忍者，不必忍其慎怒，而以凡事皆能忍之为其妙矣。所以制其心而养其性，守其意而保其神也。

故心者，火也，纵之则狂，制之则止。狂则躁乱邪生，止则安宁清净。然火本不燔，因风而灼；心本不乱，逐境而狂。若能对景心意动时忍之不动，是谓无为。若能临事忍事，不为其事，是谓无事。无为无事，则为清净，乃习道之本、养生之要。勿谓忍之不已而反不忍，但能忍之，多则多福，少则少福，不能忍之则生患害。若能全固守其一则为妙矣。然一者，

丹田也。若能忍其外境，不扰其心，常以志意存想下田，深视内定，则是火入水乡，其火息矣。是故《玉皇圣胎诀》言：人常降心火于丹田，外境不入，内景不出，泯绝狂虑，一气不散，委于气海，肾气不能七升，其息渐少，纵出之则亦悠悠然减省也。故先圣曰：自然胎息也。及夫达磨胎息至理，言人气升自有走。先莫若内观诸世界，游玩自己之天宫，超清灵妙境。其法贵乎无漏，一念不生，一意不动。无漏则善果成，不动而真圣贤。面壁九年岂无毫发走失，阴灵自外而身外有身，超凡入圣矣。故先圣曰真胎息也。及夫扁鹊解《灵枢》，以冬至之后，真铅积之一分，状如戏药而镇丹田，以鼻引清气，闭口不出，以定息二十四数为火一两，四十五日火进一十六两，而炼就阳，夏至之后，阴积之三分，状如胞卵而镇绛宫，亦以鼻引清气，闭口不出，以定息数二十四数为火一两，四十五日进火一十六两，而炼阴息。以阴息投阳胎而生真气，真气生元神，人形合而为一，与天齐年。离而为二，身外有身，而为羽客仙子，不在尘世，以返三岛十洲者也。及夫葛洪《胎息论》曰：凡胎息之要一如在母腹中，母呼则呼，母吸则吸，令人不达妙理，纵能用之，稍时随手出之，喘息不已，非止不能留所闭之息，而又元气损虚，反为乘阳之所夺。若气急未急之前升身，则可停留少时，无使太急，示气急之际，先鼻引清气一口，续后更以新取之气换出旧闭息者之余气也。故得夺其气积而形神清爽，可以除疗百病。曲留强住，亦非自然。所以为下等胎息。真仙上圣而有三品之论也，鼻引口吐可以去浮寒、逐客热、冲结滞、行经络。若定百息，通开万病；若定千息，气血不交，阴阳自构；若定万息，气住神藏，大乘之功，不可言也。补气之道，此为上矣。

华阳真人曰：伤寒之疾既觉，急居静室，盘膝正坐，闭目瞑心，定息住气，以双手迭之兜其外肾，向前倒身跪礼，不过二三十度，汗出清凉，病气自散。昔人以梦泄遗漏，或下元虚冷，乃于日落之后，静坐幽室，以手兜外肾，以手搓脐下八十一数，九遍为度，但左右换手而已。遂丹元补暖，真气充盈。昔人以幽室静坐，绝念忘言，以向下心火，闭目存想如火轮炎炎，积日气海坚固，颜色异常，日久下尽诸秽，自耐寒暑矣。昔人以饮食过度，胸臆注满，或寒热凝滞，或痛结壅塞，当静坐、鼻引清气，闭口不开，真气多入少出，以攻所病之处，太紧方放其气，不下三五次，自然消除矣。

昔人以心上为阳而阴不能到，以肾为阴而不能及，故涌泉之上，气升而不降，血注而不升，致使脚膝沉重，阴凝而阳散；又况终日奔驰，无时休息，当夜后汤灌二足，此二益而少矣，不若高举二足，使气倒行，流于涌泉，逆统于丹阙，积日足轻，行及奔马，起步如飞矣。

昔人以四肢小疾，五脏微疴，气血凝滞壅塞，静坐澄心，闭目绝念，运心气于所病之所，暂息少时，无攻不胜矣。

昔人以五脏积滞，用六字气治之，即黄庭图之法也。张证道以此留形住世，王悟真以此治病延年，孙思邈以此修身治人。六字之法者，春不可呼，夏不可呵，冬不可呵，秋不可呼，四时常嘻，谓三焦无不足，八节不得吹，谓肾府难得实。

凡有余则引其子，不足则杀其鬼，此法古今无知者。西山上圣得其咏也，不须禁忌，但朝不虚食，暮不实食，上也；素无味，淡无荤，次也。何虑四体之不充悦乎！及夫六字气有余，子不足杀鬼者，肝本呼也。余则用呼，呼亦不能引肝气。若引子气则用呵字泻心之气，心气既行，肝气自传也。

保童秘要

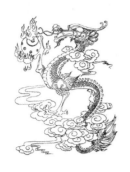

保童秘要

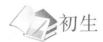 初生

初生三日，服牛黄方

牛黄一大豆许

上极细研，以赤蜜如酸枣子大，熟调，用绵蘸取令吮之，一日令尽，频三日勿绝。

初生六日，服朱砂方

成练朱砂一大豆许

上极细研，以赤蜜如酸枣大，熟调，用绵蘸取令吮之，一日令尽，频三日勿绝。此二方皆温肠胃、壮血气、去惊风、辟邪恶。

初生七日，服米饮方

细研粟米煮粥饮，厚薄如乳，每日如半栗子大，吃满七日，助谷神，以导达肠胃。

出腹鹅口方

小儿出腹，口角边有黄色，如鹅燕之喙，或如米屑，或迫鼻边一重皮膜。此由儿在胎中，受谷气盛所为，或处胎时，母嗜恶饮食使然也。

上宜以指缠乱发，以温水掠之，频三日勿绝。如不愈，浓煎栗子皮汤洗之。

出腹舌下有膜方

小儿初生，舌下有皮膜，如石榴膜裹舌，或遮于舌根。即以指摘破令血出，烧白矾灰细研，以半绿豆许傅之。如不摘去，令儿患哑。

初生口中有乳䐈方

初生六七日，或颊中舌上有白皮，如芦苇䐈状胀起者，此中有青黄汁或淡血。宜以布裹指刺破，出却恶物，烧白矾灰细研，以半小豆大傅之。如不可，再刺，以可为度。如齿断及上腭有，亦并宜依此治之。

初生口噤诸方

夫初生二七日已来，著噤不吮乳，多啼者，此因客风中于脐，循流至心脾二脏之间，遂使舌强，唇吻不收，嘬乳不得。此疾大抵以去客风为要，宜先灸承浆穴十四壮，穴在下唇棱下宛宛中是也，艾炷如半小麦大。又灸颊车穴七壮，穴在耳下曲颊骨后宛宛中。

又方 桂心 独活 麻黄去节 芍药 大黄 防风 细辛已上各一铢

上以酒二合，水二合半，煎取二合，去滓，每度可滴一栗壳许入口中。

又方 蜈蚣半枚，炙，去头足，细研

上以猪乳三栗子大，同研之，渐渐与滴口中，可两日尽之。

著噤身热方

竹沥半合 紫雪一栗子大

上相和研，每七日儿一日一服，只可一小栗子大，不可多与，吃三日勿绝。

初生著风体冷诸方

小儿初生，或五日，或十日，身冷肉硬，或手脚痉急者，此由忱儿之时，着风冷拍著致使然也。宜先用后方：

桂心一株 通草一分 麻黄半分，去节 豉七粒

上以水二大合，煎取半合已来，数数滴口中。

又方 浓煎椒桂汤，以绵扑拭冷处。

又方 取椒桂末，铺绵上，用裹冷处。如口噤不吃乳者，即为难救也。

初生浴儿诸方

猪胆一枚

上以水七升，煎取四升，澄清浴之，永无疮疥。又膈三日，宜用后方：

黄连一两，拍碎　麝香二杏仁大　牛黄二杏仁大　桃奴一枚，经霜不落者是也

上以清水六升，煎取三升，去滓以浴之，大去不祥。

三日后至满月已来浴方

桃、李、梅等根各一把，洗去土

上以清水六升，煎取三升，去滓，入麝香少许，浴之。此法每五日一浴，满月即止。

初生服猪乳方

猪乳一栗壳许　牛黄二米粒大

上细研，一日内渐渐滴儿口中。此法甚佳，又妙于朱蜜，能制口噤，去惊邪。

初生至三七日已来，洗肠方

柴胡　升麻　甘草　黄芩已上各三铢

上以水三合，煎取一合，去滓，一日与二栗子大服之。

七日后惊热方

吊藤　茯苓各二分　生甘草　大黄各一分

上四味，以水四合，煎半合，分为三服。若热多，即加黄芩二分。

惊啼壮热，不能食乳方

吊藤　芍药　柴胡　龙胆　山栀子　茯苓　防风已上各等分

上细剉，以水三合，煎取一合，时时温灌之。如热甚者，加山栀子；惊多者，加茯苓，专不吃乳者，加枣子一枚。

撮口方

乌驴乳三合　东引槐枝十条，各三寸

上先以槐枝，将一头于煻灰火中煨，留一头，待津出，即取出净拭却灰，却于乳中搅，须臾，将槐枝滴乳于孩子口中便定。

吮乳诸方

半夏洗了，秤取半两，晒干

上为末，炼蜜为丸，如梧子大，每服二丸，以温水化破，一岁儿一日两服。

又方　人参三分　生姜二分

上以水五大合，煎取二合，去滓，一岁儿一日与服尽。

又方　肉豆蔻仁一枚　大黄一分

上以清水四大合，煎取一大合半，去滓，一岁儿一日与服尽。

又方　大黄　朴硝各等分

上为末，炼蜜为丸，如梧子大，一岁儿一服三丸，以温水研服之，晚再服。

乳不化方

草豆蔻仁半分　朴硝四分　蜀椒一百粒　黄连　人参各三分

上为末，炼蜜为丸，如梧子大，每一岁儿一服五丸。

百日已来，结实壮热，急惊诸方

大黄二铢　枳壳一片，炙　甘草一铢，炙　龙齿　朴硝各三铢

上以水三大合，煎取半合，分三服。

又方　犀角二铢　升麻三铢　大黄一铢　石膏三分，碎

上以水一升二合，煎取三大合，去滓，分三服。

又方　寒水石五分，碎　黄芩一分　恒山一皂子大　大黄一分

上以水一升二合，煎取四大合，去滓，分四服。

脐　病

脐肿诸方

宜炙桂心令热熨之，日可四五度。

又方　蜀椒半合　盐一合

上以水拌温，炒令热，分作两裹，时熨脐中，日三两度。

又方　大黄二分　橘皮半分，炙　枳壳一片　芍药一分

上为散，蜜和为丸，如梧子大，每服一丸，以温水化破下。

又方　嚼盐涂之，即愈。

治小儿脐赤肿方

杏仁半两，汤浸去皮尘，细研　猪颊车髓半两

上二味，先研杏人如脂，和髓敷脐中肿上。

白石脂散　治小儿脐汁出不止，兼赤肿方：

白石脂末四钱

每日旋熬令热，压脐中。

脐汁逾月不止诸方

牛粪灰　黄丹各等分

上细研，每日敷脐中。

又方　干蝦蟆一分，烧灰　白矾一分，烧灰

上件药合研令细，以敷脐中。

脐肿并汁不止方

烧绛帛作灰，敷之良。

脐著风汁出诸方

甘草一分，生用　当归　黄丹各半分

上为散，扑脐中，日可三遍。

又方　黄柏　釜底黑煤已上等分　乱发灰少许

上件药，先捣黄柏为末，入二味合研令匀，少少压之。

治小儿脐著冷水，盐豉熨方

盐半合　豉二合

上相和烂，捣如泥作饼子，可脐大小，烧新瓦令热，敷饼子熨之，冷即易，日可十度，熨了压黄柏末。

口舌

口疮诸方

升麻　龙胆　紫芩各一分　朴硝二分，汤成下

上切，以水五大合，煎取二合，去滓，一岁儿每服一合。

又方　武都雄黄　硝石　蟒蛇胆　黄连　石盐　黄参　丹砂各一分　鸡粪矾石二杏仁大　麝香三杏仁许

上捣罗，更细研，凡口中疮，不问赤白大小，生于舌上颊中及齿龂，并宜涂之，日可三四度。

又方　苦竹叶一把　大青　大黄各一分

上以清水五合，煎取二合半，去滓，一岁儿一日与一合服之。

重舌诸方

鹿角末，细筛，涂舌下，日三度。

又方　马牙硝研如粉，以绿豆大，涂于舌下，日可三度。

又方　蛇皮焦炙，捣作末，每日三度傅之，每傅用一豆大。又宜服五香丸。

舌肿胀诸方

衣中白鱼一枚，炙之　朴硝一分　盐少许上

捣筛为粉，少少压舌下，一度著半杏仁许。

又方　黄药　甘草炙，已上各一分

上以水四合，煎取一合，一岁儿作一服吃。

又方　紫雪一分　竹沥一合

上研紫雪为末，用竹沥匀调，一岁儿作一服与吃。赤宜服五香丸。

头　面

治小儿头疮久不差方

梁上尘五合　青矾半两

上二味研令极细，用生油调，先以皂荚汤洗后，用药遍涂之，如再用药，即不得更洗，恐伤风故也。

面上生疮，黄水出诸方

鲫鱼一个，烧作灰

上以酱汁匀调，每日两度，取少许涂于疮上。

又方　黄连末四分　甘草炙，为末　胡粉各三分

上以成炼了猪脂，详酌多少同细研，逐时取少许，以帛子匀摊于疮上帖之，日一易。

白秃及发根下癣状诸方

熊脂不计多少

上销熊脂候凝，每日三度，以少许，用指于所患处熟揩之。

又方　巴豆十枚，去皮

上用生油一大合，盐一栗子大，同于钵中，以柳木槌研巴豆等如酥状，每日三度涂之。

头发作穗不光润方

胡黄连　大黄各一分　栀子二枚　黄芩二分　大麻子四分，别捣如泥

上为末，炼蜜为丸，如梧子大，每服三丸至五丸，温水研化服之。

眼

脑热常闭目诸方

青葙子　黄芩　大黄各一分　蜀漆炙　甘草各半分

上以水五大合，煎取三合，去滓服。

又方　取矾一皂子大，以水一胡桃许消之，入大黄末少许，同调如泥，逐时于眼睑中涂之。

又方　大黄一分

上以水三大合,煎取一合半,去滓,每服半合。

又方 升麻 黄连各一分 栀子一枚 草决明子三分

上以水五合,煎取二合,去滓,一日内渐渐与服之。

脑热青脉胀诸方

竹叶七片 大黄 升麻 犀角各一分 蚺蛇胆一豆大,汤成了

上以水五大合,煎取二合,研蛇胆入,当日与服之。

又方 大黄 栀子仁 郁李仁别捣如泥 黄芩各二分 甘草炙 蚺蛇胆去皮膜 升麻各一分 槟榔仁三枚 朴硝四分 常山两皂子大

上为末,蜜和为丸,如梧子大,每日一岁儿,空腹,温水研化下五丸。

目睛上有碧色诸方

夫睛上有碧色者,此是脑疳兼热所致也。宜服此方:

青葙子 黄连各二分 大黄 蜀升麻各三分 硝石一分

上剉,以清水五合,煎取一合,澄清,更研芦荟一红豆大入之,每日三度,少少点之。

又方 蚺蛇胆三分 黄芩 栀子仁各二分 朴硝五分 黄连 龙胆各一分

上为末,蜜和为丸,如梧子大,每一岁儿,空腹,一日以温水研化七丸与服之。

目睛上有翳诸方

兔肝炙 细辛各一分 黄芩 栀子仁各二分 黄连 升麻 决明子各三分 蕤仁六分,别研如泥

上为末,蜜和丸,为如梧子大,三岁已下,每服空腹,以温水研化下五丸,日再服。

又方 黄芩 甘草炙 防风 升麻 大黄各一分 竹叶二七叶

上以水五大合,煎取二大合,去滓,一岁儿一日服一大合。

又方 珊瑚一分 龙脑一红豆大

上极细研,以两重绢罗过,每日二度点之,每度点一米粒大。

又方 马阿一分

上极细研,以两重绢罗过,日每三度点之,每度点一米粒大。

目睛上有白膜诸方

白矾一分

上以清水四大合,于熟铜器中煎取半合,去滓,下白蜜少许匀调,再以绵滤过,每日三度点之,每度点一绿豆大。

又方 蚺蛇胆二分 熊胆 青葙子 马牙消各一分

上为末,蜜和为丸,如梧子大,每一岁儿一服三丸,温水研化下。

治小儿眼有障翳方

楸叶嫩者,不计多少

上烂捣以纸裹,更将泥重包著猛火烧之,候泥干即取出,去泥,入水少许,绞取汁以铜器盛,慢火渐渐熬之,令如稀汤,即贮入瓷合中,每日一度,点一绿五许。

治小儿雀目,至暮无所见方

乌梅肉微炒 槐子黑仁各三分 黄连去须,四分 防风去芦头,三分 黄牛胆半分

上件药,捣罗为末,以牛胆汁拌和,令匀曝干,重捣罗为末,炼蜜为丸,如梧子大。三岁已下每服五丸,日三服。量儿大小,以意加减。

治小儿缘目及眦烂作疮肿痛,白矾煎方

白矾二皂子大,烧为灰 黄连半两,去须 青古钱十文 防风三分,去芦头 朴硝三分 地黄汁一合 白蜜三合

上件药捣,细罗为散,用绵裹,内一青竹筒中,入地黄汁及蜜,以绢油单盖紧,系筒口,于炊饭内蒸之,候饭熟即泻出,以绵滤过,日三四度,点半绿豆许。

目眦烂作疮诸方

青古钱二十文 盐半两

上相和,以纸包,更用泥封裹,于猛火中烧一伏时取出,去泥捣为末,重绢罗过,每日早取一绿豆许,以津调涂疮上。

又方 熊胆二皂子大 朴硝一分

上以清水一大合,熟研,绵裹滤过,每日三度点之,每度点两米许。

又方 黄连 防风 龙胆根各二分 大黄四

分　细辛十截，各长二寸许

上为末，蜜和为丸，如梧子大，三岁已下，一日服七丸，温水研化下。

赤眼诸方

竹叶切，取半合　黄芩二分　甘草炙　升麻各一分　寒水石五分

上除寒水石研外，余并细剉一处，以水六大合，煎取二合半，去滓，二岁已下分作两服。

又方　黄连一分，净洗　青铜钱三文

上一处以水一盏，于净器中煎取三分，候冷，入龙脑少许，不计时候点之。如是风眼，即更入杏仁、防风各一分同煎。大人亦理。

治小儿眼赤痛不能开方

黄连二文，细剉　朴硝少许

上并于乳汁中渍之，日三度点，每度点一绿豆许。

青风诸方，夫青风者，有青色，先起于眼边，渐次肿是也。

汉防己二分　小麦二合，净淘洗

上以水五大合，煎取二合半，去滓，一岁儿一日与一合服之。

又方　乳头香一合

上以水细研，于肿处薄薄涂之，干即易。

耳

通耳方

羊粪烧灰　白矾烧灰，各等分

上细为末，不计时候，以少许糁耳中。

耳聋方

细辛　防风　大黄　黄芩各一分　椒十粒

上并细剉，以新绵裹取清麻油三合，煎药令紫色，以绵滤过，下少蜡候凝。每日三度点之，每用豆许。

亭耳汁不止诸方

黄连三分　龙骨二分　乌贼鱼骨半枚，去甲，炙令黄

上捣罗为末，更细研，以生麻油调，每日三度点之，每度点一小豆许。

又方　青羊粪不计多少

上曝干，轻炒，绵裹塞耳中，日再换。

又方　白矾一分　龙脑少许

上并细研，以生麻油调，每日三度点之，

每度点一小豆许。

亭耳汁出，染外边作恶疮方

雄黄五分　黄芩　曾青各二分

上三味细研，每度以绵裹一江豆大，塞耳中。

耳鸣无昼夜方

菖蒲　乌头去皮，生用

上各等分，每日以绵裹一大豆许，塞耳中。

耳鸣无昼夜方

宜灸天容动脉是也。

鼻

脑干无涕方

升麻　栀子　防风各三分

上为末，取青羊脑髓和为丸，如梧子大，每一岁儿一服五丸，温水研化下，日再服。

多涕方

甘草一分，炙　菊花半两　防风二分　山茱萸七枚

上以水四大合，煎取一合，去滓，一岁儿一日令服尽。

鼻塞及齆䶏诸方，夫鼻塞者，缘客热风吹着脑，所以塞也。齆者，拥也，久而不通是谓齆也。更有鼻中有肉铃如黍米，鼻渐长如皂荚子，拨著即有鲜血出，此可速去之。有䶏齆者，患齆少清涕，屡有䶏血也。可依后方：

辛荑去心　细辛各一分　杏仁生用　通草各二分

上四味，以苏、羊䐑髓各三大合，用暖火煎，候药色焦黄，滤取，每日三四度，脑上涂之又鼻齆䶏血方：

黄连五分　艾叶　升麻　防风　大黄各三分　朴硝八分，轻熬

上为末，蜜和为丸，如梧子大，每日三岁以下以温水研化七丸服之。

鼻痒诸方

龙脑一皂子大　细辛三分　朴硝一分

上为细末，蜜和为丸，如黄米大，内鼻中。

又方　蜀椒一百粒，绵裹　麻油一合

上以油煎椒令黑色，滤去滓，下少黄蜡，候凝，每日三度涂之。

每度点一小豆许。

咽　喉

喉闭诸方

升麻　通草　大黄　麻黄去节　犀角　甘草各一分　石膏二分，碎　朴硝四分，汤成下

上以水六大合，煎取三大合，去滓，下朴硝，一岁儿一日及夜与两合服之。

又方　麻黄二分，去节　桂心半分　夜干一杏仁大　杏仁三枚，去尖

上以水五大合，煎取二大合，去滓，一岁儿一日及夜令服尽。

又方　红雪　紫雪各等分

上同细研，一岁儿每周一皂子大，冷水调服之。

治小儿喉闭肿，下水不得方

马蔺子半两

上以水一中盏，煎至半盏，去滓，不计时候，量儿大小分减，温服。

又方　取牛蒡根细剉，捣取汁一盏服之，立效。

龟背（附龟胸）

龟背方

夫小儿龟背者，为生时被客风吹拍著背，风达于骨髓，使儿背高如龟伏。宜服此方：

麻黄去节　枳壳炙　芍药各一分　桂心　独活　防风　大黄各二分

上为末，蜜和为丸，如梧子大，每服十丸，米饮下。

龟胸方

葶苈熬　大黄各二分　桂心一分　麻黄二分，去节

上为末，一如前治。

手　脚

手拳不展方

犀角　大黄各一分　朴硝三分　甘草六分，炙　常山半杏仁大

上以水五大合，煎取三合半，一岁儿每服一合。

脚拳不展诸方

大黄　人参　杜仲各一分　生姜　桂心各半分　朴硝四分

上切，以水六大合，煎取三合，一岁儿一服一合。

又方　郁李仁别捣　大黄　诃黎勒皮　桂心各二分　茯苓　人参　牡丹　当归各一□　鳖甲六分，炙

上为末，炼蜜为丸，如梧子大，每日一岁儿一服五丸，以温水研服之。

语　迟

五六岁不语诸方

丹参　人参　黄连各三分　吴麦门冬去心蜀麦门冬各五分　菖蒲二分　赤石脂一分

上为末，蜜和为丸，如梧子大，每服五丸，以温水研化下。

又方　黄连五分，以竹沥二合，曝之，竹沥尽为度

上为末，蜜和为丸，如梧子大，每服五丸，以温水研化下。

五六岁不行方

石斛　牛膝　鹿茸炙　茯苓　菟丝子各一分　黄耆二分

上为末，蜜和为丸，如梧子大，每服四丸至五丸，并温熟水下，不计时候。

心 腹 痛

腹痛诸方

夫小儿腹痛者，数数努胀，多啼不吃奶是也。不问冷热，悉宜服此方：

升麻　人参各一分　当归　茯苓各三分　大黄半分　芍药　朴硝各四分

上以水七合，煎取三合，去滓，下朴硝，三岁以下每日与二合服之。如成痢，即减药；不成痢，即加药。亦宜服牛黄丸。

又方　干漆一胡桃大　象胆半分，研

上以水四大合，煎取二合，去滓，入象胆，三岁以下一日连夜与服尽。

心痛诸方　白术一杏仁大　黄芩　大黄　朴硝　人参各一分

上以水五大合，煎取三合服之。

又方　以热汤磨青木香，入朴硝少许，每服半合。

霍 乱

霍乱诸方

夫小儿霍乱者，皆因胃中有宿乳不散，或因伤食，失盖覆，冷风中脐，因而成之。吐者为霍，下泻者为乱。其中有干霍乱者，吐泻悉被风冷把却肠胃，上不得吐，下不得泻，致使腹肚胀闷。又有结实在胃，数数吐泻，此是宿霍乱，宜治之，不可将为常患，据此宜服后方。若空吐不泻者，亦宜服后方。

半夏一两，汤洗十遍，去滑令尽，曝干

上为末，蜜和为丸，如梧子大，一岁每服二丸，暖浆水研化服之，一日三服。

又方　主霍乱，安胃气，止吐泻，并宜服之。

胡椒四颗，打碎，绵裹　人参二分　橘皮三片　红粳米三十丸粒，不用淘洗　大黄二小块，如杏仁大

上以水四大合，煎取一大合半，去滓，至夜半已来，作三度与服，如觉腹胀，即以马牙消半分已来，于饮子中调，与服之。如饮子尽，用熟汤亦得。或渴，即与浆饮吃。

又方　青竹皮　人参　大黄各一分　胡椒十粒，碎，绵裹　朴硝三分　白术少许

上切，兼朴硝，以水六大合，煎取三合，去滓，三岁已下连夜与服尽。

吐衄

吐血诸方

生姜汁　地黄汁各一合　上相和，顿服。

又方　大黄　黄芩各一分　黑豆半合

上以水五大合，先下大黄、黄芩煎，后下黑豆更煎，取二合服之。

又方　黄连一分　豆豉一匙

上以水五大合，煎取三合服之。

鼻衄方

艾叶半分　葱须一分，洗去土　阿胶半分，不用炙　淡豉一匙

上以清酒三大合，水三合，煎取二合，去滓，一岁儿一服一合，空腹服之。

咳嗽（附痰饮，喘急）

呀诸方

葶苈子一分，熬　杏仁去皮尖　麻黄去节，各二分

上切，以水五大合，煎取二大合，顿服之。

又方　桔梗　甘草炙，各一分　朴硝三分，汤成下

上以水五大合，煎取二合，分作两服。

气急诸方

麻黄去节　大黄　夜干各一分　通草二分　桂心半分

上以水五合，煎取三合，顿服之。

又方　秋果子一枚，研　麻黄一分，去节　甘草半分，炙　葶苈子二百粒

上以水五大合，煎取二合，去滓，分作两服。

又方　灯心一束　橘皮半分

上切，以泔浆水五合，煎取二合，去滓，顿服之。

又方　童子小便二合　牙消二分

上轻暖小便，下牙消搅匀，顿服之。

咳嗽诸方

贝母　紫菀各一分　生天门冬二分　杏仁三枚　麻黄一分，去节　甘草半分

上切，以水七大合，煎取三合，去滓，三岁已下一日服尽。

又方　灯心一束　橘皮三片，微炙　贝母二分　鸡苏　桔梗各一分

上切，以水六大合，煎取二合半，去滓，三岁已下，一日服尽。

又方　葶苈子三百粒　麻黄去节　甘草各半两　杏仁三枚，切　贝母二分

上切，以水七大合，煎取三合，分作两服。凡嗽，不问风之与热，悉宜服之。

治小儿咳嗽喘急作呀呷声，萝卜子散方

萝卜子一分，微炒　皂荚子十枚，煨去皮　灯心一束　麻黄一分，去根节　甘草半分，微炙赤，剉

上件药捣粗罗为散，每服一钱，以水一小盏，煎至五分，去滓，不计时候，量儿大小以意分减，温服。

水气加嗽方

桑根皮　贝母各二分　升麻　桔梗各一分　杏仁七枚，去皮尖　葶苈子一撮，生用

上切，以水五大合，煎取二合，去滓，二

岁已下一日与一合服之，夜卧亦与一合。

百日已来，痰实诸方

柴胡半分　当归　大黄各二铢　甘草　茯苓各三铢

上以水四合，煎取一大合，去滓，分两日与服之。

又方　生姜　人参各三铢　芍药一铢

上以水二大合，煎取半合，一日内与服之。

又方　黄连　人参　朴硝各三铢

上以水二大合，煎取半合，分三度服之。

三岁痰实诸方

白槟榔一枚　青木香半分　大黄一分　茯苓二分

上以水五大合，煎取二合，去滓，分为二服。

又方　黄连　黄芩各一分　生姜二分

上以水五大合，煎三合，去滓服尽。

四五岁痰实诸方

大黄　人参各一分　厚朴　甘草各半分　朴硝二分，汤成下

上以水五大合，煎取二合，去滓，下朴硝，一日服之。

五六岁痰实诸方

前胡　大黄　甘草各一分　半夏二枚，洗七遍　生姜二杏仁大　秋果子二枚　朴硝四分

上切，以水六大合，煎取三合，去滓，下朴硝，空腹，日再服之。

又方　生姜一分　朴硝汤成下　茯苓各三分

上切，以水五大合，煎取二合，分作两服，第二服下消。

又方　生姜汁二合　黄连粉半合

上二味，相溲作丸，如梧子大，每日三度，温水研化五丸至七丸服之。

七八岁痰实壮热诸方

茯苓　人参　黄芩　大黄各二分

上切，以水七合，煎取三合。

又方　黄芩　前胡各一分　栀子七枚　黄连三分

上切，以水九大合，煎取四大合，去滓服之。

又方　五色龙骨六分　茯苓　生姜各四分

黄连三分　朴硝二分，微熬

上以水九合，煎取五合，分为三服。

疟

疟疾诸方

麝香一皂子大　常山　甘草生用　大黄各二分

上为末，蜜和为丸，如梧子大，二岁已下每服五丸，温水研化下，日三服。

又方　蜀漆　大黄　常山各一分　甘草半分　石膏五分，碎　小麦一匙

上以水七大合，煎取三合，去滓，二岁已下每服一合，日再服。

又方　铅丹　常山各二分　虎睛一个，炙

上为末，蜜和为丸，如梧子大，二岁已下每服三丸；温水研化下，日三服。

黄 疸

黄瘅诸方　夫小儿身体黄，及小便黄色，眼白睛黄，即是瘅也，宜服此方：

茵陈　大黄各一分　栀子三枚　朴硝二分

上以水五合，煎取二合，去滓服之。

又方　桑白皮　麻黄去节　秦艽各一分　大黄二分

上以水三合，入牛乳三合，同煎取二合半，去滓，一岁儿一日服一合。

又方　秦艽二分

上以水三合，牛乳二合，同煎取二合，去滓，一岁儿每日服一合。

又方　茵陈二□　大黄　秦艽各三分　栀子三枚　郁李仁别捣如泥　朴硝各四分

上为末，蜜和为丸，如梧子大，熟水研化下。

宿 食

宿食不消，腹胀如鼓，遍身壮热，兼吐逆方

当归　芍药　甘草各半分　大黄一分，到，用水浸，密盖不得透气

上以水详酌多少，先煎三味，欲熟，即入大黄汁，更煎三两沸，去滓，温灌入口，或吐出恶物。

积　聚

奶癖方

奶癖者，是乳下小儿，未解吃食，腹内成颗块不散是也。

大黄　青木香　橘皮　桔梗各一分　诃梨勒一枚，生用　郁李仁　马牙消各二分　乌梅肉半分

上为末，蜜和为丸，如梧子大，一岁儿一日两服，每服五丸，温水研化下。亦宜服牛黄丸。

食癖方

食癖者，是肠胃小，吃食结聚不散所为，腹中隐隐，或如梨柿果颗，按之即痛是也。

大黄　鳖甲炙　麻子别捣　芍药各三分　白术　房葵　法曲各一分

上为末，蜜和为丸，如梧子大，一岁儿一日两服，每服七丸，温水研化下。

水癖方

水癖者，是因吃冷水不散，便作颗结，聚在肠胃盘屈之处，按之宛然作水声是也。

牵牛子　枳壳炙　甘遂轻炒，各二分　大黄三分　牡丹　黄柏　桂心各一分

上为末，蜜和为丸，如梧子大，三岁以下每服五丸至七丸，温水化破下，日再服。如痢多即日减一服。

气癖

气癖者，上下左右移动，不居常处是也。

青木香一分　槟榔仁二分　大黄　枳壳炙，各三分　附子炮，去皮脐，称取半分　干姜二杏仁大　朴硝四分，熬

上为末，蜜和为丸，如梧子大，三岁以下每服五丸至七丸，温水化破下，日再服。

瘕诸方

夫小儿癥瘕者，其病有二也，大抵亦稍相似，盖癥即微痛，瘕即不痛，以此别之。皆令小儿腹肚胀大，或作颗结，或皮肤浮肿，渐不能食是也。

鼠肉五两，剉　鳖甲三分，炙　橘皮一分　甘遂末一钱匕，其甘遂先炒，捣罗取之

上剉，以水一大碗，煎取三合，去滓，下甘遂末匀调，三岁已下儿，一日一夜并与服尽。

痢多即少服之。

又方　煮鼠肉汁，煮粥与服之。

又方　蓖麻子不计多少，去皮

上以水，详酌多少，于砂盘中研如杏酪，温之，一岁儿每服一合，日只一服。

腹　胀

腹胀诸方

肉豆蔻半枚，去壳　新罗松子二分，别捣　人参　大黄　朴硝各半分　白术半分

上以水五大合，煎取二合半，去滓服之。亦宜服牛黄丸。

又方　鳖甲炙　生姜各一分　朴硝汤成下　茯苓　大黄各二分　枳壳一片，炙

上一如前法。

痈疽（附癣疮等）

项颊及体胸背赤肿方

升麻八分　生地黄十二分　犀角屑　夜干　黄芩　栀子　玄参各五分　蓝子去皮　芍药　羚羊角　大黄各四分　黄柏三分

上并细剉，绵裹，取成炼了猪脂，详酌多少，以慢火与药同煎，候药紫色即取出，滤去滓，放冷，用摩肿处。

唇颊上赤引诸方：夫赤引者，或于颊上，或近口傍，其向下皮赤如涂胭脂，向上皮即疾剥，渐渐引多，此是心热血凝所为。宜以小刀子锋头镰破令血出，用此药涂之。

雄黄　蚺蛇胆　吴白矾各一分　硇砂一皂荚子大　杏仁七枚　茵草半分，烧作灰　麝香一杏仁大

上为末，更细研，每用详酌多少，以苏调，薄薄涂于疮上，日三度涂之。

又方　竹茹一鸡子大　麻黄半分，去节　枳壳一片，炙　丹参　黄芩　葛根各一分

上以水五大合，煎取二合半，去滓，一岁儿一日与一合服之。

腿上及坐处血疽诸方

夫小儿腿上但有赤色加胭脂，渐引或如钱大，或手掌大，皮肤光紧，此名血疽，因心热所致然也。缘心主血，血得热即凝聚不散。其治宜用此方：

黄蒿穗不计多少

上浓煎取汤，入盐少许，于无风处洗之。

又方 黄蒿子不计多少

上为末，以生油调涂之。

又方 白矾不计多少

上为末，以生油调涂之。

又方 石灰不计多少

上炒令极热，即以水沃之，澄取清者，日三度傅之。

又方 宜以刀子锋镰令恶血出，以白矾汤洗之。

又方 米粉□分 苏半合

上熟调，每日三度涂之。

又方 嚼生杏仁并盐涂之。

又方 雄黄武都为上 降矾各一分

上为末，以苏调涂之。

湿癣方

附子生用 雄黄 降矾 吴茱萸各一分 米粉半合

上为末，每日三度，以绵扑之。

干癣方

巴豆去皮 班猫各一枚

上为末，取好口脂调，每日三度，薄薄涂之。

风疮诸方

夫风疮者，身上或如麻子，或如豆大，乱生多痒是也。宜服此方：

乌蛇去鳞，炙 黄耆各一分 麻黄去节 防风各一分 枳壳一片，炙 朴硝三分 桂心半分

上以水五合，煎取二合，去滓，下朴硝，一岁儿一日一夜与服尽。

又方 鸽粪 赤小豆各二分 吴茱萸 皂荚生用 葶苈生用 白矾各一分 藜芦半分

上为末，先以汤洗疮，后用生油调此药，薄薄涂之。

皮肤风疮诸方

凡小儿身上生小碎疮子，中有黄水，或痒，并是客风中于皮肤，复因肉热所致。宜以此方洗之。

垂柳一枚，到 白矾四杏仁大

上以清水五大升，煎取二升半，去滓；于无风处洗之。

又方 吴茱黄二分 芜荑三分 葶苈子五分 白矾半分

上为末，以麻油调，于疮上薄薄涂之。

又方 雄黄 白矾 井盐各一分 茵草半分

上为末，以麻油并酒调涂之。

又方 苦参 班猫各半两 葶苈草五两 巴豆半分

上以水五升，煎取二升，去滓，逐日以少少于疮上涂之，勿近口眼。

一切疮肿，不问有脓无脓，发作壮热，并宜服五香丸方：

青木香一分 麝香半分 沉香 苏合香 鸡舌香各三分 犀角屑十分 吴蓝叶 黄连 栀子 当归 甘草炙 防风 黄耆 黄芩六合 芍药 仁蓡 升麻各四分 大黄六分 巴豆九枚，去尖，以油熬令紫色，以纸裹于灰中裹一日，去油，熟研如泥

上并为末，后入巴豆研匀，以蜜为丸，如梧子大，一岁儿每服二丸，温水研化下。

治热疮黄肿出脓方

淡竹叶 黄芩各三分 黄连 栀子各五分 大黄四分 黄柏 胡粉各三分 生地黄十分 水银不计多少

上除水银、胡粉外，余并切如豆大，以新绵裹，取成炼了猪脂，详酌多少，以慢火与药同煎，候药紫色，即滤去滓，入盆中，下水银、胡粉，以柳木槌子研匀，候凝。每日三五度，少少傅之，夜亦然。

治诸疮久不差，作瘘孔方

丹沙研 茵草各二分 雄黄研 苦蓡粉 菌茹七头者，各四分 白矾三分，枯过 大黄 黄连各五分

上除别研外，余并细剉，绵裹，以成炼了猪脂，详酌多少，同药慢火三上三下，煎药紫色，即滤取，候凝，下别研者药一处，以木槌研一二千转即成。每用以少许，于疮瘘处涂之。

㻏毒疮诸方

栀子仁 蛇蜺各五分 犀角三分 升麻四分 生地黄 黄芩各八分 青蓝叶切，取五合

上细切如豆，以绵裹，取成炼了猪脂，详

酌多少，用慢火煎三上三下，候药色紫即取出，去滓放冷，每用以少许涂肿处。

金铁伤，血不止方

石灰一大两　鸡子一个

上破鸡子兼黄，与石灰相和，搜作饼，烧之，令烟绝，捣作末，细罗，日三四度压之。

漆毒诸方

垂柳枝五两　苦参二两　黄连一两　黑豆末一合

上以水五升，煎取一升半，下豆末匀搅，候成取出，每用少许涂之。

又方　以冷水淋之，令冷澈。

又方　以冷水浸硝石熨之。切不宜吃酒面。

治小儿漆疮，四肢壮热方

通草　升麻　大黄　桑皮　木防己各一分　朴硝三分

上以水五合，煎取二合半，去滓，一岁儿一日连夜服一合。

又方　取蟹五枚生者烂捣，以水二合内，绞取汁涂之。

治小儿脚瘭肿硬疼痛，宜用淋蘸方

蜀椒五合　盐二两

上以清酒五升，煎取二升，数数蘸之，每一粒药可使得五六日，不可便弃之。

又方　附子二枚，生用　干姜二两

上件药，捣罗为末，入于绵中，装袜与儿著也。

又方　用猪脂日三二度涂之，如有疮，即浓熬腊脂涂之。

汤火伤方

柏叶　栀子仁各一两　胡粉半两

上为末，以羊髓多少，于以慢火上同熬，候药紫色即取出，以木槌子研三五百遍，每日以少许，三度傅之。

丹　毒

发丹诸方

夫小儿身上或有成片，赤如胭脂，或稍带白色，渐渐引多。此疾有因风而得，因热而得。因风而得者其色白，因热而得者其色赤，皆肿而壮热。但不于心上而发者，并可取一刀子锋头，于所患处散镰之，令恶血出。镰了以白矾

汤洗之，其次用鸡子膏涂之，其次宜服升麻饮于。

白矾一分

上以浆水三升，煎取一升，于无风处洗之。

又鸡子膏方

大黄五分　赤小豆半合，熬令紫色　硝石三分

上细为末，以鸡子白匀调涂之，干即易。

又升麻饮子方

升麻　黄芩　栀子仁　通草各一分　犀角大黄各半两　朴硝五分，汤成下

上切，以水六大合，煎取二大合，去滓，下朴硝。三岁以下一日连夜服尽。

发丹兼身热诸方

升麻　黄芩　大黄各一分　生麦门冬去心生葛　朴硝各三分

上以水五合，煎取二合服，更宜涂后方：

硝石十分　乳头香一分

上为末，以鸡子白调涂之。

又方　嚼盐涂之，干即易。

丹毒遍身诸方

竹沥二合　朴硝三分

上二味极研，一岁儿一日三度，详酌多少服之。

又方　章柳根汁半大升　硝石一大两

上二味相和研，于赤处涂之。

又方　取老黄龙汁，以蜜匀调涂之。

又方　取油淀，以白矾粉匀调涂之。

又方　大黄　麻黄去节　防风各二分　升麻黄芩　秦艽各一分　朴硝三分，汤成下

上以水七合，煎取三合半，去滓，下消，分作三服。

丹毒、皮疫诸方

油二合　蜡一栗子大

上先煎油一沸，下蜡，倾出，以黄柏末详酌多少，调涂之。

又方　取烧粉洗瓮水洗之。

又方　杏子油三合　朱粉二钱匕

上相和调，每日薄薄涂之。

丹毒破作疮，出黄水诸方

葶苈子　防己　黄柏各一分　胡粉半分

上为细末，每日以绵扑之。

又方　豆豉不计多少；炒令烟绝为度

上为末，以生油调涂之。

又方　蛇皮五寸，炙令焦为末，米粉一合

上相和，研匀，以绵扑之。

又方　梁上尘一合　石灰一分

上相加，研匀，以绵扑之。

风油诸方

夫风油者，其身上亦只成片肿而色白，此是风及热所致。宜如前法镰之，后涂石盐膏，仍服犀角饮子。

石盐三分　成炼了猪肪脂四合　附子半分，生用　椒一分，生用

上先将附子、椒为末，与石盐一处同研，入猪肪脂，于慢火上熬过，取出候冷，日三四度涂之。

又，犀角饮子方

犀角　大黄　黄芩　黄耆　升麻各一分　汉防己半分　栀子一枚　朴硝三分

上㕮，以水六合，煎取二大合，去滓，下消，三岁以下一日服一合。

瘾　疹

风疹及皮肤肿诸方

枳壳两片，炙　芍药一分

上以水四大合，煎取二合，去滓，入清酒一大合，一岁儿一日与两合，连夜服之。

又方　石南叶一把　椒一合　朴硝　白矾各半两

上以清水一大升，煎取五合，去滓、下消矾，搅令消尽，即取出候冷，以绵涂于肿处，干即更涂之。

大小便

身热不小便诸方

大黄　桑皮　瞿麦穗　葵子各一分　朴硝汤成下　通草各二分

上切，以水五大合，煎取三合半服之。

又方　滑石六分，研　葵子一分　芒硝　通草各二分

上以水五大合，煎取二合半，去滓服之。

体热渐羸瘦，大便青诸方

鳖甲　大黄　升麻各一分　常山一杏仁大

竹叶切，半合

上切，以水四大合，煎取一大合，随儿大小，以意加减之。

又方　人参　鳖甲各二分　郁李仁别捣如泥　大黄　栀子　黄芩各三分　甘草一分，炙

上为末，蜜和为丸，如梧子大，一岁儿每服五丸，温水化破下。

大便不通诸方

大黄二分　枳壳半片，炙　厚朴一分，炙　朴硝三分

上以水四大合，煎取二合，下朴硝，去滓，三岁已下当日分作两服与吃。

又方　大黄五分　枳壳炙　栀子仁　郁李仁别捣　麻仁别捣，各三分

上为末，蜜和为丸，如梧子大，三岁已下，每服七丸，温水研化下。

尿血诸方

紫菀　甘草炙　黄连各一分　葱须一两　淡豉一匙

上切，以水六大合，煎取三合半，去滓，三岁已下一日与服尽。

又方　甘草五分，炙

上以水六大合，煎取三合，去滓，三岁已下一日与服尽。或入少许朴硝尤妙。

又方　蜀升麻五分

上以清水五合，煎取二合，去滓，三岁已下一日服尽。

小肠热，尿后时有鲜血诸方

黄芩　甘草炙　升麻　大黄　黄耆各一升　生地黄汁一合，汤成下

上以水五大合，煎取一合半，下地黄汁，去滓，三岁已下一日服尽。

又方　赤小豆一合，炒令紫色　蜀当归半分

上为末，每服岁儿一日与三钱，以蜜水调服之。

大便色青方

夫大便色青者，亦数数腹内疼痛。盖肠虚冷而致也。

白术　芍药各二分　当归　黄连　茯苓各二分

上为末，蜜和为丸，如梧子大，每日空腹，

一岁儿以米饮研化五丸与服之。

诸　淋

淋诸方

滑石二分　甘草六分，炙　葱白三茎　朴硝三分，汤成下

上以水五合，煎取三合，去滓服之。

又方　通草　桑皮　芒硝各三分　滑石　葵子各三分

上以水五大合，如前法。

又方　嚼盐末封脐，效。

诸　痢

疳痢极甚方

穿山甲三两片，煨过

上细为末，用粥饮调，顿服。

休息痢方

肉豆蔻　黄连各等分

上为末，煮枣肉为丸，如绿豆大，以肉豆蔻煎汤下七丸。

赤白痢诸方

朴硝　黄连各半分

上为末，一岁儿每服一钱，日五六服，夜亦三五服。此方宜血多者。

又方　地榆炙　甘草各一分　黄连二分，炮　五色龙骨五分

上以水六大合，煎取二大合，去滓，一岁儿连夜令服尽。此方宜脓多者。

又方　当归二分　无石子二枚，煨　鹿角末半两，炒令焦黑　豆豉炒令焦黑　五色龙骨炙过令焦　黄连　人参各一分

上为末，蜜和为丸，如麻子大，一岁儿每服七丸，米饮研化下，日三服。

又方　鹿角末炒令焦黑　芜荑熬，别捣如泥，各一分　附子炮，去皮脐　赤石脂各二分

上为末，蜜和为丸，如麻子大，一岁儿每服五丸，温水研化下，日夜可五六服。

又方　如带热及渴，即进此药。

蓝叶　茯苓各一分　甘草炙　黄连　冬瓜穰各二分　蜜一合

上细剉，以水六大合，和蜜煎取三合，去滓，一岁儿一日一夜令服尽。

水气加痢方

葶苈半两，轻熬，捣如泥

上以干枣穰半两相和，捣千余杵，丸如麻子大，每岁儿一服七丸，日再服，米饮下。

赤白痢，谷道冷热痛方

鸡子一枚，打小头令破，出于盏中　胡粉　杏仁各等分

上以胡粉、杏仁相度多少，和调鸡子令匀，却纳壳中，以面糊粘纸糊壳头，入塘灰火煨熟啖之。

泻痢不止方

黄连　法曲炒　厚朴炙　诃子皮各等分

上为末，米饮调下一钱。如痢色白及乳食不消者，加肉豆蔻少许。

一切痢诸方

黄连　甘草各二分　岭南黄柏　吴蓝　犀角各一分　栀子二枚

上以水七大合，煎取三大合，去滓，一岁儿一日服一合，夜亦然。

又方　莲子草　黄柏各一分

上以水五大合，煎取二合，去滓候冷，入好面一栗子大，匀调，一岁儿一日与栗子大服尽，服时不须暖。

又方　生地黄汁一合　朴硝三分

上匀调，三岁已下一日服尽。

水痢诸方

诃梨勒皮不计多少，焦炙

上为末，蜜和为丸，如麻子大，三岁已下每服十丸，以温水研化下，日可三服。

又方　芜荑二七粒　薤白三茎　酱汁少许　羊肝二两

上擘破羊肝，研芜荑等，涂于肝中，以纸包，灰火中煨熟，嚼与服之，三岁已下，一日服尽。

又方　椒十五粒　黄连三分

上以清水四大合，煎取一大合，去滓，三岁已下一日服尽。

气痢方

夫气痢者，每至夜发痢多是也。

桂心　赤石脂　干姜各一分　附子二分，炮，去皮脐

上为末，蜜和为丸，如麻子大，一岁儿日进二服，每服三丸，并温水研化下。

热痢诸方

夫热痢者，壮热多渴是也。

黄连六分　甘草炙　阿胶生用　犀角各二分　黄芩三分　蓝叶一分　乌梅肉二枚

上细剉，以水七合，煎取三合，去滓，一岁儿一日连夜与三合服之。

又方　浓煎甘豆汤，冷与服之，每一岁儿夜与二合。

痢下脱肛诸方

夫脱肛者，盖久痢多，咽气下推出故也。

驴粪三枚，不用打破　淡豉一匙

上以清水四合，渍之一宿，平旦后，澄取上面清者，一岁儿每服一合。

又方　以白龙骨为粉扑之。

又方　以鳖甲炙，捣为粉扑之。

秋末冷痢诸方

蜀椒三分，去目汗

上为末，蜜和为丸，如梧子大，每三岁以下，平旦以煮面汤研化十丸与服之。

又方　诃梨勒皮七分，熬令黑　桂心一分　赤石脂二分

上为末，蜜和为丸，如梧子大，每服七丸，温水研化下，三岁已下日三服。

痢鲜血无度诸方

黄连六分　艾叶一鸡子大　葱须一把　甘草三分，炙　阿胶二分　豉一百粒，焦炒，捣筛为末

上以水八大合，煎取四大合，去滓，下豉末搅匀，一岁儿一日夜各与一合服之。

又方　黄连　蜀朴硝各四分

上以水五大合，煎取二大合，去滓，一岁儿一日夜与服尽。

夜多惊，或泻痢，不思食，银液丹方

麝一百文　水银铅结为沙　轻粉各一钱　青黛半钱　郁金一个，细为末　生朱少许为衣　巴豆十个，去皮，麸炒黄，不出油

上先研巴豆细，入诸药令匀，以枣肉为丸，如梧子大，每一岁一丸，薄荷汤下，临时加减，不可太多。

痢后昏昏多睡诸方

黄连四分　人参二分　黄芩　豆豉各一分

上为末，蜜和为丸，如梧子大，三岁已下一日服七丸，煎茯苓汤化破下。

又方　吴蓝　升麻各二两　栀子　人参各三分

上为末，蜜和为丸，如梧子大，每三岁已下一日服七丸，用温水研化下。

又方　以冷水淋头自止。

水泻方

丁香　藿香　紫苏各等分

上为末，用糯米饮丸如绿豆大，每服五七丸，用炒米饮下。

癫疝

阴肾肿诸方

狐阴茎　淡豉熬　瓜子熬　鳖甲先以醋煮三五沸，取出净洗，匀炙令黄色　茯苓　桂心　白术各一分

上为末，蜜和为丸，如梧子大，三岁已下每日早以温水研化下七丸，夜以人参汤下五丸。

治小儿阴肾肿方

桂心　白蒺藜各二分　郁李仁别捣如泥　牡丹各二分　桃仁三七枚，去皮尖　黄柏一分

上为末，蜜和为丸，如梧子大，一岁儿日以温水研化下五丸。

治小儿阴肿大黄散方

川大黄一分，微炒　通草一分，剉　桑根白皮一分　羌活二分　川朴硝三分

上以水五大合，煎取二大合，去滓，一岁儿一日每服一合。

又方　小豆一合　川大黄半两，剉，生用

上件药，捣，细罗为散，用鸡子白调涂。

诸　虫

吐蛔方

芍药　狼牙各一分　朴硝　醋石榴根各三分　槟榔仁一枚

上以水五大合，煎取三合，去滓，空心顿服之。

治蛔方

牵牛子四两，熬　东引石榴根　有子楝皮　黄连各一两　高良姜　白芜荑各二两

上为末，每服或三钱至五钱，空腹煎葱汤调下，仍先与沙糖少许，吃后服药。

治小儿多吐蛔虫，鹤虱散方

鹤虱一分　川大黄一分，剉碎，微炒　川朴硝半两

上以水五大合，煎取三合，去滓顿服。

诸　疳

治疳，芦荟丸方

芦荟　天竺黄　牛黄　麝香　胡黄连各一钱　熊胆　龙脑各半钱　蟾酥半字

上件细罗为末，数内胡黄连别捣罗，用水两茶脚许，煎成膏后，方入诸药末，研匀，丸如黄米大，每服五丸至七丸，葱白煎汤下。

治一切疳，槟榔丸方

白槟榔　肉豆蔻各二枚　附子　当归　青橘皮　吴茱萸　桂心各二分　青木香　白芜荑仁　大黄炮　干姜　玄豆生用　胡黄连各一分　续菱子三分，去壳

上件细为末，炼蜜溲，更捣一千杵，方为丸，如梧子大，每日空腹，随岁数服，熟水下。

治疳，干漆丸方

狗骨烧灰　蝉壳　蜗牛壳烧灰　干漆　夜明砂各等分

上细为末，以烂饭为丸，如绿豆大，每两岁已下每服一丸，两岁已上二丸至三丸，并米饮下，各空心服之。

定命保童丸方

白矾一两，烧令汁尽　干地龙炙　朱砂各一分　麝香少许

上细为末，面糊为丸，大者如麻子，小者如粟米。如疳蛔重者七丸，轻者五丸，每日平明时先用。□者一粒，于盏中以熟水浸一炊久，用筋头研成□，将祗子点药于鼻中，候嚏喷三五遍，然后用□丸者，以熟水化破，空心服之。如头疳，即发竖□，皮肤干，鼻下赤，或口中生疮，此即每日先须□鼻，然后服药。如疳在腹内，泻痢无度，或作枣花，食不消化，常无心绪，即初服药，日点鼻，后每日服药，不需点也。如常服，即每日一丸。

治疳黄连丸方

黄连一两　干蝦蟆炙焦黄色　蛶螂各一个

青木香一分　麝香少许

上细为末，炼蜜为丸，凡欲服药，即先令吃干脯少许，后用米饮下五丸至六丸，经宿后转，方有虫子出，状如马尾，即以鸟羽扫下，后每日更服三丸，不过七日即差。

惊疳褐丸子方

走石　金线重楼　郁金各等分

上为末，用猪胆一个，倾出一半，留一半，盛药在胆内，煮令熟，放冷，于乳钵内细研，入牛黄、麝少许，用醋煮面糊为丸，如麻子大，每服三丸，陈米饮下。

惊疳红丸子方

糯米四十九粒　醋石榴三个　底胭脂少许　杏仁七个，去皮尖　穿山甲一分，炮，冷水浸

上为末，用水为丸，如麻子大，每服三丸，金银薄荷汤下。取惊，诃子汤下。

奶疳诸方

夫奶疳者，小儿色青黄，口中数数有疮，或吐奶多睡是也。

龙胆　大黄　人参　茵陈各一分　豆蔻仁半枚　栀子仁二分　朴硝五分　郁李仁三分，熬，别捣如泥

上为末，蜜为丸，如梧子大，每一岁研一服五丸，以温水研与服之，日再服。

又方　栀子三枚　蚺蛇胆两豆大

上以清水三合，煎栀子取一合，去滓，研蛇胆，一岁一日与服尽。

脊疳方

夫脊疳者，渐渐黄瘦，拍背如鼓响，脊骨高是也，此因奶热所致。

地骨　龙胆　海蛤研如粉　紫芩　青木香　芍药　猪苓各一分　紫参　黄芪　大黄各二分　枳壳二枚，炙　郁李仁五分，别捣如泥

上为末，蜜和为丸，如麻子大，每日一岁儿一服七丸，温水化破与服之，亦宜每十日与一服牛黄丸服之。

脑疳诸方

夫脑疳者，是胎热所致，其疾但头皮光急，头发作穗，或有疮痂。囟跳不定，或时囟肿。如患此疾，多损眼目，一岁、二岁如不动，直至十一、十二，当须慎之。

波斯青黛　龙胆　蜀升麻　茯神　大黄各二分　甘草炙　黄连　蓝子仁各一分　蜀漆半分

上为末，蜜和为丸，如麻子大，每一岁儿一服七丸，温水研与服之。

又方 生地黄五分 大黄一分 桔梗半分 柏皮一分，小柏是也

上以水五大合，煎取二合半，去滓，一岁儿一日与一合服。

又方 细辛半分 犀角屑 白芷 黄耆各一分 升麻 防风各二分 栀子七枚 竹茹一鸡子大

上细剉，以新绵裹，用生油半升煎之，候药色黄，和铛铫拈下，净滤去滓，入黄蜡一分，匀搅候凝，取出收藏，每日于囟上薄薄涂之。

五六岁已下，羸瘦方

吴麦门冬去心 人参 黄芩 枳壳麸炒 龙胆各三分 石斛 柴胡各二分 桃仁二十枚，去尖，生用 獭肝六分，炙

上为末，蜜和为丸，如梧子大，每一岁儿一服五丸，温水研化下。

好食土诸方

夫小儿脾气不足，故好食土也，宜服此方。

上候市合时于市中贾羊肉一斤已来，以绳继令人著地拖至家，以净水洗，炒炙，依常料与儿吃，如不与食，即煮汁喂之。

又方 取好土，浓煎黄连汁溲瀑干与吃。

不思食诸方

大黄 人参 白术各等分

上为末，蜜和为丸，如梧子大，每日空心，每服七丸，温水下。

又方 青竹皮二鸡子大 栀子一枚 人参 甘草炙 茯苓 生姜各一分

上以水五大合，煎取二大合，一日服尽。

脑后有无辜诸方

夫脑后无辜者，是二筋结如弹丸，捏之皮下转是也。小儿有此物，如禽兽舌下有噤虫，当速去之。此无辜中有虫如米粉，得热气渐渐长大，大即筋结，其虫随血气流散，无所不之，所在藏留，子母滋生，复蚀脏腑肌肉作疮，或便出脓血，致使小儿渐渐黄瘦，头大手足细弱，从此夭矣。其治宜取一铁针，圆利如锥头，烧之令赤，以一纸环子箍著，无辜子仍须捏定，以针当中烙之，可深二豆许，即帖沉香膏，仍服压惊犀角饮子。

治小儿针无辜核后，宜炼沉香膏贴之方

沉香一大两 铅丹六大两，细罗

上以麻油一大升，先下沉香煎之，候香焦黑，即漉出，下铅丹，不住以手搅之，当以文武火养之，三上三下，候滴于纸上如黑饧，无油傍引即成，每服取少许，以篦子于帛子上摊之，以微火炙摊令匀，帖于针处，一日一换，其针处慎勿令风吹著。

压惊犀角饮子方

犀角 升麻各一分 代赭研 吊藤皮 防风 大黄各半分

上切，以水五合，煎取二合，去滓，三岁已下，一日连夜服尽。

又方 犀角以青水磨取半合 波斯青黛一口仁许

上一处匀调，顿服之。

又方 蚺蛇胆去膜 黄芩 枳壳炙 枸杞 牛膝各一分 升麻 芍药各二分

上为末，蜜和为丸，如梧子大，每日一岁儿温水研化下五丸。

又方 瓜蒂七枚 天灵盖一片，用蜜涂炙，烧作灰，取三钱 麝香一铢 知母 地胆草 露蜂房 石膏 黄连各五铢 皂荚末 硝石各三铢

上为末，用母猪胆调令得所，每取少许，以生绢摊药于顶上帖之。

又方 鹳虱 硝石各半两 蛇衔草取末，一两 黄丹 黄蜡各二两 乳香 雄黄 丁香 麝香 青木香各一分 葱白一握，油先煎令熟 龟腹片酥炙 夜飞鸟一枚，烧去毛，干为末

上为末，取油一斤，下药及蜡同煎，以柳木篦搅之，候成，即下五般香，取出，于合子内盛之，每周取少许，帖囟及齿龂并鼻头，即虫□□，立效。

惊痫

未出月慢惊风出汗方

叶子青炒 朱砂炒 麝香 荆芥各等分

上为末，面糊为丸，金银薄荷汤下，常服二丸，如出汗三丸。

急慢惊风出汗，荆芥丸方

浮萍 荆芥子净择，洗，各等分

上为末，用水为丸，如芥子大，每服一丸，出汗亦得。

急慢惊风，水银丸方

水银一两　腊茶末二钱

上入鹅梨汁，同研如泥，丸如绿豆大，每服一二丸至五丸，用金银薄荷汤下。

治惊朱砂丸方

朱砂一钱　麝香一钱　干蝎四个，全者　豆豉四十九粒　巴豆七个

上乳钵内同研如粉，用面糊为丸，如绿豆大，金银薄荷汤下；伤冷，葱汤下；吐逆，丁香汤下，各一丸。

治惊风坠涎，镇心丸方

叶子青　朱砂　麝香　磨刀石月新瓦上磨取，以上各等分

上为末，用荆芥水丸，如鸡头大，如惊著，荆芥薄荷汤磨下一丸。

治惊风搐搦，黄散子方

天南星大者三个，杵末，以水于銚子内煎出花味，以匙挑于纸上，摊干用　天麻　鬼箭洗去尘土，不用茎　黑附子轻炮，去皮脐　麻黄去节　麝香　牛黄并研　干蝎梢以上各一分

上为末，更一处细研如粉，临发时，用槐皮煎酒，并取母两边乳汁，同调下一字，汗出神验。

坠惊青金丸方

大附子一个，炮七度，每度入酒略浸过，去皮脐

上用水银、铅结成砂子，秤与附子等分，入轻粉、龙、麝各少许，煮枣肉为丸，如黄米大，每一岁一丸，荆芥薄荷金银汤下；水泻，龙骨煎汤下，吐逆，丁香汤下；腹胀，木香汤下。

治惊风，虎睛丸方

虎睛一个，净洗，细剉，慢火焙干　蝎尾三七个　白花蛇一两，酒浸一宿，去骨皮，焙令黄色、秤取半两　郁金剉　大黄　天南星生，各一分　半夏生　白附子　天麻各半分

上为末，先用好巴豆，去皮壳心膜，以冷水浸，秋冬五日，春夏两日，逐日换水，取出研如糊，秤一分，下前药研匀，蜜丸小豆大，一岁一丸，冷葱茶清下，吐泻为妙。

治急惊风，藿香散方

白附子炮　藿香　桑螵蛸　僵蚕去足令净，以上各一分　腻粉二十文

上为末，后入粉同研匀，每服一字，薄荷暖酒调下。夜间惊啼，不得睡，或呕逆，不过一服。

治壮热，黑神散子方

麻黄一分，去节　川大黄半分，剉　杏仁一分，去皮尖

上以麸同炒黑色，去麸为末，温水调下半钱，抱卧令汗出，勿令出风处。

大去积热，郁金散方

郁金一两，浆水一升，煮水尽为度　甘草猪胆涂，炙　马牙消　天竺黄各半两　朱砂一分

上为末，薄荷汤调下半钱。

天吊风方

牛黄　天竹黄　胡黄连各一分　龙胆一两

上件药为末，熟水下一匕至三匕。

天吊风惊痫热等方

郁金子二个，为末　牙硝二两

上同研，于青竹筒内盛，用柳条作束塞竹筒口，蒸一炊饭久，成挺子，却研为末，入熟香少许，更研，每服薄荷汤下半钱匕，熟水亦得。

未满月及出月惊风壮热方

吊藤　麻黄去节　甘草炙　大黄各一分　蚱蝉一枚，炙，去翅足　柴胡　升麻各二分　蛇蜕二寸，炙　石膏　黄芩各三分

上以马尾罗筛，未满月儿，一日取半匙药末，用水四合，煎取一合半，去滓，分两日，连夜与服，其中几大小以意增减煎之。

百日后发痫方

麻黄一分半，去节　杏仁二十枚，去尖　枳壳炙　干葛　吊藤　芍药各二分　升麻　羌活　柴胡各三分　紫芩　大黄各四分　石膏六分　蛇蜕三寸，炙　蚱蝉二枚，炙，去翅足　甘草一分，炙

上粗捣，百日儿一日取一匙以清水七合，煎取二大合，去滓，分三度与服之，二百日儿药倍之。

一两岁大惊壮热发痫方

蚱蝉二枚，炙，去翅足　柴胡　升麻　紫芩

大黄　知母各六分　吊藤皮一分半　栀子七枚
龙齿四分　芍药三分　蛇蜕三寸，炙　葛根五
分　石膏八分　麻黄去节　甘草炙，各二分

上捣，以马尾罗筛之，每一岁儿取半匙药，
以水七合，煎取三合，下竹沥半合，一日内分
三度与服之。二岁以上，并从此加减。

四五岁壮热发痫方

大黄　柴胡　知母去尾　升麻各七分　蚱蝉
炙，去翅足　露蜂房炙　吊藤皮各二分　栀子七枚
石膏十分　蛇蜕五寸，炙　麻黄五分，去节　杏
仁六分，去皮尖　紫芩八分

上捣，以马尾罗筛，每日取药一匙，以清
水七大合，煎取三合，下竹沥一大合，去滓，
空腹与一合服之，晚更进一合。

六七岁壮热发痫

杏仁去皮尖　芍药　蜀当归　桂心　秦艽各
三分　大黄　石膏各六分　麻黄去节，五分　吊
藤皮四分

上捣，以水一升七合，煎取八大合，去滓，
空腹，六岁儿一服二合，七岁儿三合半。

发痫极热不已诸方

生葛汁　竹沥各一合　牛黄如杏仁大

上相和研，一岁儿一日与一合服，一岁已
上已下，并以意加减之。

又方　上取黑犀半两，以清水八合，煎取
二台，入朴硝一小分，随儿大小，逐日以意加
减与服之。

发痫差后更发方

牛黄　龙齿别研　栀子仁　升麻　芍药
吊藤　沙参各三分　石膏研　大黄　柴胡各四分
银膏六分　杏仁二十一枚，去皮尖　蚱蝉一枚，
去翅足　龙胆二分

上末，炼蜜和为丸，如梧子大，每一岁儿
空腹，以清温水研化五丸至七丸与服之，如热
多夜长，更可晚后一服，如一岁已上，并以意
加减之。

得惊热，恐发痫先制方

柴胡　升麻　栀子　芍药各七分　紫芩
知母各八分　吊藤皮　甘草炙，各二分　淡竹叶
炙，细切　寒水石十二分，碎　生葛汁二合　蜜四
大合　杏仁四分，去皮尖，别捣如泥

上除杏仁、葛汁、蜜外，余并碎切，以清
水四大升，煎取一大升，去滓，下蜜、杏仁、
葛汁，于文武火上，渐渐养之，令如饧，即盛
贮于瓷器中。百日以下儿一服一杏仁大，一岁
儿服半胡桃大，并以温水调与服之，日可三度，
随儿大小加减之。

惊痫，体虚难疗方

吊藤　紫芩　沙参各三分　知母　升麻
犀角各四分　甘草炙　柴胡　白术各二分　蛇蜕
三寸，炙　蚱蝉三枚，炙，去翅足

上取竹根一斤，净洗，切，以清水一大斗
煎取三大升，去滓，下诸药，煎取半升，又去
药滓，下竹沥一升，蜜半斤，于铜器中，重汤
暖火煎之如汤，每服如秋果核大，以暖汤少许
调下之，日可一二服，随儿大小，以意增减，
并不妨乳。

一两岁发痫，至大不差成癫痫，发动无常，嚼沫，及失大小便诸方

虎睛一具，炙　牛黄半分　雷丸一分，碎，熬
细辛一分半　水井丹沙　麻黄去节　沙参各二
分　柴胡　羌活　升麻　白鲜皮各三分　铁精
熬，研　防葵切，蒸　大黄　石膏细研如粉　紫
芩　龙齿研　枳壳各四分　蜂房炙焦　吊藤皮各
六分　蚱蝉四枚，炙，去翅足　银箔三十片　蛇蜕
七寸，炙令赤

上为末，炼蜜和为丸，如梧子大，每一岁
儿一服四丸，温水化破下，日再服，随儿大小
以意加减之。

又方　生芸薹以清酒揉之。随儿大小以意
详酌，取酒与服。大抵一岁儿每服一胡桃多，
日再服。

诸惊痫，不问风之与热，发作形状千端，并宜服淮南王紫金散方

虎睛一具，炙　川当归二分　羌活蚕头者
桂枝　甘草各三分　防风　地骨皮　乌蛇肉去鳞
甲，炙　芍药　葛粉各三分　黄芩五分，去尘土
川大黄纹如绵者　麻黄去节　牡蛎左顾者，各六分
凝水石　石膏光明者　赤石脂各八分　牛黄五
分　紫芩此物作粉家，自亦名大□牙也，须得此药最
切　朴硝各十二分

上捣，以马尾罗□□拌，每一岁儿用药末

一钱，以水五大合□□合，绵滤，当日分作两度服之。

夜啼

夜啼方

升麻　人参各一分　吊藤　犀角各半分　黄芩三分

上以水四大合，煎取一合半，去滓，百日已内儿一日将半合分三度与服之。

骨节风

骨节风方

独活大者　升麻　羌活　防风　桂心各三分　细辛炙　甘遂轻熬，各半分　郁李仁一分，别捣

上为末，蜜和为丸，如梧子大，每一岁，空腹以温水研化下三丸。

伤寒

憎寒发热诸方

甘草炙　蜀漆　大黄各一分　石膏六分

上以水五大合，煎取三合，顿服。

又方　葱白七茎　鳖甲三分，生用　竹茹新者　常山　大黄各一分

上以童子小便五合，煎取三合，去滓，更入细研麝香少许，匀搅之，分作两服，连夜服尽。

憎寒面色黄诸方

麻黄去节　秦艽　大黄各半分　柴胡一分　石膏五分　常山一杏仁大

上以水七合，煎取三合，一岁儿一日一合。

又方　朴硝三分，汤成下　栀子二枚　黄芩　大黄各一分

上切，以水五大合，煎取三合，如前服。

诸热

多渴诸方

黄连一分　天瓜根二分

上以水四大合，煎取一大合半，去滓，一岁儿当日分作两服与吃。

又方　生姜汁　竹沥各一合

上相和与服之。

又方　寒水石十分，研　石膏一两，研　蚕蛹茧二分　银石三两

上以水三大升，先煎取银石等减半，次下蛹茧，又煎去七八合，去滓，候渴时与服，不拘多少。

渴不止方

茯苓　瓜蒌根　人参　芦根　山栀子　甘草　知母各等分

上随儿大小，详酌用药多少，并细剉，以水煎取浓为度，去滓温服。

杂病

治诸疾，至圣青金丹方

青黛研　雄黄研　胡黄连各二分　熊胆温水化入药　芦荟研　腻粉　朱砂研，各一分　白附子二枚　麝香半分，研　蟾酥　水银各一皂子大　铅霜　龙脑各少许

上为末，重入钵内，研细令匀，用猭猪胆一介，取汁熬过，浸蒸饼少许为丸，如黄米大，曝干，于瓷器内收贮，密封，或要旋取，每服两丸，各依汤使如后。惊风天吊，眼上搐搦，取一丸，温水化破。滴入鼻中，连喷三五遍，候定，更用薄荷汤下，变蒸寒热，饶惊多嗽，亦用薄荷汤下；久患五疳，瘦瘠，脚细腹胀，肚上青筋，头发稀疏，爱吃泥土，捋眉咬甲，四肢羸瘦，粥饮下；泻痢频并，或如枣花，米饮下；疳蛔咬心，苦楝子煎汤下，已上并二丸。患鼻下赤烂，口齿疳蚀，并口疮，并以乳汁研两丸，泥在所患处；疳眼雀目，取白羊子肝一个，以竹刀子批开，内药二丸，以麻缕紧缠定，用淘米泔水内煮令熟，空腹量儿大小令吃之，如儿小，即乳母嚼与服之。其乳母忌□物，大蒜、鸡、鸭、猪、□肉。此药常隔三两日吃一服，永无百病。

通玄千金丹方

青黛二钱，细研　熊胆汤化破　蛇皮灰　腻粉　芦荟各一钱　蝉壳三介，去足　瓜蒂二十个　田父头一个，炙　麝香半钱　蟾酥两个　猭猪胆一个

上捣罗为末，内熊胆、腻粉、麝香、蟾酥于乳钵内，别研，后与前药相和，以猪胆浸蒸饼为丸，如黄米大。如惊风，先取半丸，温水化破，滴入鼻中，余半丸，以薄荷温水研入口内，立效。如疳气状貌多端者，粥饮下，甚者不过三五服，立差。若变成寒热，薄荷温水下；

蛔蛳心，苦楝子煎汤下，久痈痢，陈米饮下，并一丸。

断奶后肠干方

人参一分　紫参　枳壳炙　黄芩　甘草炙　茯苓各二分　莒藤一合，炒，别捣如泥

上捣罗诸药，入莒藤末，以蜜为丸，加梧子大，每服十丸，以温浆水研化下。

睡语诸方

龙齿三分，细研如粉　升麻　防风各二分　苦参　赤石脂　黄连各一分　远志半分　金薄十片，以水银熬

上为末，以蜜溲时入金薄泥，又入臼中捣三五百杵，丸如梧子大，每服七丸，温水化破下。

又方　茯苓　升麻　犀角　大黄　朴硝各一分

上以水五合，煎取三合，去滓，下朴硝，分作两服，连夜吃尽。

又方　竹沥　二岁儿每日夜与二合服之。

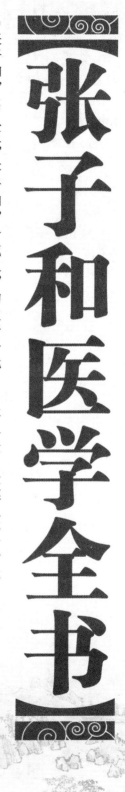

【张子和医学全书】

● 张子和，名从正，字子和，号戴人，约生于公元1151年（金·天德三年），卒于公元1231年（金·正大八年），享年约80岁。

金代睢州考城（今河南兰考县）人。

张子和是金代大医学家，在医学理论上有很多创见，对后世有很大影响，为金元四大家之一，是攻邪派的开山。

目录

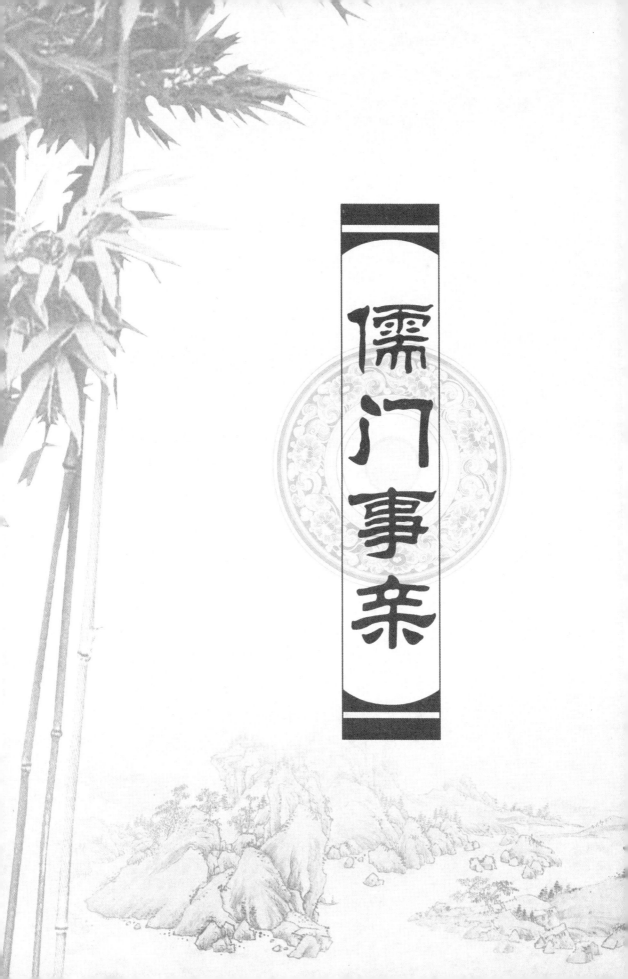

儒门事亲

新刻《儒门事亲》序

　　一气之块然乎太虚之间也。氤氲摩荡，以生生万物。而其禀之驳者，为禽兽，为草木；粹者为人。而其粹者，亦有厚薄强弱之不同，加之六气沴乎外，七情侵乎内，而诸疾生焉。有寒有热，有表有里，千状万证，不可俱述。而要之不过虚实两者之间焉。故经曰：虚则补，实则泻。呜呼！虚实者，诊病之标的，而补泻者，施治之大要也哉！长沙以还，明哲辈出，家擅专门，人立异见，诸说旁舞，多歧之详。至若张戴人、薛立斋之学之术，可谓百世之宗师矣。而究其设施之方，则戴人偏于泻，而立斋偏于补。既有所偏，则不能无弊。苟不能无弊，则又不可无辨焉！予窃为二君之术，一补一泻，虽有不同，而各极其至，庶乎圣之功，亦莫以加焉。然天下之病，未必尽实，则其偏于泻也，吾恐虚者之反受其害也；未必尽虚，则其偏于补也，吾恐实者之亦反受其害也。一得一失，明于此而暗于彼，此岂斯道之大成哉！若长沙则不然，可以补则补，而不偏于补，可以泻则泻，而不偏于泻。虚实随证，补泻应机，呜呼！亦可谓大成矣。拟诸古之圣贤，二君之于长沙，犹夷惠之于孔子也。盖补泻之不可偏废，犹裘葛之不可一施也。而今不核虚与实，而致补泻之各偏，犹不审冬夏之异候，而欲偏裘葛之御也，岂其理也哉！故曰：少阴病下利清谷，里寒外热者，通脉四逆汤主之。又曰：少阴病，自利清水，色纯青者，宜大承气汤。补泻不可偏废也，可见矣。方今之世，好补而恶泻，喜温而畏寒，大黄、芒硝视如蛇蝎，干姜、附子甘如饴蜜。遇硝黄奏效，则曰：此惟取一时之快，后必致寒中之患。姜附错投则曰：姜附犹不验，归之于命。盖亦不思之甚也。故凡治疗之书，偏于补者，盛行于世，而梨枣日广。至于戴人此书，传诵甚罕，予窃恐童蒙学医者，呫哔偏补之书。而不讲泻实之方，则虚虚实实，其弊将有不可胜言者。乃鸠工寿梓，以广其传。惟冀此书，与立斋之书并行于世，可以泻则师戴人，可以补则师立斋，无致补泻之偏胜，使斯民同跻于仁寿之域矣！

正德辛卯八月望日渡边荣元安甫
书于洛阳松下睡鹤轩

重刊《儒门事亲》序

是书也，戴人张子和专为事亲者著。论议渊微，调摄有法。其术与东垣、丹溪并传。名书之义，盖以医家奥旨，非儒不能明，药品酒食，非孝不能备也。故曰：为人子者，不可不知医。予幼失怙，慈母在堂，逾七望八，潴瀡既具，未尝不防以药物，每虑当有所馈，委之时医，恐为尽道之累，将欲遍阅方书，诸家著述繁杂，窃为是皇皇者数载矣。近得是书，如获宝璐，执是以证，何虑臆说之能惑。惜其板久失传，本多亥豕之讹。因付儒医闻忠，校订锓梓，与世之事亲者共云。

嘉靖辛丑三月戊子，
复元道人邵辅序

《儒门事亲》后序跋

医道之大尚矣，其上医国，其下医人，而身之所系，抑岂小哉！观抱朴子之金匮、肘后，其用心亦精矣，功亦溥矣、大久矣。邵君柏崖，以玉牒之亲，存心于天下后世，乃以是书命愚校之寿诸梓，以广其传，功岂在抱朴子下哉！愚不学，恐成后人之诮，幸柏崖之知，然日夜是惧，不敢谓尽以力。至于析微剖奥，剔谬辨非，尚俟后之君子。

嘉靖十九年岁次庚子孟冬朔日
钱唐者相闻忠校于南圃陋室中

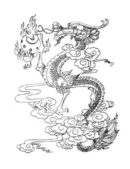

卷一

七方十剂绳墨订一

方有七，剂有十，旧矣。虽有说者，辨其名而已，敢申昔人已创之意而为之订。夫方者，犹方术之谓也。《易》曰：方以类聚。是药之为方，类聚之义也。或曰：方，谓五方也。其用药也，各据其方。如东方濒海卤斥，而为痈疡；西方陵居华食，而多㿗腄赘瘿；南方瘴雾卑湿，而多痹疝；北方乳食，而多脏寒满病；中州食杂，而多九疸、食痨、中满、留饮、吐酸、腹胀之病。盖中州之地，土之象也，故脾胃之病最多。其食味、居处、情性、寿夭，兼四方而有之。其用药也，亦杂诸方而疗之。如东方之藻带，南方之丁木，西方之姜附，北方之参苓，中州之麻黄、远志，莫不辐辏而参尚。故方不七，不足以尽方之变；剂不十不足以尽剂之用。剂者，和也。方者，合也。故方如瓦之合，剂犹羹之和也。方不对病，则非方；剂不蠲疾，则非剂也。七方者，大、小、缓、急、奇、偶、复也；十剂者，宣、通、补、泻、轻、重、滑、涩、燥、湿也。

夫大方之说有二：有君一臣三佐九之大方，有分两大而顿服之大方。盖治肝及在下而远者，宜顿服而数少之大方；病有兼证而邪不专，不可以一二味治者，宜君一臣三佐九之大方。王太仆以人之身三折之，上为近，下为远。近为心肺，远为肾肝，中为脾胃。胞䐈胆亦有远近。以予观之，身半以上，其气三，天之分也；身半以下，其气三，地之分也。中脘，人之分也。又手之三阴阳，亦天也，其气高；足之三阴阳，亦地也，其气下；戊己之阴阳，亦人也，其气

犹中州。故肝之三服，可并心之七服；肾之二服，可并肺之七服也。

小方之说亦有二：有君一臣二之小方；有分两微而频服之小方。盖治心肺及在上而近者，宜分两微而少服而频之小方，徐徐而呷之是也。病无兼证，邪气专，可一二味而治者，宜君一臣二之小方。故肾之二服，可分为肺之九服及肝之三服也。

缓方之说有五、有"甘以缓之"之缓方，糖、蜜、枣、葵、甘草之属是也。盖病在胸膈，取甘能恋也。有丸以缓之之缓方，盖丸之比汤散，其气力宣行迟故也。有品件群众之缓方，盖药味众，则各不得骋其性也。如万病丸，七八十味递相拘制也。有无毒治病之缓方，盖性无毒则功自缓矣。有气味薄药之缓方，盖药气味薄，则长于补上治上，比至其下，药力已衰。故补上治上，制之以缓，缓则气味薄也。故王太仆云：治上补上，方若迅急，则上不任而迫走于下。制缓方而气味浓，则势与急同。

急方之说有四。有急病急攻之急方，如心腹暴痛，两阴溲便闭塞不通，借备急丹以攻之。此药用不宜恒，盖病不容俟也。又如中风牙关紧急，浆粥不入，用急风散之属亦是也。有汤散荡涤之急方，盖汤散之比丸，下咽易散而施用速也。有药性有毒之急方，盖有毒之药，能上涌下泄，可以夺病之大势也。有气味厚药之急方，药之气味厚者，直趋于下而气力不衰也。故王太仆云：治下补下，方之缓慢，则滋道路而力又微，制急方而气味薄，则力与缓等。

奇方之说有二。有古之单方之奇方，独用一物是也。病在上而近者，宜奇方也。有数合阳数之奇方，谓一、三、五、七、九，皆阳之

数也。以药味之数皆单也。君一臣三，君三臣五，亦合阳之数也。故奇方宜下不宜汗。

偶方之说有三。有二味相配之偶方，有古之复方之偶方。盖方之相合者是也。病在下而远者，宜偶方也。有数合阴阳之偶方，谓二、四、六、八、十也，皆阴之数也。君二臣四，君四臣六，亦合阴之数也。故偶方宜汗不宜下。

复方之说有二。方有二方三方相合之复方，如桂枝二越婢一汤。如调胃承气汤方，芒硝、甘草、大黄外，参以连翘、薄荷、黄芩、栀子以为凉膈散。是本方之外，别加余味者，皆是也。有分两均剂之复方，如胃风汤各等分是也。以《内经》考之，其奇偶四则，反以味数奇者奇方，味数偶者为偶方。下复云：汗者不以奇，下者不以偶。及观仲景之制方，桂枝汤，汗药也，反以三味为奇；大承气汤，下药也，反以四味为偶。何也？岂临事制宜，复有增损者乎！考其大旨，王太仆所谓汗药如不以偶，则气不足以外发；下药如不以奇，则药毒攻而致过，必如此言。是奇则单行、偶则并行之谓也。急者下，本易行，故宜单；汗或难出，故宜并。盖单行则力孤而微，并行则力齐而大，此王太仆之意也。然太仆又以奇方为古之单方，偶为复方，今此七方之中，已有偶又有复者，何也？岂有偶方者，二方相合之谓也；复方者，二方四方相合之方欤！不然何以偶方之外，又有复方者欤？此"复"字，非"重复"之"复"，乃"反复"之"复"。何以言之？盖《内经》既言奇偶之方，不言又有重复之方，惟云"奇之不去则偶之，是为重方"。重方者，即复方也。下又云："偶之不去，则反佐以取之"。所谓寒、热、温、凉，反从其病也。由是言之，复之为方，反复，亦不远《内经》之意也。

所谓宣剂者，俚人皆以宣为泻剂，抑不知十剂之中，已有泻剂。又有言宣为通者，抑不知十剂之中，已有通剂。举世皆曰：春宜宣，以为下夺之药，抑不知仲景曰：大法春宜吐，以春则人病在头故也。况十剂之中，独不见涌剂，岂非宣剂即所谓涌剂者乎！《内经》曰："高者因而越之"，"木郁则达之。"宣者，升而上也，以君召臣曰宣，义或同此。伤寒邪气在

上，宜瓜蒂散。头痛，葱根豆豉汤。伤寒懊侬，宜栀子豆豉汤。精神昏愦，宜栀子厚朴汤。自瓜蒂以下，皆涌剂也，乃仲景不传之妙。今人皆作平剂用之，未有发其秘者。予因发之，然则为涌明矣。故风痫中风，胸中诸实痰饮，寒结胸中，热蔚化上，上而不下，久则嗽喘、满胀、水肿之病生焉，非宣剂莫能愈也。

所谓通剂者，流通之谓也。前后不得溲便，宜木通、海金沙、大黄、琥珀、八正散之属也；里急后重，数至圊而不便，宜通因通用。虽通与泻相类，大率通为轻，而泻为重也。凡痹麻蔚滞，经隧不流，非通剂莫能愈也。

所谓补剂者，补其不足也。俚人皆知山药丸、鹿茸丸之补剂也。然此乃衰老下脱之人方宜用之。今往往于少年之人用之，其舛甚矣。古之甘平、甘温、苦温、辛温，皆作补剂，岂独硫黄、天雄，然后为补哉！况五脏各有补泻，肝实泻心，肺虚补肾。经曰：东方实，西方虚，泻南方，补北方。大率虚有六：表虚、里虚、上虚、下虚、阴虚、阳虚。设阳虚则以干姜、附子，阴虚则补以大黄、硝石。世传以热为补，以寒为泻，讹非一日。岂知酸、苦、甘、辛、咸，各补其脏。《内经》曰：精不足者，补之以味。善用药者，使病者而进五谷者，真得补之道也。若大邪未去，方满方闷，心火方实，肾水方耗，而骤言鹿茸、附子，庸讵知所谓补剂者乎！

所谓泻剂者，泄泻之谓也。诸痛为实，痛随利减。经曰：实则泻之。实则散而泻之。中满者，泻之于内。大黄、牵牛、甘遂、巴豆之属，皆泻剂也。惟巴豆不可不慎焉。盖巴豆其性燥热，毒不去，变生他疾。纵不得已而用之，必以他药制其毒。盖百千证中，或可一二用之。非有暴急之疾，大黄、牵牛、甘遂、芒硝足矣。今人往往以巴豆热而不畏，以大黄寒而反畏，庸讵知所谓泻剂者哉！

所谓轻剂者，风寒之邪，始客皮肤，头痛身热，宜轻剂。消风散，升麻、葛根之属也。故《内经》曰：因其轻而扬之。发扬所谓解表也。疥癣痤疿宜解表，汗以泄之，毒以熏之，皆轻剂也。故桂枝、麻黄、防风之流亦然。设伤

寒冒风，头痛身热，三日内用双解散及嚏药解表出汗，皆轻剂之云尔！

所谓重剂者，镇缒之谓也。其药则朱砂、水银、沉香、水石、黄丹之伦，以其体重故也。久病咳嗽，涎潮于上，咽喉不利，形羸不可峻攻，以此缒之。故《内经》曰：重者，因而减之，贵其渐也。

所谓滑剂者，《周礼》曰：滑以养窍。大便燥结，小便淋涩，皆宜滑剂。燥结者，其麻仁、郁李之类乎！淋涩者，其葵子、滑石之类乎！前后不通者，前后两阴俱闭也，此名曰三焦约也。约，犹束也。先以滑剂润养其燥，然后攻之，则无失矣。

所谓涩剂者，寝汗不禁，涩以麻黄根、防己；滑泄不已，涩以豆蔻、枯白矾、木贼、乌鱼骨、罂粟壳。凡酸味亦同乎涩者，收敛之意也。喘嗽上奔，以虀汁乌梅煎宁肺者，皆酸涩剂也。然此数种，当先论其本，以攻去其邪，不可执一以涩，便为万全也。

所谓燥剂者，积寒久冷，食已不饥，吐利腥秽，屈伸不便，上下所出水液，澄沏清冷，此为大寒之故。宜用干姜、良姜、附子、胡椒辈以燥之。非积寒之病不可用也。若久服，则变血溢、血泄、大枯大涸、溲便癃闭、聋瞀痿弱之疾。设有久服而此疾不作者，慎勿执以为是。盖疾不作者或一二，误死者百千也。若病湿者，则白术、陈皮、木香、防己、苍术等，皆能除湿，亦燥之平剂也。若黄连、黄柏、栀子、大黄，其味皆苦。苦属火，皆能燥湿，此《内经》之本旨也，而世相违久矣。呜呼！岂独姜附之俦方为燥剂乎？

所谓湿剂者，润湿之谓也。虽与滑相类，其间少有不同。《内经》曰：辛以润之。盖辛能走气、能化液故也。若夫硝性虽咸，本属真阴之水，诚濡枯之上药也。人有枯涸皱揭之病，非独金化为然。盖有火以乘之，非湿剂莫能愈也。

指风痹痿厥近世差互说二

风痹痿厥四论，《内经》言之详矣。今余又为之说，不亦赘乎？曰：非赘也。为近世不读《内经》者，指其差互也。夫风痹痿厥四证，本自不同，而近世不能辨，一概作风冷治之，下虚补之，此所以旷日弥年而不愈者也。夫四末之疾，动而或劲者为风，不仁或痛者为痹，弱而不用者为痿，逆而寒热者为厥，此其状未尝同也。故其本源又复大异。风者，必风热相兼；痹者，必风、湿、寒相合；痿者，必火乘金；厥者，或寒或热，皆从下起。今之治者，不察其源，见其手足躄曳，便谓之风。然《左传》谓风淫末疾，岂不知风、暑、燥、湿、火、寒六气，皆能为四末之疾也哉！敢详条于下，有意于救物者，试择焉可也。

夫风之为状，善行而数变。《内经》曰：诸风掉眩，皆属肝木。掉摇眩运，非风木之象乎？纤曲劲直，非风木之象乎？手足掣颤，斜目喎口，筋急挛搐，瘛疭惊痫，发作无时，角弓反张，甚则吐沫，或泣或歌，喜怒失常，顿僵暴仆，昏不知人，兹又非风木之象乎？故善行而数变者，皆是厥阴肝之用也。夫肝木所以自甚而至此者，非独风为然。盖肺金为心火所制，不能胜木故也。此病之作，多发于每年十二月，大寒中气之后，及三月、四月之交，九月、十月之交。何以言之？大寒中气之后，厥阴为主气，巳亥之月，亦属厥阴用事之月，皆风主之时也。故三月、四月之交，多疾风暴雨。振拉摧拔，其化为冰雹。九月、十月之交，多落木发屋之变。故风木郁极甚者，必待此三时而作。凡风病之人，其脉状如弓弦而有力，岂敢以热药投之，更增其势哉！

今人论方者，偶得一方，间曾获效，执以为能。著灸施针，岂由病者！巧说病人，使从己法，不问品味刚柔，君臣轻重，何脏何经，何部何气，凡见风证偏枯，口眼喎斜，涎潮昏愦，便服灵宝、至宝、清心、续命等药。岂知清心之杂以姜桂，灵宝之乱以起石、硫磺，小续命汤藏以附子！惟夫至宝，其性尚温。经曰：风淫于内，治以辛凉。如之何以金石大热之药，以治风耶？有以热治热者，一之为甚，其可再乎！故今之刘河间自制防风通圣散、搜风丸之类，程参政祛风丸、换骨丹，用之者获效者多矣。而谤议百出，以诬其实。余尝见《内经·气交变论》中，言五郁之法，郁极则为病。况风病之作，仓卒之变生。尝治惊风痫病，屡用汗、下、吐三法，随治随愈。《内经》中明有此法。五郁中木郁达之者，吐之令其条达也。汗之是风随汗出也。下者是推陈致新也。此为汗、下、吐三法也。愈此风病，莫知其数，如之何废而不用也？余恐来者侮此法，故表而出之。昔项开完颜氏风病，搐，先右臂并右足，约搐六七十数。良久，左臂并左足亦搐六七十数，不瘥，两目直视，昏愦不识人。几月余，求治于余，先逐其寒痰三四升；次用导水禹功丸散，泄二十余行；次服通圣散辛凉之剂，不数日而瘥，故书此以证之。

夫痹之为状，麻木不仁，以风、湿、寒三气合而成之。故《内经》曰：风气胜者为行痹。风则阳受之，故其痹行，且剧而夜静。世俗莫知，反呼为走注疼痛虎咬之疾。寒气胜者为痛痹。寒则阴受之，故其痹痛，且静而夜剧。世俗不知，反呼为鬼忤。湿气胜者为著痹。湿胜则筋脉皮肉受之，故其痹著而不去，肌肉削而著骨。世俗不知，反呼为偏枯。此疾之作，多在四时阴雨之时，及三月九月，太阳寒水用事之月，故草枯水寒为甚。或濒水之地，劳力之人，辛苦失度，触冒风雨，寝处津湿，痹从外入。况五方地，寒暑殊气，刚柔异禀，饮食起居，莫不相戾。故所受之邪，各有浅深，或痛或不痛，或仁或不仁，或筋屈而不能伸，或引而不缩。寒则虫行，热则纵缓，不相乱也。皮痹不已，而成肉痹。肉痹不已，而成脉痹。脉痹不已，而成筋痹。筋痹不已，而成骨痹。久而不已，内舍其合。若脏腑俱病，虽有智者不能善图也。凡病痹之人，其脉沉涩。今人论方者，见诸痹证，遂作脚气治之，岂知《内经》中本无脚气之说。或曰：诸方亦有脚气统论，又有脚气方药，若止取《素问》，则诸方皆非耶？曰：痹病以湿热为源，风寒为兼，三气合而为痹。奈何治此者，不问经络，不分脏腑，不辨表里，便作寒湿脚气，乌之附之，乳之没之，种种燥热攻之，中脘灸之，脐下烧之，三里火之，蒸之熨之，汤之炕之，以至便旋涩滞，前后俱闭，虚燥转甚，肌肤日削，食饮不入，邪气外侵，虽遇扁、华，亦难措手。若此

者何哉？胸膈间有寒痰之故也。痹病本不死，死者医之误也。虽亦用蒸之法，必先涌去其寒痰，然后诸法皆效。《内经》曰：五脏有俞穴，六腑有合穴。循脉之本分各有所发之源，以砭石补之，则痹病瘳。此其《内经》中明白具载，如之何不读也？陈下酒监魏德新，因赴冬选，犯寒而行。真气元衰，加之坐卧冷湿，食饮失节，以冬遇此，遂作骨痹，骨属肾也。腰之高骨坏而不用，两胯似折，面黑如炭，前后廉痛，痿厥嗜卧。遍问诸医，皆作肾虚治之。余先以玲珑灶熨蒸数日，次以苦剂，上涌讫寒痰三二升。下虚上实，明可见矣。次以淡剂，使白术除脾湿，令茯苓养肾水，责官桂伐风木。寒气偏胜，则加姜、附，否则不加。又刺肾俞、太溪二穴，二日一刺。前后一月，平复如故。仆尝用治伤寒汗、下、吐三法，移为治风痹痿厥之法，愈者多矣。

痿之为状，两足痿弱，不能行用。由肾水不能胜心火，心火上烁肺金。肺金受火制，六叶皆焦，皮毛虚弱，急而薄著，则生痿躄。躄者，足不能伸而行也。肾水者，乃肺金之子也。今肾水衰少，随火上炎。肾主两足，故骨髓衰竭，由使内太过而致。然《至真要大论》云：诸痿喘呕皆属于上者，上焦也。三焦者，手少阳相火也。痿、喘、呕三病，皆在膈上，属肺金之部分也，故肌痹传为脉痿；湿痹不仁，传为肉痿；髓竭足躄，传为骨痿；房室太过为筋痿，传为白淫。大抵痿之为病，皆因客热而成。好以贪色，强力过极，渐成痿疾。故痿躄属肺，脉痿属心，筋痿属肝，肉痿属脾，骨痿属肾，总因肺受火热，叶焦之故。相传于四脏，痿病成矣。直断曰痿病无寒。故痿之作也，五月、六月、七月，皆其时也。午者，少阴君火之位；未者，湿土庚金伏火之地；申者，少阳相火之分。故痿发此三月之内，以为热也。故病痿之人，其脉浮而大。

今之行药者，凡见脚膝痿弱，难于行步，或一足不伸，便作寒湿脚气治之。骤用乌、附、乳、没、自然铜、威灵仙之类，燔针、艾火、汤煮、袋蒸，痿弱转加，如此而死，岂亦天乎！夫治痿与治痹，其治颇异。风、寒、湿痹，犹

可蒸汤灸燔，时或一效。惟痿用之转甚者何也？盖以痿，肺热为本，叶焦而成痿，以此传于五脏，岂有寒者欤？若痿作寒治，是不刃而杀之也。夫痿病不死，死者用药之误也。陈下一武弁宋子玉，因驻军息城，五六月间，暴得痿病，腰胯两足，皆不任用，躄而不行，求治于予。察其两手，脉俱滑之而有力。予凭《内经》火淫于内，治以咸寒，以盐水越其膈间寒热宿痰，新者为热，旧者为寒，或宿食宿饮在上脘者，皆可涌之。宿痰既尽，因而下之，节次数十行，觉神志日清，饮食日美，两足渐举，脚膝渐伸。心降肾升，便继以黄连解毒汤，加当归等药，及泻心汤、凉膈散、柴胡饮子，大作剂煎，时时呷之。经曰：治心肺之病最近，用药剂不厌频而少；治肾肝之病最远，用药剂不厌顿而多。此法人皆怪之。然余治痿，寻常用之，如拾遗物。予若以此诳人，其如获罪于天何？此宋子玉之证，所以不得不书也。且示信于来世，故《内经》谓治痿之法，独取阳明经。阳明经者，胃脉也，五脏六腑之海也，主润养宗筋。宗筋主束骨，束骨在脐下阴毛际上是也。又主大利机关，机关者，身中大关节也，以司曲伸。是以阳明虚则宗脉纵，宗脉纵则大脉不伸，两足痿弱。然取阳明者，胃脉也，胃为水谷之海。人之四季，以胃气为本，本固则精化，精化则髓充，髓充则足能履也。《阴阳应象论》曰：形不足者，温之以气；精不足者，补之以味。味者，五味也。五味调和，则可补精益气也。五味、五谷、五菜、五果、五肉，五味贵和，不可偏胜。又曰：恬淡虚无，真气从之；精神内守，病安从来？若用金石草木补者，必久而增气，物化之常。气增而久，夭之由也。所以久服黄连、苦参者，而反化为热；久服热药之人，可不为寒心哉！余尝用汗、下、吐三法，治风痹痿厥，以其得效者众，其敢诬于后人乎！

厥之为状，手足及膝下或寒或热也。举世传脚气寒湿之病，岂知《内经》中无脚气之说。王太仆亦云：本无脚气，后世广饰方论，而立此名。古之方谓厥者，即今所谓脚气者也。然厥当分两种，次分五脏。所谓两种者，有寒厥，亦有热厥。阳气衰于下则为寒厥，阴气衰于下则为热厥。热厥为手足热也，寒厥为手足寒也。阳经起于足指之表，阴经起于足心之下。阳气盛，足下热；阴气盛，足下寒。又曰：阳主外而厥在内，阴主内而厥在外。若此者，阴阳之气逆而上行故也。夫春夏则阳多阴少，秋冬则阴壮阳衰。人或恃赖壮勇，纵情嗜欲于秋冬之时，则阳夺于内，精气下溢，邪气上行。阳气既衰，真精又竭，阳不荣养，阴气独行，故手足寒，发为寒厥也。人或醉饱入房，气聚于脾胃，主行津液，阴气虚，阳气入，则胃不和，胃不和则精气竭，精气竭则四肢不荣。酒气与谷气相搏，则内热而尿赤，气壮而慄悍。肾气既衰，阳气独胜，故手足热，发而为热厥也。

厥亦有令人腹暴满不知人者，或一二日稍知人者，或卒然闷乱无觉知者，皆因邪气乱，阳气逆，是少阴肾脉不至也。肾气微少，精血奔逸，使气促迫，上入胸膈，宗气反结心下，阳气退下，热归阴股，与阴相助，令身不仁。又五络皆会于耳中。五络俱绝，则令人身脉皆动，而形体皆无所知，其状如尸，故曰尸厥。有涎如拽锯声在喉咽中为痰厥；手足搐搦者为风厥；因醉而得之为酒厥；暴怒而得之为气厥；骨痛爪枯为骨厥；两足指挛急，屈伸不得，爪甲枯结为臂厥；身强直如椽者为肝厥；喘而惋者，狂走攀登为阳明厥，皆气逆之所为也。

今人见兹厥者，皆谓之㿑著掠著，此是何等语也。非徒其名之谬，因其名之谬而乖其实也。既言㿑著、中著、掠者，必归之风，此清心、灵宝、至宝又为先驱矣！鼻中嗅药，身上燔火，岂知厥之为病，如前所说者耶！项西华季政之病寒厥，其妻病热厥，前后十余年。其妻服逍遥十余剂，终无寸效。一日命余诊之，二人脉皆浮大而无力。政之曰："吾手足之寒，时时渍以热汤，渍而不能止；吾妇手足之热，终日以冷水沃而不能已者，何也？"余曰："寒热之厥也，此皆得之贪饮食，纵嗜欲。"遂出《内经·厥论》证之。政之喜曰："《内经》真圣书也，十余年之疑，今而释然，纵不服药，逾过半矣！"仆曰："热厥者，寒在上也；寒厥者，热在上也。寒在上者，以温剂补肺金；热在上者，以凉剂清心火。"分处二药，令服之不辍。不旬日，政之诣门谢曰："寒热之厥皆愈矣。"其妻当不过数月而有娠，何哉？阴阳皆和故也。凡尸厥、痿厥、风厥、气厥、酒厥，可一涌而醒，次服降心火、益肾水、通血和气之药，使粥食调养，无不瘥者。若其余诸厥，仿此行之。慎勿当疑似之间，便作风气，相去邈矣。

立诸时气解利禁忌式三

春之温病，夏之热病，秋之疟及痢，冬之寒气及咳嗽，皆四时不正之气也，总名之曰伤寒。人之劳役辛苦者，触冒此四时风、寒、暑、湿不正之气，遂成此疾。人之伤于寒也，热郁于内，浅则发早为春温。若春不发，而重感于暑，则夏为热病。若夏不发，而重感于湿，则秋变为疟痢。若秋不发，而重感于寒，则冬为伤寒，故伤寒之气最深。然而伤寒及温热，但发必先发热恶寒，头项痛，腰脊强者，一日在太阳经故也。《内经》中虽言一日太阳者，传受常也。亦有太阳证，至了不传者，止可汗之，如升麻汤、解肌汤、逼毒散、五积散之类，发散则愈也。盖病人热甚，更以辛温，则病必转加。今代刘河间先生自制辛凉之剂，以通圣散、益元散相合，各五七钱，水一中碗，入生姜十余片，葱须头二十余根，豆豉一撮，同煎至五七沸，去滓，分作二服，先以多半服之，顷以钗股于喉中探引，尽吐前药。因其一涌，腠理开发，汗出周身。复将余药温热而服之，仍以酸醋辛辣浆粥投之，可以立愈。

解利伤寒温湿热病，治法有二。天下少事之时，人多静逸，乐而不劳。诸静属阴，虽用温剂解表发汗，亦可获愈。及天下多故之时，荧惑失常，师旅数兴，饥馑相继，赋役既多，火化大扰，属阳，内火又侵，医者不达时变，犹用辛温，兹不近于人情也。止可用刘河间辛凉之剂，三日以里之证，十痊八九。予用此药四十余年，解利伤寒、温热、中暑、伏热，莫知其数。非为炫也，将以证后人之误用药者也。

予尝见世医，用升麻、五积解利伤寒、温疫等病，往往发狂谵语、衄血泄血、喘满昏瞀、懊憹闷乱，劳复。此数证，非伤寒便有此状，皆由辛温之剂，解之不愈，而热增剧，以致然也。凡解利伤寒时气疫疾，当先推天地寒暑之理以人参之。南陲之地多热，宜辛凉之剂解之；朔方之地多寒，宜辛温之剂解之。午未之月多暑，宜辛凉解之。子丑之月多冻，宜辛温解之。少壮气实之人，宜辛凉解之，老者气衰之人，宜辛温解之。病人因冒寒食冷而得者，宜辛温解之。因役劳冒暑而得者，宜辛凉解之。病人禀性怒急者，可辛凉解之；病人禀性和缓者，可辛温解之。病人两手脉浮大者，可辛凉解之；两手脉迟缓者，可辛温解之。如是之病，不可一概而用。偏热、寒凉及与辛温，皆不知变通者。夫地有南北，时有寒暑，人有衰旺，脉有浮沉，剂有温凉，服有多少，不可差互；病人禁忌，不可不知。

昔有人春月病瘟，三日之内，以驴车载百余里。比及下车，昏瞀不知人，数日而殂。又有人饮酒过伤，内外感邪，头痛身热，状如伤寒。三四日间，以马驮还家。六七十里，到家百骨节皆痛，昏愦而死，此余亲睹。若此之类，不容更述。假如瘟病、伤寒、热病、中暑、冒风、伤酒，慎勿车载马驮，摇撼顿挫大忌。夫动者，火之化；静者，水之化也。静为阴，动为阳；阳为热，阴为寒。病已内扰，又复外扰，是为至扰。奈人之神，讵能当之？故远行得疾者，宜舟泛床抬，故病不致增剧。

又若伤寒、时气、瘟病，尝六七日之间不大便，心下坚硬，腹胁紧满，止可大小承气汤下之。其肠胃积热，慎勿用巴豆、杏仁性热大毒之药。虽用一二丸下之，利五七行，必反损阴气，涸枯津液，燥热转增，发黄谵语，狂走斑毒，血泄闷乱，轻者为劳复，重者或至死，间有愈者幸矣！不可以为法。故伤寒新愈之人，慎勿食猪鱼杂果、酽酒湿面及沐浴房室事。如犯，病必再发。爱其身者，不可不慎。

又如正二三月，人气在上，瘟疫大作，必先头痛，或骨节疼，与伤寒、时气、冒暑、风湿及中酒之人，其状皆相类，慎勿便用巴豆大毒之药治之。元光春，京师翰林应奉李屏山，得瘟疫证，头痛身热，口干，小便赤涩。渠素嗜饮，医者便与酒癥丸，犯巴豆，利十余行，次日，头痛诸病仍存，医者不识，复以辛温之剂解之，加之卧于暖炕，强食葱醋汤，图获一汗。岂知种种客热，叠发并作，目黄斑生，潮热血泄，大喘大满，后虽有承气下之者，已无及矣！至今议者纷纷，终不知热药之过，往往独归罪于承气汤。用承气汤者，不知其病已危，犹复用药，学经不明故也，良可罪也。然议者不归罪于酒癥丸者，亦可责也。夫瘟证在表不可下，况巴豆之丸乎！巴豆不已，况复发以辛温之剂乎！必有仲尼，方明冶长之非罪，微生高之非直。终不肯以数年之功，苦读《内经》，但随众好恶，为之毁誉。若此者，皆妄议者也。不真知其理，遽加毁誉，君子之所不取。

以予论之，凡伤寒之气有六禁：初病之时，甚似中酒伤食者，禁大下之，一禁也；当汗之时，宜详时之寒暑，用衾衣之厚薄，禁沐浴之火炕重被、热粥燔针，二禁也；当汗之时，宜详解脉之迟数，用辛凉之剂，禁妄用热药，三禁也；当下之时，宜审详证下之药，禁巴豆、银粉丸方，四禁也；远来之病人，禁车载马驮，五禁也；大汗之后，禁杂食嗜欲，忧思作劳，六禁也。故凡有此者，宜清房凉榻，使不受客热之邪；明窗皓室，使易见斑出黄生之变。病者喜食凉，则从其凉。喜食温，则从其温，清之而勿扰，休之而勿劳，可辛温则辛温解之，可辛凉则辛凉解之。所察甚微，无拘彼此。欲水之人，慎勿禁水。但饮之后，频与按摩其腹，则心下自动；若按摩其中脘，久则必痛。病人获痛，复若有水结，则不敢按矣。止当禁而不禁者，轻者危，重则死。不当禁而禁者亦然。今之士大夫，多为俗论，先锢其心，虽有正论，不得而入矣。昔陆象先尝云："天下本无事，庸人扰之为烦耳！"余亦曰："正气本不乱，庸医扰之为剧耳！"

疟非脾寒及鬼神辩四

夫疟，犹酷疟之疟也。以夏伤酷暑而成痎疟也。又有瘖疾，连岁不已，此肝经肥气之积也。多在左胁之下，状如覆杯，是为瘖疟，犹瘖也。久而不已，令人瘦也。《内经》既以夏伤于暑而为疟，何后世之医者，皆以脾寒治之？世医既不知邪热蓄积之深为寒战，遂为寒战所惑；又不悟邪热入而后出于表，发为燥渴，遂为交争所惑。相传以姜、附、硫黄、平胃、异功散、交解饮子治之，百千之中，幸其一效。执以为是，至使父子兄弟相传。及其疟之甚者，则归之祟怪，岂可不大笑耶！《内经》拘于鬼神者，不可与言至德，何世俗之愚而难化也？又或因夏日饮冷过常，伤食生硬瓜果梨枣之属，指为食疟，此又非也。岂知《内经》之论则不然，夏伤于暑，遇秋之风，因劳而汗，玄府受风，复遇凄怆之水，风闭而不出，舍于肠胃之外，与荣卫并行，昼行于阳，夜行于阴。邪热浅，则连日而作；邪热深，则间日而作。并入于里则热，并入于表则寒。若此而论，了不干于脾。

后世论药，如此之差互也。以时言之，治平之时，常疟病少；扰攘之时，常疟病多。治平之时，虽用砒石辰砂有毒之药治之，亦能取效。缘治平之时，其民夷静，故虽以热攻热，亦少后患。至于扰攘之时，其民劳苦，不可遽用大毒大热之药。若以热攻，热甚则转为吐血、泄血、痈疽、疮疡、呕吐之疾。盖扰攘之时，政令烦乱，徭役纷冗，朝戈暮戟，略无少暇，内火与外火俱动。在侯伯官吏尤甚，岂可与夷静之人同法而治哉！余亲见泰和六年丙寅，征南师旅大举，至明年军回，是岁瘴疠杀人莫知其数。昏瞀懊憹，十死八九，皆火之死也。次岁疟病大作，侯王官吏上下皆病，轻者旬月，甚者弥年。夫富贵之人，劳心役智，不可骤用砒石大毒之药，止宜先以白虎汤加人参、小柴胡汤、五苓散之类，顿服立解，或不愈者，可服神佑丸减用神芎等。甚者可大小承气汤下之，五七行或十余行，峻泄夏月积热暑毒之气。此药虽泄而无损于脏腑，乃所以安脏腑也。次以桂苓甘露散、石膏知母汤、大小柴胡汤、人参柴胡饮子，量虚实加减而用之。此药皆能治寒热往来、日晡发作。与治伤寒，其法颇同。更不愈者，以常山散吐之，无不愈者。

余尝用张长沙汗、下、吐三法，愈疟极多。大忌错作脾寒，用暴热之药治之。纵有愈者，后必发疮疽下血之病，不死亦危。余自先世授以医方，至于今日，五十余年，苟不谙练，岂敢如是决也！又尝观《刺疟论》五十九刺，一刺则衰，再刺则去，三刺则已。会陈下有病疟二年不愈者，止服温热之剂，渐至衰羸，命予药之。余见其羸，亦不敢便投寒凉之剂，乃取《内经·刺疟论》详之，曰：诸疟不已，刺十指间出血。正当发时，余刺其十指出血，血止而寒热立止，咸骇其神。余非炫术，窃见晚学之人，不考诰典，谬说鬼疾，妄求符箓，祈祷辟匿，法外旁寻，以致病人迁延危殆。

疟病除岚瘴一二发必死，其余五脏六腑疟皆不死，如有死者，皆方士误杀之也。或曰："汝言疟因于暑者，春发之疟，亦伤暑乎？"余曰："此疟最深。"何哉？暑伏于秋冬而不发，至春始发，此疟之深者。《内经·气交变大论》：岁火太过，炎暑流行，金肺受邪。启玄子云，火不以德，邪害于肺金也，故金肺先病。以金气不及，故为病。又经曰：岁火太过，大热先发，故民病疟，少气咳喘、血溢、血注下、嗌燥、耳聋、中热、肩背热。上应荧惑星，见则山泽燔燎，雨乃下降，烁石消金，涸泉焦草，火星大而明见。注曰：火无德令，纵热害金，水复制心，故心火自病。荧惑见则酷法大，故疟常与酷吏之政并行。或酷政行于先，而疟气应于后；或疟气行于先，而酷政应于后。昔人有诗云：大暑去酷吏。此言虽不为医设，亦于医巫之旨有以暗相符者也。以前人论疟者，未尝及于此，故予发之。及知圣人立疟之名，必有所谓云。

小儿疮疱丹燆瘾疹旧蔽记五

儿之在母腹也，胞养十月，蕴蓄浊恶热毒之气，非一日，及岁年而后发，虽至贵与至贱，莫不皆然。轻者稀少，重者稠密，皆因胞胎时所感。浊恶热毒之气有轻重，非独人有此疾。凡胎生血气之属，皆有蕴蓄浊恶热毒之气。有一二岁而发者，有三五岁至七八岁而作者，有年老而发发燆瘾疹者，亦有伤寒中温毒而发斑者，亦有阳毒发斑者。斑有大小，色有轻重，大者为阴，小者为阳，均是热也。但色重赤者热深，色轻红者热浅。凡治者，轻者因而扬之，重者因而减之。

《内经》曰：少阳客胜则丹疹外发，及为丹燆。手少阳者，三焦少阳相火也。启玄子云：是五寅五申之岁，即少阳相火司天故也，他岁亦有之。但《内经》独明疮疹者，少阳相火之所为也。俗呼曰斑疹伤寒，此言却有理。为此证时，与伤寒相兼而行，必先发热恶寒，头项痛，腰脊强。从太阳传至四五日，燆疹始发，先从两胁下有之，出于胁肋，次及身表，渐及四肢，故凡小儿疮疱丹燆瘾疹，皆少阳相火客气胜也。《内经》曰：诸痛痒疮疡，皆属心火，岂有寒乎？故治疮疱，与治伤寒时气同法。初觉头痛，身热恶寒，此小儿初发疮疱之候也。其脉息皆浮大而有力，亦与伤寒、时气、冒风、惊风、宿乳，一概难辨。宜先解之，有二法。遇亢阳炎热之时，以辛凉解之；遇久寒凝冽之时，以辛温解之。辛凉之剂者，凉膈、通圣之类是也；辛温之剂者，升麻、葛根之类是也。此二法慎勿互用之。既用此二法之后，次以白虎汤加人参冷服之，勿辍，盖防疮疹发喘，喘者必死，人参止喘故也。或云立秋之后，不宜服白虎汤者，非也。假如秋深发疟，疟者中暑而得之，白虎大解暑毒，既有白虎汤证，岂可间以秋冬乎？疮疱瘾疹丹燆，皆是火之用也，是肺金之不及也。故曰白虎汤加人参，一日不可阙也。

疮疱燆疹，或出不均，大小如豆黍，相亲见其不齐也。相天之寒温，以蝉壳烧灰，操半字或一字，以淡酒调少许饮之。大人以淡酒温调之，不半日则均齐。如或用百祥丸、紫草饮子皆可服之。俗以酒醋熏之者，适足增其昏瞀耳！至六七日，疱疹出全，可调胃、凉膈下之，同调理伤寒法。或言疮疹首尾俱不可下者，此朱奉议公之言也。适足使人战战兢兢，而不敢用药也。钱仲阳之用百祥丸，其间有大戟，岂奉议公独不见耶？自奉议公斯言一出，死者塞路矣！

予家其亲属故旧小儿，有患疮疱黑陷腹内喘者，余以白虎汤加人参，凉膈散加当归、桔梗，连进数服，上灌下泄，昼夜不止。又使睡卧于寒凉之处，以新水灌其面目手足，脓水尽去。盖四肢者，诸阳之本也。儿方为疮疱外燆，沃以寒水，使阴气循经而入，达于心肺，如醉得醒，是亦开昏破郁之端也。如此救活者，岂啻千数！夫疮疱黑陷喘而满者，十死八九，若依此法，尚能活其六七，何世医与病家至今犹未悟也？

近年，予之庄邻沿蔡河，来往之舟，常舣于此。一日，舟师偶见败蒲一束，沿流而下，渐迫舟次，似闻啼声而微。舟师疑其人也，探而出之。开视之，惊见一儿，四五岁许，疮疱周匝，密不容隙，两目皎然，饥而索食，因以粥饱。其舟师之妻怒曰："自家儿女，多惹疮疱传染，奈何私料此儿？"沿蔡河来，其流缓，必不远。持儿一鞋，逆流而上，遍河之人，皆曰无此儿。行且二十里，至一村落，舟师高唱曰："有儿年状如许，不知谁是疮疱病死，弃之河中，今复活矣！"闻酒邸中，饮者喧哗。有人出曰："我某村某人也，儿四五岁，死于疮疱。"舟师出其鞋以示之。其父泣曰："真吾儿也。"奔走来视，惊见儿活，大痛流涕。拜谢舟师，喜抱儿归，今二十余岁矣！此儿本死，得水而生。

伏谂来者，疮疱之疾，热耶寒耶？经曰："诸痛痒疮疡，皆属心火。"启玄子注云："心寂则痛微，心燥则痛甚。"百端之起，皆自心生，疮疱之疾，岂有寒欤？余承医学于先人，阅病多矣。苟诳后人，罪将安逃？诚如此法，则原上之丘，以疮疱而死者，皆误杀人也。故疗小儿，惟钱仲阳书中可采者最多。但其方为阎孝忠所乱，有识者宜择而取之。

证妇人带下赤白错分寒热解六

君子非好与昔人辨以要誉也。盖昔人有一误，流为千百世之祸者，苟不证其非，虽曰谦让，其如人命何？如精选《圣惠方》二十三卷，论妇人赤白带下云：妇人带下者，由劳神过度，损动经血，致令身虚，受于风冷，风冷入于胞络，传其血之所成也。又有巢氏内篇四十四卷，论任脉为经之海。其任之为病，女子则为带下。手太阳为小肠之经也，手少阴为心之经也。心为脏，主于里；小肠为腑，主于表。二经之血，在于妇人，上为乳汁，下为月水，冲任之所统也。冲任之脉，既起于胞内，阴阳过度，则伤胞络，故风邪乘虚而入于胞中，损

冲任之经，伤太阳、少阴之血，致令胞络之间，秽与血相兼带而下，冷则多白，热则多赤，二家之说皆非也。

夫治病当先识经络，《灵枢》十二经中，有是动之病，有所生之病。大经有十二，奇经有八脉。言十二经之外，复有此八道经脉也。十二经与八道经脉，通身往来。经络共二十道，上下流走，相贯周环，昼夜不息，与天同度。自手太阴肺经起，行阳二十五度，行阴亦二十五度，复会于手太阴肺经也。然此二十道经络，上下周流者，止一十九道耳。惟带脉起少腹侧季胁之端，乃章门穴是也。环身一周，无上下之源，络胕而过，如束带之于身。《难经》曰：带之为病，溶溶如坐水中。冲任者，是经脉之海也。循腹胁，夹脐旁，传流于气冲，属于带脉，络于督脉。督脉者，起于关元穴。任脉者，女子在养胎孕之所。督脉乃是督领妇人经脉之海也。冲、任、督三脉，同起而异行，一源而三歧，皆络带脉。冲、任、督三脉，皆统于篡户，巡阴器，行廷孔、溺孔上端。冲、任、督三脉，以带脉束之。

因余经上下往来，遗热于带脉之间。热者，血也。血积多日不流，火则从金之化，金曰从革而为白，乘少腹间冤热，白物滑溢，随溲而下，绵绵不绝，多不痛也。或有痛者则壅碍，因壅而成痛也。《内经》曰："少腹冤热，溲出白液。"冤者，屈滞也。病非本经，为他经冤抑而成此疾也。冤，一作客，客犹寄也。遗客热于少腹，久不去，从金化而为白。设若赤白痢，赤者新积也，从心火；白者旧积也，从肺金。故赤白痢，不可曲分寒热，止可分新旧而治之。假如痛疟，始赤血，次溃白脓，又岂为寒者哉？而病者未信也，此今之刘河间常言之矣。皆云寒多则白，以干姜赤石脂桃花丸治痢，虽愈，后必生血疾。如白带下病，径以白芍药、干姜，白带虽愈，则小溲必不利。治泻利与治带下，皆不可骤用峻热之药燥之。燥之则内水涸，内水涸则必烦渴，烦渴则小溲不利，小溲不利则足肿面浮，渐至不治。

《内经》曰：思想无穷，所愿不得，意淫于外，入房太甚，发为筋痿。淫衍白物，如精

之状，男子因溲而下，女子绵绵而下。《左传》曰：少男惑长女，风落山之象，是为惑蛊之疾。其文三虫同皿曰蛊。乃是思慕色欲，内生后蚀，甚不可便用燥热之药攻之。渐至形削羸瘦脉大者，必死而不救。且赤白痢者，是邪热传于大肠，下广肠出赤白也。带下者，传于小肠，入脬经下赤白也。据此二证，皆可同治湿法治之。先以导水、禹功泻讫，次以淡剂降心火，益肾水，下小溲，分水道，则自愈矣！

顷顿丘一妇人，病带下连绵不绝，白物或来，已三载矣，命予脉之。诊其两手脉俱滑大而有力，得六七至，常上热口干眩运，时呕醋水。余知其实有寒痰在胸中，以瓜蒂散吐讫冷痰三二升，皆醋水也，间如黄涎，状如烂胶。次以浆粥养其胃气；又次用导水、禹功以泻其下，然后以淡剂渗泄之药利其水道，不数日而愈。

余实悟《内经》中所云："上有病，下取之；下有病，上取之。"又"上者下之，下者上之"。然有此法，亦不可偏执，更宜详其虚实而用之。故知精选《圣惠方》带下风寒之言，与巢氏论中赤热白寒之说，正与《难》、《素》相违。予非敢妄论先贤，恐后学混而不明，未免从之而行也。如其寡学之人，不察病人脉息，不究病人经脉，妄断寒热，信用群方暴热之药，一旦有失，虽悔何追！呜呼，人命一失，其复能生乎！赤白痢与赤白带下，皆不死人。《内经》惟肠澼便血，血温身热者死。赤白带下，白液白物，蛊病肾消，皆不能死人。有死者，药之误也。

霍乱吐泻死生如反掌说七

巢氏，先贤也，固不当非。然其说有误者，人命所系，不可不辨也。今之医者，家置本以为绳墨。呜呼！何今之人信巢氏，而不信《素问》也？此予不得不为之说。且巢氏论霍乱吐泻，皆由温凉不调，阴阳清浊，二气相干，致肠胃之间，变而为霍乱。寒气客于脾则泻，寒气客于胃则吐。亦由饮酒食肉，腥脍生冷过度。或因居处坐卧湿地，当风取凉，风之气归于三焦。传于脾胃，脾胃得冷，水谷不消，皆成霍乱。其名有三：一曰胃反，胃气虚逆，反吐饮食；二曰霍乱，言其病挥霍之间，便致撩乱也；三曰晡食变逆者也。霍乱者，脉必代。又云：七月间食蜜，令人暴下霍乱。此皆巢氏霍乱之论也。

予以为不然。夫医之治病，犹书生之命题。如秋伤于湿，冬生咳嗽，是独以湿为主，此书生之独脚题也。风、湿、暍三气合而成霍乱，吐泻转筋，此犹书生之鼎足题也。风者，风木也，内应足厥阴肝木。湿者，雨化也，内应于足太阴脾土。暍者，火热也，内应于手少阴心火。此风、湿、暍三气之所生也。《内经》曰：土气之下，木气乘之。是肝木乘脾土也。又曰：厥阴所至为胁痛呕泄，少阳所至为呕涌。注云：食不下也。太阴所至为中满。霍乱吐下，太阴所至为濡化也。注云：湿化也。又曰：太阴所至为湿生，终为注雨。故转筋者，风主肝，肝主筋，风急甚，故转筋也。吐者，暍也。火主心，心主炎上，故呕吐。泄注者，土主湿，湿主脾，湿下注，故泄注也。此三者，岂非风湿暍，如书生鼎足题耶？脾湿，土气为风木所克，土化不行矣。亢无雨，火盛过极，土怒发焉。极则为雷霆、骤雨、烈风。盖土气在上，木气乘之故也。是以大水横流，山崩岸落，石迸沙飞，岂非太阴湿土怒发之象耶？故人病心腹满胀，肠鸣而为数便，甚则心痛胁膜，呕吐霍乱，厥发则注下胕肿、身重。启玄子云：已上病证，皆脾热所生也。乃知巢氏所论，正与《素问》、启玄子相违。

故《内经》治法，病急则治其标，缓则治其本。先可用淡剂流其湿，辛凉以退其风，咸苦以解其暍，凉水以救其内涸，大忌食粟米粥，饮者立死。伟哉，王冰之言！脾热一句，可以为方。世俗止知取其头巾而濯之，以饮其水，亦取黑豆、皂矾，头垢寒凉，然近似终不足以制其甚也。又有以寒水沃其手足者，大非也。四肢已厥，更以寒水沃之，则益厥矣！曷若以寒水沃其心之为愈也。

泰和间，余亲见陈下广济禅院，其主僧病霍乱，一方士用附子一枚及两者，干姜一两，炮，水一碗，同煎，放冷服之。服讫，呕血而死。顷合流镇李彦甫，中夜忽作吐泻，自取理中丸而服之。医者至，以为有食积，以巴豆下之，三五丸药亦不动，至明而死，可不哀哉！遂平李仲安，携一仆一佃客，至郾城，夜宿邵辅之书斋中，是夜仆逃。仲安觉其逃也，骑马与佃客往临颍急追之。时七月，天大热，炎风如箭，埃尘幔天，至辰时而还，曾不及三时，往返百二十里。既不获其人，复宿于邵氏斋。忽夜间闻呻呼之声，但言救我，不知其谁也。执火寻之，乃仲安之佃客也。上吐下泄，目上视而不下，胸胁痛不可动摇，口欠而脱臼，四肢厥冷。此正风、湿、暍三者俱合之证也。其婿曾闻余言，乃取六一散，以新汲水锉生姜而调之，顿服半升，其人复吐，乃再调半升而令徐服之，良久方息。至明又饮数服，遂能调养，三日平复而去。呜呼！若此三人，其生死岂不如反掌哉？彼世医往往以谓六一散治得其病，此无学之辈也，可胜恨哉！

目疾头风出血最急说八

《内经》曰：目得血而能视。此一句，圣人论人气血之常也。后世之医不达其旨，遂有惜血如金之说。自此说起，目疾头风诸证，不得而愈矣。何以言之？圣人虽言目得血而能视，然血亦有太过不及也。太过则目壅塞而发痛，不及则目耗竭而失睛。故年少之人多太过，年老之人多不及。但年少之人，则无不及，但年老之人，其间犹有太过者，不可不察也。

夫目之内眦，太阳经之所起，血多气少。目之锐眦，少阳经也，血少气多。目之上纲，太阳经也，亦血多气少。目之下纲，阳明经也，血气俱多。然阳明经起于目两旁，交鼻頞之中，与太阳、少阳俱会于目。惟足厥阴肝经连于目系而已。故血太过者，太阳、阳明之实也；血不及者，厥阴之虚也。故血出者，宜太阳、阳明，盖此二经血多故也。少阳一经，不宜出血，血少故也。刺太阳、阳明出血，则目愈明；刺少阳出血，则目愈昏。要知无使太过不及，以血养目而已。此《内经》所谓目得血而能视者，此也。

凡血之为物，太多则益，太少则枯。人热则血行疾而多，寒则血行迟而少，此常理也。至于目者，肝之外候也。肝主目，在五行属木。

然木之为物，太茂则蔽密，太衰则枯瘁。蔽密则风不疏通，故多摧拉；枯瘁则液不浸润，故无荣华。又况人之有目，如天之有日月也。人目之有翳，如日月之有云雾也。凡云之兴，未有不因蒸腾而起者，虽隆冬之时犹且然耳，况于炎夏之时乎！

故目暴赤肿起，羞明隐涩，泪出不止，暴寒目瞒，皆工艺之所为也。夫目之五轮，乃五脏六腑之精华，宗脉之所聚。其气轮属肺金，肉轮属脾土，赤脉属心火，黑水神光属肾水，兼属肝木，此世俗皆知之矣。及有目疾，则又不知病之理，岂知目不因火则不病。何以言之？气轮变赤，火乘肺也；肉轮赤肿，火乘脾也；黑水神光被翳，火乘肝与肾也；赤脉贯目，火自甚也。能治火者，一句可了。故《内经》曰：热胜则肿。

治火之法，在药则咸寒，吐之下之。在针则神庭、上星、囟会、前顶、百会。血之翳者，可使立退；痛者，可使立已；昧者，可使立明；肿者，可使立消。惟小儿不可刺囟会，为肉分浅薄，恐伤其骨。然小儿水在上，火在下，故目明；老人火在上，水不足，故目昏。《内经》曰：血实者宜决之。又经曰：虚者补之，实者泻之。如雀目不能夜视及内障，暴怒大忧之所致也，皆肝主目。血少，禁出血，止宜补肝养肾。至于暴赤肿痛，皆宜以铍针刺前五穴出血而已。次调盐油以涂发根，甚者虽至于再至三可以也，量其病势平为期。少白可黑，落发可生，有此神验，不可轻传。人年四十、五十，不问男女，目暴赤肿，隐涩难开者，以三棱针刺前顶百会穴出血，大妙。至如年少，发早白落，或白屑者，此血热而太过也。世俗止知：发者，血之余也，血衰故耳。岂知血热而极，发反不茂！肝者，木也。火多水少，木反不荣。火至于顶，炎上之甚也，大热病汗后，劳病之后，皆发多脱落，岂有寒耶？故年衰火胜之人，最宜出血。但人情见出血皆不悦矣！岂知出血者，乃所以养血也。凡兔、鸡、猪、狗、酒、醋、湿面、动风生冷等物，及忧忿劳力等事，如犯之则不愈矣。惟后顶、强间、脑户、风府四穴，不可轻用针灸，以避忌多故也。若有误，不幸令人暗，固宜慎之。其前五穴，非徒治目疾，至于头痛腰脊强，外肾囊燥痒，出血皆愈。凡针此勿深，深则伤骨。唐甄权尤得出血之法。

世俗云："热汤沃眼十日明。"此言谬之久矣！火方乘目，更以热汤沃之，两热相搏，是犹投贼以刃也。岂知凉水沃之，暂涩而久滑；热水沃之，暂滑而久涩！不然，曷以病目者忌沐浴？或曰：世俗皆言凉水沃眼，血脉不行。余闻大笑之。眼药中用黄连、硼砂、朴硝、龙脑、熊胆之属，皆使人血脉不行耶？何谬之甚也！又若头风之甚者，久则目昏。偏头风者，少阳相火也，久则目束小。大肠闭涩者目必昏，何也？久病滑泄者目皆明。惟小儿利久，反疳眼昏，盖极则反，与此稍异。其余皆宜出血而大下之。余尝病目赤，或肿或翳，作止无时，偶至亲息帅府间，病目百作日，羞明隐涩，肿痛不已。忽眼科姜仲安云：宜上星至百会，速以铍针刺四五十刺，攒竹穴、丝竹穴上兼眉际一十刺，反鼻两孔内，以草茎弹之出血。三处出血如泉，约二升许。来日愈大半，三日平复如故。余自叹曰：百日之苦，一朝而解，学医半世，尚缺此法，不学可乎？惟小儿疮疱入眼者，乃余热不散耳。止宜降心火，泻肝风，益肾水，则愈矣。若大人目暴病者，宜汗、下、吐。以其血在表，故宜汗；以其火在上，故宜吐；以其热在中，故宜下。出血之与发汗，名虽异而实同，故录《铜人》中五穴照用。

过爱小儿反害小儿说九

小儿初生之时，肠胃绵脆，易饥易饱，易虚易实，易寒易热，方书旧说，天下皆知之矣。然《礼记》曲礼及玉符潜诀论所云，天下皆不知。《曲礼》云：童子不衣裘裳。《说》云：裘大温，消阴气。且人十五岁成童，尚不许衣裘，今之人养稚子，当正夏时，以绵袄裹腹，日不下怀，人气相蒸；见天稍寒，即封闭密室，睡毡下幕，暖炕红炉，使微寒不入，大暖不泄，虽衰老之人，尚犹不可，况纯阳之小儿乎！然君子当居密室，亦不当如是之暖也。玉符潜诀论云：婴儿之病，伤于饱也。今人养稚子，不察肠胃所容几何，但闻一声哭，将谓饥号，急以潼乳纳之儿口，岂复知量，不吐不已。及稍能食，应口辄与。夫小儿初生，别无伎俩，惟善号泣为强良耳！此二者，乃百病之源也。

小儿除胎生病外有四种：曰惊，曰疳，曰吐，曰泻。其病之源止有二：曰饱，曰暖。惊者，火乘肝之风木也；疳者，热乘脾之湿土也；吐者，火乘胃膈，甚则上行也；泻者，火乘肝与大肠而泻者也。夫乳者，血从金化而大寒，小儿食之，肌肉充实。然其体为水，故伤乳过多，反从湿化。湿热相兼，吐痢之病作矣。

医者不明其本，辄以紫霜进食比金白饼之属，其中皆巴豆、杏仁，其巴豆大热有大毒，杏仁小热有小毒。小儿阳热，复以热毒之药，留毒在内，久必变生。故刘河间先生，以通圣、凉膈、神芎、益元治之，皆无毒之药。或曰：此大人所服之药，非小儿所宜也。余闻笑曰：大人小儿，虽年壮不同，其五脏六腑，岂复殊耶？大人服多，小儿服少，其实一也。故不可下者宜解毒，可下者宜调胃泻心。然有逐湿为之方者，故余尝以牵牛、大黄、木通三味，末之为丸，以治小儿诸病皆效。盖食乳小儿，多湿热相兼故也。今之医者，多以此药谤予，彼既不明造化，难与力辩，故予书此方，以俟来世知道者。

然善治小儿者，当察其贫富贵贱治之。盖富贵之家，衣食有余，生子常夭。贫贱之家，衣食不足，生子常坚。贫家之子，不得纵其欲，虽不如意而不敢怒，怒少则肝病少。富家之子得纵其欲，稍不如意则怒多，怒多则肝病多矣！夫肝者，木也，甚则乘脾矣。又况贫家无财少药，故死少；富家有财多药，故死多。故贫家之育子，虽薄于富家，其成全小儿，反出于富家之右。其暗合育子之理者有四焉：薄衣、淡食、少欲、寡怒，一也；无财、少药，其病自痊，不为庸医热药所攻，二也；在母腹中，其母作劳，气血动用，形得充实，三也；母既作劳，多易生产，四也。此四者，与富家相反也。

俚谚曰："儿哭即儿歌，不哭不偻罗。"此言虽鄙，切中其病。世俗岂知号哭者，乃小儿所以泄气之热也。老子曰：终日号而不嗄。余常授人以养子之法，儿未坐时，卧以赤地，及天寒时不与厚衣，布而不绵。及能坐时，以铁铃木壶杂戏之物，连以细绳，置之水盆中，使一浮一沉，弄之有声。当炎暑之时，令坐其旁，掬水弄铃，以散诸热。《内经》曰：四肢者，诸阳之本也。手得寒水，阴气达于心中，乃不药之药也。余尝告于陈敬之，若小儿病缓急无药，不如不用庸医，但恐妻妾怪其不医，宜汤浸蒸饼令软，丸作白丸，给其妻妾，以为真药，使儿服之，以听天命，最为上药。忽岁在丙戌，群儿皆病泄泻，但用药者皆死，盖医者不达湿热之理，以温燥行之，故皆死。惟陈敬之不与药，用余之言，病儿独存。噫！呜呼！班固真良史。尝曰：有病不治得中医。除暴得大疾病服药者，当谨熟阴阳，无与众谋。若未病之前，从予奉养之法，亦复不生病；纵有微疾，虽不服药可也。

服药一差转成他病诫十

《语》云：子之所慎，齐战疾。又曰：丘未达，不敢尝。此言服药不可不畏慎也。然世有百十年相袭之弊，至今不除者，敢略数一二，使后车改辙，不蹈前覆。夫伤寒、温疫、时气、中暑、风温、风疟，与中酒伤食者，其初相类，此最误人。或先一日头痛，曾伤酒便归过于酒，曾伤食便归过于食。初觉满闷，医者不察其脉，不言其始，径用备急丹、缠积丹、软金丸、酒癥丸，此药犯巴豆，或出油不尽，大热大毒，走泄五七行或十余行。其人必津液枯涸，肠胃转燥，发黄瘀热，目赤口干，恍惚潮热，昏愦惑狂，诸热交作。如此误死者，不可胜举。若其人或本因酒食致过，亦能头痛身热，战栗恶寒。医者不察其脉，不究其原，反作伤寒发之，桂枝、麻黄、升麻之属，以汗解之。汗而不解，辗转疑惑，反生他证。如此误死者，可胜计哉？

又如久病咳嗽，形体羸瘦，食欲减少，且静夜剧。医者不察，便与乌梅、罂粟壳、紫菀、枯矾，如此峻攻，嗽疾未除，涩滞之病作矣。嗽加之涩，饮食弥减，医者不察，更以热剂养胃，温剂和脾，致令头面汗出，燥热潮发，形容瘦瘁，涎液上出，流如涌泉。若此死者，不可胜数。

又如妇人产余之疾，皆是败血恶物，发作寒热，脐腹撮痛，乳潼枯涸，食饮稍减。医者不察，便谓产后血出数斗，气血俱虚，便用温热之剂，养血补虚，止作寒治，举世皆然。岂知妇人之孕，如天地之孕物也。物以阴阳和合而后生，人亦以阴阳和合而后孕。偏阴偏阳，岂有孕乎？此与禾黍瓜果之属何异哉？若水旱不时，则华之与实俱瘘落矣！此又与孕而不育者复何异哉？七月立秋后十八日，寸草不结者，犹天寒故也。今妇人妊娠，终十月无难而生，反谓之寒，何不察其理之甚也。窃譬之治砖者，炎火在下，以水沃其窑之巅，遂成砖矣！砖既出窑，窑顿寒邪！世俗竟传黑神散之属，治产后一十八证，非徒其不愈，则经脉涸闭，前后淋闭，呕吐嗽痰，凡百热证生矣！若此误死者，不可计之。曷若四物汤与凉膈散停对，大作汤剂而下之，利以数行，恶物俱尽，后服淡甘之剂自愈矣。

又如小儿腹满，喘嗽，痰涎不利，医者不察，便用白饼子之属。天白饼子，巴豆大热有大毒，兼用腻粉，其后必生口疮，上喘咳嗽、呕吐、不嗜饮食之疾。然此治贫家小儿，犹或可效，膏粱之家，必生他病，又何疑哉！又如泻痢之疾，岁岁有之。医者不察，便用圣散子之属，干姜、赤石脂、乌梅、罂粟壳、官桂、石榴皮、龙骨、牡蛎之属，变生小便癃闭，甚者为胀，又甚者水肿之疾生矣！间有愈者，病有微者也，甚则必不愈矣。

又如人病停饮，或因夏月伤冷过多，皆为脾胃客气有余也。宜逐而去之。医者不可以为脾衰而补之，则痞者更痞，满者更满。复有巴豆丸下之者，病虽少解，必不嗜食，上燥之病生矣！

又如人因闪肭膝髁肘腕大痛，医者不察，便用铓针出血，如未愈者，再三刺血。出血既多，遂成跛躄。《内经》曰：足得血而能步。血尽安得步哉？若余治闪肭则不然，以禹功散，或通经二三钱下神佑丸，或除湿丹百余丸，峻泻一二十行，则痛出当痒发。痛属夏，痒属秋，出则夏衰矣！此五行胜复之理也。故凡腰胯胁痛，杖疮落马，坠堕打扑，莫不同然。盖此痛得之于外，非其先元虚元弱。古人云："痛随利减。"宜峻泻一二十行毕。但忌热酒，可一药而愈。勿谓峻泻，轻侮此法。昔有齿痛，连月不止，以铁铃钮取之，血不止而死。又有人因上下齿痛，凡百痛者辄取，不数年，上下齿尽。至五十岁，生硬之物，皆不能食。夫上下齿痛，皆由手足阳明二经风热甚而痛矣。可用大、小承气汤、藏用丸、祛风丸等药泻之，则痛当自止。《内经》曰：诸痛痒疮疡，皆属心火。启玄子云：百端之起，皆自心生。心者，火也，火生土之故也，出牙之误，不可不知。

又如治水肿痛者，多用水银、轻粉、白丸子大毒之药下之，水肿未消而牙齿落，牙齿落而不进食，水尽而立毙。复有入于两足针之，水出如泉，水尽亦毙矣！

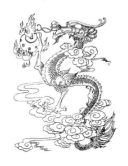

卷 二

偶有所遇厥疾获瘳记十一

余昔过夏邑西，有妇人病腹胀如鼓，饮食乍进乍退，寒热更作而时吐呕，且三年矣。师觋符呪，无所不至，惟俟一死。会十月农隙，田夫聚猎，一犬役死，磔于大树根盘，遗腥在其上。病妇偶至树根，顿觉昏愦，眩瞀不知人，枕于根侧，口中虫出，其状如蛇，口眼皆具，以舌舐其遗腥。其人惊见长虫，两袖裹其手，按虫头极力而出之，且二尺许，重几斤。剖而视之，以示诸人，其妇遂愈，虫亦无名。此正与华元化治法同，盖偶得吐法耳。

又有一书生，疟间日一作。将秋试，及试之日，乃疟之期，书生忧甚，误以葱蜜合食，大吐涎数升，瘀血宿食皆尽。同室惊畏，至来日入院，疟亦不发，亦偶得吐法耳。

正隆间有圣旨，取汴梁诸匠氏。有木匠赵作头，铁匠杜作头，行次失路，迷至大宅乞宿。主人不纳，曰："家中有人重病，不敢纳君。"杜作头绐曰："此赵公乃汴梁太医之家，今蒙上司见召，迷路至此，盖病者当愈，而遇此公也。"主人默而入，良久复出，将邀二人入室。与之食已，主人请起曰："烦太医看病何如？"赵见而笑曰："一药可愈。"二人窃议曰："来时所携熟药，寄他车上，此中实无奈何。"杜曰："此甚易耳。"潜出门，得牛粪一块，作三十粒，下以温水。少顷，病人觉胸中如虫行，一涌而出，状若小蜣蜋一二升，以手探之，又约一升，顿觉病去。明日主人出谢曰："百岁老人，未尝见此神效之药也！"礼钱二人，遂归。呜此二子，小人也。欲苟一时之寝，遂以秽物治人，亦偶得吐法耳！

又有一妇病风痫，从六七岁因惊风得之。自后三二年间一二作，至五七年五七作。逮三十余岁至四十岁，日作或一日十余作。以至昏痴健忘，求死而已。会兴定岁大饥，遂采百草而食，于水濒采一种草，状若葱属，泡蒸而食之。食讫，向五更觉心中不安，吐涎如胶，连日不止，约一二斗，汗出如洗。初昏困，后三日，轻健非曩之比，病去食进，百脉皆和。省其所食，不知何物。访问诸人，乃憨葱苗也。憨葱苗者，《本草》所谓藜芦苗是也。《图经》云：藜芦苗吐风病。此亦偶得吐法耳！

又有一妇，年三十余，病滑泄经年，皆云虚中有积，以无忧散五七日一服，至二十服不效。又服缠积丹、软金丸诸药，皆不效。其人服药愈速，病势愈甚，食饮日减。人或谓曰："此休息痢也。"宜灸中脘及左右穴，脐下气海及膀胱穴，以三里引之。每年当冬至日、夏至日灸之，前后仅万余壮。忽门外或者曰："此病我屡识，盖大伤饮之故。即目桃花正开，俟其落时，以长棘针刺之，得数十萼，勿犯人手，以白面和作饼子，文武火烧，令熟，嚼烂，以米饮汤下之。"病人如其言服之，不一二时，泻如倾，前后泻六七日，仅数百行，昏困无所知觉，惟索冷水徐徐而饮。至七六日少省。尔后食日进，神日昌，气血日和。不数年，生二子。此人本不知桃花萼有取积之神效。亦偶得泻法耳！

余昔过株林，见一童子，误吞铜铁之物，成疾而羸，足不胜身。会六七月，淫雨不止，无薪作食，过饥数日。一旦邻牛死，闻作葵羹粳饭，病人乘饥顿食之。良久，泻注如倾，觉肠中痛，遂下所吞之物。余因悟《内经》中"肝苦急，食甘以缓之"。牛肉、大枣、葵菜皆甘物也，故能宽缓肠胃。且肠中久空，又遇甘滑之物，此铜铁所以下也。亦偶得泻法耳！

顿有老人，年八十岁，脏腑涩滞，数日不便，每临后时，目前星飞，头目昏眩，鼻塞腰痛，积渐食减。纵得食，便结燥如弹。一日，友人命食血藏葵羹油渫菠稜菜，遂顿食之，日日下之。前后皆利，食进神精。年九十岁，无疾而终。《图经》云：菠菜寒利肠胃。芝麻油炒而食之，利大便。葵宽肠利小溲。年老之人，大小便不利，最为急切。此亦偶得泻法耳！

昔一士人赵仲温，赴试暴病，两目赤肿，睛翳不能识路，大痛不任，欲自寻死。一日，与同侪释闷坐于茗肆中，忽钩窗脱钩，其下正中仲温额上，发际裂长三四寸，紫血流数升。血止自快，能路而归。来日能辨屋脊，次见瓦沟，不数日复故。此不药不针，误出血而愈矣。夫出血者，乃发汗之一端也。亦偶得出血法耳。

呜呼！世人欲论治大病，舍汗、下、吐三法，其余何足言哉！此一说，读之者当大笑耳。今之医者，宜熟察之可也。人能谨察其真中之误，精究其误中之真，反复求之，无病不愈。余之所以书此者，庶后之君子，知余之用心非一日也。又有病目不睹者，思食苦苣，顿顿不阙。医者以为有虫。曾不周岁，两目微痛，如虫行，大眦渐明，俄然大见。又如北方贵人，爱食乳酪、牛酥、羊、生鱼脍、鹿脯、猪腊、海味甘肥之物，皆虫之萌也。然而不生虫者，盖筵会中多胡荽、芜荑、酱卤汁，皆能杂九虫。此二者，亦偶得服食法耳。智者读此，当触类而长之。

攻里发表寒热殊涂笺十二

有一言而可以该医之旨者，其惟发表攻里乎！虽千枝万派，不过在表在里而已矣。欲攻其里者，宜以寒为主；欲发其表者，宜以热为主。虽千万世，不可易也。《内经》言之详矣，今人多错解其旨，故重为之笺。发表不远热，攻里不远寒，此寒热二字，谓六气中司气之寒热。司气用寒时，用药者不可以寒药；司气用热时，用药者不可以热药，此常理也。惟攻里发表则反之。

然而攻里发表，常分作两涂。若病在表者，

虽畏日流金之时，不避司气之热，亦必以热药发其表；若病在里者，虽坚冰积雪之时，不避司气之寒，亦必以寒药攻其里。所谓发表者，出汗是也。所谓攻里者，涌泄是也。王太仆注云：汗泄下痢，皆以其不住于中也。夫不住其中，则其药一去不留，虽以寒药犯司气之寒，热药犯司气之热，亦无害也。若其药留而不出，适足以司气增邪，是谓不发不攻。寒热内贼，其病益甚，无病者必生病，有病者必甚。若司气用寒之时，病在表而不在里，反以寒药冰其里，不涌不泄，坚腹满痛急，下痢之病生矣。若司气用热之时，病在里而不在表，反以热药燥其中，又非发汗，则身热吐下霍乱、痈疽疮疡、瞀郁注下、瞤瘛、肿胀、呕吐鼽衄、头痛、骨节挛、肉痛、血泄、淋闭之病生矣。以此知非热不能解表，非寒不能攻里，是解表常宜热，攻里常宜寒。若反此法，是谓妄造。

今之用药者，以荆黄汤解表，以姜桂药攻里，此与以水济水，以火济火何异哉！故非徒不效，轻者危，甚者死。夫《本草》一书，不过酸、苦、甘、辛、咸、淡六味而已。圣人既以辛甘发散为阳，酸苦涌泄为阴；又以淡味渗泄为阳，是辛、甘、淡三味以解表，酸、苦、咸三味以攻里，发表与渗泄，非解表而何？涌泄非攻里而何？此二者，圣人之法尽矣，蔑以加矣。

然则医之法果多乎哉？攻里以寒，解表以热而已矣。虽然表病而里不病者，可专以热药发其表；里病而表不病者，可专以寒药攻其里。表里俱病者，虽可以热解表，亦可以寒攻里，此仲景之大小柴胡汤，虽解表亦兼攻里，最为得体。今之用药者，只知用热药解表，不察里之已病，故前所言热证皆作矣。医者不知罪由己作，反谓伤寒变证，以诬病人，非一日也。故刘河间自制通圣散加益元散，名为双解。千古之下，得仲景之旨者，刘河间一人而已。然今之议者，以为双解不可攻里，谤议纷纭，坐井小天，诚可憾也。岂知双解煎以葱须、豆豉，涌而汗之，一剂立雪所苦！纵不痊愈，亦可小瘥。向所谓热证，亦复不作。俟六经传毕，微下而已。今医者不知其济物无穷之功，乃妄作损胃无穷之谤，愤刘河间有能医之名，设坚白之论，以求世誉。孰肯剖璞一试，而追悔和氏之刖足哉。

余之所以屡书此者，叹知音之难遇也。近者，余之故人某官，不欲斥言其名。因病头项强，状类伤寒。服通圣散，虽不得其法，犹无害也。医者见其因通圣散也，立毁其非仲景之药也。渠不察其热已甚矣，复以辛热发之，汗出不解，发黄血泄，竟如前所言。后虽以承气下之不能已。又复下之，至绝汗出，其脉犹搏击。然余亲见其子，言之甚详。至今士大夫，皆不知辛热一发之过也，独归罪于通圣散。呜呼！甚矣，道之难明也。

顷，余之旧契，读孟坚《汉书·艺文志》，载五苦六辛之说，而颜师古辈，皆无注解。渠特以问余。余顾其《内经》诸书中，亦不见其文。既相别矣，乘蹇且十里外，飒然而悟。欲复回以告，予之旧契已归且远。乃令载之以示来者。夫五者，五脏也。脏者，里也。六者，六腑也。腑者，表也。病在里者，属阴分，宜以苦寒之药，涌之泄之；病在表者属阳分，宜以辛温之剂，发之汗之。此五苦六辛之意也。颜师古不注，盖阙其疑也。乃知学不博而欲为医难矣。余又徐思，五积六聚，其用药亦不外于是。夫五积在脏，有常形，属里。宜以苦寒之药，涌之泄之。六聚在腑，无常形，属表。宜以辛温之药；发之汗之。与前五苦六辛亦合。亦有表热而可用柴胡之凉者，犹宜热而行之；里寒而可用姜附之热者，犹宜寒而行之。余恐来者不明《内经》发表攻里之旨，故并以孟坚五苦六辛之说，附于卷末。

汗、下、吐三法该尽治病诠十三

人身不过表里，气血不过虚实。表实者里必虚，里实者表必虚；经实者络必虚；络实者经必虚，病之常也。良工之治病者，先治其实，后治其虚，亦有不治其虚时。粗工之治病，或治其虚，或治其实，有时而幸中，有时而不中。谬工之治病，实实虚虚，其误人之迹常著，故可得而罪也。惟庸工之治病，纯补其虚，不敢治其实，举世皆曰平稳，误人而不见其迹，渠亦自不省其过，虽终老而不悔，且曰："吾用

补药也，何罪焉？"病人亦曰："彼以补药补我，彼何罪焉？"虽死而亦不知觉。夫粗工之与谬工，非不误人，惟庸工误人最深。如鲧湮洪水，不知五行之道。夫补者，人所喜；攻者，人所恶。医者与其逆病人之心而不见用，不若顺病人之心而获利也。岂复计病者之死生乎！呜呼！世无真实，谁能别之？今余著此吐、汗、下三法之诠，所以该治病之法也，庶几来者，有所凭藉耳！

夫病之一物，非人身素有之也。或自外而入，或由内而生，皆邪气也。邪气加诸身，速攻之可也，速去之可也，揽而留之何也？虽愚夫愚妇，皆知其不可也。及其闻攻则不悦，闻补则乐之。今之医者曰："当先固其元气，元气实，邪自去。"世间如此妄人，何其多也！夫邪之中人，轻则传久而自尽，颇甚则传久而难已，更甚则暴死。若先论固其元气，以补剂补之，真气未胜而邪已交驰横骛而不可制矣！惟脉脱下虚，无邪无积之人，始可议补。其余有邪积之人而议补者，皆鲧湮洪水之徒也。今予论吐、汗、下三法，先论其攻邪，邪去而元气自复也。况余所论之法，识练日久，至精至熟，有得无失，所以敢为来者言也。

天之六气，风、暑、火、湿、燥、寒；地之六气，雾、露、雨、雹、冰、泥；人之六味，酸、苦、甘、辛、咸、淡。故天邪发病，多在乎上；地邪发病，多在乎下；人邪发病，多在乎中。此为发病之三也。处之者三，出之者亦三也。诸风寒之邪，结搏皮肤之间，藏于经络之内，留而不去，或发疼痛走注，麻痹不仁及四肢肿痒拘挛，可汗而出之。风痰宿食，在膈或上脘，可涌而出之。寒湿固冷，热客下焦，在下之病，可泄而出之。《内经》散论诸病，非一状也；流言治法，非一阶也。《至真要大论》等数篇，言运气所生诸病，各断以酸、苦、甘、辛、咸、淡，以总括之。其言补，时见一二。然其补，非今之所谓补也。文具于补论条下，如辛补肝，咸补心，甘补肾，酸补脾，苦补肺。若此之补，乃所以发腠理、致津液、通血气。至其统论诸药，则曰：辛、甘、淡三味为阳，酸、苦、咸三味为阴。辛、甘发散，

淡渗泄，酸、苦、咸涌泄。发散者归于汗，涌者归于吐，泄者归于下。渗为解表归于汗，泄为利小溲归于下。殊不言补，乃知圣人只有三法，无第四法也。

然则圣人不言补乎？曰：盖汗、下、吐，以若草木治病者也。补者，以谷、肉、果、菜养口体者也。夫谷、肉、果、菜之属，犹君之德教也；汗、下、吐之属，犹君之刑罚也。故曰：德教，兴平之粱肉；刑罚，治乱之药石。若人无病，粱肉而已。及其有病，当先诛伐有过。病之去也，粱肉补之。如世已治矣，刑措而不用，岂可以药石为补哉？必欲去大病、大瘵，非吐、汗、下未由也已。然今之医者，不得尽汗、下、吐法，各立门墙，谁肯屈己之高而一问哉！且予之三法，能兼众法。用药之时，有按有跷，有揃有导，有减有增，有续有止。今之医者，不得予之法，皆仰面傲笑曰："吐者，瓜蒂而已矣；汗者，麻黄、升麻而已矣；下者，巴豆、牵牛、朴硝、大黄、甘遂、芫花而已矣。"既不得其术，从而诬之，予固难与之苦辩，故作此诠。

所谓三法可以兼众法者，如引涎、漉涎、嚏气、追泪，凡上行者，皆吐法也。灸、蒸、熏、渫、洗、熨、烙、针刺、砭射、导引、按摩，凡解表者，皆汗法也。催生下乳、磨积逐水、破经泄气，凡下行者，皆下法也。以余之法，所以该众法也。然予亦未尝以此三法，遂弃众法，各相其病之所宜而用之。以十分率之，此三法居其八九，而众所当才一二也。或言《内经》多论针而少论药者，盖圣人欲明经络。岂知针之理，即所谓药之理。即今著吐、汗、下三篇，各条药之轻重寒温于下，仍于三法之外，别著《原补》一篇，使不预三法。恐后之医者泥于补，故置之三篇之末，使用药者知吐中有汗，下中有补，止有三法。《内经》曰：知其要者，一言而终。是之谓也。

凡在上者皆可吐式十四

夫吐者，人之所畏。且顺而下之，尚犹不乐，况逆而上之，不说者多矣。然自胸以上，大满大实，痰如胶粥，微丸微散，皆儿戏也。非吐，病安能出？仲景之言曰：大法春宜吐。

盖春时阳气在上，人气与邪气亦在上，故宜吐也。涌吐之药，或丸或散，中病则止，不必尽剂，过则伤人。然则四时有急吐者，不必直待春时也。但仲景言其大法耳。

今人不得此法，遂废而不行，试以名方所记者略数之。如仲景《伤寒论》中，以葱根白豆豉汤，以吐头痛；栀子厚朴汤，以吐懊憹；瓜蒂散，以吐伤寒六七日，因下后腹满无汗而喘者。如此三方，岂有杀人者乎？何今议予好涌者多也！又如孙氏《千金方》风论中数方，往往皆效。近代《本事方》中稀涎散，吐膈实中满、痰厥失音、牙关紧闭、如丧神守。《万全方》以郁金散吐头痛、眩运、头风、恶心、沐浴风。近代《普济方》以吐风散、追风散，吐口噤不开、不省人事；以皂角散吐涎潮。《总录》方中，以常山散吐疟。孙尚方以三圣散吐发狂，神验方吐舌不正。《补亡篇》以远志去心，春分前服之，预吐瘟疫。此皆前人所用之药也，皆有效者。何今之议予好涌者多也！

惟《养生必用方》，言如吐其涎，令人跛躄。《校正方》已引风门中碧霞丹为证，予不须辨也。但《内经》明言：高者越之，然《名医录》中，惟见太仓公、华元化、徐文伯能明律用之，自余无闻，乃知此法废之久矣。今予骤用于千载寂寥之后，宜其惊且骇也。惜乎黄帝、岐伯之书，伊挚、仲景之论，弃为闲物。纵有用者，指为山野无韵之人，岂不谬哉！予之用此吐法，非偶然也。曾见病之在上者，诸医尽其技而不效，余反思之，投以涌剂，少少用之，颇获征应。既久，乃广访多求，渐臻精妙，过则能止，少则能加。一吐之中，变态无穷，屡用屡验，以至不疑。

故凡可吐令条达者，非徒木郁然。凡在上者，皆宜吐之。且仲景之论，胸上诸实，郁而痛不能愈，使人按之，及有涎唾，下痢十余行，其脉沉迟，寸口脉微滑者，此可吐之，吐之则止。仲景所谓胸上诸实，按之及有涎唾者，皆邪气在上也。《内经》曰：下痢脉迟而滑者，内实也；寸口脉微滑者，上实也。皆可吐之。王冰曰：上盛不已，吐而夺之。仲景曰：宿食在上脘，当吐之。又如宿饮酒积在上脘者，亦当吐之。在中脘者，当下而去之。仲景曰：病人手足厥冷，两手脉乍结，以客气在胸中，心下满而烦，欲食不能食者，知病在胸中，当吐之。余尝用吐方，皆是仲景方，用瓜蒂散，吐伤寒头痛；用葱根白豆豉汤，以吐杂病头痛；或单瓜蒂，名独圣，加茶末少许，以吐痰、饮食；加全蝎梢，以吐两胁肋刺痛、濯濯水声者。《内经》所谓"湿在上，以苦吐之"者，其是谓欤！

今人亦有窃予之法者，然终非口授，或中或否，或涌而不能出，或出而不能止。岂知上涌之法名曰撩痰。"撩"之一字，自有擒纵卷舒，顷有一工，吐陈下一妇人，半月不止，涎至数斗，命悬须臾。仓皇失计，求予解之。予使煎麝香汤，下咽立止。或问麝香何能止吐，予谓之曰：瓜苗闻麝香即死。吐者，瓜蒂也，所以立解。如藜芦吐者不止，以葱白汤解之。以石药吐者不止，以甘草、贯众解之。诸草木吐者，可以麝香解之。以《本草》考之，吐药之苦寒者，有豆豉、瓜蒂、茶末、栀子、黄连、苦参、大黄、黄芩；辛苦而寒者，有郁金、常山、藜芦；甘苦而寒者，有地黄汁；苦而温者，有木香、远志、厚朴；辛苦而温者，有薄荷、芫花；辛而温者，有谷精草、葱根须；辛而寒者，有轻粉；辛甘而温者，有乌头、附子尖；酸而寒者，有晋矾、绿矾、蘘汁；酸而平者，有铜绿；甘酸而平者，有赤小豆；酸而温者，有饭浆；酸辛而寒者，有胆矾；酸而寒者，有青盐、白米饮；辛咸而温者，有皂角；甚咸而寒者，有沧盐；甘而寒者，有牙硝；甘而微温且寒者，有参芦头；甘辛而热者，有蝎梢。凡此三十六味，惟常山、胆矾、瓜蒂有小毒，藜芦、芫花、轻粉、乌头尖有大毒，外二十六味，皆吐药之无毒者。各对证擢而用之。此法宜先小服，不满，积渐加之。

余之撩痰者，以钗股鸡羽探引不出，以蘘汁投之；投之不吐，再投之；且投且探，无不出者。吐至昏眩，慎勿惊疑。《书》曰：若药不瞑眩，厥疾弗瘳。如发头眩，可饮冰水立解。如无冰时，新汲水亦可。强者可一吐而安，弱者可作三次吐之，庶无损也。吐之次日，有顿快者，有转甚者，盖饮之而吐未平也。俟数日，当再涌之。如觉渴者，冰水、新水、瓜、梨、柿及凉物，皆不禁。惟禁贪食过饱硬物、干脯难化之物。心火既降，中脘冲和，阴道必强，大禁房劳、大忧、悲思。病人既不自责，众议因而噪之，归罪于吐法，起谤其由此也。故性行刚暴，好怒喜淫之人，不可吐；左右多嘈杂之言，不可吐；病人颇读医书，实非深解者，不可吐；主病者不能辨邪正之说，不可吐；病人无正性，妄言妄从，反复不定者，不可吐；病势巉危、老弱气衰者，不可吐；自吐不止，亡阳血虚者，不可吐；诸吐血、呕血、咯血、衄血、嗽血、崩血、失血者，皆不可吐。吐则转生他病，浸成不救，反起谤端。虽恳切求，慎勿强从。恐有一失，愈令后世不信此法，以小不善，累大善也。必标本相得，彼此相信，真知此理，不听浮言，审明某经某络，某脏某腑，某气某血，某邪某病，决可吐之，然后吐之，是予之所望于后之君子也。庶几不使此道湮微，以新传新耳！

凡在表者皆可汗式十五

风、寒、暑、湿之气，入于皮肤之间而未深，欲速去之，莫如发汗。圣人之刺热五十九刺，为无药而设也。皆所以开玄府而逐邪气，与汗同。然不若以药发之，使一毛一窍，无不启发之为速也。

然发汗亦有数种。世俗只知惟温热者为汗药，岂知寒凉亦能汗也。亦有熏渍而为汗者，亦有导引而为汗者。如桂枝汤、桂枝麻黄各半汤、五积散、败毒散，皆发汗甚热之药也。如升麻汤、葛根汤、解肌汤、逼毒散，皆辛温之药也。如大柴胡汤、小柴胡汤、柴胡饮子，苦寒之药也。如通圣散、双解散、当归散子，皆辛凉之药也。故外热内寒宜辛温，外寒内热宜辛凉。平准所谓导引而汗者，华元化之虎、鹿、熊、猴、鸟五禽之戏，使汗出如傅粉，百疾皆愈。所谓熏渍而汗者，如张苗治陈廪丘，烧地布桃叶蒸之，大汗立愈。又如许胤宗治许太后感风不能言，作防风汤数斛，置于床下，气如烟雾，如其言，遂愈能言。此皆前人用之有验者。

以《本草》校之，荆芥、香白芷、陈皮、半夏、细辛、苍术，其辛而温者乎；蜀椒、胡椒、茱萸、大蒜，其辛而大热者乎；生姜，其辛而微温者乎；天麻、葱白，其辛而平者乎；青皮、薄荷，其辛苦而温者乎；防己、秦艽，其辛而且苦者乎；麻黄、人参、大枣，其甘而温者乎；葛根、赤茯苓，其甘而平者乎；桑白皮，其甘而寒者乎；防风、当归，其甘辛而温者乎；附子，其甘辛而大热者乎；官桂、桂枝，其甘辛而大热者乎；厚朴，其苦而温者乎；桔梗，其苦而微温者乎；黄芩、知母、枳实、地骨皮，其苦而寒者乎；前胡、柴胡，其苦而微寒者乎；羌活，其苦辛而微温者乎；升麻，其苦甘且平者乎；芍药，其酸而微寒者乎；浮萍，其辛酸而寒者乎？凡此四十味，皆发散之属也。

惟不善择者，当寒而反热，当热而反寒，此病之所以变也。仲景曰：大法春夏宜汗。春夏阳气在外，人气亦在外，邪气亦在外，故宜发汗。然仲景举其略耳。设若秋冬得春夏之病，当不发汗乎？但春夏易汗而秋冬难耳！凡发汗欲周身漐漐然，不欲如水淋漓，欲令手足俱周遍汗出一二时为佳。若汗暴出，邪气多不出，则当重发汗，则使人亡阳。凡发汗中病则止，不必尽剂。要在剂当，不欲过也。此虽仲景调理伤寒之法，至于杂病，复何异哉？且如伤寒，麻黄之类，为表实而设也；桂枝汤之类，为表虚而设也；承气汤为阴虚而设也；四逆汤为阳虚而设也。表里俱实者，所谓阳盛阴虚，下之则愈。表里俱虚者，所谓阴盛阳虚，汗之则愈也。所谓阳为表而阴为里也。如表虚亡阳，发汗则死。发汗之法，辨阴阳，别表里，定虚实，然后汗之，随治随应。

设若飧泄不止，日夜无度，完谷下出，发汗可也。《内经》曰："春伤于风，夏生飧泄。"此以风为根，风非汗不出。昔有人病此者，腹中雷鸣泄注，水谷不分，小便涩滞，皆曰脾胃虚寒故耳。豆蔻、乌梅、罂粟壳、干姜、附子，曾无一效；中脘脐下，灸已数十，燥热转甚，小溲涸竭，瘦削无力，饮食减少。命予视之，余以谓《应象论》曰：热气在下，水谷不分，化生飧泄；寒气在上，则生䐜胀。而气不散，

何也？阴静而阳动故也。诊其两手脉息，俱浮大而长，身表微热。用桂枝麻黄汤，以姜枣煎，大剂连进三服，汗出终日，至旦而愈。次以胃风汤，和平脏腑，调养阴阳，食进病愈。

又贫家一男子，年二十余，病破伤风，搐，牙关紧急，角弓反张。弃之空室，无人问者，时时呻呼。余怜其苦，以风药投之。口噤不能下，乃从两鼻窍中灌入咽喉，约一中碗，死中求生。其药皆大黄、甘遂、牵牛、硝石之类。良久，上涌下泄，吐且三四升，下一二十行，风搐立止，肢体柔和，旦已自能起。口虽开，尚未能言，予又以桂枝麻黄汤三两，作一服，使啜之，汗出周匝如洗，不三日而痊。

又如小儿之病，惊风搐搦，涎潮热郁，举世皆用大惊丸、抱龙丸、镇心丸等药。间有不愈者，余潜用瓜蒂、赤小豆等分，共为细末，以猪胆汁浸，蒸饼为丸，衣以螺青或丹砂，以浆水、乳汁送之。良久，风涎涌出一两杓，三五日一涌，涌三五次。渐以通圣散稍热服之，汗漐漐然，病日已矣。

顷又治一狂人，阴不胜其阳，则脉流薄疾，阳并乃狂。《难经》曰：重阳者狂，重阴者癫。阳为腑，阴为脏，非阳热而阴寒也。热并于阳则狂，狂则生寒；并于阴则癫，癫则死。《内经》曰：足阳明胃实则狂，故登高而歌，弃衣而走，无所不为，是热之极也。以调胃承气，大作汤下数十行。三五日，复上涌一二升。三五日，又复下之。凡五六十日，下百余行，吐亦七八度。如吐时，暖室置火，以助其热，而汗少解，数汗方平。

又治一酒病人，头痛、身热、恶寒，状类伤寒。诊其脉，两手俱洪大，三两日不圊。余以防风通圣散约一两，用水一中碗，生姜二十余片，葱须根二十茎，豆豉一大撮，同煎三五沸，去滓，稍热分作二服。先服一服多半。须臾，以钗股探引咽中，吐出宿酒，酒之香味尚然，约一两杓，头上汗出如洗。次服少半，立愈。《内经》曰：火郁发之。发为汗之，令其疏散也。

又尝治一税官，病风、寒、湿痹，腰脚沉重，浮肿，夜则痛甚，两足恶寒，经五六月间

犹绵胫靴足。腰膝皮肤少有跣露，则冷风袭之，流入经络，其痛转剧，走注上下，往来无定。其痛极处，便挛急而肿起，肉色不变。腠理间如虫行。每遇风冷，病必转增，饮食转减，肢体瘦乏，须人扶掖，犹能行立。所服者，乌、附、姜、桂，种种燥热；燔针着灸，莫知其数，前后三年，不获一愈。一日，命予诊之，其两手皆沉滑有力。先以导水丸、通经散各一服，是夜泻三十余行，痛减半。遂渐服赤茯苓汤、川芎汤、防风汤。此三方在《宣明论》中，治痹方是也。日三服，煎七八钱，染染然汗出。余又作玲珑灶法熏蒸，血热病必增剧。诸汗法古方亦多有之，惟以吐发汗者，世罕知之。故余尝曰：吐法兼汗，良以此夫！

凡在下者皆可下式十六

下之攻病，人亦所恶闻也。然积聚陈莝于中，留结寒热于内，留之则是耶？逐之则是耶？《内经》一书，惟以气血通流为贵。世俗庸工，惟以闭塞为贵。又只知下之为泻，又岂知《内经》之所谓下者，乃所谓补也。陈莝去而肠胃洁，癥瘕尽而荣卫昌。不补之中，有真补者存焉。然俗不信下之为补者，盖庸工妄投下药，当寒反热，当热反寒，未见微功，转成大害，使聪明之士，亦复不信者此也。

所以谓寒药下者，调胃承气汤泄热之上药也；大、小桃仁承气，次也；陷胸汤，又其次也；大柴胡又其次也。以凉药下者，八正散泄热兼利小溲；洗心散抽热兼治头目；黄连解毒散，治内外上下蓄热而不泄者；四物汤凉血而行经者也；神芎丸解上下蓄热而泄者也。以温药而下者，无忧散下诸积之上药；十枣汤下诸水之上药也。以热药下者，煮黄丸、缠金丸之类也。急则用汤，缓则用丸，或以汤送丸，量病之微甚，中病即止，不必尽剂，过而生愆。

仲景曰：大法秋宜泻。谓秋则阳气在下，人气与邪气亦在下，故宜下。此仲景言其大概耳！设若春夏有可下之疾，当不下乎？此世上之庸工踟蹰迁延，误人大病者也。皆曰：夏月岂敢用过药泻脱胃气？呜呼！何不达造化之甚也？《内经》称土火之郁，发四时之气，以五月先取化源，泻土补水。又曰：土郁则夺之。

王太仆注曰：夺，谓下之，令无壅碍也。然则于五月先防土壅之发，令人下夺，《素问》之言非欤？然随证不必下夺，在良工消息之也。予所以言此者，矫世俗，期不误大病、暴病耳。故土郁之为夺，虽大承气汤亦无害也。试举大承气之药论，大黄苦寒，通九窍，利大小便，除五脏六腑积热；芒硝咸寒，破痰散热，润肠胃；枳实苦寒为佐使，散滞气，消痞满，除腹胀；厚朴辛温，和脾胃，宽中通气。此四味虽为下药，有泄有补，卓然有奇功。刘河间又加甘草以为三一承气，以甘和其中，最得仲景之秘。余尝以大承气汤改作调中汤，加以姜枣煎之。俗见姜枣，以为补脾胃而喜服，不知其中有大黄、芒硝也。恶寒喜暖取补，故自古及今，天下皆然。此《内经》之法抑屈而不伸也。此药治中满痞气不大便者，下五七行，殊不困乏，次日必神清气快，膈空食进。《内经》曰：脾为之使，胃为之市。人之食饮酸、咸、甘、苦百种之味，杂凑于此，壅而不行，荡其旧而新之，亦脾胃之所望也。况中州之人，食杂而不劳者乎！中州土也，兼载四象，木、金、水、火，皆聚此中。故脾胃之病，奈何中州之医不善扫除仓廪，使陈莝积而不能去也。犹曰：我善补。大罪也。此药有奇功，皆谓服之便成伤败，乃好丹而非素者也。

或言："男子不可久泄，妇人不可久吐。"何妄论之甚也！可吐则吐，可下则下，岂问男女乎？大人小儿，一切所伤之物在胃脘，如两手脉迟而滑者，内实也，宜下之。何以别乎？盖伤宿食者恶食，伤风者恶风，伤寒者恶寒，伤酒者恶酒，至易辨也。故凡宿食在胃脘，皆可下之，则三部脉平。若心下按之而硬满者，犹宜再下之。如伤寒大汗之后，重复劳发而为病者，盖下之后热气不尽故也，当再下之。若杂病腹中满痛不止者，此为内实也。《金匮要略》曰：痛而腹满，按之不痛为虚，痛者为实。《难经》曰：痛者为实，腹中满痛，里壅为实，故可下之。不计杂病、伤寒，皆宜急下之。宜大承气汤，或导水丸，或泄水丸等药，过十余行。如痛不已，亦可再服，痛已则止。至如伤寒大汗之后，发热，脉沉实及寒热往来，时时有涎嗽者，宜大柴胡汤加当归煎服之，下三五行，立愈。产后慎不可作诸虚不足治之，必变作骨蒸寒热，饮食不入，肌肤瘦削，经水不行。经曰：寒则衰饮食，热则消肌肉。人病瘦削，皆粗工以药消烁之故也。呜呼！人之死者，岂为命乎？《难经》曰：实实虚虚。损不足而益有余，如此死者，医杀之耳！

至如目黄、九疸、食劳，皆属脾土，可下之，宜茵陈蒿汤。或用导水丸、禹攻散，泻十余行，次以五苓散、桂苓甘露散、白术丸等药服之，则愈矣。或腰脚胯痛，可用甘遂粉二三钱，以猳猪腰子薄批七八片，掺药在内，以湿纸包数重，文武火烧熟，至临卧细嚼，以温酒或米饮汤调下。至平明见一二十行，勿讶，意欲止泻，则饮水或新水顿服之，泻立止。次服通经和气定痛乌金丸、蹁马丹之类则愈矣。《内经》有不因气动而病生于外者，太仆以为瘴气贼魅虫毒、蜚尸鬼击、冲薄坠堕、风寒暑湿、斫射剥割、撞扑之类。至如诸落马堕井、打扑闪朒损折、汤沃火烧、车碾犬伤、肿发焮痛、日夜号泣不止者，予寻常谈笑之间，立获大效。可峻泻三四十行，痛止肿消。乃以通经散下导水丸等药。如泻水少，则可再加汤剂泻之。后服和血消肿散毒之药，病去如扫。此法得之睢阳高大明、侯德和。使外伤者，不致癃残跛蹇之患。余非敢掩人之善，意在救人耳！

曾有邻人，杖疮发作肿痛，焮及上下，语言错乱，时时呕吐，数日不食，皆曰不救。余以通经散三四钱下神佑丸百余丸，相并而下，间有呕出者，大半已下膈矣！良久，大泻数行，秽不可近，脓血、涎沫、瘀毒约一二斗，其病人困睡不醒一日一夜。邻问予，予曰：喘息匀停，肿消痛减，故睡也。来旦语清进食，不数日，痊。救杖疮欲死者，四十年间二三百，余追思举世杖疮死者，皆枉死也。自后凡见冤人被责者，急以导水丸、禹攻散，大作剂料，泻惊涎一两盆，更无肿发痛焮之难。如导水丸、禹功散泄泻不动，更加之通经散、神佑丸泻之。泻讫，须忌热物，止可吃新汲水一二顿。泻止立愈。至如沉积多年主羸劣者，不可便服陡攻之药，可服缠积丹、三棱丸之类。《内经》曰：

重者，因而减之。若人年老衰弱，有虚中积聚者，止可五日一服万病无忧散。故凡积年之患，岂可一药而愈，即可减而去之。

以《本草》考之，下之寒者，有戎盐之咸，犀角之酸咸，沧盐、泽泻之甘咸，枳实之苦酸，腻粉之辛，泽漆之苦辛，杏仁之苦甘。下之之微寒者，有猪胆之苦；下之大寒者，有牙硝之甘，大黄、瓜蒂、牵牛、苦瓠子、蓝汁、牛胆、羊蹄苗根之苦，大戟、甘遂之苦甘，朴硝、芒硝之苦辛；下之温者，有槟榔之辛，芫花之苦辛，石蜜之甘，皂角之辛咸；下之热者，有巴豆之辛；下之辛凉者，有猪羊血之咸；下之平者，有郁李仁之酸，桃花萼之苦。上三十味，惟牵牛、大戟、芫花、皂角、羊蹄苗根、苦瓠子、瓜蒂有小毒，巴豆、甘遂、腻粉、杏仁之有大毒，余皆无毒。

设若疫气，冒风中酒，小儿疮疹，及产后潮热，中满败血，勿用银粉、杏仁大毒之药，下之必死，不死即危。且如槟榔、犀角、皂角皆温平，可以杀虫透关节，除肠中风火燥结；大黄、芒硝、朴硝等咸寒，可以治伤寒热病，时气瘟毒，发斑泻血，燥热发狂，大作汤剂，以荡涤积热；泽泻、羊蹄苗根、牛胆、蓝叶汁、苦瓠子亦苦寒，可以治水肿遍身，腹大如鼓，大小便不利及目黄、湿毒、九疸、食痨、疳虫、食土生米等物，分利水湿，通利大小便，荡涤肠胃间宿谷相搏。又若备急丸，以巴豆、干姜、大黄三味，蜜和丸之，亦是下药。然止可施于辛苦劳力，贫食粗辣之辈，或心腹胀满，胁肋刺痛，暴痛不住，服五七丸或十丸，泻五七行以救急。若施之富贵城郭之人则非矣！此药用砒石治疟相类，止可施于贫食之人。若备急丸治伤寒风温，中酒冒风，及小儿疮疹，产后满闷，用之下膈，不死则危。及夫城郭之人，富贵之家，用此下药，亦不死则危矣！奈何庸人畏大黄而不畏巴豆，粗工喜巴豆而不喜大黄？盖庸人以巴豆性热而不畏，以大黄性寒而畏之，粗工以巴豆剂小而喜，以大黄剂大而不喜，皆不知理而至是也。岂知诸毒中，惟巴豆为甚。去油匮之蜡，犹能下后使人津液涸竭，留毒不去，胸热口燥，他病转生，故下药以巴豆为禁。

余尝用前十余药，如身之使臂，臂之使手。然诸洞泄寒中者，不可下，俗谓休息痢也。伤寒脉浮者，不可下。表里俱虚者，不宜下。《内经》中五癃心证，不宜下。厥而唇青，手足冷，内热深者，宜下；寒者，不宜下，以脉别之。小儿内泻，转生慢惊及两目直视，鱼口出气者，亦不宜下。若十二经败甚，亦不宜下，止宜调养，温以和之。如下则必误人病耳！若其余大积大聚，大病大秘、大涸大坚，下药乃补药也。余尝曰：泻法兼补法，良以此夫。

推原补法利害非轻说十七

《原补》一篇，不当作，由近论补者与《内经》相违，不得不作耳。夫养生当论食补，治病当论药攻。然听者皆逆耳，以予言为怪。盖议者尝知补之为利，而不知补之为害也。论补者盖有六法：平补、峻补、温补、寒补、筋力之补、房室之补。以人参、黄芪之类为平补。以附子、硫黄之类为峻补。以豆蔻、官桂之类为温补。以天门冬、五加皮之类为寒补。以巴戟、肉苁蓉之类为筋力之补。以石燕、海马、起石、丹砂之类为房室之补。此六者，近代之所谓补者也。若施之治病，非徒功效疏阔，至其害不可胜言者。

《难经》言东方实，西方虚，泻南方，补北方。此言肝木实而肺金虚，泻心火，补肾水也。以此论之，前所谓六补者，了不相涉。试举补之所以为害者，如疟，本夏伤于暑，议者以为脾寒而补之，温补之则危，峻补之则死；伤寒热病下之后，若以温辛之药补之，热当复作，甚则不救。泻血，血止之后，若温补之，血复热，小溲不利，或变水肿霍乱吐泻，本风湿暍合而为之，温补之则危，峻补之则死。小儿疮疱之后，有温补之，必发痈肿焮痛；妇人大产之后，心火未降，肾水未升，如黑神散补之，轻则危，甚则死。老人目暗耳聩，肾水衰而心火盛也，若峻补之，则肾水弥涸，心火弥盛。老人肾虚，腰脊痛，肾恶燥，腰者肾之府也，峻补之则肾愈虚矣。老人肾虚无力，夜多小溲。肾主足，肾水虚而火不下，故足痿；心火上乘肺而不入膵囊，故夜多小溲。若峻补之，则火益上行，膵囊亦寒矣！老人喘嗽，火乘肺

也，若温补之则甚，峻补之则危。停饮之人不可补，补则痞闷转增。脚重之人不可补，补则胫膝转重。

男子二十上下而精不足，女人二十上下而血不流，皆二阳之病也。时人不识，便作积冷极急治之，以温平补之。夫积温尚成热，而况燔针于脐下，火灸手足腕骨。《内经》本无劳证，由此变而为劳。烦渴，咳嗽涎痰，肌瘦，寒热往来，寝汗不止，日高则颜赤，皆以为传尸劳。不知本无此病，医者妄治而成之耳！夫二阳者，阳明也，胃之经也。心受之则血不流，脾受之则味不化。故男子少精，女子不月，皆由使内太过。故隐蔽委屈之事，各不能为也。惟深知涌泻之法者能治之。又如春三月，风伤于荣，荣为血，故阴受之。温伤于卫，卫为气，故阳受之。初发之后，多与伤寒相似。头痛身热，口干潮热，数日不大便，仲景所谓阴阳俱浮，自汗出，身重，多眠睡，目不欲开者是也。若以寒药下之，则伤脏气；若以温药补之，则火助风温，发黄发斑，温毒热增剧矣！风温外甚，则直视、潮热谵语，寻衣撮空，惊惕而死者，温补之罪也。《内经》虽言形不足者，温之以气；精不足者，补之以味。气属阳，天食人以五气；血属阴，地食人以五味者，戒乎偏胜，非便以温为热也。又若《经》云：损者补之，劳者温之。此温乃温存之温也，岂以温为热哉！又如"虚则补其母，实则泻其子"者，此欲权衡之得其平也。又乌在燔针壮火，炼石烧砒，硫、姜、乌、附，然后为补哉？所谓补上欲其缓，补下欲其急者，亦焉在此等而为急哉！自有酸、苦、甘、辛、咸、淡、寒、凉、温、热、平，更相君、臣、佐、使耳。所谓平补者，使阴阳两停，是谓平补。奈时人往往恶寒喜温，甘受酷烈之毒，虽死而不悔也，可胜叹哉！

余用补法则不然。取其气之偏胜者，其不胜者自平矣。医之道，损有余，乃所以补其不足也。余尝曰：吐中自有汗，下中自有补。岂不信然！余尝用补法，必观病人之可补者，然后补之。昔维阳府判赵显之，病虚羸，泄泻褐色，乃洞泄寒中证也。每闻大黄气味即注泄。

余诊之，两手脉沉而软，令灸水分穴一百余壮，次服桂苓甘露散、胃风汤、白术丸等药，不数月而愈。又息城酒监赵进道，病腰痛，岁余不愈，诊其两手脉，沉实有力。以通经散下五七行，次以杜仲去粗皮，细切，炒断丝，为细末，每服三钱，猪腰子一枚，薄批五七片，先以椒盐淹，去腥水，掺药在内，裹以荷叶，外以湿纸数重封，以文武火烧熟，临卧细嚼，以温酒送下。每旦以无比山药丸一服，数日而愈。又相台监酒岳成之，病虚滑泄，日夜不止，肠鸣而口疮，俗呼为心劳口疮，三年不愈。予以长流水，同姜枣煎五苓散五七钱，空心使服之，以治其下；以宣黄连与白茯苓去皮，二味各等分为末，以白面糊为丸，食后温水下三五十丸，以治其上，百日而愈。又汝南节度副使完颜君宝，病脏毒，下衃血，发渴，寒热往来，延及六载，日渐瘦弱，无力，面黄如染。余诊其两手脉沉而身凉；《内经》寒以为荣气在，故生可治。先以七宣丸下五七行，次以黄连解毒汤加当归、赤芍药，与地榆散同煎服之，一月而愈。

若此数证，余虽用补，未尝不以攻药居其先。何也？盖邪未去而不可言补，补之则适足资寇。故病瘳之后，莫若以五谷养之，五果助之，五畜益之，五菜充之，相五脏所宜，毋使偏倾可也。凡药皆毒也，非止大毒、小毒谓之毒，虽甘草、苦参，不可不谓之毒，久服必有偏胜。气增而久，夭之由也。是以君子贵流不贵滞，贵平不贵强。卢氏云：强中生百病。其知言哉！人惟恃强，房劳之病作矣，何贵于补哉？以太宗、宪宗高明之资，犹陷于流俗之蔽，为方士燥药所误；以韩昌黎、元微之犹死于小溲不通、水肿。有服丹置数妾，而死于暴脱；有服草乌头如圣丸，而死于须疮；有服乳石、硫黄，小溲不通；有习气求嗣，而死于精血；有嗜酒而死于发狂见鬼；有好茶而为癖。乃知诸药皆不可久服，但可攻邪，邪去则已。近年运使张伯英病宿伤，服硫黄、姜、附数月，一日丧明。监察陈威卿病嗽，服钟乳粉数年，呕血而殂。呜呼！后之谈补者，尚监兹哉！

证口眼㖞斜是经非窍辩十八

口眼㖞斜者，俗工多与中风掉眩证一概治之。其药则灵宝、至宝、续命、清心、一字急风乌犀铁弹丸。其方非不言治此病也，然而愈者何也？盖知窍而不知经，知经而不知气故也。何谓知窍而不知经？盖人之首有七窍，如日月、五星、七政之在天也。故肝窍目，目为肝之外候；肺窍鼻，鼻为肺之外候；心窍舌，舌无窍，心与肾合而寄窍于耳。故耳与舌，俱为心之外候。俗工止知目病归之肝，口病归之脾，耳病归之肾，舌病归之心，更无改张。岂知目之内眦，上下二网，足太阳及足阳明起于此；目之锐眦，足少阳起于此，手少阳至于此；鼻之左右，足阳明、手阳明侠乎此；口之左右，亦此两经还乎此。故七窍有病，不可独归于五脏，当归之六阳经也。余曰俗工知窍而不知经者，此也。

何谓知经而不知气？盖世之谈方药者，不啻千万人，止不过坚执《本草》性味，其知十二经所出所入，所循所还，所交所合，所过所注，所起所会，所属所络，所上所下，所侠所贯，所布所散，所结所绕，所抵所连，所系所约，所同所别，千万人中，或见一二名明，可谓难其人矣！然而不过执此十二经，便为病本，将阳经为热、阴经为寒，向《本草》中寻药，药架上检方而已矣。病之不愈，又何讶焉！岂知《灵枢》曰：足之阳明，手之太阳，筋急则口目为僻，此十二经及受病之处也，非为病者也。及为病者，天之六气也。六气者何？风、暑、燥、湿、火、寒是也。故曰：俗工知经而不知气者，此也。

然则口眼㖞斜者，此何经也？何气也？足之太阳，足之阳明，左目有之，右目亦有之；足之阳明，手之阳明，口左有之，口右亦有之。此两道也。《灵枢》又言：足阳明之筋，其病颊筋，有寒则急引颊移口，热则筋弛纵，缓则不胜收，故僻。是左寒右热，则左急而右缓；右寒左热，则右急而左缓。故偏于左者，左寒而右热；偏于右者，右寒而左热也。夫寒不可径用辛热之剂，盖左中寒则逼热于右，右中寒则逼热于左，阳气不得宣行故也。而况风者，甲乙木也。口眼阳明，皆为胃土。风偏贼之，此口目之所以僻也，是则然矣。

七窍惟口目喝斜，而耳鼻独无此病者何也？盖动则风生，静则风息，天地之常理也。考之《易》象，有足相符者。震巽主动，坤艮主静。动者皆属木，静者皆属土。观卦者，视之理也。视者，目之用也。目之上纲则眨，下纲则不眨，故观卦上巽而下坤。颐卦者，养之理也。养者，口之用也。口之下颔则嚼，上颔则不嚼，故颐卦上艮而下震。口目常动，故风生焉。耳鼻常静，故风息焉。当思目虽斜，而目之眦眶未尝斜；口之喝，而口之辅车未尝喝。此经之受病，非窍之受病明矣！而况目有风轮，唇有飞门者耶！余尝治此证，未尝用世俗之药。非故与世参商，方凿圆枘，自然龃龉者。过颍一长吏病此，命予疗之。目之斜，灸以承泣；口之喝，灸以地仓。俱效。苟不效者，当灸人迎。夫气虚风入而为偏，上不得出，下不得泄，真气为风邪所陷，故宜灸。《内经》曰：陷下则灸之，正谓此也。所以立愈。又尝过东杞，一夫亦患此，予脉其两手，急数如弦之张，甚力而实，其人齿壮气充，与长吏不同，盖风火交胜，予调承气汤六两，以水四升，煎作三升，分四服，令稍热啜之。前后约泻四五十行，去一两盆。次以苦剂投之解毒，数服以升降水火，不旬日而愈。《脉诀》云：热则生风。若此者，不可纯归其病于窗隙之间而得，亦风火素感而然也。盖火胜则制金，金衰则木茂，木茂则风生。若东杞之人，止可流湿润燥，大下之后，使加浚通郁为大。《灵枢》虽有马膏桂酒双涂之法，此但治其外耳，非治其内也。今人不知其本，欲以单服热水，强引而行之，未见其愈者也。向之用姜、附、乌、桂、起石、硫黄之剂者，是耶？非耶？

疝本肝经宜通勿塞状十九

疝有七，前人论者甚多，非《灵枢》、《素问》、《铜人》之论，余皆不取。非余好异也，但要穷其原耳！七疝者何？寒疝、水疝、筋疝、血疝、气疝、狐疝、癞疝，是谓七疝。俗工不识，因立谬名，或曰膀胱，或曰肾冷，或曰小肠气，小儿曰偏气。立名既谬，并丧其实。何

哉？盖医者既断为膀胱、肾冷、小肠气，又曰虚寒所致。其药之用也，不鹿茸、巴戟，则杜仲、苁蓉；不附子、乌头，则干姜、官桂；不楝实、茴香，则金铃、补骨脂。朝吞暮饵，曾无殊效。三二十年，牢不可去。间因微病，稍似开通。执此微芒，寝成大错。标既不除，本必为甚。处处相传，曾无觉者。

岂知诸疝，皆归肝经。其奈通流，归之小肠脬囊。夫膀胱水府，专司渗泄。小肠水道，专主通流。肾为少阴，总统二水。人之小溲，自胃入小肠，渗入膀胱。膀胱者，脬囊也。气化则水出茎端，此常道也。及其为疝，乃属足厥阴肝经。盖环阴器而上入小腹者，足厥阴肝经也。夫肝肾皆属于下，与冲、任、督相附。然《灵枢经》言足厥阴肝经病，则有遗溺、癃闭、狐疝，主肾与膀胱、小肠三经，则不言疝，是受疝之处，乃肝之部分也。且《内经》男子宗筋，为束骨之会也。而肝主筋，睾者，囊中之丸，虽主外肾，非厥阴环而引之，与玉茎无由伸缩。在女子则为篡户。其内外为二：其一曰廷孔，其二曰窈漏，此足厥阴与冲、任、督之所会也。《灵枢》言足厥阴之经筋聚于阴器，其病伤于寒则阴缩入，伤于热则纵挺不收。治在行水清阴气，故阳明与太阴、厥阴之筋，皆会于阴器。惟厥阴主筋，故为疝者，必本之厥阴。《灵枢》又言足厥阴之别，名曰"蠡沟"，去内踝五寸，别走少阳，循胫上睾，结于茎。其病气逆，睾肿卒疝。实则挺长，虚则暴痒，取之所别矣。岂非厥阴为受病之处耶？《灵枢》又言邪在小肠，连睾系，属于肾，贯肝络肺，结心系。气盛厥逆，上冲肠胃，熏肝，散于肓，结于脐。故取之肓原以散之，刺太阴以平之，取厥阴以下之，取巨虚、下廉以去之，按其所过之经以调之。此其初，虽言邪在小肠，至其治法，必曰取厥阴以下之，乃知诸疝关于厥阴，可以无疑。以脉考之，《素问》云：厥阴滑为狐疝，少阳滑为肺风疝，太阴滑为脾风疝，阳明滑为心风疝，太阳滑为肾风疝，少阴滑为肝风疝。凡此六疝，虽见于他脉中，皆言风疝者，足厥阴肝经之气也。《灵枢》亦曰：心脉微滑为心疝，肝脉滑甚为癀疝，肾脉滑甚为癃癀。

凡此三脏脉之疝，亦以滑者为疝也。《素问》又云：脉大急，皆为疝。心脉滑，传为心疝；肺脉沉，传为肺疝。三阴急为疝，三阳急为瘕。王太仆云：太阳受寒，血凝为瘕；太阴受寒，气聚为疝。此言太阴受寒，传之肝经也。可以温药逐之，不可以温药补之。若补之者，是欲病去而强挽留之也。历考《素问》，三阳为病，发寒热，其传为癫疝。此亦言膀胱非受病之处，必传于厥阴部分，然后为疝也。又言病在少腹、腹痛，不得大小便，病名曰疝。得之寒，言脉急者曰疝瘕，少腹痛。凡言少腹者，岂非厥阴之部分耶？又言脾风传胃，名曰疝瘕。此谓非肝木不能为风气，名曰厥疝。盖脾土虚而不能制水，又为肝木受凌也。又言督脉为冲疝，盖厥阴与冲、任、督俱会于前阴也，岂不明哉！至如运气中，又言岁太阳在泉，寒淫所胜，民病少腹控睪。盖寒客于小肠膀胱，则肝木缩而不得伸行，母传之子也。阳明司天，燥淫所胜，丈夫癫疝，妇人少腹痛，此言肝气不得上行，为金所抑，鬼贼故也。又言太阴在泉，土胜则寒气逆满，食饮不下，甚则为疝。此亦言寒客太阴湿土，土不胜水，水传之肝经也。又尝遍阅《铜人》俞穴，亦相表里。如背上十三椎俞，肝经言寒疝。腹部中行，惟阴交一穴言寒疝，任脉之所发也；关元一穴，言暴疝，小肠之募，足三阴任脉之会也；中极一穴，言疝瘕，膀胱之募，亦足三阴任脉之会也；曲骨一穴，言癔疝，任脉足厥阴之会也。其腹部第二行肓俞穴，言寒疝，冲脉足少阴之会也；四满二穴，言疝瘕，冲任脉，足少阴肾之会也。其腹部第三行大巨二穴，言癔疝，足阳明脉气之所发也。气冲二穴，言癔疝，茎中痛，两丸塞痛，亦足阳明脉气之所发也。其腹部第四行，府舍穴，言疝痛，足太阴、厥阴、阴维之交会也，亦太阴部三阴、阳明之别也。冲门二穴，言阴疝，足太阴、厥阴之会也。其在侧胁者，五枢二穴，言寒疝，阴邪上入少腹，带脉下三寸也。其在足六经者，足厥阴穴十名，言疝者七，谓大敦、行间、太冲、中封、蠡沟、中都、曲泉。足少阳穴十四名，言疝者一，谓丘墟穴也。足太阴穴十一名，言疝者一，谓阴陵泉也。足阳明穴

十五名，言疝者一，谓阴市穴也。足少阴穴十名，言疝者五，谓然谷、大溪、照海、交信、筑宾也。足太阳穴十八名，言疝者二，谓金门、合阳也。由是言之，惟厥阴言疝独多，为疝之主也。其余经穴，虽亦治疝，终非受疝之地，但与足厥阴相连耳。或在泉寒胜，木气挛缩，禁于此经，或司天燥胜，木气抑郁于此经；或忿怒悲哀，忧抑顿挫，结于此经；或药淋外固闭，尾缩精壅于此经，其病差别如此。

不知世间之药多热补，从谁而受其方也？信其方，则《素问》、《灵枢》、《铜人》皆是也。信《素问》、《灵枢》、《铜人》，则俗方亦皆非也。不知后之君子，以孰为是。呜呼！余立于医四十余岁，使世俗之方，人人可疗，余亦莫知敢废也。识练日久，因经识病，然后不惑。且夫遗溺闭癃，阴痿胕痹，精滑白淫，皆男子之疝也，不可妄归之肾冷。血涸不月，月罢腰膝上热，足躄，嗌干、癃闭，少腹有块，或定或移，前阴突出，后阴痔核，皆女子之疝也。但女子不谓之疝，而谓之瘕。若年少而得之，不计男子、妇人皆无子。故隐蔽委曲之事，了不干胕肾小肠之事，乃足厥阴肝经之职也。奈俗方止言胕肾、小肠，殊不言肝木一句，惑人甚矣！且肝经，乙木也。木属东方，为心火之母也。凡疝者，非肝木受邪，则肝木自甚也，不可便言虚而补之。《难经》所谓东方实，西方虚，泻南方，补北方。此言泻火，木自平，金自清，水自旺也。

昔审言为蔡之参军也，因坐湿地，疝痛不可堪，诸药莫救。余急以导水丸、禹功散泻三十余行，肿立消，痛立减。又项关一男子，病卒疝暴痛不任，倒于街衢，人莫能动，呼予救之。余引经证之，邪气客于足厥阴之络，令人卒疝，故病阴丸痛也。余急泻大敦二穴，大痛立已。夫大敦穴者，乃是厥阴之二穴也。珍寇镇一夫，病痎疟发渴，痛饮蜜浆，剧伤冰水，医者莫知泻去其湿，反杂进姜、附。湿为燥热所壅，三焦闭涩，水道不行，阴道不兴，阴囊肿坠，大于升斗。余先以导水百余丸，少顷，以猪肾散投之，是夜泻青赤水一斗，遂失痛之所在。近颖尾一夫，病卒疝，赤肿大痛，数日

不止，诸药如水投石。余以导水一百五十丸，令三次咽之。次以通经散三钱，空腹淡酒调下。五更，下脏腑壅积之物数行，痛肿皆去。不三日，平复如故。《内经》曰：木郁则达之。达，谓吐也，令条达。肝之郁，本当吐者，然观其病之上下，以顺为贵，仲景所谓上宜吐、下宜泻者，此也。敢列七疝图于左，以示后之君子，庶几有所凭藉者焉。

寒疝，其状囊冷，结硬如石，阴茎不举，或控睾丸而痛。得于坐卧湿地，或寒月涉水，或冒雨雪，或卧坐砖石，或风冷处使内过劳，宜以温剂下之，久而无子。

水疝，其状肾囊肿痛，阴汗时出，或囊肿而状如水晶，或囊痒而燥出黄水，或少腹中按之作水声。得于饮水醉酒，使内过劳，汗出而遇风、寒、湿之气，聚于囊中，故水多，令人为卒疝。宜以逐水之剂下之。有漏针去水者，人多不得其法。

筋疝，其状阴茎肿胀，或溃或脓或痛，而里急筋缩，或茎中痛，痛极则痒，或挺纵不收，或白物如精，随溲而下，久而得于房室劳伤，及邪术所使，宜以降心剂下之。

血疝，其状如黄瓜，在少腹两旁、横骨两端约中，俗云便痈。得于重感，春夏大燠，劳动使内，气血流溢，渗入胕囊，留而不去，结成痈肿，脓少血多。宜以和血之剂下之。

气疝，其状上连肾区，下及阴囊，或因号哭忿怒，则气郁之而胀，怒哭号罢，则气散者是也。有一治法，以针出气而愈者。然针有得失，宜以散气之药下之。或小儿亦有此疾，俗曰偏气。得于父已年老，或年少多病，阴痿精怯，强力入房，因而有子，胎中病也。此疝不治，惟筑宾一穴针之。

狐疝，其状如瓦，卧则入小腹，行立则出小腹入囊中。狐则昼出穴而溺，夜则入穴而不溺。此疝出入，上下往来，正与孤相类也。亦与气疝大同小异，今人带钩钤是也。宜以逐气流经之药下之。

癫疝，其状阴囊肿缒，如升如斗，不痒不痛者是也。得之地气卑湿所生。故江淮之间，湫塘之处，多感此疾。宜以祛湿之药下之。女子阴户突出，虽亦此类，乃热则不禁固也。不可便谓虚寒而涩之、燥之、补之。本名曰瘕，宜以苦下之，以苦坚之。王冰云：阳气下坠，阴气上争，上争则寒多，下坠则筋缓，故睾垂纵缓，因作癫疝也。

以上七疝，下去其病之后，可调则调，可补则补，各量病势，勿拘俗法。经所谓阴盛而腹胀不通者，癫癃疝也，不可不下。

五虚五实攻补悬绝法二十

虚者补之，实者泻之，虽三尺之童，皆知之矣。至于五实五虚，岂可以泛泛虚实用药哉？《内经》明言其状，如俗工不识何，此二证所以见杀于委靡之手也。坐视人之死，犹相夸曰"吾药稳"，以诳病家。天下士大夫亦诚以为然，以诳天下后世，岂不怪哉！夫一身犹一国也。如寻邑百万围昆阳，此五实证。故萧王亲犯中原而笃战。如河内饥而又经火灾，此五虚证也，故汲黯不避矫诏而发仓。此可与达权知变者论，不可与贪常嗜琐者说也。故曰："庸人误天下，庸工误病人，正一理也。"

《内经》曰：五实者死，五虚者亦死。夫五实者，谓五脏皆实也。五虚者，谓五脏皆虚也。腑病为阳，易治而鲜死；脏病为阴，难治而多死。经明言，脉盛、皮热、腹胀、前后不通、闷瞀者，五实也。脉盛为心，皮热为肺，腹胀为脾，前后不通为肾，闷瞀为肝，五脏皆实之证也。五虚者反是，脉细、皮寒、气少、泻利前后、饮食不入者，五虚也。脉细为心，皮寒为肺，气少为肝，泄利前后为肾，饮食不入为脾，此五脏皆虚之证也。夫五实为五脏俱太过，五虚为五脏俱不及。《内经》言此二证皆死，非谓必死也，谓不救则死，救之不得其道，亦死也。其下复言：将粥入胃则虚者活，身汗后利则实者活，此两证自是前二证之治法也。后人不知是治法，只作辨验生死之断句，直谓病人有此则生，无此则死。虚者听其浆粥自入胃，实者听其自汗、自利，便委之死地，岂不谬哉！夫浆粥入胃而不注泄，则胃气和。胃气和则五虚皆实也，是以生也。汗以泄其表，利以泄其里，并泄则上下通，上下通则五实皆启矣，是以生也。此二证异常，却不宜用。班氏所谓有病不服药之言，盖其病大且笃故也。

余向日从军于江淮之上，一舟子病。予诊之，乃五实也。余自幼读医经，尝记此五实之证，竟未之遇也。既见其人，窃私料之，此不可以常法治，乃可大作剂而下之。殊不动摇，计竭智穷，无如之何。忽忆桃花萼丸，顿下七八十丸，连泻二百余行，与前药相兼而下，其人昏困，数日方已。盖大疾之已去，自然卧憩。不如此，则病气无由衰也。徐以调和胃气之药，馈粥日加，自尔平复。

又尝过鸣鹿邸中，闻有人呻吟声息，瘦削痿然无力。余视之，乃五虚也。余急以圣散子，二服作一服。此证非三钱二钱可塞也。续以胃风汤、五苓散等药，各大作剂，使顿服，注泻方止，而浆粥入胃，不数日，而其人起矣。

故五虚之受，不加峻塞不可得而实也。彼庸工治此二证，草草补泻，如一杯水，救一车薪之火也。竟无成功，反曰：虚者不可补，实者不可泻。此何语也？吁！不虚者强补，不实者强攻，此自是庸工不识虚实之罪也。岂有虚者不可补，实者不可泄之理哉？予他日又思之，五实证，汗、下、吐三法俱行更快；五虚证，一补足矣！今人见五实证，犹有塞之者，见五虚证，虽补之而非其药。本当生者，反钝滞迁延，竟至于死耳！夫圣散子有干姜，寻常泻利勿用，各有标本；胃风、五苓有桂，所以温经散表而分水道。圣散子之涩燥，胃风、五苓之能分，皆辛热、辛温之剂也。俗工往往聚讪，以予好用寒凉，然予岂不用温补？但不遇可用之证也。诶诶谤嗥。咸欲夸己以标名，从谁断之？悲夫！

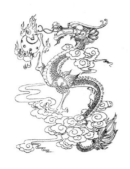

卷　三

喉舌缓急砭药不同解二十一

咽与喉，会厌与舌，此四者，同在一门，而其用各异。喉以候气，故喉气通于天。咽以咽物，故咽气通于地。会厌与喉，上下以司开合，食下则吸而掩，气上则呼而出。是以舌抵上腭，则会厌能闭其咽矣。四者相交为用，阙一则饮食废而死矣！此四者，乃气与食出入之门户，最急之处，故《难经》言"七冲门"。而会厌之下为吸门，及其为病也，一言可了。一言者何？曰火。《内经》曰：一阴一阳结，谓之喉痹。王太仆注云：一阴者，手少阴君火，心主之脉气也；手少阳相火，三焦之脉气也。二火皆主脉，并络于喉。气热则内结，结甚则肿胀，肿胀甚则痹，痹甚而不通则死矣！

夫足少阴，循喉咙，挟舌本，少阴上挟咽。此二者，诚是也。至于足阳明，下人迎，循喉咙。足太阴，挟咽连舌本。手太阳，循咽下膈。足厥阴，循喉咙之后。此数经皆言咽喉，独少阳不言咽喉。而《内经》言一阴一阳，谓之喉痹。何也？盖人读十二经，多不读《灵枢经》，中经别第十一篇，具载十二经之正。其文云：足少阳之正，绕髀入毛际，合于厥阴，别者入季胁间，循胸里属胆，散之，上肝贯心，以上侠咽，出颐颔，散于面，系目系，合少阳于外眦也，又手心主之正，别下渊腋三寸，入胸中，别属三焦，出循喉咙，出耳后，合少阳完骨之下，是手少阳三焦之气，与手心主少阴之气相合，而行于喉咙也。推十二经，惟足太阳别项下，其余皆凑于喉咙。然《内经》何为独言一阴一阳结为喉痹？盖君相二火独胜，则热结正络，故痛且速也。

余谓一言可了者，火是也。故十二经中，言嗌干嗌痛，咽肿颔肿，舌本强，皆君火为之也。唯喉痹急速，相火之所为也。夫君火者，犹人火也。相火者，犹龙火也。人火焚木其势缓，龙火焚木其势速。《内经》之言喉痹，则咽与舌在其间耳。以其病同是火，故不分也。后之医者，各详其状，强立八名，曰单乳蛾、双乳蛾、单闭喉、子舌胀、木舌胀、缠喉风、走马喉闭。热气上行，结薄于喉之两旁，近外肿作，以其形似，是谓乳蛾。一为单，二为双也。其比乳蛾差小者，名闭喉。热结于舌下，复生一小舌子，名曰子舌胀。热结于舌中，舌为之肿，名曰木胀舌。木者，强而不柔和也。热结于咽，项肿绕于外，且麻且痒，肿而大者，名曰缠喉风。喉痹暴发暴死者，名走马喉痹。此八种之名虽详，若不归之火，则相去远矣。

其微者可以咸软之，而大者以辛散之。今之医者，皆有其药也，如薄荷、乌头、僵蚕、白矾、朴硝、铜绿之类也。至于走马喉痹，何待此乎？其生死人，反掌之间耳。其最不误人者，无如砭针出血，血出则病已。《易》曰：血去惕出，良以此夫。昔余以治一妇人木舌胀，其舌满口，诸药不愈，余以𨨏针小而锐者砭之五七度，肿减，三日方平。计所出血，几至盈斗。又治一男子缠喉风，肿，表里皆作，药不能下。余以凉药灌于鼻中，下十余行。外以拔毒散傅之。阳起石烧赤，与伏龙肝各等分，细末，每日以新水扫百遍，三日热始退，肿始消。又尝治一贵妇喉痹，盖龙火也。虽用凉药，而不可使冷服，为龙火宜以火逐之。人火者，烹饪之火是也。乃使曝于烈日之中，登于高堂之上，令侍婢携火炉，坐药铫于上，使药常极热，不至大沸，通口时时呷之百余次，龙火自散。此法以热行寒，不为热病格故也。大抵治喉痹，用针出血，最为上策。但人畏针，委曲旁求，瞬息丧命。凡用针而有针创者，宜捣生姜一块，调以热白汤，时时呷之，则创口易合。《铜人》中亦有灸法，然痛微者可用，病速者，恐迟则杀人。故治喉痹之火，与救火同，不容少待。《内经》：火郁发之。发，谓发汗。然喉咽中，岂能发汗？故出血者，乃发汗之一端也。后之君子，毋执小方，而曰吾药不动脏腑，又妙于出血，若幸遇小疾而获功，不幸遇大病而死矣。毋遗后悔可矣！

五积六聚治同郁断二十二

先贤说五积六聚甚明，惟治法独隐。其言五积曰：肝之积，名曰肥气，在左胁下，如覆杯，有头足，久不已，令人发咳逆痎疟，连岁不已者是也。心之积，名曰伏梁，起于脐，大如臂，上至心下。久不已，令人病烦心。脾之积，名曰痞气，在胃脘，大如覆盘。久不已，令人四肢不收，发黄疸，饮食不为肌肤，俗呼为食劳黄也。肺之积，名曰息贲，在右胁下，大如覆杯。久不愈，令人洒淅寒热，喘嗽，发肺痈。肾之积，名曰贲豚，发于少腹，上至心下，若豚状，或上或下无时，久不已，令人喘逆，骨痿，少气。此五积之状，前贤言之，岂不分明！遍访医门，人人能道。及问治法，不过三棱、广茂、干漆、硇砂、陈皮、礞石、巴豆之类。复有不明标本者，又从而补之，岂有病积之人，大邪不出，而可以补之乎？至于世之磨积取积之药，余初学医时，亦曾用之，知其不效，遂以改辙。因考《内经》，骤然大悟。《内经》曰：木郁则达之，火郁发之，土郁夺之，金郁泄之，水郁折之。王太仆曰：达谓吐，发谓汗，夺谓下，泄为利小便，折谓折其冲逆。此五者，五运为司天所制，故立此五法，与五积若不相似。然盖五积者，因受胜己之邪，而传于己之所胜，适当旺时，拒而不受，复还于胜己者，胜己者不肯受，因留结为积。故肝之积，得于季夏戊己日；心之积，得于秋庚辛日；脾之积，得于冬壬癸日；肺之积，得于春甲乙日；肾之积，得于夏丙丁日，此皆抑郁不伸而

受其邪也。岂待司天克运，然后为之郁哉？且积之成也，或因暴怒、喜、悲、思、恐之气，或伤酸、苦、甘、辛、咸之食，或停温、凉、热、寒之饮，或受风、暑、燥、寒、火、湿之邪，其初甚微，可呼吸按导方寸大而去之。不幸而遇庸医，强补而留之，留而不去，遂成五积。

夫肥气者，不独气有余也，其中亦有血矣，盖肝藏血故也。伏梁者，火之郁也。以热药散之则益甚，以火灸之则弥聚。况伏梁证有二，名同而实异，不可不详焉。其一伏梁，上下左右皆有根，在肠胃之外，有大脓血，此伏梁义同肚痈。其一伏梁，身体髀股胻皆肿，环脐而痛，是为风根，不可动，动则为水溺涩之病。此二者《内经》虽言不可动，止谓不可大下，非谓全不可下，恐病去而有害痎气者。举世皆言寒则痞，《内经》以为湿则痞。虽因饮冷而得，其阳气为湿所蓄，以热攻之则不散，以寒攻之则湿去而寒退矣。

息贲者，喘息愤而上行也，此旧说也。余以谓贲者，贲门也。手太阴之筋，结胸里而贯贲。入贲下抵季胁，其病支转筋，痛甚则成息贲。手心主结于臂，其病胸痛息贲。又云：肺下则居贲迫，肝善胁下痛，肝高则上支贲。两胁悗为息贲。若是言之，是积气于贲而不散。此《灵枢》说五脏处，言此贲自是多，故予发之。

贲豚者，贲与奔同。《铜人》言：或因读书得之。未必皆然也。肾主骨，此积最深，难疗，大忌吐涌，以其在下止宜下之。故予尝独圣散吐肥气，揣以木架，必燠室中吐兼汗也。肝之积，便言风也，吐出数升，后必有血一二滴，勿疑，病当然也。续以磨积之药调之。尝治伏梁，先以茶调散吐之兼汗，以禹功、导水夺之，继之以降火之药调之。又尝治痞气，万举万全。先以瓜蒂散，吐其酸苦黄胶腥腐之物三二升，次以导水、禹功，下二三十行，末以五苓淡剂等药调之。又尝治息贲，用瓜蒂散，不计四时，置之燠室中，更以火一炉，以助其汗，吐汗二法齐行。此病不可逗留，久则伤人。又尝治贲豚，以导水、通经，三日一下之，一

月十下，前后百行，次用治血化气磨积之药调之。此积虽不伤人，亦与人偕老。

若六聚之物，在腑属阳而无形，亦无定法。故此而行之，何难之有？或言余之治积太峻。予曰：不然。积之在脏，如陈莝之在江河。且积之在脏，中间多着脂膜曲折之处，区臼之中。陈莝之在江河，不在中流，多在汀湾洄薄之地。遇江河之溢，一漂而去。积之在脏，理亦如之。故予先以丸药驱逐新受之食，使无梗塞。其碎着之积，已离而未下，次以散药满胃而下。横江之筏，一壅而尽。设未尽者，以药调之。惟坚积不可用此法，宜以渐除。《内经》曰："坚者削之。"今人言块癖是也。因述九积图，附于篇末，以俟来哲，知余用心独苦久矣，而世无知者。

食积酸心腹满，大黄、牵牛之类，甚者礞石、巴豆。

酒积目黄口干，葛根、麦芽之类，甚者甘遂、牵牛。

气积噫气、痞塞，木香、槟榔之类，甚者枳壳、牵牛。

涎积咽如拽锯，朱砂、腻粉之类，甚者瓜蒂、甘遂。

痰积涕唾稠粘，半夏、南星之类，甚者瓜蒂、藜芦。

癖积两胁刺痛，三棱、广茂之类，甚者甘遂、蝎梢。

血积足胫胀满，郁李、商陆之类，甚者甘遂、芫花。

水积打扑胕瘀，产后不月，桃仁、地榆之类，甚者虻虫、水蛭。

肉积麤瘤核疬，腻粉、白丁香，砭刺出血，甚者硇砂、信石。

九积皆以气为主，各据所属之状而对治之。今人总此诸药，并为一方，曰可治诸积，大谬也。吾无此病，焉用此药？吾无彼病，焉用彼药？十羊九牧，何所适从？非徒无益，而又害之。

斥十膈五噎浪分支派疏二十三

病派之分，自巢氏始也。病失其本，亦自巢氏始也。何者？老子曰：少则得，多则惑。

且俗谓噎食一证，在《内经》苦无多语，惟曰三阳结谓之膈。三阳者，谓大肠、小肠、膀胱也。结，谓结热也。小肠热结则血脉燥；大肠热结则后不圊；膀胱热结则津液涸。三阳既结则前后闭塞。下既不通，必反上行，此所以噎食不下，纵下而复出也。

谓胃为水谷之海，日受其新，以易其陈，一日一便乃常度也。今病噎者，三日五日，或五七日不便，是乖其度也，亦明矣。岂非三阳俱结于下，广肠枯涸，所食之物，为咽所拒。纵入太仓，还出咽嗌。此阳火不下，推而上行也。故经曰：少阳所至为呕涌，溢食不下。此理岂不晓然？又《气厥论》云：肝移寒于心为狂。膈中阳气与寒相薄，故膈食而中不通，此膈阳与寒为之也。非独专于寒也。《六节脏象》又云：人迎，四盛以上为格阳。王太仆云：阳盛之极，故膈拒而食不得入。《正理论》曰：格则吐逆。故膈亦当为格。

后世强分为五噎，谓气、忧、食、思、劳也。后又分为十膈五噎。其派既多，其惑滋甚。人之溢食，初未必遽然也。初，或伤酒食，或胃热欲吐，或胃风欲吐。医氏不察本原，火里烧姜，汤中煮桂，丁香未已，豆蔻继之；荜拨未已，胡椒继之。虽曰和胃，胃本不寒；虽曰补胃，胃本不虚。设如伤饮，止可逐饮；设如伤食，止可逐食。岂可言虚，便将热补？《素问》无者，于法犹非。素热之人，三阳必结，三阳既结，食必上潮。医氏犹云：胃寒不纳。燔针钻肉，炷艾灼肌，苦楚万千。三阳热结，分明一句，到了难从。不过抽薪最为紧要，扬汤止沸，愈急愈增。岁月弥深，为医所误。人言可下，退阳养阴。张眼吐舌，恐伤元气。止在冲和，闭塞不通，经无来路，肠宜通畅，是以鸣肠。肠既不通，遂成噎病。

世传五噎宽中散有姜有桂，十膈散有附有乌。今予既斥其方，信乎与否，以听后贤。或云：忧患气结，亦可下乎？余曰：忧患磐礴，便同火郁，太仓公见此皆下。法废以来，千年不复。今代刘河间治膈气噎食，用承气三汤，独超近代。今用药者，不明主使，如病风狂嘻嘻，不及观其效，犹昧本原，既懒问咨，妄兴非毁。今予不恤，姑示后人。用药之时，更详轻重。假如闭久，慎勿陡攻。纵得攻开，必虑后患。宜先润养，小着汤丸，累累加之，关扃自透。其或咽噎上阻涎痰，轻用苦酸，微微涌出，因而治下，药势易行。设或不行，蜜盐下导，始终勾引，两药相通，结散阳消，饮食自下。莫将巴豆耗却天真，液燥津枯，留毒不去。人言此病，曾下夺之。从下夺来，转虚转痞。此为巴豆，非大黄、牵牛之过。箕城一酒官，病呕吐，逾年不愈，皆以胃寒治之，丁香、半夏、青、陈、姜、附，种种燥热；烧锥燎艾，莫知其数。或少愈，或复剧，且十年，大便涩燥，小便赤黄。命予视之。予曰：诸痿喘呕，皆属于上。王太仆云：上，谓上焦也。火气炎上之气，谓皆热甚而为呕。以四生丸下三十行，燥粪肠垢何啻数升？其人昏困一二日，频以冰水呷之，渐投凉乳酪、芝麻饮，时时咽之。数日外大啜饮食，精神气血如昔。继生三子，至五旬而卒。

饮当去水温补转剧论二十四

留饮，止证也，不过蓄水而已。王氏《脉经》中，派之为四：痰饮、悬饮、支饮、溢饮。《千金方》又派之为五饮，皆观病之形状而定名也。今予皆不论。此论饮之所得，其来有五：有愤郁而得之者，有困乏而得之者，有思虑而得之者，有痛饮而得之者，有热时伤冷而得之者。饮证虽多，无出于此。

夫愤郁而不得伸，则肝气乘脾，脾气不化，故为留饮。肝主虑，久虑而不决则饮气不行。脾主思，久思而不已则脾结，故亦为留饮。人因劳役远来，乘困饮水，脾胃力衰，因而嗜卧，不能布散于脉，亦为留饮。人饮酒过多，肠胃已满，又复增之，脬经不及渗泄，久久如斯，亦为留饮。因隆暑津液焦涸，喜饮寒水，本欲止渴，乘快过多，逸而不动，亦为留饮。人若病饮者，岂能出此五者之外乎？

夫水者，阴物也。但积水则生湿，停酒则生燥，久则成痰。在左胁者，同肥气；在右胁者，同息贲。上入肺则多嗽，下入大肠则为泻，入肾则为涌水，濯濯如囊浆。上下无所之，故在太阳则为支饮，皆由气逆而得之。故湿在上

者，目黄面浮；在下者，股膝肿厥；在中者，支满痞隔痰逆。在阳不去者，久则化气；在阴不去者，久则成形。

今之用方者，例言饮为寒积，皆用湿热之剂以补之燥之。夫寒饮在中，反以热药从上投之，为寒所拒。水湿未除，反增心火，火既不降，水反下注，其上焦枯，其下寒栗。《内经》曰：出入废则神机化灭，升降息则气立孤危。渠不信夫？况乎留饮下无补法，气方隔塞，补则转增。岂知《内经》所谓"留者攻之"，何后人不师古之甚也！且以白术、参、苓，饮者服之，尚加闭塞，况燔针艾火，其痞可知。前人处五饮丸三十余味，其间有矾石、巴豆、附子、乌头，虽是下攻，终同燥热。虽亦有寒药相参，力孤无援。

故今代刘河间依仲景十枣汤，制三花神佑丸，而加大黄、牵牛。新得之疾，下三五十丸，气流饮去。昔有病此者，数十年不愈。予诊之，左手脉三部皆微而小，右手脉三部，皆滑而大。微小为寒，滑大为燥。余以瓜蒂散，涌其寒痰数升，汗出如沃；次以导水、禹功，去肠胃中燥垢亦数升，其人半愈。然后以淡剂流其余蕴，以降火之剂开其胃口，不逾月而痊。夫黄连、黄柏可以清上燥湿；黄芪、茯苓，可以补下渗湿。二者可以收后，不可以先驱。复未尽者，可以苦葶苈、杏仁、桑白皮、椒目逐水之药，伏水皆去矣！

夫治病有先后，不可乱投。邪未去时，慎不可补也。大邪新去，恐反增其气，转甚于未治之时也。昔河内有人病饮，医者断为脾湿，以木香、牵牛二味散之，下十余行，因给病人，复变散为丸，又下十余行，复变丸为散，又十余行。病者大困，睡几昼夜。既觉，肠胃宽润，惟思粥，食少许，日渐愈。虽同断为湿，但补泻不同，其差至此。

《内经》曰：岁土太过，雨湿流行，肾水受邪，甚则饮发中满。太阳司天，湿气变物。水饮内蓄，中满不食。注云：此年太阴在泉，湿监于地，病之原始，地气生焉。少阴司天，湿土为四之气，民病骺𬌺饮发。又土郁之发，民病饮发注下，跗肿身重。又太阴所至，为积

饮痞隔。又太阴所至蓄满。又太阴之胜与太阴之复，皆云饮发于中。以此考之，土主湿化，不主寒，水主寒化，不主湿。天多黔雨，地有积潦，皆以为水，在《内经》属土。冰霜凝冱，风气凄凛，此水之化也。故曰：丑未太阴湿土，辰戌太阳寒水，二化本自不同，其病亦异。夫湿土太过，则饮发于中。今人以为脾土不足，则轩岐千古之书，可从乎？不可从乎？

嗽分六气毋拘以寒述二十五

嗽与咳，一证也。后人或以嗽为阳，咳为阴，亦无考据。且《内经·咳论》一篇，纯说嗽也，其中无咳字。由是言之，咳即嗽也，嗽即咳也。《阴阳应象大论》云：秋伤于湿，冬生咳嗽。又《五脏生成篇》云：咳嗽上气。又《诊要经终》云：春刺秋分，环为咳嗽。又《示从容篇》云：咳嗽烦冤者，肾气之逆也。《素问》惟以四处连言咳嗽，其余篇中，止言咳不言嗽。乃知咳嗽一证也。或言嗽为别一证，如《伤寒》书中说咳逆，即咽中作梯磴之声者是也。此一说，非《内经》止以嗽为咳。《生气通天论》云：秋伤于湿，上逆而咳。《应象大论》文义同，而无嗽字，乃知咳即是嗽明矣。余所以苦论此者，孔子曰：必也正名乎？

嗽之为病，自古归之肺，此言固不易也。《素问》言肺病，喘咳逆。又曰：咳嗽上气，厥在胸中，过在手太阴、阳明。《灵枢》十二经，惟太阴肺经云：肺胀满，膨膨而喘咳，他经则不言。《素问·咳论》虽言五脏六腑皆有咳，要之止以肺为主。《素问》言："皮毛者，肺之合也。"皮毛先受邪气。注云：邪为寒气。经又曰：邪气以从其合也。其寒饮食入胃，从脾脉上至于肺则肺寒，肺寒则内外合邪，因而客之，则为肺咳。

后人见是言，断嗽为寒，更不参较他篇。岂知六气皆能嗽人，若谓咳止为寒邪，何以"岁火太过，炎暑流行，金肺受邪，民病咳嗽"？岁木不及，心气晚治，上胜肺金，咳而鼽。从革之纪，金不及也，其病嚏咳。坚成之纪，金太过也。上征与正商同，其病咳。少阳司天，火气下临，肺金上从，咳、嚏、鼽。少阳司天，火淫所胜，咳、唾血、烦心。少阳司

天，主胜则胸满咳。少阳司天之气，热郁于上，咳逆呕吐。三之气，炎暑至，民病咳呕。终之气，阳气不藏而咳。少阳之复，枯燥烦热，惊瘛咳衄，甚则咳逆而血泄。少阴司天，热气生于上，清气生于下，寒热凌犯而生于中，民病咳喘。三之气，天政布，大火行，余火内格，肿于上咳喘，甚则血溢。少阴司天，客胜则鼽嚏，甚则咳喘。少阴之复，燠热内作，气动于左，上行于右，咳，皮肤痛，则入肺，咳而鼻渊。若此之类，皆生于火与热也，岂可专于寒乎？

谓咳止于热与火耶？厥阴司天，客胜则耳鸣掉眩，甚则咳，若此之类乃生于风。岂可专于热与火也？

谓咳专于风耶？太阴司天，湿淫所胜，咳唾则有血，太阴之复，湿变乃举，饮发于中，咳喘有声。若此之类，乃生于湿，岂可专于风也？

谓咳止于湿耶？金郁之发，民病咳逆，心胁痛。岁金太过，燥气流行，肝木受邪，民病咳、喘逆。逆甚而呕血。阳明司天，金火合德，民病咳、嗌塞。阳明司天，燥淫所胜，咳，腹中鸣。阳明司天，清复内余，则咳、衄、嗌塞，心膈中热。咳不止而目血出者死。阳明之胜，清发于中，嗌塞而咳。阳明之复，清气大举，咳哕烦心。若此之类，皆生于燥，岂可专于湿也？

谓咳止于燥耶？太阳司天，客气胜则胸中不利，出清涕，感寒则咳。若此之类，乃生于寒，岂可专于燥也？

又肺风之状，多汗恶风，色皏然白，时咳短气，昼日则瘥，夜幕则甚，亦风咳也。劳风咳出清黄涕，其状如脓，大如弹丸，亦风咳也。有所亡失，所求不得，则发肺鸣。鸣则肺热叶焦，亦热咳也。阳明厥逆，喘咳身热，亦热咳也。一阳发病，少气善咳，亦火咳也。喘咳者，水气并于阳明，亦湿咳也。风水不能正偃则咳，亦湿咳也。肾气腹大胫肿，喘咳身重，亦湿咳也。脾痹者，四肢懈堕，发咳呕汁，上为大寒，亦寒咳也。咳之六气，固然可以辨其六者之状：

风乘肺者，日夜无度，汗出头痛，涎痰不

利,非风咳之云乎?

热乘肺者,急喘而嗽,面赤潮热,手足寒,乳子亦多有之,非暑咳之云乎?

火乘肺者,咳喘上壅,涕唾出血,甚者七窍血溢,非火咳之云乎?

燥乘肺者,气壅不利,百节内痛,头面汗出,寒热往来,皮肤干枯,细疮燥痒,大便秘涩,涕唾稠粘,非燥咳之云乎?

寒乘肺者,或因形寒饮冷,冬月坐卧湿地,或冒冷风寒,秋冬水中感之。嗽急而喘,非寒咳之云乎?

其法治也,风之嗽,治以通圣散加半夏、大人参半夏丸,甚者汗之;暑之嗽,治以白虎汤、洗心散、凉膈散加蜜一匙为呷之;火之嗽,治以黄连解毒汤、洗心散、三黄丸,甚者加以咸寒大下之;湿之嗽,治以五苓散、桂苓甘露散及白术丸,甚者以三花神佑丸下之;燥之嗽,治以木香葶苈散、大黄黄连阿胶丸,甚者以咸寒大下之;寒之嗽,治以宁神散、宁肺散,有寒痰在上者,以瓜蒂散越之。此法虽已,几于万全,然老幼强弱,虚实肥瘦不同,临时审定权衡可也。病有变态,而吾之方亦与之俱变。然则枯矾、干姜、乌梅、罂粟壳,其误人也,不为少矣!呜呼!有人自幼咳嗽,至老不愈而亦不死者,余平生见此等无限。或小年咳嗽,不计男女,不数月而殒者,亦无限矣!夫宁神、宁肺散,此等之人,岂有不曾服者哉!其不愈而死者,以其非寒嗽故也。彼执款冬花、佛耳草至死不移者,虽与之割席而坐可也。曹魏时,军吏李成,苦咳嗽,昼夜不寐,时吐脓血,华佗以谓“咳之所吐,非从肺来”,以苦剂二钱匕,吐脓血二升余而瘥。若此之嗽,人不可不知也。

九气感疾更相为治衍二十六

天以气而煮,地以气而持。万物盈乎天地之间,咸以气而生。及其病也,莫不以气而得。且风之气,和平而璺启;热之气,暄而舒荣;火之气,炎暑而出行,湿之气,埃溽而员盈;燥之气,清劲而凄怆;寒之气,寒雾而归藏。此六气时化,司化之常也。

及其变,风之气,飘怒而反大凉;热之气,大暄而反寒;火之气,飘风燔燎而反霜凝;湿之气,雷霆骤注而反烈风;燥之气,散落而反湿;寒之气,寒雪霜雹而反白埃。此六气之变也。故天久寒则治之以暑,天久凉则治之以暄,天久晦则治之以明,天久晴则治之以雨。夫天地之气常则安,变则病。而况人禀天地之气,五运迭侵于其外,七情交战于其中。是以圣人啬气,如持至宝;庸人役物,而反伤大和。此轩岐所以论诸痛,皆因于气。百病皆生于气,遂有九气不同之说。

气本一也,因所触而为九。所谓九者,怒、喜、悲、恐、寒、暑、惊、思、劳也。其言曰:怒则气逆,甚则呕血及飧泄,故气逆上矣。王太仆曰:怒则阳气逆上,而肝木乘脾,故甚则呕血及飧泄也。喜则气和志达,荣卫通利,故气缓矣。悲则心系急,肺布叶举而上焦不通,荣卫不散,热气在中,故气消矣。恐则精却,却则上焦闭,闭则气还,还则下焦胀,故气不行矣。王太仆云:恐则阳精却上而不下流,下焦阴气亦还回而不散,故聚而胀也。然上焦固禁,下焦气还,故气不行也。《新校正》云:不行当作下行,寒则腠理闭,气不行,故气收矣。王太仆云:身寒则卫气沉。故皮肤文理及渗泄之处,皆闭密而气不流行,卫气收敛于中而不散也。炅则腠理开,荣卫通,汗大出,故气泄矣。王太仆云:人在阳则舒,在阴则惨,故热则肤腠开发,荣卫大通,津液外渗,汗大泄。惊则心无所依,神无所归,虑无所定,故气乱矣。劳则喘息汗出,内外皆越,故气耗矣。王太仆云:疲劳役则气奔速,故喘息。气奔速,则阳外发,故汗出。内外皆逾越于常纪,故气耗损也。思则心有所存,神有所归,正气留而不行,故气结矣。王太仆云:系心不散,故气亦停留。此《素问》之论九气,其变甚详,其理甚明。

然论九气所感之疾则略,惟论呕血及飧泄,余皆不言。惟《灵枢》论思虑、悲哀、喜乐、愁忧、盛怒、恐惧而言其病。其言曰:知者,知养生也。必顺四时而适寒暑,和喜怒而安居处,节阴阳而和刚柔。如是则辟邪不至,而长生久视。是故怵惕思虑则伤神,神伤则恐惧,流淫而不止。因悲哀动中者，竭绝而失生；喜乐者，神惮散而不藏；愁忧者，气闭塞而不行；盛怒者，神迷惑而不治，恐惧者，神荡惮而不收。怵惕思虑而伤神，神伤则恐惧自失，破䐃脱肉，毛瘁色夭，死于冬。脾忧愁而不解则伤意，意伤则恍乱，四肢不举，毛瘁色夭，死于春。肝悲哀动中则伤神魂，魂伤则狂忘不精，不正，当人阴缩挛筋，两胁不举，毛瘁色夭，死于秋。肺喜乐无极则伤魄，魄伤则狂。狂者意不存人，皮革焦，毛瘁色夭，死于夏。肾盛怒而不止则伤志，志伤则喜忘其前言，腰脊不可俯仰屈伸，毛瘁色夭，死于季夏。恐惧不解则伤精，精伤则骨痠厥，精时自下。是故五脏主藏精者也，不可伤，伤则失守而阴虚。虚则无气，无气则死矣。

《灵枢》论神意魂魄志精所主之病，然无寒暑惊劳四证，余以是推而广之。怒气所至，为呕血，为飧泄，为煎厥，为薄厥，为阳厥，为胸满胁痛。食则气逆而不下，为喘渴烦心，为消瘅，为肥气，为目暴盲，耳暴闭，筋解，发于外为疽痈。喜气所至，为笑不休，为毛发焦，为内病，为阳气不收，甚则为狂。悲气所至，为阴缩，为筋挛，为肌痹，为脉痿，男为数溲血，女为血崩，为酸鼻辛颎，为目昏，为少气不足以息，为泣则臂麻。恐气所至，为破䐃脱肉，为骨酸痿厥，为暴下绿水，为面热肤急，为阴痿，为惧而脱颐。惊气所至，为潮涎，为目䀮，为口呿，为痴痫，为不省人，为僵仆，久则为痛痹；劳气所至，为咽噎病，为喘促，为嗽血，为腰痛骨痿，为肺鸣，为高骨坏，为阴痿，为唾血，为瞑视，为耳闭，男为少精，女为不月，衰甚则溃溃乎若坏都，汨汨乎不可止。思气所至，为不眠，为嗜卧，为昏瞀，为中痞，三焦闭塞，为咽嗌不利，为胆瘅呕苦，为筋痿，为白淫，为得后与气快然如衰，为不嗜食。寒气所至，为上下所出水液澄沏清冷，下痢清白，吐痢腥秽，食已不饥，坚痞腹满急痛，癥瘕癫疝，屈伸不便，厥逆禁固。热气所至，为喘呕吐酸，暴注下迫，转筋，小便混浊，腹胀大而鼓之有声如鼓，疮疽疡疹，瘤气结核，吐下霍乱，瞀郁肿胀，鼻窒鼽衄，血溢血泄，

淋闭，身热恶寒，甚则瞀瘈，目昧不明，耳鸣或聋，躁扰狂越，骂詈，惊骇，禁栗，如丧神守，气逆冲上，嚏腥涌溢，食不下，跗肿疼酸，暴喑、暴注、暴病、暴死。

凡此九者，《内经》有治法，但以五行相胜之理治之。夫怒伤肝，肝属木，怒则气并于肝，而脾土受邪；木太过，则肝亦自病。喜伤心，心属火，喜则气并于心，而肺金受邪；火太过，则心亦自病。悲伤肺，肺属金，悲则气并于肺，而肝木受邪；金太过，则肺亦自病。恐伤肾，肾属水，恐则气并于肾，而心火受邪；水太过，则肾亦自病。思伤脾，脾属土，思则气并于脾，而肾水受邪；土太过，则脾亦自病。寒伤形，形属阴，寒胜热则阳受病；寒太过则阴亦自病。热伤气，气属阳，热胜寒则阴受病。热太过则阳亦自病。凡此七者，更相为治，故悲可以治怒，以怆恻苦楚之言感之。喜可以治悲，以谑浪亵狎之言娱之。恐可以治喜，以恐惧死亡之言怖之。怒可以治思，以污辱欺罔之言触之。思可以治恐，以虑彼志此之言夺之。凡此五者，必诡诈谲怪，无所不至，然后可以动人耳目，易人听视。若胸中无材器之人，亦不能用此五法也。热可以治寒，寒在外者，以焠针、焫熨、烙、灸、汤而汗之；寒在内者，以热食温剂平之。寒可以治热，热在外者，以清房、凉榻、薄衣，以清剂汗之；热在内者，以寒饮、寒剂平之。惟逸可以治劳。经曰：劳者温之。温，谓温存而养之。今之医者，以温为温之药，差之久矣。岐伯曰"以平为期"，亦为休息之也。惟习可以治惊。经曰：惊者平之。平，谓平常也。夫惊以其忽然而遇之也。使习见习闻，则不惊矣。此九者，《内经》自有至理，庸工废而不行。今代刘河间治五志，独得言外之意。谓五志所发，皆从心造。故凡见喜、怒、悲、惊、思之证，皆以平心火为主。至于劳者，伤于动，动便属阳；惊者骇于心，心便属火。二者亦以平心为主。今之医者，不达此旨，遂有寒凉之谤。群而聚蹳之，士大夫又从而惑之，公议何时而定耶？

昔余治一书生，劳苦太过，大便结燥，咳逆上气，时喝喝然有音，唾呕鲜血。余以苦剂

解毒黄连汤加木香、汉防己煎服，时时啜之；复以木香槟榔丸泄其逆气，不月余而痊。

余又尝以巫跃妓抵，以治人之悲结者。余又尝以针下之时便杂舞，忽笛鼓应之，以治人之忧而心痛者。余尝击拍门窗，使其声不绝，以治因惊而畏响，魂气飞扬者。余又尝治一妇人，久思而不眠，余假醉而不问，妇果呵怒，是夜困睡。又尝以酸枣仁丸治人多忧。以白虎汤，不计四时，调理人之暑。余又尝以无忧散，泻人冬月得水中之寒痹；次以麻黄汤数两作一剂，煎以枣姜，热服汗出而愈。如未愈者，以瓜蒂散涌之，以火助其汗，治寒厥亦然。余尝治大暑之病，诸药无效。余从其头，数刺其痏，出血立愈。余治此数者，如探囊。然惟劳而气耗，恐而气夺者，为难治。喜者少病，百脉舒和故也。昔闻山东杨先生，治府主洞泄不已。杨初未对病人，与众人谈日月星辰缠度，及风云雷雨之变，自辰至未，而病者听之而忘其圊。杨尝曰：治洞泄不已之人，先问其所好之事。好棋者，与之棋；好乐者，与之笙笛，勿辍。又闻庄先生者，治以喜乐之极而病者。庄切其脉，为之失声佯曰：吾取药去。数日更不来，病者悲泣，辞其亲友曰：吾不久矣。庄知其将愈，诘慰之。诘其故，庄引《素问》曰：惧胜喜。此二人可谓得玄关者也。然华元化以怒郡守而几见杀；文挚以怒齐王而竟杀之。千万人中，仅得一两人，而反招暴祸。若乃医，本至精至微之术，不能自保，困贱技也哉？悲夫！

三消之说当从火断二十七

八卦之中，离能烜物；五行之中，惟火能焚物。六气之中，惟火能消物。故火之为用，燔木则消而为炭，焚土则消而为伏龙肝，炼金则消而为汁，煅石则消而为灰，煮水则消而为汤，煎海则消而为盐，干汞则消而为粉，熬锡则消而为丹。故泽中之潦涸于炎晖，鼎中之水干于壮火。盖五脏，心为君火正化，肾为君火对化；三焦为相火正化，胆为相火对化。得其平，则烹炼饮食，糟粕去焉；不得其平，则燔灼脏腑而津液竭焉。故入水之物，无物不长；入火之物，无物不消。夫一身之心火，甚于上为膈膜之消，甚于中则为肠胃之消，甚于下则为膏液之消，甚于外为肌肉之消。上甚不已，则消及于肺，中甚而不已，则消及于脾；下甚而不已，则消及于肝肾；外甚而不已，则消及于筋骨。四脏皆消尽，则心始自焚而死矣！故《素问》有消瘅、消中、消渴、风消、膈消、肺消之说。消之证不同，归之火则一也。

故消瘅者，众消之总名；消中者，善饥之通称；消渴者，善饮之同谓。惟风消、膈消、肺消此三说，不可不分。风消者，二阳之病。二阳者，阳明也。阳明者，胃与大肠也。心受之则血不流，故女子不月；脾受之则味不化，故男子少精，皆不能成隐曲之事。火伏于内，久而不已，为风所鼓，消渴肠胃，其状口干，虽饮水而不咽。此风热格拒于贲口也。口者，病之上源，故病如是。又经曰：二阳结谓之消。此消乃肠胃之消也。其善食而瘦者，名曰食㑊，此消乃肌肉之消也。膈消者，心移热于肺，传为膈消。王太仆云：心肺两间，中有斜膈膜，下际内连横膈膜。故心移热于肺，久久传化，内为膈热。消渴而多饮者，此虽肺金受心火之邪，然止是膈消，未及于肺也。故饮水至斗，亦不能止其渴也。其状多饮而数溲，或不数溲变为水肿者，皆是也。此消乃膈膜之消了。肺消者，心移寒于肺，肺主气。经曰"饮食入胃，游溢精气，上输于脾，脾之精气，上归于肺，通调水道，下输膀胱，水精四布，五经并行"，以为常也。《灵枢》亦曰：上焦如雾，中焦如沤，下焦如渎。今心为阳火，先受阳邪，阳火内郁，火郁内传，肺金受制；火与寒邪皆来乘肺，肺外为寒所搏，阳气不得施，内为火所燥，亢极水复，故皮肤索泽而辟著，溲溺积湿而频并，上饮半升，下行十合，故曰饮一溲二者死。膈消不为寒所搏，阳气得宣散于外，故可治。肺消为寒所搏，阳气自溃于中，故不可治。此消乃消及于肺脏者也。又若脾风传之肾，名曰疝瘕。少腹冤热而痛，出白液，名曰蛊。王太仆云：消灼脂肉，如虫之蚀，日渐损削，此消乃膏液之消也。故后人论三焦，指以为肾消。此犹可治，久则变瘫，不救必死。此消乃消及于肾脏者也。

夫消者必渴。渴亦有三：有甘之渴，有石

之渴，有火燥之渴。肥者令人内热，甘者令人中满，其气上溢，转为消渴。经又曰：味厚者发热。《灵枢》亦曰：咸走血，多食之人渴。咸入于胃中，其气上走中焦，注于肺则血气走之。血与咸相得，则凝干而善渴。血脉者，中焦之道也。此皆肥甘之渴。夫石药之气悍，适足滋热，与热气相遇，必内伤脾，此药石之渴也。阳明司天，四之气，嗌干引饮，此心火为寒水所郁故。然少阳司天，三之气，炎暑至，民病渴。太阳司天，甚则渴而欲饮。水行凌火，火气郁故然。少阴之复，渴而欲饮。少阳之复，嗌络焦槁，渴饮水浆，色变黄赤。又伤寒五日，少阴受之，故口燥舌干而渴。肾热病者，苦渴数饮，此皆燥热之渴也。故膏粱之人，多肥甘之渴、石药之渴。藜藿奔走之人，多燥热之渴。二者虽殊，其实一也。故火在上者，善渴；火在中者，消谷善饥；火在上中者，善渴多饮而数溲；火在中下者，不渴而溲白液；火偏上、中、下者，饮多而数溲，此其别也。后人断消渴为肾虚，水不胜火则是也。

其药则非也，何哉？以八味丸治渴，水未能生而火反助也。此等本不知书，妄引王太仆之注。壮火之主，以制阳光；益火之源，以消阴翳。但益心之阳，寒热通行，强肾之阴，热之犹可。岂知王太仆之意，以寒热而行之也！肾本恶燥，又益之以火可乎！今代刘河间自制神芎丸，以黄芩味苦入心，牵牛、大黄驱火气而下，以滑石引入肾经。此方以牵牛、滑石为君，以大黄、黄芩为臣，以芎、连、薄荷为使，将离入坎，真得黄庭之秘旨也。而又以人参白术汤、消痞丸、大人参散、碧玉鸡苏散数法以调之，故治消渴，最为得体。

昔有消渴者，日饮数升。先生以生姜自然汁一盆，置于密室中，具罂勺于其间，使其人入室，从而锁其门。病人渴甚，不得已而饮汁尽，渴减。《内经》"辛以润之"之旨。《内经》治渴，以兰除其陈气，亦辛平之剂也。先生之汤剂，虽用此一味，亦必有旁药助之。初虞世曰：凡渴疾未发疮疡，便用大黄寒药利其势，使大困大虚自胜。如发疮疡，脓血流漓而飧，此真俗言也。故巴郡太守奏三黄丸能治消

渴。余尝以膈数年不愈者，减去朴硝，加黄连一斤，大作剂，以长流千里水煎五七沸，放冷，日呷之数百次，以桂苓甘露散、白虎汤、生藕节汁、淡竹沥、生地黄汁，相间服之。大作剂料，以代饮水，不日而痊。故消渴一证，调之而不下，则小润小濡，固不能杀炎上之势；下之而不调，亦旋饮旋消，终不能沃膈膜之干；下之调之而不减滋味，不戒嗜欲，不节喜怒，病已而复作。能从此三者，消渴亦不足忧矣！

况《灵枢》又说：心脉滑为善渴。经又曰：滑者，阳气胜。又言：五脏脉，心脉微小为消瘅。又言：五脏脆为消瘅。又言：消瘅之人，薄皮肤而目坚固以深，长冲直扬，其心刚。刚者多怒，怒则气上，胸中蓄积，血气逆留，臗皮充肤，血脉不行，转而为热，热则消肌肤，故为消瘅。又言：五脏皆柔弱者，善病消瘅。夫柔弱者，必有刚强，刚强者多怒，柔弱者易伤也。余以是遂悟气逆之人，非徒病消瘅。若寒薄其外，亦为痈肿少气、狂、膈中、肺消、涌水者。热客其脏，则亦为惊衄、膈消、柔痉。虚肠澼若客其腑，则为瘕、溺血、口麋、虑瘕、为沉、食㑊、辛頞鼻渊、衄蔑瞑目。盖此二十一证，皆在《气厥论》中。经曰：诸逆冲上，皆属于火。一言可了，善读书者，以是求之。

虫䘌之生湿热为主诀二十八

巢氏之衍九虫三䘌详矣。然虫之变，不可胜穷，要之皆以湿热为主，不可纯归三气虚与食生具。巢氏之衍九虫也，曰：伏、蛔、白、肉、肺、胃、弱、赤、蛲。伏虫，长四分，群虫之主也。蛔虫长一尺，亦有长五六寸，其发动则腹中痛，发作肿聚，往来上下，痛有休息，亦攻心痛，口喜吐涎，及吐清水，贯伤心则死。诊其脉，腹中痛，其脉法当沉弱，今脉反洪大，是蛔虫也。白虫长一寸，相生子孙转大，长四五尺，亦能杀人。寸白虫色白，形扁小，因饮白酒，以桑枝贯牛肉炙食之，并生粟所成。又云：食生鱼后，即饮乳酪亦生。其发动则损人精气，腰脚疼，此虫长一尺，则令人死。肉虫状如烂杏，令人烦满。肺虫状如蚕，令人咳嗽。胃虫状如虾蟆，令人呕逆、吐、喜哕。弱虫状如瓜瓣，又名融虫，令人多唾。赤虫状如生肉，

动则腹鸣。蛲虫至微，形如菜虫，居肚肠中，多则为痔，极则为癞，因人疮处，以生痈疽、癣、瘘、疥、痂、疥。蛔虫无所不为，人患亦不尽有，有亦不必尽多，或偏无者。此诸虫依肠胃之间，若人脏腑气实，则不为害，虚则侵蚀，随其虫之动，能变成诸疾也。

三蜃者，湿蜃由脾胃虚为水湿所乘，腹内虫动，侵蚀成蜃。若上唇生疮，是虫蚀五脏，则心烦懊；若下唇生疮，是虫蚀下部，则肛门烂开。心蜃者，因虚而动，攻食心，谓之心蜃。疳蜃者有五，曰白、赤、蛲、蜃、黑。凡五疳，白者轻，赤者次，蛲者又次，蜃者又次，黑者最重。皆从肠里上食咽喉、齿龈，并生疮，下至谷道伤烂，下利脓血，呕逆，手足心热，腰脚痛，嗜卧。秋冬可，春夏甚。巢氏之论虫蜃为病之状固详矣。然虫之变此数者，天地之间，气之所至，百虫争出。如厥阴所至为毛化。其应春，其虫毛，其畜犬；其应夏，其虫羽，其畜马；其应长夏，其虫倮；其应秋，其虫介，其畜鸡；其应冬，其虫鳞，其畜彘。其畜犬鸡，其虫毛介；其畜彘，其虫羽鳞；其畜牛犬，其虫倮毛；其畜鸡羊，其虫介羽；其畜彘牛，其虫鳞倮；其脏肝脾，其虫毛介；其脏心肺，其虫羽鳞；其脏脾肾，其中倮毛；其脏肺肝，其虫介羽；其脏肾心，其虫鳞倮。

地气制己胜，天气制胜己。天制色，地制形。色者，青、黄、赤、白、黑。形者，毛、羽、倮、介、鳞。其生也，胎卵湿化，其成也，跂行飞走。故五气、五味根于中，五色、五类形于外，而有一岁之中，互有胜复。故厥阴司天，毛虫静，羽虫育，介虫不成；居泉，毛虫育，倮虫耗，羽虫不育。少阴司天，羽虫静，介虫育，毛虫不成；居泉，羽虫育，介虫耗不育。太阴司天，倮虫静，鳞虫育，羽虫不成；居泉，倮虫育，鳞虫不成。少阳司天，羽虫静，毛虫育，倮虫不成；居泉，羽虫育，介虫耗，毛虫不育。阳明司天，介虫静，羽虫育，介虫不成；居泉，介虫育，毛虫耗，羽虫不成。太阳司天，鳞虫静，倮虫育；居泉，鳞虫耗，倮虫不育。如风胜则倮虫不滋。此之类也，皆五行之相克也，惟湿复则鳞见于陆，为湿土相克，

水长则反增，水鳞虽多，然见于陆则反当死，故不同也。切巢氏言，脾胃虚而为水湿所乘者，非也。乃脾胃大甚热为水湿多也。以《玄珠》考之，虫得木之气乃生，得雨之气乃化，以知非厥阴风木之气不生非太阴湿土之气不成。岂非风木主热，雨泽主湿所致耶？

故五行之中皆有虫，惟金之中其虫寡，冰之中无虫。且诸木有蠹，诸果有螟，诸菜有虫，诸菽有蚜，五谷有螟螣、蝥蟊、麦朽蛾蚋，粟破虫出，草腐而萤蚊，粪积而游蛴，若此者，皆木之虫也。烈火之中有鼠，烂灰之中有蝇，若此者，皆火之虫也。土中盘蛇，坏中走蚓，穴蚁墙蝎，田蝼崖蝎。若此者，皆土之虫也。科斗孕于古池，蛭马跃于荒湫，鱼满江湖，蛟龙藏海，若此者，皆水中之虫也。

昔有冶者，碎一破釜，将入火炉，其铁断处，窠臼中有一虫，如米中虫，其色正赤。此釜烹饪不啻千万，不知何以生了？不可晓，亦金火之气也。惟冰之中，未尝见虫焉。北方虽有冰鼠，止是食冰，非生于冰也。乃知木火属春夏，湿土属季夏，水从土化，故多虫；金从秋气，水从冬气，故无虫焉。若以生物有被，曲有曲虫，酱有酱虫，醋有醋虫，饮食停久皆有虫。若以为动物不生虫，如户枢不蠹之类。然动劳之人亦有蛊，岂有不动者耶？且文籍衣服，故不阅不衣而不蠹。然非经季夏阴注，或暴干不待冷，纳于笥中，亦不生虫蠹也。或瓮旁地湿，鼠妇来朋，墙下壤干，狗蚤居中，岂均生于湿耶？盖蚤虽不生于湿，亦有生于冬。热则虫生，寒则不生，理故然也。

夫虫之所居，必于脾胃深处。药之所过，在于中流。虫闻药气而避之，群者安得取之？予之法，先令饥甚，次以槟榔、雷丸为引，予别下虫药，大下十数行，可以搐而空。澺上张子政用此法，下虫数百相衔长丈余。若夫疮久而虫蛆者，以木香槟榔散傅之，神良。别有坠蛆之药，皆具方中，此不具陈也。

补论二十九

予幼岁留心于医，而未尝见其达者。贞祐间，自沃来河之南，至顿丘，而从游张君仲杰之县舍，得遇太医张子和先生，诲仲杰以医，

而及于游公君宝及不肖。猗欤大哉，先生之学！明妙道之渊源，造化之根本，讲五运之抑郁发越，六气之胜复淫郁，定以所制之法，配以所宜之方。准绳既陈，曲直自正，规矩既设，方圆自成。先生之学，其学者之准绳规矩欤！虽为人天师可也。望而知之，以尽其神；闻而知之，以尽其圣；问而知之，以尽其工；切而知之，以尽其巧。何假饮上池之水，而照见人五脏乎！一目而无余矣！

至约之法，其治有三；所用之药，其品有六。其治三则汗、下、吐；其品六则辛、甘、酸、苦、咸、淡也。虽不云补，理实具焉。予恐人之惑于补而莫之解，故续补说于先生汗、下、吐三论之后。我辈所当闻，医流所当观，而人之所当共知也。

予考诸经，检诸方，试为天下好补者言之。夫人之好补，则有无病而补者，有有病而补者，无病而补者谁与？上而缙绅之流，次而豪富之子。有金玉以荣其身，刍豢以悦其口。寒则衣裘，暑则台榭，动则车马，止则裀褥，味则五辛，饮则长夜。醉饱之余，无所用心，而因致力于床第，以欲竭其精，以耗散其真，故年半百而衰也。然则奈何，以药为之补矣。或咨诸庸医，或问诸游客。庸医以要用相求，故所论者轻，轻之则草木而已。草木则苁蓉、牛膝、巴戟天、菟丝之类。游客以好名自高，故所论者重，重之则金石而已。金石则丹砂、起石、硫磺之类。吾不知此为补也，而补何脏乎？

以为补心耶？而心为丁火，其经则手少阴，热则疮疡之类生矣！

以为补肝耶？肝为乙木，其经则足厥阴，热则掉眩之类生矣！

脾为己土，而经则足太阴，以热补之，则病肿满。

肺为辛金，而经则手太阴，以热补之，则病愤郁。

心不可补，肝不可补，脾不可补，肺不可补，莫非为补肾乎？人皆知肾为癸水，而不知经则子午君火焉。补肾之火，火得热而益炽；补肾之水，水得热而益涸。既炽其火，又涸其水，上接于心之丁火，火独用事，肝不得以制

脾土，肺金不得以制肝木。五脏之极，传而之六腑；六腑之极，遍而之三焦，则百病交起，万疾俱生。小不足言，大则可惧。不疽则中，不中则暴暗而死矣。以为无病而补之者所得也。

且如有病而补之者谁欤？上面仕宦豪富之家，微而农商市庶之辈。呕而补，吐而补，泄而补，痢而补，疟而补，咳而补，劳而补，产而补。呕吐则和胃丸、丁沉煎；泻痢，豆蔻丸、御米壳散；咳，不五味则宁神散；劳，不桂、附则山药；产，不乌金则黑神。吾不知此为补果何意耶？殊不知呕得热而愈酸，吐得热而愈暴，泄得热而清浊不分，痢得热而休息继至，疟得热而进不能退，咳得热而湿不能除，劳得热而火益烦，产得热而血愈崩。盖如是而死者八九，生者一二。死者枉，生者幸。幸而一生，憔悴之态，人之所不堪也。视其寒，用热以补之矣。若言其补则前所补者，此病何如？

予请为言补之法，大抵有余者损之，不足者补之，是则补之义也。阳有余而阴不足，则当损阳而补阴；阴有余而阳不足，则当损阴而补阳。热则芒硝、大黄，损阳而补阴也；寒则干姜、附子，损阴而补阳也。岂可以热药而云补乎哉！而寒药亦有补之义也。经曰：因其盛而减之，因其衰而彰之，此之谓也。或曰：形不足者，温之以气；精不足者，补之以味。执此温补二字，便为温补之法，惟用温补之药。且温补二字，特为形、精不足而设，岂为病不病而设哉？虽曰温之，止言其气；虽曰补之，止言其味。曷尝言热药哉！至于天之邪气，感则害人五脏，实而不满，可下而已；水谷之寒热，感则害人六腑，满而不实，可吐而已；地之湿气，感则害人皮肉筋脉，邪从外入，可汗而已。然发表不远热，而无补之意。

人之所禀，有强有弱。强而病，病而愈，愈而后必能复其旧矣。弱而病，病而愈，愈而后不必复其旧矣。是以有保养之说。然有是说，热药亦安所用哉？慎言语，节饮食是矣。以日用饮食言之，则黍稷禾麦之余，食粳者有几？鸡豚牛羊之余，食血者有几？桃杏李梅之余，食梨者有几？葱韭薤蒜之余，食葵者有几？其助则姜桂椒莳，其和则盐油醯酱，常而粥羹，

别而焦炒，异而烧炙，甚则以五辣生鲊。而荐酒之淆，以姜醋羹羊，而按酒之病，大而富贵，比此尤甚，小而市庶，亦得以享。此吾不知何者为寒，何物为冷，而以热药为补哉？日用饮食之间，已为太过矣！尝闻人之所欲者生，所恶者死，今反忘其寒之生，甘于热之死，则何如？由其不明《素问》造化之理，《本草》药性之源，一切委之于庸医之手。医者曰：寒凉之药虽可去疾，奈何腑脏不可使之久冷，脾胃不可使之久寒，保养则固可温补之是宜。斯言方脱诸口，已深信于心矣。如金石之不可变，山岳之不可移，以至于杀身而心无少悔。呜呼！医者之罪，固不容诛，而用之者，亦当分受其责也。病者之不诲，不足怪也。而家家若是，何难见而难察耶？人惟不学故耳！

亦有达者之论，以《素问》为规矩准绳，以《本草》为斤斧法则矣。其药则寒凉，其剂则两，其丸则百。人之闻者，如享美馔而见蛆蝇，惟恐去之不亟也，何哉？而所见者丘垤，及见谈泰山则必骇，不取唾而远则幸矣，尚敢冀其言之能从乎？兹正之所以难立，而邪之所以易行也。吾实忧之。且天下之不知过，不在天下而已。在医流尚不知，何责于天下哉？噫！春秋之法，责贤不责愚。所谓我辈者，犹且弃道学之本源，而拘言语之末节，以文章自富，以谈辨自强，坐而昂昂，立而行行，阔其步，翼其手，自以为高人而出尘表，以天下聪明莫己若也，一旦疾之临身，懵然无所知。茫若抟风之不可得，迷若捕影之不可获。至于不得已，则听庸医之裁判。疾之愈则以为得人，不愈则以为疾之既极，无可奈何，委之于命而甘于泉下矣！呜呼！实与愚夫殆不相远，此吾所以言之喋喋也。然而未敢必其听之何如耳！虽然吾

之说非止欲我辈共知，欲医流共知，欲天下共知也。我辈共知，医流共知，天下共知，惬吾之意，满吾所望矣。

水解三十

余昔访灵台间太史，见铜壶之漏水焉。太史召司水者曰：此水已三环周，水滑则漏迅，漏迅则刻差，当易新水。余划然而悟曰：天下之水，用之灭火则同，濡槁则同，至于性从地变，质与物迁，未尝罔焉。故蜀江濯锦则鲜，济源烹楮则温。南阳之潭渐于菊，其人多寿；辽东之涧通于葠，其人多发。晋之山产矾石，泉可愈疽；戎之麓伏硫磺，汤可浴疠。扬子宜荈，淮菜宜醪。沧卤能盐，阿井能胶。澡垢以污，茂田以苦。瘿消于藻带之波，痰破于半夏之洳。冰水咽而霍乱息，流水饮而癃闭通。雪水洗目而赤退，咸水濯肌而疮干。菜之以为齑，铁之以为浆。曲之以为酒，蘖之以为醋。千派万种，言不容尽。

至于井之水一也，尚数名焉，况其他者乎？及酌而倾曰"倒流"，出甃未放曰"无根"，无时初出曰"新汲"，将旦首汲曰"井华"。夫一井之水而功用不同，岂烹煮之间，将行药势，独不择夫水哉？昔有患小溲闭者，众工不能瘥，予易之长川之急流，取前药而沸之，一饮立溲。元晦闻之曰：精乎哉，论也！近读《灵枢经》，有半夏汤治不瞑，以流水千里外者八升，扬之万遍，取其清五升、炊以苇薪火，正与此论合。乃知子和之与医，触一事一物皆成治法，如张长史草书妙天下。得之公孙剑器，用心亦劳矣。后之用水者，当以子和之言为制。余于是乎作水解。

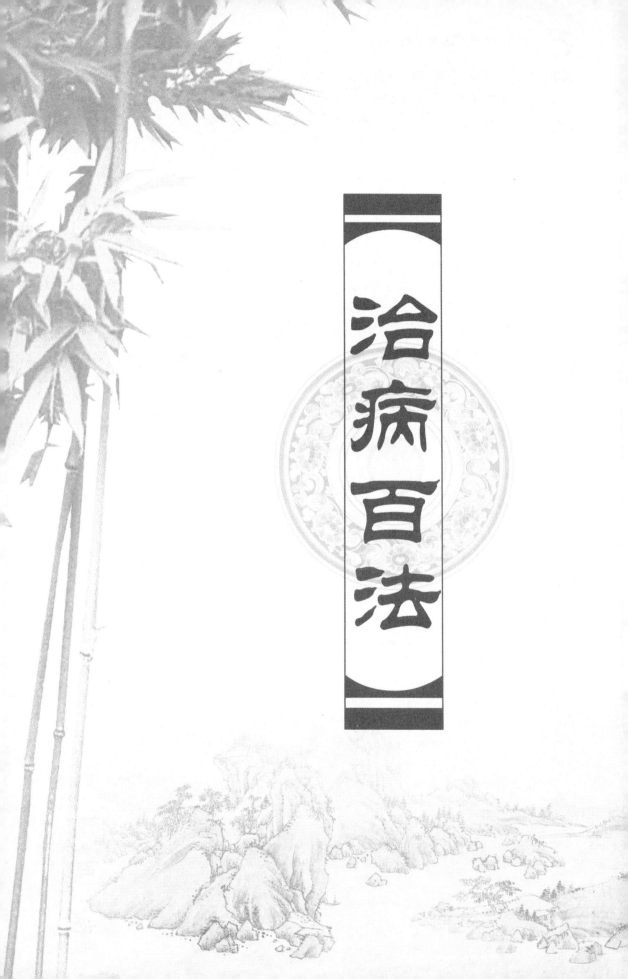

治病百法

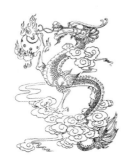

卷 一

风 一

夫风者，厥阴风木之主也。诸风掉眩，风痰风厥，涎潮不利，半身不遂，失音不语，留饮飧泄，痰实呕逆，旋运，口喎抽搦，僵仆目眩，小儿惊悸狂妄，胃脘当心而痛，上支两胁，咽膈不通，偏正头痛，首风沐风，手足挛急，肝木为病，人气在头。

防风通圣散　防风天麻汤　防风汤　祛风丸　排风汤　小续命汤　消风散

暑 二

夫暑者，为少阴君火之主也。诸痛痒疮疡，痈疽肿毒及胃烦热，嗌干咳喘，唾血泄血，胕肿，肩胛皆内痛，心痛，肺胀，腹胀，郁闷。风温病多发，风伤于荣，温伤于卫。血为荣，气为卫。其脉两手多沉，自汗出，身重，多睡必鼾。三日以里，且宜辛凉解之，或辛温解之。如不已，表证未罢，大不可下，如下则胃中虚空。四日之外，表热入里，则谵语口干，发疹潮热，直视失溲者，十死八九。肺金为病，人气在胸，及小儿疮疹丹熛，但发人气在腹。

白虎汤　桂苓甘露散　化痰玉壶丸　益元散　玉露散　石膏散

湿 三

夫湿者，为太阴湿土之主也。诸湿肿满，霍乱泄注，胕肿骨痛，及腰膝头项痛，风痹，痿厥，唾有血，心悬如饥，热痛始作。三阳受之，一日太阳，二日阳明，三日少阳，可汗而已。如四日太阴，五日少阴，六日厥阴，可下而已。或七日不愈，再传至十三日，大邪皆去，六经悉和则愈矣，肾水为病。

五苓散　葶苈木香散　白术木香汤　益元散　大橘皮汤　神助散　桂苓白术丸

火 四

夫火者，少阳相火之主也。诸暴死，发热恶寒，痛病大作，传为水肿，面黄身痿，泄注脓血，赤白为利，痈肿疮毒，丹熛瘾疹，小儿瘄泻，腹胀，暴下如水，心胸中热，甚则衄蚵，胸胁皆痛，耳聋口苦舌干，与脏毒下血，米谷不化，肠鸣切痛，消渴上喘，肺金为病。

凉膈散　黄连解毒汤　泻心散　神芎丸　八正散　调胃散　调胃承气汤

燥 五

夫燥者，是阳明燥金之主也。诸气愤郁，肠胃干涸，皮肤皴揭，胁痛，寒疟，喘咳，腹中鸣，注泄鹜溏，胁肋暴痛不可反侧，嗌干面尘，肉脱色恶，及丈夫癫疝，妇人少腹痛，带下赤白，疮疡痤疖，喘咳潮热，大便涩燥，及马刀挟瘿之疮，肝木为病。

神功丸　脾约丸　麻仁丸　润体丸　四生丸

寒 六

夫寒者，是太阳寒水之主也。诸寒冷湿痹，肘臂挛急。秋湿既多，寒咳为嗽。痰厥心痛，心中澹澹大动，胸胁胃脘痛不可食，食已不饥，吐利腥秽，屈伸不便，上下所出不禁，目盲，坚痞，色炱，渴而饮冷积水，足浮肿，囊缩，四肢冷，爪甲青，心火为病。

姜附汤　四逆汤　二姜汤　术附汤　大已寒丸　理中汤

解利伤寒 七

夫冒风、时气、温病、伤寒，三日以里，

头痛身热恶寒，可用通圣散、益元散各五七钱，水一大碗，入生姜十余片，葱白连须者十余茎，豆豉一撮，同煎三五沸，去滓。稍热，先以多半投之。良久，用钗子于咽喉中探引吐了，不宜漱口。次用少半，亦稍热投之，更用葱醋酸辣汤投之。衣被盖覆，汗出则愈矣。如遇世乱，《内经》曰：岁火太过，炎暑流行，火气太盛，肺金受邪，上应荧惑，大而明现。若用辛凉之剂解之，则万举万全也。若遇治世人安，可用升麻汤、葛根汤、败毒散辛温之剂解之。亦加葱根白、豆豉，上涌而表汗。《内经》曰：因其轻而扬之。扬者，发扬也。吐汗发扬寒热之邪。既吐汗之后，必大将息，旬日之后，其邪不复作也。

又一法，或于无药之处，可用酸虀汁一大碗，煎三五沸，去菜叶猛服讫。少间，用钗子咽喉中探引，吐了。如此三次。后煎葱酸辣汤投之，以衣被盖覆，汗出则解。《内经》曰：酸苦涌泄为阴。涌者，吐也。伤寒三日，头痛身热，是病在上也。在上者固宜涌。然后以淡浆粥养之，一二日则愈矣。

又一法，可用不卧散解之，于两鼻内闻之，连嚏喷三二十次，以衣被盖覆。用此药时，当于暖室中，嚏罢，以酸辣汤粥投之，汗出如洗。嚏喷者，用吐法也。此法可与双解散为表里也。

又有导引一法，可于一闲处用之。先教病人盘脚而坐，次用双手交十指，攀脑后风池、风府，二穴乃是风门。向前叩首，几至于地。如此连点一百二十数。急以葱醋粥辛辣汤投之，汗出立解。

伤寒、温疫、时气、冒风、中暑，俱四时不正之气也。人若初感之，皆头痛恶寒身热及寒热往来，腰脊强。是太阳经受之也。《内经》曰：可先治外而后治内。先用生姜、葱白、豆豉煎双解散，上涌及汗出则解。如不解者，至五六日，或不大便，喘满谵语实热，两手脉沉，可用调胃、大小承气汤下之。慎不可用银粉、巴豆霜、杏仁、芫花热药，下之则必死。此先治外而后治内也。如大汗之后，慎不可食葵羹、藿菜及羊、猪、鸡、犬、鱼、兔等肉。惟不先明，必致重困，后必难治也。伤寒七八日，发

黄有斑，潮热腹满者，或痰实作止，虽诸承气汤下过者，仲景曰：寸口脉滑者，可用瓜蒂散吐之。然伤寒寸口脉滑者可用，杂病寸口脉沉者可吐。叔和云：寸口沉兮胸有痰。启玄子曰：上盛不已，吐而夺之是也。

中 风 八

夫中风，失音、闷乱、喎斜口眼。《内经》曰：风之为病，善行而数变。故百病皆生于风也。可用三圣散吐之。如不省人事，牙关紧闭，粥菜不能下者，煎三圣散，鼻内灌之，吐出涎，口自开也。次服通圣散、凉膈散、大人参半夏丸、桂苓甘露散等。大忌鸡、猪、鱼、兔、酒、醋、荞面动风引痰之物。吐痰之法，在方论中。

头风眩运，手足时复麻痹，胃脘发痛，心腹满闷，按之如水声，可用独圣散吐之。吐讫，可服辛凉清上之药。仲景曰：此寒痰结于胸中之致然也。

痹 九

夫大人小儿，风、寒、湿三气，合而为痹。及手足麻木不仁者，可用郁金散吐之。吐讫，以导水丸、通经散泄之。泄讫，以辛温之剂发散汗出，则可服当归、芍药、乳、没行经和血等药。如不愈，则便不宜服此等药。

痿 十

夫男女年少，面黄、身热、肌瘦，寒热往来如疟，更加涎嗽不止，或喘满面浮，此名曰肺痿。可用独圣散吐之。吐讫，次用人参柴胡饮子、小柴胡饮子加当归、桂苓甘露散之类。《内经》曰：男女之病皆同也。男子精不足，是味不化，女子血不流，是气不用。又曰：形不足者，温之以气；精不足者，补之以味是也。

厥 十一

夫厥之为病，手足及膝下或寒或热也。举世传为脚气寒湿之病，岂知《内经》中本无脚气。阳气衰于下，则为寒厥；阴气衰于下，则为热厥。热厥为手足热，寒厥为手足寒也。阳经起于足指之表，阴经起于足心之下。阳气胜则足下热，阴气胜则足下寒。热厥者，寒在上也；寒厥者，热在上也。寒在上者，以温剂补肺金；热在上者，以凉剂清心火则愈矣。若尸

厥、痿厥、风厥、气厥、酒厥，可以涌而醒。次服降火益水、和血通气之药，使粥食调养，无不瘥者。若其余诸厥，仿此行之，慎勿当疑似之间，便作风气，相去邈矣。

痫　十二

夫痫病不至于目瞪如愚者，用三圣散投之。更用火盆一个，于暖室中，令汗、下、吐三法俱行。次服通圣散，百余日则愈矣。至于目瞪愚者，不可治。《内经》曰：神不得守，谓神乱也。

疟　十三

夫富贵膏粱之人病疟，或间日，或频日，或作热，或作寒，或多寒少热，或多热少寒。宜以大柴胡汤下之，下过三五行。次服白虎汤、玉露散、桂苓甘露散之类。如不愈者，是积热大甚，宜以神芎藏用丸、三花神佑丸、调胃承气汤等药，大作剂料下之。下讫，以长流水煎五苓散服之。或服小柴胡汤数服亦可。如不愈，复以常山散吐之。后服凉膈散、白虎汤之类必愈。大忌热面及羊肉、鸡、猪、鱼、兔等物。如食之，疟疾复作，以至不救。

贫贱乌苋之人病疟，以饮食疏粝，衣服寒薄，劳力动作，不可与膏粱之人同法而治。临发日，可用野夫多效方、温脾散治之。如不愈，用辰砂丹治之则愈矣。如服药讫，宜以长流水煎白虎汤、五苓散服之，不宜食热物及燥热之药，以疟疾是伤暑伏热之故也。《内经》曰：夏伤于暑，秋必痎疟。可不信哉！忌物同前。

泄利　十四

夫大人小儿暴注，泻水不已。《内经》曰：注，下也。注下者，水利也。火运太过之病，火主暴逆之故也。急宜用水调桂苓甘露散、五苓散、益元散，或以长流水煎过放冷服则愈。慎不可骤用罂粟壳、干姜、豆蔻、圣散子之类。纵泻止则肠胃不通，转生他疾。止可以分阴阳，利水道而已。

疳利　十五

夫病疳利，米谷不化，日夜无度，腹中雷鸣，下利完谷出，可用导水丸、禹功散。泻讫一二日，可服胃风汤。不愈，则又可与桂枝麻黄汤，发汗则愈矣。《内经》曰：久风入中为肠澼飧泄。启玄子云：风在肠中，上熏于胃，所食不化而出。又云：飧泄者，是暮食不化也。又《经》云：春伤于风，夏必飧泄。故可汗而愈。《内经》曰：风随汗出，痛随利减。若服豆蔻、罂粟壳之类，久而不辍，则变为水肿，以成不救也。

脏毒下血　十六

夫脏毒下血，可用调胃承气汤加当归。泻讫，次用芍药柏皮丸、黄连解毒汤、五苓、益元各散，调下五七钱服之。《内经》曰：肠澼便血何如？答曰：澼者，肠间积水也。身热则死，寒则生。热为血气败，故死；寒为荣气在，则生。七日而死者，死于火之成数也。

下利脓血　十七

夫下利脓血，腹痛不止，可用调胃承气汤加生姜、枣煎。更下藏用七八十丸。量虚实加减。泻讫，次用长流水调五苓散五七钱，或加灯芯煎调下亦得。调益元散五七钱亦可。大忌油腻一切热物则愈矣。

水泄不止　十八

夫男子妇人，病水湿泻注不止，因服豆蔻、乌梅、姜附峻热之剂，遂令三焦闭涩，水道不行。水满皮肤，身体痞肿，面黄腹大，小便赤涩，两足按之陷而复起。《内经》曰：诸湿肿满，皆属脾土。可用独圣散吐之。如时月寒凉，宜于暖室不透风处，用一火盆，以借火力出汗。次以导水禹功散，量虚实泻十余行。湿去肿减则愈矣。是汗、下、吐三法齐行，既汗下吐讫，脏腑空虚，宜以淡浆粥养肠胃二三日。次服五苓散、益元散同煎，灯芯汤调下。如势未尽，更宜服神助散，旧名葶苈散。可以流湿润燥，分阴阳，利小便。不利小便，非其法也。既平之后，宜大将息。忌鱼、盐、酒、肉、果木、房室等事，如此三年则可矣。如或不然，决死而不救也。

痔漏肿痛　十九

夫痔漏肿痛，《内经》曰：因而大饱，筋脉横解，肠澼为痔，痔而不愈，变而为漏。同治湿法而治之。可先用导水丸、禹功散泻讫，次服枳壳丸、木香槟榔丸，更加以葵羹、菠菜、猪羊血等通利肠胃。大忌房室，鸡、鱼、酒、醋等物勿食之。

霍乱吐泻　二十

夫霍乱吐泻不止者，可用五苓散、益元散各停，冰水调下五七钱。如无冰水，可用新汲水调下桂苓甘露散、玉露散、清凉饮子，调下五七钱。或香薷汤调下五七钱亦可。如无以上诸药，可服地浆三五盏亦可。地浆者，可于净地掘一井子，用新汲水一桶，并于井子搅令浑，候澄清，连饮三五盏立愈。大忌白术汤、姜、桂、乌、附种种燥热之剂，若服之则必死矣。巢氏云：霍者，挥霍而成疾；乱者，阴阳乱也。皆由阴阳清浊二气相干故也。

大便涩滞　二十一

夫老人久病大便涩滞不通者，可服神功丸、麻仁丸、四生丸则愈矣。时复服葵菜、菠菜、猪羊血，自然通利也。《内经》云：以滑养窍是也。此病不愈，令人失明也。

五种淋沥　二十二

夫大人小儿病沙石淋，及五种淋沥闭癃，并脐腹痛，益元散主之，以长流水调下。八正散、石苇散依方服用。此三药皆可加减服之。

酒食不消散　二十三

夫一切冷食不消，宿酒不散，亦同伤寒，身热恶寒、战栗、头项痛、腰脊强及两手脉沉。不可用双解，只可用导饮丸五六十丸，量虚实加减，利五七行。所伤冷食宿酒，若推尽，则头痛等病自愈也。次以五苓散、生姜、枣，长流水煎服五六服。不可服酒癥进食丸，此药皆犯巴豆，有热毒之故也。

酒食所伤　二十四

夫膏粱之人，起居闲逸，奉养过度，酒食所伤，以致中脘留饮胀闷，痞膈醋心，可服木香导饮丸以治之。

夫刍荛之人，饮食粗粝，衣服寒薄，劳役动作，一切酒食所伤，以致心腹满闷，时呕酸水，可用进食丸治之。

沉积水气　二十五

夫一切沉积水气，两胁刺痛，中满不能食，

头目眩者，可用茶调散。轻涌讫冷涎一二升，次服七宣丸则愈矣。木香槟榔丸、导饮丸亦妙。不可用巴豆、银粉等药。

诸积不化　二十六

夫诸积不化，可服无忧散，每月泻三五次。可用桂苓白术散，妙功丸。大忌生硬粘滑动风发热等物。

骨蒸热劳　二十七

夫男子妇人，骨蒸热劳，皮肤枯干，痰唾稠粘，四肢疼痛，面赤唇干烦躁，睡卧不宁，或时喘嗽，饮食少味，困弱无力，虚汗黄瘦等疾。《内经》曰：男子因精不足而成；女子因血不流而得也。可先以茶调散轻涌讫；次以导水禹功散轻泻三二行，后服柴胡饮子、桂苓甘露散、搜风丸、白术调中汤、木香槟榔丸、人参犀角散之类，量虚实选而用之。如咯血、吐血、便血，此乃亡血也，并不宜吐，吐之则神昏。《内经》曰：血者，人之神也。故亡血则不宜吐。慎不可服峻热姜附之药。若服之则饮食难进，肌肉消削，转成危笃也。五劳之病，乃今人不明发表攻里之过也。大忌暑月于手腕、足外踝上着灸。手腕者，阳池穴也，此穴皆肌肉浅薄之处，灸疮最难痊。可及胸，次中脘、脐下、背俞、三里等穴，或有灸数十者，及以燔针，终无一效，病人反受苦，可不思之！劳疾多馋所思之物，但可食者，宜《食疗本草》而与之。菠菜、葵羹，冰水凉物，慎不可禁，以图水谷入胃，脉道乃行也。若过忌慎，则胃口闭，胃口闭则形必瘦，形瘦脉空乃死之候也。诸劳皆可仿此。

虚损　二十八

夫病人多日虚损无力，补之以无比山药丸则愈矣。

上喘中满　二十九

夫上喘中满，醋心腹胀，时时作声，痞气上下不能宣畅。叔和云：气壅三焦不得昌是也。可用独圣散吐之。吐讫，次用导水、禹功，轻泻三五行。不愈，更以利膈丸泻之，使上下宣通，不能壅滞。后服平胃散、五苓散、益元散、桂苓甘露散、三和散，分阴阳、利水道之药则愈。

一切涎嗽　三十

夫富贵之人，一切涎嗽，是饮食厚味，热痰之致然也。先用独圣散吐之。吐讫，可服人参散、通圣散加半夏，以此止嗽。更服大人参半夏丸，以之化痰也。大忌酸咸油腻生硬热物也。

咳嗽　三十一

夫贫难之人咳嗽，内外感风冷寒湿之致然也。《内经》曰：秋伤于湿，冬生咳嗽。可服宁神散、宁肺散，加白术之类则愈矣。忌法同前。

咳逆　三十二

夫男子妇人咳逆，俗呼曰呃忒，乃阴阳不和也。乃伤寒亦有咳逆者，并可用既济散治之。忌寒热物，宜食温淡物，以养胃气耳。

风痰　三十三

夫风痰酒痰，或热在膈上，头目不清，涕唾稠粘，或咳嗽上喘，时发潮热，可用独圣散吐之。吐讫，可服搜风丸、凉膈散之类。《内经》曰：流湿润燥是也。

咯血、衄血、嗽血　三十四

夫男子妇人，咯血、衄血、嗽血、咳脓血，可服三黄丸、黄连解毒汤、凉膈散，加桔梗、当归，大煎剂料，时时呷之。《内经》曰：治心肺之病最近，药剂不厌频而少，时时呷之者是也。

消渴　三十五

夫三消渴，《内经》曰：三消渴者，肺消、膈消、风消也。上以缲丝煮茧汤，澄清，顿服之则愈。或取生藕汁，顿服之亦愈矣。

雷头　三十六

夫雷头懒子，乃俗之谬名也。此疾是胸中有寒痰，多沐之致然也。可以茶调散吐之。吐讫冷痰三二升，次用神芎丸，下三五行，然后服愈风饼子则愈矣。雷头者，是头上赤肿核，或如生姜片、酸枣之状。可用锶针刺而出血，永除根本也。

头痛不止　三十七

夫头痛不止，乃三阳之受病也。三阳者，各分部分：头与项痛者，是足太阳膀胱之经也；攒竹痛，俗呼为眉楞痛者是也；额角上痛，俗呼为偏头痛者，是少阳经也。如痛久不已，则令人丧目。以三阳受病，皆胸膈有宿痰之致然也。先以茶调散吐之，后以香薷饮、白虎汤投之则愈。然头痛不止，可将葱白须豆豉汤吐之。吐讫，可服川芎、薄荷辛凉清上，搜风丸、香芎散之类。仲景曰：葱根豆豉，亦吐伤寒头痛。叔和云：寸脉急而头痛是也。

两目暴赤　三十八

夫两目暴赤，发痛不止，可以长流水煎盐汤吐之。次服神芎丸、四物汤之类。《内经》曰：暴病皆属火也。又曰：治病有缓急，急则治其标，缓则治其本。标者，赤肿也；本者火热也。以草茎鼻中，出血最妙。

目肿　三十九

夫目暴赤肿痛，不能开者，以清金散鼻内搐之，鼻内出血更捷。

病目经年　四十

夫病目赤，经年不愈者，是头风所加之，令人头痛。可用独圣散、八正散之类。赤目肿作，是足厥阴肝经有热，利小便能去肝经风热也。

风冲泣下　四十一

夫风冲泣下者，俗呼风冷泪者是也。《内经》曰：太阳经不禁固也。又曰：热则五液皆出。肝热故泪出。风冲于外，火发于内，风火相搏，由此而泣下也。治之以贝母一枚，白腻者，胡椒七粒，不犯铜铁，研细，临卧点之愈。

风蛀牙疼　四十二

夫风蛀牙疼久不愈者，用针插巴豆一枚，于灯焰上燎，烟未尽急存性，于牙窝根盘上熏之则愈。

口疮　四十三

夫大人小儿口疮唇紧，用酸浆水洗去白痂，临困点绿袍散。如或不愈，贴赴筵散。又不愈，贴铅白霜散则愈。

喉闭 四十四

夫男子妇人，喉闭肿痛不能言，微刺两手大拇指去爪甲如韭叶，是少商穴。少商是肺金之井穴也，以锋针刺血出立愈。如不愈，以温白汤口中含漱，是以热导热也。

瘿 四十五

夫瘿囊肿闷，稽叔夜《养生论》云：颈如险而瘿，水土之使然也。可用人参化瘿丹服之，则消也。又以海带、海藻、昆布三味，皆海中之物，但得二味投之于水瓮中，常食，亦可消矣。

背疽 四十六

夫背疮初发，便可用藏用丸、玉烛散，大作剂料，下脏腑一二十行。次以锋针于肿㿠处乱刺血出，如此者三。后以阳起石散傅之。不可便服内托散，内犯官桂，更用酒煎。男子以背为阳，更以热投热，无乃太热乎！如疮少愈，或疮口未合，疮痂未敛，风痒时作，可服内托散，以辟风邪耳。

瘰疬 四十七

夫人头目，有疮肿瘰疬，及胸臆肷胁之间，或有疮痂肿核不消，及有脓水不止，可用沧盐一二两炒过，以长流水一大碗煎，放温作三五次，顿服讫，候不多时，于咽喉中探引，吐涎三二升。后服和血通经之药，如玉烛散、四物汤之类是也。《内经》曰：咸味涌泄为阴。涌者，吐也；泻者，泄也。《铜人》曰：少阳起于目锐眦，行耳后，下胁肋，过期门。瘰疬结核，马刀挟瘿，是少阳胆经多气少血之病也。

便痈 四十八

夫便痈者，乃男子之疝也，俗呼为便痈。言于大便处害一痈，故名便痈也。便痈者，谬名也，《难》、《素》所不载也。然足厥阴肝之经络，是气血行流之道路也。冲、任、督脉，亦属肝经之旁络也。《难经》曰：男子有七疝是也。便痈者，血疝也。治之以导水丸、桃仁承气汤，或抵当汤投之，同瘀血不散而治，大作剂料，峻泻一二十行。次以玉烛散，和气血、通经络之类则是也。世之多用大黄牡蛎而已。间有不愈者，是不知和血通经之道也。

恶疮 四十九

夫一切恶疮久不愈者，以木香槟榔散贴之则愈。

下疳 五十

夫下疳久不愈者，俗呼曰臊疳是也。先以导水、禹功，先泻肝经，外以木香散傅之，日上三两度，然后服淡粥，一二日则止。

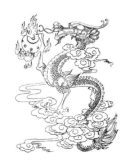

卷 二

疮疖瘤肿　五十一

夫大人疮疖，小儿赤瘤，肿发之时，疼痛不止。《内经》曰：夫诸痛痒疮疡，皆生于心火。可用一咒法禁之。法者是心法，咒曰：

龙鬼流兮诸毒肿，痈疮脓血甚被痛。

忘心称意在悲咒，三唾毒肿随手消。

上一气念咒三遍，望日月灯火取气一口，吹在疮肿丹瘤之上，右手在疮上虚收虚撮三次，左手不动，每一气念三遍，虚收虚撮三次，百无禁忌。如用之时心正为是。此法得于祖母韩氏，相传一百余年，用之救人，百发百中。若不食荤酒之人，其法更灵。病疮肿者，大忌鸡、猪、鱼、兔，发热动风之物。此法不得轻侮，无药处可用之。

疮肿丹毒　五十二

夫大人小儿，疮肿丹毒，发热疼痛不止者，又有一法：面北端，想北海雪浪滔天，冰山无际，大寒严冷之气。取此气一口，吹在疮肿处立止。用法之人，大忌五辛之菜、五厌之肉。所病之人切忌鸡、猪、鱼、兔、酒、醋、湿面等物。无药之处，可用此法救之。

冻疮　五十三

夫冻疮者，因寒月行于冰雪中而得之。有经年不愈，用陂野中净土曝干，以大蒜捣如泥，和土捏作饼子，如大观钱厚薄，量疮口大小而贴之。泥饼子上，以火艾灸之，不计灸壮数多少，以泥干为度。去干饼以换湿饼，贴定灸之，不问灸数多少。有灸一二日者，直至疮痂内觉痒微痛，是冻疮活也。然后不含浆水澄清，用鸡翎一二十茎缚作刷子，于疮口上洗净。以此而洗之后，肌肤微痛也，用软帛拭干。次用木香槟榔丸傅之，夏月医之大妙。

金疮　五十四

夫一切刀箭所伤，有刀箭药。用风化石灰一斤，龙骨四两，二味为细末，先于端四日采下刺蓟菜，于端午日五更，合杵臼内，捣和得所，团作饼子若酒曲，中心穿眼，悬于背阴处阴干。捣罗为细末，于疮口上掺贴。亦治里外臁并诸疮肿，大效。又有咒法，咒曰："今日不祥，正被物伤。一禁不疼，二禁不痛，三禁不脓不作血。急急如律令，奉勅摄。"又每念一遍，以右手收一遍，收在左手中，如此七遍，则放手吹去。却望太阳取气一口，吹在所伤处。如阴晦夜间，望北斗取气亦得。所伤之人，大忌鸡、猪、鱼、兔、酒、醋、热面，动风之物。如食之则疮必发。

又一法，默想东方日出，始取气一口；日出一半，取气一口；日大圆满，取气一口，吹在所伤之处，如此三次则止。用法之人并无所忌，所伤之人禁忌同前。可于无药之处用之。

误吞铜铁　五十五

夫误吞铜铁，以至羸瘦者，宜用肥猪脂与葵菜羹同飧数顿，则铜铁自然下也，神验。如不食荤腥者，宜以调胃承气汤，大作其剂，下之亦可也。

鱼刺麦芒　五十六

夫鱼刺、麦芒，一切竹木签刺咽喉，及须发惹伴，在咽嗌中不能下者，《内经》曰：不因气动而病生于外，可用《道藏经》一咒法治之。咒曰：

吾请老君东流顺，老君奉救摄摄，摄法毒水，吾托大帝尊，不到称吾者，各各现帝身，急急如律令，奉勅摄。

一气念七遍，又以左手屈中指、无名指，

作三山印，印上坐净水一盏。右手掏卵文作金枪印，左手在下，右手在上，左手象地，右手象天，虚挽虚卓，九次为定。左足横，右足竖，作丁字立。如作法时，望日月灯火，取气一口，吹在盏内，此法百无禁忌。用法之时，以正神气是也。如所伤物下，不可便与米汤、米饭吃。恐米粒误入疮口中，溃作脓也。姑以拌面羹养之，数日可也。

蛇虫所伤　五十七

夫犬咬蛇伤，不可便贴膏药及生肌散之类，谓毒气不出也。《内经》曰：先治内而后治外可也。当先用导水丸、禹功散或通经散，泻十余行，即时痛减肿消。然后用膏药、生肌散傅贴愈。此是先治内而后治外之法也。

杖疮　五十八

夫一切虫兽所伤，及背疮肿毒，杖疮焮发，或透入里者，可服木香槟榔丸七八十丸至百丸，或百五十丸至二百丸，生姜汤下，过五七行，量虚实加减则可矣。

禁蝎　五十九

夫禁蝎有一咒法，咒曰："玉女传仙摄，勑斩蚰蜥灭。"右如有蝎螫之人来求治者，于蝎螫处望而取气一口，默念七遍，怒着作法，吹在蝎螫处。《内经》曰，蜂虿之毒，皆属于火。可用新水一盆浸之，如浸不得处，速以手帛蘸水搭之，则痛止也。用法之人，大忌五厌肉。

落马坠井　六十

夫一切男子妇人，落马坠井，因而打扑，便生心恙，是痰涎发于上也。《内经》曰：不因气动而病生于外。可用三圣散，空心吐讫。如本人虚弱疲瘵，可用独圣散吐之。吐讫，可服安魂宁魄之药，定志丸、酸枣仁、茯神之类是也。

妇人月事沉滞　六十一

夫妇人月事沉滞，数月不行，肌肉不减。《内经》曰：此名为瘕为沉也。沉者，月事沉滞不行也。急宜服桃仁承气汤加当归，大作剂料服，不过三服立愈。后用四物汤补之。更可

用《宣明方》槟榔丸。

血崩　六十二

夫妇人年及四十以上，或悲哀太甚。《内经》曰：悲哀太甚则心系急，心系急则肺布叶举，而上焦不通，热气在中故经血崩下。心系者，血山也。如久不愈，则面黄肌瘦，慎不可与燥热之药治之。岂不闻血得热而流散。先以黄连解毒汤，次以凉膈散、四物汤等药治之而愈。四物者，是凉血也，乃妇人之仙药也。量虚实加减，以意消息用之。

腰胯疼痛　六十三

夫妇人腰胯疼痛，两脚麻木，恶寒喜暖者，《内经》曰：乃是风、寒、湿痹。先可服除湿丹七八十丸，量虚实以意加减。次以禹功散投之，泻十余行清冷积水、青黄涎沫为验。后以长流水同生姜、枣煎五苓散服之，风湿散而血气和也。

头风眩运　六十四

夫妇人头风眩运，登车乘船亦眩运眼涩，手麻，发退，健忘，喜怒，皆胸中有宿痰使然也。可用瓜蒂散吐之。吐讫，可用长流水煎五苓散、大人参半夏丸，兼常服愈风饼子则愈矣。

经血暴下　六十五

夫妇人年及五十以上，经血暴下者。妇人经血终于七七之数，数外暴下，《内经》曰：火主暴速。亦因暴喜、暴怒、忧结、惊恐之致然也。慎不可作冷病治之，如下峻热之药则死。止可用黄连解毒汤，以清于上；更用莲壳灰、棕毛以渗于下。然后用四物汤加玄胡散，凉血和经之药是也。

赤白带下　六十六

夫妇人赤白带下，或出白物如脂，可服导水丸、禹功散，或单用无忧散，量虚实加减。泻讫，次用桂苓丸、五苓散、葶苈木香散，同治湿治泻法治之。或用独圣散上涌亦可也，室女亦可。

月事不来　六十七

夫妇人月事不来，室女亦同。《内经》曰：月事不来者，是胞脉闭也。胞脉者，属火而络

于胞中。今气上迫肺，心气不得下通，故月事不来也。可用茶调散吐之，吐讫，可用玉烛散、当归散，或三和汤、桂苓白术散、柴胡饮子，量虚实选而用之。降心火，益肾水，开胃进食，分阴阳、利水道之药是也。慎勿服峻热之药。若服之则变成肺痿，骨蒸潮热，咳嗽咯脓，呕血而喘，小便涩滞，寝汗不已，渐至形瘦脉大。虽遇良医，亦成不救。呜呼！人之死者，岂为命耶？

妇人无子　六十八

夫妇人年及二三十者，虽无病而无子，经血如常，或经血不调，乃阴不升阳不降之故也。可独圣散，上吐讫冷痰三二升；后用导水丸、禹功散，泻讫三五行及十余行；或用无忧散泻十余行；次后吃葱醋白粥三五日。胃气既通，肠中得实，可服玉烛散，更助以桂苓白术丸、散，二药是降心火，益肾水，既济之道，不数月而必有孕也。

若妇人有癃闭、遗溺、嗌干之诸证，虽服药、针灸，亦不能孕也。盖冲、任、督三脉之病，故不治也。表证见内证及热论中。

小产　六十九

夫妇人半产，俗呼曰小产也。或三月，或四五六月，皆为半产，已成男女故也。或因忧恐暴怒，悲哀太甚；或因劳力、打扑伤损，及触风寒；或触暴热。不可用黑神散、乌金散之类，内犯干姜之故。止可用玉烛散、和经散汤之类是也。

大产　七十

夫妇人大产，十月满足降诞者是也。或脐腰痛，乃败血恶物之致然也。举世便作虚寒，以燥热治之，误人多矣。《难经》曰：诸痛为实。实者，热也。可用导水丸、禹功散，泻五七行。慎不可便服黑神散、乌金散燥之。同半产治之则可矣。

产后心风　七十一

夫妇人产后心风者，则用调胃承气汤一二两，加当归半两，细锉，用水三四盏，同煎去滓，分作二服，大下三五行则愈。如不愈，三圣散吐之。

乳汁不下　七十二

夫妇人有天生无乳者不治。或因啼哭、悲怒郁结，气溢闭塞，以致乳脉不行。用精猪肉清汤，调和美食，于食后调益元散五七钱，连服三五服，更用木梳梳乳周回百余遍，则乳汁自下也。

又一法：用猪蹄汤调和美味服之，乳汁亦下。合用熟猪蹄四枚食之，亦效。

又一法：针肩井二穴，亦效。

产后潮热　七十三

夫妇人产后一二日，潮热口干，可用新汲水调玉露散，或冰水调服之亦可。或服小柴胡汤加当归，及柴胡饮子亦可。慎不可作虚寒治之。

乳痈　七十四

夫乳痈发痛者，亦生于心也。俗呼曰吹乳是也。吹者，风也，风热结薄于乳房之间，血脉凝注，久而不散，溃腐为脓也。可用一法禁之。咒曰：

谨请东方护司族，吹奶是灰奶子。

上用之时，当先问病人曰：甚病？病人答曰：吹奶。取此气一口，但吹在两手坎字文上，用大拇指紧捏定，面北立，一气念七遍，吹在北方，如此者三遍。若作法时，以左右二妇人，面病人而立，于病乳上痛揉一二百数，如此亦三次则愈。

双身大小便不利　七十五

夫妇人双身大小便不利者，可用八正散，大作剂料，除滑石加葵菜籽煎服。《内经》曰：膀胱不利为癃。癃者，是小便闭而不通也。如八正散加木香，取效更捷。经曰：膀胱气化则能出。然后服五苓散，三五服则愈矣。

双身病疟　七十六

夫双身妇人病疟，可煎白虎汤、小柴胡、柴胡饮子等药。如大便结硬，可用大柴胡散，微溏过，不可大吐泻，恐伤其孕也。《内经》曰：夏伤于暑，秋必病疟。

双身伤寒　七十七

夫双身妇人，伤寒、时气、温疫、头痛身

热，可用升麻汤一两，水半碗，大煎剂料，去滓，分作二服，先一服吐了，后一服不吐。次以长流水加生姜、枣煎服五苓散热啜之，汗出尽，头痛立止。

身重喑哑 七十八

夫妇人身重，九月而喑哑不言者，是胞之络脉不相接也，则不能言。经曰：无治也。虽有此论，可煎玉烛散二两，水一碗同煎至七分，去滓，放冷，入蜜少许，时时呷之，则心火下降而肺金自清，故能作声也。

怀身入难 七十九

夫妇人怀身入难月，可用长流水调益元散，日三服。欲其易产也。产后自无一切虚热、血气不和之疾。如未入月则不宜服也，以滑石滑胎故也。

眉炼 八十

夫小儿眉炼，在面曰眉炼；在耳曰𬌑耳；在足曰鞾癣。此三者，皆谬名也。《内经》曰：诸痛痒疮疡，皆属心火。乃心火热盛之致然也。可用錍针刺之而出血，一刺不愈，当再刺之，二刺则必愈矣。《内经》云：血实者，宜决之。决者，破其血也。眉炼者，不可用药傅之。其疮多痒则必爬，若药入眼则眼必损矣。

牙疳 八十一

夫小儿牙疳，牙疳者，齿龋也。龋者，是牙龈腐烂也。上下牙者，是手足阳明二经也。或积热于内，或服银粉、巴豆大毒之药，入于肠胃，乳食不能胜其毒，毒气循经而上至于齿龈，齿龈牙缝为嫩薄之分，反为害也。可以麝香玉线子治之。乳母临卧，当服黄连解毒汤一服，疳病则愈。

夜啼 八十二

夫小儿夜啼不止者，当用灯花一枚，研细，随乳汁下，并三服。则每服用灯花一枚服罢此药，于静室中卧一两日，则止也。

丹瘤 八十三

夫小儿丹瘤，浮赤走引或遍身者，乃邪热之毒在于皮肤，以磁片撒出血则愈。如不愈则以拔毒散扫三二十度，必愈矣。《内经》曰：丹熛赤瘤，火之色也，相火之病是也。

疳眼 八十四

夫小儿疳涩眼，数日不开者，乃肝木风热之致然也。可调服凉膈散数服，眼开而愈。

身瘦肌热 八十五

夫小儿身瘦肌热，面黄腹大，或吐泻，腹有青筋，两胁结硬如碗之状，名乳痫癖，俗呼曰奶脾是也。乳痫得之绵帛太厚，乳食伤多。大热则病生肌，大饱则必伤于肠胃。生于肌表者，赤眼、丹瘤、疥癣、痫疖、眉炼、赤白口疮、牙疳宣烂及寒热往来。此乳母抱不下怀，积热熏蒸之故，两手脉浮而数也。伤于肠胃者，吐泻惊疳、哕气腹胀、肌瘦面黄、肚大筋青、喜食泥土、揉鼻窍、头发作穗、乳癖不化，此皆大饱之致然也。久而不愈，则成乳痫，两手脉沉而紧也，此其辨也。以上诸症，皆乳母怀抱奉养过度之罪。癖之疾，可以丁香化癖散，取过数服，牛黄通膈丸、甘露散、益黄散等药磨之。如不愈者，有揉脾一法。咒曰："日精月华，助吾手法，勑斩减涓，驱毒勑摄。"上用法之人，每念一遍，望日取气一口，吹在手心自揉。如小儿病在左臂上，用法之人亦左手揉之；在右臂以右手揉之。亦吹在乳痫上，令母揉之。男孩儿用单日，女孩儿用双日，大忌风雨、阴晦、产妇、孝子见之。用之时宜于日中前，晴明好日色可矣。

大小便不利 八十六

夫小儿大小便不通利者，《内经》曰：三焦约也。约者，不行也。可用长流水煎八正散，时时灌之，候大小便利即止也。

久泻不止 八十七

夫小儿久泻不止者，至八九月间，变为秋深冷痢，泄泻清白，时腹撮痛，乳瓣不化。可用养脾丸，丸如黍米大，每服二三十丸，米饮下，日三服则愈。若治刍荛之儿，万举万全，富家且宜消息。

通身浮肿 八十八

夫小儿通身浮肿，是水气肿也。小便不利者，通小便则愈。《内经》曰：三焦闭塞，水道不行，水满皮肤，身体瘖肿，是风乘湿之症也。可用长流水加灯芯，煎五苓散，时时灌之。更于不透风暖处频浴，汗出则肿消，肿消则自愈，内外兼治故也。

发惊潮搐　八十九

夫小儿三五岁时，或七八岁至十余岁，发惊潮搐，涎如拽锯，不省人事，目瞪喘急，将欲死者，《内经》曰：此皆得于母胎中所授悸惕怕怖、惊骇恐惧之气。故令小儿轻者为惊吊，重者为痫病风搐，为腹中积热，为脐风。以上证候，可用吐涎及吐之药，如吐讫，宜用朱、犀、脑、麝清凉坠涎之药。若食乳之子，母亦宜服安魂定魄之剂、定志丸之类。如妇人怀孕之日，大忌惊忧悲泣，纵得子，必有诸疾。

拗哭不止　九十

夫小儿拗哭不止，或一二日，或三四日，乃邪祟之气凑于心，拗哭不止也。有《藏经》一法：以绵绢带缚手足讫，用三姓妇人净驴槽，卧小儿于其中，不令旁人知而觑之，后移时则拗哭自止也。

身热吐下　九十一

夫小儿身热，吐下腹满，不进乳者，可急用牛黄通膈丸，下过四五行则愈。

风热涎嗽　九十二

夫小儿风热涎嗽，可用通圣加半夏，多煎，少少服之，不过三五日愈。

水泻不止　九十三

夫小儿水泻不止，可服五苓与益元各停，用新水调下一二钱，不拘时服。

疮疥风癣　九十四

夫小儿疮疥风癣，可用雄黄散加芒硝少许，油调傅之。如面上有疮癣，不宜擦药。恐因而入眼则损目矣。

甜疮　九十五

夫小儿甜疮久不愈者，俗呼曰香疮是也。多于面部两耳前。有一法：令母口中嚼白米成膏子，临卧涂之，不过三五上则愈矣。小儿并乳母，皆忌鸡、猪、鱼、兔、酒、醋，动风发热之物。如治甜指亦可。

白秃疮　九十六

夫小儿白秃疮者，俗呼为鸡粪秃者是也。可用甜瓜蔓龙头，不以多少，河水浸之一宿，以砂锅熬取极苦汁，滤去瓜蔓，以文武慢火熬成如稀糖状，盛于瓷器中。可先剃头，去尽疮痂，死血出尽，着河水洗净，却用熬下瓜蔓膏子一水盏，加半夏末二钱，生姜自然汁一两匙，狗胆一枚同调，不过三两上立可。大忌鸡、猪、鱼、兔，动风发热之物。

疟疾不愈　九十七

夫疟疾连岁不愈者，可用咒果法治之。果者，谓桃、杏、枣、梨、栗是也。咒曰："吾从东南来，路逢一池水，水里一条龙，九头十八尾，问伊食甚的，只吃疟病鬼。"上念一遍，吹在果子上，念七遍，吹七遍在上。令病人于五更鸡犬不闻时，面东而立，食讫，于净室中安睡。忌食瓜果荤肉热物。此十治八九，无药处可救人。

腰痛气刺　九十八

夫一切男子妇人，或因咳嗽一声，或因悲哭啼泣，抬舁重物，以致腰痛气刺不能转侧，及不能出气者，可用不卧散嚏之，汗出痛止。如不食，可用通经散、导水丸泻十余行。泻讫，服乌金丸、和血丹，痛减则止矣。

赤瘤丹肿　九十九

夫小儿有赤瘤丹肿，先用牛黄通膈丸泻之，后用阳起石扫傅，则丹毒自散。如未散，则可用锛针砭刺出血而愈矣。

疮疱瘾疹　一百

夫小儿疮疱瘾疹，跗疮丹熛等疾，如遇火运胜时，不可便用升麻汤解之。升麻汤者是辛温之剂，止可用辛凉之剂解之。太平之时可用辛温之剂发散，后便可用凉膈加当归、白虎汤、化斑汤、玉露散煎服之。甚者，解毒汤、调胃承气汤投之。古人云：疮疡者，首尾俱不可下。此言误人久矣。岂不闻扬汤止沸，釜底抽薪。《内经》曰：五寅五申岁，多发此病。此言少阳相火之岁也。少阳客气胜，丹熛痒疱瘾疹之疾生矣。又《内经》曰：诸痛痒疮疡，皆属于心火。由是言之，皆明心生，不可用辛温之剂发散，以致热势转增，渐成脏毒下血，咬牙搐搦，为大热之证明矣。如白虎汤加人参、凉膈加桔梗、当归。不论秋冬，但有疮疱之证便可用之。亦且疮疱、瘾疹、丹熛、蚍疮者，是天

之一气以伤人也。且如疮疱瘾疹，以少为吉，以稠为凶。稀少者，不服药而自愈，稠密者，以寒凉药舍死而治之，十全其一二。敝家亲眷相知，信服此药，获效多矣。

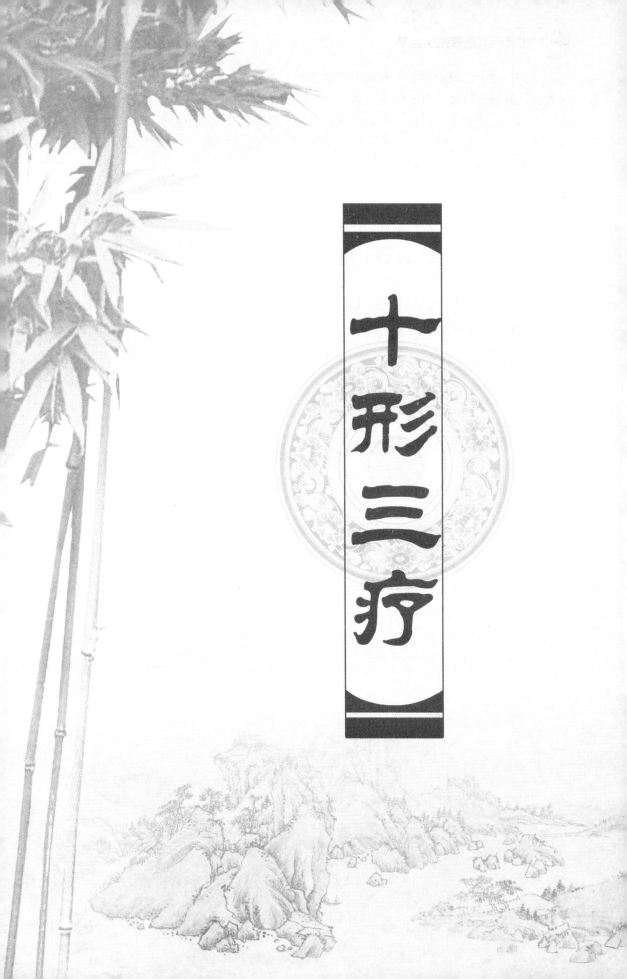

十形三疗

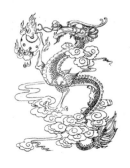

卷 一

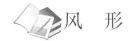

风 形

因惊风搐 一

新寨马叟，年五十九。因秋欠税，官杖六十，得惊气，成风搐已三年矣。病大发则手足颤掉，不能持物，食则令人代哺，口目张睒，唇舌嚼烂，抖擞之状，如线引傀儡。每发市人皆骇观。夜卧发热，衣被尽去，遍身燥痒，中热而反外寒。久欲自尽，手不能绳。倾产求医，至破其家而病益坚。叟之子，邑中旧小吏也。以父母病讯戴人，戴人曰：此病甚易治。若隆暑时，不过一涌，再涌，夺则愈矣。今已秋寒可三之，如未，更刺腧穴必愈。先以通圣散汗之，继服涌剂。则痰一二升，至晚又下五七行，其疾小愈。待五日再一涌，出痰三四升，如鸡黄成块，状如汤热。叟以手颤不能自探，妻与代探。咽嗌肿伤，昏愦如醉，约一二时许稍稍省。又下数行，立觉足轻颤减，热亦不作，足亦能步，手能巾栉，自持匙箸。未至三涌，病去如濯。病后但觉极寒。戴人曰：当以食补之，久则自退。盖大疾之去，卫气未复，故宜以散风导气之药。切不可以热剂温之，恐反成它病也。

风搐反张 二

吕君玉之妻，年三十余，病风搐目眩，角弓反张，数日不食。诸医皆作惊风、暗风、风痫治之，以天南星、雄黄、天麻、乌、附用之，殊无少效。戴人曰：诸风掉眩，皆属肝木，曲直动摇，风之用也。阳主动，阴主静，由火盛制金，金衰不能平木，肝木茂而自病。先涌风痰二三升；次以寒剂下十余行，又以钅非针刺百

会穴，出血二杯愈。

飧泄 三

赵明之，米谷不消，腹作雷鸣，自五月至六月不愈。诸医以为脾受大寒，故并与圣散子、豆蔻丸，虽止一二日，药力尽而复作。诸医不知药之非，反责明之不忌口。戴人至而笑曰：春伤于风，夏必飧泄。飧泄者，米谷不化，而直过下出也。又曰：米谷不化，热气在下，久风入中。中者，脾胃也。风属甲乙，脾胃属戊己，甲乙能克戊己，肠中有风故鸣。经曰：岁木太过，风气流行，脾土受邪，民病飧泄。诊其两手脉皆浮数，为风在表也，可汗之。直断曰：风随汗出。以火二盆暗置床之下，不令病人见火，恐增其热。给之入室，使服涌剂，以麻黄投之，乃闭其户从外锁之，汗出如洗。待一时许开户，减火一半。须臾汗止，泄亦止。

因风鼻塞 四

常仲明，常于炎暑时风快处，披露肌肤以求爽，为风所贼，三日鼻窒，虽坐于暖处少通，终不大解。戴人使服通圣散，入生姜、葱根、豆豉，同煎三两服，大发汗，鼻立通矣。

风痰 五

常仲明之子，自四岁得风痰疾，至十五岁转甚，每月发一两次。发必头痛，痛则击数百拳，出黄绿涎一两盏方已。比年发益频，目见黑花，发作昏不知人，三四日方省。诸医皆用南星、半夏化痰之药，终无一效。偶遇戴人于濮水之南乡，戴人以双解散发汗，次以苦剂吐

痰，病去八九。续以分剂平调，自春至秋，如此数次，方获全瘥。

癫 六

朱葛解家，病癫疾，求治于戴人。戴人辞之：待五六月间，可治之时也。今春初尚寒，未可服药。我已具行装到宛邱，待五六月制药。朱葛解家以为托辞。后戴人果以六月间到朱葛，乃具大蒜、浮萍等药，使人召解家曰：药已成矣，可来就治。解为他药所惑，竟不至。戴人曰：向日我非托也，以春寒未可发汗，暑月易发汗。《内经》论治癫疾，自目眉毛再生，针同发汗也。但无药者，用针一汗，可抵千针。故高俱奉采萍歌曰：不居山兮不在岸，采我之时七月半；选甚瘫风与痪风，些小微风都不算；豆淋酒内下三丸，铁幞头上也出汗。噫！文士相轻，医氏相疾。文士不过自损，医氏至于害人。其解家之谓与！

阳夏张主簿，病癫十余年，眉须皆落，皮肤皱涩如树皮。戴人断之曰：是有汗者可治之。当大发汗，其汗出当臭，其涎当腥。乃置煖室中，遍塞风隙，以三圣散吐之。汗出周身，如卧水中。其汗果粘臭不可闻，痰皆腥如鱼涎，两足心微有汗。次以舟车丸、浚川散，大下五七行，如此数次乃瘥。

手足风裂 七

阳夏胡家妇，手足风裂，其两目昏漫。戴人曰：厥阴所至为瞀。又曰：鸣紊启坼，皆风之用。风属木，木郁者达之。达为吐也。先令涌之，继以调胃承气汤加当归泻之，立效。

胃脘痛 八

一将军病心痛不可忍。戴人曰：此非心痛也，乃胃脘当心痛也。《内经》曰：岁木太过，风气流行，民病胃脘当心而痛。乃与神佑丸一百余粒，病不减，或间曰：此胃脘有寒，宜温补。将军素知戴人明了，复求药于戴人。戴人复与神佑丸二百余粒，作一服，大下六七行，立愈矣。

搐搦 九

黄如村一叟，两手搐搦，状如拽锯，冬月不能复被。适戴人之舞阳，道经黄如，不及用

药，针其两手大指后中注穴上。戴人曰：自肘以上皆无病，惟两手搐搦，左氏所谓风淫末疾者，此也。或刺后豀，手太阳穴也。屈小指握纹尽处是穴也。

面肿风 十

南乡陈君俞，将赴秋试，头项遍肿连一目，状若半壶，其脉洪大。戴人出视，《内经》：面肿者风。此风乘阳明经也。阳明气血俱多，风肿宜汗，乃与通圣散入生姜、葱根、豆豉同煎一大盏服之，微汗；次日以草茎鼻中，大出血，立消。

惊风 十一

戴人常曰：小儿风热惊搐，乃常病也。当搐时，切戒把捉手足，握持太急必半身不遂也。气血偏胜，必痹其一臂，渐成细瘦，至老难治。当其搐时，置一竹簟，铺之凉地，使小儿寝上，待其搐，风力行遍经络，茂极自止，不至伤人。

风温 十二

阳夏贺义夫，病伤寒，当三日以里，医者下之而成结胸，求戴人治之。戴人曰：本风温证也，不可下，又下之太早，故发黄结胸。此已有瘀血在胸中，欲再下之，恐已虚，唯一涌可愈，但出血勿惊。以茶调、瓜蒂散吐之。血数升而衄，且嗳逆。乃以巾卷小针，而使枕其刃，不数日平复。

风水 十三

张小一，初病疥爬搔，变而成肿，喘不能食，戴人断为风水。水得风而暴肿，故遍身皆肿。先令浴之，乘腠理开发，就煖室中用酸苦之剂加全蝎一枚吐之。节次用药末至三钱许，出痰约数升，汗随涌出，肿去八九分。隔一日，临卧，向一更来，又下神佑丸七十余粒，三次咽之。至夜半动一行，又续下水。煮桃红丸六十九，以麝香汤下，又利三四行。后二三日，再以舟车丸、通经散及白术散调之，愈。

又曹典吏妻，产后忧恚抱气，浑身肿，绕阴器皆肿，大小便如常，其脉浮而大，此风水肿也。先以藁水撩其痰，以火助之发汗，次以舟车丸、浚川散泻数行。后四五日，方用苦剂

涌讫，用舟车丸、通经散过十余行。又六日，舟车、浚川复下之。末后用水煮桃红丸四十余丸，不一月如故。前后涌者二，泻凡四，通约百余行。当时议者，以为倒布袋法耳。病再来则必死。世俗只见尘市货药者，用银粉、巴豆，虽肿者暂去，复来必死，以为惊俗。岂知此法乃《内经》治郁之玄。兼此药皆小毒。其毒之药，岂有反害者哉！但愈后忌慎房室等事，况风水不同从水，无复来之理。

小儿风水　十四

郾之营兵秋家小儿，病风水，诸医用银粉、粉霜之药，小溲反涩，饮食不进，头肿如腹，四肢皆满，状若水晶。家人以为勉强，求治于戴人。戴人曰：此证不与壮年同，壮年病水者，或因留饮及房室。此小儿才七岁，乃风水证也，宜出汗。乃置燠室，以屏帐遍遮之，不令见火。若内火见外火，必昏愦也。使大服胃风汤而浴之，浴讫，以布单重覆之，凡三五重。其汗如水，肿乃减五分。隔一二日，乃依前法治之。汗出，肿减七分，乃二汗而全减。尚未能食，以槟榔丸调之，儿已喜笑如常日矣。

肾风　十五

桑惠民病风，面黑色，畏风不敢出，爬搔不已，眉毛脱落，作癞医三年。一日，戴人到棠谿，来求治于戴人。戴人曰：非癞。乃出

《素问·风论》曰：肾风之状，多汗恶风，脊痛不能正立，其色炲，面庞然浮肿。今公之病肾风也。宜先刺其面，大出血，其血当如墨色。三刺血变色矣。于是下针，自额上下锋针，直至颅顶，皆出血，果如墨色。偏肿处皆针之，惟不针目锐眦外两旁，盖少阳经，此少血多气也。隔日又针之，血色乃紫。二日外又刺，其血色变赤。初针时痒，再刺则额觉痛，三刺其痛不可任，盖邪退而然也。待二十余日，又轻刺一遍方已。每刺必以冰水洗其面血，十日黑色退，一月面稍赤，三月乃红白。但不服除根下热之药，病再作。戴人在东方，无能治者。

劳风　十六

戴人见一男子，目下肿如卧蚕状。戴人曰：目之下，阴也，水亦阴也。肾以水为之主，其肿至于目下故也。此由房室交接之时，劳汗遇风，风入皮腠得寒则闭，风不能出，与水俱行，故病如是。不禁房则死。

中风　十七

高评事，中风稍缓，张令涌之。后服铁弹丸，在《普济》加减方中。或问张曰：君常笑人中风服铁弹丸，今自用之，何也？张曰：此收后之药也。今人用之于大势方来之时，正犹蚍蜉撼大树，不识次第故也。

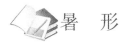
暑　形

中暑　十八

小郑年十五，田中中暑头痛，困卧不起。戴人以双解散汗之，又以米醋汤投之，未解。薄晚，又以三花神佑丸大下之，遂愈。

又张叟年七十一，暑月田中，因饥困伤暑，食饮不进，时时呕吐，口中常流痰水，腹胁作痛。医者概用平胃散、理中丸、导气丸不效，又加针灸，皆云胃冷，乃问戴人。戴人曰：痰属胃，胃热不收，故流痰水。以公年高，不敢上涌，乃使箸探之，不药而吐之痰涎一升。次用黄连清心散、导饮丸、玉露散以调之。饮食加进，惟大便秘，以生姜、大枣煎调胃承气汤

一两夺之，遂愈。

痎疟　十九

故息城一男子病疟，求治于戴人。诊两手脉，皆沉伏而有力，内有积也，此名肥气。病者曰：左胁下有肥气，肠中作痛，积亦痛，形如覆杯，间发止，今已三年，祈禳避匿，无所不至，终不能疗。戴人曰：此痎疟也。以三花神佑丸五七十丸，以冷水送，过五六行。次以冷水止之，冷主收敛故也。湿水既尽一二日，煎白虎汤，作顿啜之。疟犹不愈，候五六日，吐之，以常山散去冷痰涎水六七次，若翻浆。次以柴胡汤合之，间用妙功丸磨之，疟悉除。

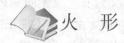

火 形

马刀 二十

襄陵马国卿，病左乳下二胁间期门穴中发痈，坚而不溃，痛不可忍。医疡者皆曰乳痈，或曰红系漏，或曰觑心疮。使服内托散百日，又服五香连翘汤数月，皆无验。国卿伛偻而来，求治于戴人。遇诸市，戴人见之曰：此马刀痈也，足少阳胆经之病。出《灵枢·十二经》以示之。其状如马刀，故曰马刀，坚而不溃。乃邀之于食肆中，使食水浸汤饼。国卿曰：稍觉缓。次日，先以沧盐上涌，又以凉剂涤去热势，约数十行，肿已散矣。

又朱葛黄家妾，左胁病马刀痈，憎寒发痛，已四五日矣。戴人适避暑于寺中，来乞药。戴人曰：此足少阳胆经病也。少血多气，坚而不溃，不可急攻，当以苦剂涌之，以五香连翘汤托之。既而痛止，然痛根未散。有一盗医过，见之曰：我有妙药，可溃而为脓，不如此，何时而愈？既纤毒药，痛不可忍，外寒内热，呕吐不止，大便黑色，食饮不下，号呼闷乱，几至于死。诸姑惶惧，夜投戴人。戴人曰：当寻原医者，余不能治。其主母亦来告，至于再三。戴人曰：胁间皮薄肉浅，岂可轻用毒药！复令洗出，以凉剂下之，痛立止，肿亦消也。

项疮 二十一

戴人在西华，寄于夏官人宅。忽项上病一疮，状如白头，疮肿根红硬，以其微小不虑也。忽遇一故人见邀，以羊羔酒饮，鸡鱼醢蒜皆在焉。戴人以其故旧不能辞，又忘其禁忌。是夜疮疼痛不可忍，项肿及头，口发狂言，因见鬼神。夏君其惧，欲报其家。戴人笑曰：请无虑，来日当平。乃以酒调通经散六七钱，下舟车丸百余粒。次以热面羹投之，上涌下泄一时齐作，合去半盆。明日日中，疮肿已平。一二日，肿消已愈。夏君见，大奇之。

代指痛 二十二

麻先生妻，病代指痛，不可忍。酒调通圣散一钱，半夜大吐，吐毕而痛减。余因叹曰：向见陈五曾病此，医以为小虫伤，或以草上有毒物，手因触之，迁延数月，脓尽方已。以今日观之，可以大笑。

瘰疬 二十三

一妇人病瘰疬，延及胸臆，皆成大疮，相连无好皮肉，求戴人疗之。戴人曰：火淫所胜，治以咸寒。命以沧盐吐之。一吐而着痂。次用凉膈散、解毒汤等剂，皮肉乃复如初。

咽喉肿塞 二十四

一妇人病咽喉肿塞，浆粥不下，数日肿不退。药既难下，针亦无功。戴人以当归荆芥甘草煎，使热漱之，以冷水拔其两手。不及五六日，痛减肿消，饮食如故。咽喉之病甚急，不可妄用针药。

舌肿 二十五

南邻朱老翁，年六十余岁，身热数日不已，舌根肿起和舌尖亦肿、肿至满口，比原舌大二倍。一外科以燔针刺其舌下两旁廉泉穴，病势转凶，将至颠蹶。戴人曰：血实者宜决之。以鈚针磨令锋极尖，轻砭之。日砭八九次，血出约一二盏，如此者三次，渐而血少痛减肿消。夫舌者，心之外候也。心主血，故血出则愈。又曰：诸痛痒疮疡，皆属心火。燔针、艾火是何义也？

腰胯痛 二十六

戴人女僮，冬间自途来，面赤如火，至滠阳，病腰胯大痛，里急后重，痛则见鬼神。戴人曰：此少阳经也，在身侧为相火。使服舟车丸、通经散，泻至数盆，病犹未瘥。人皆怪之，以为有祟。戴人大怒曰：驴鬼也！复令调胃承气汤二两，加牵牛头末一两，同煎服之，大过数十行，约一二缶，方舍其杖策。但发渴，戴人恣其饮水、西瓜、梨、柿等。戴人曰：凡治火，莫如冰水，天地之至阴也。约饮水一二桶，犹觉微痛。戴人乃刺其阳陵穴，以伸其滞，足少阳胆经之穴也，自是方宁。女僮自言其病，每一岁须泻五七次，今年不曾泻，故如是也。

常仲明悟其言，以身有湿病，故一岁亦泻十余行，病始已。此可与智者言，难与愚者论也。

狂　二十七

一叟年六十，值徭役烦扰而暴发狂，口鼻觉如虫行，两手爬搔，数年不已。戴人诊其两手脉，皆洪大如组绳，断之曰：口为飞门，胃为贲门。曰口者，胃之上源也，鼻者，足阳明经起于鼻交頞之中，旁纳太阳，下循鼻柱，交人中，环唇下，交承浆，故其病如是。夫徭役烦扰，便属火化。火乘阳明经，故发狂。故经言，阳明之病，登高而歌，弃衣而走，骂詈不避亲疏。又况肝主谋，胆主决，徭役迫遽，则财不能支，则肝屡谋而胆屡不能决。屈无所伸，怒无所泄，心火盘礴，遂乘阳明经。然胃本属土，而肝属木，胆属相火，火随木气而入胃，故暴发狂。乃命置燠室中，涌而汗出，如此三次。《内经》曰：木郁则达之，火郁则发之，良谓此也。又以调胃承气汤半斤，用水五升，煎半沸，分作三服，大下二十行，血水与瘀血相杂而下数升，取之乃康，以通圣散调其后矣。

痰厥　二十八

一夫病痰厥不知人，牙关紧急，诸药不能下，候死而已。戴人见之，问侍病者：口中曾有涎否？曰：有。戴人先以防风、藜芦煎汤，调瓜蒂末灌之，口中不能下。乃取长蛤甲磨去刃，以纸裹其尖，灌于右鼻窍中，咽然下咽有声；后灌其左窍亦然。戴人曰：可治矣。良久涎不出，遂以砒石一钱，又投之鼻中。忽偃然仰面，似觉有痛，斯须吐哕，吐胶涎数升，颇腥。砒石寻常勿用，以其病大，非如此莫能动，然无瓜蒂亦不可便用，宜消息之。大凡中风涎塞，往往只断为风，专求风药，灵宝、至宝，误人多矣。刘河间治风，舍风不论，先论二火。故令将此法实于火形中。

滑泄干呕　二十九

麻先生妻，当七月间，病脏腑滑泄。以祛湿降火之药治之，少愈。后腹胀及乳痛，状如吹乳，头重壮热，面如渥丹，寒热往来，嗌干呕逆，胸胁痛不能转侧，耳鸣，食不可下，又复泻。余欲泻其火，脏腑已滑数日矣；欲以温

剂止痢，又禁上焦已热，实不得其法。使人就诸葛寺礼请戴人。比及戴人至，因检刘河间方，惟益元散正对此证，能降火解表，止渴利小便，定利安神。以青黛、薄荷末，调二升，置之枕右，使作数次服之。夜半遍身冷汗如洗。原觉足冷如冰，至此足大暖，头顿轻，肌凉痛减，呕定痢止。及戴人至，余告之已解。戴人曰：益元固宜，此是少阳证也，能使人寒热遍剧，他经纵有寒热，亦不至甚，既热而有痢，不欲再下，何不以黄连解毒汤服之？乃令诊脉。戴人曰：娘子病来，心常欲痛哭为快否？妇曰：欲如此，余亦不知所谓。戴人曰：少阳相火，凌烁肺金，金受屈制，无所投告。肺主悲，但欲痛哭而为快也。麻先生曰：余家诸亲无不敬服。脉初洪数有力，自服益元散后已半，又闻戴人之言，使以当归、芍药，以解毒汤中数味服之，大瘥矣。

笑不止　三十

戴人路经古毫，逢一妇，病喜笑不止，已半年矣。众医治者，皆无药术矣。求治于戴人。戴人曰：此易治也。以沧盐成块者二两，余用火烧令通赤，放冷研细，以河水一大碗，同煎至三五沸，放温分三次啜之。以钗探于咽中，吐出热痰五升。次服大剂黄连解毒汤是也。不数日而笑定矣。《内经》曰：神有余者，笑不休。此所谓神者，心火是也。火得风而成焰，故笑之象也。五行之中，惟火有笑矣。

膈食中满　三十一

遂平李官人妻，病咽中如物塞，食不下，中满。他医治之不效，戴人诊其脉曰：此痰隔也。《内经》曰：三阳结为隔。王启玄又曰：格阳云阳盛之极，故食格拒而不入。先以通圣散越其一半，后以舟车丸下之，凡三次，食已下。又以瓜蒂散再越之，健啖如昔日矣。

目盲　三十二

戴人女僮至西华，目忽暴盲不见物。戴人曰：此相火也。太阳阳明气血俱盛，乃刺其鼻中、攒竹穴与顶前五穴，大出血，目立明。

小儿悲哭不止　三十三

夫小儿悲哭，弥日不休，两手脉弦而紧。

戴人曰：心火甚而乘肺，肺不受其屈，故哭。肺主悲。王太仆云：心烁则痛甚，故烁甚悲亦甚。今浴以温汤，渍形以为汗也。肺主皮毛，汗出则肺热散矣。浴止而啼亦止，乃命服凉膈散加当归、桔梗，以竹叶、生姜、朴硝同煎服，泻膈中之邪热。

小儿手足搐搦　三十四

李氏一小儿，病手足搐搦，以示戴人。戴人曰：心火胜也，勿持捉其手，当从搐搦。此由乳母保抱太极所致。乃令扫净地以水洒之，干令复洒之，令极湿。俯卧儿于地上，良久，浑身转侧，泥涴皆满，仍以水洗之，少顷而瘥矣。

目赤　三十五

李民范，目常赤。至戊子年火运，君火司天。其年病目者，往往暴盲，运火炎烈故也。民范是年目大发，遂遇戴人，以瓜蒂散涌之，赤立消。不数日，又大发。其病之来也，先以左目内眦，赤发牵睛，状如铺麻，左之右。次锐眦发，亦左之右。赤贯瞳子，再涌之又退。凡五次，交亦五次，皆涌。又刺其手中出血，及头上鼻中皆出血，上下中外皆夺，方能战退。然不敢观书及见日。张云：当候秋凉再攻则愈。火方旺而在皮肤，虽攻其里无益也。秋凉则热渐入里，方可擒也。惟宜暗处闭目，以养其神水。暗与静属水，明与动属火，所以不宜见日也。盖民范因初愈后，曾冒暑出门，故痛连发不愈。如此涌泄之后，不可常攻，使服黍粘子以退翳，方在别集中矣。

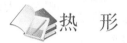 热　形

沙石淋　三十六

酒监房善良之子，年十三，病沙石淋已九年矣。初因疮疹余毒不出，作便血。或告之令服太白散。稍止后，又因积热未退变成淋闭。每发则见鬼神，号则惊邻。适戴人客邓墙寺，以此病请。戴人曰：诸医作肾与小肠病者，非也。《灵枢》言足厥阴肝之经，病遗溺、闭癃。闭为小溲不行，癃为淋沥也。此乙木之病，非小肠与肾也。木为所抑，火来乘之，故热在脬中。下焦为之约，结成沙石，如汤瓶煎炼日久，熬成汤碱。今夫羊豕之脬，吹气令满，常不能透，岂真有沙石而能漏者邪？以此知前人所说，服五石丸散而致者，恐未尽然。《内经》曰：木郁则达之。先以瓜蒂散越之，次以八正散加汤碱等分顿啜之，其沙石自化而下。

又屈村张氏小儿，年十四岁，病约一年半矣。得之麦秋，发则小肠大痛，至握其峻跳跃旋转，号呼不已，小溲数日不能下，下则成沙石。大便秘涩，肛门脱出一二寸，诸医莫能治。闻戴人在朱葛寺避暑，乃负其子而哀请戴人。戴人曰：今日治，今日效，时日在辰巳间矣。以调胃承气仅一两，加牵牛头末三钱，汲河水煎之，令作三五度咽之。又服苦末丸如芥子许六十粒。日加晡，上涌下泻一时齐出，有脓有血。涌泻既觉定，令饮新汲水一大盏，小溲已利一二次矣。是夜凡饮新汲水二三十遍，病去九分，只哭一次。明日困卧如醉，自晨至暮，猛然起走索食，与母歌笑自得，顿释所苦。继与太白散、八正散等调一日，大瘥。恐暑天失所养，留五日而归。戴人曰：此下焦约也。不吐不下，则下焦何以开？不令饮水，则小溲何以利，大抵源清则流清也。

又柏亭刘十三之子，年六岁，病沙石淋。戴人以苦剂三涌之，以益肾散三下之，立愈。

膏淋　三十七

鹿邑一阀阅家，有子二十三岁，病膏淋三年矣。乡中医不能治，往京师遍访，多作虚损，补以温燥，灼以针艾，无少减。闻戴人侨居澭东，见戴人。曰：蛊蛊之疾也，亦曰白淫，实由少腹冤热，非虚也，可以涌以泻。其人以时暑，惮其法峻，不决者三日。浮屠一僧曰：予以有暑病，近觉头痛。戴人曰：亦可涌。愿与君同之，毋畏也。于是涌痰三升，色如黑矾汁，内有死血并黄绿水，又泻积秽数行，寻觉病去。

方其来时，面无人色，及治毕，次日面如醉。戴人虑其暑月路远，又处数方，使归以自备云。

二阳病 三十八

常仲明病寒热往来，时咳一二声，面黄无力，懒思饮食，夜多寝汗，日渐瘦削，诸医作虚损治之。用二十四味烧肝散、鹿茸、牛膝，补养三年，口中痰出，下部转虚。戴人断之曰：上实也。先以涌剂吐痰二三升，次以柴胡饮子降火益水，不月余复旧。此证名何？乃《内经》中曰二阳病也。二阳之病发心脾，不得隐曲。心受之，则血不流，故女子不月；脾受之，则味不化，故男子少精，此二证名异而实合。仲明之病，味不化也。

小儿面上赤肿 三十九

黄氏小儿，面赤肿，两目不开。戴人以针刺轻砭之。除两目尖外，乱刺数十针，出血三次乃愈。此法人多不肯从，必欲治病，不可谨护。

头热痛 四十

丹霞僧病头痛，常居暗室，不敢见明。其头热痛，以布环其头上，置冰于其中，日易数次，热不能已。诸医莫识其证，求见戴人。戴人曰：此三阳蓄热故也。乃置炭火于暖室中，出汗涌吐，二法并行，七日方愈。僧顾从者曰：此神仙手也。

劳嗽 四十一

驰口镇一男子，年二十余岁，病劳嗽数年，其声欲出不出。戴人问曰：曾服药否？其人曰：家贫未尝服药。戴人曰：年壮不妄服药者易治。先以苦剂涌之，次以舟车、浚川大下之，更服重剂，果瘥。

一田夫病劳嗽，一涌一泄，已减大半。次服人参补肺汤，临卧更服槟榔丸以进食。

又东门高三郎，病嗽一年半，耳鸣三月矣。嗽脓血，面多黑点，身表俱热，喉中不能发声。戴人曰：嗽之源，心火之胜也。秋伤于湿，冬生咳嗽。冬水既旺，水湿相接，隔绝于心火，火不下降，反而炎上，肺金被烁，发而为嗽。金烁既久，声反不发。医者补肺肾，皆非也。戴人令先备西瓜、冰雪等物，其次用涌泄之法，

又服去湿之药，病日已矣。

劳嗽咯血 四十二

濮阳刘氏一男子，年二十余岁，病劳嗽咯血，吐唾粘臭不可闻。秋冬少缓，春夏则甚。寒热往来，日晡发作，状如痎疟，寝汗如水。累服麻黄根、败蒲扇止汗，汗自若也。又服宁神散、宁肺散止嗽，嗽自若也。戴人先以独圣散涌其痰，状如鸡黄，汗随涌出，昏愦三日不省。时时饮以凉水，精神稍开，饮食加进。又与人参半夏丸、桂苓甘露散服之，不经数日乃愈。

吐血 四十三

岳八郎，常日嗜酒，偶大饮醉，吐血近一年。身黄如橘，昏愦发作，数日不省，浆粥不下，强直如厥，两手脉皆沉细。戴人视之曰：脉沉细者，病在里也，中有积聚。用舟车丸百余粒，浚川散五六钱，大下十余行，状若葵菜汁中燥粪，气秽异常。忽开两目，伸挽问左右曰：我缘何至此？左右曰：你吐血后数日不省，得戴人治之乃醒。自是五六日必以泻，凡四五次，其血方止，但时咳一二声，潮热未退。以凉膈散加桔梗、当归各秤二两，水一大盂，加老竹叶，入蜜少许，同煎去滓，时时呷之。间与人参白虎汤，不一月复故。

呕血 四十四

棠溪李民范，初病嗽血，戴人以调胃汤一两加当归使服之，不动。再以舟车丸五六十粒，过三四行，又呕血一碗。若庸工则必疑。不再宿，又与舟车丸百余粒，通经散三四钱，大下之，过十余行已愈过半。仍以黄连解毒汤加当归煎服之，次以草茎鼻中出血半升。临晚，又用益肾散，利数行乃愈。

因药燥热 四十五

高烁巡检之子八岁，病热。诸医皆为伤冷治之，以热药攻矣。欲饮水，水禁而不与。内水涸竭，烦躁转生，前后皆闭，口鼻俱干，寒热往来，嗽咳时作，遍身无汗。又欲灸之，适遇戴人。戴人责其母曰：重裀厚被，暖炕红炉，儿已不胜其热矣，尚可灸乎！其母谢以不明。戴人令先服人参柴胡饮子，连进数服，下烂鱼

肠之类，臭气异常。渴欲饮水，听其所欲。冰雪凉水连进数杯，节次又下三四十行，大热方去。又与牛黄通膈丸，复下十余行，儿方大痊。前后约五十余行，略无所困，冰雪水饮至一斛。向灸之，当何如哉？

肺痈 四十六

武阳仇天祥之子，病发寒热，诸医作骨蒸劳治之，半年病愈甚。以礼来聘戴人，戴人往视之。诊其两手脉，尺寸皆潮于关，关脉独大。戴人曰：痈象也。问其乳媪：曾有痛处否？乳媪曰：无。戴人令儿去衣，举其两手，观其两胁下，右胁稍高。戴人以手侧按之，儿移身乃避之，按其左胁则不避。戴人曰：此肺部有痈也，非肺痈也，若肺痈已吐脓矣。此不可动，止可以药托其里，以待自破。家人皆疑之，不以为然。服药三日，右胁有三点赤色，戴人连辞云：此儿这病，若早治者，谈笑可已，今已失之迟。然破之后，方验其生死矣。若脓破黄赤白者生也，脓青黑者死也。遂辞而去，私告天祥之友李简之曰：数月之后，即此儿必有一证也，其证乃死矣，肺死于巳。至期而头眩不举，不数日而死也。其父曰：群医治之断为骨蒸证，戴人独言其肺有痈也，心终疑之。及其死，家人辈以火焚其棺。既燃，天祥以杖破其胁下，果出青黑脓一碗。天祥仰天哭曰：诸医误杀吾儿矣！

痿 四十七

宛丘营军校三人，皆病痿，积年不瘥。腰以下肿痛不举，遍身疮赤，两目昏暗，唇干舌燥，求疗于戴人。戴人欲投泻剂，二人不从，为他医温补之药所惑，皆死。其同病有宋子玉者，俄醒曰：彼已热死，我其改之？敬邀戴人。戴人曰：公之疾，服热药久矣。先去其药邪，然后及病邪，可下三百行。子玉曰：敬从教。先以舟车丸、浚川散大下一盆许，明日减三分，两足归不仁，是日觉痛痒。累至三百行始安。戴人曰：诸痿独取阳明。阳明者，胃与大肠也。此言不止谓针也，针与药同也。

口疮 四十八

一男子病口疮数年，上至口，中至咽嗌，下至胃脘，皆痛，不敢食热物。一涌一泄一汗，十去其九。次服黄连解毒汤，不十余日皆释。

虚劳 四十九

西华束茂之，病虚劳寝汗，面有青黄色，自膝以下冷痛无汗，腹中燥热。医以姜附补之，五晦朔不令饮水，又禁梳头，作寒治之。请于戴人。戴人曰：子之病，不难愈，难于将护，恐愈后阴道转茂，子必不慎。束生曰：不敢。戴人先以舟车丸、浚川散下五七行。心火下降，觉渴，与冰水饮之，又令澡浴，数日间面红而泽。后以河水煮粥，温养脾胃。河水能利小溲。又以活血当归丸、人参柴胡散、五苓散、木香白术散调之，病大瘥，寝汗皆止，两足日暖，食进。戴人常曰：此本肺痹，当以凉剂。盖水之一物，在目为泪，在皮为汗，在下为小溲。谷多水少为常，无水可乎？若禁饮水必内竭，内竭则燥热生焉。人若不渴，与水亦不肯饮之矣。束生既愈，果忘其戒，病复作。戴人已去，乃殂。

心痛 五十

酒官杨仲臣，病心气痛。此人常好饮酒，初饮三二杯必奔走，跛懒两足，三五十次，其酒稍散，方能复席。饮至前量，一醉必五七日，至明呕青黄水，数日后变鱼腥臭，六七日始安。戴人曰：宜涌。乃吐虫一条，赤黄色，长六七寸，口目鼻皆全，两目膜瞒，状如蛇类，以盐淹干示人。

伤寒极热 五十一

戴人之仆，常与邻人同病伤寒，俱至六七日，下之不通，邻人已死。仆发热极，投于井中。捞出，以汲水贮之槛，使坐其中。适戴人游他方，家人偶记戴人治法。曰：伤寒三下不通，不可再攻，便当涌之。试服瓜蒂散，良久，吐胶涎三碗许，与宿食相杂在地，状如一帚，顿快，乃知世医杀人多矣。戴人之女僮，亦尝吐，一吏伤寒，吐讫，使服太白散、甘露散以调之。

失笑 五十二

戴人之次子，自出妻之后，日瘦，语如瓮中。此病在中也，常捻第三指失笑，此心火也。

约半载，日饮冰雪，更服凉剂。戴人曰：恶雪则愈矣。其母惧其大寒。戴人骂曰：汝亲也，吾用药如鼓之应桴，尚恶凉药，宜乎世俗之谤我也。至七月厌冰不饮，病日解矣。

赤目　五十三

安喜赵君玉，目暴赤肿，点洗不退。偶思戴人语曰：凡病在上者皆宜吐，乃以茶调散涌之。一涌赤肿消散。君玉叹曰：法之妙，其迅如此！乃知法不远，人自远法也。

目瞏　五十四

青州王之一子，年十余岁，目赤多泪，众工无效。戴人见之曰：此儿病目瞏，当得之母腹中被惊。其父曰：妊娠时在临清被围。戴人令服瓜蒂散加郁金，上涌而下泄，各去涎沫数升，人皆笑之。其母亦曰：儿腹中无病，何吐泻如此？至明日，其目耀然爽明。李仲安见而惊曰：奇哉此法！戴人其日又与头上出血，及眉上、鼻中皆出血。吐时，次用通经散二钱，舟车丸七十粒，自吐却少半，又以通经散一钱投之。明日又以舟车丸三十粒投之，下十八行，病更不作矣。

疱后呕吐　五十五

河门刘光济之子，才二岁，病疱后呕吐发昏，用丁香、豆蔻之类不效。适麻先生寄其家，乃谓光济曰：余有小方无毒，人皆知之，公肯从乎？光济曰：先生之言，必中于理，何敢不从。麻先生曰：刘河间常言：凉膈散可治疱疱，张戴人用之如神，况《内经》言少阳所至为呕涌。少阳者，相火也，非寒也。光济欣而从之。此日利二行。适王德秀自外入，闻其利之也。乃曰：疱疱首尾不可下。麻自悔其多言，业也已然，姑待之。比至食时，下黄涎一合。日午问之，儿已索游于街矣。

热厥头痛　五十六

彭吴张叟，年六十余岁，病热厥头痛，以其用涌药，时已一月间矣。加之以火，其人先利脏腑，年高身困，出门见日而仆不知人。家人惊惶，欲揉扑之。戴人曰：大不可扰。续与西瓜、凉水、蜜雪，少顷而苏。盖病人年老涌泄，目脉易乱，身体内有炎火，外有太阳，是以自跌。若是扰之，便不救矣。惟安定神思，以凉水投之，待之以静。静便属水，自然无事。若他医必惑，足以知戴人之谙练。

产前喘　五十七

武安胡产祥之妻，临难月病喘。以凉膈散二两，四物汤二两，朴硝一两，分作二服，煎令冷服之。一服病减大半，次又服之，病痊效矣。产之后第六日血迷，又用凉膈散二两，四物汤三两，朴硝一两，都作一服。大下紫黑水，其人至今肥健。戴人常曰：孕妇有病，当十月、九月内，朴硝无碍，八月者当忌之，七月却无妨，谓阳月也，十月者已成形矣。

血崩　五十八

孟官人母，年五十余岁，血崩一载，金用泽兰丸、黑神散、保安丸、白薇散补之不效。戴人见之曰：天癸已尽，本不当下血，盖血得热而流散，非寒也。夫女子血崩，多因大悲哭。悲甚则肺叶布，心系为之恐，血不禁而下崩。《内经》曰：阴虚阳搏为之崩。阴脉不足，阳脉有余，数则内崩，血乃下流。举世以虚损治之，莫有知其非者。可服大剂。大剂者，黄连解毒汤是也。次以拣香附子二两炒，白芍二两焙，当归一两焙，三味同为细末，水调下，又服槟榔丸，不拘日而安。

妇人二阳病　五十九

一妇月事不行，寒热往来，口干，颊赤，喜饮，旦暮闻咳一二声。诸医皆云经血不行，宜虻虫、水蛭、干漆、砭砂、芫青、红娘子、没药、血竭之类。惟戴人不然，曰：古方中虽有此法，奈病人服之，必脐腹发痛，饮食不进。乃命止药，饮食稍进。《内经》曰：二阳之病发心脾，心受之则血不流，故女子不月。既心受积热，宜抑火升水，流湿润燥，开胃进食。乃涌出痰一二升，下泄水五六行。湿水上下皆去，血气自行周流。月事不为水湿所隔，自依期而至矣。亦不用虻虫、水蛭之类有毒之药。如用之，则月经纵来，小溲反闭，他证生矣。凡精血不足，当补之以食，大忌有毒之药，偏胜而成夭阏。

月闭寒热 六十

一妇年三十四岁，经水不行，寒热往来，面色痿黄，唇焦颊赤，时咳三两声。向者所服之药，黑神散、乌金丸、四物汤、烧肝散、鳖甲散、建中汤、宁肺散、针艾百千，病转剧。家人意倦，不欲求治。戴人悯之，先涌痰五六升。午前涌毕，午后进食，余证悉除。后三日复轻涌之，又去痰一二升，食益进。不数日，又下通经散，泻讫一二升。后数日，去死皮数重，小者如肤片，大者如苇膜。不一月，经水行，神气大康矣。

恶寒实热 六十一

一妇身冷脉微，食沸热粥饭，六月重衣，以狐帽蒙其首，犹觉寒，泄注不止。常服姜、附、硫黄燥热之剂，仅得平和，稍用寒凉，其病转增，三年不愈。戴人诊其两手脉，皆如缰绳有力，一息六七至。《脉诀》曰：六数七极热生多。以凉布搭心，次以新汲水淋其病处，妇乃叫杀人。不由病者，令人持之，复以冷水淋其三四十桶，大战汗出，昏困一二日，而向之所恶皆除。此法华元化已曾用，世无知者。

遇寒手热 六十二

常仲明之妻，每遇冬寒，两手热痛。戴人曰：四肢者，诸阳之本也，当夏时散越而不痛，及乎秋冬，收敛则痛。以三花神佑丸大下之，热遂去。

呕逆不食 六十三

柏亭王论夫，本因丧子忧抑，不思饮食，医者不察，以为胃冷，血燥之剂尽用之，病变呕逆而瘦，求治于戴人。一视涌泄而愈。愈后忘其禁忌，病复作，大小便俱秘，脐腹撮痛，呕吐不食。一日，大小便不通，十有三日，复问戴人。戴人曰：令先食葵羹、菠菱菜、猪羊

血，以润燥开结；次与导饮丸二百余粒，大下结粪。又令恣意饮冰水数升，继搜风丸、桂苓白术散以调之。食后服导饮丸三十余粒。不数日前后皆通，药止呕定食进。此人临别，又留润肠丸，以防复结。又留涤肠散，大闭则用之。凡服大黄、牵牛四十余日方瘳。论夫自叹曰：向使又服向日热药，已非今日人矣。一僧问戴人云：肠者畅也，不畅何以？此一句尽多。

痤疖 六十四

一省椽背项常有痤疖，愈而复生。戴人曰：太阳血有余也。先令涌泄之，次于委中以绯针出紫血，病更不复作也。

牙痛 六十五

泽洲李继之，忽病牙痛，皱眉不语。栾景先见之曰：何不药也？曰：牙痛药？曰：曾记张戴人云：阳明经热有余也，宜大下之。乃付舟车丸七十粒。服毕，遇数知交留饮，强饮热酒数杯，药为热酒所发，尽吐之，吐毕而痛止。李大笑曰：戴人神仙也。不三五日又痛，再服前药百余粒，大下数行乃愈。

淋 六十六

戴人过息城，一男子病淋。戴人令顿食咸鱼。少顷大渴。戴人令恣意饮水，然后以药治淋，立通。淋者无水，故涩也。

口臭 六十七

赵平尚家一男子，年二十余岁，病口中气出臭如发厕，虽亲戚莫肯与对语。戴人曰：肺金本主腥，金为火所炼，火主焦臭，故如是也。久则成腐，腐者肾也。此极热则反兼水化也。病在上，宜涌之。先以茶调散涌，而去其七分；夜用舟车丸、浚川散下五七行，比旦而臭断。呜呼！人有病口臭而终其老者，世讹以为肺系偏而与胃相通，故臭，妄论也！

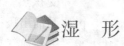

疝 六十八

汝南司侯李审言，因劳役王事，饮水坐湿地，乃湿气下行，流入脬囊，大肿，痛不可忍。

以金铃、川楝子等药不效，求治于戴人。曰：可服泄水丸。审言惑之。又数日，痛不可堪，竟从戴人。先以舟车丸、浚川散下青绿沫十余

行，痛止。次服茴香丸、五苓以调之，三日而肿退，至老更不作。夫疝者，乃肝经也。下青沫者，肝之色也。

水疝　六十九

律科王敏之，病水疝，其法在于寒形中。

留饮　七十

郭敬之，病留饮四日，浮肿不能食，脚肿连肾囊痛。先以苦剂涌之，后以舟车丸、浚川散泻之，病去如拾遗。

又，棠溪张凤村，一田叟姓杨，其病呕酸水十余年。本留饮，诸医皆以燥剂燥之，中脘脐胕以火艾燔针刺之，疮未尝合。戴人以苦剂越之，其涎如胶，乃出二三升，谈笑而愈。

黄疸　七十一

蔡寨成家一童子，年十五岁，病疸一年，面黄如金，遍身浮肿乏力，惟食盐与焦物。戴人以茶调散吐之，涌涎一盂。临晚又以舟车丸七八十粒，通经散三钱，下四五行；待六七日，又以舟车丸、浚川散下四五行。盐与焦物见而恶之，面色变红。后再以茶调散涌之，出痰二升，方能愈矣。

又一男子作赘，偶病疸，善食而瘦，四肢不举，面黄无力。其妇翁欲弃之，其女不肯，曰：我已生二子矣，更适他乎？妇翁本农者，召婿意欲作劳，见其病甚，每日辱诟。人教之饵胆矾丸、三棱丸，了不关涉，针灸祈禳，百无一济。戴人见之，不诊而疗，使服涌剂，去积痰宿水一斗。又以泄水丸、通经散下四五十行不止，戴人命以冰水一盂饮之立止。次服平胃散等，间服槟榔丸五七日，黄退力生。盖脾疸之证，湿热与宿谷相搏故也，俗谓之金劳黄。

又朱葛周、黄、刘三家，各有仆病黄疸。戴人曰：仆役之职，饮食寒热，风、暑、湿、寒，寻常触冒也，恐难调摄，虚费治功。其二家留仆于戴人所，从其饮饵。其一仆，不离主人执役。三人同服苦散以涌之，又服三花神佑丸下之，五日之间，果二仆愈而一仆不愈，如其言。

黄病　七十二

菜寨一女病黄，遍身浮肿，面如金色，困乏无力，不思饮饵，惟喜食生物泥煤之属。先以苦剂蒸饼为丸，涌痰一碗，又舟车丸、通经散，下五七行，如墨汁。更以导饮丸磨食散气。不数日，肌肉如初。

病发黄　七十三

安喜赵君玉为省掾日，病发遍身黄，往问医者。医云：君乃阳明证，公等与麻知几皆受训于张戴人，是商议吃大黄者，难与论病。君玉不悦归，自揣无别病，乃取三花神佑丸八十粒，服之不动，君玉乃悟曰：予之湿热盛矣！此药尚不动。以舟车丸、浚川散作剂大下一斗，粪多结者，一夕黄退。君玉由此益信戴人之言。

水肿　七十四

南乡张子明之母极肥，偶得水肿，四肢不举。戴人令上涌汗而下泄之，去水三四斛。初下药时，以草贮布囊，高支两足而卧。其药之行，自腰以上水觉下行，自足以上水觉上行。水行之状，如蛇走隧，如线牵四肢，森然凉寒，会于脐下而出。不旬日间，病大减，余邪未尽。戴人更欲用药，竟不能从其言。

涌水　七十五

李七老病涌水证，面黄而喘，两足皆肿，按之陷而复起，行则濯濯有声，常欲饮水，不能睡卧。戴人令上涌去痰而汗之，次以舟车丸、浚川散下之，以益肾散复下之，以分阴阳利水道之剂复下之，水尽皆瘥。

停饮肿满　七十六

涿郡周敬之，自京师归鹿邑，道中渴，饮水过多，渐成肿满。或用三花神佑丸，惮其太峻；或用五苓散分利水道，又太缓，淹延数旬，终无一效。盖粗工之技止于此耳！后手足与肾皆肿，大小便皆秘涩。常仲明求治于戴人。戴人令仲明付药，比及至，已殁矣。戴人曰：病水之人，其势如长川泛溢，欲以杯勺取之，难矣！必以神禹决水之法，斯愈矣！

湿痹　七十七

常仲明病湿痹五七年矣。戴人令上涌之后，可泄五七次。其药则舟车、浚川、通经、神佑、益肾，自春及秋，必十余次方能愈。公之病，不必针灸，与令嗣皆宜涌，但腊月非其时也。欲候春时，恐予东适。今姑屏病之大势，至春和时，人气在上，可再涌之以去其根。卒如所论矣。

又一衲子，因阴雨卧湿地，一半手足皆不随，若遇阴雨其病转加。诸医皆作中风偏枯治之，用当归、芍药、乳香、没药、自然铜之类，久反大便涩，风燥生，经岁不已。戴人以舟车丸下三十余行，去青黄沫水五升；次以淡剂渗泄之，数日手足皆举。戴人曰：夫风、湿、寒之气合而成痹。水湿得寒而浮畜于皮腠之间，久而不去，内舍六腑。曰：用去水之药可也。水湿者，人身中之寒物也。寒去则血行，血行则气和，气和则愈矣。

又息帅，病腰股沉痛，行步坐马皆不便。或作脚气寒湿治之，或作虚损治之，乌、附、乳、没、活血壮筋骨之药，无不用之。至六十余日，目赤上热，大小便涩，腰股之病如故。戴人诊其两手脉，皆沉迟。沉者，为在里也。在里者，泄之。以舟车丸、浚川散各一服，去积水二十余行。至早晨，服薤白粥一二顿，与之马，已能蹑铄矣。

又棠溪李十八郎，病腰脚大不伸，伛偻蹩躄而行，已数年矣。服药无效，止药却愈。因秋暮涉水，病复作。医氏使服四斤丸。其父李仲安，乃乞药于戴人。戴人曰：近日服何药？仲安曰：四斤丸。曰：目昏赤未？其父惊曰：目正暴发。戴人曰：宜速来，不来则丧明。既来则策杖而行，目肿无所见。戴人先令涌之，药忽下走，去二十行，两目顿明，策已弃矣。比再涌泄，能读官历日。调至一月，令服当归丸，健步而归家矣。

又息城边校白公，以隆暑时饮酒，觉极热，于凉水池中渍足，使其冷也，为湿所中，股膝沉痛。又因醉卧湿地，其痛转加，意欲以酒解痛，遂以连朝而饮，反成肿痛，发间止，且六十年，往往断其寒湿脚气，以辛热治之不效。或使服神芎丸数服，痛微减。他日复饮，疾作如前，睾囊痒湿且肿硬，脐下似有物，难于行，以此免军役，令人代之，来访戴人。戴人曰：余亦断为寒湿，但寒则阳火不行，故为痛；湿

则经隧有滞，故肿。先以苦剂涌之，次以舟车丸百余粒、浚川散四五钱，微一两行。戴人曰：如激剂尚不能攻，何况于热药补之乎？异日又用神佑丸百二十丸、通经散三四钱，是用仅得四行。又来日，以神佑八十丸投之，续见一二行。又次日，服益肾散四钱、舟车丸百余粒，约下七八行。白公已觉膝睾寒者暖，硬者软，重者轻也。肿者亦退，饮食加进。又以涌之，其病全瘳。临别又赠之以疏风丸，并以其方与之。此公以其不肯妄服辛热药，故可治也。

屈膝有声　七十八

岭北李文卿，病两膝膑屈伸有声剥剥然，或以为骨鸣。戴人曰：非也。骨不戛焉能鸣？此筋湿也。湿则筋急，有独缓者，缓者不鸣，急者鸣也。若用予之药，一涌一泄，上下去其水，水去则自无声矣。李文卿乃从其言，既而果然矣。

白带　七十九

息城李左衙之妻，病白带如水，窍满中绵绵不绝，秽臭之气不可近，面黄食减，已三年矣。诸医皆云积冷，起石、硫黄、姜、附之药重重燥补，污水转多，常以帨，日易数次。或一药以木炭十斤，置药在坩埚中，盐泥封固，三日三夜，炭火不绝烧令通赤，名曰火龙丹。服至数升，污水弥甚。炳艾烧针，三年之间，不可胜数。戴人断之曰，此带浊水，本热乘太阳经，其寒水不可胜，如此也。夫水自高而趋下，宜先绝其上源。乃涌痰水二三升，次日下沃水十余行。三遍，汗出周身。至明旦，病人云：污已不下矣。次用寒凉之剂，服及半载，产一子。《内经》曰：少腹冤热，溲出白液。带之为病，溶溶然若坐水中，故治带下同治湿法，泻痢，皆宜逐水利小溲。勿以赤为热，白为寒。今代刘河间书中言之详矣。

湿嗽　八十

赵君玉妻病嗽，时已十月矣。戴人处方六味：陈皮、当归、甘草、白术、枳壳、桔梗，君玉疑其不类嗽药。戴人笑曰：君怪无乌梅、罂粟壳乎？夫冬嗽，乃秋之湿也，湿土逆而为嗽。此方皆散气除湿，解急和经。三服帖然效

矣。

泻儿 八十一

一妇年三十四岁，夜梦与鬼神交，惊怕异常，及见神堂阴府，舟楫桥梁，如此一十五年，竟无娠孕，巫祈觋祷，无所不至。钻肌灸肉，孔穴万千。黄瘦发热引饮，中满足肿，委命于天。一日，苦请戴人。戴人曰：阳火盛于上，阴火盛于下。鬼神者，阴之灵；神堂者，阴之所；舟楫、桥梁，水之用。两手寸脉皆沉而伏，知胸中有痰实也。凡三涌三泄三汗，不旬日而无梦，一月而有孕。戴人曰：余治妇人使有娠，此法不诬。

湿癣 八十二

一女子年十五，两股间湿癣，长三四寸，下至膝，发痒时爬搔、汤火俱不解，痒定黄赤水流，痛不可忍。灸炳熏渫，硫黄、茵茹、白僵蚕、羊蹄根之药皆不效。其人恣性妍巧，以此病不能出嫁，其父母求疗于戴人。戴人曰：能从余言则瘥。父母诺之。戴人以锄针磨令尖快，当以痒时，于癣上各刺百余针，其血出尽，煎盐汤洗之。如此四次，大病方除。此方不书，以告后人，恐为癣药所误。湿淫于血，不可不砭者矣。

又蔡寨成家童子一岁，病满腹胸湿癣，每爬搔则黄水出，已年矣。戴人先以苦末作丸上涌。涌讫，次以舟车丸、浚川散下三五行；次服凉膈加朴硝，煎成时时呷之，不数日而愈。

湿蟨疮 八十三

颍皋韩吉卿，自髀至足生湿蟨疮，大者如钱，小者如豆，痒则搔破，水到则浸淫，状类虫行裤袜。愈而复生，瘢痕成凹，一年余不瘥。戴人哂之曰：此湿蟨疮也，由水湿而得，故多在足下。以舟车、浚川大下十余行，一去如扫。渠素不信戴人之医，至此大服。

泄泻 八十四

古郾一讲僧，病泄泻数年，丁香、豆蔻、干姜、附子、官桂、乌梅等燥药，燔针烧脐炳腕，无有阙者。一日发昏不省，檀那赠纸者盈门。戴人诊其两手脉沉而有力。《脉诀》云：下利脉微小者生，洪浮大者无瘥。以瓜蒂散涌

之，出寒痰数升。又以无忧散泄其虚中之积及燥粪，仅盈斗。次以白术调中汤、五苓散、益元散调理数日，僧已起矣。非术精识明，谁敢负荷如此？

洞泄 八十五

一讲僧显德明，初闻家遭兵革，心气不足，又为寇贼所惊，得脏腑不调。后入京，不伏水土，又得心气，以至危笃。前后三年，八仙丸、鹿茸丸、烧肝散，皆服之不效，乃求药于戴人。戴人曰：此洞泄也，以谋虑久不决而成。肝主谋虑，甚则乘脾，久思则脾湿下流。乃上涌痰半盆，末后有血数点，肝藏血故也。又以舟车丸、浚川散下数行，仍使澡浴出汗。自尔日胜一日，常以胃风汤、白术散调养之，一月而强，食复故矣。

又李德卿妻，因产后病泄一年余，四肢瘦乏，诸医皆断为死证。当时戴人在朱葛寺，以舟载而乞治焉。戴人曰：两手脉皆微小，乃痫病之生脉。况洞泄属肝经，肝木克土而成。此疾亦是肠澼。澼者，肠中有积水也。先以舟车丸四五十粒，又以无忧散三四钱，下四五行。寺中人皆骇之，病羸如此，尚可过耶？众人虽疑，然亦未敢诮，且更看之。复导饮丸又过之。渴则调以五苓散，向晚使人伺之，已起而缉床，前后约三四十行。以胃风汤调之，半月而能行，一月而安健。由此阖寺服，德卿之昆仲咸大异之。

又刘德源，病洞泄逾年，食不化，肌瘦力乏，行步欹倾，面色黧黑。举世治痢之药，皆用之无效。适戴人莅沘阳，往问之。戴人乃出示《内经》洞泄之说。虽已不疑，然畏其攻剂。夜焚香祷神曰：某以病久不瘥，欲求治于戴人，戴人以谓宜下之。欲不从，戴人，名医也；欲从之，形羸如此，恐不任药。母已老矣，无人侍养，来日不得已须服药，神其相之。戴人先以舟车丸、无忧散，下十余行，殊不困，已颇喜食。后以槟榔丸磨化其滞，待数日病已大减。戴人以为去之未尽，当以再服前药，德源亦欣然请下之。又下五行，次后数日，更以苦剂越之。往问其家，彼云：已下村中收索去也。忽一日入城，面色极佳，语言壮健，但怪

其跛足而立，问何故如此？德源曰：足上患一
疖。戴人曰：此里邪去而外现，病痊之后，凡
病皆如是也。

大便少而频　八十六

太康刘仓使，病大便少而频，日七八十次，
常于两股间悬半枚瓠芦，如此十余年。戴人见
之而笑曰：病既频而少，欲通而不得通也。何
不大下之，此通因通用也。此一服药之力。乃
与药，大下三十余行，顿止。

暑泄　八十七

殷辅之父，年六十余，暑月病泄泻，日五
六十行，自建碓镇来请戴人于陈州。其父喜饮，
二家人辈争止之。戴人曰：夫暑月年老，津液
衰少，岂可禁水，但劝之少饮。比及用药，先
令速归，以绿豆、鸡卵十余枚同煮，卵熟取出，
令豆软，下陈粳米作稀粥，搅令寒，食鸡卵以
下之，一二顿病减大半。盖粳米、鸡卵，皆能
断痢。然后制抑火流湿之药，调顺而方愈。

腹满面肿　八十八

萧令腹满，面足皆肿，痰黄而喘急，食减。
三年之间，医者皆尽而不验。戴人以瓜蒂散涌
之，出寒痰三五升，以舟车丸、浚川散下之，
青黄涎沫缶平，复以桂苓白术散、五苓散调之，
半月复旧矣。

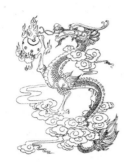

卷 二

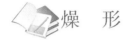

燥 形

臂麻不便 八十九

郾城梁贾人，年六十余，忽晓起梳发，觉左手指麻，斯须半臂麻，又一臂麻，斯须头一半麻，比及梳毕，从胁至足皆麻，大便二三日不通。往问他医，皆云风也。或药或针皆不解，求治于戴人。戴人曰：左手三部脉皆伏，比右手小三倍，此枯涩痹也。不可纯为之风，亦有火燥相兼。乃命一涌一泄一汗，其麻立已。后以辛凉之剂调之，润燥之剂濡之，惟小指次指尚麻。戴人曰：病根已去，此余烈也，方可针豁谷。豁谷者，骨空也，一日晴和往针之，用《灵枢》中鸡足法，向上卧针，三进三引讫，复卓针起，向下卧针，送入指间皆然，手热如火，其麻全去。昔刘河间作《原病式》，常以麻与涩同归燥门中，真知病机者也。

大便燥结 九十

戴人过曹南省亲，有姨表兄病大便燥结，无他证。常不敢饱食，饱则大便极难，结实如针石，或三五日一如圊，目前星飞，鼻中血出，肛门连广肠痛，痛极则发昏，服药则病转剧烈。巴豆、芫花、甘遂之类皆用之，过多则困，泻止则复燥，如此数年，遂畏药性暴急不服，但卧病待尽。戴人过诊其两手脉息，俱滑实有力。以大承气汤下之，继服神功丸、麻仁丸等药，使食菠菱葵菜及猪羊血作羹，百余日充肥，亲知见骇之。呜呼！粗工不知燥分四种，燥于外，则皮肤皱揭；燥于中，则精血枯涸；燥于上，则咽鼻焦干；燥于下，则便溺结闭。夫燥之为病，是阳明化也，水寒液少，故如此。然可下之，当择之药之。巴豆可以下寒；甘遂、芫花可下温；大黄、朴硝可以下燥。《内经》曰：辛以润之，咸以软之。《周礼》曰：以滑养窍。

孕妇便结 九十一

戴人过东杞，一妇人病大便燥结，小便淋涩，半生不娠，惟常服疏导之药则大便通利，暂废药则结滞。忽得孕，至四五月间，医者禁疏导之药，大便依常为难，临圊则力努，为之胎坠，凡如此胎坠者三。又孕，已经三四月，弦望前后，溲溺结涩，甘分胎陨，乃访戴人。戴人诊其两手脉俱滑大，脉虽滑大，以其且妊，不敢陡攻，遂以食疗之。用花碱煮菠菱葵菜，以车前子苗作茹，杂猪羊血作羹，食之半载，居然生子，其妇燥病方愈。戴人曰：余屡见孕妇利脓血下迫，极努损胎，但同前法治之愈者，莫知其数也。为医拘常禁，不能变通，非医也，非学也。识医者鲜，是难说也。

偏头痛 九十二

一妇人年四十余，病额角上耳上痛，俗呼为偏头痛。如此五七年，每痛大便燥结如弹丸，两目赤色，眩运昏涩，不能远视。世之所谓头风药、饼子风药、白龙丸、芎犀丸之类，连进数服，其痛虽稍愈，则大便稍秘，两目转昏涩，其头上针灸数千百矣。连年著灸，其两目且将失明，由病而无子。一日问戴人，戴人诊其两手脉，急数而有力，风热之甚也。余识此四五十年矣，遍察病目者，不问男子妇人，患偏正头痛，必大便涩滞结硬，此无他，头痛或额角是三焦相火之经及阳明燥金胜也。燥金胜乘肝，则肝气郁，肝气郁则气血壅，气血壅则上下不通，故燥结于里，寻至失明。治以大承气汤，令河水煎三两，加芒硝一两，煎残顿令温，合作三五服，连服尽。荡涤肠中垢滞结燥，积热下泄如汤二十余行。次服七宣丸、神功丸以润之，菠菱葵菜猪羊血为羹以滑之。后五七日、十日，但遇天道晴明，用大承气汤，夜尽一剂，是痛随利减也。三剂之外，目豁首轻，燥泽结释，得三子而终。

腰胯痛 九十三

一男子六十余，病腰尻脊胯皆痛，数载不愈，昼静夜躁，大痛往来，屡求自尽天年。旦夕则痛作，必令人以手捶击，至五更鸡鸣则渐减，向曙则痛止。左右及病者，皆作神鬼阴谴、白虎啮。朝祷暮祝，觋巫僧道禁师至，则其痛以减。又梦鬼神，战斗相击。山川神庙，无不祭者。淹延岁月，肉瘦皮枯，饮食减少，暴怒日增，惟候一死。有书生曰：既云鬼神虎啮，阴谴之祸，如此祷祈何无一应？闻陈郡有张戴人精于医，可以问其鬼神白虎与病乎！彼若术穷，可以委命。其家人从之。戴人诊其两手脉，皆沉滞坚劲，力如张绲。谓之曰：病虽瘦，难于食，然腰尻脊胯皆痛者，必大便坚燥。其左右曰：有五六日，或八九日见燥粪一两块，如弹丸结硬不可言，曾令人剜取之，僵下一两块，浑身燥痒，皮肤皱揭，枯涩如麸片。戴人既得

病之虚实，随用大承气汤，以姜枣煎之，加牵牛头末二钱，不敢言是泻剂。盖病者闻暖则悦，闻寒则惧，说补则从，说泻则逆。此弊非一日也。而况一齐人而傅之，众楚人咻之乎！及煎成，使稍热咽之，从少至多，累至三日，天且晚，脏腑下泄四五行，约半盆。以灯视之，皆燥粪燥痹块及瘀血杂脏，秽不可近。须臾痛减九分，昏睡，鼻息调如常人。睡至明日将夕，始觉饥而索粥，温凉与之，又困睡一二日，其痛尽去。次令饮食调养，日服导饮丸、甘露散滑利便溺之药，四十余日乃复。呜呼！再传三十六虎书、三十六黄经及小儿三十六吊，谁为之耶？始作俑者，其无后乎！古人以医为师，故医之道行；今之人以医辟奴，故医之道废。有志之士，耻而不学，病者亦不择精粗，一概待之。常见官医迎送长吏，马前唱诺，真可羞也。由是通今博古者少而师传遂绝。《灵枢经》谓刺与汗虽久，犹可拔而雪；结与闭虽久，犹可解而决。去腰脊胯痛者，足太阳膀胱经也，胯痛足少阳胆经之所过也。《难经》曰：诸痛为实。《内经》曰：诸痛痒疮疡，皆属心火。注曰：心寂则痛微，心躁则痛甚。人见巫觋僧道禁师至，则病稍去者，心寂也。然去其后来者，终不去其本也。古之称痛随利减，不利则痛何由去？病者既痊，乃寿八十岁。故凡燥证，皆三阳病也。

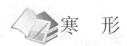

寒 形

因寒腰强不能屈伸 九十四

北人卫德新，因之析津，冬月饮寒则冷，病腰常直，不能屈伸，两足沉重，难于行步。途中以床舁递、程程问医，皆云肾虚。以苁蓉、巴戟、附子、鹿茸皆用之，大便反秘，潮热上周，将经岁矣。乃乞拯于戴人。戴人曰：此疾十日之效耳！卫曰：一月亦非迟。戴人曰：足太阳经血多，病则腰似折，䐃如结，䐃如裂，太阳所至为屈伸不利，况腰者，肾之府也，身中之大关节。今既强直而不利，宜咸以软之，顿服则和柔矣。《难经》曰：强力入房则肾伤

而髓枯，枯则高骨乃坏而不用，与此用同。今君之证，太阳为寒所遏，血坠下滞腰间也，必有积血，非肾也。节次以药，可下数百行，约去血一二斗。次以九曲玲珑灶蒸之。汗出三五次而愈。初蒸时至五日问曰：腹中鸣否？德新曰：未也。至六日觉鸣，七日而起，以能揖人。戴人曰：病有热者勿蒸，蒸则损人目也。

寒疝亦名水疝 九十五

律科王敏之，病寒疝，脐下结聚如黄瓜，每发绕腰急痛不能忍。戴人以舟车丸、猪肾散，下四五行，觉药绕病三五次而下，其泻皆水也。

猪肾、甘遂皆苦寒，经言以寒治寒，万举万全。但下后忌饮冷水及寒物，宜食干物，以寒疝本是水故也。即日病减八分，食进一倍。又数日，以舟车丸百余粒，通经散四五钱，服之利下。候三四日，又服舟车丸七八十粒，猪肾散三钱，乃健步如常矣。

一僧病疝，发作，冷气上贯齿，下贯肾，紧若绳挽两睾，时肿而冷。戴人诊两手，脉细而弱。断之曰：秋脉也。此因金气在上，下伐肝木，木畏金抑而不伸，故病如是。肝气磐礴，不能下荣于睾丸，故其寒实非寒也。木受金制，传之胃土，胃为阳明，故上贯齿，病非齿之病。肝木者，心火之母也，母既不伸，子亦屈伏，故下冷而水化乘之。经曰：木郁则达之，土郁则泄之。令涌泄四次，果觉气和，睾丸痒而暖。戴人曰：气已入睾中矣。以茴香木茂之药，使常服之，首尾一月而愈。

感风寒　九十六

戴人之常谿也，雪中冒寒，入浴重感风寒，遂病不起。但使煎通圣散单服之，一二日不食，惟渴饮水，亦不多饮，时时使人捶其股，按其腹，凡三四日不食，日饮水一二十度，至六日有谵语妄见。以调胃承气汤下之，汗出而愈。戴人常谓人曰：伤寒勿妄用药，惟饮水最为妙药，但不可使之伤，常令揉散，乃大佳耳！至六七日见有下证，方可下之，岂有变异哉！奈何医者禁人饮水，至有渴死者。病人若不渴，强与饮水，亦不肯饮耳。戴人初病时，鼻塞声重头痛，小便如灰淋汁，及服调胃承气一两半，

觉欲呕状，探而出之，汗出絷絷然，须臾下五六行，大汗一日乃瘳。当日饮冰水时，水下则痰出，约一二碗，痰即是病也，痰去则病去也。戴人时年六十一。

冻疮　九十七

戴人女僮，足有寒疡，俗云冻疮。戴人令服舟车丸、浚川散大下之，其疮遂愈。人或疑之，戴人曰：心火降则寒消，何疑之有？

寒痰　九十八

一妇人心下脐上结硬如斗，按之如石，人皆作病胎。针灸毒药，祷祈无数，如捕风。然一日戴人见之曰：此寒痰。诊其两手寸脉皆沉，非寒痰而何！以瓜蒂散吐之，连吐六七升，其块立消过半，俟数日后再吐之，其涎沫类鸡黄，腥臭特殊，约二三升。凡如此者三。后以人参调中汤、五苓散调之，腹已平矣。

泻利恶寒　九十九

东门一男子，病泻利不止，腹鸣如雷，不敢冷坐，坐则下注如倾。诸医例断为寒证，干姜、官桂、丁香、豆蔻之属，枯矾、龙骨皆服之矣。何针不燔，何艾不炷，迁延将二十载矣。一日问于戴人，戴人曰：两手寸脉皆滑，余不以为寒，然其所以寒者，水也。经茶调散涌寒水五七升，无忧散泻积水数十行。乃通因通用之法也。次以五苓散淡剂，渗泻利之道。又以甘露散止渴，不数日而冷食寒饮皆如故。此法王启玄稔言之矣，奈何无人用之哉！

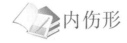内伤形

因忧结块　一百

息城司侯，闻父死于贼，乃大悲哭之。罢，便觉心痛，日增不已，月余成块，状若覆杯，大痛不住，药皆无功。议用燔针炷艾，病人恶之，乃求于戴人。戴人至，适巫者在其旁，乃学巫者，杂以狂言以谑病者，至是大笑，不忍回，面向壁。一二日，心下结块皆散。戴人曰：《内经》言忧则气结，喜则百脉舒和。又云：

喜胜悲。《内经》自有此法治之，不知何用针灸哉？适足增其痛耳！

病怒不食　一百一

项关令之妻，病怒不欲食，常好叫呼怒骂，欲杀左右，恶言不辍。众医皆处药，几半载尚尔。其夫命戴人视之。戴人曰：此难以药治，乃使二娼各涂丹粉作伶人状，其妇大笑。次日又令作角抵，又大笑。其旁常以两个能食之妇，

夸其食美，其妇亦索其食而为一尝。不数日，怒减食增，不药而瘥，后得一子。夫医贵有才，若无才，何足应变无穷。

不寐 一百二

一富家妇人，伤思虑过甚，二年不寐，无药可疗，其夫求戴人治之。戴人曰：两手脉俱缓，此脾受之也，脾主思故也。乃与其夫，以怒而激之。多取其财，饮酒数日，不处一法而去，其人大怒汗出，是夜困眠。如此者，八九日不寤，自是而食进，脉得其平。

惊 一百三

卫德新之妻，旅中宿于楼上，夜值盗劫人烧舍，惊坠床下，自后每闻有响则惊倒不知人。家人辈蹑足而行，莫敢冒触有声，岁余不瘥。诸医作心病治之，人参、珍珠及定志丸皆无效。戴人见而断之曰：惊者为阳，从外入也；恐者为阴，从内出也。惊者，为自不知故也。恐者，自知也。足少阳胆经属肝木，胆者，敢也，惊怕则胆伤矣。乃命二侍女执其两手，按高椅之上，当面前下置一小几，戴人曰：娘子当视此。一木猛击之，其妇人大惊。戴人曰：我以木击几，何以惊乎？伺少定击之，惊也缓。又斯须连击三五次，又以杖击门；又暗遣人画背后之窗，徐徐惊定而笑曰：是何治法？戴人曰：《内经》云：惊者平之。平者，常也，平常见之必无惊。是夜使人击其门窗，自夕达曙。夫惊者，神上越也，从下击几，使之下视，所以收神也，一二日虽闻雷而不惊。德新素不喜戴人，至是终身厌服，如有言戴人不知医者，执戈以逐之。

儿寐不寤 一百四

陈州长吏一小儿，病寐而不寤。一日诸医作睡惊治之，或欲以艾火灸之，或以大惊丸及水银饼子治之。其父曰：此子平日无疾，何骤有惊乎！以子之病，乃问于戴人。戴人诊其两手脉皆平和，戴人曰：若惊风之脉，当洪大而强，今则平和，非惊风也。戴人窃问其乳母：尔三日前曾饮醉酒否？遽然笑曰：夫人以煮酒见饷，酒味甚美，饮一罍而睡。陈酒味甘而恋膈，酒气满，乳儿亦醉也，乃锉甘草、干葛花、

缩砂仁、贯众煎汁使饮之，立醒。

孕妇下血 一百五

刘先生妻，有娠半年，因伤损下血，乞药于戴人，戴人诊之，以三和汤一名玉烛散、承气汤、四物汤对停，加朴硝煎之。下数行，痛如手掐，下血亦止。此法可与智识高明者言，膏粱之家，慎勿举似，非徒骇之，抑又谤之。呜呼！正道难行，正法难用，古今皆然。

收产伤胎 一百六

一孕妇年二十余，临产召稳媪三人，其二媪极拽妇之臂，其一媪头抵妇之腹，更以两手扳其腰，极力为之。胎死于腹，良久乃下，儿亦如血，乃稳媪杀之也。岂知瓜熟自落，何必如此乎！其妇因兹经脉断闭，腹如刀剜，大渴不止，小溲闭绝。主病者禁水不与饮，口舌枯燥，牙齿鼙黑，臭不可闻，饮食不下，昏愦欲死。戴人先以冰雪水恣意饮之，约二升许，痛缓渴止。次以舟车丸、通经散，前后五六服，下数十行，食大进。仍以桂苓甘露散、六一散、柴胡饮子等调之，半月获安。

又一妇人临产，召村姬数人侍焉。先产一臂出，姬不测轻重拽之，臂为之断，子死于腹。其母面青身冷，汗漐漐不绝，时微喘。呜呼，病家甘于死！忽有人曰：张戴人有奇见，试问之。戴人曰：命在须臾，针药无及。急取秤钩，续以壮绳，以膏涂其钩，令其母分两足向外偃坐，左右各一人脚上立定。次以钩其死胎，命一壮力妇，倒身拽出死胎，下败血五七升，其母昏困不省。待少顷，以冰水灌之，渐咽二口，大醒食进；次日四物汤调血，数日方愈。戴人常曰：产后无他事，因侍姬非其人，转为害耳。

怀恐胁痛 一百七

洛阳孙伯英，因诬狱妻子被系，逃于故人，是夜觉胃胁痛，托故人求药。故人曰：有名医张戴人适在焉，当与公同往。时戴人宿酒未醒，强呼之。故人曰：吾有一亲人，病欲求诊。戴人隔窗望见伯英曰：此公伏大惊恐。故人曰：何以知之？戴人曰：面青脱色，胆受怖也。后会赦乃出，方告戴人。

背疽　一百八

一富家女子，十余岁，好食紫樱，每食即二三斤，岁岁如此，至十余年。一日潮热如劳。戴人诊其两手脉，皆洪大而有力。谓之曰：他日必作恶疮肿毒，热上攻目，阳盛阴脱之证。其家大怒，不肯服解毒之药。不一二年，患一背疽如盘，痛不可忍，其女忽思戴人曾有是言，再三悔过，请戴人。戴人以铍针绕疽晕，刺三百针，去血一斗。如此三次，渐渐痛减肿消，微出脓而敛，将作痂时，使服十补内托散乃痊。终身忌口，然目亦昏，终身无子。

肺痈　一百九

舞水一富家有二子，长者年十三岁，幼者十一岁，皆好顿食紫樱一二斤，每岁须食半月。后一二年，幼者发肺痈，长者发肺痿，相继而死。戴人常叹曰：人之死者，命耶？天耶？古人有诗：爽口味多终作疾。真格言也。天生百果所以养人，非欲害人，然富贵之家，失教纵欲，遂至于是。

咽中刺塞　一百十

戴人过瀎阳，强家一小儿约五六岁，同队小儿以蜀黍秸相击，逆芒倒刺于咽中，数日不下粥药，肿大发，其家告戴人。戴人命取水，依《道经》中咒水法，以左手屈中指及无名指，作三山印，坐水盏于其上，右手掐印文，是金枪印。脚踏丁字，立望太阳或灯火，取气一口，吹在净水盏中，咒曰："吾取老君东流顺，老君奉勑摄去毒水，吾托大帝尊，所到称吾者，各各现帝身，急急如律令。"摄念七遍，吹在盏中，虚搅卓三次为定，其儿咽水下咽，曰：我可也。三五日肿散，乃知法亦有不可侮者。

误吞物咽中　一百十一

一小儿误吞一钱，在咽中不下，诸医皆不能取，亦不能下，乃命戴人。戴人熟思之，忽得一策，以净白表纸，令卷实如箸，以刀纵横乱割其端，作髯鬑之状。又别取一箸，缚针钩于其端，令不可脱，先下咽中，轻提轻抑，一探之，觉钩入于钱窍，然后以纸卷纳之咽中，与钩尖相抵，觉钩尖入纸卷之端，不碍肌肉，

提之而出。

肠澼下血　一百十二

棠溪栾彦刚，病下血。医者以药下之，默默而死。其子企，见戴人而问之曰：吾父之死竟无人知是何证。戴人曰：病锉其心也。心主行血，故被锉则血不禁，若血温身热者死。火数七，死必七日。治不当下，若下之，不满数。企曰：四日死。何谓病锉心？戴人曰：智不足而强谋，力不足而强与，心安得不锉也。栾初与邢争屋不胜，遂得此病。企由是大服，拜而学医。

水肿睾丸　一百十三

霍秀才之子，年十二岁，睾丸一旁肿膇。戴人见之曰：此因惊恐得之。惊之为病，上行则为呕血，下则肾伤而为水肿。以琥珀通经散一泻而消散。

伏惊　一百十四

上渠卜家一男子，年二十八岁，病身弱，四肢无力，面色苍黄，左胁下身侧，上下如臂状，每发则痛无时，食不减，大便如常，小便微黄，已二三载矣。诸医计穷，求戴人治之。视其部分，乃足厥阴肝经，兼足少阳胆经也。张曰：甲胆乙肝故青，其黄者，脾也。诊胆脉小，此因惊也。惊则胆受邪，腹中当有惊涎绿水。病人曰：昔曾屯军被火，自是而疾。戴人夜以舟车百五十丸、浚川散四五钱，加生姜自然汁，平旦果下绿水四五行。或问大加生姜何也？答曰：辛能伐木也。下后觉微痛，令再下之，比前药减三之一，又下绿水三四行。痛止思食，反有力。戴人谓卜曰：汝妻亦当病。卜曰：太医未见吾妻，何以知之？曰：尔感此惊几年矣？卜者曰：当被火时，我正在草堂中熟寐，人惊唤，我睡中惊不能言，火已塞门，我父拽出我火中，今五年矣。张曰：汝胆伏火惊，甲乙乘脾土，是少阳相火乘脾。脾中有热，故能食而杀谷。热虽能化谷，其精气不完，汝必无子。盖败经反损妇人，汝妻必手足热，四肢无力，经血不时。卜曰：吾妻实如此，亦已五年矣。他日，门人因观《内经》，言先泻所不胜，次泻所胜之论，其法何如以问张。张曰：

且如胆木乘胃土，此土不胜木也。不胜之气，寻救于子，己土能生庚金，庚为大肠，味辛者为金，故大加生姜使伐木。然先不开脾，土无

由行也。遂用舟车丸先通其闭塞之路，是先泻其所不胜；后用姜汁调浚川散大下之，次泻其所胜也。大抵阳干克阳干，腑克腑，脏克脏。

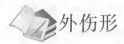

孕作病治　一百十五

一妇人，年四十余得孕。自以为年衰多病，故疾复作，以告医氏。医者不察，加燔针于脐两旁，又以毒药攻磨，辗转腹痛，食减形羸，已在床枕，来问戴人。戴人诊其脉曰：六脉皆平，惟右尺脉洪大有力，此孕脉也，兼择食，为孕无疑。左右皆笑之。不数月，生一女子，两目下各有燔针痕，几丧其明，凡治病妇，当先问娠，不可仓卒矣。

杖疮　一百十六

戴人出游，道经故息城，见一男子被杖，疮痛瘲发，毒气入里，惊涎堵塞，牙禁不开，粥药不下。前后月余百治无功，甘分于死。戴人先以三圣散，吐青苍惊涎约半大缶；次以利膈丸百余粒，下臭恶燥粪又一大缶；复煎通圣散数钱热服之；更以酸辣葱醋汤发其汗。斯须汗吐交出，其人活矣。此法可以救冤。

落马发狂　一百十七

一男子落马发狂，起则目瞪，狂言不识亲疏，弃衣而走，骂言涌出，气力加倍，三五人不能执缚。烧符作醮，问鬼跳巫，殊不知顾，丹砂、牛黄、犀、珠、脑、麝，资财散去，室中萧然。不远二百里而求戴人一往。戴人以车轮埋之地中，约高二丈许，上安之中等车轮，其辋上凿一穴，如作盆之状，缚狂病人于其上，使之伏卧，以软裀衬之，令一大人于下，坐机一枚，以棒搅之，转千百遭，病人吐出青黄涎沫一二斗许。绕车轮数匝，其病人曰：我不能任，可解我下。从其言而解之，索凉水，与之冰水，饮数升，狂方罢矣。

太阳胫肿　一百十八

麻先生兄村行为犬所啮，异至家，胫肿如罐，坚若铁石，毒气入里，呕不下食，头痛而重，往问戴人。女僮曰：痛随利减，以槟榔丸

下之，见两行不瘥。适戴人自舞阳回，谓麻曰：胫肿如此，足之二阴三阳可行乎？麻曰：俱不可行。如是，何不大下之？乃命夜临卧服舟车丸百五十粒，通经散三四钱。比至夜半，去十四行，肿立消，作胡桃纹，反细于不伤之胫。戴人曰：慎勿贴膏纸，当令毒气出，流脓血水常行。又一日，戴人恐毒气未尽，又服舟车丸百余粒，浚川散三四钱，见六行。病人曰，十四行易当，六行反难，何也？戴人曰：病盛则胜药，病衰则不胜其药也。六日其脓水尽。戴人曰：脓水行时不畏风，尽后畏风也。乃以愈风饼子，日三服之。又二日，方与生肌散，一傅之而成痂。呜呼！用药有多寡，使差别相悬，向使不见戴人，则利减之言非也。以此知知医已难，用医尤难。

足闪䯒痛　一百十九

谷阳镇酒监张仲温，谒一庙，观匠者砌露台，高四尺许，因登之。下台或䯒一足，外踝肿起，热痛如火。一医欲以铇针刺肿出血，戴人急止之曰：䯒已痛矣，更加针，二痛俱作，何以忍也？乃与神佑丸八九十丸，下二十余行，禁食热物。夜半肿处发痒痛止，行步如常。戴人曰：吾之此法，十治十愈，不诳后人。

膝䯒跛行　一百二十

葛家冯家一小儿，七八岁。膝被䯒跛行，行则痛，数日矣。闻戴人不医，令人问之。戴人曰：小病耳，教来。是夜以舟车丸、通经散，温酒调而下之。夜半涌泄齐行，上吐一碗，下泄半缶。既上床，其小儿谓母曰：膝髌痒，不可往来。日使服乌金丸壮其筋骨，一月疾愈而走矣。

杖疮入水　一百二十一

小渠袁三，因强盗入家，伤两䏶外廉，作疮数年不已，脓血常涓涓然，但饮冷则疮间冷

水浸淫而出，延为湿疮，来求治于戴人。曰：尔中焦当有绿水二三升、涩数掬。袁曰：何也？戴人曰：当被盗时，感惊气入腹，惊则胆伤，足少阳经也，兼两外臁皆少阳之部，此胆之甲木受邪，甲木色青，当有绿水。少阳在中焦如沤，既伏惊涎在中焦，饮冷水，咽为惊涎所阻，水随经而旁入疮中，故饮水则疮中水出。乃上涌寒痰，汗如流水，次下绿水，果二三升，一夕而痂干，真可怪也。

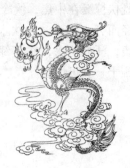

卷 三

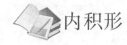 内积形

伤冷酒 一百二十二

戴人出游，道经阳夏，问一旧友，其人病已危矣。戴人往视之。其人曰：我别无病。三年前，当隆暑时出村野，有以煮酒馈予者，适村落无汤器，冷饮数升，便觉左胁下闷，渐痛结硬，至今不散。针灸磨药，殊不得效。戴人诊其两手，脉俱沉实而有力。先以独圣散吐之，一涌二三升，色如煮酒，香气不变。后服和脾散，去湿药。五七日，百脉冲和，始知针灸无功，增苦楚矣。

心下沉积 一百二十三

显庆寺僧应公，有沉积数年，虽不卧床枕，每于四更后，心头闷硬，不能安卧，须起行寺中，习以为常。人莫知为何病，以药请于戴人。戴人令涌出胶涎一二升，如黑矾水，继出黄绿水，又下脓血数升。自尔胸中如失巨山，饮饵无算，安眠至晓。

茶癖 一百二十四

一缁侣，好茶成癖，积在左胁。戴人曰：此与肥气颇同，然痎疟不作，便非肥气。虽病十年，不劳一日。况两手脉沉细，有积故然。吾治无针灸之苦，但小恼一饷，可享寿尽期。先以茶调散吐出宿茶水数升；再以木如意揎之，又涌数升，皆作茶色；次以三花神佑丸九十余粒，是夜泻二十余行，脓水相兼，燥粪瘀血杂然而下。明日以除湿之剂，服十余日，诸苦悉蠲，神清色莹。

腹胀水气 一百二十五

蹙踘张承应，年几五十，腹如孕妇，面黄食减，欲作水气。或令服黄芪建中汤及温补之剂，小溲涩闭，从戴人疗焉。戴人曰：建中汤，攻表之药也，古方用之攻里，已误也。今更以此取积，两重误也。先以涌剂吐之，置火于其旁，大汗之；次与猪肾散四钱，以舟车丸引之，下六缸殊不困，续下两次，约三十余行，腹平软，健啖如昔。常仲明曰：向闻人言，泻五六缸，人岂能任，及闻张承应，渠云诚然。乃知养生与攻疴本自不同，今人以补剂疗病，宜乎不效。

痃气 一百二十六

王亭村一童子，入门，状如鞠恭而行。戴人曰：痃气也，令解衣揣之，二道如臂，其家求疗于戴人。先刺其左，如刺重纸，剥然有声而断。令按摩之，立软。其右亦然，观者感嗟异之。或问，曰：石关穴也。

胸膈不利 一百二十七

沈丘王宰妻，病胸膈不利，口流涎沫，自言咽下胃中常雷声，心间作微痛，又复发昏，胸乳之间灸瘢如棋，化痰利膈等药，服之三载，病亦依然。其家知戴人痰药不损，来求之。一涌而出雪白虫一条，长五六寸，有口鼻牙齿，走于涎中，病者忿而断之，中有白发一茎。此正与徐文伯所吐宫人发瘕一同，虫出立安。

冷疾 一百二十八

戴人过醮都营中饮会，邻席有一卒说出妻

事。戴人问其故。答曰：吾妇为室女，心下有冷积如覆杯，按之如水声，以热手熨之如火聚，来已十五年矣。恐断我嗣，是故弃之。戴人曰：公勿黜也。如用吾药，病可除，孕可得。卒从之。戴人诊其脉沉而迟，尺脉洪大而有力，非无子之候也，可不逾年而孕。其良人笑曰：试之。先以三圣散吐涎一斗，心下平软；次服白术调中汤、五苓散；后以四物汤和之。不再月，气血合度，数月而娠二子。戴人常曰：用吾此法，无不子之妇，此言不诬矣。

积块　一百二十九

果菌刘子平妻，腹中有块如瓢，十八年矣。经水断绝，诸法无措。戴人令一月内涌四次、下六次，所去痰约一二桶。其中不化之物有如葵菜者，烂鱼肠之状。涌时以木如意揣之，觉病积如刮，渐渐而平。及积之既尽，块痕反洼如臼，略无少损。至是而面有黄色，经水既行。若当年少，可以有子。

肥气积　一百三十

阳夏张主簿之妻，病肥气，初如酒杯，大发寒热。十余余年后，因性急悲感，病益甚。惟心下三指许无病，满腹如石片，不能坐卧。针灸匝矣，徒劳力耳，乃敬邀戴人而问之。既至，断之曰：此肥气也，得之季夏戊己日，在左胁下，如覆杯。久不愈，令人发痎疟。痎疟者，寒热也。以瓜蒂散吐之鱼腥黄涎约一二缸。至夜，继用舟车丸、通经散投之。五更，黄涎脓水相半五六行，凡有积处皆觉痛。后用白术散、当归散和血流经之药。如斯涌泄，凡三四次而方愈。

伏瘕　一百三十一

汴梁曹大使女，年既笄，病血瘕数年。太医宜企贤，以破血等药治之，不愈。企贤曰：除得睢州张戴人方愈。一日，戴承语至汴京，曹大使乃邀戴人问焉。戴人曰：小肠遗热于大肠，为伏瘕，故结硬如块，面黄不月。乃用涌泄之法，数年之疾，不再旬而效，女由是得聘。企贤问谁治之？曹大使曰：张戴人。企贤立使人邀之。

停饮　一百三十二

一妇从年少时，因大哭罢，痛饮冰水困卧，水停心下，渐发痛闷。医氏咸以为冷积，治之以温热剂，及禁食冷物。一闻茶气，病辄内作，如此数年。燎针烧艾，疮孔数千。十余年后，小便赤黄，大便秘闷，两目加昏，积水转甚，流于两胁。世谓水癖，或谓支饮，硇、漆、棱、莪，攻磨之药竟施之矣。食日衰，积日茂，上至鸠尾，旁至两胁及脐下。但发之时，按之如水声，心腹结硬，手不可近者。月发五七次，甚则欲死，诸药皆厌，二十余年。求戴人发药，诊其脉，寸口独沉而迟，此胸中有痰。先以瓜蒂散涌痰五七升。不数日，再越痰水及斗。又数日，上涌数升。凡三涌三下，汗如水者亦三，其积皆去。以流湿饮之药调之，月余大瘥。

积气　一百三十三

寄西华县庠山东颜先生，有积二十年。目视物不真，细字不睹，当心如顽石。每发痛不可忍，食减肉消，黑䵟满面，腰不能直。因遇戴人，令涌寒痰一大盆，如片粉，夜以舟车丸、通经散，下烂鱼肠、葵菜汁七八行。病十去三四，以热浆粥投之，复去痰一盆。次日又以舟车丸、通经散，前后约百余行，略无少困。不五六日，面红䵟去，食进目明，心中空旷，遂失顽石所在，旬日外来谢。

沉积疑胎　一百三十四

修弓杜匠，其子妇年三十，有孕已岁半矣。每发痛则召侍媪待之，以为将产也。一二日复故。凡数次，乃问戴人。戴人诊其脉涩而小，断之曰：块病也，非孕也。《脉诀》所谓涩脉如刀刮竹形，主丈夫伤精，女人败血。治之之法，有病当泻之。先以舟车丸百余粒，后以调胃承气汤加当归、桃仁，用河水煎，乘热投之。三两日，又以舟车丸、桃仁承气汤泻，青黄脓血杂然而下。每更衣，以手向下推之、揉之则出。后三二日，又用舟车丸，以猪肾散佐之。一二日，又以舟车丸，通经如前。数服，病十去九，俟晴明，当未食时，以针泻三阴交穴。不再旬块已没矣。此与隔腹视五脏者，复何异哉！

是胎非积 一百三十五

胡王之妻，病脐下积块，呕食，面黄肌瘦而不月。或谓之干血气，治之无效。戴人见之曰：孕也。其人不信，再三求治于戴人。与之平药以应其意，终不肯下毒药。后月到，果胎也。人问何以别之？戴人曰：尺脉洪大也。《素问·阴阳别论》所谓阴搏阳别之脉。

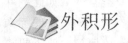 外积形

瘤 一百三十六

戴人在西华，众人皆讪以为吐泻。一日，魏寿之与戴人入食肆中，见一夫病一瘤，正当目之上纲内眦，色如灰李，下垂覆目之睛，不能视物。戴人谓寿之曰：吾不待食熟，立取此瘤。魏未之信也。戴人曰：吾与尔取此瘤何如？其人曰：人皆不敢割。戴人曰：吾非用刀割，别有一术焉。其人从之。乃引入一小室中，令俯卧一床，以绳束其肪，刺乳中大出血。先令以手揉其目，瘤上亦刺出雀粪，立平出户，寿之大惊。载人曰：人之有技。可尽窥乎？

胶瘤 一百三十七

郜城，戴人之乡也。一女子未嫁，年十八，两手背皆有瘤，一类鸡距，一类角丸，腕不能钏。向明望之，如桃胶然。夫家欲弃之。戴人见之曰：在手背为胶瘤，在面者为粉瘤，此胶瘤也。以铄针十字刺破，按出黄胶脓三两匙，立平。瘤核更不再作，婚事复成。非素明者，不敢用此法矣。

瘿 一百三十八

新寨妇人，年四十余，有瘿三瓣。戴人令以咸吐之。三涌三汗三下，瘿已半消；次服化瘿之药，遂大消去。夫病在上者，皆宜吐，亦自有消息之法耳。

痔 一百三十九

赵君玉常病痔。凤眼草、刺猬皮、槐根、狸首之类皆用之；或以干姜作末，涂猪肉炙食之。大便燥结不利且痛。后数日，因病黄，大涌泻数次，不言痔作。麻先生偶记而书之。君玉自识戴人之后，痔更不发耳。

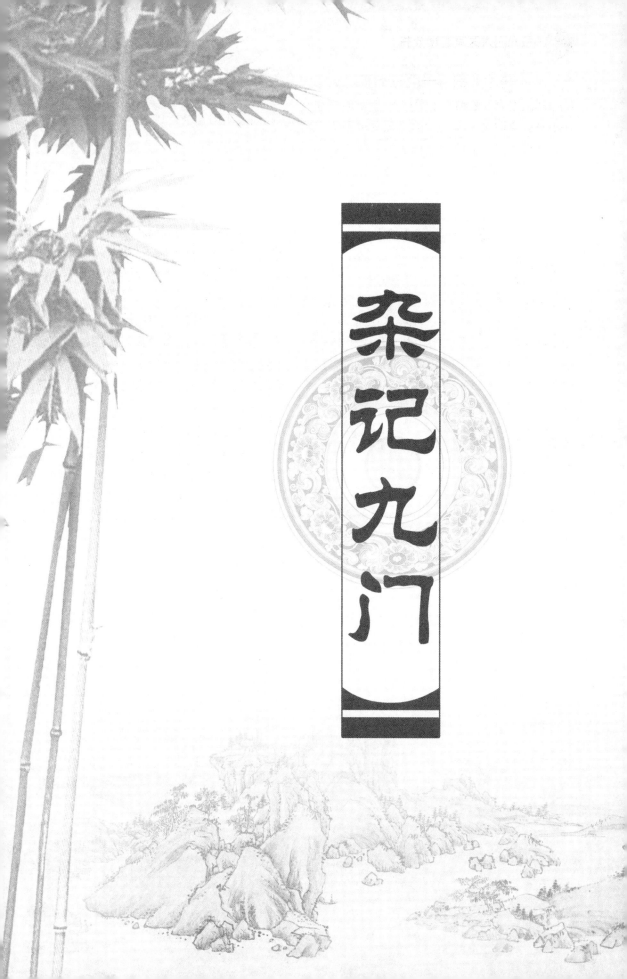

杂记九门

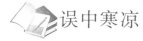

误中涌法

嗽

张板村鹿子春一小儿，七八岁，夏月病嗽，羸甚。戴人欲涌之。子春以为儿幼弱，惧其不胜，少难之。一日，因饮酒，家人与之酒，伤多乃大吐，吐定而嗽止。盖酒味苦，苦属涌剂。子春乃大悟戴人之言也。

疥

货生药焦百善云：有莞夫来买苦参，欲治疥。不识药性缓急，但闻人言可治，浓煎一碗服之。须臾，大吐涎一盆，三二日疥作痂矣。

赤目

一小儿名德孙，眼发赤。其母买铜绿，欲洗儿目。煎成，家人误与儿饮之。须臾，大吐，吐讫立开。

感风寒

焦百善偶感风寒，壮热头痛。其巷人点蜜茶一碗，使啜之。焦因热服之讫，偶思戴人语曰：凡苦味皆能涌。百善兼头痛，是病在上，试上箸探之毕，其痛立解。

误中寒凉

经闭

一妇人年二十余岁，病经闭不行，寒热往来，咳嗽潮热。庸医禁切，无物可食。一日当暑出门，忽见卖凉粉者，以冰水和饮，大为一食，顿觉神清骨健，数月经水自下。

下血

一男子脏毒下血，当六月间，热不可堪，自甘于死。忽思冰蜜水，猛舍性命，饮一大盂，痛止血住。

痢

一男子病脓血恶痢，痛不可忍。忽见水浸甜瓜，心酷喜之，连皮食数枚，脓血皆已。人言下痢无正形，是何言也？人止知痢是虚冷，温之，燥之，涩之，截之，此外无术矣。岂知风、暑、火、湿、燥、寒六者皆为痢。此冰蜜甜瓜所以效也。

临变不惑

涌法

戴人在西华夏公宅，其仆郑驴病，法当吐。命女僮下药，药失不制，又用之太多，涌之不出，反闷乱不醒，乃告戴人。戴人令以薪实马槽，既平，舁郑驴卧其上，倒垂其头。须臾大吐，吐讫而快。戴人曰：先宜少进，不涌旋加。

西华一老夫病，法当吐。令门人栾景先下药。景先初学，其人不吐，反下走二行，乃告戴人。戴人令取齑汁饮二碗；再下涌药一钱，以鸡翎探之乃吐。既药行，方大吐，吐讫又安。戴人曰：凡用吐药，先以齑汁一碗横截之。药既咽下，待少倾，其鸡翎勿令离口。酸苦咸虽能吐人，然不撩何由出也？

李仲安宅四妇人病同，日下涌剂，置燠室中火两盆。其一妇人发昏，众人皆惊。戴人笑曰：内火见外火故然。舁之门外，使饮冰雪水立醒。时正雪晴，戴人曰：热见寒则醒。众由是皆服。非老手谙练，必不能镇众人之惊也。

涌　嗽

杨寿之妻，病嗽十余年，法当吐之。一日不止，以麝香汤止之；夜半犹不定，再止之；明旦颇觉恶心，更以人参汤止之，二日稍宁。自下药凡三，来问戴人，不顾。谓栾景先曰：病久嗽，药已擒病，自然迟解。涌后调理数日乃止。戴人常言涌后有顿快者；有徐快者，有反秘闷者，病未尽也；有反热者，不可不下也。大抵三日后无不快者。凡下不止者，以冰水解之。凡药热则行，寒则止矣。

当禁不禁　病愈后犯禁而死

孟太亨，病肿既平，当节食及盐、血、房室等。不慎病再，适戴人归家，无救之者，乃死。

郾城董德固，病劳嗽。戴人曰：愈后当戒房事。其病愈，恃其安，触禁而死。死后妻生一子，正当病瘥之日也。董初坚讳，至是乃彰。

一宦家小儿病痢，自郾头车载至朱葛寺，入门而死。戴人曰：有病远行，不可车载马驮。病已扰矣，又以车马动摇之，是为重扰，其即死。

阳夏韩氏，为犬所啮，大痛不可忍，偏痒燥。自庄头载至家，二十里，一夕而死。时人皆不知车之误也。戴人常言伤寒之后，忌荤肉房事劳；水肿之后，禁房及油盐滋味等三年；滑泄之后，忌油腻。此三者，决不可不禁也。戴人常曰：病久瘕闭，忽得涌泄，气血冲和，心肾交媾，阳事必举，尤切戒房室。元气新至，犯之则病再作，恐罪于涌泄。

不忌反忌　不忌口得愈

一男子病泄十余年。豆蔻、阿胶、诃子、龙骨、枯矾皆用之矣。中脘、脐下、三里，岁灸之。皮肉皱槁，神昏足肿，泄如泔水，日夜无度。戴人诊其两手脉，沉且微，曰：生也。病人忽曰：羊肝生可食乎？戴人应声曰：羊肝止泄，尤宜服。病人悦而食一小盏许，可以浆粥送之。病人饮粥数口，几半升，续又食羊肝生一盏许，次日泄几七分，如此月余而安。此皆忌口太过之罪也。戴人常曰：胃为水谷之海，不可虚怯，虚怯则百邪皆入矣。或思荤茹，虽与病相反，亦令少食，图引浆粥，此权变之道也。若专以淡粥责之，则病人不悦而食减，久则病增损命，世俗误人矣。

不可忌口

戴人常曰：脏毒、酒毒、下血、呕血，妇人三十已下血闭，六月七月间脓血恶痢疼痛不止，妇人初得孕择食者，以上皆不忌口。

高技常孤

戴人常曰：人言我不接众工。余岂不欲接人？但道不同，不相为谋。医之善，惟《素问》一经为祖，有平生不识其面者，有看其文不知其义者，此等虽曰相亲，欲何说？只不过求一二药方而已矣。大凡药方前人所以立法，病有百变，岂可执方！设于富贵之家病者，数工同治，戴人必不能从众工，众工亦不能从戴人，以此常孤。惟书生高士推者复来，日不离门。戴人又曰：我之术止可以教，书生不能受，医者忽授。老书生曰：我是书生，岂不知书生，书生固多，许可以易慢？戴人问之曰：彼未尝见予治病，故有是言。若亲见予治病数十人，自反思矣。凡谤我者，皆望风取信于群医之口也。孔子曰：浸润之谮，肤受之愬，不行焉。可谓明也已矣。

群言难正

谤　吐

或言人有病不可吐，人身骨节间皆有涎，若吐出骨节间涎，令人偏枯。戴人问之曰：我之药止是吐肠胃间久积，或膜肓间宿沫，皆是胃膈中溢出者。夫下与吐一理也。但病有上下，故用药有逆顺耳。

谤三法

或言戴人汗、下、吐三法，欲该天下之医者，非也。夫古人医法未备，故立此三法。后世医法皆备，自有成说，岂可废后世之法，而从远古！譬犹上古结绳，今日可废书契而从结绳乎！戴人问之曰：易之法虽多，不离八卦五行；刑章虽多，不过笞杖流。岐伯曰：知其要者，一言而终。然则岐伯亦诳人乎！大抵举纲则简，计目则繁。

谤峻药

或言戴人用药皆峻激，乃《本草》中下品药也，岂可服哉？戴人曰：甚矣！人之不读书。《本草》言上药为君，中品为臣，下品为佐使者，所以辨其性刚柔也。《内经》言：所谓君臣佐使者，非《本草》中三品之谓也。主治之为君，次君之谓臣，应臣之为佐使。假如大黄能治此病，则大黄为君；甘遂能治此病，则甘遂为君矣。若专以人参、黄芪治人之邪气，此庸工所以常误人命也。

李嗣荣言，京中闲人云：戴人医杀二妇，遂辞太医之职而去。又有人云：昔曾医杀颖守，私遁而去。麻知几初闻亦疑之，乃载见戴人于颖阳。观其用药百发百中，论议该赡，应变无穷。其所治之疾，则不三二十年，即十年，或五六年，应手辄愈。群医之领袖，无以养生。及其归也，谤言满市，皆曰：戴人医杀仓使、耿四而去。时仓使以病卒，与余未尝通姓名。耿四病嗽咯血，曾问戴人。戴人曰：公病消困，不可峻攻，宜以调养。戴人已去，后而卒矣。麻先生乃肖李嗣荣所言，皆诬也。凡余所治之病，皆众坏之证，将危且死而治之，死则当怨于戴人！又戴人所论按经切理，众误皆露，以

是嫉之。又戴人治病，多用峻激之药，将愈未愈之间，适戴人去。群医毁之曰：病为戴人攻损，急补之。遂用相反之药。如病愈，则我药可久服，攻疾之药可暂用。我方攻疾，岂欲常服哉？疾去则止药。若果欲养气，五谷、五肉、五菜，非上药耶？亦安在枯草死木之根核哉？

病人负德　愈后吝财

南乡刀镊工卫氏病风，半身无汗，已再中矣。戴人以三汗疗之，寻愈。恐其求报，乃绐曰：余夜梦一长髯人针余左耳，故愈。

巫者武婆，年四十，病劳三年，羸瘦不足观。诸医技绝，适五六月间求治，愿奉白金五两。戴人治之，五六日而安。只止曰：白金三两。乃曰：一道人投我一符，焚而吞之，乃痊。如此等人，不可胜计。若病再作，何以求治？至有耻前言而不敢复求治疗，而杀其身者。此所以世之庸工，当正病时，以犀、珠、龙、麝、丁、沉、木、乳，乘其急而巧取之。然君子博爱，贤愚亦不当效若辈也。

同类妒才　群口诬戴人

有扶救之功，如死，我则有攻击之罪，明者不可不察也。麻先生常见他医言戴人能治奇病，不能治常病；能治杂病，不能治伤寒。他日见戴人，问以伤寒事，超然独出仲景言外之意。谓余曰：公慎勿殢仲景纸上语，惑杀世人。余他日再读仲景，方省其旨。戴人云：人常见伤寒疫气动时辄避，曰：夫伤寒多变，须朝夕再视。若十人病，已不能给，况阖郡之中，皆亲故人乎！其死生常在六七日之间，稍不往视，别变矣。以此他医咸诮之，以为不能治伤寒。盖未常窥其涯涘。浪为之訾云。

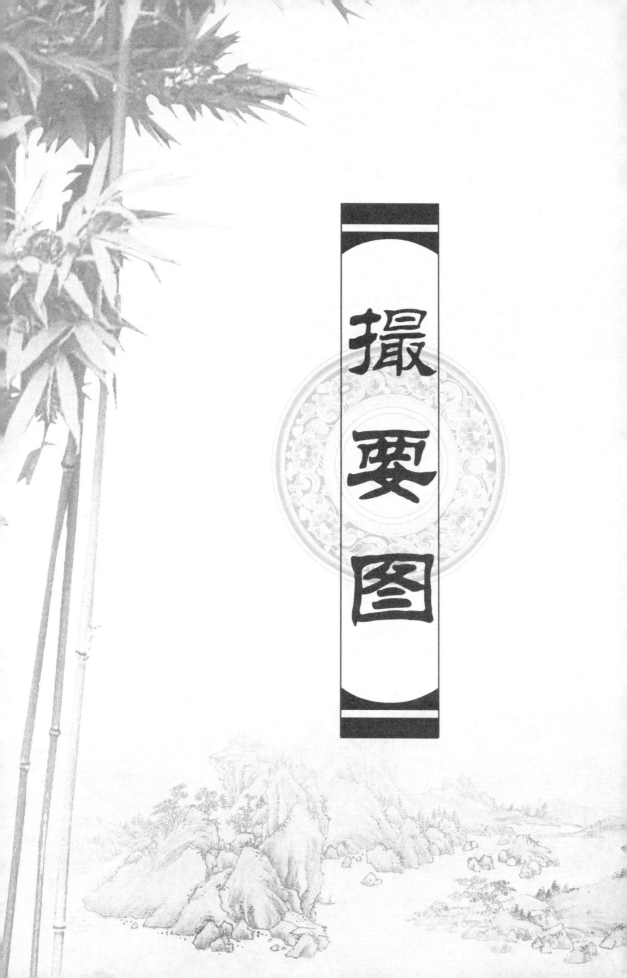

撮要图

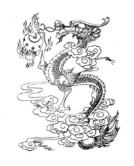

摄要图

摄要图

《难》、《素》摄要究治识病用药之图

太易 未见气也	太初 气之始也	太极	太始 形之始也	太素 质之始也

甲 胆	乙 肝	丙 小肠	丁 心	戊 胃	己 脾	庚 大肠	辛 肺	壬 膀胱	癸 肾

三焦 寅手 相少 火阳	大肠 卯手 燥阳 金明	小肠 辰手 寒太 水阳	包络 巳手 风厥 木阴	心 午手 君少 火阴	肺 未手 湿太 土阴	胆 申足 相少 火阳	胃 酉足 燥阳 金明	膀胱 戌足 寒太 水阳	肝 亥足 风厥 木阴	肾 子足 君少 火阴	脾 丑足 湿太 土阴

从其气则和，违其气则病

- 气之所感者，是动则病也
- 天之邪，感则害人五脏，肝、心、脾、肺、肾实而不满，可下之而已也
- 水谷之寒热感则害人六腑、胆、胃、三焦、膀胱、大肠、小肠满而不实，可吐之而已也
- 地之湿气感则害人皮肉、筋脉、肌肤，从外而人，可汗之而已也
- 成也，所生病者，血之所

属	黄泉	水	寒水主寒	肾 黄泉	下络膀胱

天地六位藏象之图

此论元无此图，添之

属上二位天	太虚	金金火合德	燥金主清	肺 上象 焦天	下络大肠
属	天面	火	君火主热	心 包络	下络小肠
属中二位人	风云之路	水木火合德	风木主温	肝 中象 焦人	下络胆经
属	万物之路	火	相火主极热	胆 次	卷终
属下二位地	地面	土水二合德	湿土主凉	脾 下象 焦地	下络肾

外有风、寒、暑、湿，属天之四令，无形也。

内有饥饱劳逸，属天之四令，有形也。

一者，始因气动而内有所成者，谓积聚、癥瘕、瘤气、瘿起、结核、狂督、癫痫。疏曰：癥，坚也，积也；瘕，气血也。

二者，始因气动而外有所成者，谓痈肿、疮疡、疥癣、疽痔、掉瘛、浮肿、目赤、瘭痤、胕肿、痛痒之类是也。

三者，不因气动而病生于内者，谓留饮、癖食、饥饱、劳损、宿食、霍乱、悲、恐、喜、怒、想慕、忧结之类是也。

四者，不因气动而病生于外者，谓瘴气、贼魅、虫蛇、蛊毒、伏尸、鬼击、冲薄、坠堕、风、寒、暑、湿、斫、射、割、刺之类是也。

风木郁之病

故民病胃脘当心而痛，四肢、两胁、咽膈不通，饮食不下，甚则耳鸣眩转，目不识人，善僵仆，筋骨强直而不用，卒倒而无所知也。

暑火郁之病

故民病少气，疮疡，痈肿，胁肋、胸背、首面、四肢、䐜膹胪胀；疡痱呕逆，瘛疭，骨痛节疼，及有动泄注下，温疟，腹中暴痛，血溢流注，精液衰少，目赤心热，甚则瞀闷懊恼，善暴死也。

湿土郁之病

故民病心腹胀，肠鸣而为数后，甚则心痛，胁膜，呕逆，霍乱，饮发注下，胕肿身重，脾热之生也。

燥金郁之病

故民病咳逆，心腹满引少腹，善暴痛，不可反侧，嗌干，面尘色恶，金胜而木病也。

寒水郁之病

故民病寒客心痛，腰椎痛，大关节不利，屈伸不便，善厥，痞坚腹满，阴乘阳故也。

初之气

自大寒至立春、春分，厥阴风木之位，阳用事而气微，故曰：少阳得甲子，元头常准。以大寒交初之气，分以六周，甲子以应六气，下傲一月。正月、二月少阳，三阴三阳亦同。

二之气

春分至小满，少阴君火之位。阳气清明之间，又阳明之位。

三之气

小满至大暑，少阳相火之位。阳气发，万物俱成，故亦云太阳旺。其脉洪大而长，天气并万物，人脉盛衰，造物造化亦同。

四之气

大暑至秋分，太阴湿土之位。天气吉感，夏后阴已用事，故曰：太阴旺。此三阴三阳，与天气标本阴阳异矣！脉缓大而长，燥金旺，紧细短涩，以万物干燥，明可见矣。

五之气

秋分至小雪，阳明燥金之位。气衰阴盛，故云金气旺，其脉细而微。

终之气

小雪至大寒，太阳寒水之位。阴极而尽，天气所收，故曰厥阴旺。厥者，尽也。

风木肝酸　达针

与胆为表里，东方木也，色青，外应目，主治血。芍药味酸微寒，泽泻咸平，乌梅酸热。诸风掉眩，皆属于肝。木主动。治法曰：达者，吐也。其高者，因而越之。可刺大敦，灸亦同。

暑火心苦　发汗

与小肠为表里，南方火色，外应舌，主血运诸经。大黄苦寒，木香苦温，黄连苦凉，没药苦热。

诸痛痒疮疡，皆属于心火。治法曰：热者汗之，令其疏散也。可刺少冲，灸之亦同。

湿土脾甘　夺针

与胃为表里，中央土也。色黄应唇，主肌肉，应四时。蜜甘凉，甘草甘平。

诸湿肿满，皆属于脾土。治法曰：夺者，泻也。分阴阳，利水道。可刺隐白，灸亦同。

燥金肺辛　清针

与大肠为表里，西方金也，色白，外应皮毛、鼻，亦行气。干姜辛热，生姜辛温，薄荷辛凉。

诸气膹郁，皆属于肺金。治法曰：清者，清膈、利小便、解表。可刺少商，灸亦同。

寒水肾咸　折针

与膀胱为表里，北方水也，色黑，外应耳，主骨髓。牡蛎咸寒，水蛭咸寒。

诸寒收引，皆属于肾水。治法曰：折之，谓抑之，制其冲逆。可刺涌泉，灸亦同。

大寒子上初之气

初之气为病，多发咳嗽，风痰风厥，涎潮痹塞，口㖞，半身不遂，失音，风癫。风中妇人，胸中留饮，两脐腹微痛，呕逆恶心，旋运惊悸，狂惕，心风，搐搦，颤掉。初之气病，宜以瓜蒂散吐之，在下泄之。

春分卯上二之气

二之气为病，多发风温、风热。经曰：风伤于阳，湿伤于阴。微头痛身热，发作风温之候。风伤于卫气也，湿伤于脾气也。是以风温为病，阴阳俱自浮，汗出，身重，多眠，鼻息，语言难出。此以上二证，不宜下。若与巴豆大毒丸药，热证并生，重者必死。二之气病，宜以桂枝麻黄汤，发汗而已。

小满巳上三之气

三之气为病，多发热，皆传足经者多矣。太阳、阳明、少阳、太阴、少阴、厥阴。太阳者，发热恶寒，头项痛，腰脊强；阳明者，身热目疼，鼻干，不得卧；少阳者，胸胁痛，耳聋，口苦，寒热往来而呕。此三阳属热。太阴者，腹满咽干，手足自温，自利不渴，或腹满时痛；少阴者，故口燥舌干而渴；厥阴者，腹满囊缩，喘热闷乱，四肢厥冷，爪甲青色。三之气病，宜以清凉，上温下养，不宜用巴豆丸下之。

大暑未上四之气

四之气为病，多发暑气，头痛，身热，发渴。不宜作热病治，宜以白虎汤。得此病不传染，次发脾泄，胃泄，大肠泄，小肠泄，大瘕泄，霍乱吐泻，下痢及赤白相杂，水谷不分消，肠鸣切痛、面浮足肿、目黄口干、胀满气痞、手足无力。小儿亦如此。四之气病，宜渗泄，五苓散之类。

秋分酉上五之气

五之气为病，多发喘息，呕逆，咳嗽及妇人寒热往来，痎疟，痔痔，消渴，中满，小儿斑瘾疮疱。五之气病，宜以大、小柴胡汤，宜解治表里之类。

小雪亥上终之气

终之气为病，多发风痰，风寒湿痹四肢。秋收多，冬水复旺，水湿相搏，肺气又衰，冬寒甚，故发则收，则痿厥弱，无以运用。水液澄清冷，大寒之疾；积滞瘕块，寒疝，血瘕，凡气之疾。终之气病，宜破积发汗之类。

肝之经足厥阴风乙木

是动则病腰痛，不可以俯仰，丈夫㿉疝，妇人少腹肿，甚则嗌干，面尘脱色。是肝所生病者，胸满，呕逆，飧泄，狐疝，遗溺，闭癃，为此诸病。

胆之经足少阳风甲木

是动则病口苦，善太息，心胁痛，不能转侧，甚则面微有尘，体无膏泽，足外反热，是为阳厥。是主骨所生病者，头痛，颔痛，目内眦痛，缺盆中肿痛，腋下肿，马刀挟瘿，汗出，振寒，疟，胸、胁、肋、髀、膝，外至胫绝骨外踝前及诸节皆痛，小指次指不用，为此诸病。

心之经手少阴暑丁火

是动则病嗌干，心痛，渴而欲饮，是为臂厥。是主心所生病者，目黄，胁痛，臑臂内后廉痛厥，掌中热痛，为此诸病。

小肠经手太阳暑丙火

是动则病嗌痛，颔肿，不可以顾，肩似拔，臑似折。是主液所生病者，耳聋，目黄，颊肿，颈、颔、肩、臑、肘、臂外后廉痛，此为诸病。

脾之经足太阴湿己土

是动则病舌本强，食则呕，胃脘痛，腹胀善噫，得后与气则快然如衰，身体皆重。是主脾所生病者，舌本痛，体不能动摇，食不下，烦心，心下急痛，溏瘕泄，水闭，黄疸，不能卧，强立，股膝内肿，厥，足大指不用，为此诸病。

胃之经足阳明湿戊土

是动则病洒洒振寒，善呻数欠，颜黑，至则恶人与火，闻木声则惕然而惊，心欲动，独闭户塞牖而处，甚则欲上高而歌，弃衣而走，贲响腹胀，是为骭厥。是主血所生病者，狂疟，温淫，汗出，鼽衄，口喝、唇胗，颈肿，喉痹，大腹水肿，膝膑肿痛，循膺乳气冲股，伏兔、骭外廉、足跗上皆痛，中指不用。气盛则身以前皆热。其有余于胃，则消谷善饥，溺色黄；气不足，则身以前皆寒栗；胃中寒则胀满，为此诸病。

心包络手厥阴为母血

是动则病手心热，臂肘挛急，腋肿，甚则胸胁支满，心中憺憺大动、面赤目黄，喜笑不休。是主脉所生病者，烦主，心痛，掌中热，为此诸病。

三焦经手少阳为父气

是动则病耳聋，浑浑焞焞，嗌肿喉痹。是主气所生病者，汗出，目锐眦痛，耳后、肩臑、肘臂外皆痛，小指次指不用，为此诸病。

大肠经手阳明燥庚金

是动则病齿痛颈肿。是主津液所生病者，目黄，口干，鼽衄，喉痹，肩前臑痛，大指次指痛不用。气有余，则当脉所过者热肿；虚则寒栗不复，为此诸病。

肺之经手太阴燥辛金

是动则病肺胀满，膨膨而喘咳；缺盆中痛，甚则交两手而瞀，此为臂厥。是主肺所生病者，咳，上气喘，渴，烦心胸满，臑臂内前廉痛厥，掌中热。气盛有余，则肩背痛，风寒汗出中风，小便数而欠；气虚则肩背痛寒，少气不足以息，溺色变，为此诸病。

肾之经足少阴寒癸水

是动则病饥不欲食，面如漆柴，咳唾则有血，喝喝，坐而欲起，目䀮䀮如无所见，心如悬，若饥状。气不足则善恐，心惕惕如人将捕之，是为骨厥。是主肾所生病者，口热舌干，嗌肿上气，嗌干及痛，烦心，心痛，黄疸，肠澼，脊股内后廉痛，痿厥，嗜卧，足下热而痛，为此诸病。

膀胱经足太阳寒壬水

是动则病冲头痛，目似脱，项如拔，脊痛，腰似折，髀不可以曲，腘如结、踹如裂，是为踝厥。是主筋所生病者，痔、疟、狂癫疾，头囟项痛，目黄泪出，鼽衄，项、背、腰、尻、腘、踹、脚皆痛，小指不用。为此诸病。

风治法：风淫于内，治以辛凉，佐以甘苦，以甘缓之，以辛散之。防风通圣散 天麻散 防风汤 祛风汤 小续命汤 消风散 排风汤

暑治法：热淫于内，治以咸寒，佐以甘苦，以酸收之，以苦发之。白虎汤 桂苓汤 玉壶丸 碧玉散 玉露散 石膏汤

湿治法：湿淫于内，治以苦热，佐以咸淡，以苦燥之，以淡泄之。白术木香散 桂苓白术丸 五苓散 葶苈木香散 益元散 神助散

火治法：火淫于内，治以咸寒，佐以甘苦，以酸收之，以苦发之。凉膈散 解毒丸 神功丸 八正散 调胃散 大、小承气汤

燥治法：燥淫于内，治以苦温，佐以甘辛，以辛润之，以苦下之。神功丸 麻仁丸 脾约丸 润体丸 润肠丸 四生丸 葶苈散

寒治法：寒淫于内，治以甘热，佐以苦辛，以辛散之，以苦坚之。姜附汤 四逆汤 二姜汤 术附汤 大戊己丸 附子理中汤

六门病证药方

风门独治于内者：防风通圣散 防风天麻丸 防风汤 小续命汤 消风散 祛风丸 承气汤 陷胸汤 神芎丸 大黄丸 备急丹

暑门独治于外者：白虎汤 桂苓甘露散 化痰玉壶丸 益元散 玉露散 石膏散 拔毒散 水澄膏 鱼胆丸 金丝膏 生肌散

湿门兼治于内者：五苓散 葶苈木香散 白术木香散 益元散 大橘皮汤 桂苓白术丸 神助散 大柴胡汤 小柴胡汤 柴胡饮子 防风通圣散 防风当归饮子

火门兼治于外者：凉膈散 黄连解毒汤 泻心汤 神芎丸 八正散 调胃散 调胃承气汤 桂苓汤 麻黄汤 小建中汤 升麻汤 五积散

燥门先治于内，后治于外者：神芎丸 脾约丸 麻仁丸 润体丸 四生丸

谓寒药攻其里，大黄兼牵牛之类。

谓热药攻其表，桂枝、麻黄、升麻之类。

寒门先治于外，后治于内者：姜附汤 四逆汤 二姜汤 术附汤 大已寒丸 理中丸

谓热药攻其表，谓寒药攻其里。

《内经》湿变五泄

六气属天，无形，风、暑、湿、火、燥、寒。

五形湿属戊己，湿入肺经为实。

六味属地，有质，酸、苦、甘、辛、咸、淡。

五脏湿属脾胃，湿入大肠为虚。

胃泄风湿

夫胃泄者，饮食不化，完谷出，色黄，风乘胃也，宜化剂之类。

脾泄暑湿

夫脾泄者，腹胀满注，实则生呕逆。三证宜和剂、淡剂、甘剂、清剂之类。

大肠泄燥湿

夫大肠泄者，肠鸣切痛。先宜寒剂夺之，次宜甘剂分其阴阳也。

小肠泄热湿

夫小肠泄者，溲而便脓血，少腹痛。宜寒剂夺之，淡剂、甘剂分之。

大瘕泄寒湿

夫里急后重，数至圊而不能便。先宜清剂、寒剂夺之，后以淡剂、甘剂分之。或茎中痛，亦同。

《金匮》十全之法

飧泄：春伤于风，夏必飧泄，暮食不化，亦成飧泄。风而飧泄者，先宜发剂，次宜淡剂、甘剂、分剂之类。

洞泄：春伤于风，邪气留连，乃为洞泄，泄下褐色。治法同上，又宜灸水分穴。湿气在下，又宜以苦剂越之。

洞泄寒中：洞泄寒中，俗呼曰休息痢。洞泄，属甲乙风木，可灸气海、水分、三里，慎勿服峻热之药。小儿便涩则生；足肿、腹胀满者，死于庚辛之日。如粪臭者不治。

霍乱：吐泻，水谷不化，阴阳错乱。可服淡剂，调以冰水，令顿服之则愈。

注下：火气太过，宜凉剂，又宜淡剂，调冰水，令顿服之则愈。此为暴下不止也。

肿蛊：三焦闭涩，水道不行，水满皮肤，身体痝肿。宜越剂、发剂、夺剂。

膜胀：浊气在上不散，可服木香槟榔丸、青皮、陈皮。属大肠，为浊气逆，肺金为清气逆。气化则愈矣。

肠鸣：燥湿相抟为肠鸣；中有湿亦为肠鸣；火湿相攻亦为肠鸣。治法同上，治之大效。

支满鹜溏：上满而后泄，下泄而后复上满。治法同上。久则反寒，治法同寒中。如鹜溏而肠寒者，亦斯义。风湿亦有支满者。

肠澼：大、小便脓血，治法同上。又宜不二丸、地榆散、驻车丸及车前子等药。次宜淡剂、甘剂、分剂之类。

脏毒下血：治法同上。又宜苦剂、夺剂，以苦燥之。如酒毒下血同。

大小便血：大小便治法同上。血温身热者死。火之成数，七日而死。如粪臭者不治。

脱肛：大肠热甚也。用酸浆水煎三五沸，稍热渫洗三五度，次以苦剂坚之则愈。

广肠痛：治法同上。又大黄牵牛丸，散夺之法，燥涩亦同。痔漏、广肠痛、肠风下血，皆同脏毒治法。

乳痔肠风：必肛门左右有核。《内经》曰：因而饱食，筋脉横解，肠澼为痔。属大肠经，可服枳壳之属。大瘕生肠风，乳痔相连。

《金匮》十全五泄法后论

天之气一也。一之用为风、火、燥、湿、寒、暑。故湿之气，一之一也，相乘而为五变。其化在天为雨，在地为泥，在人为脾，甚则为泄。故风而湿其泄也。胃暑而湿其泄也，脾燥而湿其泄也，大肠热而湿其泄也，小肠寒而湿其泄也。

大瘕，若胃不已，变而为飧泄；飧泄不已，变而为洞泄；洞泄不已，变而为脾泄寒中。此风乘湿之变也。若脾泄不已，变而为霍乱；霍乱不已，变而为注下；注下不已，变而为肿蛊，此暑乘湿之变也。若大肠泄不已，变而为膜胀；膜胀不已，变而为肠鸣；肠鸣不已，变而为支满鹜溏，此燥乘湿之变也。若小肠泄不已，变而为肠澼；肠澼不已，变而为脏毒；脏毒不已，变而为前后便血，此热乘湿之变也。若大瘕泄不已，变而为脱肛；脱肛不已，变而为广肠痛；广肠痛不已，变而为乳痔肠风，此寒乘湿之变也。凡此二十五变，若无湿则终不成疾。况脾胃二土，共管中州，脾好饮，脾亦恶湿，此泄之所由生也。

凡下痢之脉，微且小者生，浮大者死。水肿则反是，浮大者生，沉细者死。夫病在里脉沉，在表脉浮。里当下之，表当汗之。下痢而脉浮滑，水肿者脉沉细，表里俱受病，故不治也。凡下血、便血，两手脉俱弦者死绝，俱滑大者生，血温身热者死。王太仆则曰：若下血而身热血温，是血去而外逸也，血属火故也。七日而死者，火之成数也。

夫飧泄得之于风，亦汗可愈。或伏惊怖，则胆木受邪，暴下绿水，盖谓戊己见伐于甲木也。婴儿泄绿水，《素问》有婴儿风，理亦如之。洞泄者，飧泄之甚，但飧泄近于洞泄。洞泄久则寒中，温之可也。治法曰：和之则可也，汗之则不可。盖在腑则易治，入脏则难攻。洞泄寒中，自腑而入脏，宜和解而勿争。

水肿之作者，未遽而然也。由湿遍于大肠，小溲自涩，水湿既潴，肿满日倍，面黄腹大，肢体如泥，湿气周身，难专一法。越其高而夺其下，发其表而渗其中，酸收而辛散，淡渗而苦坚，用攻剂以救其甚，缓剂以平其余。如是则孤精得气，独魄反阳，亦可保形，陈莝去而净府洁矣！

彼豆蔻、乌梅、罂粟壳勿骤用也。设病形一变，必致大误。或通而塞，或塞而通，塞塞通通，岂限一法？世俗止知塞剂之能塞，而不知通剂之能塞者，拘于方也。凡治湿，皆以利小溲为主。诸泄不已，宜灸水分穴，谓水谷之所别也。脐之上一寸半，灸五七壮。腹鸣如雷，水道行之候也。凡湿勿针。《内经》虽云缪刺其处，莫若以张长沙治伤寒法治之。盖泄者，亦四时伤寒之一也。仲景曰：上涌而下泄，表汗而里攻，半在表半在里，则宜和解之，表里俱见，随证渗泄。此虽以治伤寒，其于治湿也同。仍察脉以视深浅，问年壮以视虚实，所投必如其意矣。

顷商水县白堤酒监单昭信，病飧泄，逾年不愈。此邑刘继先命予药之，为桂枝麻黄汤数两，一剂而愈。因作五泄图，摭《难》、《素》本意，书录于上，刊而行之，诚有望于后之君子。戴人张子和述已上之图，校改为篇法。

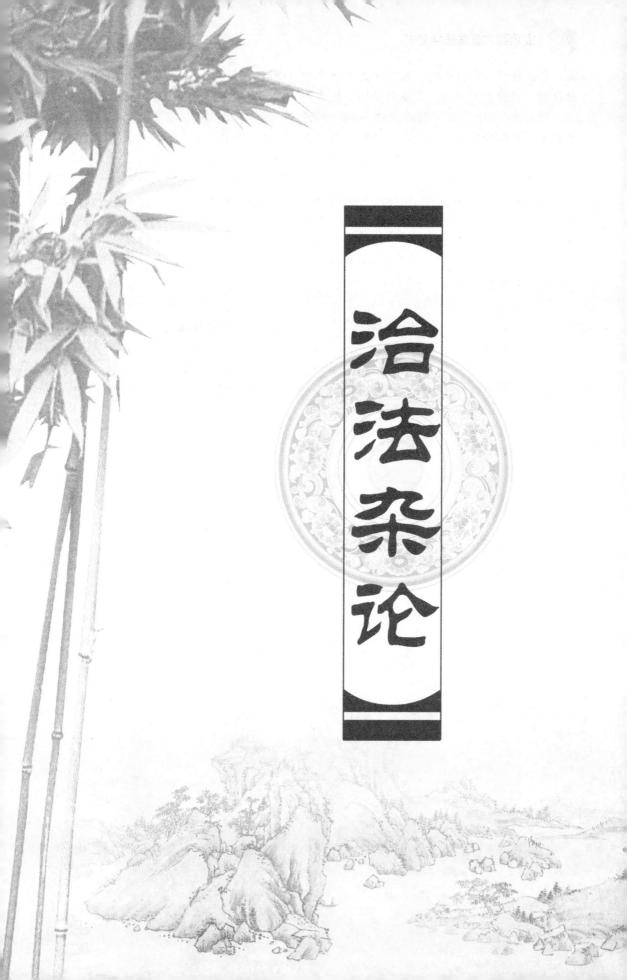

治法杂论

风　论

论曰：人之生也，负阴而抱阳；人居一气，道在其中矣。外有八邪之相荡，内有喜怒之交侵，真气内弱，风邪袭之。风之伤人，或为寒热，或为疼痛，或为偏枯，或为拘挛，其候不一。风者，善行而数变。此乃风者，百病之始，万病之长也。盖内不得通，外不得泄，此谓之病生于变乱也。或失音而昏冒，或口目而㖞斜，可用三圣散吐之。或不知人事者，或牙关紧急者，粥不能下、不能咽者，煎三圣散，鼻内灌之，吐出涎沫，口自开也；次服无忧散、通解丸、通圣、凉膈、人参半夏丸、桂苓甘露散、消风、散热、除湿、润燥、养液之药，排而用之。切忌鸡、猪、鱼、兔、油腻、酒、醋、荞面动风之物及引痰之食。

大凡头风眩晕，手足麻痹，胃脘发痛，心酸满闷，按之有声，皆因风。风、寒、湿三气杂至，合而为痹也。在上谓之停饮，可用独圣散吐之。吐讫，后服清上辛凉之药，通圣散加半夏之辛。仲景云：此痰结胸中而致也。

大凡风痫病发，项强直视，不省人事，此乃肝经有热也。或有切牙者，先用葶苈苦酒汤吐之。吐后可服泻青丸下之，次服加减通圣散。显咬牙证，用导赤散治之则愈。如病发者，可用轻粉、白矾、礞石、代赭石，发过米饮调之。经云：重剂以镇之。

大凡人病雷头懒干，俗呼之谬名也。头痛昏眩，皆因浴发而得之，即为首风。此因邪风在于胸中，热甚化而为痰，风之所致也。可以茶调散吐之。吐讫，次用藏用丸下之，后可服乌荆丸。若是雷头者，上部多有赤肿结核，或面热无汗。经云：火郁发之、开导之、决之。可用铓针出血则愈。《灵枢经》云：夺血者无汗，夺汗者无血。血汗俱荡，岂不妙哉！衰老者，可用凉膈、解毒、消风散热为治；年壮者，可以荡涤积热，大黄、牵牛，气血宣通，便无壅滞而愈。

凡人患目肿，经年不瘥，俗言头风所注，更加头痛者，岂非头风者欤？此乃足厥阴肝之经、手少阴心之经，兼五脏俱有大热也。可先用通解丸通利大小便，后用大黄越桃饮子。治肝热者，羌活、决明散服之，大有神效矣！

凡目有泪出，俗言作冷泪者，非也。《内经》曰：肝液不禁，此大热熏蒸于肝也。热极生风，风冲于外，火发于内，风热相抟，此大泪出也。内外皆治，可以愈也。治外以贝母一枚，白腻者，加胡椒七枚，不犯铜铁，细研，临卧点之。治内者，祛风散热之剂，可用当归饮子服之。阳热极甚者、目睛发痛不可忍者，可用四物汤加汉防己、龙胆草，送下神芎丸五七十丸，利三五行则愈。

凡人病痰发者，其证不一，盖有五焉。一曰风痰，二曰热痰，三曰湿痰，四曰酒痰，五曰食痰。诸痰在于膈上，使头目不能清利，涕唾稠粘，或咳唾喘满，或时发潮热，可用独圣散吐之。次服加减饮子或疏风丸，间而服之。《内经》曰：所谓流湿润燥之义也。

凡人但冒风邪温病，前三日在表，未入于里。其候头项强痛，身热恶风寒，有汗无汗，腰痛不得俯仰，可用益元散五钱、通圣散五钱相合服之，名曰双解散。用水一大碗，生姜十余片，连须葱白五七茎，豆豉一撮，煎至三五沸，去滓，先服大半。良久，以钗子探咽喉中，吐出痰涎，不可嗽口，次又服少半。投之如未汗出，更用葱醋酸辣汤再投之，衣被盖覆，汗出则愈矣。《气交变大论》云：岁火太过，炎暑流行，火气太剧，肺金受邪，上应荧惑，大而明现。其病热郁，可用辛凉之剂，万举万全。夫扰攘之世，药宜辛凉以解火。治世民众安静，如用升麻葛根汤、败毒散辛温之剂，亦无加害。亦可加葱白盐豉上而越之，表而解之。《内经》曰：因其轻而扬之。扬者，发扬也。吐、汗之后，宜大将息，旬日之后，不可犯之，犯之其病复作也。

凡伤寒疫疠一法，若无药之处，可用酸韲汁一大碗，煎三五沸，去菜叶，饮讫，候少时，用钗子咽喉中探吐，如此三次。再煎葱醋汤投之，衣被盖覆，汗出而瘥。《内经》曰：酸苦涌泄为阴。伤寒三日，头痛身热，病在上，宜涌之，涌后以淡粥养之。

又一法，用凤凰台散，嗅于鼻内，连嚏二三十次。嗅药时，坐于暖室中。嚏罢，以浆水粥投之，衣被盖之，汗出而愈。嚏法同吐法用之。

一法导引，若无药处用之。令人盘两足而坐，以两手交十指，攀头后风池、风府二穴，此风之门也。向前仰首，数至于地，如此连折，点地一百二十数。急以酸醋白汤投之，汗出即解。

凡男子、妇人、小儿，手足麻痹，肌肉不仁者，风、寒、湿三气相杂至，合为痹。先用黄芩芍药汤吐之。吐讫，次用通解丸，通经而泻之。泻讫，更用辛甘之剂汗之。汗泻之后，可用当归清凉饮子兼乌荆丸、除湿丹和血行经之药，则愈矣。

凡人病痰证发者，比前论更多，有三证显，证共成五也。一曰风痰，二曰热痰，三曰湿痰，四曰酒痰，五曰食痰。诸痰在口，上焦毒熏于头者，诸阳之会首也。故令病人头重目涩，涕唾稠粘，或咳嗽喘满，时发寒热。可用赤小豆汤吐之。吐后，各随其证而治之。可服消风去热、导湿化痰者，可服通圣加半夏导气之剂，岂不妙哉！如新暴风痰者，形寒饮冷；热痰者，火盛制金；湿痰者，停饮不散。可服加减连翘饮子、除湿丹、无忧散。亦有酒痰者，解毒三圣丸主之。五者食痰，可用汉防己丸、丹砂选而用之。若依法服之，决有神效。

论火热二门

凡伤寒、中风、温疫、时气、冒暑，感四时不正之气，若邪毒之气，人或感之，始于巨阳受之，二日阳明受之，三日少阳受之。前三日在于表，阳也；后三日在于里，阴也。《内经·热论》通谓之伤寒。热病者，言一身之热气也；伤寒者，外感于寒邪也。夫伤寒之寒热者，恶寒为表热里和，故恶寒脉浮大也；发热为里热表和，故发热脉滑实也。可以吐法而解之，用拔雪汤主之。生姜、葱白、豆豉同煎葶苈苦酒汤，上而越之。若病人脉沉实者，或不

大便，喘满谵语，不必拘日数，急攻于里，可用通解丸。胃中渴燥者，大承气汤下之。慎不可用银粉、巴豆粉霜、杏仁、芫花热性之药，用之必致危殆。仲景云：调理伤寒者，皆在汗下之理。当明表里，无不愈矣！差之毫厘，失之千里，深可慎之。汗、下之后，切宜慎口，可服淡粥而养之，不然，其病复作。

又论伤寒七八日，潮热腹满，发黄有斑者，何脏使然？《内经》云：手太阴肺经、足太阴脾经、足阳明胃经、手少阴心经，此四经受病也。仲景云：两寸口脉俱浮滑，胸中有痰攻上者，可用瓜蒂散吐之。吐后，随证调治处药。发黄之证，皆因阳明中风，太阳中湿，瘀血与宿谷相抟，令人发黄。煎栀子茵陈蒿汤，调加减五苓散。服之后，得小便快者，如皂角色汁，此为效矣！发斑者，心经受热，故有此证。详斑轻重用药之理，轻者斑红，可用越桃饮子。重者斑紫，毒气胃中盛也，大青四物汤、元参升麻汤主之。潮热腹满者，谓邪热在胃中也，可以荡涤邪热，流湿润燥，宜急治之。杂病寸口脉沉实者，亦在胸中，有启玄子注云：上盈不愈者，吐而夺之，此病乃瘳矣。斑黑者，危而难治也。黄病血病，问其小便利与不利也。验又有头痛数日不止者，此乃六阳受病也。手之三阳，从手走至于头；足之三阳，从上走至于下。盖六阳之聚会也。久痛不愈者，令人丧目，以胸膈亦有宿痰故也。先以羌活散涌之，以川芎石膏散、白虎汤选而服之，则愈矣！

又一法，治头痛不愈者，可煎连须葱白豆豉汤，多服之，后吐为效。吐后，可服川芎薄荷汤，辛凉之剂，清上之药，疏风丸散之类。仲景云：伤寒头痛，脉寸口急而头痛是也。

凡男子有病，面黄，身热，肌瘦，寒热往来如疟状，更加涎嗽不止，或喘满，面目浮肿者，或身体俱热，或有自汗。《内经》云：病名伤寒夹劳之证也。治之奈何？病在上者，其高者因而越之，可用防己散吐之。吐后，初用通解丸一服，次服人参黄芪散、当归饮子、加减小柴胡汤，择而用之。《内经》谓男女之证皆同类，用其治法也。依此调治，无不取效矣。

凡人病心胸痞闷，不欲饮食，身体壮热，口燥舌干，大小便不利。有一工治之，说下元虚冷，便投暖药十数服，其病不愈。又一医所论与前亦同，又投暖药五七日，其证转加困弱，请余治之。诊脉而说曰：审问日数、饮食、大小便何似？小便赤色，大便黑色，便言伤寒瘀血之证，初用大黄芍药汤二剂，次服犀角地黄汤二服，后用通经丸一服，换过大便黄色，以为效验。此药服十余服，方可病瘥矣。

凡男子妇人所显证候，皮肤发热，肌肉消瘦，四肢倦怠，兼有头痛颊赤，心忪，唇干舌燥，日晡潮热，夜有盗汗，涕唾稠粘，胸膈不利，或时喘嗽，五心烦热，睡卧不安，饮食减少，多思水浆，经脉不通，病名曰何病？《奇病论》曰：女子不月，血滞之病也。男子肾虚，精不足也。凡治此证，降心火、益肾水，此之谓也。可先用通解丸，泻三二行，次服当归饮子，又用加减五苓散、木香三棱丸、人参黄芪散、犀角散之类，详其虚实选而用之。若咯脓咯血，大小便血，但亡血者，不可宣吐。勿服酸辛热物，姜附之类药，不可不戒慎也。若犯诸亡血之证者，不可发汗，不可温补。脾胃之药若服之，虽进饮食，不生肌肉。此病转加危笃，乃成虚劳之病也。

凡医人不明发表攻里，乱投汤剂，有误性命。更大忌夏月燔灸中脘、脐下、关元、气海、背俞、三里等。燔灸千百壮者，全无一效，使病者反受其殃，岂不痛哉！虚劳之疾，私嗜肉、食、面、辛酸之物，不可食。但可食者，谨按神农食疗而与之。菠棱葵菜、冰水、清凉之物，不可禁也。且图寒凉滑利肠胃，使气血并无壅碍燥涩。经曰：谷入于胃，脉道乃行；水入于经，其血乃成。若不忌慎，致令病人胃口闭涩，则形体渐瘦，此乃死之由也。诸劳皆仿此。但诸人咯脓血、衄血、大小便血者，可服三黄丸、黄连解毒丸、凉膈散加桔梗、当归、大黄、芍药、犀角地黄汤，大作剂料，时时呷之。《内经》曰：所谓邪热伤于肝心之病，依此调治，万举万全矣。

凡人年四十以上，日久多言，以致虚损，面色黧黑，饮食无味，心胸痞闷，四肢倦怠，肌体余热，大小便不利，治之奈何？《内经》曰：不可热补之。夫男子肾虚，水不足也。凡补虚之剂，多用乌、附、天雄之类，岂知肾恶燥也！女子阴虚，血不足也。凡补虚多以阳剂，是以知阳胜而阴亏也。不可用性热之药补之，空心可服加减八物丸、当归饮子、减桂五苓散；烦渴加益元，名曰淡渗散。更服通解丸，显仁丸亦可服之，大有神效。

凡人有脏毒下血，何谓也？《生气通天论》曰：邪热伤肝，因而大饱，筋脉横解，肠澼为痔。故脓血者，血随热行，参差入于肠胃之间，乃成泻血也。若身体壮热，则为难治，身凉者，可治也。可先调中消血，荡除积血，泻之三二行。泻后，服芍药柏皮丸、黄连解毒汤、五苓散、益元散各停，新汲水调下五七钱。甚者，取地黄汁半盏，服之则愈矣。

凡下利脓血，腹痛不止者，何也？诸痛痒皆属于心火也。可用通解丸加减泻之，量其虚实用之；次用消湿散加生姜、大枣、芍药服之；泻讫，又用新水调五苓散服之。又一法，煎灯芯汤，调下益元散五七钱。此病大忌油腻腥荤热物。

湿热门

凡吐呕而泻，病名曰何也？《内经·热论》云：此乃转筋霍乱之证也。何气使然？此乃邪气在于中焦，使阴阳二气不能升降。其证心痛而吐，吐则先腹痛而泻，心腹俱痛则吐泻并作，使致挥霍之间，自然撩乱。此证喜寒凉之物，可用冰水调五苓、益元则愈矣。大忌热物。转筋之病，治之奈何？经曰：劳者温之。温者，温存之意也。

又一法：生姜汤、益元散、白术散、禹功散，加冰沉冷，细细呷之。渴未止者，频频饮之。如无冰，新汲水亦得用之。大忌白粥米汤。桂、附种种之燥药，不可服之，服之必死。如无药处，可服地浆。地浆者，掘地作坑，注新水于其中搅浑，旋旋取澄清者，饮三五盏立愈。

凡大人、小儿，暴注水泻不止，《内经》

曰：此病暴速注泻。久而不愈者，为涌泄注下，此乃火运太过之病也，火注暴速故也。急宜用新汲水调下甘露饮子、五苓散、天水散。或用井华水煎此药，放冷服之，病即瘥矣。不可用御米壳、干姜、豆蔻、圣散子之类，纵然泻止，肠胃气滞不通，变为腹胀。此法宜分阴阳，利水道，乃为治法之妙也。《上古天真论》云：一阴一阳之谓道。故男女有阴阳之质不同，则天癸精血之形亦异。阴静而海满血溢，阳动而应合精泄。二者通和，故能有子。《易·系辞》曰：男女媾精，万物化生，人禀天地而成形也。

风　门

凡中风，失音闷乱，口眼㖞斜。《内经》曰：风之为病，善行而数变。感则害人，有仓卒之变，故百病皆生于风也。可用三圣散鼻内灌之，吐出涎，口自开也。如不省人事，牙关紧闭，粥药不能下者用此药。如无此证，可三圣散吐之，次服通圣、凉膈、人参半夏丸、桂苓甘露散等，切忌鸡、猪、鱼、兔、酒、醋、荞面动风之物、引痰之食。吐痰之法，在方论中。

凡头风眩运，手足麻痹，胃脘发痛，心腹满闷，按如水声，可用独圣散吐之，吐讫，可用清上辛凉之药。仲景曰：此寒痰结在胸中而致然也。

凡痫病至于呆证者，用三圣散吐之，于暖室中勿令透风，可以汗、下、吐三法俱行。次服通圣散，百余日则愈矣。

凡雷头懒干，俗呼之谬名也。此疾胸中有寒痰，由多沐之所致也。可以茶调散吐讫二三升，次用神芎丸下讫三五行，然后服愈风饼子则愈矣。此雷头者，是头上有赤肿结核，或如酸枣状，可用镵针出血则愈。

凡目赤经年不愈，是谓头风所注，更加头痛，可用独圣散吐之，次服洗心散、八正散之类。赤目肿作，是足厥阴肝经有热，用利小便、泻肝经、除风热之寒药则愈矣。凡风冲泣下，俗呼为冷泪者，谬也。《内经》曰：太阳不能禁固，因风冲于外，火焚于内，风热相抟，由此泣下。《内经》曰：热则五液皆出。热甚则泪出，治之以贝母一枚，白腻者佳，胡椒七枚，不犯铜铁，研细点之，临卧。治法曰：风宜辛散，寒宜甘发。气遇寒则凝，血得热则散。

凡诸痰在于膈上，使头目不能清利，涕唾稠粘，或咳嗽喘满，时发潮热，可用独圣散吐之，次服搜风丸之类。《内经》曰：所谓流湿润燥之义也。

凡冒风、时气、温病、伤寒，三日以里，头痛，身热，恶寒，可用通圣散、益元散各五七钱，水一大碗，入生姜十余片，连须葱白十余茎，豆豉一撮，同煎三五沸，去滓先服多半，良久，以钗子探于咽中吐了，不得漱口，次用少半投之，更用酸辛葱醋汤投之，衣被盖覆，汗出则解。夫扰攘之世，常与《内经》岁火太过同法。岁火太过，炎暑流行，火气大剧，金肺受邪，上应荧惑，大而明显。若用辛凉之剂解之，万举万全。民众安静，则便同水化，可以升麻汤、葛根汤、败毒散辛温之剂解之，虽有潮热，亦无加害。亦可加豆豉、葱白上涌而表汗自出。《内经》曰：因其轻而扬之。扬者，发扬也。吐汗者，以发寒热之邪也。吐、汗之后，必大将息，旬日之后，其邪不复作也。

凡大人小儿，风、湿、寒三气合而为痹，及手足麻痹不仁。《内经》曰：荣虚卫实。皮肤不仁，痹而不知痒痛，可用郁金散吐之，次服导水丸轻寒之药泄之。泄讫，次以辛温之剂发散汗出，后常服当归、芍药、乌、附行经活血之药则愈矣。

凡风蛀牙疼久不愈者，用针签巴豆一枚，以灯燎之，烟尽存性，于牙根盘上熏之则愈。

凡泄泻米谷不化，日夜无度，腹中雷鸣，下利完谷，可用导水丸、禹功散泄之。或病人老弱气虚，可用无忧散泄之。再观病势强弱，候一二，可服胃风汤以治其风。如不愈者，更服桂枝麻黄汤，汗之则愈。《内经》曰：夫风之中为肠风飧泄。启玄子云：风入胃中，上熏于胃，故食不化而下泄。又云：暮食不化为飧泄。又经云：春伤于风，夏为飧泄。故风宜出汗。肠中鸣者，风以动之，动而有声。慎不可用罂粟、豆蔻、干姜太燥之药。病渐者燥之，去其湿则愈。病甚者攻之，不动反能为害。经曰：其减则渐，其加则甚。可用五苓散去猪苓，加人参散服之。

凡富贵膏粱之家病疟，或间日，或频日发，或热多寒少，或寒多热少，宜大柴胡汤。下过三五行；次服白虎汤或玉露散、桂苓甘露散之类。如不愈者，是积热太甚，以神芎三花神佑丸、调胃承气汤等大作剂料下之。下后以长流水煎五苓散服之，或服小柴胡汤亦可。或先以常山散吐之，后服凉膈、白虎之类必愈矣。大忌发热之物，猪、鸡、鱼、兔五辛之物，犯之则再发也。

凡田野贫寒之家病疟，为饮食粗粝，衣服寒薄，劳力动作，不与膏粱同法。临发日，可用野夫多效方中温脾散治之。如不愈，服辰砂丹治之，必愈矣。如吃罢此药，以长流水煎白虎汤服之，不服食热物，为疟疾是伤暑伏热故也。《内经》曰：夏伤于暑，秋必病疟。

凡男子妇人，骨蒸热发，皮肤枯干，痰唾稠粘，四肢疼痛，面赤唇焦，盗汗烦躁，睡卧不安，或时喘嗽，饮食无味，困弱无力，虚汗黄瘦等证。《内经》曰：男子因精不足，女子因血不流，而得此证。可以茶调散轻涌讫；次以导水丸、禹功散轻泻三五行，后服柴胡饮子、桂苓甘露散、犀角散之类。大搜风丸、白术丸、调中汤、木香槟榔丸、人参散，量虚实选而用之。或咯血、便血，诸亡血者，并不宜吐，不可不知。慎勿服峻热姜、附之药。若服之，饮食难进，肌肉消减，转加危笃。五劳之病，今人不明，发表攻里，遂误至此。大忌暑月于手腕、足踝上著灸。以其手足者，诸阳之表，起于五指之外。《内经》曰：诸阳发四肢。此穴皆是浅薄之处，灸疮最难痊也。及胸穴、中脘、脐下、背俞、三里等穴，或有灸数百壮者，加以燔针，略无寸效，病人反受苦楚，可不思之？劳疾多馋所思之物，但可食者，宜照《食疗本草》而与。菠菜、葵羹、冰水凉物，慎不可禁。且因水谷入胃，脉道乃行也。若遇禁，则胃口闭而形体渐瘦，而脉大，乃死之候也。诸

劳皆仿此。

凡病人虚劳，多日无力，别无热证者，宜补之，可用无比山药丸则愈矣。

凡痔瘘肿痛，《内经》曰：因而大饱，筋脉横解，肠澼为痔而不愈，变为瘘。痔与瘘，其治同法。《至真要大论》云：太阳之胜，凝溧且至，非时水冰，痔疟乃发。注云：水气太胜，阳火不行，此言阳火畏水郁而为痔。又少阴之复，痱疹疮疡，痈疽痤痔。注云：火气内蒸，金气外拒，阳热内郁，故为疹痱疮疡，疹甚亦为疮也。热少则外生痱疹，热多则内结痈痤。小肠有热，则中外为痔。其复热之变，皆病于身后及外侧也。又《灵枢》云：太阳经虚则为痔疟癫疾。盖水虚则火所乘故也。可先用导水丸、禹功散泻讫，次服枳壳丸、木香槟榔丸，更以葵羹菠菜，通利肠胃，大忌房室及鸡、鱼、酒、醋辛热之物。

凡富贵之人痰嗽，多是厚味所致。《内经》云：所谓厚味则发热。可服通圣散加半夏以止嗽，更服人参半夏丸以化痰坠涎，止嗽定喘。贫乏之人，多感风冷寒湿。《内经》曰：秋伤于湿，冬生咳嗽。可服宁神散、宁肺散加白术之类。若咳极面赤烦冤半晌者，此火化乘肺也。宜详辨之。

凡大人小儿，病沙石淋及五种淋涩癃闭并脐腹痛，益元散主之，以长流水调下。盖因热在膀胱，燥其津液，故俗谓冷淋者，天下之通弊也。五苓散减桂，加益元散，名曰淡渗散。

凡两目暴赤痛者，肿不止，睛胀胬肉，结成翳膜，速宜用秆草，左右鼻窍内弹之，出血立愈。病甚，人囟上百会穴，攒竹、眉间皆可，出血则愈矣。口噙水，紧扣衣领，不可便喷水。候血尽便吐了水。盖暴赤肿痛，肿乃龙火之疾，养成之热也。《难经》曰：目得血而能视。不得已而用之。血化泪，痛而所出。经曰：本病相传，先以治其气。急则治其标，缓则治其本。

又一法：两目赤肿，发痛不止，用长流水煎盐汤吐之，次服神芎丸、四物汤之类。经曰：暴病暴死，皆属于火也。又曰：治病有缓急，急则治其标，缓则治其本。标者赤肿也，本者

火热也。盐汤咸寒，所以制火。两目赤肿，痛不能开者，以青金散鼻内嗅之、嚏之，真气上涌，邪气自出矣。

凡大人小儿，口疮唇紧，用酸浆水洗去白痂，临卧贴赴筵散。如不愈，贴铅白霜散，必愈矣。

凡妇人男子，喉闭肿痛不能言者，刺两手大拇指爪甲如韭叶，少商井穴也。以铦针浅刺，去血立愈。如不愈，以温血汤口中含漱，是以热导热之法也。

凡头肿痛、瘰疬，及胸臆肢胁之间，或有疮痂肿核不消，及脓水不止，可用沧盐一二两炒过，以长流水一大碗煎之，放温，作三五次顿服讫，良久，于咽喉中以钗股探引吐之，去冷痰三二升，次服和血通经之药。《内经》曰：咸味涌泄为阴。《铜人》记：少阳起于目锐眦，行耳后，下胁肋，过期门。瘰疬、结核、马刀挟瘿，足少阳胆经多气少血之病也。

凡瘿袋胀闷，《养生论》云：两山挟水，其人多瘿疾。土厚水深，其人多瘿，地势使然也。此可服人参化瘿丹自消。瘿药多用海藻、海带，味属咸寒。

凡背疮初发，便可用藏用丸、玉烛散，大作剂料，下脏腑一二十行。次用铦针于肿焮处，循红晕周匝内，密刺三层，出血尽，以温软帛拭去血。甚者，百会、委中皆出，后用阳起散傅之，不可便服十味内托散，其中犯官桂，更用酒煎。男子以背为阳，更以热投热，无乃太热乎！

凡便痈者，谬名也，乃男子血疝也，《难》、《素》所不载。然而是厥阴肝之经络，乃血流行之道路也。冲脉、任脉、督脉，亦属肝经之旁络也。《难经》曰：男子七疝。血疝者，乃七疝之一也。治以导水丸、桃仁承气汤或抵当汤，投之同瘀血法。聚而不散，可以大作剂料，大泻一二十行；次以玉烛散，和血通经之类是也。世人多用大黄、牡蛎，间有不愈者，是不知和血通经之道也。

凡下疳久不愈者，俗呼曰臊疳，可以导水丸、禹功散，先泻肝经讫，以木香散傅之，日

上三两度；后服淡粥一二日止。

凡一切恶疮久不愈者，以木香槟榔散贴之则愈矣。凡男子妇人咳逆，俗呼曰吃忒，乃阴阳不和之故。火欲上行，为寒所抑，寒不胜火，故作凝滞之声。伤寒亦有此证，并宜既济散治之。

湿 门

凡男子、妇人，病水湿泻注不止，因服豆蔻、乌梅、姜、附酸热之剂。经曰：阳气耗减于内，阴精损削于外，三焦闭塞，水道不行。水满皮肤，身体痟肿，面黄腹大，小便赤色，两足按之陷而不起。《内经》曰：诸湿肿满，皆属脾土。可用独圣散吐之。如时月凉寒，宜于燠室不透风处，用火一盆，借火力出汗，次以导水、禹功，量病人虚实，泻十余行，湿去肿减则愈矣。是汗、下、吐三法俱行。三法行毕，脏腑空虚，先宜以淡浆粥养胃肠三两日，次服五苓、益元同煎，或灯心汤调下亦可。如大势未尽，更服神功散，可以流湿润燥，分阴阳，利水道。既平之后，宜大将息。慎忌油、盐、酒、果、房室等事三年，则不复作矣。

凡上喘中满，酸心腹胀，时时作声，痞气上下不能宣畅，叔和云：气壅三焦不得昌是也。可用独圣散吐之，次用导水、禹功散轻泻三四行，使上下无碍，气血宣通，并无壅滞，后服平胃散、五苓散、益元、甘露散，分阴阳利水道之药，则愈矣。

凡老人久病，大便涩滞不通者，可用神功丸、麻仁丸，时时服葵羹、菠菜，自然通利也。

凡三消者，《内经》所谓肺消渴等，可取生藕汁服则愈。

寒 门

经曰：寒疡流水，俗呼为冻疮。因冬月行于冰雪中而得此证。或经年不愈者，用坡野中净土晒干，以大蒜研如泥，捏作饼子，如大观钱厚薄，量疮口大小贴之，以火艾加于饼上灸之，不计壮数，以泥干为度。去干饼子再换湿饼灸。不问多少，直至疮痂觉痛痒，是疮活也。

然后口含浆水洗渍，用鸡翎一十二茎，缚作刷子，于疮上洗刷净。以此洗刷，不致肌肉损伤也。以软帛拭干，次用木香槟榔散傅之。如夏月医之更妙。

内　伤

凡一切冷食不消，宿食不散，亦类伤寒，身热恶寒，战栗，头痛，腰脊强。不可用双解散，止可导饮丸、木香槟榔丸五六十丸，量虚实加减，利五七行，所伤冷物、宿酒推尽，头痛病自愈矣。次以五苓散、生姜枣煎，用长流水煎取五六钱。不可服酒癥丸、进食丸，此药皆犯巴豆，有大毒故也。

凡膏粱之人，起居闲逸，奉养过度，酒食所伤，以致中脘留饮，恶闷，痞满，醋心，可服木香导饮丸治之。若田野刍荛之人，食疏衣薄，动作劳役，若酒食所伤，心腹满闷，醋心，时时吐酸水，可用进食丸，以其胜毒也。病甚者，每月泻三五次。

凡一切沉积，或有水不能食，使头目昏眩。不能清利，可茶调散吐之。次服七宣丸、木香槟榔丸。

凡人咳嗽一声，或作悲笑啼泣，抬舁重物，忽然腰痛气刺，不能转侧，或不能出气者，可用不卧散嚏之，汗出痛止。

外伤治法

凡一切刀器所伤，用风化石灰一斤，龙骨四两，二味为细末，先于端四日采下刺蓟菜，于端午日五更合捣，和成团子，中间穿眼，悬于背阴处阴干，捣罗为末，于疮上掺贴。亦得里外臁疮，并诸杂疮皆效。

凡犬咬蛇伤，不可便贴膏药及生肌散之类。《内经》云：先治内而后治外可也。先当用导水丸、禹功散之类，可泻惊恐不散、毒气。或泻十余行，即时痛减肿消，然后可用膏药生肌散之类，傅之则愈矣。

凡一切虫兽所伤及背疮肿毒，杖疮燃发，或透入里，可服木香槟榔丸七八十丸，或至百余丸，生姜汤下五七行，量虚实加减用之。经

曰：先治内而后治外是也。

凡落马坠井，因而打扑，便生心恙，是痰涎散于上也。《内经》曰：所谓因气动而病生于外，宜三圣散空心服之。如本人虚弱瘦瘁，可用独圣散吐之，后服安魄之药，如定志丸之类，牛黄、人参、朱砂之属。

妇人风门

凡妇人头风眩运，登车乘船，眩运眼涩，手麻发脱，健忘喜怒，皆胸中宿痰所致，可用瓜蒂散吐之，次以长流水煎五苓散、大人参半夏丸。

凡妇人腰胯痛，两脚麻木，恶寒喜暖，《内经》曰：风、寒、湿合而为痹。先可服除湿丹七八十丸，量虚实以意加减。次以禹功散投之，泻十余行清冷积水、清黄涎沫为验；后用长流水煎生姜、枣，同五苓散服之。风湿散而气血自和也。

凡妇人乳痈发痛者，亦生于心也，俗呼吹奶是也。吹者，风也。风热结于乳房之间，血脉凝注，久而不散，溃腐为脓。宜用益元散，生姜汤调下，冷服，或新汲水时时呷之勿辍，昼夜可三五十次，自解矣。或煎解毒汤顿服之。

火类门

凡妇人月事沉滞，数月不行，肌肉渐减，《内经》曰：小肠热已满，移热于大肠，则伏瘕为沉。沉者，月事沉滞不行，故云"伏瘕"。急宜桃仁承气汤加当归，大作剂料煎服，不过三服立愈。后用四物汤补之，更宜服宣明中槟榔丸。

凡妇人血崩，或年及四十以上，或悲哀太甚故然。《内经》曰：悲哀太甚则心系急，心系急则肺举而上焦不通，热气在中。故经云血崩下。心系者，血山也。如久不愈，则面黄肌热瘦弱，慎不可以热治之。盖血得热而散，故禁之。宜以当归散等药治之。

凡妇人年五十以上，经脉暴下。妇人经血终于七七之数。数外暴下者，此乃《内经》所谓火主暴速。亦因暴喜暴怒，忧愁惊恐致然，

慎勿作冷病治之。如下峻热药治之必死。止宜黄连解毒汤以清上，更用连壳棕毛灰以渗其下，然后用四物汤、玄胡索散，凉血和经之药也。

凡妇人月事不来，室女亦同，《内经》曰：谓月事不来，皆是胞脉闭也。胞脉者属心，而络于胞中，令气上迫于肺，心气下得不，故月事不来也。可用茶调散吐之；次用玉烛散、芎劳汤、三和汤、桂苓白术散之类降心火，益肾水，开胃进食，分阴阳、利水道之药皆是也。慎勿服峻热有毒之药。若服之，变成肺痿，骨蒸潮热，咳嗽咯脓，呕血喘满，小便不利，寝汗不止，渐至形瘦脉大，虽遇良医，亦成不救。呜呼！人之死者，岂命使之然也。

凡怀孕妇人病疟，可煎白虎汤、小柴胡、柴胡饮子等药。如大便结硬，可用大柴胡汤下。微利过，不可大吐泻，恐伤其孕也。经曰：夏伤于暑，秋必痎疟。

凡双身妇人伤寒、时气、温疫，头痛身热，可服升麻散一两，水半碗，大作剂料，去滓分作二服。先一服吐了，后一服勿吐。次以长流水加生姜、枣煎五苓散，热服之，汗尽其痛立止。

凡妇人双身，大小便不利，可用八正散，大作剂料，去滑石加葵菜子煎服。经曰：膀胱不利为癃。癃者，小便闭而不通也。如八正散加木香，取效更捷。经曰：膀胱气化则能出焉。然后服五苓散，三五服则愈矣。

凡妇人身重，九月而喑哑不言者，是胞之络脉不相续也，故不能言。经曰：无治也，然有是言，不若煎玉烛散二两，水半碗，同煎至七分，去滓入蜜放温，时时呷之，令火下降，肺金自清，故声复出也。肺主声音也。

凡妇人难产者，皆因燥涩紧敛，故产户不得开通。宜先于降诞之月，自月之日，用长流水调益元散，日三服，产必易。产后亦无一切虚热气血不和之疾。如未入月则不宜服，以滑石滑胎故也。

凡妇人大产后，或脐腹腰痛，乃败血恶物之致然也。医者便作虚冷，以燥热药治之，误已久矣。《难经》曰：诸痛为实。实者，热也。

可用导水丸、禹功散泻三五行，然后以玉烛散和血通经、降火益水之药治之。独不可便服黑神散燥热之药，当同半产治之。

凡妇人产后心风者，不可便作风治之，宜调胃承气汤二两，加当归半两，细锉，用水三四盏同煎去滓，分作二服，大下三五行则愈矣。如未愈，以三圣散吐之。盖风狂便属阳。

凡妇人产后一二日，渐热口干，可用新汲水调玉烛散，或水调甘露散亦妙。勿作虚寒治之。

妇人湿门

凡妇人赤白带下，或出白物如脂，可服导水丸、禹功散，或单用无忧散，量虚实加减。泄讫，服桂苓散、五苓散、葶苈木香散，同治湿法。或用独圣散上涌亦是。室女白带下，可用茶调散吐之。吐讫，可服导水丸、禹功散泻之，次服葶苈木香散、四物汤、白术散之类则愈矣。治白带者，同泻湿法则是也。妇人有浊污水不止，亦同此法也。

妇人寒门

凡妇人年二三十，无病而无子，经血如常，或经血不调者，乃阴不升而阳不降，此上下不得交通，有所滞碍，不能为用故也。可用独圣散，涌讫寒痰二三升，后用导水丸、禹功散泄三五行或十余行，单用无忧散泄十余行，见寒热虚实用之。次服葱白粥三五日，胃气宣通，肠中得实，可服玉烛散，更助白术散、茯苓之类降火益水，既济之道，当不数月而有孕。《内经》曰：妇人有癃、痔、遗溺、嗌干诸症，虽服妙药、针灸亦不能孕。盖冲脉、督脉、任脉有此病不能孕故也。

半 产

凡妇人半产，俗呼曰小产。或三四月，或五六个月，皆为半产，以男女成形故也。或因忧恐暴怒，悲哀太甚，或因劳力扑打损伤及触冒暑热。慎勿用黑神散，以其犯热药，恐转生他疾。止宜用玉烛散、和经汤之类。凡妇人天生无乳者不治。或因啼泣暴怒郁结，气血闭塞，以致乳脉不通，用精猪肉清汤调和美味，于食后调益元散五七钱，连服三五服，更用木梳梳乳房周回，则乳汁自下也。又一法，猪蹄调下益元散，连服之。又一法，针肩井二穴良验。

小儿风门

凡小儿三五岁，或七八岁至十余岁，发惊涎潮，抽搐如拽锯，不省人事，目瞪喘急将欲死者，《内经》曰：此者得之在母胎。胞之所受悸惕、惊骇、恐惧之气，故令小儿轻者为惊风天吊，重者为痫病风搐。胎中积热者为脐风。以上诸风症，可用吐涎散吐之。吐讫，宜珠、犀、龙、麝清凉坠痰之药。其食乳子母皆宜服之。安魂定魄之药，定志丸之类是也。故妇人怀孕之月，大忌悲忧惊怖，纵得子，必有前疾。小儿风热涎嗽者，可以通圣散加半夏，同煎温服。

凡小儿疳涩眼，数日不开，皆风热所致。可服凉膈散泻肝经风热郁甚，郁结散而自开也。

凡小儿通身浮肿，是风水肿也，小便不通者，宜利小便则愈。《内经》曰：三焦闭塞，水道不利，水满皮肤，身体痞肿，是乘之故。可用长流水加灯芯，煎五苓散，时时呷之。更于不透风处浴之，汗出则肿消。一汗减半，再汗减七八分，三汗消尽，内外俱行也。

二火类

凡小儿疮疱瘾疹，麸疮丹熛等疾，如遇火运胜时，荧惑乱行之者，不可便用升麻散解之。升麻汤味辛性温，《内经》曰：积温而成热，是谓重火，止可以辛凉之剂解之。如遇平时，可以辛温。盖平时无事，便同水化，然而更宜审察病机，甚者亦不可以辛温。但发散之后，便以凉膈散加当归，及白虎汤、玉露散煎服之。更甚者，解毒汤、调胃散下之。古人云：斑疹疮疱，首尾俱不可下，皆误矣。岂不闻扬汤止沸不如抽薪？《内经》曰：五寅五申之岁，多发此病者，盖明相火之所为也。又曰：少阳客气胜，丹疹外发。又曰：诸痛痒疮疡，皆属心

火。王太仆又谓：百端之起，皆自心生。岂可便用辛温发散乎？致热势增剧，渐成脏毒下血，咬牙发搐，大热明矣。如白虎加人参，凉膈散加当归、桔梗，勿问秋冬，但见疮疹用之神良。

凡小儿疮疱瘾疹，麸疮丹熛斑毒之后，脏毒下血，《内经》曰：少阳客气胜，则丹熛疮疹发于外也。盖余热不解，故脏毒下血。治以黄连解毒汤、白虎汤、凉膈散，临证选而用之。所谓白虎旧说秋冬勿用，皆误也。但有此症便用之。盖其证属相火故也。大人亦同。

凡小儿丹瘤浮肿，毒赤走引遍身者，乃邪热之毒也。可用磁片拨出紫血，其病立愈。如不愈者，后用凉膈散加大黄、芒硝，利三五行为妙。次用拔毒散扫三五度必愈矣。经曰：丹熛赤瘤，火之色也，相火主之。

凡小儿有赤瘤暴肿，可先用牛黄通膈丸泻之，后用阳起石散傅之，则肿毒自消。如不消，可用铓针砭刺，血出而愈矣。

凡小儿甜疮久不愈者，俗呼为香疮是也。多在面部两耳前。一法，令母口中嚼白米成膏，子卧涂之，不过三上则愈矣。小儿并母皆忌鸡、猪、鱼、兔、酒、醋动风发热之物。如治甜指，亦同此法。

凡小儿面上疮，谓眉炼疮；耳上谓之辙耳；足上疮谓之靴癣。此三者一究其本，皆谬名也。经曰：诸痛疮疡皆属心火，乃血热剧而致然也。或谓《内经》曰，大概不可使热，以为皆然。此不明造化之道也，慎勿妄信。可用铓针刺之出血。一刺不愈，当复刺之，再刺不愈则三刺必愈矣。《内经》曰：血实者决之。眉炼不可用药傅之，以其疮多痒，痒则爬矣，药入眼则目必损矣。

凡小儿牙疳、齿龋者，是龈腐烂也。下牙属手阳明大肠之经，燥金为主；上牙属足阳明胃经湿土。上下是肠胃二经也。或积热于内，或因服银粉、巴豆大毒之药入于肠胃，乳食不能胜其毒，毒气循经而至于齿龈牙缝嫩薄之分，反为害也。可以麝香、玉线子治之。乳母临卧，常服黄连解毒汤一服，牙疳病则愈矣。

凡小儿身热，吐泻，腹满，不进饮食，可

急与牛黄通膈丸，下过四五行则自愈矣。盖乳食便属水，甚则成湿，以治湿法治之。用燥热之药非也。

凡小儿水泄不止，可用五苓散与益元散各停，用新汲水调下三二钱，频服不拘时候。若暴速注下甚者，属火。凉膈、通圣等散治之，用者勿轻非，深于造化者，未易此语。

凡小儿、大人小便不通。《内经》谓三焦约。约者，不行也。可用长流水煎八正散，时时灌之，大小便利则止。若不因热药所攻而致此者，易治；或因多服热药而燥剧至此者，非惟难治，不幸夭耳。亦可用蜜水调益元散送通膈丸。

凡小儿久泻不止，至八九月间变为秋深冷痢者，泄泻清白，时时撮痛，乳癖不化。可用养脾丸，如黍米大，每服二三十丸，米饮送下，日进三服则愈。益黄散亦可用之。

凡治小儿之法，不可用极寒极热之药及峻补峻泻之剂，或误用巴豆、杏仁、硫黄、腻粉之药。若用此药反生他病。小儿易虚易实，肠胃嫩弱，不胜其毒。若治之，用分阴阳，利水道最为急，用桂苓甘露散之类。

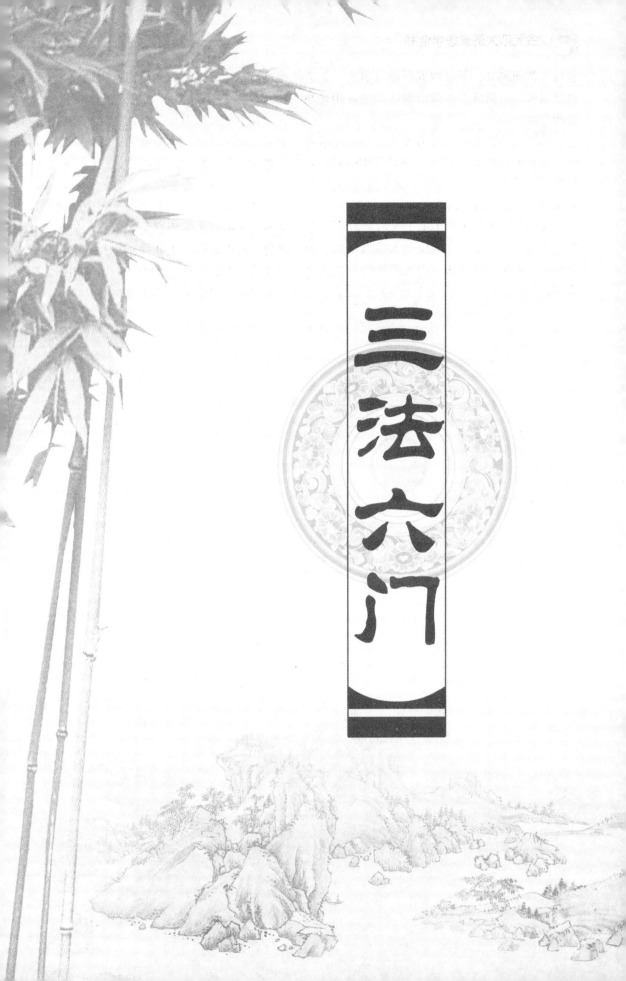

三法六門

吐　剂

三圣散

防风三两，去芦　瓜蒂三两，拣净碾破，以纸卷定，连纸锉细，去纸用粗箩子箩过，另放末将渣炒微黄，次入末一处同炒黄用　藜芦去苗及心，加减用之，或一两，或半两，或一分

上各为粗末，每服约半两，以虀汁三茶盏，先用二盏煎三五沸，去虀汁，次入一盏，煎至三沸，却将原二盏，同一处熬二沸，去滓澄清，放温，徐徐服之，不必尽剂，以吐为度。

瓜蒂散

瓜蒂七十五个　赤小豆七十五粒　人参半两，去芦　甘草半两或三钱五分

上为细末，每服一钱，或半钱，或二钱，量虚实加减用之。空心虀汁调下服之。

稀涎散

猪牙皂角不蛀者去皮弦，称一两炙用之　绿矾藜芦各半两

上为细末，每服半钱，或一二钱，斡开牙关，浆水调下灌之。

郁金散

郁金　滑石　川芎各半两

上为细末，每服一二钱，量虚实加减，以虀汁调下，空心服之。

茶调散亦名二仙散

瓜蒂不以多少　好茶中停

上为细末，每服二钱，虀汁调下，空心用之。

独圣散

瓜蒂不以多少

上为细末，每服一钱或二钱，虀汁调下服之。胁痛加全蝎，头痛加郁金。

碧云散　治小儿惊风有涎。

胆矾半两　铜青一分　粉霜一钱　轻粉一分

上研为细末，每服一字，薄荷汤调下用之，如中风，用浆水调服。

常山散

常山二两　甘草二两半

上为细末，水煎，空心服之。

青黛散

猪牙皂角二个　玄胡索一个　青黛少许

上为细末，鼻内灌之，其涎自出。

汗　剂

防风通圣散

防风　川芎　当归　芍药　大黄　薄荷　麻黄去根不去节　连翘　芒硝以上各半两　石膏　黄芩　桔梗以上各二两　滑石三钱　甘草二两　荆芥　白术　山栀子以上各一两

上为粗末，每服五七钱。水一大盏，生姜三片，煎至七分，去滓热服。如涎嗽，加半夏五钱，生姜制过。

双解散

通圣散与益元散相合中停，水一盅，生姜、豆豉、葱白同煎。

浮萍散　治癞风。

浮萍一两　荆芥　川芎　甘草　麻黄去根，以上各一两　或加当归、芍药。

上为粗末，每服一两，水二盏，煎至七分，去滓温服，汗出则愈。

升麻汤

升麻去土　葛根　芍药　甘草炒，以上各一两

上为粗末，每服三钱。水一盏半，煎至七分，去滓温服，不拘时候。

麻黄汤

麻黄一两去根　官桂七钱　甘草三钱半，炙　杏仁二十个，去皮尖，麸炒黄色用

上为粗末，每服三钱。水一盅，煎至七分，去滓温服，汗出自解。

桂枝汤

桂枝一两　茯苓半两　芍药一两　甘草七钱

上为粗末，每服三钱。水一盏，生姜、枣一同煎，温服。

下　剂

导水丸

大黄二两　黄芩二两　滑石四两　黑牵牛四两，另取头末

加甘遂一两，去湿热腰痛，泄水湿肿满；久病则加白芥子一两，去遍身走注疼痛；或加朴硝一两，退热，散肿毒，止痛；久毒宜加郁李仁一两，散结滞，通关节，润肠胃，行滞气，通血脉；或加樟柳根一两，去腰腿沉重。

上为细末，滴水丸梧桐子大，每服五十丸，

或加至百丸，临卧温水下。

禹功散

黑牵牛头末四两　茴香一两，炒　或加木香一两

上为细末，以生姜自然汁调一二钱，临卧服。

通经散

陈皮去白　当归各一两　甘遂以面包不令透水，煮百余沸，取出用冷水浸过，去面焙干

上为细末，每服三钱，温汤调下，临卧服。

神佑丸

甘遂依前制用　大戟醋浸煮焙干用　芫花醋浸煮，各半两　黑牵牛一两　大黄一两

上为细末，滴水丸小豆大，每服五七十丸，临卧温水下。

琥珀丸

为前神佑丸加琥珀一两是也。

益胃散

甘遂依前制过用

上为细末，每服三钱。以獖猪腰子细批破，以盐、椒等物淹透烂切，掺药在内，以荷叶裹烧熟，温淡酒调服。

大承气汤

大黄半两　厚朴一两　枳实一枚，麸炒　芒硝半两

上为粗末，每服三五钱。水一盏，煎至七分，去滓服，以意加减。

小承气汤

大黄　厚朴以上各一两　枳实一枚

上为粗末，同前煎服。

调胃承气汤

大黄　甘草炙　朴硝以上各半两

上为粗末，每服五七钱，水一盏，煎三五沸，去滓温服。食后。

桃仁承气汤

桃仁十二个，去皮尖　官桂　甘草　芒硝以上各半两

上锉如麻豆大，每服三五钱。水一大盏，煎至七分，去滓温服。

玉井散

瓜蒌根二两　甘遂一两，制用

上为细末，以麝香汤调下三钱，临卧服。

水煮桃红丸

黑牵牛头末半两　瓜蒂末二钱　雄黄一钱，水飞过用之　干胭脂少许

上以黄酒调面为丸，以水煮，令浮熟取出，冷水拔过，麝香汤水下。

无忧散

黄芪　木通　桑白皮　陈皮以上各一两　胡椒　白术　木香各半两　牵牛头末四两

上为细末，每服三五钱，以生姜自然汁调下，食后。

泄水丸　又方：藏用丸一料，加芒硝半两，商陆半两，为末水丸，依前服之

大戟　芫花　甘遂　海带　海藻　郁李仁　续随子以上各半两　樟柳根一两

上为细末，水煮枣肉为丸，如小豆大，每服五七十丸，水下。

牛黄通膈丸

黑牵牛　大黄　木通以上各半两，各另取末

上为细末，水丸如黍粒大。量儿大小，三五十丸或百丸，水下。

四生丸一名润肠丸

黑牵牛　大黄　朴硝　皂角去皮弦，蜜炙，以上各等分

上为细末，水丸如梧桐子大，每服七八十丸，食后温水下。

内托散

大黄　牡蛎以上各半两　甘草三钱　瓜蒌二个

上为末，水一大盏，煎三五沸，去滓，露冷服。

藏用丸

大黄　黄芩以上各二两　滑石　黑牵牛各四两

上为末，水丸桐子大。每服五七十丸，食后温水下。

神芎丸

藏用丸一料，内加黄连、薄荷、川芎各半两，水丸桐子大，水下。

进食丸

牵牛一两　巴豆三粒，去油心膜

上为末，水丸。每服二三十丸，食后，随所伤物送下。

牛黄白术丸　治腰脚湿。

黑牵牛末　大黄以上各二两　白术一两

上为末，滴水丸桐子大。每服三十丸，食前生姜汤下。要利，加至百丸。

玉烛散

以四物汤、承气汤、朴硝各等分。水煎，去滓，食前服之。

三和汤

以四物汤、凉膈散、当归各中停，水煎服。

丁香化癖散　治小儿脾。

白丁香　密陀僧　舶上硫黄以上各一钱　硇砂半钱　轻粉少许

上为细末，每儿一岁服半钱。男病女乳调，女病男乳调，后用通膈泄。

抵当汤

水蛭十个　虻虫十个，去翅足，熬　大黄一两　桃仁七枚，去皮尖，捶

上锉如麻豆，作一服。水二盏，煎至七分，去滓温服。

抵当丸

虻虫五个　桃仁六枚　大黄三分　水蛭五个

上为细末，只作一丸，水一大盏，煮一丸至七分，顿服之。

十枣汤

紫芫花醋浸煮　大戟　甘遂制，以上各等分

上为末，每服半钱。水一盏，枣十枚同煎，取半盏服。

除湿丹

槟榔　甘遂　威灵仙　赤芍药　泽泻　葶苈以上各二两　乳香另研　没药另研，以上各一两　黑牵牛末半两　大戟三两，炒　陈皮四两，去白

上为细末，面糊和丸，如桐子大。每服三五十丸，水送下。

利膈丸

牵牛四两，生　槐角子一两，炒　木香一两　青皮一两　皂角去皮，酥炙　半夏洗，各二两

上为细末，生姜、面糊为丸，桐子大。每服四五十丸，水送下。

三一承气汤

大黄　芒硝　厚朴去皮　枳实以上各五两　甘草一两

上锉如麻豆大，每服半两。水一大盏，生姜三片，煎至六分，入硝，去滓，热服。

大陷胸汤

大黄一两半　芒硝一两八钱半　甘遂末一字

上以水一盏，煮大黄至八分，去滓入硝，一沸，下甘遂末，温服。

小陷胸汤

半夏汤洗，一钱五分　黄连一分　瓜蒌实一枚，用四分之一

上锉麻豆大，水二盏，先煮瓜蒌至一盏半，下诸药，取八分，去滓温服，未利再服。

握宣丸

槟榔　肉桂　干姜　附子　甘遂　良姜　韭子　巴豆以上各等分　入硫黄一钱

上为细末，软米和丸桐子大。早晨先椒汤洗手，放温揩干，用生油少许泥手心，男左女右，磨令热握一丸，宜一二行。

风　门

防风通圣散方在汗门中附

防风天麻散

防风　天麻　川芎　羌活　白芷　草乌头　荆芥　当归焙制　甘草　滑石　白附子以上各半两

上为末，热酒化蜜少许，调药半钱，加至一钱，少时，觉药行微麻为度。如作丸，炼蜜和弹子大，热酒化下一丸，或半丸。

防风汤

防风　麻黄　独活　秦艽去芦　黄芩　石膏　当归　白术以上各半两

上为粗末，入半夏片子，令搅匀，每服四钱。水二中盏，入生姜七片，煎至一盏，去滓，取清汁六分，入麝香少许，带热食后服。

祛风丸

川乌炮，去皮脐　草乌炮　天南星　半夏姜制　蒸豆粉　甘草　川芎　僵蚕　藿香　零陵香　地龙去土　蝎梢炒，以上各一两　川姜半两

上为细末，药末一两，用蒸豆粉一两，以白面二两，滴水和丸，如桐子大，阴干。细嚼，茶清下三五丸至五七丸，食后初服三丸，以渐加之。

排风汤

当归去芦　杏仁去皮尖，麸炒　防风去芦　白鲜皮　白术　芍药　官桂去粗皮　川芎　甘草炒，各三两　独活　麻黄去节　茯苓去皮，各三两

上为粗末，每用三钱。水一盏半，入生姜
四片，同煎至八分，去滓温服，不拘时候。

小续命汤

麻黄去节　人参去芦　黄芩　芍药　川芎
甘草炙　杏仁汤泡，去皮尖，炒　防己　官桂去皮
防风去芦，各一两　附子半两，去皮脐

上除附子、杏仁外，合捣为粗末，后入二
味搅匀，每服三钱。水一盏半，生姜五片，煎
至一盏，去滓，少热服，食后。

消风散

川芎　羌活去芦　人参去芦　白茯苓去皮
白僵蚕炒　蝉壳去土，以上各一两　陈皮去白　厚
朴去粗皮，姜制，以上各一两

上为细末，每服二钱，茶清调下。

川芎散

川芎　荆芥　甘菊　薄荷　蝉壳　蔓荆子
以上各二两　甘草一两，炙

上为细末，茶酒任下三二钱，食后服。

搜风丸　一名人参半夏丸

人参　茯苓　南星以上各半两　半夏　干生
姜　白矾生　凝水石以上各一两　蛤粉二两　薄
荷半两　藿香半两

上为细末，与藏用丸末各中停，水丸如豌
豆大。每服三十丸，生姜汤送下。

当归川芎散

当归　川芎以上各半两　甘草二两　黄芩四
两　薄荷一两　缩砂仁一分

上为细末，温水调下一二钱。

愈风饼子

川乌半两，炮制　川芎　甘菊　白芷　防风
细辛　天麻　羌活　荆芥　薄荷　甘草炙，
以上各一两

上为细末，水浸，蒸饼为剂，捏作饼子。
每服三五饼子，细嚼，茶酒送下，不计时候。

疏风丸

通圣散一料，加天麻　羌活　独活　细辛
甘菊　首乌各半两

上为细末，炼蜜和丸，弹子大，朱砂为衣。
每服一丸，细嚼，茶酒下。

通顶散

石膏　川芎　瓜蒂以上各等分　藜芦少许

上为细末，鼻内嗅之。

胃风汤

人参去芦　茯苓去皮　川芎　官桂　当归
芍药　白术

上件各等分，为末，每服三钱。水一盏，
入陈粟米煎，空心服之。

香芎散

香附子炒　川芎　石膏水飞　白芷　甘草
薄荷以上各一两　川乌半两，炒，去皮脐

上为细末，每服二钱。温酒茶清调下，无时。

铁弹丸

地龙去土　防风　白胶香　没药　木鳖去皮
草乌头水浸，炮　白芷　五灵脂　当归以上各一两
细墨三钱　麝香另研　乳香另研　升麻各二钱

上为末，糯粥丸，弹子大。每服一丸，生
姜酒下。

暑门疰附

白虎汤

知母一两半，去皮　甘草一两　糯米一合
石膏四两，乱纹者，另研为末

上锉如麻豆大，粳米拌匀，另水一盏，煎
至六分，去滓温服，无时，日三四服。或眩呕
者，加半夏半两，姜汁制过用之。

桂苓甘露散

官桂半两　人参　藿香以上各半两　茯苓
白术　甘草　葛根　泽泻　石膏　寒水石以上
各一两　滑石二两　木香一分

上为细末，每服三钱。白汤点下，新水或
生姜汤亦可用之。

化痰玉壶丸

南星　半夏并生用　天麻以上各半两　白面
三两

上为细末，滴水丸如桐子大。每服三十丸，
用水一大盏，先煎令沸，下药煮，候浮即熟，
漉出放温，另用生姜汤下，不拘时服。

益元散

滑石六两　甘草一两
上为细末，每服三钱，蜜调，新水送下。

玉露散　治暑。

寒水石　滑石　石膏　瓜蒌根以上各四两
甘草二两

上为细末，每服五钱，新水调下。

石膏散

石膏一两　人参去芦　甘草炙，各半两

上为细末，新水、蜜水调三钱，生姜汤亦可。

辰砂丹　治疟。

信一钱　雄黑豆六十个或二两重

上为细末，朱砂为衣，端午日合，不令鸡犬妇人见。每服一丸，无根水下。

温脾丸

信一钱　甘草二钱　紫河车三钱　豆粉四两

上为末，滴水丸，每服半钱，作十丸，临卧，无根水下。

温脾散

紫河车　绿豆以上各一两　甘草半两　砒一钱，另研

上为细末，后入砒，研匀，每服半钱，新水一盏调下。如是隔日发，直待临睡服药，如频日发，只夜深服。忌荤酒鱼兔等。

湿门嗽附

五苓散

官桂　泽泻　猪苓去黑皮　茯苓去皮　白术各半两

上为细末，每服二钱。热汤，或新水调下。

葶苈木香散

苦葶苈　茯苓去皮　猪苓去皮，以上各一分　木香半钱　泽泻　木通　甘草各半两　官桂一分　滑石三钱

上为细末，每服三钱，生姜汤调下，食前服。

白术木香散

白术　猪苓　泽泻　赤茯苓各半两　木香　槟榔各三钱　陈皮二两，去白　官桂一钱　滑石三两

上为细末，每服五钱。水一盏，生姜三片，同煎至六分，温服，食后。

大橘皮汤

橘皮一两半　木香一分　滑石六两　槟榔三钱　茯苓一两　猪苓去黑皮　泽泻　白术　官桂以上各半两　甘草二钱

上为末，每服五钱，水一盏，生姜五片，煎至六分，去滓温服，食后。

神助散

苦葶苈二两，炒　黑牵牛三两半，微炒，取头末用之　泽泻二两　猪苓二两，去皮　椒目半两

上为细末，每服葱白三茎，浆水一盏，煎至半盏，入酒半盏，调药三钱，绝早面东服之。

桂苓白术丸

官桂　茯苓　半夏以上各一两　白术　干生姜各一分　橘皮去白　泽泻　黄连各半两　黄柏二两

上为末，面糊为丸如小豆大。每服三五十丸，姜汤食后服之。

桂苓白术散

官桂　茯苓　白术以上各半两　甘草　泽泻　石膏　寒水石以上各一两　滑石二两

上为细末，热汤调三钱，新水、生姜汤亦可。食后服。

白术调中汤

白术　茯苓　橘皮去白　泽泻以上各半两　甘草一两　干姜炒　官桂　缩砂仁　藿香各一分

上为末，白汤化蜜少许，调下二钱，无时。炼蜜每两作十丸，名曰白术调中丸。

宁神散　治嗽。

御米壳二两，蜜炙　人参　苦葶苈以上各一两

上为末，入乌梅同煎三五沸，去滓，稍热服，食后。

宁肺散

御米蜜炒去穰　甘草　干姜　当归　白矾陈皮以上各一两

上为末，煎韰汁调三钱。

人参补肺散

人参　麻黄去节　白术　防己　防风各等分桑白皮倍加

上锉咬咀。以浆水一碗，煎至半，去滓温服。每用半两，各称过。

白术汤

白术　甘草　当归　陈皮　桔梗　枳壳各等分

上为粗末，水煎，去滓，温服三五钱。

薏苡仁汤

桔梗一两　甘草二两　薏苡仁三两

上锉如麻豆大，每服五钱，水煎，入糯米为引，米软为度，食后服之。

益黄散　治小儿痢。

陈皮一两　青皮　诃子肉　甘草以上各半两

丁香二钱

上为细末，每服二钱，水煎，食前服之。

香连丸

木香　诃子肉面炒　黄连炒，以上各半两
龙骨二钱

上为细末，饭丸如黍米大。每服二十丸，
米饮汤下。

火 门

凉膈散

大黄一两　连翘四两　甘草　黄芩　薄荷
朴硝　山栀以上各一两

上为粗末。每服三五钱，水一盏，入蜜、
竹叶煎三五沸，去滓，温服，无时。

黄连解毒汤

黄连　黄柏　黄芩　大栀子以上各等分

上锉为麻豆大，每服五钱。水二盏，煎至
八分，去滓温服之。

泻心汤

大黄　甘草炙　当归　芍药　麻黄　荆芥
以上各一两半　白术二钱半

上为细末，每服二钱。水一盏，生姜、薄
荷少许，同煎至七分，去滓温服。

八正散

大黄　瞿麦　木通　萹蓄　车前子　甘草
山栀子以上各一两　滑石二两　加木香一两尤佳

上为粗末，每服三五钱。水一盏，入灯芯，
煎至七分，去滓温服。

调胃散　治伤寒吐逆，四肢厥冷。

水银　舶上硫磺各半两

上二味，先研硫磺极细，次入水银，同研
至深黑。每服一钱，病重者二钱，温米饮调服，
不拘时。

三黄丸

大黄　黄芩　黄柏以上各等分

上为末，水丸，每服三十丸，水下。又方
去黄芩，用黄连。

芍药柏皮丸

芍药白者　黄柏去皮，各一两　当归　黄连
各半两

上为末，水丸，桐子大。每服三十丸，水
下，食前。

大金花丸

黄连　黄柏　黄芩　大黄各等分

上为末，水丸，新水下三十丸。加栀子减
大黄，名栀子金花丸。

清凉饮子

大黄蒸　赤芍药　当归　甘草炒，以上各等分

上为末，每服一二钱。水一盏，煎至七分，
去滓温服，食后。以意加减。

黄连清心汤

凉膈散加黄连半两是也。

犀角散

黄连　大黄　芍药　犀角　甘草各等分

上为粗末，每服五钱。水一盏，煎至七分，
去滓，无时，温服之。

黄连木通丸　治心经蓄热，夏至则甚。

黄连二两　木通半两

上为末，生姜汁打面糊和丸。每服三十丸，
食后，灯芯汤下。日三服。

燥 门

神功丸

大黄面裹蒸　诃子皮　麻子仁另捣　人参去
芦，以上各一两

上为细末，入麻子仁捣研匀，炼蜜丸如桐
子大。每服二十丸，温水下，或米酒饮下，食
后临卧。如大便不通，加服。

脾约丸

麻仁一两二钱半　枳实麸炒　厚朴去粗皮
芍药以上各二两　大黄四两，蒸　杏仁去皮尖，炒
黄，一两二钱

上为细末，炼蜜为丸，桐子大。每服二十
丸，临卧温水送下。

麻仁丸

郁李仁去皮，另捣　火麻仁另捣，二味各二两
大黄二两，半生半熟　槟榔半两　干山药　防风去芦
枳壳炒，去穰，七钱半　羌活　木香各五钱半

上为细末，入另捣者，三味搅匀，炼蜜丸
如桐子大。每服二十丸至三十丸，温水下，食
后。牵牛、滑石亦少。

润体丸

郁李仁　大黄　桂心　黑牵牛　当归　黄
柏并生用，各半两　轻粉少许

上为细末，滴水丸如桐子大。每服三十丸至四十丸，温水或生姜汤下。

寒　门

姜附汤

干姜二两，另为粗末　附子一两，生用，去皮脐，细切

上二味搅匀，每服三钱。水一盏半，煎至一盏，去滓温服，食前。

四逆汤

甘草三两　干姜半两　附子半两，生用，去皮脐，切作片子

上为粗末，每服三五钱，水一盏半，煎至一盏，去滓温服，无时。

二姜汤

良姜　干姜炮，二味各三两

上为细末，酒煮糊为丸，桐子大。每服三十丸，空心米饮汤下。

术附汤

黑附子重一两　白术一两半　甘草七钱半，炙

上为细末，每服三五钱。水一盏半，生姜五片，枣二枚劈破，同煎至一盏，去滓温服。食后。

大已寒丸

附子炮，去皮脐　川乌头炮，去皮脐作豆大，再炒黄　干姜炮制　良姜炒　官桂去粗皮　吴茱萸以上各一两

上为细末，醋糊为丸，桐子大。每服五七十丸，米饮下，食前。

理中丸

人参去芦　白术　干姜　甘草炙　附子炮，去皮脐，以上各一两

上为细末，炼蜜为丸，每两作十丸，弹子大。每服一丸，以水一盏化破，煎至七分，稍热，空心服之。

平胃散

厚朴姜制　陈皮二味各三两　苍术五两，泔浸　甘草三两，炒

上为末，每服二钱。水一盏，生姜三片，枣二枚，煎至七分，去滓，食前温服。

养脾丸

干姜炮　缩砂各二两　茯苓去皮　人参去芦　麦芽炒，各一两　白术半两　甘草炒，一两半

上为细末，炼蜜为丸。每两作八丸，每服一丸，细嚼，生姜汤下。

兼治于内者

大柴胡汤

柴胡四两　黄芩　赤芍药各一两半　半夏一两二钱半　枳实二钱半　大黄一两

上为粗末，入半夏片子，每服三钱。水一盏半，入生姜五片，枣一枚，煎至一中盏，滤去滓，温服，食后。

小柴胡汤

柴胡四两，去芦　黄芩　人参　半夏汤洗七次，切片　甘草以上各一两半

上为粗末，每服三钱。水一盏半，生姜五片、枣一枚劈破，同煎至七分，去滓温服，不拘时候。

柴胡饮子

柴胡　人参　黄芩　甘草　大黄　当归　芍药以上各半两

上为粗末，每服三钱，水一盏，生姜三片，煎至七分，去滓，温服。

防风当归饮子

柴胡　人参　黄芩　防风　甘草　芍药　大黄　当归　滑石以上各一两

上为粗末，每服三五钱。生姜三片，水一盏，煎至七分，去滓温服，不拘时候。

白术汤　治孕妇痢、呕、吐血。

白术　黄芩　当归各等分

上为末，每服二三钱。水煎，食前服。

兼治于外者

桂苓汤　麻黄汤　升麻汤

以上三方在前汗法中附。

五积散

苍术二两四钱　桔梗一两四钱　枳壳麸炒　陈皮二味各六钱　白芷　当归　甘草炙　官桂去粗皮　半夏汤浸　茯苓各三钱　麻黄一钱，去节　厚朴　干姜各四钱

上除官桂、枳壳别为末外，以慢火炒令黄色，为末，与官桂等搅匀，每服三钱。水一盏半，入生姜五片，葱白三寸，盐豉七粒，同煎至七分，去滓温服，无时。

青衿散 治咽喉。

益元散加薄荷、青黛，生蜜丸如弹子大，嚼化。

独治于内者

陷胸汤

大黄二两半　芒硝一两八钱半　甘遂一字，另为末

上以水三盏，先煮大黄至一盏，去滓，下芒硝，令沸，次下甘遂末，入温服之。

大黄丸

大黄　黑牵牛　枳壳　木通以上各一两

上为末，滴水为丸，如桐子大。每服三十丸，食后，以生姜汤下。

备急丸

巴豆去皮油　大黄　干姜炮，以上各一两

上为细末，炼蜜丸桐子大，每服三丸，温水下，不拘时服之。

枳壳丸

商枳壳一两，麸炒　牵牛头末四两

上为细末，水丸，如桐子大。每服三十丸，食前，温酒或生姜汤下。

莲壳散 治血崩。

棕皮烧灰　莲壳烧灰存性，二味各半两　香附三两，炒

上为末，米饮调下三四钱，食前。

木香槟榔丸

木香　槟榔　青皮　陈皮　广茂烧　黄连麸炒，以上各一两　黄柏　大黄各三两　香附子炒　牵牛各四两

上为细末，水丸如小豆大。每服三十丸，食后，生姜汤送下。

导饮丸

青皮　陈皮　京三棱炮　广茂炮　黄连　枳壳麸炒，以上各一两　大黄　黄柏以上各三两　香附子炒　黑牵牛以上各四两

上为细末，桐子大，用水丸。每服三五十丸，食后，生姜汤下。

五香连翘散

丁香　青木香　沉香　熏陆香　麝香　木通　连翘　桑寄生　独活　升麻　大黄以上各等分

上为粗末，以竹沥煎五七钱。未利，加大

黄。去滓，稍热，以利为度。

四物汤

川芎　当归　熟地黄　芍药以上各等分

上为粗末，每服三四钱。水一盏，煎三五沸，去滓温服，空心。加龙胆草、防己，名一醉散，治目暴发；加蒲黄，治娠妇漏血。

当归散 治血崩。

当归一两　龙骨二两，炒赤　香附子三钱，炒　棕毛灰五钱

上为末，米饮调三四钱，空心服。

又方

当归　白芍药　香附炒，各等分

上为末，米饮汤调下，食前服。

又当归散 行经。

当归　杜蒺藜各等分

上为末，米饮汤调服，食前。

葛根散 解酒毒。

甘草　干葛花　葛根　缩砂仁　贯众各等分

上为粗末，水煎三五钱，去滓服之。

定志丸

柏子仁　人参　茯苓　远志去心　茯神　酸枣仁

上为末，酒糊丸小豆大。每服五七十丸，生姜汤下。

槟榔丸

槟榔一钱半　陈皮一两　木香二钱半　牵牛半两

上为末，醋糊丸桐子大。每服三十丸，生姜汤下。

小槟榔丸

枳壳　陈皮　牵牛以上各等分

上为细末，水丸。食后，生姜汤下三四十丸。

瞿麦散 治酒积。

甘遂半两，制　瞿麦　葛根　麦芽以上各一两

上为末，每服二钱，酒调服。

治气积方

香附子为末，生姜汤调下三二钱。

独治于外者

青金散

芒硝半钱　青黛半钱　乳香　没药各少许

上为细末，鼻内嗅之。

拔毒散

寒水石不以多少，烧令赤

上研为末，以新水调，鸡翎扫痛处。

水澄膏

雄黄水飞，三钱　黄连半两　郁金二钱　黄柏半两　大黄半两　黄丹半两，水飞

上为细末，量所肿处用药多少。新汲水半盏，操药在内，须臾药沉，慢去其澄者。水尽，然后用槐柳枝搅药数百余转，如面糊相似匀，以小纸花子摊药涂肿处，更以鸡翎撩凉水不住扫之。

鱼胆丸

草龙胆　青盐　脑子以上各半两　黄连一两，去须　硇砂　南硼砂　麝香　鲤鱼胆以上各二钱

上锉草龙胆、鲤鱼胆外，同为细末。先将草龙胆同微研破，以河水三升浸，春秋二宿，夏一宿，冬三宿，将浸者摩揉极烂，用绢袋滤去滓，于瓷器内慢火熬成膏子，点于水内不散，用指头捏开有丝，乃膏子成。然后入鱼胆拌匀，将膏和上件药末作剂，丸如粟米，徐徐点可视之。

金丝膏

黄丹　代赭石　玄精石以上各半两　炉甘石一两，烧　脑子半钱　黄连　蕤仁去皮油，二味各三钱　白丁香　南硼砂二味各一钱

上除硼砂、脑子外，同为细末，以河水一升，白砂蜜三两同熬三五沸，然后入药末，再熬至半茶盏。以上用绵子滤过去滓，次入硼砂、脑末，搅匀定，瓷器内放，徐徐点眼，大有神效。

生肌散

黄连三钱　密陀僧半两　干胭脂二钱　雄黄一钱　绿豆粉二钱　轻粉一钱

上为细末，以温浆水洗过，用无垢软帛净，药贴之，大有效矣。

赴筵散

五倍子　密陀僧以上各等分

上为细末，先入浆水漱过，干贴。

麝香玉线子

豆粉半两　信一钱　枯白矾一钱半

上三件同研，入麝香半钱，再研为细末，滴水和于手背上，捻作线。如用时，先以浆水嗽了口，用毛翎撩缝中净，临卧干贴，或为线子，住于缝中。

化瘿丹　治赘。

海带　海藻　海蛤　昆布以上四味皆焙　泽泻炒　连翘以上并各等分　猪靥　羊靥各十枚

上为细末，蜜丸如鸡头大，临卧嚼化一二丸。

通气丸　同上所治。

海藻　海带　昆布　木通　甘草以上各一两　诃子　薄荷以上各半两　杏仁少许，煮浸去皮尖用之

上为细末，炼蜜和丸。每夜嚼化一丸，忌油腻物。

又方

海藻　海带　昆布　泽泻　木通　猪靥　羊靥各五枚　海蛤　连翘

上为细末，研靥为丸如鸡头大，每服一丸，临卧嚼化下效。

消毒散　治喉肿。

当归　荆芥　甘草各等分

上为末，水煎三五钱，去滓，热漱之。

煮肝散　治雀目。

青蛤粉　夜明砂　谷精草各等分

上为细末，每服五七钱。猪肝内煮熟，细嚼，茶清下。

枯瘤方

硇砂　粉霜　雄黄以上各二钱　轻粉　没药　乳香以上各一钱　大黄三钱　麝香少许

上为细末，以津调涂瘤顶，外边歇一韭叶，先花纸贴之。上以小黄膏贴之。

小黄膏

黄柏　黄芩　大黄以上各等分

上为细末，以水调为糊，比前药大一遭，三日一易，至八九上不取，直候可取。

刀箭药

石灰一斤，陈年者　龙骨四两　刺蓟一小束

上为末，杵作泥，为饼子或为散，贴。端午日合。

木香槟榔散

木香　槟榔　黄连　乳香　轻粉　密陀僧以上各等分

上为细末，干掺之，先以口嚼浆水洗之。又方加黄柏、麝香。

阳起石散

阳起石烧

上研末，新水调涂肿痛处。

铅白霜散

铅白霜　干胭脂　寒水石以上各等分　脑子
轻粉各少许

上为末，掺之。

雄黄散

雄黄　乳香　没药　麝香少许

上为末，量疮大小干贴。

化斑汤

紫草　升麻　甘草炙，各半两

上锉麻豆大，水一盏，糯米二十粒，煎至
一盏，去滓温服。

调　治

无比山药丸

干山药二两　肉苁蓉四两，锉，酒浸焙　五
味子六两，拣净　菟丝子三两，酒浸　杜仲三两，
去粗皮，炒　牛膝一两，酒浸　泽泻一两　熟地黄
干，一两　山茱萸一两　茯苓一两，去皮　巴戟一
两，去心　赤石脂一两

上为细末，炼蜜和丸桐子大。每服二三十
丸，食前、温酒下，米饮亦可。

当归丸

当归　香附子炒　杜蒺藜　芍药各等分

上为末，酒糊为丸如小豆大。每服三五十
丸，米饮送下。

香薷汤

香薷五钱，去土　厚朴五钱，姜制　白扁豆二
钱半，生炒

上为末，每服三钱。水一盏，入酒煎，去
滓温服。

石苇散

石苇去毛　木通各二两　当归　甘草　王不
留行以上各一两　滑石　白术　瞿麦　葵子　芍
药以上各三两

上为细末，每服二钱，煎小麦汤调下。

妙功丸

京三棱一两，炮　川乌四钱，生，去皮　大黄
一两

以上同为细末，好醋半升熬膏，可破积，
水丸。

神曲　麦芽以上各一两　干姜二钱，炒裂用
巴豆两个，去皮油心　半夏半两　茴香一两，炒香
官桂　牵牛三两，拣净

上为细末，用膏丸小豆大，生姜汤下十丸、
十五丸。温凉水亦可。以意加减，以利为度。

人参散

石膏　甘草以上各一两　滑石四两　寒水石
二两　人参半两

上为末，每服二钱。温水调下，食后。

茴香丸

茴香八两，炒　川楝子炒　川乌炮，去皮
威灵仙洗去土　防风去芦　陈皮以上各三两　地
龙一两，去土，微炒　乌药五两　赤小豆八两

上为末，酒糊为丸。每服三五丸，茶酒下。

七宣丸

大黄湿纸裹煨　枳实麸炒　木香　柴胡去芦
诃子肉各五两　桃仁六两，炒，去皮尖　甘草四
两，炒

上为末，炼蜜和丸如桐子大，每服三十丸，
酒下。

人参调中汤

沉香二两　木香半两　白豆蔻一两，用仁
甘草一分　脑子一钱　麝香半钱　人参半两

上为细末，每服半钱。用沸汤点服，或入
生姜、盐少许，食后服。

乌金散

当归一两　自然铜金色者煅为末，醋熬，一两
乌金石铁炭是也，三两　大黄一两，童子小便浸用

上为末，每服二钱。红花酒半盏、童子小
便半盏同调下，食前，日二服。

沉香降气丸

沉香　木香　缩砂仁　白豆蔻仁　青皮去白
陈皮去白　广茂煨　枳实麸炒，以上各一两　萝卜
子一两，另末　黑牵牛二两，末　大黄二两，炒

上为末，生姜汁浸，蒸饼为丸，如桐子大，
每服三十丸，橘皮汤下。

枳术丸　治气不下降，胸膈满闷。

枳实麸炒　白术各半两

上为细末，烧饭为丸如桐子大。每服五十
丸，诸饮送下。

扁华生死诀

扁鹊、华佗察声色定死生诀要

病人五脏已夺，神明不守，声嘶者死。

病人循衣缝，谵语者，不可治。

病人阴阳俱绝，掣衣撮空，妄言者死。

病人妄语错乱及不能言者，不治；热病者可治。

病人阴阳俱绝，失音不能言者，三日半死。

病人两目眦有黄色起者，其病方愈。

病人面黄目青者，至期而死，重出在下文。

病人面黄目赤不死；赤如衃血者死。

病人面黄目白者，不死；白如枯骨者死。

病人面黄目黑者，不死；黑如焔死。

病人面黑目青者，不死。

病人面目俱黄者，不死。

病人面青目白者，死。

病人面黑目白者，不死。

病人面赤目青者，六日死。

病人面黄目青者，九日必死。是谓乱经。饮酒当风，邪入胃经，胆气妄泄，目则为青，虽天救亦不可生。

病人面赤目白者，十日死；忧、恚、思，心气内索，面色反好，急棺椁。

病人面白目黑者，死。此谓荣华已去，血脉空索。

病人面黑目白，八日死。肾气内伤，病因留积。

病人面青目白，五日死。

病人着床，心痛短气，脾气内竭，后百日复愈；能起彷徨，因坐于地，其上倚床，能治此者也。

病人耳目鼻口，有黑色起入于口者，必死。

病人目无精光若土色，不受饮食者，四日死。

病人目无精光及牙齿黑色者，不治。

病人耳目及颧颊赤者，死在五日中。

病人黑色出于额上发际，直鼻脊两颧上者，亦死在五日中矣。

病人黑色出天中，下至上颧者，死。

病人及健人黑色，若白色起，入目及鼻口者，死在三日中矣。

病人及健人面忽如马肝色，望之如青，近之如黑者，必死矣。

病人面黑，直视恶风者，死。

病人面黑唇青者，死。

病人面青唇黑者，死。

病人面黑，两胁下满，不能自转反者，死。

病人目不回，直视者，一日死。

病人头目久痛，卒视无所见者，死。

病人阴结阳绝，目睛脱，恍惚者，死。

病人阴阳结绝，目眶陷者，死。

病人眉系倾者，七日死。

病人口如鱼口，不能复闭，而气出多不返者，死。

病人卧，遗尿不觉者，死。

病人尸臭者，不可治。

肝病皮白，肺之日，庚辛死。

心病目黑，肾之日，壬癸死。

脾病唇青，肝之日，甲乙死。

肺病颊赤目肿，心之日，丙丁死。

肾病面肿唇黄，脾之日，戊己死。

青欲如苍璧之泽，不欲如蓝。

赤欲如帛裹朱，不欲如赭。

白欲如鹅羽，不欲如枯骨。

黑欲如黑漆，不欲如炭。

黄欲如罗裹雄黄，不欲如土。

目赤色者，病在心，白在肺，黑在肾，黄在脾，青在肝。黄色不可名者，病在胸中。

诊目病，赤脉从上下者，太阳病也；从下上者，阳明病也；从外入内者，少阳病也。

诊寒热瘰疬，目中有赤脉，从上下至瞳子，见一脉，一岁死，见一脉半，一岁半死；见二脉，二岁死，见二脉半，二岁半死；见三脉，三岁死。

诊牙齿痛，按其阳明之脉来太过者，独热在右，右热；热在左，左热；热在上，上热；热在下，下热。

诊血者，脉多赤多热，多青多痛，多黑多黄多痹，多赤多黑多青皆见者，寒热身痛；面色微，齿垢，黄爪甲上，黄疸也，安卧少黄赤，脉小而涩者，不嗜食。

诊百病死生诀第七

诊伤寒热盛，脉浮大者生，沉小者死。

伤寒已得汗，脉沉小者生，浮大者死。

温病三四日以下，不得汗，脉大疾者生，脉细小难得者，死，不治。

温病穰穰大热，其脉细小者死。《千金》"穰穰"作"时行"。

温病下痢，腹中痛甚者，死，不治。

温病汗不出，出不至足者死。

厥逆汗出，脉坚强急者生，虚缓者死。

温病二三日，身体热，腹满，头痛，食如故，脉直而急者，八日死；四五日，头痛腹痛而吐，脉来细强，十二日死；八九日，头不痛，身不痛，目不变，色不变而反利，脉来喋喋，按之不弹手，时时心下坚，十七日死。

热病七八日，脉不软一作喘、不散一作数者，当有衄。衄后三日，温汗不出者死。

热病七八日，其脉微细，小便不利，加暴口燥，脉代，舌焦干黑者死。

热病未得汗，脉盛躁疾，得汗者生，不得汗者难瘥。

热病已得汗，脉静安者生，脉躁者难治。

热病已得汗，大热不去者，亦死。

热病已得汗，热未去，脉微躁者，慎得刺治。

热病发热，热甚者，其脉阴阳皆竭，慎勿刺，不汗出，心下利。

诊人被风不仁，痿蹶，其脉虚者生，坚急疾者死。

诊癫病，虚则可治，实则死。

诊癫病，脉实坚者生，脉沉细者死。

又癫疾，脉得大滑者，久而自已。其脉沉小急实，不可疗；小坚急者，亦不可疗也。

诊头痛目痛，久视无所见者，死。

诊人心腹积聚，其脉坚强急者生，虚弱者死。又实强者生，沉者死；其脉大，腹大胀，四肢逆冷，其人脉形长者死；腹胀满，便血，脉大时绝，极下血，脉小疾者死。

肠澼便血，身热则死，寒则生。

肠澼下白沫，脉沉则生，浮则死。

肠澼下脓血，脉悬绝则死，滑大则生。

肠澼之属，身热，脉不悬绝，滑大者生，悬涩者死。以脏期之。

肠澼下脓血，脉沉小留连者生，数疾且大，有热者死。

肠澼筋挛，其脉小细安静者生，浮大紧者死。

洞泄食不化，不得留，下脓血，脉微小者生，紧急者死。

泄注，脉缓时小结者生，浮大数者死。

蟨蚀阴注，其脉虚小者生，紧急者死。

咳嗽，脉沉紧者死；浮直者，浮软者生；小沉匿者死。

咳嗽羸瘦，脉形坚大者死。

咳，脱形发热，脉小坚急者死。

肌瘦下脱，形热不去者，必死。

咳而呕，腹胀且泄，其脉弦急欲绝者死。

吐血、衄血，脉滑小弱者生；实大者死。

汗若衄，其脉小滑者生，大躁者死。

吐血脉紧强者死，滑者生。

吐血而咳，上气，其脉数有热，不得卧者死。

上气脉数者死，谓损形故也。

上气喘息低昂，其脉滑，手足温者生；脉涩，四肢寒者，必死。

上气面浮肿，肩息，其脉大不可治，加利必死。

上气注液，其脉虚宁伏匿者生，坚强者死。

寒气上攻，脉实而顺滑者生，实而逆涩死。《太素》云：寒气暴上，脉满实何如？曰：实而滑则生，实而逆则死矣。其形尽满何如？曰：举形尽满者，脉急大坚，尺满而不应，如是者，顺则生，逆则死。何谓顺则生，逆则死？所谓顺者，手足温也；谓逆者，手足寒也。

病瘅，脉实大，病久可治；脉弦小坚急，病久不可治。

消渴，脉数大者生，细小浮短者死。

消渴，脉沉小者生，实坚大者死。

水病，脉洪大者可治，微细不可治。

水病胀闭，其脉浮大软者生，沉细虚小者死。

水病腹大如鼓，脉实者生，虚则死。

卒中恶咯血数升，脉沉数细者死，浮大疾快者生。

卒中恶腹大，四肢满，脉大而缓者生，紧大而浮者死，紧细而微，亦生。

疮，腰脊强急，瘛疭，皆不可治。

寒热瘛疭，其脉代绝者死。

金疮出血太多，其脉虚细者生，数实大者死。

金疮出血，脉沉小者生，浮大者死。

斫疮出血一二升，脉来大，二十日死。

斫刺俱有病，多少血出不自止者，其脉来大者，七日死，滑细者生。

从高顿仆，内有血，腹胀满，其脉坚强者生，小弱者死。

人为百药所中伤，脉涩而疾者生，微细者死，洪大而迟者生。《千金》"迟"作"速"。

人病甚而脉不调者，难治；脉洪大者，易瘥。

人内外俱虚，身体冷而汗出，微呕而烦扰，手足厥逆，体不得安静者死；脉实满，手足寒，头热，春秋生，冬夏必死矣。

老人脉微，阳羸阴强者生，脉大加息者死。阴弱阳强，脉至而代，期月而死。

尺脉涩而坚，为血实气虚也。其发病，腹痛逆满，气上行，此为妇人胞中绝伤，有恶血久成结瘕，得病以冬时，黍稷赤而死。

尺脉细而微者，血气俱不足；细而来有力者，是谷气不充；病得节辄动，枣叶生而死。此病秋时得之。

左手寸口脉偏动，乍大乍小不齐，从寸至关，关至尺三部之位，其脉动各异不同。其人病仲夏得之，此脉桃花落而死。

右手寸口脉偏沉伏，乍小乍大，朝浮大而暮沉伏，浮大即太过，上出鱼际；沉伏即下不至关中，往来无常，时复来者，榆叶枯落而死。

右手尺部脉，三十动一止，有顷更还，二十动一止，乍动乍疏，连连相因，因不与息数相应，其人虽食谷犹不愈，蘩草生而死。

右手尺部脉，四十动而一止，止而复来，来逆如循张弓弦，絚絚然，如而人共引一索，至立冬死。

病　机

诸风掉眩，皆属于肝。甲乙木也，木郁达之。

诸寒收引，皆属于肾。壬癸水也，水郁泄之。

诸气膹郁，皆属于肺。庚辛金也，金郁泄之。

诸湿肿满，皆属于脾。戊己土也，土郁夺之。

诸痛痒疮疡，皆属于心。丙丁火也，火郁发之。

诸热瞀瘛，皆属于火。

诸厥固泄，皆属于下。下，谓下焦肝肾气也。夫守司于下，肾之气也。门户束要，肝之气也。故厥、固、泄，皆属下也。厥，谓气逆也。固，谓禁固也。满气逆上行反谓固不禁。出入无度，燥湿不恒，皆由下焦主守也。

诸痿喘呕，皆属于上。上谓上焦心肺气也。炎热薄烁，心之气也；承热分化，肺之气也。热郁化上，故病属上焦。诸禁鼓栗，如丧神守，皆属于火。热之内作。

诸颈项强，皆属于湿。太阳伤湿。

诸逆冲上，皆属于火。炎上之性用也。

诸胀腹大，皆属于热。热郁于内，肺胀于上。

诸躁狂越，皆属于火。热盛于胃及四末也。

诸暴强直，皆属于风。阳内郁而阴行于外。

诸病有声，鼓之如鼓，皆属于热。

诸热胕肿，疼酸惊骇，皆属于火。

诸转反戾，水液混浊，皆属于热。反戾，筋转也。水液，小便也。

诸病水液，澄沏清冷，皆属于寒。上下所出及吐出、溺出。

诸呕吐酸，暴注下迫，皆属于热。

故《大要》曰：谨守病机，各司其属，有者求之，无者求之；盛者责之，虚者责之。必先五胜，疏其血气，令其调达而致和平，此之谓也。五胜，谓五行更胜也。

标本中气歌

少阳从本为相火，太阴从本湿土坐；
厥阴从中火是家，阳明从中湿是我；
太阳少阴标本从，阴阳二气相包裹；
风从火断汗之宜，燥与湿兼下之可；

万病能将火湿分，彻开轩岐无缝锁。

辨十二经水火分治法

胆与三焦寻火治，肝和包络都无异；
脾肺常将湿处求，胃与大肠同湿治；
恶寒表热小膀温，恶热表寒心肾炽；
十二经，最端的，四经属火四经湿；
四经有热有寒时，攻里解表细消息；
湿同寒，火同热，寒热到头无两说；
六分分来半分寒，寒热中停真浪舌；
休治风，休治燥，治得火时风燥了；
当解表时莫攻里，当攻里时莫解表；
表里如或两可攻，后先内外分多少；
敢谢轩岐万世恩，争奈醯鸡笑天小。

治 病

不读本草，焉知药性。专泥药性，决不识病。假饶识病，未必得法。识病得法，工中之甲。

六 陈

药有六味，陈久为良，狼、茱、半、橘、枳实、麻黄。

十八反

本草言名十八反，半蒌贝蔹及攻乌。
藻戟遂芫俱战草，诸参辛芍叛藜芦。

运气歌

病如不是当年气，看与何年运气同。
只向某年求治法，方知都在《至真》中。

五不及

坎一丁三土五中，一七癸九是灾宫，
胜复都来十一位，谁知脏腑与宫同。

断病人生死

《灵枢经》云：人有两死，而无两生。阳气前绝，阴气后竭，其人死，身色必青；阴气前绝，阳气后竭，其人死，身色必赤。故阳竭则身青而冷，阴竭则身赤而温。

四 因

夫病生之类，其有四焉：一者，始因气动而内有所成；二者，始因气动而外有所成；三者，不因气动而病生于内；四者，不因气动而病生于外。

夫因气动而内成者，谓积聚、癥瘕、瘤气、瘿起、结核、癫痫之类是也。

外成者，谓痈肿疮疡，痂疥疽痔，掉瘛浮肿，目赤瘭胗，胕肿痛痒之类也。

不因气动而病生于内者，谓留饮、澼食、饥饱、劳损、宿食、霍乱、悲恐、喜怒、想慕、忧结之类。

不因气动而病生于外者，谓瘴气、贼魅、虫蛇、蛊毒、蜚尸、鬼击、冲薄、坠堕、风寒、暑湿、斫射、刺割、挞朴之类也。

如此四类，有独治内而愈者；有兼治内而愈者；有独治外而愈者，有兼治外而愈者；有先治内后治外而愈者，有先治外后治内而愈者；有须解毒而攻击者，有须无毒而调引者。凡此之类，方法所施，或重或轻，或缓或急，或收或散，或润或燥，或软或坚。方士之用，见解不同，各擅己心，好丹非素，故复问之。

五苦六辛

五苦六辛，从来无解，盖史家阙其疑也。一日，麻征君以此质疑于张先生，先生也无所应。行十五里，忽然有所悟，欣然回告于麻征君。以为五苦者，五脏为里，属阴，宜用苦剂，谓酸苦涌泄为阴。六辛者，六腑为表，属阳，宜用辛剂，谓辛甘发散为阳。此其义也。征君大服其识见深远，凿昔人不传之妙。故曰知其要者，一言而终；不知其要者，流散无穷。

世传神效诸方

疮疡痈肿第一

治蝼蛄疮

良姜　白及　沥青以上各等分

上为细末，嚼，芝麻水同熬为膏，入冷水共定，用绯绢片、火熨斗作膏药，贴疮上。

又方　千年石灰　茜根烧灰

上为细末，用水调，鸡翎涂上。

水沉金丝膏　贴一切恶疮。

沥青　白胶以上各一两，春秋宜用油，夏宜油蜡二钱半，冬宜用油蜡四钱

上件熔开油蜡，下沥青、白胶，用槐枝搅匀，绵子滤过，入冷水中，扯一千余遍。如疮透了，吃数丸。作剂于疮口填者亦妙。摊纸上贴，勿令火炙。

乳香散　治下疳。

乳香　没药　轻粉　黄丹　龙骨　乌鱼骨　黄连　黄芩　铜绿以上各等分　麝香少许

上为细末，先以温浆水洗过，贴疳疮上。

治蛇伤方

上用蒲公英棵根，作泥，贴于伤处，用白面膏药贴之大效。

紫金丹　治疔疮。

白矾四两　黄丹二两

上用银石器，内熔矾作汁，下丹，使银钗子搅之令紫色，成也。用文武火，无令太过不及。如有疮，先以周围挑破，上药，用唾津涂上数度，着无令疮干。其疮溃动，取疔出也，兼疮颜色红赤为效。如药未成就，再杵碎，炒令紫色。

治疔疮

生蜜与隔年葱，一处研成膏。

上先将疮周回用竹针刺破，然后用疮药于疮上摊之，用绯绢盖覆。如人行二十里觉疔出，然后以热醋汤洗之。

千金托里散　治一切发背疔疮。

连翘一两二钱　黄芪一两半　厚朴二两　川芎一两　防风一两　桔梗一两　白芷一两　芍药一两　官桂一两　木香三钱　乳香三钱半　当归半两　没药三钱　甘草一两　人参半两

上为细末，每服三钱。用酒一碗，盛煎三沸，和滓温服，膏子贴之。

二圣散　治诸疮肿。

黄丹二两　白矾二两，飞

上为细末，每服干掺疮口上，后用保生锭子，捏作饼子贴之。

保生锭子

巴豆四十九个，另研，文武火烧热　金脚信二钱　雄黄三钱　轻粉半匣　硇砂二钱　麝香二钱

上件为末，用黄蜡一两半化开，将药和成锭子，冷水浸少时取出，旋捏作饼子，如钱眼大。将疮头拨破，每用贴一饼子，次用神圣膏药封贴，然后服托里散。若疮气透里，危者服破棺散，用神圣膏贴之。

神圣膏药　贴治一切恶疮。

当归半两　没药三钱　白及二钱半　乳香三钱　藁本半两　琥珀二钱半　黄丹四两　木鳖子五个，去皮　胆矾一钱　粉霜一钱　黄蜡二两　白胶三两　巴豆二十五个，去皮　槐柳枝一百二十条，各长一把　清油一斤

上件一处，先将槐柳枝下油内，煮焦取出，次后下其余药物，煮得极焦，亦捞出。却将油澄清，再熬成膏子，用绯绢上摊贴之。

破棺丹

大黄一两半　甘草二两　荆三棱一两半　山栀子二两半　牵牛末二两

上为细末，炼蜜为丸如弹子大，每服半丸。食后，酒半盏，研化服之。忌冷水。

三圣散　治臁疮、疔疮、搭手背疽等疮。

葱白一斤　马苋一斤　石灰一斤

上三味，湿捣为团，阴干为细末，贴疮。如有死肉者，宜先用溃死肉药。

溃死肉药方

炊饭尖半两各三等，一等半两，入巴豆二个；一等半两，入巴豆三个；一等半两，入巴豆五个。各捻作白锭子

上先用二巴豆纳疮；如不溃，再用纳三巴豆；又不溃，用五巴豆者，更用丹砂炒红色，掺疮口，追出清水，其恶肉未尽至；追出赤水，是恶肉尽。更用三圣散贴之，用膏药敷之。

治臁疮久不愈者

用川乌头 黄柏各等分 为末，用唾津调涂纸上贴之，大有效矣。

治一切恶疮方

以天茄叶贴之，或为细末贴之，亦妙。

又方 用腊月人中白烧灰，油调，涂疮疥上。

又方 以瓦松不拘多少，阴干为末，先用槐枝葱白汤洗之过，掺之，立效。灸疮久不敛者，更妙。

又方 以蒲公英捣之，贴一切恶疮诸刺。

替针丸 治一切恶疮。

川乌二钱 草乌二钱 五灵脂二钱 轻粉一分 粉霜一分

又方 加斑蝥二十个，去足翅用 巴豆二十个，去皮用

上将三件为末，研令匀，次入轻粉、粉霜研匀，又入斑蝥、巴豆，以水调糊为锭子。如作散是为针头散。

悬蒌散 治发背恶疮。

悬蒌一个 大黄一两 金银花一两 当归半两 皂角刺一两

上锉碎，用酒一碗，煎至七分，去滓温服。如有头者，加鼠粘子。

治附骨痛及一切恶疮

当归半两 甘草一两 山栀子十二个 木鳖子一个

上为细末，每服三五钱，冷酒调服之。

治诸恶疮

白僵蚕直者 大黄二味各等分

上为细末，生姜自然汁与蜜同和为剂，丸如弹子大，每服一丸，细嚼。

治恶疮死肉锭子

巴豆一钱，去皮油 五灵脂半两 黄丹二钱，飞 加枯白矾一钱

上为细末，以糊为丸，锭子入疮内用之。

当归活血散 治疮疡未发出，内痛不可忍，及妇人产前后腹痛。

当归二钱 没药一钱半 乳香半钱 白芍药三钱 疮疡者，加人参、木香。妇人加赤芍药。

上为细末，每服一钱。水一中盏，煎至七分，和滓温服，日二服。妇人酒煎，疮既发不须用。

熏恶疮方

紫花地丁一名米布袋收

上取根晒干，用四个半头砖垒成炉子，烧着地丁，用络燧砖一枚盖了，使令砖眼内烟出，熏恶疮。出黄水自愈。

治蛇疮

用蒲公英棵根作泥，贴于伤处，用白膏药封之。

接骨散 并治恶疮。

金头蜈蚣一个 金色自然铜半两，烧红，醋碎，研为细末用之 乳香二钱，为细末用之 铜钱重半两者取三文或五文，烧红，醋焠研细 金丝水蛭一钱半，每个作三截，瓦上燥去气道为度 没药三钱，研细

上为细末，如疮肿处，津调半钱涂，立止痛。如见得出脓，先用粗药末少许，小油少半匙，同打匀，再入少半匙，再打匀。又入前药接骨散半钱，再都用银钗子打成膏子，用鸡翎扫在疮肿处，立止痛。天明一宿自破便效。如打折骨头并损伤，可用前项接骨散半钱，加马兜铃末半钱，同好酒一大盏，热调，连滓温服。如骨折损，立接定不疼。如不折了，吃了药，立便止住疼痛。此方屡经效验，不可具述。服药觑可以食前服，食后服。又外用接骨药。

陈烂麻根两把 羊耳朵一对 乱丝一握，多者更妙

上取肥松节劈碎，约量多少，先放三两根于新瓦上，都于上外三味，在上烧着存性，就研为末。如生，再烧研为度。后入五灵脂半两。如疼，入好乳香少许，和药如茶褐色为度。用布条子约缠一遭，先摊小黄米粥匀，上撒药末匀，缠定折处，上又用软帛三五重，上又竹箅子缠，勒得紧慢得中。初，三日换上一次，再后五日换一次，又七日再换上一次，无有不接者。

赤龙散 消散一切肿毒。

用野葡桃根红者去粗皮为末 新水调涂肿上，频扫新水。

便痈方 本名血疝

牡蛎 大黄 甘草以上各半两 悬蒌一个

上酒浸，露一宿，服之，以利为度。

又方　冬葵子为末，酒调下三两服。

又方　皂角不蛀者，烧过阴干为细末，酒调服之，立效。又皂角子七个，水调服之亦效。

又方　胡桃七个，烧过阴干，研为末，酒调服之，不过三服，大效。

又方　生蜜，米粉调服，休吃饭。利小便为度。

治疮无头者

蛇蜕皮于肿处贴之。

又方　皂角刺烧灰阴干。

上为末，每服三钱。酒调，嚼葵菜子三五个，前药送下大效。

生肌敛疮药

白蔹　定粉各等分　黄丹少许

上同为细末，洗净疮口，干贴之。

治诸疮水度肿者

生白矾末，水调涂之，自消。

接骨药

铜钱半两，醋浸淬焦烧研为末　木香一钱　自然铜一钱　麝香少许

上为极细末。如在上，食后每服三匙头，嚼丁香一枚，乳香一粒，无灰酒一小盏；在下，食前。如不折，其药反出。服罢，其痛不可当，勿疑。待一日，如骨未接，再服如前。老者十余日，少者不过五七日。

万圣神应丹　出箭头。

莨菪棵一名天仙子，取着中一棵，根本、枝、叶、花、实全者佳

上于端午日前一日，持不语。寻见莨菪棵言道：先生你却在这里。那道罢，用柴灰自东南为头围了，用木楔子撅取了根周回土。次日端午日未出时，依前持不语，用镬口一镬，取出土，用净水洗了，不令鸡犬妇人见，于净室中以石臼捣为泥，丸如弹子大，黄丹为衣，以纸袋封了，悬于高处阴干。如有人着箭不能出者，用绯绢盛此药讫，放脐中，用绵裹肚系了。先用象牙末于疮口上贴之，后用前药。如疮口生合，用刀子利开贴之。

治冻疮

腊月雀脑子，烧灰研细，小油调，涂冻疮口上。

又方　以正黄柏为细末，用乳汁调，涂疮口上。

又方　以山药少许，生，于新瓦上磨为泥，涂疮口上。

治手足裂

白及，不以多少，为末水调，涂裂处。

治面上疮

用镟子底黑煤，于小油中，以匙打成膏子，摊在纸上，贴疮神效。

治金疮血不止

用白薇末贴之，立止。

善应膏药　治诸般恶疫。

黄丹二斤　南乳香另研　没药另研　当归木鳖子生用　白蔹生用　白矾生用　官桂三寸杏仁生　白芷以上各一两　新柳枝一斤，各长一寸

上除黄丹、乳没等外，八件用芝麻油五斤，浸一宿，用铁锅内煎，令黄色。药不用，次入黄丹锅内，柳条搅令黄色，方可掇下。用柳枝搅出大烟，入乳没匀，令冷，倾在瓷盆内，候药硬，用刀子切作块，油纸裹。

接骨丹

五灵脂一两　茴香一钱

上二味为细末，另研乳香为细末，于极痛处掺上，用小黄米粥涂了，后用二味药末掺于上，再用帛子裹了，用木片子缠了。少壮人二日效，老者五六日见效矣。

治癣如圣丸

黄柏　黄芩　黄连　防风以上各半两　白僵蚕一两　全蝎三分　轻粉半钱

上为细末，羊蹄根汁浸，蒸饼为丸如梧桐子大。每服二三十丸，嚼羊蹄根汁送下。随病人上下，分食前后。又羊蹄汁涂癣。

治小儿癣杂疮

白胶香　黄柏　轻粉

上为细末，羊骨髓调涂癣上。

治瘰疬方

斑蝥去头翅足　赤小豆　白僵蚕　苦丁香白丁香　磨刀泥

上各等分为细末，十岁以上服一钱；二十岁以上服二钱。五更用新汲水一盏调下，比至辰时见效。女人小便见赤白色三两次，男子于

大便中见赤白色为效。当日服白粘粥，不得吃别物，大忌油腻。患三四年者，只一服；七八年者再一服。

玉饼子　治瘰疬、一切恶疮软疖。

上用白胶一两，瓷器内溶开，去滓，再于溶开后，以蓖麻子六十四个，作泥，入胶内搅匀，入小油半匙。头柱点水中，试硬软添减胶油。如得所，量疮大小，以绯帛摊膏药贴之。一膏药，可治三五疖。

又方　治瘰疬。

小龙肚肠一条，炮干　鳖壳裙襕炮　川楝子五个　牡蛎　大黄　牛蒡子烧存性　皂角子五十个

上为细末，蒸饼为丸如绿豆大。每服十五丸，食后艾汤下，日三服。

又方　将腊月猫粪，用新瓦两个合在内，外用盐泥固济，烧成灰，以小油调，涂疮口上。

又方　取小左盘龙，不以多少为末。陈米饭搜和得所，丸如梧桐子大。每服三五十丸，却用陈米汤送下。

治眉炼头疮

小麦不以多少，烧令黑色，存性为末，以小油调，涂疮上。

治小儿秃疮

羊粪熬汤，洗去痂，用屋悬煤，炒罗为末，以小油涂疮上。

圣灵丹　治打扑肭损，痛不可忍者。

乳香三钱，另研　乌梅五个，去核细切焙干为末　白莴苣子二两八钱，炒黄捣为末　白米一捻，另研细末

上再入乳钵内，研数百下，炼蜜为丸如粟大。细嚼，热汤下。病在上，食后；在下，食前。

出靥方

上用荞麦秸一担，不烂者烧灰存性。入石灰半斤，同灰一齐过，令火灭，然后以热水淋灰窝。淋下灰水，用铁器内煮，以撩起搅成膏子，于靥上点自出。或先以草茎刺破亦可。

又方　桑柴灰、石灰，淋汁熬成膏。草茎刺破点，以新水沃之。忌油腻等物。

烧烫火方

多年庙上蚵，与走兽为末，小油调，涂烧汤火疮，立效。

又方　生地黄汁，入小油、蜡，同熬成膏，瓷器内盛，用鸡翎扫烫处。

又方　培上青苔，烧灰，小油调，涂烧烫处。

治烧烫方

生地黄，旋取新者烂捣，取自然汁，入小油、黄蜡少许，银石器中熬成膏子，用鸡翎扫疮上。

又方　血余灰，用腊猪调涂。

又方　寒水石，烧过为细末，水调涂之。

枯瘤方

砒　硇砂　黄丹　雄黄　粉霜　轻粉以上各等一钱　斑蝥二十个，生用　朱砂一钱　乳香三钱　没药一钱

同研为末，粥糊为丸，捏作棋子样，爆干。先灸破瘤顶，三炷为则，上以疮药饼盖上，用黄柏末以水调贴之。数日自然干枯落下。

又方　以铜绿为末，草刺破瘤，掺在上，以膏药涂之。

治头面生瘤子

用蛛丝勒瘤子根，三二日自然退落。

乳香散　贴杖疮肿痛。

大黄　黄连　黄柏　黄芩以上各三钱　乳香另研　没药另研，以上各一钱　脑子少许

上四味为末，后入三味，冷水调匀，摊于绯绢上，贴杖疮上。

治疳疮

马明退烧灰，三钱　轻粉少许　乳香少许

上研为细末，先以温浆水洗净，干掺之。

治疳疮久不愈者

海浮石烧红，醋淬数次　金银花

上海石二停，金银花一停，同为细末，每服二钱半。如签茶一般，日用二服。疮在上，食后；在下，食前服。如病一年，服药半年则愈。

泻肺汤　治肺痈喘急，坐卧不安。

桑白皮锉烧　甜葶苈隔纸焙，各一两

上二味为粗末，每服三钱。水一盏，煎至六分，去滓，食后温服，以利为度。

桔梗汤　治肺痈吐脓。

桔梗锉炒，一两半　甘草炙锉，半两

上为粗末，每服六七钱。水二盏，煎至半盏，去滓，空心服。须臾，吐脓立愈。

黄柏散　治鹏窠微腰等疮。

黄柏　白及　白蔹以上各等分　黄丹少许

上为细末，凉水调涂。

口齿咽喉第二

地龙散　治牙痛。

地龙去土　玄胡索　荜拨以上各等分

上为细末，每用一字。用绵子裹，随左右牙痛，于耳内塞之，大效。

牙宣药

荜拨　胡椒　良姜　乳香另研　麝香　细辛　青盐　雄黄以上各等分

上为细末，先以温浆水刷净，后用药末于痛处擦，追出顽涎，休吐了，漱数十次，痛止。忌油腻一二日。

仙人散　刷牙

地骨皮二两，酒浸二宿　青盐一两　黍粘子一两半，炒　细辛一两，酒浸

上为细末，入麝香少许，每用一字，临卧擦牙。茶酒漱，良久吐出。

又方　石膏　细辛　柳楷以上各等分

上为末擦之。

治牙宣

米二停　盐一停　盆碱　麝香少许　白矾

上相合，水拌匀，纸包裹，烧黑焦为末，贴疮上立愈。

治牙痛

口噙冰水一口，用大黄末纸捻，随左右痛处，鼻内嗅之立止。

又方　韶粉二钱　好朱砂一钱

上为末，每用少许，擦痛处。

又方　好红豆二钱　花减少许

上为末，随牙痛处，左右鼻内嗅之。

又方　华细辛去苗　白茯苓去皮　川升麻

荜拨　青盐　明石膏　川芎　不蛀皂角去皮弦，酥炙黄色，以上各等分

上为细末，早晚刷牙，温水漱之，牙痛处更上少许。

又方　以巴豆去皮，用针刺于灯焰上，炙令烟出，熏牙痛处，熏三五上。

又方　高良姜一块　全蝎一只

上为细末，先用酸浆水漱牙，次用药末擦之，流下涎水即愈。

又方　治牙痛。花椒研，掺牙坑，痛立止。

又方　枯白矾热水漱之。

治走马咽瘁

上用巴豆去皮　以绵子微裹，随左右塞于鼻中，立透。如左右俱有者，用二枚。

又方　用生白矾研细，涂于绵针上，按于喉中立破。绵针，以榆条上用绵缠作枣大是也。

又一法　如左右喉瘁，于顶上分左右头发，用手挽拔之，剥然有声立效。此法年幼时常见郑六嫂救人甚多，不得其诀，近与子正话及，方得其传。

又一法　以马勃吹咽喉中，立止。

治喉瘁

大黄　朴硝　白僵蚕

上件同为细末，水煎，量虚实用，以利为度。

口疮方

白矾一两，飞至半两　黄丹一两，炒红色放下，再炒紫色为度

上二味为细末，掺疮上立愈。

目疾证第三

治倒睫拳毛

将穿山甲以竹算子刮去肉，用羊腰窝脂去皮膜，仍将穿山甲于炭上炙令黄色，用脂擦去

山甲土。如此数遍，令酥为末，随左右眼噙水，鼻内嗅一字，一月余见效。

又方　木鳖子三个，干炒　木贼一百二十节

地龙二条，去土　赤龙爪一百二十个，则勾刺针也

上为细末，摘去倒睫，每日以纸捻蘸药嗅之，一日三五次。

又方　穿山甲炮　地龙去皮　蝉壳　五倍子以上各等分

上为细末，如用药时，先将拳毛摘尽，后用药一字，随左右鼻内嗅之。次日目下如线样微肿是验也。

贴赤眼

取青泥中蛆，淘净熬干为末，赤眼上干贴之，甚妙。

贴赤瞎

炉甘石二两　密陀僧一两　黄连　朴硝

上方，先将黄连用水熬成汁，入童子小便，再同熬，后下硝，又熬少时，用火煅炉甘石红，黄连汁内淬七次，与密陀僧末同为末，临卧贴之。

贴赤眼

铜绿　轻粉　牙硝　脑子少许　麝香

上为细末，干贴之。

截赤眼方

黄连　绿矾　杏子　甘草　铜绿各等分

上为粗末，水煎洗，甚效。

碧霞丹　治赤眼暴发，并治赤瞎。

铜绿　白土　芒硝

上件各分为末，丸如皂子大，每用白汤研化一丸，洗之立效。

汾州郭助教家神圣眼药

蕤仁一两　金精石二两　银精石二两　炉甘石四两，烧　赤石脂一两　滑石二两　密陀僧二两　高良姜三两　秦皮一两　黄丹一两，飞过　铜绿三钱　硇砂三钱　硼砂一钱半　乳香三钱　盆硝少用　青盐　脑子　麝香以上并少用之

上用东流水三升，先入蕤仁，次下余味等，白沙蜜一斤熬至二升，以线绢细滤过澄清，入前药搅之匀，点，大效。

视星膏

白沙蜜一斤，拣去蜜滓可秤十四两　密陀僧一两，金色者，研极细，水淘可得六七钱　新柳算子四两，去皮心，半干半炒

上用腊雪水五升，与蜜溶调入药，与柳算子同贮于瓷瓶中，以柳木塞瓶口，油绢封勒，于黑豆锅中熬。从朝至暮，仍用柳棒阁瓶，防倾侧。用文武火另添一锅，豆水滚下，旋于另锅中取水添之，熬成，用重绵滤净，却入瓶中，用井水浸三两日，埋在雪中更妙。频点为上。

复明膏　治外障。

白丁香腊月收者尤佳，水飞秤八钱　拣黄连一两　防风去芦锉一指许，一两　新柳枝方一寸者，三片

上好四味，用新水一升半，雪水更妙。春秋两三时，冬月一宿，以银石器内，熬至六分，滤去滓，另用蜜一斤，密陀僧研极细末三字，入蜜搅匀另熬，以无漆匙撩点，下蜜中急搅，候沸汤定，一人搅蜜，一人旋又搅药汁，都下在内搅匀，再熬三两沸，色稍变，用新绵三两，重滤去滓，盛器内点眼如常。本方每药半合，用片脑一麦粒大，不用亦可。

锭子眼药

黄丹一两，飞　黄柏半两，去皮　黄连半两，去须　枯白矾半两　炉甘石半两，用黄连制　铜绿半两　硇砂三钱　川乌三钱，炮　干姜二钱　蝎梢一钱　信半钱，火煅　乳香少许　没药少许

上为细末，入豆粉四两，浇蜜和就，如大麦许锭子。于眼大眦头，待药化泪出为效。

治冷泪目昏

密蒙花　甘菊花　杜蒺藜　石决明　木贼去节　白芍药　甘草各等分

上为细末，茶清调下一钱，服半月后，加至二钱。

又方　干姜肥者为末，每用一字，浸汤点洗。

又方　贝母一枚，腻白者　胡椒七粒。为末点之。

单治目昏

荆芥穗　地骨皮　楮实以上各等分

上为细末，炼蜜为丸桐子大，每服二十丸，米汤下。

治一切目昏

川椒一斤，微炒，捣取椒红约取四两　甘菊花四两，末之　生地黄一斤，取新者杵作泥极烂

上将地黄泥与前药末同和作饼子，透风处阴干。再为末，以蜜为丸如梧桐子大，每服三十丸，食后茶清送下。

洗眼黄连散

当归　赤芍药　黄连　黄柏各等分

上细锉，以雪水或甜水浓煎汁热洗，能治一切风毒赤目。

诸物入眼中

好墨清水研，倾入眼中，良久即出。

点攀睛瘀肉

黄丹一两二钱，水飞过，候干　白矾一两，银器内化成汁

上将白矾于银器内化成汁，入黄丹末在内，以银匙儿搅匀。更入乳香、没药各一钱，慢火不住手搅，令枯干为粉，候冷研极细，熟绢罗过。后入鹰条一钱半　血竭二分　麝香少许　轻粉三分　粉霜二分，共研极匀如粉。再以熟绢罗过，细末点之，大有神效。

青金散

芒硝一两　螺青　没药　乳香以上各少许

上为细末，每用少许，鼻内嗅之。

治雀目

真正蛤粉炒黄色，为细末，上油蜡就热和为丸如皂子，纳于猪腰子中，麻缠，蒸熟食之，可配米粥。

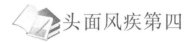

头面风疾第四

治黯黵风刺方

苦参一斤　红芍药　冬瓜二味各四两　玄参一两

上为末，每用一字，用手洗面上。

猪蹄膏　洗面上黯药。

上用猪蹄一副，刮去黑皮，切作细片，用慢火熬如膏粘。用罗子滤过，再入锅内，用蜜半盏，又用：白芷　黑豆去皮　瓜蒌一个　白及　白蔹　零陵香　藿香各一两　鹅梨二个，细切

上将七味药为末，同梨入药一处，再熬，滴水不散方成。经绢滤过，临卧涂面。次日再以水洗面。

治面风

益母草灰，面汤和，烧七遍，洗面用之。

治面黯黑斑点方

白附子一两　白及　白蔹　密陀僧　胡粉白茯苓以上各等分

上为细末，洗净，临卧以乳汁调一钱，涂面，但洗光净。牛乳亦可。

治头风

苦丁香　川芎　藜芦各等分　上为细末，嘬水，鼻内嗅之。

芎黄汤　治头目眩运。

大黄　荆芥穗　贯芎　防风以上各等分

上为粗末，大作剂料，水煎，去滓服之。以利为度。

耳聋方

蓖麻子五十个，去皮

上与熟枣一枚同捣，丸如枣子大，更入小儿乳汁就和，每用一丸。绵裹，纳于聋耳内，觉热为度，一日一易。如药难丸，日中暴干。

又方　口嘬甘草一枚，耳中塞二块，用绵裹，立通。

脑宣方

皂角不蛀者，去皮弦子，蜜炙捶碎　水中揉成浓汁，熬成膏子，鼻内嗅之。口中咬箸，良久，涎出为度。

治耳底方

以枯白矾为末，填于耳中，立效。

治鼻中肉蝼蛄

赤龙爪　苦丁香以上各三十个　苦葫芦子不以多少　麝香少许

上为末，用纸捻子点药末用之。

肌臭方

乌鱼骨三钱　枯白矾三钱　密陀僧一钱

上为末，先用药水洗臭处，后用药末擦之。

又方　密陀僧不以多少，研细，先以浆水洗臭处，干擦。

乌头药

细针砂炒　荞面炒，以上各一盏　大麦亦同酽醋半升，与前两味打糊

凡用先使皂角水热洗净时，前二味糊稀稠

得所，于髭鬓上涂之均匀，先用荷叶包，次用皮帽裹之。三五时辰，用温浆水洗了，却收取元针砂，其髭发净后，用黑药涂之。

黑药方

没食子　石榴皮　干荷叶另捣，以上各一两

五倍子　诃子皮　百药煎　金丝矾　绿矾另研，旋点诸药

上将七味为细末，炒熟面五六匙，入好醋打面糊，和药末再涂髭发。又用荷叶封裹，后用皮帽裹之三五时间，洗净甚黑。若更要黑光，用猪胆浆水泽洗，如鸦翎。

又方　酸石榴　五倍子　芝麻叶

上同杵碎，用绢袋盛之，于铁器内水浸，掠发自黑。

治大头病兼治喉痹方

歌曰：人间治疫有仙方，一两僵蚕二大黄，姜汁为丸如弹大，井花调蜜便清凉。

又法　以砭针刺肿处，出血立效。

治时气

马牙硝　寒水石　黍粘子　鬼臼　川大黄

鬼箭草以上各等分　脑子少许

上六味为细末，用新井花水一盏，药末一二钱，入脑子吃。外一半留用，新水得调，鸡翎扫在肿处，有风凉处坐。

解利伤寒第五

双解丸

巴豆六个，去皮油　天麻二钱半　胭脂少许

上将巴豆、天麻为末，滴水丸如秫米大，胭脂为衣。一日一丸，二日二丸，三日三丸。已外不解，先吃冷水一口，后用热水下。如人行十里，以热汤投之。

又一法　无药处可用两手指相交，紧扣脑后风府穴，向前礼百余拜，汗出自解。

又一法　适于无药处，初觉伤寒、伤食、伤酒、伤风。便服太和汤，百沸汤是。避风处先饮半碗；或以韲汁亦妙，以手揉肚，觉恍惚，更服半碗；又用手揉至恍惚，更服。以至厌饫，心无所容。探吐汗出则已。

不卧散

川芎一两半　石膏七钱半　藜芦半两，去土

甘草二钱半，生

上为细末，口噙水，鼻内各嗅之。少时，吃白汤半碗，汗出解之。

川芎汤　解利一切伤寒。

川芎　藁本　苍术

上三件为细末，沸汤点三钱。须臾，觉呕逆便解。如不解，再服之。

诸腰脚疼痛第六

皂角膏

用醇酒二大碗，皂角一斤，去皮弦捣碎，熬至一半，沸去滓。再用前汁，入银石器熬为膏子，随痛处贴之。

治腰脚疼痛方

天麻　细辛　半夏以上各二两

上用绢袋二个，各盛药三两，煮熟交互熨痛处，汗出则愈。

牛黄白术丸　治腰脚湿。

黑牵牛　大黄各二两　白术一两

上为细末，滴水丸桐子大，每服三十丸，食前，生姜汤下。如要快利，加至百丸。

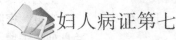
妇人病证第七

如圣丹　治妇人赤白带下，月经不来。

枯白矾　蛇床子以上各等分

上为末，醋打面糊丸，如弹子大，以胭脂为衣。绵子裹，纳于阴户。如热极再换。

诜诜丸　疗妇人无子。

当归　熟地黄以上各二两　玄胡索　泽兰以上各一两半　川芎　赤芍药　白薇　人参　石斛

牡丹皮以上各一两

上为末，醋糊为丸。每服五十丸，桐子大，空心酒下。

当归散 治月经欲来前后腹中痛。

当归以米醋微炒 玄胡索生用 没药另研 红花生用

上为末，温酒调下二钱服之。

治产妇横生

蓖麻子三十个，研烂。妇人顶上剃去发少许，以上药涂之。须臾，觉腹中提正，便刮去药，却于脚心涂之，自然顺生也。

治血崩

蚕砂不以多少

上为末，每服三五钱，热酒调下服。

又方 贯众去须，锉碎，或用酒醋煎三钱，煎至七分，去滓温服，一服立止。

当归散 治血崩。

当归一两 龙骨一两，烧赤 香附子三钱，炒 棕毛灰半两

上为细末，空心，米饮调下三四钱。忌油腻鸡猪鱼兔等物。

莲壳散

干莲蓬烧灰存性 棕榈皮及毛各烧灰，以上各半两 香附子二钱，炒

上为细末，每服三四钱，空心，米饮汤调下服之。

治妇人血枯

川大黄

上为末，醋熬成膏，就成鸡子大，作饼子，酒磨化之。

三分散 治产后虚劳。不进饮食，或大崩后。

白术 茯苓 黄芪 川芎 芍药 当归 熟干地黄以上各一两 柴胡 人参以上各一两六钱 黄芩 半夏洗切 甘草炙，以上各六钱

上为粗末，每服一两。水一大盏，煎至半盏，去滓温服，日二服。

治产后恶物上潮痞结，大小便不通

芒硝 蒲黄 细墨各等分

上为末，用童子小便半盏，水半盏调下服之。

治妇人产后虚弱，和血通经

当归一两，焙 芍药二两 香附子三两，炒

上为细末，每服一二钱，米饮调下，服之无时。

治妇人产后恶物不出，上攻心痛

赤伏龙肝灶底焦土研细，用酒调三五钱，泻出恶物立止。

治娠妇下痢脓血及咳嗽

白术 黄芩 当归各等分

上为末，每服三五钱。水煎，去滓，食前。加桑皮止嗽。

百花散 治妇人产中咳嗽。

黄柏 桑白皮用蜜涂，慢火炙黄色为度，二味各等分

上为细末，每服一二钱。水一盏，入糯米二十粒，同煎至六分。以款冬花烧灰六钱，搅在药内同调，温服之。

治妇人吹奶

以桦皮烧灰存性，热酒调下三钱，食后服之。

又方 马明退五钱，烧灰 轻粉三钱 麝香少许

上为细末，每服二钱，热酒调下服之。

又方 以皂角烧灰蛤粉和，热酒将来调数字，下得喉咙笑呵呵。

又方 以淘米木杓上砂子七个，酒下。以吹带枝透乳孔甚妙。

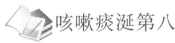 咳嗽痰涎第八

九仙散

九尖蓖麻子叶三钱 飞过白矾二钱

上用猪肉四两，薄批，棋盘利开掺药。二味荷叶裹，文武火煨熟，细嚼，白汤送下后，用干食压之。

止嗽散

半夏一两半，汤洗七次 枯白矾四两

上二味为末，生姜打面糊和丸桐子大。每

服三二十丸，空心温酒送下。

八仙散

款冬花　佛耳草　甘草　钟乳　鹅管石　白矾　官桂　井泉石以上各等分

上为细末，每服三钱，水煎服之。又一方掺咽喉中。

三才丸　治嗽。

人参　天门冬去心　熟干地黄以上各等分

上为细末，炼蜜为丸，如樱桃大，含化服之。

三分茶

茶二钱　蜜二两　荞麦面四两

上以新水一大碗，约打千余数，连饮之。饮毕，良久，下气不可停，人喘自止。

石膏汤　治热嗽。

石膏乱文者一两　人参半两，去芦　甘草半两，炙

上为末，每服三钱。新水或生姜汁，蜜调下亦可。

三生丸　治嗽。

胡桃仁一两　生姜一两，去皮细切　杏仁一两

上二味同研为泥，就和作剂，可得十三四丸。临卧烂嚼一丸，可数服即止。

化痰延寿丹

天麻半两　枸杞子二两半　白矾一两半，半生半熟　半夏一两半，汤洗七次　干生姜一两半　人参一两

上为细末，好糯酒拌匀如砂糖，用蒸饼剂蒸熟，去皮，杵臼捣四五十杵，便丸。如干，入酒三点，丸如小豆大。每服三五十丸，生姜汤下。

半夏汤　治哕欲死者。

半夏一两，洗　生姜二两

上二味细切，水二盏煎至八分，去滓，作二服，食后。

治肺痿喘嗽

汉防己，上为细末，每服三钱。浆水一盏，同煎至七分，和滓温服之。

治年高上气喘促，睡卧难禁

萝卜子，捣罗为末，白汤浸润五七钱，食后服之。或炒，或用糖蜜作剂，为丸服之。

麻黄汤　治因风寒、衣服单薄致嗽。

麻黄不去节　甘草生用　杏仁生用

上为粗末，每服三二钱。水煎，食后温服。

心气疼痛第九

失笑散　治急心痛，并男子小肠气。

五灵脂半两　蒲黄半两，炒

上为末，每服三钱。醋半盏，煎二沸，再入水半盏，再煎二沸。空心，食前和滓温服之。

又方　醋一盏，加生白矾一小块，如皂子大，同煎至七分，温服立愈。

又方　高良姜半两　山栀子半两　郁金半两

又方　以新嫩槐枝一握，切去两头，水二盏，煎至一盏，去滓，分作二服，热服之。

又方　没药　乳香　姜黄　玄胡索以上各等分

上为末，每服三钱，水煎，食后服之。

小肠疝气第十

抽刀散

川楝子一两，破四分　巴豆三个，同炒黄色，去巴豆用之　茴香一两，盐炒黄色，去盐用之

上为细末，每服三钱。葱白酒调下，空心服之。

治阴痛不可忍

吴茱萸二两，洗七遍，焙干微炒　槟榔一两

茴香一两

上为细末，醋糊为丸，热酒送下十丸，食前服之。

治偏肿

茴香　甘遂

上二味各等分为末，酒调二钱，食前服之。

又方　巴戟去心　川楝炒　茴香炒　各等分

为末，温酒调二钱，服之。

治小儿疝气肿硬

地龙不去土

上为末，唾津调涂病处。

治小肠气痛

全蝎一两　茴香一两，炒黄

上为细末，醋糊为丸如梧桐子大。如发时，每服五七十丸，温酒送下，食前服之。

治小便浑浊如精之状

没药　木香　当归以上各等分

上为末，以刺棘心自然汁为丸，如梧桐子大。每服五七丸，食前，盐汤下。

治小便频，滑数不禁

知母　黄柏以上各等分

上锉碎，酒浸透，炒微黄为末，水丸，梧桐子大。如服药前一日休吃夜饭，来日空心立服，米饮汤下一百丸。只用一服效，后吃淡白粥一顿。

荡疝丹

川楝子炒　茴香炒　破故纸炒，以上各半两　黑牵牛二钱　青皮　陈皮以上各三钱　广茂四钱　木香四钱

上八味为细末，用好酒打面糊为丸，如梧桐子大。空心，食前，温酒下三十丸。

灸疝法

放疝边竖纹左右交弦，灸七壮。

肠风下血第十一

神应散　治肠风痔漏。

牛头角腮一只，酌中者　猪牙皂角七锭　穿山甲四十九片，或圆取，或四方取，或一字取之　蝟皮一两　蛇蜕皮一条

上五味，锤碎，盛在小口瓷器内，盐泥固定，日中暴干，瓶口微露出烟，用文武火烧红，赤烟微少，取出放冷为细末。如服药日，先一日临卧，细嚼胡桃仁半个如糊，用温醇糯酒一盏送下，不语便睡，至次日交五更服药。验病年月远近，或秤三钱，五七钱，用水半大碗，醇糯酒半大盏，相合，热，和药服之，至辰时再服。又一服，再依前服药，不须用胡桃仁。久病不过七服。忌油腻、鱼、鳖、鸡、兔、猪、犬等物。大有神效。

温白丸　治脏毒下血。

椿根白皮凡引者去粗皮，酒浸，晒干服

上为末，枣肉为丸如梧桐子大。每服三五十丸，淡酒送，或酒糊丸。

治脱肛痔瘘

胡荽子一升　乳香少许　粟糠半升或一升

上先泥成炉子，止留一小眼，可抵肛门大小，不令透烟火，熏之。

治脱肛

蔓陀罗花子　莲壳一对　橡碗十六个

上捣碎，水煎三五沸，入朴硝热洗，其肛自上。

治痔漏下血不止

紫皮蒜十个，独棵者妙　大椒六十个　豆豉四两

上捣烂为泥丸，弹子大，空心细嚼一丸，盐汤下，日进三服，效。

治痔漏

白牵牛头末四两　没药一钱

上同为细末，如欲服药，先一日不食晚饭，明日空心，将猱猪精肉四两，烧令香熟薄批，掺药末在内裹之，渐又细嚼食尽，然后用宿蒸饼压之，取下脓血为效。量病大小虚实，加减服之。忌油腻、湿面、酒色，三日外不忌，一服必效。或用淡水煮肉熟，用上法亦可。又云，服前一日，不食午饭并夜饭，明日空心用之。

又方　黑白牵牛一合，炒黄为末　猪肉四两，切碎炒熟，与药末搅匀，只作一服，用新白米饭三二匙压之，取下白虫为效。

又坐药　黑鲤鱼鳞二三甲，以薄编茧裹如枣核样。纳之，痛即止。

净固丸　治痔漏下血，痒痛。

槐花炒　枳壳去穰，以上各一两

上为细末，醋糊为丸如梧桐子大，每服二十丸，米饮汤下，空心，食前。十服见效。

黄连贯众散　治肠风下血。

黄连　鸡冠花　贯众　大黄　乌梅以上各一两　甘草三钱，炙　枳壳炮　荆芥以上各一两

上为细末，每服二三钱，温米饮调服，食前。

槐荆丸 治痔漏。

荆芥 槐花等分

为末，水煎一大碗，服丸亦可。

又方 豆豉炒 槐子炒，各等分

上为末，每服一两，水煎，空心下。

熏渫药

凤眼草 赤皮葱 椒

三味捣粗，同浆水滚过，坐盆，令热气熏痔，但通手渫之。如此不过三次愈矣。

 # 小儿病证第十二

治小儿脾疳

芦荟 使君子以上各等分

上为细末，米饮调下一二钱，服之。

玉箸散 治小儿马脾风。

甘草一寸，煎水 甘遂末一字

上同油、蜜、生姜，银钗儿搅。调下后，用冷水半盏，调夺命散。

夺命散 治小儿胸膈喘满。

槟榔 大黄 黑牵牛 白牵牛各等分，皆当各半生熟用之

上为细末，蜜水调服之。

治小儿斑疮入眼

麸炒蒺藜炙甘草，羌活防风等分捣。每服二钱浆水下，拨云见日直到老。

治疮疹黑陷

铁脚威灵仙一钱，炒末 脑子一分

上为末，用温水调下服之。取下疮痂为效。

治小儿黄瘦腹胀

干鸡粪一两 丁香末一两

上为末，蒸饼为丸如小豆大。每服二十丸，米汤下。

黄连散 治小儿头疮。

川黄连 黄柏去粗皮用 草决明 轻粉以上各等分

上为细末，用生小油调药，于疮上涂之，立愈。

治斑疮倒压方

胡桃一个，烧灰存性 干胭脂三钱

上为末，用胡荽煎酒调下一钱，服之。

又方 人牙烧灰存性，研入麝香少许，每服三钱，温酒调下少许服之，不拘时。

又方 小猪尾尖，取血三五点，研入脑子少许，新水调下，食后与服之。

又方 人中白，腊月者最佳。通风处，以火煅成煤。水调三五钱，隐者自出。

消毒散 治疮疹已、未出，咽喉肿痛。

牛蒡子二两，炒 甘草半两，锉，炒 荆芥一分

上为粗末，每服三钱。水一盏半，煎至七分，去滓温服，无时。

治小儿斑疮入眼

猪悬蹄甲二两，甘埚内盐泥固济，烧焦为末用 蝉壳二两，去土，取末一两 羚羊角镑为细末研之用

上二味为末，研入羚羊角细末一分，拌匀，每用一字。百日外儿服半钱，三岁以上服三钱。新水或温水调下，日三四服，夜一二服。一年以外，则难治之。

又方 透耳药

朱砂一钱 粉霜八分

上研为细末，水调少许，用匙杓头倾一两点于耳内中。后用：白菊花 绿豆皮 谷精草 夜明砂

上四味为末，用米泔半碗，熬成去滓，入干柿十余个，再同熬。每日吃三两个，仍饮煮干柿汤。

又方 治小儿斑疮入眼。

朱砂 脑子 水银 麝香以上各等分

上四味研为细末，用水银调，滴入耳中。

发斑药

珠子七个

研碎，用新水调匀服之。

破伤风邪第十三 阴毒伤寒亦附于此

辰砂夺命丹

凤凰台　川乌头生，以上各二钱　麝香少许　朱砂少许

上为细末，枣肉和为丸如弹子大，朱砂为衣，鳔酒送下。量病人年甲虚实，加减用之。小儿半丸，以吐为度。不止，以葱白汤解之。

治破伤风

病人耳塞并爪甲上刮末，唾津调，涂疮口上立效。无疮口者难用。

治破伤风

乌梢尾一个　两头尖四个　全蝎四个

上三味为细末，另用石灰五升，柴灰五升，沸汤五升，淋灰水澄清，下药熬之，铁锅器内搅成膏子。如稠，用唾津调。先用温浆水洗净疮口，后涂药。即时药行，吐黄水一日，以新水漱口即愈。

又方　天南星半生半熟　防风去芦，二味各等分

上为末，清油调，涂疮上，追去黄水为验。

又方　白芷生用　草乌头尖生用去皮，二味等分

上为末，每用半钱，冷酒一盏，入葱白少许，同煎服之。如人行十里，以葱白、热粥投之，汗出立愈。甚者不过二服。

又方　蜈蚣散

蜈蚣头　乌头尖　附子底　蝎梢四味各等分

上为细末，每用一字或半字，热酒调下。如禁了牙关，用此药斡开灌之。

治阴毒伤寒破伤风

草乌头七个，文武火烧熟，去牙头　麝香半钱　朱砂一钱

上为细末，每服一字，以热酒调下，食前服之，汗出为度。忌猪、兔、鱼、鳖、粘、羖肉。

治阴毒病者

用芥末，以新水调膏药，贴脐上，汗出为效。

又方　牡蛎、干姜末，新水调涂，手心握外肾，汗出为效。

诸风疾症第十四

不老丹　治一切诸风。常服乌髭驻颜，明目延年。

苍术四斤，米泔水浸软，竹刀子刮去皮，切作片子，内一斤，用椒三两，去白，炒黄去椒；一斤，盐三两炒黄，去盐；一斤，好醋一升煮汁尽；一斤，好酒一升煮令汁尽　何首乌二斤，米泔水浸软，竹刀子刮去皮，切作片子，用瓦甑蒸。先铺黑豆三升、干枣二升，上放何首乌。上更铺枣二升，黑豆三升，用炊单覆著，上用盆合定。候豆枣香熟取出，不用枣豆　地骨皮去粗皮，重二斤

上件于石臼内捣为细末，候有椹汁搜和，如软面剂相似，瓷盆内按平。上更用椹汁，药上高三指，用纱绵帛覆护之。昼取太阳，夜取太阴，使干再捣，罗为细末。炼蜜和丸，如梧桐子大，空心温酒下六十丸，忌五辛之物。

四仙丹

春甲乙采杞叶，夏丙丁采花，秋庚辛采子，冬壬癸采根皮。

上为末，以桑椹汁为丸。每服五十丸，茶清酒任下。

起死神应丹　治瘫痪、四肢不举、风痹等疾。

麻黄去根节，河水五升，熬去滓，可成膏子五斤　白芷二两　桑白皮二两　苍术二两，去皮　甘松二两，去土　川芎三两　苦参三两半　加浮萍二两

以上各为细末，用膏子和丸，如弹子大。每服一丸，温酒一盏化下，临卧服之。微汗出，勿虑。如未安，隔三二日再服，手足实时软快。及治卒中风邪，涎潮不利，小儿惊风，服之立效。

愈风丹

芍药　川芎　白僵蚕炒　桔梗　细辛去叶

羌活以上各半两　麻黄去节　防风去芦　白芷
天麻　全蝎炙，以上各一两　甘草三钱　南星
半两，生姜制用　朱砂半两为衣

上为末，炼蜜丸如弹子大。每服一丸，细嚼，茶酒吞下。

香芎散　治偏正头风。

贯芎　香附子炒　石膏乱纹者良，水飞　白芷　甘草　薄荷以上各一两

一方川乌头半两，炮去脐皮用之

上为末，每服二钱，温酒或茶清调下服之。

妙功十一丸　治痫。

丁香　木香　沉香　乳香　麝香　荆三棱炮　广茂炮　黑牵牛微炒　黄连　雷丸炒　鹤虱炒　胡黄连　黄芩　大黄焙　陈皮　青皮　雄黄　熊胆　甘草炙，各二钱半　赤小豆三百六十粒，煮　白丁香直尖者，三百六十个　轻粉四钱　巴豆七粒

上二十三味，为细末，赤小豆烂煮研泥，同荞面打糊，和作十一丸，朱砂为衣，阴干。服时水浸一宿，化一丸，大便出，随病各有形状，取出为验。或作化一番，不可再服。曾经火灸者不治，远年愈效。

朱砂滚涎散　治五痫。

朱砂水飞　白矾生用　赤石脂　硝石以上各等分

上同为细末，研蒜膏如丸绿豆大。每服三十丸，食后，荆芥汤下。

又方　朱砂不以多少，水飞，研为细末。

上用猪心血浸，蒸饼为丸，如绿豆大。每服二十丸，空心，金银汤下之。

治诸风疥癣及癞

浮萍一两　荆芥　川芎　甘草　麻黄以上各半两　或加芍药、当归。

上为粗末，每服一两。水一碗，入葱白根、豆豉，同煎至一半，无时服，汗出为度。

治癞涂眉法

半夏生用　羊粪烧，以上各等分

上为末，生姜自然汁调涂。

五九散　治癞。

地龙去土　蝉壳　白僵蚕　凌霄　全蝎以上各等九个

上同为末，只作一服。热酒调下，浴室中汗出粘臭气为效。

苦参散　治疠风。

苦参取头末秤二两　猪肚一个，去脂

上以苦参末掺猪肚内，用线缝合，隔宿煮软，取出洗去元药。先不吃饭五顿，至第二日，先饮新水一盏，后将猪肚食之。如吐了，再食之。食罢，待一二时，用肉汤调无忧散五七钱，取出小虫一二万为效。后用皂角一斤，不蛀者，去皮弦及子，捶碎，用水四碗，煮至一碗，用生绢滤去滓，再入苦参末搅，熟稀面糊膏子相似，取出放冷，后入余药相和。药附后：

何首乌二两　防风一两半　芍药五钱　人参三钱　当归一两，焙

上为细末，入皂角膏子为丸，如桐子大。每服三五十丸，温酒或茶清送下。不拘时候，日进三服。后用苦参、荆芥、麻黄，煎汤洗冷。

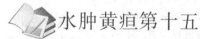

水肿黄疸第十五

治通身黄肿

瓜蒂焙干，三四钱

上为细末，每用半字，于鼻内吹上。日一度，并吹三日。如不愈，后用黄芩末之，煎汤五钱下。

治蛊气

取环肠草，不以多少，曝干，水煎，利小便为度。

治黄疸面目遍身如金色

瓜蒂一十四个　母丁香一个　黍米四十九粒

上先捣瓜蒂为末，次入二味，同为细末，每用半字。夜卧，令病人先噙水一口，两鼻内各半字。吐了水，令病人便睡。至夜或明日，取下黄水，旋用熟帛揾了。直候取水定，便服黄连散，病轻者五日，重半月。

黄连散　治黄疸，大小便秘涩壅热。

黄连三两　川大黄一两，锉碎醋拌，炒过用之　黄芩　甘草炙，各一两

上为细末，每服二钱，食后，温水调下。一日三服。治水肿，不利小便，非其法也。故《内经》云：湿气在上，以苦吐之；湿气在下，以苦泻之。吐泻后，长服益元散加海金沙，煎以长流水服之则愈矣。大忌脚膝上针刺出水，取一时之效，后必死矣。尤忌房室、湿面、酒醋、盐味，犯之必死。

木通散 治水肿。

海金沙 舶上茴香 巴戟 大戟 甘遂 芫花 木通 滑石 通草以上各等分

上为细末，每服三钱，以大麦面和作饼子，如当二钱大。烂嚼，生姜汤送下。

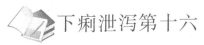

下痢泄泻第十六

治痢

紫菀 桔梗 赤芍药 白术以上各等分

上为细末，每服三五钱。细切羊肝拌之，作面角儿烧服之。后用白汤送下，食前。

治痢

杜蒺藜炒碾为末，酒调下，三两服。

蒜豉丸 治痢。

蒜为泥，豉为末。上二味相和作丸，如梧桐子大。米饮汤下五七十丸，食前服之。

治大人小儿吐泻腹胀、胸膈痞闭

五灵脂 青皮 陈皮 硫黄 芒硝以上各等分

上将硝、黄于铫子内，以文武火熔开，用匙刮聚，自然结成砂子，取出研碎，与前药同末，面糊为丸如绿豆大；小儿麻子、黄米大，每服二十丸。量虚实加减，米饮汤送下，无时。

又方治泻，车前子不以多少。上为细末，每服二钱，米饮汤调下服。水谷分，吐泻止。

诸杂方药第十七

治消渴

拣黄连二两，八九节者良

上锉，如咬咀，以水一碗煎至半碗，去滓顿服，立止。

百日还丹

佛茄子 樟柳根以上各等分

上为末，枸杞汁和丸如鸡头大。每服十丸，新水送下。

酒癥丸

巴豆十六个 全蝎十五个 雄黄一块 白面五两

上为末，滴水丸如豌豆大，每一丸。如痛饮者二丸。

立应丸 治脏腑泄痢，脓血不止，腹中疼痛。

干姜一两，炮另末 百草霜一两 巴豆连皮一两，炒用 杏仁一两，同巴豆和皮炒黑色，杵为泥，后入霜研用

上用黄蜡四两，熔开蜡，次入前四味，用铁器搅匀，旋丸桐子大。每服三五丸，甘草汤下；白痢用干姜汁下，食前。若水泻，温水下。

反胃

黄柏末热酒调三五钱，食后服之。

治小便多，滑数不禁

金刚骨为末，以好酒调下三钱，服之。

又方 白茯苓去黑皮 干山药去皮，白矾水内湛过，慢火焙干用

上二味各等分，为细末，稀米饮调下服之。

治卒淋痛

芫花三钱 茴香二钱，微炒黄色

上为细末，水煎服之。

治骈方

以水调白面，稀稠得所，糊骈上以纸封之，明日便干。如不曾破者，剥去面便行。

治大便秘

生麻子不以多少，研烂，水调服之。

坐剂 治大便久秘，攻之不透者用之。

用蜜不计多少，慢火熬令作剂，稀则粘手，硬则脆，稀稠得所，堪作剂，搓作剂样，如枣核大，粗如箸，长一寸许。蘸小油，内于肛门中，坐良久自透。有加盐少许，以《素问》咸以软之。

交加饮子 治久疟不已，山岚瘴气。

肉豆蔻十一个，面裹烧一个 草豆蔻二个，同上法用 厚朴二寸，一半生用，一半用生姜汁制过用

甘草二寸半，一半生用，一半炙用 生姜二块，如枣，纸裹煨过，半生半熟

上为末，每服分一半，水一碗，银石器内煎至一大盏，去滓温服，发日，空心，未愈，则再服。

天真丸 补虚损。

佛袈裟男用女，女用男，以新水四担，洗尽血水，以酒煮烂为泥 威灵仙一两 当归半两 缩砂一两 莲子肉二两，炒熟 干地黄一两，酒浸 广茂半两 甘草二两 牡丹皮一两 牛膝一两，酒浸

木香半两 白术一两 白茯苓一两

上为细末，与君主同捣，罗为细末，酒浸蒸饼为丸，如桐子大。每服三五十丸，日三服

取雕青

水蛭，取阴干为末，先以白马汗擦青处，后用白马汗调药涂之。

治蚰蜒入耳中

用猫尿灌耳中，立出。取猫玺尿，用盆盛猫，以生姜擦牙大妙。

又方 黑驴乳灌耳中，亦出。

又方 以湿生虫研烂，涂于耳边，自出。

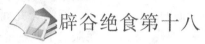
辟谷绝食第十八

辟谷方

大豆五升，洗净，蒸三遍，去皮为细末 大麻子五升，汤浸一宿，漉出，蒸三遍，令口开，去皮为细末用 糯米五升，淘净，同白茯苓一处蒸熟用之 白茯苓五两，去皮，同上糯米一处蒸熟为用

上将麻仁末一处捣烂如泥，渐入黄豆末，同和匀便团如拳大。再入甑蒸，从初更着火，至半后夜住火，至寅时出甑，午时曝干，捣为末服之，以饱为度。不得吃一切物，用麻子汁下。第一顿，一月不饥；第二顿，四十日不饥；第三顿，一千日不饥；第四顿，永不饥。颜色日增，气力加倍，如渴，饮麻仁汁，转更不渴，滋润五脏。若待吃食时分，用葵菜子三合为末，煎汤放冷服之。取其药如后。初间吃三五日白米稀粥汤，少少吃之；三日后，诸般食饮无避忌。此药大忌欲事。

又方 茯苓饼子

白茯苓四两，为末 头白面一二两

上同调水煎，饼面稀调，以黄蜡代油爆成煎饼，蜡可用三两。饱食一顿便绝食。至三日觉难受。三日后，气力渐生，熟果芝麻汤、米饮凉水微用些，小润肠胃，无令涸竭。开食时，

用葵菜汤并米饮稀粥，少少服之。

又方 保命丹

人参五两 麻子仁二两，炒，去皮 干地黄 瓜蒌子炒 菟丝子酒浸，以上各二两 生地黄 干大枣各三两 大豆黄卷一升，煮去沫 黑附子一两，生用，一两炮去皮用之 白茯苓 茯神 地骨皮去粗皮 蔓荆子煮熟用 杏仁去皮、尖用 麦门冬炒，去心用 地肤子蒸七遍 黍米作粉 粳米作粉 白糯米作粉 天门冬去心 车前子蒸 侧柏叶煮三遍，以上各二两五钱

上同为细末，各拣选精粹者，腊月内合者妙。他时不可合，日月交蚀不可合。如合时，须拣好日，净室焚香，志心修合，勿令鸡犬妇人见。又将药末用蜡一斤半，滤去滓，白蜜一斤，共二斤半，一处溶开和匀，入白杵二千下，微入酥油，丸如梧桐子大，每服十丸。服至五日，如来日服药，隔宿先吃糯米一顿，粳米白面皆可。次日空心，用糯米粥饮送下。如路行人服，如遇好食吃不妨，要止便止。如吃些小蒸饼，嚼烂咽，或干果子，以助药力，不吃更妙，忌盐醋。日后退下药来，于长流水中洗净，再服，可百年不饥矣。

张子和心镜别集

伤寒论双解散

守真制双解散，通圣、益元各七八分，入生姜、葱白煎，解伤寒三二日间。以其初觉，亦伤寒疑似之间，解表恐伤于内，然攻里恐伤于表，故制双解，以其表里齐见俱解，甚为得法。然间有不解，犹未尽善也。

子和增作法，亦用前药煎一碗，令饮其半，探引出风痰，次服一半，仍用酸辣汤投下，使近火，衣被覆盖，汗出即解八九分矣。此法子和得之，规绳之，入世所未知也。

论发汗

世人只知桂枝、麻黄发汗，独不知凉药能汗大有尽善者。热药汗不出者反益病，凉药发之百无一损。《素问》云：辛甘发散为阳。白粥配葱食之便能发汗，益元加薄荷亦能发汗，承气用姜枣煎，以辛甘发散之意。守真双解，子和演为吐法，岂非凉药亦能发汗也！

论攻里

攻里之药，当用寒凉。世人畏之，是不知药随病而俱出，何曾留于中乎？桂枝下咽，阳盛立毙；承气入胃，阴盛乃亡。此语惑人久矣，鲜有解者。因有知几穷理，偶于守真医书中稍见其意。此阳实阴实，阳实发散，阴实宣泄，不同。实，谓不受病也。阴实本不受病，何用承气宣泄？反之则有毙亡之失也。此二句，盖为伤寒之设也。

论攻里发表

《素问》云：攻里不远寒，发表不远热。启玄子云：世人直疑攻里合用寒药，发表合用热药，似是而非也。盖攻里不远寒，是不远司气之寒，虽严凝盛寒之际，若合攻里，不可畏天寒而不用寒药。发表不远热者，是不远司气之热，虽流金烁石，炎蒸盛暑，合用发表之药，不可畏暑而不用热药。此不远寒热之理也。

拯衣撮空何脏所主

拯衣撮空，许学士说作肝热，风淫末疾故手为拯衣撮空。此论虽当，莫若断之为肺热。以为愈矣，其人必谵语妄言，经曰：肺热必为谵语，兼上焦有病，肺必主之。手经者，上焦也，二者皆当其理，果何如哉？

天地为体用，肺为体，肝为用也。肝主诸血者，阴物也。此静体何以自动？盖肺主气，气所鼓舞，故静得动。一说肝之用者，一说肺之用者，此天地互为体用，二者俱为当也。

是知肝藏血，自寅至申，行阳二十五度，诸阳用事，气为肝所使；肺主气，自申至辰，行阴二十五度。诸阴用事，肺为所用。

伤寒只传足经不传手经论

伤寒只传足六经，仲景本论无说，古今亦无言者。惟庞安常谓：主生，故太阳水传足太阴土，土传足少阴水，水传足厥阴木，为贼邪，盖牵强穿凿。胡不观《内经·阴阳杂合论》云：太阳根起于至阴，名阴中之阳，少阳根起于窍阴，名阴中之少阳，太阴根起于隐白，名曰阴中之太阴，少阴根起于涌泉，名阴中之少阴，厥阴根起于大敦，各曰阴中之厥阴。其次序正与此合。

大抵伤寒，始因中风，得之于阴，是以正传足经者，阴中之阳，阳中之阴也。又以六气考之，厥阴为初之气，少阴为二之气，太阴为三之气，少阳为四之气，阳明为五之气，太阳为终之气，此顺也。逆而言之，正与此合，缘伤寒为病逆而非顺也。

亢则害承乃制

假令水为母，母为子，当春旺之时，冬令犹在，即水亢也。水既亢极，则木令不至矣。木者，继冬而承水也，水既亢则害其所承也。所以木无权则无所制土，土既旺则水受制。噫！夫人必自侮然后人侮之，旨哉！木，长春之令也。水受土制，热克其寒，变而为湿。

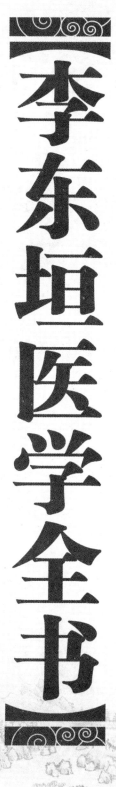

李东垣医学全书

● 李东垣（1180-1251），李杲，字明之，汉族，真定（今河北省正定）人，晚年自号东垣老人，从师于张元素，著名医学家，他是中国医学史上「金元四大家」之一，属易水派，是中医「脾胃学说」的创始人，他十分强调脾胃在人身的重要作用，因为在五行当中，脾胃属于中央土，因此他的学说也被称作「补土派」。

主要著作有《脾胃论》、《内外伤辨惑论》、《医学发明》、《兰室秘藏》、《活法机要》等。

目 录

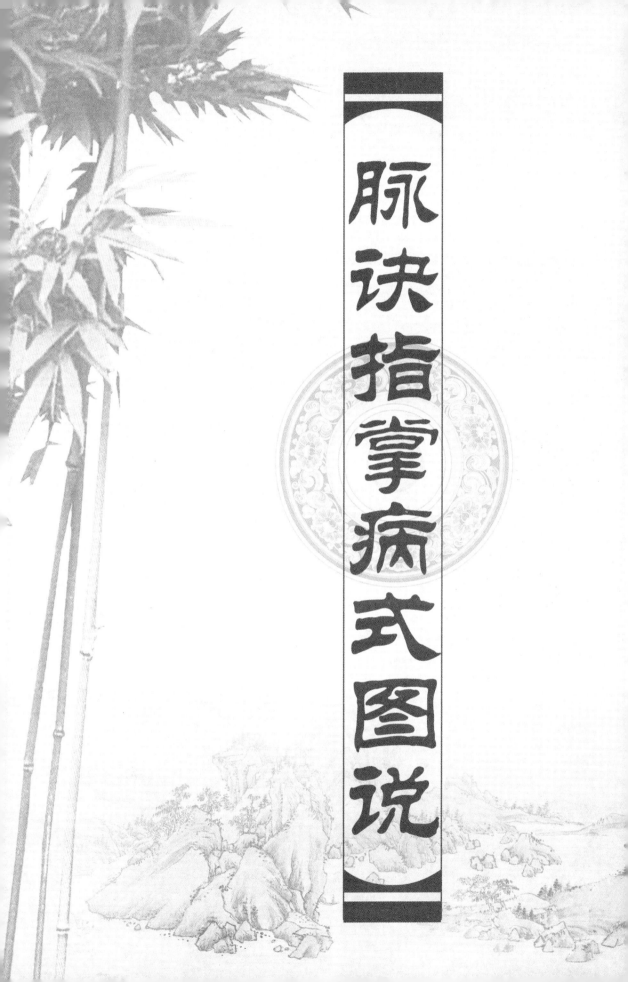

脉诀指掌病式图说

右手足六经脉

尺：手少阳三焦脉洪散而急，手厥阴包络脉沉弦而散。关：足阳明胃脉浮长而滑，足太阴脾脉沉软而滑。寸：手阳明大肠脉浮短而滑，手太阴肺脉涩短而滑。

左手足六经脉

尺：足太阳膀胱脉洪滑而长，足少阴肾脉浮濡而滑，一作沉濡。关：足少阳胆脉弦大而浮，足厥阴肝脉弦细而长。寸：手太阳小肠脉洪大而紧，手少阴心脉洪而微实。

此阴阳六经脉之常体及其消息，盈虚则变化不测，运动密稀与天地参同。彼春之暖为夏之暑，彼秋之忿为冬之燥。四变之动，脉与之应者，乃气候之至脉也。

辨五脏内伤七情于气口说

右手关前一分为气口者，以候人之脏。气郁发与气兼并，过与不及，乘克传变，必见于脉者，以食气入胃，淫精于脉，脉皆自胃气出，故候于气口。经曰：五脏皆禀气于胃。胃者五脏之本，脏气不能自至于手太阴，必因胃气而至。邪气胜胃气衰则病甚；胃气绝，真脏脉独见者则死。

辨七情郁发五脏变病法

春，肝，弦，肝病弦。

夏，心，洪，心病洪。

假如长夏脾脉濡，濡多胃少曰脾病，但濡无胃气者死。

秋，肺，涩，肺病涩。

冬，肾，沉，肾病沉。

天地草木，无土气不生，人无胃气则死。胃气脉者，和缓不迫之状也。

春涩，秋涩，夏沉，冬沉。

若其乘克相胜虽有胃气，而长夏有弦脉微见者，春必病弦，甚者为令病。

秋洪，长夏洪，冬濡，夏濡。

辨五脏过不及之为病

观夫太过不及之脉之大要，迫近而散，不可失机，审而调之，为上工矣，学者不可不察也。

春，肝脉合浮弦而长，太过则实强，令人善怒，心忽弦冒癫疾；不及则微而虚，令人胸痛引背胁胠满。

夏，心脉合洪而微实，太过则来去皆盛，令人身热肤痛，为浸淫；不及则如鸟之喙，令人九窍不通，名曰重强。

长夏，脾脉合沉而濡长，太过则如水之流，令人四肢不举；不及则来不盛去盛，令人心烦，上咳唾，下泄气。

秋，肺脉合浮而短涩，太过则中坚旁虚，令人通气，背痛愠愠然；不及则毛如微，令人呼吸少气，喘有声。

冬，肾脉合沉实而紧，太过则有如弹石，令人解㑊，背脊痛，少气不能言；不及由来去如数，令人心悬如饥，䏚中清，脊中痛，少腹满，小便涩。

辨五志脉

人之五脏，以配五行金木水火土，以养魂神意魄志，而生怒喜思忧恐。故因怒则魂门弛张，木气奋激，肺心乘之，脉见弦涩；涩者金也，应于气口左关。喜见神廷融溢，火气赫羲，肾水乘之，脉见沉散；沉者水也，应于气口左寸。思则意舍不宁，土气凝结，肝木乘之，脉见弦弱；弦者木也，应于气口右关。忧则魄户不闭，金气涩聚，心火乘之，脉见洪短；洪者火也，应于气右寸。恐则志室不遂，水气旋却，脾土乘之，脉见沉缓；缓者土也，或濡，濡亦土也，应于气口左尺。

此盖五情以不正侮所不胜，经所谓不恒其德，恃其能乘而侮之，甚则所胜来复侮，反受邪，此之谓也。凡怒则魂门弛张，木气奋激，侮其脾土，甚则土之子金乘其肝之侮土之隙，虚来复母仇，克其肝木，是侮反受邪。肝脉反涩者，金也。是犹吴王夫差之争盟侮楚，空国而出，精锐悉行，越王乘其虚而伐之，遂以破吴，吴本侮楚，反为越破，侮反受邪，即此义也。脉应于气口，左关弦涩。其金木水火土皆仿此解。

凡悲则伤肺，故肺脉自虚。经曰：悲则气消。脉虚心火来乘，金气自虚，故悲则泪下。或因风寒饮食之气上逆留于胸中，留而不去，久为寒中；或曰肺金乘肝木而为泪，故悲则右寸脉虚。

凡惊则气乱。惊则肝气散乱，乘其脾土，故小儿惊则泻青、大人惊则面青者，肝血乱而下降故青，其肝脉亦乱。一曰惊则肝气乘心，故大惊者，心脉易位向里；惊气入心者，多尿也。脉应于气口，左关散乱。

传授胜克流变，又当详而论之。故经云：五脏受气于其能生，传之于其所胜，气舍于其所生，死于其所不胜。如肝受气于心，传之于脾，气舍于肾，至肺而死；心受气于脾，传之于肺，气舍于肝，至肾而死；脾受气于肺，传之于肾，气舍于心，至肝而死；肺受气于肾，传之于肝，气舍于脾，至心而死；肾受气于肝，传之于心，气舍于肺，至脾而死。则知肝死于肺，候之于秋，庚日笃，辛日死，舌卷囊缩，申酉时绝；心死于肾，候之于冬，壬日笃，癸曰死，面青如黑子，亥时绝；脾死于肝，候之于春，甲日笃，乙日死，肉满唇反，寅卯时绝；肺死于心，候之于夏，丙日笃，丁日死，皮枯毛折，巳午时绝；肾死于脾，候之于四季长夏，戊日笃，巳日死，齿长而枯，发无润泽，于辰戌丑未时绝。

凡一日之中，又分五时，以别死时之早晏。如脾病甲乙日寅卯时死，以脾为土，死于属木之时也，木克土也。此内伤病之传次也，暴病不拘于此。或传化不以次入者，乃忧恐悲思喜怒惊七情并伤，于令不得以次传，所以令人暴病暴卒也。此五脏传变之指要，学者不可不知。

辨六淫外伤六经受病于人迎说

左手关前一分为人迎者，是候天之寒暑燥湿风火中伤于人，其邪自经络而入，以迎纳之，故曰人迎。前人谓感邪皆太阳始，此说似乎不然。考寻经义，皆言风善伤肝，自少阳阳胆经而入；热善伤心，始自手太阳小肠而入；湿善伤脾，自足阳明胃经而入；燥善伤肺，自阳明大肠而入；寒善伤肾，自足太阳膀胱而入；暑善伤心包络，自手太阳三焦经入。凡此皆同气相求，物以类聚之理，先表后里，先腑后脏，由浅及深也。以是知病所从来也。经云：修己以俟天，所以立命也。上古之人，调其脏气而淫邪不入；今之人，七情就其脏气，而六淫乘虚而伤之，故先列七情内伤之脉于前，而列六淫外感于后也。

足太阳伤寒脉，人迎与左尺皆浮紧而盛。浮者，足太阳脉也；紧者，伤寒脉也；盛者，病进也。其症头项腰脊痛强，无汗恶寒。

足阳明伤湿之脉，人迎与右脉涩经而长一作濡缓。涩者，足阳明胃脉也；细者，伤湿脉也，湿伤气也；长者，病实盛也。其症关节疼痛，重痹而弱，小便涩秘而大便飧泄。

足少阳伤风脉，人迎与左关皆弦浮而散。弦者，胆脉；浮者，伤风脉也；散，病至也，风气疏散腑气也。其症身热恶风，自汗，项强胁满。

足少阴伤寒脉，人迎与左足皆沉紧而散。沉者，肾脉；紧，伤寒脉也；数者，病传也。其症口燥舌干而渴，不恶寒反发热倦忌。

足太阴伤湿脉，人迎与右关皆濡细而沉。濡者，脾脉；细者，湿伤气化也；沉者，病着也。其症身热足弱，关节酸痛，头痛身倦，四肢不举，冷痹胀满。

足厥阴伤风脉，人迎与左关皆弦弱而急。弦，本肝脉；弱，缓风脉也；急者，病变也。其症自汗恶风而倦，少腹急痛。

手少阳伤暑脉，右尺与人迎皆洪虚而数。洪，三焦相火脉也；虚，暑热伤气也；数，病增也。其症身热恶寒，头痛，状如伤寒，烦渴。

手厥阴伤暑脉，右尺与人迎皆沉弱而濡。沉，心包络脉也；弱者，伤于暑也；缓，病倦也，其症往来寒热，状如疟状，背寒面垢。

此以上分布六经外感六淫之脉也，余邪另叙外，此四气分列于下，以为宗兆，使学者易见了然。若其传变，自当依其六经别论，详究所伤，随经说症，对症用药施治，以平为期。或燥热伤肺，心亦当依经，推明理例调治；如四气兼并，六经交错，亦当随其脉证，审处别白，或先或后，或合或并，在经在络，入表入里，四时之动，脉与之应，气候以时，自与脉期，微妙在脉，不可不察；察之有法，从阴始；脉之有经，从阴阳生，此之谓也。

吾尝观《洛书》，火七在西方，金九在南位者，则西南二方为燥热之气明矣。离为兵戈，兑主杀伐，平治之世，生气流行，雨旸以时，兆民安乐，恶有是气。惟淆乱之世，生气消息，燥热逆行，五谷不登，山川焦旱，灾疫繁兴。予目壬辰首乱以来，民中燥热之气者，多发热，痰结咳嗽。医又不识时变，投半夏、南星等，以益其燥热，遂至咳血，肾涎逆涌，咯吐不已，肌肉干枯而死者多矣。平人则两寸不见，两尺脉长至半臂。予于《内外伤辨》言之详矣。今略具数语，以足成语，为六气全图。

手太阴伤燥者，脉右寸与人迎皆沉涩而数。沉者，即上所谓两寸不见也，岁运使然；涩，燥气伤血脉也；数者，热也；燥热兼甚而灼煎其肾水，故尺长大至半臂也。

手少阴心伤热者，脉左寸与人迎皆沉数而短。沉者，如庚子岁北政少阴司天，阳明在泉，两尺当沉细不见，两寸当浮大易见，反为两寸沉细不见，两尺至半臂浮大而易见也；数，为热也；短，肺脉，燥金之象也，血气为燥热所伤，故短而不及本部也。其症前已详之。

辨不内外五用乖违病证脉

察脉必以人迎、气口分内外伤之因者，乃学诊脉之要道也。所以《脉赞》云：关前一分人迎主之。然有三因：有内因、外因、不内不外因，故不可不详考之，于理自备。且如疲极筋力，尽神度量，饥饱失时，叫呼走气，房室劳伤，金枪〓折，虎狼蛇虫、毒蛊、鬼疰、客忤、鬼厌、溺水等症，外非六淫，内非七情，内外不收，必属不内不外。虽汉儒论曰：人迎紧盛为伤寒，气口紧盛为伤食。殊不知饮食入胃，能助发宿蕴，其所以应于气口者，正由七情郁发，因食助见，本非宿食能应于气口也。且如宿食，阳则脉见浮大而微涩，阴则脉见数而滑实，宿食不化脉则沉紧，成瘕脉则沉重，皆伤胃也。宿食窒塞，则上部有脉，下部无脉，其人当吐，不吐者死，此等名症何曾应于气口！又如疲极筋力，其脉弦数而实，筋痛则脉动，皆伤肝也。凝思则脉滑，神耗则脉散，皆伤心也。吟诵耗气则脉濡而细，叫呼走气脉散而急，皆伤肺也。房劳失精两脉浮散，男子遗精、女子半产，弦大而革，皆伤肾也。言列明文气口何与？况脏寒蛔厥，脉自微浮，及肾滑胃虚不食，其脉必缓，亦有微濡。五饮停伏，浮细而滑。久蓄沉积，沉细而软。形虚自汗，脉皆微濡。挥霍变乱，脉沉伏僵。僵仆坠下，脉则浮滑；蹉折伤损，瘀血在内，疝瘕癥癖，五内作痛，脉皆弦紧；中寒癥结，脉则迟涩；五精六

聚，饮食痰气，留伏不散，隧道积滞，脉则促结。三消热中，尺脉洪大。癫狂神乱，关上洪疾。气实脉浮，血实脉滑，气血相搏脉亦浮实，妇人妊娠脉亦和滑。

邪祟脉说

凡为鬼祟附着之脉，两手皆见乍大、乍小、乍长、乍短、乍密、乍疏、乍沉、乍浮，阳邪未见脉则浮洪，阴邪未见脉则沉紧。鬼疰、客忤，三部皆滑洪大，嫋嫋沉沉泽泽。但与病症不相应者，皆属五尸、鬼邪遁疰之所为也。又如遁尸、尸疰，脉沉而不至寸，或三部皆紧而急，如诊得此等脉证，虽与人迎气口相应，亦当分数推寻。三因交结，所谓俾内、俾外，不内、不外，亦内、亦外，亦不内、亦不外，脉理微妙，在脉艺虽难精学，然后知所因，此之谓也。然形于脉兆，堕于义数，未有不学而能者，未有学而不成者，宜留心焉。人如忽见异象，惊惑眩乱，脉多失次，急虚卒中，五脏闭绝，脉不往来，譬如堕溺，脉不可察，与夫金枪蹉折，顿走气血，脉无准者，学者当看外证，与足三阴之动脉，不必拘于手之脉也。

辨脉形名状

浮者，按之不举，举之有余，与人迎相应，则风寒在经；与气口相应，则营血虚损。沉者，举之不足，按之有余，与人迎相应，则寒伏阴经；与气口相应，则血凝腹脏。迟者，应动极缓，按之尽牢，与人迎相应，则湿寒凝滞；与气口相应，则虚冷沉积。数者，去来促急，一息数至，与人迎相应，则风燥热烦；与气口相应，则阳盛阴虚。虚者，迟大而软，按之豁然，与人迎相应，则经络伤暑；与气口相应，则营虚失本。实者，举按有力，不疾不迟，与人迎相应，则风寒贯经；与气口相应，则气血壅脉。紧者，转动无常，形如索绋，与人迎相应，则经络伤寒；与气口相应，则脏腑作痛。缓者，浮大而软，去来稍迟，与人迎相应，则风热入脏；与气口相应，则怒极伤筋。洪者，来之至大，去之且长，与人迎相应，则塞壅诸相；与气相应，则气攻百脉。细者，指下寻之，往来如线，与人迎相应，则诸经中湿；与气口相应，

则五脏凝涩。滑者，往来流利，形如转珠，与人迎相应，则风痰潮溢；与气口相应，则涎饮滞留。涩者，三五不调，如雨治沙，与人迎相应，则风湿寒痹；与气口相应，则精汗血枯。弦者，端直劲长，如张弓弦，与人迎相应，则风走疰痛；与气口相应，则积饮溢痛。弱者，按之欲绝，轻软无力，与人迎相应，则风湿缓纵；与气口相应，则筋力痿弛。微者，极细而软，若有若无，与人迎相应，则风暑自汗；与气口相应，则阳虚脱泄。芤者，中空旁实，如按葱管，与人迎相应，则邪壅吐衄；与气口相应，则荣虚忘行。动者，在关如豆，厥厥动摇不行，与人迎相应，则寒疼冷痛；与气口相应，则心怯胆寒。伏者，沉匿不出，着骨乃得，与人迎相应，则寒湿痼闭；与气口相应，则凝细凝神。长者，往来流利，出于本位，与人迎相应，微则邪自愈；与气口相应，则脏气治平。短者，举按似数，不及本部，与人迎相应，则邪闭经脉；与气口相应，则积遏脏气。濡者，轻手乃得，如按漂绵，与人迎相应，则寒湿散漫；与气口相应，则飧泄缓弱。革者，芤弦实大，如按鼓皮，与人迎相应，则中风暑湿；与气口相应，则半产脱精，一作芤弦虚大牢脉方实。数者，有阳无阴，按之满指，与人迎相应，则淫邪脱泄；与气口相应，则精血耗败。结者，往来迟缓，时止更来，与人迎相迎，则阴散阳生；与气口相应，则积阻气结。促者，往来悉数，时止复来，与人迎相应，则痰壅阳经；与气口相应，则积留胃腑。代者，脏绝中止，余脏代动，无问所因，见此必死。牢者，沉伏而坚，弦长实大，与人迎相应，则寒结疝瘕；与气口相应，则木水乘脾。

辨七表脉病证

浮为在表，人迎应风，气口为气。浮数主热风热，浮紧为痛风寒，浮迟为胀中风、为喘；寸浮为呕为哕，右寸浮紧为满不食；浮实为内结，浮大为鼻塞，浮缓为痹不化，浮大而长为风眩癫疾，浮滑而疾为宿食、为痰，浮大而涩为宿食滞气，浮短为肺伤短气，浮滑而缓为痰饮溢痛，浮细而滑为伤饮心悸，浮滑紧疾为百合病，浮数为大便紧、小便数，浮紧为麻、为

癃闭，浮而有力表实、无力表虚，浮迟中风，浮数风热，浮虚伤暑，浮芤失血，浮洪虚热，浮散劳极，寸浮风眩、风在胸，关浮土衰木旺，尺浮二便不通。

芤脉主血，寸芤为吐血；微芤为衄血；关芤大便出血，成为肠痛；尺芤小便出血，为下部血虚脱血；芤弦为半产漏下；左寸芤为伤暑热，气血为邪伤；寸芤咯血、咳血，或为积血在胸；尺芤赤淋、赤痢、赤白带下、血崩；三部芤久病生、卒病死。

滑为阳气旺、为痰；滑溢为吐、为喘满；滑数为热咳嗽；沉滑为伏痰、留饮；上滑为吐，下滑为畜血；尺滑为血盛，女脉调则为胎，不调则经闭；滑数为经热先期、月行二次，又为渴、痢、癫、淋；关滑肝脾热痰、血热；滑短宿食；沉滑食痰；浮滑风痰；滑数痰火；弦滑痰饮胁痛；滑散湿痿痹；软滑实胃热，数则热结；滑而浮大小腹痛；滑弱阴中小便痛；滑而大小不均必吐，为病进、为泄痢；寸滑痰在膈，吐呕、吞酸、舌强、咳嗽；右寸滑过部则溏泄、滑精、白浊、漏下；三部皆滑为鬼疰、为湿痰流注、内疽。

弦为肝脉，弦数肝热；弦迟为寒；弦痛为痛，为胁下饮，为疟脉，为水气，为中虚、营虚、土虚，为厥逆，为拘急发搐，为寒癖；弦紧为恶寒、为疝瘕、为带癖、为瘀血；双弦为胁急痛；弦而钩为胁下刺痛；弦长为积，随左右上下；寸弦头痛、膈多痰；左关弦寒热癥瘕；右关弦胃寒心胸腹痛；尺弦阴疝脚挛急，弦为木盛之病；浮弦支饮外溢；沉弦悬饮内痛，疟脉自弦，弦数多热，迟主寒；弦大为虚细拘急；阳弦头痛；阴弦腹痛；单弦饮癖；双弦寒痼，若不食者为木盛土衰，水反克土难治。

实为气塞，寸实为呕吐、为痛、为咳嗽，为喘满大便不禁；实紧为阴不胜阳、为腰痛；实浮为阳火郁结、狂言、频吐、阳毒发斑、伤实便秘、气疼；寸实而热，风火咽痛、舌强气填胸闷；关实脾热中满；尺实腰痛、阳结，为一切太过之脉，血实、气实则脉实，兼数状为火，兼涩燥屎，兼浮上溢，在寸则为欲吐，兼沉弦则为牢脉，主有寒积，不可误为实脉作热症治之，实脉当用寒下，牢脉当用温下；关

前寸实为邪在上，当探吐，即上实下虚脉，为厥逆，上部有脉、下部无脉，为宿食填胸，其人当吐，不吐者死之类，不可不知。

紧为寒脉，为头痛、身痛、筋骨肉痛，为咳，为喘满；浮紧为肺有水；浮紧而滑为涩动，为宿食，为吐逆，紧急为循尺；紧数为寒热；浮紧似弦，沉紧似牢，又紧为寒将热缚之脉，故人迎紧伤寒，太阳气郁而发热头痛，气口为伤食，食郁脾阳则手足心发热；浮紧表寒；沉紧里寒；寸紧风寒喘咳、风痫吐痰饮；关紧肝脾气结、心腹冷痛；尺紧少腹痛，阴寒端痕、奔豚、腰胁以下诸痛、中恶；浮紧咳嗽；沉紧皆主死。

洪为阳脉，为热，为烦，为气壅胀满、喘急烦渴；洪紧为痈疽；洪实为癫；洪大为祟；洪浮而阳邪来，见洪为阳盛阴虚，泄痢、失血久病者，大忌血亏火旺、胀满胃翻；寸洪心火灼金，喘咳气壅痰凑；关洪肝火胃热，痰涎涌出；尺洪肾水虚相火盛。洪即大脉满指，经：形瘦脉大多气死。又曰：脉大则病进。

辨八里脉病证

微为虚甚，为弱症，为衄，为呕，为泄，为大汗亡阳、盗汗、伤液，为拘急血脉不荣，为少气寒中、阳虚自汗外寒、血虚内热、阳微恶寒、阴微发热虚汗、劳热骨蒸、崩中日久，为白带漏下多时、骨亦枯，为久虚之象；寸微气促心惊；关微胀满、脾虚肝血亏；尺微精血脱、消瘅、虚痛、腰胁以下虚疼喜按、足痿不用。

沉为里、为阴、为寒、为水、为癥痕；沉而有力为实、为积聚在里；沉弱为寒热；沉细为少气、肩臂不伸；沉滑为风水、为实重；沉紧为上热下寒；沉重而直前绝者为瘀血，沉重而中散为寒食成痕，沉重不至徘徊者为遁尸；沉紧为悬饮；沉迟为痼冷；沉重为伤暑湿发热；又沉数为里热；沉迟为里寒，有力为实，无力为虚；沉则为气，又主水蓄；沉迟痼冷，沉数内热；沉滑食痰；气涩气郁；沉弱寒热；沉缓寒湿；沉紧冷痛；沉牢冷积；沉结寒痰凝痹；寸沉痰水停胸气郁；关沉中寒胸腹痛、胁痛；尺沉遗浊、泄痢、肾虚腰足下元虚冷、湿痹。

缓为在下，为风、为寒、为弱痹、为疼、为不仁，为气不足，为眩晕；缓滑为热中；缓

迟为虚寒相搏、食冷则咽；又缓为营衰卫有余，或风湿脾虚；上缓项强，下缓涩痹，分别浮沉大小形状，以断病症；浮缓为风；沉缓为湿；缓大风虚；缓细虚痹；缓涩脾虚；缓弱气虚；寸缓风邪在表、头项背拘急痛；关缓风眩胃虚；尺缓风秘足弱。缓脉主土，在卦为坤缓为卫盛营虚，缓大为慢缓属脾胃，浮大而软，三部同等，无所偏盛为平，四季之脉，形宜从容和缓，不疾不迟，为缓之平脉，即胃为气，若非其候，即为病脉。

涩主血少气郁，为伤液、亡汗、热郁、气不足，为逆冷，为下痢，为心痛；涩紧为寒湿痹痛；涩细为大寒；涩为伤精、反胃、亡阳，汗雨寒湿入营血痹，女人有孕为胎病，无孕为经闭瘀滞；寸涩心虚胸痛；关涩胃阴伤、胁痞；尺涩精血俱伤，溲淋、肠结下血；涩脉独见尺中，形同代者死。

迟为寒脉，主阴病，为冷痛；迟涩为癥痕、咽酸；迟滑为胀；迟缓为寒湿；迟脉为阳不胜阴，三至为迟，有力为缓，无力为涩，有止为结，迟甚为败；迟为阴盛阳衰，迟主脏病，有力冷痛，无力虚寒；浮迟表寒；沉迟里寒；迟滑多痰；寸迟上寒；关迟中寒、胸胁腹痛；尺迟肾虚腰痛脚重、溲便不禁、疝痕迟小而实。

伏为霍乱，为厥逆、呕吐、疝痕、腹痛，为宿食停滞、老痰畜饮、水气积聚、气冲、痈疽毒脓、胀痛，一切疼痛甚者，又有单伏、双伏之别；有为火邪内郁而伏者，阳极似阴，阴缚阳，水凌火之象也，寒裹热之症也；寸伏食郁胸中，欲吐不吐，兀逆不止；关伏腹痛；尺伏疝痕泄痢；又有六脉沉伏，阴邪发厥、四肢逆冷者，亦有阳邪发厥，上实下虚者，亦有霍乱转筋、禁口腹痛者；有格阳之伏，有格阴之伏。

弱为虚脉，为风热自汗，为阳虚气陷，又为阳陷入阴，为恶寒、内热筋劳、骨痿蒸汗、心惊神怯；寸弱阳衰气馁；关弱肝脾两亏，胃气虚；尺弱阴虚，两肾不足；脉弱兼滑，为有胃气，弱即濡之沉者，弱主筋，沉主骨，阳浮阴弱，血虚筋急，气虚则脉弱，弱而兼涩则久虚。

濡为亡血阴虚，丹田髓海不足，为无根本之脉，为自汗骨蒸、内热外寒、血崩带浊、下重久痢、湿痹脾着、肉伤暑湿；寸濡阳微自汗；

关濡脾胃湿困、气虚中寒血少；尺濡精败耗、下元虚冷久病；濡主血虚、伤湿痹痿。

辨九道脉症

细为气血两亏之脉，又为湿气阴邪伤里、主病在内，为诸虚劳损、七情所伤、忧劳过度神怯，为腹满、伤精、汗泄，为虚寒泄痢，为积；细紧癥瘕、积聚刺痛；细滑为僵仆，为痰热，为呕吐；细数为虚热；细迟虚寒；细而止隧道空虚、痰结走痛；细涩血枯精竭；寸细呕吐反胃、吐衄咯血、肺气虚喘、心虚怔忡；关虚细胃虚腹胀，脾虚中湿，血不荣筋，骨蒸劳热；尺细丹田虚冷脱阴、遗精、泄痢，为久病必虚，有虚症脉细为顺，无虚证之象脉细则为逆，外感暴病皆不宜细，若细者气血已为邪伤也，邪盛正虚亦为逆，温热脉细为阴伤，亦为逆。

数为阳脉，为热，有力实热、无力虚火，或为吐泄，为热痛，为烦渴、烦满，为阴不胜阳，火旺水亏，火热刑金；肺病秋脉，脉不宜数；浮数表热；沉数里热；气口数实为肺痈，虚数为肺痿；滑数痰火；涩数为气郁火结、阴血伤、大便燥结、下血、小便赤浊、淋闭、热痹；寸数君火克金，咳唾吐脓血，吐衄血，口渴，口舌生疮，咽喉痹痛，肺伤；关数肝、脾、胃火；尺数相火不静，肾水阴虚；数极为热入心包，狂热烦躁；料数胃中热，热结燥屎、谵语神糊；有止则为促脉。

动为阴阳相搏，阳动汗出、阴动则发热，阳虚则阳动、阴虚则阴动，动为虚，为形寒畏冷，三焦气伤、欲作战汗，为痛，为惊，为痹，为泄，为恐，为痢，为筋病拘挛，为男子亡精、女子崩漏；妇人于少阴脉动甚者妊子也，阴虚相搏谓之动。

虚为虚，为寒，劳热骨蒸、脚弱、筋骨痿，为身热伤暑、自汗、怔忡、惊悸，为阴虚发热、阳虚畏寒，为痿痹；寸虚血不荣心、神怯失眠、健忘失志；关虚脾不统血、血不归肝，脾困食不消化、腹胀不舒；尺虚骨蒸痹痿，伤肾精血耗亡。

促为阳结，数中有止、热中有滞；或为气滞，或血滞，或为饮蓄，或食滞，或为痰滞，或为痈脓阻滞不行，血脉隧道阻滞难行，不能流利，故脉促。脉促者，将发斑。

结为阴滞，迟中有止，寒中兼滞，亦为气血、饮食、痰滞、积聚、疝瘕、癥结、阴阻、痰核凝结、湿痰流注、痹痛；浮结外有痛积；沉结内有积聚；结微则积微，结甚则积甚；脉结者，恐阴毒发斑；促结二脉，因其相同，唯促为阳热结、为阴寒。浮沉主病，当参观之。

散为气血皆虚，根本脱离之脉，产妇得之则生易；孕妇得之则死易；诸病脉代散者死，散脉独见则危；肾脉软散则死；心脉浮大而散、肺脉短涩而散为平；若心脉软散则怔忡；肺脉软散则汗脱；肝脉炈散为溢饮；脾脉软散为胕肿；尺脉软散为死；久病软散为绝脉；散大而软，按之无有，散而不聚，去来不定，至亦不齐，若散珠之无拘束。

代为绝脉，一脏气绝不至则止，须臾他脏代至，因而又动，止有定数，故为死脉；五十至一止者，又为平脉；五十之内止者为代，平人见之必危，如病腹胁诸痛、泄痢、吐泻霍乱、中宫气塞、下元虚脱、气血暴损、不能自续者，代为病脉；凡脉当代者，或有可救，如伤寒心悸脉代者，复脉汤主之，又孕妇脉代，其胎三月虽代无妨；代脉亦有生死之别，不可不知。

革为虚寒相搏；为亡血、失精；为女子崩漏、半产，男子脱血营虚、梦遗泄、金枪暴损、房劳精脱、产后脱血虚晕发厥，带浊日久，下元虚脱；又三部脉，久病必危。

牢为寒积里实，为腹胁胀痛，为水气，为木旺乘脾，为癫疝癥瘕，为阴病肠结燥屎，为寒凝血瘀，为伤寒里结，为寒湿痹痛；失血阴虚，脉牢不治。

长主有余，大小均平，迢迢自若为平脉；如引绳、长竿，则病胃经实热、阳毒发斑、癫痫痰气；长则身强木旺，为肝脉、属木、主春讼，春木弦长柔细。

短为不足，为阴中伏阳，为三焦气壅，为宿食不消；寸短而滑数为酒伤神；浮短血涩；沉短为痞；寸短头疼；尺短腹疼、关短寸尺不通，为阴阳绝；脉短为肺实，属金、主秋气，秋脉浮短而涩。

以上皆本圣经，学者当熟谈，令心开眼明，识取体用，然后交结互究，与夫六经外感、五脏内伤，参以四时相旺、六气临岁、南政北政，依各部推寻所因，必使了解无疑，方为尽善。其如随病分门，诸脉证尤当参对详审，如是精研，方可为医门本分之一，否则倚傍圣教，欺妄取财，轩岐之贼臣，幸祈勉焉。

七表八里九道脉歌

浮芤骨实弦紧洪，名为七表属阳宫；微沉缓涩迟与伏，细一作濡弱为阴八里同；细一作濡数动虚促结代，散革同归九道中；在经在腑并在脏，识得根源为上工。

关前关后分阴阳诗

掌后高骨号为关，傍骨关脉形宛然。次第推排寸关尺，配合天地人三元。关前为阳名寸口，尺脉为阴在关后。阳弦头痛定无疑，阴弦腹痛何方走。阳数即吐兼头痛，关微即泄腹中吼。阳实应知面赤风，阴微盗汗劳兼有。阳实大滑应舌强，关数脾热并口臭。阳微乳弱定心寒，关滑食注脾家咎。关前关后别阴阳，察得病源为国手。

定息数至分迟数诗

先贤切脉论太素，周行一身五十度。昼则行阳自阴出，夜则行阴自阳入。昼夜各行二十五，上含天度为常则。血荣气卫定息数，一万三千五百息。此是平人脉行度，太过不及皆非吉。一息四至平无他，更加一至身安和。三迟二败冷为甚，六数七极热生痾。八脱九死十归墓，十一十二魂先去。一息一至无气败，两息一至死非怪。我今括取作长歌，嘱汝心通并志解。

六极脉诗　又名六绝脉

雀啄连来四五啄，屋漏半日一点落，弹石来硬寻即散，搭指数满如解索，鱼翔似有一似无，虾游静中忽一跃，寄语医人仔细看，六脉见一休下药。

辨男女左右脉法及脏腑所属

昔炎帝入拯民疾，参天地、究人事，以立脉法。嗟乎！脉者，先天之神也。故其昼夜出入，莫不与天地等。夫神寤则出于心而见于目，故脉昼行阳二十五度；寐则神栖于肾而息于精，故脉夜行阴亦二十五度，其动静栖息，皆与天地昼夜四时相合。且以天道右旋而主施、主化，故男子先生右肾，右属阳为相火，三魂降、真气赤，以镇丹田，故男子命脉在右手尺部；地道左迁而主受、主乎成物，故女子先生左肾，左属阴，为血、为天癸、为七魄降、真气黑，以镇子宫，故女子命脉在左尺部。若男子病，右尺命脉好，虽危不死；女子病，左尺命脉好，虽危亦不死。天之阳在南，而阴在北，故男子寸脉盛而尺脉弱，阳在寸阴在尺也；地之阳在北，而阴在南，故女子尺脉盛而寸脉弱，阳在尺阴在寸也。阳盛阴弱天地之道也，非反也，反之者病。男得女脉为不足，女得男脉为有余。左得之痂在左，右得之病在右。男左女右，地之定位也，非天也。盖人立形于地，故从地化。楚人尚右者，夷道也。地道也，故男子左脉强而右脉弱，女子则右脉强而左脉弱。天以阴为用，故人之左耳目明于右耳目；地以阳为使，故人之右手足强于左手足，阴阳互用也，非反也。凡男子诊脉心伸左手，女子诊脉必伸右手。男子得阳气多故左脉盛，女子得阴气多故右脉盛。若反者，病脉也。男子以左尺为精腑，女子以右尺为血海，此天地之神化也。所以别男女、决死生者也。苟不知此，则男女莫辨，生死漠然。故曰男子命脉在右尺，而以左尺为精腑；女子命脉在左尺，而右尺胞络为血海。

肝为乙木，胆为甲木，王于春，色青，性喧，主仁，音角，味酸臭臊，其华在目，养筋，液为泣，声呼，气为嘘，不足则悲，有余则怒，平脉弦，贼脉涩，死于庚辛酉日，绝于秋。《内经》肝之华在爪。

心为丁火，小肠为丙火，王于夏，色赤，性热，主礼，音征，味苦臭焦，其候于舌，养血，液为汗，声笑，气呵，主言，不足则忧，有余则笑不止，平脉洪，贼脉沉，绝于冬，死于壬子癸亥日。

脾为己土，胃为戊土，王于长夏，四季色黄，性暑湿平和，主信而廉静，音宫，味甘臭香，其华在唇，养肉，液为涎，声为歌，气呵，不足则痟、少气，有余则喘满、咳嗽，平脉缓，贼脉弦，绝于春之甲乙寅卯日。

肺为辛金，大肠为庚金，王于秋，色白性

燥凉，主义，音商，味辛臭腥，候于鼻，养皮毛，液为涕，声哭，气咽，不足则虑，有余则涨溢，平脉浮短而涩，贼脉洪数，绝于夏之丙丁午未日。

肾为癸水，膀胱为壬水，王于冬，色黑，性寒，主智，音羽，味咸臭腐，候于口齿，养骨，液为唾，声呻，气吹欠，不足则厥恐，有余则肠泄，平脉沉滑，贼脉缓涩，绝于长夏，四季戊己巳午日。

论五脏浮沉迟数应病诗

左手心肝肾，右手肺脾命

心脏脉　沉数沉迟热梦腾，浮迟腹冷胃虚真，沉数狂言兼舌硬，沉迟气短力难成。

肝脏脉　浮数风温筋搐抽，浮迟冷眼泪难收，沉数疾生常怒气，沉迟不睡倦双眸。

肾脏脉　浮数便热兼劳热，浮迟重听浊来侵，沉数腰疼生赤浊，沉迟白带耳虚鸣。

肺脏脉　浮数中风兼热秘，浮迟冷气泻难禁，沉数风痰并气喘，沉迟气弱冷涎停。

脾脏脉　浮数龈宣兼盗汗，浮迟胃冷气虚膨，沉数热多生口臭，沈迟腹满胀坚生。

命脏脉即心包络　浮数精泄三焦热，浮迟冷气浊阴行，沉数浊多小便数，沉迟虚冷便频频。

诊脉截法断病歌

心脉迢迢却似弦，心疼心热数狂颠，男子腾空女惊跌，肾弦气满小肠疝。心脉频频来得实，其人烦闷并气急，若还止代更加临，壬癸死期是端的。心脉微微嘈似饥，泻心补肾却相宜，若其肝微能左瘫，医人调理不须疑。心脉迟迟须呕吐，沉加怒气痛牵连，斯的偃息虽无恙，医者能调便与宜。

肝实眼翳能生疮，腹痛尤加手足酸，更被醋酸来犯刺，调和补药便能安。肝微内障共筋挛，失血吞酸头更施，洪应大肠能酒痢，肾微足冷定相连。肝经带缓气须疼，食拒心头更刺酸，止代瘟庚申辛酉死，良医调理亦难安。肝脉浮洪偏眼赤，刺酸盗汗定相随，脉数更加潮热至，断然反胃定无疑。

肾微血脉不调匀，脚疼卫气不能升，带下肝阴精不禁，肝微血败小便频。肾缓腰疼尤腹

痛，小便白浊色如霜，止代若尺时戊己，其人必定命倾亡。肾洪白浊耳蝉鸣，脚热尤加血不匀，虚热作生虚且瘅，沉腰浮主血虚人。肾脉沉弦小便赤，头旋肠痛数兼淋，血气不调浮腹胀，肝微兼应浊带行。

肺缓虚邪闭塞时，失声飒飒好情疑，缓带浮迟能吐泻，沉迟怒气痛难支。肺洪劳倦兼痰热，潮热尤兼吐泻来，大数中风兼鼻塞，丙丁止代已焉哉！肺脉若来弦主嗽，寒痰气急喘呼呼，更加头痛身潮热，此是沉疴大可虞。肺实痰嗽胸中痛，劳伤寒热内痛形，浮数大便能秘结，浮迟冷痢更来侵。

脾脉浮洪水积储，睡魔酣鬼每相如，倦怠更加潮热至，其人脾困药能除。脾脉迟弦主冷凝，朝朝食睡睡难醒，浮在脾中应腹胀，沉弦有积腹中疼。脾实胃经应热结，脾伤寒热困相侵，胃翻酸水频频吐，才吃些儿便逼心。脾脉微微胃不生，朝朝饮食拒心疼，微涩脉来因腹胀，甲寅止代定归真。

命门弦大渴来侵，浊带男见即赤淋，实脉转筋兼带浊，脉洪虚汗渴将临。命门微细便频频，缓必膀胱冷气浸，沉缓腰疼浮缓渴，数渴迟微小便频。

诊暴病歌

两动一止或三四，三动一止只八朝，以此推之定无失。暴病者，喜怒惊恐，其气暴逆；致六淫所侵，病生卒暴，损其胃气也。胃气绝则死有日矣。两动一止者，乃胃将绝矣；三动一止，胃气将欲尽矣；犹待数日者，谷气绝尽方死也。

阴阳相乘覆溢脉关格辨

《难经》曰：脉有太过不及，有阴阳相乘，有覆有溢，有关格者，何谓也？丹溪曰：阴乘阳则恶寒，阳乘阴则发热。关前为阳分，关后为阴分，阳寸尺阴也。阴上入阳分，尺上至寸部，为阴乘阳，曰溢脉，为外关内格，死；阳下入阴分，寸下至尺部，为阳乘阴，曰覆脉，为内关外格，死。

盖关前为阳，脉当见九分，而浮过者，曰太过，减曰不及。太过、不及，皆病脉。遂上逆至寸为溢、为外关内格，此阴乘阳之脉也。

经曰，阴气太盛，则阳气不得相营于阴，阴遂上出而溢于阳分，为外关内格病。因外闭而不得下，阴从而出，以格拒其阳，此阴乘阳之理也。脉曰溢者，由水之满而溢于外也。关后为阴，脉当一寸而沉，过与不及皆病脉，遂下入于尺，为覆、为内关外格，此阳乘阴也。经曰：阳气太盛则阴气不能相营于阳，阳遂下陷而覆于阴尺之分，为内关外格者，内闭而不上，阳从外入以格拒其阴，此阳乘阴之理也。脉曰：覆者，如物之由上而倾于下也。溢主阴邪格阳，覆主阳盛格阴。

真脏脉见，不病而死。

四季人迎寸口脉寸口即气口

《甲乙经》云：人迎主外，寸口主中。两者相应，俱往俱来若引索，而大小齐等。春夏人迎微大，秋冬气口微大，曰平脉。

《素问》六气主令气至脉
见《至真要大论》

前岁，十二月大寒至二月春分，为初气，厥阴风木主令，至其脉弦。软虚而滑，端直以长，为弦之平脉。实强则病，微亦病，不直长亦病，不当其位亦病，位而非弦亦病。又云沉短而散。

春分至四月小满，为二之气，少阴君火主令，至其脉钩。来盛去衰，如偃带钩，为钩之平。来衰去盛则病，去来皆盛亦病，来去皆不盛亦病，不如偃带钩亦病，不当其位、位而不钩皆病。

小满至六月大暑，为三之气，少阳相火主令，至其脉浮大。浮高也，大谓稍大于诸脉也。大浮甚则病，但浮不大、大而不浮皆病，不当其位、位而不浮大皆病。又云乍疏、乍数、乍长、乍短。

大暑至八月白露，为四之气，太阴湿土主令，至其脉沉。沉位小也，按之乃得。沉甚则病，不沉亦病，不当其位、位而不沉皆病。又云紧大而长。

秋分至十月小雪，为五之气，阳明燥金主令，至其脉短涩。往来不利为涩，往来不远为短。短涩甚则病，不短涩则亦病，不当其位、位不短涩亦病。又云浮大而长。

小雪至十二月大寒，为六之气，太阳寒水主令，至其脉大而长。往来远为长。大甚则病，长甚亦病，长而不大、大而不长亦病，不当其位、位而不大长皆病。

六气交变南政北政脉

甲己二干为南政，甲己土运也。丙丁乙戊辛壬癸庚为北政。乙庚金运，丙辛水运，丁壬木运，戊癸火运也，皆合化也。

南政：子午岁，少阴司天，厥阴在左，太阴在右，当两寸沉细不见，两尺浮大易见，反者死。反谓寸尺相反，浮大者反沉细，沉细者反浮大。

南政：卯酉岁，少阴在泉，太阴在左，厥阴在右，当两尺沉细不见，两寸浮大易见，反谓寸尺相反，死。

北政：子午岁，少阴司天，厥阴在左，太阴在右，当两尺沉细不见，两寸浮大易见，尺寸相反者死。

北政：卯酉岁，少阴在泉，太阴在左，厥阴在右，当两寸沉细不见，两尺浮大易见，尺寸相反者死。

南北：丑未岁，太阴司天，少阴在左寸、少阳在右尺沉细不见，右寸、左尺浮大易见，见左右交反者死，少阴在左而交于右也。

南北：辰戌岁，太阴在泉，少阴在左，当右尺沉细不见，左尺浮大易见；少阴在右，当左寸沉细不见，右寸浮大易见，左右交反者死，少阴在右而交于左也。

南北：寅申岁，厥阴在泉，少阴在左，当左尺沉细不见，右尺浮大易见；太阴在右，当右寸沉细不见，左寸浮大易见，左右交反者死，少阴在左而交于右也。

南北：己亥岁，厥阴司天，太阴、太阳在左，当右寸沉细不见，左寸浮大易见；少阴在右，当左寸沉细不见，左寸浮大易见，左右交反者死。少阴在右而交于左也。

《内经》以南政三阴在天寸不应，在泉尺沉不应，少阴则皆不应，厥阴则右不应，太阴则左不应皆言司天，以北政三阴在泉不应，在天尺沉不应，少阴在泉则左右，厥阴在泉则右不应，太阴则左不应。

视少阴间在左则左不应，右则右不应，南政则凡少阴所在皆不应，北政则少阴在下寸不应，在上尺不应，在者应，不在者不应也。又尺之不应，左右同寸之不应，诸不应者，覆手诊之，则见矣。凡三年一差。

五脏脉过宫图说

心经过宫脉图：心属火，故本宫脉洪。

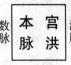

微主心嘈饥，宜泻心补肾。若与肝同微，主左手不举

数主心经烦热、头痛、夜狂言、舌强，与肾同弦，主小肠气痛，紧数主中风之证

微脉

本宫脉洪

滑主呕吐，沉缓主胸胁怒气痛，可利大便

实脉

实主烦闷气急，有止代者，壬癸日死

肝经过宫脉图：其本脉。

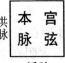

微为内障，其筋挛，胆虚、失血、吞酸、头旋，与肾同微主脚微冷

浮洪数目生赤，沉数目赤痛，赤主痛风，刺酸，盗汗潮热，反胃

微脉

本宫脉弦

实主刺酸，数主反胃，窍热眼赤，盗汗、腹痛、手足酸，止伐庚辛日死

缓脉

缓主气疼，食拒，心刺酸，腹痛，止代庚辛申酉日死

脾经过宫脉图：脾属土，故脉缓濡。

洪滑女得之，主孕平和，又主倦怠，潮热脾困

实数主胃热口臭、脾困拒、心刺酸、反胃、潮热、潮寒

洪脉

本宫脉缓，一作濡

胃气不生，饮食不思，气胀不消，微涩腹胀，止代甲乙死

弦脉

弦主脾寒好睡，浓弦腹胀，沉弦有积痛，止代甲乙寅卯日时死

肺经过宫脉图：肺属金，故脉涩。

弦主嗽喘，浮数而弦主头痛、气急喘满、身热

缓主虚邪鼻塞，浮迟吐泻，沉迟怒气痛

弦脉

本宫脉涩

实主寒热、痰涎冷嗽、劳倦、胸痛，浮数秘结，浮迟泻痢，与肝同实数或有伤痛

洪脉

洪主劳倦、潮热、痰嗽、吐泻，浮洪消渴，洪数中风鼻塞

肾经过宫脉图：肾属水，故脉实一作滑。

缓主腰腹痛、白浊，沉缓主吐，浮缓主头痛，止代戊巳日时死

洪女得之主平和、男孕，洪数赤白浊、耳鸣、脚热、血脉不调，浮洪吐血，沉洪腰疼虚热

缓脉

本宫脉滑实

弦主小便赤，小肠气痛，头痛，数主热淋，浮数肠胀，与肝同弦微劳浊带下，位长为梦泄。

微脉

微主血脉不调、血带、阴汗湿、遗精不尽、卫气不升、脚冷痛、小便多，与脾同微败血不止

包络过宫脉图：包络为相火，故脉实。

弦主赤浊、带下，弦实数主赤淋、小便不通

弦脉

缓浮小便多，数主口渴，沉缓腰痛，带下数赤，主渴

本宫脉实

虚主转筋，白浊微主小便多，冷气生疼

洪脉

洪数主渴、虚汗

内外伤辨惑论

序

　　仆幼自受《难》、《素》于易水张元素先生，讲诵既久，稍有所得；中年以来，更事颇多，诸所诊治，坦然不惑，曾撰《内外伤辨惑论》一篇，以证世人用药之误。陵谷变迁，忽成老境，神志既惰，懒于语言，此论束之高阁十六年矣。昆仑范尊师曲相奖借，屡以活人为言，谓此书果行，使天下之人不致夭折，是亦仁人君子济人利物之事，就令著述不已，精力衰耗，书成而死，不愈于无益而生乎！予敬受其言，仅力疾成之，虽未为完备，聊答尊师慈悯之志。师，宋文正公之后也。

丁未岁重九日东垣老人李杲明之题

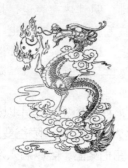

卷 上

辨阴证阳证

曰甚哉！阴阳之证，不可不详也。遍观《内经》中所说，变化百病，其源皆由喜怒过度，饮食失节，寒温不适，劳役所伤而然。夫元气、谷气、荣气、清气、卫气、生发诸阳上升之气，此六者，皆饮食入胃，谷气上行，胃气之异名，其实一也。既脾胃有伤，则中气不足，中气不足，则六腑阳气皆绝于外，故经言五脏之气已绝于外者，是六腑之元气病也。气伤脏乃病，脏病则形乃应，是五脏六腑真气皆不足也。惟阴火独旺，上乘阳分，故荣卫失守，诸病生焉。其中变化，皆由中气不足，乃能生发耳。后有脾胃以受劳役之疾，饮食又复失节，耽病日久，事息心安，饱食太甚，病乃大作。概其外伤风寒，六淫客邪，皆有余之病，当泻不当补；饮食失节，中气不足之病，当补不当泻。举世医者，皆以饮食失节，劳役所伤，中气不足，当补之证，认作外感风寒，有余客邪之病，重泻其表，使荣卫之气外绝，其死只在旬日之间。所谓差之毫厘，谬以千里，可不详辨乎？！

按《阴阳应象大论》云：天之邪气，感则害人五脏。是八益之邪，乃风邪伤人筋骨。风从上受之，风伤筋，寒伤骨，盖有形质之物受病也，系在下焦，肝肾是也。肝肾者，地之气。《难经》解云：肝肾之气，已绝于内，以其肝主筋，肾主骨，故风邪感则筋骨疼痛，筋骨之绝，则肝肾之本亦绝矣，乃有余之证也。又云：水谷之寒热，感则害人六腑。是七损之病，乃内伤饮食也。《黄帝针经》解云：适饮食不节，劳役所伤，湿从下受之。谓脾胃之气不足，而反下行，极则冲脉之火逆而上，是无形质之元气受病也，系在上焦，心肺是也。心肺者，天之气。故《难经》解云：心肺之气已绝于外，以其心主荣，肺主卫。荣者血也，脉者血之府，神之所居也；卫者，元气七神之别名，卫护周身，在于皮毛之间也。肺绝则皮毛先绝，神无所依，故内伤饮食，则亦恶风寒，是荣卫失守，皮肤间无阳以滋养，不能任风寒也。皮毛之绝，则心肺之本亦绝矣，盖胃气不升，元气不生，无滋养心肺，乃不足之证也。计受病之人，饮食失节，劳役所伤，因而饱食内伤者极多，外伤者间而有之，世俗不知，往往将元气不足之证，便作外伤风寒表实之证，而反泻心肺，是重绝其表也，安得不死乎？古人所谓实实虚虚，医杀之耳！若曰不然，请以众人之耳闻目见者证之。

向者壬辰改元，京师戒严，迨三月下旬，受敌者凡半月，解围之后，都人之不受病者，万无一二，既病而死者，继踵而不绝。都门十有二所，每日各门所送，多者二千，少者不下一千，似此者几三月，此百万人岂俱感风寒外伤者耶？大抵人在围城中，饮食不节，及劳役所伤，不待言而知。由其朝饥暮饱，起居不时，寒温失所，动经三两月，胃气亏乏久矣，一旦饱食大过，感而伤人，而又调治失宜，其死也无疑矣。非惟大梁为然，远在贞祐兴定间，如东平，如太原，如凤翔，解围之后，病伤而死，无不然者。余在大梁，凡所亲见，有表发者，有以巴豆推之者，有以承气汤下之者，俄而变结胸、发黄，又以陷胸汤、丸及茵陈汤下之，无不死者。盖初非伤寒，以调治差误，变而似真伤寒之证，皆药之罪也。往者不可追，来者犹可及，辄以平生已试之效，著《内外伤辨惑论》一篇，推明前哲之余论，历举近世之变故，庶几同志者，审其或中，触类而长之，免后人横夭耳！僭易之罪，将何所逃乎？

辨　脉

古人以脉上辨内外伤于人迎气口，人迎脉大于气口为外伤，气口脉大于人迎为内伤。此辨固是，但其说有所未尽耳。外感风寒，皆有余之证，是从前客邪来也，其病必见于左手，左手主表，乃行阳二十五度。内伤饮食及饮食不节，劳役所伤，皆不足之病，必见于右手，右手主里，乃行阴二十五度。故外感寒邪，则独左寸人迎脉浮紧，按之洪大；紧者急甚于弦，是足太阳寒水之脉，按之洪大而有力，中见手少阴心火之脉，丁与壬合，内显洪大，乃伤寒脉也。若外感风邪，则人迎脉缓，而大于气口一倍，或二倍、三倍。内伤饮食，则右寸气口脉大于人迎一倍，伤之重者，过在少阴则两倍，太阴则三倍，此内伤饮食之脉。若饮食不节，劳役过甚，则心脉变见于气口，是心火刑肺，其肝木挟心火之势亦来薄肺，经云：侮所不胜，寡于畏者是也。故气口脉急大而涩数，时一代而涩也。涩者，肺之本脉；代者，元气不相接。脾胃不及之脉，洪大而数者，心脉刑肺也；急者，肝木挟心火而反克肺金也。若不甚劳役，惟右关脾脉大而数，谓独大于五脉，数中显缓，时一代也。如饮食不节，寒温失所，则先右关胃脉损弱，甚则隐而不见，惟内显脾脉之大数微缓，时一代也。宿食不消，则独右关脉沉而滑。经云：脉滑者，有宿食也。以此辨之，岂不明白易见乎。但恐山野间卒无医者，何以诊候，故复说病证以辨之。

辨　寒　热

外伤寒邪之证，与饮食失节、劳役形质之病，及内伤饮食，俱有寒热，举世尽将内伤饮食失节、劳役不足之病，作外伤寒邪，表实有余之证，反泻其表，枉死者岂胜言哉！皆由不别其寒热耳。今细为分解之。

外伤寒邪，发热恶寒，寒热并作。其热也翕翕发热，又为之拂拂发热，发于皮毛之上，如羽毛之拂，明其热在表也，是寒邪犯高之高者也。皮肤毛腠者，阳之分也，是卫之元气所滋养之分也。以寒邪乘之，郁遏阳分，阳不得伸，故发热也。其面赤，鼻气壅塞不通，心中烦闷，稍似袒裸，露其皮肤。已不能禁其寒矣。其表上虚热，止此而已。其恶寒也，虽重衣下幕，逼近烈火，终不能御其寒，一时一日，增加愈甚，必待传入里作下证乃罢。其寒热齐作，无有间断也。

其内伤饮食不节，或劳役所伤，亦有头痛、项痛、腰痛，与太阳表证微有相似，余皆不同，论中辨之矣。内伤不足之病，表上无阳，不能禁风寒也，此则常常有之；其躁热发于肾间者，间而有之，与外中寒邪，略不相似。其恶风寒也，盖脾胃不足，荣气下流，而乘肾肝，此痿厥气逆之渐也。若胃气平常，饮食入胃，其荣气上行，以舒于心肺，以滋养上焦之皮肤腠理之元气也；既下流，其心肺无有禀受，皮肤间无阳，失其荣卫之外护，故阳分皮毛之间虚弱，但见风见寒，或居阴寒处，无日阳处，便恶之也，此常常有之，无间断者也。但避风寒及温暖处，或添衣盖，温养其皮肤，所恶风寒便不见矣。是热也，非表伤寒邪，皮毛间发热也，乃肾间受脾胃下流之湿气，闭塞其下，致阴火上冲，作蒸蒸而躁热，上头顶，傍彻皮毛，浑身躁热，作须待袒衣露居，近寒凉处即已，或热极而汗出而亦解。彼外伤恶寒发热，岂有汗出者乎？若得汗，则病愈矣。以此辨之，岂不如黑白之易见乎！

当内虚而伤之者躁热也，或因口吸风寒之气，郁其阴火，使咽膈不通，其吸入之气欲入，为膈上冲脉之火所拒，使阴气不得入，其胸中之气为外风寒所遏而不得伸，令人口开目瞪，极则声发于外，气不能上下，塞于咽中而气欲绝。又或因哕、因呕、因吐，而躁热发必有所因，方有此证，其表虚恶风寒之证复见矣。表虚之弱，为阴火所乘，躁发须臾而过，其表虚无阳，不任风寒复见矣。是表虚无阳，常常有之，其躁热则间而有之，此二者不齐，躁作寒已，寒作躁已，非如外伤之寒热齐作，无有间断也。百病俱有身热，又谓之肌热，又谓之皮肤间热，以手扪之方知者是也,乃肌体有形之热也,亦须皆待阴阳既和,汗出则愈矣,慎不可于此上辨之,以其虚实内外病皆有之,故难辨耳;只依此说,病人自觉发热恶寒之热及躁作之热上辨之,为准则矣。

辨外感八风之邪

或有饮食劳役所伤之重者,三二日间特与外伤者相似,其余证有特异名者,若不将两证重别分解,犹恐将内伤不足之证,误作有余外感风邪,虽辞理有所重复处,但欲病者易辨,医者易治耳。

外感八风之邪,乃有余证也。内伤饮食不节,劳役所伤,皆不足之病也。其内伤亦恶风自汗,若在温暖无风处,则不恶矣,与外伤鼻流清涕,头痛自汗颇相似,细分之特异耳。外感风邪,其恶风、自汗、头痛、鼻流清涕,常常有之,一日一时,增加愈甚,直至传入里,作下证乃罢:语声重浊、高厉有力、鼻息壅塞而不通、能食、腹中和、口知味、大小便如常、筋骨疼痛、不能动摇、便著床枕非扶不起。其内伤与饮食不节、劳役所伤,然亦恶风,居露地中,遇大漫风起,却不恶也,惟门窗隙中些小贼风来,必大恶也,与伤风、伤寒俱不同矣。况鼻流清涕、头痛自汗,间而有之,鼻中气短,少气不足以息,语则气短而怯弱,妨食,或食不下,或不饮食,三者互有之。腹中不和,或腹中急而不能伸,口不知五谷之味,小便频数而不渴。初劳役得病,食少,小便赤黄,大便常难,或涩或结,或虚坐只见些小白脓,时有下气,或泄黄如糜,或溏泄色白,或结而不通。若心下痞,或胸中闭塞,如刀劙之痛,二者亦互作,不并出也。有时胃脘当心而痛,上支两胁,痛必脐下相火之势,如巨川之水不可遏而上行,使阳明之经逆行,乱于胸中,其气无止息,甚则高喘,热伤元气,令四肢不收,无气以动,而懒倦嗜卧。以其外感风寒俱无此证,故易为分辨耳!

辨手心手背

内伤及劳役饮食不节,病手心热,手背不热;外伤风寒,则手背热,手心不热。此辨至甚皎然。

辨口鼻

若饮食劳役所伤,其外证必显在口,必口失谷味,必腹中不和,必不欲言,纵勉强对答,声必怯弱,口沃沫多唾,鼻中清涕或有或无,即阴证也。外伤风寒,则其外证必显在鼻,鼻气不利,声重浊不清利,其言壅塞,气盛有力,而口中必和。伤寒则面赤,鼻壅塞而干,伤风则鼻流清涕而已。《内经》云:鼻者肺之候,肺气通于天。外伤风寒,则鼻为之不利。口者坤土地,脾气通于口。饮食失节,劳役所伤,口不知谷味,亦不知五味。又云:伤食恶食,伤食明矣。

辨气少气盛

外伤风寒者,故其气壅盛而有余。内伤饮食劳役者,其口鼻中皆气短促,不足以息。何以分之?盖外伤风寒者,心肺元气初无减损,又添邪气助之,使鼻气壅塞不利,面赤不通,其鼻中气不能出,并从口出,但发一言,必前轻后重,其言高,其声壮厉而有力。是伤寒则鼻干无涕,面壅色赤,其言前轻后重,其声壮厉而有力者,乃有余之验也。伤风则决然鼻流清涕,其声嘎,其言响如从瓮中出,亦前轻而后重,高揭而有力,皆气盛有余之验也。

内伤饮食劳役者,心肺之气先损,为热所伤,热既伤气,四肢无力以动,故口鼻中皆短气少气,上喘懒语,人有所问,十不欲对其一,纵勉强答之,其气亦怯,其声亦低,是其气短少不足之验也。明白如此,虽妇人女子亦能辨之,岂有医者反不能辨之乎?

辨头痛

内证头痛,有时而作,有时而止;外证头痛,常常有之,直须传入里实方罢。此又内外证之不同者也。

辨筋骨四肢

内伤等病,是心肺之气已绝于外,必怠惰嗜卧,四肢沉困不收,此乃热伤元气。脾主四肢,既为热所乘,无气以动。经云:热伤气。又云:热则骨消筋缓。此之谓也。若外伤风寒,是肾肝之气已绝于内。肾主骨,为寒;肝主筋,为风。自古肾肝之病同一治,以其递相维持也,故经言胆主筋，膀胱主骨是也。或中风，或伤寒，得病之日，便著床枕，非扶不起，筋骨为之疼痛，不能动摇，乃形质之伤。经云：寒伤形。又云：寒则筋挛骨痛。此之谓也。

辨外伤不恶食

若劳役饮食失节，寒温不适，此三者皆恶食。仲景《伤寒论》云，中风能食，伤寒不能食，二者皆口中和而不恶食。若劳役所伤及饮食失节、寒温不适三者，俱恶食，口不知五味，亦不知五谷之味。只此一辨，足以分内外有余不足二证也。伤寒证虽不能食，而不恶食，口中和，知五味，亦知谷味，盖无内证，则心气和，脾气通，知五谷之味矣。

辨渴与不渴

外感风寒之邪，三日已外，谷消水去，邪气传里，始有渴也。内伤饮食失节，劳役久病者，必不渴，是邪气在血脉中有余故也。初劳役形质，饮食失节，伤之重者，必有渴，以其心火炽，上克于肺金，故渴也。又当以此辨之，虽渴欲饮冷水者，当徐徐少与之，不可纵意而饮，恐水多峻下，则胃气愈弱，轻则为胀，重则传变诸疾，必反复闷乱，百脉不安，夜加增剧，不得安卧，不可不预度也。

辨劳役受病表虚不作表实治之

或因劳役动作，肾间阴火沸腾，事闲之际，或于阴凉处解脱衣裳，更有新沐浴，于背阴处坐卧，其阴火下行，还归肾间，皮肤腠理极虚无阳，但风来为寒凉所遏，表虚不任其风寒，自认外感风寒，求医解表，以重绝元气，取祸如反掌。苟幸而免者，致虚劳，气血皆弱，不能完复。且表虚之人，为风寒所遏，亦是虚邪犯表，始病一二日之间，特与外中贼邪有余之证颇相似处，故致疑惑，请医者只于气少气盛上辨之。其外伤贼邪，必语声前轻后重，高厉而有力；若是劳役所伤，饮食不节，表虚不足之病，必短气气促。上气高喘，懒语，其声困弱而无力，至易见也。若毫厘之误，则千里之谬。以上诸辨证，别有治法用药正论，故作此说，分解于后。

辨证与中热颇相似

复有一等，乘天气大热之时，在于路途中劳役得之，或在田野间劳形得之；更或有身体薄弱，食少劳役过甚，又有修善常斋之人，胃气久虚，而因劳役得之者。皆与阳明中热白虎汤证相似，必肌体扪摸之壮热，必躁热闷乱，大恶热，渴而饮水，以劳役过甚之故。亦身疼痛，始受病之时，特与中热外得有余之证相似，若误与白虎汤，旬日必死。此证脾胃大虚，元气不足，口鼻中气皆短促而上喘，至日转以后，是阳明得时之际，病必少减。若是外中热之病，必到日晡之际，大作谵语，其热增加，大渴饮水，烦闷不止，其劳役不足者，皆无此证，尤易为分解。若有难决疑似之证，必当待一二日而求医治疗，必不至错误矣。

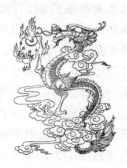

卷 中

饮食劳倦论

古之至人，穷于阴阳之化，究乎生死之际，所著《内经》悉言人以胃气为本。盖人受水谷之气以生，所谓清气、荣气、卫气、春升之气，皆胃气之别称也。夫胃为水谷之海，饮食入胃，游溢精气，上输于脾；脾气散精，上归于肺；通调水道，下输膀胱。水精四布，五经并行，合于四时五脏阴阳，揆度以为常也。

苟饮食失节，寒温不适，则脾胃乃伤；喜怒忧恐，劳役过度，而损耗元气。既脾胃虚衰，元气不足，而心火独盛。心火者，阴火也，起于下焦，其系系于心，心不主令，相火代之；相火，下焦胞络之火，元气之贼也。火与元气不能两立，一胜则一负。脾胃气虚，则下流于肾肝，阴火得以乘其土位。故脾胃之证，始得之则气高而喘，身热而烦，其脉洪大而头痛，或渴不止，皮肤不任风寒而生寒热。盖阴火上冲，则气高而喘，身烦热，为头痛，为渴，而脉洪大。脾胃之气下流，使谷气不得升浮，是生长之令不行，则无阳以护其荣卫，不任风寒，乃生寒热，皆脾胃之气不足所致也。

然而与外感风寒所得之证颇同而理异。内伤脾胃，乃伤其气；外感风寒，乃伤其形。伤外为有余，有余者泻之；伤内为不足，不足者补之。汗之、下之、吐之、克之，皆泻也；温之、和之、调之、养之，皆补也。内伤不足之病，苟误作外感有余之病而反泻之，则虚其虚也。《难经》云：实实虚虚，损不足而益有余，如此死者，医杀之耳！然则奈何？曰：惟当以甘温之剂，补其中，升其阳，甘寒以泻其火则愈。《内经》曰：劳者温之，损者温之。盖温能除大热，大忌苦寒之药泻胃土耳。今立补中

益气汤。

补中益气汤

黄芪劳役病热甚者一钱　甘草炙，已上各五分

人参去芦　升麻　柴胡　橘皮　当归身酒洗白术已上各三分

上件吹咀，都作一服，水二盏，煎至一盏，去渣，早饭后温服。如伤之重者，二服而愈，量轻重治之。

立方本指：

夫脾胃虚者，因饮食劳倦，心火亢甚，而乘其土位，其次肺气受邪，须用黄芪最多，人参、甘草次之。脾胃一虚，肺气先绝，故用黄芪以益皮毛而闭腠理，不令自汗，损其元气。上喘气短，人参以补之。心火乘脾，须炙甘草之甘温以泻火热，而补脾胃中元气；若脾胃急痛并大虚，腹中急缩者，宜多用之。经云：急者缓之。白术苦甘温，除胃中热，利腰脐间血。胃中清气在下，必加升麻、柴胡以引之，引黄芪、甘草甘温之气味上升，能补卫气之散解，而实其表也；又缓带脉之缩急。二味苦平，味之薄者，阴中之阳，引清气上升也。气乱于胸中，为清浊相干，用去白陈皮以理之，又能助阳气上升，以散滞气，助诸甘辛为用，口干嗌干加干葛。脾胃气虚，不能升浮，为阴火伤其生发之气，荣血大亏，荣气不营，阴火炽盛，是血中伏火日渐煎熬，血气日减，心包与心主血，血减则心无所养，致使心乱而烦，病名曰悗。悗者，心惑而烦闷不安也，故加辛甘微温之剂生阳气，阳生则阴长。或曰：甘温何能生血？曰：仲景之法，血虚以人参补之，阳旺则能生阴血，更以当归和之。少加黄柏以救肾水，能泻阴中之伏火。如烦犹不止，少加生地黄补肾水，水旺而心火自降。如气浮心乱，以朱砂

安神丸镇固之则愈。

朱砂安神丸

朱砂五钱，另研水飞为衣　甘草五钱五分　黄连去须净，酒洗，六钱　当归去芦，二钱五分　生地黄一钱五分

《内经》曰：热淫所胜，治以甘寒，以苦泻之。黄连之苦寒，去心烦，除湿热为君。以甘草、生地黄之甘寒，泻火补气，滋生阴血为臣。以当归补其血不足。朱砂纳浮溜之火，而安神明也。

上件除朱砂外，四味共为细末，汤浸蒸饼为丸，如黍米大，以朱砂为衣。每服十五丸或二十丸，津唾咽下，食后，或温水、凉水少许送下亦得。此近而奇偶，制之缓也。

四时用药加减法

《内经》曰：胃为水谷之海。又云：肠胃为市，无物不包，无物不入，寒热温凉皆有之。其为病也不一，故随时证于补中益气汤中，权立四时加减法于后。

以手扪之而肌表热者，表证也。只服补中益气汤一二服，得微汗则已。非正发汗，乃阴阳气和，自然汗出也。

若更烦乱，如腹中或周身有刺痛，皆血涩不足，加当归身五分或一钱。

如精神短少，加人参五分，五味子二十个。

头痛加蔓荆子三分，痛甚加川芎五分。

顶痛脑痛，加藁本五分，细辛三分。诸头痛，并用此四味足矣。

如头痛有痰，沉重懒倦者，乃太阴痰厥头痛，加半夏五分，生姜三分。

耳鸣，目黄，颊颔肿，颈肩臑肘臂外后廉痛，面赤，脉洪大者，以羌活二钱，防风、藁本已上各七分，甘草五分，通其经血；加黄芩、黄连已上各三分，消其肿；人参五分，黄芪七分，益元气而泻火邪。另作一服与之。

嗌痛颔肿，脉洪大，面赤者，加黄芩、甘草已上各三分，桔梗七分。

口干嗌干者，加葛根五分，升引胃气上行以润之。

如夏月咳嗽者，加五味子二十五个，麦门冬去心，五分。

如冬月咳嗽，加不去根节麻黄五分。

如秋凉亦加。

如春月天温，只加佛耳草、款冬花已上各五分。

若久病痰嗽，肺中伏火，去人参，以防痰嗽增益耳。

食不下，乃胸中胃上有寒，或气涩滞，加青皮、木香已上各三分，陈皮五分。此三味为定法。

如冬月，加干姜、砂仁，草豆蔻仁已上各五分。

如夏月，少加山栀、黄芩、黄连已上各五分。

如秋月，加麦门冬、草豆蔻、白豆蔻、缩砂已上各五分。

如春初犹寒，少加辛热之剂，以补春气之不足，为风药之佐，益智、草豆蔻可也。

心下痞，夯闷者，加芍药、黄连已上各一钱。

如痞腹胀，加枳实、木香、缩砂仁已上各三分，厚朴七分。如天寒，少加干姜或中桂桂心也。

心下痞，觉中寒，加附子、黄连已上各一钱。不能食而心下痞，加生姜、陈皮已上各一钱。能食而心下痞，加黄连五分，枳实三分。脉缓有痰而痞，加半夏、黄连已上各一钱。脉弦，四肢满，便难而心下痞，加黄连五分，柴胡七分，甘草三分。

腹中痛者，加白芍药五分，甘草三分。如恶寒觉冷痛，加中桂五分。

如夏月腹中痛，不恶寒，不恶热者，加黄芩、甘草已上各五分，芍药一钱，以治时热也。

腹痛在寒凉时，加半夏、益智、草豆蔻之类。

如腹中痛，恶寒而脉弦者，是木来克土也，小建中汤主之；盖芍药味酸，于土中泻木为君。如脉沉细，腹中痛，是水来侮土，以理中汤主之；干姜辛热，于土中泻水，以为主也。如脉缓，体重节痛。腹胀自利，米谷不化，是湿胜，以平胃散主之；苍术苦辛温，泻湿为主也。

胁下痛，或胁下缩急，俱加柴胡三分，甚则五分，甘草三分。

脐下痛者，加真熟地黄五分；如不已者，乃大寒也，加肉桂五分。遍阅《内经》中悉言

小腹痛皆寒，非伤寒厥阴之证也，乃下焦血结膀胱，仲景以抵当汤并抵当丸主之。

小便遗失，肺金虚也，宜安卧养气，以黄芪人参之类补之。不愈，则是有热也，黄柏、生地黄已上各五分，切禁劳役。如卧而多惊，小便淋溲者，邪在少阳厥阴，宜太阳经所加之药，更添柴胡五分；如淋，加泽泻五分。此下焦风寒合病也。经云，肾肝之病同一治，为俱在下焦，非风药行经则不可，乃受客邪之湿热也，宜升举发散以除之。

大便秘涩，加当归一钱，大黄酒洗煨，五分或一钱。如有不大便者，煎成正药，先用清者一口，调玄明粉五分或一钱，如大便行则止。此病不宜大下之，必变凶证也。

脚膝痿软，行步乏力，或痛，乃肾肝伏热，少加黄柏五分，空心服；不已，更加汉防己五分。脉缓，显沉困怠惰无力者，加苍术、人参、泽泻、白术、茯苓、五味子已上各五分。

如风湿相搏，一身尽痛，以除风湿羌活汤主之。

除风湿羌活汤

羌活七分　防风　升麻　柴胡已上各五分
藁本　苍术已上各一钱

上件吹㕮如麻豆大，都作一服，水二盏，煎至一盏，去渣，大温服之，空心，食前。

所以然者，为风药已能胜湿，故另作一服与之。

肩背痛，汗出，小便数而少，风热乘肺，肺气郁甚也，当泻风热则愈，通气防风汤主之。

通气防风汤

防风　羌活　陈皮　人参　甘草已上各五分
藁本　青皮已上各三分　白豆蔻　黄柏已上各二分　升麻　柴胡　黄芪已上各一钱

上吹咀，都作一服，水二盏，煎至一盏，去渣，温服，食后。

如面白脱色，气短者，不可服。

肩背痛不可回顾者，此手太阳气郁而不行，以风药散之。脊痛项强，腰似折，项似拔，此足太阳经不通行，以羌活胜湿汤主之。

羌活胜湿汤

羌活　独活已上各一钱　藁本　防风　甘草炙　川芎已上各五分　蔓荆子三分

上吹咀，都作一服，水二盏，煎至一盏，去渣，大温服，空心食前。

如身重，腰沉沉然，经中有寒湿也，加酒洗汉防己五分，轻者附子五分，重者川乌五分。

升阳顺气汤

治因饮食不节，劳役所伤，腹胁满闷，短气。遇春则口淡无味，遇夏虽热，犹有恶寒，饥则常如饱，不喜食冷物。

黄芪一两　半夏三钱，汤洗七次　草豆蔻二钱　神曲一钱五分，炒　升麻　柴胡　当归身　陈皮已上各一钱　甘草炙　黄柏已上各五分　人参去芦，三分

脾胃不足之证，须用升麻、柴胡苦平，味之薄者，阴中之阳，引脾胃中清气行于阳道及诸经，生发阴阳之气，以滋春气之和也；又引黄芪、人参、甘草甘温之气味上行，充实腠理，使阳气得卫外而为固也。凡治脾胃之药，多以升阳补气名之者此也。

上件吹咀，每服三钱，水二盏，生姜三片，煎至一盏，去渣，温服，食前。

升阳补气汤

治饮食不时，饥饱劳役，胃气不足，脾气不溜，气短无力，不能寒热，早饭后转增昏闷，须要眠睡，怠惰，四肢不收，懒倦动作，及五心烦热。

厚朴姜制，五分　升麻　羌活　白芍药　独活　防风　甘草炙　泽泻已上各一钱　生地黄一钱五分　柴胡二钱五分

上件为粗末，每服五钱，水二盏，生姜三片，枣二枚，煎至一盏，去渣，大温服，食前。

如腹胀及窄狭，加厚朴。

如腹中似硬，加砂仁三分。

暑伤胃气论

《刺志论》云：气虚身热，得之伤暑。热伤气故也。《痿论》云：有所远行劳倦，逢大热而渴，则阳气内伐，内伐则热舍于肾；肾者水脏也，今水不能胜火，则骨枯而髓虚，足不任身，发为骨痿。故《下经》曰：骨痿者，生于大热也。此湿热成痿，令人骨乏无力，故治痿独取阳明。时当长夏，湿热大胜，蒸蒸而炽。人感之多四肢困倦，精神短少，懒于动作，胸满气促，肢节沉痛；或气高而喘，身热而烦，

心下膨痞，小便黄而少，大便溏而频，或痢出黄糜，或如泔色；或渴或不渴，不思饮食，自汗体重；或汗少者，血先病而气不病也。其脉中得洪缓，若湿气相搏，必加之以迟，迟病虽互换少差，其天暑湿令则一也。宜以清燥之剂治之，名之曰清暑益气汤主之。

清暑益气汤

黄芪汗少者减五分　苍术泔浸去皮，已上各一钱五分　升麻一钱　人参去芦　白术　橘皮　神曲炒　泽泻已上各五分　甘草炙　黄柏酒浸　当归身　麦门冬去心　青皮去白　葛根已上各三分　五味子九个

《内经》云：阳气者，卫外而为固也，炅则气泄。今暑邪干卫，故身热自汗。以黄芪、人参、甘草补中益气为君；甘草、橘皮、当归身甘辛微温养胃气，和血脉为臣。苍术、白术、泽泻渗利除湿。升麻、葛根苦甘平，善解肌热，又以风胜湿也。湿胜则食不消而作痞满，故炒曲甘辛，青皮辛温，消食快气。肾恶燥，急食辛以润之，故以黄柏苦辛寒，借甘味泻热补水虚者，滋其化源。以五味子、麦门冬酸甘微寒，救天暑之伤庚金为佐也。

上㕮咀，作一服，水二盏，煎至一盏，去渣，稍热服，食远。

此病皆因饮食失节，劳倦所伤，日渐因循，损其脾胃，乘暑天而作病也。

如汗大泄者，津脱也，急止之。加五味子十枚，炒黄柏五分，知母三分。此按而收之也。

如湿热乘其肾肝，行步不正，脚膝痿弱，两足欹侧，已中痿邪，加酒洗黄柏、知母已上各五分，令两足涌出气力矣。

如大便涩滞，隔一二日不见者，致食少，乃血中伏火而不得润也。加当归身、生地黄已上各五分，桃仁泥、麻仁泥已上各一钱，以润之。

夫脾胃虚弱之人，遇六七月霖雨，诸物皆润，人汗沾衣，身重短气，更逢湿旺，助热为邪，西北二方寒清绝矣。人重感之，则骨乏无力，其形如梦寐间，朦朦如烟雾中，不知身所有也。圣人立法，夏月宜补者，补天真元气，非补热火也，夏食寒者是也，故以人参之甘补气，麦门冬苦寒，泻热补水之源，五味子之酸，

清肃燥金，名曰生脉散。孙真人云：五月常服五味子以补五脏之气，亦此意也。

参术调中汤　泻热补气，止嗽定喘，和脾胃，进饮食。

白术五分　黄芪四分　桑白皮　甘草炙　人参已上各三分　麦门冬去心　青皮去白　陈皮去白　地骨皮　白茯苓已上各二分　五味子二十个

《内经》云：火位之主，其泻以甘。以黄芪甘温，泻热补气；桑白皮苦微寒，泻肺火定喘，故以为君。肺欲收，急食酸以收之。以五味子之酸，收耗散之气，止咳嗽。脾胃不足，以甘补之，故用白术、人参、炙甘草，苦甘温补脾缓中为臣。地骨皮苦微寒，善解肌热；茯苓甘平，降肺火；麦门冬甘微寒，保肺气为佐。青皮、陈皮去白，苦辛温散胸中滞气为使也。

上件㕮咀如麻豆大，都作一服，水二盏，煎至一盏，去渣，大温服，早饭后。忌多语言劳役。

升阳散火汤　治男子妇人四肢发困热，肌热，筋骨间热，表热如火燎于肌肤，扪之烙手。夫四肢属脾，脾者土也，热伏地中，此病多因血虚而得之也。又有胃虚过食冷物，郁遏阳气于脾土之中，并宜服之。

升麻　葛根　独活　羌活　白芍药　人参已上各五钱　甘草炙　柴胡已上各三钱　防风二钱五分　甘草生，二钱

上件㕮咀如麻豆大，每服秤五钱，水二盏，煎至一盏，去渣，大温服，无时，忌寒凉之物。

当归补血汤　治肌热，燥热，困渴引饮，目赤面红，昼夜不息。其脉洪大而虚，重按全无。《内经》曰：脉虚血虚。又云：血虚发热，证象白虎，惟脉不长实为辨耳，误服白虎汤必死。此病得之于饥困劳役。

黄芪一两　当归酒洗，二钱

上件㕮咀，都作一服，水二盏，煎至一盏，去渣，温服，空心食前。

朱砂凉膈丸　治上焦虚热，肺脘咽膈有气，如烟抢上。

黄连　山栀子已上各一两　人参　茯苓已上各五钱　朱砂三钱，别研　脑子五分，别研

上为细末，研匀，炼蜜为丸，如梧桐子大，朱砂为衣，熟水送下五七丸，日进三服，食后。

黄连清膈丸 治心肺间有热，及经中热。

麦门冬去心，一两　黄连去须，五钱　鼠尾黄芩净刮，三钱

上为细末，炼蜜为丸，如绿豆大，每服三十丸，温水送下，食后。

门冬清肺饮 治脾胃虚弱，气促气弱，精神短少，衄血吐血。

紫菀茸一钱五分　黄芪　白芍药　甘草已上各一钱　人参去芦　麦门冬已上各五分　当归身三分　五味子三个

上咬咀，分作二服，每服水二盏，煎至一盏，去渣，温服，食后。

《局方》中大阿胶丸亦宜用。

人参清镇丸 治热止嗽，消痰定喘。

柴胡　人参已上各一两五钱　生黄芩　半夏　甘草炙，已上各七钱五分　青黛六钱　天门冬去心，三钱　陈皮去白　五味子去核，二钱

上件为细末，水糊为丸，如梧桐子大，每服三十丸至九十丸，温白汤送下，食后。

《局方》中人参清肺汤亦宜用。

皂角化痰丸 治劳风，心脾壅滞，痰涎盛多，喉中不利，涕唾稠粘，嗌塞吐逆，不思饮食，或时昏愦。

皂角木白皮酥炙　白附子炮　半夏汤洗七次　天南星炮　白矾枯　赤茯苓去皮　人参已上各一两　枳壳炒，二两

上为细末，生姜汁面糊为丸，如梧桐子大，每服三十丸，温水送下，食后。

白术和胃丸 治病久厌厌不能食，而脏腑或结或溏，此胃气虚弱也。常服则和中理气，消痰去湿，和脾胃，进饮食。

白术一两二钱　半夏汤洗七次　厚朴姜制，已上各一两　陈皮去白，八钱　人参七钱　甘草炙，三钱　枳实麸炒　槟榔已上各二钱五分　木香一钱

上件为细末，生姜汁浸蒸饼为丸，如梧桐子大，每服三十丸，温水送下，食远。

肺之脾胃虚方

脾胃虚则怠惰嗜卧，四肢不收，时值秋燥，令行，湿热少退，体重节痛，口干舌干，饮食无味，大便不调，小便频数，不欲食，食不消；兼见肺病，洒淅恶寒，惨惨不乐，面色恶而不和，乃阳气不伸故也。当升阳益气，名之曰升阳益胃汤。

升阳益胃汤

黄芪二两　半夏洗，此一味脉涩者用　人参去芦　甘草炙，已上各一两　独活　防风以秋旺，故以辛温泻之　白芍药何故秋旺用人参、白术、芍药之类反补肺，为脾胃虚则肺最受邪，故因时而补，易为力也。　羌活已上各五钱　橘皮四钱　茯苓小便利不渴者勿用　柴胡　泽泻不淋勿用　白术已上各三钱　黄连一钱

上咬咀，每服秤三钱，水三盏，生姜五片，枣二枚，煎至一盏，去渣，温服，早饭后。或加至五钱。

服药后如小便罢而病加增剧，是不宜利小便，当少去茯苓、泽泻。

若喜食，一二日不可饱食，恐胃再伤，以药力尚少，胃气不得转运升发也，须薄味之食或美食助其药力，益升浮之气而滋其胃气，慎不可淡食以损药力，而助邪气之降沉也。

可以小役形体，使胃与药得转运升发；慎勿太劳役，使气复伤，若脾胃得安静尤佳。若胃气稍强，少食果以助谷药之力。经云：五谷为养，五果为助者也。

双和散 补血益气，治虚劳少力。

白芍药二两五钱　黄芪　熟地黄　川芎　当归已上各一两　甘草炙　官桂已上各七钱五分

上为粗末，每服四钱，水一盏半，生姜三片，枣二枚，煎至七分，去渣，温服。

大病之后，虚劳气乏者，以此调治，不热不冷，温而有补。

宽中进食丸 滋形气，喜饮食。

大麦蘖一两　半夏　猪苓去黑皮，已上各七钱　草豆蔻仁　神曲炒，已上各五钱　枳实麸炒，四钱　橘皮　白术　白茯苓　泽泻已上各二钱　缩砂仁一钱五分　干生姜　甘草炙　人参　青皮已上各一钱　木香五分

上为细末，汤浸蒸饼为丸，如梧桐子大，每服三十丸，温米饮送下，食后。

厚朴温中汤 治脾胃虚寒，心腹胀满，及秋冬客寒犯胃，时作疼痛。

厚朴姜制　橘皮去白，已上各一两　甘草炙　草

豆蔻仁　茯苓去皮　木香已上各五钱　干姜七分

戊火已衰，不能运化，又加客寒，聚为满痛，散以辛热，佐以苦甘，以淡泄之，气温胃和，痛自止矣。

上为粗末，每服五钱匕，水二盏，生姜三片，煎至一盏，去渣，温服，食前。忌一切冷物。

肾之脾胃虚方

沉香温胃丸　治中焦气弱，脾胃受寒，饮食不美，气不调和。脏腑积冷，心腹疼痛，大便滑泄，腹中雷鸣，霍乱吐泻，手足厥逆，便利无度。又治下焦阳虚，脐腹冷痛，及疗伤寒阴湿，形气沉困，自汗。

附子炮，去皮脐　巴戟酒浸，去心　干姜炮　茴香炮，已上各一两　官桂七钱　沉香　甘草炙　当归　吴茱萸洗，炒去苦　人参　白术　白芍药　白茯苓去皮　良姜　木香已上各五钱　丁香三钱

上为细末，用好醋打面糊为丸，如梧桐子大，每服五七十丸，热米饮送下，空心，食前，日进三服，忌一切生冷物。

凡脾胃之证，调治差误，或妄下之，未传寒中，复遇时寒，则四肢厥逆，而心胃绞痛，冷汗出。《举痛论》云：寒气客于五脏，厥逆上泄，阴气竭，阳气未入，故卒然痛死不知人，气复反则生矣。夫六气之胜，皆能为病，惟寒毒最重，阴主杀故也。圣人以辛热散之，复其阳气，故曰寒邪客之，得炅则痛立止，此之谓也。

神圣复气汤　治复气乘冬、足太阳寒水、足少阴肾水之旺。子能令母实，手太阴肺实，反来侮土，火木受邪。腰背胸膈闭塞，疼痛，善嚏，口中涎，目中泣，鼻流浊涕不止，或息肉不闻香臭，咳嗽痰沫。上热如火，下寒如冰。头作阵痛，目中流火，视物𥉠𥉠，耳鸣耳聋。头并口鼻或恶风寒，喜日阳，夜卧不安，常觉痰塞，膈咽不通，口失味，两胁缩急而痛。牙齿动摇，不能嚼物。阴汗出，前阴冷。行步欹侧，起居艰难，掌中热，风痹麻木，小便数而昼多夜频，而欠，气短喘喝，少气不足以息，卒遗失无度。妇人白带。阴户中大痛，牵心而痛，面如赭色。食少，大便不调，心烦霍乱，逆气里急而腹痛，皮色白，后出余气，复不能努，或肠鸣，膝下筋急，肩胛大痛。此寒水来复火土之仇也。

干姜炮为末，一钱三分　柴胡锉如豆大　羌活锉，已上各一钱　甘草锉　藁本已上各八分　升麻　半夏汤洗，已上各七分　当归身酒浸锉，六分　防风锉如豆大　郁李仁汤浸去皮，研如泥，入药同煎　人参已上各五分　附子炮，去皮脐，二分　白葵花五朵，去心，细剪入

上件药都作一服，水五盏，煎至二盏，入草豆蔻仁面裹烧，面熟去皮干　黄芪已上各一钱　橘皮五分　在内，再煎至一盏，再入下项药：

枳壳五分　黄柏酒浸　黄连酒洗，已上各三分　生地黄汤洗，二分

以上四味，预一日另用新水浸，又以

川芎细末　蔓荆子已上各三分　华细辛二分

预一日，用新水半大盏，分作二处浸此三味，并黄柏等煎正药，作一大盏，不去渣，入此浸者药，再上火煎至一大盏，去渣，稍热服，空心。

又能治嗌颊、嗌唇、嗌舌、舌根强硬等证，如神。宜食羊肉及厚滋味。大抵肾并膀胱经中有寒，元气不足者，皆宜服之，神验。于月生月满时隔三五日一服，如病急，不拘时分服。

治法已试验者，学者当以意求其的，触类而长之，则不可胜用矣。予病脾胃久衰，视听半失，此阴乘阳，而上气短，精神不足，且脉弦，皆阳气衰弱，伏匿于阴中故耳。癸卯岁六七月间，霖雨阴寒，逾月不止，时人多病泻痢，乃湿多成五泄故也。一日，体重肢节疼痛，大便泄并下者三，而小便闭塞，默思《内经》有云：在下者，引而竭之。是先利小便也。又治诸泻而小便不利者，先分利之。又云：治湿不利小便，非其治也。法当利其小便，必用淡渗之剂以利之，是其法也。噫！圣人之法，虽布在方策，其不尽者，可以意求。今客邪寒湿之胜，自外入里而甚暴，若以淡渗之剂利之，病虽即已，是降之又降，复益其阴而重竭其阳也，则阳气愈削，而精神愈短矣，阴重强而阳重衰也。兹以升阳之药，是为宜耳。羌活、独活、升麻各一钱，防风半钱，炙甘草半钱。同㕮咀，水四盏，煎至一盏，去渣，热服，一服乃愈。大法云：寒湿之胜，助风以平之。又曰：下者举之。此得阳气升腾故愈，是因曲而为之直也。夫圣人之法，可以类推，举一则可以知百矣。

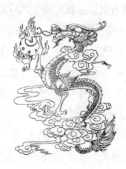

卷 下

辨内伤饮食用药所宜所禁

内伤饮食，付药者，受药者，皆以为琐末细事，是以所当重者为轻，利害非细。殊不思胃气者，荣气也、卫气也、谷气也、清气也、资少阳生发之气也。人之真气衰旺，皆在饮食入胃，胃和则谷气上升。谷气者，升腾之气也，乃足少阳胆、手少阳元气始发生长、万化之别名也。饮食一伤，若消导药的对其所伤之物，则胃气愈旺，五谷之精华上腾，乃清气为天者也，精气、神气皆强盛，七神卫护，生气不乏，增益大旺，气血周流，则百病不能侵，虽有大风苛毒，弗能害也。此一药之用，其利博哉。

易水张先生，尝戒不可用峻利食药，食药下咽，未至药丸施化，其标皮之力始开，便言空快也，所伤之物已去；若更待一两时辰许，药尽化开，其峻利药必有情性，病去之后，脾胃安得不损乎？脾胃既损，是真气元气败坏，促人之寿。当时说下一药，枳实一两，麸炒黄色为度，白术二两，只此二味，荷叶裹烧饭为丸。以白术苦甘温，其甘温补脾胃之元气，其苦味除胃中之湿热，利腰脐间血，故先补脾胃之弱，过于枳实克化之药一倍。枳实味苦寒，泄心下痞闷，消化胃中所伤。此一药下胃，其所伤不能即去，须待一两时辰许，食则消化，是先补其虚，而后化其所伤，则不峻利矣。当是之时，未悟用荷叶烧饭为丸之理，老年味之始得，可谓神奇矣。荷叶之一物，中央空虚，象震卦之体。震者，动也，人感之生足少阳甲胆也，甲胆者风也，生化万物之根蒂也。《左传》云：履端于始，序则不愆。人之饮食入胃，营气上行，即少阳甲胆之气也；其手少阳三焦经，人之元气也，手足经同法，便是少阳元气生发也。胃气、谷气、元气，甲胆上升之气，一也，异名虽多，止是胃气上升者也。荷叶之体，生于水土之下，出于秽污之中，而不为秽污所染，挺然独立。其色青，形乃空，清而象风木者也，食药感此气之化，胃气何由不上升乎？其主意用此一味为引用，可谓远识深虑，合于道者也。更以烧饭和药，与白术协力，滋养谷气而补令胃厚，再不至内伤，其利广矣大矣！

若内伤脾胃，以辛热之物，酒肉之类，自觉不快，觅药于医者，此风习以为常，医者亦不问所伤，即付之以集香丸、巴豆大热药之类下之，大便下则物去，遗留食之热性、药之热性，重伤元气，七神不炽。经云：热伤气，正谓此也。其人必无气以动而热困，四肢不举，传变诸疾，不可胜数，使人真气自此衰矣。若伤生冷硬物，世医或用大黄、牵牛二味大寒药投之，物随药下，所伤去矣。遗留食之寒性、药之寒性，重泻其阳，阳去则皮肤筋骨肉血脉无所依倚，便为虚损之证。论言及此，令人寒心。

夫辛辣气薄之药，无故不可乱服，非止牵牛而已。《至真要大论》云：五味入胃，各先逐其所喜攻。攻者，克伐泻也。辛味下咽，先攻泻肺之五气。气者，真气、元气也。其牵牛之辛辣猛烈，夺人尤甚，饮食所伤，肠胃受邪，当以苦味泄其肠胃可也，肺与元气何罪之有？夫牵牛不可用者有五，此其一也。况胃主血，为物所伤，物者，有形之物也，皆是血病，血病泻气，此其二也。且饮食伤于中焦，止合克化，消导其食，重泻上焦肺中已虚之气，此其三也。食伤肠胃，当塞因塞用，又寒因寒用，枳实、大黄苦寒之物，以泄有形是也，反以辛辣牵牛散泻真气，犯大禁四也。殊不知《针经》第一卷第一篇有云，外来客邪，风寒伤人五脏，若误泻胃气，必死，误补亦死。其死也，无气以动，故静；若内伤脾胃，而反泻五脏，必死，误补亦死。其死也，阴气有余，故躁。今内伤肠胃，是谓六腑不足之病，反泻上焦虚无肺气；肺者，五脏之一数也，为牵牛之类朝损暮损，其元气消耗，此乃暗里折人寿数，犯大禁五也。良可哀叹！故特著此论并方，庶令四海闻而行之，不至夭横耳！此老夫之用心也。

胃气岂可不养，复明养胃之理，故经曰：安谷则昌，绝谷则亡。水去则荣散，谷消则卫亡，荣散卫亡，神无所依。仲景云：水入于经，其血乃成；谷入于胃，脉道乃行。故血不可不养，胃不可不温，血温胃和，荣卫将行，常有天命。谷者，身之大柄也。《书》与《周礼》皆云：金木水火土谷，惟修以奉养五脏者也。内伤饮食，固非细事，苟妄服食药而轻生损命，其可乎哉！《黄帝针经》有说：胃恶热而喜清冷，大肠恶清冷而喜热，两者不和，何以调之？岐伯曰：调此者，饮食衣服，亦欲适寒温，寒无凄怆，暑无出汗；饮食者，热无灼灼，寒无沧沧，寒温中适，故气将持，乃不致邪僻也详说见于本经条下。是必有因用，岂可用俱寒俱热之食药，致损者与?！

《内经》云：内伤者，其气口脉反大于人迎，一倍二倍三倍，分经用药。又曰：上部有脉，下部无脉，其人当吐，不吐者死。如但食不纳，恶心欲吐者，不问一倍二倍，不当正与瓜蒂散吐之，但以指或以物探去之。若所伤之物去不尽者，更诊其脉，问其所伤，以食药去之，以应塞因塞用，又谓之寒因寒用，泄而下降，乃应太阴之用，其中更加升发之药，令其元气上升，塞因塞用，因曲而为之直。何为曲？乃伤胃气是也。何为直？因而升发胃气是也。因治其饮食之内伤，而使生气增益，胃气完复，此乃因曲而为之直也。

若依分经用药，其所伤之物，寒热温凉，生硬柔软，所伤不一，难立定法，只随所伤之物不同，各立法治，临时加减用之。其用药又当问病人从来禀气盛衰，所伤寒物热物，是喜食而食之耶，不可服破气药；若乘饥困而食之耶，当益胃气；或为人所勉劝强食之，宜损血而益气也。诊其脉候，伤在何脏，方可与对病之药，岂可妄泄天真生气，以轻丧身宝乎？且如先食热物而不伤，继之以寒物，因后食致前食亦不消化而伤者，当问热食寒食孰多孰少，斟酌与药，无不当矣。喻如伤热物二分，寒物一分，则当用寒药二分，热药一分，相合而与之，则荣卫之气必得周流。更有或先饮酒，而后伤寒冷之食，及伤热食，冷水与冰，如此不等，皆当验其节次所伤之物，约量寒热之剂分数，各各对证而与之，无不取验。自忖所定方药，未敢便为能尽药性之理，姑用指迷辨惑耳，随证立方，备陈于后。

易水张先生枳术丸　治痞，消食，强胃。

白术二两　枳实麸炒黄色，去穰，一两

上同为极细末，荷叶裹烧饭为丸，如梧桐子大，每服五十丸，多用白汤下，无时。白术者，本意不取其食速化，但久令人胃气强实，不复伤也。

橘皮枳术丸　治老幼元气虚弱，饮食不消，或脏腑不调，心下痞闷。

橘皮　枳实麸炒去穰，已上各一两　白术二两

上件为细末，荷叶烧饭为丸，如梧桐子大，每服五十丸，熟水送下，食远。

夫内伤用药之大法，所贵服之强人胃气，令胃气益厚，虽猛食、多食、重食而不伤，此能用食药者也。此药久久益胃气，令人不复致伤也。

曲蘖枳术丸　治为人所勉劝强食之，致心腹满闷不快。

枳实麸炒，去穰　大麦蘖面炒　神曲炒，已上各一两　白术二两

上为细末，荷叶烧饭为丸，如梧桐子大，每服五十丸，用温水下，食远。

木香枳术丸　破滞气，消饮食，开胃进食。

木香　枳实麸炒，去穰，已上各一两　白术二两

上为细末，荷叶烧饭为丸，如梧桐子大，

每服五十丸，温水送下，食远。

木香化滞汤　治因忧气，食湿面，结于中脘，腹皮底微痛，心下痞满，心不思饮食，食之不散，常常痞气。

半夏一两　草豆蔻仁　甘草炙，已上各五钱　柴胡四钱　木香　橘皮已上各三钱　枳实麸炒，去穰　当归梢已上各二钱　红花五分

上件锉如麻豆大，每服五钱，水二大盏，生姜五片，煎至一盏，去渣，稍热服，食远。忌酒湿面。

半夏枳术丸　治因冷食内伤。

半夏汤洗七次，焙干　枳实麸炒，已上各一两　白术二两

上同为极细末，荷叶烧饭为丸，如绿豆大，每服五十丸，温水送下，添服不妨。热汤浸蒸饼为丸亦可。

如食伤寒热不调，每服加上二黄丸十丸，白汤送下。

更作一方，加泽泻一两为丸，有小便淋者用。

丁香烂饭丸　治饮食所伤。

丁香　京三棱　广茂炮　木香已上各一钱　甘草炙　甘松去土　缩砂仁　丁香皮　益智仁已上各三钱　香附子五钱

上为细末，汤浸蒸饼为丸，如绿豆大，每服三十丸，白汤送下，或细嚼亦可，不拘时候。治卒心胃痛甚效。

草豆蔻丸　治秋冬伤寒冷物，胃脘当心而痛，上支两胁，膈咽不通。

草豆蔻面裹煨，去皮取仁　枳实麸炒黄色　白术已上各一两　大麦蘖面炒黄色　半夏汤洗七次，日干　黄芩刮去皮，生　神曲炒黄色，已上各五钱　干生姜　橘皮　青皮已上各二钱　炒盐五分

上为极细末，汤侵蒸饼为丸。如绿豆大，每服五十丸，白汤下，量所伤多少，加减服之。

如冬月用，别作一药，不用黄芩，岁火不及，又伤冷物，加以温剂，是其治也。然有热物伤者，从权以寒药治之，随时之宜，不可不知也。

三黄枳术丸　治伤肉食湿面辛辣厚味之物，填塞闷乱不快。

黄芩二两　黄连酒洗　大黄湿纸裹煨　神曲炒　橘皮　白术已上各一两　枳实麸炒，五钱

上为细末，汤浸蒸饼为丸，如绿豆大一倍，每服五十丸，白汤送下，量所伤服之。

除湿益气丸　治伤湿面，心腹满闷，肢体沉重。

枳实麸炒黄色　神曲炒黄色　黄芩生用　白术已上各一两　萝卜子炒熟去秽气，五钱　红花三分，是三钱分十也

上同为极细末，荷叶裹饭为丸，如绿豆大，每服五十丸，白汤送下，量所伤多少服之。

上二黄丸　治伤热食痞闷，兀兀欲吐，烦乱不安。

黄芩二两　黄连去须酒浸，一两　升麻　柴胡已上各三钱　甘草二钱　一方加枳实麸炒，去穰，五钱

上为极细末，汤浸蒸饼为丸，如绿豆大，每服五七十丸，白汤送下，量所伤服之。

枳实导滞丸　治伤湿热之物，不得施化，而作痞满，闷乱不安。

大黄一两　枳实麸炒，去穰　神曲炒，已上各五钱　茯苓去皮　黄芩去腐　黄连拣净　白术已上各三钱　泽泻二钱

上件为细末，汤浸蒸饼为丸，如梧桐子大，每服五十丸至七十丸，温水送下，食远，量虚实加减服之。

枳实栀子大黄汤　治大病瘥后，伤食劳复。

枳实一个，麸炒，去穰　栀子三枚半，肥者　豆豉一两二钱五分，绵裹

上以清浆水二盏，空煮退八分，内枳实、栀子，煮取八分，下豉，再煮五六沸，去渣，温服，覆令汗出。

若有宿食，内大黄如薄棋子五六枚，同煎。食高粱之物过多，烦热闷乱者，亦宜服之。

白术丸　治伤豆粉湿面油腻之物。

枳实麸炒黄，一两一钱　白术　半夏汤浸　神曲炒黄，已上各一两　橘皮去穰，七钱　黄芩五钱　白矾枯，三分

上为极细末，汤浸蒸饼为丸，如绿豆一倍大，每服五十丸，白汤送下，量所伤加减服。素食多用干姜，故加黄芩以泻之。

木香见睨丸　治伤生冷硬物，心腹满闷疼痛。

神曲炒黄色　京三棱煨，已上各一两　石三棱去皮煨　草豆蔻面裹煨熟取仁　香附子炒香，已上各五钱　升麻　柴胡已上各三钱　木香二钱　巴豆霜五分

上为细末，汤浸蒸饼为丸，如绿豆一倍大，每服三十丸，温白汤下。量所伤多少服之。

三棱消积丸　治伤生冷硬物，不能消化，心腹满闷。

京三棱炮　广茂炒　炒曲已上各七钱　青橘皮　巴豆和皮米炒黑焦去米　茴香炒　陈橘皮已上各五钱　丁皮　益智仁已上各三钱

上件为细末，醋打面糊为丸，如梧桐子大，每服十丸，加至二十丸，温生姜汤送下，食前。量虚实加减，如更衣，止后服。

备急大黄丸　疗心腹诸卒暴百病。

大黄　巴豆去皮　干姜已上各一两

上须要精新好药，捣罗蜜和，更捣一千杵，丸如小豆大，每服三丸，老少量之。

若中恶客忤，心腹胀满卒痛，如锥刀刺痛，气急口噤，停尸卒死者，以暖水若酒服之。或不下，捧头起，令下咽，须臾差；如未差，更与三丸，以腹中鸣转，即吐下便愈。若口已噤，亦须撬齿灌之令入，尤妙。忌芦笋、猪肉、冷水、肥腻之物。易水张先生又名独行丸，急剂也。

神应丸　治因一切冷物冷水及潼乳酪水，腹痛肠鸣，米谷不化。

黄蜡二两　巴豆　杏仁　百草霜　干姜已上各五钱　丁香　木香已上各二钱

上先将黄蜡用好醋煮去渣秽，将巴豆、杏仁同炒黑，烟尽，研如泥，将黄蜡再上火，入小油半两，溶开，入在杏仁、巴豆泥子内，同搅，旋下丁香、木香等药末，研匀，搓作挺子，油纸裹了旋丸用，每服三五十丸，温米饮送下，食前。日进三服。

如脉缓体重自利，乃湿气胜也，以五苓散、平胃散加炒曲相合而服之，名之曰对金饮子。

益胃散　治服寒药过多，或脾胃虚弱，胃脘痛。

陈皮　黄芪已上各七钱　益智仁六钱　白豆蔻仁　泽泻　干生姜　姜黄已上各三钱　缩砂仁　甘草　厚朴　人参已上各二钱

上为粗末，每服三钱，水一盏，煎至七分温服，食前。

如脉弦，恶寒腹痛，乃中气弱也。以仲景小建中汤加黄芪，钱氏异功散加芍药，选而用之。

如渴甚者，以白术散加葛根倍之。

饮食自倍肠胃乃伤分而治之

《痹论》云：阴气者，静则神藏，躁则消亡。饮食自倍，肠胃乃伤。此混言之也。分之为二：饮也，食也。又经云：因而大饮则气逆。因而饱食，筋脉横解，则肠澼为痔。饮者，无形之气，伤之则宜发汗、利小便，使上下分消其湿，解酲汤、五苓散之类主之。食者，有形之物，伤之则宜损其谷；其次莫若消导，丁香烂饭丸、枳术丸之类主之；稍重则攻化，三棱消积丸、木香见睨丸之类主之；尤重者，则或吐或下，瓜蒂散、备急丸之类主之。以平为期。盖脾已伤，又以药伤，使营运之气减削，食愈难消。故《五常政大论》云，大毒治病，十去其六；常毒治病，十去其七；小毒治病，十去其八；无毒治病，十去其九；谷肉果菜，食养尽之。无使过之，伤其正也。不尽，行复如法。圣人垂此严戒，是为万世福也。如能慎言语、节饮食，所谓治未病也。

论酒客病

夫酒者，大热有毒，气味俱阳，乃无形之物也。若伤之，止当发散，汗出则愈矣，此最妙法也；其次莫如利小便。二者乃上下分消其湿，何酒病之有。今之酒病者，往往服酒癥丸大热之药下之，又有用牵牛、大黄下之者，是无形元气受病，反下有形阴血，乖误甚矣！酒性大热，已伤元气，而复重泻之，况亦损肾水，真阴及有形阴血俱为不足，如此则阴血愈虚，真水愈弱，阳毒之热大旺，反增其阴火，是谓元气消亡，七神何依，折人长命；不然则虚损之病成矣。《金匮要略》云：酒疸下之，久久为黑疸。慎不可犯此戒！不若令上下分消其湿，

葛花解醒汤主之。

葛花解醒汤

白豆蔻仁　缩砂仁　葛花已上各五钱　干生姜　神曲炒黄　泽泻　白术已上各二钱　橘皮去白　猪苓去皮　人参去芦　白茯苓已上各一钱五分　木香五分　莲花青皮去穰，三分

上为极细末，称和匀，每服三钱匕，白汤调下，但得微汗，酒病去矣。此盖不得已而用之，岂可恃赖日日饮酒。此药气味辛辣，偶因酒病服之，则大损元气，何者？故酒病故也，若频服之，损人天年。

除湿散　治伤马乳并牛羊酪水，一切冷物。

神曲炒黄，一两　茯苓七钱　车前子炒香　泽泻已上各五钱　半夏汤洗　干生姜已上各三钱　甘草炙　红花已上各二钱

上同为极细末，每服三钱匕，白汤调下，食前。

五苓散　治伤寒温热病，表里未解，头痛发热，口燥咽干，烦渴饮水，或水入即吐，或小便不利，及汗出表解，烦渴不止者，宜服之。又治霍乱吐利，烦渴引饮之证。

泽泻二两五钱　猪苓　茯苓　白术已上各一两五钱　桂一两

上为细末，每服二钱，热汤调下，不计时候，服讫，多饮热汤，有汗出即愈。

又治瘀热在里，身热，黄疸，浓煎茵陈蒿汤调下，食前服之。

如疸发渴，及中暑引饮，亦可用水调服之。

临病制方

《至真要大论》云：湿淫所胜，治以苦温，佐以甘辛，以汗为故而止。以淡泄之。得其法者，分轻重而制方。《金匮要略》云：腰以上肿者发汗乃愈；腰以下肿者，当利小便。由是大病瘥后，腰以下有水气者，牡蛎泽泻散主之。又云：治湿不利小便，非其治也，制五苓散以利之。孙真人疗肤革肿，以五皮散，乃述类象形之故也。《水热穴论》云：上为喘呼，下为肿满，不得卧者，标本俱病，制神秘汤以去之。《活人书》云：均是水气，干呕微利，发热而咳，为表有水，小青龙汤加芫花主之。身体凉，表证罢，咳而胁下痛，为里有水，十枣汤主之。

亦是仲景方也。易水张先生云：仲景药为万世法，号群方之祖，治杂病若神，后之医家，宗《内经》法，学仲景心，可以为师矣。

随时用药

治伤冷饮者，以五苓散每服三钱或四钱匕，加生姜煎服之。

治伤食兼伤冷饮者，煎五苓散送下半夏枳术丸服之。

治伤冷饮不恶寒者，腹中亦不觉寒，惟觉夯闷身重，饮食不化者，或小便不利，煎去桂五苓散依前斟酌服之。

假令所伤前后不同，以三分为率，伤热物二分，伤生冷硬物一分，用寒药三黄丸二停，用热药木香见睍丸一停，合而服之。又如伤生冷物二分，伤热物一分，用热药木香见睍丸二停，用寒药三黄丸一停，合而服之。

假令夏月大热之时，伤生冷硬物，当用热药木香见睍丸治之，须少加三黄丸，谓天时不可伐，故加寒药以顺时令；若伤热物，只用三黄丸。何谓？此三黄丸时药也。

假令冬天大寒之时，伤羊肉湿面等热物，当用三黄丸治之，须加热药少许，草豆蔻丸之类是也，为引用，又为时药。经云：必先岁气，无伐天和。此之谓也，余皆仿此。

吐法宜用辨上部有脉下部无脉

上部有脉，下部无脉，其人当吐，不吐者死，何谓也？下部无脉，此所谓木郁也。饮食过饱，填塞胸中，胸中者，太阴之分野。经云：气口反大于人迎三倍，食伤太阴，故曰木郁则达之，吐者是也。

瓜蒂散

瓜蒂　赤小豆

上二味，为极细末，每服一钱匕，温浆水调下，取吐为度。若不两手尺脉绝无，不宜便用此药，恐损元气，令人胃气不复。若止是胸中窒塞，闷乱不通，以指探去之；如不得吐者，以物探去之，得吐则已。如食不去，用此药去之。

解云：盛食填塞于胸中，为之窒塞，两手寸脉当主事，两尺脉不见，其理安在？胸中有

食，故以吐出之。食者，物也。物者，坤土也，是足太阴之号也。胸中者，肺也，为物所填。肺者，手太阴金也，金主杀伐也，与坤土俱在于上，而旺于天。金能克木，故肝木生发之气伏于地下，非木郁而何？吐去下焦阴土之物，木得舒畅，则郁结去矣。

食塞于上，脉绝于下，若不明天地之道，无由达此至理。水火者，阴阳之征兆，天地之别名也，故曰独阳不生，独阴不长。天之用在于地下，则万物生长矣；地之用在于天上，则万物收藏矣。此乃天地交而万物通也，此天地相根之道也。故阳火之根本于地下，阴火之源本于天上，故曰水出高源。故人五脏主有形之物，物者阴也，阴者水也，右三部脉主之，偏见于寸口，食塞其上，是绝五脏之源；源绝则水不下流，两尺竭绝，此其理也，何疑之有？

重明木郁则达之之理

或曰：食盛填塞于胸中，为之窒塞也，令吐以去其所伤之物，物去则安。胸中者，太阴肺之分野；木郁者，遏于厥阴肝木于下，故以吐伸之，以舒畅阳和风木之气也，此吐乃泻出太阴之塞。何谓木郁？请闻其说。答曰：此大神灵之间，非演说大道，不能及于此。

天地之间，六合之内，惟水与火耳！火者阳也，升浮之象也，在天为体，在地为用；水者阴也，降沉之象也，在地为体，在天为殒杀收藏之用也。其气上下交，则以成八卦矣。以医书言之，则是升浮降沉，温凉寒热四时也，以应八卦。若天火在上，地水在下，则是天地不交，阴阳不相辅也，是万物之道，大《易》之理绝灭矣，故经言独阳不生，独阴不长，天地阴阳何交会矣？故曰阳本根于阴，阴本根于阳，若不明根源，是不明道。

故六阳之气生于地，则曰阳本根于阴。以人身言之，是六腑之气，生长发散于胃土之中也。既阳气鼓舞万象有形质之物于天，为浮散者也；物极必反，阳极变阴，既六阳升浮之力在天，其力尽，是阳道终矣，所以鼓舞六阴有形之阴水在天，在外也。上六无位，必归于下，此老阳变阴之象也，是五脏之源在于天者也。天者，人之肺以应之，故曰阴本源于阳，水出高源者是也。人之五脏，其源在肺，肺者背也，背在天也，故足太阳膀胱寒生长，其源在申，故阴寒自此而降，以成秋收气寒之渐也。降至于地下，以成冬藏，伏诸六阳在九泉之下者也。故五脏之气生于天，以人身，是五脏之气，收降藏沉之源出于肺气之上，其流下行，既阴气下行沉坠，万物有形质之物皆收藏于地，为降沉者也；物极必反，阴极变阳，既六阴降沉之力在地，其力既尽，是阴道终矣，是老阴变阳，乃初九无位，是一岁四时之气，终而复始，为上下者也，莫知其纪，如环无端。

且太阴者，肺金收降之气，当居下体，今反在于上，抑遏厥阴风木反居于下，是不得上升也，故曰木郁，故令其吐出窒塞有形土化之物，使太阴秋肺收于下体，复其本以衰之，始上升手足厥阴之木，元气以伸，其舒畅上升之志得其所矣。又况金能克木，以吐伐之，则金衰矣。金者，其道当降，是塞因塞用，归其本矣。居于上则遏其木，故以吐伸之，乃泻金以助木也。遍考《内经》中所说木郁则达之之义，止是食伤太阴有形之物，窒塞胸于中，克制厥阴木气伏潜于下，不得舒伸于上，止此耳，别无异说，以六淫有余运气中论之。仲景《伤寒论》云：懊憹烦躁不得眠，不经汗下，谓之实烦，瓜蒂散主之；曾经妄汗、妄吐、妄下，谓之虚烦者，栀子豉汤主之。

说形气有余不足当补当泻之理

老夫欲令医者治阴阳之证，补泻不至错误，病家虽不知医，明晓所得之病，当补当泻之法，将《黄帝针经》第一卷第五篇说形气有余不足当补当泻之理，录之于前，予自注者附之。

黄帝曰，形气之逆顺奈何？岐伯答曰：形气不足，病气有余，是邪胜也，急当泻之；形气有余，病气不足，急当补之。形气不足，病气不足，此阴阳俱不足也，不可刺之；刺之则重不足，重不足则阴阳俱竭，血气皆尽，五脏空虚，筋骨髓枯，老者绝灭，壮者不复矣。形气有余，病气有余，此谓阴阳俱有余也，急泻其邪，调其虚实。故曰有余泻之，不足者补之，此之谓也。

故曰：刺不知逆顺，真邪相搏，满者补之，

则阴阳四溢，肠胃充廓，肝肺内填，阴阳相错；虚而泻之，则经脉空虚，血气枯竭，肠胃偿辟，皮肤薄著，毛腠夭焦，予之死期。故曰：用针之要，在于知调阴之阳；调阴之阳，精气乃光，合形与气，使神内藏。故曰：上工平气，中工乱脉，下工绝气危生。故曰：下工不可不慎也，必审五脏变化之病，五脉之应，经络之实虚，皮肤之柔脆，而后取之也。

圣人垂慈之心已详矣，不合立言。老夫诚恐市井庄农山野间人，不知文理，故以俚语开解之云。但病来潮作之时，病气精神增添者，是为病气有余，乃邪气胜也，急泻之，以寒凉酸苦之剂；若病来潮作之时，神气困弱者，为病气不足，乃真气不足也，急补之以辛甘温热之剂。不问形气有余并形气不足，只取病气有余不足也，不足者补之，有余者泻之。假令病气有余者，当急泻之以寒凉之剂，为邪气胜也；病气不足者，急当补之，以辛甘温热之剂，此真气不足也。

夫形气者，气，谓口鼻中气息也；形，谓皮肤筋骨血脉也。形胜者为有余，清瘦者为不足。其气者，审口鼻中气，劳役如故，为气有余也；若喘息气促气短，或不足以息者，为不足也。故曰形气也，乃人之身形中气血也，当补当泻，全不在于此，只在病势潮作之时，病气增加者，是邪气胜也，急当泻之；如潮作之时，精神困弱，语言无力，及懒语者，是真气不足也，急当补之。若病人形气不足，病来潮作之时，病气亦不足，此乃阴阳俱不足也。禁用针；宜补之以甘药，不可以尽剂；不灸弗已，脐下一寸五分，气海穴是也。

凡用药，若不本四时，以顺为逆。四时者，是春升，夏浮，秋降，冬沉，乃天地之升浮化降沉化者，脾土中造化也。是为四时之宜也。但宜补之以辛甘温热之剂，及味之薄者，诸风药是也，此助春夏之升浮者也，此便是泻秋收冬藏之药也，在人之身，乃肝心也；但言泻之以酸苦寒凉之剂，并淡味渗泄之药，此助秋冬之降沉者也，在人之身，是肺肾也。用药者，宜用此法度，慎毋忽焉！

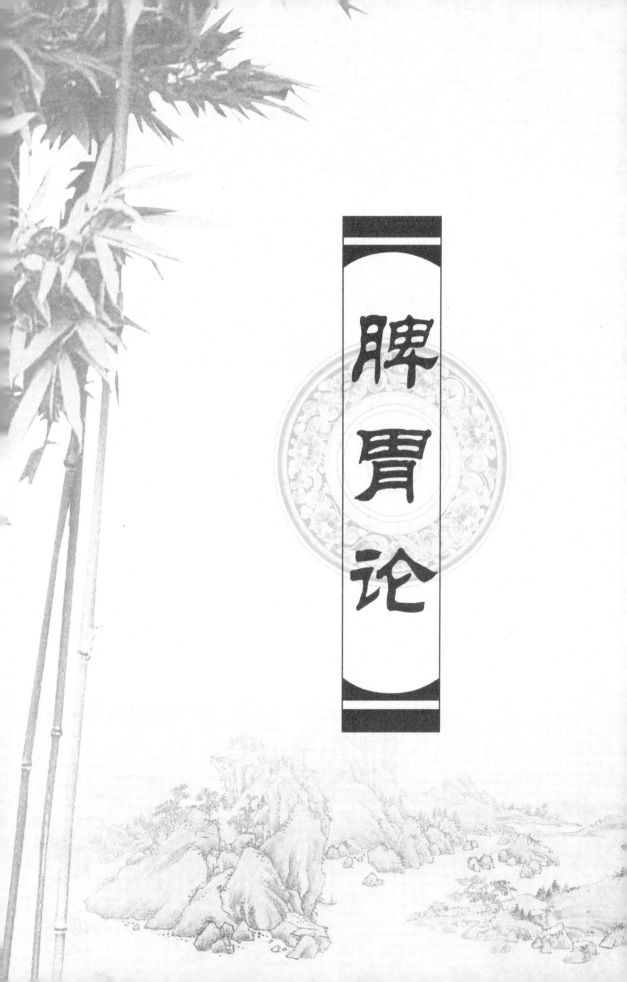

脾胃论

序

    天之邪气感，则害人五脏，八风之邪中人之高者也。水谷之寒热感，则害人六腑，谓水谷入胃，其精气上注于肺，浊溜于肠胃，饮食不节而病者也。地之湿气感，则害人皮肤筋脉，必从足始者也。《内经》说百病皆由上、中、下三者，及论形气两虚，即不及天地之邪，乃知脾胃不足为百病之始。有余不足，世医不能辨之者，盖已久矣。往者遭壬辰之变，五六十日之间为饮食劳卷所伤而殁者，将百万人，皆谓由伤寒而殁。后见明之"辨内外伤"及"饮食劳卷伤"一论，而后知世医之误。学术不明误人乃如此，可不大哀耶！明之既著论矣，且惧俗蔽不可以猝悟也，故又著《脾胃论》丁宁之，上发二书之微，下祛千载之惑，此书果行，壬辰药祸当无从而作。仁人之言，其意博哉！

己酉七月望日遗山元好问序

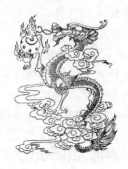

卷　上

脾胃虚实传变论

《五脏别论》云：胃、大肠、小肠、三焦、膀胱，此五者，天气之所生也，其气象天，故泻而不藏。此受五脏浊气，名曰传化之腑，此不能久留输泻者也。所谓五脏者，藏精气而不泻也，故满而不能实；六腑者，传化物而不藏，故实而不能满。所以然者，水谷入口，则胃实而肠虚；食下，则肠实而胃虚。故曰实而不满，满而不实也。

《阴阳应象大论》云：谷气通于脾，六经为川，肠胃为海，九窍为水注之气。九窍者，五脏主之，五脏皆得胃气乃能通利。

《通评虚实论》云：头痛耳鸣，九窍不利，肠胃之所生也。胃气一虚，耳目口鼻，俱为之病。

《经脉别论》云：食气入胃，散精于肝，淫气于筋。食气入胃，浊气归心，淫精于脉。脉气流经，经气归于肺，肺朝百脉，输精于皮毛。毛脉合精，行气于腑。腑精神明，留于四脏，气归于权衡，权衡以平，气口成寸，以决死生。

饮入于胃，游溢精气，上输于脾，脾气散精，上归于肺，通调水道，下输膀胱。水精四布，五经并行，合于四时五脏阴阳，揆度以为常也。

又云：阴之所生，本在五味；阴之五官，伤在五味。至于五味，口嗜而欲食之，必自裁制，勿使过焉，过则伤其正也。谨和五味，骨正筋柔，气血以流，腠理以密，如是则骨气以精，谨道如法，长有天命。

《平人气象论》云：人以水谷为本，故人绝水谷则死，脉无胃气亦死。所谓无胃气者，非肝不弦、肾不石也。

历观诸篇而参考之，则元气之充足，皆由脾胃之气无所伤，而后能滋养元气。若胃气之本弱，饮食自倍，则脾胃之气既伤，而元气亦不能充，而诸病之所由生也。

《内经》之旨，皎如日星，犹恐后人有所未达，故《灵枢经》中复申其说。经云：水谷入口，其味有五，各注其海，津液各走其道，胃者水谷之海，其输上在气街，下至三里。水谷之海有余则腹满，水谷之海不足则饥不受谷食。人之所受气者谷也，谷之所注者胃也。胃者，水谷气血之海也。海之所行云气者，天下也。胃之所出气血者，经隧也。经隧者，五脏六腑之大络也。

又云：五谷入于胃也，其糟粕、津液、宗气分为三隧，故宗气积于胸中，出于喉咙，以贯心肺而行呼吸焉。荣气者，必其津液注之于脉，化而为血，以荣四末，内注五脏六腑，以应刻数焉。卫者出其悍气之慓疾，而行于四末分肉皮肤之间而不休者也。

又云：中焦之所出，亦并胃中，出上焦之后。此所受气者，泌糟粕、蒸津液，化为精微，上注于肺脉，乃化而为血，以奉生身，莫贵于此。

圣人谆复其辞而不惮其烦者，仁天下后世之心亦惓惓矣。故夫饮食失节，寒温不适，脾胃乃伤。此因喜、怒、忧、恐，损耗元气，资助心火。火与元气不两立，火胜则乘其土位，此所以病也。

《调经篇》云：病生阴者，得之饮食居处、

阴阳喜怒。又云：阴虚则内热，有所劳倦，形气衰少，谷气不盛，上焦不行，下脘不通，胃气热，热气熏胸中，故为内热。脾胃一伤，五乱互作，其始病遍身壮热，头痛目眩，肢体沉重，四肢不收，怠惰嗜卧，为热所伤，元气不能运用，故四肢困怠如此。

圣人著之于经，谓人以胃土为本，成文演义，互相发明，不一而止。粗工不解，妄意使用，本以活人，反以害人。今举经中言病从脾胃所生，及养生当实元气者，条陈之。

《生气通天论》云：苍天之气，清净则志意治，顺之则阳气固，虽有贼邪，弗能害也，此因时之序。故圣人传精神，服天气，而通神明。失之内闭九窍，外壅肌肉，卫气散解，此谓自伤，气之削也。阳气者，烦劳则张，精绝，辟积于夏，使人煎厥。目盲耳闭，溃溃乎若坏都。故苍天之气贵清净，阳气恶烦劳，病从脾胃生者一也。

《五常政大论》云：阴精所奉其人寿，阳精所降其人夭。阴精所奉谓脾胃既和，谷气上升，春夏令行，故其人寿。阳精所降，谓脾胃不和，谷气下流，收藏令行，故其人夭，病从脾胃生者二也。

《六节脏象论》云：脾、胃、大肠、小肠、三焦、膀胱者，仓廪之本，荣之居也。名曰器，能化糟粕转味而入出者也。其华在唇四白，其充在肌，其味甘，其色黄，此至阴之类，通于土气，凡十一脏皆取决于胆也。胆者，少阳春升之气，春气升则万化安。故胆气春升，则余脏从之。胆气不升，则飧泄、肠澼不一而起矣。病从脾胃生者三也。

脏气法时升降浮沉补泻图说

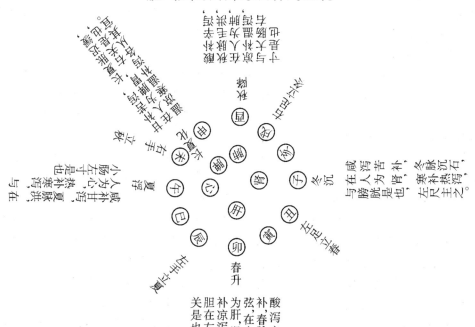

经云：天食人以五气，地食人以五味。五气入鼻，藏于心肺，上使五色修明，音声能彰；五味入口，藏于肠胃，味有所藏，以养五气，气和而生，津液相成，神乃自生。此谓之气者，上焦开发，宣五谷味，熏肤、充身、泽毛，若雾露之溉。气或乖错，人何以生？病从脾胃生者四也。

岂特四者，至于经论天地之邪气，感则害人五脏六腑，及形气俱虚，乃受外邪。不因虚邪，贼邪不能独伤人。诸病从脾胃而生明矣。

圣人旨意，重见叠出，详尽如此，且垂戒云：法于阴阳，和于术数，食饮有节，起居有常，不妄作劳，故能形与神俱，而尽终其天年，度百岁乃去。由是言之，饮食起居之际，可不慎哉！

五行相生，木火土金水，循环无端，惟脾无正行，于四季之末各旺一十八日，以生四脏。四季者，辰、戌、丑、未是也。人身形以应九野，左足主立春，丑位是也；左手主立夏，辰位是也；右手主立秋，未位是也；右足主立冬，戌位是也。戌湿其本气平，其兼气温、凉、寒、热，在人以胃应之；己土其本味咸，其兼味辛、甘、酸、苦，在人以脾应之。脾胃兼化，其病治之各从其宜，不可定体，肝肺之病，在水火之间，顺逆传变不同，温凉不定，当求责耳。

脾胃胜衰论

胃中元气盛，则能食而不伤，过时而不饥。脾胃俱旺，则能食而肥。脾胃俱虚，则不能食而瘦。或少食而肥，虽肥而四肢不举，盖脾实而邪气盛也。又有善食而瘦者，胃伏火邪于气分则能食。脾虚则肌肉削，即食㑊也。叔和云：多食亦肌虚，此之谓也。

夫饮食不节则胃病，胃病则气短、精神少而生大热，有时而显火上行，独燎其面。《黄帝针经》云：面热者足阳明病。胃既病，则脾无所禀受。脾为死阴，不主时也，故亦从而病焉。

形体劳役则脾病，病脾则怠惰嗜卧，四肢不收，大便泄泻。脾既病，则其胃不能独行津液，故亦从而病焉。

大抵脾胃虚弱，阳气不能生长，是春夏之令不行，五脏之气不生。脾病则下流乘肾，土克水则骨乏无力，是为骨痿。令人骨髓空虚，足不能履地，是阴气重叠，此阴盛阳虚之证。大法云：汗之则愈，下之则死。若用辛甘之药滋胃，当升当浮，使生长之气旺，言其汗者非正发汗也，为助阳也。

夫胃病其脉缓，脾病其脉迟，且其人当脐有动气，按之牢若痛。若火乘土位，其脉洪缓，更有身热、心中不便之证。此阳气衰弱不能生发，不当于五脏中用药法治之，当从《藏气法时论》中升降浮沉补泻法用药耳。

如脉缓、病怠惰嗜卧、四肢不收，或大便泄泻，此湿胜，从平胃散。若脉弦、气弱自汗、四肢发热，或大便泄泻，或皮毛枯槁、发脱落，从黄芪建中汤。脉虚而血弱，于四物汤中摘一味或二味，以本显证中加之。或真气虚弱，及气短脉弱，从四君子汤。或渴，或小便闭涩，赤黄多少，从五苓散去桂，摘一二味加正药中。以上五药，当于本证中随所兼见证加减。

假令表虚自汗，春夏加黄芪，秋冬加桂。如腹中急缩，或脉弦，加防风；急甚加甘草；腹中窄狭，或气短者亦加之；腹满，气不转者勿加；虽气不转，而脾胃中气不和者勿去，但加厚朴以破滞气，然亦不可多用，于甘草五分中加一分可也。腹中夯闷，此非腹胀，乃散而不收，可加芍药收之。如肺气短促，或不足者，加人参、白芍药。中焦用白芍药，则脾中升阳，使肝胆之邪不敢犯也。腹中窄狭及缩急者去之，及诸酸涩药亦不可用。腹中痛者加甘草、白芍药，稼穑作甘，甘者己也。曲直作酸，酸者甲也。甲己化土，此仲景妙法也。腹痛兼发热加黄芩，恶寒或腹中觉寒加桂。怠惰嗜卧有湿，胃虚不能食，或沉困，或泄泻，加苍术。自汗加白术。小便不利加茯苓，渴亦加之。气弱者加白茯苓、人参。气盛者，加赤茯苓、缩砂仁。气复不能转运有热者，微加黄连，心烦乱亦加之。小便少者加猪苓、泽泻。汗多、津液竭于上，勿加之，是津液还入胃中，欲自行也。不渴而小便闭塞不通，加炒黄柏、知母。小便涩者加炒滑石，小便淋涩者加泽泻。且五苓散治渴而小便不利，无恶寒者不得用桂。不渴而小便自利，妄见妄闻，乃瘀血证，用炒黄柏、知母，以除肾中燥热。窍不利而淋，加泽泻、炒滑石。只治窍不利者，六一散中加木通亦可。心脏热者，用钱氏方中导赤散。中满或但腹胀者，加厚朴，气不顺加橘皮，气滞加青皮一、橘皮三。气短、小便利者，四君子汤中去茯苓，加黄芪以补之。如腹中气不转者，更加甘草一半。腹中刺痛，或周身刺痛者，或里急者，腹中不宽快是也。或虚坐而大便不得者，皆血虚也。血虚则里急，或血气虚弱而目睛痛者，皆加当归身。头痛者加川芎，苦头痛加细辛，此少阴头痛也。发脱落及脐下痛，加熟地黄。

予平昔调理脾胃虚弱，于此五药中加减，如五脏证中互显一二证，各对证加药无不验，然终不能使人完复，后或有因而再至者，亦由督、任、冲三脉为邪，皆胃气虚弱之所致也。法虽依证加减，执方疗病，不依《素问》法度耳。

是以检讨《素问》、《难经》及《黄帝针经》中说，脾胃不足之源，乃阳气不足，阴气有余，当从六气不足、升降浮沉法，随证用药治之。盖脾胃不足，不同余脏，无定体故也。其治肝、心、肺、肾有余不足，或补或泻，惟益脾胃之药为切。

经云：至而不至，是为不及，所胜妄行，所生受病，所不胜乘之也。

至而不至者，谓从后来者为虚邪，心与小肠来乘脾胃也。脾胃脉中见浮大而弦，其病或烦躁闷乱，或四肢发热，或口苦、舌干、咽干。盖心主火，小肠主热，火热来乘土位，乃湿热相合，故烦躁闷乱也。四肢者，脾胃也。火乘之，故四肢发热也。饮食不节，劳役所伤，以致脾胃虚弱，乃血所生病。主口中津液不行，故口干、咽干也。病人自以为渴，医者治以五苓散，谓止渴燥，而反加渴燥，乃重竭津液以至危亡。经云：虚则补其母。当于心与小肠中，以补脾胃之根蒂也。甘温之药为之主，以苦寒之药为之使，以酸味为之臣佐，以其心苦缓，急食酸以收之。心火旺则肺金受邪，金虚则以酸补之，次以甘温及甘寒之剂，于脾胃中泻心火之亢盛，是治其本也。

所胜妄行者，言心火旺，能令母实。母者，肝木也。肝木旺则挟火热无所畏惧而妄行也。故脾胃先受之，或身体沉重，走疰疼痛。盖湿热相搏，而风热郁而不得伸，附著于有形也。或多怒者，风热下陷于地中也。或目病而生内障者，脾裹血，胃主血，心主脉，脉者血之腑也。或云心主血，又云肝主血，肝之窍开于目也。或妄见、妄闻、起妄心、夜梦亡人，四肢满闭转筋，皆肝木大盛而为邪也。或生痿，或生痹，或生厥，或中风，或生恶疮，或作肾痿，或为上热下寒，为邪不一，皆风热不得升长，而木火遏于有形中也。

所生受病者，言肺受土、火、木之邪，而清肃之气伤。或胸满、少气、短气者，肺主诸气，五脏之气皆不足，而阳道不行也。或咳嗽寒热者，湿热乘其内也。

所不胜乘之者，水乘木之妄行，而反来侮土。故肾入心为汗，入肝为泣，入脾为涎，入肺为痰、为嗽、为涕、为嚏、为水出鼻也。一说下元土盛克水，致督、任、冲三脉盛，火旺煎熬，令水沸腾而乘脾肺，故痰涎唾出于口也。下行为阴汗、为外肾冷、为足不任身、为脚下隐痛，或水附木势而上，为眼涩、为眵、为冷泪，此皆由肺金之虚而寡于畏也。

夫脾胃不足，皆为血病。是阳气不足，阴气有余，故九窍不通，诸阳气根于阴血中，阴血受火邪则阴盛，阴盛则上乘阳分，而阳道不行，无生发升腾之气。夫阳气走空窍者也，阴气附形质者也。如阴气附于土，阳气升于天，则各安其分也。

今所立方中，有辛甘温药者，非独用也。复有甘苦大寒之剂，亦非独用也。以火酒二制为之使，引苦甘寒药至顶，而复入于肾肝之下，此所谓升降浮沉之道，自偶而奇，奇而至偶者也。阳分奇，阴分偶。泻阴火，以诸风药，升发阳气，以滋肝胆之用，是令阳气生，上出于阴分，末用辛甘温药接其升药，使大发散于阳分，而令走九窍也。经云：食入于胃，散精于肝，淫气于筋；食入于胃，浊气归心，淫精于脉；脉气流经，经气归于肺；肺朝百脉，输精于皮毛；毛脉合精，行气于腑。且饮食入胃，先行阳道，而阳气升浮也。浮者阳气散满皮毛，升者充塞头顶，则九窍通利也。

若饮食不节，损其胃气，不能克化，散于肝，归于心，溢于肺，食入则昏冒欲睡，得卧则食在一边，气暂得舒，是知升发之气不行者此也。经云：饮入于胃，游溢精气，上输于脾，脾气散精，上归于肺。病人饮入胃，遽觉至脐下，便欲小便，由精气不输于脾，不归于肺，则心火上攻，使口燥咽干，是阴气大盛，其理甚易知也。况脾胃病则当脐有动气，按之牢若痛，有是者乃脾胃虚，无是则非也，亦可作明辨矣。

脾胃不足，是火不能生土，而反抗拒，此至而不至，是为不及也。

白术君　人参臣　甘草佐　芍药佐　黄连使
黄芪臣　桑白皮佐

诸风药皆是风能胜湿也，及诸甘温药亦可。

心火亢盛，乘于脾胃之位，亦至而不至，是为不及也。

黄连君　黄柏臣　生地黄臣　芍药佐　石膏佐　知母佐　黄芩佐　甘草佐

肝木妄行，胸胁痛、口苦、舌干、往来寒热而呕、多怒、四肢满闭、淋溲、便难、转筋、腹中急痛，此所不胜乘之也。

羌活佐　防风臣　升麻使　柴胡君　独活佐　芍药臣　猪苓　泽泻佐　肉桂臣　藁本　川芎　细辛　蔓荆子　白芷　石膏　黄柏佐　知母　滑石

肺金受邪，由脾胃虚弱不能生肺，乃所生受病也。故咳嗽气短、气上、皮毛不能御寒、精神少而渴，情惨惨而不乐，皆阳气不足，阴气有余，是体有余而用不足也。

人参君　白术佐　白芍药佐　橘皮臣　青皮以破滞气　黄芪臣　桂枝佐　桔梗引用　桑白皮佐　甘草诸酸之药皆可　木香佐　槟榔　五味子佐此三味除客气

肾水反来侮土，所胜者妄行也。作涎及清涕，唾多、溺多而恶寒者是也。土火复之，及二脉为邪，则足不任身，足下痛不能践地，骨乏无力，喜睡，两丸冷，腹阴阴而痛，妄闻、妄见，腰脊背胛皆痛。

干姜君　白术臣　苍术佐　附子佐，炮，少许　肉桂去皮，少许　川乌头臣　茯苓佐　泽泻使　猪苓佐

夫饮食入胃，阳气上行，津液与气入于心，贯于肺，充实皮毛，散于百脉。脾禀气于胃，而灌溉四旁，荣养气血者也。今饮食损胃，劳倦伤脾，脾胃虚则火邪乘之而生大热，当先于心分补脾之源。盖土生于火，兼于脾胃中泻火之亢甚，是先治其标，后治其本也。

且湿热相合，阳气日以虚，阳气虚则不能上升，而脾胃之气下流，并于肾肝，是有秋冬而无春夏。春主升，夏主浮，在人则肝心应之，弱则阴气盛，故阳气不得经营。经云：阳本根于阴。惟泻阴中之火，味薄风药升发，以伸阳

气，则阴气不病，阳气生矣。《传》云：履端于始，序则不愆。正谓此也。

《四气调神大论》云：天明则日月不明，邪害空窍，阳气者闭塞，地气者冒明，云雾不精，则上应白露不下。在人则缘胃虚，以火乘之，脾为劳倦所伤，劳则气耗，而心火炽动，血脉沸腾，则血病而阳气不治，阴火乃独炎上而走于空窍，以至燎于周身，反用热药以燥脾胃，则谬之谬也。

胃乃脾之刚，脾乃胃之柔，表里之谓也。饮食不节，则胃先病，脾无所禀而后病。劳倦则脾先病，不能为胃行气而后病。其所生病之先后虽异，所受邪则一也。

胃为十二经之海，十二经皆禀血气，滋养于身。脾受胃之禀，行其气血也。脾胃既虚，十二经之邪不一而出。

假令不能食而肌肉削，乃本病也。其右关脉缓而弱，本脉也。而本部本证脉中兼见弦脉，或见四肢满闭，淋溲、便难、转筋一二证，此肝之脾胃病也，当于本经药中加风药以泻之。

本部本证脉中兼见洪大，或见肌热、烦热、面赤，而不能食、肌肉消一二证，此心之脾胃病也。当于本经药中加泻心火之药。

本部本证脉中兼见浮涩，或见气短、气上喘咳、痰盛、皮涩一二证，此肺之脾胃病也，当于本经药中兼泻肺之体及补气之药。

本部本证脉中兼见沉细，或见善恐见之证，此肾之脾胃病也，当于本经药中加泻肾水之浮及泻阴火伏炽之药。

经云：病有逆从，治有反正，除四反治法，不须论之。其下云：惟有阳明、厥阴不从标本，从乎中。其注者以阳明在上，中见太阴；厥阴在上，中见少阳为说。予独谓不然，此中非内外之中也，亦非上中之中也，乃不定之辞。盖欲人临病，消息酌中用药耳，以手足阳明、厥阴者，中气也。在卯酉之分，天地之门户也。春分、秋分以分阴阳也，中有水火之异者也。况乎厥阴为十二经之领袖，主生化之源，足阳明为十二经之海，主经营之气，诸经皆禀之。言阳明、厥阴与何经相并而为病，酌中以用药，如权之在衡，在两则有在两之中，在斤则有在

斤之中也。

所以言此者，发明脾胃之病，不可一例而推之，不可一途而取之，欲人知百病皆由脾胃衰而生也。毫厘之失，则灾害立生。假如时在长夏，于长夏之令中立方，谓正当主气衰而客气旺之时也。后之处方者，当从此法加时令药，名曰补脾胃泻阴火升阳汤。

补脾胃泻阴火升阳汤

柴胡一两五钱　甘草炙　黄芪臣　苍术泔浸，去黑皮，切作片子，日曝干，锉碎炒　羌活已上各一两　升麻八钱　人参臣　黄芩已上各七钱　黄连去须，酒制，五钱，炒，为臣，为佐　石膏少许，长夏微用，过时去之，从权

上件㕮咀，每服三钱，水二盏，煎至一盏去渣，大温服，早饭后、午饭前间日服。服药之时，宜减食，宜美食。服药讫，忌语话一二时辰许，及酒湿面大料物之类，恐大湿热之物复助火邪而愈损元气也。亦忌冷水及寒凉、淡渗之物及诸果，恐阳气不能生旺也。宜温食及薄滋味以助阳气。大抵此法此药，欲令阳气升浮耳。若渗泄淡味皆为滋阴之味，为大禁也。虽然亦有从权而用之者，如见肾火旺及督、任、冲三脉盛，则用黄柏、知母，酒洗讫，火炒制加，若分两则临病斟酌，不可久服，恐助阴气而为害也。小便赤或涩当利之，大便涩当行之，此亦从权也，得利则勿再服。此虽立食禁法，若可食之物一切禁之，则胃气失所养也，亦当从权而食之，以滋胃也。

肺之脾胃虚论

脾胃之虚，怠惰嗜卧，四肢不收。时值秋燥令行，湿热少退，体重节痛，口苦舌干，食无味，大便不调，小便频数，不嗜食，食不消，兼见肺病，洒淅恶寒，惨惨不乐，面色恶而不和，乃阳气不伸故也。当升阳益胃，名之曰升阳益胃汤。

升阳益胃汤

黄芪二两　半夏汤洗，此一味脉涩者宜用　人参去芦　甘草炙，已上各一两　白芍药　防风以其秋旺，故以辛温泻之　羌活　独活已上各五钱　橘皮不去瓤，四钱　茯苓小便利、不渴者勿用　泽泻不淋勿用　柴胡　白术已上各三钱　黄连二钱

何故秋旺用人参、白术、芍药之类反补肺？为脾胃虚，则肺最受病，故因时而补，易为力。

上㕮咀，每服三钱，生姜五片，枣二枚去核，水三盏同煎至一盏，去渣，温服。早饭午饭之间服之。禁忌如前，其药渐加至五钱止。服药后如小便罢而病加增剧，是不宜利小便，当少去茯苓、泽泻。若喜食，初一二日不可饱食，恐胃再伤，以药力尚少，胃气不得转运升发也。须薄滋味之食，或美食助其药力，益升浮之气而滋其胃气也。慎不可淡食，以损药力，而助邪气之降沉也。可以小役形体，使胃与药得转运升发，慎勿大劳役使复伤。若脾胃得安静尤佳。若胃气少觉强壮，少食果以助谷药之力。经云：五谷为养，五果为助者也。

君臣佐使法

《至真要大论》云：有毒无毒，所治为主。主病者为君，佐君者为臣，应臣者为使。一法，力大者为君。

凡药之所用，皆以气味为主，补泻在味，随时换气。气薄者为阳中之阴，气厚者为阳中之阳；味薄者，为阴中之阳，味浓者，为阴中之阴。辛、甘、淡中热者为阳中之阳，辛、甘、淡中寒者为阳中之阴，酸、苦、咸之寒者为阴中之阴，酸、苦、咸之热者，为阴中之阳。夫辛、甘、淡、酸、苦、咸，乃味之阴阳，又为地之阴阳也。温、凉、寒、热，乃气之阴阳，又为天之阴阳也。气味生成，而阴阳造化之机存焉。一物之内，气味兼有，一药之中，理性具焉。主对治疗，由是而出。

假令治表实，麻黄、葛根；表虚，桂枝、黄芪；里实，枳实、大黄；里虚，人参、芍药；热者，黄芩、黄连；寒者，干姜、附子之类为君。君药分两最多，臣药次之，使药又次之，不可令臣过于君，君臣有序，相与宣摄，则可以御邪除病矣。如《伤寒论》云：阳脉涩，阴脉弦，法当腹中急痛。以芍药之酸，于土中泻木为君，饴糖、炙甘草甘温补脾养胃为臣。水挟木势亦来侮土，故脉弦而腹痛，肉桂大辛热，佐芍药以退寒水，姜、枣甘辛温发散阳气，行于经脉皮毛为使，建中之名，于此见焉。有缓、急、收、散、升、降、浮、沉、涩、滑之类非

一，从权立法于后。

如皮毛、肌肉之不伸，无大热，不能食而渴者，加葛根五钱；燥热及胃气上冲，为冲脉所逆，或作逆气而里急者，加炒黄柏、知母；觉胸中热而不渴，加炒黄芩；如胸中结滞气涩，或有热病者，亦各加之。如食少而小便少者，津液不足也，勿利之，益气补胃自行矣。

如气弱气短者，加人参。只升阳之剂助阳，尤胜加人参。恶热、发热而燥渴，脉洪大，白虎汤主之；或喘者，加人参；如渴不止，寒水石、石膏各等分，少少与之，即钱氏方中甘露散，主身大热而小便数，或上饮下溲，此燥热也；气燥加白葵花，血燥加赤葵花。

如脉弦，只加风药，不可用五苓散；如小便行、病增者，此内燥津液不能停，当致津液，加炒黄柏、赤葵花。

如心下痞闷者，加黄连一、黄芩三，减诸甘药。不能食，心下软而痞者，甘草泻心汤则愈。痞有九种，治有仲景五方泻心汤。

如喘满者，加炙厚朴。

如胃虚弱而痞者，加甘草。

如喘而小便不利者，加苦葶苈。小便不利者加之，小便利为禁药也。

如气短、气弱而腹微满者，不去人参，去甘草、加厚朴，然不若苦味泄之，而不令大便行。

如腹微满而气不转，加之中满者，去甘草，倍黄连，加黄柏，更加三味、五苓散少许，此病虽宜升宜汗，如汗多亡阳，加黄芪，四肢烦热肌热，与羌活、柴胡、升麻、葛根、甘草则愈。

如鼻流清涕、恶风，或项、背、脊、膂强痛，羌活、防风、甘草等分，黄芪加倍，临卧服之。

如有大热、脉洪大，加苦寒剂而热不退者加石膏。如脾胃中热，加炒黄连、甘草。凡治此病脉数者，当用黄柏，或少加黄连，以柴胡、苍术、黄芪、甘草，更加升麻，得汗出则脉必下，乃火郁则发之也。

如证退而脉数不退，不洪大而疾有力者，多减苦药加石膏。如大便软或泄者，加桔梗，

食后服之。此药若误用，则其害非细，用者当斟酌，旋旋加之。如食少者，不可用石膏，石膏善能去脉数疾，病退脉数不退者，不可治也；如不大渴，亦不可用。如脉弦而数者，此阴气也。风药升阳以发火郁，则脉数峻退矣。以上五味加减未尽，特以明大概耳。

分经随病制方

《脉经》云：风寒汗出，肩背痛，中风，小便数而欠者，风热乘其肺，使肺气郁甚也，当泻风热，以通气防风汤主之。

通气防风汤

柴胡 升麻 黄芪已上各一钱 羌活 防风 橘皮 人参 甘草已上各五分 藁本三分 青皮 白豆蔻仁 黄柏已上各二分

上㕮咀。都作一服，水二大盏，煎至一盏，去渣，温服。食后，气盛者宜服；面白脱色，气短者勿服。

如小便遗失者，肺气虚也，宜安卧养气，禁劳役，以黄芪、人参之类补之。不愈，当责有热，加黄柏、生地黄。

如肩背痛不可回顾，此手太阳气郁而不行，以风药散之。

如脊痛项强、腰似折、项似拔、上冲头痛者，乃足太阳经之不行也，以羌活胜湿肠主之。

羌活胜湿汤

羌活 独活已上各一钱 甘草炙 藁本 防风已上各五分 蔓荆子三分 川芎二分

上件㕮咀。都作一服，水二盏，煎至一盏，去渣，温服，食后。如身重，腰沉沉然，乃经中有湿热也，更加黄柏一钱、附子半钱、苍术二钱。

如腿脚沉重无力者，加酒洗汉防己半钱，轻则附子，重则川乌头少许，以为引用而行血也。

如卧而多惊，小便淋溲者，邪在少阳、厥阴，亦用太阳经药，更加柴胡半钱，如淋加泽泻半钱，此下焦风寒二经合病也。经云：肾肝之病同一治，为俱在下焦，非风药行经不可也。

如大便后有白脓，或只便白脓者，因劳役气虚，伤大肠也，以黄芪人参汤补之；如里急频见者，血虚也，更加当归。

如肺胀膨膨而喘咳，胸高气满、壅盛而上奔者，多加五味子，人参次之，麦门冬又次之，黄连少许。

如甚则交两手而瞀者，真气大虚也。若气短加黄芪、五味子、人参；气盛加五味子、人参、黄芩、荆芥穗，冬月去荆芥穗，加草豆蔻仁。

如嗌痛颔肿，脉洪大面赤者，加黄芩、桔梗、甘草各五分。如耳鸣，目黄，颊颔肿，颈、肩、臑、肘、臂外后廉痛，面赤，脉洪大者，以羌活、防风、甘草、藁本通其经血，加黄芩、黄连消其肿，以人参、黄芪益其元气而泻其火邪。如脉紧者寒也，或面白善嚏，或面色恶，皆寒也，亦加羌活等四味，当泻足太阳，不用连、芩，少加附子以通其脉，面色恶，多悲恐者，更加桂、附。

如便白脓少有滑，频见污衣者，气脱，加附子皮，甚则加米壳。如气涩者，只以甘药补气，安卧不语，以养其气。

用药宜禁论

凡治病服药，必知时禁、经禁、病禁、药禁。

夫时禁者，必本四时升降之理，汗、下、吐、利之宜。大法：春宜吐，象万物之发生，耕、耨、科、斫，使阳气之郁者易达也。夏宜汗，象万物之浮而有余也。秋宜下，象万物之收成，推陈致新，而使阳气易收也。冬周密，象万物之闭藏，使阳气不动也。夫四时阴阳者，与万物浮沉于生长之门，逆其根，伐其本，坏其真矣。又云：用温远温，用热远热，用凉远凉，用寒远寒，无翼其胜也。故冬不用白虎，夏不用青龙，春夏不服桂枝，秋冬不服麻黄，不失气宜。如春夏而下，秋冬而汗，是失天信，伐天和也。有病则从权，过则更之。

经禁者，足太阳膀胱经为诸阳之首，行于背，表之表，风寒所伤则宜汗，传于本则宜利小便，若下之太早，必变证百出，此一禁也。足阳明胃经行身之前，主腹满胀，大便难，宜下之。盖阳明化燥火，津液不能停，禁发汗、利小便，为重损津液，此二禁也。足少阳胆经行身之侧，在太阳、阳明之间，病则往来寒热、口苦、胸胁痛，只宜和解。且胆者无出无入，又主生发之气，下则犯太阳，汗则犯阳明，利小便则使生发之气反陷入阴中，此三禁也。三阴非胃实不当下，为三阴无传本，须胃实得下也。分经用药，有所据焉。

病禁者，如阳气不足、阴气不余之病，则凡饮食及药忌助阴泻阳，诸淡食及淡味之药，泻升发以助收敛也。诸苦药皆沉，泻阳气之散浮，诸姜、附、官桂辛热之药，及湿面、酒、大料物之类，助火而泻元气，生冷、硬物损阳气，皆所当禁也。如阴火欲衰而退，以三焦元气未盛，必口淡，如咸物亦所当禁。

药禁者，如胃气不行，内亡津液而干涸，求汤饮以自救，非渴也，乃口干也；非温胜也，乃血病也；当以辛酸益之，而淡渗五苓之类，则所当禁也。汗多禁利小便，小便多禁发汗，咽痛禁发汗、利小便。若大便快利，不得更利；大便秘涩，以当归、桃仁、麻子仁、郁李仁、皂角仁和血润肠，如燥药则所当禁者。吐多不得复吐，如吐而大便虚软者，此上气壅滞，以姜、橘之属宣之。吐而大便不通则利大便，上药则所当禁也。诸病恶疮，及小儿癍后，大便实者，亦当下之，而姜、橘之类则所当禁也。又如脉弦而服平胃散，脉缓而服黄芪建中汤，乃实实虚虚，皆所当禁也。

人禀天之湿化而生胃也，胃之与湿，其名虽二，其实一也。湿能滋养于胃，胃湿有余，亦当泻湿之太过也。胃之不足，惟湿物能滋养。仲景云：胃胜思汤饼，而胃虚食汤饼者，往往增剧，湿能助火，火旺郁而不通，主大热，初病火旺，不可食以助火也。察其时，辨其经，审其病而后用药，四者不失其宜，则善矣。

仲景引《内经》所说脾胃

著论处方已详矣，然恐或者不知其源，而无所考据，复以《黄帝内经》、仲景所说脾胃者列于左。

《太阴阳明论》云：太阴、阳明为表里，脾胃脉也。生病而异者何也？岐伯曰：阴阳异位，更虚更实，更逆更从，或从内，或从外，所从不同，故病异名也。帝曰：愿闻其异状也。岐伯曰：阳者天气也，主外；阴者地气也，主内。故阳道实，阴道虚。故犯贼风虚邪者阳受之，食饮不节、起居不时者阴受之。阳受之则入六腑，阴受之则入五脏。入六腑则身热不得卧，上为喘呼；入五脏则䐜满闭塞，下为飧泄，久为肠澼。故喉主天气，咽主地气。故阳受风气，阴受湿气。阴气从足上行至头，而下行循臂至指端；阳气从手上行至头，而下行至足。故曰：阳病者，上行极而下；阴病者，下行极而上。故伤于风者，上先受之；伤于湿者，下先受之。

帝曰：脾病而四肢不用何也？岐伯曰：四肢皆禀气于胃，而不得至经，必因于脾乃得禀也。今脾病不能为胃行其津液，四肢不得禀水谷气，日以衰，脉道不利，筋骨肌肉皆无气以生，故不用焉。

帝曰：脾不主时何也？岐伯曰：脾者土也，治中央，常以四时长四脏，各十八日寄治，不得独主于时也。脾脏者常著胃土之精也，土者生万物而法天地，故上下至头足，不得主时也。

《阴阳应象论》曰：人有五脏化五气，以生喜、怒、悲、忧、恐。故喜怒伤气，寒暑伤形，暴怒伤阴，暴喜伤阳。厥气上行，满脉去形。喜怒不节，寒暑过度，生乃不固。

《玉机真藏论》曰：脾大过，则令人四肢不举；其不及，则令人九窍不通，名曰重强。

又《通评虚实论》曰：头痛耳鸣，九窍不利，肠胃之所生也。

《调经论》曰：形有余则腹胀，泾溲不利；不足，则四肢不用。

又《气交变论》曰：岁土太过，雨湿流行，肾水受邪，民病腹痛，清厥意不乐，体重烦冤，甚则肌肉萎，足痿不收，行善瘈，脚下痛，饮发，中满食减，四肢不举。

又云：岁土不及，风乃大行，霍乱、体重、腹痛、筋骨繇复，肌肉润酸，善怒。

又云：咸病寒中，复则收政严峻，胸胁暴痛，下引少腹，善太息，虫食甘黄，气客于脾，民食少失味。

又云：土不及，四维有埃云润泽之化，则春有鸣条鼓拆之政，四维发振拉飘腾之变，则秋有肃杀霖淫之复，其眚四维，其脏脾，其病内舍心腹，外在肌肉四肢。

《五常政大论》：土平曰备化，不及曰卑监。

又云：其动疡涌分溃痈肿，其发濡滞，其病留满否塞，从木化也。其病飧泄。

又云：土太过曰敦阜，其味甘、咸、酸，其象长夏，其经足太阴、阳明。又曰：其病腹满，四肢不举，邪伤脾也。

《经脉别论》云：太阴藏搏者，用心省真，五脉气少，胃气不平，三阴也，宜治其下俞，补阳泻阴。

《脏气法时论》云：脾主长夏，足太阴阳明主治，其日戊己，脾苦湿，急食苦以燥之。

又云：病在脾，愈在秋，秋不愈，甚于春，春不死，持于夏，起于长夏，禁温食、饱食、湿地濡衣。脾病者，愈在庚辛，庚辛不愈，加于甲乙，甲乙不死，持于丙丁，起于戊己。脾病者，日昳慧，日出甚，下晡静。脾欲缓，急食甘以缓之，用苦泻之，甘补之。

又云：脾病者，身重、善饥、足痿、足不收，行善瘈、脚下痛，虚则腹满肠鸣、飧泄、食不化，取其经太阴、阳明、少阴血者。

《经脉别论》：食气入胃，散精于肝，淫气于筋；食气入胃，浊气归心，淫精于脉；脉气流经，经气归于肺；肺朝百脉，输精于皮毛；毛脉合精，行气于腑，腑精神明，留于四脏，气归于权衡，权衡以平，气口成寸，以决死生。饮入于胃，游溢精气，上输于脾；脾气散精，上归于肺，通调水道，下输膀胱；水精四布，五经并行，合于四时、五脏、阴阳，揆度以为常也。

《五常政大论》：有太过、不及。太过者，薄所不胜，乘所胜也；不及也，至而不至，是为不及，所胜妄行，所生受病，所不胜者乘之也。

仲景云：人受气于水谷以养神，水谷尽而神去。故云：安谷则昌，绝谷则亡。水去则荣散，谷消则卫亡，荣散卫亡，神无所依。

又云：水入于经，其血乃成，谷入于胃，脉道乃行。故血不可不养，卫不可不温，血温卫和，得尽天年。

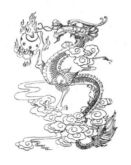

卷　中

气运衰旺图说

天地互为体用四说，察病神机。

湿、胃，化；热、小肠，长；风、胆，生。

皆陷下不足，先补，则：

黄芪　人参　甘草　当归身　柴胡　升麻

乃辛甘发散，以助春夏生长之用也。

土、脾，形；火、心，神；木、肝，血。

皆大盛，上乘生长之气，后泻，则：

甘草梢子之甘寒，泻火形于肺，逆于胸中，伤气者也。

黄芩之苦寒，以泻胸中之热，喘气上奔者也。

红花以破恶血，已用黄芩大补肾水，益肺之气，泻血中火燥者也。

寒、膀胱，藏气；燥、大肠，收气。

皆大旺，后泻，则：

黄芪之甘温，止自汗，实表虚，使不受寒邪。

当归之辛温，能润燥，更加桃仁以通幽门闭塞，利其阴路，除大便之难燥者也。

水、肾，精；金、肺，气。

皆虚衰不足，先补，则：

黄柏之苦寒，降湿热为痿，乘于肾，救足膝无力，亦除阴汗、阴痿而益精。

甘草梢子、黄芩补肺气，泄阴火之下行，肺苦气上逆，急食苦以泄之也。

此初受热中，常治之法也，非权也。权者，临病制宜之谓也。

常道，病则反常矣。

春、夏，乃天之用也，是地之体也。

秋、冬，乃天之体也，乃地之用也。

此天地之常道，既病，反常也。

春，夏天之用，人亦应之。

食罢，四肢矫健，精、气、神皆出，九窍通利是也。口、鼻气息自不闻其音，语声清响如钟。

春、夏地之体，人亦应之。

食罢，皮肉筋骨血脉皆滑利，屈伸柔和，而骨刚力盛，用力不乏。

饮食劳倦所伤始为热中论

古之至人，穷于阴阳之化，究乎生死之际，所著内、外经悉言人以胃气为本。盖人受水谷之气以生，所谓清气、营气、运气、卫气、春升之气，皆胃气之别称也。夫胃为水谷之海，饮食入胃，游溢精气，上输于脾；脾气散精，上归于肺；通调水道，下输膀胱；水精四布，五经并行，合于四时、五脏、阴阳，揆度以为常也。

若饮食失节，寒温不适，则脾胃乃伤；喜、怒、忧、恐，损耗元气。既脾胃气衰，元气不足，而心火独盛，心火者，阴火也，起于下焦，其系系于心，心不主令，相火代之；相火，下焦包络之火，元气之贼也。火与元气不两立，一胜则一负。脾胃气虚，则下流于肾，阴火得以乘其土位。

故脾证始得，则气高而喘，身热而烦，其脉洪大而头痛，或渴不止，其皮肤不任风寒而生寒热，盖阴火上冲则气高，喘而烦热，为头痛，为渴而脉洪。脾胃之气下流，使谷气不得升浮，是春生之令不行，则无阳以护其荣卫，则不任风寒，乃生寒热，此皆脾胃之气不足所致也。

然而与外感风寒所得之证颇同而实异。内伤脾胃，乃伤其气；外感风寒，乃伤其形。伤其外为有余，有余者泻之；伤其内为不足，不足者补之。内伤不足之病，苟误认作外感有余之病而反泻之，则虚其虚也，实实虚虚，如此死者，医杀之耳。

然则奈何？惟当以辛甘温之剂，补其中而升其阳，甘寒以泻其火则愈矣。经曰：劳者温之，损者温之。又云：温能除大热，大忌苦寒之药损其脾胃。脾胃之证，始得则热中，今立治始得之证。

补中益气汤

黄芪病甚劳役，热甚者，一钱　甘草已上各五分，炙　人参去芦，三分，有嗽去之。已上三味，除湿热，烦热之圣药也　当归身二分，酒焙干，或日干，以和血脉　橘皮不去白，二分或三分，以导气，又能益元气，得诸甘药乃可，若独用泻脾胃　升麻二分或三分，引胃气上腾而复其本位，便是行春升之令

柴胡二分或三分，引清气行少阳之气上升　白术三分，降胃中热，利腰脊间血

上件药㕮咀，都作一服，水二盏，煎至一盏，量气弱、气盛临病斟酌水盏大小，去渣，食远稍热服。如伤之重者，不过二服而愈。若病日久者，以权立加减法治之。

如腹中痛者，加白芍药五分、炙甘草三分。

如恶寒冷痛者，加去皮中桂一分或三分，桂心是也。

如恶热喜寒而腹痛者，于已加白芍药二味中，更加生黄芩三分或二分。

如夏月腹痛而不恶热者亦然，治时热也。

如天凉时，恶热而痛，于已加白芍药、甘草、黄芩中，更少加桂。

如天寒时腹痛，去芍药，味酸而寒故也。加益智三分或二分，或加半夏五分、生姜三片。

如头痛，加蔓荆子二分或三分。

如痛甚者，加川芎二分。

如顶痛脑痛，加藁本三分或五分。

如苦痛者，加细辛二分，华阴者。

诸头痛者，并用此四味足矣。

如头上有热，则此不能治，别以清空膏主之。

如脐下痛者，加真熟地黄五分，其痛立止。如不已者，乃大寒也，更加肉桂去皮，二分或三分。《内经》所说少腹痛皆寒证，从复法相报中来也。经云：大胜必大复，从热病中变而作也。非伤寒厥阴之证也。仲景以抵当汤并丸主之，乃血结下焦膀胱也。

如胸中气壅滞，加青皮二分，如气促、少气者去之。

如身有疼痛者，湿；若身重者，亦湿。加去桂五苓散一钱。

如风湿相搏，一身尽痛，加羌活、防风、藁本根已上各五分，升麻、苍术已上各一钱，勿用五苓。所以然者，为风药已能胜湿，故别作一服与之。如病去勿再服，以诸风之药，损人元气而益其病故也。

如大便秘涩，加当归梢一钱，闭涩不行者，煎成正药，先用一口，调玄明粉五分或一钱，得行则止。此痛不宜下，下之恐变凶证也。

如久病痰嗽者去人参，初病者勿去之。冬月或春寒，或秋凉时，各宜加去根节麻黄五分。

如春令大温，只加佛耳草三分、款冬花一分。

如夏月病嗽，加五味子三十二枚、麦门冬去心，二分或三分。

如舌上白滑苔者，是胸中有寒，勿用之。

如夏月不嗽，亦加人参三分或二分，并五味子、麦门冬各等分，救肺受火邪也。

如病人能食而心下痞，加黄连一分或三分，如不能食，心下痞，勿加黄连。

如胁下痛，或胁下急缩，俱加柴胡三分甚则五分。

上一方加减，是饮食、劳倦、喜怒不节，始病热中，则可用之。若末传为寒中，则不可用也。盖甘酸适足益其病尔。如黄芪、人参、甘草、芍药、五味子之类也。今详《内经》、《针经》热中寒中证，列于下：

《调经论》云：血并于阳，气并于阴，乃为炅中。血并于上，气并于下，心烦善怒。又云：其生于阴者，得之饮食居处，阴阳喜怒。又云：有所劳倦，形气衰少，谷气不盛，上焦

不行，下脘不通，胃气热，热气熏胸中，故曰内热。阴盛生内寒，厥气上逆，寒气积于胸中而不泻，不泻则温气去，寒独留，寒独留则血凝泣，血凝泣则脉不通，其脉盛大以涩，故曰寒中。

先病热中证者，冲脉之火附二阴之里，传之督脉。督脉者，第二十一椎下长强穴是也，与足太阳膀胱寒气为附经。督脉其盛也，如巨川之水，疾如奔马，其势不可遏。太阳寒气细细如线，逆太阳，寒气上行，冲顶入额，下鼻尖，入手太阳于胸中。手太阳者，丙、热气也。足膀胱者，壬、寒气也。壬能克丙，寒热逆于胸中，故脉盛大。其手太阳小肠热气不能交入膀胱经者，故十二经之盛气积于胸中，故其脉盛大。其膀胱逆行，盛之极，子能令母实。手阳明大肠经金，即其母也，故燥旺。其燥气挟子之势，故脉涩而大便不通。以此言脉盛大以涩者，手阳明大肠脉也。

《黄帝针经》：胃病者，腹胀，胃脘当心而痛，上支两胁，膈咽不通，饮食不下，取三里以补之。

若见此病中一证，皆大寒，禁用诸甘、酸药，上已明之矣。

脾胃虚弱随时为病随病制方

夫脾胃虚弱，必上焦之气不足，遇夏天气热盛，损伤元气，怠惰嗜卧，四肢不收，精神不足，两脚痿软，遇早晚寒厥，日高之后，阳气将旺，复热如火。乃阴阳气血俱不足，故或热厥而阴虚，或寒厥而气虚，口不知味，目中溜火，而视物䀮䀮无所见，小便频数，大便难而结秘，胃脘当心而痛，两胁痛或急缩，脐下周围如绳束之急，甚则如刀刺，腹难舒伸，胸中闭塞，时显呕哕，或有痰嗽，口沃白沫，舌强，腰、背、胛、眼皆痛，头痛时作，食不下，或食入即饱，全不思食，自汗尤甚。若阴气覆在皮毛之上，皆天气之热助本病也，乃庚大肠、辛肺金为热所乘而作。当先助元气，理治庚辛之不足，黄芪人参汤主之。

黄芪人参汤

黄芪一钱，如自汗过多，更加一钱　升麻六分人参去芦　橘皮不去白　麦门冬去心　苍术无

汗更加五分　白术已上各五分　黄柏酒洗，以救水之源麸　炒曲已上各三分　当归身酒洗　炙甘草已上各二分　五味子九个

上件同㕮咀，都作一服，水二盏，煎至一盏，去渣，稍热服，食远、或空心服之。忌酒、湿面、大料物之类及过食冷物。

如心下痞闷，加黄连二分或三分。

如胃脘当心痛，减大寒药，加草豆蔻仁五分。

如胁下痛或缩急，加柴胡二分或三分。

如头痛，目中溜火，加黄连二分或三分，川芎三分。

如头痛、目不清利，上壅上热，加蔓荆子、川芎已上各三分，藁本、生地黄已上各二分，细辛一分。

如气短，精神如梦寐之间，困乏无力，加五味子九个。

如大便涩滞，隔一二日不见一者，致食少、食不下，血少，血中伏火而不得润也。加当归身、生地黄、麻子仁泥已上各五分，桃仁三枚，汤泡去皮尖，另研。

如大便通行，所加之药勿再服。

如大便又不快利，勿用别药，少加大黄煨，五分。

如不利者，非血结、血秘而不通也。是热则生风，其病人必显风证，单血药不可复加之，止常服黄芪人参汤，药只用羌活、防风已上各五钱，二味㕮咀，以水四盏，煎至一盏，去渣，空心服之，其大便必大走也，一服便止。

如胸中气滞加青皮皮用清香可爱者，一分或二分，并去白橘皮倍之，去其邪气。此病本元气不足，惟当补元气，不当泻之。

如气滞大甚，或补药太过，病人心下有忧滞郁结之事，更加木香、缩砂仁已上各二分或三分，白豆蔻仁二分，与正药同煎。

如腹痛不恶寒者，加白芍药五分，黄芩二分，却减五味子。

夫脾胃虚弱，遇六七月间河涨霖雨，诸物皆润，人汗沾衣，身重短气，甚则四肢痿软，行步不正，脚欹、眼黑欲倒，此肾水与膀胱俱竭之状也，当急救之。滋肺气，以补水之上源；

又使庚大肠不受邪热，不令汗大泄也。汗泄甚则亡津液，亡津液则七神无所依。经云：津液相成，神乃自生。津者，庚大肠所主，三伏之义，为庚金受囚也。若亡津液，汗大泄，湿令亢甚，则清肃之气甚，燥金受囚，风木无可以制。故风湿相搏，骨节烦疼，一身尽痛，亢则害，承乃制是也。

孙思邈云：五月常服五味子，是泻内火，补庚大肠，益五脏之元气。壬膀胱之寒已绝于巳，癸肾水已绝于午，今更逢湿旺助热为邪，西方、北方之寒清绝矣。圣人立法，夏月宜补者，补天元之真气，非补热火也，令人夏食寒是也。为热伤元气，以人参、麦门冬、五味子生脉。脉者，元气也；人参之甘，补元气、泻热火也；麦门冬之苦寒，补水之源而清肃燥金也；五味子之酸以泻火，补庚大肠与肺金也。

当此之时，无病之人，亦或有二证。

或避暑热纳凉于深堂大厦得之者，名曰中暑。其病必头痛恶寒，身形拘急，肢节疼痛而烦心，肌肤大热无汗，为房屋之阴寒所遏，使周身阳气不得伸越，世多以大顺散主之是也。

若行人或农夫于日中劳役得之者，名曰中热。其病必苦头痛、发燥热、恶热、扪之肌肤大热，必大渴引饮，汗大泄，无气以动，乃为天热外伤肺气，苍术白虎汤主之。

洁古云：动而得之为中热，静而得之为中暑。中暑者阴证，当发散也；中热者阳证，为热伤元气，非形体受病也。

若虚损脾胃，有宿疾之人，遇此天暑，将理失所，违时伐化，必困乏无力，懒语气短，气弱气促，似喘非喘，骨乏无力，其形如梦寐朦朦如烟雾中，不知身所有也，必大汗泄。

若风犯汗眼，皮肤必搔，项筋、皮枯、毛焦，身体皆重，肢节时有烦疼，或一身尽痛，或渴，或不渴，或小便黄涩，此风湿相搏也。

头痛或头重，上热壅盛，口鼻气短、气促，身心烦乱，有不乐生之意，情思惨凄，此阴胜阳之极也。

病甚则传肾肝为痿厥。厥者，四肢如在火中为热厥，四肢寒冷者为寒厥。寒厥则腹中有寒，热厥则腹中有热，为脾主四肢故也。

若肌肉濡渍，痹而不仁，传为肉痿证，证中皆有肺疾，用药之人当以此调之。

气上冲胸，皆厥证也。痿者，四肢痿软而无力也，其心烦冤不止。厥者，气逆也，甚则大逆，故曰厥逆。其厥、痿多相须也。

于前已立黄芪人参五味子麦门冬汤中，每服加白茯苓二分，泽泻四分，猪苓、白术已上各一分。

如小便快利不黄涩者，只加泽泻二分，与二术上下分消其湿。

如行步不正，脚膝痿弱，两足欹侧者，已中痿邪，加酒洗黄柏、知母三分或五分，令二足涌出气力矣。

如汗大泄者，津脱也，急止之，加五味子六枚，炒黄柏五分，炒知母三分，不令妨其食，当以意斟酌。若妨食则止，候食进，则再服。三里、气街，以三棱针出血。若汗不减不止者，于三里穴下三寸上廉穴出血，禁酒、湿面。

夫痿者，湿热乘肾肝也，当急去之。不然则下焦元气竭尽而成软瘫，必腰下不能动，心烦冤而不止也。若身重减，气不短，小便如常，及湿热之令退时，或所增之病气退者，不用五味子、泽泻、茯苓、猪苓、黄柏、知母、苍术、白术之药，只依本病中证候加减；常服药亦须用酒黄柏二分或三分。如更时令，清燥之气大行，却加辛温泻之。若湿气胜，风证不退，眩运、麻木不已，除风湿羌活汤主之。

除风湿羌活汤

羌活一两　防风去芦　苍术酒浸，去皮　黄芪已上各一钱　升麻七分　炙甘草　独活　柴胡已上各五分　川芎去头痛　黄柏　橘皮　藁本已上各三分　泽泻去须，一分　猪苓去黑皮　茯苓已上各二分　黄连去须，一分

上㕮咀，每服秤三钱或五钱，水二盏，煎至一盏，去渣，稍热服，量虚实施用。如有不尽证候，依加减法用之。

夫脉弦、洪、缓，而沉按之中、之下得时一涩，其证四肢满闷，肢节烦疼，难以屈伸，身体沉重，烦心不安，忽肥忽瘦，四肢懒倦，口失滋味，腹难舒伸，大小便清利而数，或上饮下便，或大便涩滞不行，一二日一见，夏月

飧泄，米谷不化，或便后见血、见白脓，胸满短气，膈咽不通，或痰嗽稠粘，口中沃沫，食入反出，耳鸣、耳聋，目中流火，视物昏花，睛肉红丝，热壅头目，不得安卧，嗜卧无力，不思饮食，调中益气汤主之。

调中益气汤

黄芪一钱　人参去芦头，有嗽者去之　甘草　苍术已上各五分　柴胡一味为上气不足、胃气与脾气下溜，乃补上气，从阴引阳也　橘皮如腹中气不得运转，更加一分　升麻已上各二分　木香一分或二分

上件锉麻豆大，都作一服，水二大盏，煎至一盏，去渣，带热，宿食消尽服之。宁心绝思，药必神效。盖病在四肢、血脉，空腹在旦是也。

如时显热燥，是下元阴火蒸蒸发也，加真生地黄二分，黄柏三分，无此证则去之。

如大便虚坐不得，或大便了而不了，腹中常逼迫，血虚血涩也，加当归身三分。

如身体沉重，虽小便数多，亦加茯苓二分，苍术一钱，泽泻五分，黄柏三分，暂时从权而祛湿也，不可常用，兼足太阴已病，其脉亦络于心中，故显湿热相合而烦乱。

如胃气不和，加汤洗半夏五分，生姜三片，有嗽加生姜、生地黄二分，以制半夏之毒。

如痰厥头痛，非半夏不能除，此足太阴脾所作也。

如兼躁热，加黄柏、生地黄已上各二分。

如无以上证，只服前药。

上件锉如麻豆，都作一服，水一大盏，去渣，带热食远服之。

如夏月，须加白芍药三分。

如春月，腹中痛，尤宜加。

如恶热而渴，或腹痛者，更加芍药五分，生黄芩二分。

如恶寒，腹中痛，加中桂三分，去黄芩，谓之桂枝芍药汤，亦于芍药汤中加之同煎。

如冬月腹痛，不可用芍药，盖大寒之药也，只加干姜二分，或加半夏五七分，以生姜少许制之。

如秋冬之月，胃脉四道为冲脉所逆，并胁下少阳脉二道而反上行，病名曰厥逆。《内经》曰：逆气上行，满脉去形。明七神昏绝，离去其形而死矣。其证气上冲咽不得息，而喘急有音不得卧，加吴茱萸五分或一钱五分，汤洗去苦，观厥气多少而用之。

如夏月有此证，为大热也。盖此病随四时为寒、热、温、凉也，宜以酒黄连、酒黄柏、酒知母各等分，为细末，热汤为丸，梧桐子大，每服二百丸，白汤送下，空心服。仍多饮热汤，服毕少时，便以美饮食压之，使不令胃中留停，直至下元，以泻冲脉之邪也。大抵治饮食、劳倦所得之病，乃虚劳七损证也，当用温平、甘多辛少之药治之，是其本法也。

如时上见寒热，病四时也，又或将理不如法，或酒食过多，或辛热之食作病，或居大寒大热之处，盖有病，当临时制宜，暂用大寒大热治法而取效，此从权也。不可以得效之故而久用之，必致难治矣。

《黄帝针经》云：从下上者，引而去之。上气不足，推而扬之。盖上气者，心肺上焦之气。阳病在阴，从阴引阳，宜以入肾肝下焦之药，引甘多辛少之药，使升发脾胃之气，又从而去其邪气于腠理皮毛也。又云：视前痛者，常先取之。是先以缪刺泻其经络之壅者，为血凝而不流，故先去之，而后治他病。

长夏湿热胃困尤甚用清暑益气汤论

《刺志论》云：气虚身热，得之伤暑。热伤气故也。《痿论》云：有所远行劳倦，逢大热而渴，渴则阳气内伐，内伐则热舍于肾。肾者水脏也，今水不能胜火，则骨枯而髓虚，足不任身，发为骨痿。故《下经》曰：骨痿者，生于大热也。此湿热成痿，令人骨乏无力，故治痿独取于阳明。

时当长夏，湿热大胜，蒸蒸而炽，人感之多四肢困倦，精神短少，懒于动作，胸满气促，肢节沉疼，或气高而喘，身热而烦，心下膨痞，小便黄而数，大便溏而频，或痢出黄如糜，或如泔色，或渴或不渴，不思饮食，自汗体重，或汗少者，血先病而气不病也，其脉中得洪缓。若血气相搏，必加之以迟。迟，病虽互换少差，其天暑湿令则一也。宜以清燥之剂治之。

《内经》曰：阳气者，卫外而为固也。炅

则气泄。今暑邪干卫，故身热自汗，以黄芪甘温补之为君；人参、橘皮、当归、甘草甘微温，补中益气为臣；苍术、白术、泽泻渗利而除湿；升麻、葛根甘、苦、平，善解肌热，又以风胜湿也。湿胜则食不消而作痞满，故炒曲甘辛、青皮辛温，消食快气。肾恶燥，急食辛以润之，故以黄柏苦、辛、寒，借甘味泻热补水。虚者滋其化源，以人参、五味子、麦门冬酸甘微寒，救天暑之伤于庚金为佐，名曰清暑益气汤。

清暑益气汤

黄芪汗少减五分　苍术泔浸，去皮　升麻已上各一钱　人参去芦　泽泻　神曲炒黄　橘皮　白术已上各五分　麦门冬去心　当归身　炙甘草已上各三分　青皮去白，二分半　黄柏酒洗，去皮，二分或三分　葛根二分　五味子九枚

上件同㕮咀，都作一服，水二大盏，煎至一盏，去渣大温服，食远，剂之多少，临病斟酌。此病皆由饮食劳倦，损其脾胃，乘天暑而病作也。但药中犯泽泻、猪苓、茯苓、灯心、通草、木通淡渗利小便之类，皆从时令之旺气，以泻脾胃之客邪，而补金水之不及也。此正方已是从权而立之。若于无时病湿热脾旺之证，或小便已数，肾肝不受邪者误用之，必大泻真阴，竭绝肾水，先损其两目也。复立变证加减法于后。

心火乘脾，乃血受火邪，而不能升发阳气复于地中，地者人之脾也，必用当归和血，少用黄柏以益真阴。

脾胃不足之证，须少用升麻，乃足阳明太阴引经之药也。使行阳道，自脾胃中右迁，少阳行春令，生万化之根蒂也。更少加柴胡，使诸经右迁，生发阴阳之气，以滋春之和气也。

脾虚，缘心火亢甚而乘其土也。其次，肺气受邪，为热所伤，必须用黄芪最多，甘草次之，人参又次之，三者皆甘温之阳药也。脾始虚，肺气先绝，故用黄芪之甘温，以益皮毛之气而闭腠理，不令自汗而损其元气也；上喘、气短、懒语，须用人参以补之；心火乘脾，须用炙甘草以泻火热，而补脾胃中元气，甘草最少，恐资满也。若脾胃之急痛，并脾胃太虚，腹中急缩，腹皮急缩者，却宜多用之。经云：

急者缓之。若从权，必加升麻以引之，恐左迁之邪坚盛，卒不肯退，反致项上及臀尻肉消而反行阴道，故使引之以行阳道，使清气之出地右迁而上行，以和阴阳之气也。若中满者，去甘草；咳甚者，去人参；如口干、嗌干者，加干葛。

脾胃既虚，不能升浮，为阴火伤其生发之气，荣血大亏，营气伏于地中，阴火炽盛，日渐煎熬，血气亏少，且心包与心主血，血减则心无所养，致使心乱而烦，病名曰悗；悗者，心惑而烦闷不安也。是清气不升，浊气不降，清浊相干，乱于胸中，使周身气血逆行而乱。《内经》云：从下上者，引而去之。故当加辛温、甘温之剂生阳，阳生则阴长，已有甘温三味之论。或曰：甘温何能生血，又非血药也。曰：仲景之法，血虚以人参补之，阳旺则能生阴血也，更加当归和血，又宜少加黄柏以救肾水。盖甘寒泻热火，火减则心气得平而安。如烦乱犹不能止，少加黄连以去之，盖将补肾水，使肾水旺而心火自降，扶持地中阳气矣。

如气浮心乱，则以朱砂安神丸镇固之。得烦减勿再服，以防泻阳气之反陷也。如心下痞，亦少加黄连。气乱于胸，为清浊相干，故以橘皮理之，又能助阳气之升而散滞气，又助诸甘辛为用也。

长夏湿土客邪大旺，可从权加苍术、白术、泽泻，上下分消其湿热之气也。湿气大胜，主食不消化，故食减，不知谷味，加炒曲以消之。复加五味子、麦门冬、人参泻火，益肺气，助秋损也。此三伏中长夏正旺之时药也。

随时加减用药法

浊气在阳，乱于胸中，则膜满闭塞，大便不通。夏月宜少加酒洗黄柏大苦寒之味，冬月宜加吴茱萸大辛苦热之药以从权，乃随时用药，以泄浊气之下降也。借用大寒之气于甘味中，故曰甘寒泻热火也，亦须用发散寒气辛温之剂多，黄柏少也。

清气在阴者，乃人之脾胃气衰，不能升发阳气，故用升麻、柴胡助辛甘之味，以引元气上升，不令飧泄也。

堵塞咽喉，阳气不得出者曰塞；阴气不得

下降者曰噎。夫噎塞，迎逆于咽喉胸膈之间，令诸经不行，则口开、目瞪、气欲绝，当先用辛甘气味俱阳之药，引胃气以治其本，加堵塞之药以泻其标也。寒月阴气大助阴邪于外，于正药内加吴茱萸大热大辛苦之味，以泻阴寒之气。暑月阳盛，则于正药中加青皮、陈皮、益智、黄柏，散寒气、泻阴火之上逆；或以消痞丸合滋肾丸，滋肾丸者，黄柏、知母，微加肉桂，三味是也；或更以黄连别作丸。二药七八十丸，空心约宿食消尽服之。待少时，以美食压之，不令胃中停留也。

如食少不饥，加炒曲。

如食已心下痞，别服橘皮枳术丸。

如脉弦，四肢满闭，便难而心下痞，加甘草、黄连、柴胡。如腹中气上逆者，是冲脉逆也，加黄柏三分，黄连一分半以泄之。

如大便秘燥，心下痞，加黄连、桃仁，少加大黄、当归身。

如心下痞夯闷者，加白芍药、黄连。

如心下痞腹胀，加五味子、白芍药、缩砂仁。

如天寒，少加干姜或中桂。

如心下痞中寒者，加附子、黄连。

如心下痞呕逆者，加黄连、生姜、橘皮。

如冬月不加黄连，少入丁香、藿香叶。

如口干、嗌干，加五味子、葛根。

如胁下急或痛甚，俱加柴胡、甘草。

如胸中满闷郁郁然，加橘红、青皮、木香少许。

如头痛有痰，沉重懒倦者，乃太阴痰厥头痛，加半夏五分，生姜二分或三分。

如腹中或周身间有刺痛，皆血涩不足，加当归身。

如哕，加五味子多，益智少。

如食不下，乃胸中胃上有寒，或气涩滞，加青皮、陈皮、木香，此三味为定法。

如冬天，加益智仁、草豆蔻仁。

如夏月少用，更加黄连。

如秋月气涩滞，食不下，更加槟榔、草豆蔻仁、缩砂仁，或少加白豆蔻仁。

如三春之月食不下，亦用青皮少，陈皮多，更加风药以退其寒覆其上。

如初春犹寒，更少加辛热，以补春气之不足，以为风药之佐，益智、草豆蔻皆可也。

如脉弦者，见风动之证，以风药通之。

如脉涩觉气涩滞者，加当归身、天门冬、木香、青皮、陈皮；有寒者，加桂枝、黄芪。

如胸中窒塞，或气闭闷乱者，肺气涩滞而不行，宜破滞气，青皮、陈皮，少加木香、槟榔。

如冬月，加吴茱萸、人参，或胸中窒塞、闭闷不通者，为外寒所遏，使呼出之气不得伸故也。必寸口脉弦，或微紧，乃胸中大寒也。若加之以舌上有白苔滑者，乃丹田有热，胸中有寒明矣。丹田有热者，必尻臀冷，前阴间冷汗，两丸冷，是邪气乘其本而正气走于经脉中也，遇寒则必作阴阴而痛，以此辨丹田中伏火也，加黄柏、生地黄，勿误作寒证治之。

如秋冬天气寒凉而腹痛者，加半夏，或益智，或草豆蔻之类。

如发热，或扪之而肌表热者，此表证也，只服补中益气汤一二服，亦能得微汗，则凉矣。

如脚膝痿软，行步乏力，或疼痛，乃肾肝中伏湿热，少加黄柏，空心服之；不愈，更增黄柏，加汉防己五分，则脚膝中气力如故也。

如多唾，或唾白沫者，胃口上停寒也，加益智仁。

如少气不足以息者，服正药二三服，气犹短促者，为膈上及表间有寒所遏，当引阳气上伸，加羌活、独活，藁本最少，升麻多，柴胡次之，黄芪加倍。

肠澼下血论

《太阴阳明论》云：食饮不节，起居不时者阴受之。阴受之则入五脏，入五脏则䐜满闭塞，下为飧泄，久为肠澼。夫肠澼者，为水谷与血另作一派，如㴇桶涌出也。今时值长夏，湿热大盛，正当客气胜而主气弱也，故肠澼之病甚，以凉血地黄汤主之。

凉血地黄汤

黄柏去皮，锉，炒　知母锉，炒，已上各一钱
青皮不去皮穰　槐子炒　熟地黄　当归已上各五分

上件㕮咀，都作一服，用水一盏，煎至七分，去渣，温服。

如小便涩，脐下闷，或大便则后重，调木香、槟榔细末各五分，稍热服，空心或食前。

如里急后重，又不去者，当下之。

如有传变，随证加减。

如腹中动摇有水声，而小便不调者，停饮也，诊显何脏之脉，以去水饮药泻之。假令脉洪大，用泻火利小便药之类是也。

如胃虚不能食，而大渴不止者，不可用淡渗之药止之，乃胃中元气少故也，与七味白术散补之。

如发热、恶热、烦躁、大渴不止，肌热不欲近衣，其脉洪大，按之无力者，或兼目痛、鼻干者，非白虎汤证也。此血虚发躁，当以黄芪一两、当归身二钱，㕮咀，水煎服。

如大便闭塞，或里急后重，数至圊而不能便，或少有白脓，或少有血，慎勿利之，利之则必致病重，反郁结而不通也。以升阳除湿防风汤，举其阳则阴气自降矣。

升阳除湿防风汤

苍术泔浸，去皮净，四两　防风二钱　白术　白茯苓　白芍药已上各一钱

上件㕮咀。除苍术另作片子，水一碗半，煮至二大盏，内诸药，同煎至一大盏，去渣，稍热服，空心食前。

如此证飧泄不禁，以此药导其湿。如飧泄及泄不止，以风药升阳。苍术益胃去湿，脉实、膜胀、闭塞不通，从权以苦多甘少药泄之；如得通，复以升阳汤助其阳，或便以升阳汤中加下泄药。

脾胃虚不可妄用吐药论

《六元正纪论》云，木郁则达之者，盖木性当动荡轩举，是其本体。今乃郁于地中无所施为，即是风失其性。人身有木郁之证者，当开通之，乃可用吐法以助风木，是木郁则达之之义也。

又说，木郁达之者，盖谓木初失其性，郁于地中，今既开发行于天上，是发而不郁也，是木复其性也，有余也，有余则兼其所胜，脾土受邪，见之于木郁达之条下，不止此一验也。

又厥阴司天，亦风木旺也。厥阴之胜，亦风木旺也。俱是脾胃受邪，见于上条，其说一同。

或者不悟木郁达之四字之义，反作木郁治之，重实其实，脾胃又受木制，又复其木，正谓补有余而损不足也。既脾胃之气先已不足，岂不因此而重绝乎！

再明胸中窒塞当吐，气口三倍大于人迎，是食伤太阴。上部有脉，下部无脉，其人当吐，不吐则死。以其下部无脉，知其木郁在下也。塞道不行，而肝气下绝矣。兼肺金主塞而不降，为物所隔，金能克木，肝木受邪，食塞胸咽，故曰：在上者因而越之。

仲景云：实烦以瓜蒂散吐之。如经汗下，谓之虚烦，又名懊憹，烦躁不得眠，知其木郁也，以栀子豉汤吐之。昧者，将膈咽不通，上支两胁，腹胀胃虚不足，乃浊气在上，则生膜胀之病吐之。况胃虚必怒，风木已来乘陵胃中，《内经》以铁落镇坠之，岂可反吐，助其风木之邪？不主吐而吐，其差舛如天地之悬隔。大抵胸中窒息烦闷不止者，宜吐之耳。

安养心神调治脾胃论

《灵兰秘典论》云：心者君主之官，神明出焉，凡怒、忿、悲、思、恐惧，皆损元气。夫阴火之炽盛，由心生凝滞，七情不安故也。心脉者神之舍，心君不宁，化而为火，火者七神之贼也。故曰阴火太盛，经营之气不能颐养于神，乃脉病也。神无所养，津液不行，不能生血脉也。心之神，真气之别名也。得血则生，血生则脉旺。脉者神之舍，若心生凝滞，七神离形，而脉中唯有火矣。

善治斯疾者，惟在调和脾胃，使心无凝滞，或生欢欣，或逢喜事，或天气暄和，居温和之处，或食滋味，或眼前见欲爱事，则慧然如无病矣。盖胃中元气得舒伸故也。

凡治病当问其所便

《黄帝针经》云：中热消瘅则便寒，寒中之属则便热。胃中热则消谷，令人悬心善饥，脐以上皮热。肠中热则出黄如糜，脐以下皮寒。胃中寒则腹胀，肠中寒则肠鸣飧泄。

一说肠中寒则食已窘迫，肠鸣切痛，大便

色白。肠中寒，胃中热，则疾饥，小腹痛胀。肠中热，胃中寒，则胀而且泄，非独肠中热则泄，胃中寒传化亦泄。

胃欲热饮，肠欲寒饮，虽好恶不同，春夏先治标，秋冬先治本。衣服寒无凄怆，暑无出汗；热无灼灼，寒无凄凄，寒温中适，故气将持，乃不致邪僻也。

此规矩法度，乃常道也，正理也，揆度也，当临事制宜，以反常合变也。

胃气下溜五脏气皆乱其为病互相出见论

黄帝曰：何谓逆而乱？岐伯曰：清气在阴，浊气在阳，荣气顺脉，卫气逆行，清浊相干，乱于胸中，是为大悗。故气乱于心，则烦心密嘿，俯首静伏；乱于肺，则俯仰喘喝，按手以呼；乱于肠胃，则为霍乱；乱于臂胫，则为四厥；乱于头，则为厥逆，头重眩仆。

大法云：从下上者引而去之。又法云：在经者宜发之。

黄帝曰：五乱者，刺之有道乎？岐伯曰：有道以来，有道以去，审知其道，是为身宝。黄帝曰：愿闻其道。岐伯曰：气在于心者，取之手少阴心主之输神门、大陵。

滋以化源，补以甘温，泻以甘寒，以酸收之，以小苦通之，以微苦辛甘轻剂，同精导气，使复其本位。

气在于肺者，取之手太阴荥、足少阴输鱼际并太渊输。

太阴以苦甘寒，乃乱于胸中之气，以分化之味去之。若成痿者，以导湿热。若善多涕，从权治之辛热，仍引胃气前出阳道，不令湿土克肾，其穴在太溪。

气在于肠胃者，取之足太阴、阳明，不下者，取之三里章门、中脘、三里。

因足太阴虚者，于募穴中导引之于血中。有一说，腑输，去腑病也。胃虚而致太阴无所禀者，于足阳明胃之募穴中引导之。如气逆上而霍乱者，取三里，气下乃止，不下复始。

气在于头，取之天柱、大杼，不知，取足太阳荥、输通谷深、束谷深。

先取天柱、大杼，不补不泻，以导气而已。取足太阳膀胱经中，不补不泻，深取通谷、束

骨。丁心火，己脾土穴中以引导去之。如用药于太阳引经药中，少加苦寒甘寒以导去之，清凉为之辅佐及使。

气在于臂足，取之先去血脉，后取其阳明、少阳之荥、输二间、三间深取之，内庭、陷谷深取之。

视其足、臂之血络尽取之，后治其痿厥，皆不补不泻，从阴深取，引而上之。上之者，出也、去也。皆阴火有余，阳气不足，伏匿于地中者。血，荣也，当从阴引阳，先于地中升举阳气，次泻阴火，乃导气同精之法。

黄帝曰：补泻奈何？岐伯曰：徐入徐出谓之导气，补泻无形谓之同精，是非有余不足也，乱气之相逆也。帝曰：允乎哉道，明乎哉论，请著之玉版，命曰治乱也。

阴病治阳阳病治阴

《阴阳应象论》云：审其阴阳，以别柔刚，阳病治阴，阴病治阳，定其血气，各守其乡。血实宜决之，气虚宜掣引之。

夫阴病在阳者，是天外风寒之邪乘中而外入，在人之背上腑腧、脏腧，是人受天外客邪，亦有二说：

中于阳则流于经，此病始于外寒，终归外热。故以治风寒之邪，治其各脏之腧，非止风寒而已。六淫湿、暑、燥、火，皆五脏所受，乃筋、骨、血、脉受邪，各有背上五脏腧以除之。伤寒一说从仲景。

中八风者，有风论，中暑者，治在背上小肠腧；中湿者，治在胃腧；中燥者，治在大肠腧；此皆六淫客邪有余之病，皆泻在背之腑腧。若病久传变，有虚有实，各随病之传变，补泻不定，只治在背腑腧。

另有上热下寒，经曰：阴病在阳，当从阳引阴，必须先去络脉经隧之血。若阴中火旺，上腾于天，致六阳反不衰而上充者，先去五脏之血络，引而下行。天气降下，则下寒之病自去矣，慎勿独泻其六阳。此病阳亢，乃阴火之邪滋之，只去阴火，只损血络经隧之邪，勿误也。

阳病在阴者，病从阴引阳，是水谷之寒热，感则害人六腑。又曰：饮食失节，及劳役形质，

阴火乘于坤土之中，致谷气、荣气、清气、胃气、元气不得上升滋于六腑之阳气，是五阳之气先绝于外，外者天也，下流伏于坤土阴火之中。皆先由喜、怒、悲、忧、恐为五贼所伤，而后胃气不行，劳役、饮食不节继之，则元气乃伤。当从胃合三里穴中推而扬之，以伸元气。故曰从阴引阳。

若元气愈不足，治在腹上诸腑之募穴。若传在五脏，为九窍不通，随各窍之病治其各脏之募穴于腹。故曰五脏不平，乃六腑元气闭塞之所生也。又曰：五脏不和，九窍不通，皆阳气不足，阴气有余，故曰阳不胜其阴。凡治腹之募，皆为元气不足，从阴引阳勿误也。

若错补四末之腧，错泻四末之余，错泻者，差尤甚矣。按岐伯所说，况取穴于天上，天上者，人之背上五脏六腑之腧，岂有生者乎？兴言及此，寒心彻骨。若六淫客邪及上热下寒，筋、骨、皮、肉、血、脉之病，错取穴于胃之合及诸腹之募者必危。亦岐伯之言，下工岂可不慎哉。

三焦元气衰旺

《黄帝针经》云：上气不足，脑为之不满，耳为之苦鸣，头为之倾，目为之瞑。中气不足，溲便为之变，肠为之苦鸣。下气不足，则为痿厥心悗，补足外踝下留之。

此三元真气衰惫，皆由脾胃先虚，而气不上行之所致也。加之喜、怒、悲、忧、恐，危亡速矣。

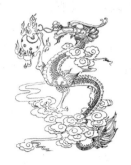

卷　下

大肠小肠五脏皆属于胃，胃虚则俱病论

《黄帝针经》云：手阳明大肠、手太阳小肠，皆属足阳胃。小肠之穴在巨虚下廉，大肠之穴在巨虚上廉，此二穴皆在足阳明胃三里穴下也。大肠主津，小肠主液，大肠、小肠受胃之荣气，乃能行津液于上焦，灌溉皮毛，充实腠理。若饮食不节，胃气不及，大肠、小肠无所禀受，故津液涸竭焉。《内经》云：耳鸣、耳聋、九窍不利，肠胃之所生也。此胃弱不能滋养手太阳小肠、手阳明大肠。故有此证。然亦止从胃弱而得之，故圣人混言肠胃之所生也。

或曰：子谓混言肠胃所生亦有据乎？予应之曰：《玉机真脏论》云：脾不及，令人九窍不通，谓脾为死阴，受胃之阳气，能上升水谷之气于肺，上充皮毛，散入四脏。今脾无所禀，不能行气于脏腑，故有此证。此则脾虚九窍不通之谓也。虽言脾虚，亦胃之不足所致耳。此不言脾，不言肠胃，而言五脏者又何也？予谓：此说与上二说无以异也。盖谓脾不受胃之禀命，致五脏所主九窍，不能上通天气，皆闭塞不利也，故以五脏言之。此三者，止是胃虚所致耳。然亦何止于此，胃虚则五脏、六腑、十二经、十五络、四肢，皆不得营运之气，而百病生焉，岂一端能尽之乎。

脾胃虚则九窍不通论

真气又名元气，乃先身生之精气也，非胃气不能滋之。胃气者，谷气也，荣气也，运气也，生气也，清气也，卫气也，阳气也；又天气、人气、地气，乃三焦之气，分而言之则异，其实一也，不当作异名异论而观之。

饮食劳役所伤，自汗小便数，阴火乘土位，清气不生，阳道不行，乃阴血伏火，况阳明胃土右燥左热，故化燥火而津液不能停，且小便与汗皆亡津液，津液至中宫变化为血也。脉者血之腑也，血亡则七神何依？百脉皆从此中变来也。人之百病莫大于中风，有汗则风邪客之，无汗则阳气固密，腠理闭拒，诸邪不能伤也。

或曰：经言阳不胜其阴，则五脏气争，九窍不通。又脾不及，则令人九窍不通，名曰重强。又五脏不和，则九窍不通。又头痛、耳鸣，九窍不通利，肠胃之所生也。请析而解之。答曰：夫脾者阴土也，至阴之气主静而不动；胃者阳土也，主动而不息。阳气在于地下，乃能生化万物。故五运在上，六气在下，其脾长一尺掩太仓，太仓者胃之上口也。脾受胃禀，乃能熏蒸腐熟五谷者也。胃者十二经之源，水谷之海也，平则万化安，病则万化危。五脏之气上通九窍，五脏禀受气于六腑，六腑禀受气于胃。六腑者，在天为风、寒、暑、湿、燥、火，此无形之气也。胃气和平，荣气上升，始生温热。温热者，春夏也，行阳二十五度。六阳升散之极，下而生阴，阴降则下行为秋冬，行阴道为寒凉也。胃既受病不能滋养，故六腑之气已绝，致肠道不行，阴火上行，五脏之气各受一腑之化，乃能滋养皮肤、血脉、筋骨。故言五脏之气已绝于外，是六腑生气先绝，五脏无所禀受，而气后绝矣。

肺本收下，又主五气，气绝则下流，与脾土叠于下焦，故曰重强。胃气既病则下溜，经云：湿从下受之，脾为至阴，本乎地也。有形之土，下填九窍之源，使不能上通于天，故曰五脏不和，则九窍不通。胃者行清气而上，即地之阳气也。积阳成天，曰清阳出上窍；曰清阳实四肢；曰清阳发腠理者也。脾胃既为阴火所乘，谷气闭塞而下流，即清气不升，九窍为之不利，胃之一腑病，则十二经元气皆不足也。气少则津液不行，津液不行则血亏，故筋、骨、皮、肉、血、脉皆弱，是气血俱羸弱矣。劳役动作，饮食饥饱，可不慎乎？凡有此病者，虽不变易他疾，已损其天年，更加之针灸用药差误，欲不夭枉得乎？

胃虚脏腑经络皆无所受气而俱病论

夫脾胃虚，则湿土之气溜于脐下，肾与膀胱受邪，膀胱主寒，肾为阴火，二者俱弱，润泽之气不行。大肠者庚也，燥气也，主津；小肠者丙也，热气也，主液。此皆属胃，胃虚则无所受气而亦虚，津液不濡，睡觉口燥、咽干而皮毛不泽也。甲胆风也，温也，主生化周身之血气；丙小肠热也，主长养周身之阳气，亦皆禀气于胃，则能浮散也，升发也。胃虚则胆及小肠温热生长之气俱不足，伏留于有形血脉之中，为热病，为中风，其为病不可胜纪。青、赤、黄、白、黑五腑皆滞。三焦者乃下焦元气生发之根蒂，为火乘之，是六腑之气俱衰也。

腑者府库之府，包含五脏，及形质之物而藏焉。且六腑之气外无所主，内有所受，感天之风气而生甲胆，感暑气而生丙小肠，感湿化而生戊胃，感燥气而生庚大肠，感寒气而生壬膀胱，感天一之气而生三焦，此实父气无形也。风、寒、暑、湿、燥、火，乃温、热、寒、凉之别称也，行阳二十五度，右迁而升浮降沉之化也，其虚也，皆由脾胃之弱。

以五脏论之，心火亢甚，乘其脾土曰热中，脉洪大而烦闷。《难经》云：脾病当脐有动气，按之牢若痛，动气筑筑然坚牢，如有积而硬，若似痛也，甚则亦大痛，有是则脾虚病也，无则非也。更有一辨，食入则困倦，精神昏冒而欲睡者，脾亏弱也。且心火大盛，左迁入于肝木之分，风湿相搏，一身尽痛，其脉洪大而弦，时缓，或为眩运战摇，或为麻木不仁，此皆风也。脾病体重节痛，为痛痹，为寒痹，为诸湿痹，为痿软失力，为大疽大痈，若以辛热助邪，则为热病，为中风，其变不可胜纪。

木旺运行北越，左迁入地，助其肾水，水得子助，入脾为痰涎，自入为唾，入肝为泪，入肺为涕，乘肝木而反克脾土明矣。当先于阴分补其阳气升腾，行其阳道而走空窍，次加寒水之药降其阴火，黄柏、黄连之类是也。先补其阳，后泻其阴，脾胃俱旺而复于中焦之本位，则阴阳气平矣。

火曰炎上，水曰润下，今言肾主五液，上至头出于空窍，俱作泣、涕、汗、涎、唾者何也？曰病痫者涎沫出于口，冷汗出于身，清涕出于鼻，皆阳跷、阴跷、督、冲四脉之邪上行，肾水不任煎熬，沸腾上行为之也。此奇邪为病，不系五行阴阳十二经所拘，当从督、冲二跷、四穴中奇邪之法治之。

五脏外有所主，内无所受，谓外主皮毛、血脉、肌肉、筋骨及各空窍是也。若胃气一虚无所禀受，则四脏经络皆病。况脾全借胃土平和，则有所受而生荣，周身四脏皆旺，十二神守职，皮毛固密，筋骨柔和，九窍通利，外邪不能侮也。

胃虚元气不足诸病所生论

夫饮食劳役皆自汗，乃足阳明化燥火，津液不能停，故汗出小便数也。邪之大者莫若中风，风者百病之长，善行而数变，虽然无虚邪，则风雨寒不能独伤人，必先中虚邪，然后贼邪得入矣。至于痿、厥逆，皆由汗出而得之也。且冬阳气伏藏于水土之下，如非常泄精，阳气已竭，则春令从何而得，万化俱失所矣。在人则饮食劳役，汗下时出，诸病遂生，予所以谆谆如此者，盖亦欲人知所慎也。

忽肥忽瘦论

《黄帝针经》云：寒热少气，血上下行。夫气虚不能寒，血虚不能热，血气俱虚不能寒热。而胃虚不能上行，则肺气无所养，故少气，卫气既虚不能寒也；下行乘肾肝助火为毒，则阴分气衰血亏，故寒热少气。血上下行者，足阳明胃之脉衰，则冲脉并阳明之脉上行于阳分，逆行七十二度，脉之火大旺逆阳明脉中，血上行，其血冲满于上，若火时退伏于下则血下行，故言血上下行，俗谓之忽肥忽瘦者是也。

经曰：热伤气，又曰壮火食气，故脾胃虚而火胜，则必少气，不能卫护皮毛，通贯上焦之气而短少也。阴分血亏，阳分气削，阴阳之分，周身血气俱少，不能寒热，故言寒热也。《灵枢经》云：上焦开发，宣五谷味，熏肤充身泽毛，若雾露之溉。此则胃气平而上行也。

天地阴阳生杀之理在升降浮沉之间论

《阴阳应象论》云：天以阳生阴长，地以阳杀阴藏。然岁以春为首，正，正也；寅，引也。少阳之气始于泉下，引阴升而在天地人之上。即天之分，百谷草木皆甲坼于此时也。至立夏少阴之火炽于太虚，则草木盛茂，垂枝布叶，乃阳之用，阴之体，此所谓天以阳生阴长。经言：岁半以前天气主之，在乎升浮也。至秋而太阴之运初自天而下逐，阴降而彻地，则金振燥令，风厉霜飞，品物咸殒，其枝独在，若乎毫毛。至冬则少阴之气复伏于泉下，水冰地坼，万类周密，阴之用，阳之体也，此所谓地以阳杀阴藏。经言岁半以后地气主之，在乎降沉也。

至于春气温和，夏气暑热，秋气清凉，冬气冷冽，此则正气之序也。故曰履端于始，序则不愆，升已而降，降已而升，如环无端，运化万物，其实一气也。设或阴阳错综胜复之变，自此而起，万物之中人一也。呼吸升降，效象天地，准绳阴阳，盖胃为水谷之海，饮食入胃，而精气先输脾归肺，上行春夏之令，以滋养周身，乃清气为天者也。升已而下输膀胱，行秋冬之令，为传化糟粕转味而出，乃浊阴为地者也。

若夫顺四时之气，起居有时，以避寒暑，饮食有节，及不暴喜怒以颐神志，常欲四时均平而无偏胜则安。不然损伤脾，真气下溜，或下泄而久不能升，是有秋冬而无春夏，乃生长之用，陷于殒杀之气，而百病皆起，或久升而不降亦病焉。于此求之，则知履端之义矣。

阴阳寿夭论

《五常政大论》云：阴精所奉其人寿，阳精所降其人夭。夫阴精所奉者，上奉于阳，谓春夏生长之气也；阳精所降者，下降于阴，谓

秋冬收藏之气也。且如地之伏阴，其精遇春而变动，升腾于上，即曰生发之气；升极而浮，即曰蕃莠之气。此六气右迁于天，乃天之清阳也，阳主生，故寿。天之元阳，其精遇秋而退，降坠于下，乃为收敛殒杀之气；降极而沉，是为闭藏之气，此五运左迁入地，乃地之浊阴也。阴主杀，故夭。

根于外者，名曰气立，气止则化绝。根于内者，名曰神机，神去则机息，皆不升而降也。地气者，人之脾胃也，脾主五脏之气，肾主五脏之精，皆上奉于天。二者俱主生化，以奉升浮，是知春生夏长，皆从胃中出也。故动止饮食，各得其所，必清必净，不令损胃之元气，下乘肾肝，及行秋冬殒杀之令，则亦合于天数耳。

五脏之气交变论

《五脏别论》云：五气入鼻，藏于心肺。《难经》云：肺主鼻，鼻和则知香臭。洁古云：视听明而清凉，香臭辨而温暖。此内受天之气而外利于九窍也。夫三焦之窍开于喉，出于鼻，鼻乃肺之窍，此体也，其闻香臭者用也。心主五臭舍于鼻。盖九窍之用皆禀长生为近心，长生于酉，酉者肺，故知鼻为心之所用，而闻香臭也。耳者上通天气，肾之窍也，乃肾之体而为肺之用，盖肺长生于子，子乃肾之舍而肺居其中，而能听音声也。

一说声者天之阳，音者天之阴，在地为五律，在人为喉之窍，在口乃三焦之用。肺与心合而为言，出于口也，此口心之窍开于舌为体，三焦于肺为用，又不可不知也。

肝之窍通于目，离为火，能耀光而见物，故分别五色也，肝为之舍；肾主五精，鼻藏气于心肺，故曰主百脉而行阳道。经云：脱气者目盲，脱精者耳聋。心肺有病而鼻为之不利，此明耳、目、口、鼻为清气所奉于天，而心劳胃损则受邪也。

阴阳升降论

《易》曰：两仪生四象，乃天地气交，八卦是也。在人则清浊之气皆从脾胃出，荣气荣养周身，乃水谷之气味化之也。清阳为天清阳

成天，地气上为云，天气下为雨，水谷之精气也，气海也，七神也，元气也，父也。清中清者，清肺以助天真。清阳出上窍耳目鼻口之七窍是也。清中浊者，荣华腠理。清阳为腠理毛窍也，清阳实四肢。真气充实四肢。浊阴为地，垒阴成地，云出天气，雨出地气，五谷五味之精是五味之化也，血荣也，维持神明也，血之将会也，母也。浊中清者，荣养于神，降至中脘而为血，故曰心主血，心藏神。浊阴出下窍，前阴膀胱之窍也。浊中浊者，坚强骨髓。浊阴走五脏，散于五脏之血也，养血脉、润皮肤、肌肥肉筋者是也，血生肉者此也。浊阴归六腑，谓毛脉合精，经气归于腑者是也。

天气清静光明者也，藏德不止，故不下也。天明则日月不明，邪害空窍，阳气者闭塞，地气者冒明，云雾不精，则上应白露不下。交通不清，万物命故不施，不施则名木多死，恶气不发，风雨不节，白露不下，则菀藁不荣。贼风数至，暴雨数起，天地四时不相保，与道相失，则未央绝灭。唯圣人从之，故身无痾病，万物不失生气不竭。

此说人之不避大寒伤形，大热伤气，四时节候变更之异气，及饮食失节，妄作劳役，心生好恶，皆令元气不行，气化为火，乃失生夭折之由耳。

调理脾胃治验治法用药若不明
升降浮沉差互反损论

予病脾胃久衰，视听半失，此阴盛乘阳，加之气短精神不足，此由弦脉令虚，多言之过，皆阳气衰弱，不得舒伸，伏匿于阴中耳。

癸卯岁六七月间，淫雨阴寒逾月不止，时人多病泄利，湿多成五泄故也。一日予体重肢节疼痛，大便泄并下者三，两小便闭塞。思其治法，按《内经·标本论》：大小便不利，无问标本，先利大小便。又云：在下者引而竭之。亦是先利小便也。又云：诸泄利，小便不利先分别之。又云：治湿不利小便，非其治也。皆当利其小便，必用淡味渗泻之剂以利之，是其法也。噫！圣人之法，虽布在方册，其不尽者，可以求责耳。

今客邪寒湿之淫，从外而入里，以暴加之，若从已上法度，用淡渗之剂以除之，病虽即已，是降之又降，是复益其阴而重竭其阳气矣，是阳气愈削而精神愈短矣，是阴重强而阳重衰矣，反助其邪之谓也，故必用升阳风药即差。以羌活、独活、柴胡、升麻各一钱，防风根截半钱，炙甘草根截半钱，同㕮咀，水四中盏，煎至一盏，去渣，稍热服。大法云：湿寒之胜，助风以平之。又曰：下者举之。得阳气升腾而去矣。又法云：客者除之，是因曲而为之直也。夫圣人之法，可以类推，举一而知百病者也。若不达升降浮沉之理，而一概施治，其愈者幸也。

戊申六月初，枢判白文举年六十二，素有脾胃虚损病，目疾时作，身面目睛俱黄，小便或黄或白，大便不调，饮食减少，气短上气，怠惰嗜卧，四肢不收。至六月中，目疾复作，医以泻肝散下数行，而前疾增剧。予谓大黄、牵牛虽除湿热，而不能走经络，下咽不入肝经，先入胃中，大黄苦寒重虚其胃，牵牛其味至辛能泻气，重虚肺本，嗽大作，盖标实不去，本虚愈甚，加之适当暑雨之际，素有黄证之人，所以增剧也。此当于脾胃肺之本脏，泻外经中之湿热，制清神益气汤主之而愈。

清神益气汤

茯苓　升麻已上各二分　泽泻　苍术　防风已上各三分　生姜五分

此药能走经，除湿热而不守，故不泻本脏，补肺与脾胃本中气之虚弱。

青皮一分　橘皮　生甘草　白芍药　白术已上各二分　人参五分

此药皆能守本而不走经，不走经者不滋经络中邪，守者能补脏之元气。

黄柏一分　麦门冬　人参已上各二分　五味子三分

此药去时令浮热湿蒸。

上件锉如麻豆大，都作一服，水二盏，煎至一盏，去渣，稍热空心服。

火炽之极，金伏之际，而寒水绝体，于此时也，故急救之以生脉散，除其湿热，以恶其太甚。肺欲收，心苦缓，皆酸以收之，心火盛则甘以泻之，故人参之甘，佐以五味子之酸。

孙思邈云：夏月常服五味子，以补五脏气是也。麦门冬之微苦寒，能滋水之源于金之位，而清肃肺气，又能除火刑金之嗽，而敛其痰邪，复微加黄柏之苦寒，以为守位滋水之流，以镇坠其浮气，而除两足之痿弱也。

范天骒之内，素有脾胃之证，时显烦躁，胸中不利，大便不通。初冬出外而晚归，为寒气佛郁，闷乱大作，火不得伸故也。医疑有热，治以疏风丸，大便行病不减。又疑药力小，复加七八十丸，下两行，前证仍不减，复添吐逆。食不能停，痰唾稠粘，涌出不止，眼黑头旋，恶心烦闷，气短促上喘，无力，不欲言，心神颠倒，兀兀不止，目不敢开，如在风云中，头苦痛如裂，身重如山，四肢厥冷，不得安卧，余谓前证乃胃气已损，复下两次，则重虚其胃，而痰厥头痛作矣。制半夏白术天麻汤主之而愈。

半夏白术天麻汤

黄柏二分　干姜三分　天麻　苍术　白茯苓　黄芪　泽泻　人参已上各五分　白术　炒曲已上各一钱　半夏汤洗七次　大麦糵面　橘皮各一钱五分

上件㕮咀，每服半两，水二盏，煎至一盏，去渣，带热服，食前。此头痛苦甚，谓之足太阴痰厥头痛，非半夏不能疗，眼黑头旋，风虚内作，非天麻不能除。其苗为定风草，独不为风所动也。黄芪甘温泻火补元气，人参甘温泻火补中益气，二术俱甘苦温，除湿补中益气，泽、苓利小便导湿，橘皮苦温益气调中升阳，曲消实，荡胃中滞气，大麦糵面宽中助胃气，干姜辛热以涤中寒，黄柏苦大寒，酒洗以主冬天少火在泉发躁也。

戊申有一贫士，七月中脾胃虚弱，气促憔悴，因与人参芍药汤。

人参芍药汤

麦门冬二分　当归身　人参已上各三分　炙甘草　白芍药　黄芪已上各一钱　五味子五个

上件㕮咀，分作二服，每服用水二盏，煎至一盏，去渣，稍热服。既愈，继而冬居旷室，卧热炕而吐血数次。予谓此人久虚弱，附脐有形，而有大热在内，上气不足，阳气外虚，当补表之阳气，泻里之虚热。冬居旷室，衣服复

单薄，是重虚其阳，表有大寒，壅遏里热，火邪不得舒伸，故血出于口。因思仲景太阳伤寒，当以麻黄汤发汗，而不与之，遂成衄血，却与之立愈，与此甚同。因与麻黄人参芍药汤。

麻黄人参芍药汤

人参益三焦元气不足而实其表也　麦门冬已上各三分　桂枝以补表虚　当归身和血养血，各五分　麻黄去其外寒　炙甘草补其脾　白芍药　黄芪已上各一钱　五味子二个，安其肺气

上件㕮咀，都作一服，水三盏，煮麻黄一味，令沸去沫，至二盏，入余药同煎至一盏，去渣，热服，临卧。

升阳散火汤　治男子妇人四肢发热，肌热，筋痹热，骨髓中热，发困，热如燎，扪之烙手，此病多因血虚而得之，或胃虚过食冷物，抑遏阳气于脾土，火郁则发之。

生甘草二钱　防风二钱五分　炙甘草三钱　升麻　葛根　独活　白芍药　羌活　人参已上各五钱　柴胡八钱

上件㕮咀，每服称半两，水三大盏，煎至一盏，去渣，稍热服，忌寒凉之物及冷水月余。

安胃汤　治因饮食汗出，日久心中虚，风虚邪，令人半身不遂，见偏风痿痹之证，当先除其汗，慓悍之气按而收之。

黄连拣净去须　五味子去子　乌梅去核　生甘草已上各五分　熟甘草三分　升麻梢二分

上㕮咀，分作二服，每服水二盏，煎至一盏，去渣，温服，食远，忌湿面、酒、五辛、大料物之类。

清胃散　治因服补胃热药而致上下牙痛不可忍，牵引头脑满热，发大痛，此足阳明别络入脑。喜寒恶热，此阳明经中热盛而作也。

真生地黄　当归身已上各三分　牡丹皮半钱　黄连拣净，六分，如黄连不好更加二分，如夏月倍之，大抵黄连临时增减无定　升麻一钱

上为细末，都作一服，水一盏半，煎至七分，去渣，放冷服之。

清阳汤　治口㖞颊腮急紧，胃中火盛，必汗不止而小便数也。

红花　酒黄柏　桂枝已上各一分　生甘草　苏木已上各五分　炙甘草一钱　葛根一钱五分　当

归身　升麻　黄芪已上各二钱

上件㕮咀，都作一服，酒三大盏，煎至一盏二分，去渣，稍热服，食前。服讫以火熨摩紧结处而愈。夫口喎筋急者，是筋脉血络中大寒，此药以代燔针劫刺。破血以去其凝结，内则泄冲脉之火炽。

胃风汤　治虚风证，能食，麻木，牙关急搐，目内蠕瞤，胃中有风，独面肿。

蔓荆子一分　干生姜二分　草豆蔻　黄柏　羌活　柴胡　藁本已上各三分　麻黄五分，不去节　当归身　苍术　葛根已上各一钱　香白芷一钱二分　炙甘草一钱五分　升麻二钱　枣四枚

上件锉如麻豆大，分二服，每服水二盏，煎至一盏，去渣，热服，食后。

阳明病湿胜自汗论

或曰：湿之与汗，阴乎阳乎？曰：西南坤土也，脾胃也。人之汗犹天地之雨也，阴滋其湿，则为雾露为雨也，阴湿寒下行之地气也，汗多则亡阳，阳去则阴胜也，甚为寒中。湿胜则音声如从瓮中出，湿若中水也。相家有说土音如居深瓮中，言其壅也，远也，不出也，其为湿审矣。又知此二者，一为阴寒也。《内经》曰：气虚则外寒，虽见热中蒸蒸为汗，终传大寒，知始为热中，表虚亡阳，不任外寒，终传寒中，多成痹寒矣。色以候天，脉以候地，形者乃候地之阴阳也。故以脉气候之，皆有形无形可见者也。

调卫汤　治湿胜自汗，补卫气虚弱，表虚不任外寒。

苏木　红花已上各一分　猪苓二分　麦门冬三分　生地黄三分　半夏汤洗七次　生黄芩　生甘草　当归梢已上各五分　羌活七分　麻黄根　黄芪已上各一钱　五味子七枚

上㕮咀，如麻豆大，作一服，水二盏，煎至一盏，去渣，稍热服。中风证必自汗，汗多不得重发汗，故禁麻黄而用根节也。

湿热成痿肺金受邪论

六七月之间，湿令大行，子能令母实而热旺，湿热相合而刑庚大肠，故寒凉以救之，燥金受湿热之邪，绝寒水生化之源，源绝则肾亏，

痿厥之病大作，腰以下痿软瘫痪不能动，行走不正，两足欹侧，以清燥汤主之。

清燥汤

黄连去须　酒黄柏　柴胡已上各一分　麦门冬　当归身　生地黄　炙甘草　猪苓　曲已上各二分　人参　白茯苓　升麻已上各三分　橘皮　白术　泽泻已上各五分　苍术一钱　黄芪一钱五分　五味子九枚

上㕮咀，如麻豆大，每服半两，水二盏半，煎至一盏，去渣，稍热空心服。

助阳和血补气汤　治眼发后，上热壅，白睛红，多眵泪，无疼痛而瘾涩难开，此服苦寒药太过，而真气不能通九窍也。故眼昏花不明，宜助阳和血补气。

香白芷二分　蔓荆子三分　炙甘草　当归身酒洗　柴胡已上各五分　升麻　防风已上各七分　黄芪一钱

上㕮咀，都作一服，水一盏半，煎至一盏，去渣，热服，临卧，避风处睡，忌风寒及食冷物。

升阳汤　治大便一日三四次，溏而不多，有时泄泻，腹中鸣，小便黄。

柴胡　益智仁　当归身　橘皮已上各三分　升麻六分　甘草二钱　黄芪三钱　红花少许

上㕮咀，分作二服，每服水二大盏，煎至一盏，去渣，稍热服。

升阳除湿汤　治脾胃虚弱，不思饮食，肠鸣腹痛，泄泻无度，小便黄，四肢困弱。

甘草　大麦蘖面如胃寒腹鸣者加　陈皮　猪苓已上各三分　泽泻　益智仁　半夏　防风　神曲　升麻　柴胡　羌活已上各五分　苍术一钱

上㕮咀，作一服，水三大盏，生姜三片，枣二枚，同煎至一盏，去渣，空心服。

益胃汤　治头闷，劳动则微痛，不喜饮食，四肢怠惰，躁热短气，口不知味，肠鸣，大便微溏、黄色，身体昏闷，口干不喜食冷。

黄芪　甘草　半夏已上各二分　黄芩　柴胡　人参　益智仁　白术已上各三分　当归梢　陈皮　升麻已上各五分　苍术一钱五分

上㕮咀，作一服，水二大盏，煎至一盏，去渣，稍热服，食前，忌饮食失节，生冷硬物，

酒、湿面。

生姜和中汤　治食不下，口干虚渴，四肢困倦。

生甘草　炙甘草已上各二分　酒黄芩　柴胡　橘皮已上各二分　升麻三分　人参　葛根　藁本　白术已上各五分　羌活七分　苍术一钱　生黄芩二钱

上㕮咀，作一服，水二盏，生姜五片，枣二枚，擘开，同煎至一盏，去渣，稍热服之，食前。

强胃汤　治因饮食劳役所伤，腹胁满闷，短气，遇春口淡无味，遇夏虽热而恶寒，常如饱，不喜食冷物。

黄柏　甘草已上各五分　升麻　柴胡　当归身　陈皮已上各一钱　生姜　曲已上各一钱五分　草豆蔻二钱　半夏　人参已上各三钱　黄芪一两

上㕮咀，每服三钱，水二大盏，煎至一盏，去渣，温服，食前。

温胃汤　专治服寒药多，致脾胃虚弱，胃脘痛。

人参　甘草　益智仁　缩砂仁　厚朴已上各二分　白豆蔻　干生姜　泽泻　姜黄已上各三分　黄芪　陈皮已上各七分

上件为极细末，每服三钱，水一盏，煎至半盏，温服，食前。

和中丸

人参　干生姜　橘红已上各一钱　干木瓜二钱　炙甘草三钱

上为细末，蒸饼为丸，如梧桐子大，每服三五十丸，温水送下，食前服。

藿香安胃散　治脾胃虚弱，不进饮食，呕吐不待腐熟。

藿香　丁香　人参已上各二钱五分　橘红五钱

上件四味为细末，每服二钱，水一大盏，生姜一片，同煎至七分，和渣冷服，食前。

异功散　治脾胃虚冷，腹鸣，腹痛，自利，不思饮食。

人参　茯苓　白术　甘草　橘皮已上各五分

上为粗散，每服五钱，水二大盏，生姜三片，枣二枚，同煎至一盏，去渣温服，食前。

先用数服，以正其气。

饮食伤脾论

《四十九难》曰：饮食劳倦则伤脾。又云：饮食自倍，肠胃乃伤。肠澼为痔。夫脾者行胃津液，磨胃中之谷，主五味也。胃既伤则饮食不化，口不知味，四肢倦困，心腹痞满，兀兀欲吐而恶食，或为飧泄，或为肠澼，此胃伤脾亦伤明矣。大抵伤饮、伤食，其治不同，伤饮者无形之气也，宜发汗、利小便以导其湿；伤食者有形之物也，轻则消化，或损其谷，此最为妙也，重则方可吐下。今立数方，区分类析，以列于后。

五苓散　治烦渴饮水过多，或水入即吐，心中淡淡，停湿在内，小便不利。

桂一两　茯苓　猪苓　白术已上各一两五钱　泽泻二两五钱

上为细末，每服二钱，热汤调服，不拘时候，服讫多饮热汤，有汗出即愈。

如瘀热在里，身发黄疸，浓煎茵陈汤调下，食前服之。

如疸发渴，及中暑引饮，亦可用水调服。

论饮酒过伤

夫酒者大热有毒，气味俱阳，乃无形之物也。若伤之，止当发散，汗出则愈矣。其次莫如利小便。二者乃上下分消其湿。今之酒病者，往往服酒癥丸大热之药下之，又有用牵牛、大黄下之者，是无形元气受病，反下有形阴血，乖误甚矣。酒性大热以伤元气，而复重泻之，况亦损肾水。真阴及有形阴血俱为不足，如此则阴血愈虚，真水愈弱，阳毒之热大旺，反增其阴火，是以元气消耗折人长命，不然则虚损之病成矣。酒疸下之，久久为黑疸，慎不可犯，以葛花解醒汤主之。

葛花解醒汤　治饮酒太过，呕吐痰逆，心神烦乱，胸膈痞塞，手足战摇，饮食减少，小便不利。

莲花青皮去穰，三分　木香五分　橘皮去白　人参去芦　猪苓去黑皮　白茯苓已上各一钱五分　神曲炒黄　泽泻　干生姜　白术已上各二钱　白豆蔻仁　葛花　砂仁已上各五钱上为极细末，称和匀，每服三钱匕，白汤调下，但得微汗，酒病去矣，此盖不得已而用之，岂可恃赖日日饮酒？此方气味辛辣，偶因酒病服之，则不损元气，何者，敌酒病也。

枳术丸 治痞消食强胃。

枳实麸炒黄色，去穰，一两　白术二两

上同为极细末，荷叶裹烧饭为丸，如梧桐子大，每服五十丸，多用白汤下，无时。白术者，本意不取其食速化，又令人胃气强，不复伤也。

橘皮枳术丸 治老幼元气虚弱，饮食不消，脏腑不调，心下痞闷。

枳实麸炒去穰　橘皮已上各一两　白术二两

上件为细末，荷叶烧饭为丸，如梧桐子大，每服五十丸，温水送下，食远。夫内伤用药之大法，所贵服之强人胃气，令胃气益厚，虽猛食、多食、重食而不伤，此能用食药者也。此药久久益胃气，令不复致伤也。

半夏枳术丸 治因冷食内伤。

半夏姜洗七次，焙干　枳实麸炒黄色　白术已上各二两

上同为极细末，荷叶裹烧饭为丸，如梧桐子大，每服五十丸，添服不妨，无定法。如热汤浸蒸饼为丸亦可。

如食伤，寒热不调，每服加上二黄丸十丸，白汤下。更作一方加泽泻一两为丸，有小便淋者用。

木香干姜枳术丸 破除寒滞气，消寒饮食。

木香三钱　干姜五钱，炮　枳实一两，炒　白术一两五钱

上为极细末，荷叶烧饭为丸，如梧桐子大，每服三五十丸，温水送下，食前。

木香人参生姜枳术丸 开胃进食。

干生姜二钱五分　木香三钱　人参三钱五分　陈皮四钱　枳实一两，炒黄　白术一两五钱

上为细末，荷叶烧饭为丸，如梧桐子大。每服三五十丸，温水送下，食前，忌饱食。

和中丸 治病久虚弱，厌厌不能食，而脏腑或秘或溏，此胃气虚弱也。常服则和中理气，消痰去湿，厚肠胃，进饮食。

木香二钱五分　枳实麸炒　炙甘草已上各三钱　五分　槟榔四钱五分　陈皮去白，八钱　半夏汤洗七次　厚朴姜制，已上各一两　白术一两二钱

上为细末，生姜自然汁浸蒸饼为丸，如梧桐子大，每服三五十丸，温水送下，食前或食远。

交泰丸 升阳气，泻阴火，调荣气，进饮食，助精神，宽腹中，除急惰嗜卧，四肢不收，沉困懒倦。

干姜炮制，三分　巴豆霜五分　人参去芦　肉桂去皮，已上各一钱　柴胡去苗　小椒炒去汗，并闭目，去子　白术已上各一钱五分　厚朴去皮锉炒，秋冬加七钱　酒煮苦楝　白茯苓　砂仁已上各三钱　川乌头炮去皮脐，四钱五分　知母四钱，一半炒，一半酒炒，此一味春夏所宜，秋冬去之　吴茱萸汤洗七次，五钱　黄连去须，秋冬减一钱五分　皂角水洗，煨去皮弦　紫菀去苗，已上各六钱

上除巴豆霜另入外，同为极细末，炼蜜为丸，如梧桐子大，每服十丸，温水送下，虚实加减。

三棱消积丸 治伤生冷硬物，不能消化，心腹满闷。

丁皮　益智已上各三钱　巴豆炒，和粳米炒焦，去米　茴香炒　陈皮　青橘皮已上各五钱　京三棱炮　广茂炮　炒曲已上各七钱

上件为细末，醋打面糊为丸，如梧桐子大，每服十丸至二十丸，温生姜汤送下，食前。量虚实加减，得更衣止后服。

备急丸 治心腹百病卒痛如锥刺，及胀满不快，气急，并治之。

锦纹川大黄为末　干姜炮为末　巴豆先去皮膜心，研如泥霜，出油，用霜

上件三味等分，同一处研匀，炼蜜成剂。白内杵千百下，丸如大豌豆大，夜卧温水下一丸，如气实者加一丸。如卒病不计时候服，妇人有孕不可服，如所伤饮食在胸膈间，兀兀欲吐，反覆闷乱，以物探吐去之。

神保丸 治心膈痛，腹痛，血痛，肾气痛，胁下痛，大便不通，气噎，宿食不消。

木香　胡椒已上各二钱五分　巴豆十枚，去皮、油、心、膜，研　干蝎七枚

上件四味为末，汤浸蒸饼为丸，麻子大，

朱砂三钱为衣，每服五丸。

如心膈痛，柿蒂、灯心汤下。

如腹痛，柿蒂、煨姜煎汤下。

如血痛，炒姜醋汤下。

如肾气痛、胁下痛，茴香酒下。

如大便不通，蜜调槟榔末一钱下。

如气噎，木香汤下。

如宿食不消，茶、酒、浆、饮任下。

雄黄圣饼子　治一切酒食所伤，心腹满不快。

雄黄五钱　巴豆一百个，去油心膜　白面十两，重罗过

上件三味内除白面八九两，余药同为细末，共面和匀，用新水和作饼子如手大，以浆水煮，煮至浮于水上，漉出，控，旋看硬软捣作剂，丸如梧桐子大，捻作饼子，每服五七饼子。加至十饼、十五饼，嚼破一饼利一行，二饼利二行，茶、酒任下，食前。

蠲饮枳实丸　逐饮消痰，导滞清膈。

枳实麦炒，去穰　半夏汤洗　陈皮去白，已上各二两　黑牵牛八两，内取头末三两

上为细末，水煮面糊为丸，如梧桐子大，每服五十丸，食后，生姜汤下。

感应丸　治虚中积冷，气弱有伤，停积胃脘，不能传化，或因气伤冷，因饥饱食，饮酒过多，心下坚满，两胁胀痛，心腹大疼，霍乱吐泻，大便频，后重迟涩，久痢赤白，脓血相杂，米谷不消，愈而复发。又治中酒呕吐痰逆，恶心喜唾，头旋，胸膈痞闷，四肢倦怠，不欲饮食。又治妊娠伤冷，新产有伤，若久有积寒，吃热药不效者，并悉治之。又治久病形羸，荏苒岁月，渐致虚弱，面黄肌瘦，饮食或进或退，大便或秘或泄，不拘久新积冷，并皆治之。

干姜炮制，一两　南木香去芦　丁香已上各一两五钱　百草霜二两　肉豆蔻去皮，三十个　巴豆去皮、心、膜、油，研，七十个　杏仁一百四十个，汤浸去皮尖，研膏

上七味，除巴豆粉、百草霜、杏仁三味外，余四味捣为细末，却与三味同拌，研令细，用好蜡匮和，先将蜡六两溶化作汁，以重绵滤去渣，更以好酒一升于银、石器内煮蜡溶，滚数沸倾出，候酒冷，其蜡自浮于上，取蜡秤开丸。春夏修合用清油一两于铫内熬令沫散香熟，次下酒煮蜡四两同化作汁，就锅内乘热拌和前项药末。秋冬修合用清油一两五钱，同煎煮熟作汁和匮药末成剂，分作小铤子，以油单纸裹之，旋丸服耳。

神应丸　治因一切冷物冷水及潼乳、酪水所伤，腹痛肠鸣，米谷不化。

丁香　木香已上各二钱　巴豆　杏仁　百草霜　干姜已上各五钱　黄蜡二钱

上先将黄蜡，用好醋煮去渣秽，将巴豆、杏仁同炒黑烟尽，研如泥，将黄蜡再上火，春夏入小油五钱，秋冬入小油八钱，溶开入在杏仁、巴豆泥子内同搅，旋下丁香、木香等药末，研匀搓作铤子，油纸裹了，旋丸用，如芥子大，每服三五十丸，温米饮送下，食前，日三服，大有神效。

白术安胃散　治一切泻痢，无问脓血相杂，里急窘痛，日夜无度。又治男子小肠气痛，及妇人脐下虚冷，并产后儿枕块痛，亦治产后虚弱，寒热不止者。

五味子　乌梅取肉炒干，已上各五钱　车前子　茯苓　白术已上各一两　米壳三两，去顶蒂穰，醋煮一宿，炒干

上为末，每服五钱，水一盏半，煎至一盏，去渣，空心温服。

圣饼子　治泻痢赤白，脐腹撮痛，久不愈者。

黄丹二钱　定粉　舶上硫黄　陀僧已上各三钱　轻粉少许

上细锉为末，入白面四钱匕，滴水和如指尖大，捻作饼子，阴干，食前温浆水磨服之，大便黑色为效。

当归和血散　治肠澼下血，湿毒下血。

川芎四分　青皮　槐花　荆芥穗　熟地黄芪　白术已上各六分　当归身　升麻已上各一钱

上件为细末，每服二三钱，清米饮汤调下，食前。

诃梨勒丸　治休息痢，昼夜无度，腥臭不可近，脐腹撮痛，诸药不效。

诃子五钱，去核称　椿根白皮一两　母丁香三十个

上为细末，醋面糊丸，如梧桐子大，每服五十丸，陈米饭汤，入醋少许送下，五更，三日三服效。

脾胃损在调饮食适寒温

《十四难》曰：损其脾者，调其饮食，适其寒温。夫脾、胃、大肠、小肠、三焦、膀胱，仓廪之本，营之所居，名曰器，能化糟粕转味而出入者也。若饮食热无灼灼，寒无凄凄，寒温中适，故气将持，乃不致邪僻。或饮食失节，寒温不适，所生之病，或溏泄无度，或心下痞闷，腹胁䐜胀，口失滋味，四肢困倦，皆伤于脾胃所致而然也。肠胃为市，无物不受，无物不入。若风、寒、暑、湿、燥，一气偏胜，亦能伤脾损胃，观证用药者，宜详审焉。

脾胃右关所主其脉缓如得：

弦脉　风邪所伤，甘草芍药汤、黄芪建中汤之类，或甘酸之剂皆可用之。

洪脉　热邪所伤，三黄丸、泻黄散、调胃承气汤，或甘寒之剂皆可用之。

缓脉　本经太过，湿邪所伤，平胃散加白术、茯苓，五苓散，或除湿淡渗之剂皆可用之。

涩脉　燥热所伤，异功散加当归，四君子汤加熟地黄，或甘温甘润之剂皆可用之。

沉细脉　寒邪所伤，益黄散、养胃丸、理中丸、理中汤，如寒甚加附子，甘热之剂皆可用之。

前项所定方药，乃常温也，如变则更之。

胃风汤　治大人小儿风冷乘虚入客肠胃，水谷不化，泄泻注下，腹胁虚满，肠鸣疗痛，乃肠胃湿毒，下如豆汁，或下瘀血，日夜无度，并宜服之。

人参去芦　白茯苓去皮　芎藭　桂去粗皮当归去苗　白芍药　白术已上各等分

上为粗散，每服二钱，以水一大盏，入粟米数百余粒，同煎至七分，去渣，稍热服，空心食前，小儿量力减之。

三黄丸　治丈夫妇人三焦积热，上焦有热，攻冲眼目赤肿，头项肿痛，口舌生疮；中焦有热，心膈烦躁，不美饮食；下焦有热，小便赤涩，大便秘结。五脏俱热，即生痈疖疮痍。及治五般痔疾，粪门肿痛，或下鲜血。

黄连去芦　黄芩去芦　大黄已上各一两

上为细末，炼蜜为丸，如梧桐子大。每服三十丸，用熟水吞下，如脏腑壅实，加服丸数，小儿积热亦宜服之。

白术散　治虚热而渴。

人参去芦　白术　木香　白茯苓去皮　藿香叶去土　甘草已上各一两　干葛二两

上件为粗末，每服三钱至五钱，水一盏，煎至五分，温服，如饮水者多煎与之，无时服，如不能食而渴，洁古先师倍加葛根，如能食而渴，白虎汤加人参服之。

加减平胃散　治脾胃不和，不思饮食，心腹、胁肋胀满刺痛，口苦无味，胸满气短，呕哕恶心，噫气吞酸，面色萎黄，肌体瘦弱，怠惰嗜卧，体重节痛，常多自利，或发霍乱，及五噎八痞，膈气反胃。

甘草锉炒，二两　厚朴去粗皮，姜制炒香　陈皮去白，已上各三两二钱　苍术去粗皮，米泔浸，五两

上为细末，每服二钱，水一盏，入生姜三片，干枣二枚，同煎至七分，去渣温服，或去姜、枣，带热服，空心食前，入盐一捻，沸汤点服亦得，常服调气暖胃，化宿食，消痰饮。辟风、寒、冷、湿四时非节之气。

如小便赤涩，加白茯苓、泽泻。

如米谷不化，食饮多伤，加枳实。

如胸中气不快，心下痞气，加枳壳、木香。

如脾胃困弱，不思饮食，加黄芪、人参。

如心下痞闷腹胀者，加厚朴，甘草减半。

如遇夏，则加炒黄芩。

如遇雨水湿润时，加茯苓、泽泻。

如遇有痰涎，加半夏、陈皮。

凡加时，除苍术、厚朴外，依例加之，如一服五钱，有痰用半夏五分。

如嗽，饮食减少、脉弦细，加当归、黄芪。

如脉洪大缓，加黄芩、黄连。

如大便硬，加大黄三钱，芒硝二钱，先嚼麸炒桃仁烂，以药送下。

散滞气汤　治因郁气结中脘，腹皮底微痛，

心下痞满，不思饮食，虽食不散，常常有痞气。

当归身二分　陈皮三分　柴胡四分　炙甘草一钱　半夏一钱五分　生姜五片　红花少许

上件锉如麻豆大，都作一服，水二盏，煎至一盏，去渣，稍热服，食前，忌湿面、酒。

通幽汤　治幽门不通上冲，吸门不开噎塞，气不得上下，治在幽门闭，大便难，此脾胃初受热中，多有此证，名之曰下脘不通。

桃仁泥　红花已上各一分　生地黄　熟地黄已上各五分　当归身　炙甘草　升麻已上各一钱

上㕮咀，都作一服，水二大盏，煎至一盏，去渣，稍热服之。食前。

润肠丸　治饮食劳倦，大便秘涩，或干燥闭塞不通，全不思食，乃风结、血结，皆能闭塞也，润燥、和血、疏风，自然通利也。

大黄去皮　当归梢　羌活已上各五钱　桃仁汤浸，去皮尖，一两　麻子仁去皮取仁，一两二钱五分

上除麻仁另研如泥外，捣罗为细末，炼蜜为丸，如梧桐子大，每服五十丸，空心用白汤送下。

导气除燥汤　治饮食劳倦，而小便闭塞不通，乃血涩致气不通而窍涩也。

滑石炒黄　茯苓去皮，已上各二钱　知母细锉，酒洗　泽泻已上各三钱　黄柏去皮，四钱酒洗

上㕮咀，每服半两，水二盏，煎至一盏，去渣，稍热服，空心。如急，不拘时候。

丁香茱萸汤　治胃虚呕哕吐逆，膈咽不通。

干生姜　黄柏已上各二分　丁香　炙甘草　柴胡　橘皮　半夏已上各五分　升麻七分　吴茱萸　草豆蔻　黄芪　人参已上各一钱　当归身一钱五分　苍术二钱

上件锉如麻豆大，每服半两，水二盏，煎至一盏，去渣，稍热服，食前，忌冷物。

草豆蔻丸　治脾胃虚而心火乘之，不能滋荣上焦元气，遇冬肾与膀胱之寒水旺时，子能令母实，致肺金大肠相辅而来克心乘脾胃，此大复其仇也。经云：大胜必大复，故皮毛、血脉、分肉之间，元气已绝于外，又大寒、大燥二气并乘之，则苦恶风寒，耳鸣，及腰背相引胸中而痛，鼻息不通，不闻香臭，额寒脑痛，

目时眩，目不欲开，腹中为寒水反乘，痰唾沃沫，食入反出，常痛，及心胃痛，胁下急缩，有时而痛，腹不能努，大便多泻而少秘，下气不绝或肠鸣，此脾胃虚之极也。胸中气乱，心烦不安，而为霍乱之渐，膈咽不通，噎塞，极则有声，喘喝闭塞，或日阳中，或暖房内稍缓，口吸风寒则复作，四肢厥逆，身体沉重，不能转侧，头不可以回顾，小便溲而时躁，此药主秋冬寒凉，大复气之药也。

泽泻一分，小便数减半　柴胡二分或四分，须详胁痛多少用　神曲　姜黄已上各四分　当归身　生甘草　熟甘草　青皮已上各六分　桃仁汤洗，去皮尖，七分　白僵蚕　吴茱萸汤洗，去苦烈味，焙干　益智仁　黄芪　陈皮　人参已上各八分　半夏一钱，汤洗七次　草豆蔻仁一钱四分，面裹烧面熟为度，去皮用仁　麦蘖面炒黄，一钱五分

上件一十八味，同为细末，桃仁另研如泥，再同细末一处研匀，汤浸蒸饼为丸，如梧桐子大。每服三五十丸，熟白汤送下，旋斟酌多少。

神圣复气汤　治复气，乘冬足太阳寒气，足少阴肾水之旺，子能令母实，手太阴肺实，反来侮土，火木受邪，腰背胸膈闭塞，疼痛善嚏，口中涎，目中泣，鼻中流浊涕不止，或如息肉，不闻香臭，咳嗽痰沫，上热如火，下寒如冰。头作阵痛，目中流火，视物䀮䀮，耳鸣耳聋，头并口鼻或恶风寒，喜日阳，夜卧不安，常觉痰塞，膈咽不通，口失味，两胁缩急而痛，牙齿动摇不能嚼物，阴汗，前阴冷，行步欹侧，起居艰难，掌中寒，风痹麻木，小便数而昼多，夜频而欠，气短喘喝，少气不足以息，卒遗失无度，妇人白带，阴户中大痛，牵心而痛，黧黑失色，男子控睾牵心腹阴阴而痛，面如赭色，食少大小便不调，烦心霍乱，逆气里急而腹皮色白，后出余气，腹不能努，或肠鸣，膝下筋急，肩胛大痛，此皆寒水来复火土之仇也。

黑附子炮裹去皮　干姜炮为末，已上各三分　防风锉如豆大　郁李仁汤浸去皮尖，另研如泥　人参已上各五分　当归身酒洗，锉，六分　半夏汤泡七次　升麻锉，已上各七分　甘草锉　藁本已上各八分　柴胡锉如豆大　羌活锉如豆大，已上各一钱　白葵花五朵，去心细剪入

上件药都一服，水五盏，煎至二盏，入：

橘皮五分 草豆蔻仁面裹烧熟，去皮 黄芪已上各一钱

上件入在内，再煎至一盏，再入下项药：

生地黄二分酒洗 黄柏酒浸 黄连酒浸 枳壳已上各三分

以上四味预一日，另用新水浸，又以：

细辛二分 川芎细末 蔓荆子已上各三分

预一日用新水半大盏，分作二处浸此三味，并黄柏等煎正药作一大盏，不去渣入此浸者药，再上火煎至一大盏，去渣稍热服，空心，又能治咬颊、咬唇、咬舌、舌根强硬等证如神。忌肉汤，宜食肉，不助经络中火邪也。大抵肾并膀胱经中有寒，元气不足者皆宜服之。

脾胃将理法

白粥、粳米、绿豆、小豆、盐豉之类，皆淡渗利小便，且小便数不可更利，况大泻阳气，反得行阴道。切禁湿面，如食之觉快，勿禁。

药中不可服泽泻、猪苓、茯苓、灯心、琥珀、通草、木通、滑石之类，皆行阴道，而泻阳道也，如渴，如小便不利，或闭塞不通则服，得利勿再服。

忌大咸，助火邪而泻肾水真阴，及大辛味，蒜、韭、五辣、醋、大料物、官桂、干姜之类，皆伤元气。

若服升沉之药，先一日将理，次日腹空服，服毕更宜将理十日，先三日尤甚，不然则反害也。

夫诸病四时用药之法，不问所病，或温或凉，或热或寒，如春时有疾，于所用药内加清凉风药，夏月有疾加大寒之药，秋月有疾加温气药，冬月有疾加大热药，是不绝生化之源也。钱仲阳医小儿深得此理。《内经》必先岁气，毋伐天和，是为至治。又曰：无违时，无伐化。又曰：无伐生生之气，皆此常道也。用药之法，若反其常道，而变生异证，则当从权施治。假令病人饮酒，或过食寒，或过食热，皆可以增病。如此则以权衡应变治之，权变之药，岂可常用之。

摄 养

忌浴当风汗，当风须以手摩汗孔合，方许见风，必无中风、中寒之疾。

遇卒风暴寒衣服不能御者，则宜争努周身之气以当之，气弱不能御者病。

如衣薄而气短，则添衣，于无风处居止，气尚短，则以沸汤一碗熏其口鼻即不短也。

如衣厚于不通风处居止，而气短，则宜减衣，摩汗孔合，于漫风处居止。

如久居高屋，或天寒阴湿所遏，令气短者，亦如前法熏之。

如居周密小室，或大热而处寒凉气短，则出就风日，凡气短皆宜食滋味汤饮，令胃调和。

或大热能食而渴，喜寒饮，当从权以饮之，然不可耽嗜。如冬寒喜热物，亦依时暂食。

夜不安寝，衾厚热壅故也，当急去之，仍拭汗，或薄而不安，即加之，睡自稳也。饥而睡不安，则宜少食，饱而睡不安，则少行坐。

遇天气变更，风寒阴晦，宜预避之，大抵宜温暖、避风寒、省语，少劳役为上。

远 欲

名与身孰亲，身与货孰多，以隋侯之珠，弹千仞之雀，世必笑之，何取之轻而弃之重耶！残躯六十有五，耳目半失于视听，百脉沸腾而烦心，身如众派漂流，瞑目则魂如浪去，神气衰于前日，饮食减于曩时，但应人事，病皆弥甚，以己之所有，岂止隋侯之珠哉！安于淡薄，少思寡欲，省语以养气，不妄作劳以养形，虚心以维神，寿夭得失安之于数，得丧既轻，血气自然谐和，邪无所容，病安增剧，苟能持此，亦庶几于道，可谓得其真趣矣。

省言箴

气乃神之祖，精乃气之子，气者精神之根蒂也，大矣哉，积气以成精，积精以全神，必清必静，御之以道，可以为天人矣，有道者能之，予何人哉，切宜省言而已。

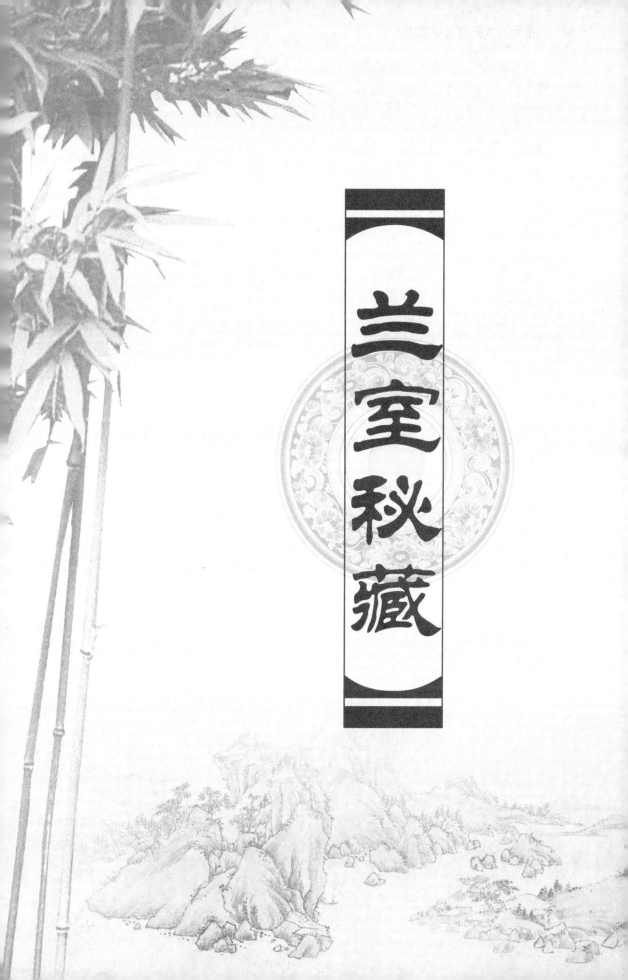

兰室秘藏

序

　　《兰室秘藏》六卷，吾师李东垣先生所辑也。不肖读之而曰：至矣哉！吾师之学术贯天人，洞微奥也。其论饮食劳倦，人所日用而不知者，故首及之。次中满腹胀，胃脘酒渴，至于眼、耳、鼻、舌、齿、喉，血分腰痛，大小便，痔瘘泻痢，疮疡，妇儿科，皆穷其旨要。而论脉法尤详悉而切当，言病证变换万状皆形见于脉，按其弦长、滞缩、清浊，伸引无尽。吾师尝云：至微者，理也；至著者，象也。体用一源，显微无间，得其理则象可得而推矣。是吾师有不言，言辄应，与是编相符合，非口所辩说，纸上陈言，不能施用者欤。然则人之欲自颐真精，顺时却病，与医家溯流穷源，不拘执古方而收功者，舍是奚观焉。夫吾师合生气之和，道五常之性，使疾疢不作而无妖祯短折，起死扶伤，令六合咸宁，万世收赖，非古圣王亨嘉之致治乎。圣王之世，即喙息蠕动之细，莫不禀仰太和，沐浴玄泽。若吾师殚厥心思以较雠是编，濯痹煦寒，如《洪范》所谓：身其康强，子孙逢吉，曰寿、曰康宁、曰考终者，是编之效也。吾师弗自私藏，以公诸人。不止一身行之，欲人人行之，又欲天下万世行之；不止一方蒙泽，欲举世蒙泽，又欲千世亿世蒙泽也。吾师嘉鱼无穷者，吾师心思之所流而精神之所聚也。不肖何敢序，但乔衣钵之传，若大史公云：岩穴之人，欲砥行立名，非附青云之士，恶能声施后世，则序之之鄙意云尔。

至元丙子三月上巳门人罗天益百拜书

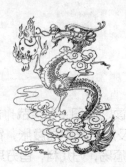

卷　上

饮食劳倦门

饮食所伤论

《阴阳应象论》云：水谷之寒热，感则害人六腑。《痹论》云：阴气者，静则神藏，躁则消亡，饮食自倍，肠胃乃伤。此乃混言之也。分之为二；饮也、食也。饮者，水也，无形之气也。因而大饮则气逆，形寒饮冷则伤肺，病则为喘咳，为肿满，为水泻。轻则当发汗，利小便，使上下分消其湿。解醒汤、五苓散、生姜、半夏、枳实、白术之类是也。如重而蓄积为满者，芫花、大戟、甘遂、牵牛之属利下之，此其治也。食者，物也，有形之血也。如《生气通天论》云：因而饱食，筋脉横解，肠澼为痔。又云：食伤太阴、厥阴，寸口大于人迎两倍三倍者，或呕吐、或痞满、或下痢肠澼，当分寒热轻重而治之。轻则内消，重则除下。如伤寒物者，半夏、神曲、干姜、三棱、广术、巴豆之类主之；如伤热物者，枳实、白术、青皮、陈皮、麦糵、黄连、大黄之类主之。亦有宜吐者，《阴阳应象论》云：在上者，因而越之。瓜蒂散之属主之。然而不可过剂，过剂则反伤肠胃。盖先因饮食自伤，又加之以药过，故肠胃复伤而气不能化，食愈难消矣，渐至羸困。故《五常政大论》云：大毒治病，十去其六，小毒治病，十去其七。凡毒治病，不可过之。此圣人之深戒也。

劳倦所伤论

《调经篇》云：阴虚生内热奈何？岐伯曰：有所劳倦，形气衰少，谷气不盛，上焦不行，下脘不通，而胃气热，热气熏胸中，故内热。《举痛论》云：劳则气耗。劳则喘且汗出，内外皆越，故气耗矣。夫喜怒不节，起居不时，有所劳伤，皆损其气。气衰则火旺，火旺则乘其脾土，脾主四肢，故困热无气以动，懒于语言，动作喘乏，表热自汗，心烦不安。当病之时，宜安心静坐，以养其气，以甘寒泻其热火，以酸味收其散气，以甘温补其中气。经言劳者温之，损者温之者是也。《金匮要略》云：平人脉大为劳，脉极虚亦为劳矣。夫劳之为病，其脉浮大，手足烦热，春夏剧，秋冬差，脉大者，热邪也。极虚者，气损也。春夏剧者，时助邪也。秋冬差者，时胜邪也。以黄芪建中汤治之，此亦温之之意也。夫上古圣人，饮食有节，起居有常，不妄作劳，形与神俱，百岁乃去，此谓治未病也。今时之人，去圣人久远则不然，饮食失节，起居失宜，妄作劳役，形气俱伤，故病而后药之，是治其已病也。推其百病之源，皆因饮食劳倦而胃气、元气散解，不能滋荣百脉，灌溉脏腑，卫护周身之所致也。故苍天之气贵清静，阳气恶烦劳。噫！饮食喜怒之间，寒暑起居之际，可不慎欤！

调中益气汤　治因饥饱劳役，损伤脾胃，元气不足，其脉弦洪缓而沉，按之中之下得，时一涩。其证四肢满闷，肢节疼痛，难以屈伸。身体沉重，烦心不安，忽肥忽瘦，四肢懒倦，口失滋味，腹难舒伸，大小便清利而数，或上饮下便，或大便涩滞，或夏月飧泄，米谷不化，或便后见血，或便见白脓，胸满短气，咽膈不通，痰唾稠粘，口中沃沫，食入反出，耳鸣耳聋，目中流火，视物昏花，胬肉红丝，热壅头目，不得安卧，不思饮食，并皆治之。

橘皮如腹中气不转运，加木香一分，如无此证不加　黄柏酒洗，已上各二分　升麻此一味为上气不足，胃气与脾气下流，乃补之气，从阴引阳　柴胡已上各三分　人参有嗽者去渣　炙甘草　苍术已上各五分　黄芪一钱

如时显热躁，是下元阴火蒸蒸然发也，加生地黄二分，黄柏三分。

如大便虚坐不得，或大便了而不了，腹中常常逼迫，皆是血虚血涩，加当归身三分，无此证则去之。

如身体沉重，虽小便数多，亦加茯苓二分，黄柏三分，泽泻五分，苍术一钱，时暂从权而去湿也，不可常用。兼足太阴已病，其脉亦络于心中，故显湿热相合而生烦乱。

如胃气不和，加汤洗半夏五分，生姜三片。有嗽者加生姜、生地黄二分，以制半夏之毒。

如痰厥头痛，非半夏不能除，此足大阴脾邪所作也。

如兼躁热，加黄柏、生地黄各二分。

如无以上证，只服前药。

上件锉如麻豆大，都作一服，水二大盏，煎去渣，稍热，食远服之。宁心绝虑，静坐少语，药必为效耳。

如夏月须加白芍药三分。

如春月腹中痛尤宜加。

如恶热而渴，或腹痛者，更加芍药五分，生黄芩二分。

如恶寒腹痛，加中桂三分，去黄芩，谓之桂枝芍药汤。亦于前药中加之。

如冬月胃痛，不可用芍药，盖大寒之药也。只加干姜二分，或加半夏五七分，以生姜少许制之。

如秋冬之月，胃脉四道为冲脉所逆，胁下少阳脉二道而反上行，名曰厥逆。其证气上冲咽不得息，而喘息有音不得卧，加吴茱萸五分至一钱，汤洗去苦，观厥气多少而用之，亦于前药中作一服服之。

如夏月有此证，为大热也。此病随四时为寒热温凉也，宜以黄连酒洗，黄柏酒浸，知母酒浸，以上各等分。

上为细末，熟汤为丸，如梧桐子大，每服一百丸或二百丸，白汤送下，空心服。仍多饮热汤，服毕少时，便以美食压之，使不令胃中停留，直至下元以泻冲脉之邪也。大抵治饮食劳倦所得之病，乃虚劳七损证也，常宜以甘温平之，甘多辛少，是其治也。

宽中喜食无厌丸一名宽中进食丸　资形气，喜饮食。

木香五分　青皮　人参　干生姜已上各一钱　炙甘草一钱五分　白茯苓　泽泻　槟榔　橘皮　白术已上各二钱　缩砂仁　猪苓已上各二钱半　枳实四钱　草豆蔻仁五钱　神曲五钱五分，炒　半夏七钱　大麦蘖面一两，炒

上为细末，汤浸蒸饼为丸，如梧桐子大，每服三五十丸，米汤下，食远服。

交泰丸　升阳气，泻阴火，调荣气，进饮食，助精神，宽腹胁，除怠惰嗜卧，四肢沉困不收。

干姜炮制，三分　巴豆霜五分　人参去芦　肉桂去皮，已上各一钱　柴胡去苗　小椒炒去汗，并闭目及子　白术已上各一钱五分　厚朴去皮炒，三钱，秋冬加七钱　白茯苓　苦楝酒煮　缩砂仁已上各三钱　知母四钱，一半酒炒，一半酒洗，春夏用，秋冬去　川乌炮制，去皮脐，四钱五分　吴茱萸汤洗七次，五钱　皂角水洗，煨去皮弦　紫菀去苗，已上各六钱　黄连去须，七钱，秋冬减一钱五分

上除巴豆霜别研外，同为极细末，炼蜜为丸，如梧桐子大，每服十丸，温水送下，食远，虚实加减。

木香人参生姜枳术丸　开胃进饮食。

干生姜二钱五分　木香三钱　人参三钱五分　陈皮四钱　枳实一两，炒　白术一两五钱

上为细末，荷叶裹，烧饭为丸，如梧桐子大，每服三五十丸，温水下，食前。

木香干姜枳术丸　破除寒滞气，消寒饮食。

木香三钱　干姜五钱，炮　枳实一两，炒　白术一两五钱

上为细末，荷叶裹，烧饭为丸，如梧桐子大，每服三五十丸，温水送下，食前。

扶脾丸　治脾胃虚寒，腹中痛，溏泻无度，

饮食不化。

干生姜 肉桂已上各五分 干姜 藿香 红豆已上各一钱 白术 茯苓 橘皮 半夏 诃子皮 炙甘草 乌梅肉已上各二钱 大麦蘖炒 神曲炒,已上各四钱

上为细末,荷叶裹,烧饭为丸,如梧桐子大,每服五十丸,白汤送下,食前。

和中丸 补胃进食。

人参 干生姜 陈皮已上各一钱 干木瓜二钱 炙甘草三钱

上为细末,汤浸蒸饼为丸,如梧桐子大,每服五十丸,白汤送下,食前。

槟榔丸 破滞气,消饮食。

炙甘草一钱 木香 人参 槟榔已上各二钱 陈皮五钱

上为细末,汤浸蒸饼为丸,如梧桐子大,每服五十丸,白汤下,食前。

消积滞集香丸 治伤生冷硬物不消。

京三棱 广茂 青皮 陈皮 丁香皮 益智 川楝子 茴香已上各一两 巴豆和皮米炒焦,五钱

上为细末,醋糊为丸,如绿豆大,每服五七丸,温水、生姜汤任下,食前服。

黄芪汤 补胃除湿,和血益血,滋养元气。

木香气通去之 藿香叶已上各一钱 当归酒洗 陈皮已上各二钱 人参 泽泻已上各五钱 黄芪一两

上㕮咀,每服五钱,水二大盏,煎至一盏,如欲汗,加生姜煎,食远,热服之。

黄芪当归汤 治热上攻头目,沿身胸背发热。

当归身一钱,酒洗 黄芪五钱

上㕮咀,作一服,水二大盏,煎至一盏,食前热服。

参术汤 治脾胃虚弱,元气不足,四肢沉重,食后昏闷。

黄柏酒浸 当归已上各二分 柴胡 升麻已上各三分 人参 陈皮 青皮已上各五分 神曲末七分 炙甘草 苍术已上各一钱 黄芪二钱

上㕮咀,都作一服,水二大盏,煎至一盏,食远服。

益智和中丸季秋合

木香 黄连 生地黄已上各二分 黄芪 人参 麦门冬 神曲末 当归身 干生姜 陈皮 姜黄已上各五分 缩砂仁七分 桂花一钱 桂枝一钱五分 益智仁二钱二分 炙甘草二钱五分 麦蘖面三钱 草豆蔻仁四钱

上为细末,汤浸蒸饼为丸,如梧桐子大,每服五十丸,白汤下,细嚼亦当。

益胃散 治因服寒药过多,以致脾胃虚损,胃脘疼痛。

人参 甘草 缩砂仁 厚朴已上各二钱 白豆蔻 姜黄 干生姜 泽泻已上各三钱 益智仁六钱 黄芪 陈皮已上各七钱

上为粗末,每服三钱,水二盏,生姜五片,煎至一盏,去渣,食前温服。

脾胃虚损论

易水张先生常戒不可峻利,食药下咽,未至药丸施化,其标皮之力始开,便言快也,所伤之物已去。若更待一两时辰许,药尽化开,其药峻利,必有情性,病去之后,脾胃既损,是真气、元气败坏,促人之寿。当时设下一药,枳实一两,麸炒黄色为度,白术二两,只此二味,荷叶裹,烧饭为丸。以白术甘温,甘温补脾胃之元气,其苦味除胃中之湿热,利腰脐间血,故先补脾胃之弱,过于枳实克化之药一倍。枳实味苦寒,泄心下之痞闷,消化胃中所伤,此一药下胃,其所伤不能即去,须待一两时辰许,食则消化,是先补其虚而后化其所伤,则不峻利矣。当是之时,未悟用荷叶烧饭为丸之理,老所味之始得,可谓奇矣。荷叶之物,中央空,象震卦之体。震者,动也。人感之生。足少阳甲胆者,风也,生化万物之根蒂也。《内经》云:履端于始,序则不愆。人之饮食入胃,营气上行,即少阳甲胆之气也。其手少阳三焦经,人之元气也。手足经同法,便是少阳元气生发也。胃气、谷气、元气、甲胆上升之气一也,异名虽多,止是胃气上升者也。荷叶之体,生于水土之下,出于污秽之中,非污所染,挺然独立,其色青,形乃空,青而象风木者也。食药感此气之化,胃气何由不上升乎?

其主意用此一味为引用，可谓远识深虑，合于道者也。更以烧饭和药，与白术协力，滋养谷而补令胃厚，再不至内伤，其利广矣、大矣。若内伤脾胃辛热之物、酒肉之类，自觉不快，觅药于医，医者亦不问所伤，付之集香丸、小丁香丸、巴豆大热药之类下之，大便下则物去，遗留食之热性、药之热性，重伤元气，则七神不炽。经云：热伤气，正谓此也。其人必无气以动而热困，四肢不举，传变诸疾不可胜数，使人真气自此衰矣。若伤生冷硬物，世医或用大黄、牵牛二味大寒药投之，随药下所伤去矣，遗留食之寒性、药之寒性重泻其阳，阳去则皮肤筋肉血脉无所依倚，便为虚损之证，论言及此，令人寒心。夫辛辣薄味之药，无故不可乱服，非止牵牛而已。《至真要大论》云：五味入口，各先逐其所喜攻。攻者，克伐泻也。辛味下咽，先攻泻肺之五气。气者，真气、元气也。其牵牛之辛辣猛烈，伤人尤甚。饮食所伤肠胃，当以苦泄其肠胃可也。肺与元气何罪之有？用牵牛大罪有五，此其一也；况胃主血所生病，为所伤物者，有形之物也，皆是血病泻其气，其罪二也；且饮食伤之于中焦，止合克化消导其食，重泻上焦肺中已虚之气，其罪三也；食伤肠胃，当塞因塞用，又曰塞因塞用，枳实、大黄苦寒之物以泄有形是也，反以辛辣牵牛散泻真气，大禁四也；殊不知《针经》有云：外来客邪风寒伤人五脏，若误泻胃气必死，误补亦死。其死也，无气以动，故静。若内伤肠胃，而反泻五脏，必死，误补亦死。其死也，阴气有余，故躁。今内伤肠胃，是谓六腑不足之病，反泻上焦虚无肺气。肺者，五脏之一数也。虽不即死，若更旬日之间，必暗损人寿数。谓如人寿应百岁，为牵牛之类朝损暮损，其元气消耗，不得终其天年，但人不觉耳，将为天年已尽，此乃暗里折人寿数。故特著此论并方，庶今四海闻而行之，不至夭横耳，此老夫之用心也。

胃气不可不养，复明养胃之理。《内经》云：安谷者昌，绝谷者亡。水去则荣散，谷消则卫亡，荣散卫亡，神无所倚。仲景云：水入于经，其血乃成，谷入于胃，脉道乃行。故血不可不养，胃不可不温，血养胃温，荣卫将行，常有天命。谷者，身之大柄也。《书》与《周礼》皆云：金、木、水、火、土，谷惟修以奉养五脏者也。内伤饮食，固非细事，苟妄服食药，而轻生殒命，其可乎哉！《黄帝针经》有说：胃恶热而喜清冷，大肠恶清冷而喜热，两者不和，何以调？岐伯曰：调此者，食饮衣服亦欲适寒温，寒无凄泄，暑无出汗。饮食者，热无灼灼，寒无凄凄，寒温中适，故气将持，乃不致邪僻也。是必有因用，岂可用俱寒俱热之药仓卒致损，与以刃杀人者何异？《内经》说：内伤者，其气口脉反大于人迎一倍、二倍、三倍，分经用药。又曰：上部有脉，下部无脉，其人当吐不吐者死。如但食不纳，恶心欲吐者，不问一倍、二倍，不当正与瓜蒂散吐之，但以指或以物探去之。若所伤之物去不尽者，更诊其脉，问其所伤，以食药去之，以应塞因塞用，又谓之寒因寒用。泄而下降，乃应太阴之用。其中更加升发之药，令其元气上升，塞因通用，因曲而为直。何为曲？内伤胃气是也，何为直？因而升发胃气是也。因其饮食之内伤，而使生气增益，胃气完复，此乃因曲而为之直也。若分经用药，其所伤之物，寒热温凉，生硬柔软，所伤不一，难立定一法，只随所伤之物不同，各立治法，临时加减用之。其用药，又当问病人从来禀气盛衰，所伤寒物热物，是喜食之邪，不可服破气药。若乘饥困而伤之邪，当益胃气。或为人所勉劝强食之，宜损血而益气也。诊其脉候伤在何脏，可与对病之药，岂可妄泻天真元气，以轻丧身宝乎！且如先食热物而不伤，继之以寒物，因后食致前食亦不消化而伤者，当问热食、寒食孰多孰少，斟酌与药，无不当矣。喻如伤热物二分，寒物一分，则当用寒药二分，热药一分，相合而与之，则荣卫之气必得周流。更有或先饮酒而后伤寒冷之食，及伤热食、冷水与冰，如此不等，皆当验其节次所伤之物，酌量寒热之剂分数，各各对证与之，无不取效。自忖所定药方，未敢便谓能尽药性之理，姑用指迷辨惑耳。

三黄枳术丸 治伤肉湿面、辛辣味厚之物，填塞闷乱不快。

枳实麸炒，五钱　黄连去须，酒洗　大黄湿纸裹煨　神曲炒　橘皮　白术已上各一两　黄芩二两

上为极细末，汤浸蒸饼为丸，如绿豆一倍大，每服五十丸，白汤下，临时量所伤多少，加减服之。

巴豆三棱丸 一名木香见睍丸　治伤生冷硬物，心腹满闷疼痛。

巴豆霜五分　木香二钱　升麻　柴胡已上各三钱　草豆蔻面裹煨熟，用仁　香附子炒，已上各五钱　神曲炒黄色　石三棱去皮煨　京三棱煨，已上各一两

上为细末，汤浸蒸饼为丸，如绿豆一倍大，每服一二十丸，温白汤下，量所伤多少，加减服之。

白术丸 治伤豆粉、湿面、油腻之物。

白矾枯，三钱　黄芩五钱　橘皮七钱　神曲炒黄色　半夏汤洗七次　白术已上各一两　枳实麸炒黄色，一两一钱

上为极细末，汤浸蒸饼为丸，如绿豆大，每服三五十丸，白汤下。素食多用干姜，故加黄芩以泻之。

草豆蔻丸 治秋冬伤寒冷物，胃脘当心而痛，上支两胁，咽膈不通。

炒盐五分　干生姜　青皮　橘皮已上各二钱　麦蘗面炒黄色　生黄芩冬月不用　半夏汤洗七次　神曲炒，已上各五钱　草豆蔻面裹煨，去皮取仁　白术已上各一两　枳实麸炒，二两

上为极细末，汤浸蒸饼为丸，如绿豆大，每服五十丸，白汤下。

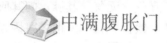

中满腹胀门

中满腹胀论

《六元政纪论》云：太阴所至为中满，太阴所至为蓄满。诸湿肿满，皆属脾土。《论》云：脾乃阴中之太阴，同湿土之化。脾湿有余，腹满食不化。天为阳、为热，主运化也；地为阴、为湿，主长养也。无阳则阴不能生化，故云脏寒生满病。《调经篇》云：因饮食劳倦，损伤脾胃，始受热中，末传寒中，皆由脾胃之气虚弱，不能运化精微而制水谷，聚而不散，而成胀满。经云：腹满䐜胀，支膈胠胁，下厥上冒，过在太阴阳明，乃寒湿郁遏也。《脉经》所谓胃中寒则胀满者是也。《针经》三卷杂病第八：腹满大便不利，上走胸嗌，喘息喝喝然，取足少阴。又云：胀取三阳。三阳者，足太阳寒水为胀，与《通评虚实论》说：腹暴满，按之不下，取太阳经络，胃之募也正同。取者，泻也。经云：中满者，泻之于内者是也。宜以辛热散之，以苦泻之，淡渗利之，使上下分消其湿。正如开鬼门，洁净府，温衣缪刺其处，是先泻其血络，后调其真经，气血平，阳布神清，此治之正也。或曰：诸腹胀大皆属于热者何也？此乃病机总辞。假令外伤风寒有余之邪，自表传里，寒变为热，而作胃实腹满，仲景以大承气汤治之。亦有膏粱之人，湿热郁于内，而成胀满者，此热胀之谓也。大抵寒胀多而热胀少，治之者宜详辨之。

诸腹胀大皆属于热论

诸腹胀大，皆属于热。此乃八益之邪，有余之证，自天外而入，是感风寒之邪传里，寒变为热，作胃实，日晡潮热，大渴引饮，谵语，是太阳阳明并大实大满者，大承气下之。少阳阳明微满实者，小承气下之。泄之则胀已，此之谓也。假令痎疟为胀满，亦有寒胀、热胀，是天之邪气，伤暑而得之，不实时发，至秋暑气衰绝，而疟病作矣，知其寒也，《局方》用交解饮子者是也。

内虚不足，寒湿令人中满，及五脏六腑俱有胀满，更以脉家寒热多少较之，胃中寒则胀满，浊气在上则生䐜胀，取三阳。三阳者，足太阳膀胱寒水为胀，腹暴满，按之不下，取太阳经络者，胃之募也正同。腹满䐜胀，支膈胠胁，下厥上冒，过在太阴阳明，胃中寒湿郁遏

也。太阴䐜胀，复不利，不欲食，食则呕，不得卧，按所说寒胀之多如此。

中满治法，当开鬼门，洁净府。开鬼门者，谓发汗也；洁净府者，利小便也。中满者，泻之于内。谓脾胃有病，当令上下分消其温，下焦如渎，气血自然分化，不待泄滓秽。如或大实大满，大小便不利，从权以寒热药下之。或伤酒湿面及味厚之物，膏粱之人，或食已便卧，使湿热之气不得施化，致令腹胀满，此胀亦是热胀。治热胀，分消丸主之。

如或多食寒凉，及脾胃久虚之人，胃中寒则胀满，或脏寒生满病，以治寒胀中满分消汤主之。

中满分消丸　治中满热胀、鼓胀、气胀、水胀，此非寒胀类。

白术　人参　炙甘草　猪苓去黑皮　姜黄已上各一钱　白茯苓去皮　干生姜　砂仁已上各二钱　泽泻　橘皮已上各三钱　知母炒，四钱　黄芩去腐炒，夏用一两二钱　黄连净炒　半夏汤洗七次　枳实炒，已上各五钱　厚朴姜制，一两

上除茯苓、泽泻、生姜外，共为极细末，入上三味和匀，汤浸蒸饼为丸，如梧桐子大，每服一百丸，焙热，白汤下，食远服，量病人大小加减。

中满分消汤　治中满寒胀，寒疝，大小便不通，阴躁，足不收，四肢厥逆，食入反出，下虚中满，腹中寒，心下痞，下焦躁寒沉厥，奔豚不收。

川乌　泽泻　黄连　人参　青皮　当归　生姜　麻黄　柴胡　干姜　荜澄茄已上各二分　益智仁　半夏　茯苓　木香　升麻已上各三分　黄芪　吴茱萸　厚朴　草豆蔻仁　黄柏已上各五分

上锉如麻豆大，都作一服，水二大盏，煎至一盏，食前热服。忌房室、酒、湿面、生冷及油腻等物。

广茂溃坚汤　治中满腹胀，内有积聚，坚硬如石，其形如盘，令人不能坐卧，大小便涩滞，上喘气促，面色痿黄，通身虚肿。

广茂　红花　升麻　吴茱萸已上各二分　生甘草　柴胡　泽泻　神曲　青皮　陈皮已上各三分　厚朴生用　黄芩　黄连　益智仁　草豆蔻仁　当归梢已上各五分　半夏七分　如渴加葛根四分

上锉如麻豆大，水二大盏，煎至一盏，稍热服，食远。忌酒醋湿面。服二服之后，中满减半，止有积不消，再服后药。

半夏厚朴汤

红花　苏木已上各半分　吴茱萸　干生姜　黄连已上各一分　木香　青皮已上各二分　肉桂　苍术　白茯苓　泽泻　柴胡　陈皮　生黄芩　草豆蔻仁　生甘草已上各三分　京三棱　当归梢　猪苓　升麻已上各四分　神曲六分　厚朴八分　半夏一钱　桃仁七个　昆布少许　如渴加葛根三分

上㕮咀，作一服，水三盏，煎至一盏，去渣，稍热服。此药二服之后，前证又减一半，却于前药中加减服之。

破滞气汤一名木香化滞散　破滞气，治心腹满闷。

炙甘草四分　白檀　藿香　陈皮　大腹子　白豆蔻仁　白茯苓　桔梗已上各五分　砂仁　人参　青皮　槟榔　木香　姜黄　白术已上各二钱

上㕮咀，每服三钱，水二盏，煎至一盏，去渣，温服，不拘时。

草豆蔻汤　治腹中虚胀。

泽泻一分　木香三分　神曲四分　半夏制　枳实　草豆蔻仁　黄芪春夏去之　益智　甘草已上各五分　青皮　陈皮已上各六分　茯苓　当归已上各七分

上为粗末，都作一服，水二大盏，生姜三片，煎至一盏，去渣，温服。冬月加黄芪五七分，春夏止服正药，食远。

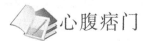 心腹痞门

消痞丸　治心下痞闷，一切所伤，及积年不愈者。

干生姜　神曲炒　炙甘草已上各二分　猪苓二钱五分　泽泻　厚朴　砂仁已上各三钱　半夏汤洗七次　陈皮　人参已上各四钱　枳实五钱，炒　黄连净炒　黄芩已上各六钱　姜黄　白术已上各一两

上为细末，汤浸蒸饼为丸，如梧桐子大，每服五七十丸至百丸，白汤送下，食远服。

失笑丸一名枳实消痞丸　治右关脉弦，心下虚痞，恶食懒倦，开胃进饮食。

干生姜一钱　炙甘草　麦蘖面　白茯苓　白术已上各二钱　半夏曲　人参已上各三钱　厚朴四钱，炙　枳实　黄连已上各三钱

上为细末，汤浸蒸饼为丸，梧桐子大，每服五七十丸，白汤下，食远服。

黄连消痞丸　治心下痞满，壅滞不散，烦热喘促不安。

泽泻　姜黄已上各一钱　干生姜二钱　茯苓　炙甘草　白术已上各三钱　陈皮五钱　猪苓五钱　枳实七钱，炒　半夏九钱　黄连一两　黄芩二两，炒

上为细末，汤浸蒸饼为丸，如梧桐子大，每服五十丸，温汤下，食远。

消痞汤一名木香化滞汤　治因忧气郁结中脘，腹皮里微痛，心下痞满，不思饮食。

枳实炒　当归梢已上各二分　陈皮　生姜　木香已上各三分　柴胡四分　草豆蔻　炙甘草已上各五分　半夏一钱　红花少许

上为粗末，作一服，水二盏，生姜三片，煎至一盏，食远服，忌酒湿面。

葶苈丸一名人参顺气饮子　治心下痞，胸中不利。

半夏洗　厚朴炙　石膏　青皮已上各五分　当归身七分　白豆蔻仁　缩砂　茵陈酒制　干葛已上各一钱　炙甘草　羌活　黄芩一半酒洗，一半炒　苦葶苈酒洗，炒　人参　柴胡　独活已上各三钱

上为细末，汤浸蒸饼和匀，筛子内擦如米大，每服二钱，临卧用一口汤下。

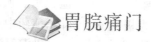 胃脘痛门

草豆蔻丸　治脾胃虚弱，而心火乘之，不能滋荣上焦元气，遇冬肾与膀胱寒水旺时，子能令母实，以致肺金大肠相辅而来克心乘脾胃，此大复仇也。经云：大胜必大复，理之常也。故皮毛血脉分肉之间，元气已绝于外，又大寒大燥二气并乘之，则苦恶风寒，耳鸣及腰背相引而痛，鼻息不通，不闻香臭，额寒脑痛，大恶风寒，目时眩，不欲开。腹中为寒水反乘，痰唾沃沫，食则反出，腹中常痛，心胃作痛，胁下缩急，有时而痛，腹不能努，大便多泻而少秘，下气不绝，或腹中鸣，此脾胃虚之至极也。胸中气乱，心烦不安，而为霍乱之渐，咽膈不通，极则噎塞有声，喘喝闭塞，或于日阳处，或于暖室中少缓，口吸风寒之气则复作。四肢厥逆，身体沉重，不能转侧，头不可以回顾；小便溲而时燥，此药主之。秋冬寒凉大复气之药也。

神曲末　柴胡详胁下痛多少用之　姜黄已上各四分　当归身　青皮已上各六分　黄芪　人参

益智仁　吴茱萸汤洗，焙干　陈皮　白僵蚕已上各八分　泽泻小便数减半　半夏已上各一钱，洗　甘草生六分，熟六分　麦蘖面一钱五分，炒　草豆蔻仁面裹烧熟为度，一钱四分　桃仁七个，汤浸去皮尖

上除桃仁别研如泥，余为细末，同研匀，汤浸蒸饼为丸，如梧桐子大，每服五七十丸，白汤下，食远服。

神圣复气汤　治复气乘冬足太阳寒水、足少阴肾水之旺，子能令母实，手太阴肺实，反来克土，火木受邪。腰背胸膈闭塞疼痛；善嚏，口中涎，目中泣，鼻中流浊涕不止，或如息肉，不闻香臭，咳嗽痰沫。上热如火，下寒如冰。头作阵痛，目中溜火，视物䀮䀮，耳聋耳鸣；头并口鼻大恶风寒，喜日晴暖，夜卧不安，常觉痰塞咽膈不通，口不知味，两胁缩急而痛，牙齿动摇不能嚼物，脐腹之间及尻臀足膝不时寒冷，前阴冷而多汗，行步欹侧，起居艰难，麻木风痹，小便数，气短喘喝，少气不足以息，

遗失无度，及妇发白带，阴户中大痛牵心，面色黧黑，男子控睾，痛牵心腹，或面色如赭，食少，大小便不调，烦心霍乱，逆气里急，腹不能努，或肠鸣，膝下筋急，肩胛大痛，此皆寒水来复火土之仇也。

干姜炮　黑附子炮，已上各三分　防风　人参　郁李仁另研，已上各五分　当归身六分，酒洗　半夏汤洗　升麻已上各七分　藁本　甘草已上各八分　柴胡　羌活已上各一钱　白葵花五朵，去心剪碎

上件都作一服，水五大盏，煎至二盏，入黄芪一钱，橘红五分，草豆蔻仁一钱，面裹煨熟去皮一钱，同煎至一盏，再入下项药：黄柏三分，酒浸；黄连三分，酒浸；枳壳三分，生地黄三分，酒洗。此四味，预一日另用新水浸，又以华细辛二分，川芎细末三分，蔓荆子三分，作一处浸。此三味并黄柏等，煎正药和一大盏，不去渣，入此所浸之药，再上火同煎至一大盏，去渣，热服，空心。又能治咬颊、咬唇舌、舌根强硬等证如神。忌肉汤，宜食肉，不助经络中火邪也。大抵肾元与膀胱经中有寒，气不足者，并宜服之。于月生月满时食，隔三五日一服，如病急不拘时候。

麻黄豆蔻丸　治客寒犯胃，心胃大痛不可忍

木香　青皮　红花　厚朴已上各二分　苏木三分　荜澄茄四分　升麻　半夏汤洗　麦蘖面　缩砂仁　黄芪　白术　陈皮去白　柴胡　炙甘草　吴茱萸　当归身已上各五分　益智仁八分　神曲末二钱，炒　麻黄不去节，三钱　草豆蔻仁五钱

上为细末，汤浸蒸饼为丸，如梧桐子大，每服五十丸，白汤下，或细嚼汤下亦可。

酒客病论

论酒大热有毒，气味俱阳，乃无形之物也。若伤之则止当发散，汗出则愈矣，此最妙法也。其次莫如利小便，二者乃上下分消其湿，何酒病之有？今之酒病者，往往服酒癥丸，大热之药下之，又有牵牛、大黄下之，是无形元气受病，反下有形阴血，乖误甚矣。酒性大热，已

伤元气，而复重泻之，况亦损肾水真阴，及有形阴血俱为不足，如此则阴血愈虚，真水愈弱，阳毒之热大旺，反增其阴火，是谓元气消亡，七神何依？折人长命，虽不即死，而虚损之病成矣。《金匮要略》云：酒疸下之，久久为黑疸，慎不可犯此戒。不若令上下分消其湿，当以葛花解酲汤主之。

葛花解酲汤

木香五分　人参去芦　猪苓去黑皮　白茯苓　橘皮已上各一钱五分　白术　干生姜　神曲炒　泽泻已上各二钱　莲花青皮三钱　缩砂仁　白豆蔻仁　葛花已上各五钱

上为极细末，和匀，每服三钱匕，白汤调下，但得微汗，酒病去矣。

此盖不得已而用，岂可恃赖日日饮酒？此药气味辛辣，偶因酒病服之，则不损元气，何者？敌酒病故也，若频服之，损人天命。

枳术丸　治痞，消食强胃。

枳实麸炒黄色，一两　白术二两

上为极细末，荷叶裹，烧饭为丸，如绿豆一倍大，每服五十丸，白汤下，不拘时候，量所伤多少，加减服之。

半夏枳术丸　治因冷物内伤。

半夏汤洗七次，一两　枳实麸炒黄色　白术已上各二两

上三味为极细末，荷叶裹，烧炊饭为丸，如绿豆一倍大，每服五十丸，白汤下，量所伤加减服之。

橘皮枳术丸　治元气虚弱，饮食不消，或脏腑不调，心下痞闷。

橘皮　枳实麸炒黄色，各一两　白术二两

上为极细末，荷叶裹，烧饭为丸，如绿豆一倍大，每服五十丸，白汤下，量所伤加减服之。

除湿益气丸　治伤湿面，心腹满闷，肢体沉重。

红花三分　萝卜子炒熟，五钱　枳实麸炒黄色　黄芩生用　神曲炒黄色　白术已上各一两

上同为细末，荷叶裹，烧饭为丸，如绿豆一倍大，每服五十丸，白汤下，量所伤加减服之。

除湿散　治伤马奶子并牛羊酪水，一切冷物。

甘草炙　红花已上各二钱　半夏汤洗七次　干姜已上各三钱　车前子　泽泻已上各五钱　茯苓七钱　神曲炒黄色，一两

上为极细末，每服三钱匕，白汤调下，食前。

升麻黄连丸　治多食肉，口臭，不欲闻其秽恶气，使左右不得近。

白檀二钱　生甘草三钱　生姜取自然汁　莲花青皮　升麻已上各五钱　黄连去须，一两　黄芩去腐，酒洗，二两

上为极细末，汤浸蒸饼为丸，如弹子大，每服一丸，细嚼，白汤下，食后。

上二黄丸　治伤热食，痞闷，兀兀欲吐，烦乱不安。

甘草二钱　升麻　柴胡已上各三钱　黄连酒洗，一两　黄芩二两　一方加枳实五钱

上为细末，汤浸蒸饼为丸，如绿豆大，每服五十丸，白汤下，食远。

治伤冷饮者，以五苓散，每服二钱，三钱匕，加生姜煎服之。

治伤食兼伤冷饮者，煎五苓散送半夏枳术丸。

治伤冷饮不恶寒者，腹中亦不觉寒，惟觉闷，身重食不化者，或小便不利，煎去桂五苓散，依前斟酌服之。

瓜蒂散　上部有脉，下部无脉，其人当吐，不吐者死。何谓下部无脉？此谓木郁也。饮食过饱，填塞胸中。胸中者，太阴之分野。经曰：气口反大于人迎三倍，食伤太阴。故曰木郁则达之，吐者是也。

瓜蒂　赤小豆已上各等分

上二味为极细末，每服二钱匕，温浆水调下，取吐为度。

若不至两手尺脉绝无，不宜便用此药，恐损元气，令人胃气不复。若止是胸中窒塞，闷乱不通，以指探去之。如不得吐者，以物探去之，得吐则已，如食不去，用此药吐之。

解云：盛食填塞于胸中，为之窒塞，两寸脉当主事，两尺脉不见，其理安在？胸中有食，故以吐出之。食者，物也，物者，坤土也，是足太阴之号也。胸中者，肺也，为物所填。肺者，手太阴金也。金主杀伐也，与坤土俱在于上，而旺于天，金能克木，故肝木生发之气伏于地下，非木郁而何？吐去上焦阴土之物，木得舒畅，则郁结去矣。

食塞于上，脉绝于下，若不明天地之道，无由达此至理。水火者，阴阳之征兆，天地之别名也。故曰：独阳不生，独阴不长。天之用在于地下，则万物生长矣；地之用在于天上，则万物收藏矣。此乃天地交而万物通也，此天地相根之道也。故阳火之根本于地下，阴水之源本于天上，故曰：水出高源。故人五脏主有形之物，物者，阴也。阴者，水也。右三部脉主之，偏见于寸口。食塞其上，是绝五脏之源，源绝则水不下流，两尺竭绝，此其理也，何疑之有？

假令所伤前后不同，以分为率，伤热物二分，伤生冷硬物一分，用寒药三黄丸二停，热药巴豆三棱丸一停，合而服之。如热物伤少而寒物伤多，则寒药少而热药多也。假令夏月大热之时，伤生冷硬物，当用热药巴豆三棱丸治之，须加三黄丸，谓天时不可伐，故加寒药以顺时令。若热物只用三黄丸何谓？此三黄丸，时药也，假令冬天大寒之时，伤羊肉湿面等热物，当用三黄丸治之，须加热药少许，草豆蔻丸之类是也，为引用，又为时药。经云：必先岁气，无伐天和，此之谓也。余皆仿此。

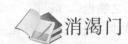

消渴门

消渴论

《阴阳别论》云：二阳结谓之消。《脉要精微论》云：瘅成为消中。夫二阳者，阳明也。手阳明大肠主津，病消则目黄口干，是津不足也；足阳明胃主血，热则消谷善饥，血中伏火，

乃血不足也。结者，津液不足，结而不润，皆燥热为病也。此因数食甘美而多肥，故其气上溢，转为消渴，治之以兰，除陈气也，不可服膏粱芳草石药，其气慓悍，能助燥热也。越人云：邪在六腑，则阳脉不和，阳脉不和，则气留之，气留之则阳脉盛矣。阳脉大盛，则阴气不得营也，故皮肤肌肉消削是也。经云：凡治消瘅、仆击、偏枯、痿厥、气满发逆，肥贵人则膏粱之疾也。岐伯曰：脉实病久可治，脉弦小病久不可治。后分为三消。高消者，舌上赤裂，大渴引饮，《逆调论》云心移热于肺，传于膈消者是也，以白虎加人参汤治之；中消者，善食而瘦，自汗，大便硬，小便数，叔和云口干饶饮水，多食亦饥，虚瘅成消中者是也，以调胃承气、三黄丸治之；下消者，烦躁引饮，耳轮焦干，小便如膏，叔和云焦烦水易亏，此肾消也，以六味地黄丸治之。《总录》所谓末传能食者，必发脑疽背疮，不能食者，必传中满鼓胀，皆谓不治之证。洁古老人分而治之者，能食而渴者，白虎加人参汤；不能食而渴者，钱氏方白术散倍加葛根治之。上中既平，不复传下消矣。前人用药厥有旨哉！或曰：末传疮疽者何也？此火邪胜也，其疮痛甚而不溃，或赤水者是也。经云：有形而不痛，阳之类也，急攻其阳，无攻其阴，治在下焦，元气得强者生，失强者死。末传中满者何也？以寒治热，虽方士不能废其绳墨而更其道也。然脏腑有远近，心肺位近，宜制小其服；肾肝位远，宜制大其服，皆适其至所为故，知过与不及，皆诛罚无过之地也。如高消、中消，制之太急，速过病所，久而成中满之病，正谓上热未除，中寒复生者也。非药之罪，失其缓急之制也，处方之制，宜加意焉。

和血益气汤　治口干、舌干，小便数，舌上赤脉，此药生津液，除干燥，生肌肉。

柴胡　炙甘草　生甘草此味治口干、舌干也　麻黄根已上各三分　酒当归梢四分　酒知母　酒汉防己　羌活已上各五分　石膏六分，治小便赤色　酒生地黄七分　酒黄连八分，治舌上赤脉也　酒黄柏　升麻已上各一钱　杏仁　桃仁已上各六个　红花少许

上咬咀，都作一服，水二大盏，煎至一盏，去渣，温服，忌热湿面酒醋等物。

当归润燥汤　治消渴大便闭涩，干燥结硬，兼喜温饮，阴头退缩，舌燥口干，眼涩难开，及于黑处见浮云。

细辛一分　生甘草　炙甘草　熟地黄已上各三分　柴胡七分　黄柏　知母　石膏　桃仁泥子　当归身　麻子仁　防风　荆芥穗已上各一钱　升麻一钱五分　红花少许　杏仁六个　小椒三个

上咬咀，都作一服，水二大盏，煎至一盏，去渣，热服，食远，忌辛热物。

生津甘露汤一名清凉饮子　治消中能食而瘦，口舌干，自汗，大便结燥，小便频数。

升麻四分　防风　生甘草　汉防己　生地黄已上各五分　当归身六分　柴胡　羌活　炙甘草　黄芪　酒知母　酒黄芩已上各一钱　酒龙胆草　石膏　黄柏已上各一钱五分　红花少许　桃仁五个　杏仁十个

上咬咀，都作一服，水二盏，酒一匙，煎至一盏，稍热服，食远。

辛润缓肌汤一名清神补气汤　前消渴证才愈，止有口干，腹不能努，此药主之。

生地黄　细辛已上各一分　熟地黄三分　石膏四分　黄柏酒制　黄连酒制　生甘草　知母已上各五分　柴胡七分　当归身　荆芥穗　桃仁　防风已上各一钱　升麻一钱五分　红花少许　杏仁六个　小椒二个

上咬咀，都作一服，水二大盏，煎至一盏，食远，稍热服之。

甘草石膏汤　渴病久愈，又添舌白滑微肿，咽喉咽津觉痛，嗌肿，时时有渴，喜冷饮，口中白沫如胶。

生地黄　细辛已上各一分　熟地黄　黄连已上各三分　甘草五分　石膏六分　柴胡七分　黄柏　知母　当归身　桃仁炒，去皮尖　荆芥穗　防风已上各一钱　升麻一钱五分　红花少许　杏仁六个　小椒二个

上为麻豆大，都作一服，水二盏，煎至一盏，食后温服。

甘露膏一名兰香饮子　治消渴饮水极甚，善食而瘦，自汗，大便结燥，小便频数。

半夏二分，汤洗　熟甘草　白豆蔻仁　人参
兰香　升麻　连翘　桔梗已上各五分　生甘草
防风已上各一钱　酒知母一钱五分　石膏三钱

上为极细末，汤浸蒸饼，和匀成剂，捻作薄片子，日中晒半干，擦碎如米大，每服二钱，淡生姜汤送下，食后。

生津甘露饮子　治消渴上下齿皆麻，舌根强硬肿痛，食不能下，时有腹胀，或泻黄如糜，名曰飧泄。浑身色黄，目睛黄甚，四肢痿弱，前阴如冰，尻臀腰背寒，面生黧色，胁下急痛，善嚏，喜怒健忘。

藿香二分　柴胡　黄连　木香已上各三分
白葵花　麦门冬　当归身　兰香已上各五分　荜澄茄　生甘草　山栀子　白豆蔻仁　白芷　连翘　姜黄已上各一钱　石膏一钱二分　杏仁去皮酒黄柏已上各一钱五分　炙甘草　酒知母　升麻　人参已上各二钱　桔梗三钱　全蝎二个，去毒

上为细末，汤浸蒸饼和匀成剂，捻作片子，日中晒半天，擦碎如黄米大，每服二钱，津唾下，或白汤送下，食远服。

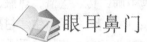

诸脉者皆属于目论

《阴阳应象论》云：诸脉者皆属于目，目得血而能视，五脏六腑精气，皆上注于目而为之精。精之窠为眼，骨之精为瞳子，筋之精为黑眼，血之精为络，其窠气之精为白眼，肌肉之精则为约束、裹撷筋骨血气之精，而与脉并为系，上属于脑，后出于项中。故邪中于项，因逢其身之虚，其入深则即随眼系入于脑，则脑转，脑转则引目系急，目系急则目眩以转矣。邪中其精，其精所中，不相比也则精散，精散则视岐，故见两物。目者，五脏六腑之精，荣卫魂魄之所常营也，神气之所主也，故神劳则魂魄散，志意乱，是故瞳子黑眼发于阴，白眼赤脉发于阳，故阴阳合传而为精明也。目者，心之使也，心者，神之舍也，故神精乱而不转，卒然见非常之处，精神魂魄散不相得，故曰惑也。夫十二经脉、三百六十五络，其血气皆上走于面而走空窍，其清阳气上散于目而为精，其气走于耳而为听。因心事烦冗，饮食失节，劳役过度，致脾胃虚弱，心火大盛，则百脉沸腾，血脉逆行，邪害空窍，天明则日月不明矣。夫五脏六腑之精气，皆禀受于脾，上贯于目。脾者，诸阴之首也；目者，血脉之宗也。故脾虚则五脏之精气皆失所司，不能归明于目矣。心者，君火也，主人之神，宜静而安，相火化行其令。相火者，包络也，主百脉皆荣于目，既劳役运动，势乃妄行，又因邪气所并而损血脉，故诸病生焉。凡医者不理脾胃及养血安神，治标不治本，是不明正理也。

内障眼论

凡心包络之脉出于心中，以代心君之行事也，与少阳为表里。瞳子散大者，少阴心之脉挟目系，厥阴肝之脉连目系，心主火，肝主木，此木火之势盛也。其味则宜苦、宜酸、宜凉，大忌辛辣热物，以助木火之邪也，饮食中常知此理可也。夫辛主散，热则助火，故不可食。诸酸主收心气，泻木火也；诸苦泻火热，则益水也。尤忌食冷水大寒之物，此则能损胃气不行，则元气不生，元气不行，胃气下流，胸中三焦之火及心火乘于肺，上入脑灼髓。火主散溢，瞳子开大，大热之物又助火邪，此盖不可食验也。药中云：茺蔚子一味辛及主益睛，辛者，是助火也，故去之。乃加黄芩、黄连，泻中焦之火，芩能泻上焦肺中之火，以酒洗之，乃寒因热用也。又去青葙子，为助阳火也，加五味子以收瞳人开大。且火之与气势不两立，故《内经》曰：壮火食气，气食少火，少火生气，壮火散气。诸酸之物能助元气，孙真人云：五月常服五味，助五脏气，以补西方肺金。法云以酸补之，以辛泻之，辛泻气则明矣。或曰药中有当归，其味亦辛而甘，其不去者何？此辛甘一味，以其和血之圣药，况有甘味，又欲以为向导，为诸药之使耳。

芎辛汤　治两眼昼夜隐涩难开，羞明恶日，

视物昏暗，赤肿而痛。

细辛二分　芎䓖　蔓荆子已上各五分　甘草　白芷已上各一钱　防风一钱五分

上咬咀，都作一服，水二盏，煎至一盏，临卧温服。

碧天丸一名井珠丸　治目疾累服寒凉药不愈，两眼蒸热，如火之熏，赤而不痛，满目红丝，血脉贯睛，瞥闷昏暗，羞明畏日，或上下睑赤烂，或冒风沙而内外眦皆破，洗之神效。

枯白矾二分　铜绿七分，研　瓦粉炒黑，一两

上先研白矾，铜绿令细，旋旋入粉同研匀，熟水和之，共为一百丸。每用一丸，热汤半盏，浸一二个时辰，洗至觉微涩为度，合半时辰许，临卧洗之，瞑目便睡。一丸可洗十遍，再用，汤内坐令热，此药治其标，若里实者不宜用。

广大重明汤　治两目睑赤烂，热肿疼痛并稍赤，及眼睑痒痛，抓之至破，眼弦生疮，目多眵泪，隐涩难开。

龙胆草　防风　生甘草　细辛已上各一钱

上锉如咀，内甘草不锉，只作一锭，先以水一大碗半，煎龙胆一味，至一半再入余三味，煎至少半碗，滤去渣，用清带热洗，以重汤坐令热，日用五七次，但洗毕合眼一时，去胬肉泛长及痒亦验。

百点膏　张济氏眼病翳六年，以至遮瞳人，视物不明，有云气之状，因用此药而效。

蕤仁去皮尖，三分　当归身　甘草已上各六分　防风八分　黄连拣净，二钱，锉如麻豆大，水一大碗，煎至少半，入药

上件锉如麻豆大，蕤仁别研如泥，同熬，滴在水中不散，入去沫蜜少许，再熬少时为度。令病人心静点之，至目中微痛，日用五七次，临卧点尤疾效，名之曰百点膏。但欲多点，使药力相继也。

选奇汤　治眉骨痛不可忍。

炙甘草夏月生用　羌活　防风已上各三钱　酒黄芩一钱，冬月不用此一味，如能食，热痛倍加之。

上咬咀，每服五钱，水二盏，煎至一盏去渣，食后服之。

神效明目汤　治眼楞紧急，致倒睫拳毛，

及上下睑昏赤烂，睛疼昏暗，昼则冷泪常流，夜则眼涩难开。

细辛二分　蔓荆子五分　防风一钱　葛根一钱五分　甘草二钱　一方加黄芪一钱

上咬咀，作一服，水二盏，煎至一盏，去渣，稍热，临卧服。

羌活退翳膏一名复明膏　治足太阳寒水，膜子遮睛，白翳在上，视物不明。

椒树东南根二分，西北根二分　藁本　汉防己已上各二分　黄连　防风　麻黄去根节　柴胡　升麻　生地黄已上各三分　生甘草四分　羌活七分　当归身六分　蕤仁六个

上用净水一大碗，先煎汉防己、黄连、生甘草、当归、生地黄，煎至一半下余药，再煎至一盏，去渣，入银石器中再熬之，有力为度。

明目细辛汤　治两目发赤微痛，羞明畏日，怯风寒，怕火，眼睫成纽，眵糊多，隐涩难开，眉攒肿闷，鼻塞，涕唾稠粘，大便微硬。

川芎五分　生地黄酒制　蔓荆子已上各六分　当归梢　白茯苓　藁本已上各一钱　荆芥一钱二分　防风二钱　麻黄根　羌活已上各三钱　细辛少许　红花少许　椒八个　桃仁二十个

上咬咀，分作四服，每服水二盏，煎至一盏，去渣，稍热，临卧服之。忌酒醋湿面。

复明散　治内瘴

青皮三分　橘皮　川芎　苍术已上各五分　炙甘草　生地黄　连翘　柴胡已上各一钱　黄芪一钱五分　当归身二钱

上锉如麻豆大，都作一服，水二大盏，煎至一盏，去渣，稍热服之，食后。忌酒、醋、湿面、辛热大料物之类。

助阳和血汤　治眼发之后，微有上热，白睛红，隐涩难开，睡多眵泪。

蔓荆子二分　香白芷三分　柴胡　黄芪　炙甘草　当归身酒洗　防风已上各五分　升麻七分

上咬咀，都作一服，水一盏半，煎至八分，去渣，稍热服，临卧，避风寒处睡。

吹云膏　治目中泪及迎风寒泣，羞明畏日，常欲闭目，喜在暗室，塞其户牖，翳膜岁久遮睛，此药多点神验。

细辛一分　升麻　蕤仁已上各三分　青皮

连翘　防风已上各四分　柴胡五分　生甘草　当归身已上各六分　荆芥穗一钱，微取浓汁　生地黄一钱五分　拣黄连三钱

上㕮咀，除连翘外，用澄清净水二碗，先熬余药至半碗，入连翘同熬，至一大盏许，去渣，入银石器内，文武火熬，滴入水成珠，不散为度，入炼去沫熟蜜少许，熬匀用之。

防风饮子　治倒睫拳毛。

细辛　蔓荆子已上各三分　葛根　防风已上各五分　当归身七分半　炙甘草　黄连　人参已上各一钱

上锉如麻豆大，都作一服，水二盏，煎至一盏，食远服，避风寒。

拨云汤　戊申六月，徐总管患眼疾，于上眼皮下出黑白翳两个，隐涩难开，两目紧缩而无疼痛，两手寸脉细紧，按之洪大无力。知足太阳膀胱为命门相火煎熬，逆行作寒水翳及寒膜遮睛证，呵欠，善悲健忘，嚏喷眵泪，时自泪下，面赤而白，能食不大便，小便数而欠，气上而喘。

黄芪一分　细辛　生姜　葛根　川芎已上各五分　柴胡七分　荆芥穗　藁本　生甘草　升麻　当归身　知母已上各五钱　羌活　防风　黄柏已上各一钱五分

上㕮咀，如麻豆大，都作一服，水二盏，煎至一盏，去渣，热服，食后。

神效黄芪汤　治浑身麻木不仁，或头面、手足、肘背，或腿脚麻木不仁，并皆治之。如两目紧急缩小，及羞明畏日，隐涩难开，或视物无力，睛痛昏花，手不得近，或目少精光，或目中热如火，服五六次可效。

蔓荆子一钱　陈皮去白，五钱　人参八钱　炙甘草　白芍药已上各一两　黄芪二两

上㕮咀，每服五钱，水二盏，煎至一盏，去渣，临卧稍热服。

如小便淋涩，加泽泻五分，一服去则止。

如有大热证，每服加酒洗黄柏三分。

如麻木不仁，虽有热不用黄柏，止加黄芪一两，通三两也。

如眼缩急，去芍药。忌酒、醋、面、大料物、葱韭蒜辛物。

如麻木甚者，加芍药一两，通用二两。

圆明内障升麻汤一名冲和养胃汤　治内障眼，得之脾胃元气衰弱，心火与三焦俱盛，饮食不节，体形劳役，心不得休息，故上为此疾。

干姜一钱　五味子二钱　白茯苓三钱　防风五钱　白芍药六钱　柴胡七钱　人参　炙甘草　当归身酒洗　白术　升麻　葛根已上各一两　黄芪　羌活已上各一两五钱

上㕮咀，每服五七钱，水三大盏，煎至二大盏，入黄芩、黄连二钱，同煎数沸，去渣，煎至一盏，热服，食远。

黄芩黄连汤

黄芩酒洗，炒　黄连酒洗，炒　草龙胆酒洗四次，炒四次　生地黄酒洗，已上各一两

上㕮咀，每服二钱，水二盏，煎至一盏，去渣，热服。

蔓荆子汤　治劳役饮食不节，内障眼病，此方如神效。

蔓荆子二钱五分　黄柏酒拌炒四遍　白芍药已上各三钱　炙甘草八钱　黄芪　人参已上各一两

上㕮咀，每服三钱或五钱，水二盏，煎至一盏，去渣，临卧温服。

归葵汤一名连翘饮子　治目中溜火，恶日与火，隐涩难开，小角紧，视物昏花，迎风有泪。

柴胡二分　生甘草　蔓荆子　连翘　生地黄　当归身　红葵花　人参已上各三分　黄芪酒黄芩　防风　羌活已上各五分　升麻一钱

上㕮咀，每服五钱，水二盏，煎至一盏，去渣，食后温服。

救苦汤　治眼暴发赤肿，睑高苦疼不任者。

桔梗　连翘　红花　细辛已上各一分　当归身夏月减半　炙甘草已上各五分　苍术　草龙胆已上各七分　羌活太阳　升麻阳明　柴胡少阳　防风　藁本　黄连已上各一钱　生地黄　黄柏　黄芩　知母已上各一钱五分　川芎三钱

上㕮咀，每服一两。水二盏，煎至一盏，去渣，食后温服。

若苦疼则多用苦寒者兼治本经之药，再行加减，如睛昏，加知母、黄柏一倍。

熟干地黄丸　治血弱阴虚不能著心，致心

火旺，阳火甚，瞳子散大，少阴为火，君主无为，不行其令，相火代之，兼心包络之脉出心系，分为三道，少阳相火之体无形，其用在其中矣。火盛则令母实，乙木肝旺是也。心之脉挟于目系，肝连目系，况手足少阳之脉同出耳中，至耳上角，斜起于目外眦，风热之盛，亦从此道而来，上攻头目，致偏头肿闷，瞳子散大，视物则花，此目血虚阴弱故也。法当养血、凉血、益血，收火之散大，除风之热则愈矣。

人参二钱　炙甘草　天门冬汤洗，去心　地骨皮　五味子　枳壳炒　黄连已上各三钱　当归身酒洗，焙干，　黄芩已上各五钱　生地黄酒洗，七钱五分　柴胡八钱　熟干地黄一两

上件同为细末，炼蜜为丸，如梧桐子大，每服一百丸，茶汤送下，食后，日进二服。

益阴肾气丸　此壮水之主，以镇阳光。

泽泻　茯苓已上各二钱五分　生地黄酒洗干牡丹皮　山茱萸　当归梢酒洗　五味子　干山药　柴胡已上各五钱　熟地黄二两

上为细末，炼蜜为丸，如梧桐子大，朱砂为衣，每服五十丸，淡盐汤下，空心。

羌活退翳丸　治内障，右眼小眦青白翳，大眦微显白翳，脑痛，瞳子散大，上热恶热，大便秘涩，小便如常，遇天气暄热，头痛睛胀，可服此药。翳在大眦，加葛根、升麻；翳在小眦，加柴胡、羌活是也。

黑附子炮　寒水石已上各一钱　酒防己二钱知母酒炒　牡丹皮　羌活　川芎已上各三钱酒黄柏　生地黄酒洗，炒　丹参　芜蔚子　酒当归身　柴胡已上各五钱　熟地黄八钱　芍药一两三钱

上为细末，炼蜜为丸，如梧桐子大，每服五七十丸，白汤下，空心，宿食未消，待饥则服之，药后省语言，以食压之。

当归龙胆汤　治眼中白翳。

防风　石膏已上各一钱五分　柴胡　羌活五味子　升麻已上各二钱　甘草　酒黄连　黄芪已上各三钱　酒黄芩炒　酒黄柏炒　当归身酒洗草龙胆酒洗　芍药已上各五钱

上㕮咀，每服五钱，水二盏，煎至一盏，去渣，入酒少许，临卧热服，忌言语。

补阳汤　治阳不胜其阴，乃阴盛阳虚，则窍不通，令青白翳见于大眦，及足太阳、少阴经中郁遏，足厥阴肝经气不得上通于目，故青白翳内阻也。当于太阳、少阴经中，九原之下，以益肝中阳气，冲天上行。此乃先补其阳，后于足太阳、太阴标中标者，头也。泻足厥阴肝经火，下伏于阳中，乃次治也。《内经》云：阴盛阳虚，则当先补其阳，后泻其阴，此治法是也。每日清晨以腹中无宿食，服补阳汤，临卧服泻阴丸。若天色变经大寒大风，并劳役，预日饮食不调，精神不足，或气弱俱不可服。待体气和平，天气如常服之。先补其阳，使阳气上升，通于肝经之末，利空窍于目矣。

肉桂一钱，去皮　知母炒　当归身酒洗　生地黄酒炒　白茯苓　泽泻　陈皮已上各三钱　白芍药　防风已上各五钱　黄芪　人参　白术　羌活　独活　熟地黄　甘草已上各一两　柴胡二两

上㕮咀，每服五钱，水二盏，煎至一大盏，去渣，空心服之。

泻阴火丸　一名连柏益阴丸

石决明三钱，炒存性　羌活　独活　甘草当归梢　五味子　防风已上各五钱　草决明细黄芩　黄连酒炒　黄柏　知母已上各一两

上为细末，炼蜜为丸，如绿豆大，每服五十丸至一百丸，茶清下。常多服补阳汤，少服此药，多则妨饮食。

升阳柴胡汤

肉桂五分　柴胡去苗，一钱五分　知母酒炒，如大暑加作五钱　防风　白茯苓　泽泻　陈皮已上各一钱　生地黄酒炒　楮实酒炒，微润　黄芪人参　白术已上各五钱　甘草梢　当归身　羌活熟地黄　独活　白芍药已上各一两

上锉，每服五钱，水二盏，煎至一盏，去渣，稍热，食远服。

别合一料，炼蜜为丸，如梧桐子大，每服五十丸，茶清下，每日与前药各一服，食远，不可饱服。

如天气热，加五味子三钱，天门冬去心，芍药、楮实已上各五钱。

温卫汤　治鼻不闻香臭，目中流火，气寒血热，冷泪多，脐下冷，阴汗，足痿弱。

陈皮　青皮　黄连　木香已上各三分　人参
甘草炙　白芷　防风　黄柏　泽泻已上各五分
黄芪　苍术　升麻　知母　柴胡　羌活已上
各一钱　当归身一钱五分

上都作一服，水二盏，煎至一盏，去渣，
食远服之。

圆明膏　治劳心过度，饮食失节，乃生内
障，及瞳子散大，此方收睛圆明。

诃子皮湿纸裹煨　甘草已上各二钱　当归身
三钱　柴胡　生地黄　麻黄去节，捣开　黄连已
上各五钱

上七味，先以水二碗，煎麻黄至一碗，掠
去沫，外六味各㕮咀如豆大，筛去末，入在内
同熬，滴水中不散为度，入熟蜜少许再熬，勤
点眼。

嗂药麻黄散　治内外障眼。

麻黄一两　当归身一钱

上二味同为粗末，炒黑色，入麝香、乳香
少许，共为细末，含水鼻内嗂之。

疗本滋肾丸

黄柏酒炒　知母酒炒，已上各等分

上为细末，滴水为丸，如梧桐子大，每服
一百丸至一百五十丸，空心，盐白汤下。

加味滋肾丸

肉桂三分　黄连一钱　姜黄一钱五分　苦参
三钱　苦葶苈酒洗，炒　石膏觉肚冷勿用　黄柏酒
炒　知母酒炒，已上各五钱

上为极细末，打薄面糊为丸，如梧桐子大，
每服一百丸，空心服，白汤下，食压之。

退翳膏　治黑白翳。

蕤仁　升麻已上各三分　连翘　防风　青皮
已上各四分　甘草　柴胡已上各五分　当归身六分
荆芥穗一钱，水半盏，别浸　生地黄一钱五分
黄连三钱

上用水一碗，入前药煎至半碗，去渣，更
上火煎至半盏，入荆芥水两匙，入蜜少许，再
上火熬匀点之。

龙胆饮子　治疳眼流脓主疳翳，湿热为病。

谷精草　川郁金　蛇蜕皮　炙甘草已上各五
分　麻黄一钱五分　升麻二钱　青蛤粉　草龙胆
黄芩炒　羌活已上各三钱

上为细末，每服二钱，食后，温茶清调服
之。

柴胡聪耳汤　治耳中干结，耳鸣耳聋。

连翘四钱　柴胡三钱　炙甘草　当归身　人
参已上各一钱　水蛭五分，炒，别研　麝香少许，
另研　虻虫三个，去翅足，炒，另研

上除三味别研外，生姜三片，水二大盏，
煎至一盏，去渣，再下三味，上火煎一二沸，
稍热服，食远。

羌活退翳汤　治太阳寒水翳膜遮睛，不能
视物。

羌活一两五钱　防风一两　荆芥穗煎成药加之
薄荷叶　藁本已上各七钱　酒知母五钱　黄柏
四钱　川芎　当归身已上各三钱　小椒五分　细
辛少许　麻黄二钱，用根　酒生地黄一钱

上㕮咀，每服三钱，水二大盏，煎至一盏
半，入荆芥穗再煎至一盏，去渣，稍热服，食
远，忌酒湿面等物。

还睛紫金丹　治目眶风久赤烂，俗呼为赤
瞎是也。当以三棱针刺目眶外以泻湿热。如眼
生倒睫拳毛，两目紧，盖内服火热而攻气，法
当去其热内火邪，眼皮缓则毛立出，翳膜亦退，
用手法攀出内睑向外，以针刺之出血。

白沙蜜二十两　甘石十两，烧七遍，碎，连水
浸拌　黄丹六两，水飞　拣连三两，小便浸，碎为
末　南乳香　当归已上各三钱　乌鱼骨二钱　硇
砂小盏内放于瓶口上熏干　麝香已上各一钱　白丁
香直者五分　轻粉一字

上将白沙蜜于沙石器内，慢火去沫，下甘
石，次下丹，以柳枝搅，次下余药，以粘手为
度。作丸如鸡头大，每用一丸，温水化开洗。

丽泽通气汤　治鼻不闻香臭。

黄芪四钱　苍术　羌活　独活　防风　升
麻　葛根已上各三钱　炙甘草二钱　麻黄不去节，
冬月加　川椒　白芷已上各一钱

上㕮咀，每服五钱，生姜三片，枣二枚，
葱白三寸，同煎至一盏，去渣，温服，食远，
忌一切冷物，及风寒冷处坐卧行立。

温肺汤　治鼻不闻香臭，眼多眵泪。

丁香二分　防风　炙甘草　葛根　羌活已上
各一钱　升麻　黄芪已上各二钱　麻黄不去节，四

钱

上为粗末，水二盏，葱白三根，煎至一盏，去渣，食后服。

御寒汤　治寒气风邪伤于毛皮，令鼻壅塞，咳嗽上喘之证。

黄连　黄柏　羌活已上各二分　炙甘草　佛耳草　款冬花　白芷　防风已上各三分　升麻　人参　陈皮已上各五分　苍术七分　黄芪一钱

上㕮咀，都作一服，水二盏，煎至一盏，去渣，食后热服。

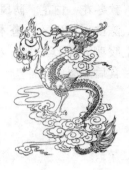

卷 中

头痛门

头痛论

《金匮真言论》云：东风生于春，病在肝，俞在颈项，故春气者，病在头。又诸阳会于头面，如足太阳膀胱之脉起于目内眦，上额交巅，上入络脑，还出别下项，病冲头痛；又足少阳胆之脉起于目锐眦，上抵头角，病则头角额痛。夫风从上受之，风寒伤上，邪从外入，客于经络，令人振寒头痛，身重恶寒，治在风池、风府，调其阴阳，不足则补，有余则泻，汗之则愈，此伤寒头痛也。头痛耳鸣，九窍不利者，肠胃之所生，乃气虚头痛也。心烦头痛者，病在耳中，过在手巨阳少阴，乃湿热头痛也。如气上不下，头痛巅疾者，下虚上实也，过在足少阴巨阳，甚则入肾，寒湿头痛也。如头半边痛者，先取手少阳阳明，后取足少阳阳明，此偏头痛也。有真头痛者，所犯大寒，内至骨髓，髓者，以脑为主，脑逆故令头痛，齿亦痛。凡头痛皆以风药治之者，总其大体而言之也。高巅之上，惟风可到，故味之薄者，阴中之阳，乃自地升天者也，然亦有三阴三阳之异。故太阳头痛，恶风脉浮紧，川芎、羌活、独活、麻黄之类为主；少阳经头痛，脉弦细，往来寒热，柴胡为主；阳明头痛，自汗，发热，恶寒，脉浮缓长实者，升麻、葛根、石膏、白芷为主；太阴头痛，必有痰，体重，或腹痛，为痰癖，其脉沉缓，苍术、半夏、南星为主；少阴经头痛，三阴、三阳经不流行，而足寒气逆，为寒厥，其脉沉细，麻黄、附子、细辛为主；厥阴头项痛，或吐痰沫厥冷，其脉浮缓，吴茱萸汤主之。血虚头痛，当归、川芎为主；气虚头痛，人参、黄芪为主；气血俱虚头痛，调中益气汤少加川芎、蔓荆子、细辛，其效如神。白术半夏天麻汤，治痰厥头痛药也；青空膏，乃风湿热头痛药也；羌活附子汤，治厥阴头痛药也。如湿气在头者，以苦吐之，不可执方而治。先师尝病头痛，发时两颊青黄，晕眩，目不欲开，懒言，身体沉重，兀兀欲吐。洁古曰此厥阴、太阴合病，名曰风痰，以《局方》玉壶丸治之，更灸侠溪穴即愈。是知方者体也，法者用也，徒执体而不知用者弊，体用不失，可谓上工矣。

清空膏 治偏正头痛年深不愈者，善疗风湿热上壅损目，及脑痛不止。

川芎五钱　柴胡七钱　黄连炒　防风去芦　羌活已上各一两　炙甘草一两五钱　细挺子黄芩三两，去皮，锉，一半酒制，一半炒

上为细末，每服二钱匕，于盏内入茶少许，汤调如膏，抹在口内，少用白汤送下，临卧。

如苦头痛，每服加细辛二分。

如太阴脉缓有痰，名曰痰厥头痛，减羌活、防风、川芎、甘草，加半夏一两五钱。

如偏正头痛，服之不愈，减羌活、防风、川芎一半，加柴胡一倍。

如发热恶热而渴，此阳明头痛，只与白虎汤加好吴白芷。

彻清膏

蔓荆子　细辛已上各一分　薄荷叶　川芎已上各三分　生甘草　熟甘草已上各五分　藁本一钱

上为细末，每服二钱，食后茶清调下。

川芎散　治头目不清利。

川芎三分　柴胡七分　羌活　防风　藁本　生甘草　升麻已上各一钱　熟甘草　酒生地黄各二钱　酒黄连炒　酒黄芩已上各四钱五分

上为细末，每服一钱或二三钱，食后茶清调下，忌酒湿面。

白芷散　一名郁金散　治头痛。

郁金一钱　香白芷　石膏已上各二钱　薄荷叶　芒硝已上各三钱

上为极细末，口含水，鼻内嗡之。

碧云散　治头痛。

细辛　郁金　芒硝已上各一钱　蔓荆子　川芎已上各一钱二分　石膏一钱三分　青黛一钱五分　薄荷叶二钱　红豆一个

上为极细末，口噙水，鼻内嗡之。

羌活清空膏

蔓荆子一钱　黄连三钱　羌活　防风　甘草已上各四钱　黄芩一两

上为细末，每服一钱，茶清调下，食后临卧。

清上泻火汤　昔有人年少时气弱，常于气海、三里灸之，节次约五七十壮。至年老添热厥头痛，虽冬天大寒，犹喜寒风，其头痛则愈，微来暖处，或见烟火，其痛复作，五七年不愈，皆灸之过也。

荆芥穗　川芎已上各二分　蔓荆子　当归身　苍术已上各三分　酒黄连　生地黄　藁本　甘草已上各五分　升麻　防风已上各七分　酒黄柏　炙甘草　黄芪已上各一钱　酒黄芩　酒知母已上各一钱五分　羌活三钱　柴胡五钱　细辛少许　红花少许

上锉如麻豆大，分作二服，每服水二盏，煎至一盏，去渣，稍热服，食后。

补气汤　服前药之后服此药。

柴胡二分　升麻三分　黄芪八分　当归身二钱　炙甘草四钱　红花少许

上㕮咀，作二服，水二盏，煎至一盏，去渣，稍热服，食后。

细辛散　治偏正头痛。

细辛　瓦粉已上各二分　生黄芩　芍药已上各五分　酒黄连　川芎已上各七分　炒黄芩　酒

黄芩已上各一钱　炙甘草一钱五分　柴胡二钱

上为粗末，每服三钱，水一大盏半，煎至一盏，取清，食后服之。

羌活汤　治风热壅盛上攻，头目昏眩。

炙甘草七分　泽泻三钱　酒洗瓜蒌根　白茯苓　酒黄柏已上各五钱　柴胡七钱　防风　细黄芩酒洗　酒黄连　羌活已上各一两

上为粗末，每服五钱重，水二盏，煎至一盏，取清，食后临卧，通口热服之。

养神汤　治精神短，不得睡，项筋肿急难伸。禁甘温，宜苦味。

木香　橘皮　柴胡已上各一分　酒黄芩二分　人参　黄柏　白术　川芎已上各三分　升麻四分　苍术　麦蘖面　当归身　黄连已上各五分　甘草　半夏已上各七分　黄芪一钱

上㕮咀，每服五钱，水二大盏，煎至一盏，去渣，稍热服，不拘时候。

安神汤　治头痛，头旋眼黑。

生甘草　炙甘草已上各二钱　防风二钱五分　柴胡　升麻　酒生地黄　酒知母已上各五钱　酒黄柏　羌活已上各一两　黄芪二两

上为粗末，每服五钱，水二大盏半，煎至一盏半，加蔓荆子五分，川芎三分，再煎至一盏，去渣，临卧热服。

半夏白术天麻汤　范天騋之内有脾胃证，时显烦躁，胸中不利，大便不通，而又为寒气怫郁，闷乱大作，火不伸故也。疑其有热，服疏风丸，大便行，其病不减。恐其药少，再服七八十丸，大便复见两行，元证不瘥，增以吐逆，食不能停，痰唾稠粘，涌出不止，眼黑头旋，恶心烦闷，气短促上喘，无力以言，心神颠倒，目不敢开，如在风云中，头苦痛如裂，身重如山，四肢厥冷，不得安卧。余料前证是胃气已损，复下两次，则重虚其胃，而痰厥头痛作矣，与此药而治之。

黄柏二分，酒洗　干姜三分　泽泻　白茯苓　天麻　黄芪　人参　苍术已上各五分　炒神曲　白术已上各一钱　麦蘖面　半夏汤洗　橘皮已上各一钱五分

上㕮咀，每服五钱，水二大盏，煎至一盏，去渣，热服，食前一服而愈。此头痛苦甚，谓

之足太阴痰厥头痛，非半夏不能疗。眼黑头旋，风虚内作，非天麻不能除。黄芪甘温泻火，补元气，实表虚，止自汗；人参甘温泻火，补中益气；二术俱苦甘温除湿，补中益气；泽泻、茯苓利小便导湿；橘皮苦温，益气调中升阳；神曲消食，荡胃中滞气；大麦面宽中助胃气；干姜辛热以涤中寒；黄柏大苦寒，酒洗，以疗冬天少火在泉发躁也。

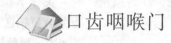

口齿咽喉门

口齿论

论曰：夫齿者，肾之标，口者，脾之窍。诸经多有会于口者，其牙齿是手足阳明之所过。上龈隶于坤土，乃足阳明胃之脉贯络也，止而不动；下龈嚼物，动而不休，手阳明大肠之脉所贯络也。手阳明恶寒饮而喜热，足阳明喜寒饮而恶热，其病不一。牙者，肾之标，亦喜寒，寒者坚牢，为病不同，热甚则齿动龈断袒脱，作痛不已，故所治疗不同也。有恶热而作痛者；有恶寒而作痛者；有恶寒恶热而作痛者；有恶寒饮少热饮多而作痛者；有恶热饮少寒饮多而作痛者；有牙齿动摇而作痛者；有齿龈肿起为痛者；有脾胃中有风邪，但觉风而作痛者；又有牙上多为虫所蚀，其齿缺少而色变，为虫牙痛者；有胃中气少，不能于寒，袒露其齿作痛者；有牙齿疼痛而秽臭之气不可近者。痛既不一，岂可一药而尽之哉！

羌活散 治客寒犯脑，风寒湿脑痛，项筋急，牙齿动摇，肉龈袒脱疼痛。

藁本 香白芷 桂枝已上各三分 苍术 升麻已上各五分 当归身六分 草豆蔻仁一钱 羌活一钱五分 羊胫骨灰二钱 麻黄去根节 防风已上各三钱 柴胡五钱 细辛少许

上为细末，先用温水漱口，净擦之，其痛立止也。

草豆蔻散 治寒多热少，牙齿疼痛。

细辛叶 防风已上各二分 羊胫骨灰 熟地黄已上各五分 当归六分 草豆蔻仁 黄连已上各一钱三分 升麻二钱五分

上为细末，同前牙痛处擦之。

麻黄散 治冬寒时分，寒温脑痛，项筋急，牙齿动摇疼痛。

防风 藁本已上各三分 羊胫骨灰 当归身 熟地黄已上各六分 草豆蔻仁 升麻 黄连已

上各一钱 羌活一钱五分 麻黄不去节 草龙胆酒洗 生地黄已上各二钱 细辛少许。

上为细末，依前药法擦之。

热牙散 一名麝香散 治大热，牙齿瘴露根肉，龈脱血出，齿动欲落，疼痛妨食物肴，反忤热多。

熟地黄二分 益智仁二分半 当归身 生地黄 麻黄根 酒汉防己 人参已上各三分 升麻一钱 草豆蔻 黄连已上各一钱五分 羊胫骨灰二钱 麝香少许

上为细末，如前药擦之。

治虫散 一名白芷散 治大寒犯脑，牙齿疼痛及虫痛，胃经湿热肿痛。

桂枝一分 熟地黄二分 藁本 白芷已上各三分 当归身 益智仁 黄连已上各四分 羌活五分 吴茱萸八分 草豆蔻 黄芪 升麻已上各一钱 羊胫骨灰二钱 麻黄不去节，二钱五分

上为细末，同前擦之。

益智木律散 治寒热牙痛。

木律二分 当归 黄连已上各四分 羊胫骨灰 益智皮 熟地黄已上各五分 草豆蔻皮一钱二分 升麻一钱五分

上为细末，用度如前擦之。如寒牙痛不用木律。

蝎梢散 治大寒风犯脑牙痛。

白芷 当归身 柴胡已上各二分 桂枝 升麻 防风 藁本 黄芪已上各三分 羌活五分 草豆蔻皮一钱 麻黄去节，一钱五分 羊胫骨灰二钱五分 蝎梢少许

上为细末，如前法用之。

白牙散

白芷七分 麻黄一钱 石膏一钱五分 羊胫骨灰二钱 麝香少许

上为细末，先用温水嗽口，擦之妙。

刷牙药　麝香一分　生地黄　酒防己　熟地黄已上各二分　当归身　人参已上各三分　草豆蔻皮五分　升麻一钱　羊胫骨灰　黄连已上各二钱　白豆蔻　草豆蔻已上各三钱　没石子三个　五倍子一个

上为极细末，如前法擦之妙。

独圣散　治一切牙痛风疳。

北地蒺藜不拘多少，阴干

上为细末，每用刷牙，以热浆水漱牙，外粗末熬浆水刷牙，大有神效，不可具述。

当归龙胆散　治寒热停牙痛。

香白芷　当归梢　羊胫骨灰　生地黄已上各五分　麻黄　草豆蔻皮　草龙胆　升麻　黄连已上各一钱

上为细末，如前法擦之神效。

牢牙地黄散　治脑寒痛及牙痛。

藁本二分　生地黄　熟地黄　羌活　防己　人参已上各三分　当归身　益智仁已上各四分　香白芷　黄芪已上各五分　羊胫骨灰　吴茱萸　黄连　麻黄已上各一钱　草豆蔻皮一钱二分　升麻一钱五分

上为细末，如前法擦之。

细辛散　治寒邪、风邪犯脑，牙齿痛。

柴胡　防风　升麻　白芷已上各二分　桂枝二分半　麻黄去节　藁本　苍术已上各三分　当归身四分　草豆蔻五分　羊胫骨灰　羌活已上各一钱五分　细辛少许

上为细末，先漱后擦之佳。

立效散　治牙齿痛不可忍，及头脑项背，微恶寒饮，大恶热饮，其脉上、中、下三部阳虚阴盛，是五脏内盛，六腑阳道脉微小，小便滑数。

细辛二分　炙甘草三分　升麻七分　防风一钱　草龙胆酒洗，四钱

上㕮咀，都作一服，水一盏，煎至七分，去渣，以匙抄在口中，疳痛处，待少时则止。

如多恶热饮，更加草龙胆一钱，此法不定，随寒热多少临时加减。

若更恶风作痛，加草豆蔻、黄连已上各五分，勿加草龙胆。

牢牙散　治牙龈肉绽有根，牙疳肿痛，牙动摇欲落，牙齿不长，牙黄口臭。

羌活一两　草龙胆酒洗，一两五钱　羊胫骨灰二两　升麻四两

上为细末，以纱罗子罗骨灰，作微尘末和匀，卧时贴在牙龈上。

清胃散　治因服补胃热药，致使上下牙痛疼不可忍，牵引头脑，满面发热大痛。足阳明之别络入脑，喜寒恶热，乃是手阳明经中热盛而作也，其齿喜冷恶热。

当归身　择细黄连如连不好，更加二分，夏月倍之　生地黄酒制，已上各三分　牡丹皮五分　升麻一钱

上为细末，都作一服，水一盏半，煎至一盏，去渣，带冷服之。

神功丸　治多食肉人口臭不可近，牙齿疳蚀，牙龈肉将脱，牙齿落，血不止。

兰香叶如无，藿香代之　当归身　藿香用叶　木香已上各一钱　升麻二钱　生地黄酒洗　生甘草已上各三钱　黄连去须择净，酒洗，秤　缩砂仁已上各五钱

上同为细末，汤浸蒸饼为丸，如绿豆大，每服一百丸，或加至二百丸止，白汤下，食远服。兼治血痢及血崩，及血下不止，血下褐色或紫色、黑色，及肠澼下血。空心服，米汤下。其脉洪大而缓者，及治麻木，厥气上冲，逆气上行，妄闻妄见者。

桔梗汤　治咽肿，微觉痛，声破。

当归身　马勃已上各一分　白僵蚕　黄芩已上各三分　麻黄五分，不去节　桔梗　甘草已上各一钱　桂枝少许

上为粗末，作一服，水二大盏，煎至一盏，去渣，稍热服之，食后。

又方　治口疮久不愈者。

黄柏不计多少，真者蜜涂其上，炙黄色

上为细末，干糁疮上，临卧，忌醋酱盐。

神验法　治口疮无问久新。

夜间将二丸以勒紧，左右交手揉三五十次，但遇睡觉行之，如此三五度。因湿而生者，一夜愈，久病诸般口疮，三二夜愈，如鼻流清涕者，勒之二丸，揉之数夜可愈。

《内经》云，膀胱移热于小肠，膈肠不便，

上为口糜，易老五苓散与导赤散合而饮之。

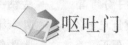
呕吐门

丁香茱萸汤 治呕吐哕，胃虚寒所致。

黄柏三分 炙甘草 丁香 柴胡 橘皮已上各五分 升麻七分 吴茱萸 苍术 人参已上各一钱 当归身一钱五分 草豆蔻仁 黄芪已上各二钱

上为粗末，每服五钱，水二大盏，煎至一盏，去渣，稍热服，食前。

白术汤 一名茯苓半夏汤 治胃气虚弱，身重有痰，恶心欲吐，是风邪羁绊于脾胃之间，当先实其脾胃。

炒神曲二钱 陈皮 天麻已上各三钱 白术 白茯苓 麦蘖面炒黄色 半夏已上各五钱

上咬咀，每服五钱，水二盏，入生姜五片，同煎至一盏，去渣，稍热服之。

补肝汤 一名柴胡半夏汤 治素有风证，不敢见风，眼涩，头痛，眼黑，胸中有痰，恶心，兀兀欲吐，遇风但觉皮肉紧，手足难举重物。

如居暖室，少出微汗，其证乃减，再或遇风，病即复。

柴胡 升麻 藁本已上各五分 白茯苓七分 炒神曲 苍术已上各一钱 半夏二钱 生姜十片

上为粗末，都作一服，水二大盏，煎至一大盏，去渣，稍热服。

吴茱萸丸 一名木香利膈丸 治寒在膈上，噎塞咽膈不通。

木香 青皮已上各二分 白僵蚕 姜黄 泽泻 柴胡已上各四分 当归身 炙甘草已上各六分 益智仁 人参 橘皮 升麻 黄芪已上各八分 半夏一钱 草豆蔻仁 吴茱萸已上各一钱五分 麦蘖面一钱五分

上为细末，汤浸蒸饼为丸，如绿豆大，每服二三十丸，温水送下，勿多饮汤，恐速下，细嚼亦得。

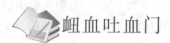
衄血吐血门

麦门冬饮子 治吐血久不愈，以三棱针于气街出血立愈。

黄芪一钱 麦门冬 当归身 生地黄 人参已上各五分 五味子十个

上为粗末，都作一服，水二盏，煎至一盏，去渣，热服，不拘时。

人参饮子 治脾胃虚弱，气促气弱，精神短少，衄血吐血。

麦门冬二分 人参去芦 当归身已上各三分 黄芪 白芍药 甘草已上各一钱 五味子五个

上为粗末，都作一服，用水二盏，煎至一盏，去渣，稍热服。

一贫者有前证，以前药投之愈。继而至冬天，居旷室中，卧大热炕，而吐血数次，再来求治。料此病久虚弱，附脐有形，而有火热在内，上气不足，阳气外虚，当补表之阳气，泻其里之虚热，是其法也。冬天居旷室，衣盖单薄，是重虚其阳，表有大寒，壅遏里热，火邪不得舒伸，故血出于口。忆仲景《伤寒论》中一证，太阳伤寒，当以麻黄汤发汗，而不与之，遂成衄，却与麻黄汤立愈。此法相同，予遂用之。

三黄补血汤 治六脉俱大，按之空虚，面赤善惊上热，乃手少阴心脉也，此气盛多而亡血。以甘寒镇坠之剂大泻其气，以坠气浮，以甘辛微苦峻补其血。

牡丹皮 黄芪 升麻已上各一钱 当归 柴胡已上各一钱五分 熟地黄 川芎已上各二钱 生地黄三钱 白芍药五钱

上咬咀，如麻豆大，每服五钱，水二大盏，煎至一大盏，去渣，稍热服，食前。

如在两寸脉乣，血在上焦，或衄血，或呕血，与犀角地黄汤则愈。

救脉汤 一名人参救肺散 治吐血。

甘草　苏木　陈皮已上各五分　升麻　柴胡
苍术已上各一钱　当归梢　熟地黄　白芍药
黄芪　人参已上各二钱

上为粗末，都作一服，水二大盏，煎至一
盏，去渣，稍温，食前服。

麻黄桂枝汤　人参益上焦元气不足而实其表也
麦门冬保肺气，已上各三分　桂枝以补表虚　当
归身和血养血，各五分　麻黄去根节　甘草补其脾
胃之虚　黄芪实表益卫　白芍药已上各一钱　五味
子五个，安其脉气

上以水三盏，先煮麻黄一味令沸，去沫，
至二盏，入余药同煎至一盏，去渣，热服，临
卧。只一服而愈，更不再作。

黄芪芍药汤　治鼻衄血多，面黄，眼涩多

眵，手麻木。

葛根　羌活已上各五钱　白芍药　升麻已上
各一两　炙甘草二两　黄芪三两

上㕮咀，每服五钱，水二盏，煎至一盏，
食后。

六脉弦细而涩，按之空虚，其色必白而夭
不泽者，脱血也。此大寒证，以辛温补血益血，
以甘温、甘热、滑润之剂以佐之则愈。此亡血
亦伤精气。

止衄血法　治鼻血久不止，素有热而暴作
者，诸药无验。神法以大纸一张，作八折或十
折，于水内湿，置顶中，以热熨斗熨至一重或
二重纸干，立止。

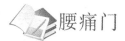

腰痛门

川芎肉桂汤　丁未冬曹通甫自河南来，有
役人小翟，露宿寒湿之地，腰痛不能转侧，两
胁搐急作痛，已经月余不愈矣。《腰痛论》中
说：皆为足太阳、足少阴血络中有凝血作痛，
间有一二证属少阳胆经外络脉病，皆去血络之
凝乃愈。其《内经》有云：冬三月，禁不得用
针，只宜服药，通其经络，破其血络中败血，
以此药主之。

酒汉防己　防风已上各三分　炒神曲　独活
已上各五分　川芎　柴胡　肉桂　当归梢　炙甘
草　苍术已上各一钱　羌活一钱五分　桃仁五个，
去皮尖，研如泥

上㕮咀，都作一服，好酒三大盏，煎至一
大盏，去渣，稍热，食远服。

独活汤　治因劳役，腰痛如折，沉重如山。
炙甘草三钱　羌活　防风　独活　大黄煨
泽泻　肉桂已上各三钱　当归梢　连翘已上各
五钱　酒汉防己　酒黄柏已上各一两　桃仁三十
个

上㕮咀，每服五钱，酒半盏，水一大盏半，
煎至一盏，去渣，热服。

破血散疼汤　治乘马损伤，跌其脊骨，恶
血流于胁下，其痛苦楚，不能转侧，妨于饮食。
羌活　防风　中桂已上各一钱　苏木一钱五

分　连翘　当归梢　柴胡已上各二钱　水蛭三钱，
炒去烟尽，别研　麝香少许，别研

上件分作二服，每服酒二大盏，水一大盏，
除水蛭、麝香另研如泥，煎余药作一大盏，去
渣，上火令稍热，调二味，空心服之，两服立
愈。

地龙散　治腰脊痛，或打扑损伤，从高坠
下，恶血在太阳经中，令人腰脊痛，或胫腨臂
股中痛不可忍，鼻塞不通。

当归梢一分　中桂　地龙已上各四分　麻黄
五分　苏木六分　独活　黄柏　甘草已上各一钱
羌活二钱　桃仁六个

上㕮咀，每服五钱，水二盏，煎至一盏，
去渣，温服，食远。

苍术汤　治湿热腰腿疼痛。
防风风能胜湿　黄柏已上各一钱，始得之时，
寒也，久不愈，寒化为热，除湿止痛　柴胡二钱，行
经　苍术三钱，去湿止痛

上都作一服，水二大盏，煎至一盏，去渣，
空心服。

麻黄复煎散　治阴室中汗出，懒语，四肢
困倦无力，走注疼痛。乃下焦伏火而不得伸，
浮而躁热汗出，一身尽痛，盖风湿相搏也。以
升阳发汗渐渐发之，火郁及湿在经者，亦宜发

汗，况正值季春之月，脉缓而迟，尤宜发汗，令风湿去而阳升，以此困倦乃退，气血俱得生旺也。

白术　人参　生地黄　柴胡　防风已上各五分　羌活　黄柏已上各一钱　麻黄去节微捣，不令作末，水五大盏，煎令沸，去沫，煎至二盏，入下项药再煎　黄芪已上各二钱　甘草三钱　杏仁三个，去皮

上咬咀，都作一服，入麻黄汤煎至一盏，临卧服之，勿令食饱，取渐次有汗则效。

缓筋汤　一名羌活汤　治两目如火肿痛，两足及伏兔筋骨痛，膝少力，身重腰痛，夜恶寒，痰嗽，颈项皆急痛，目外眦，目丝急，食不下。

熟地黄一分　生甘草　柴胡　红花　炙甘草　苏木　独活已上各二分　藁本　升麻　黄芩　草豆蔻仁　酒黄柏　生地黄　当归身　麻黄已上各三分　羌活三钱　苍术五分

上为粗末，都作一服，水二大盏，煎至一盏，去渣，食远服之。

拈痛汤　治湿热为病，肩背沉重，肢节疼痛，胸膈不利。

白术一钱五分　人参去芦　苦参酒炒　升麻

去芦　葛根　苍术已上各二钱　防风去芦　知母酒洗　泽泻　黄芩炒　猪苓　当归身已上各三钱　炙甘草　黄芩酒洗　茵陈酒炒　羌活已上各五钱

上咬咀，每服一两，水二大盏，煎至一盏，去渣，食远服。

苍术复煎散　治寒湿相合，脑痛恶寒，项筋脊骨强，肩背胛眼痛，膝膑痛无力，行步沉重。

红花一分　黄柏三分　柴胡　藁本　泽泻　白术　升麻已上各五分　羌活一钱　苍术四两，水二碗，煎二盏，去渣入药

上咬咀，先煎苍术汤二大盏，复煎前项药至一大盏，稍热，空心服，取微汗为效，忌酒湿面。

羌活苍术汤　治脚膝无力沉重。

炙甘草　黄柏　草豆蔻　生甘草　葛根已上各五分　橘皮六分　柴胡七分半　升麻　独活　缩砂仁　苍术已上各一钱　防风一钱五分　黄芪二钱　知母二钱五分　羌活三钱

上咬咀，分作二服，水二大盏，煎至一盏，去渣，空心服。

 **妇人门**

经闭不行有三论

《阴阳别论》云：二阳之病发心脾，有不得隐曲，女子不月，其传为风消，为息贲者，死不治。妇人脾胃久虚，或形羸，气血俱衰，而致经水断绝不行，或病中消胃热，善食渐瘦，津液不生。夫经者，血脉津液所化，津液既绝，为热所烁，肌肉消瘦，时见渴燥，血海枯竭，病名曰血枯经绝。宜泻胃之燥热，补益气血，经自行矣。此证或经适行而有子，子不安为胎病者有矣。或心包脉洪数躁作，时见大便秘涩，小便虽清不利，而经水闭绝不行，此乃血海干枯。宜调血脉，除包络中火邪，而经自行矣。《内经》所谓小肠移热于大肠，为癥瘕，为沉，脉涩不利，则月事沉滞而不利，故云为癥瘕为沉也。或因劳心，心火上行，月事不来，安心和血泻火。经自行矣。故《内经》云：月事

不来者，胞脉闭也。胞脉者，属心而络于胞中，令气上迫肺心，气不得下，故月事不来也。

经漏不止有三论

《阴阳别论》云：阴虚阳搏谓之崩。妇人脾胃虚损，致命门脉沉细而数疾，或沉弦而洪大有力，寸关脉亦然。皆由脾胃有亏，下陷于肾，与相火相合，湿热下迫，经漏不止，其色紫黑，如夏月腐肉之臭。中有白带者，脉必弦细，寒作于中。中有赤带者，其脉洪数疾，热明矣，必腰痛或脐下痛，临经欲行，先见寒热往来，两胁急缩，兼脾胃证出见，或四肢困热，心烦不得眠卧，心下急，宜大补脾胃而升举血气，可一服而愈。或人故贵脱势，人事疏少，或先富后贫，心气不足，其火大炽，旺于血脉之中，又致脾胃饮食失节，火乘其中，形质肌肉容颜似不病者，此心病者，不形于诊，故脾

胃饮食不调，其证显矣。而经水不时而下，或适来适断，暴下不止，治当先说恶死之言劝谕，令拒死而心不动，以大补气血之药举养脾胃，微加镇坠心火之药治其心，补阴泻阳，经自止矣。《痿论》云：悲哀太甚，则胞络绝也。阳气内动，发则心下崩，数溲血也。故本病曰大经空虚，发则肌痹，传为脉痿，此之谓也。

升阳除湿汤一名调经升麻除湿汤　治女子漏下恶血，月事不调，或暴崩不止，多下水浆之物。皆由饮食不节，或劳伤形体，或素有心气不足，因饮食劳倦，致令心火乘脾。其人必怠惰嗜卧，四肢不收，困倦乏力，无气以动，气短上气，逆急上冲，其脉缓而弦急，按之洪大，皆中上下，得之脾土受邪。脾主滋荣周身者也，心主血，血主脉，二者受邪，病皆在脉。脉者，血之府；脉者，人之神。心不主令，包络代之，故曰心之脉主属心系，心系者，包络命门之脉也，主月事。因脾胃虚而心包乘之，故漏下，月事不调也。况脾胃为血气阴阳之根蒂也，当除湿去热，益风气上伸，以胜其湿，又云火郁则发之。

当归酒洗　独活已上各五分　蔓荆子七分防风　炙甘草　升麻　藁本已上各一钱　柴胡羌活　苍术　黄芪已上各一钱五分

上锉如麻豆大，勿令作末，都作一服，以洁净新汲水三大盏，煎至一大盏，去渣，空心热服。待少时以早饭压之，可一服而已。如灸足太阴脾经中血海穴二七壮亦已。

此药乃从权之法，用风胜湿，为胃下陷而气迫于下，以救其血之暴崩也。并血恶之物住后，必须黄芪、人参、炙甘草、当归之类数服以补之，于补气升阳汤中加以和血药便是也。若经血恶物下之不绝，尤宜究其根源，治其本经，只益脾胃，退心火之亢，乃治其根蒂也。若遇夏月白带下，脱漏不止，宜用此汤，一服立止。

凉血地黄汤　治妇人血崩，是肾水阴虚，不能镇守包络相火，故血走而崩也。

黄芩　荆芥穗　蔓荆子已上各一分　黄柏知母　藁本　细辛　川芎已上各二分　黄连　羌活　柴胡　升麻　防风已上各三分　生地黄　当归已上各五分　甘草一钱　红花少许

上㕮咀，都作一服，水三大盏，煎至一盏，去渣，稍热，空心服之。

足太阴脾之经中血海二穴，在膝膑上内廉白肉际二寸中，治女子漏下恶血，月事不调，逆气腹胀，其脉缓者是也，灸三壮。

足少阴肾之经中阴谷二穴，在膝内辅骨后大筋下、小筋上，按之应手，屈膝取之。治膝如锥，不得屈伸，舌纵涎下，烦逆溺难，少腹急，引阴痛，股内廉痛，妇人漏血不止，腹胀满不得息，小便黄如蛊，女子如妊身，可灸二壮。

酒煮当归丸　治癞疝，白带下疰，脚气，腰以下如在冰雪中，以火焙炕，重重厚绵衣盖其上，犹寒冷，不任寒之极也。面白如枯鱼之象，肌肉如刀割削瘦峻之速也。小便不止，与白带长流而不禁固，自不知觉。面白，目青蓝如菜色，目䀮䀮无所见，身重如山，行步欹侧，不能安地，腿膝枯细，大便难秘，口不能言，无力之极，食不下，心下痞烦，心懊憹不任其苦。面停垢，背恶寒，小便遗而不知。此上、中、下三阳真气俱虚欲竭，哕呕不止，胃虚之极也。脉沉厥紧而涩，按之空虚。若脉洪大而涩，按之无力，犹为中寒之证，况按之空虚者乎？按之不鼓，是为阴寒，乃气血俱虚之极也。

茴香五钱　黑附子炮制，去皮脐　良姜已上各七钱　当归一两

上四味锉如麻豆大，以上等好酒一升半，同煮至酒尽，焙干。

炙甘草　苦楝生用　丁香已上各五钱　木香升麻已上各一钱　柴胡二钱　炒黄盐　全蝎已上各三钱　延胡索四钱

上与前四味药同为细末，酒煮面糊为丸，如梧桐子大，每服五七十丸，空心淡醋汤下，忌油腻冷物，酒湿面。

固真丸　治白带久下不止，脐腹冷痛，阴中亦然。目中溜火，视物目䀮䀮然无所见。齿皆恶热饮痛，须得黄连细末擦之乃止。惟喜干食，大恶汤饮，此病皆寒湿乘其胞内，故喜干而恶湿。肝经阴火上溢走于标，故上壅而目中溜火。肾水侵肝而上滋，致目䀮䀮而无所见。

齿恶热饮者，是阳明经中伏火也。治法当大泻寒湿，以丸药治之。故曰寒在下焦治宜缓，大忌汤散，以酒制白石脂、白龙骨以枯其湿，炮干姜大热辛泻寒水，以黄柏之大寒为因用，又为向导。故云古者虽有重罪，不绝人之后，又为之伏其所主，先其所因之意，又泻齿中恶热饮也。以柴胡为本经之使，以芍药五分导之。恐辛热之药大甚，损其肝经，故微泻之以当归身之辛温，大和其血脉，此用药之法备矣。

黄柏酒洗　白芍药已上各五分　柴胡　白石脂已上各一钱，火烧赤，水飞，细研，日干　白龙骨酒煮，日干，水飞为末　当归酒洗，已上各二钱　干姜四钱，炮

上件除龙骨、白石脂水飞研外，同为细末，水煮面糊为丸，如鸡头仁大，日干，空心，多用白沸汤下。无令胃中停滞，待少时以早饭压之，是不令热药犯胃。忌生冷硬物、酒湿面。

乌药汤　治妇人血海疼痛。

当归　甘草　木香已上各五钱　乌药一两香附子二两，炒

上㕮咀，每服五钱，水二大盏，去渣，温服，食前。

助阳汤一名升阳燥湿汤　治白带下，阴户中痛，空心而急痛，身黄皮缓，身重如山，阴中如冰。

生黄芩　橘皮已上各五分　防风　高良姜干姜　郁李仁　甘草已上各一钱　柴胡一钱三分白葵花七朵

上锉如麻豆大，分作二服，每服水二大盏，煎至一盏，去渣，食前稍热服。

水府丹　治妇人久虚积冷，经候不行，癥瘕癖块，腹中暴痛，面有黔黯，黎黑羸瘠。

硇砂纸隔沸汤淋熬取　红豆已上各五钱　桂心另为末　木香　干姜已上各一两　砂仁二两　经煅花蕊石研，一两五钱　斑蝥一百个，去头翅　生地黄汁　童子小便各一升　腊月狗胆七枚　芫菁三百个，去头足，糯米一升，炒米黄，去米不用

上九味为细末，同三汁熬为膏，和丸如鸡头大，朱砂为衣。每服一丸，温酒细嚼，食前服，米饮亦可，孕妇不可服。

丁香胶艾汤　治崩漏不止，盖心气不足，劳役及饮食不节所得。经隔少时，其脉二尺俱弦紧洪，按之无力，其证自觉脐下如冰，求厚衣被以御其寒，白带白滑之物多，间有如屋漏水下，时有鲜血，石尺脉时微洪也。

熟地黄　白芍药已上各三分　川芎　丁香已上各四分　阿胶六分　生艾叶一钱　当归一钱二分

上川芎为细末，当归酒洗锉，熟地黄、丁香为细末，艾亦锉，都作一服，水五大盏，先煎五味作一盏零二分，去渣，入胶再上火煎至一大盏，带热空心服之。

黄芪当归人参汤　丁未仲冬，郭大方来说，其妻经水暴崩不止，先曾损身失血，自后一次缩一十日而来，今次不止。其人心窄性急多惊，以予料之，必因心气不足，饮食不节得之，大方曰无。到彼诊得掌中寒，脉沉细而缓，间而沉数，九窍微有不利，四肢无力，上喘气短促，口鼻气皆不调，果有心气不足，脾胃虚弱之证。胃脘当心而痛，左胁下缩急有积，当脐有动气，腹中鸣，下气，大便难，虚证极多，不能尽录。拟先治其本，余证可以皆去。安心定志，镇坠其经，调和脾胃，大益元气，补其血脉，令养其神，以大热之剂去其冬寒凝在皮肤，少加生地黄去命门相火，不令四肢痿弱。

黄连一分　生地黄三分　炒神曲　橘皮　桂枝已上各五分　草豆蔻仁六分　黄芪　人参　麻黄不去节，已上各一钱　当归身一钱五分　杏仁五个，另研如泥

上㕮咀，作二服，水二大盏半，煎麻黄令沸，去沫，煎至二盏，入诸药同煎至一大盏，于已午之间，食消尽服之，一服立止。其胃脘痛，乃胃上有客寒，与大热药草豆蔻丸一十五丸，白汤送下，其痛立止。再与肝之积药，除其积之根源而愈。

当归芍药汤　治妇人经脉漏下不止，其色鲜红，时值七月处暑之间，先因劳役脾胃虚弱，气短气逆，自汗不止，身热闷乱，恶见饮食，非惟不入，亦不思食，沉懒困倦，四肢无力，大便时泄。后再因心气不足，经脉再下不止，惟觉气下脱，其元气逆上全无，惟觉心腹中气下行，气短少，不能言，是无力以言，非懒语也，此药主之。

柴胡二分　炙甘草　生地黄已上各三分　橘皮不去白　熟地黄已上各五分　黄芪一钱五分　苍术泔浸去皮　当归身　白芍药　白术已上各二钱

上十味㕮咀，如麻豆大，分作二服，水二盏半，煎至一盏，去渣，稍热。空心服之。

柴胡调经汤　治经水不止，鲜红，项筋急，脑痛，脊骨强痛。

炙甘草　当归身　葛根已上各三分　独活　藁本　升麻已上各五分　柴胡七分　羌活　苍术已上各一钱　红花少许

上锉如麻豆大，都作一服，水四大盏，煎至一盏，去渣，空心，稍热服，取微汗立止。

一妇人经候凝结，黑血成块，左厢有血瘕，水泄不止，谷有时不化，后血块暴下，并水俱作，是前后二阴有形血脱竭于下。既久经候犹不调，水泄日见三两行，食罢烦心，饮食减少，甚至瘦弱。东垣老人曰：夫圣人治病，必本四时升降浮沉之理，权变之宜，必先岁气，无伐天和，无胜无虚，遗人夭殃。无致邪，无失正，绝人长命。故仲景云：阳盛阴虚，下之则愈，汗之则死；阴盛阳虚，汗之即愈，下之即死。大抵圣人立法，且如升阳或发散之剂，是助春夏之阳气，令其上升，乃泻秋冬收藏殒杀寒凉之气，此病是也。当用此法治之，升降浮沉之至理也。天地之气以升降浮沉，乃从四时，如治病，不可逆之。故经云：顺天则昌，逆天则亡。可不畏哉！夫人之身亦有四时，天地之气不可止认在外，人亦体同天地也。今经漏不止，是前阴之气血已脱下矣。水泄又数年，是后阴之气血下陷以脱矣。后阴者，主有形之物也；前阴者，精气之户。下竭，是病人周身之血气常行秋冬之令，阴主杀，此等收藏之病是也。阳生阴长，春夏是也。在人之身，令气升浮者，谷气上行是也。既病人周身血气，皆不生长谷气，又不胜其肌肉消少，是两仪之气俱将绝矣。既下元二阴俱脱，血气将竭，假令当是热证，令下焦久脱，化为寒矣。此病久沉久降，寒湿大胜，当急救之，泻寒以热，除湿以燥，大升大举，以助生长，补养气血，不致偏竭。圣人立治之法，既湿气大胜，以所胜治之，助甲风木上升是也。故经云：风胜湿，是以所胜平之

也。当先调和胃气，次用白术之类，以燥其湿而滋元气。如其不止，后用风药以胜湿，此便是大举大升，以助春夏二湿之久陷下之至治也。

益胃升阳汤　血脱益气，古圣人之法也。先补胃气，以助生发之气，故曰阳生阴长。诸甘药为之先务，举世皆以为补，殊不知甘能生血，此阳生阴长之理也。故先理胃气，人之身内胃气为宝。

柴胡　升麻已上各五分　炙甘草　当归身酒洗　陈皮已上各一钱　人参去芦，有嗽去之　炒神曲已上各一钱五分　黄芪二钱　白术三钱　生黄芩少许

上㕮咀，每服二钱，水二大盏，煎至一盏，去渣，稍热服。

如腹中痛，每服加白芍药三分，中桂少许，如渴或口干，加葛根二分，不拘时候。

升阳举经汤　治经水不止，如右尺脉按之空虚，是气血俱脱，大寒之证。轻手其脉数疾，举指弦紧或涩，皆阳脱之证，阴火亦亡。见热证于口鼻眼或渴，此皆阴躁阳欲先去也。当温之、举之、升之、浮之、燥之，此法当大升浮血气，切补命门之下脱也。

肉桂去皮，盛夏勿用，秋冬用　白芍药　红花已上各五分　细辛六分　人参去芦　熟地黄　川芎已上各一钱　独活根　黑附子炮制，去皮脐　炙甘草已上各一钱五分　羌活　藁本去土　防风已上各二钱　白术　当归　黄芪　柴胡已上各三钱　桃仁十个，汤浸，去皮尖，细研

上㕮咀，每服三钱，若病势顺，当渐加至五钱，每服水三盏，煎至一盏，空心热服。

半产误用寒凉之药论

妇人分娩，及半产漏下，昏冒不省，瞑目无所知觉，盖因血暴亡，有形血去，则心神无所养。心与包络者，君火、相火也，得血则安，亡血则危。火上炽，故令人昏冒。火胜其肺，瞑目不省人事，是阴血暴去，不能镇抚也。血已亏损，往往用滑石、甘草、石膏之类，乃辛甘大寒之药，能泻气中之热，是血亏泻气，乃阴亏泻阳，使二者俱伤，反为不足虚劳之病。昏迷不省者，上焦心肺之热也。此无形之热，用寒凉之药驱令下行，岂不知上焦之病，悉属

于表，乃阴证也，汗之则愈，今反下之，幸而不死，暴亏气血，生命岂能久活？又不知《内经》有说：病气不足，宜补不宜泻。但瞑目之病，悉属于阴，宜汗不宜下。又不知伤寒郁胃，得汗则愈，是禁用寒凉药也。分娩半产，本气不病，是暴去其血，亡血补血，又何疑焉？补其血则神昌，常时血下降亡，今当补而升举之。心得血而养，神不昏矣。血若暴下，是秋冬之令大旺，今举而升之，以助其阳，则目张神不昏迷矣。今立一方，补血养血，生血益阳，以补手足厥阴之不足也。

全生活血汤 红花三分 蔓荆子 细辛已上各五分 生地黄夏月多加之 熟地黄已上各一钱 藁本 川芎已上各一钱五分 防风诸阳既陷，何以知之？血下脱故也 羌活 独活 炙甘草 柴胡去苗 当归身酒洗 葛根已上各二钱 白芍药 升麻已上各三钱

上㕮咀，每服五钱，水二盏，煎至一盏，去渣，食前稍热服。

当归附子汤 治脐下冷痛，赤白带下。

当归二分 炒盐三分 蝎梢 升麻已上各五分 甘草六分 柴胡七分 黄柏少许，为引用 附子一钱 干姜 良姜各一钱

上为粗末，每服五钱，水五盏，煎至一盏，去渣，稍热服。或为细末，酒面糊为丸亦可。

调经补真汤 冬后一月，微有地泥冰泮，其白带再来，阴户中寒，一服立止。

独活 干姜炮 藁本 防风 苍术已上各二分 麻黄不去节 炙甘草 人参去芦 当归身 白术 生黄芩 升麻已上各五分 黄芪七分 良姜 泽泻 羌活已上各一钱 柴胡四钱 杏仁二个 桂枝少许 白葵花七朵，去蒂

上㕮咀，除黄芩、麻黄各另外，都作一服，先以水三大盏半，煎麻黄一味令沸，掠去沫，入余药，同煎至一盏零七分，再入生黄芩，煎至一盏，空心服之，候一时许，可食早饭。

坐药龙盐膏 茴香三分 枯矾五分 良姜 当归梢 酒防己 木通已上各一钱 丁香 木香 川乌炮，已上各一钱五分 龙骨 炒盐 红豆 肉桂已上各二钱 厚朴三钱 延胡索五钱 全蝎五个

上为细末，炼蜜为丸，如弹子大，绵裹留丝在外，内丸药阴户内，日易之。

胜阴丹 为上药力小，再取三钱，内加行性热药项下。

柴胡 羌活 枯白矾 甘松 升麻已上各二分 川乌头 大椒 三奈子已上各五分 蒜七分 破故纸八分，与蒜同煮，焙干，秤 全蝎三个 麝香少许

上为细末，依前法用。

回阳丹

羌活 全蝎 升麻根 甘松已上各二分 草乌头 水蛭炒，已上各三分 大椒 三奈子 荜茇 枯矾已上各五分 柴胡 川乌已上各七分 炒黄盐为必用之药，去之则不效 破故纸 蒜已上各一钱 虻虫三个，去翅足炒

上为极细末，依前制用，脐下觉暖为效。

柴胡丁香汤 治妇人年三十岁，临经先腰脐痛甚，则腹中亦痛，经缩三两日。

生地黄二分 丁香四分 当归身 防风 羌活已上各一钱 柴胡一钱五分 全蝎一个

上件都作一服，水二盏，煎至一盏，去渣，食前稍热服。

延胡苦楝汤 治脐下冷撮痛，阴冷大寒，白带下。

黄柏一分，为引用 延胡索 苦楝子已上各二分 附子炮 肉桂已上各三分 炙甘草五分 熟地黄一钱

上都作一服，水二大盏，煎至一盏，食前服。

桂附汤 治白带腥臭，多悲不乐，大寒。

黄柏为引用 知母已上各五分 肉桂一钱 附子三钱

上㕮咀，都作一服，水二盏，煎至一盏，去渣，食远热服。

如少食常饱，有时似腹胀夯闷，加白芍药五分。

如不思饮食，加五味子二十个。

如烦恼，面上如虫行，乃胃中元气极虚，加黄芪一钱五分，人参七分，炙甘草、升麻，已上各五分。

人参补气汤 治四肢懒倦，自汗无力。

丁香末二分　生甘草梢　炙甘草已上各三分　生地黄　白芍药已上各五分　熟地黄六分　人参　防风　羌活　黄柏　知母　当归身　升麻已上各七分　柴胡一钱　黄芪一钱五分　全蝎一个　五味子二十个

上锉如麻豆大，都作一服，水二盏，煎至一盏，去渣，空心稍热服。

黄芪白术汤　治妇人四肢沉重，自汗，上至头际颈而还，恶风，头痛，燥热。

细辛三分　吴茱萸　川芎已上各五分　柴胡　升麻已上各一钱　当归身一钱五分　黄柏酒洗　炙甘草　羌活已上各二钱　五味子三钱　白术　人参已上各五钱　黄芪一两

上㕮咀，每服五钱，水二大盏，生姜五片，煎至一盏，去渣，食前热服。

如腹中痛不快，加炙甘草一钱。汗出不止，加黄柏一钱。

白术茯苓汤　治胃气弱，身重有痰，恶心欲吐。是风邪羁绊于脾胃之间，当先实其脾胃。

白术　白茯苓　半夏已上各一两　炒曲二钱　麦蘖面五分，炒

上㕮咀，每服五钱，水二大盏，入生姜五片，煎至一盏，去渣，不拘时服。

增味四物汤　治妇人血积。

当归　川芎　芍药　熟地黄　京三棱　干漆炒燥烟尽　肉桂去皮　广茂已上各等分

上为粗末，每服五钱，水二大盏，煎至一盏，去渣，食前稍热服。

补经固真汤　白文举正室，白带常漏久矣，诸药不效。诊得心包尺脉微，其白带下流不止。叔和云：崩中日久，为白带漏下，时多白滑血枯。崩中者，始病血崩，久则血少，复亡其阳。故白滑之物下流不止，是本经血海将枯，津液复亡，枯干不能滋养筋骨。以本经行经药为引用、为使；以大辛甘油腻之药润其枯燥，而滋益津液；以大辛热之气味药补其阳道，生其血脉；以苦寒之药泄其肺而救上；热伤气，以人参补之，以微苦温之药为佐而益元气。

白葵花去蕚，研烂，四分　甘草炙　郁李仁去皮尖，研泥　柴胡已上各一钱　干姜细末　人参已上各二钱　生黄芩细研，一钱　陈皮留皮，五分

上件除黄芩外，以水三盏，煎至一盏七分，再入黄芩同煎至一盏，去渣，空心热服，少时以早饭压之。

温卫补血汤　治耳鸣，鼻不闻香臭，口不知谷味，气不快，四肢困倦，行步欹侧，发脱落，食不下，膝冷，阴汗，带下，喉中吤吤，不得卧，口舌嗌干，太息，头不可以回顾，项筋紧，脊强痛，头旋眼黑，头痛欠嚏。

生地黄　白术　藿香　黄柏已上各一分　牡丹皮　苍术　王瓜根　橘皮　吴茱萸已上各二分　当归身二分半　柴胡　人参　熟甘草　地骨皮已上各三分　升麻四分　生甘草五分　黄芪一钱二分　丁香一个　桃仁三个　葵花七朵

上㕮咀，作一服，用水二大盏，煎至一盏，去渣，食前热服。

立效散　治妇人血崩不止。

当归　莲花心　白绵子　红花　茅花已上各一两

上锉如豆大，白纸裹定，泥固，炭火烧灰存性，为细末。

如干血气，研血竭为引，好温酒调服，加轻粉一钱。

如血崩不止，加麝香为引，好温酒调服。

四圣散　治妇人赤白带下。

川乌炮制　生白矾已上各一钱　红娘子三个　斑蝥十个

炼蜜为丸，如皂子大，绵裹坐之。

温经除湿汤　十月霜冷后，四肢无力，乃痿厥，湿热在下焦也。醋心者，是浊气不下降，欲为满地。合眼麻木作者，阳道不行也。恶风寒者，上焦之分，皮肤中气不行也。开目不麻者，目开助阳道，故阴寒之气少退也。头目眩运者，风气下陷于血分，不得伸越而作也，近火则有之。

黄连一分　柴胡　草豆蔻　神曲炒　木香已上各二分　麻黄不去节　独活　当归身　黄柏已上各一分　升麻五分　羌活七分　炙甘草　人参　白术　猪苓　泽泻已上各一钱　黄芪　橘皮　苍术已上各二钱　白芍药三钱

上锉如麻豆大，分作二服，水二盏，煎至一盏，食远服。治支节沉重、疼痛、无力之胜

药也。

补气升阳和中汤 李正臣夫人病，诊得六脉俱中得，弦洪缓相合，按之无力。弦在上，是风热下陷入阴中，阳道不行，其证闭目则浑身麻木，昼减而夜甚，觉而开目，则麻木渐退，久则绝止，常开其目，此证不作，惧其麻木，不敢合眼，致不得眠。身体皆重，时有痰嗽，觉胸中常似有痰而不利。时烦躁，气短促而喘，肌肤充盛，饮食不减，大小便如常，惟畏其麻木，不敢合眼为最苦。观其色脉形病相应而不逆，《内经》曰：阳盛瞋目而动，轻；阴病闭目而静，重。又云：诸脉皆属于目。《灵枢经》云：开目则阳道行，阳气遍布周身；闭目则阳道闭而不得，如昼夜之分。知其阳衰而阴旺也。且麻木为风，三尺之童，皆以为然，细校之则有区别耳。久坐而起，亦有麻木，为如绳缚之久，释之觉麻作而不敢动，良久则自已。以此验之，非有风邪，乃气不行。主治之，当补其肺中之气，则麻木自去矣。如经脉中阴火乘其阳分，火动于中为麻木也，当兼去其阴火则愈矣。时痰嗽者，秋凉在外、在上而作也，当以温剂实其皮毛。身重脉缓者，湿气伏匿而作也，时见躁作，当升阳助气益血，微泻阴火与湿通行经脉，调其阴阳则已矣。非五脏六腑之本有邪也，此药主之。

生甘草去肾热　酒黄柏泻火除湿　白茯苓除湿导火　泽泻除湿导火　升麻行阳助经　柴胡已上各一钱　苍术除湿补中　草豆蔻仁益阳退外寒，已上各一钱五分　橘皮　当归身　白术已上各二钱　白芍药　人参已上各三钱　佛耳草　炙甘草已上各四钱　黄芪五钱

上㕮咀，每服五钱，水二盏，煎至一盏，去渣，食远服之。

麻黄桂枝升麻汤 治妇人先患浑身麻木，睡觉则少减，开目则已而全愈。又证已痊，又因心中烦恼，遍身骨节疼，身体沉重，饮食减少，腹中气不运转。

木香　生姜已上各一分　桂枝　半夏　陈皮　草豆蔻仁　厚朴　黑附子　黄柏已上各二分　炙甘草　升麻　白术　茯苓　泽泻已上各三分　黄芪　麻黄不去节　人参已上各五分

上都作一服，水二盏，煎至一盏，去渣，食远服之。

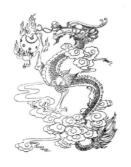

卷 下

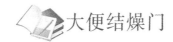

大便结燥门

大便结燥论

《金匮真言论》云：北方黑色，入通肾，开窍于二阴，藏精于肾。又云：肾主大便。大便难者，取足少阴。夫肾主五液，津液润则大便如常。若饥饱失节，劳役过度，损伤胃气，及食辛热味厚之物，而助火邪，伏于血中，耗散真阴，津液亏少，故大便结燥。然结燥之病不一，有热燥，有风燥，有阳结，有阴结，又有年老气虚津液不足而结燥者。治法云：肾恶燥，急食辛以润之。结者散之。如少阴不得大便，以辛润之；太阴不得大便，以苦泄之。阳结者，散之；阴结者，温之。仲景云：小便利而大便硬，不可攻下，以脾约丸润之。食伤太阴，腹满而食不化，腹响然不能大便者，以苦药泄之。如血燥而不能大便者，以桃仁、酒制大黄通之。风结燥而大便不行者，以麻子仁加大黄利之。如气涩而大便不通者，以郁李仁、枳实、皂角仁润之。大抵治病必究其源，不可一概用巴豆、牵牛之类下之，损其津液，燥结愈甚，复下复结，极则以至导引于下而不通，遂成不救。噫！可不慎哉！

通幽汤 治大便难，幽门不通，上冲吸门不开，噎塞，不能燥秘，气不得下。治在幽门，以辛润之。

　　炙甘草　红花已上各一分　生地黄　熟地黄已上各五分　升麻　桃仁泥　当归身已上各一钱

　　上都作一服，水二大盏，煎至一盏，去渣，调槟榔细末五分，稍热，食前服之。

润燥汤

　　升麻　生地黄已上各二钱　熟地黄　当归梢　生甘草　大黄煨　桃仁泥　麻仁已上各一钱　红花五分

　　上除桃仁、麻仁另研如泥外，锉如麻豆大，都作一服，水二盏，入桃仁、麻仁泥，煎至一盏，去渣，空心，稍热服。

润肠丸 治脾胃中伏火，大便秘涩，或干燥闭塞不通，全不思食，乃风结血秘，皆令闭塞也。以润燥和血疏风，自然通利矣。

　　桃仁汤浸，去皮尖　麻仁已上各一两　当归梢　大黄煨　羌活已上各一两

　　上除桃仁、麻仁另研如泥外，捣为极细末，炼蜜为丸，如梧桐子大，每服三五十丸，空心，白汤下。

　　如病人不大便，为大便不通而涩，其邪盛者，急加酒洗大黄以利之。

　　如血燥而大便燥干者，加桃仁、酒洗大黄。

　　如风结燥大便不行者，加麻仁、大黄。

　　如风湿而大便不行，加煨皂角仁、大黄、秦艽以利之。

　　如脉涩，觉身有气涩而大便不通者，加郁李仁、大黄以除气燥。

　　如寒阴之病，为寒结闭而大便不通者，以《局方》中半硫丸，或加煎附子、干姜汤冰冷与之。其病虽阴寒之证，当服阳药补之。若大便不通者，亦当十服中，与一服药微通其大便，不令结闭，乃治之大法。

　　若病人虽是阴证，或者阴寒之证，其病显

燥，脉实坚，亦宜于阳药中少加苦寒之药，以去热燥，燥止勿加。

如阴燥欲坐井中者，其二肾脉按之必虚，或沉细而迟，此易为辨耳，知有客邪之病，亦当从权加药以去之。

麻黄白术汤 治大便不通，五日一遍，小便黄赤，浑身肿，面上及腹尤甚，色黄，麻木，身重如山，沉困无力，四肢痿软，不能举动，喘促，唾清水，吐哕，痰唾白沫如胶。时燥热发，欲去衣，须臾而过振寒，项额有时如冰，额寒尤甚。头旋眼黑，目中溜火。冷泪，鼻不闻香臭，少腹急痛，当脐有动气，按之坚硬而痛。

青皮去腐 酒黄连已上各一分 酒黄柏 橘红 甘草炙一半 升麻已上各二分 黄芪 人参 桂枝 白术 厚朴 柴胡 苍术 猪苓已上各三分 吴茱萸 白茯苓 泽泻已上各四钱 白豆蔻 炒曲已上各五分 麻黄不去节，五钱 杏仁四个

上㕮咀，分作二服，水二大盏半，先煎麻黄令沸，去沫，再入诸药，同煎至一盏，去渣，稍热，食远服。

此证宿有风湿热伏于荣血之中，其木火乘于阳道为上盛，元气短少，上喘，为阴火伤其气，四肢痿，在肾水之间，乃所胜之病。今正遇冬寒，得时乘其肝木，又实其母，肺金克火凌木，是大胜必有大复。其证善恐，欠，多嚏，鼻中如有物，有闻香臭，目视䀮䀮，多悲健忘，

少腹急痛，通身黄，腹大胀，面目肿尤甚，食不下，痰唾涕有血，目眦疡，大便不通，并宜此药治之。

升阳汤 一名升阳泻湿汤 治膈咽不通，逆气里急，大便不行。

青皮 槐子已上各二分 生地黄 熟地黄 黄柏已上各三分 当归身 甘草梢已上各四分 苍术五分 升麻七分 黄芪一钱 桃仁十个，另研

上㕮咀，如麻豆大，都作一服，入桃仁泥，水二大盏，煎至一盏，去渣，稍热，食前服。

活血润燥丸 治大便风秘、血秘，常常燥结。

当归梢一钱 防风三钱 大黄湿纸裹煨 羌活已上各一两 皂角仁烧存性，去皮，一两五钱，其性得湿而滑，湿滑则燥结自除 桃仁二两，研如泥 麻仁二两五钱，研如泥

上除麻仁、桃仁另研如泥外，为极细末，炼蜜为丸，如梧桐子大，每服五十丸，白汤下。三两服后，须以苏麻子粥，每日早晚食之，大便日久不能结燥也。以瓷器盛之，纸封无令见风。

润肠汤 治大肠结燥不通。

生地黄 生甘草已上各一钱 大黄煨 熟地黄 当归梢 升麻 桃仁 麻仁已上各一钱 红花三分

上㕮咀，水二盏，煎至一盏，去渣，食远温服。

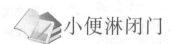

小便淋闭论

《难经》云：病有关有格，关则不得小便。又云：关无出之谓，皆邪热为病也。分在气在血而治之，以渴与不渴而辨之。如渴而小便不利者，是热在上焦肺之分，故渴而小便不利也。夫小便者，是足太阳膀胱经所主也，长生于申，申者，西方金也，肺合生水，若肺中有热，不能生水，是绝其水之源。经云：虚则补其母。宜清肺而滋其化源也，故当从肺之分，助其秋

令，水自生焉。又如雨、如露、如霜，皆从天而降下也，乃阳中之阴，明秋气自天而降下也。且药有气之薄者，乃阳中之阴，是感秋清肃杀之气而生，可以补肺之不足，淡味渗泄之药是也，茯苓、泽泻、琥珀、灯心、通草、车前子、木通、瞿麦、萹蓄之类，以清肺之气，泄其火，资水之上源也。如不渴而小便不通者，热在下焦血分，故不渴而大燥，小便不通也。热闭于下焦者，肾也，膀胱也，乃阴中之阴，阴受热邪，闭塞其流。易上老云：寒在胸中，遏绝不

入，热在下焦，填塞不便，须用感北方寒水之化，气味俱阴之药，以除其热，泄其闭塞。《内经》云：无阳则阴无以生，无阴则阳无以化。若服淡渗之药，其性乃阳中之阴，非纯阳之剂，阳无以化，何能补重阴不足也？须用感地之水运而生，太苦之味，感天之寒药而生大寒之气，此气味俱阴，乃阴中之阴也。大寒之气，人禀之生膀胱，寒水之运，人感之生肾。此药能补肾与膀胱，受阳中之阳，热火之邪，而闭其下焦，使小便不通也。夫用大苦寒之药，治法当寒因热用。又云：必伏其所主，而先其所因。其始则气同，其终则气异也。

通关丸 一名滋肾丸　治不渴而小便闭，热在下焦血分也。

黄柏去皮，锉，酒洗，焙　知母锉，酒洗，焙干，已上各一两　肉桂五分

上为细末，熟水为丸，如梧桐子大，每服一百丸，空心，白汤下，顿两足，令药易下行故也。如小便利，前阴中如刀刺痛，当有恶物下为验。

清肺饮子 治渴而小便闭涩不利，邪热在上焦气分。

灯心一分　通草二分　泽泻　瞿麦　琥珀已上各五分　萹蓄　木通已上各七分　车前子炒，一

钱　茯苓去皮，二钱　猪苓去皮，三钱

上为粗末，每服五钱，水一盏半，煎至一盏，稍热，食远服。或《局方》八正散、五苓散，亦宜服之。

导气除燥汤 治小便闭塞不通，乃血涩至气不通而窍涩也。

茯苓去皮　滑石炒黄，已上各二钱　知母细锉，酒洗　泽泻已上各三钱　黄柏去皮，酒洗，四钱

上㕮咀，每服五钱，水三盏，煎至一盏，去渣，稍热，空心服。如急闭，不拘时服。

肾疸汤 治肾疸，目黄，甚至浑身黄，小便赤涩。

羌活　防风　藁本　独活　柴胡已上各五分　升麻五钱

以上治肾疸，目黄，浑身黄。

白茯苓二分　泽泻三分　猪苓四分　白术五分　苍术三钱

以上治小便赤涩。

黄柏二分　人参三分　葛根五分　神曲六分　甘草三钱

上锉如大豆大，分作二服，水三盏，煎至一盏，去渣，稍热，食前服。

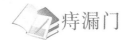

痔漏论

《内经》曰：因而饱食，筋脉横解，肠澼为痔。夫大肠，庚也，主津，本性燥，清肃杀之气，本位主收，其所司行津，以从足阳明，旺则生化万物者也。足阳明为中州之土，若阳衰亦殒杀万物。故曰万物生于土而归于土者是也。以手阳明大肠司其化焉，既在西方本位，为之害蜚，司杀之府。因饱食行房忍泄，前阴之气归于大肠，木乘火势而侮燥金，故火就燥也，大便必闭。其疾甚者，当以苦寒泻火，辛温和血润燥，疏风止痛，是其治也。以秦艽、当归梢和血润燥；以桃仁润血；以皂角仁除风燥；以地榆破血；以枳实之苦寒补肾，以下泄

胃实；以泽泻之淡渗，使气归于前阴，以补清燥受胃之湿邪也；白术之苦甘，以苦补燥气之不足，其甘味以泻火而益元气也。故曰：甘寒泻火，乃假枳实之寒也。古人用药，为下焦如渎。又曰：在下者引而竭之，多为大便秘涩，以大黄推去之，其津血益不足，以当归和血，及油润之剂，大便自然软利矣。宜作锉汤以与之，是下焦有热，以急治之之法也。以地榆酸苦而坏胃，故宿食消尽，空心作丸服之。

秦艽白术丸 治痔疾，并痔漏有脓血，大便燥硬而作疼，痛不可忍。

秦艽去芦　桃仁汤浸，去皮尖　皂角仁烧存性，已上各一两　当归梢酒浸　泽泻　枳实麸炒黄　白术已上各五钱　地榆三钱

上为细末，和桃仁泥研匀，煎熟汤打面糊为丸，如鸡头仁大，令药光滑，焙干。每服五七十丸，白汤下，空心服，待少时以美膳压之。忌生冷硬物、冷水冷菜之类，并湿面酒及辣辛热大料物之类，犯之则药无验也。

秦艽苍术汤 治痔疾若破，谓之痔漏，大便秘涩，必作大痛。此由风热乘食饱不通，气逼大肠而作也。受病者，燥气也，为病者，胃湿也。胃刑大肠，则化燥火，以乘燥热之实，胜风附热而来，是湿热风燥四气而合，故大肠头成块者，湿也，作大痛者，风也。若大便燥结者，主病兼受火邪，热结不通也。去此四者，其西方肺主诸气，其体收下，亦助病为邪，须当破气药兼之，治法全矣。以锉汤与之，其效如神。

秦艽去芦 桃仁汤浸，去皮，另研 皂角仁烧存性，另研，各一钱 苍术制 防风已上各七分 黄柏去皮，酒洗，五分 当归梢酒洗 泽泻已上各三分 梭身槟榔一分，另研 大黄少许，虽大便过涩亦不可多用

上除槟榔、桃仁、皂角仁三味外，余药㕮咀如麻豆大，都作一服，水三盏，煎至一盏二分，去渣，入槟榔等三味末，再上火煎至一盏，空心热服。待少时以美膳压之，不犯胃气也。服药日忌生冷硬物及酒湿面、大料物、干姜之类，犯之则其药无效。

如有白脓，加白葵花头五朵，去蒂心，青皮半钱，不去白，入正药中同煎。木香三分，为细末，同槟榔等三味依前煎服饵。古人治此疾多以岁月除之，此药一服则愈。

七圣丸 治大肠疼痛不可忍。叔和云：积气生于脾脏傍，大肠疼痛阵难当，渐交稍泻三焦火，莫谩多方立纪纲。

羌活一两 郁李仁汤浸，去皮另研，一两五钱 大黄八钱，煨 槟榔 桂去皮 木香 川芎已上各五钱

上除郁李仁另研入外，共为细末，炼蜜为丸，如梧桐子大。每服三五十丸，白汤下，食前，取大便微利，一服而愈。切禁不得多利大便，其痛滋甚。

秦艽防风汤 治痔漏，每日大便时发疼痛。如无疼痛者，非痔漏也。此药主之。

秦艽 防风 当归身 白术已上各一钱五分 炙甘草 泽泻已上各六分 黄柏五分 大黄煨 橘皮已上各三分 柴胡 升麻已上各二分 桃仁三十个 红花少许

上锉如麻豆大，都作一服，水三盏，煎至一盏，去渣，稍热，空心服之。避风寒，忌房事、酒湿面、大辛热物。

秦艽羌活汤 治痔漏成块下垂，不任其痒。

羌活一钱二分 秦艽 黄芪已上各二钱 防风七分 升麻 炙甘草 麻黄 柴胡已上各五分 藁本三分 细辛少许 红花少许

上锉如麻豆大，都作一服，水二盏，煎至一盏，去渣，空心服之。忌风寒处大小便。

当归郁李仁汤 治痔漏大便硬，努出大肠头，下血，苦痛不能忍。

郁李仁 皂角仁已上各一钱 枳实七分 秦艽 麻仁 当归梢 生地黄 苍术已上各五分 大黄煨 泽泻已上各三分

上锉如麻豆大，除皂角仁别为末，水三盏，煎至一盏，去渣，入皂角仁末调，空心食前服之，忌如前。

红花桃仁汤 治痔漏经年，因而饱食，筋脉横解，肠澼为痔，治法当补北方，泻中央。

黄柏一钱五分 地黄一钱 泽泻八分 苍术六分 当归梢 汉防己 防风梢 猪苓已上各五分 麻黄二分 红花半分 桃仁十个

上锉如麻豆大，水三盏，煎至一盏，去渣，稍热，食前服之，忌如前。

秦艽当归汤 治痔漏，大便结燥疼痛。

大黄煨，四钱 秦艽 枳实已上各一钱 泽泻 当归梢 皂角仁 白术已上各五分 红花少许 桃仁二十个

上都作一服，水三盏，煎至一盏，去渣，食前热服，忌如前。

阴痿阴汗门

阴痿阴汗及臊臭论

一富者前阴臊臭，又因连日饮酒，腹中不和，求先师治之。曰：夫前阴者，厥阴肝之脉络循阴器，出其挺末。凡臭者，心之所主，散入五方为五臭，入肝为臊，此其一也。当于肝经中泻行间，是治其本，后于心经中泻少冲，乃治其标。如恶针，当用药除之。酒者，气味俱阳，能生里之湿热，是风湿热合于下焦为邪。故经云：下焦如渎。又云：在下者，引而竭之。酒是湿热之水，亦宜决前阴以去之。

龙胆泻肝汤　治阴部时复热痒及臊臭。

柴胡梢　泽泻已上各一钱　车前子　木通已上各五分　生地黄　当归梢　草龙胆已上各三分

上锉如麻豆大，都作一服，水三盏，煎至一盏，去渣，空心稍热服，便以美膳压之。此药柴胡入肝为引用。泽泻、车前子、木通淡渗之味利小便，亦除臊气，是名在下者，引而竭之。生地黄、草龙胆之苦寒泻酒湿热。更兼车前子之类以撤肝中邪气。肝主血，用当归以滋肝中血不足也。

清震汤　治小便溺黄，臊臭淋沥，两丸如冰，阴汗浸多。

羌活　酒黄柏已上各一钱　升麻　柴胡　苍术　黄芩已上各五分　泽泻四分　麻黄根　猪苓　防风已上各三分　炙甘草　当归身　藁本已上各二分　红花一分

上锉如麻豆大，都作一服，水二盏，煎至一盏，去渣，临卧服，大忌酒湿面。

固真汤　一名正元汤　治两丸冷，前阴痿弱，阴汗如水，小便后有余滴，尻臀并前阴冷，恶寒而喜热，膝下亦冷。

升麻　羌活　柴胡已上各一钱　炙甘草　草龙胆　泽泻已上各一钱五分　黄柏　知母已上各二钱

上锉如麻豆大，分作二服，水二盏，煎至一盏，去渣，空心，稍热服，以早饭压之。

清魂汤　一名柴胡胜湿汤　治两外肾冷，两髀阴汗，前阴痿，阴囊湿痒臊气。

柴胡　生甘草　酒黄柏已上各二钱　升麻　泽泻已上各一钱五分　当归梢　羌活　麻黄根　汉防己　草龙胆　茯苓已上各一钱　红花少许　五味子二十个

上锉如麻豆大，分作二服，水二盏，煎至一盏，去渣，食前，稍热服，忌酒湿面、房事。

椒粉散　治前阴两丸湿痒痛，秋冬甚，夏月减。

肉桂二分　小椒　当归梢　猪苓已上各三分　蛇床子　黑狗脊已上各五分　麻黄根一钱　轻粉少许　红花少许　斑蝥两枚

上为末，干糁上，避风寒冷湿处坐卧。

补肝汤　治前阴冰冷并阴汗，两脚痿弱无力。

黄芪七分　炙甘草五分　升麻　猪苓已上各四分　白茯苓　葛根　人参已上各三分　柴胡　羌活　陈皮　连翘　当归身　黄柏炒　泽泻　苍术　曲末　知母　防风已上各二分

上锉如麻豆大，都作一服，水二盏，煎至一盏，去渣，空心，稍热服，忌酒湿面。

温肾汤　治面色痿黄，身黄，脚痿弱无力，阴汗。

柴胡　麻黄根已上各六分　白茯苓　白术　酒黄柏　猪苓　升麻已上各一钱　苍术　防风已上各一分五钱　泽泻二钱

上分作二服，每服水二大盏，煎至一盏，去渣，食前，稍热服，一时辰许方食。

延胡丁香丸　一名丁香疝气丸　治脐下撮急疼痛，并周身皆急痛，小便频数，及五脉急，独肾脉按之不急，皆虚无力，名曰肾疝。

羌活三钱　当归　茴香已上各二钱　延胡索　麻黄根节　肉桂已上各一钱　丁香　木香　甘草　川乌头已上各五分　防己三分　蝎十三个

上为细末，酒煮面糊为丸，如鸡头大，每服五十丸，空心，盐白汤服。

泻痢门

诃子皮散 癸卯冬，白枢判家一老汉，面尘脱色，神气特弱，病脱肛日久，服药未验，复下赤白脓痢，作里急后重，白多赤少，不任其苦，以求其治。曰：此非肉食膏粱，必多蔬食或饮食不节，天气虽寒，衣盖犹薄，不禁而肠头脱下者，寒也。真气不禁，形质不收，乃血滑脱也，此乃寒滑气泄不固，故形质下脱也。当以涩去其脱而除其滑，微酸之味，固气上收，以大热之剂而除寒补阳，以补气之药升阳益气。

御米壳去蒂萼，蜜炒　橘皮已上各五分　干姜炮，六分　诃子煨，去核，七分

上为细末，都作一服，水二盏，煎至一盏，和渣，空心热服。

升麻补胃汤 治宿有阳明血证，因五月间大热吃杏，肠澼下血，唧远散漫如筛，腰沉沉然，腹中不痛，血色紫黑，病名湿毒肠澼，属阳明少阳经血证也。

白芍药一钱五分　升麻　羌活　黄芪已上各一钱　生地黄　熟地黄　独活　牡丹皮　炙甘草　柴胡　防风已上各五分　当归身　葛根已上各三分　肉桂少许

上锉如麻豆大，分作二服，每服水二盏，煎至一盏，去渣，食前，稍热服。

升阳去热和血汤 治肠澼下血，另作一派，其血唧出有力而远射，四散如筛，肠中血下行，腹中大作痛，乃阳明气冲，热毒所作也。当升阳去湿热，和血脉，是其治也。

橘皮二分　熟地黄　当归身　苍术　秦艽　肉桂已上各三分　生地黄　牡丹皮　生甘草已上各五分　升麻七分　熟甘草　黄芪已上各一钱　白芍药一钱五分

上㕮咀，都作一服，水四盏，煎至一盏，去渣，空心，稍热服，立效。

益智和中汤 治肠澼下血，或血色紫黑，腹中痛，腹皮恶寒，右手关脉弦，按之无力，而喜热物熨之，内寒明矣。

肉桂一分　桂枝四分　牡丹皮　柴胡　葛根　益智仁　半夏已上各五分　当归身　炙甘草　黄芪　升麻已上各一钱　白芍药一钱五分　干姜少许

上为粗末，都作一服，水三盏，煎至一盏，去渣，食后，温服。

芍药柏皮丸 治湿热恶痢、血痢频并窘痛，无问脓血，并皆治之。

芍药　黄柏已上各一两　当归　黄连已上各五钱

上为末，饭为丸，如鸡头大，每服五七十丸，食前，米饮汤下，忌油腻酒湿面等物。

和中益胃汤 治太阳阳明腹痛，大便常泄，若不泄即秘而难见，在后传作湿热毒，下鲜红血，腹中微痛，胁下急缩，脉缓而洪弦，中之下得之，按之空虚。

苏木一分　藁本　益智仁已上各二分　熟地黄　炙甘草已上各三分　当归身四分　柴胡　升麻已上各五分

上㕮咀，都作一服，水二盏，煎至一盏，去渣，空心温服。

槐花散 治肠澼下血，湿毒下血。

川芎四分　槐花　青皮　荆芥穗　熟地黄　白术已上各六分　当归身　升麻已上各一钱

上为细末，每服三钱，米饮汤调下，食前，忌酒湿面生冷硬物。

茯苓汤 治因伤冷饭水泄，一夜走十行，变作白痢，次日其痢赤白，腹中疼痛，减食，热躁，四肢沉困无力。

生黄芩三分　当归身四分　肉桂　炙甘草已上各五分　猪苓　茯苓已上各六分　泽泻一钱　芍药一钱五分　苍术　生姜　升麻　柴胡各二分

上㕮咀，如麻豆大，分作二服，每服水二盏，煎至一盏，去渣，稍热，食前服之。

黄芪补胃汤 治一日大便三四次，溏而不多，有时作泄，腹中鸣，小便黄。

黄芪　柴胡　当归身　益智　橘皮已上各三分　升麻六分　炙甘草二钱　红花少许

上㕮咀，都作一服，水二盏，煎至一盏，去渣，稍热，食前服之。

升阳除湿汤　自下而上者，引而去之。

苍术一钱　柴胡　羌活　防风　升麻　神曲　泽泻　猪苓已上各五分　炙甘草　陈皮　麦蘖面已上各三分

上都作一服，水二盏，煎至一盏，去渣，空心服之。

如胃寒肠鸣，加益智仁、半夏各五分，生姜三片，枣一枚，同煎，至非肠鸣不得用。

人参益胃汤　治头闷，劳动则微痛，不喜饮食，四肢怠惰，躁热短气，口不知味，腹鸣，大便微溏，身体昏闷，觉渴，不喜冷物。

黄芪　甘草　当归梢　益智已上各二分　人参　黄芩　陈皮　升麻已上各五分　苍术一钱五分　红花少许

上都作一服，水二盏，煎至一盏，去渣，稍热，食前服之。

升麻补胃汤　治因内伤服牵牛、大黄食药，泄泻过多，腹中大痛。

甘草七分　升麻　柴胡　草豆蔻　黄芪已上各五分　半夏三分　当归身　干姜已上各二分　红花少许

上都作一服，水二盏，煎至一盏，去渣，稍热，食远服之。

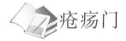

疮疡门

散肿溃坚汤　治马刀疮，结硬如石，或在耳下至缺盆中，或肩上，或于胁下，皆手足少阳经中。及瘰疬遍于颏，或至颊车，坚而不溃，在足阳明经中所出。或二证疮已破，流脓水，并皆治之。

黄芩八钱，酒洗，炒一半，生用一半　草龙胆酒洗，各炒四遍　瓜蒌根锉碎，酒洗　黄柏酒制　酒知母　桔梗　昆布已上各五钱　柴胡四钱　炙甘草　京三棱酒洗　广茂酒洗，炒　连翘已上各三钱　葛根　白芍药　当归梢　黄连已上各二钱　升麻六分

上㕮咀，每服六钱，水二盏零八分，先浸多半日，煎至一盏，去渣，食后热服。于卧处伸足在高处，头低垂，每含一口作十次咽，服毕依常安卧，取药在膈上停蓄故也。另攒半料作细末，炼蜜为丸，如绿豆大，每服百余丸，用此药汤留一口送下，或加海藻五钱炒亦妙。

升阳调经汤　治瘰疬绕颈，或至颊车，此皆由足阳明胃经中来。若疮深远，隐曲肉底，是足少阴肾经中来，乃戊脾传于癸肾，是夫传于妻，俱作块子坚硬，大小不等，并皆治之。或作丸亦可。

升麻八钱　葛根　草龙胆酒制　黄芩酒制　广茂酒洗，炒　京三棱酒洗，炒　炙甘草　黄连酒洗　连翘　桔梗已上各五钱　生黄芩四钱　当归身　芍药已上各三钱　黄柏酒洗，二钱　知母酒洗，炒，一两

上另秤一半作末，炼蜜为丸，如绿豆大，每服百余丸。一半作㕮咀，每服五钱，若能食大便硬，可旋加至七八钱，水二盏，先浸半日，煎至一盏，去渣，临卧热服。足高去枕仰卧，噙一口作十次咽之，留一口在后送下丸药，服毕其卧如常。

连翘散坚汤　治耳下或至缺盆或肩上生疮，坚硬如石，动之无根，名曰马刀，从手足少阳经中来也。或生两胁，或已流脓，作疮未破，并皆治之。

柴胡一两二钱　草龙胆酒洗，四次　土瓜根酒制，已上各一两　黄芩酒炒二次，七钱　当归梢　生黄芩　广茂　京三棱同广茂酒炒　连翘　芍药已上各五钱　炙甘草三钱　黄连酒炒二次　苍术已上各二钱

上另秤一半为细末，炼蜜为丸，如绿豆大，每服百余丸。一半㕮咀，每服五钱，水二盏，先浸多半日，煎至一盏，去渣，临卧热服。去枕仰卧，每口作十次咽之，留一口送下丸药，服毕卧如常，更以后药涂之。

龙泉散

龙泉粉炒　瓦粉　广茂　京三棱酒洗，炒　昆布已上各五钱

上同为细末，煎熟水调涂之，用此药去疾尤速。

救苦化坚汤 治瘰疬、马刀挟瘿，从耳下或耳后下颈至肩上，或入缺盆中，乃手足少阳之经分。其瘰疬在颔下，或至颊车，乃足阳明之经分，受心脾之邪而作也。今将二证合而治之。

黄芪一钱 护皮毛间腠理虚，及活血脉生血，亦疮家圣药也。又能补表，实元气之弱也。

人参三分 补肺气之药也，如气短不调及喘者加之。

炙甘草五分 能调中和诸药，泻火益胃气，亦能去疮邪。

真漏芦 升麻已上各一钱 葛根五分 此三味俱足阳明本经药也。

连翘一钱 此一味，十二经疮中之药，不可无者。能散诸血结气聚，此疮家之神药也。

牡丹皮三分 去肠胃中留滞宿血。

当归身 生地黄 熟地黄已上各三分 此三味，诸经中和血、生血、凉血药也。

白芍药三分 如夏月倍之，其味酸，其气寒，能补中益肺之虚弱，治腹中痛必用之，冬寒则不可用。

肉桂二分 大辛热，能散结积，阴证疮疡须当少用之，此寒因热用之意。又为寒阴覆盖其疮，用大辛热以消浮冻之气，如有烦躁者去之。

柴胡八分 功同连翘，如疮不在少阳经则去之。

黍粘子三分 无肿不用。

羌活一钱 独活 防风已上各五分 此三味必关手足太阳证，脊痛项强，不可回视，腰似折，项似拔者是也。其防风一味辛温，若疮在膈以上，虽无手足太阳经证，亦当用之，为能散结，去上部风邪，病人身拘急者，风也。

昆布二分 其味大咸，若疮坚硬结硬者宜用，咸能软坚。

京三棱煨，二分 广茂煨，三分 此二味若疮坚硬甚者用之，如不坚硬勿用。

益智仁二分 如唾多者，胃不和也。或病人吐沫、吐食、胃上寒者加之，无则去之。

大麦蘖面一钱 治腹中缩急，兼能消食补胃。

神曲末炒黄色，二分 为食不消化故也。

黄连去须，三分 以治烦闷。

黄柏炒，三分 如有热，或腿脚无力加。如有躁烦欲去衣者，肾中伏火也，更宜加之。无则勿用。

厚朴三钱二分，姜制 如有腹胀者加之，无则勿用。

上为细末，汤浸蒸饼和丸，捻作饼子，日干，捣如米粒大，每服三钱，白汤下。

如气不顺加橘皮，甚者加木香少许。量病人虚实，临时斟酌与之，无令药多，妨其饮食，此治之大法也。

如止在阳明分为瘰疬者，去柴胡、黍粘子二味，余皆用之。

如在少阳分为马刀挟瘿者，去独活、漏芦、升麻、葛根，更加瞿麦穗三分。

如本人素气弱，其病势来时气盛而不短促者，不可考其平素，宜作气盛而从病变之权也，宜加黄芩、黄连、黄柏、知母、防己之类，视邪气在上、中、下三处。

假令在上焦，加黄芩一半酒洗，一半生用；在中焦，加黄连一半酒洗，一半生用；在下焦，则加酒制黄柏、知母、防己之类，选而用之。

如本人大便不通而滋其邪盛者，加酒制大黄以利。

如血燥而大便燥干者，加桃仁、酒制大黄二味。

如风燥不行者，加麻仁、大黄。

如风涩而大便不行，加煨皂角仁、大黄、秦艽以利之。

如脉涩，觉身有气涩而大便不通者，加郁李仁、大黄以除气燥也。

如阴寒之病，为寒结闭而大便不通，以《局方》中半硫丸，或加煎附子、干姜冰冷与之。大抵用药之法，不惟疮疡一说，诸疾病量人素气弱者，当去苦寒之药，多加人参、黄芪、甘草之类，泻火而先补其元气，余皆仿此。

柴胡连翘汤 治男子妇人马刀疮。

中桂三分 当归梢二钱五分 黍粘子二钱 炙甘草 酒黄柏 生地黄已上各三钱 柴胡 黄芩炒 酒知母 连翘已上各五钱 瞿麦穗六钱

上锉如麻豆大，每服五钱，水二大盏，煎至一盏，去渣，稍热，食后服之。

黍粘子汤 治耳痛生疮。

昆布 苏木 生甘草 蒲黄 草龙胆已上各一分 黍粘子 连翘 生地黄 当归梢 黄芩 炙甘草 黄连已上各二分 柴胡 黄芪已上各三分 桔梗三钱 桃仁三个 红花少许

上锉如麻豆大，都作一服，水二盏，煎至一盏，去渣，稍热，食后服，忌寒药利大便。

净液汤 一名连翘防风汤 治皮肤痒，腋下疮，背上疮，耳聋耳鸣。

桂枝二分 连翘 生地黄 桔梗 升麻 甘草已上各五分 当归梢七分 麻黄 草豆蔻仁 羌活 防风 柴胡 苍术已上各一钱 酒黄芩一钱 红花少许

上锉如麻豆大，都作一服，水二盏，煎至一盏，去渣，食后热服。

消肿汤 治马刀疮。

黍粘子炒 黄连已上各五分 当归梢 甘草已上各一钱 瓜蒌根 黄芪已上各一钱五分 生黄芩 柴胡已上各二钱 连翘三钱 红花少许

上㕮咀，每服五钱，水二盏，煎至一盏，去渣，稍热，食后服，忌酒湿面。

内托羌活汤 治足太阳经中左右尺脉俱紧，按之无力，尻臀生痈，坚硬，肿痛大作。

肉桂三分 连翘 炙甘草 苍术 橘皮已上各五分 当归梢 防风 藁本已上各一钱 黄芪一钱五分 黄柏酒制 羌活已上各二钱

上㕮咀，都作一服，水二盏，酒一盏，煎至一盏，去渣，稍热，空心服。以夹衣盖痈上，使药力行罢，去盖之衣。

升麻托里汤 治妇人两乳间出黑头疮，疮顶陷下，作黑眼子，其脉弦洪，按之细小。

黄柏二分 肉桂三分 黍粘子五分 黄芪 炙甘草 当归身上各一钱 连翘 升麻 葛根已上各一钱五分

上㕮咀，都作一服，水一大盏，酒半盏，同煎至一盏，去渣，稍热，食后服。

内托黄芪汤 贾德茂小男，于左大腿近膝股内出附骨痈，不辨肉色，漫肿，皮泽木硬，疮势甚大。左脚乃肝之髀上也，更在足厥阴肝经之分，少侵足太阴脾经之分。其脉左三部细而弦，按之洪缓微有力，此药主之。

生地黄一分 黄柏二分 肉桂三分 羌活五分 当归梢七分半 土瓜根酒制 柴胡梢各一钱 连翘一钱三分 黄芪二钱

上㕮咀，都作一服，酒一盏，水二盏，煎至一盏，去渣，空心热服。

柴胡通经汤 治小儿项侧有疮，坚而不溃，名曰马刀疮。

柴胡 连翘 当归梢 生甘草 黄芩 黍粘子 京三棱 桔梗已上各二分 黄连五分 红花少许

上锉如麻豆大，都作一服，水二大盏，煎至一盏，去渣，稍热，食后服，忌苦药泄大便

白芷升麻汤 尹老家素贫寒，形志皆苦，于手阳明大肠经分出痈，幼小有癫疝，其臂外皆肿痛，在阳明左右，寸脉皆短，中得之俱弦，按之洪缓有力。此痈得自八风之变，以脉断之，邪气在表。其证大小便如故，饮食如常，腹中和，口知味，知不在里也。不恶风寒，止热躁，脉不浮，知不在表也。表里既和，邪气在经脉之中。《内经》云：凝于经络为疮痈。其痈出身半已上，故风从上受之。故知是八风之变为疮者也，故治其寒邪，调其经脉中血气，使无凝滞而已。

炙甘草一分 升麻 桔梗已上各五分 白芷七分 当归梢 生地黄已上各一钱 生黄芩一钱五分 酒黄芩 连翘 黄芪已上各二钱 中桂少许 红花少许

上㕮咀，分作二服，酒水各一大盏半，同煎至一盏，去渣，稍热，临卧服，一服而愈

保生救苦散 治火烧或热油烙，及脱肌肉者。

生寒水石 大黄火煨 黄柏油炒，已上各等分

上为细末，用油调涂之，或干用此药涂之，其痛立止，日近完复，永无破伤风之患。

一上散 治诸般疥癣必效。

雄黄通明，手可破者 黑狗脊 蛇床子炒 熟硫黄已上各五钱 寒水石六钱 斑蝥十三，去翅足毛，研碎

上另研雄黄、硫黄、寒水石如粉,次入斑蝥和蛇床子,黑狗脊为细末,同研匀。先洗疥癣,令汤透去痂,油调手中擦热,以鼻中嗅三两次,擦上,可一上即愈。

如痛甚及肿满高起者,加寒水石一倍。

如不苦痒,只加黑狗脊。

如微痒,只加蛇床子。

如疮中有虫,加雄黄。

如喜火炙汤浴者,加硫黄。

圣愈汤 治诸恶疮血出多而心烦不安,不得睡眠,亡血故也,以此药主之。

生地黄 熟地黄 川芎 人参已上各三分 当归身 黄芪已上各五分

上㕮咀,如麻豆大,都作一服,水二大盏,煎至一盏,去渣,稍热,无时服。

独圣散 治汤泡破,火烧破,疮毒疼痛。

生白矾

上为细末,芝麻油调,扫疮破处,不拘时候。

黄芪肉桂柴胡酒煎汤 治附骨痛,坚硬漫肿,不辨肉色,行步作痛,按之大痛。

黄芪 当归梢已上各二钱 柴胡一钱五分 黍粘子炒 连翘 肉桂已上各一钱 升麻七分 炙甘草 黄柏已上各五分

上㕮咀,好糯酒一大盏半,水一大盏半,同煎至一大盏,去渣,空心温服。少时便以早饭压之,不致大热上攻中上二焦也。

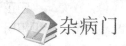
杂病门

安神丸 治心神烦乱,怔忡,兀兀欲吐,胸中气乱而热,有似懊憹之状,皆膈上血中伏火,蒸蒸然不安。宜用权衡法以镇阴火之浮越,以养上焦之元气。经云:热淫所胜,治以甘寒,以苦泻之。以黄连之苦寒去心烦、除湿热为君;以甘草、生地黄之甘寒泻火补气、滋生阴血为臣;以当归补血不足,以朱砂纳浮留之火而安神明也。

黄连一钱五分,酒洗 朱砂一钱,水飞 酒生地黄 酒当归身 炙甘草已上各五分

上件除朱砂水飞外,捣四味为细末,同和匀,汤浸蒸饼为丸,如黍米大,每服十五丸,津唾咽下,食后。

朱砂安神丸 治心烦懊憹,心乱怔忡,上热,胸中气乱,心下痞闷,食入反出。

朱砂四钱 黄连五钱 生甘草二钱五分

上为末,汤浸蒸饼为丸,如黍米大,每服十丸,食后,津唾咽下。

补气汤 治皮肤间有麻木,乃肺气不行故也。

白芍药 橘皮不去白,各一两五钱 炙甘草 黄芪已上各一两 泽泻五钱

上㕮咀,每服一两,水两盏,煎至一盏,去渣,温服。

当归补血汤 治妇人肌热,躁热,目赤面红,烦渴引饮,昼夜不息,其脉洪大而虚,重按全无。《内经》曰:脉虚血虚,脉实血实。又云:血虚发热,证象白虎,惟脉不长实为辨也,若误服白虎汤必死。此病得之于肌肉劳役。

黄芪一两 当归身二钱,酒制

上㕮咀,都作一服,水两盏,煎至一盏,去渣,稍热,空心服。

柴胡升麻汤 治男子妇人四肢发热,肌热,筋骨热,热如火燎,以手扪之烙人手。夫四肢者,属脾土也。热伏地中,此病多因血虚而得之,又有胃虚过食冷物,郁遏阳气于脾土之中,此药主之。

升麻 葛根 独活 羌活 白芍药 人参已上各五钱 炙甘草 柴胡已上各三钱 防风二钱五分 生甘草二钱

上㕮咀,每服五钱,水二大盏,煎至一盏,去渣,热服,忌食寒冷之物。

火郁汤 治五心烦热,是火郁于地中,四肢者,脾土也,心火下陷于脾土之中,郁而不得伸,故经云:火郁则发之。

升麻 葛根 柴胡 白芍药已上各一两 防风 甘草已上各五钱

上㕮咀,每服五钱,水二大盏,入连须葱

白二寸，煎至一盏，去渣，稍热，不拘时候服。

小黄丸　化痰涎，和胃气，除湿，治胸中不利。

黄芩一两　半夏汤浸，姜制　白术已上各五钱　陈皮　青皮去白　黄芪已上各三钱　泽泻二钱　干姜一钱五分

上为末，汤浸蒸饼为丸，如绿豆大，每服五十丸，食远，温水下。

黄芩利膈丸　除胸中热，利膈上痰。

生黄芩　炒黄芩已上各一两　半夏　黄连　泽泻已上各五钱　南星　枳壳　陈皮已上各三钱　白术二钱　白矾五分

上为末，汤浸蒸饼为丸，如梧桐子大，每服三五十丸，食远，温水下，忌酒湿面。

补益肾肝丸　治目中流火，视物昏花，耳聋耳鸣，困倦乏力，寝汗恶风，行步不正，两足步欹侧，卧而多惊，脚膝无力，腰以下消瘦。

柴胡　羌活　生地黄　苦参炒　防己炒，已上各五分　附子　肉桂已上各一钱　当归身二钱

上为细末，熟水为丸，如鸡头仁大，每服五十丸，食前，温水下。

太阳经嚏药　防风二分　羌活三分　红豆二个

上为细末，鼻内嗜之。

麻黄茱萸汤　治胸中痛，头痛，食减少，咽嗌不利，右寸脉弦急。

麻黄　羌活已上各五分　吴茱萸　黄芪　升麻已上各三分　黄芩　当归　黄柏　藁本已上各二分　川芎　蔓荆子　柴胡　苍术　黄连　半夏已上各一分　细辛少许　红花少许

上锉如麻豆大，都作一服，水二盏，煎至一盏，去渣，稍热服，食后。

黄芪汤　治表虚恶风寒。

黄芪五钱　甘草三钱　香白芷二钱五分　藁本　升麻已上各二钱　草豆蔻　橘皮已上各一钱五分　麻黄　当归身已上各一钱　莲花青皮七分　柴胡六分　黄柏少许

上㕮咀，每服五钱，水二盏，煎至一盏，去渣，不拘时服。

除湿补气汤一名清神补气汤　治两腿麻木，沉重无力，多汗喜笑，口中涎下，体重如山，语声不出，右寸脉洪大。

升麻六钱　苍术四钱　酒黄柏　柴胡　黄芪已上各三钱　酒知母　藁本　生甘草　当归已上各二钱　五味子　陈皮已上各一钱五分

上锉如麻豆大，每服五钱，水二盏，煎至一盏，去渣，空心服之，待少时，以早饭下之。

参归汤　补气血俱不足。

黄芪七分　甘草　生地黄已上各五分　柴胡　草豆蔻仁　升麻已上各四分　当归身三分　熟地黄　人参已上各二分　益智仁少许　红花少许

上锉如麻豆大，都作一服，水二盏，煎至一盏，去渣，食远服。

升阳汤　治阳蹻痛疾，足太阳经寒，恐则气下行，宜升阳气。

炙甘草五钱　麻黄不去节　防风已上各八钱　羌活一两五钱

上㕮咀，每服五钱，水二盏，煎至一盏，去渣，稍热，空心服之。

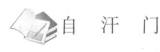

自　汗　门

自汗论

或问湿之与汗为阴乎？为阳乎？曰：西南坤土也，在人则为脾胃也。人之汗，犹天地之雨也，阴滋其湿则为雾露、为雨也。阴湿下行，地之气也，汗多则亡阳，阳去则阴胜也，甚为寒中。混胜则音声如从瓮中出，湿若中水也，相法家有说：土音如居深瓮里，言其壅也，远

也，不出也，以明其湿，审矣。又知此二者亦为阴寒也，《内经》云：气虚则外寒。虽见热中，蒸蒸为汗，终传大寒。知始为热中，表虚亡阳，不任外寒，终传寒中，多成痹寒矣。色以候天，脉以候地，形者，乃候地之阴阳也。故以脉气候之，皆有形无形之可见者也。

调卫汤　治湿胜自汗，补卫气虚弱，表虚不任风寒。

黄芪　麻黄根已上各一钱　羌活七分　生甘草　当归梢　生黄芩　半夏姜制，已上各五分　麦门冬　生地黄已上各三分　猪苓二分　苏木　红花已上各一分　五味子七个

上锉如麻豆大，都作一服，水二盏，煎至一盏，去渣，稍热服。

中风证必自汗，不得重发其汗。

清燥汤　治六月、七月间湿令大行，子能令母实而热旺，湿热相合，必刑庚大肠，寒冷以救之。燥金受湿热之邪，绝寒水生化之源，源绝则肾亏，痿厥之病大作，腰以下痿软瘫痪，不能动，行步不正，两足欹侧，此药主之。

黄芪一钱五分　橘皮　白术　泽泻已上各五分　人参　白茯苓　升麻已上各三分　炙甘草　麦门冬　当归身　生地黄　神曲末　猪苓已上各二分　柴胡　酒黄柏　黄连　苍术已上各一分　五味子九个

上锉如麻豆大，每服五钱，水二盏，煎至一盏，去渣，空心热服。

当归六黄汤　治盗汗之圣药也。

当归　生地黄　熟地黄　黄柏　黄芩　黄连已上各等分　黄芪加一倍

上为粗末，每服五钱，水二盏，煎至一盏，食前服，小儿减半服之。

红豆散　治头重如山，此湿气在头也。

麻黄根炒，五钱　苦丁香五分　羌活炒　连翘炒，已上各三分　红豆十个

上为细末，鼻内嗜之。

活血通经汤　灵寿县董监军，癸卯冬大雪时，因事到真定，忽觉有风气暴至，诊候得六脉俱弦甚，按之洪实有力，其证手挛急，大便秘涩，面赤热，此风寒始至加于身也。四肢者，脾也，以风寒之邪伤之，则搐急而挛痹，乃风淫末疾而寒在外也。《内经》曰：寒则筋挛，正谓此也。本人素饮酒，内有实热乘于肠胃之间，故大便秘涩，而面赤热，内则手足阳明受邪，外则足太阴脾经受风寒之邪，用桂枝、甘草以却其寒邪，而缓其急搐；又以黄柏之苦寒以泻实而润燥，急救肾水，用升麻、葛根以升阳气，行手足阳明之经，不令遏绝；更以桂枝辛热入手阳明之经为引用，润燥；复以芍药、

甘草专补脾气，使不受风寒之邪而退木邪，专益肺金也；加人参以补元气，为之辅佐；加当归身去里急而和血润燥，此药主之。

芍药五分　升麻　葛根　人参　当归身　炙甘草已上各一钱　酒黄柏　桂枝已上各二钱

上锉如麻豆大，都作一服，水二大盏，煎至一盏，热服，不拘时。令暖房中近火，摩搓其手。

泻荣汤　治疠风，满面连头极痒不任，眉毛脱落，先砭其处，令恶气消尽，后服此药。

连翘　升麻已上各六分　桔梗五分　生黄芩　生地黄已上各四分　黄芪　苏木　黄连　地龙　全蝎　当归已上各三分　白豆蔻　人参已上各二分　甘草一分半　梧桐泪一分　麝香少许　桃仁三个　虻虫去翅足，炒，三个　水蛭三个，炒令烟尽

上锉如麻豆大，除连翘、梧桐泪、白豆蔻另为细末，麝香、虻虫、水蛭三味同为细末，都作一服，水二盏，酒一盏，入连翘煎至一盏，去渣，再入白豆蔻二味并麝香等，再煎至七分。稍热，早饭后午前服之。忌酒湿面、生冷硬物。

人参益气汤　治两手指麻木，四肢困倦，怠惰嗜卧，乃热伤元气也。

黄芪八钱　生甘草　人参已上各五钱　白芍药三钱　柴胡二钱五分　炙甘草　升麻已上各二钱　五味子一百四十个

上㕮咀，分作四服，每服水二盏，煎至一盏，去渣，稍热，食远服。

导气汤　治两腿麻木沉重。

黄芪八钱　甘草六钱　青皮四钱　升麻　柴胡　当归梢　泽泻已上各二钱　橘皮一钱　红花少许　五味子一百二十个

上㕮咀，分作四服，每服水二大盏，煎至一盏，去渣，食前热服。

补中汤　治面黄，汗多，目赤，四肢沉重，减食，腹中时时痛，咳嗽，两手寸脉短，右手脉弦细兼涩，关脉虚。

升麻　柴胡　当归已上各二分　神曲三分，炒　泽泻四分　大麦蘖曲　苍术已上各五分　黄芪二钱五分　炙甘草八分　红花少许　五味子二十个

上咬咀，分作二服，水二盏，煎至一盏，去渣，食远服。

麻黄苍术汤　治秋冬每夜五更嗽，连声不绝，乃至天晓日高方缓。口苦，两胁下痛，心下痞闷，卧而多惊，筋挛，肢节疼痛，痰唾涎沫，日晚神昏呵欠，不进饮食。

麻黄八钱　苍术五钱　黄芪一钱五分　草豆蔻六分　柴胡　羌活已上各五分　生甘草　当归梢　防风已上各四分　炙甘草　黄芩已上各三分　五味子九个

上咬咀，分作二服，水二盏，煎至一盏，稍热，临卧服。

上清汤　清利头目，宽快胸膈。

人参　蔓荆子已上各五分　防风一钱　葛根一钱五分　黄芪三钱　甘草四钱

上咬咀，分作二服，水二盏，煎至一盏，去渣，临卧热服。以夹衣盖覆，不语，须臾汗出为效。

术桂汤一名麻黄苍术汤　治寒湿所客，身体沉重，胃脘痛，面色痿黄。

苍术二钱　麻黄　炒神曲　橘皮　白茯苓　泽泻已上各一钱　桂枝　半夏　草豆蔻仁　猪苓已上各五分　黄芪三分　炙甘草二分　杏仁十个

上都作一服，水二盏，生姜五片，煎至一盏，去渣，食前热服。

正气汤　治盗汗。

炒黄柏　炒知母已上各一钱五分　炙甘草五分

上为粗末，生一服，水二盏，煎至一盏，食前温服。

趁痛丸　治打扑闪损，腰痛不可忍。

乳香　没药各三钱　白蔹苣子一两，炒黄　乌梅一个　白粟米一钱，炒黄

上为细末，炼蜜为丸，如弹子大，每服一丸，细嚼，温酒空心下。

退热汤　治表中虚热，或遇夜则甚。

黄芪一钱　柴胡七分　生甘草　黄连酒制　黄芩　芍药　地骨皮　生地黄去血热　苍术已上各五分　当归身　升麻已上各三分

上咬咀，作一服，水二盏，煎至一盏，去渣，食远温服。

如身体力困者，加麦门冬、五味子已上各五分、人参、甘草已上各一钱

解表升麻汤　治遍身壮热，骨节疼痛。

升麻　羌活　苍术已上各一钱　防风八分　柴胡　甘草已上各七分　当归　藁本已上各五分　橘皮三分　冬加麻黄不去节　春加麻黄去节

上咬咀，作一服，水二盏，煎至一盏，去渣，温服。后以葱醋汤发之，得微汗为效。

天麻黄芪汤　治表有风证，因连日醋饮，其证复来，右口角并眼颇有侧视，及左手、左脚腿麻木疼痛。

天麻　芍药　神曲炒　羌活肢节不痛去之　茯苓已上各三分　人参　黄连已上各四分　当归五分　黄芪　甘草　升麻　葛根　黄柏　苍术已上各六分　泽泻七分　柴胡九分

上咬咀，作一服，水三盏，煎至一盏，去渣，食远温服。或加猪苓六分。

健步丸　治膝中无力，伸而不得屈，屈而不能伸，腰背腿膝沉重，行步艰难。

防己酒洗，一两　羌活　柴胡　滑石炒　炙甘草　瓜蒌根酒洗，已上各五钱　泽泻　防风已上各三钱　苦参酒洗　川乌已上各一钱　肉桂五分

上为细末，酒糊为丸，如梧桐子大，每服七十丸，煎愈风汤下，空心服。

白术除湿汤　治午后发热，背恶风，四肢沉重，小便或多或少，黄色。此药又治汗后发热。

白术一两　生地黄炒　地骨皮　泽泻　知母已上各七钱　赤茯苓　人参　炙甘草　柴胡已上各五钱

上为粗末，每服五钱，水二盏，煎至一盏，去渣，食远温服。

如小便快利，减茯苓、泽泻一半。

如有刺痛，一料药中加当归身酒洗，七钱。

加味四君子汤　治久疟，热多寒少，不止。

白术　白茯苓　人参　甘草　柴胡　薄荷叶　黄芩已上各等分

上咬咀，每服五钱，水二盏，生姜三片，枣一枚，煎至一盏，去渣，不拘时候服。

泻血汤　治发热昼少而夜多，太阳经中尤甚，昼病则在气，夜病则在血，是足太阳膀胱

血中浮热，微有气也。既病人大小便如常，知邪气不在脏腑，是无里证也。外无恶寒，知邪气不在表也。有时而发，有时而止，知邪气不在表、不在里，知在经络也。夜发多而昼发少，是邪气下陷之深也。此杂证当从热入血室而论之。

生地黄酒洗，炒　熟地黄　蒲黄　丹参酒炒　当归酒炒，去土　汉防己酒洗，炒　柴胡去芦　甘草梢炙　羌活已上各一两　桃仁去皮，三钱，汤浸

上为粗末，每服五钱，水一盏半，煎至一盏，去渣，空心温服。

洗面药　治面有黔黯，或生疮，或生痤痱及粉刺之类。并去皮肤燥痒，去垢腻，润泽肌肤。

皂角三斤，去皮弦、子，另捣　好升麻八两　楮实子五两　白及一两，细锉　甘松七钱　缩砂连皮　白丁香腊月收　三柰子已上各五分　绿豆八合，拣净另捣　糯米一升二合

上为细末，用之如常。

莹肌如玉散

白丁香　白及　白牵牛　白蔹已上各一两　白芷七钱　当归梢　白蒺藜　升麻已上各五钱　白茯苓　楮实子已上各三钱　麻黄去节，二钱　白附子　连翘已上各一钱五分　小椒一钱

上为细末，用之如常。

面油摩风膏

麻黄　升麻去黑皮　防风已上各二钱　羌活去皮　当归身　白及　白檀已上各一钱

上用小油半斤，以银器中熬，绵包定前药，于油中熬之得所，澄净，去渣，入黄蜡一两，再熬之为度。

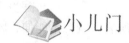

治惊论

外物惊宜镇心，以黄连安神丸；若气动所惊，宜寒水石安神丸。大忌防风丸，治风辛温之药必杀人，何也？辛散浮温热者，火也，能令母实，助风之气，盛皆杀人也。因惊而泄青色，先镇肝，以朱砂之类，勿用寒凉之气，大禁凉惊丸。风木旺必克脾胃，当先实其土，后泻其子。阎孝忠编集钱氏方，以益黄补土，误矣。其药有丁香辛热助火，火旺土愈虚矣。青橘皮泻肺金，丁香辛热大泻肺与大肠，脾实当泻子，今脾胃虚反更泻子而助火，重虚其土，杀人无疑矣。其风木旺证，右关脉洪大，掌中热，腹皮热，岂可以助火泻金！如寒水来乘脾土，其病呕吐腹痛，泻痢青白，益黄散圣药也。今立一方，先泻火补金，大补其土，是为神治之法。

黄芪汤　黄芪二钱　人参一钱　炙甘草五分

上㕮咀，作一服，水一大盏，煎至半盏，去渣，食远服。加白芍药尤妙。

此三味皆甘温能补元气，甘能泻火。《内经》云：热淫于内，以甘泻之，以酸收之。白芍药酸寒，寒能泻火，酸味能泻肝而大补肺金，所补得金土之位，金旺火虚，风木何由而来克土？然后泻风之邪。

夫益黄散、理中丸、养神丸之类，皆治脾胃寒湿大盛，神品之药也。若得脾胃中伏热火，劳役不足之证，及服热药巴豆之类，胃虚而成慢惊之证，用之必伤人命。夫慢惊风者，皆由久泻脾胃虚而生也，钱氏以羌活膏疗慢惊风，误矣。脾虚者，由火邪乘其土位，故曰：从后来者为虚邪，火旺能实其木，木旺故来克土。当于心经中以甘温补土之源，更于脾土中泻火以甘寒，更于脾土中补金以酸凉，致脾土中金旺火衰，风木自虚矣。损食多进药愈，前药是也。

益黄散　治胃中风热。

黄芪二钱　陈皮去白　人参已上各一钱　芍药七分　生甘草　熟甘草已上各五分　黄连少许

上为细末，每服二钱，水一盏，煎至五分，食前服。

升阳益血汤　二月间，有一小儿未满一百日，病腹胀，二日大便一度，瘦弱，身黄色，

宜升阳气，滋血，益血，补血，利大便。

蝎梢二分　神曲末　升麻已上各三分　当归　厚朴已上各一钱　桃仁十个

上都作一服，水一大盏，煎至半盏，去渣，食远热服。

厚肠丸　治小儿失乳，以食饲之，未有食肠，不能克化。或生腹胀，四肢瘦弱，或痢色无常。

厚朴　青皮已上各二分　橘红　半夏　苍术　人参已上各三分　枳实　麦蘖面　神曲末已上各五分

上为极细末，水煮面糊为丸，如麻子大，每服二十丸，温水送下，食前，忌饱食。

补阳汤　时初冬，一小儿二岁，大寒证，明堂青脉，额上青黑，脑后青络高起，舌上白滑，喉鸣而喘，大便微青，耳尖冷，目中常常泪下，仍多眵，胸中不利，卧而多惊，无搐则寒。

黄柏　橘皮　葛根　连翘　蝎梢　炙甘草已上各一分　升麻　黄芪　柴胡已上各二分　当归身　麻黄已上各三分　吴茱萸　生地黄　地龙已上各五分

上哎咀，都作一服，水一大盏半，煎至六分，去渣，乳食后热服。服药之后，添喜笑，精神出，气和顺，乳食旺。

大芜荑汤 一名栀子茶苓汤　治黄疳土色，为热，为湿，当小便不利，今反利，知黄色为燥，胃经中大热。发黄脱落，知膀胱与肾俱受土邪，乃大湿热之证。鼻下䘌作疮者，上逆行荣气伏火也。能乳者，胃中有热也，寒则食不入。喜食土者，胃不足也。面黑色者，为寒，为痹，大便青寒褐色，血黑色，热蓄血中。间黄色，肠中有热。治法当滋荣润燥，除寒热，致津液。

防风　黄连已上各一分　黄柏　炙甘草　麻黄不去根节　羌活已上各二分　山栀子仁　柴胡　茯苓已上各三分　当归四分　大芜荑　白术已上各五分

上锉如麻豆大，都作一服，用水一大盏半，煎至六分，去渣，食前，稍热服。

塌气退黄汤 一名茯苓渗湿汤　治小儿面色萎黄，腹膜胀，食不能下。

白术　柴胡已上各半分　升麻一分　桂枝　麻黄　吴茱萸　厚朴　羌活　草豆蔻　神曲末　苍术　泽泻　白茯苓　猪苓　黄柏　橘红已上各二分　青皮　黄连已上各五分　杏仁二个

上都作一服，水二大盏，煎至一盏，去渣，食前温服。

中满分消丸

枳实　黄连去须　厚朴已上各五分　生姜　姜黄　猪苓已上各一钱　橘皮　甘草　白术已上各一钱五分　砂仁　泽泻　茯苓已上各三钱　半夏四钱　黄芩一两二钱

上为细末，汤浸蒸饼为丸，如黍米大，每服三五十丸，温水下。

消痞丸

黄连五钱　黄芩二钱　厚朴七分　姜黄五分　干生姜　人参已上各四分　甘草三分　枳实二分　橘皮一分

上为细末，汤浸蒸饼为丸，如黍米大，每服三十丸，随乳下。

斑疹论

夫斑疹始出之证，必先见面燥腮赤，目胞亦赤，呵欠烦闷，乍凉乍热，咳嗽嚏喷，足稍冷，多睡惊，并疮疹之证。或生脓胞，或生小红斑，或生瘾疹，此三等不同，何故俱显上证而后乃出？盖以上诸证，皆太阳寒水起于右肾之下，煎熬左肾，足太阳膀胱寒水夹脊逆流，上头下额，逆手太阳丙火不得传导，逆于面上，故显是证。盖壬癸寒水克丙丁热火故也。诸斑证皆从寒水逆流而作也，医者当知此理，乃敢用药。夫胞者，一名赤宫，一名丹田，一名命门，主男子藏精施化，妇人系胞有孕，俱为生化之源，非五行也，非水亦非火，此天地之异名也，象坤土之生万物也。夫人之始生也，血海始净，一日、二日精胜其血，则为男子，三日、四日、五日血脉已旺，精不胜血，则为女子。二物相搏，长生先身，谓之神，又谓之精。道释二门言之，本来面目是也。其子在腹中十月之间，随母呼吸，呼吸者，阳气也，而生动作，滋益精气神，饥则食母血，渴则饮母血，儿随日长，皮肉、筋骨、血脉、形气俱足。十月降生，口中尚有恶血，啼声一发，随吸而下，此恶血复归命门胞中，僻于一隅，伏而不发，直至因内伤乳食，湿热之气下流，合于肾中，二火交攻，致营气不从，逆于肉理，恶血乃发。诸斑疹皆出于膀胱壬水，其疡后聚肉理，归于阳明，故三番斑始显之证，皆足太阳壬膀胱克丙小肠。其始出皆见于面，终归于阳明肉理，热化为脓者也。二火炽甚，反胜寒水，遍身俱出，此皆从足太阳传变中来也。当外发寒邪，使令消散，内泻二火，不令交攻，其中令湿气上归，复其本位，可一二服立已，仍令小儿以后再无二番斑出之患，此《内经》之法，览者详之。

消毒救苦散 治斑证悉具，消化，便令不出，如已出稀者，再不生斑。

防风 羌活 麻黄根 升麻 生地黄 连翘初出者减，出大者加 酒黄柏已上各五分 当归身 黄连已上各三分 川芎 藁本 柴胡 葛根 酒黄芩 生黄芩 苍术已上各二分 细辛 生甘草 白术 陈皮 苏木 红花已上各一分 吴茱萸半分

上锉如麻豆大，每服五钱，水二大盏，煎至一盏，去渣，稍热，空心服。

夫斑疹出者，皆因内伤，必出斑，营气逆故也。大禁牵牛、巴豆食药，宜以半夏、枳、术、大黄、益智仁之类去其泄泻，止其吐。若耳尖冷，呵欠，睡中惊、嚏喷，眼涩，知必出斑也。诸大脓泡、小水泡斑、疹瘾三色，皆营气逆而寒复其表，宜以四味升麻汤中加当归身、连翘，此定法也。

如肺成脓斑，先嗽喘，或气高而喘促，加人参，少加黄芩以泻伏火而补元气。

如心出小红斑，必先见嗌干、惊悸、身热、肌肉肿，脉弦洪，少加黄连。

如命门出瘾疹，必先骨疼身热，其疼痛不敢动摇，少加生地黄，又加黄柏。诸斑疹皆为阴证疮，须皆因内伤饮食，脾胃不足，营气逆行，虽大热内炽，阴覆其外，治法如前。

辨小儿斑证：呵欠、嚏喷、睡中发惊，或耳尖冷、眼涩。

辨复食：口热，或口醋气，奶瓣不消，或腹中痛。

如斑证少具，其斑未发，乃与升麻汤三五钱，带热服之。待身表温和，斑疹已显，服药乃止。

如其身凉，其斑未出，辨得是斑证，无问服数，直候身表温和，及斑疮已显，然后乃止。只时时与桔梗汤，宽胸膈，利咽喉。

桔梗汤 如斑已出，只时时与之，快咽喉，宽利胸膈。

桔梗二钱 甘草一钱

上为粗末，每服三钱，水一大盏，煎至六分，去渣，大温，时时服之，不可计服数。

如见伤食证，又见斑证，先与不犯大黄、巴豆药克化过，再与升麻汤。

如食重伤，前药不能过，再与犯大黄、巴豆药过。

如大便行，当即便，与升麻汤服之，恐斑子内陷，以后临时作，罪过。

如斑子已出稠密，身表热，急与下项。

黍粘子汤 如斑子已出稠密，身表热，急与此药服之，防后青干黑陷。

黍粘子炒香 当归身酒洗 炙甘草已上各一钱 柴胡 连翘 黄芪 黄芩已上各一钱五分 地骨皮二钱

上同为粗末，每服二钱，水一大盏，煎至六分，去渣，温服，空腹。服药毕，日休与乳食。

麻黄柴胡升麻汤 治小儿寒郁而喘，喉鸣，腹中鸣，腹满，鼻流清涕，脉沉急而数。

麻黄 草豆蔻仁 益智仁已上各一钱五分 吴茱萸 厚朴已上各二分 当归梢 甘草 柴胡 生黄芩已上各一分 升麻 神曲 苏木已上各半分 全蝎二个 红花少许

上锉如麻豆大，分作二服，水一大盏，煎至七分，食远服，忌风寒，微有汗则效。

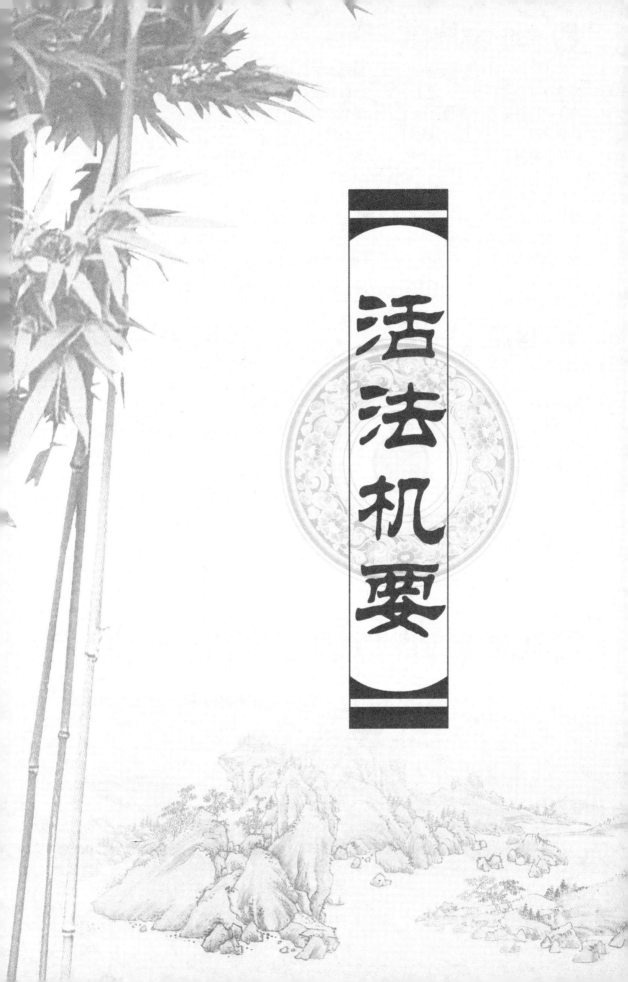

活法机要

泄痢证

脏腑泄痢，其证多种，大抵从风、湿、热也。是知寒少热多，故曰暴泄非阴，久泄非阳。溲而便脓血，知气行而血止也，宜大黄汤下之，是为重剂；黄芩芍药汤为轻剂。治法宜补、宜泄、宜止、宜和。和则芍药汤，止则诃子汤。有暴下无声，身冷自汗，小便清利，大便不禁，气难喘息，脉微呕吐，急以重药温之，浆水散是也。后重则宜下，腹痛则宜和，身重者除湿，脉弦者去风。脓血稠粘以重药竭之，身冷自汗以毒药温之，风邪内缩宜汗之，鹜溏以痢当温之。在表者发之，在里者下之，在上者涌之，在下者竭之。身表热者内疏之，小便涩者分利之，盛者和之，去者送之，过者止之。除湿则白术、茯苓，安脾则芍药、桂，破血则黄连、当归，宣通其气则槟榔、木香。如泄痢而呕，上焦则生姜、橘皮；中焦则芍药、当归、桂、茯苓；下焦则治以轻热，甚以重热药。若四肢懒倦，小便少或不利，大便走，沉困饮食减，宜调胃去湿，白术、茯苓、芍药三味水煎服。如发热恶寒，腹不痛，加黄芩为主。如未见脓而恶寒，乃太阴欲传少阴也，加黄连为主，桂枝佐之；如腹痛者，加当归倍芍药；如见血，加黄连为主，桂、当归佐之。如烦躁或先便白脓后血，或发热，或恶寒，非黄连不能止。上部血也；如恶寒脉沉，或腰痛，或血痢脐下痛，非黄芩不能止，中部血也；如恶寒脉沉，先血后便，非地榆不能止，下部血也。唯脉浮大者不可下。

黄芩芍药汤方在《宝鉴》泄痢条下。

大黄汤 治泄痢久不愈，脓血稠粘，里急后重，日夜无度，久不愈者。

大黄一两

上锉细，好酒二大盏，同浸半日许，煎至一盏半，去大黄不用，将酒分二服，顿服之，如未止再服，以利为度。复服芍药汤和之，痢止再服黄芩芍药汤和之，以彻其毒也。

芍药汤方在《宝鉴》内痢疾条下。

白术黄芪汤 服前药，痢疾虽除，更宜此和之。

白术一两　黄芪七钱　甘草三钱　一方无黄芪，用黄芩半两。

上㕮咀，均作三服，水煎服清。

防风芍药汤 治泄痢飧泄，身热脉弦，腹痛而渴，及头痛微汗。

防风　芍药　黄芩各一两

上㕮咀，每服半两或一两，水煎。

白术芍药汤 治太阴脾经受湿，水泄注下，体重微满，困弱无力，不欲饮食，暴泄无数，水谷不化，宜此和之。

白术　芍药各一两　甘草半两

上锉，每服一两，水煎。

苍术芍药汤 治痢疾痛甚者。

苍术二两　芍药一两　黄芩　肉桂各半两

上锉，每服一两，水煎。

诃子散 如腹痛渐已，泄下微少，宜止之。

诃子皮一两，生熟各半　木香半两　黄连　炙甘草各三钱

上为细末，每服二钱，以白术芍药汤调下。如止之不已，宜归而送之也，诃子散内加厚朴一两，竭其邪气也。

浆水散 治暴泄如水，周身汗出，身上尽冷，脉微而弱，气少不能语，甚者加吐，此谓急病。

半夏二两，汤洗　附子炮　干生姜　炙甘草　肉桂各半两　良姜二钱半

上为细末，每服三五钱，浆水二盏，煎至半，和滓热服。

黄连汤 治大便后下血，腹中不痛者，谓之湿毒下血。

黄连　当归各半两　炙甘草二钱半

上㕮咀，每服五钱，水煎。

芍药黄连汤 治大便后下血，腹中痛者，谓之热毒下血。

芍药　黄连　当归各半两　大黄一钱　淡味桂五分　炙甘草二钱

上㕮咀，每服五钱，水煎。如痛甚者，调木香槟榔末一钱服之。

导气汤 治下痢脓血，里急后重，日夜无度。

芍药一两　当归半两　大黄二钱半　黄连一钱　黄芩二钱半　木香　槟榔各一钱

上为末，每服半两，水煎。

加减平胃散 方在《宝鉴》内泄痢条下。

地榆芍药汤 治泄痢脓血，乃至脱肛。

苍术八两　地榆二两　卷柏三两　芍药三两

上㕮咀，每服一两，水煎，病退止。

五泄之病，胃、小肠、大瘕三证，皆以清凉饮子主之，其泄自止。厥阴证，加甘草以缓之；少阴证里急后重，故加大黄。又有太阴、阳明二证，当进退大承气汤主之。太阴证，不能食也，当先补而后泄之，乃进药法也。先煎厚朴半两，制，水煎二三服后，未已，有宿食不消，又加枳实二钱同煎，二三服泄又未已，如稍进食，尚有热毒，又加大黄三钱推过，泄止住药。如泄未止，为肠胃有久尘垢滑粘，加芒硝半合，宿垢去尽则愈也。阳明证，能食也，当先泄而后补，谓退药法也。先用大承气汤五钱，水煎肠，如利过泄未止，去芒硝；后稍热退，减大黄一半，再煎两服。如热气虽已，其人必腹满，又减去大黄，与枳实厚朴汤，又煎三两服。如腹满退，泄亦自愈，后服厚朴汤数服则已。

疠风证

疠风者，营气热附，其气不清，鼻柱坏而色败，皮肤疡溃，风寒客于脉而不去，故名疠风，又名脉风，俗曰癞。治法：刺肌肉百日，汗出百日，凡二百日须眉生而止。先桦皮散从少至多，服五七日，灸承浆空七壮，灸疮愈再灸，再愈三灸，之后服二圣散，泄热祛血中之风邪。戒房室三年，病愈。

桦皮散 治肺脏风毒，遍身疮疥，及瘾疹瘙痒成疮，面上风刺、粉刺。

桦皮四两，烧灰　荆芥穗二两　杏仁二两，去皮尖，用水一碗于银器内煮去水一半已来，放令干用　炙甘草半两　枳壳四两，去穰，用炭火烧欲灰，于湿纸上令干

上件除杏仁外，余药为末，将杏仁另研，与诸药和匀，磁合内放之，每服三钱，食后，温水调下。

二圣散 治大风疠疾。

将皂角刺一二斤，烧灰研细，煎大黄半两，调下二钱。早服桦皮散，中煎升麻汤下泻青丸，晚服二圣散。此数等之药，皆为缓疏泄血中之风热也。

七圣丸、七宣丸，皆治风壅邪热，润利大肠，中风、风痫、疠风，大便秘涩皆可服用。

破伤风证

夫风者，百病之始也。清净则腠理闭拒，虽有大风苛毒，弗能为害。故破伤风者，通于表里，分别阴阳，同伤寒证治。人知有发表，不知有攻里、和解，此汗、下、和三法也。诸疮不差，荣卫虚，肌肉不生，疮眼不合者，风邪亦能外入于疮，为破伤风之候。诸疮上灸，及疮生白痂，疮口闭塞，气难通泄，故阳热易为郁结，热甚则生风也，故表脉浮而无力，太阳也，在表宜汗。脉长而有力，阳明也，在里宜下。脉浮而弦小者，少阳也，半在表、半在里宜和解。若明此三法，而治不中病者，未之有也。

羌活防风汤 治破伤风，邪初传在表。

羌活　防风　川芎　藁本　当归　芍药　甘草各四两　地榆　细辛各二两

上㕮咀，每服五钱，水煎，量紧慢加减用之。热则加大黄二两；大便秘则加大黄一两，缓缓令过；热甚更加黄芩二两。

白术防风汤 若服前药过，有自汗者。

白术　黄芪各一两　防风二两

上㕮咀，每服五七钱，水煎。

破伤风，脏腑秘，小便赤，用热药自汗不休，故知无寒也，宜速下之。先用芎黄汤三二服，后用大芎黄汤下之。

芎黄汤

川芎一两　黄芩六钱　甘草二钱

上㕮咀，水煎。

大芎黄汤

川芎半两　羌活　黄芩　大黄各一两

上㕮咀，水煎。

羌活汤 治半在表、半在里。

羌活　菊花　麻黄　川芎　白茯苓　防风　石膏　前胡　黄芩　蔓荆子　细辛　甘草　枳壳各一两　薄荷　白芷各半两

上㕮咀，生姜同煎，日三服。

防风汤 治破伤风同伤寒表证未传入里，

宜急服此药。

防风　羌活　独活　川芎各等分

上㕮咀，水煎，服后宜调蜈蚣散，大效。

蜈蚣散

蜈蚣一对　鱼鳔半两　左盘龙半两，炒烟尽用

上为细末，用防风汤调下。如前药解表不已，觉直转入里，当服左龙丸，服之渐渐，看大便硬软，加巴豆霜。

左龙丸　治直视在里者。

左盘龙五钱，炒　白僵蚕炒　鱼鳔各半两　雄黄一钱，研

上同为细末，烧饭为丸，桐子大，每服十五丸，温酒下。如里证不已，当于左龙丸内一半末，加入巴豆霜半钱，烧饭为丸，桐子大，同左龙丸一处，每服加一丸，渐加服至利为度。若利后，更服后药；若搐搦不已，亦宜服后药，羌活汤也。

羌活汤

羌活　独活　地榆　防风各一两

上㕮咀，水煎。如有热加黄芩；有涎加半夏。若病日久，气血渐虚，邪气入胃，全气养血为度。

养血当归地黄汤

当归　地黄　芍药　川芎　藁本　防风　白芷各一两　细辛半两

上为粗末，水煎服。

头风证

肝经风盛，木自摇动，梳头有雪皮，乃肺之证也。谓肺主皮毛，实则**泻青丸**主之，虚则**消风散**主之。

雷头风证

夫雷头风者，震卦主之，诸药不效，为与证不相对也。

升麻汤

升麻　苍术各一两　荷叶全一个

上为细末，每服半两，水煎；或烧荷叶一个，研细，用前药调服亦可。

胎产证

妇人，童幼至天癸未行之间，皆属少阴；天癸既行，皆从厥阴论之；天癸已绝，乃属太

阴经也。治胎产之病，从厥阴经，无犯胃气及上二焦，谓之三禁：不可汗、不可下、不可利小便。发汗者，同伤寒下早之证；利大便，则脉数而已动于脾；利小便，则内亡津液，胃中枯燥。制药之法，能不犯三禁，则荣卫自和而寒热止矣。若发渴则白虎，气弱则黄芪，血刺痛而和以当归，腹中疼而加之芍药。大抵产病天行，从增损柴胡，杂证以增损四物，宜详察脉证而用之。

产前寒热，小柴胡汤中去半夏，谓之**黄龙汤**。

二黄散　治妇人有孕，胎漏。

生地黄　熟地各等分

上为细末，煎白术、枳壳汤调下。

半夏汤　治胎衣不下，或子死腹中，或子冲上而昏闷，或血暴下及胎干不能产者。

半夏曲一两半　肉桂七钱半　桃仁三十个，微烧，去皮尖　大黄半两

上为细末，先服四物汤三两服，次服半夏汤，生姜同煎。

增损柴胡汤　治产后经水适断，感于异证，手摔搐，咬牙昏冒，系属上焦。

柴胡八钱　黄芩四钱半　人参三钱　甘草炒　石膏各四钱　知母二钱　黄芪半两　半夏三钱

上为粗末，每服半两，生姜、枣同煎。

秦艽汤　前证已去，次服此，以去其风邪。

秦艽八钱　芍药半两　柴胡八钱　防风　黄芩各四钱半　人参　半夏各三钱　炙甘草四钱

上为粗末，水煎。

荆芥散　二三日后，经水复行，前证俱退，宜此。

小柴胡汤一料　加荆芥穗五钱　枳壳麸炒，去穰，半两

上为粗末，同小柴胡煎法。

防风汤　三二日后，宜正脾胃之气，兼除风邪。

苍术四两　防风三两　当归一两　羌活一两半

上为粗末，水煎。

三分散　治产后日久虚劳，针灸、小药俱不效者。

川芎　熟地黄　当归　芍药　白术　茯苓　黄芪各一两　柴胡　人参各一两六钱　黄芩　半夏　甘草各六钱

上为粗末，水煎服清。

血风汤　治产诸风，痿挛无力。

秦艽　羌活　防风　白芷　川芎　芍药　当归　地黄　白术　茯苓各等分　加半夏、黄芪

上为细末，一半为丸，炼蜜如桐子大；一半为散，温酒调下丸药五七十丸。

血运血结四物汤　治血运血结，或聚于胸中，或偏于少腹，或运于胁肋，四物汤四两，倍当归、川芎、鬼箭、红花、玄胡各一两，同为粗末，如四物煎服，清调**没药散**服之。

虻虫去羽足，一钱，微炒　水蛭二钱，炒　麝香少许　没药一钱

上为细末，煎前药调服。血下痛止，只服前药。

加减四物汤　治产后头痛，血虚气弱，痰癖寒厥，皆令头痛。

羌活　川芎　防风　香附子炒，各一两　细辛一两半　炙甘草　当归各半两　石膏二两半　熟地黄一两　香白芷一两半　苍术一两六钱，去皮

上为粗末，每服一两，水煎。

如有汗者，是气弱头痛也，前方各加芍药三两、桂一两半，生姜煎；如头痛痰癖者，加半夏三两、茯苓一两半，生姜煎；如热厥头痛，加白芷三两、石膏三两、知母一两半；如寒厥头痛，加天麻三两、附子一两半，生姜煎。

四物汤方已载《元戎》方中。

红花散　治妇人产后血昏血崩，月事不调，远年干血气皆治之。

干荷叶　牡丹皮　当归　红花　蒲黄炒，各等分

上为细末，每服半两，酒煎，和滓温服。如胎衣不下，别末榆白皮煎汤调下半两，立效。

当归散　治妇人恶物不下。

当归　芫花炒

上为细末，酒调三钱。又一方，好墨醋淬末之，小便、酒调下。

治胎衣不下，蛇退皮炒焦，细末，酒调下。

如胎衣在腹，另碾榆白皮末同煎服，立下。

生地黄散　诸见血无寒，衄血、下血、吐血、溺血，皆属于热。

生地黄　熟地黄　枸杞子　地骨皮　天门冬　黄芪　芍药　甘草　黄芩各等分

上为粗末，每服一两，水煎。脉微身凉恶风，每一两加桂半钱。

麦门冬饮子　治衄血不止。

麦门冬　生地黄各等分

上锉，每服一两，水煎。又衄血，先朱砂、蛤粉，次木香、黄连。大便结，下之，大黄、芒硝、甘草、生地黄；溏软，栀子、黄芩、黄连，可选而用之。

带下证

赤者，热入小肠；白者，热入大肠。其本湿热冤结于脉不散，故为赤白带下也。冤，屈也，结也。屈滞而病热不散，先以十枣汤下之，后服苦楝丸、大玄胡索散，调下之，热去湿除，病自愈也。月事不来，先服降心火之剂，后服《局方》中五补丸，后以卫生汤，治脾养血气可也。

苦楝丸　治赤白带下。

苦楝碎，酒浸　茴香炒　当归各等分

上为细末，酒糊丸，如桐子大，每服五十丸，空心，酒下。

卫生汤

白芍药　当归各二两　黄芪三两　甘草一两

上为粗末，水煎，空心服。如虚者，加人参一两。

大头风证

夫大头风证者，是阳明邪热太甚，资实少阳相火而为之也。多在少阳，或在阳明，或在太阳，视其肿势在何部分，随经取之。湿热为肿，木盛为痛，此邪见于头，多在耳前后先出，治之大不宜药速，速则过其病所，谓上热未除，中寒复生，必伤人命。此病是自外而之内者，是血病。况头部分受邪，见于无形迹之部，当先缓而后急。先缓者，谓邪气在上，著无形之部，既着无形，无所不至。若用重剂速下，过其病难已。虽无缓药，苦急服之，或食前

或顿服，皆失缓体，则药不能得除病，当徐徐浸渍无形之邪也。或药性味，形体，拟象皆要不离缓体是也。且后急者，谓缓剂已泻，邪气入于中，是到阴部，染于有形质之所，若不速去，则损阴也。此终治，却为客邪，当急去之，是治客以急也。且治主当缓者，谓邪在上，阴邪在下，若急治之，不能解纷而益乱也。治客以急者，谓阳分受阴邪，阴分受阳邪，此客气急除去之也。

假令少阳、阳明为病，少阳为邪出于耳前后也。阳明为邪者，首大肿也。先以**黄芩黄连甘草汤**，通炒过，锉煎，少少不住服，或剂毕再用煨黍粘子新瓦上炒香，同大黄煎成，去渣，内芒硝，俱各等分，亦时时呷之，无令饮食在前。得微利及邪气已，只服前药；如不已，再同前次第服之，取大便利，邪气则止。如阳明渴者，如石膏；如少阳渴者，加瓜蒌根。阳明行经，升麻、芍药、葛根、甘草；太阳行经，羌活、防风之类。

黑白散　治大头风如神。方在后《家珍》内。

消毒丸　方在《宝鉴》内附。

疟　证

夏伤于暑，秋必病疟。盖伤之浅者，近而暴；伤于重者，远而疾。痎疟者，久疟也。是知夏伤于暑，湿热闭藏而不能发泄于外，邪气内行，至秋而发于疟也。何经受之，随经动而取之。有中三阳者，有中三阴者，经中邪气，其证各殊，同伤寒治之也。五脏皆有疟，其治各异。在太阳经谓之风疟，治多汗之；在阳明经谓之热疟，治多下之；在少阳经谓之风热疟，治多和之；在阴经则不分三经，总谓之湿疟，当从太阴经论之。

桂枝羌活汤　治疟疾，处暑前发，头痛项强，脉浮，恶寒有汗。

桂枝　羌活　防风　甘草各半两

上为粗末，水煎。如吐者，加半夏曲等分。

麻黄羌活汤　治疟病，头痛、项强、脉浮、恶风无汗者。

麻黄去节　羌活　防风　甘草各半两

上为粗末，水煎。如吐者，加半夏曲等分。

麻黄桂枝汤　治发疟如前证而夜发者。

麻黄一两，去节　炙甘草三钱　黄芩半两桂枝二钱　桃仁三十个，去皮尖

上为末，水煎。桃仁散血缓肝，夜发乃阴经有邪，此汤散血中风寒也。

桂枝黄芩汤　治疟服药寒热转甚者，知太阳、阳明、少阳三阳合病也，宜此和之。

甘草　黄芩　人参各四钱半　半夏四钱　柴胡一两二钱　石膏　知母各半两　桂枝二钱

上为粗末，水煎。

从卯至午时发者，宜大柴胡汤下之；从午至酉时发者，知其邪气在内也，宜大柴胡汤下之；从酉至子时发者，或至寅时者，知其邪气在血也，宜桃仁承气汤下之，微利后，更以小柴胡汤制其邪气可也。

热　证

有表而热者，谓之表热；无表而热者，谓之里热。有暴发而为热者，乃久不宣通而致也。有服温药而为热者，有恶寒战栗而热者。盖诸热之属心火之象也。治法：小热之气，凉以和之；大热之气，寒以取之；甚热之气，则汗发之，发之不尽，则逆制之，制之不尽，救其属以衰之。苦者以治五脏，五脏属阴而居于内；辛者以治六腑，六腑属阳而在于外。故内者下之，外者发之，又宜养血益阴，其热自愈。

地黄丸　方在前《发明》内附。

如烦渴发热，虚烦蒸病，空心服地黄丸，食后服**防风当归饮子**。

柴胡　人参　黄芩　生草各一两　滑石三两大黄　当归　芍药　防风各半两

上为粗末，生姜同煎。如痰实咳嗽，加半夏。

金花丸　治大便黄、米谷完出，惊悸，尿血淋闭，咳血衄血，自汗头痛，积热肺痿。

黄连　黄柏　黄芩　山栀子仁各一两

上为细末，滴水为丸，桐子大，温水下。如大便结实，加大黄，自利不用大黄。如中外有热者，作散锉服，名解毒汤。如腹满呕吐，欲作利者，解毒汤内加半夏、茯苓、厚朴各三钱，生姜同煎。如白脓下痢，后重者，加大黄三钱。

凉膈散　方在《难知》内附。加减于后：

若咽嗌不利，肿痛并涎嗽者，加桔梗一两、荆芥穗半两；若咳而呕者，加半夏半两，生姜煎；若鼻衄呕血者，加当归、芍药、生地黄各半两；若淋闭者，加滑石四两、茯苓一两。

当归承气汤　治热攻于上，不利于下，阳狂奔走，骂詈不避亲疏。

大黄　当归各一两　甘草半两　芒硝九钱

上㕮咀，生姜、枣同煎。

牛黄膏　治热入血室，发狂不认人者。

牛黄二钱　朱砂　郁金　牡丹皮各三钱　脑子　生草各一钱

上为细末，炼蜜为丸，如皂子大，新水化下。

治表热恶寒而渴，阳明证，**白虎汤**也。若肤如火燎而热，以手取之不甚热，为肺热也。目睛赤，烦躁，或引饮，独黄芩一味主之。若两胁下肌热，脉浮弦者，**柴胡饮子**主之。若胁肋热，或一身尽热者，或日晡肌热者，皆为血热也，**四顺饮子**主之。若夜发热，主行阴，乃血热也，四顺饮子、桃仁承气汤选而用之。若昼则明了，夜则谵语，四顺饮子证。若发热，虽无胁热，亦为柴胡证。昼则行阳二十五度，气药也，大抵宜**柴胡饮子**。夜则行阴二十五度，血药也，大抵宜**四顺饮子**。

眼　证

眼之为病，在腑则为表，当除风散热；在脏则为里，宜养血安神。暴发者为表而易治，久病者在里而难愈。除风散热者，泻青丸主之；养血安神者，定志丸；妇人，则熟干地黄丸主之。

散热饮子　治眼暴赤暴肿。

防风　羌活　黄芩　黄连各一两

上㕮咀，水煎，食后温服。如大便秘涩，加大黄一两；如痛甚者，加当归、地黄各一两；如烦躁不得眠睡，加栀子一两。

地黄汤　治眼久病昏涩，因发而久不愈者。

防风　羌活　黄芩　黄连　地黄　当归　人参　茯苓各等分

上为粗末，水煎。

四物龙胆汤　治目暴发。方在《元戎》四物汤条下。

点眼药，则有**蟾光膏**。方在后册杂方内附。洗眼药，则有**夜光膏**。方在《宝鉴》内附。**嚏药**在后杂方内附。

消渴证

消渴之疾，三焦受病也。有上消、有中消、有消肾。上消者，肺也。多饮水而少食，大便如常，小便清利，知其燥热在上焦也，治宜疏湿以润其燥。

消中者，胃也。渴而饮食多，小便赤黄，热能消谷，知热在中焦也，宜下之。

消肾者，初发为膏淋，谓淋下如膏油之状，至病成而面色黧黑，形瘦而耳焦，小便浊而有脂液。治法宜养血以肃清，分其清浊而自愈也。

黄连膏

黄连末一斤　生地黄自然汁　白莲花藕汁　牛乳汁各一斤

上将汁熬成膏子剂，黄连末为丸，桐子大，每服三十丸，少呷温水送下，日进十服，渴病立止。

八味丸　治肾消。　方在《发明》内附。

肿　胀　证

五脏六腑皆有胀，经云："平治权衡，去菀陈莝，开鬼门，洁净腑。"平治权衡者，察脉之浮沉也；去菀陈莝者，疏涤肠胃也；开鬼门者，发汗也；洁净腑者，利小便也。蛊胀之病，治以鸡矢醴，酒调服。水胀之病，当开鬼门，洁净腑也。

水肿方治水肿，蝼蛄去头尾，与葡萄心同研，露七日，曝干为末，淡酒调下，暑月用佳。

又方，枣一斗，锅内入水，上有四指深，用大戟并根苗盖之遍盆，合之煮熟为度，去大戟不用，旋旋吃，无时，尽枣决愈，神效。

疮　疡　证

疮疡者，火之属，须分内外以治其本。若其脉沉实，当先疏其内，以绝其源也；其脉浮大，当先托里，恐邪气入内也。有内外之中者，邪气至盛，遏绝经络，故发痈肿。此因失托里及疏通，又失和荣卫也。治疮之大要，须明托里、疏通、行荣卫之三法。内之外者，其脉沉实，发热烦躁，外无燃赤，痛深于内，其邪气深矣，故先疏通脏腑，以绝其源；外之内者，其脉浮数，燃肿在外，形证外显，恐邪气极而内行，故先托里也；内外之中者，外无燃恶之气，内亦脏腑宣通，知其在经，当和荣卫也。用此三法之后，虽未差，必无变证，亦可使邪气峻减而易痊愈。

内疏黄连汤　治呕哕心逆，发热而烦，脉沉而实，肿硬木闷而皮肉不变色，根系深大，病远在内，脏腑秘涩，当急疏利之。

黄连　山栀子　芍药　当归　槟榔　木香　薄荷　连翘　黄芩　桔梗　甘草各一两

上为末，水煎，先吃一二服，次后加大黄一钱，再服加二钱，以利为度。

如有热证，止服黄连汤；大便秘涩，则加大黄；如觉无热证，及后药复煎散，时时服之；如无热证及大便不秘涩，止服复煎散，稍有热证，却服黄连汤，秘则加大黄。如此内外皆通，荣卫和调，则经络自不遏绝矣。

内托复煎散　治肿燃于外，根盘不深，形证在表，其脉多浮，痛在皮肉，邪气盛而侵于内，须急内托以救其里也。

地骨皮　黄芪　防风　芍药　黄芩　白术　茯苓　人参　甘草　当归　防己各一两　柳桂淡味，加半两

上㕮咀，先煎苍术一斤，用水五升，煎至三升，去苍术滓，入煎药十二味，再煎至三四盏，绞取清汁，作三四服，终日服之。又煎苍术滓为汤，去滓再依前煎十二味药滓服之。此除湿散郁热，使胃气和中，如或未已，再作半料服之。若大便秘及烦热，少服黄连汤；如微利，烦热已退，却服复煎散半料。如此使荣卫俱行，邪气不能自侵也。

当归黄芪汤　治疮疡，脏腑已行，如痛不可忍者。

当归　黄芪　地黄　川芎　地骨皮　芍药各等分

上㕮咀，水煎。如发热，加黄芩；如烦躁不能睡卧者，加栀子；如呕则是湿气侵胃，倍加白术。

内消升麻汤　治血气壮实，若患痈疽，大小便不通。

升麻　大黄各二两　黄芩一两半　枳实炒　当归　芍药各一两半　炙甘草一两

上㕮咀，水煎，食前服。

复元通气散　治诸气涩耳聋，腹痛、便痛，疮疽无头，止痛消肿。

青皮　陈皮各四两　甘草三两，生熟各半　川山甲炮　栝蒌根各二两　加金银花　连翘各一两

上为细末，热酒调下。

五香汤　治毒气入腹，托里。若有异证，于内加减。

丁香　木香　沉香　乳香各一两　麝香三钱

上为细末，水煎，空心服。呕者，去麝加藿香叶一两；渴者，加人参一两。

赤芍药散　治一切疔疮痈疽，初觉憎寒疼痛。

金银花　赤芍药各半两　大黄七钱半　栝楼大者，一枚　当归　甘草　枳实各三钱

上为粗末，水、酒各半煎。

桃红散　敛疮生肌，定血，避风邪。

滑石四两　乳香　轻粉各二钱　小豆粉一钱　寒水石三两，烧　一方改小豆粉为定粉一两

上为极细末，干贴。

冰霜散　治火烧，皮烂大痛。

寒水石生　牡蛎烧　朴硝　青黛各一两　轻粉一钱

上为细末，新水或油调涂，立止。

乳香散　治杖疮神效。

乳香　没药各三钱　自然铜半两，火烧，醋蘸十遍　茴香四钱　当归半两

上为细末，每服半两，温酒调下。

五黄散　治杖疮，定痛。

黄丹　黄连　黄芩　黄柏　大黄　乳香已上各等分

上为细末，新水调成膏，用绯绢、帛上摊贴。

花蕊石散　治一切金疮，猫狗咬伤，妇人败血恶血，奔心血运，胎死，胎衣不下者。

以童便调下一钱，取下恶物，神效。

硫黄明净者，四两　花蕊石一斤

上二味拌匀，用纸筋和胶泥固济，瓦罐子一个，入药内，密泥封口子焙干，安在四方砖上，砖上书八卦五行字，用炭一秤围烧，自巳午时从下生火，直至经宿火尽，又经宿罐冷，取研极细，磁盒内盛用。

截疳散 治年深疳瘘疮。

黄连半两　白蔹　白及　黄丹各半两　轻粉一钱　龙脑　麝香各五分，另研　密陀僧一两

上为细末，和匀，干掺，或纸上，以膏贴之。

生肌散

寒水石锉　滑石各一两　乌鱼骨　龙骨各一两　定粉　密陀僧　白矾灰　干胭脂各半两

上为极细末，干掺用之。

平肌散 治诸疮久不敛。

密陀僧　花蕊石二物同煅赤　白龙骨各二两　乳香另研　轻粉各一钱　黄丹　黄连各一钱半

上为极细末，和匀，干掺。

碧霞锭子 治恶疮透了，不觉疼痛者。

铜绿一两　硇砂二钱　蟾酥一钱

上为细末，烧饭和作麦朴梃子，每用刺不觉痛者，须刺血出方纴药在内，以膏贴之。

用药加减：如发背疔肿，脓溃前后，虚而头痛，于托里药加五味子；恍惚不宁，加人参、茯苓；虚而发热者，加地黄、栝蒌根；潮热者，加地黄、地骨皮；渴不止者，加知母、赤小豆；虚烦者，加枸杞、天门冬；自利者，加厚朴；脓多者，加当归、川芎；痛甚者，加芍药、乳香；肌肉迟生者，加白蔹、官桂；有风邪者，加独活、防风；心惊悸者，加丹砂；口目𥇢动者，加羌活、细辛；呕逆者，加丁香、藿香叶；痰多者，加半夏、陈皮。

回疮金银花散 治疮疡痈，甚则色变紫黑者。

金银花连枝叶，锉，二两　黄芪四两　甘草一两

上㕮咀，用酒一升，同入壶瓶内，闭口，重汤内煮三两时辰，取出去滓，顿服之。

雄黄散 治疮有恶肉不能去者。

雄黄一钱，研　巴豆不去皮研，一个，去皮五分

上二味，再同研如泥，入乳香、没药各少许，再研匀细，少上，恶肉自去矣。

瘰 疬 证

夫瘰疬者，结核是也。或在耳后，或在耳前，或在耳下连及颐颔，或在颈下连缺盆，皆谓之瘰疬；或在胸及胸之侧，或在两胁，皆谓之马刀。手、足少阳主之。

桑椹膏 治结核前后耳有之，或耳下、颔下有之，皆瘰疬也。

桑椹二斗，极熟黑色者，以布裂取自然汁，不犯铜铁，以文武火慢熬，作薄膏子，每日白沸汤点一匙，食后，日三服。

连翘汤 治马刀。

连翘　瞿麦花各一斤　大黄三两　甘草二两

上㕮咀，水煎服。后十余日，可于临泣穴灸二七壮，服五六十日方效。在他经者，又一方：服大黄、木通各五两　知母一作贝母，五两　雄黄七分，槟榔半两，减甘草不用，同前药为细末，热水调下三五钱服之。

瞿麦饮子

连翘一斤　瞿麦穗半斤

上为粗末，水煎，临卧服。此药经效，多不能速验，宜待岁月之久除也。

咳 嗽 证

咳谓无痰而有声，肺气伤而不清也；嗽谓无声而有痰，脾湿动而为痰也；咳嗽是有痰而有声，盖因伤于肺气，而咳动于脾湿，因咳而为嗽也。治咳嗽者，治痰为先；治痰者，下气为上，是以南星、半夏胜其痰而咳嗽自愈也；枳壳、陈皮利其气，而痰自下也。痰而能食者，大承气汤微下；痰而不能食者，厚朴汤治之。夏月嗽而发热者，谓之热痰嗽，小柴胡汤四两，加石膏一两、知母半两用之；冬月嗽而寒热者，谓之寒嗽，小青龙加杏仁服之。蜜煎生姜汤、蜜煎橘皮汤、烧生姜、胡桃，皆治无痰而嗽者。此乃大例，更当随时、随证加减之。

利膈丸 方在《宝鉴》内附。

款气丸 治久嗽痰喘，肺气浮肿。

郁李仁　青皮去白　陈皮去白　槟榔　木香　杏仁去皮尖　马兜铃炒　人参　广茂　当归

泽泻　茯苓　苦葶苈炒，各二钱　防己半两　牵牛取头末，一两半

上为细末，生姜汁面糊为丸，桐子大，生姜汤下。

治咳嗽诸方在《家珍》内并《宝鉴》内者，更宜选而用之。

虚 损 证

虚损之疾，寒热因虚而感也。感寒则损阳，阳虚则阴盛，故损则自上而下，治之宜以辛、甘、淡，过于胃则不可治也；感热则损阴，阴虚则阳盛，损则自下而上，治之宜以苦、酸、咸，过于脾则不可治也。自上而损者，一损损于肺，故皮聚而毛落；二损损于心，故血脉虚弱不能荣于脏腑，妇人则月水不通；三损损于胃，故饮食不为肌肤也。自下而损者，一损损于骨，故骨痿，不能起于床；二损损于肝，故肝缓，不能自收持；三损损于脾，故饮食不能消克也。故心肺损则色弊，肝肾损则形痿，脾胃损则谷不化也。

治肺损而皮聚毛落，宜益气，**四君子汤**。方在前《难知》内附。

治心肺虚损，皮聚而毛落，血脉虚损，妇人月水愆期，宜益气和血，**八物汤**。方在前《元戎》内附。

治心肺损及胃损，饮食不为肌肤，宜益气和血，调饮食，**十全散**。方在前《元戎》内附。

治肾肝损，骨痿不能起于床，宜益精；筋缓不能自收持，宜缓中，**牛膝丸**。

牛膝酒浸　萆薢　杜仲锉，炒　苁蓉酒浸菟丝子　防风　葫芦巴炒　肉桂减半　破故纸沙苑白蒺藜

上等分，为细末，酒煮猪腰子为丸，每服五七十丸，空心，温酒下。如腰痛不起者，服之甚效。

治阳盛阴虚，肝肾不足，房室虚损，形瘦无力，面多青黄而无常色，宜荣血养肾，**黑地黄丸**。

苍术一斤，泔浸　熟地黄一斤　干姜春七钱、夏半两，秋七钱，冬一两

上为细末，蒸枣肉为丸，桐子大，每服五七十丸至百丸，诸饮下。若加五味子为**肾气丸**，述类象形，神品药也。

如阳盛阴虚，心肺不足，及男子、妇人面无血色，食少嗜卧，肢体困倦，宜**八味丸**。方在《元戎》内附。

如形体瘦弱，无力多困，未知阴阳先损，夏月宜地黄丸，春、秋宜肾气丸，冬月宜八味丸。

治病久虚弱，厌厌不能食，**和中丸**。方在前《脾胃论》中。

吐 证

吐证有三，气、积、寒也，皆从三焦论之。上焦在胃口，上通于天气，主纳而不出；中焦在中脘，上通天气，下通地气，主腐熟水谷；下焦在脐下，通于地气，主出而不纳。是故上焦吐者皆从于气，气者天之阳也，其脉浮而洪，其证食已暴吐，渴欲饮水，大便结燥，气上冲而胸发痛，其治当降气和中。中焦吐者皆从于积，有阴有阳，食与气相假为积而痛，其脉浮而弦，其证或先痛而后吐，或先吐而后痛，治法当以小毒药去其积，槟榔、木香和其气。下焦吐者皆从于寒，地道也，其脉沉而迟，其证朝食暮吐，暮食朝吐，小便清利，大便秘而不通，治法当以毒药通其秘塞，温其寒气，大便渐通，复以中焦药和之，下令大便秘结而自愈也。

治上焦气热上冲，食已暴吐，脉浮而洪，宜先和中，**桔梗汤**。

桔梗　白术各一两半　半夏曲二两　陈皮去白　白茯苓　枳实麸炒　厚朴姜制，炒香，各一两

上㕮咀，水煎取清，调木香散二钱，隔夜空腹服之；后气渐下，吐渐止，然后去木香散，加芍药二两、黄芪一两半，每一料中扣算加之。如大便燥结，食不尽下，以大承气汤去硝微下之，少利，再服前药补之；如大便复结，依前再微下之。

木香散

木香　槟榔各等分

上为细末，前药调服。

厚朴丸　主翻胃吐逆，饮食噎塞，气上冲心，腹中诸疾。其药味即与**万病紫菀丸**同。方

在《方戎》方内附。其加减于后：

春夏再加黄连二两；秋冬再加厚朴二两。如治风，于春秋所加黄连、厚朴外，更加菖蒲、茯苓各一两半；如治风痫不愈者，依春秋加减外，更加人参、菖蒲、茯苓各一两半；如失精者，加菖蒲、白茯苓为辅，如肝之积，加柴胡、蜀椒为辅；如心之积，加黄连、人参为辅；如脾之积，加吴茱萸、干姜为辅；如肾之积，加菖蒲、茯苓为辅；秋冬久泻不止，加黄连、茯苓。

心 痛 证

诸心痛者，皆少阴、厥阴气上冲也。有热厥心痛者，身热足寒，痛甚则烦躁而吐，额自汗出，知其热也。其脉浮大而洪，当灸太溪及昆仑，谓表里俱泻之，是谓热病汗不出，引热下行，表汗通身而出者，愈也。灸毕，服金铃子散则愈；痛止，服枳术丸去其余邪也。有大实心中痛者，因气而食卒发痛，大便或秘久而注闷，心胸高起，按之愈痛，不能饮食，急以煮黄丸利之，利后以藁本汤去其邪也。有寒厥心痛者，手足逆而通身冷汗出，便溺清利，或大便利而不渴，气微力弱，急以术附汤温之。寒厥暴痛，非久病也，朝发暮死，急当救之。是知久病无寒，暴病非热也。

金铃子散　治热厥心痛，或发或止，久不愈者。

金铃子　玄胡索各一两

上为细末，每服二三钱，酒调下，温汤亦得。

治大实心痛二药：**厚朴丸**同**万病紫菀丸**方在《元戎》内、**煮黄丸**方在《阴证略例》内。

治大实心痛，大便已利，宜**藁本汤**止其痛也。

藁本半两　苍术一两

上为粗末，水煎，服清。

治寒厥暴痛，脉微气弱，宜**术附汤**温之。方在《云岐脉论》内附。

疝 证

男子七疝，妇人瘕聚带下，皆任脉所主，阴经也。肾、肝受病，治法同归于一。

酒煮当归丸

当归锉　附子炮　苦楝子锉　茴香各一两

上锉，以酒同煮，酒尽为度，焙干，作细末，入丁香、木香各二钱，全蝎二十二个，玄胡索二两。

上同为细末，与前药一处拌匀，酒糊为丸，每服三五十丸至百丸，空心，温酒下。凡疝气、带下皆属于风，全蝎治风之圣药；茴香、苦楝皆入小肠，故以附子佐之；丁香、木香则导为用也。

治奔豚及小腹痛不可忍者，**苦楝丸**。

苦楝　茴香各一两　黑附子一两，炮，去皮脐

上用酒二升煮，酒尽为度，曝干或阴干，捣为极细末，每一两药末入：全蝎十八个，玄胡索半两，丁香十五个。

上共为细末，酒糊丸，桐子大，每服百丸，空心酒下。如痛甚，煎当归入酒下，大效。

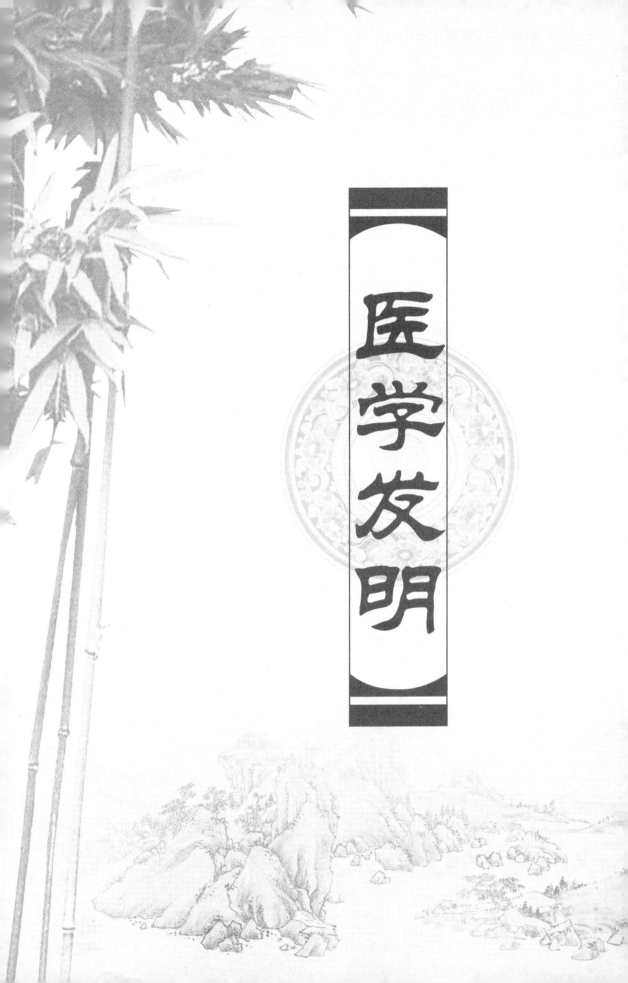

医学发明

序一

　　东垣老人，明之，李氏者，世为东垣富盛之族也。天姿敏达，纯孝。幼业儒术。受春秋于冯内翰叔献。学书□于王内翰从之。其昂耸之志，不为小矣。居无何，值母王氏遘疾。公侍，色不满容，夜不解衣。遂厚礼求治。遍□□□之士，或以为热，或以为寒，各执己见，论议纷纷，□不知主人为何病而殁。公痛恨之。尝心□语曰：医之道尚矣。自《本草》、《灵》、《素》、垂世，传习之者代不乏人。若和缓、若越人、若淳于、若华、若张，皆活人当世，垂法后来。奈何此辈习经之不精，见证之不明，其误人也多矣。自是始有志于医。洁古老人易水张元素，以医名天下。公就学之。洁古，教人以忠者也。曾斗白金以献。不四五年，倾困倒廪，尽得其术，遂将《本草》、《难》、《素》及医学，非细事也。何哉？盖人有禀受虚实寒热之不同，药有轻重君臣佐使之各异。用不得其方，病不审其理。汤剂妄投，反掌生死。噫！医之学岂细事哉……

序二

　　东垣老人姓李，讳杲，字明之。本东垣人，家世饶财。幼有活人之志。后遇易水张先生，尽得其道。北渡后，专事于医。道艺既精，负有高气，不委曲与世合。人或有疾病□□□，无可奈何，□祷于君。君亦不以前事介意。疗之者无不愈。人以是益重之。今所为书，痛人命之非辜，虑药祸之不悟。在君所学，才十一耳。群之高弟罗君谦甫，惜其湮没，将镂板以传。议之□当代闻人，目之曰医学发明。求题其端。予谓：非东垣，无□□□□□古不传之秘。非谦甫无以明东垣□□□□□□书一出，岂小补哉。至元十六年。

序三

……诸家方书，莫不备览。识药之性，知病之宜。如兔起鹘落，无不得者。始公之习医，为己非为人也。遭世兵口，渡河居汴梁。通医之名，雷动一时。其所济活者，不可遍举。壬辰北渡乡里。因悯世医背本趋末，舛错莫省。遂著是书，庶释其疑。罗君谦甫，乃公之高弟也。故受其本，题曰医学发明。持以示予，求为之引。罗君自有口口其终始。东垣之术，尽得之矣。予喜公活人之心非浅。利及后人，阴功为尤多。又服其有知人之哲，得罗君教育之。不独道师之言，行师之行。身殁之后，奉公之室王氏，与嫡母无异。岁时甘旨不乏者，殆十余年。王氏享年八十，以寿终。其窀穸之事，播间追远祭祀之礼不缺。近世以来，师弟之道，及之者鲜矣哉。至元柔兆摄提格皋月下旬松岗老人恃其轴诚之引医学发明序。

序四

医之《素问》，犹儒之六经。不明《素问》之理非医也。不明六经之旨非儒也。世之医者，皆知医自《内经》来。往往溯流而迷源。故千枝万流，失之愈远，为害不可胜言者。间有究心轩岐之书，又复溺旧闻而莫知可否，持新见而强有异同。能精研古圣之心者有几。洁古老人张君，幼传是学。长遇至人指授。立法用药，大抵凭《黄帝针经》、《素问》、《本草》。诚得医之源矣。东垣李明之先生，从张君学。朝思夕惟，心开神悟，所造益深。凡经之讹舛，注释之谬误，莫不了然于心。世以为疑，实无可疑者，则辨明之。其或未安者，则折衷之。可谓善继前学，有功于天下后世矣。罗君谦甫，受业先生之门。新炙数年，知其可与传道也，遂以授之。谦甫不敢私为己有，欲推以仁天下，名曰《医学发明》。卫生之家，幸口是书不可缺也。先生潜心医学，积有年矣。可传于世者，殆非一书。会众流而归源，实不外乎此编。故曰不明《素问》之理非医也，信哉。至元丁丑中秋日云城口坚序。

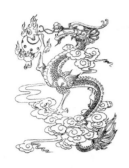

卷一

医学之源

人之生也，负阴而抱阳，冲气以为和。一昼夜之间，有阳中之阳，阳中之阴，阴中之阴，阴中之阳。天地四时之阴阳，人之十二脏应之。善摄生者，调停顺适。使二气和静，内外交养。无过不及，则病安从来。惟形与物接，心为形役。内为七情之所攻，外为六气之所贼。冲和既扰，何病不生。伏羲观象于天，观法于地。远取诸物，近取诸身。类万物之情，通神明之德。所以养人之情性也。神农品尝金石草木、毛羽鳞介、寒凉温热之不齐，气味厚薄之不等，华实根叶之别，有毒无毒之分，水陆山泽之产，莫不纤悉备具。所以养人之形也。轩辕氏穷天纪，极地理，归之人事。远近风土之异宜，针石汤液之异用。重复详备，不惮其烦。又所以著其养生之理也。大抵不外乎阴阳之两端，取其平而已矣。盖以天地阴阳偏胜，则有旱干水溢之灾。人之阴阳偏胜，则有寒淫热淫之疾。自是以来，名贤代有，方论迭出。皆发挥三圣之旨。故医者必须先读《内经》、《本草》，辨十二经、十二脏、十二时之阴阳，以合天地四时之阴阳，了然于心。次及诸家方论。然后施之于用，有余者损之，不足者补之，治而平之，务得其中。庶无误也。得其要者，一言而终。其斯之谓欤。

十二经并胃气流注论针经营气第十六

十二经，其实一脉也，界为十二分而已。何以知之？手太阴起于中焦，出于大指之端。手阳明起于大指次指之端，上侠鼻孔。足阳明起于鼻。交入大指间出其端。足太阴起于大指

之端，注于心中。手少阴起于心中，入掌内循小指。手太阳起于小指之端，于目内眦。足太阳起于目内眦，至小指外侧。足少阴起于小指之下，注胸中。手厥阴起于胸中，循小指次指出其端。手少阳起于小指次指之端，至目锐眦。足少阳起于目锐眦，入大指循歧骨内出其端。足厥阴起于大指丛毛之际，上注肺中。以此考之。故知其血气流通相贯，未尝间断。终而复始，如环无端。不然，何以云流注也。然必始于中焦者，何也？扁鹊云：焦者，原也。人受天地之中以生，所谓冲气。其天五之气，始自中原，播于诸脉。寅时注于肺，卯时注于大肠，辰时注于胃，巳时注于脾，午时注于心，未时注于小肠，申时注于膀胱，酉时注于肾，戌时注于心包络，亥时注于三焦，子时注于胆，丑时注于肝。寅时复注于手太阴。上合鸡鸣，下应□水。其气与天地同流。加一至则热，减一至则寒。上鱼为溢，入尺为复。古人处百病，决死生，候此而已。

六部所主十二经脉之图至真要大论

东方	甲风	胆	乙木	肝
南方	丙热	小肠	丁火	心
西南方	戊湿	胃	己土	脾
西方	庚燥	大肠	辛金	肺
北方	壬寒	膀胱	癸水	肾

甲乙　丙丁　戊己　庚辛　壬癸
风木　热火　湿土　燥金　寒水
胆肝　小肠心　胃脾　大肠肺　膀胱肾
丙，三焦相火，父气也。无状有名。
丁，命门包络，母气也。乃天元一气也。
甲丙戊庚壬　气　温热凉寒升浮降沉

在天为天元一气，又为寒、暑、燥、湿、风、火。

在人为六腑，又为呼吸荣卫。

乙丁己辛癸　味　辛甘淡咸苦酸散缓急软坚收

在地为三阴三阳，又为金、木、水、火、土、火。

在人为五脏，又为皮肉筋骨脉。

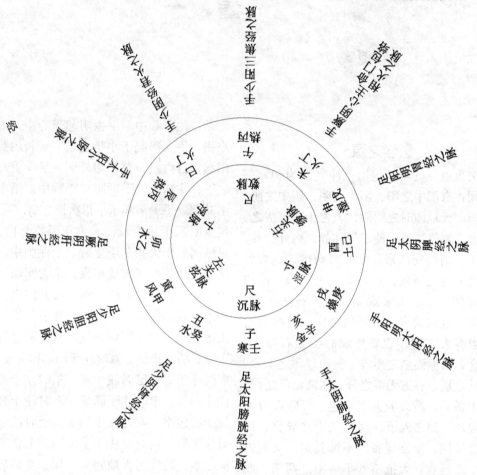

帝曰：地之为下否乎？岐伯曰：地为人之下，太虚之中者也。帝曰：凭乎？岐伯曰：大气举之也。燥以干之，暑以蒸之，风以动之，湿以润之，寒以坚之，火以温之。故燥热在上，温气在中，风寒在下，火游行其间，寒暑六入，故令虚而生化也。人亦应之，故心肺在上，脾胃在中，肝肾在下。三焦元气游行其间，通行十二经脉。如经行在肺之分野，以肺经言之。至肝之分野，以肝言之之类是也。以名命气，以气命处。主生化之气血，维养神明者也。衰则从火化，神气衰矣。

经脉流行逆顺 针经逆从肥瘦第三十八

黄帝曰：脉行逆顺奈何？岐伯曰：手之三阴从脏走手，手之三阳从手走头。足之三阳从头走足，足之三阴从足走腹。

已上说十二经之血脉，在足少阴作元气、真气。谷气，三焦之气右迁也。此数者，乃胃气之别名也。

病有逆从治有反正论 至真要大论

《至真要大论》云：病有逆从，治有反正。夫四反治者，是明四经各经之病源。一经说手足二经。内之病证，便是八经。治法亦然。《内经》曰：上下同法。此之谓也。

手少阳三焦之经，治法曰通因通用。拟病题止言手少阳三焦之经，便有足少阳胆之经。明见脉如筝弦无力，时时带数是也。大抵为手足经气血一般更为所主者同。此则上下同法。余三反治仿此，不须再解也。夫圣人立通因通用之意。谓少阳，春也。生化万物之始也。金石草木羽毛鳞介，乃阴阳生化之端也。天将与之，谁能废之。故国有春分停刑之禁。十二经有取决于胆之戒。履端于始，序则不愆。故中风者，为百病之长，乃气血闭而不行，此最重疾。凡治风之药皆辛温，上通天气，以发散为体，是元气始出地之根蒂也。此手足少阳二经之病，治有三禁。不得发汗，为风证多自汗。不得下，下之则损阴，绝其生化之源。不得利小便，利之则使阳气下陷，反行阴道。实可戒也。

手少阴心之经，乃寒因热用。且少阴之经，真阴也。其心为根本，是真火也。故曰少阴经标寒本热。是内则心火为本，外则真阴为标。其脉沉细，按之洪大鼓甚而盛也。心火在内，则鼓甚洪大也。真阴为标，则脉得之沉细，寒水之体也。故仲景以大承气汤酒制大黄煎成热吃之，以除标寒。用大黄、芒消（硝）①辛苦大寒之气味，以泻本热。以此用药，可以为万世法。

足太阳膀胱之经，乃热因寒用。且膀胱之本真寒，其经老阳也。太阳标，有阳之名，无阳之实。谓其将变阴也。其脉紧而数，按之不鼓而定虚。是外见虚阳而内有真寒也。故仲景以姜附汤久久热煎，不温服而顿服之，亦是寒也。姜附气味俱阳，加之久久热煎，重阳之热，泻纯阴之寒，是治其本也。不温服而寒服，以此假寒，治太阳标之假阳也。故为真假相对之治法也。用药处治者，当按其脉之空虚，则内伏阴寒之气，外显热证。然大渴引饮，目赤口干，面赤身热，四肢热。知□阳将绝于外，则为寒所逐，而欲先绝。其躁曰阴躁，欲坐井中者也。

手太阴肺之经，乃塞因塞用。以岁气言之，主秋主收。又况内伤饮食，其物有形，亦属于阴也。所主内而不出，故物塞其中，以食药塞令下行也。但脾胃有痞气，仲景治痞九证，惟五药皆用黄连以泄之。兼伤之物有形质也，皆从阴物乃寒之类，亦以大黄、枳实阴寒之药下泄之。举斯二者，是塞因塞用，又寒因寒用，可以明知之矣。

已上四经反治之法，为标本相反而不同，为病逆而不顺也，故圣人立反治之法以应之。虽言四经，以其手足经同法，乃八经也。其病为从治之法反治也。正治者，以寒治热，以热治寒，直折之也。又经云：惟有阳明厥阴，不从标本，从乎中也。启玄子注，以厥阴司天，中见少阳。阳明司天，中见太阴。当从少阳太阴处治。洁古老人云：殆不然也。四反治中，见有少阳太阴二经。若举此，是重差也。夫厥阴者，为生化之源。其支在卯，二月之分。前为阳，后为阴。阳明者，为肃杀之司。其支在酉，八月之分。前为寒水，后为燥火。且二八月者，乃阴阳之门户，为在天地分阴分阳之际。《内经》谓其分则气异。不见病传之逆顺，不能立定法。故曰疑疑之间者，阳明厥阴。知厥阴阳明之体也。《至真要大论》云：两阳合明也，故曰阳阴。在辰巳之间，是生化之用也。两阴交尽，故曰厥阴。在戌亥之间，是殒杀之用也。其厥阴心包乃包络，十二经之总也。经曰：中有阳明，生杀之本。足阳明为水谷之海。又经云：万物生于土而终于土，是也。标本俱阳，诸经中皆有之。故不能从其标，亦不能从其本。且手阳明喜热而恶清。足阳明喜清而恶热。足厥阴为生化之源，宜温而恶清。而手厥阴心包不系五行，是坤元一正之土。虽主生长，阴静阳躁，禀乎少阳元气，乃能生育也。若独阴不长。以此明之，是标本俱阴也。足厥阴肝，亦标本俱阴。肝为五脏之一也。受胆之气，乃能生长根荄牙甲于地中。其经乃阴之尽也。故阳明纯阳，厥阴纯阴，此二者标本不相反也。故以寒治热，以热治寒，正治之法也。从少阳生化之用，其四经好恶不同。故圣人之法，为在疑疑之间，不能立定法也。临病斟酌，若热病以寒治，寒病以热治，故曰从其中也。今明正治，假令手阳明有余足阳明不足，当以热治寒。若足阳明有余手阳明不足，当以寒治热。故曰以寒治热以热治寒谓之正治。言从中者，以从合宜酌中处用药也。手足厥阴二经仿此。通而笑之，是手足同身十二经反正之治法也。

————————

① 编者加，下同。

启玄子作中外之中，非也。或作上、中、下之中，亦非也。此中之义，为在难立定法处，乃不定之辞也。临病斟酌于中道合宜之义也。此理明白，易决断矣。然而此中字，是中庸所谓君子而时中之义也。

手足经上下同法论

夫手少阴心，标寒本热。足太阳膀胱，标热本寒。此二者标本相反，故为之反治。疑手太阳小肠标本俱阳。又疑足少阴肾标本俱阴。虽所受气血多少不同，俱阳俱阴亦不相逆。如何与手少阴之经相反者，同法而治哉。且如足少阴标本纯寒。若更中寒邪，便用热药以折其寒。则寒热相拒，热药不得入。不惟不得入，而邪与正相反也。兼既上下经同其寒邪，便走上犯少阴心，为大逆乱。若热药冷之如冰。或少加寒药为乡导人，引之而得入寒邪之所。不相恶拒，药进而入邪中。寒散显热，热药成其功，邪气乃服。是亦为热因寒用，从反治法也。故宜上下同法。手太阳仿此。

六经禁忌 仲景

足太阳膀胱经，太阳为诸阳之首，此老阳也。禁下之太早。太阳寒水所伤，伤人之表。下之，则去其里邪。里邪者，肠胃中实热是也。膀胱者，主小便，无滓秽。滓秽者，血病也。宜下之。膀胱主小便者，气也。治气与血各异。总以六经言之，非胃实，不当下。胃实者，里实也。不大便，日晡潮热，大渴引饮，谵语，发热恶热，乃可下也。诸经皆然。仲景云：病发于阳，下之太早，则为结胸。治之以陷胸汤陷胸丸之类是也。病发于阴，下之太早，则为痞气。其证有九种，治之以五个泻心汤是也。夫太阳者，其病在经则头项痛，腰脊强，䐜如结，臑如裂，腰屈不得伸。此伤风伤寒，须有此证。若脉浮缓，发热恶风自汗，乃病发于阳。表证未罢，不作里实。下之，则成结胸。何故结于胸中？盖风邪伤卫。卫者，固皮毛之元气是也。皮毛，肺之标也。下之，则邪入于本。故邪结胸中，肺之部也。若已成结胸，表证尚在，不可便用陷胸汤等攻之。当先解表，表解乃可攻也，痞气亦然。太阳证，头项痛，腰脊

强，䐜如结，臑如裂，腰屈不得伸，病发于阴。脉浮紧，发热恶寒无汗，未传入里。下之，则成痞气。痞气者，邪结心下。何故邪结心下？盖寒邪伤荣。此荣者，亦太阳所管，血之别名也。心主所主，表邪陷入于本，故心下为痞也。此太阳证不止禁下，细禁尤多。今略陈本经中一禁。若邪气在经，未渴，小便清。知邪气未入于本。只宜解表。若与五苓散利小便，谓之唤贼入家，不可与之。若已渴而表证罢，知谷消水去形亡，将传入阳明。当急与五苓散利其小便而彻其邪气，使不传阳明而愈矣。仲景曰：汗家不得重发汗。为重亡津液，必成血结膀胱。若头痛恶寒脉浮紧者，是表未解也。表证全在，虽数十汗而不为逆也。咽干者不得发汗。为津液已亡，恐重亡津液，则必成畜血。若有小便，不得更利小便。或已有下证者，不大便谵语日晡所发潮热，大渴引饮者，亦禁之。若无此证，只在太阳经之本，小便黄色者，宜利之。若小便黄而迟不利之，必成小便闭塞发为黄也。

足阳明胃之经，有二禁。尺寸脉俱长，身热目病，鼻干不得卧。不得发汗，不得利小便。夫胃者，血也。不主小便，此经得之时，戊癸化燥火。津液不得停，燥热必生。发汗利小便者，是重损津液。故禁之。

足少阳胆之经，胸胁痛而耳聋，口苦舌干，往来寒热而呕。有三禁：禁发汗，禁利小便，禁下。何故？盖经行太阳阳明水火之间。下之犯太阳。汗之利小便亦犯阳明。故为三禁。且胆者，无出无入。若犯此禁，必变成凶证，必得痫疾，犯生发之气故也。此经治法，当通因通用，热因热用。为天地俱生，不可伐也。为生气之源，不可犯此禁也。仲景之法，惟宜小柴胡汤和解之。柴胡证不必悉具，但有一证，皆柴胡证也。

足太阴脾之经，尺寸脉俱沉细，腹满而嗌干，禁下之。足少阴肾之经，尺寸俱沉，其病口燥咽干而渴。禁发汗。谓病在里，脉沉细故也。脉涩而弱者，不得下。少阴病，始得之，反发热脉沉者，麻黄细辛附子汤。三阴，非胃实不可下。此三阴无传经，止胃实得下也。

辨伤寒只传足经不传手经

伤寒受病之由，皆出《热论》一篇而已。皆传足经，不传手经，何也？盖伤寒病，冬月得之。足太阳膀胱经为首。次至足厥阴肝经为尾。此病惟伤北方与东方，及戌上有足阳明胃湿之专位，兼丑上有足太阴脾土之专位。盖足之六经，皆在东北之方。经云：冬伤于寒，即发者为伤寒。春发为温病。夏发为温疫，为病最重。此之谓也。仲景云：无奇经则无伤寒。缘奇经皆附足之六经，不附手经。寒邪只伤足经者，为有奇经故也。足太阳为巨阳，为老阳，又为诸阳之首。故多传变尔。太阳传阳明谓之微邪，是水传土也。又谓之循经得度传。太阳传少阳谓之越经传。太阳传太阴谓之误下传。太阳传少阴谓之表里传。传变之邪，太阳之甚。复传少阴，水胜火，火胜水，此南北二方之变，顷刻之间，其害人也甚于太阳多矣。若辨之不早，必成不救之疾，况乱投汤药者乎。太阳传厥阴谓之首尾传。灾害至重，不为不多矣。

三焦统论三十一难

三焦，有名无形，主持诸气，以象三才之用。故呼吸升降，水谷往来，皆待此以通达。是以上焦在心下，主内而不出。中焦在胃中脘，主腐熟水谷。下焦在脐下，主分别清浊，出而不内。统而论之，三者之用，本于中焦。中焦者，胃脘也。天五之冲气，阴阳清浊自此而分，十二经络自此而始。或不得其平，则寒热偏胜，虚实不同，荣卫涩滞，清浊不分，而生诸病。故曰气会三焦，手少阳脉通于膻中。膻中者，臣使之官，为气之海。审此，则知三焦者，冲和之本。

三焦病针经邪气脏腑病形第四

《黄帝针经》谓三焦病者，腹胀气满，不得小便，窘急，溢则为水。水则为胀。夫三焦者，决渎之官，水道出焉。上焦者，其治在膻中。膻中为气海。中焦主腐熟水谷。下焦当膀胱上口，主分别清浊。今三焦俱病，故腹胀气满，不得小便，溢而为水为胀也。治宜升降气道。则胀满自消，水道自利矣。

膈咽不通并四时换气用药法同上

《黄帝针经》云：胃病者，腹䐜胀，胃脘当心而痛，上支两胁，膈咽不通，食饮不下，取三里。夫咽者，咽物之门户也；膈者，上焦胸中心肺之分野。不通者，升降之气上下不得交。又云：清气在下，则生飧泄。泄黄如糜，米谷不化者是也。浊气在上，则生䐜胀。腹中䐜满不得大便，或大便难，或先结后溏皆是也。浊气在上，当降而不降者，乃肾、肝吸入之阴气不得下而反在上也。胃气逆上，或为呕、或为吐、或为哕者，是阴火之邪上冲，而吸入之气不得入，故食不下也。此皆气冲之火，逆胃之脉，反上而作者也。清气在下，则生飧泄者，胃气未病之日，当上行心肺而营经也。因饮食失节，劳役形体，心火乘于土位，胃气弱而下陷于阴中，故米谷入而不得升，反降而为飧泄也。膈咽之间，交通之气，不得表里者，皆冲脉上行，逆气所作也。盖胃病者，上支两胁，膈咽不通，饮食不下，取三里者是也。

《针经》云：清浊相干，乱于胸中，是为大悗。悗者，惑也。气不交通，最为急证。不急去之，诸变生矣。圣人治此有要法：阳气不足，阴气有余，先补其阳，后泻其阴。是先令阳气升发在阳分，而后泻阴也。春夏之月，阳气在经，当益其经脉，去其血络。秋冬阳气降伏，当先治其脏腑。若有噎、有塞，塞者，五脏之所生，阴也、血也；噎者，六腑之所生，阳也、气也。二者皆由阴中伏阳而作也。今立四气用药并治法于后。

冬三月，阴气在外，阳气内藏。当外助阳气，不得发汗；内消阴火，勿令泄泻。此闭藏周密之大要也。盛冬乃水旺之时，水旺则金旺，子能令母实。肺者，肾之母，皮毛之阳元本虚弱，更以冬月助其令，故病者善嚏，鼻流清涕，寒甚出浊涕，嚏不止。比常人大恶风寒，小便数而欠；或上饮下便，色清而多，大便不调，夜寒无寐。甚则为痰咳、为呕、为哕、为吐、为唾白沫，以至口开目瞪，气不交通欲绝者，**吴茱萸丸**主之。

吴茱萸　草豆蔻各一钱二分　橘皮　益智仁
人参　黄芪　升麻各八分　泽泻　白僵蚕

姜黄　柴胡各四分　当归身　炙甘草各六分　木香二分　青皮三分　大麦蘗一钱五分　半夏一钱

上件为细末，汤浸蒸饼为丸，如绿豆大。细嚼三十丸，白汤送下，无时。

夏三月大暑，阳气在外，阴气在内。以此病而值此时，是天助正气而挫其邪气，不治而自愈矣。然亦有当愈不愈者，盖阴气极盛，正气不能伸故耳。且如膈咽不通，咽中如梗，甚者前证俱作，治法当从时。利膈丸泄肺火，以黄芪补中汤送下。如两足痿厥，行步悁然，欹侧欲倒，臂臑如折，及作痛而无力，或气短、气促而喘，或不足以息，以黄芪、人参、甘草、白术、苍术、泽泻、猪苓、茯苓、橘皮等作汤，送下滋肾丸一百五十丸。

六七月之间，湿热之令大行。气短不能言者，加五味子、麦门冬；如心下痞，膨闷，食不下，以上件白术、苍术等汤送下消痞丸五七十丸，更当审而用之。

利膈丸　主胸中不利，痰嗽喘促，脾胃壅滞。

木香七钱　槟榔七分半　厚朴姜制，二两　人参　藿香叶　当归　炙甘草　枳实麸炒，各一两　大黄酒浸，焙，秤二两

上为细末，滴水为丸，或少用蒸饼亦可，如桐子大。每服三五十丸，食后诸饮下。

消痞丸　治一切心下痞闷，及积年久不愈者。

黄连去须拣净，炒，六钱　黄芩刮黄色，六钱　姜黄　白术各一两　人参四钱　炙甘草二钱　缩砂仁三钱　枳实麸炒黄色，半两　橘皮四钱　干生姜二钱　半夏汤洗七次，四钱　曲炒黄色，二钱　一方加泽泻、厚朴各三钱　猪苓二钱半

上为极细末，汤浸蒸饼为丸，如桐子大。每服五七十丸至百丸，白汤送下，食后服。

黄芪补中汤

黄芪一钱　人参八分　炙甘草　白术　苍术　橘皮各半两　泽泻　猪苓　茯苓各三分

上㕮咀，都作一服。水二盏，煎至一盏，去滓，大温送下上件丸药。

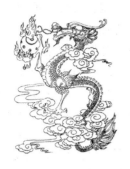

卷 二

本草十剂

宣可去壅姜橘之属

宣，可以去壅，姜橘之属是也，此大略言之，盖外感六淫之邪，欲传入里，三阴尚实而不受逆，邪气干胸中，窒塞不通，而或哕、或呕，所谓壅也。仲景云：呕多，虽有阳明证，不可攻之，况干哕者乎？三阴者，脾也。故单用生姜宣散必愈。若呕者有声而有物，邪在胃系未深入胃中，以生姜、橘皮治之，或以藿香、丁香、半夏，亦此之类，投之必愈。此天分、气分虚无处，一无所受，今乃窒塞。仲景谓：膈之上属上焦，悉属于表，或有形质之物，因而越之则可，若气壅则不可，越之者，吐也，亦无下之理。破气药也。辛泻气。若阴虚秒气逆上，窒塞、呕哕，不足之病，此地道不通也。止当用生地黄、当归、桃仁、红花之类，和血、凉血、润血，兼用甘药以补其气，微加大黄、芒硝以通其闭。大便利，邪气去，则气逆、呕哕自不见矣。复有胃中虚热，谷气久虚，发而为呕哕者，但得五谷之阴以和之，五谷皆属阴，或食、或饮白汤皆止呕哕。则呕哕自止。且如小儿斑后，余热不退，痂不收敛，大便不行，是谓血燥，则当以阴药治血，因而补之，用清凉饮子，通利大便而泻其热也。洁古云：凉风至而草木实。夫清凉饮子，及秋风彻热之剂。伤寒家。邪入于里，日晡潮热、大渴引饮、谵语、躁狂、不大便，是谓胃实，乃可攻之。夫胃气为湿热所伤，以承气汤泻其土实，元气乃得周流，承气之名于此见矣。今哀世人，以苦泻火，故备陈之。除热泻火，非甘寒不可。以苦寒泻火，非徒无益，而反害之，故谆谆及此。

至如孙真人言：生姜，呕家之圣药。谓上焦气壅表实而言之，非以泻气而言之也。若脾胃虚弱，谷气不行，荣卫下流，清气不上，胸中闭塞，惟益胃推扬谷气而已，不宜泻也。若妄以泻气泻血药下之，下之则转增闭寒疼痛，或变作结胸，复下其膈，由此致危者多矣。《针经》说：呵欠、哕、嚏、振寒、噫、嚏、弹涕泪出、太息、涎下、耳中鸣、自啮舌、颊、唇，视主病者补之。此十二邪者，皆奇邪之走空窍者也。凡邪之所在，皆为不足，宜补而不宜泻，空窍者，胃之清气能通也。胃气虚则谷气不上行，是气路不利。经云：廉泉、玉英者，津液之道路也。津液不上，胸中气路不开，亦令人哕。勿作外实，以辛药生姜之类泻其壅滞。盖肺气已虚，而反泻之，是重泻其气，必胸中如刀劙之痛，与正结胸无异，亦声闻于外，用药之际可不慎哉！

通可去滞通草、防己之属

通，可以去滞，通草、防己之属是也。防己大苦寒，能泻血中大热之滞也，亦能泻大便。与大黄气味同者，皆可泻血滞，岂止防己而已。通草甘淡，能助西方秋气下降，利小便，专泻气滞。小便气化或热绝津液之源于肺经，源绝则寒水断流，故膀胱受湿热，津液癃闭、约缩，小便不通，宜以此治之。其脉右寸洪缓而数，左尺亦然。其证胸中烦热，口燥舌干，咽嗌亦干，大渴引饮，小便淋沥或闭塞不通，胫酸脚热，此通草主之。凡与通草同者，茯苓、泽泻、通草、猪苓、琥珀、瞿麦、车前子之类，皆可以渗泄利其滞也。此虽泄气滞小便不利，于肺中有所未尽尔。

予昔寓长安，有王善夫病小便不通，渐成

中满，腹大坚硬如石，壅塞之极，脚腿坚胀破裂出黄水，双睛凸出，昼夜不得眠，饮食不下，痛苦不可名状。其亲戚辈求治，病人始病不渴，近添呕哕，所服治中满、利小便之药甚多。细思《素问》云：无阳者，阴无以生；无阴者，阳无以化。膀胱，津液之府，气化乃能出矣。此病小便癃闭，是无阴，阳气不化者也。凡利小便之药，皆淡味渗泄为阳。止是气药，谓禀西方燥金之化，自天降地，是阳中之阴。非北方寒水，阴中之阴所化者也。此盖奉养太过，膏粱积热，损北方之阴，肾水不足。膀胱，肾之室，久而干涸，小便不化，火又逆上而为呕哕，非膈上所生也。独为关，非格病也。洁古曰：热在下焦，填塞不便，是治关格之法。今病者，内关外格之证悉具，死在旦夕，但治下焦乃可愈。遂处以禀北方之寒水所化，大苦寒气味者：黄柏、知母各二两，酒洗之，以肉桂为之饮用，所谓寒因热用者也。同为极细末，煎熟水为丸。如桐子大，焙干。空腹令以沸汤下二百丸。少时来报，药服须臾，如刀刺前阴火烧之痛，溺如瀑泉涌出，卧具尽湿，床下成流，顾盼之间，肿胀消散，故因记之。或曰：防己之性若何？曰：防己大苦寒，能泄血中之湿热，通血中之滞塞，补阴泻阳，助秋冬泻春夏药也。比之于人，则险而健者也，险健之小人，幸灾乐祸，遇风尘之警，则首为乱阶。然而见善亦喜，逢恶亦怒，如善用之，亦可以敌凶暴之人，保险固之地。此瞑眩之药，圣人有所存而不废耳。大抵闻其真则可恶，卞咽则令人身心为之烦乱，饮食为之减少。至于十二经有湿热，壅塞不通，及治下疰脚气，除膀胱积热而庇其基本，非此药不可。真行经之仙药，无可代之者。复有不可用者数事：若遇饮食劳倦，阴虚生内热，元气、谷气已亏之病，以防己泄大便则重亡其血，此不可用一也；如人大渴引饮，是热在上焦肺经气分，宜淡渗之，此不可用二也；若人久病，津液不行，上焦虚渴，宜补以人参、葛根之甘温，用苦寒之剂则速危，此不可用三也。若下焦有湿热，流入十二经，致二阴不通，然后可审而用之耳。

补可去弱，人参、羊肉之属

补，可以去弱，人参、羊肉之属是也。夫人参之甘温，能补气之虚；羊肉之甘热，能补血之虚。羊肉，有形之物也，能补有形肌肉之气。凡气味与人参、羊肉同者，皆可以补之，故云属也。人参补气，羊肉补形。形气者，有无之象也。以大言之，具天地两仪者也；以小言之，则人之阴阳，气血也。以之养生，则莫重于斯。以天地物类论之，则形者，坤土也，人之脾胃，乃生长万物也。地欲静，静则万物安。坤元一正之土，亘古不迁者也。耕种之土，乃五行运用者也。动之有时，春耕是也。若冬时动之，令天气闭藏者泄，地气凝聚者散，精气竭绝，万化不安。亦如人之劳役形体，则大病生焉。故曰：不妄作劳则明。当静之时，若劳役妄作，则百脉争张，血脉沸腾，精气竭绝，则九窍闭塞，卫气散解。夫以人参、甘草之类治其已病，曷若救其未病，为拔本塞源之计哉。

《内经》云：志闲少欲，饮食有节，起居有常，减其思虑，省语养气，庶几于道，何病之有。如或不慎，病形已彰，若能调其脾胃，使荣气旺，清气上升，则四脏各得其所。以气论之，天、地、人三焦之气各异。损其脾者，益其气。损其脾胃，调其饮食，适其寒温。黄芪之甘温，能补皮毛之气，人参之甘温，能补肺之气，甘草之甘温，能补脾胃之中经营之气。肺主诸气，气旺则精自生，形自盛，血气以平。故曰：阳生则阴长，此之谓也。血不自生，须得生阳气之药，血自旺矣。是阳主生也。若阴虚单补血，血无由而生，无阳故也。仲景以人参为补血药，其以此欤。乃补气、补血之大略也。

泄可去闭，葶苈、大黄之属

泄，可以去闭，葶苈、大黄之属是也。此二味皆大苦寒，气味俱厚，葶苈不减大黄，又性过于诸药，以泄阳分肺中之闭也。亦能泄大便，为体轻象阳故也。大黄之苦寒，能走而不守，泄血闭也。血闭者，谓胃中粗秽有形之物闭塞者也。阳明病，胃家实是也。日晡潮热，大渴躁作，有形之热，故泄其大便，使通和汗出而愈矣。一则治血病，泄大便；一则泄气闭，利小便。若经络中及皮毛、分肉间但有疼痛，一概用牵牛、大黄下之，乖戾甚矣。通则不痛，痛则不通。痛随利减，当通其经络，则疼痛去矣。如轻可以去实，麻黄、葛根之属是也。谓如头痛，当以细辛、川芎之类通之，则无所凝滞，即痛随利减也。臂痛，有六道经络，究其痛在何经络之闭，以行本经，行其气血，气血通利则愈矣。若表上诸疼痛便下之则不可，当详细而辨之也。

轻可去实，麻黄、葛根之属

轻，可以去实，麻黄、葛根之属是也。夫六淫有余之邪，客于阳分皮毛之间，腠理闭拒，谓之实也。实者，荣卫气血不行之谓也。宜以轻利开腠理，致津液通气也，皮毛经络寒邪之实去矣，故二药之体，轻清成象，象气之轻浮也。寒邪为实，轻可以去之，然大同而小异。盖麻黄微苦，为阴之阳，可入足太阳寒水之经。其经循背下行，本寒而又受外寒，汗出乃愈，当以发之。葛根味甘温，可以发足阳明燥火之经，身已前所受寒邪也，非正发汗之药。谓阳明禁发汗、利小便，但解去经络肌肉间寒邪，则气和汗自出矣。麻黄专发汗，去皮毛气分寒邪；葛根和解血分寒邪。乃一阴一阳，能泻表实，不能泻里实。若饮食劳倦，杂病自汗表虚之证，认作有余，便用麻黄发之，汗大出则表益虚。此盖不知表虚宜补其亡阳，闭其自汗。秋冬用桂枝，春夏用黄芪代之。黄芪者，能治虚劳。自汗，阳明标病者也。阳明胃主自汗、小便数。若以人参、甘草之类补之，脾胃实，脾胃实则卫气行，卫气行则表自实，表既实，自汗何由而出。清气上行，虽飧泄亦止矣，此治其本也。葛根虽为和解之药，亦不可用，用之则重虚其表。仲景所论内外不足自汗之证，大禁发汗、利小便。若已经发汗，寒邪未去，虽发汗数多，不可禁也。寒邪已去，重发其汗，则脱人元气。若多汗、小便赤涩，不得利小便，为汗夺津液故也。汗家不得重发汗，小便多不得发汗，汗多不得利小便，小便多不得重利小便。圣人所以切禁此者，为津液乃气血之基本也。一云亡阳，一云脱血，病人重发汗，重利小便，必脱元气，七神无依，则必危困矣。因辨麻黄、葛根之宜禁，故兼及之。

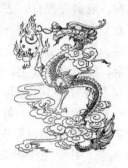

卷 三

中风同堕坠论赋风第五十八

夫从高坠下，恶血留于内，不分十二经络。圣人俱作风中肝经，留于胁下，以中风疗之。血者，皆肝之所主，恶血必归于肝，不问何经之伤，必留于胁下，盖肝主血故也。痛甚，则必有自汗。但人有汗出，皆为风证。诸痛皆属于肝木，即败血凝泣，从其属入于肝也。从高坠下，逆其上行之血气非肝而何？非伤风无汗，既自汗，必是化也。以破血行经之药治之。

复元活血汤 治从高坠下，恶血留于胁下及疼痛不可忍。

柴胡半两　瓜蒌根　当归各三钱　红花　甘草　穿山甲炮，各二钱　大黄酒浸，一两　桃仁酒浸，去皮尖，研如泥，五十个

《黄帝针经》云：有所堕坠，恶血留内，若有所大怒，气上而不行，下胁则伤肝。肝胆之经俱行于胁下，经属厥阴、少阳，宜以柴胡为引用为君。以当归和血脉。又急者，痛也。甘草缓其急亦能生新血，甘生血。阳生阴长故也，为臣。川山甲、瓜蒌根、桃仁、红花破血润血为之佐。大黄酒制，以荡涤败血为之使。气味和合，气血各有所归，痛自去矣。

上件除桃仁外，锉如麻豆大，每服一两，水一盏半，酒半盏，同煮至七分，去滓，大温服之，食前，以利为度，得利痛减不尽服。

乳香神应散 治从高坠下，疼痛不可忍及腹中疼痛。

乳香　没药　雄黑豆　桑白皮　独科栗子各一两　破故纸二两，炒香

上为细末，每服半两，醋一盏，于砂石器内煎至六分，入麝香少许，去滓温服。

当归导滞散 治落马坠车，打扑损伤瘀血，大便不通，红肿青黯，疼痛昏闷，畜血肉壅欲死。

川大黄一两　川当归一分　麝香少许　右三味，除麝香另研外，为极细末研匀。每服三钱，热酒一盏调下，食前。内瘀血去，或骨节折，疼痛不可忍，以定痛接骨紫金丹治之。

紫金丹

川乌头炮　草乌头炮，各一两　五灵脂　木鳖子去壳　骨碎补　威灵仙　金毛狗脊　自然铜醋粹七次　防风　地龙去土　乌药　青皮去白　陈皮去白　茴香　黑牵牛各半钱　乳香　没药　红娘子　麝香各二钱半　禹余粮石醋炒，四两

上为细末，醋面糊为丸，如桐子大。每服十丸至二十丸，温酒调下。病在上，食后；病在下，食前。

圣灵丹 治打扑损伤及伤折，疼痛不可忍者。

乳香半两　乌梅去核，五个　莴苣子一大盏，炒黄，取二两八钱　白米一捻

上为细末，炼蜜和丸，如弹子大。每服一丸，细嚼热酒送下，吃了一伏时不痛，如痛再服。

卫气留于腹中畜积不行卫气失常第五十九

凡卫气留于腹中，积蓄不行，脉弦急及腹皮急，菀蕴不得常所，支胁胃中满，喘呼逆息者。

调中顺气丸 治三焦痞滞，水饮停积，胁下虚满，或时刺痛。

木香　白豆蔻仁　青皮去白　陈皮去白　京三棱炮，各一两　大腹子　半夏汤洗七次，各二两

缩砂仁　槟榔　沉香各半两

上为细末，水糊为丸，如桐子大。每服三十丸，渐加至五十丸，煎陈皮汤下。

沉香导气散　治一切气不升降，胁肋刺痛，胸膈闭塞。

沉香　槟榔各二钱半　人参　诃子肉　大腹皮锉，炒，各半两　乌药锉　麦蘖炒　白术　神曲炒　厚朴姜制　紫苏叶各一两　香附炒，一两半　姜黄　红皮　炙甘草各四两　京三棱炮　广茂炮　益智仁各二两

上为极细末，每服二钱，食前沸汤点服。

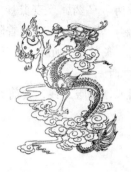

卷 四

浊气在上则生膜胀 阴阳应象大论

清气在下，则生飧泄，浊气在上，则生膜胀。此阴阳反作，病之逆从也。饮食失节，则为胀；又湿热亦为胀。右关脉洪缓而沉弦，脉浮于上，是风、湿、热三脉合而为病也。是脾胃之令不行，阴火亢甚，乘于脾胃，故膈咽不通，致浊阴之气不得下降，而大便干燥不行。胃之湿，与客阴之火俱在其中，则胀作。使幽门通利，泄其阴火，润其燥血，生益新血，则大便不闭，吸门亦不受邪，浊阴得下归地也。经云：中满者，泄之于内。此法是也。

木香顺气汤 治浊气在上则生膜胀。

木香三分 厚朴姜制，四分 青皮去白 陈皮 益智仁 白茯苓去皮 泽泻 干生姜 半夏汤洗 吴茱萸汤洗，各二分 当归五分 升麻 柴胡各一分 草豆蔻面裹烧，去皮，三分 苍术泔浸，三分

上㕮咀，都作一服，水二大盏，煎至一盏，去滓大温服，食前。忌生冷硬物及怒。

经云：留者行之，结者散之。以柴胡、升麻苦平，行少阳、阳明二经，发散清气，运行阳分为君。以生姜、半夏、草豆蔻仁、益智仁辛甘大热，消散中寒为臣。厚朴、木香、苍术、青皮苦辛大温，通顺滞。当归、人参、陈皮辛甘、温，调和荣卫，滋养中气。浊阴不降，以苦泄之。吴茱萸苦热，泄之者也。气之薄者，阳中之阴，茯苓甘平，泽泻咸平，气薄，引导浊阴之气自天而下，故以为佐。气味相合，散之、泄之、上之、下之，使清浊之气各安其位也。

范天骕夫人，先因劳役饮食失节，加之忧思气结，病心腹胀满，且食则不能暮食，两胁刺痛。诊其脉弦而细，至夜浊阴之气当降而不降，膜胀尤甚。大抵阳主运化，饮食劳倦损伤脾胃，阳气不能运化精微，聚而不散，故为胀满。先灸中脘，乃胃之募穴，引胃中生发之气，上行阳道，又以前药助之，使浊阴之气，自此而降矣。

沉香交泰丸 治浊气在上，而扰清阳之气，郁而不伸以为膜胀。

沉香 白术 陈皮去白，各三钱 枳实麸炒去穰 吴茱萸汤洗 白茯苓去皮 泽泻 当归洗 木香 青皮去白，各二钱 大黄酒浸，一两 厚朴姜制，半两

上件各拣净，同为细末，汤浸蒸饼为丸，如桐子大。每服五十丸至七八十丸，温白汤下，食前，微利即止。

呕咳气喘脉解篇

所谓呕咳上气喘者，阴气在下，阳气在上，诸阳气浮，无所依从，故呕咳上气喘也。

加减泻白散 治阴气在下，阳气在上，咳嗽、呕吐、喘促。

桑白皮一两 地骨皮七钱 甘草 陈皮 青皮去白 五味子 人参去芦，各半两 白茯苓三钱

上㕮咀，每服四钱，水一盏半，入粳米十粒，同煎至一盏，去滓，大温服，食后。

神秘汤 治病人不得卧，卧则喘者，水气逆上乘于肺，肺得水而浮，而使气不通流，其脉沉大，宜此治之。

橘皮洗 生姜 紫苏叶 人参 桑白皮锉，炒，各半两 木香 白茯苓去皮，各三钱

上㕮咀，以水三升，煎至一升，去滓，大温分三服。

加减三奇汤　治咳嗽上气，痰涎喘促，胸膈不利。

桔梗去芦，半两　半夏汤洗，七钱　陈皮去白　甘草　青皮去白　人参去芦，各半两　杏仁三钱，研　五味子四钱　加紫苏叶、桑白皮各半两

上㕮咀，每服四钱，水二大盏、生姜三片，煎至一盏，去滓，大温服，食后。

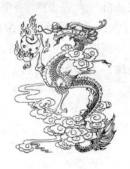

卷 五

饮食劳倦论调经论

古之至人，穷于阴阳之化，究乎生死之际，所著《内经》，悉言人以胃气为本。人受水谷之气以生，所谓清气、营气、运气、卫气、春升之气，皆胃气之别称也。夫胃为水谷之海，饮食入胃，游溢精气，上输于脾，脾气散精，上归于肺，通调水道，下输膀胱，水精四布，五经并行，合于四时五脏阴阳，揆度以为常也。苟饮食失节，寒温不适，则脾胃乃伤，又喜怒忧恐损耗元气。既脾胃气衰，元气不足而心火独盛。心火者，阴火也，起于下焦，其系系于心。心不主令，相火代之。相火下焦包络之火，元气之贼也。火与元气不两立，一胜则一负。脾胃气虚，则下流于肾肝，阴火得乘其土位。故脾胃之证始得之，则气高而喘，身热而烦，其脉洪大而头痛，或渴不止，其皮肤不任风寒而生寒热。盖阴火上冲，则气高喘而烦热，为头痛、为渴而脉洪。脾胃之气下流，使谷气不得升浮，是春生之令不行，则无阳以护其荣卫，故不任风寒乃生寒热。此皆脾胃之气不足所致也，然而外感风寒所得之证颇同而实异。内伤脾胃乃伤其气；外感风寒乃伤其形。伤其外，为有余。有余者，泻之。伤其内，为不足。不足者，补之。汗之、下之、吐之、克之之类皆泻也；温之、和之、调之、养之之类皆补也。内伤不足之病，苟误认作外感有余之病，而反泻之，则虚其虚也。实实虚虚，损不足而补有余，如此死者，医杀之耳。然则奈何？曰：惟当以辛甘温之剂补其中而升其阳，甘寒以泻其火则愈矣。劳者温之，损者温之，温能除大热。大忌苦寒之药泻其土耳。今立**补中益气汤**主之。

黄芪五分，病甚劳役热甚者一钱　当归身二钱，酒焙干或日干，以和血脉　人参去芦，三钱，有嗽去之　白术三分，以调中气　柴胡二分，引清气上升，行少阳之经　炙甘草五分　升麻二分，引胃气上腾而复其本位，便是行春升之令　橘皮三分，以导滞气，又能益元气，得诸甘药乃可。若独用，泻胃气一方加白芍药、黄柏、红花。

上件吹咀，都作一服，水二盏，煎至一盏，去渣，大温服，食远。

夫脾胃虚者，因饮食劳倦，心火亢盛而乘其土位。其次肺气受邪，须用黄芪最多，甘草、人参次之。脾胃一虚，肺气先绝，故用黄芪以益皮毛而闭腠理，不令自汗损其元气。上喘气短，人参以补之。心火乘脾，须炙甘草之甘，以泻火热而补脾胃中元气。若脾胃急痛，并大虚腹皮急缩者，最宜多用，急者缓之。胃中清气在下，必加升麻、柴胡以引之，引黄芪、甘草上升，能补卫气之散解，以缓带脉之缩急。二味苦平味薄者，阴中之阳，而引清气上升也。黄芪、人参、甘草三味，皆甘温为主，凡脾胃虚，乃必用之药。气乱于胸，为清浊相干，用去白橘皮以理之，又能助阳气之升，以散滞气，助诸甘辛为用也。口干、嗌干者，加葛根。脾胃气虚不能升浮，为阴火伤其生发之气，荣血大亏，营气不营。阴火炽盛，是血中伏火日渐煎熬，血气日减。心包与心主血，血减则心无所养，致使心乱而烦，病名曰悗。悗者，心惑而烦闷不安也。故加辛温、甘温之剂生阳，阳生则阴长。或曰：甘温何能生血？云：仲景之法，血虚以人参补之，阳旺则能生血，更加当归和之，又宜加黄柏以救肾水，能泻阴中之伏火。如烦犹不止，少加生地黄补肾水，水旺而心火自降。如气浮心乱，以**朱砂安神丸**镇固之则愈。

朱砂半两，另研，水飞，阴干，秤　黄连去须，拣净，酒洗，秤，六钱　炙甘草五钱半　生地黄二钱半　当归去芦，二钱半

上件四味为细末，另研朱砂，水飞如尘，阴干为衣，汤浸蒸饼为丸，如黍米大。每服十五丸，津唾咽之，食后。热淫所胜，治以甘寒，以苦泻之。以黄连之苦寒，去心烦除湿热为君。以甘草、生地黄之甘寒，泻火补气滋生阴血为臣。以当归补其血不足，朱砂纳浮溜之火而安神明也。

四时用药加减法

长夏湿土，客邪大旺，加苍术、白术、泽泻，上下分消其湿热之气。湿热大胜，主食不消，故食减不知谷味，则加曲以消之。加五味子、麦门冬助人参泻火益肺气，助秋损也，在三伏中为圣药。

填塞咽喉，阳气不得出，病名曰塞；阴气不得降，病名曰噎。噎塞迎逆于咽喉、胸膈之间，令诸经周身阳气不行，令人口开、目瞪、气欲绝者，何也？清气在阴，浊气在阳，清浊相干，乱于胸中，是为大悗。夏月加青皮、陈皮、益智、黄柏泄阴火之上逆，或以消痞丸、滋肾丸各七八十丸则愈。冬月加吴茱萸大热大辛苦之味，以泻阴寒之气则愈。食不消，则加炒曲。空心，约宿食消尽服之，待少时以美膳压之，不令胸中停留也。食不下，乃胸中有寒，胃上有寒或气寒涩滞，加青皮、陈皮、木香，此三味为定法。

冬月加益智仁、草豆蔻仁。夏月少加黄芩、黄连。秋更加槟榔、草豆蔻仁、缩砂仁、白豆蔻仁。如春初犹寒，更少加辛热之剂，以补春气之不足，为风药之佐，益智、草豆蔻可也。

冬月咳嗽者，加不去节麻黄五分，如秋凉亦加。如春月天温，只加佛耳草、款冬花各三分。若痰嗽久病，肺中伏火者，去人参，防痰嗽增益耳。然调和阴阳血气之际，甘温为必用之药。

脉洪大兼见热证，少加黄芩、黄连、生地黄、甘草。

脉缓，显沉困怠惰无力者，湿胜也，加苍术、泽泻、人参、白茯苓、五味子。

脉涩气滞涩者，加当归身、木香、天门冬、青陈皮。觉寒者，加桂枝、黄芪不足病虽见热证，须加寒热药，不宜多，以从权。

头痛有痰，沉重懒倦者，乃太阴痰厥头痛，加半夏五分、生姜三二分；若更烦乱，如腹中或周身有刺痛，皆血涩不足，加当归身。

胁下急或痛甚，俱加柴胡、甘草、人参。

腹中气上逆者，冲脉逆也。加黄柏三分、黄连二分以泻之。

多唾或唾白沫，胃口上停寒也。加益智仁。如少气不足以息，服正药二三服犹气短促，此膈上及皮表间有寒所遏，当引阳气上升则愈，多加羌活、独活、升麻、柴胡，藁本次之，黄芪倍之。扪之而肌热者，表证也，只服正药一二服，得微汗则已。

躁热，作蒸蒸而热者，肾间伏火上腾也。加黄柏，生地黄各三分。脚膝痿软，行步乏力，或痛，乃肾肝伏热，少加黄柏，空心服。如不愈，更加汉防己五分则愈，使脚膝中气力涌出矣。

脉缓有痰而痞，加半夏、黄连。

脉弦，四肢满闷，便难而心下痞，加黄连、柴胡、甘草。

大便秘燥，心下痞，加黄连、桃仁，少加大黄，当归身。

心下痞，夯闷者，加白芍药、黄连。

心下痞，腹胀，加五味子、白芍药、缩砂仁；如天寒，少加干姜或中桂。

心下痞觉中寒，加附子、黄连。

心下痞，加黄连、生姜、橘皮；冬月加黄连、木香、藿香叶。

能食而心下痞，加黄连五分、枳实三分。

胸中气滞，加去白青皮。

嗌痛颔肿，脉洪大面赤者，加黄芩、桔梗、甘草。

耳鸣目黄，颊颔肿，头、肩、臑肘臂外后廉痛，面赤脉洪大者，以羌活、防风、甘草、藁本以通其经血，加黄芩、黄连消其肿，人参、黄芪益元气而泻火邪。如脉紧面白喜嚏，或面

色恶者，皆寒也，亦羌活等四味中加之，当泻足太阳也，不用寒药。

小便遗失，肺金虚也，宜安卧养气，以黄芪、人参之类补之。不愈，是有热也，加黄柏、生地黄，切禁劳役。

卧而多惊，小便淋溲者，邪在少阳、厥阴，亦宜太阳经所加之药，更添柴胡半钱。如淋，加泽泻半钱，以下焦风寒合病也。肝肾之病，同一治为俱在下焦，非风药行经则不可，乃受客邪之湿热也，宜升举发散以除之。

头痛加蔓荆子半分，痛甚加川芎二分，顶痛、脑痛加藁本三分，若苦头痛加细辛二分，诸头痛并用此四味足矣。

脐下痛者，加熟地黄三分，不已者，大寒也，其寒从传变中来，加肉桂三分。遍阅《内经》，少腹痛皆寒，非伤寒厥阴之证也。仲景以抵当汤、丸主之，乃血结下焦膀胱。

身有疼痛及身重者，湿也，以五苓散主之。如风湿相抟，一身尽痛，加羌活、防风各五分，升麻、柴胡各五分，藁本、苍术各一钱，所以然者，为风药也能胜湿，故另作一服与之。

肩背痛，汗出、小便数而欠者，风热乘肺，肺气郁甚也。当泻风热则愈，以**人参益肺散**主之。

柴胡　升麻　黄芪各一钱　羌活　防风人参　甘草　陈皮各五分　藁本三分　青皮　黄芩　白豆蔻仁各二分

上㕮咀，都作一服，水二盏，煎至一盏，去滓温服，食后。如面色白，脱色气短者不可服。

肩背痛不可回顾者，此手太阳气郁而不行。以风药散之。脊痛、项强，腰似折、项似拔者，此足太阳经不通行，以**通气防风汤**主之。

羌活　独活各一钱　藁本　防风　甘草各五分　川芎　蔓荆子各三钱

上㕮咀，都作一服，水二盏，煎至一盏，去滓温服，空心。如身重腰沉沉然，经中有寒湿也，更加酒洗汉防己五分，轻者附子，重者川乌头。腹中痛不恶寒，加黄芩、芍药。腹中痛恶寒而脉弦者，小建中汤；如脉沉细者，理中汤之类主之。腹痛在寒凉时，加半夏、益智、草豆蔻之类。

胃脘当心而痛，气欲绝者，胃虚之极也。俗言心痛。以**草豆蔻丸**主之。

草豆蔻一钱四分，面裹烧熟，去皮脐，秤　吴茱萸汤洗去苦，焙，秤　益智仁　陈皮　白僵蚕黄芪　人参各八分　生甘草　炙甘草　当归身　青皮各六分　神曲末　姜黄各四分　桃仁去皮尖，汤浸，七个　泽泻一钱，小便数减半　半夏汤洗七次，一钱　大麦糵炒黄，钱半　柴胡四分，详胁下痛多少用之

上一十八味，除桃仁另研如泥外，为极细末，同研匀，汤浸蒸饼为丸，如桐子大，每服三十丸，热白汤送下，食远。旋斟酌多少用之。

夫脾胃之证，始则热中，终则寒中。阴盛生内寒，厥气上逆，寒气积于胸中，是肾水反来侮土，此所谓胜者妄行也。作中满腹胀，作泻，作清涕，或多溺，足下痛不能任身履地，骨乏无力，喜唾，两丸多冷，时作阴阴而痛，或妄见鬼状，梦亡人，腰、背、胛、眼、腰、脊皆痛，而不渴不泻，不渴不泻则温气去寒独留，寒独留则血凝泣，血凝泣则脉不通，故其脉盛大以涩，曰寒中。当以**白术附子汤**主之。

白术　附子炮去皮脐　苍术　陈皮　厚朴姜制　半夏汤洗七次　茯苓　泽泻　猪苓去皮，半两　肉桂四钱

上件锉如麻豆大，每服半两，水三盏，生姜三片，同煎至一盏。去滓，食前温服。量病人虚实，加减多少。

滑脉生㿉疝四时刺逆从论

丁香楝实丸　治男子七疝，痛不可忍，妇人瘕聚带下，皆任脉所主阴经也。乃肾肝受病，治法同归于一。

当归去芦，锉碎　附子炮制去皮脐，锉　川楝子锉碎　茴香炒

上四味各一两，锉碎，以好酒三升同煮，酒尽为度，焙干作细末，每秤药末一两，再入下项药。

丁香　木香各二钱　全蝎十三个　玄胡一两

上四味同为细末，入在前项当归等药末内，拌和酒糊为丸，如桐子大。每服三十丸至一百丸，温酒送下，空心食前。凡疝气、带下者，

皆属于风。全蝎治风之圣药，茴香、川楝子皆入小肠经，当归、玄胡和血止痛。疝气、带下皆积寒，邪入小肠之间，故以附子佐之，丁香、木香为引导也。

天台乌药散

天台乌药　木香　茴香炒　青皮去白　良姜炒，各半两　槟榔锉，二个　川楝子十个　巴豆七十粒

上八味，先以巴豆微打破，同楝子用麸炒，修黑色，豆、麸不用外，为细末。每服一钱，温酒送下。疼甚者，炒生姜热酒下，亦得。

茴香楝实丸

川楝子炒　茴香　山茱萸　食茱萸　吴茱萸汤洗　青橘皮去白　陈皮　马蔺花醋炒　芫花各一两

上为极细末，醋糊为丸，如桐子大。每服三十丸，温酒送下，食前。量人虚实加减丸数，以利为验。

川苦楝散

木香一两，另为细末　茴香拣净，一两，盐一匙，一处炒，茴香黄色，去盐不用　川楝子一两，锉碎，用巴豆一十个，微破皮，与川楝子一处炒黄，不用巴豆

上件为极细末，每服二钱，温酒一盏调下，空腹。大抵此疾因虚得之，不可以虚而骤用补药。邪之所凑，其气必虚，留而不去，其病则实。故必先涤所蓄之邪，然后补之，是以诸方多借巴豆气者，盖为此。

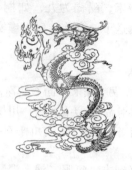

卷 六

下之则胀已汗之则疮已 五常政大论

东南二方者,在人则为丙小肠热、甲胆风。小肠与胆皆居其下,其性炎上。其疮外有六经之形证,内无便溺之阻隔,饮食如故,清便自调,知不在里,非痕疮也,止痛疖也。小则为疖,大则为痈。其邪所受于下,风湿之地,气自外而来侵加于身者也。经云:营气不从,逆于肉理,乃生痈肿。诸痛痒疮,皆属心火。此疮自外而入,是丙小肠左迁入于胆作痛,而非痒也。此二方皆主血,血为病必痛。此元气不足,营气逆行,其疮初出,未有传变,在于肌肉之上,皮毛之间,只于风热六经,所行经络地分出矣,宜泻其风、湿、热。医者只知阴覆其阳则汗也。此宜发汗者,乃湿热郁其手、足少阳,致血脉凝逆,使营卫周身元气消弱也。其风热郁滞于下,其面色必赫赤而肿,微黯色东方青,埋没之色也。风木之性上冲,颜必忿色,其人多怒,其疮之色亦赫赤肿硬,微带黯色。其疮之形热,亦奋然高起,结硬而作痛也。其脉止在左手,左手主表,左寸外洪缓,左关洪缓而弦,是客邪在于血脉之上,皮肤之间。宜急发其汗而通其荣卫,则邪气去矣。以**托里荣卫汤**主之。

黄芪半两　柴胡　连翘各二钱　羌活　防风　当归身　生黄芩各钱半　炙甘草　人参各一钱　苍术三钱　红花　桂枝各半两

上㕮咀,都作一服,水、酒各一大盏,同煎至一盏,去滓,大温服。

沉香海金砂丸　治一切积聚,脾湿肿胀,肚大青筋,羸瘦恶证。

沉香一钱　海金砂一钱半　轻粉一钱　牵牛

头末一两

上各秤分两,同为细末,研独科蒜如泥为丸,如桐子大。每服三十丸或五十丸,煎百沸灯心通草汤送下,空腹食前。量大小虚实,加减丸数,取利为验。

续随子丸　治通身虚肿,喘闷不快。

人参　汉防己　赤茯苓面蒸　木香　槟榔各半两　续随子　海金砂五钱,另炒　苦葶苈四两,纸隔炒

上为细末,枣肉为丸,如桐子大。每服二三十丸,煎桑根白皮汤送下。

海金砂散　治脾湿太过,通身肿满,喘不得卧,腹胀如鼓。

牵牛一两半,半生半炒　甘遂　海金砂各半两

上为细末,每服二钱,煎倒流水一盏调下,食前。得宣利,止后服。

太阴所至为蓄满 六元正纪大论

木香塌气丸　治中满腹胀,下虚虚损者。

陈皮去白　萝卜子炒,各半两　胡椒　木香　草豆蔻面裹烧,去皮　青皮去白,各三钱　蝎尾去毒,二钱半

上为细末,水糊为丸,桐子大。每服三十丸,温米饮送下,食后。忌服白粥百日,重者一年。小儿麻子大,桑白皮汤送下十丸,日三服,大人桐子大,四十丸。如阴囊洪肿水冷,次用沧盐、干姜、白面各三钱,水和,交摊纸上涂用。

广茂溃坚汤　治中满腹胀,内有积块,坚硬如石,令人坐卧不能,大小便涩滞,上喘气促,面色痿黄,通身虚肿。

厚朴　黄芩　草豆蔻　益智仁　当归各五

分 黄连六分 半夏七分 广茂 红花 吴茱萸
升麻各二分 生甘草 柴胡 泽泻 神曲
青皮 橘皮各三分 如渴加葛根四分

上㕮咀，都作一服，水二盏，先浸少时，煎至一盏，去滓，大温服，食前。

导滞通经汤

治脾湿有余及气不宣通，面目手足浮肿。

陈皮 桑白皮 白术 木香 茯苓去皮，各一两 霖雨时加泽泻半两

上㕮咀，每服半两，水二盏，煎至一盏，去滓，大温服，食前。

赤茯苓丸

治脾湿太过，四肢肿满，腹胀喘逆，气不宣通，小便赤涩。

葶苈四两 防己二两 赤茯苓一两 木香半两

上件为细末，枣肉为丸，如桐子大。每服三十丸，煎桑白皮汤送下，食前。

诸脉按之无力所生病证并治法

六脉中之下得弦细而涩，按之无力，腹中时痛，心胃控睾，阴阴而痛；或大便泄泻，鼻不闻香臭，清浊涕不止，目中泣出，喘喝痰嗽，唾出白沫，腰沉沉苦痛，项背胸皆时作痛，目中流火，口鼻恶寒，时头痛目眩，苦振寒不止；或嗽、或吐、或呕、或哕，则发躁蒸蒸而热，如坐甑中，必得去衣居寒处，或饮寒水则便过，其振寒复至，气短促胸中满闷而痛，必有膈咽不通欲绝之状，甚则目瞪，声闻于外，而泪涕涎痰大作，方过，其发躁，须臾而已，振寒复至，或面白而不泽者，脱血也。悲愁不乐，情惨惨，意悲悲，健忘或善嚏间出，此风热大损寒水，燥金之复也。如六脉细弦而涩，按之空虚，此大寒证，亦伤精气。以辛甘温甘热滑润之剂，以泻西方北方则愈。

姜附汤

治中寒口噤，四肢强直，失音不语，或卒然晕倒，口吐涎沫，状如冒风，手足厥冷或复烦躁。兼治阴证伤寒，大便自利而发热者。

干姜二两，另为粗末 附子一两，生用，去皮脐，细切

上和匀，每服三钱，水一盏半，煎至七分。去渣温服。或虑此药大燥，即以附子理中汤相

继服饵。姜附本治伤寒经下之后，又复发汗，内外俱虚，身无大热，昼则烦躁，夜则安静，不呕不渴，六脉沉伏，并宜服此。不知脉者，更须审之。兼治中脘虚寒，久积痰水，心腹冷痛，霍乱转筋，四肢厥逆。一方附子汤以生用者，名曰白通汤。加白术倍之，甘草减半，名生附白术汤。治中风湿，昏闷恍惚，腹满身重，手足缓纵，漐漐自汗，失音不语，便利不禁。一方用姜附汤加麻黄、白术、人参、甘草等分，名附子麻黄汤。治中寒湿，昏晕缓弱，腰背强急，口眼㖞斜，语声浑浊，心腹膜胀，气上喘急，不能转动，更宜审而用之。

沉香桂附丸

沉香 附子炮,去皮脐 干姜炮 良姜锉,炒 官桂去皮 茴香炒 川乌头炮去皮脐,锉作小块子如豆大,再炒令黄用 吴茱萸汤浸洗去苦,炒

上各一两为细末，用好醋煮面糊为丸，如桐子大。每服五七十丸，熟米饮送下，空服食前。日进二服，忌生冷硬物。

十全大补汤

人参 肉桂 川芎 熟地黄 茯苓去皮 白术 甘草 黄芪 当归去芦 白芍药

上件一十味，锉为粗末，每服二钱，水一盏，入生姜三片、枣二枚同煎至七分。去滓温服，不拘时。

诸胀腹大皆属于热至真要大论

诸胀腹大，皆属于热，此乃八益之邪有余之证，自天外而入。是感风寒之邪传里，寒变为热，作胃实，日晡潮热，大渴引饮；谵语。是太阳、阳明并，大实大满者，大承气下之。少阳、阳明微满实者，小承气汤下之。泄之则胀已，此之谓也。假令痎疟为胀满，亦有寒胀、热胀。是天之邪气，伤暑而得之，不即时发，至秋暑气衰绝而疟病作矣，知其寒也。《局方》用交解饮子者，是也。内虚不足，寒湿令人中满，及五腑六腑俱有胀满，更以脉家寒热多少较之。胃中寒，则胀满；浊气在上，则生胀膜。胀取三阳。三阳者，足太阳膀胱寒水，为胀腹暴满，按之不下。取太阳经络者，胃之募也。正同腹满膜胀，支鬲胠胁，下厥下冒，过在太阴、阳明，胃中寒湿郁遏也。太阴膜胀，后不

利不欲食，食则呕，不得卧，按所说寒胀之多如此。中满治法，当开鬼门，洁净府。开鬼门者，谓发汗也；洁净府者，利小便也。中满者泻之于内，谓脾胃有病，当令上下分消其气。下焦如渎，气血自然分化，不待泄滓秽。如或大实大满，大小便不利，从权以寒热药下之。或伤酒湿面及味厚之物，膏粱之人，或食已便卧，使湿热之气不得施化，致令腹胀满，此胀亦是热胀。治热胀分消丸主之。如或多食寒凉，及脾胃久虚之人，胃中寒则胀满或脏寒生满病，以治寒胀中满分消汤主之。病势大小，用药轻重，临时加减，不敢少越耳。

中满分消丸 治中满鼓胀，气胀、水气胀、大热胀。不治寒胀。

黄芩去腐，锉，炒，半两 姜黄 白术 人参去芦 炙甘草 猪苓去黑皮，各一钱 黄连去须，锉，炒，半两 白茯苓去皮 缩砂仁 干生姜各二钱 枳实麸炒黄 半夏汤浸七次，各半两 厚朴姜制，一两 知母锉炒，四钱 泽泻三钱 陈皮

上细碾茯苓、泽泻、生姜各各为末另称外，共为极细末，秤入上三味和匀，水浸蒸饼为丸，如桐子大，每服一百丸，焙热，白汤送下寒因热用，故焙热服之。食远。量病人虚实加减。

中满分消汤 治中满寒胀、寒疝，大小便不通，阴躁，足不收，四肢厥逆，食入反出，下虚中满，腹中寒，心下痞，下焦躁寒沉厥，奔豚不收，并宜服之。

益智仁 半夏 茯苓 木香 升麻各三分 川乌头 泽泻 人参 青皮 当归 生姜 麻黄 柴胡 干姜 荜澄茄 黄连各二分 黄芪 吴茱萸 草豆蔻 厚朴各五分 黄柏五分，使药，又为热因寒用

上件锉如麻豆大，都作一服，水二大盏，煎至一盏，去滓大温服，食前。大忌房劳、酒、湿、面、生冷、硬物。

诸呕吐酸皆属于热 至真要大论

藿香安胃散 治胃虚弱不能饮食，呕吐不待腐熟。

藿香 丁香 人参各二钱半 橘皮半两

上件四味为细末，每服二钱，水一盏，生姜三片，同煎至七分，和滓冷服，食前。

加减二陈汤 治痰饮为患，或呕吐恶心，或头眩心悸，或中脘不快，或发为寒热，或因食生冷脾胃不和，并宜服之。

丁香一两 半夏 橘红各五两 茯苓三两 炙甘草一两半

上㕮咀，每服四钱，水一盏半，生姜七片，乌梅一个，煎至六分，去渣热服，不拘时候。治瘴疾，加草豆蔻一两半，面裹烧熟用。

诸痿喘呕皆属于上 至真要大论

人参平肺散 治心火刑肺，传为肺痿，咳嗽喘呕，痰涎壅盛，胸膈痞满，咽嗌不利。

桑白皮一两 知母七钱 炙甘草 地骨皮各半两 五味子三百个 茯苓 青皮 人参各四钱 陈皮半两，去白 天门冬去心，四钱

上件㕮咀，水二盏，煎至一盏，去滓温服，食后。如热甚加黄芩四钱，紫苏叶、半夏洗，各半两。

参苏温肺汤 治形寒饮冷伤肺，喘嗽烦心，胸满气不得动畅。

人参 紫苏叶 甘草各半两 肉桂 五味子 木香各四钱 陈皮去白 白术各六钱 半夏姜制 白茯苓去皮，各半两 桑白皮一两

上为粗末，每服半两，水一盏半，生姜三片，同煎至八分。去滓大温服，食后。如冬寒，每服中加不去节麻黄五分，先洗去沫，下诸药。

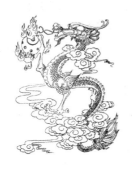

卷七

小便不利有气血之异三难

滋肾丸　治不渴而小便闭，邪热在血分也。

黄柏三两，细锉，酒拌阴干秤　知母二两，酒浸阴干称　肉桂一钱半

上二味，气、味俱阴，以同肾气，故能补肾而泻下焦火也。桂与火邪同体，故曰：寒因热用。凡诸病在下焦皆不渴也。熟水为丸，百沸汤送下。

清肺饮子　治渴而小便闭，邪热在气分也。

茯苓去皮　猪苓去皮　白术各三钱　泽泻　琥珀　瞿麦　桂各五分　灯心一分　木通七分　车前子炮，二钱　通草二分　萹蓄七分

上为极细末，每服半两，水一盏半，煎至一盏。带热服。或锉如麻豆大作汤煎服亦可。《局方》中八正散、仲景五苓散亦宜用。

损其肾者益其精十四难

肾有两枚，右为命门相火，左为肾水，同质而异事也。夫损者，当损何脏而治之？形不足者，温之以气，精不足者，补之以味，气化精生，味和形长。无阴则阳无以化，当以味补肾真阴之虚，而泻其火邪，以封髓丹、滋肾丸、地黄丸之类是也。阴本既固，阳气自生，化成精髓。若相火阳精不足，宜用辛温之剂。世之用辛热之药者，治寒甚之病，非补肾精也。

还少丹　大补心肾脾胃，一切虚损，神志俱耗，筋力顿衰，腰脚沉重，肢体倦怠，血气羸乏，小便浑浊。

干山药　牛膝酒浸一宿焙干　远志　山茱萸　白茯苓　五味子　巴戟酒浸，去心　石菖蒲　肉苁蓉酒浸一宿，切，焙干　枳实各一两　枸杞一两半　杜仲去皮，姜汁并酒合涂炙熟　舶上茴香各

一两　地黄一两半

上为细末，炼蜜同枣肉为丸，如桐子大。每服三十丸，温酒或盐汤送下，日三服，食前。五日觉有力，十日精神爽，半月气力颇壮，二十日目明，一月夜思饮食，冬月手足常暖，筋骨壮盛。如热，加山栀子一两；心气不宁，加麦门冬一两；少精神，加五味子一两；阳弱，加续断一两。常服齿坚，永无瘴疟。妇人服之，暖子宫，姿容悦泽。

补益肾肝丸　治目中溜火，视物昏花，耳聋耳鸣，困倦乏力，寝汗憎风，行步不正，两足欹侧，卧而多惊，脚膝无力，腰已下消瘦。

柴胡　羌活　生地黄炒　苦参　防己炒，各半两　附子炮　肉桂各一钱　当归身三钱

上件为细末，熟水为丸，如鸡头大。每服四十丸，温水下，食前。

水芝丸

莲实去皮，不以多少，用好酒浸一宿，入大猪肚内，用水煮熟，取出焙干。

上为极细末，酒糊为丸，如鸡头大，每服五七十丸，温酒送下，食前。

脉辨当吐不吐者死十四难

上部有脉，下部无脉，其人当吐，食伤太阴也，**瓜蒂散**。

瓜蒂　赤小豆各等分

上二味为细末，每服二钱匕，温浆水调下，取吐为度。

两肾有水火之异三十六难

地黄丸　治肾气虚，久新憔悴，寝汗发热，五脏齐损，瘦弱虚烦，骨蒸痿弱下血。

干山药　山茱萸各四钱　泽泻　牡丹皮

白茯苓各三钱　熟地黄八钱

上为末，炼蜜为丸，如桐子大，每服五十丸，温水送下，空心。

三才封髓丹　防心火，益肾水。

天门冬去心　熟地黄　人参去芦，各半两　黄柏三两　缩砂仁一两半　甘草七钱

上件为细末，水糊为丸，如桐子大。每服五十丸，用苁蓉半两切作片子，酒一大盏浸一宿，次日煎三四沸，去滓，送下前丸子，空心。

离珠丹　又名神珠丹　治下焦阳虚，脐腹冷痛，足胻寒而逆。

杜仲三两，去丝　草薢二两　诃子五个　龙骨一两　破故纸炒，三两　朱砂一钱半，研　胡桃一百二十个，去隔皮　缩砂仁半两　巴戟酒浸，去心，二两

上件为细末，酒糊为丸，如桐子大，朱砂为衣，每服二十丸，空心，盐汤温酒下。

天真丹　治下焦阳虚。

沉香　巴戟酒浸，去心　茴香盐炒香，去盐用　草薢酒浸，炒　胡芦巴炒香　破故纸炒香　杜仲炒去丝　牵牛盐炒香黑，去盐　琥珀各一两　肉桂半两

上十味，为细末，用元浸药酒打面糊为丸，如桐子大，每服五十丸至七八十丸，空心温酒下。

八味丸　治肾气虚乏，下元冷惫，脐腹疼痛，夜多旋溺，脚膝缓弱，肢体倦怠，面色萎黄或黧黑，及虚劳不足，渴欲饮水，腰重疼痛，少腹急痛，小便不利，并宜服之。

熟地黄八两　山药　山茱萸各四两　肉桂去皮，二两　牡丹皮　泽泻　白茯苓去皮，各三两　附子炮，二两

上件为细末，炼蜜为丸，如桐子大，每服五十丸至七十丸，温酒送下，盐汤亦得，空腹食前。妇人淡醋汤下。

阳事多痿不振，用全方。然夏减桂附一半，春秋三停减一疾去精走，全减桂附，只服六味地黄丸。血虚阴衰，熟地为君；精滑，山茱萸为君；小便或多、或少、或赤黄，白茯苓为君；小便淋沥，泽泻为君；心虚，肠胃间积热，心火盛，心气不足，牡丹皮为君；皮肤燥涩，干山药为君。以上但言为君者，其分两用干地黄分量。其干地黄，却依立为君分量同。

七冲门四十四难

通幽汤

当归身　升麻　桃仁泥子各一钱　生地黄　熟地黄各五分　红花　炙甘草各一分

上㕮咀，水煎服，食前。

润肠汤　治大肠燥结不通。

升麻　当归尾　生甘草　煨大黄　桃仁　麻仁　熟地黄各一钱　生地黄二钱　红花三分

上件锉如麻豆大，都作一服，水三盏，先拌药湿，煎至一盏，去滓，带热服，食前。

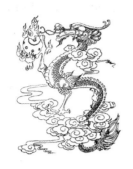

卷 八

脚气论

夫脚气之疾，实水湿之所为也。盖湿之害人皮肉筋脉而属于下，然亦有二焉：一则自外而感；一则自内而致。其治法自应不同南方之疾。北方之疾，自内而致者也。南方地下水寒，其清湿之气中于人，必自足始。北方之人，常食潼乳，又饮之无节。且潼乳之为物，其形质则水也。酒醴亦然。人之水谷入胃，胃气蒸腾，其气与味宣之于经络，化之为气血。苟气元不充，胃气本弱，饮食自倍，脾胃乃伤，其气与味不得宣畅，旁通水湿之性，润下而致之也。

当归拈痛汤 治湿热为病，肢节烦疼，肩背沉重，胸膈不利，及遍身疼痛，下疰于足胫，肿痛不可忍。

羌活半两 人参去芦 苦参酒洗 升麻 葛根 苍术各二钱 炙甘草 黄芩酒洗 茵陈叶酒炒，各半两 防风去芦 当归身 知母酒洗 黄芩炒 泽泻 猪苓各三钱 白术一钱半

上哎咀如麻豆大，每服一两，水二大盏半，先以水拌湿，候少时，煎至一大盏，去滓温服，空心食前。待少时以美膳压之，临卧一服，不须膳压。

羌活导滞汤 治脚气初发，一身尽疼，或肢节肿痛，便溺阻隔，以此药导之，后以当归拈痛汤除之。

羌活 独活各半两 大黄酒煨，一两 防己 当归各三钱 枳实麸炒，二钱

上件哎咀，如麻豆大，每服秤五钱或七钱，水二盏，煎至一盏，去滓温服，以微利则已，量虚实加减。

开结枳实丸 治饮食不消，心下痞闷。

橘皮 白术 泽泻 茯苓 麦蘖面 炒曲各一两 干生姜 青皮各半两 枳实麸炒，一两半半夏汤洗七次，一两 如有积块，加巴豆霜一钱半

上件为细末，汤浸蒸饼为丸，如桐子大，每服三五十丸至七十丸，温水下，食远。

除湿丹 治诸湿客传，腰膝重痛，足胫浮肿。

槟榔 甘遂 威灵仙 赤芍药 葶苈各二两 乳香 没药各一两，另研 牵牛半两 大戟炒，三两 陈皮去白，四两

上为末，面糊为丸，如桐子大，每服五十丸至七八十丸，温水下，食前，得更衣止后服。如服药，前后忌酒二日。药后，亦忌湿面三两日。食温淡粥补胃尤佳。

脚气渫洗法 内受湿气，不能外达，淋渫开导，泄越其邪。

威灵仙 防风去芦 荆芥穗 当归去芦 地骨皮 蒴藋叶 升麻去腐 白芍药去皮，各一两

上件各锉细末，水二斗，煮至一斗五升。去滓，热渫洗，无时。

导气除湿汤 治脚气肿痛。

羌活一钱半 当归身一钱 枳实 大黄各五分

上锉如麻豆大，都作一服，水二大盏半，煎至一盏，去滓大温服，空心。下利一两行，痛止。

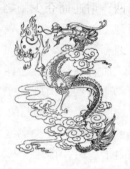

卷 九

中风有三

《内经》曰：人之气，以天地之疾风名之。故中风者，非外来风邪，乃本气病也。凡人年逾四旬，气衰者，多有此疾。壮岁之际，无有也。若肥盛，则间有之，亦形盛气衰如此。治法和脏腑，通经络，便是治风。然轻重有三：中血脉，则口眼㖞斜，亦有贼风袭虚伤之者也；中腑，则肢废；中脏，则性命危急。此三者，治各不同。如中血脉，外有六经之形证，则从小续命汤加减及疏风汤治之。中腑，内有便溺之阻隔，宜三化汤或《局方》中麻仁丸通利。外无六经之形证，内无便溺之阻隔，宜养血通气，大秦艽汤、羌活愈风汤治之。中脏，痰涎昏冒，宜至宝丹之类镇坠。若中血脉、中腑之病，初不宜用龙、麝、牛黄。为麝香治脾入肉，牛黄入肝治筋，龙脑入肾治骨。恐引风深入骨髓，如油入面，莫之能出。又不可一概用大戟、芫花、甘遂泻大便，损其阴血，真气愈虚。方列于后：

小续命汤 麻黄去节 人参去芦 黄芩去腐 芍药 炙甘草 川芎 杏仁麸炒，去皮尖 防己 官桂各一两 防风一两半 附子炮去皮脐，细锉，半两

上除附子、杏仁外，捣为粗末，后入二味令匀。每服五钱，水一盏半，入生姜五片，煎至一盏。去滓稍热服，食前。

始治中风，不审六经之形证加减，虽治与不治无异也。开则洒然寒，闭则热而闷，知暴中风邪，宜先以加减续命汤随证治之。中风无汗恶寒宜麻黄续命汤。

麻黄 防风 杏仁

依本方，加一倍，宜针太阳经至阴出血，昆仑举跷。

中风有汗恶风，桂枝续命汤。

桂枝 芍药 杏仁

依本方，加一倍。宜针风府。此二证，太阳中风也。

中风身热无汗，不恶寒，白虎续命汤。

石膏 知母一料中各加二两 甘草 依本方，加一倍。

中风身热有汗，不恶风，葛根续命汤。

葛根 桂枝 黄芩

依本方，加一倍。宜针陷谷，刺历兑。针陷谷者，去阳明之贼也；刺历兑者，泻阳明之实也。此二证，阳明中风也。

中风无汗身凉，附子续命汤。

附子加一倍 干姜加二两 甘草加三两

宜针隐白穴，去太阴之贼也。此一证，太阴经中风也。

中风有汗无热，桂附续命汤。

桂枝 附子 甘草

依本方加一倍。宜针太溪。此一证，少阴经中风也。

无此四证，六经混淆，系于少阳、厥阴，或肢节挛痛，或麻木不仁，宜羌活连翘续命汤。

小续命八两 羌活四两 连翘六两

上，古之续命，混淆无经。今立分经治疗，又分各经针刺，无不愈也。治法：厥阴之井大敦，刺以通其经；少阳之经绝骨，灸以引其热。此通经引热，是针灸同象，治法之大体也。

疏风汤 治半身不遂，或肢体麻痹，筋骨疼痛。

麻黄去节，三两 益智仁 杏仁炒，去皮，各

一两　炙甘草　升麻各五两

上件㕮咀，每服一两，水一小碗，煎至六分。去滓热服。脚蹬热水葫芦，以大汗出，去葫芦，冬月不可。

中风，外有六经之形证，先以加减续命随证治之，内有便溺之阻隔，复以**三化汤**导之。

厚朴姜制　大黄　枳实　羌活

上锉麻豆大，每服三两，水三升，煎至一升半，终日服之，以微利则已。如内邪已除，外邪已尽，当从愈风汤，以行中道，久服大风悉去，纵有微邪，只从愈风汤加减治之。然治病之法，不可失于通塞，或一气之微汗，或一旬之通利，如此为常治之法也。久之清浊自分，荣卫自和矣。

羌活愈风汤　疗肾肝虚，筋骨弱，语言难，精神昏愦，及治风湿。内弱者，是风热体重也。或瘦而一肢偏枯，或肥而半身不遂，或恐而健忘，喜己多思，思忘之道，皆精不足也。故心乱则百病生，静则万病息。是以此药能安心养神，调阴阳，无偏胜。

羌活　甘草炙　防风去芦　黄芪去芦　蔓荆子　川芎　细辛去苗　枳壳麸炒，去穰　人参去芦　地骨皮去骨　麻黄去根　知母去皮　甘菊　薄荷去枝　枸杞　当归去芦　独活　白芷　杜仲炒，去须　秦艽去芦　柴胡去苗　半夏汤洗，姜制　厚朴姜制　熟地黄　防己已上各二两　芍药去皮　黄芩去腐　白茯苓去皮，各三两　石膏　生地黄　苍术各四两　官桂一两，泔浸　前胡二两

上锉，每服一两，水二盏，煎至一盏，去滓温服。如遇天阴，加生姜三片煎服。空心一服，临卧再煎滓服，俱要食远。空心一服，咽下二丹丸，为之重剂；临卧咽下四白丸，为之轻剂。

立其法，是动以安神，静以清肺。假令一气而微汗，用愈风汤三两，加麻黄一两，匀作四服，每服加生姜五七片，空心服之，以粥投之，得微汗则佳。如一旬之通利，用愈风汤三两，大黄一两，亦匀作四服，如前煎，临卧服之，得利为妙。

常服之药，不可失四时之辅。如望春、大寒之后，加半夏二两、柴胡二两，通四两，人参二两，通四两，谓迎而夺少阳之气也。望夏之月半，加石膏二两，通六两，黄芩二两，通五两，知母二两，通四两，谓迎而夺阳明之气也。季夏之月，加防己二两，通四两，白术二两，茯苓二两，通五两，谓胜脾土之湿也。初秋大暑之后，加厚朴二两，通四两，藿香二两，桂一两，通二两，谓迎而夺太阴之气也。霜降之后望冬，加附子一两，官桂一两，当归二两，通四两，谓胜少阴之气也。二丹丸、四白丸，方在《卫生宝鉴》内附。

得春，减冬所加药，四时加减类此。此药具七情六欲四气，无使五脏偏胜，反不动于荣卫。如风秘则服之，永不燥结。如久泻则服之，能自调适。初觉风气，便能服此药，及新方中天麻丸一料，相为表里，治未病之圣药也。及已病者，更宜常服。无问男子、妇人、小儿、风痫，急慢惊风等病，服之神效。如解利四时伤寒，随四时加减法服之。

中风，外无六经之形证，内无便溺之阻隔，知为血弱，不能养于筋，故手足不能运化，舌强不能言，宜养血而筋自荣也。当以**大秦艽汤**主之。

秦艽　石膏各二两　甘草　川芎　当归　羌活　独活　防风　黄芩　白芍药　吴白芷　白术　生地黄　熟地黄　白茯苓各一两　细辛半两

上锉，每服一两，水二盏煎至一盏。去滓温服，无时。如遇天阴，加生姜七八片，如心下痞，每服一两，内加枳实一钱同煎。

病分昼夜气血衰旺论

夫百病昼则增剧，遇夜安静，是阳病有余，乃气病而血不病也。百病夜则增剧，昼则安静，是阴病有余，乃血病而气不病也。昼则发热，夜则安静，是阳气自旺于阳分也。昼则安然，夜则发热烦躁，是阳气下陷于阴中也，名曰热入血室。昼则发热烦躁，夜亦发热烦躁，是重阳无阴也。当亟泻其阳，峻补其阴。夜则恶寒，昼则安静，是阴血自旺于阴分也。夜则恶寒，昼亦恶寒，是重阴无阳也。当亟泻其阴，峻补其阳。夜则安静，昼则恶寒，是阴气上溢于阳中也。

身热有五不同论

夫五脏有邪，各有身热，其状各异，以手扪摸有三法：以轻手扪之则热，重按之则不热，是热在皮毛血脉也；重按之至筋骨之分则热蒸手极甚，轻手则不热，是邪在筋骨之间也；轻手扪之不热，重加力以按之不热，不轻不重按之而热，是在筋骨之上，皮毛血脉之下，乃热在肌肉也。此为三法，以三黄丸通治之，细分之为五等。

肺热者，轻手乃得，但微按全无。是瞥瞥然见于皮毛之上，日西尤甚。乃皮毛之热，其证必见喘咳，洒淅寒热。轻者，泻白散；重者，宜凉膈散、白虎汤、地骨皮散。

心热者，心主血脉，微按至皮肤之下，肌肉之上，轻手乃得，微按至皮毛之下则热少，加力按之则全不热，是热在血脉也。日中太甚，乃心之热也。真证烦心、心痛、掌中热而哕，宜黄连泻心汤、导赤散、朱砂安神丸、清凉饮子。

脾热者，轻手扪之不热，重按至筋骨又不热，不轻不重，在轻手重手之间，热在肌肉，遇夜尤甚。证必怠惰嗜卧，四肢不收，无气以动，宜泻黄散。

肝热者，重按之肌肉之下，至骨之上，乃肝之热，寅卯间尤甚。其脉弦，四肢满闷，便难转筋，多怒多惊，四肢困热，筋痿不能起于床。宜泻青丸、柴胡饮子。

肾热者，轻手重手俱不热，如重手按至骨分，其热蒸手如火，其人骨苏苏如虫蚀，其骨困热不任，亦不能起于床，宜滋肾丸、六味地黄丸。

脾肺受寒痰嗽用药法

半夏温肺汤 治心腹中脘痰水冷气，心下汪洋，嘈杂肠鸣，多唾，口中清水自出，胁肋急胀，痛不欲食。此胃气虚冷所致，其脉沉弦细迟。

细辛 橘皮 桂心 人参 旋复花 甘草 桔梗 芍药 半夏各半两 赤茯苓三分

上为粗末，每服四钱，水一盏半，生姜七片，煎至八分，去滓温服，食后。

丁香半夏丸 治心下停饮，冷痰，头目眩运，睡卧口中多涎。

槟榔三分 丁香 半夏各一两 细辛 干姜 人参各半两

上为细末，生姜面糊为丸，如桐子大，每服三十丸，生姜汤下，日三。

紫苏饮子 治脾肺虚寒，痰涎咳嗽。

紫苏叶 桑白皮 青皮 五味子 杏仁 麻黄 甘草 陈皮各半两 人参 半夏汤洗，各三钱

上㕮咀，每服半两，水二盏，生姜三片，煎至七分，去滓温服。

面色白而不泽

巴戟丸 治肝肾俱虚，收敛精气，补真戢阳，充越肌肤，进美饮食。

五味子 川巴戟去心 肉苁蓉 人参 菟丝子 熟地黄 覆盆子 白术 益智仁炒 骨碎补洗去毛 白龙骨 茴香 牡蛎各等分

上为细末，炼蜜为丸。如桐子大，每服三十丸，空心食前米饮送下。此药补精气，止汗。

双和散 补益血气，治虚劳少力。

黄芪 熟地黄 当归 川芎各一两 白芍药三两半 官桂 甘草各三分 人参三钱

上㕮咀，每服五钱，水二盏，生姜三片，肥枣一枚，同煎至八分，去滓温服。大疾之后，虚劳气乏者，以此调治皆验，温而有补。

附子温中丸 治脾胃，顺气化痰，呕吐噎隔，留饮肠鸣，湿冷泄注，辟寒养正气。

附子 干姜 白术各一两 肉桂 炙甘草各半两 良姜七钱

上为细末，炼蜜为丸，一两作十丸。每服一丸，细嚼，生姜橘皮汤送下，米饮亦得，食前。

五邪相干 谓贼、实、微、虚、正也

假令肝病：实邪，风热相合，风性急，火摇动焰而旋转，其脉弦而紧洪。风热发狂，宜芎黄汤。

羌活 川芎 大黄各一两 甘草半两

上㕮咀，每服半两，水二盏，煎至六分，去滓温服。

虚邪，风寒相合，木虑肾恐，拘急自汗，其脉弦紧而沉。仲景云：风感太阳，移证在太阳经中，桂枝加附子汤主之。

贼邪，风燥相合，血虚筋缩，皮肤皴揭，脉弦浮而涩。仲景云：血虚筋急，桂枝加瓜蒌汤主之。

微邪，风湿相合，体重节痛，脏腑洞泄，脉弦长而缓。仲景云：身体疼痛，下痢清谷，急当救里，四逆汤主之。

正邪，中风，目眩头重，叫怒不咄，脉弦紧而长。仲景云：甚则如痫为痉，宜羌活汤。《本草》云：羌活主痉主痫，防风、黄芩为佐。小儿为痫，大人为痉。

假令心病：实邪，湿热相合，愦愦心烦，热蒸不眠，脾经终于心，心经起于心，心脾二经相接，故为湿热，脉浮大而缓，足太阴寄证在手太阳，宜栀豉汤。若痞，加厚朴、枳实。

虚邪，热风相合，妄听妄闻耳箫声，胆与三焦之经同出于耳，《铜人》云：刺关冲出血，泻支沟。脉浮大而弦，补小柴胡汤，后大柴胡汤。此证是太阳与少阳为病，前客后主也。

贼邪，热寒相合，胆惕，心悬如饥，神怯恐怖。足少阴与手厥阴相接水中，心经守邪，故神怯怖耳。脉大而沉濡，亦在太阳经中。《内经》曰：心虚则热发于内。黄连附子泻心汤主之。法云：热多寒少，以为佐矣。如寒多热少，加附子、干姜佐之。

微邪，热燥相合，过饮歌乐，实为热燥，俗言畅饮也。病人曰：快活、快活，是有声于歌乐也。以意思浆，是无声歌乐也。脉洪大而涩，白虎汤主之，喘则加人参。

正邪，热也，脱阳见鬼，躁扰狂起，脉洪实，一呼四至，是八至脉也，小承气汤主之，谓复不坚大也。

假令脾病：实邪，湿燥相合，胃中燥屎，腹满坚痛，其脉缓而长涩，是正阳阳明证也，调胃承气汤主之。

虚邪，湿热相合，热陷胃中，肠癖下血，脉中缓。大黄黄连解毒汤主之。贼邪，湿风相合，呕逆胁痛，往来寒热，脉缓而弦长，小柴胡汤主之。

微邪，湿寒相合，湿与寒交，寒来求湿，身黄而不热，体重而不渴，谓之寒湿。其脉缓沉而滑，术附汤主之。如小便不利者，加茯苓。

正邪，湿自病，腹满时痛，手足自温，其脉沉涩而长。虚痛，桂枝加芍药汤主之；实痛，桂枝加大黄汤。

假令肺病：实邪，燥寒相合，毛耸皮凉，溲多而清，其脉短涩而沉。此证如秋冬，宜八味丸。若春夏，宜地黄丸。

虚邪，燥湿相合，微喘而痞，便难而痰，其脉浮涩而缓，枳实理中丸主之。如喘甚，加人参。苦便难，加木香、槟榔各半钱，为极细末，煎下理中丸。

贼邪，燥热相合，鼻窒衄鼽，血溢血泄，其脉涩而浮大。甚者，桃仁承气汤；微者，犀角地黄汤；极者，抵当汤；微极，抵当丸。

微邪，燥风相合，皮著甲枯，血虚气虚，二脏俱虚，先血后气，其脉浮涩而弦，久养气血药主之。

正邪，燥自病，其气奔郁，皆属于肺，诸燥有声，其脉浮涩而短，列诸嗽药，选而用之。

假令肾病；实邪，寒风相合，脏不藏散，下利纯清，其脉沉滑而弦。仲景云；少阴证，口燥咽干，下利纯清，大承气汤主之。脉沉弦而迟，四肢逆冷者，宜四逆汤等。

虚邪，寒清相合，肾唾多呻，洒淅寒清，无寐。经言：燥化清。其脉沉实而涩，酸枣仁汤主之。

贼邪，寒湿相合，肾为胃关，关闭水溢，关闭不利，水在胃为肿，水在肺为喘，及变诸证，其脉沉缓而大。仲景云：大病差后，腰下有水气者，牡蛎泽泻汤主之。

微邪，寒热相合，膀胱热郁，津液枯少，其脉沉濡而大。《内经》曰：水少干涸也。猪苓汤主之。

正邪，寒自病，寒忿用脏，黑痹经沉，其脉沉濡而滑，黑痹，天麻丸。如证同脉异，微者，腑病也；甚者，脏病也。

淹疾疟病

肝病、面青、脉弦、皮急，多青则痛，形盛胸胁痛，耳聋、口苦、舌干，往来寒热而呕。

以上是形盛，当和之以小柴胡汤也。如形衰骨摇而不能安于地，此乃膝筋，治之以羌活汤。《本草》云：羌活为君也。疟证取以少阳。如久者，发为瘅疟，宜以镵针刺绝骨穴，复以小柴胡汤治之。

心病，面赤脉洪身热，赤多则热，暴病壮热恶寒，麻黄加知母石膏黄芩汤主之。此证如不发汗，久不愈，为疟也。淹疾颐肿，面赤身热，脉洪紧而消瘦，妇人则亡血，男子则失精。

脾病，面黄脉缓，皮肤亦缓，黄多则热，形盛，依《伤寒》说，是为湿温。其脉阳浮而弱，阴小而急，治在太阴。湿温自汗，白虎汤加苍术主之。如久不愈，为温疟重喝，白虎加桂枝主之。淹疾肉消，食少无力，故曰热消肌肉，宜以养血凉药。《内经》曰：血生肉。

肺病，面白皮涩，脉亦涩，多白则寒，暴病，涩痒气虚，麻黄加桂枝，令少汗出也。《伤寒论》曰：夏伤于暑，汗不得出为痒。若久不痊为风疟。形衰面白，脉涩皮肤亦涩，形羸气弱，形淹卫气不足。

肾病，面黑身凉，脉沉而滑，多黑则痹，暴病形冷恶寒，三焦伤也。治之以姜附汤或四逆汤，久不愈为疟，暴气冲上，吐食，夜发，俗呼谓之夜疟。太阳经，桂枝证，形衰淹疾，黑瘅羸瘦，风痹痿厥不能行也。

治病必须求责

假令治病，无问伤寒、蓄血、结胸、发黄等诸证，并一切杂证等，各当于六经中求责之。谓如黄证，或头痛腰脊强，恶寒，即有太阳证也。或身热、目痛、鼻干、不得卧，即有阳明证也。余皆仿此。

东垣试效方

序一

　　东垣先生，受学于易上老人张元素，其积力久，自得于心，其法大概有四，曰：明经、别脉、识证、处方而已。谓不明经，则无以知天地造化之蕴；不别脉，则无以察病邪之所在，气血之虚实；不识证，则不能必其病之主名以疗之；不处方，则何以克其必效。故先生每治人之疾，先诊其脉，既别脉矣，则必断之曰此某证也，则又历诵其《难》、《素》诸经之旨，以明其证之无差。然后执笔处方，以命其药味，君臣佐使之制，加减炮制之宜，或丸、或散，俾病者饵之，以取其效。一洗世医胶柱鼓瑟、刻舟觅剑之弊，所以为一代名工者以此也。今太医罗君谦父，师先生有年，得尽传其平生之学，亦为当世闻人。今将此方厘为九卷，锓梓以传，不独使其师之术业表见于世，抑亦惠天下后学之士，俾获安全之利也。其用心之忠厚，诚可嘉尚，故乐为序其端。噫！先生此方，特立法之大纲耳，不知变者，欲以治疾，或有不效，则尤之曰，此制方之不精也，则误矣。孟子曰：梓匠轮舆，能与人规矩，不能使人巧。又曰：大匠不为拙工改废绳墨，羿不为拙射变其彀率，引而不发，跃如也，中道而立，能者从之。吾于此书亦云。先生姓李氏，讳杲，字明之，东垣其自号云。

至元十七年，岁次庚辰、清明后二日、通议大夫燕南河北道提刑按察使东鲁王博文序

序二

医之用药，犹将之用兵。兵有法，良将不拘于法；药有方，良医不拘于方。非曰尽废其旧也。昔人因病制方，邪之微甚、人之虚实，莫不详辨而参酌之，然后随其六气所侵，脏腑所受，剂品小大，平毒多寡，适与病等，丝发不殊，故投之无不如意。后人不揣其本，而执其方，但曰此方治此病，幸而中者时有之，不幸而误者固多矣。谚云：看方三年，无病不治；医病三年，无方可治。斯言虽鄙，切中世医之病。东垣老人李君明之，可谓用药不拘于方者也。凡求治者，以脉证别之，以语言审之，以《内经》断之，论证设方，其应如响，间有不合者，略增损辄效。盖病之变无常，君之方与之无穷，所以万举万全也。罗谦父受学其门，君尝令以疗病所制方录之甚悉，月增岁益，浸以成编。凡有闻于君者，又辑而为论，将板行于世以广君之道。抑予闻李君教人，讲释经书之暇，每令熟读本草，川陆所产，治疗所主，气味之厚薄，补泻之轻重，根茎异用，华叶异宜，一一精究。初不以方示之，意盖有在矣。谦父不私所有，推以及人，善则善矣。李君教人之本意，殆不然也。君所著《医学发明》、《脾胃论》、《内外伤辨》、《药象论》等书，皆平日究心，将以惠天下后世者，必须合数书而观之，庶知君制方之旨，免泥而不通之患。若持此编，谓君之能尽在，是非李君所望于后人也。

至元三年立春后五日，邙城砚坚序

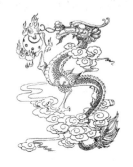

卷　一

药象门

标本阴阳论

天，阳，无，圆，气，上，外，升，生，浮，昼，动，轻，燥，六腑。

地，阴，有，方，血，下，内，降，杀，沉，夜，静，重，湿，五脏。

夫治病者，当知标本。以身论之，则外为标，内为本；阳为标，阴为本。故六腑属阳为标，五脏属阴为本，此脏腑之标本也。又五脏六腑在内为本，各脏腑之经络在外为标，此脏腑经络之标本也。更人身之脏腑、阴阳、气血、经络，各有标本也。以病论之，先受病为本，后传流病为标。凡治病者，必先治其本，后治其标。若先治其标，后治其本，邪气滋甚，其病益畜；若先治其本，后治其标，虽病有十数证皆去矣。谓如先生轻病，后滋生重病，亦先治轻病，后治重病，如是则邪气乃伏，盖先治本故也。若有中满，无问标本，先治中满，谓其急也。若中满后，有大小便不利，亦无问标本，先利大小便，次治中满，谓尤急也。除大小便不利及中满三者之外，皆治其本，不可不慎也。

从前来者为实邪，从后来者为虚邪，此子能令母实，母能令子虚是也。治法云：虚则补其母，实则泻其子。假令肝受心火之邪，是从前来者，为实邪，当泻其子火也。然非直泻其火，十二经中各有金、水、木、火、土，当木之分，泻其火也。故《标本论》云：本而标之，先治其本，后治其标。即肝受火邪，先于

肝经五穴中泻荥心行间穴是也；后治其标者，于心经五穴内，泻荥火少府穴是也。以药论之，入肝经药为之引，用泻心火药为君，是治实邪之病也。假令肝受肾邪，是从后来者，为虚邪，虚则补其母。故《标本论》云：标而本之，先治其标，后治其本。即肝受水邪，当先于肾经涌泉穴中补木，是先治其标；后于肝经曲泉穴中泻水，是后治其本。此先治其标者，推其至理，亦是先治其本也。以药论之，入肾经药为引，用补肝经药为君是也。

用药法象

天有阴阳，风、寒、暑、湿、燥、火，三阴三阳上奉之。温凉寒热，四气是也。温热者，天之阳也；凉寒者，天之阴也，此乃天之阴阳也。

地有阴阳，金、水、木、火、土，生长化收藏下应之。辛、甘、淡、酸、苦、咸五味是也，皆象于地。辛甘淡者，地之阳也；酸苦咸者，地之阴也，此乃地之阴阳也。

味之薄者为阴中之阳，味薄则通，酸苦咸平是也；味之厚者为阴中之阴，味厚则泄，酸苦咸寒是也。气之厚者为阳中之阳，气厚则发热，辛甘温热是也；气之薄者为阳中之阴，气薄则发泄，辛甘淡平寒凉是也。

轻清成象味薄者茶之类，本乎天者亲上；重浊成形味厚者大黄之类，本乎地者亲下。气味辛甘发散为阳，酸苦涌泄为阴。清阳发腠理，清之清者也；清阳实四肢，清之浊者也。浊阴

归六腑，浊之浊者也；浊阴走五脏，浊之清者也。

寒泻火。苦寒泻湿热，苦甘寒泻血热。

药性要旨

苦药平升，微寒平亦升。甘辛药平降，甘

药象图说

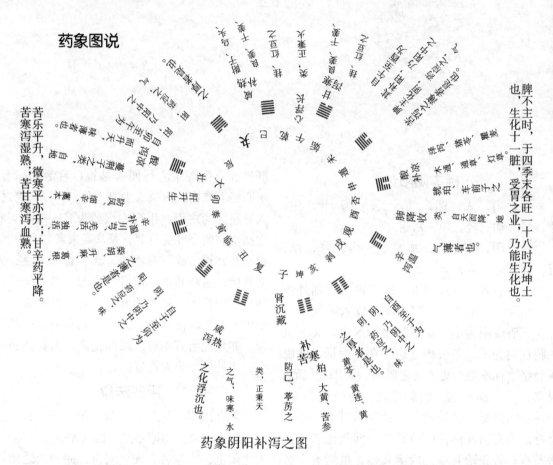

药象阴阳补泻之图

用药升降浮沉补泻法

肝胆：味，辛补酸泻；气，温补凉泻肝胆之经，前后寒热不同，逆顺互换，入求责法。

心小肠：味，咸补甘泻；气，热补寒泻三焦、命门补泻同。

脾胃：味，甘补苦泻；气，温凉寒热，补泻各从其宜逆从互换，入求责法。

肺大肠：味，酸补辛泻；气，凉补温泻。

肾膀胱：味，苦补咸泻；气，寒补热泻。

五脏更相平也，一脏不平，所胜平之，此之谓也。故云：安谷则昌，绝谷则亡。水去则荣散，谷消则卫亡，荣散卫亡神无所居。又仲景云：水入于经，其血乃成；谷入于胃，脉道乃行。故血不可不养，卫不可不温。血温卫和，

荣卫将行，常有天命矣。

五方之正气味 制方用药附

东方甲风乙木，其气温，其味甘，在人以胆、肝应之。

南方丙热丁火，其气热，其味辛，在人以心、小肠、三焦、包络应之。

中央戊湿，其本气平，其兼气温凉寒热，在人以胃应之；己土，其本味咸，其兼味辛甘酸苦，在人以脾应之。

西方庚燥辛金，其气凉，其味酸，在人以大肠、肺应之。

北方壬寒癸水，其气寒，其味苦，在人以膀胱、肾应之。

人乃万物中一也，独阳不生，独阴不长，

须禀两仪之气而生化也。圣人垂世立教，不能浑说，必当分析。以至理而言，则阴阳相符不相离，其实一也，呼则因阳出，吸则随阴入，天以阳生阴长，地以阳杀阴藏。此上说止明补泻用药。君之一也，故曰主病者为君。用药之机会，要明轻清成象，重浊成形；本乎天者亲上，本乎地者亲下，则各从其类也。清中清者，清肺以助其天真；清中浊者，荣华腠理。浊中清者，荣养于神；浊中浊者，坚强骨髓。故《至真要大论》云：五味阴阳之用，辛甘发散为阳，酸苦涌泄为阴，淡味渗泄为阳，咸味涌泄为阴。六者或收、或散、或缓、或急、或燥、或润、或软、或坚，各以所利而行之，调其气使之平也。帝曰：非调气而得者，治之奈何？有毒无毒，何先何后，愿闻其道。曰：有毒无毒，所治为主，适大小为制也云云，君一臣二制之小也，君一臣三佐五制之中也，君一臣三佐九制之大也，寒者热之，热者寒之，微者逆之，甚者从之，坚者削之，客者除之，劳者温之，结者散之，留者行之，燥者润之，急者缓之，散者收之，损者温之，逸者行之，惊者平之，上之下之，摩之浴之，薄者劫之，开之发之，适事为故。各安其气，必清必静，则病气衰去，归其所宗，此治之本体也。帝曰：反治何谓？岐伯曰：热因热用，寒因寒用，塞用塞用，通因通用，必伏其所主，而先其所因，其始则同，其终则异，可使破积。可之今人目盲。

药象气味主治法度

猪苓甘平，除湿，此诸淡渗药大燥亡津液，无湿证勿服。

灯草、通草甘平，通阴窍涩不利，利小水，除水肿癃闭，与琥珀同。

滑石甘寒滑，治前阴窍涩不利，性沉重，能泄气上，令下行，故曰滑则利窍，不可同淡渗诸药用同。

葵菜甘寒滑，能利大便、小便，目病人不可服，诸热病后，服之令人目盲。

苍术甘温，主治与白术同，若除上湿、发汗，功最大；若补中焦除湿，力小于白术。

白芍药酸微寒，补中焦之药，得炙甘草为辅，治腹中疼之圣药也。如夏中热腹疼，少加黄芩，其病立止。若病人春、夏、秋三时腹疼，亦少加黄芩。若恶寒腹疼，只少加肉桂一钱、白芍药三钱、炙甘草一钱半，此三味为治寒腹疼，此仲景神品药也。如深秋腹疼，更加桂二钱。如冬月大寒腹中冷痛，加桂作二钱半，水二盏煎服。

肉桂大辛热，补下焦热火不足，治沉寒之病及自汗，春夏二时为禁药也。

当归辛甘温，能和血补血，用尾破血，身和血。先使温水洗去土，酒制过，或焙或晒干，方可用入药，血病须用。

熟地黄苦寒，酒洒久蒸如乌金，假酒力则微温大补，血衰之人须用之药，善黑髭发，大忌食萝卜。

生地黄苦寒，凉血补血，补肾水真阴不足，此药大寒，宜斟酌用之，多服恐损人胃气。

川芎辛温，补血，治血虚头痛之圣药也。如妊娠妇人，胎动数月，加当归，二味各一钱半或二钱，水煎服之，神验。

橘皮微苦温，能益气，加青皮减半，去气滞，推陈致新。苦补脾胃，不去白；若理胸中，补肺气，去白用红。

厚朴辛温，紫色厚者佳，能除腹胀，若元气虚弱，虽腹胀宜斟酌用之。如寒服不可用多，是大热药中兼用，结者散之神药，误服脱元气，切禁。

柴胡微苦平，除虚劳寒热，解肌热，去早晨潮热，此少阳、厥阴行经之药也。妇人产前、产后，须用之药。善除本经头痛。若本经病，非他药能止也。治心下痞、胸胁疼神药也。

升麻苦平微寒，此足阳明胃、足太阴脾行经药也。若补其脾，非此药为引用，行其本经，不能补此二经。并得葱白、香白芷之类，亦能走手阳明、太阴，非此四经不可用也。能解肌肉间热，此手、足阳明经伤风之的药也。

葛根甘平，治脾胃虚弱而渴，除胃热，善解酒毒，通行足阳明经之药。

枳壳甘寒，治脾胃痞塞，泄肺气。

槟榔辛温，治后重如神，性如铁石之沉重，能坠诸药至于下极。

槐实微苦寒，利胸中气，消膈上疾。

半夏辛苦热，治寒痰及形寒饮冷伤肺而咳，大和胃气，除胃寒进食，治太阴经痰厥头疼，非此药不能除也。

天南星苦平，治形寒饮冷伤肺，风寒痰嗽。

佛耳草酸热，治寒嗽及痰涎，除肺中寒，大升肺气，少用款冬花为之使，过食损目。

草豆蔻大辛热，治风寒客于胃口，善去脾寒及客寒心疼、胃疼，如神。

益智仁大辛热，治脾胃中寒邪，和中益气，治多唾，当于补中药内兼用之，不可多服。

吴茱萸辛苦大热，治寒在咽嗌，噎塞胸膈不利。经言：膈咽不能，食不下，令人口开目瞪，寒邪所膈，气不得上下。此病不已，令人寒中，腹满膜胀。下泄寒气如神，诸药不能代也。

牡丹皮甘寒，治肠胃积血及衄血、吐血，必用之药味也。

羌活苦甘平微温，治肢节疼痛为君，通利诸节如神，手、足太阳风药也。加川芎治足太阳、少阴头痛药也。

独活苦甘平微温，足少阴肾经行经药也，若与细辛同用，治少阴经疼如神。一名独摇草，得风不摇，无风自摇动。

防风辛温，疗风通用，泻肺实如神，散头目中滞气，除上焦风邪之仙药也。误服泻人上焦元气。

藁本大辛温，气力雄壮，此太阳经风药也，治寒邪结郁于本经，治头疼脑痛，大寒犯脑痛，齿亦痛之药。亦治风通用，气力雄壮也。

细辛大辛温，治少阴头疼如神，当少用之，独活为使，为主用药也。

蔓荆子辛温，大轻清，治太阳经头疼、头昏闷，除目暗，散风邪之药也。苦胃气虚之人，不可服，恐生痰疾。

石膏大寒甘辛，治足阳明经中热，发热、恶热、燥热、日晡潮热，自汗，小便涩赤，大渴引饮，身体肌肉壮热，苦头痛之药，白虎汤是也。善治本经头痛。若无已上证，勿多服。多有脾胃虚劳形体病证，初得之时，与此有余证同，医者不识而误与之，不可胜数也。

香白芷大辛温，治手阳明经头疼，中风寒

热，解利之药也。以四味升麻汤加之，通行手、足阳明经也。

黄柏大苦寒，又辛寒，治肾水膀胱不足，诸痿厥脚膝无力。于黄芪汤中少加用之，使两足膝中气力如涌出，痿即去矣。蜜炒为细末，治口疮如神。瘫痪必用之药也。

知母大辛寒，又苦寒，泻足阳明经火热圣药也，大寒益肾水膀胱，用之如神。

桃仁辛甘润，治大便血结、血秘、血燥，通润大便。七宣丸中用专治血结，破血。

郁李仁甘润，治大便气结燥涩滞不通。七圣丸中用专治气燥。

大麻子仁辛甘润，治风燥大便不通。

皂角子仁辛燥润，其性得湿则滑，亦治风在肠中，为燥结不通。

杏仁甘润、辛润，除肺中燥，治气燥在胸膈。

白豆蔻仁大辛温，荡散肺中滞气。

缩砂仁辛温，治脾胃气结滞不散。

木香辛苦温，除肺中滞气，若疗中下焦气结滞，须用槟榔为使。

麦门冬微苦寒，治肺中伏火，脉气欲绝，加五味子、人参，三味同煎服，为之生脉散，补肺中元气不足须用之药。

黑附子大辛热，其性走而不守，亦能除胃中寒甚。以白术为佐，谓之术附汤，除寒湿之圣药也。温药中少加之，通行诸经，引用药也。治经闭。

川乌大辛热，疗风痹、血痹、寒痹，半身不遂，行经药也。

玄参微苦寒，治足少阴肾经之君药也，治本经须用。

山栀子微苦寒，治心烦懊侬，欲眠而不得眠，心神颠倒欲绝，血滞小便不利。

威灵仙苦温，主诸风湿冷，宣通五脏，去腹内痼滞，腰膝冷痛。

天麻甘平，治风痰眩运头痛。

薄荷叶辛苦，疗贼风、伤寒，发汗，主清利头目，破血利关节，治中风失音，小儿风痰，新病差人不可服之，令虚汗不止。

秦艽苦辛微温，疗风湿痹，寒热邪气，下

利小水，治五种黄病，解酒毒。

黍粘子辛平，主明目，补中除风，出痈疽疮头，治咽膈不利。

桔梗辛苦微温，治咽喉痛，利肺气。

麻黄苦微温　若去节，发太阳、少阴经汗；不去节，止太阳、少阴经汗。

荆芥穗辛温，清利头目。

干姜大辛热，治沉寒痼冷，肾中无阳，脉气欲绝，黑附子为使，多用水同煎二物，姜附汤是也。亦治中焦有寒。

蜀椒辛温大热　主咳逆上气，散风邪，温中，明目，下乳汁。

茴香辛平，主诸瘘，霍乱，治脚气，补命门不足，并肾劳疝气，止膀胱及阴痛，开胃下食，助阳道，理小肠气。

丁香辛温，温脾胃，止霍乱，消疰癖气胀、反胃、腹内冷痛。

红花辛温，主产后血运口噤，腹内恶血。

藿香甘微温，助脾胃，治呕吐，疗风水毒肿，去恶气，霍乱心痛。

干生姜辛大温，主伤寒头痛，鼻塞上气，止呕吐，治痰嗽，与生者并相同。与半夏等分，主治心下急痛。

良姜辛大热，主暴冷，胃中冷逆，霍乱腹痛，解酒毒。

玄胡索辛温，主破血，止少腹痛，产后诸疾，妇人月事不调。

青皮辛温，主胸膈气滞，下食破积。

蓬莪茂苦辛温，除积聚。

当归甘辛温，主癥癖，破恶血，妇人产后恶物上冲，去诸疮疡，疗金疮恶血，温中润燥止痛。

阿胶甘平微温，主心腹痛，内崩，补虚安胎，坚筋骨，和血脉，益气止痢。

诃黎勒苦温，主心腹胀满，不下饮食，消痰下气，通利津液，破胸膈结气，治久痢，疗肠风泻血。

生甘草甘微寒，补脾胃不足，能大泻心火，须用之。

乌梅酸温，主下气，除热烦满，安心调中，治痢止渴，以盐为白梅，亦入除痰药中用。

桑白皮甘寒，主伤中，五劳六极，羸瘦，补虚益气。

枳实苦微寒，除寒热，破结实，消痰癖，治心下痞，逆气胁痛。

犀角苦酸微寒，主伤寒温病头病，解大热，散风毒，安心神，止烦闷，镇肝消痰明目，治中风失音，小儿麸豆，风热惊痫。

京三棱苦平，主老癖痛，癥瘕结块，妇人血脉不调，心腹刺痛，破瘀血，消气胀。

木通甘平，主小便不利，导小肠中热。

茵陈蒿苦平微寒，治风湿热邪结于内。

地榆苦甘酸微寒，治月经不止。小儿疳痢，疗诸疮，止脓血，《衍义》云性沉寒，入下焦，治血热痢疾。

香豉苦寒，主伤寒头痛、寒热，脾气烦躁满闷。

连翘苦寒，治寒热、鼠瘘、瘰疬、痈疽，诸恶疮肿瘤，结热虫毒，去白虫，主通利五淋，除心脏客热，排脓止痛。

地骨皮苦寒，根大寒，子微寒，治表有风热实邪，自汗。

牡蛎酸平微寒，主伤寒寒热，温疟，女子带下赤白，止汗，止心痛气结，涩大小肠，治心胁痞。

七方 大、小、缓、急、奇、偶、复

大，君一臣三佐九制之大也。又云：远而奇偶，制其大服也，大则数少，少则二之肾肝位远，服汤散，不厌频而多。

小，君一臣二制之小也。又云：近而奇偶，制其小服也，小则数多，多则九之心肺位近，服汤散，不恶频而多。

缓，补上治上，制以缓，缓则气味薄。又云：治主以缓，缓则治其本。

急，补下治下，制以急，急则气味厚。又云：治客以急，急则治其标。

奇，君一臣二奇之制也。又云：君二臣三奇之制也，阳数奇。

偶，君二臣四偶之制也。又云：君二臣六偶之制也，阴数偶。

复，奇之不去则偶之，是为重方也。

七方乃互为体用。

十剂 宣、通、补、泄、轻、重、滑、涩、燥、湿

宣，可以去壅，姜、橘之属是也。通，可以去滞，木通、防己之属是也。补，可以去弱，人参、羊肉之属是也。泄，可以去闭葶苈、大黄之属是也。轻，可以去实，麻黄、葛根之属是也。重，可以去怯，磁石、铁浆之属是也。滑，可以去着，冬葵子、榆白皮之属是也。涩，可以去脱，牡蛎、龙骨之属是也。燥，可以去湿，桑白皮、赤小豆之属是也。湿，可以去枯，白石英、紫石英之属是也。

只如此体皆有所属，所用药者，审而详之，则靡所失矣。陶隐居云：药有宣、通、补、泄、轻、重、滑、涩、燥、湿。此十种详之，惟寒、热二种何独见遗，如：寒，可以去热，大黄、朴硝之属是也。热，可以去寒，附子、官桂之属是也。今特补此二种，以尽厥旨。

察病轻重

凡欲疗病，先察其源，先候病机。五脏本虚，六腑未竭，血脉未乱，精神未散，服药必活；若病已成，可得半愈；病势已过，命将难全。自非明医，听声察色，至于诊脉，孰能知未病之病乎！

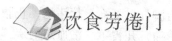 饮食劳倦门

饮食所伤论

《阴阳应象论》云：水谷之寒热，感则害人六腑。《痹论》云：阴气者，静则神藏，躁则消亡，饮食自倍，肠胃乃伤。此乃混言之也。分之为二，饮也、食也。饮者水也，无形之气也。因而大饮则气逆，形寒饮冷则伤肺，病则为喘咳、为肿满、为水泻，轻则当发汗、利小便，使上下分消其湿，解酲汤、五苓散，生姜、半夏、枳实、白术之类是也；如重而畜积为满者，芫花、大戟、甘遂、牵牛之属利下之，此其治也。食者物也，有形之血也，如《生气通天论》云：因饱而食，筋脉横解，肠澼为痔，或呕吐，或痞满，或下利肠澼，当分寒热轻重而治之。轻则内消，重则除下。如伤寒物者，半夏、神曲、干姜、三棱、广术、巴豆之类主之；如伤热物者，枳实、白术、青皮、陈皮、麦蘖、黄连、大黄之类主之；亦有宜吐者，《阴阳应象论》云，在上者，因而越之，瓜蒂散主之。然而不可过剂，过剂则反伤肠胃。盖先因饮食自伤，又加之以药过，故肠胃复伤，而气不能化，食愈难消矣。渐至羸困。故《五常政大论》云：大毒治病十去其六，小毒治病十去其七，凡毒治病不可过之，此圣人之深戒也。

劳倦所伤论

《调经篇》云：阴虚生内热。岐伯云：有所劳倦，形气衰少，谷气不盛，上焦不行，下脘不通，而胃气热，热气薰胸中，故内热。《举痛论》云：劳则气耗。劳则喘且汗出，内外皆越，故气耗矣。夫喜怒不节，起居不时，有所劳倦，皆损其气，气衰则火旺，火旺则乘其脾土；脾主四肢，故困倦无气以动，懒于语言，动作喘乏，表热自汗，心烦不安。当病之时，宜安心静坐，以养其气；以甘寒泻其火热，以酸味收其散气，以甘温补其中气。经言：劳者温之，损者温之者是也。《金匮要略》云，平人脉大为劳，脉极虚亦为劳者矣。夫劳之为病，其脉浮大，手足烦热，春夏剧，秋冬差脉大者热邪也，极虚者气损也。春夏剧者，时助邪也；秋冬差者，时胜邪也。以黄芪建中汤治之，此亦温之之意也。夫上古圣人，饮食有节，起居有常，不妄作劳，形与神俱，百岁乃去，此谓治未病也。今时之人，去圣人久远，则不然，饮食失节，起居失宜，妄作劳役，形气俱伤，故病而后药之，是治其已病也。推其百病之源，皆因饮食劳倦，而胃气、元气散解，不能滋荣百脉，灌溉脏腑，卫护周身之所致也。故苍天之气贵清静，阳气恶烦劳。噫！饮食喜怒之间，寒暑起居之时，可不慎欤！

调中益气汤 治因饥饱劳役，损伤脾胃，元气不足，其脉弦或洪缓而沉，按之无力，中之下时得一涩，其证身体沉重，四肢倦懒，百节烦疼，胸满短气，膈咽不通，心烦不安，耳

鸣耳聋，目有瘀肉，热壅如火，视物昏花，口中沃沫，饮食失味，怠惰嗜卧，忽肥忽瘦，溺色变或清利而数，或上饮下便，或夏月飧泄，腹中虚痛，不思饮食。

黄芪一钱　人参去芦，半钱　炙甘草半钱　陈皮二分　五味子七个　芍药三分　白术三分　当归五分　升麻二分　柴胡二分

《内经》云，劳则气耗，热则伤气，以黄芪、甘草之甘泻其热邪为主，以白芍药、五味子之酸能收耗散之气；又经云，劳者温之，损者温之，以人参甘温补气不足，当归辛温补血不足为臣；以白术、陈皮苦甘温除胃中客热，以养胃气为佐；升麻、柴胡苦平，味之薄者，阴中之阳，为脾胃之气下溜，上气不足，故从阴引阳以补之，又行阳明、少阳二经为使也。

上件㕮咀，作一服，水二盏，煎至一盏，去滓，温，食前服，所谓病在四肢血脉，空腹而在旦者也。如时显躁热，是下元阴火蒸蒸然发也，加生地黄二分；如无变证勿加，下皆仿此。

如大便虚坐不得，或大便了而不了，腹中常逼迫，皆血虚、血涩也。

如咳嗽，加五味子一十粒；腹中气不转运者，更加陈皮三分、木香二分；身体沉重，虽小便数多，加茯苓二钱、苍术一钱、泽泻半钱、黄柏三分，是从权而去湿也，不可常用。兼足太阴已病，其脉亦终于心中，故湿热相合而生烦乱也。

如胃气不和，加汤洗姜制半夏五分。痰厥头疼，非半夏不能除，亦宜加之。此足太阴脾经之邪所作也。

如夏月，须加白芍药三分，以补肺气不足。

如春、夏腹疼，尤宜加芍药；恶热燥渴而腹疼者，更加白芍药半钱、生黄芩二分；恶寒腹疼，加中桂二钱，全去黄芩，谓之桂枝芍药汤。

如冬月腹疼，不可用芍药，以太寒故也；只加干姜二分，或加半夏四分姜制。

如秋、冬胃脉四道，为冲脉所逆，并胁下少阳脉二道而反上行，病名曰厥逆，其证气上行而喘促，息有音而不得卧，用吴茱萸半钱或一钱，汤洗去苦，观厥气多少而用之。此病随四时为寒温凉热。如夏月有此证，为大热也，宜以下三味为丸治之：

黄连酒拌湿，焙干　黄柏酒制　知母酒制

上件为细末，熟水为丸，如梧子大，每服一百丸，空心，多饮热汤送下，不令胃中停蓄，恐犯胃气。服毕少时，便以美膳压之，使速至下元，以泻冲脉之邪也。

大体治饮食劳倦所得之病，乃七损证也，宜以温平甘多辛少之药治之。《内经》云，劳者温之，损者温之，是其常治也。如四时见寒热病，或酒过多，或食辛热之物而作病，或居大寒大热处而益其病，或食冰水大寒物而作病，皆当临时制宜，加大寒、大热之药，以权治之，不可以为得效而常用。盖为形气不足，随其助而便发也。故《黄帝针经》有云：从下上者引而去之，上气不足推而扬之。上气者，心肺也，上焦元气也。阳病有阴，宜从阴引阳也。故以入肾肝下焦之药，引入甘多辛少之味，升发阳气而得上行，以补心肺上焦元气，使饮食入胃，脾精之气自然上行阳道，输精于皮毛、经络。欲使真气上行，先实其心肺，又从而去邪于腠理、皮毛。故《经》云：视前痛者，常先取之，以缪刺泻营气之壅；其经络而痛者，为血凝而不流，故先去之，而后治其他病也。

宽中进食丸　草豆蔻仁五钱　缩砂仁一钱半　半夏曲七钱　麦蘖曲炒黄，一两　枳实四钱，麸炒　神曲炒黄，五钱　炙甘草一钱半　干生姜一钱　陈皮三钱　木香半钱　白术二钱　白茯苓二钱　猪苓去黑皮，一钱　泽泻二钱　人参一钱　青皮一钱

上件为末，汤浸蒸饼为丸，如梧桐子大，每服三十丸，温水送下，食前。

和中丸　补胃进食。

干姜二钱　干生木瓜三钱　炙甘草二钱　陈皮四钱　人参二钱　白术三钱　益智仁二钱

上件为末，用汤浸饮饼，丸如梧桐子大，每服三五十丸，温水食前下。

论酒客病并治法

论酒大热有毒，气味俱阳，乃无形之物也。若伤之，则止当发散，汗出即愈矣，此最妙法

也。其次莫如利小便。二者乃上下分消其湿，何酒病之有！今之酒病者，往往服酒癥丸大热之药下之，又用牵牛、大黄下之，是无形元气受病，反下有形阴血，乖误甚矣。酒性大热，已伤元气，而复重泻之，况亦损肾水真阴，及有形阴血俱为不足。如此则阴血愈虚，真水愈弱，阳毒之热大旺，反增其阴火，是谓元气消亡，其神何依，折人长命；虽不然，则虚损之病成矣。《金匮要略》云：酒疸下之，久久为黑疸，慎不可犯此，诚不若令上下分消其湿，当以葛花解醒汤主之。

葛花解醒汤 白豆蔻半两 砂仁半两 干生姜二钱 葛花半两 白茯苓一钱半 木香半钱 陈皮去白，一钱半 青皮去白，三钱 猪苓去黑皮，一钱半 人参去芦，一钱半 白术二钱 泽泻二钱 神曲炒黄，二钱

上为极细末，秤，和匀，每服二钱匕，白汤调下，但得微汗，酒病去矣。此盖不得已而用，岂可恃赖，日月饮酒。此方气味辛辣，偶因酒病服之，则不能损元气，何者敌酒病故也。勿频服之，损人天年。

半夏枳术丸 治伤冷物，心腹痞满，呕哕不止。

半夏一两，汤洗七次 枳实麸炒，一两 干生姜一两 白术二两

上件为末，荷叶烧饭为丸，如梧桐子大，每服五十丸，温水下，食后。

木香枳术丸 破寒滞气，消寒饮食，开胃进食。

木香一两半 枳实一两 白术二两 干姜三钱 陈皮一两 炒曲一钱 人参三钱

上为末，荷叶烧饭为丸，如梧子大，每服五十丸，温水送下，食前。

三棱消积丸 治伤生冷硬物，不能消化，心腹满闷不快。

京三棱炮 广莪炮，各七钱 青皮五两 陈皮五钱 丁皮 益智各三钱 炒曲七钱 巴豆和皮，米炒黑焦，去米，三钱

上件为末，醋糊丸，每服十五至二十丸，温姜汤食前下，量虚实加减。如大便利，止后服。《内外伤辨》用茴香五钱。

橘皮枳术丸 治老幼元气虚弱，饮食不消，脏腑不调，心下痞满不快。

陈皮二两 枳实麸炒，一两 白术一两

上件为末，荷叶烧饭为丸，每服五十丸，食后温水下。

木香槟榔丸 消食破滞气。

木香 槟榔各三钱 青皮 陈皮各五钱 麦蘖面 枳实各七钱 白术五钱 厚朴五钱

上件为末，汤浸蒸饼为丸，如梧子大，每服五七十丸，温水食后下。

枳实导滞丸 治伤湿热之物，不得施化，而作痞病，闷乱不安。

枳实炒，去穰，五钱 黄芩 黄连去须，各五钱 茯苓去皮 泽泻各二钱 白术 炒曲各五钱 大黄一两

上件为末，汤浸蒸蘖饼为丸，如梧子大，每服五十丸至七八十丸，食远，温水送下，量虚实加减，更衣止后服。

若有宿食而烦者，仲景以栀子大黄汤主之。气口三盛，则食伤太阴，填塞闷乱，极则心胃大疼，兀兀欲吐，得吐则已，俗呼食迷风是也。经云，上部有脉，下部无脉，其人当吐，不吐者死，宜瓜蒂散之类吐之。经云，其高者，因而越之，此之谓也。

瓜蒂散 瓜蒂三钱 赤小豆三钱

上为末，每服一钱匕，温水半小盏调下，以吐为度。如食伤之太重者，备急丸主之，皆急剂也。经云，其下者，引而竭之，此之谓也，一名独行丸。

东垣老人解云：盛食填塞于胸中，为之窒塞，两寸脉当主事，反两尺脉不见，其理安在？胸中有食，故以吐出之。食者物之形，物者坤土也，是足太阴之号也。胸中者肺也，为物所填。肺者，手太阴金也。金主杀伐也，与坤土俱在于上，而王于天。金能克木，故肝木生发之气伏于地下，此谓之木郁也。吐去上焦阴土之物，木得舒畅，则郁结去矣。食塞于上，脉绝于下，若不明天地之道，无由达此至理。水火者，阴阳之征兆，天地之别名也。故曰独阳不生，独阴不长。天地之用在于地下，则万物生长矣；地之用在于天，则万物收藏矣。此乃

天地交而万物通也。此天地相根之道也，故阳火之根本于地下，阴水之源本于天上。故曰水出高源。故人五脏主有形之物，物者阴也，阴水也。右三部脉主之，偏见于寸口，食塞其上，是绝五脏之源，源绝则水不流，两尺竭绝，此其理也。

交泰丸　升阳气，泻阴火，调荣气，进饮食，助精神，宽腹中，除怠惰嗜卧，四肢不收，沉困懒倦。

知母四钱，半炒、半酒制，春夏用，秋冬去之　黄连去须，七钱，秋冬减一钱半　厚朴去皮，炒，三钱，秋冬加七钱　小椒炒去汗并间目子枝，一钱半　川乌头炒，去皮，四钱半　吴茱萸汤洗七次，五钱　巴豆霜五分　苦楝酒煮，三钱　人参去芦，一钱　砂仁三钱　柴胡一钱半　肉桂去皮，一钱　白

茯苓去皮，三钱　皂角水洗，煨去皮弦子，六钱　紫菀去苗，六钱　干姜炮制，三分　白术一钱半

上件，除巴豆霜另研，余药同为细末，炼蜜为丸，如梧桐子大，每服三五十丸，温水送下，食前。

内伤宜禁

内伤者，戊火已衰，不能制物，寒药太多固非所宜，加以温剂似为当矣。然有热物伤者，当从权以寒药治之，随时之宜，不可不知也。凡小儿内伤，尤不用快利食药及牵牛泻水之药。盖内中多有出癍疹者，癍疹者火之属，大禁利小便损津液。津液损则血不生，疮家亦然，戒之，戒之。

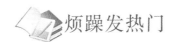

烦躁发热论

《黄帝针经·五乱篇》云：气乱于心则烦，心密嘿俛首静伏云云。气在于心者，取手少阴心主之。咳嗽烦冤者，是肾气之逆也。烦冤者，取足少阴。又云：烦冤者，取足太阴。仲景分之为二：烦也，躁也。盖火入于肺为烦，入于肾为躁。躁烦俱在于上。肾子通于肺母，大抵烦躁者，皆心火为之。心者，君火也。火旺则金铄水亏，惟火独存，故肺肾合而为烦躁焉。又脾经络于心中，心经起于脾中，二经相接，由热生烦。夫烦者，扰扰心乱，兀兀欲吐，怔忡不安；躁者，无时而热，冷汗自出，少时则止。经言：阴躁者是也。仲景以栀子色赤而味苦入心，而治烦；以盐豉色黑而味咸，入肾而治躁，名栀子盐豉汤，乃神品之药也。若有宿食而烦者，栀子大黄汤主之。又有虚热、实热、火郁而热者，如不能食而热，自汗气短者虚也，以甘寒之剂泻热补气。经言：治热以寒，温而行之也。如能食而热，口舌干燥，大便难者，以辛苦大寒之剂下之，泻热补水。经云：阳盛阴虚，下之则愈。如阴覆其阳，火热不得伸宜汗之。经云：体若燔炭，汗出而散者是也。凡治热者，当细分之，不可概论。

朱砂安神丸　治心中烦乱，怔忡，兀兀欲吐，胸中气乱而热，有如懊憹之状，皆膈上血中伏火蒸蒸而不安，宜用权衡法，以镇阴火之浮行，以养上焦元气。

朱砂五钱，另研，水飞，阴干，秤　黄连去须，拣净，酒制，秤，六钱　炙甘草五钱五分　生地黄二钱五分　当归去芦，二钱五分

《内经》云：热淫所胜，治以甘寒，以苦泻之，以黄连之苦寒，去心烦，除湿热为君；以甘草、生地黄之甘寒，泻火补气，滋生阴血为臣；以当归补血不足，朱砂纳浮溜之火而安神明也。

上四味为细末，另研朱砂，水飞如尘，阴干为衣，汤浸蒸饼为丸，如黍米大，每服十五丸，津唾咽下，食后。

黄连安神丸　治心烦懊憹，反覆心乱，怔忡，上热，胸中气乱，心下痞闷，食入反出。

朱砂四钱　黄连五钱　生甘草二钱半

上为细末，汤浸蒸饼丸如黍米大，每服一十丸，食后，时时津唾咽下。《内经》云：心肺位近，故近而奇偶，制其小服，此缓治之理也。

当归补血汤　治肌热，燥热，目赤面红，

烦渴引饮，昼夜不息，其脉浮大而虚，重按全无，《通评虚实论》云：脉虚血虚，脉实血实。又云：血虚发热，证象白虎，唯脉不长实为辨也。苦误服白虎汤必死。此病得之饥困劳役。

黄芪一两　当归二钱，酒制

上㕮咀，都作一服，水二盏，煎至一盏，去滓，稍热服之，空心食前。

柴胡升麻汤　治男子、妇人四肢发困热，筋骨热，表热，如火燎于肌肤，扪之烙人手。夫四肢者，属脾；脾者，土也。热伏地中，此病多因血虚而得之也。又有胃虚过食冷物，郁遏阳气于脾土之中，并宜服之。

羌活　升麻　葛根　白芍药　人参　独活已上各五钱　柴胡三钱　甘草炙，三钱　防风二钱半　生甘草二钱

上件㕮咀，如麻豆大，每服五钱，水三盏，煎至一盏，去滓，温服，忌寒冷之物。

火郁汤　治五心烦热，是火郁于地中。四肢者，脾土也。心火下陷于土之中，郁而不得伸。故《经》云：郁则发之。

升麻　柴胡　葛根　白芍药已上各一两　防风　甘草已上各五钱

上㕮咀，每服五钱，水二大盏，入连须葱白三寸，煎至一盏，去滓，稍热，不拘时服。

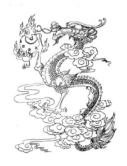

卷　二

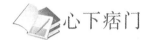

心下痞门

心下痞论

《五常政大论》云：士平曰备化，备化之纪，其养肉，其病痞，阴所至为积饮痞隔。夫痞者，心下满而不痛者是也。太阴者，湿土也。主壅塞，乃土来心下为痞满也。伤寒下之太早亦为痞，乃因寒伤其荣。荣者，血也。心主血，邪入于本故为心下痞。仲景立泻心汤数方，皆用黄连以泻心下之土邪，其效如响应桴。故《活人书》云：审知是痞，先用桔梗枳壳汤，非用此专治痞也。盖因见错下必成痞证，是邪气将陷，而欲过胸中，故先用以截散其邪气，使不至于痞。先之一字，预用之意也。苦已成痞而用之，则失之晚矣。不惟不能消痞，而反伤胸中至高之正气，则当以仲景痞药治之。经云：察其邪气所在而调之，正谓此也，非止伤寒如此。至于酒积杂病下之太过，亦作痞满。盖下多则亡阴，亡阴者，谓脾胃水谷之阴亡也。故胸中之气，因虚而下陷于心之分野，故致心下痞。宜升胃气，以血药治之。若全用气药导之，则其痞益甚，甚而复下，气愈下降，必变为中满、鼓胀，皆非其治也。又有虚实之殊，如实痞，大便秘，厚朴、枳实主之；虚痞，大便利者，芍药、陈皮治之。如饮食所伤而为痞满者，常内消导。其胸中窒塞上逆，兀兀欲吐者，则宜吐之，所谓在上者，因而越之也。凡治痞者，宜详审焉。

大消痞丸　治一切心下痞闷及积，年久不愈者。

黄连去须，炒，六钱　黄芩六钱　姜黄　白术各一两　人参二钱　炙甘草一钱　缩砂仁一钱　枳实麸炒黄色，五钱　半夏汤泡，四钱　干生姜一钱　橘皮二钱　炒曲一钱　一方泽泻二钱　厚朴三钱　猪苓一钱半

上件为细末，汤浸蒸饼为丸，如桐子大，每服五十丸至七十丸，白汤食后下。

枳实消痞丸　治心下虚痞，恶食懒倦，开胃进食。

枳实　黄连各五钱　干生姜一钱　半夏曲三钱　厚朴炙，四钱　人参三钱　炙甘草二钱　白术二钱　白茯苓二钱　麦蘖面二钱

上件为细末，汤浸蒸饼为丸，如桐子大，每服三十丸，温水送下，不拘时候，量虚实加减。

黄连消痞丸　治心下痞满，壅滞不散，烦热喘促不安。

黄连去须炒，一两　枳实炒，七钱　橘皮五钱　干生姜二钱　半夏九钱　黄芩炒黄色，二两　茯苓三钱　白术三钱　炙甘草三钱　姜黄一钱　泽泻一钱　猪苓去皮，半两

上件为细末，汤浸蒸饼为丸，如桐子大，每服五十丸，温水送下，食远。

木香化滞汤　治因忧气结中脘，腹皮里彻痛，心下痞满，不思饮食，食之不散，常常痞气。

柴胡四钱　橘皮三钱　甘草炙，三钱　半夏一两　生姜二钱　当归尾二钱　草豆蔻仁五钱　益智三钱　红花半钱　枳实麸皮炒，二钱

上件㕮咀，如麻豆大，每服五钱，水二盏煎至一盏，去滓，大温服，食远，忌酒湿面。

人参顺气饮子 治心下痞，胸中不利。

苦葶苈酒浸炒 人参各三钱 甘草炙 羌活 柴胡 独活各三钱 黄芩三钱，半炒，半酒制 缩砂仁 白豆蔻仁 茵陈酒制炒，各一钱 干葛一钱 青皮 石膏 厚朴炒 半夏洗，各半钱 当归七分

上件同为细末，汤浸蒸饼为丸，和匀，筛子内擦如米大，每服一二钱，临卧少用白汤送下。

小黄丸 化痰止涎，除湿和胃，治胸中不利。

黄芩一两 干姜一钱半 白术五钱 半夏五钱，汤洗，姜制 泽泻二钱 黄芪三钱 陈皮去白，三钱 青皮三钱，去白

上为细末，汤浸蒸饼为丸，如绿豆大，每服三十至五十丸，温水送下，食远。

黄芩利膈丸 除胸中热，利膈上痰。

生黄芩 炒黄芩各一两 南星三钱 半夏半两 黄连五钱 枳壳三钱 白术二钱 陈皮三钱 泽泻五钱 白矾半钱

上件为细末，汤浸蒸饼为丸，如桐子大，每服三十丸至五十丸，温水送下，食远，忌酒湿面。

通气防风汤 清利头目，宽快胸膈。夫胸中若不利者，悉出于表。

黄芪三钱 甘草炙，四钱 人参五钱 葛根一钱半 防风一钱 蔓荆子半钱

上件㕮咀，如麻豆大，分作二服，每服水一盏半，煎至一盏，去滓，临卧温服，以夹衣服覆面目，勿语，须臾汗出为效，必至服药三四日少语，如服药毕，亦少语言一日，极效。

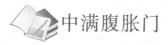

中满腹胀门

中满腹胀论

《六元政纪大论》云，太阴所至为中满云云，太阴所至为畜满云云，诸湿肿满皆属脾土。论云脾乃阴中之太阴，同湿土之化，脾湿有余，腹满食不化。天为阳、为热，主运化也；地为阴、为湿，主长养也。无阳则阴不能生化，故云脏寒生满病。《调经篇》云：因饮食劳倦，损伤脾胃，始受热中，末传寒中，皆由脾胃之气虚弱，不能运化精微，而致水谷聚而不散，而成胀满。经云：腹满䐜胀，支膈胠胁，下厥上冒，过在太阴、阳明，乃寒湿郁遏也。《脉经》所谓胃中寒则胀满者是也。《针经》三卷杂病第八。腹满，大便不利，上走胸溢咽，息喝喝然，取足少阴。又云：胀取三阳。三阳者，足太阳寒水为胀，与《通评虚实论》说，腹暴满，按之不下，取太阳经络胃之募也正同。取者，泻也。经云，经满者，泻之于内者是也。宜以辛热散之，以苦泻之，淡渗利之，使上下分消其湿。正如开鬼门，洁净府，温衣缪刺其处，是先泻其血络，后调其真经，气血平，阳布神清，此治之正也。或曰：诸腹胀大，皆属于热者，何也？此乃病机总辞，假令外伤风寒有余之邪，自表传里，寒变为热，而作胃实腹满，仲景以大承气汤治之；亦有膏粱之人，湿热郁于内而成胀满者，此热胀之谓也。大抵寒胀多而热胀少，治之者宜详辨治。

中满分消丸 治中满热胀，鼓胀气胀。

黄芩刮黄色，锉炒，半两或一两，一方夏用一两 黄连去须，拣净，锉炒，一两 姜黄 白术 人参 甘草 猪苓去皮，各一两 茯苓去皮 缩砂仁各三钱 枳实炒黄色，五钱 半夏洗七次，五钱 厚朴姜制，一两 干生姜 知母锉炒，各四钱 泽泻三钱 陈皮三钱

上件除茯苓、泽泻、生姜各另为末外，共为细末，调和，白汤浸蒸饼为丸，如桐子大，每服一百丸，焙热，以熟白汤下，食远服，量病大小加减。

中满分消汤 治中满寒胀，寒疝大小便不通，阴躁足不收，四肢厥逆，食入反出，下虚中满，腹中寒，心下痞，下焦躁寒，沉厥，奔豚不收。

黄芪五分 黄柏二分 草豆蔻 吴茱萸 厚

朴各五分　木香二分　益智三分　半夏三分　人参　柴胡各二分　茯苓三分　泽泻　黄连各二分　麻黄不去节，二分　荜澄茄二分　川乌头　当归各二分　青皮二分　生姜二钱　干姜二分　升麻三分

上件锉，如麻豆大，旋秤，都作一服，水二盏，煎至一盏，去滓，稍热服，食前，大忌房劳饮酒，湿面冷物。

广茂溃坚汤　治中满腹胀，内有积块，坚硬如石，其形如杯大，令人坐卧不能，大小便涩滞，止喘气促，面色痿黄，通身虚肿。

厚朴姜制　当归尾　草豆蔻仁煨　黄芩去皮　益智仁各半钱　黄连　生甘草　广茂煨　柴胡去芦　曲炒　泽泻各三分　升麻　吴茱萸汤泡　青皮去穰　陈皮各二分　红花一分　半夏七分。如虚渴，加葛根二分

上件㕮咀，如麻豆大，都作一服，水二盏，先浸药少时，煎至一盏，去滓，稍热服，忌酒湿面，二服之后，中满减半，止有积块未五积未溃，再服半夏厚朴汤。

半夏厚朴汤

厚朴八分　半夏一钱　吴茱萸一分　肉桂三分　桃仁七个　红花半分　苏木半分　京三棱四分　草豆蔻　苍术　白茯各三分　泽泻三分　猪苓四分　干生姜一分　升麻四分　柴胡三分　木香二分　青皮二分　橘皮三分　生黄芩三分　黄连一分　生甘草三分　昆布少许　炒曲六分　当归尾四分。如渴，加葛根三分

上件锉，如麻豆大，旋秤，都作一服，水先拌药，次用水三盏，煎至一盏，去渣，稍热服之，忌如前。服此药二服之后，前证又减一半，却于前药中加减服之。

木香化滞散　破滞气，治心腹满闷。

白豆蔻　橘皮　桔梗　大腹子　白茯苓去皮，各半钱　缩砂仁　人参　青皮　槟榔　木香　姜黄各二钱　白术二钱　炙甘草四分　白檀五分　藿香五分

上件为细末，每服三钱，水一盏半，煎至一盏，稍热服，沸汤点服亦得，食前，忌生冷硬物。

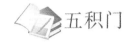 五积门

五积论

《黄帝针经·百病始生第二》云：其成积者，盖厥气生足悗，悗生胫寒，胫寒则血脉凝涩，凝涩则寒气上入于肠胃，入于肠胃则䐜胀，䐜胀则肠外之汁沫迫聚不得散，日以成积。卒然多饮食，则肠满，起居不节，用力过度，则脉络伤，阳络伤则血外溢，血外溢则衄血；阴络伤则血内溢，血内溢则后血；肠胃之络伤，则血溢于肠外，有寒汁沫与血相搏，则并和凝聚不得散而成积矣。或外中于寒，内伤于忧怒，则气上逆，气上逆则六输不通，温气不行，凝血蕴裹不散，津液凝涩，著而不去，而成积矣。又曰：生于阴者，盖忧思伤心；重寒伤肺；忿怒伤肝；醉以入房，汗出当风伤脾；用力过度，若入房汗出浴，则伤肾。此内外三部之所生病者也。故《难经》中说，五积各有其名，如肝之积名曰肥气，在左胁下，如覆杯，脐左有动气，按之牢，若痛者是也，无者非也。余积皆然。治之当察其所痛，以知其应，有余不足，可补则补，可泻则泻，无逆天时，详脏腑之高下，如寒者热之，结者散之，客者除之，留者行之，坚者削之，消之、按之、摩之，咸以软之，苦以泻之，全其气药补之，随其所利而行之，节饮食，慎起居，和其中外，可使毕已。不然遽以大毒之剂攻之，积不能除，反伤正气，终难治也。医者不可不慎。

肝之积肥气丸　治积在左胁下，如覆杯，有头足，久不愈，令人发咳逆痎疟，连岁不已。

厚朴半两　黄连七钱　柴胡二两　椒炒去汗，四钱　巴豆霜五分　川乌头切，去皮，一钱二分　干姜炮，半钱　皂角去皮弦子，煨，一钱半　白茯苓去皮，一钱半　广茂炮，二钱半　人参去芦，二钱半　甘草炙，三钱　昆布二钱半

上件，除茯苓、皂角、巴豆霜外，为极细末，另碾茯苓、皂角为细末，和匀，另碾巴豆霜，旋旋入末，和匀，炼蜜为丸，如桐子大，

初服二丸，一日加一丸，二日加二丸，渐渐加至大便微溏，再从两丸加服，周而复始，积减大半勿服。

在后积药，依此法服。此春夏药，秋冬另有加减法，在各条下。秋冬加厚朴半两，通草一两，减黄连一钱半。若治风痫，于一料中加人参、茯神、菖蒲各三钱，黄连只依春夏用七钱，虽秋冬不减，淡醋汤送下，空心。

心之积伏梁丸 起脐上，大如臂，上至心下，久不愈，令人烦心。

黄连去须，一两半 厚朴去皮，姜制，半两 人参去芦，五分 黄芩刮黄色，三钱 桂去皮，一钱 干姜炮，半钱 巴豆霜五分 川乌头炮，制去皮，半钱 红豆二分 菖蒲半钱 茯神去皮木，一钱 丹参炒，一钱

上件，除巴豆霜外，为细末，另研巴豆霜，旋旋入末，炼蜜为丸，如桐子大，初服二丸，一日加一丸，二日加二丸，渐加至大便溏，再从两丸加服，淡黄连汤送下，食远，周而复始，积减大半勿服，秋冬加厚朴半两，通前秤一两，减黄连半两，即用一两，黄芩全不用。

脾之积痞气丸 在胃脘，覆大如盘，久不愈，令人四肢不收，发黄疸，饮食不为饥肤。

厚朴去皮，四钱半 黄连去须，八钱 吴茱萸洗，三钱 黄芩二钱 白茯苓去皮，一钱，另为末 泽泻一钱，另为末 川乌头炮，制去皮，半钱 人参去芦，一钱 茵陈酒制，炒，一钱半 巴豆霜四分 干姜炮，一钱半 白术二钱 缩砂仁去皮，一钱半 桂去皮，四分 川椒炒，半钱

上件，除巴豆霜另研，茯苓另为末旋入外，同为细末，炼蜜为丸，如桐子大，初服二丸，一日加一丸，二日加二丸，渐加至大便溏，再从二丸加服，淡甘草汤送下，食前，周而复始，积减大半勿服，秋冬加厚朴五钱半，通草一两，减黄连一钱，减黄芩一钱，黄疸并积大能退，一料中加巴豆霜一分、附子炮一钱、砒石少许。

肺之积息贲丸 治右胁下覆大如杯，久不已，令人洒淅寒热，喘咳发肺壅。

厚朴姜制，八钱 黄连去头炒，一两三钱 干姜炮，一钱半 桂去皮，一钱 巴豆霜四分 白茯苓去皮，一钱半，另末 川乌头炮，制去皮，一钱

人参去芦，二钱 川椒炒去汗，一钱半 桔梗一钱 紫菀去苗，一钱半 白豆蔻一钱 陈皮一钱 青皮半钱 京三棱炮，一钱 天门冬一钱

上件，除茯苓、巴豆霜为末旋入外，为末，炼蜜为丸，如桐子大，初服二丸，一日加一丸，二日加二丸，渐加至大便溏，再从二丸加服。煎淡生姜汤下，食远，周而复始，积减大半止服，秋冬加厚朴半两，通前秤一两三钱，减黄连七钱，只用六钱。

肾之积贲豚丸 发于小腹，上至心下，若豚状，或下或上无时，久不已，令人喘逆，骨痿少气，又治男子内结七疝，女人瘕聚带下。

厚朴姜制，七钱 黄连去须炒，五钱 白茯苓去皮，二钱，另末 川乌头炮，半钱 泽泻二钱 苦楝酒煮，三钱 玄胡一钱半 全蝎一钱 附子去皮，一钱 巴豆霜四分 菖蒲二钱 独活一钱 丁香半钱 肉桂去皮，二分

上除巴豆霜、茯苓另为末旋入外，为细末，炼蜜为丸，如桐子丸，初服二丸，一日加一丸，二日加二丸，渐加至大便溏，再从二丸加服，淡盐汤送下，食前，周而复始，病减大半勿服，秋冬加厚朴半两，通用一两二钱，如积势坚大，先服前药不减，于一料中加烧存性牡蛎三钱，癫疝、带下病勿加。

加减痞气丸 孟秋合，治脾之积。

黄芩酒制，三分 黄连酒制，三分 厚朴一钱 半夏半钱 益智三分 吴茱萸二分 红花半分 青皮二分 当归尾二分 茯苓二分 泽泻二分 曲炒，二分 广茂二分 昆布二分 橘皮去白，二分 熟地黄二分 人参二分 附子二分 葛根二分 甘草炙，二分 巴豆霜二分

上件为细末，蒸饼为丸，如桐子大，初服二丸，一日加一丸，二日加二丸，渐加至大便溏，再从二丸加服，煎淡甘草汤送下，食前。

加减息贲丸 仲夏合。其积为病，寒热喘咳，气上奔，脉涩，失精亡血，气滞则短气，血凝泣音涩则寒热，则气分寒血分热，治法宜益元气泄阴火，破滞气削其坚也。

川乌头一钱 干姜一钱半 人参二钱 厚朴八分 黄连一两三钱 紫菀一钱 巴豆霜四分 桂枝三钱 陈皮一钱半 青皮七分 川椒炒去汗，

一钱半　红花少许　茯苓一钱半　桔梗一钱　白豆蔻一钱　京三棱一钱半　天门冬去心，一钱半

上件为细末，汤浸蒸饼为丸，如桐子大，初服二丸，一日加一丸，二日加二丸，加至大便微溏利为度，再从二丸加服，煎生姜汤送下，食前，忌酒湿面、五辛大料物之类及生冷硬物。

治积要法

许学士云：大抵治积，或以所恶者攻之，以所善者诱之，则易愈。如硇砂、水银治肉积，神曲、麦蘖治酒积，水蛭、虻虫治血积，木香、槟榔治气积，牵牛、甘遂治水积，雄黄、腻粉治涎积，礞石、巴豆治食积，各从其类也。若用群队之药分其势，则难取效。究是认得分明是何积，更兼见何证，然后增加佐使之药，不尔反有所损，要在临时通变也。

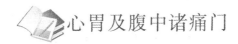

心胃及腹中诸痛门

心胃及腹中诸痛论

《黄帝针经·经脉第一》云：胃病者，腹䐜胀，胃脘当心而痛，上支两胁，膈咽不通，饮食不下，取三里也。又云：足太阴脾之脉，其支者，复从胃别上膈，注心中。是动则病舌本强，食则呕，胃脘痛，腹胀善噫，心下急痛。《举痛论》云：五脏卒痛，何气使然？曰：经脉流行不止。环周不休，寒气入经稽迟，泣而不行，客于脉外则血少，客于脉中则气不通，故卒然而痛，得炅则痛立止。因重感于寒，则痛久矣。夫心胃痛及腹中诸痛，皆因劳役过甚，饮食失节，中气不足，寒邪乘虚而入客之，故卒然而作大痛。经言：得炅则止，炅者热也，以热治寒，治之正也。然腹痛有部分，脏位有高下，治之者亦宜分之，如厥心痛者，乃寒邪客于心包络也，前人以良姜、菖蒲大辛热之味末之，酒醋调服，其痛立止，此折之耳；真心痛者，寒邪伤其君也，手足青至节，甚则旦发夕死；脘痛者，太阴也，理中、建中、草豆蔻丸之类主之；腹脐痛者，少阴也，四逆汤、姜附御寒汤之类主之；少腹痛者，厥阴也，正阳散、回阳丹、当归四逆之类主之；杂证而痛者，苦楝汤、酒煮当归丸、丁香楝实丸之类主之，是随高下治也。更循各脏部分穴腧，而灸刺之。如厥心痛者，痛如锥针刺其心，甚者脾心痛也，取之然谷、太溪，余脏皆然。如腹中不和而痛者，以甘草芍药汤主之；如伤寒误下传太阴，腹满时痛者，桂枝加芍药汤主之，痛甚者桂枝加大黄主之；夏月肌热恶热，脉洪实而痛者，黄芩芍药汤主之。又有诸虫痛者，如心腹痛，作痛肿聚，往来上下行，痛有休止，腹热善渴，涎出，面色乍青、乍白、乍赤，呕吐清水者，蛟蛕也，以手紧按而坚持之，无令得移，以针刺之，久持之虫不动，乃出针也。或《局方》中化虫丸及诸取虫之药，量虚实用，不可一例而治。

草豆蔻丸　治劳役致脾胃虚弱，而心火乘之，不能滋荣心肺，上焦元气衰败，因遇冬天肾与膀胱寒水大旺，子能令母实，助肺金大旺，相辅而来克心乘脾，故胃脘当心而痛，此复其仇也。故经云，大胜必大复，理之常也。故皮毛血脉分肉之间，元气已绝于外，又以大寒大燥二气并乘之，其人苦恶风寒、耳鸣，及腰背相引胸中而痛，鼻息不通，不闻香臭，额寒脑痛，目时眩，为寒水反乘脾土，痰唾沃沫，饮食反出，腹中常痛，心胃作痛，胁下缩急，有时而痛，腹不能努，大便多泻而少秘，下气不绝，或腹中鸣，胸中气乱，心烦不安，而成霍乱之意，膈咽不通，极则有声，鼻中气短，遇寒滋甚，或居暖处方过，口吸风寒则复作，四肢厥逆，身体沉重，不能转侧，头不可以回顾，小便数而欠，此脾虚之至极也。

草豆蔻一钱四分，面煨烧熟，去皮秤用　益智八分　吴茱萸八分，汤洗去苦，焙干秤　陈皮八分　僵蚕八分　熟甘草三分　生甘草三分　桃仁去皮尖，七分　青皮六分　泽泻一分　黄芪八分　半夏汤洗七次，一钱　大麦蘖炒黄，一钱半　曲末四分　姜黄四分　当归身六分　人参四分　柴胡去苗，四分或二分，详胁下痛多少加之

上十八味，除桃仁另研如泥外，为极细末，同研，汤浸蒸饼为丸，如桐子大，每服二十丸，热白汤送下，旋斟酌多少服之。

姜附御寒汤 治中气不足，遇冬天寒气客于脾胃之间，相引两胁，缩急而痛，善嚏，鼻中流浊涕不止，不闻香臭，咳嗽脑痛，上热如火，下寒如冰，头时作阵痛或暴痛，两目中流火，视物䀮䀮然，或耳鸣耳聋，喜晴明，恶阴寒，夜不得安卧，胸中痰涎，膈咽不通，饮食失味，口中沃沫，牙齿动摇不能嚼物，腰脐间及尻肾膝足胻冷，阴汗自出，行步失力，风痹麻木，小便数，气短喘喝，少气不足以息，卒遗失无度，妇人白带，阴户中大痛，上牵心而痛，鬓黑失色，男子控睾而痛，牵心腹隐隐而痛，面如赭色，食少，大小便不调，烦心霍乱，逆气里急，而腹皮白或黑，下气腹中肠鸣，膝下筋急及腰背肩胛大痛，此阴盛阳虚之证也。

干姜炮，一钱二分　半夏汤洗，五分　柴胡去苗，一钱　防风去芦，半钱　羌活一钱　藁本去土，八分　人参去芦，半钱　白葵花五朵，去心萼

甘草炙，八分　升麻七分　郁李仁汤浸，去皮尖，半钱　当归身六分，酒制　桃仁汤浸，去皮尖，半钱，与郁李仁研如泥入正药　黑附子炮，去皮脐，四钱

上件㕮咀，都作一服，水五大盏，煎至三盏，入黄芪一钱，橘皮五分、草豆蔻一钱，再煎至二盏，再入酒制黄柏三分、酒制黄连三分、枳壳三分、酒地黄二分，此四味锉碎，预一日先用新水多半盏浸一宿，煎至一盏半，又华阴细辛一分、贯芎二分、蔓荆子二分，亦预先一日用新水各另浸，将前正药去滓，入此三味，再上火同煎至一盏，去渣，空心热服之。待少时，以美膳压之，忌肉汤，宜食肉，不助经络中火邪也，又能治啮唇，舌根强硬，其效如神。如无已上证，但有白带下，脐下寒，男子二丸冷痛，相引心腹背痛，手心或寒，两尺脉弦细，按之不鼓，小便遗失或数而欠，大便多燥涩不通，或大便软，溺色变，或短气不足以息，额寒，鼻不闻香臭，鼻端红肿，善嚏，多悲愁不乐，健忘多怒，寝汗憎风，小便滑数，后滴沥，脐下冷疼，风寒汗出，腰背强，腰痛，或里急，

或腹皮白、或腹黑色，或鼻流清涕及目中泪下不止，精神不足，亦宜服之，及肾与膀胱经中寒，肺气寒，元气不足者，皆宜服之。于月生、月满时，隔三五日吃一服，如病急，不拘时候。

麻黄豆蔻丸 治客寒犯胃，心胃大痛不可忍。季秋合

麻黄不去节，三钱　草豆蔻五钱　益智仁八分　炒曲二钱　升麻半钱　半夏半钱，汤洗　麦蘖面半钱　缩砂仁半钱　黄芪半钱　白术半钱　橘皮　柴胡　炙甘草　吴茱萸　当归身各五分　青皮二分　木香二分　厚朴二分　荜澄茄四分　红花三分　苏木三分

上为细末，汤浸蒸饼为丸，如桐子大，每服五十丸，细嚼，温水送下；如寒腹痛，不嚼，白汤送下。

益智和中丸 治心胃腹中大痛，烦躁，冷汗自出。

草豆蔻四钱　益智仁二钱二分　缩砂仁七分　甘草炙，二钱半　黄芪　人参　当归身　干生姜　麦门冬　神曲末　橘皮各半钱　桂枝一钱半　桂花一钱　麦蘖面炒，三钱　黄连二分　生地黄二分　姜黄五分　木香二分

上件同为细末，汤浸蒸饼为丸，如桐子大，每服三十丸，温水送下，细嚼亦得。

益智调中汤 治因服寒药过多，致脾胃虚弱，胃脘痛。

白豆蔻三分　益智仁三分　缩砂仁　甘草各二分　姜黄三分　厚朴三分　陈皮五分　泽泻三分　黄芪七分　干姜三分　人参二分

上件为粗末，都作一服，水一盏半，煎至一盏，去滓，温服，食前。

如胃脘当心而痛，气欲绝者，胃中虚之至极，俗呼为心痛，服草豆蔻丸二三十丸；若痛频作，胃中元气虚甚，则将理二三日，不得食热，当食温烂，细嚼细咽，痛必不作，一二日自和矣；若食热稠粥，其痛必几死，言毕不得食，食后不得言，欲食时口鼻不得当风，食罢亦然，忌生冷硬物，果木之类及麸粉曲食，须忌长远，免致后患。

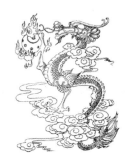

卷 三

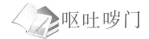

呕吐哕论

《黄帝针经》第二经脉第一：足太阴脾之脉，复从胃别上膈，注心中，是动则病舌本强，食则呕。《脉解篇》云：所谓食则呕者，物盛满而上溢故也。《举痛论》云：寒气客于肠胃，厥逆上出，故痛而呕。厥阴之病，少腹坚满，厥心痛，呕吐饮食不入，入而复出，筋骨掉眩，清厥，甚则入脾，食痹而吐。《灵枢经》云：人之哕，盖谷入于胃，胃气上注于肺，因有故寒气，与新谷气俱还入于胃，新故相乱，真邪相攻，气并相逆，复出于胃，故为哕。补手太阴、泻足少阴。又云：胃为气逆，为哕。夫呕吐哕者，俱属于胃。胃者总司也，以其气血多少为异耳。如呕者，阳明也。阳明多血多气，故有声有物，血气俱病也。仲景云：呕多，虽有阳明证，慎不可下。孙真人云：呕家多服生姜，为呕家之圣药也。气逆者，必散之，故以生姜为主。吐者，太阳也。太阳多血少气，故有物无声，为血病也。有入食则吐，以橘皮去白主之。哕者，少阳也。少阳多气少血，故有声无物，乃气病也，以姜制半夏为主。故朱奉议治呕吐哕，以生姜、橘皮、半夏者是也。究其三者之源，皆因脾胃虚弱，或因寒气客胃，加之饮食所伤而致之也。宜以丁香、藿香、半夏、茯苓、陈皮、生姜之类主之。若但有内伤而有此病，宜察其虚实，使内消之。痰饮者，必下之。治之当分其经，对证用药，而不可乱。

丁香安胃汤 治呕吐哕，胃虚寒所致。

丁香半钱 吴茱萸一钱 草豆蔻 黄芪各二钱 人参一钱 炙甘草半钱 柴胡半钱 升麻七分 当归身一钱五分 橘皮半钱 黄柏三分 苍术一钱

上件锉，如麻豆下，每服半两，水二大盏，煎至一盏，去渣，稍热服，食前。

茯苓半夏汤 治胃气虚弱，身重有痰，恶心欲吐，是风邪羁绊于脾胃之间，当先实其脾胃。

白术 茯苓 半夏 大麦面各半两 炒曲二钱 陈皮三钱 天麻三钱

上件㕮咀，每服半钱，水二大盏、生姜五片，煎至一盏，去滓，稍热服，食前。

柴胡半夏汤 治旧有风证，不敢见风，眼涩头痛，有痰眼黑，恶心兀兀欲吐，风来觉皮肉紧，手足重难举，居暖处有微汗便减，再见风其病即便复。一名补肝汤。

半夏二钱 炒曲一钱 生姜十片 柴胡半钱 升麻五分 苍术一钱 藁本半钱 白茯苓七分

上件㕮咀，麻豆大，都作一服，水三盏，煎至一盏，去渣，稍热服。

木香利膈丸 治寒在膈上，噎塞咽膈不通。

吴茱萸一钱二分 草豆蔻一钱二分 益智八分 橘皮八分 白僵蚕四分 人参八分 黄芪八分 升麻八分 麦蘗一钱半 当归六分 炙甘草六分 半夏一钱 木香二分 泽泻四分 姜黄四分 柴胡四分 青皮二分

上件为细末，汤浸蒸饼为丸，如绿豆大，每服二十丸，温水少许送下，勿多饮汤，恐速走下，细嚼亦得。

衄吐呕唾血门

衄吐呕唾血论

《别论》云：阳明厥逆，喘咳身热，善惊，衄吐血。又云：足阳明胃之脉，起于鼻。又云：温淫，汗出衄衄。又云：阳气者，大怒则形气绝而菀于上，使人薄厥。又云：怒则气逆，甚则呕血，故气上矣。《黄帝针经》三卷，寒热病第三：暴瘅内逆，肝肺相搏，血溢鼻口，取天府穴。天府乃手太阴也。又足少阴肾之脉，从肾上贯肝，入肺中，循喉咙，其病则饥不欲食，面黑如地色，咳唾则有血。夫气者阳也，血者阴也。气者煦之，血者濡之。今血妄行，上出于鼻口者，皆气逆也。故经言，阳明厥逆，怒则气逆，暴瘅内逆者是也。分之则各有所属，治之则各有所主。若浮紧者麻黄汤，浮缓者桂枝汤。脉已微者，二药俱不可用，宜黄芩芍药汤主之。杂病谓见血者，多责其热也。如衄血出于肺，以犀角、升麻、栀子、黄芩、芍药、生地黄、紫参、丹参、阿胶之类主之。咯唾血者，出于肾，以天门冬、麦门冬、贝母、知母、桔梗、百部、黄柏、远志、熟地黄之类主之；如有寒者，干姜、肉桂之类。痰涎血者，出于脾，葛根、黄芪、黄连、芍药、当归、甘草、沉香之类主之。呕血者、出于胃也，实者，犀角地黄汤主之；虚者，小建中汤加黄连主之。血证上行，或唾、或呕、或吐，皆逆也；若变而下行于恶痢者，顺也。血上行为逆，其治难；下行为顺，其治易。故仲景云，畜血证，下血者，当自愈也，与此意同。若无病之人，忽然下血，其病进也。今病血证上行，而复下行恶痢者，其邪欲去，是知吉也。经云：诸见血，身热脉大者难治，是火邪胜也；身凉脉静者易治，是正气复也。故叔和云鼻衄吐血沉细宜，忽然浮大即倾危，此之谓也。

三黄补血汤　治六脉俱大，按之空虚，必面赤善惊，上热，乃手少阴心之脉也。此气盛多而亡血，以甘寒镇坠之剂，大泻其气以坠气浮，以甘辛温微苦，峻补其血。

熟地黄二钱　生地黄三钱　当归一钱半　柴胡二钱半　升麻一钱　白芍药半两　牡丹皮一钱　川芎三钱　黄芪一钱

上㕮咀，如麻豆大，每服半两，水二大盏，煎至一盏，去滓，稍热服，食前。补之太过，以防血溢上竭。

如两寸脉芤，两头则有，中间全无而虚曰芤，血在上焦，或衄、或呕，与犀角地黄汤则愈。

黄芪芍药汤　治衄血多岁，面黄，眼涩多眵，手麻木。

黄芪三两　炙甘草二两　升麻一两　葛根半两　羌活半两　芍药一两

上件㕮咀，每服三钱，水二盏，煎至一盏，去渣，温服之，十五服而愈。

六脉弦细而涩，按之空虚，其色必白而夭不泽者，脱血也。此大寒证，以辛温补血、益血，以甘温、甘热、滑润之剂以佐之则愈，此亡血亦伤精气。

人参饮子　治脾胃虚弱，气促气弱，精神短少，衄血、吐血。

人参去芦，三分　黄芪一钱　五味子五个　白芍药一钱　甘草一钱　当归身三分　麦门冬二分

上件为粗散，分作二服，每服水一盏八分，煎至一盏，去滓，稍热服。

一贫者，有前证，以前药投之愈，继而时在冬天，居大室中，卧大热炕，而吐血数次，再来求治，料此病久虚弱，附脐有形，而有火热在内，上气不足，阳气外虚，当补表之阳气，泻其里之虚热，是其法也。冬天居大室，衣盖单薄，是重虚其阳；表有大寒，壅遏里热，火邪不得舒伸，故血出于口。仲景《伤寒论》中一证，太阳伤寒，当以麻黄汤发汗而不愈，遂成衄，却与麻黄汤立愈，此法相同，遂用**麻黄桂枝汤**：

麻黄一钱，去其外寒　黄芪一钱，实表益卫

桂枝半钱，补表虚 白芍药一钱，益脾 甘草一钱，补其脾胃之虚 人参二分，益上焦气而实表 麦门冬三分，保脾气 五味子五个，安肺气 当归身半钱，和血养血

上件都作一服，水二盏，先煎麻黄，令沸去沫，至二盏，入余药，同煎至一盏，去滓，稍热临睡一服而愈，更不再作。

人参救肺散 治咳血、吐血。

升麻一钱 柴胡一钱 当归尾二钱 熟地黄二钱 白芍药一钱 苏木半钱 黄芪二钱 人参二钱 甘草半钱 苍术一钱 陈皮半钱

上件都作一服，水二盏，煎至一盏，去渣，温服，食前。

麦门冬饮子 治吐血久不愈。

五味子十个 麦门冬去心，半钱 当归身 人参各半钱 黄芪一钱 生地黄五分

上件为粗末，都作一服，水二盏，煎至一盏，去渣，稍热服，不拘时候以三棱针于气冲出血，立愈。

治鼻衄不止法

鼻衄不止，或素有热而暴作，诸药无验，以白纸一张，作八牒或十牒，于极冷水内，湿纸置顶中，热熨斗熨至一重或二重纸干，立止。

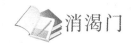 消渴门

消 渴 论

《阴阳别论》云：二阳结谓之消。《脉要精微论》云：瘅成消中。夫二阳者，阳明也。手阳明大肠主津，病消则目黄口干，是津不足也；足阳明胃主血，热则消谷善饥，血中伏火，乃血不足也。结者，津液不足，结而不润，皆燥热为病也。此因数食甘美而多肥，故其气上溢，转为消渴，治之以兰，除陈气也。不可服膏粱、芳草、石药，其气慓悍，能助燥热也。越人云：邪在六腑则阳脉不和，阳脉不和则气留之，气留之则阳脉盛矣。阳脉大盛则阴气不得营也，故皮肤肌肉消削是也。经云：凡治消瘅，仆击偏枯、痿厥气满，发逆肥贵人，则膏粱之疾也。岐伯曰：脉实病久可治，脉弦小病久不可治。后分为三消，膈消者，舌上赤裂，大渴引饮。《逆调论》云，心移热于肺，传为膈消者是也。以白虎加人参汤治之。中消者，善饮而瘦，自汗，大便硬，小便数。叔和云，口干饮水，多食亦饥，虚瘅成消中者是也，以调胃承气、三黄丸治之。下消者，烦躁引饮，耳轮焦干，小便如膏。叔和云，焦烦水易亏，此肾消也，以六味地黄丸治之。《总录》所谓末传能食者，必发脑疽、背疮；不能食者，必得中满、鼓胀，皆为不治之证。洁古老人分而治之，能食而渴者，白虎加人参汤；不能食而渴者，钱氏方白术散倍加葛根治之。上中既平，不复传下消矣。

前人用药，厥有旨哉！或曰末传疮疽者何也？此火邪胜也，其疮痛甚而不溃，或赤水者是也。经云：有形而不痛，阳之类也，急攻其阳，勿攻其阴，治在下焦元气，得强者生，失强者死。末传中满者何也？以寒治热，虽方士不能废其绳墨而更其道也。然脏腑有远近，心肺位近，宜制小其服；肾肝位远，宜制大其服，皆适其至所为。故如过与不及，皆诛伐无过之地也。如膈消、中消，制之太急，速过病所，久而成中满之病。正谓上热未除，中寒复生者也。非药之罪，失其缓急之制也。处方之制，宜加意焉。

生津甘露饮子 治膈消，大渴饮水无度，舌上赤涩，上下齿皆麻，舌根强硬肿痛，食不下，腹时胀痛，浑身色黄，目白睛黄甚，四肢痿弱无力，面尘脱色，胁下急痛，善嚏，善怒，健忘，臀腰背寒，两丸冷甚。

石膏一钱二分 人参二钱 生甘草一钱 炙甘草二钱 山栀子一钱 荜澄茄一钱 白豆蔻一钱 白葵花五分 黄柏酒拌炒，一钱半 香白芷一钱 连翘一钱 杏仁去皮，一钱半 麦门冬五分 黄连三分 木香三分 桔梗三钱 升麻二钱 姜黄一钱 知母二钱，酒制 当归身五分 全蝎二个 藿香二分 柴胡三分 兰香五分。

消之为病，燥热之气胜也。《内经》曰：热淫所胜，佐以甘苦，以甘泻之。热则伤气，

气伤则无润。折热补气，非甘寒之气不能除，故以石膏、甘草之甘寒为主；启玄子云：滋水之源以镇阳也，故以黄连、黄柏、栀子、知母之苦寒泻热补水为臣；以当归、杏仁、麦门冬、全蝎、连翘、白芷、白葵、兰香、甘草甘寒和血润燥为佐；以升麻、柴胡苦平行阳明、少阳二经，白豆蔻、木香、藿香反佐以取之，又为因用。桔梗为舟楫，使浮而不下也。

上件为细末，如法汤浸蒸饼和匀成剂，捻作饼子，晒半干，杵碎，筛如黄米大，食后每服二钱，抄于掌中，以舌舐之，随津唾下，或送以白汤少许亦可。此制之缓也，不惟不成中满，亦不传下消矣。戊申正月七日，叶律千户服之大效。

兰香饮子 治渴饮水极甚，善饮而瘦，自汗，大便结燥，小便频数。

石膏三钱 酒知母一钱 生甘草一钱 炙甘草半钱 人参半钱 防风一钱 半夏二分，汤洗 兰香半钱 白豆蔻仁 连翘 桔梗 升麻各半钱

上同为细末，汤浸蒸饼和匀成剂，捻作薄片子，日中晒半干，碎如米，每服二钱，食后，淡生姜汤送下。

地黄饮子 治口干舌干，小便数，舌上赤脉。此药生津液，长肌肉。

杏仁六个 生甘草三分 石膏一钱 黄连酒制，八分 桃仁六个 生地黄酒制，七分 黄柏酒制，二钱 当归酒制，四分 柴胡三分 炙甘草三分 升麻一钱 红花少许 知母酒制，五分 麻黄根三分 汉防己酒制，五分 羌活五分

上件锉，如麻豆大，都作一服，水二盏，煎至一盏，去渣，温服，食后。忌湿面、房事、盐、血。戊申仲冬，张安抚服此大效。

当归润燥汤 治消渴，舌上白干燥，唇干，口干，眼涩，黑处见浮云，大便秘涩，干燥结硬，喜温饮，阴头短缩。

升麻一钱半 柴胡七分 甘草六分，半生、半熟 细辛一分 黄柏一钱 知母一钱 石膏一钱 杏仁六个 桃仁泥子一钱 桃仁泥子一钱 麻仁泥子一钱 当归身一钱 红花少许 防风一钱 荆芥穗一钱 熟地黄三分 小椒三个

上件咬咀，都作一服，水二碗，煎至一盏，

去渣，食后温服，忌辛热物。

清凉饮子 治消中，能食而瘦，口干舌干，自汗，大便结燥，小便频数。

羌活一钱 柴胡一钱 升麻四分 防风五分 当归身六分 生甘草半钱 炙甘草一钱 石膏一钱半 酒知母一钱 汉防己半钱 草龙胆酒制，一钱半 黄柏一钱半 红花少许 桃仁五个 杏仁十个 生地黄酒制，半钱 黄芪一钱 黄芩酒制，一钱

上件咬咀，麻豆大，都作一服，水二盏，酒一匙，煎至一盏，去渣，稍热服，食后。

清神补气汤 前消渴证皆愈，只有口干，腹不能努起。

升麻一钱半 柴胡七分 生甘草五分 黄柏酒制，半钱 黄连酒制，半钱 知母酒制，半钱 石膏四分 杏仁六个 桃仁一钱 当归身一钱 红花少许 防风一钱 荆芥穗一钱 熟地黄三分 小椒二个 细辛一分 生地黄一分

上件锉，如麻豆大，都作一服，水二盏，煎至一盏，去渣，稍热食后服。

甘草石膏汤 消病全愈，再添舌白滑微肿，咽喉咽唾觉痛，嗌肿，时有渴，口中白沫如胶，饮冷则稍缓。

升麻一钱半 柴胡七分 甘草五分 黄柏一钱 知母一钱 石膏六分 杏仁六个 桃仁一钱 当归身一钱 熟地黄二分 小椒一个 细辛一分 黄连三分 红花少许 防风一钱 荆芥穗一钱 生地黄一分

上件锉，如麻豆大，都作一服，水二盏，煎至一盏，去渣，稍热，食后服。

辨六经渴并治

太阳渴，脉浮无汗者，五苓散、滑石之类。阳明渴，脉长有汗者，白虎汤、凉膈散之类。少阳渴，脉弦而呕者，小柴胡加瓜蒌汤主之。太阴渴，脉细不欲饮，纵饮思汤不思水。少阴渴，脉沉自利者，猪苓汤、三黄汤之类。厥阴渴，脉微引饮者，少少与之。滑石治渴，本为窍不利而用之，以其燥而能亡津液也；天令湿气太过者当用之，无湿用之是为犯禁。假小便不利，或渴或不渴，知内有湿也；小便自利而渴者，知内有燥也。湿宜渗泻之，燥以润之则

可矣。杂证汗而渴者，以辛润之；无汗而渴者，以苦坚之。伤寒食少而渴，当以和胃之药，不可用凉药止之，恐复损胃气，愈不能食也，白术、茯苓是也。太阳无汗而渴，不宜白虎汤；若汗后脉洪大而渴者，宜与之。阳明有汗而渴，不宜五苓散；若小便不利，汗少脉浮而渴者，宜与之。病者心肺热而不渴者，知不在太阴、少阴之本，而只在标也。在标则不渴矣，渴者是在本也。

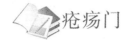

明疮疡之本末

《生气通天论》云：营气不从，逆于肉理，乃生痈肿。又云：膏粱之变，足生大疔，受如持虚。《阴阳应象论》云：地之湿气，感则害人皮肉筋脉，是言湿气外伤，则营气不行。荣卫者，皆营气之所经营也；营气者，胃气也；运气也，营气为本；本逆不行，为湿气所坏，而为疮疡也。膏粱之变，亦是言厚滋味过度，而使营气逆行，凝于经络为疮疡也。此邪不在表，亦不在里，惟在其经，中道病也。以上《内经》所说，俱言因营气逆而作也。遍看诸疮疡论中，多言湿热相搏，热化为脓者；有只言热化为脓者；又言湿气生疮，寒化为热而为脓者，此皆疮疡之源也。宜于所见部分，用引经药，并兼见证药，中分阴证阳证也。泻营气是其本，本逆助火，湿热相合。败坏肌肉而为脓血者，此治法也。宜远取诸物以比之，一岁之中，大热无过四五月之间，当是时诸物皆不坏烂；坏烂者，六七月之间，湿令大行之际也。近取诸身热病，在身只显热，而不败坏肌肉，此理明矣。标本不得，邪气不服，言一而知百者，可以为上工矣。

营气不从，逆于肉理，乃生疮痈。且营气者，胃气也。饮食入于胃，先输于脾，而朝于肺，肺朝百脉；次及皮毛，先行阳道，下归五脏六腑，而气口成寸矣。今富贵之人，不知其节，以饮食肥酽之类，杂以厚味，日久太过，其气味俱厚之物，乃阳中之阳，不能走空窍先行阳道，反行阴道，逆于肉理，则湿气大胜；则子能令母实，火乃大旺，热湿即盛，必来克肾；若杂以不顺，又损其真水，肾即受邪，积久水乏，水乏则从湿热之化而上行，其疮多出背、出脑，此为大丁之最重者也。若毒气行于肺，或脾胃之部分，毒之次也。若出于他经，又其次也。湿热之毒所止处，无不溃烂。故经言膏粱之变，足生大丁，受如持虚。如持虚器以受物，物无不受。治大丁之法，必当泻其营气。以标本言之，先受病为本，非苦寒之剂为主、为君不能除。其苦是疼痛也，诸疮疡有痛，往往多以乳香、没药杂以芳香之药止之，必无少减之理。若使经络流通，脏腑中去其壅滞，必无痛矣。苦寒之剂，除其疼痛，药下于咽，则痛立止，此神品药也。

疮疡食肉乃自弃也。疮疡者，乃荣气而作也，今反补之，而自弃何异！虽用药施治，而不能愈。地之湿气自外而入内者，疮疖当先服药，而后用针。如疮疖小，不欲饮药，或婴儿之疮，先当温衣覆盖，令其凝泣壅滞血脉温和，则出血立已者。不如此，血脉凝滞便针，则邪毒不泻，反伤良肉，又益其疮势也。疮疡及诸病，面赤虽伏大热，禁不得攻里，为阳气怫郁，邪气在经，宜发表以去之。故曰火郁则发之。虽大便数日不见，宜多攻其表以发散阳气，少加润燥之药以润之。如见风脉、风证，只可用发表风药，便可以通利得大便行也。若只干燥秘涩，尤宜润之，慎不可下也。诸九窍不利者，慎不可下也。疮疡郁冒，俗呼昏迷是也，宜汗之则愈。验疮各色治之，当从《素问》、《针经》、《圣济总录》、易老疮论及诸家治疮用药法度，此为紧要，临病之际，宜详审焉。

疮疡治验

戊申岁，以饮酒太过，脉候沉数，九月十七日，至真定，脑之下项之上，出小疮，不痛不痒，谓是曰疮，漫不加省，是夜宿睡善甫家，二日后觉微痛，见国医李公明之，不知问，凡三见之，终不为以为言。又二日，脑项麻不肿，势外散，热毒焮发，且闻此府刘帅者，近以脑疽物故，便疑之，三日间，痛大作，夜不复得寐二十二日，诸镇之疡医，遂处五香连翘，明日再往，又请同门一医共视之，云此疽也。然而不可速疗，十八日得脓，俟脓出用药，或砭刺，三月乃可平，四月如故。予记医经，凡疮见脓，九死一生，果如二子言，则当有束手待毙之悔矣。乃诣姨兄韩参谋彦俊家，请明之诊视。明之见疮，谈笑如平时，且谓予言，疮固恶，子当恃我，无忧恐尔。高粱之变，不当投五香，五香已无及，且疽已八日，当先用火攻之策，然后用药。午后以大艾炷如枣核许者攻之，至百壮，乃痛觉，次为处方。云是足太阳膀胱之经，其病逆当反治。脉中得弦紧，按之洪大而数，又且有力，必当伏其所主，而先其所因，以其始则同，其终则异，可使破积，可使溃坚，可使气和，可使必已，必先岁气，勿伐天和。以时言之，可收不可汗，经与病禁下，法当结者散之，咸以软之，然寒受邪而禁咸。诸苦寒为君、为用，甘寒为佐，酒热为引，用为使，以辛温和血，大辛以解结为臣，三辛三甘，益元气而和血脉，淡渗以导酒湿，扶持秋冬以益气泻火，以入本经之药和血，且为引用。既以通经以为主用，君以黄芩、黄连、黄柏、生地黄、知母酒制之，本经羌活、独活、防风、藁本、防己、当归、连翘以解结；黄芪、人参、甘草配诸苦寒者三之一，多则滋营气补土也。生甘草泻肾之火，补下焦元气；人参、橘皮以补胃气；苏木、当归尾去恶血；生地黄、当归身补血；酒制汉防己除膀胱留热；泽泻助秋去酒之湿热；凡此诸药，必得桔梗为舟楫乃不下沉。投剂之后，疽当不痛不拆，精气大旺，饮啖进，形体健。予如言服之，药后投床大鼾，日出乃寤，以手扪疮肿减七八。予疑疮透喉，遽邀明之视。明之惊喜曰：疮平矣。屈指记日，不五七日，作痂子，可出门矣。如是三日，忽有霄寐之变，予惧其为死候，甚忧之，而无可告语者，适明之入门，戏谓予曰：子服药后有三验，而不以相告，何也？乃历数云：子三二日来，健啖否乎？曰：然。又问：子脚膝旧弱，今行步有力否乎？曰：然。又问：子昨

宵梦有霄寐之变，何不自言？予为之一笑，终不以此变告之也。二十九日，疮痛全失，去灸瘢，脓出寻作痂。初，镇人见刘帅病疽之苦，言及者皆为悲惨。闻予复病此疮，亲旧相念者，皆举手加额，以早安为祷。十月十七日，明之邀往其家，乘马过市，人见之，有为之失喜者。盖始于投剂，至疮痂敛，却十四日而已。予往在聊城见明之治梁县杨飞卿胁痛，及郭文之父脑疽、杨叔能背疽，不十数日皆平复。皆不若治予疮之神也。医无不难，疗脑背疮尤难。世医用技岂无取效者，至于治效之外，乃能历数体中不言之秘，平生所见，惟明之一人而已。乙未秋，予自济南回，伤冷太过，气绝欲死，明之投剂，应手而愈，起予之死。并此为二矣。他日效刘斯立传钱乙，当补述之，同年秋七月二十有五日河东元好问记。

黄连消毒饮 黄连一钱　黄芩五分　黄柏五分　生地黄四分　知母四分　羌活一钱　独活四分　防风四分　藁本五分　当归尾四分　桔梗五分　黄芪二分　人参三分　甘草三分　连翘四分　苏木二分　防己五分　泽泻二分　橘皮二分

上件锉，如麻豆大，都作一服，水三盏，煎至一盏半，去渣，温服，食后。

一方加山栀子二分、五味子一分、麦门冬二分、枳壳二分、猪苓二分，名消毒溃坚汤，治八发痈肿，瘰疬、奶病，随患人虚实，药剂轻重用之，无不作效。

丁未季春二十二日，蒲蓘主老年七十，因寒湿地气，得附骨痛，于左腿外侧，足少阳胆经之分，微侵足阳明分，阔六七寸，长一小尺，坚硬浸肿，不变肉色，皮泽深，但行步作痛，以指按至骨大痛，与药一服，立止，再日坚硬而肿消。

内托黄芪酒煎汤

柴胡一钱半　连翘一钱　肉桂一钱　黍粘子炒，一钱　黄芪二钱　当归尾二钱　黄柏半钱　升麻七分　甘草炙，半钱

上件㕮咀，好糯米酒一盏半，水一大盏半，同煎至一大盏，去滓，大温服，空心宿食消尽服之，待少时，以早膳压之，使不令大热上攻中上二焦也。

尹老家寒，己酉岁十月初，有仲冬之寒，形志皆苦，于手阳明大肠经分出痈，第四日稠脓，幼小有癞疝，其臂外皆肿痛甚，先肿在阳明，左右寸皆短，中得之俱弦，按之洪缓有力。此痈得自八风之变，以脉断之，邪气在表。其证大小便如故，饮食如常，腹中和，口知味，知不在里也。不恶风寒，止热燥，脉不浮，知不在表也。表里既和，邪气在经脉之中也。故云凝于经络为疮痈。其痈出身半已上，故风从上受之。故知是八风之变为疮，止经脉之中也。治其寒邪，调和经中血气，使无凝滞则已矣。

白芷升麻汤

白芷七分　升麻半钱　甘草一分　黄芩二钱，酒制　生黄芩一钱半　黄芪二钱　桔梗半钱　红花少许

上吹咀，作一服，水酒各一大盏半，同煎至一盏，去滓，大温服，临卧，一服而愈。

贾德茂，男，年十岁，丁未四月十一日，于左大腿近膝股出附骨痈，不变肉色，漫肿皮泽，木硬，疮势甚大。其左脚乃肝之髀上也，更在足厥阴肝经之分，少侵足太阴脾经之分。其脉左三部细而弦，按之洪缓微有力。

内托黄芪柴胡汤

黄芪二钱　柴胡一钱　羌活半钱　连翘一钱三分　肉桂三分　土瓜根一钱，酒制　生地黄一分　黄柏二分　当归尾七分半

上件吹咀，作一服，水三盏、酒一盏，同煎至一盏，去滓，热服，宿食消尽服，一服而愈。

内托羌活汤

治足太阳经中，左右尺脉俱紧，按之无力，尻臀生痈，坚硬肿痛大作。

羌活二钱　防风一钱　藁本一钱　肉桂三分　黄柏二分，酒制　连翘半钱　甘草炙，半钱　当归尾一钱　黄芪一钱半　苍术半钱　橘皮半钱

上件吹咀，都作一服，水二大盏，酒一盏，煎至一盏半，去滓，热服，空心，以夹衣盖覆其痈，使药力行罢去衣，一服而愈。

内托升麻汤

治妇人两乳间出黑头疮，疮顶陷下作黑眼子，其脉弦洪，按之细小。

升麻一钱半　葛根一钱半　连翘一钱半　肉桂三分　黄芪一钱　当归身一钱　黍粘子半钱　黄柏一分　甘草炙，一钱

上件吹咀，都作一服，水二盏，酒半盏，同煎至一盏，去滓，食后温服。

救苦化坚汤

治瘰疬、马刀、挟瘿，从耳下或耳后下颈至肩上，或入缺盆中，乃手、足少阳之经分，其瘰疬在于颏下或至颊车，乃足阳明之分受心脾之邪而作也，今将二证合而治之。

升麻一钱　葛根半钱　真漏芦一钱；此三味，俱足阳明本经药也。

连翘一钱；此一味，十二经疮药中不可无，乃结者散之，能散诸血结气聚，此疮之神药也，此半温凉之气味中圣药也。

牡丹皮三分，出肠胃中留血、滞血　当归身三分　熟地黄三分；此三味，诸经中和血、生血、凉血药也。

黄芪一钱；护皮毛，闭腠理虚及活血脉生血，亦疮家圣药，又能补表之元气消少而弱也。

白芍药三分；如夏月倍之，其味酸，其气寒，能补中，益肺气之气弱，治腹中痛必用之。如冬寒证不可用之，为寒气故也。又治腹中不和，此乃散而不收，故用芍药味酸以收散气。

肉桂二分，大辛热；能散结积，阴证疮疡须当少用之，以寒因热用，又为寒气侵其疮，以大辛热以消浮冻之气，如有烦躁者去之，阴证疮必须用。

柴胡八分，功同连翘，如疮不在少阳经则去之　黍粘子三分，无肿不用。

羌活一钱　独活半钱　防风半钱；此三味，必关手、足太阳证，脊痛项强，不可回顾，腰似折，项似拔者是也。其防风一味辛温，若疮在膈以上，虽无手、足太阳经证，亦当用之，为能散结去上部风。病人身拘急者，风也。诸痛见此证亦须用。

昆布二分；其味大咸，若疮坚硬者所宜用，为咸软坚。

广茂三分，煨　京三棱二分之一，煨；若疮坚硬甚者用，不甚坚硬勿用之，为坚者削之。

人参三分；补肺气之药也，如气短、气不调及喘者可加之。

益智仁二分；如唾多者，胃不和也，或病

人吐沫、吐食，胃土寒者加之，无则去之。

厚朴姜制，一钱二分；如腹时见胀者加用之，无则勿用。

麦蘖曲一钱；治腹中缩急，兼能消食补胃。

曲末炒黄，二分；为食不能消化故也。

甘草炙，半钱；能调中和诸药，泻火益胃，亦能去疮邪。

黄连去须，二分；以治烦闷。

黄柏炒，三分；如有热，或腿脚无力者加之，如有躁烦欲去衣者，肾中伏火也，更宜加之，无此证勿用。

上件同为细末，汤浸蒸饼和，捻作饼子，日干，捣如米粒，每服秤二钱或三钱，白汤送下，量病人虚实，临时斟酌，勿令药多妨其饮食，此治之大法也。

如只在阳明分，为瘰疬者，去柴胡、黍粘子二味，余皆用之；如在少阳分，为马刀、挟瘿者，去独活、漏芦、升麻、葛根，更加瞿麦穗三分；苦气不顺，加橘皮，甚者加木香少许。

若本人素气弱，现患之病，其病势来时气盛而不短促者，不可考其平素，宜作气盛，而从病变之权也，更宜加黄芩、黄连、黄柏、知母、防己之类，视邪气在上、中、下三焦。假令在于上焦，加黄芩，一半酒制、一半生用；在中焦者，加黄连，一半酒制、一半生用；在下焦，则加酒制知母、酒制黄柏、酒制防己之类，选而用之。

若病不大便，为大便不通而滋其邪盛也，急加酒制大黄以利之；如血燥而大便干燥者，加桃仁、酒制大黄二味；如风结燥不行者，加麻子仁、大黄；如风涩而大便不行，加煨皂角仁、大黄、秦艽以利之；如脉涩，觉身有气涩，而大便不通者，加郁李仁、大黄以除气燥也。

如阴寒之病，为寒结闭而不大便，以《局方》中半硫丸或加煎附子、干姜，冰冷与之。大抵用药之法，不惟疮疡一说，诸疾病，量人素气弱者，当去苦寒之药，多加人参、黄芪、甘草之类，泻火而先补元气，余皆仿此。

散肿溃坚汤 治马刀疮，结硬块子，坚如石者，在耳下至缺盆中，或至肩上，或入胁下，皆手、足少阳经中，及瘰疬遍于颏或至颊车，坚硬如石，在足阳明经中所出，或二证疮已破，流脓水，并皆治之。

柴胡四钱 升麻三分 草龙胆半两，酒制炒各四遍 黄芩八钱，酒制一半，生用一半 炙甘草二钱 桔梗半两 连翘三钱 瓜蒌根半两，切碎，酒制 当归尾二钱 白芍药二钱 黄柏酒制，去皮，半两 酒知母先锉，酒制，半两 葛根二钱 黄连一钱 京三棱三钱，酒制，微炒 广茂三钱，锉碎，酒制，微炒 昆布去土，半两

上件㕮咀，每服秤六钱或七钱，水二盏八分，先浸多半日，煎至一盏，去渣，热服，于卧处身脚在高处，头低垂，每噙一口作十次咽，服毕依常安卧，取药在膈上停蓄故也。另攒半料作极细末，炼蜜为丸，如绿豆大，每服一百丸或一百五十丸，用此汤一口送下，食后服之，药多少量病人虚实，应服药皆效此例。

升麻调经汤 治颏下或至颊瘰疬，此证出足阳明胃之经中来也。若疮深远，隐曲肉底，是足少阴肾中来也，乃戊胃传癸肾，是夫传与妻，俱作块子坚硬，大小不等，并皆治之，或作丸服亦得。

升麻八钱 葛根五钱 草龙胆酒制炒，半两 黄芩削去皮，酒制，半两 当归尾三钱 桔梗半钱 连翘半两 芍药三钱 黄柏去皮，酒炒，二钱 知母酒炒，一两 黄连去须，五钱 广茂酒炒，五钱 京三棱五钱，碎切，酒炒炙 甘草半两 生黄芩四钱

上件另秤一半作末，蜜为丸，如绿豆大，每服百丸或一百五十丸；一半多作㕮咀，每服秤半两，若能食便硬，可旋加之至七八钱止，水二盏，先浸多半日，煎至一盏，去渣，临卧热服，脚高头下而卧，噙一口，作十次咽，留一口在后，送下丸子药，服药毕，卧如常，此制之缓也。

连翘散坚散 治耳下至缺盆或至肩上生疮，坚硬如石，动之无根，名曰马刀，从手、足少阳经中来也，或生两胁，或已流脓作疮，未破皆治之。

柴胡一两二钱 连翘半两 当归尾半两，酒制 芍药三钱 土瓜根一两，酒炒 炙甘草三钱 草龙胆酒制四次，一两 生黄芩半两 苍术二钱

黄芩酒炒二次，七两　黄连二钱，酒炒二次　广茂半两　京三棱细锉，半两，同广茂酒制一次，微炒干

上件秤一半为细末，炼蜜为丸，如绿豆大，每服一百丸或一百五十丸，另一半㕮咀，每服半两，水一盏八分，浸多半日，煎至一盏，去渣，卧时热服，头下脚高，去枕而卧，每口作十次咽，留一口送下丸子药，服毕，卧如常，亦缓治之。

项上瘰疬、马刀，将先出一疮用四棱铁环按定不令走，后作口子，以油药纸捻纴之，勿令合了，以绝其疮之源，其效甚速。如疮不破，或本人不肯，更以龙泉散涂。

龙泉散方　瓦粉　龙泉粉各半两，炒，半润湿，另研　昆布去土，三钱或五钱　广茂　京三棱各半两，酒制，锉碎炒

上件同为细末，煎熟水调涂之，用此去疾尤速，一二日一易之。

柴胡连翘汤　治男子、妇人马刀疮。

柴胡半两　黍粘子二钱　中桂三分　连翘五钱　瞿麦穗六钱　甘草炙，三钱　生地黄三钱　当归尾一钱半　黄柏三钱，酒制　知母半两，酒制　炒黄芩半两

上件㕮咀，如麻豆大，每服秤五钱或二钱，水二大盏，煎至一盏，去渣，稍热服，食后时时服之。

黍粘子汤　治耳痛生疮。

桔梗半两　柴胡三分　连翘二分　黍粘子二分　当归尾二分　黄芩二分　生地黄二分　黄芪三分　炙甘草二分　黄连二分　草龙胆一分　昆布一分　蒲黄一分　苏木一分　桃仁三个　红花少许　生甘草一分

上件㕮咀，如麻豆大，都作一服，水二盏，煎至一盏，去渣，稍热服，食后，忌寒药利大便。

连翘防风汤　治皮痒，腋下疮，背上疮耳聋、耳鸣。

麻黄一钱　桂枝二分　草豆蔻一钱　当归尾七分　红花少许　羌活一钱　防风一钱　柴胡一钱　升麻半钱　连翘半钱　桔梗半钱　甘草半钱　生地黄半钱　酒黄芩一钱　苍术一钱

上件锉，如麻豆大，都作一服，水二大盏，煎至一盏，去滓，稍热服之。

消肿汤　治马刀疮。

柴胡二钱　连翘三钱　当归尾一钱　红花少许　甘草一钱　生黄芩二钱　黄连半钱　瓜蒌根一钱半　黍粘子半钱，炒　黄芪一钱半

上件，每服秤半两，水二大盏，煎至一盏，去滓，稍热服，食后，忌酒湿面。

柴胡通经汤　治小儿项侧有疮，坚而不溃，名曰马刀。

柴胡二分　连翘二分　当归尾二分　红花少许　黄连五分　黄芩二分　生甘草二分　黍粘子二分　桔梗二分　京三棱二分

上件㕮咀，麻豆大，都作一服，水二大盏，煎至一盏，去滓，稍热服，食后，忌苦药泄大便。

保生救苦散　治火烧，热油所损，或至脱肌肉，及一切犬咬伤损，并刀斧所伤，及诸疮血不止，如神。上此药时，疮口变黑色勿怪，待药力尽，却变红和也。

生寒水石　大黄火煨　黄柏油炒，已上各等分

上为细末，小油调涂之，若干上亦得，其痛立止，与无疮同，不作脓，无分毫苦楚，日近完复，久无破伤风证。

圣愈汤　治诸疮，血出多而心烦不安，不得眠睡，此亡血故也。

熟地黄三分　生地黄三分　当归身半钱　川芎三分　黄芪半钱　人参三分

上件㕮咀，都作一服，水一大盏半，煎至一盏，去滓，稍热服，不计时候。

一上散　治诸般疥癣必效。

雄黄通明，手可碎，五钱　熟硫黄半两　斑蝥三个，去翅足，研碎　黑狗脊五钱　寒水石五钱　蛇床子半两，炒

上另研雄黄、硫黄、寒水石如粉，次入斑蝥和匀，蛇床子、黑狗脊另为细末，同研匀。凡疥癣令汤透去痂，油调手中擦热，鼻中嗅三两次，擦上，可一上即愈也。如痛甚肿满高起者，加寒水石一倍；如不苦痒，只加狗脊；如微痒，只加蛇床子；如疮孔中有虫，加雄黄；如喜火炙汤烫者，加硫黄，即臭不止，亦可愈

也。

柳枝当归膏 贴一切热疮。

当归尾尖细，稍水浸，一两　杏仁浸去皮尖，一百个　黄丹细研，水飞，六两　肥嫩柳枝三两半，切如一寸，水洗净，令干　肥嫩桃枝一两半，洗净，令干　芝麻油一斤

上件，先令油热，下桃柳枝熬令半焦，以绵裹当归、杏仁，同熬至桃柳枝黑焦为度，去药渣，滤油，澄净，抹去铫子中滓秽，令净，再上火令沸，旋旋入黄丹熬，滴水中不散为度，或只于纸上摊，令不透纸为度。

桃枝当归膏 贴一切恶疮。

当归身　去细稍，洗去土，干，一两　杏仁汤浸，去皮尖，一百个　肥嫩柳枝三两半，切寸许，水洗，干　肥嫩桃枝一两半，切寸许，水洗，干　黄丹水飞，六两　芝麻油一斤

上件，先令油热，下桃枝、柳枝，令半焦，以绵裹当归、杏仁，同熬至桃枝、柳枝黑焦为度，去药滓，滤油，澄净，抹出铫子中滓秽令净，再上火令沸，旋旋入黄丹，熬成滴水中不散为度，或只摊纸上，不透为度。

夺命膏 专治疔疮石硬，始终皆大寒证。

当归尾一两　木鳖子去皮，五个　巴豆去壳，肥者，二十三枚　桃枝寸许，一百一十茎　没药三钱　黄丹五两　蓖麻子去壳，二十个　粉霜半两

白及三钱半　乳香三钱　藁本半两　杏仁七十个　柳枝寸许　六十茎　芝麻油一斤

上件一处，先将桃、柳枝下在油内，煮焦，取出不用，次下余药物，熬至焦黑，滤去滓，却将油澄清，上火令沸，旋旋入黄丹，熬成膏药，绯绢上摊之，立有神效。如寒证去，其疮不任此药作痛，换柳枝膏贴。大抵膏药，只可护卫皮肤，行疮口上气血而已，使气血周流而无凝滞，乃上法也。既经络行，必无疼痛，易为痊瘳矣。

治疮脉诀

身重脉缓，湿胜，除湿；身热脉大，心躁时肿，乍来乍去，热；诸痛，眩运动摇，脉弦，去风；气涩、气滞干燥，口少津夜，脉涩，泻气补血。寒胜则浮，食不入，便溺浊多，恶寒，脉紧细，泻寒水。

破毒散 治便毒、横痃已成、未成，随即消散，应效如神。

滑石末三钱　班蝥炒，去头、足、翅，三个，为末。

上二件和匀，分作三服，空心食前，一日服毕，少用茶汤调下，毒气俱从小便中出。如小便疼痛，浓煎车前子、木通、灯心、泽泻汤，顿服即已。

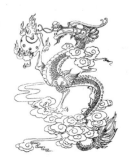

卷　四

妇人门

经闭不行有三

《阴阳别论》云：二阳之病发心脾，有不得隐曲，女子不月，其传为风消、为息贲者，死不治。妇人脾胃久虚，或形羸气血俱衰，而致经水断绝不行，或病中消，胃热，善食渐瘦，津液不生。夫经者，血脉津液所化，津液既绝，为热所烁，肌肉消瘦，时见渴燥，血液枯竭，病名曰血枯经绝，宜泻胃之燥热，补益气血，经自行矣。此证或经适行而有子，子不安为胎病者有矣；或心包脉洪数，躁作时见，大便秘涩，小便虽清不利，而经水闭绝不行，此乃血海干枯，宜调血脉、除包络中火邪，而经自行矣。《内经》所谓小肠移热于大肠，为瘕瘕、为沉。脉涩不利，则月事沉滞而不利。故云为瘕瘕、为沉也。或因劳心，心火上行，月事不来，安心补血泻火，经自行矣。故《内经》云：月事不来者，胞脉闭也。胞脉者，属心而络于胞中，今气上迫肺心，气不得下，故月事不来也。

经闭治验

裴泽之之夫人，病寒热而月事不至者数年矣，已加喘嗽，医者率以蛤蚧、桂、附等投之。曰：不然。夫人病，阴为阳所搏，温剂太过，故无益而反害，投以凉血和血之药，则经行矣，已而果然。

经漏不止有三

《阴阳别论》云：阴虚阳搏谓之崩。妇人脾胃虚损，致命门脉沉细而数疾，或沉弦而洪大有力，寸关脉亦然，皆由脾胃有亏，下陷于肾，与相火相合，湿热下迫，经漏不止，其色紫黑，如夏月腐肉之臭。中有白带者，脉必弦细，寒热作于中；中有赤带者，其脉洪数疾，热明矣，必腰痛或脐下痛，临经欲行，先见寒热往来，两胁缩急，兼脾胃证出现，或四肢困热，心烦不得眠卧，心下急，宜大补脾胃而升举血气，可一服而愈。或人故贵脱势，人事疏少；或先富后贫，心气不足，其火大炽，旺于血脉之中，又致脾胃饮食失节，火乘其中，形质、肌肉、容颜似不病者，此心病不行于诊，故脾胃饮食不调，其证显矣。而经水不时而下，或适来适断，暴下不止，当先说恶死之言，劝谕令拒死而心不动，以大补气血之药，举养脾胃，微加镇坠心火之药治其心，补阴泻阳，经自止矣。《痿论》云：悲哀太甚则胞络绝，胞络绝则阳气内动，发则心下崩，数溲血也。故本病曰：大经空虚，发则肌痹，传为脉痿，此之谓也。

崩漏治验

宣德侯经历之家人，病崩漏，医莫能效，切脉。且以纸疏其证，至四十余种，为药疗之，明日而二十四证减，前后五六日，良愈。侯厚谢而去。凡治设施，皆此类也。

调经升阳除湿汤　治女子漏下恶血，月事不调，或暴崩不止，多下水浆之物，皆由饮食失节，或劳伤形体，或素有心气不足。因饮食劳倦，致令心火乘脾，其人必怠惰嗜卧，四肢不收，困倦乏力，无气以动，气短上气，逆急上冲，其脉缓而弦，急按之洪大，皆中指下得之，脾土受邪也。脾主滋荣周身者也；心主血、血主脉，二者受邪，病皆在脉。脉者，血之府也。脉者，人之神也。心不主令，包络代之，故曰心之脉主属心系。心系者，包络、命门之脉。至月事因脾胃虚而心包乘之，故漏下月水不调也。况脾胃为血气、阴阳根蒂，当除湿去热，益风气上伸以胜其湿。又云：火郁则发之。

柴胡　羌活各钱半　防风一钱　蔓荆子七分　独活半钱　苍术一钱半　甘草炙，一钱　升麻一钱　藁本一钱　当归酒制，半钱　黄芪一钱半

上㕮咀，如麻豆大，勿令作末，都作一服，以洁净新汲水五大盏，煎至一盏，去滓，空心腹中无宿食，热服之，待少时，以早饭压之，可一服而已。如灸足太阴脾经中血海穴二七或三七壮，立已。此药乃从权之法，用风胜湿，为胃下陷而气迫于下，以救其血之暴崩也；并血恶之物住后，必须黄芪、人参、当归之类数服以补之，于补气升阳汤中加以和血药便是也。若经血恶物下之不绝，尤宜究其根源，治其本经，只益脾胃，退心火之亢，乃治其根蒂也。若遇夏月白带下，脱漏不止，宜用此汤，一服立止。

凉血地黄汤　治妇人血崩，是肾水阴虚，不能镇守包络相火，故血走而崩也。

生地黄半钱　黄连三分　黄柏二分　黄芩一分　知母二分　羌活三分　柴胡三分　升麻二分　防风三分　藁本二分　当归半钱　甘草一钱　细辛二分　荆芥穗一分　川芎二分　蔓荆子一分　红花少许

上㕮咀，都作一服，水三大盏，煎至一盏，去渣，稍热服，空心食前。足太阴脾之经中血海二穴，在膝髌上内廉白肉际二寸中，治女子漏下恶血，月事不调，逆气腹胀，其脉缓是也，灸三壮。足少阴肾之经中阴谷二穴，在膝内辅骨后大筋下、小筋上，按之应手，屈膝取之，治膝如锥，不得屈伸，舌纵涎下，烦逆溺难，小腹急引阴痛，股内廉痛，妇人漏血不止，腹胀满不得息，小便黄如蛊，女子如妊娠，可灸二壮。

丁香胶艾汤　治崩漏不止。盖心气不足，劳役及饮食不节所得。经隔少时，其脉二尺俱弦紧时洪，按之无力，其证自觉脐下如冰，求厚衣覆以御其寒，白带白滑之物多，间有屋漏水下，时有鲜血，右尺脉时洪微也。屋漏水暴多下者，是急弦脉，寒多；如洪脉时见，乃热

少。合而明之，急弦者，北方寒水多也；洪脉时出者，是命门、包络之火少也。黑物多，赤物少，合成屋漏水之状也。

当归身一钱二分　川芎四分　阿胶六分，炮　熟地黄三分　生艾叶一钱　白芍药三分　丁香四分

上件，川芎为末，当归酒洗锉，熟地黄亦锉，丁香为细末，艾锉，都作一服，用水五大盏，先煎五味作一大盏二分，去滓，入胶、艾，再上火煎至一大盏，空心食前，带热服之。

丁未仲冬，郭大方说，其妻经水暴崩不止，先曾损身失血，自后一次经缩十日而来，今次不止，其人心窄，性急多惊。以予料之，必因心气不足，饮食失节得之。大方曰：无。到彼诊得掌中寒，脉沉细而缓，间而沉数，九窍微不利，四肢无力，上喘气短促，口鼻气皆不调，果有心气不足，脾胃虚损之证，胃脘当心而痛及左胁下缩急有积，当脐有动气，腹中鸣下气，大便难，诸虚证极多，不能尽录。拟先治其本，余证可以皆去，与安心定志，镇坠其惊，调和脾胃，益元气，补血脉，养其神，以大热之剂去其冬寒，寒凝在皮肤内，少加生地黄去命门相火，不令四肢痿弱。黄芪当归人参汤主之。

黄芪当归人参汤

黄芪一钱　当归身一钱半　人参一钱　草豆蔻仁六分　炒曲半钱　黄连一分　生地黄三分　陈皮半钱　麻黄不去节，一钱　杏仁五个，研　桂枝半钱

上㕮咀，分作二服，每服水二大盏半，煎麻黄令沸，去沫，煎至二盏，入诸药，同煎至一大盏，于巳午时之间，食消尽服之，一服立止。其胃脘痛乃胃土有客寒，与大热药草豆蔻丸十五丸，白汤送下，再与肝之积药，除其积之根则愈。

当归芍药汤　治妇人经脉漏下不止，其色鲜红，时值七月处暑之间，先因劳役脾胃虚损，气短气逆，自汗不止，身热闷乱，恶见饮食，非惟不入，亦不思饮食，沉困懒倦，四肢无力，大便时泄，后再因心气不足，经脉再下不止，微觉气下脱，其元气逆上全无，惟觉心腹中气下行，气短少不能言，是无力以言，非懒语也。

此药主之。

　　黄芪一钱半　白术　苍术　当归身　白芍药各一钱　熟地黄半钱　炙甘草　生地黄各三分　橘皮五分　柴胡二分

　　上十味㕮咀，如麻豆大，分作二服，每服水二盏半，煎至一盏，去滓，稍热服，空心。一服之后，渐减，次日全住，诸证悉去，顿喜饮食。盖天气通，而闻饮食香，得平康故也。

　　柴胡调经汤　治经水不止鲜红，项筋急，脑痛，脊骨强痛，不思饮食。

　　羌活一钱　独活半钱　藁本半钱　苍术一钱　柴胡七分　升麻半钱　葛根三分　当归身三分　炙甘草三分　红花少许

　　上锉，如麻豆大，都作一服，水四大盏，煎至一盏，去滓，空心，稍热服，取微汗立止。

　　一妇人，经候黑血凝结成块，左厢有血瘕，水泄不止，谷有时不化，有时化，后血块暴下，并水俱作，是前后二阴有形之血脱竭于下。既久，经候犹不调，水泄日见三两行，食罢烦心不快，饮食减少，甚至瘦弱。求治，乃审而细思之曰：夫圣人治病，必本四时升降浮沉之理，权变之宜，必先岁气，勿伐天和，无盛盛，无虚虚，遗人夭殃，无致邪，无失正，绝人长命。故仲景云：阳盛阴虚，下之则愈，汗之则死；阴盛阳虚，汗之即愈，下之即死。大抵圣人立法，且如升阳或发散之剂，是助春夏之阳气，令其上升，乃泻秋冬收藏殒杀寒凉之气。此病是也，当用此法治之。升降浮沉之至理也，天地之气以升降浮沉乃从四时，如治病不可逆之。故经云：顺天者昌，逆天者亡，可不畏哉！夫人之身亦有四时天地之气，不可只认在外，人亦体同天地也。今漏经不止，是前阴之气血已脱下矣；水泄又数年，是后阴之气血下陷已脱矣。后阴者，主有形之物也；前阴者，精气之户。下竭，是病人周身之气血，常行秋冬之令，阴主杀，此等收藏之病是也。阳生阴长，春夏是也。在人之身，令气升浮者，谷气上行是也。既病，人周身气血皆不生长，谷气又不升，其肌肉消少，是两仪之气俱将绝。即下元二阴俱脱，血气消竭。假令当是热证，今下焦久脱，化为寒矣。此病久沉久降，寒湿大胜，当急救

之。泻寒以热，除湿以燥，大升、大举以助生长，补养气血不致偏竭。圣人立治之法，既湿气大胜，以所胜治之，助甲风木上升是也。故经云：风胜湿，是以所胜平之也。当先调和胃气，次用白术之类以燥其湿而滋元气。如其不止，后用风药以胜湿，此便是大举、大升以助春夏二湿之久陷下之治也。

　　益胃升阳汤　血脱益气，古圣人之法也。先补胃气以助生发之气，故曰阳生阴长，诸甘药为之先务。举世皆以为补气，殊不知甘能生血，此阳生阴长之理也。故先理胃气，人之身内谷为宝。

　　黄芪二钱　人参一钱半，有嗽去之　炙甘草一钱　升麻半钱　柴胡半钱　白术三钱　当归身一钱，酒浸　炒曲一钱半　陈皮一钱　生黄芩泻盛暑之伏，庚金肺逆，每服加少许，秋凉去之

　　上件㕮咀，每服秤一钱或二钱，视食加减之，如食少，已定二钱内更减之，不可令胜食，每服水二大盏，煎至一盏，去滓，稍热服。如腹中痛，每服加芍药三分、去皮中桂少许；如渴或口干，加干葛二分，不计时候。

　　升阳举经汤　治经水不止，如右尺脉按之空虚，是气血俱脱，大寒之证；轻手其脉数疾，举指弦紧或涩，皆阳脱之证，阴火亦亡，见热证于口鼻眼，或渴，此皆阴躁阳欲先去也，当温之、举之、升之、浮之、燥之。此法当大升浮血气，且补命门下脱也。

　　柴胡二钱　藁本去土，二钱　白术三钱　黄芪味甘者佳　当归身各三钱　红花少许　肉桂去皮，盛暑勿用，秋冬半钱　桃仁汤浸，去皮尖，十个，细研　川芎一钱　细辛六分　地黄　人参各一钱　白芍药半钱　羌活二钱　黑附子炮去皮脐，五分　独活一钱半　防风二钱　甘草一钱半

　　上件㕮咀，每服秤三钱，若病势顺当，渐渐加之，至半两止服，水三盏，煎至一盏，去滓，空心，稍热服之。

每日水泄三两行　米谷有时不化论

　　凡泄痢，米谷不化谓飧泄，是清气在下，胃气不上升。古之圣人，以升浮扶持胃气，一服而愈，知病在中焦脾胃也。又湿多成五泄。湿者，胃之别名也。病本在胃，故真气弱。真

气者，谷气也。不能克化饮食，乃湿胜也。以此论之，只是脾胃弱所得也。初病之时，夺食或绝不食一二日，胃气日胜，泄不作矣。今已成大泄。又云：治湿不利小便，非其治也。又云：下焦如渎。又云：在下者，引而竭之。二阴有所积畜，利于便，利去之也。唯此二证，不宜以此论之。其病得之于胃气下流，清气不升，阳道不行，宜升、宜举，不宜利小便。头有疾，取之足，为阳病在阴；足有疾，取之上，为阴病在阳也。经言阳病在阴，阴病在阳，此之谓也。中有疾，傍取之。傍者，少阳甲胆是也；中者，脾胃也。脾胃有疾，取之于足少阳。甲胆者，甲风是也，东方风也。胃中之谷气者，便是风化也。一体休作两认，故曰胃中湿胜而成泄泻。助甲胆风胜以克之，又是升阳助清气上行者也。泄不止有五，经漏亦然。此皆清气不升而作也，只合益胃助清气上行为法。又一说，中焦元气不足，溲便谓之变，肠为之苦鸣；亦缘春气不升，故治甲风上升。又云：风胜湿者是也。大抵此证，胃气弱不能食，夺食则一二日可止也。夺食之理，为胃不能克化，食下则为泄，如食不下何以作泄！当为药滋养胃气，令和，候泄止，渐与食，胃气胜则安矣。若食不化者，升阳风药内加炒曲同煎。兼食入顷心下痞，心下者，胃之口也，必口沃沫，或食入反出，皆胃上停寒，其左手关脉中弦，按之缓，是风湿相合，谷气不行，清气不升，为弦脉之寒所隔，故不下也。曲之大热，亦能去之。若反胃者，更加半夏、生姜入于风药内同煎。夺食、少食，欲使胃气强盛也。若药剂大，胃不能胜药，泄亦不止，当渐与之。今病既久，已至瘦弱，当以常治法治之，不可多服药饵，切嘱。人之肉如地土，岂可无之！消瘦人有必死者八般，《素问》中有七，《灵枢经》中有一。若病肌肉去尽，勿治，天命已矣。如肌肉不至消瘦尽，当急疗之，先当食而益胃气与升阳，先助其气，次用风药以助升腾之气，可以已矣。余皆勿论，此治之上也。

半产妄用寒凉药有误论

妇人分娩及半产漏下，昏冒不省，瞑目不知觉，盖因血暴亡。有形血去，则心神无所养。心与包络者，君火与相火也。得血则安，亡血则危，火之上炽故令昏冒，火乘其肺瞑目不省人事，是阴血暴去不能镇抚也。血已亏损，往往用滑石、甘草、石膏之类，乃辛甘大寒之药，能泻气中之热，是血亏泻气，乃阴亏泻阳，使二者俱伤，反为不足。虚劳之病，昏迷不省者，上焦心肺之热也。此无形之热，用凉寒之药驱令下行，岂不知上焦之病，悉属于表，乃阴证也，汗之则愈；今反之下，幸而不死，暴亏气血，生命岂能久活。又不知《内经》有说，病气不足，宜补不宜泻。但瞑目之病，悉属于阴，宜汗不宜下。又知伤寒郁冒，得汗则愈，是禁用寒凉药。分娩、半产，本气不病，是暴去其血，亡血补血又何疑焉！补其血则神昌，常时血下降亡，今当补而升举之，心得血而安神不昏矣。血若不下，是秋冬之令大旺，今举而升之，以助其阳，则目开神不昏迷矣。今立一方，补血养血，生血益阳，以补手、足厥阴之不足，名曰全生活血汤。

全生活血汤

柴胡二钱　当归身酒制，二钱　生地黄一钱
夏月加之　熟地黄一钱　川芎一钱半　防风二钱
诸阳既陷何以知之？血下脱也。
细辛　蔓荆子各五分　藁本一钱半　羌活
独活各二钱　升麻三钱　葛根二钱　白芍药三钱
炙甘草二钱　红花三分

上件㕮咀，如麻豆大，每服五钱，水二盏，煎至一盏，去滓，稍热服，食前。

癫疝带下论

《脉解论》云，厥阴所谓癫疝，妇人少妇肿者是也。厥阴者，辰也。三月阳中之阴，邪在中故曰癫疝、小腹肿也。所谓腰脊痛不可以俛仰者，三月一振荣华，万物一悦而不仰也。所谓癫癃疝腹胀者，阴亦盛而脉胀不通，故云癫癃疝也。所谓甚则嗌干热中者，阴阳相薄而热，故嗌干也。《骨空论》云：任脉者，起于中极之下，以上毛际，循腹里，上关元，至咽喉，上颐循面入目。任脉为病，男子内结七疝，女子带下瘕聚。又督脉者，起于少腹以下骨中央，女子系廷孔，其孔，溺孔之端也，其络循阴器合纂间，绕纂后，别绕臀，至少阴，与巨阳中络者，合少阴上股内后廉，贯脊属肾，与太阳起于目内眦，上额交巅上，入络脑，还出别下项，循肩膊内，挟脊抵腰中，入循膂络肾；其男子循茎下至篡，与女子等，其少腹直上者，贯脐中央，上贯心入喉，上颐环唇，上系两目之下中央。此生病，从少腹上冲心而痛，不得前后，为冲疝。其女子不孕，癃痔遗溺嗌干。督脉生病治督脉，治在骨上，甚者在脐下营。《黄帝针经》六卷五色第四：痛下为卵痛，肾乘心，心先病，肾为应色皆如是。男子色在于面王，为小腹痛，下为卵痛，其环直为茎痛，高为本，下为首，狐疝瘄阴之属也；女子色在于面王，为膀胱、子处之病，散为痛，搏为聚，方圆左右，各如其形色。其随而下至胝为淫，有润如膏状，为暴食不洁。左为左，右为右，其色有邪，聚空不端，面色所指者也。色者，青黑赤白黄，皆端满有别乡。别乡赤者，其色赤，大如榆荚，在面王为不日。其色上锐，首空上向，下锐下向，在左右如法。以五色命脏，青为肝，赤为心，白为肺，黄为脾，黑为肾。肝合筋，心合脉，肺合皮，脾合肉，肾合骨也。夫手、足厥阴者，生化之源也。足厥阴主肝木，肝藏血；手厥阴命门、包络相火，男子藏精施化，妇人系胞有孕。生化虽异，受病则同。女子二七而天癸至，任脉通，太冲脉盛，月事以时下，故有子，皆主生化。如病则癃疝带下之病作矣。叔和云：尺脉第三同断病者是也。

酒煮当归丸　治癃疝、白带下注、脚气、腰以下如在冰雪中，以火焙干重重厚绵衣盖其上，犹寒冷，不任寒之极也。面白如枯鱼之像，肌肉如刀刮削，瘦峻之速也。小便不止，与白带常流而不禁固，自不知觉，面白，目青蓝如菜色，目眈眈无所见，身重如山行，步欹侧不能安地，腿膝枯细，大便难，闭口不能言，无力之极，食不下，心下痞，烦心懊侬，不任苦，面停垢，背恶寒，此上、中、下三阳真气俱虚欲竭，哕呕不止，胃虚之极。其脉沉厥紧而涩，按之空虚。若脉洪大而涩，按之无力，犹为中寒之证，况按之空虚者乎！按之不鼓是谓阴寒，其空虚乃血气俱虚之极也。

当归一两　茴香半两　良姜七钱　黑附子七

钱

上四味锉，如麻豆大，以上等好酒一升半，同煎至酒尽，焙干。

炒黄盐三钱　丁香半两　全蝎三钱　柴胡二钱　升麻　木香各一钱　苦楝生用　炙甘草各半两　玄胡四钱

上与前四味药同为细末，酒煮白面糊为丸，如梧桐子大，每服五七十丸，空心，宿食消尽，淡醋汤送下，忌酒湿面、油腻物。

固真丸　治白带久不下止，脐腹冷痛，阴中亦然，目中溜火壅其上，视物眈眈然无所见，牙齿恶热饮，痛须得黄连细末擦之乃止，唯喜干食，大恶汤饮。此病皆寒湿乘其胞内，故喜干而恶湿。肝经阴火上溢，走于标故上壅，而目中溜火。肾水浸肝而上溢，致目眈眈而无所见。齿恶热饮者，是少阳、阳明经伏火也。

白石脂一钱，以火烧赤，水飞，研细，日干　干姜炮，四钱　黄柏酒制　白芍药各半钱　白龙骨二钱　柴胡一钱　当归身酒制，二钱

前证乃寒湿为之也，治法当大泻寒湿，以丸子药治之。故曰寒在下焦，治主病宜缓以制大，忌汤剂。以白石脂、白龙骨以枯其湿，以炮干姜大辛热泻寒水，以黄柏之大寒为因用，又为向导。故云，古者虽有重罪，不绝人之后，亦为之伏其所主，先其所因之意。又泻齿中恶热饮也，以柴胡为本经之使，以芍药半钱导之，恐辛热之药大甚，损其肝经，故微泻之，以当归身辛温，大和其血脉，此用药之法完备矣。

上件除石脂、龙骨水飞研外，同为极细末，水煮稀面糊为丸，如鸡头仁大，日干，空心，候宿食消尽，煎百沸汤，令大温，多用送下，无令胃中停滞，待少时以早膳压之，是不令热药犯胃也。忌生冷硬物、酒与湿面。

白文举正室，白带常漏久矣，诸药不效，诊得心包尺脉微，其白带下流不止。叔和云：崩中日久为白带，滑下多时骨木枯。言崩中者，始病血崩，久则血少复亡其阳，故白滑之物下流不止，是本经血海将枯，津液复亡，枯干不能滋养筋骨。以本部行经药为引用、为使，以大辛甘油腻之药润其枯燥而滋津液；以大辛热之气味药补其阳道，生其血脉；以苦寒之药泄

其肺而救上；热伤气，以人参补之；以微苦温之药为佐而益元气，名之曰补经固真汤。

补经固真汤

柴胡 炙甘草各一钱 干姜细末，二钱 橘皮半钱 人参二钱 郁李仁一钱，研如泥 白葵花去蒂，四分 生黄芩一钱，另入

上件，除黄芩外，以水三盏，煎至一盏七分，再入生黄芩同煎至一盏，去滓，空心，无宿食滞，热服，少时，以早膳压之。

升麻燥湿汤 治白带下，阴户痛，控心急痛，身黄皮缓，身如山重，阴中如冰。

防风一钱 柴胡一钱三分 良姜 干姜各一钱 橘皮半钱 白葵花七朵 生黄芩半钱 郁李仁 甘草各一钱

上件锉，如麻豆大，分作二服，每服水二盏，煎至一盏，去滓，稍热服，食前，少时，以美膳压之。

当归附子汤 治脐下冷痛，赤白带下。

良姜 干姜 附子已上各一钱 柴胡七分升麻半钱 炙甘草六分 当归二分 蝎梢半钱炒盐三分 黄柏少许为引用

上为粗末，每服五钱，水五盏，煎至一盏，去滓，稍热服；或为细末，酒糊作丸亦得。

调经固真汤 冬后一月，微有地泥冰泮，其白带再来，阴户中寒，立此方一服而愈。

麻黄不去节，五分 杏仁二个 桂枝少许炙甘草五分 黄芪七分 人参 当归身各五分 高良姜一钱 白术五分 苍术二分 泽泻 羌活各一钱 防风二分 柴胡四分 独活 藁本各二分 生黄芩五分 干姜炮，二分 白葵花七朵，去蒂

上件㕮咀，如麻豆大，除黄芩、麻黄各另外，都作一服，先以水三大盏半，煎麻黄一味，令沸，掠去沫，入余药同煎至一盏七分，再入生黄芩，煎至一盏，去滓，空心，宿食消尽，日高时热服之，待一时许可食早饭。

桂附汤 治白带腥臭，多悲不乐，大寒。

肉桂一钱 附子三钱 黄柏半钱，为引用知母半钱

上件㕮咀，都作一服，水二盏，煎至一盏，去滓，稍热服，食远。如不思饮食，加五味子二十个；如烦恼，面上麻如虫行，乃胃中元气

极虚，加黄芪一钱半、人参七分、炙甘草半钱、升麻半钱。

戊甲春，一妇人，六十岁，病振寒战栗太阳寒水客也，呵欠嚏喷足少阳溢也，口亡津液足阳明不足也，心下急痛而痞手少阴受寒也，故急痛；足太阴血滞为痞，身热近火热在皮表，寒在骨髓，亦有振寒战栗也，脐下恶寒丹田有寒也，浑身黄而白睛黄寒湿也，以余证之，知其寒也，溺黄赤而黑、频数寒湿胜也，自病来，身重如山，便着床枕至阴湿盛也，其脉诊得左右关并尺命门中得弦而急，极细，杂之以洪而极缓弦急为寒，加之以细，细者北方寒水，杂以缓甚者，湿胜出黄色也，又洪大者，心火受制也，左尺控之至骨，举指来实者壬癸俱旺也，六脉按之俱空虚下焦无阳也。先以轻剂去其中焦寒湿，兼退其洪大脉，理中汤加茯苓是也。

理中茯苓汤

白术 干姜 炙甘草 人参 茯苓除寒湿，各三钱

上件为细末，每服秤二钱，水一盏半，煎至一盏，冰之令寒服之，谓之热因寒用，其寒以对足太阳之假热也。以干姜之辛热以泻其真寒也。故曰真对真、假对假。若不愈，当以术附汤冰之令寒，以补下焦元气也。

玄胡苦楝汤 治脐下冷，撮痛，阴冷大寒，带下。

肉桂 附子各三分 熟地黄一钱 炙甘草半钱 苦楝子 玄胡各二分 黄柏一钱，为引用

上都作一服，水四盏，煎至一盏，稍热服食前。

黄芪白术汤 治妇人四肢沉重，自汗上至头，剂颈而还，恶风，头痛燥热。

黄芪一两 白术半两 黄柏酒制，二钱 细辛三分 川芎半钱 吴茱萸半钱 羌活二钱 五味子三钱 人参半两 炙甘草二钱 当归身一钱半 柴胡 升麻各一钱

上件㕮咀，每服半两，水二大盏，入生姜五片，煎至一盏，去滓，稍热服，食前。如腹中不快，加炙甘草一钱；汗出不止，加黄柏一钱。

增损四物汤 治妇人血积。

当归 川芎 芍药 熟地黄 广茂 京三

棱　肉桂　干漆炒烟尽，已上各等分

上件为粗末，每服三钱，水二大盏，煎至一盏，去滓，稍热服，食前。

柴胡丁香汤　一妇人，年三十岁，临经预先腰脐痛，甚则腹中亦痛，经缩两三日。

柴胡一钱半　羌活一钱　丁香四分　全蝎一个　防风　当归身各一钱　生地黄二分

都作一服，水四盏，煎至一盏，去滓，稍热服，食前。

坐药龙盐膏

丁香一钱半　全蝎五个　木香一钱半　良姜一钱　川乌头一钱半，炮　枯矾半钱　龙骨二钱　茴香三分　当归尾一钱　玄胡五钱　炒盐二钱　汉防己酒制，一钱　厚朴三钱　红豆　肉桂各二钱　木通一钱

上件为细末，炼蜜为丸，如弹子大，绵裹留丝在外，纳丸药阴户内。

胜阴丹　为上药力小，再取三钱，内加行性热药，下项：

三（山）奈子　川乌头　大椒各半钱　柴胡　羌活各二分　全蝎三个　蒜七分　甘松二分　破故纸与蒜同煮，焙干，八分　升麻　枯白矾各二分　麝香少许

上为细末，炼蜜为丸，如弹子大，依前用度。

又方坐药回阳丹

草乌头三分　水蛭三个，炒　虻虫三个，去足翅，炒　川乌头七分　大椒半钱　柴胡七分　羌活　全蝎　升麻各二分　蒜　破故纸各一钱　三（山）奈子　毕拨各半钱　甘松二分　枯矾半钱　炒黄盐一钱，必用之药

上为极细末，炼蜜丸如指尖大，用绵裹定，留系，内阴户中，觉脐下暖为度。

孕妇有病毒之无损

一妇人，重身五六月，冬至日，因祭祀而哭恸，口吸风寒，忽病心痛而不可忍，浑身冷，气欲绝，求治于师。料之曰：此乃客寒犯胃，故胃脘当心而痛，急与麻黄、草豆蔻、半夏、干生姜、炙甘草、益智仁之类治之。或曰：半夏有小毒，重身妇人服之可乎？师曰：可。或曰：不可，而用之何如？师曰：乃有故而用也。故麻黄、半夏、生姜之辛热，以散风寒尚不能收全功，何暇损胎乎！《内经》云：妇人重身，毒之何如？岐伯曰：有故无损，故无损也。大积大聚，其可犯也，衰其太半而止，过则死矣。投之，病良愈，而胎亦无损。

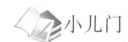

瘢疹论

夫瘢疹，始出之证，必先见面燥腮赤，目胞亦赤，呵欠烦闷，乍凉乍热，咳嗽嚏喷，足稍冷，多睡惊，并疱疹之证，或生脓疱，或生小红瘢，或生瘾疹。此三等不同，何故俱显上证而后乃出？盖以上诸证，皆太阳寒水，起于右肾之下，煎熬左肾，足太阳膀胱寒水，夹脊逆流，上头下额，逆手太阳丙火不得传导，逆于面上，故显是证。盖壬癸寒水，克丙丁热火故也。诸瘢证，皆从寒水逆流而作也。医者当知此理，乃敢用药。夫胞者，一名赤宫、一名丹田、一名命门，主男子藏精施化，妇人系胞有孕，俱为生化之源，非五行也，非水亦非火，此天地之异名也；象坤土之生万物也。夫人之始生，血海始净，一日、二日精胜其血，则为男子；三日、四日、五日血脉已旺，精不胜血，则为女子。二物相搏，长先身生谓之神，又谓之精。道释二门，言之本来面目是也。其子在腹中，十月之间，随母呼吸，母呼亦呼，母吸亦吸。呼吸者，阳气也，而生动作，滋益精气神。饥则食母血，渴则饮母血。儿随日长，皮肉、筋骨、血脉、形气俱足。十月降生，口中尚有恶血，啼声一发随吸而下，此恶血复归命门胞中，僻于一隅，伏而不发，直至因内伤乳食，湿热之气下溜，合于肾中，二火交攻，营气不从，逆于肉理，恶血乃发。诸瘢疹皆出于膀胱壬水，其疮后坏肉理，归于阳明，故三番瘢始显之证，皆足太阳壬膀胱克丙小肠。其始出皆见面，终归于阳明肉理，热化为脓者也。二火炽盛，反胜寒水，遍身俱出，此皆从足太

阳传变中来也。当外发寒邪，使令消散；内泻二火，不令交攻其中，令湿气上归，复其本位，可一二服立已，乃令小儿以后再无二番癍出之患。此《内经》之法，览者详之。

消毒救苦汤 治癍证悉具，消化便令不出，如已稀者，再不生癍。仲冬立此方，随四时加减。通造化，明药性者能此。

麻黄不去根节 羌活 防风各五分 川芎二分 细辛一分 藁本 柴胡各二分 升麻五分 葛根一分 黄芩二分，酒制 生地黄二分 生黄芩一分 黄连三分 酒黄柏五分 红花半分 苏木一分 当归三分 吴茱萸半分 白术一分 苍术二分 生甘草一分 橘皮一分 连翘半钱

上锉，如麻豆大，每服五钱，水二盏，煎至一盏，去滓，稍热服，空心，食前。夫癍疹出者，皆因内伤饮食，致令营气逆故也。大禁牵牛、巴豆食药，宜以半夏、枳、术、大黄、益智仁之类，去其泄泻、止其吐。若耳尖冷，呵欠，睡中惊，嚏喷，眼涩，知必出癍也。诸大脓疱、小红癍、瘾疹，三者皆营气逆而寒覆其表，宜以四味升麻汤加当归身、连翘，此定法也。如肺成脓癍，先显喘嗽，或气高而喘促，加人参而补元气，少加黄芩以泻伏火；如心出小红癍，必先见嗌干，惊悸身热，肌肉肿，脉弦洪，少加黄连；如命门出瘾疹，必先骨痛身热，其疼不敢动摇，少加生地黄、黄柏。诸癍疹皆为阴证疮，须因内伤乳食，脾胃不足，营气逆行，虽火势内炽，阴覆其外。故钱仲阳制四物升麻汤发之，如有传变证，依加减法服之。

桔梗汤 如癍已出，只时时与之，快咽喉，宽利胸膈。

桔梗二钱 生甘草一钱

上㕮咀，作一服，水二盏，煎至一盏，不拘时，时时服之。

黍粘子汤 如癍子已出，稠密，身表热，急与此药服，防后青干黑陷。

黍粘子炒香 地骨皮各二钱 柴胡一钱半 炙甘草一钱半 连翘二钱半 当归身酒洗 黄芪各一钱 黄芩一钱半

上㕮咀，每服三钱，水一盏半，煎至一盏，去渣，温服。

治惊各有所因用药不同论

钱仲阳治急惊，以凉泻之。肝风木也，主惊；心热火也，主动。火来木中，子能令母实，实则泻其子，故立泻青丸、导赤散之类，泻肝实，惊自愈矣。《内经》曰：风淫所胜，平以辛凉者是也。夫慢惊者，皆因妄用快利食药，损其脾胃，久泻不止；或因乳食不调而成吐泻，亦令脾胃虚损。《内经》云：不足而往，有余随之。又云：不及则乘其所不胜。故风木来乘土位，慢惊之病作矣。治当详其温凉寒热，先实其脾胃，后散风邪则愈矣。又如外物惊者，宜镇心，以黄连安神丸。若气动所惊者，宜寒水石安神丸，不可便以辛热之药散之，防风丸之类是也。因惊而泻青色者，先镇肝以朱砂之类，治以风邪下陷也，不可便用苦寒之剂泻其土也。

阎孝忠编集钱氏方，以益黄散补土。又言风旺必克脾土，当先实其脾。昧者不审脾中寒热，一例作补脾药用之；又不审药中有丁香、青橘皮辛热，大泻肺金，岂可脾虚之证反泻其子。盖为寒水反来侮土，中寒呕吐腹痛，泻痢青白，口鼻中气冷，益黄散神治之药也。如因热药巴豆之类，过剂损其脾胃，或因暑天伤热，乳食损其脾胃，而成吐泻，口鼻中气热，而成慢惊者，不可服之。今立一方，治胃中风热，人参安胃散。

人参安胃散

人参一钱 黄芪二钱 生甘草 炙甘草各五分 白芍药七分 白茯苓四分 陈皮三分 黄连二分

《内经》云：热淫于内，治以甘寒，以甘泻之，以酸收之。甘草、人参、黄芪之甘温，能补元气，甘能泻火补土；白茯苓甘平，白芍药酸寒，补肺金之不足；陈皮、黄连之苦寒为佐，以退火邪，土金得平，风证无由作矣。

上件为细末，每服二钱，水一盏半，煎至一盏，去滓，大温服，食前。夫益黄散、理中丸、养脾丸之类，治脾胃中寒湿大胜，神品药也。若服热药巴豆之类，虚其胃气，脾胃中伏热火，及大人劳役不足之证，或吐泻不止，不宜用之。故陶隐居云：医者，意也。古之所谓良医，盖以其意量而得其节也。治病必察其本，不可执

方疗之。或病仿佛，合方未对其证，不察病机所宜，大同小异，致令乖舛，以取危亡，可悲也夫。

栀子茯苓汤　治黄疸土色为热为湿，当小便不利，今反利知黄色为燥，胃经中大热，发黄脱落知膀胱与肾俱受其邪，乃大湿热之证；鼻下端作疮者土逆行，营气伏火也，能乳者胃中有热也，寒则食不入，喜食土者胃不足也，面色黑者为寒为痹，大便青寒褐色，血黑色热畜血中，间黄色肠胃热，治法当滋营润燥，除寒热，致津液。

山栀子三分　黄柏　炙甘草各二分　大芫荑半钱　黄连一分　麻黄不去根节　羌活各二分　柴胡三分　防风一分　白术半钱　茯苓三分　当归四分

上件锉，如麻豆大，都作一服，水一盏半，煎至一盏，去滓，稍热服，食前。

茯苓渗湿汤　治小儿面色萎黄，腹膜胀，食不下。

麻黄　桂枝各二分　杏仁二个　草豆蔻　厚朴　曲末各二分　柴胡半分　羌活二分　白术半分　吴茱萸二分　升麻一分　苍术　泽泻　茯苓　猪苓　橘红各二分　青皮　黄连各半钱　黄柏二分

上都作一服，水一大盏，煎至七分，去滓，大温服，食前。

升阳益血汤　时仲春，一小儿，未满百日，病腹胀，二日大便二度，瘦弱，遍身黄色，宜升阳气，滋血和血，补润肠胃干燥也。

蝎梢二分　曲末三分　厚朴　当归各一钱桃仁十个　升麻三分

都作一服，水一盏，煎至半盏，去滓，稍热服，食前。

厚朴丸　治小儿失乳，以食饲之，未有食，肠不能克化，或生腹胀，四肢瘦弱，或痢色无常。

橘皮三分　大麦面半钱　半夏三分　枳实半钱　苍术三分　青皮二分　人参三分　厚朴二分　曲末半钱

上为细末，煮面糊为丸，如麻子大，每服二十丸，温水送下，食前，忌饱食。

补阳汤　时初冬，一小儿二岁，大寒证，明堂青脉，额上青黑，脑后青络高起，舌上白滑，喉鸣而喘，大便微清，耳尖冷，眼涩，常常泪出，仍多眵，胸中不利，卧而多惊，无搐即寒。

柴胡　升麻各二分　麻黄三分　吴茱萸半钱　地龙半钱　蝎梢一分　生地黄半钱　当归身三分　炙甘草一分　黄芪二分　黄柏　橘皮　葛根　连翘各一分

上件吹咀，都作一服，水一大盏半，煎至一盏，去滓，乳食后热服之。服药之后，添喜笑精神，出气和顺，乳食进。

中满分消丸

黄连　枳实麸炒　厚朴姜制，各半钱　生姜　姜黄　猪苓各一钱　橘皮　白术　甘草各一钱半　砂仁　泽泻　茯苓各三钱　半夏四钱　黄芩一两二钱

上件为细末，汤浸蒸饼为丸，如黍米大，每服三五十丸，温水送下，食前。

消痞丸

黄连半两　枳实二钱　黄芩二钱　甘草三分　人参四分　厚朴七分　生姜四分　橘皮一分　姜黄半钱

上为细末，蒸饼为丸，如黍米大，每服二三十丸，随乳下。

麻黄升麻汤　治小儿寒郁而喘，喉鸣，腹中鸣，腹满，鼻流清涕，脉沉急而数。

麻黄　草豆蔻仁各一钱半　益智仁一分半厚朴三分　甘草一分　当归尾　升麻　曲末各半分　吴茱萸二分　柴胡一分　苏木半分　红花少许　生黄芩一分　全蝎二个

上件吹咀，如麻豆大，分作二服，每服水一大盏，煎至七分，去渣，稍热服，食远。忌风寒，微有汗乃效。

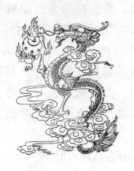

卷 五

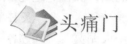头痛门

头痛论

《金匮真言论》云：东风生于春，病在肝，俞在颈项。故春风者，病在头。又诸阳会于头面，如足太阳膀胱之脉，起于目内眦，上额交巅上，入络脑，还出，别下项，病冲头痛。又足少阳胆之脉，起于目锐眦，上抵头角，病则头角额痛。夫风从上受之，风寒伤上，邪从外入，客于经络，令人振寒头痛，身重恶寒，治在风池、风府，调其阴阳，不足则补，有余则泻，汗之则愈，此伤寒头痛也。头痛耳鸣，九窍不利者，肠胃之所生，乃气虚头痛也。心烦头痛者，病在膈中，过在手巨阳、少阴，乃湿热头痛也。如气上不下，头痛癫疾者，下虚上实也，过在足少阴、巨阳，甚则入肾，寒湿头痛也。如头半边痛者，先取手少阳、阳明，后取足少阳、阳明，此偏头痛也。有真头痛者，甚则脑尽痛，手足寒至节，死不治。有厥逆头痛者，所犯大寒，内至骨髓。髓者，以脑为主，脑逆故令头痛，齿亦痛。凡头痛，皆以风药治之者，总其大体而言之也。高巅之上，惟风可到，故味之薄者，阴中之阳，乃自地升天者也。然亦有三阴三阳之异。故太阳头痛，恶风脉浮紧，川芎、羌活、独活、麻黄之类为主；少阳经头痛，脉弦细，往来寒热，柴胡为主；阳明头痛，自汗，发热恶寒，脉浮缓长实者，升麻、葛根、石膏、白芷为主；太阴头痛，必有痰，体重，或腹痛，为痰癖，其脉沉缓，苍术、半夏、南星为主；少阴经头痛，三阴、三阳经不流行，而足寒气逆，为寒厥，其脉沉细，麻黄、附子、细辛为主；厥阴头痛，项痛，或痰吐涎沫，厥冷，其脉浮缓，吴茱萸汤主之。诸血虚头痛，当归、川芎为主；诸气虚头痛，人参、黄芪为主。为主者，主治也。兼见何证，以佐使药治之。此立方之大法也。气血俱虚头痛者，于调中益气汤中少加川芎、蔓荆子、细辛，其效如神。半夏白术天麻汤，治痰厥头痛药也；青空膏乃风湿热头痛药也；羌活附子汤厥逆头痛药也。如湿气在头者，以苦吐之，不可执方而治。先师壮岁，病头痛，每发时两颊青黄，晕眩目不欲开，懒于语言，身体沉重，兀兀欲吐食，数日方过。洁古老曰：此厥阴、太阴合而为病，名曰风痰，以《局方》内玉壶丸治之，少风湿药二味，可加雄黄、白术，以治风湿，更名水煮金花丸方在《洁古家珍》，更灸侠溪二穴各二七壮，不旬日良愈。是知方者，体也；法者，用也。徒执体而不知用者弊，体用不失可谓上工，信矣。

夫丁未十月中，范天驋之内，素有脾胃之证，时显烦躁，胸中不利，大便不通，因乘寒出外晚归，又为寒气怫郁，闷乱大作，火不能伸故也。疑其有热，服疏风丸，大便行，其病不减。恐其药少，再服七八十丸，大便复见两三行，原证不瘳，增添吐逆，食不能停，痰唾稠粘，涌出不止，眼涩头旋，恶心烦闷，气短促上喘，无力以言，心神颠倒，兀兀不止，目不敢开，如在风云中，头苦痛如裂，身重如山，四肢厥冷，不得安卧。先师料前证是胃气已损，复下两次重虚脾胃，病名曰痰厥头痛，与半夏白术天麻汤。

半夏白术天麻汤

天麻半钱　半夏一钱半　黄芪半钱　人参半钱　白术一钱　苍术　橘皮　泽泻　茯苓各半钱　炒曲一钱　麦蘖面二钱　干姜二分　黄柏二分。

此头痛苦甚，为足太阴痰厥头痛，非半夏不能疗；眼黑头旋，风虚内作，非天麻不能除，其苗谓之定风草，独不为风所动也，亦治内风之神药也，内风者虚风是也；黄芪甘温，泻火补元气，实表虚止自汗；人参甘温，益气泻火补中；二术俱苦甘温，除湿补中益气；泽泻、茯苓利小便导湿；橘皮苦温，益气调中升阳；曲消食，荡胃中滞气；大麦蘖宽中助胃气；干姜辛温，以涤中寒；黄柏苦寒酒制，以疗冬天少火在泉发躁也。

上件㕮咀，每服半两，水二大盏，煎至一盏，去滓，带热服之，再服而愈。

清空膏　治偏头痛，年深不愈者，及疗风湿热头痛，上壅损目，及脑痛不止。

羌活一两　防风去芦，一两　柴胡七钱　川芎五钱　甘草炙，一两半　黄连去须，炒，一两　细挺子黄芩三两，一半酒制，一半炒

上件同为细末，每服二钱匕，热盏内入茶少许，汤调如膏，抄在口内，少用白汤送下，临卧。如苦头痛，每服中加细辛二分；如太阴脉缓有痰，名曰痰厥头痛，内减羌活、防风、川芎、甘草，加半夏一两半；如偏正头痛，服之不愈，减羌活、防风、川芎一半，加柴胡一倍；如发热恶热而渴，此阳明头痛，只白虎汤加白芷。

彻清膏

川芎三分　蔓荆子一分　细辛一分　藁本一钱　生甘草半钱　熟甘草半钱　薄荷叶三分

上件为细末，每服二钱，茶清调下，食后。

川芎散　治头目不清利。

川芎三分　羌活　防风各一钱　柴胡半分　升麻　藁本各一钱　炒黄芩四钱半　生甘草一钱　熟甘草二钱　黄芩四钱半，酒制　黄连四钱半，酒制　生地二钱

上件为细末，每一钱或二三钱，食后，温茶清调下。忌酒湿面。

细辛散　治偏正头痛。

细辛二分　川芎七分　柴胡二钱　黄芩一钱，炒　黄芩一钱，酒制　生黄芩半钱　瓦粉二分　炙甘草一钱半　黄连七分　芍药半钱

上㕮咀，每服三钱，水一大盏半，煎至一盏，去滓取清，食后服之。

羌活汤　治风热壅盛上攻，头目昏眩。

羌活　防风　细黄芩酒制　黄连酒制，各一两　黄柏半两，酒制　柴胡七钱　瓜蒌根半两，酒制　炙甘草七钱　白茯苓五钱　泽泻三钱

上件为粗末，每服五钱，水二大盏，煎至一盏，取清，食后或临卧，通口热服，日进二服。

安神汤　治头旋眼黑，头痛。

羌活一两　防风二钱半　柴胡　升麻各半两　黄柏酒制，一两　知母酒制，半两　生地黄半两　黄芪二两　炙甘草　生甘草各二钱

上件，每服秤半两，水二盏，煎至一盏半，加蔓荆子半钱　川芎三分，再煎至一盏，去滓，临卧热服。

养神汤　治精神短，不得睡，项筋肿急难伸。禁甘温，宜苦味。

黄芪一钱　人参三分　甘草七分　苍术半钱　白术三分　柴胡一分　升麻四分　当归身半钱　麦蘖面半钱　木香一分　川芎三分　橘皮一分　黄芩酒制，二分　黄连半钱　黄柏三分　半夏七分

上㕮咀，如麻豆大，每服五钱，水二大盏，煎至一盏，去滓，稍热服，食后。

选奇汤　治眉骨痛，不可忍。

羌活　防风各三钱　甘草三钱，冬多用　黄芩酒制，一钱，冬月不用，如能食热痛，加黄芩

上㕮咀，每服三钱，水二盏，煎至一盏，去滓，稍热，食后，时时服之。

嗅药郁金散　治风热头痛。

石膏二钱　薄荷叶三钱　芒硝三钱　郁金一钱　香白芷二钱

上为极细末，口噙水，鼻内嗅之。

麻黄吴茱萸汤　治头痛，胸中痛，食减少，咽嗌不利，右寸脉弦急。

麻黄半钱　吴茱萸三分　黄芩二分　川芎一分　羌活五分　蔓荆子一分　细辛一分　藁本二

分 柴胡一分 黄芩三分 苍术一钱 黄连一分 半夏一分 黄柏二分 升麻三分 红花少许 当归二分

上件咬咀，都作一服，水二盏，煎至一盏，去滓，稍热，食后服。

太阳经嚏药

防风二分 红豆二个

上为细末，鼻内嗅之。

红豆散 治头重如山，此湿气在头也。

麻黄根炒，五钱 苦丁香半钱 红豆十个

羌活根炒 连翘各三分

上五味为细末，鼻内嗅之，神效。

羌活附子汤 治冬月大寒犯脑，令人脑痛，齿亦痛，名曰脑风《奇经论》中。

麻黄三分，不去根节 黑附子三分 羌活半两 苍术半钱 防风二分 黄芪一钱 甘草 升麻各二分 白芷 白僵蚕 黄柏各三分 有寒嗽加佛耳草三分

上件都作一服，水二盏，煎至一盏，去滓，温服，食后。

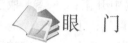

眼 门

诸脉者皆属于目论

《阴阳应象大论》云：诸脉者，皆属于目。目得血而能视。《黄帝针经》九卷大惑论第八：五脏六腑精气，皆上注于目而为之精。精之窠为眼，骨之精为瞳子，筋之精为黑眼，血之精为络，其窠气之精为白眼，肌肉之精则为约束，裹撷筋骨血气之精而与脉并为系，上属于脑，后出于项中。故邪中于项，因逢其身之虚，其入深，则即随眼系入于脑，则脑转；脑转则引目系急；目系急则目眩以转矣。邪中其精，其精所中，不相比也则精散；精散则视歧，故见两物。目者，五脏六腑之精、荣卫魂魄之气常营也，神气之所生也。故神劳则魂魄散、志意乱，是故瞳子黑眼法于阴，白眼赤脉法于阳，故阴阳合传而为精明也。目者，心之使也；心者，神之舍也，故神散乱而不转，卒然见非常之处，精神魂魄散不相得，故曰惑也。夫十二经脉，三百六十五络，其血气皆上走于面而走空窍，其精阳气上散于目而为精，其气走于耳而为听。因心事烦冗，饮食失节，劳役过度，致脾胃虚弱，心火大盛，则百脉沸腾，血脉逆行，邪害空窍，天明则日月不明矣。夫五脏六腑之精气，皆秉受于脾，上贯于目。脾者，诸阴之首也。目者，血脉之宗也。故脾虚则五脏之精气皆失，所司不能归明于目矣。心者君火也，主人之神，宜静而安，相火代行其令。相火者包络也，主百脉皆荣于目。既劳役运动，势乃妄行，又因邪气所并而损血脉，故诸病生焉。凡医者不理脾胃及养血安神，治标不治本，是不明正理也。

戊申六月，徐总管患眼疾，于上眼皮下出黑白翳二个，隐涩难开，两目紧缩，无疼痛，两手寸脉细紧，按之洪大无力。知足太阳膀胱为命门相火煎熬逆行，作寒水翳及寒膜遮睛证，呵欠善悲，健忘，嚏喷眵泪，时作泪下，面赤而白，能食不大便，小便数而欠，气上而喘，以拨云汤治之。

拨云汤方

黄芪一分 细辛叶半钱 柴胡七分 生姜五分 荆芥穗一钱 羌活一钱半 防风一钱半 藁本一钱 生甘草一钱 升麻一钱 葛根五分 川芎半钱 知母一钱 黄柏一钱半 当归身一钱

上咬咀，都作一服，水二大盏，煎至一盏，去滓，稍热服，食后。

冲和阳胃汤 治内障眼，得之脾胃元气衰弱，心火与三焦俱盛，饮食失节，形体劳役，心不得休息，故上为此疾，服之神效。

柴胡七钱 羌活一两半 防风半两 炙甘草一两半 当归酒制 白术 升麻各一两 白芍药六钱 干姜一钱 五味子二钱 人参 葛根各一两 黄芪一两半 白茯苓三钱

上咬咀，每服五六钱，水三大盏，煎至二盏，入黄芩、黄连二钱，同煎至一盏，去滓，稍热服，食后。

泻热黄连汤

黄芩酒制，炒 黄连酒制，炒 草龙胆酒制

生地黄酒制，各一两　升麻五分　柴胡一两

上件㕮咀，每服二钱，将先煎药水内，入泻热黄连汤，再煎至一盏，去滓，于日午饭间热服之，午后服之则阳道不行，临卧休服，反助阴故也。

助阳活血汤　治眼发之后，犹有上热，白睛红，隐涩难开，睡多眵泪。

防风　黄芪　炙甘草各半钱　蔓荆子二分　当归身酒制，半钱　白芷三分　升麻七分　柴胡五分

上㕮咀，都作一服，水一盏半，煎至一盏，去滓，稍热服，临卧。

明目细辛汤　治两目发赤微痛，羞明畏日，怯风寒怕火，眼睫成纽，眵糊多，隐涩难开，眉攒肿闷，鼻塞，涕唾稠粘，大便微硬。

麻黄　羌活各三钱　防风二钱　藁本一钱　川芎半钱　细辛少许　白茯苓一钱　蔓荆子六分　荆芥穗一钱二分　当归尾一钱　生地黄六分，酒制　椒八个　桃仁一十个　红花少许

上㕮咀，分作四服，每服水二盏，煎至一盏，去滓，稍热服，临卧。

神效明目汤　治眼棱紧急，致倒睫拳毛损目，及上下睑皆赤烂，睛赤疼痛昏暗，昼则冷泪常流，夜则眼涩难开，而眵泪满眼。

葛根一钱半　甘草炙，二钱　防风一钱　蔓荆子半钱　细辛二分　一法加黄芪一钱

上㕮咀，作二服，每服水二盏，煎至一盏，去滓，稍热服，临卧。

神效黄芪汤　治浑身麻木不仁，或右或左身麻木，或头面或只手臂或只腿脚麻木不仁，并皆治之。如两目紧急缩小及羞明畏日，或隐涩难开，或视物无力，睛痛手不得近，或目少睛光，或目中如火。

黄芪二两　人参八钱　炙甘草一两　蔓荆子一钱　白芍药一两　橘皮半两

上同㕮咀，每服五钱，水一大盏八分，煎至一盏，去滓，稍热服，临卧。如小便淋涩，每服中加泽泻半钱；如有大热证，加黄柏三分、酒制、炒；如麻木不仁，虽有热，不用黄柏，更加上黄芪一两，通三两也。

益气聪明汤　治饮食不节，劳役形体，脾胃不足，得内障耳鸣，或多年目昏暗，视物不能，此药能令目广大，久服无内外障、耳鸣耳聋之患，又令精神过倍，元气自益，身轻体健，耳目聪明。

黄芪　甘草各半两　人参半两　升麻　葛根各三钱　蔓荆子一钱半　芍药一钱　黄柏一钱，酒制，锉，炒黄

上㕮咀，每服秤三钱，水二盏，煎至一盏，去滓，热服，临卧，近五更再煎服之，得睡更妙。如烦闷或有热，渐加黄柏，春夏加之，盛暑夏月倍之。若此一味多，则不效。如脾胃虚去之，有热者少用之。如旧有热，麻木，或热上壅头目，三两服之后，其热皆除。治老人腰以下沉重疼痛如神。此药久服，令人上重、乃有精神，两足轻浮，不知高下。若如此，空心服之，或少加黄柏，轻浮自减。若治倒睫，去黄柏、芍药及忌烟火酸物。

补阳汤　治阳不胜其阴，乃阴盛阳虚，则九窍不通，今青白翳见于大眦，及足太阳、少阴药中郁遏，足厥阴肝经气不得上通于目，故青白翳内阻也。当于太阳、少阴经中九原之下，以益肝中阳气，冲天上行。此乃先补其阳，后于足太阳、少阴标中标者，头也泻足厥阴肝经火，下伏于阳中，乃次治也。《内经》云：阴盛阳虚，当先补其阳，后泻其阴，此治法是也。每日清晨，以腹中无宿食，服补阳汤；临卧服益阴丸。若天色变，大寒大风，并劳役，预日饮食不调，精神不足或气弱，俱不得服。候时气和平，天气如常服之。乃先补其阳，使阳气上升，通于肝经之末，利空窍于目矣。

羌活　独活　甘草　人参　熟地黄　黄芪　白术各一两　泽泻研为末　陈皮各半两　生地黄炒　白茯苓去皮　知母炒，各三钱　柴胡去苗，三两　防风半两　白芍药半两　肉桂去皮，一钱　当归身去芦，酒制，三钱

上同为粗末，每服半两，水三盏，煎至一盏，去滓，空心，宿食消尽服之。

连柏益阴丸

羌活　独活　甘草　当归尾依前制　防风去芦　五味子各五钱　石决明烧存性，三钱　草决明　细黄芩　黄柏　知母　黄连酒内先制，或酒

拌润炒，已上各一两

上件为细末，炼蜜为丸，如绿豆大，每服五十丸，渐加至百丸止，茶清送下，常多服补阳汤，少服此药，为不可胜补阳汤，恐妨饮食。

升阳柴胡汤

羌活　独活　甘草根　当归身　熟地黄各一两　人参　黄芪　白术各半两　泽泻三钱　白芍药一两　陈皮　白茯苓　防风各三钱　生地黄五钱 酒炒　肉桂半钱　柴胡去苗，一钱半　楮实半两，酒拌　知母三钱，酒制，夏月加五钱

上㕮咀，每服五钱，水二盏，煎至一盏，去滓，稍热服，食后。另一料炼蜜为丸，如桐子大，食远，茶清送下五十丸，每日与前药各一服，如天气热甚，加五味子三钱或半两、天门冬去心半两，更加芍药半两、楮实半两。

芎辛汤　治两目昼夜隐涩难开，羞明畏日，目赤视物昏暗，神效。

芎劳　蔓荆子各半钱　细辛二分　防风一钱半　甘草　香白芷各一钱

㕮咀，都作一服，水一盏八分，煎至一盏，去滓，稍热服，临卧。

人参补胃汤　治劳役所伤，饮食不节，内障昏暗。

黄芪　人参各一两　炙甘草八分　蔓荆子一钱　白芍药三钱　黄柏酒拌湿四遍，一钱

上㕮咀，每服三四钱，水二盏，煎至一盏，去滓，稍热服，临卧。三五服后，两目广大，视物如童时，惟觉两脚踏地不知高下，盖冬天多服升阳药故也。病减住服，候五七日再服。此药春间服，乃时药也。

连翘饮子　治目中溜火，恶日与火，隐涩难开，小角紧，久视昏花，迎风有泪。

蔓荆子　生甘草　连翘各三分　柴胡二分　黄芩酒制，半钱　生地黄　当归　红葵花　人参各三分　黄芪半钱　升麻一钱　防风　羌活各半钱

上件，每服五钱，水二盏，煎至一盏，去滓，稍热服，食后。

论瞳子散大并方

戊戌初冬，李叔和至西京，朋友待之以猪肉煎饼，同蒜醋食之，后复饮酒，大醉，卧于暖炕。翌日病眼，两瞳子散大于黄睛，视物无的，以小为大，以短为长，卒然见非常之处，行步踏空，多求医疗而莫之愈。至己亥春，求治于先师。曰：《内经》有云：五脏六腑之精气皆上注于目而为之精，精之窠为眼，骨之精为瞳子。又云：筋骨气血之精而为脉，并为系，上属于脑。又瞳子黑眼法于阴，今瞳子散大者，由食辛热物太甚故也。所谓辛主散，热则助火，上乘于脑中，其精故散，精散则视物亦散大也。夫精明者，所以视万物者也。今视物不真，则精衰矣。盖火之与气，势不两立。故经曰：壮火食气，壮火散气。手少阴、足厥阴所主风热，连系，邪之中人，各从其类，故循此道而来攻，头目肿闷而瞳子散大，皆血虚阴弱故也。当除风热，凉血益血，以收耗散之气，则愈矣。

滋阴地黄丸

熟地黄一两　生地黄一两半，酒制，焙干　柴胡八钱　天门冬去心，焙　炙甘草　枳壳各三钱　人参二钱　黄连三钱　地骨皮二钱　五味子三钱　黄芩半两　当归身五钱，水洗净，酒拌焙

《内经》云：热淫所胜，平以咸寒，佐以苦甘，以酸收之，以黄连、黄芩大苦寒，除邪气之盛为君。当归身辛温，生、熟地黄苦甘寒，养血凉血为臣。五味子酸寒，体轻浮，上收瞳子之散大；人参、甘草、地骨皮、天门冬、枳壳苦甘寒，泻热补气为佐。柴胡引用为使也。

上件为细末，炼蜜为丸，如绿豆大，每服百丸，温茶清送下，食后，日进三服，制之缓也。大忌食辛辣物而助火邪，及食寒冷物损胃气，药不能上行也。

益阴肾气丸　此壮水之主，以镇阳光。

熟地黄三两　牡丹皮五钱　生地黄四两，酒制，炒　泽泻二钱半　当归尾生，去土，酒制　山茱萸各半两　茯苓二钱半　柴胡　五味子　干山药各五钱

上件为细末，炼蜜为丸，如桐子大，朱砂为衣，每服五七十丸，盐汤送下，空心。

羌活退翳丸　治内障，右眼小眦青白翳，大眦微显白翳，脑痛，瞳子散大，上热恶热，大便涩时难，小便如常，遇天热暖处，头痛睛胀，能食，日没后天阴则昏暗，此证亦可服滋

阴地黄丸。

熟地黄八钱　生地黄酒制　当归身酒制，焙　黄柏各半两，酒制　川芎三钱　芍药一两三钱　防己二钱，酒制　知母三钱，酒制　丹参半两　茺蔚子半两　牡丹皮三钱　寒水石一钱，生用　柴胡半两　羌活三两　黑附子一钱，炮

上为细末，炼蜜为丸，如小豆大，空心，每服五七十丸，白汤送下，如消食未尽，候饥时服之，忌语言，随后以食压之。

圆明膏　治内障生翳及瞳子散大，皆劳心过度，因饮食失节之所致也。

柴胡五钱　麻黄微捣，五钱，去节　当归身三钱　生地黄半两　黄连五钱　甘草二钱　诃子皮二钱　湿纸裹煨

上七味，先以水二碗，熬麻黄至一碗，掠去沫，外六味各㕮咀，如麻豆大，筛去末，秤毕入在内同熬，滴入水中不散，入去沫蜜少许，再熬，勤如常点之。

百点膏　张济明，眼病翳六年，以至遮瞳人，视物不明，如觉云气遮障，时值暑热大作，点此药五七日，翳退去一半。

黄连拣净，二钱，锉麻豆大　以水一大碗，熬至半碗，入下项药：

当归身　甘草已上各六分　防风八分　蕤仁去皮尖，三分

上件各锉，如麻豆大，蕤仁另研如泥，同熬，滴水中不散，入去沫蜜少许，再熬少时为度，令病人心静点之，至目微痛为度，日点五七次，临卧，尤疾效，名之曰百点膏，但欲多点，使药力相继也。

吹云膏　治视物睛困无力，隐涩难开，睡觉多眵，目中泪下及迎风寒泣下，羞明畏日，常欲闭目，喜在暗室塞其户牖，翳膜岁久遮睛，此药多点神效。

黄连三钱　生地黄一钱半　生甘草六分　青皮四分　柴胡五分　升麻三分　荆芥穗一钱，微取浓汁　当归身六分　蕤仁三分　连翘四分　细辛叶一分　防风四分

以上药锉，如麻豆大，陈连翘外，用澄净水二碗，先熬余药去半碗，入连翘，同熬至一大盏许，去滓，入银盏内，以文武火熬至入水滴成珠不散，入炼去沫熟蜜少许，熬匀点之。

复明膏　治足太阳寒水膜子遮睛，白翳在上，视物不明。

椒树西北根、东南根各二分　正麻黄去根节，三分　羌活七分　黄连三分　当归身六分　防风三分　生甘草四分　柴胡　升麻　生地黄各三分　蕤仁六个　藁本　汉防己各二分

上用净水一大碗，先煎汉防己、黄连、生甘草、当归、生地黄，煎至一半下余药外，再煎至一盏，去滓，入银盏内，再熬之，有力为度。

广大重明汤　治两目睑赤肿，楞生疮，目多眵泪，隐涩难开，及热肿痛并稍赤，及眼睑痒极，抓之至破烂、赤肿，痛不可忍。

草龙胆　防风　生甘草　细辛各一钱

上件㕮咀，如麻豆大，内甘草不锉，只作一定，先以水一碗半煎草龙胆一味至一半，再入余三味，煎至少半碗，滤去滓，用清带热洗，以重汤坐令热，日用五七次，但洗毕少合眼，须臾许开，努肉泛长及痒亦验。

防风饮子　治倒睫拳毛。

黄芪　炙甘草　人参各一钱　葛根半钱　防风半钱　当归身七分半　细辛叶　蔓荆子各三分

上件锉，如麻豆大，都作一服，水二盏，煎至一盏，去滓，温服，食后避风寒服之。

夫眼生倒睫拳毛者，两目紧急皮缩之所至也。盖内复热致阴气外行，当去其内热并火邪。眼皮缓则眼毛立出，翳膜亦退，用手法攀出内睑向外，速以三棱针出血，以左手爪甲迎其针锋，立愈。

治目眶岁久赤烂，俗呼为赤瞎是也。当以三棱针刺目框外，以泻湿热立愈。

龙胆饮子　治疳眼流脓，生疳翳，湿热为病神效，不治寒湿为病。

炒黄芩三钱　蛇退皮半钱　麻黄一钱半　青蛤粉　羌活　草龙胆各三钱　谷精草半钱　升麻二钱　川郁金　炙甘草各半钱

上为细末，每服二钱，食后，茶调服。

碧天丸　治疾累服寒凉药不愈，两眼蒸热有如火熏，赤而不痛，红丝满目，血脉贯睛，瞽闷昏暗，羞明畏日，或上下睑赤烂，或冒风

沙而内外眦皆破，洗之大有神效。

瓦粉炒，一两 铜绿七分，为末 枯矾二分

上先研白矾、铜绿令细，旋旋入粉，同研匀，热水和之，共为百丸，每用一丸，热汤半盏浸一两时辰，洗至觉微涩为度，合半时许，洗毕，瞑目便睡。又名一井珠丸，一丸可服十日，如再用，汤内坐令热。此药治其标，为里热已去矣。若里实者，此药不宜。

嗅药碧云散

青黛一钱半 蔓荆子 川芎各一钱二分 郁金一钱 石膏一钱三分 细辛一钱 薄荷叶二钱 芒硝一钱 红豆一个

上为细末，口噙水，鼻内嗅之。

能远视不能近视者，阳气不足阴气有余也，乃气虚而血盛也。血盛者，阴火有余；气虚者，气弱也。此老人以桑榆之象也。

能近视不能远视者，阳气有余阴气不足也，乃血虚气盛。血虚气盛者，皆火有余，元气不足；火者，元气、谷气、真气之贼也。元气来也徐而和，细细如线；邪气来也紧而强，如巨

川之水不可遏。**地芝丸**治目不能远视能近视，或亦妨近视，及大厉风成癞，悉皆治之。

生地黄四两，焙干秤 天门冬四面，去心秤 枳壳二两，麸炒，去穰秤 甘菊花二两，去枝秤

同为细末，炼蜜为丸，如桐子大，茶清送下百丸，温酒亦可，食后。

定志丸 治眼不通近视反能远视者，方见《和剂局方》中。

绿翳瞳肿治验

王峰学士魏邦彦夫人目翳暴生，从下而起，其色绿，肿痛不可忍。先师曰：翳从下而上，病从阳明来也。绿非五色之正色，殆肺肾合而为病耶，乃就画家以墨调腻粉合成色谛视之，曰与翳色同矣。肺肾为病者无疑矣。乃泻肺肾之邪，而以入阳明之药为之使，既效，而他日复病作者三，其所从来之经与翳色各异，乃以意消息之，曰诸脉者，皆属于目，脉病则目从之，此必经络不调，目门病未已也。问之果然，因如所论者治之，疾遂不作。

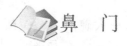 鼻 门

鼻不闻香臭论

《金匮真言论》云：西方白色，入通于肺，开窍于鼻，藏精于肺。夫十二经脉，三百六十五络，其气血皆上走于面而走空窍，其精阳之气上走于目而为精，其别气走于耳而为听，其宗气上出于鼻而为臭。《难经》云：肺气通于鼻，则能知香臭矣。夫阳气、宗气者，皆胃中生发之气也。其名虽异，其理则一。若因饥饱劳役损伤，脾胃生发之气即弱，其营运之气不能上升，邪害空窍，故不利而不闻香臭也。宜养胃气，使营运阳气、宗气上升，鼻则通矣。又一说，《难经》言心主五臭，肺主诸气。鼻者肺之窍，反闻香臭何也？盖以窍言之，肺也；以用言之，心也。因胃气失守，寒邪客于面，鼻亦受之，心不能为用，而不闻臭。故经曰：心肺有病，鼻为之不利。洁古老人云：视听明而清凉，香臭辨而温暖者是也。治法宜先散寒邪，后补卫气，使心肺之气交通，则鼻利而闻

香臭矣。

丽泽通气汤 治鼻不闻香臭。

羌活 独活 防风 升麻 葛根各三钱 麻黄不去节，一钱，冬月加之 川椒一钱 苍术三钱 炙甘草二钱 黄芪四钱 香白芷一钱

上件㕮咀，每服五钱，水二大盏，生姜三片、枣二枚、葱白三寸，同煎至一盏，去滓，稍热服，食远。忌一切冷物及风寒凉处坐卧行立。

温肺汤 治鼻不闻香臭，眼有眵泪。

升麻二钱 葛根一钱 黄芪二钱 炙甘草一钱 麻黄四钱 丁香二分 羌活 防风各一钱

上件为粗末，分作二服，水二盏、葱白二握，同煎一盏，去滓，稍热，食后服。

温卫汤 治鼻不闻香臭，目中溜火，气寒血热，冷泪多，脐下阴汗，足痿弱。

黄芪一钱 人参 炙甘草各半钱 陈皮 青皮各三分 木香三分 苍术 升麻各一钱 白芷

防风各半钱　知母一钱　黄连三分　黄柏　泽
泻各半钱　柴胡　羌活各一钱　当归身一钱半

上㕮咀，都作一服，水二盏，煎至一盏，
去滓，温服，食前，日晴明服之。

御寒汤　治寒邪伤于皮毛，令人鼻塞，咳
嗽上喘。

黄柏二分　黄芪一钱　人参半钱　炙甘草
款冬花各三分　羌活　黄连各二分　白芷　防风
各三分　陈皮五分　佛耳草三分　升麻半钱　苍
术七分

上㕮咀，如麻豆大，都作一服，水二大盏，
煎至一盏，去滓，稍热服。

温卫补血汤　治耳鸣，鼻不闻香臭，口不
知谷味，气不快，四肢困倦，行步不正，发脱
落，食不下，膝冷，阴汗，带下，喉中阶阶，
不得卧，口舌嗌干，太息，头不可以回顾，项
筋紧，脊强痛，头旋眼黑，头痛，呵欠嚏喷。

升麻四分　柴胡三分　生地黄一分　苍术二
分　白术一分　当归身二分半　生甘草半钱　炙
甘草三分　王瓜根　牡丹皮　橘皮　吴茱萸各三
分　人参三分　丁香一个　藿香一分　黄芪一钱
二分　地骨皮三分　黄柏一分

上㕮咀，都作一服，水二大盏，煎至一盏
半，去滓，稍热服，食前。一方桃仁三个、葵
花七朵。

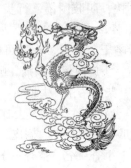

卷 六

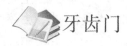 牙齿门

牙齿论

论曰：夫齿者，肾之标；口者，脾之窍。诸经多有会于口者，其牙齿是也。手、足阳明之所过，上龈隶于坤土，乃足阳明胃之脉贯络也，止而不动；下龈，嚼物动而不休，手阳明大肠之脉所贯络也。手阳明恶寒饮而喜热，足阳明喜寒饮而恶热，其病不一。牙者，肾之标，亦喜寒，寒者坚牢。为病不同，热甚则齿动，龈断袒脱作痛不已，故所治疗不同也。有恶寒而作痛者；有恶热而作痛者；有恶寒又恶热而作痛者；有恶寒饮少热饮多而作痛者；有恶寒饮少热饮多而作痛者；有牙齿动摇而作痛者；有齿袒脱而为痛者；有齿龈为疳所蚀缺少，血出为痛者；有齿龈肿起而为痛者；有脾胃中有风邪，但觉风而作痛者；又有牙上多为虫所蚀，其齿缺少而色变，为虫牙痛者；有胃中气少，不能于寒，袒露其齿作痛者；有牙齿疼痛，而秽臭之气不可近者。痛既不一，岂可一药而尽之哉。

羌活散 治客寒犯脑，风寒湿脑痛，项筋急，牙齿动摇，肉龈袒脱，疼痛苦楚。

麻黄去节根，三两 羌活一钱半 防风三分半 藁本三分 细辛少许 升麻半钱 柴胡半两 当归身六分 苍术半钱 白芷三分 桂枝三分 骨灰二钱，即羊胫骨也 草豆蔻一钱

上为细末，先用温水漱口净，擦之，其痛立止。

草豆蔻散 治寒多热少牙疼痛。

草豆蔻一钱二分，不去皮 黄连一钱半 升麻二钱半 细辛叶二分 骨灰半钱 当归六分 防风二分 熟地黄半钱

上为细末，擦之同前。

麻黄散 治冬时风寒湿头痛，项筋急，牙齿动摇疼痛。

麻黄不去节，二钱 羌活一钱半 防风 藁本 骨灰各三分 细辛少许 升麻 黄连 草豆蔻各一钱 当归六分 熟地黄六分 生地黄二钱 草龙胆二钱，酒制

上为细末，依前擦之。

麝香散 治热多寒少，牙露根，肉龈脱血出，齿动欲落，大作疼痛，妨食，忓凉少，忓热多。

麻黄根一分 草豆蔻一钱半，不去皮 益智二分半 当归三分 升麻一钱 熟地黄二分 生地黄三分 黄连一钱半 人参三分 麝香少许 汉防己三分，酒制 骨灰二钱

上为细末，依前擦之。

白芷散 治大寒犯脑，牙齿疼痛。

麻黄 草豆蔻各一钱半，不去皮 黄芪一钱 吴茱萸四分 藁本三分 当归半钱 羌活八分 熟地黄半钱 白芷四分 升麻一钱 桂枝二钱半

上为细末，先用温水嗽净，以药擦之。

治虫散 治大寒犯脑，牙齿疼痛及风寒作痛，虫肿作疼。

麻黄一钱半，不去节 草豆蔻一钱 吴茱萸八分 黄连四分 藁本三分 黄芪一钱 羌活五

分 白芷三分 当归四分 骨灰二钱 熟地黄二分 升麻一钱 桂枝一分 益智四分

上为细末，先用温水嗽口净，以药擦之。

益智木律散 治寒热牙疼。

草豆蔻二钱二分 木律二分 益智半钱 升麻一钱半 骨灰半钱 黄连四分 当归四分 熟地黄半钱

上为末用，依前，如寒多痛，不用木律。

蝎梢散 治在寒犯脑牙疼。

麻黄一钱半，去节 桂枝 升麻各三分 羌活半钱 防风 藁本各三分 柴胡 当归 白芷各二分 黄芪三分 骨灰二钱半 蝎梢少许 草豆蔻一钱

上为末，依前擦之，神效。

白牙散

升麻一钱 骨灰二钱 白芷七分 石膏一钱半 麝香少许

上为末，先以温水漱净，擦之尤妙。

当归龙胆散 治寒热停牙痛。

麻黄一钱 升麻一钱 白芷半钱 骨灰半钱 生地黄五分 黄连一钱 当归尾半钱 草龙胆一钱 草豆蔻一钱

上件为末，擦之如神。

牢牙地黄散 治脑寒痛及牙疼。

麻黄 黄连 骨灰各一钱 升麻一钱半 草豆蔻一钱二分 吴茱萸八分 益智四分 当归四分 藁本二分 黄芪半钱 熟地黄三分 人参三分 羌活三分 白芷半钱 防己三分 生地黄三分

上件为末，擦之神效。

细辛散 治寒邪、风邪犯脑疼、牙痛。

麻黄三分 桂枝二分半 升麻二分 羌活一钱半 柴胡二分 防风二分 藁本三分 白芷二分 当归四分 苍术三分 细辛少许 骨灰一钱半 草豆蔻半钱

上为末，先漱后擦之，神妙。

立效散 治牙齿疼不可忍，痛及头脑项背，微恶寒饮，大恶热饮，其脉上、中、下三部阳虚阴盛，是五脏内盛，而六腑阳道微小，小便滑数。

防风一钱 升麻七分 炙甘草三分 细辛叶二分 草龙胆四分，酒制

上㕮咀，如麻豆大，都作一服，水一盏，煎至五分，去滓，以匙抄在口中，㷇痛处，待少时立止。如多恶热饮，更加草龙胆一钱。此法不定，随寒热多少，临时加减。若更恶风作痛，加草豆蔻半钱、黄连半钱，却勿加草龙胆。

牢牙散 治牙龈肉绽有根，牙疳肿疼，牙动摇欲落，牙齿不长，牙黄口臭。

升麻四分 羌活一两 草龙胆一两半，酒制 羊胫骨灰一两

上为末，先以温水漱口，每用少许擦之。

风热牙疼治验

刘经历之内，年三十余，病齿痛不可忍，须骑马外行，口吸凉风则痛止，至家则其痛复作。家人以为祟神，祷于巫师而不能愈，遂求治于先师。师闻其故，曰：此病乃湿热为邪也。足阳明贯于上齿，手阳明贯于下齿，况足阳明多血多气，加以膏粱之味助其湿热，故为此痛。今立一方，不须骑马，常令风寒之气生于牙齿间，以黄连、胡桐泪之苦寒，新薄荷叶、荆芥穗之辛凉，四味相合而作风寒之气，治其风热为主；以新升麻之苦平，行阳明经为使；牙齿骨之余，以羊胫骨灰补之为佐；麝香少许，入肉为引，用为细末擦之，痛乃减半，又以调胃承气汤去芒硝，加黄连，以治其本，服之下三两行，其痛良愈，遂不复作。

清胃散 治因服补胃热药，致使上下牙疼痛不可忍，牵引头脑满面热发大痛。足阳明之别络于脑在《针经》十五络中。喜寒恶热，乃手阳明经中热盛而作也。其齿喜冷水恶热汤。

生地黄三分，酒制，真者 升麻一钱 牡丹皮半钱 当归三分 净黄连三分，如连不好，更加二分，夏月倍之，无定法

上为末，作一服，水盏半，煎至一半，去滓，带冷服，立已。

神功丸 治多食肉人，口臭不可近，牙齿疳蚀，牙龈肉将脱，齿落血不止。

黄连净，半两，酒制 缩砂半两 甘草三钱 藿香叶一钱 生地黄三钱，酒制 木香一钱 升麻二钱 当归身一钱 兰香叶一钱，如无，藿香代之

上为末，汤浸蒸饼丸如绿豆大，每服百丸至二百丸，白汤下，食远。兼治血痢及血崩，血下不止，血下褐色或紫黑色，及肠澼下血，空心服。

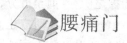 腰痛门

腰 痛 论

《六元正纪大论》曰：太阳所至为腰痛。又云：巨阳即太阳也虚则腰背头项痛。足太阳膀胱之脉所过，还出别下项，循肩膊内，挟脊抵腰中，故为病者，项如拔，挟脊痛，腰似折，髀不可以曲，是经气虚则邪客之，痛病生矣。夫邪者，是风、热、寒、湿、燥皆能为病。大抵寒湿多而风热少。然有房室劳伤，肾虚腰痛者，是阳气虚弱不能运动故也。经言：腰者肾之府，转摇不能，肾将败矣。宜肾气丸、鹿茸茴香丸类，以补阳之不足也。如膏粱之人，久服阳药，醉以入房，损其真阴，肾气热；肾气热则腰脊痛而不能举，久则髓减骨枯，骨枯发为骨痿，宜六味地黄丸、温肾丸、封髓丹之类，以补阴之不足也。《黄帝针经》卷第三杂病第八：腰痛上寒，取足太阳、阳明；腰痛上热，取足厥阴。足之三阴，从足走入腹，所经过处，皆能为痛。治之，当审其何经所过分野，循其空穴而刺之；审其寒热而药之。假令足太阳令人腰痛引项脊尻背如重状，刺其郄中太阳二经出血，余皆仿此。彼执一方，治诸腰痛者，固不通矣。

丁未冬，曹通甫自河南来，有役夫小翟，露居，卧寒湿地，腰痛不能转侧，两胁抽急作痛，已经月余不愈矣。《腰痛论》中说，皆为足太阳、足少阴血络中有凝血作痛，间有一二证，属少阳胆经外络脉病，皆去血络之凝乃愈。其《内经》有云：冬三月禁，不得用针，只宜服药，通其经络，破其血络中败血，以**川芎肉桂汤**主之。

羌活一钱半　独活半钱　柴胡　肉桂　桃仁去皮尖，研　当归尾　苍术　炙甘草各一钱　炒曲半钱　防风三分　汉防己酒制，三分　川芎一钱

上㕮咀，作一服，好酒三盏，煎至一盏，去滓，温服，早饮后、午饭前，数服食愈。宜温暖处服之。

独活汤　治因劳役，腰痛如折，重沉如山。

羌活　防风　独活各三钱　炙甘草二钱　肉桂三钱　当归半两　桃仁三十个　连翘半两　防己一两，酒制　黄柏一两，酒制　泽泻三钱　煨大黄三钱

上㕮咀，每服半两，酒半盏、水一盏半，煎至一盏，去滓，热服立愈。

麻黄复煎散　治阴室中汗出懒语，四肢困倦无力，走注疼痛者，乃下焦伏火而不得伸浮，为之躁热汗出也；困倦疼痛者，风湿相搏，一身尽痛也。当去风湿，脉中邪，以升阳发汗，渐渐发之；火郁乃湿在经者，亦宜发汗。况正值季春之月，脉缓而迟，尤宜发汗，令风湿去而阳升，以此困倦即退，气血俱得生旺也。

麻黄二钱，去节微捣，水五大盏，先煎令沸，去沫，至三盏入下项，再煎　柴胡半钱　防风半钱　杏仁三个　黄芪二钱　黄柏一钱　生地黄半钱

上件锉，如麻豆大，都作一服，入麻黄汤内煎至一盏，临卧服之，勿令食饱，取渐次有汗则效。

苍术复煎散　治寒湿相合，脑户痛，恶寒，项筋脊骨强，肩背胛眼痛，膝髌痛，无力行步，身沉重。

苍术四两，水二碗，煎至二大盏，去滓，再入下项药　羌活一钱　升麻　柴胡　藁本　泽泻　白术各半钱　黄皮三分　红花少许

上件锉，如麻豆大，先煎苍术汤二盏，复煎下项药至一大盏，去滓，热服，空心服之，取微汗为效，忌酒与湿面类。

苍术汤　治湿热腰腿疼痛。

苍术三钱，去湿止痛　柴胡二钱，行经　黄柏一钱，始得之时寒也，久不愈寒化为热，除湿止痛　防风一钱，风能胜湿

上件作一服，水二盏，煎至一盏，去滓，稍热服，空心食前。

羌活汤　治两目如火肿痛，两足及伏兔筋

骨疼痛，膝胻少力，身重腰疼，夜恶寒，痰嗽，项筋背急，目外眵目系急，食不下。

羌活三分　麻黄三分　炙甘草二分　生甘草二分　升麻　黄皮酒制　草豆蔻　当归　黄芩各三分　柴胡二分　生地黄三分　藁本三分　苏木二分　苍术半钱　熟地黄一分　独活二分　红花二分

上件吹咀，如麻豆大，都作一服，水二大盏，煎至一盏，去滓，稍热服，食远。

破血散痛汤　治乘马损伤，跌其脊骨，恶血流于胁下，其痛苦楚不能转侧，妨其饮食。

羌活　防风各一钱　柴胡　连翘　当归各二钱　中桂一钱　麝香少许，别研　水蛭炒烟尽，三钱，研

上件分作二服，酒二大盏、水一盏，除水蛭、麝香外，另研如泥，煎余药作一大盏，去滓，上火令稍热，调二味，饥服之。

地龙散　治腰脊痛，或打扑伤损，从高坠下，恶血在太阳经中，令人腰脊或胫腨臂股中痛不可忍，鼻壅塞不通。

中桂四分　桃仁六个　羌活二钱　独活一钱　黄柏一钱　麻黄半钱　当归尾一分　地龙四分　甘草一钱　苏木六分

上件吹咀，每服五钱，水二盏，煎至一盏，去滓，温服。

羌活苍术汤　治脚膝无力沉重。

羌活三分　防风一钱半　柴胡七分半　升麻一钱　独活一钱　葛根半钱　炙甘草半钱　黄芪二钱　苍术一钱　橘皮六分　砂仁一钱　黄皮半钱　知母二钱半　生甘草半钱　草豆蔻半钱

上件分作二服，每服水三盏，煎至一盏，去滓，热服。

健步丸　治膝中无力，伸而不得屈，屈而不得伸，腰背腿脚沉重，行步艰难。

羌活半两　柴胡半两　防风三钱　川乌头一钱　炒滑石半两　炙甘草半两　防己一两　苦参一钱，酒制　肉桂半钱　瓜蒌根半两，酒制　泽泻三钱

上为末，酒糊丸，如桐子大，每服七十丸，煎愈风汤送下，空心。愈风汤出洁古老人方论风门中。

趁痛丸　治打扑闪损，腰痛不可忍。

白苣苣子炒黄　白粟米炒黄　乳香　没药各一钱　乌梅一个

上为末，蒸饼为丸，如弹子大，每服一丸，细嚼，温酒下，空心，食前。

麻黄苍术汤　治寒湿所客，身体沉重，腰痛，面色萎黄不泽。

麻黄一钱　桂枝半钱　杏仁十个　草豆蔻半钱　半夏半钱　炒曲一钱　苍术二钱　橘皮一钱　泽泻一钱　白茯苓一钱　猪苓半钱　黄芪二分　炙甘草二分

上件吹咀，如麻豆大，作一服，水二盏，煎至一盏，去滓，稍热服，食前。

补益肾肝丸　治目中溜火，视物昏花，耳聋耳鸣，困倦乏力，寝汗憎风，行步不正，两足欹侧，卧而多惊，脚膝无力，腰以下消瘦。

柴胡　羌活　生地黄炒　苦参炒　防己炒，各半钱　附子炮，一钱　肉桂一钱　当归二钱

上件为末，熟水丸如鸡头仁大，每服五十丸，温水送下，食前。

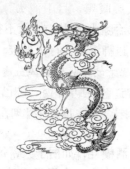

卷七

大便结燥门

大便结燥论

《金匮真言论》云：北方黑色，入通肾，开窍于二阴，藏精于肾。又云：肾主大便，大便难者，取足少阴。夫肾主五液，津液润则大便如常。若饥饱劳役，损伤胃气，及食辛热味厚之物，而助火邪，伏于血中，耗散真阴，津液亏少，故大便结燥。然结燥之病不一，有热燥、有风燥。有阳结、有阴结，又有年老气虚津液不足而结者。治法云：肾恶燥，急食辛以润之，结者散之。如少阴不得大便，以辛润之；太阴不得大便，以苦泻之。阳结者散之，阴结者温之。仲景云，小便利，大便硬，不可攻下，以脾约丸润之。食伤太阴，腹满食不化，腹响然，不能大便者，以药泻之。大抵津液耗少而燥者，以辛润之；有物而结者，当下之。若不究其源，一概用巴豆、牵牛之类下之，损其津液，燥结愈甚；有复下复结，极则以至引导于下而不能通者，遂成不救之证，可不慎哉。

润肠丸 治脾胃中伏火，大便秘涩或干燥秘塞不通，全不思食，乃风结秘、血结秘，皆令闭塞也。以润燥和血疏风，自然通。

麻子仁 桃仁去皮尖，各一两 羌活半两 当归尾 煨大黄各半两

上件，除麻仁、桃仁别研如泥外，捣罗为末，五上火炼蜜，丸如桐子大，每服三五十丸，空心，白汤送下。

如病人不大便，为大便不通而滋其邪盛者，急加酒制大黄以利之；如血燥而大便燥干者，加桃仁、酒制大黄；如风结燥大便不行者，加麻子仁、大黄；如风涩而大便不行者，加皂角仁、大黄、秦艽以利之；如脉涩觉身有气涩，而大便不通者，加郁李仁、大黄以除之气燥；如寒阴之病，为寒结闭而大便不通者，以《局方》中半硫丸或加煎附子干姜汤，冰冷与之。其病虽阴寒之证，常当服阳药补之，若大便不通者，亦当拾服中与一服药微通其大便，不令闭结，乃治之大法。

若病人虽是阴证，或是阴寒之证，其病显燥，脉实坚，亦于阳药中加少苦寒之药，以去热燥，燥止勿加。如阴燥欲坐井中者，其二肾脉必按之虚，或沉细而迟，此易为辨耳。知有客邪之病，亦从权加药以去之。

当归润燥汤

升麻二钱 当归一钱 熟地黄一钱 生地黄二钱 甘草 大黄 桃仁 麻仁各一钱 红花少许

上件，除桃仁、麻仁另研如泥外，锉如麻豆大，作一服，水二大盏，入桃仁、麻仁煎至一盏，去滓，空心，宿食消尽，热服之。

导滞通幽汤 治大便难，幽门不通上冲，吸门不开噎塞不便，燥闭气不得下，治在幽门，以辛润之。

当归 升麻 桃仁泥各一钱 生地黄五分 红花一分 熟地黄五分 炙甘草一分

上件作一服，水二盏，煎至一盏，去滓，调槟榔细末半钱，稍热服。

活血润燥丸 治大便风秘不通，常燥结。

当归一钱　防风三钱　羌活一两　大黄一两，湿纸裹煨　桃仁二两，汤泡，去皮尖　麻仁二两半，二味另研入药　皂角仁烧存性，去皮，一两半，其性得湿则滑，湿滑则燥结除，用之勿误

上除麻仁　桃仁另研外，为细末，却同拌匀，炼蜜去沫为丸，如梧子大，每服五十丸，三两服后，大便日久不能结燥也。以磁器内盛，纸封之，无令见风。

升阳泻湿汤　治膈咽不通，逆气里急，大便不行。

青皮二分　甘草四分　槐子二分　黄芪一钱　黄柏三分　升麻七分　生地黄三分　熟地黄三分　当归四分　桃仁二钱　苍术半钱

上件㕮咀，如麻豆大，作一服，另研桃仁泥子，一处同煎，水二大盏，煎至一盏，去滓，稍热服，食前。

麻黄白术散　治大便不通，三日一遍，小便黄赤，浑身肿，面上及腹犹甚，其色黄，麻木身重如山，沉困无力，四肢痿软不能举动，喘促唾清水，吐哕痰唾，白沫如胶，时躁热，发欲去衣，须臾而过，振寒，项额有时如冰，额寒犹甚，头旋眼黑，目中溜火，冷泪，鼻不闻香臭，少腹急痛，当脐有动气，按之坚硬而痛。

麻黄不去节，半两　桂枝三分　杏仁四个　吴茱萸　草豆蔻各半钱　厚朴三分　炒曲半钱　升麻二分　柴胡三分　白术三分　苍术三分　生甘草一钱　泽泻四分　茯苓四分　橘红二分　青皮一分　黄连一分，酒制　黄皮二分，酒制　黄芪三分　人参三分　炙甘草一分　猪苓三分

上㕮咀，分作两服，水二大盏半，先煎麻黄令沸去沫，再入诸药，同煎至一盏，去滓，稍热服，食远。

此证宿有风湿热伏于荣血之中，其木火乘于阳道，为上盛元气短少，上喘为阴火伤其气，四肢痿。在肾水之间，乃所胜之病。今正遇冬寒，得时乘其肝木，又实其母肺金，克火凌木，是大胜必大复。其证善恐欠多嚏，鼻中如有物，不闻香臭，目视肮肮，多悲健忘，小腹急痛，通身黄，腹大胀，面目肿犹甚，食不下，痰唾涕有血，目眦疡，大便不通，只两服皆已。

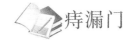
痔漏门

痔漏论

《生气通天论》云：因于饱食，筋脉横解，肠澼为痔。夫大肠者，庚也。主津，本性燥清，肃杀之气；本位主收，其所司行津，以从足阳明，旺则生化万物者也。足阳明为中州之土，若阳衰亦殒杀万物，故曰万物生于土，而归于土者是也，以手阳明大肠司其化焉。既在西方本位，为之害蜚，司杀之府，因饱食、行房忍泄，前阴之气归于大肠，木乘火势，而侮燥金，故火就燥也。大便必秘，其疾甚者，当以苦寒泻火，以辛温和血润燥，疏风止痛，是其治也。

秦艽白术丸　治痔疾，并痔漏有脓血，大便燥硬而作疼痛不可忍。

秦艽一两，去芦　当归尾半两，酒制　桃仁一两，汤浸，去尖，另　地榆三钱　枳实麸炒，半两　皂角仁一两，烧存性，去皮　泽泻半两　白术半两。

痔漏之病，乃风热湿燥为之也，以秦艽、当归尾辛温，和血润燥，疏风止痛，桃仁润血；以皂角仁除风燥；以地榆破血；以枳实之苦寒，补肾以下泄胃实；以泽泻之淡渗，使气归于前阴，以补清燥受胃之湿邪也；白术之苦甘，以苦补燥气之不足，其甘味泻火而益元气也。故曰甘寒泻火，乃假枳实之寒也。古人用药为下焦如渎，又曰在下者引而竭之，多为大便秘涩，以大黄推去之；其津血益不足，以当归和血及油润之剂，则大便自然软利矣。宜作锉汤以与之，是下焦有热，以急治之之法也。以地榆恶人而坏胃，故宿食消尽，空心，作丸服之。

上同为细末，和桃仁泥子研匀，煎热汤，白面糊为丸，如鸡头仁大，令药光滑焙干，每服百丸，白汤送下，空心，宿食消尽服之，待少时以美膳压之。忌生冷硬物、冷水菜之类，并湿面酒及五辣辛热、大料物之类，犯之则药

无验矣。数服而愈。

肠风痔漏者，总辞也。分之则异，若破者为之痔漏，大便大涩必作大痛，此由风热乘食饱不通，气逼大肠而作也。受病者，燥气也。为病者，胃热也。胃刑大肠，则化燥火，以乘燥热之实，胜风附热而来，是湿、热、风、燥四气而合，故大肠头成块者湿也，作大痛者风也，作大便燥结者，主病兼受火邪也。去此四者，其西方肺主诸气，其体收下，亦助病邪，须当破气药兼之，治法全矣。以锉汤与之，其效如神速，秦艽苍术汤主之。

秦艽苍术汤

秦艽一钱，去苗　泽泻三分　苍术七分　防风三分　大黄少许，虽大便过涩，亦不可多用　桃仁汤浸，去皮尖，一钱，另研细　皂角仁烧存性，去皮，一钱，另研细，调下　当归尾三分，酒制　黄柏去皮，酒制，五分，若大肠头沉重者，湿胜也，更加之；若天气火热盛，病人燥热者，喜冷，以急加之　槟榔梭身一分，细末调服之

上件，除槟榔、桃仁、皂角仁三味外，咬咀，如麻豆大，慎勿作末，都作一服，水五盏，煎至一盏二分，去滓，入槟榔等三味，再上火煎至一盏，空心，候宿食消尽，热服之，待少时，以美膳压之，不犯胃气也。服药日，忌生冷硬物、冷菜之类及酒湿面、大料物、干姜之类。犯之其药无效。如有白脓，加白葵花五朵，去萼，青皮半钱、不去白，入正药中同煎，又用木香三分，为细末，同槟榔等三味再上火同煎，依上法服饵。古人治此疾，多以岁月除之，此药一服而愈，若病大者，再服而愈。

七圣丸

治大肠疼痛不可忍。叔和云：积气生于脾脏傍，大肠疼痛阵难当，渐交稍泻三焦是，莫谩多方立纪纲。

羌活一两　槟榔　木香　川芎　桂去皮，已上各半两　大黄八钱，煨　郁李仁汤浸，去皮，另研，一两半

上件，除郁李仁另入外，为极细末，炼蜜为丸，如桐子大，量病人虚实，临时斟酌丸数，白汤送下，取大便微利，一服而愈。切忌多利大便，大便大行，其痛滋甚。

秦艽防风汤

治痔漏，每日大便时发疼痛，如无疼痛，非痔漏也，此药主之。

秦艽　防风　当归身　白术已上各一钱半　黄柏五分　橘皮三分　炙甘草六分　红花少许　桃仁三十个　煨大黄三分　升麻二分　柴胡二分　泽泻六分

上件，锉如麻豆大，都作一服，水三大盏，煎至一盏，去滓，稍热，空心服之，避风寒，忌房事、酒湿面、大辛热物，及当风寒处大便。

当归郁李仁汤

治痔漏，大便硬努，大肠下垂多血，苦痛不能任。

皂角仁一钱，另为细末，煎成调服　郁李仁一钱　麻子仁一钱半　秦艽一钱半　苍术半钱　当归尾半钱　泽泻三分　煨大黄三分　生地黄半钱　枳实七分

上件吹咀，水三大盏，煎至一盏，去滓，空心，宿食消尽服之，忌风寒处大小便。

秦艽羌活汤

治痔漏成块，下垂疙瘩，不任其痒。

升麻半钱　柴胡半钱　黄芪一钱　炙甘草半钱　防风七分　藁本二分　细辛少许　红花少许　羌活一钱二分　秦艽一钱　麻黄半钱

上件锉，如麻豆大，都作一服，水二盏，煎至一盏，去滓，空心服之，忌禁如前。

红花桃仁汤

治痔疾经年，因饱食筋横解，肠澼为痔，当去其筋脉横解，破血络是也。治法当补北方泻中央。

生地黄一钱　当归尾半钱　桃仁十个　红花半分　汉防己半钱　黄柏一钱半　猪苓半钱　泽泻八分　防风半钱　麻黄不去根，二分　苍术六分

上件锉，如麻豆大，都作一服，水三大盏，煎至一盏，去滓，食前，热服之，忌禁如前。

秦艽当归汤

治痔漏，大便燥结疼痛。

秦艽一钱　当归尾半钱　桃仁二十个　红花少许　枳实一钱　煨大黄四钱　泽泻半钱　白术半钱　皂角仁半钱

上件锉，如麻豆大，都作一服，水三大盏，煎至一盏，去滓，稍热服，食前。

泻痢肠澼门

泻痢肠澼论

《太阴阳明论》云：饮食不节，起居不时，阴受之，阴受之则入五脏，入五脏则䐜满闭塞，下为飧泄，久为肠澼也。又云：春伤于风，夏生飧泄。又云：湿胜则濡泻。夫脾胃者，同湿土之化，主腐熟水谷，胃气和平，饮食入胃，精气则输于脾，上归于肺，行于百脉而成荣卫也。若饮食一伤，起居不时，损其胃气，而上升精华之气即下降，是为飧泄，久则太阴传少阴而为肠澼。假令伤寒饮食，䐜满而传飧泄者，宜温热之剂以消导之；伤湿热之物而成脓血者，宜苦寒之剂以疏之。风邪下陷者，升举之；湿气内胜者，分利之；里急者下之；后重者调之；腹痛者和之；洞泻、肠鸣，无力不及拈衣，其脉弦细而弱者，温之、收之；脓血稠粘、数至圊而不能便，其脉洪大而有力者，寒之、下之。大抵治病，救其所因，细察何气所胜，取相克之药平之，随其所利而利之，以平为期，此治之大法也。如泄而脉大，肠澼下血脉弦绝涩者，皆难治；滑大柔和者易治。故叔和云，下痢微小得延生，脉大洪浮无差日，正谓此也。

癸卯岁冬十月，小雪薄冰，天冷应时，白枢判家一老仆，面尘脱色，神气特弱，病脱肛日久，服药未验，近日复下赤白，脓痢作，里急后重，白多赤少，不任其苦。先师料曰：此非肉食膏粱，必多蔬食，或饮食不节，天气应时，衣盖犹薄，寒侵形体，乃寒滑气泄不固，故形质下脱也。当以涩去其脱而除其滑；微酸之气固气上收，去其下脱；以大热之剂除寒补阳；以补气之药升阳益气，是的对其证。

诃子皮散 治肠胃虚寒泄泻，水谷不化，肠鸣腹痛，脱肛，或作脓血，日夜无度。

粟壳去蒂盖，蜜炒半钱 诃子去核，七分，煨 干姜炮，六分 橘皮半钱。

《本草》十剂云，涩可去脱，以粟壳之酸微涩，上收固气去脱，主用为君也；以诃子皮之微酸，上收固血，治其形脱；橘皮微苦温，益真气升阳为之使；以干姜大辛热之剂，除寒

为臣。

上件为细末，分作二服，每服水二盏，煎至盏，和滓热服，空心，再服全愈。

除湿热和血汤 治肠澼下血，另作一派，其血唧出有力，而远射四散如筛。仲春中旬，下二行，腹中大作痛，乃阳明气冲热毒所作，当升阳去湿热和血脉，是其治也。

生地黄半钱 牡丹皮半钱 白芍药一钱半生甘草半钱 熟甘草半钱 黄芪一钱 升麻七分 当归身三分 苍术 秦艽 橘皮 肉桂 熟地黄各三分

上件㕮咀，都作一服，水四盏，煎至一盏，去滓，空心，宿食消尽服之，稍热，立效。

升麻补胃汤 治宿有阳明血证，五月间大热，因吃杏，肠澼下血，唧远去，四下散漫如筛，腰沉沉然，腹中不痛，血色紫黑，病名曰湿毒肠澼，是阳明、少阳经血证也。

升麻 羌活各一钱 独活 防风各一钱 柴胡半钱 葛根三分 肉桂少许 牡丹皮 熟地黄 生地黄各半钱 白芍药一钱半 当归身三分 黄芪一钱 炙甘草半钱

上件㕮咀，如麻豆大，分作二服，水二大盏，煎至一盏，去滓，稍热服，食前。

槐花散 治肠澼下血、湿毒下血。

槐花六分 青皮六分 当归身一钱 荆芥穗六分 升麻一钱 熟地黄六分 川芎四分 白术六分

上件为细末，每服二钱或三钱，米饮清调下，食前，忌酒湿面、生冷物。

益智和中汤 治肠澼下血，或色深者紫黑，腹中痛，腹皮恶寒，右三部脉中指下得俱弦，按之无力，关脉弦甚紧，肌表阳明分凉，腹皮热而喜热物熨之，内寒明矣。

升麻一钱 葛根半钱 白芍药一钱半 炙甘草一钱 桂枝四分 益智仁半钱 当归身一钱 黄芪一钱 牡丹皮半钱 柴胡半钱 半夏半钱 干姜少许 肉桂一分

上件为粗末，都作一服，水三大盏，煎至

一盏，去滓，温服，一服，食前。

和中益胃汤　治太阴、阳明腹痛，大便常泄，若不泄却秘而难见，在后传作湿热毒，下鲜红血，腹中微痛，胁下急缩，脉缓而洪弦，中之乍得，按之空虚。

熟地黄三分　当归身酒制，三分　升麻半钱　苏木一分　藁本二分　炙甘草三分　柴胡半钱　益智二分

上件都作一服，水三盏，煎至一盏，去滓，空心，温服，一服而愈。

茯苓汤　治因伤冷饭水泄，一夜约走十行，变作白痢。次日，其痢赤白，腹中疙痛减食，热躁，四肢困倦无力以动。

茯苓六分　泽泻一钱　当归身四分　苍术二分　生姜二钱　肉桂五分　猪苓六分　炙甘草半钱　升麻二钱　芍药一钱半　黄芩三分，生用　柴胡二分

上件㕮咀，分作二服，每服水二大盏，煎至一盏，去滓，稍热服，食前。

黄芪补胃汤　治一日大便三四次，溏而不多，有时作泄，腹中鸣，小便黄。

黄芪三分　炙甘草二钱　升麻六分　橘皮三分　当归身三分　益智仁三分　柴胡三分　红花少许

上件㕮咀，分作二服，水二大盏，煎至一盏，去滓，稍热服，食前。

升麻除湿汤　自上而下者，引而去之。

升麻半钱　柴胡半钱　羌活半钱　苍术一钱　炙甘草三分　神曲半钱　猪苓半钱　陈皮三分　大麦糵面三分　防风半钱　泽泻半钱

上件都作一服，水二盏，煎至一盏，早饭后，稍热服。如胃寒肠鸣，加益智仁半钱、半夏半钱，生姜、枣同煎，非肠鸣不得用。

人参益胃汤　治头闷，劳动则微痛，不喜饮食，四肢怠堕，躁热短气，口不知味，肠鸣，大便微溏黄色，身体昏闷觉渴，不喜冷物。

黄芪二分　甘草二分　黄芩三分　陈皮半钱　柴胡三分　红花少许　当归尾二分　升麻半钱　白术三分　半夏三分　人参三分　益智二分　苍术一钱半

上都作一服，水二盏，煎至一盏，去滓，稍热服，食前。

升麻补胃汤　治因内伤，服牵牛、大黄，食药致泻痢五七行，腹中大痛。

升麻半钱　柴胡半钱　当归身一分　半夏三分　干姜二分　甘草七分　黄芪半钱　草豆蔻半钱　红花少许

上件都作一服，水二盏，煎至一盏，去滓，早饭后，稍热服。

扶脾丸　治脾胃虚寒，腹中痛，溏泻无度，饮食不化。

白术二钱　茯苓二钱　橘皮一钱　大麦糵四钱半　炙甘草二钱　肉桂半钱　半夏二钱　干生姜半钱　诃子皮二钱　红豆一钱　干姜一钱　炒曲四钱　藿香一钱　乌梅二钱

上件为细末，荷叶烧饭为丸，如桐子大，每服五十丸，食前，温水送下。

乌梅肉丸　治肠风下血，别无余证，但登厕便见，亦非内痔，服之立效。

真僵蚕一两　乌梅肉烧干，一两

上为末，薄糊丸，如鸡头肉大，每服百丸，食前，多用白汤送下，日三服。

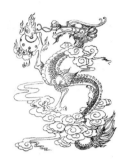

卷 八

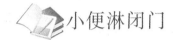

小便淋闭门

小便淋闭论

《三难》云：病有关有格，关则不得小便。又云：关无出之由，皆邪热为病也。分在气、在血而治之，以渴与不渴而辨之。如渴而小便不利者，是热在上焦肺之分，故渴而小便不利也。夫小便者，是足太阳膀胱经所主也，长生于申，申者西方金也。肺合生水，若肺中有热，不能生水，是绝其水之源。经云：虚则补其母，宜清肺而滋其化源也，故当从肺之分，助其秋令，水自生焉。又如雨、如露、如霜，皆从天而降下也，乃阳中之阴，秋气自天而降下也。且药有气之薄者，乃阳中之阴，是感秋清肃杀之气而生，可以补肺之不足，淡味渗泄之药是也。茯苓、泽泻、琥珀、灯心、通草、车前子、本通、瞿麦、萹蓄之类，以清肺之气，泄其火，资水之上源也。如不渴而小便不通者，热在下焦血分，故不渴而大燥，小便不通也。热闭于下焦者，肾也、膀胱也，乃阴中之阴，阴受热邪，闭塞其流。易上老云：寒在胃中遏绝不入，热在下焦填塞不便。须用感北方寒水之化，气味俱阴之药，可除其热，泄其闭塞。《内经》云：无阳则阴无以生，无阴则阳无以化。若服淡渗之药，其性乃阳中之阴，非纯阳之剂，阳无以化，何能补重阴之不足也？须用感地之水运，而生大辛之味；感天之寒药，而生大寒之气。此气味俱阴，乃阴中之阴也。大寒之气，人禀之生膀胱，寒水之运，人感之生肾。此药能补肾与膀胱。受阳中之阳，热火之邪而闭塞

其下焦，使小便不通也。

热在下焦小便不通治验

北京人，王善甫，为京兆酒官。病小便不利，目睛突出，腹胀如鼓，膝以上坚硬，皮肤欲裂，饮食不下，甘淡渗泻之药皆不效。先师曰：疾急矣，而非精思不能处，我归而思之。夜参半，忽揽衣而起，曰：吾得之矣。《内经》有云：膀胱者，津液之府，又气化而能出焉。渠辈已用渗泄之药，而病益甚，是气不化也。启玄子云：无阳则阴无以生，无阴则阳无以化。甘淡气薄皆阳药，独阳无阴欲化得乎！明日以群阴之剂投之，不再服而愈。

滋肾丸　治不渴而小便闭，热在下焦血分也。

知母去皮，锉，酒制　黄柏锉，酒制，焙干，各二两　肉桂一钱

《内经》云：热者寒之。遂用知母、黄柏大苦寒为主治，肉桂辛热与热同体，乃寒因热用也。

上件为细末，煎熟水为丸，如鸡头大，每服百余丸至二百丸，煎百沸汤送下，空心，宿食消尽服之。顿两足，令药易下行故也。如小便利，前阴中如刀刺痛，有恶物下，为效验。

清肺饮子　治渴而小便不利，邪热在上焦气分也。

茯苓去皮，二钱　猪苓去皮，三钱　泽泻五分　琥珀半钱　灯心一分　木通七分　通草二分　车前子二钱，炒　瞿麦五分　萹蓄七分

上为细末，每服五钱，水一盏半，煎至一盏，稍热服，或《局方》八正散，仲景五苓散亦得用之。

导气除燥汤　治小便闭塞不通，乃血涩，致气不通而窍涩也。

知母细锉，酒制，三钱　黄柏酒制，四分　滑石炒黄色，为末，二钱　泽泻为末，三钱　茯苓去皮，二钱

上件和匀，每服秤半两，水三大盏，煎至一盏，去滓，稍热服，空心。如急闭，不计时候。

肾疸汤　治肾疸目黄，甚至浑身黄，小便赤涩。

升麻半两　羌活　防风　藁本　独活　柴胡已上各半钱

以上治肾疸目黄，浑身黄。

白术半两　苍术一钱　猪苓四分　泽泻三分　茯苓二分

以上治小便赤涩。

葛根半钱　甘草三分　黄柏二分　人参三分　曲六分

上件锉，如麻豆大，分作二服，每服水三盏，煎至一盏，去滓，稍热服，食前。

阴痿阴汗及臊臭门

阴痿阴汗及臊臭论

一富者，前阴臊臭，又因连日饮酒，腹中不和，求先师治之。曰：前阴者，足厥阴肝之脉，络阴器，出其挺末。夫臭者，心之所主，散入五方为五臭，入肝为臊臭，此其一也。当于肝经中泻行间，是治其本；后于心经中泻少冲，乃治其标。如恶针，当用药除之。夫酒者，气味俱厚，能生里之湿热，是风湿热合于下焦为邪，故经云：下焦如渎。又云：在下者引而竭之。酒是湿热之水，亦宜决前阴以去之，是合下焦二法之治。

龙胆泻肝汤　治阴部时复湿痒及臊臭。

柴胡　泽泻各一钱　车前子　木通各半钱　生地黄　当归尾　草龙胆各三分

柴胡入肝为引用；泽泻、车前子、木通淡渗之味利小便以降臊臭，是名在下者引而竭之；生地黄、草龙胆苦寒泻酒湿热，更兼车前子之类，以彻肝中邪气；肝生血，以当归尾滋肝中血不足。

上件咬咀，如麻豆大，都作一服，水三大盏，煎至一盏，去滓，稍热，空心，宿食消尽服之，更以美膳压之。

清震汤　治溺黄臊臭淋漓，两丸如冰，阴汗浸及两股，阴头亦冷，正值十二月天寒凛冽，霜雪交集，寒之极矣。

升麻半钱　甘草炙，二分　柴胡五分　酒黄柏一钱　苍术半钱　藁本二分　防风三分　当归身二分　红花一分　猪苓三分　羌活一钱　麻黄根三分　黄芩半钱　泽泻四分

上件咬咀，如麻豆大，都作一服，水二大盏，煎至一盏，去滓，临卧服，大忌酒湿面。

正元汤　治两丸冷，前阴痿弱，阴汗如水，小便后有余滴，尻臀并前阴冷，恶寒而喜热，膝亦冷。

升麻一钱　羌活一钱　柴胡一钱　炙甘草一钱半　草龙胆二钱　黄柏二钱　泽泻一钱半　知母二钱

上件锉，如麻豆大，都作一服，水三盏，煎至一盏，去滓，稍热服，空心服之，以早饭压之。

柴胡胜湿汤　治两外肾冷，两髀枢阴汗，前阴痿，阴囊湿痒臊气。

生甘草二钱　柴胡一钱　酒黄柏二钱　当归尾一钱　红花少许　草龙胆　麻黄根　羌活　汉防己各一钱　五味子三个　升麻一钱半　泽泻一钱半　茯苓一钱

上件锉，如麻豆大，都作一服，水三大盏，煎至一盏，去渣，温服，食前，忌酒湿面、房事。

椒粉丸　治前阴两丸湿痒痛，秋冬甚，夏月减。

麻黄一钱　黑狗脊半钱　斑蝥二个　肉桂二

分　当归身三分　轻粉少许　小椒三分　蛇床子半钱　猪苓三分　红花少许

上件为细末，干掺上，避风寒、湿冷处坐卧。

补肝汤　治前阴如冰冷并阴汗，两脚痿软无力。

黄芪七分　人参三分　葛根三分　升麻四分　柴胡　羌活　当归身　连翘　炒黄柏　泽泻　苍术　曲末　知母　防风各二分　炙甘草半钱　陈皮二分　白茯苓三分　猪苓四分

上件锉，如麻豆大，都作一服，水二盏，煎至一盏，去滓，稍热，空心，食前，忌酒湿面。

温肾汤　治面色痿黄，脚痿弱无力，阴汗，阴茎有汗色。

麻黄六分　防风一钱半　白术一钱　泽泻二钱　猪苓一钱　白茯苓一钱　升麻一钱　柴胡六分　酒黄柏一钱　苍术一钱半

上件分作二服，水二大盏，煎至一盏，去滓，稍热服，食前，天晴明服之，候一时辰方食。

丁香疝气丸　治脐下撮急疼痛，并脐以下周身皆急痛，小便频清，其五脉急，独肾按之不急，皆虚无力，名曰肾疝。

当归　茴香各一钱　甘草　木香各半钱　全蝎三十个　羌活三钱　防己三分　麻黄根节　玄胡各一钱　丁香半钱　肉桂一钱　川乌头半钱

上件为细末，酒煮面糊为丸，如鸡头仁大，每服五十丸，温酒送下，淡盐汤亦得，空心。

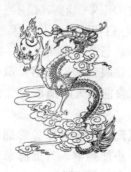

卷 九

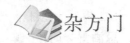 杂方门

时毒治验

泰和二年，先师以进纳监济源税，时四月，民多疫疠，初觉憎寒体重，次传头面肿盛，目不能开，上喘，咽喉不利，舌干口燥，俗云大头天行，亲戚不相访问，如染之，多不救。张县承佟亦得此病，至五六日，医以承气加蓝根下之，稍缓。翌日，其病如故，下之又缓，终莫能愈，渐至危笃。或曰李明之存心于医，可请治之。遂命诊视，具说其由。先师曰：夫身半以上，天之气也，身半以下，地之气也。此邪热客于心肺之间，上攻头目而为肿盛，以承气下之，泻胃中之实热，是诛罚无过，殊不知适其所至为故。遂处方，用黄芩、黄连苦寒，泻心肺间热以为君；橘红苦平，玄参苦寒，生甘草甘寒，泻火补气以为臣；连翘、黍粘子、薄荷叶苦辛平，板蓝根味苦寒，马勃、白僵蚕味苦平，散肿消毒、定喘以为佐；新升麻、柴胡苦平，行少阳、阳明二经不得伸；桔梗味辛温为舟楫，不令下行。共为细末，半用汤调，时时服之；半蜜为丸，嚼化之，服尽良愈。因叹曰：往者不可追，来者犹可及。凡他所有病者，皆书方以贴之，全活甚众，时人皆曰，此方天人所制，遂刊于石，以传永久。

普济消毒饮子

黄芩君　黄连各半两，君　人参三钱　橘红去白，臣　玄参臣　生甘草各二钱，臣　连翘　黍粘子　板蓝根　马勃各一钱　白僵蚕炒，七分　升麻七分　柴胡二钱　桔梗二钱

上件为细末，服饵如前法，或加防风、薄荷、川芎、当归身，㕮咀，如麻豆大，每服秤五钱，水二盏，煎至一盏，去滓，稍热，时时服之。食后如大便硬，加酒煨大黄一钱或二钱以利之，肿势甚者，宜砭刺之。

燃香病热

戊申春，节使赵君，年几七旬，病身体热麻，股膝无力，饮食有汗，妄喜笑，善饥，痰涎不利，舌强难言，声嘎不鸣，求治于先师。诊得左寸脉洪大而有力，是邪热客于经络之中也。两臂外有数瘢，遂问其故，对以燃香所致。先师曰：君之病皆由此也。夫人之十二经，灌溉通身，终而复始。盖手之三阳，从手表上行于头，加之以火邪，阳并于阳，势甚炽焉。故邪热妄行，流散于周身，而为热麻。《黄帝针经》四卷口问第一：胃热则虫动，虫动则廉泉开，故涎下。热伤元气，而为沉重无力；饮食入胃，慓悍之气不循常度，故多汗；心火盛，则妄喜笑；脾胃热，则消谷善饥；肺金衰，则声嘎不鸣。仲景云，微数之脉，慎不可灸，焦骨伤筋，血难复也。君奉养以膏粱之味，无故而加之以火燌之毒，热伤经络而为此病明矣。《内经》云：热淫所胜，治以苦寒，佐以苦甘，以甘泻之，以酸收之。当以黄柏、知母之苦寒为君，以泻火邪、壮筋骨，乃肾欲坚，急食苦以坚之；黄芪、生甘草之甘寒，泻热实表；五味子酸止汗，补肺气之不足以为臣；炙甘草、当归之甘辛，和血润燥；升麻、柴胡之苦平，

行少阳、阳明二经，自地升天，以苦发之者也，以为臣佐。㕮咀，同煎，取清汁服之，更缪刺四肢，以泻诸阳之本，使十二经相接而泻火邪，不旬日良愈。遂名其方清神补气汤：

苍术四钱　藁本二钱　升麻六钱　柴胡三钱　五味子一钱半　黄柏三钱　酒知母二钱　陈皮一钱半　黄芪三钱　生甘草二钱　当归二钱

上件锉，如麻豆大，每服秤五钱，水五盏，前至一盏，去滓，空心，候大小便，觉饥时服之，待少食，以美膳压之。

人之汗以天地之雨名之

《阴阳应象论》曰，人之汗，以天地之雨名之。又云：湿盛则霖霪骤注。盖以真气已亏，胃中火热，汗出不休，胃中真气已竭；若阴火亦衰，无汗皮燥，乃阴中之阳、阳中之阳俱衰。四时无汗，其形不久，湿衰燥旺，理之常也。其形不久者，秋气主杀。生气者，胃之谷气也，乃春少阳生化之气也。张耘夫，己酉闰二月尽，天寒阴雨，寒湿相杂，因官事饮食失节，劳役所伤，病解之后，汗出不止，沾濡数日，恶寒重，添厚衣，心胸间时烦热，头目昏愦上壅，食少减。此乃胃中阴火炽盛，与外天雨之湿气、峻热两气相合，令湿热大作，汗出不休，兼见风邪以助东方甲乙。风药去其湿，以甘寒泻其热，**羌活胜湿汤**主之。

炙甘草三分　黄芪七分　生甘草五分　生黄芩　酒黄芩各三分　人参　羌活　防风　藁本　独活　细辛　蔓荆子　川芎各三分　升麻　柴胡各半钱　薄荷一分

上件都作一服，水二大盏，煎一盏半，细辛以下入轻清四味，再上火，煎至一盏，去滓，热服之，一服而止，诸证悉去。

偏枯二指

陕帅郭巨济，病偏枯二指，着足底不能伸，迎先师于京治之。至，则以长针刺委中，深至骨而不知痛，出血一二升，其色如墨，又且缪刺之。如是者六七次，服药三月，病良愈。

阴盛格阳

冯内翰叔献之侄栎童，年十六，病伤寒，目赤而烦渴，脉七八至。医以承气汤下，已煎药，而先师适从外来，冯告之，当用承气。先师切脉，大骇曰：几杀此儿，彼以诸数为热，诸迟为寒，今脉七八至是热极也，殊不知《至真要大论》云：病有脉从而病反者何也？岐伯曰：脉至而从按之不鼓，诸阳皆然。此阴盛格阳于外，非热也。速持姜附来，吾以热因寒用之法处治。药味就，而病者爪甲变清，顿服八两，汗寻出而愈，朝贤多为作诗纪之，泽人王子正云：

天地生万物，惟人最为贵。
摄养忽有亏，能无触邪气？
卢扁不出世，天枢迹相继。
世道交相丧，适于此凋敝。
医学不师授，迷津罔攸济。
《难》、《素》何等物，纵有徒充笥。
字画尚未知，矧肯究其义。
顷年客京华，知医仅一二。
镇阳陇西公，翘然出其类。
折节易水张，提耳发其秘。
窃尝侍谈尘，穷理到幽遂。
吾友叔献兄，有侄破芯戊。
头痛肌复热，呻吟声震地。
目赤苦烦渴，脉息八九至。
众以为可下，公独以为未。
众皆以为难，公独以为易。
姜附投半斤，骇汗夹人背。
须臾烦渴止，百骸泰其否。
健羡活人手，所见一何异。
脉理造精微，起死特游戏。
公难恶其名，名焉岂能避。
喜为知者言，善诱不求利。
我愿趋几筵，执经请从事。
齐沐作此诗，聊以伸鄙意。

误服白虎汤变证

西台掾肖君瑞，二月中，病伤寒发热，以白虎投之，病者面黑如墨，本证遂不复见，脉沉细，小便不禁。先师初不知也，及诊之曰：此立夏以前，误服白虎，白虎大寒，非行经之药，止能寒脏腑，不善用之，则伤寒。本病隐曲于经络之间，或更投以大热之药，求以去阴邪，则他证必起，非所以救白虎也。可用温药之升阳行经者。难者云，白虎大寒，非大热何以救，君之治奈何？先师曰：病隐于经络间，阳不升则经不行，经行而本证见矣。本证见又何难焉？果如其言。

脉风成厉

戊申岁正月，段库，病厉风，满面连须极痒，眉毛已脱落，须用热水沃之稍缓，每昼夜须数次，或砭刺亦缓。先师曰：《风论》中，夫厉者，荣卫热附，其气不清，故使其鼻柱坏而色败，皮肤疡溃。风寒客于脉而不去，名曰厉风。治之者，当刺其肿上，已刺以锐针，刺其处按出其恶气，肿尽乃止。常食如常食，勿食他食。如以药治之，当破血去热，升阳去痒泻荣逆，辛温散之，甘温升之，行阳明经，泻心火，补肺气，乃治之正也。

补气泻荣汤

升麻六分　连翘六分　苏木三分　当归　全蝎　黄连　地黄　黄芪已上各三分　生黄芩四分

甘草一钱半　人参二分　生地黄四分　桃仁三个　桔梗半钱　麝香少许　梧桐泪一分　虻虫去翅足，微炒，二个　水蛭炒令烟尽，两个

上件锉，如麻豆大，除连翘另锉，梧桐泪研、白豆蔻二分为细末，二味另放，麝香、虻虫、水蛭三味为细末另放外，都作一服，水二大盏、酒一匙，入连翘，煎至一盏六分，再入白豆蔻二味并麝香等三味，再上火煎一二沸，去渣，稍热，早饭后、午饭前服，忌酒湿面、生冷硬物。

生子不病胎瘤

李和叔一日问先师曰：中年已来，得一子，至一岁之后，身生红系瘤不救，后三四子，至一二岁，皆病瘤而死，何缘至此疾？师曰：予试思之。翌日，见和叔曰：吾得之，汝乃肾中伏火，精气中多有红系，以气相传生子，子故有此疾，遇触而动，发于肌肉之间，俗名胎瘤者是也。汝试观之，果如其言。遂以滋肾丸数服，以泻肾中火邪，补真阴之不足，忌酒辛热之物。其妻与六味地黄丸，以养阴血，受胎五月之后，以黄芩、白术二味作散，啖五七服，后生子，至三岁，前证不复作矣。李心中诚服

曰：先生乃神医也。遂从而学之。其子今已年壮。

风寒伤形

灵寿县董临军，癸卯年冬十二月间，大雪初霁，因事至真定。忽觉有风气暴至，又二日，脑项麻，候六脉俱弦甚，按之洪实有力，其证手挛急，大便秘涩，面赤热，此风寒始至加于身也。四肢者脾也，风寒之邪伤之，则搐急而挛痹，乃风淫末疾，而寒在外也。《内经》曰，寒则挛急，谓此也。本人素饮酒，内有实热，乘于肠胃之间，故大便秘涩而面赤热，内则手阳明经受邪，外则足太阴脾经又受风寒之邪，用桂枝、甘草炙以却其寒邪而缓其急搐；用黄柏之苦寒滑以泻实而润燥，急救肾水；用升麻、葛根以升阳气，行手足阳明之经，不令遏绝；更以桂枝辛热入手阳明之经为引用润燥；复以芍药、甘草专补脾气，退木邪，专益肺气也；加人参以补元气为之辅，名活血通经汤：

升麻　葛根各一钱　桂枝二钱　当归身一钱　人参一钱　芍药半钱　炙甘草一钱　黄柏酒制，二钱

上件㕮咀，都作一服，水二大盏，煎至一盏，去滓，稍热服，令暖房中近火摩搓其手，一服而愈。

暑热伤气

商人杜彦达，五月间，两手指麻木，四肢困倦，怠惰嗜卧，乃热伤元气也，以人参益气汤主之。

人参益气汤

黄芪八钱　生甘草半钱　甘草炙，二钱　人参半两　升麻二钱　白芍药三钱　五味子一百四十个　柴胡二钱半

上件㕮咀，分作四服，每服水二盏，煎至一盏，去滓，稍热服，食远，神效。

芍药补气汤　治皮肤间麻木，此肺气不行也洁古老人立此方神效。

黄芪一两　白芍药一两半　橘皮不去白，一两　泽泻半两　甘草炙，一两

上件㕮咀，每服秤半两，水二盏，煎至一盏，去滓，温服。如肌肉麻木，必待泻营而愈；

如湿热相合，肢体沉重，当泻湿热。

导气汤　治两腿麻木沉重。

黄芪八钱　甘草六钱　五味子一百二十个　升麻二钱　柴胡二钱　当归尾　泽泻各二钱　红花半钱　陈皮一钱　青皮四钱

上件㕮咀，分作四服，每服水三大盏，煎至一盏，去滓、热服，食前。

茯苓燥湿汤　治六七月间，湿令大行，湿令行，子能令母实，热旺也。湿热大胜，必刑庚大肠，以天令言之，则清燥之气绝矣。古人之法，夏月热，以救热伤天真元气，燥金若受湿热之邪，是绝寒水生化之源，源绝则肾亏，痿厥之病大作，腰以下痿软，瘫痪不能动矣，何止行步不正，两足欹侧，更宿有湿热之证，当急救之。

黄芪一钱半　苍术一钱　白术半钱　橘皮半钱　人参三分　五味子九个　麦门冬　当归身　生地黄　曲末各二分　泽泻半钱　白茯苓三分　猪苓二分　酒黄柏二分　柴胡一分　升麻三分　黄连一分　炙甘草一分

上件㕮咀，每服半两，水二盏半，煎至一盏，去滓，空心服。

阳盛拒阴

中书粘合公，年三十三岁，病脚膝痿弱，脐下、尻臀皆冷，阴汗臊臭，精滑不固，省医黄道宁主以鹿茸丸，十旬不减，至戊申春具录前证，始求于先师。先师遂诊其脉，沉数而有力，乃曰：公饮醇酒以膏粱滋火于内，逼阴于外，医见其证，盖不知阳强阴不能密，以致肤革冷而溢泄，以为内实有寒，投以热剂，欲泻其阴而补真阳，真所谓实实虚虚也。其不增剧者为幸矣，复何获效欤！即处以滋肾丸，大苦寒之剂制之以急。寒因热用，引入下焦，适其病所，泻命门相火之胜，再服而愈。公以厚礼，更求前药，先师固辞，竟以不受。或问曰：物不受义也，药既大验不复与何也？曰：夫大寒、大热之药，非久服者，唯从权可也。今公之疾，相火炽盛以乘阴位，故用此大寒之剂，以泻相火而助真阴，阴既复其位，皮表之寒自消矣。《内经》云：阴平阳秘，精神乃治。如过用之，则故病未已，新病复起矣，此予之意也。

身体麻木

丁未年九月间，李正臣夫人病，诊得六脉俱中得弦洪缓相合，按之无力。弦在其上是风热下陷入阴中，阳道不行。是证令目则浑身麻木，昼减而夜甚；开目则麻木渐退，久则绝止，常开其目此证不作。惧其麻木，不敢合眼，致不得眠，身体皆重，有时痰嗽，觉胸中常似有痰而不利，时有躁作，气短促而时喘，肌肤充盛，饮食、大小便如常。唯畏其麻木不敢合眼为最苦。观其色脉，形病相应而不逆。《黄帝针经》寒热病第三：阳盛膜目而动轻，阴盛闭目而静重。又云：诸脉皆属于目。《针经》又云：开目，则阳道行，阳气遍布周身；闭目，则阳道闭而不行，如昼夜之分，知阳衰而阴旺也。且麻木为风，三尺之童皆以为然。细校之有区别耳。久坐而起亦有麻木，谓如绳缚之人，释之觉麻木而不敢动，良久则自已。以此验之，非有风邪，乃气不行也。何可治风，惟补其肺中之气，则麻自去矣。知经脉中阴火乘其阳分，火动于中为麻木也，当兼去其阴火。时痰嗽者，秋凉在外，在上而作也，当以温剂实其皮毛。身重脉缓者，湿气伏匿而作也，时见躁作，当升阳助气益血，微泻阴火与湿，通行经脉，调其阴阳则已矣。非五脏六腑之本有邪也。补气升阳和中汤主之。

补气升阳和中汤

黄芪五钱　人参三钱　炙甘草四钱　陈皮　白术各二钱　白芍药三钱　生甘草一钱，去肾热　草豆蔻一钱半，益阳道，退外寒　升麻一钱　酒制黄柏一钱，泻火除湿　佛耳草四钱　当归身二钱　白茯苓　泽泻　柴胡各一钱　苍术一钱半

上件㕮咀，每服秤三钱，水二大盏，煎至一大盏，热服，早饭后、午饭前分服而愈。

十月二十日，严霜作时，有一妇人，病四肢无力痿厥，湿热在下焦也；醋心者，浊气不降，欲为满也；合目麻木作者，阳道不行也；恶风寒者，上焦之分，皮肤中气不行也；开目不麻者，助阳道行，故阴寒之气少退也；头目眩运，风气下陷于血分，不得伸越而作也，近火则有之。

冲和补气汤

羌活七分　独活三分　柴胡二分　人参一钱　甘草炙，半钱　白芍药三钱　黄芪二钱　白术一钱　苍术二钱　橘皮二钱　黄柏三分　黄连一分　泽泻一钱　猪苓一钱　曲二分　木香　草豆蔻各二分　麻黄不去节，二分　升麻半钱　当归身三分

上件分作二服，每服水二盏，煎至一盏，去滓，稍热服，食远，神效。

暴挛痫眩

《黄帝针经》三卷寒热第三云：暴挛痫眩，足不任身，取天柱穴天柱穴足太阳也。又云：癫痫瘛疭，不知所苦，两跷之下，男阳女阴。洁古老人云，昼发灸阳跷，夜发灸阴跷各二七壮。阳跷起于跟中，循外踝上行，入风池申脉穴是也；阴跷亦起于跟中，循内踝上行，至咽喉，交贯冲脉照海穴是也。

升阳汤　治阳跷痫疾，足太阳寒，恐则气下行，宜升阳气。

羌活一两半　防风八钱　炙甘草半两　麻黄不去根节，八钱

上件锉，如麻豆大，每服秤三钱，水五盏，煎至一盏，空心，热服。

疝瘕同法治验

丁香楝实丸　治男子七疝，痛不可忍，妇人瘕聚带下，皆任脉所主，阴经也，乃肝肾受病，治法同归于一。

当归去芦，锉碎　附子炮裂，去皮脐，锉碎　川楝子锉　茴香炒

上件四味各一两，锉碎，以好酒三升同煎，酒尽为度，焙干作细末，每秤药末一两，再入下项药：

丁香五分　木香五分　全蝎十三个　玄胡五钱

上四味同为细末，入在前项当归等药末秤，和匀，酒糊为丸，如桐子大，每服三十丸至百丸，温汤送下，空心。

凡疝气带下，皆属于风，全蝎治风之圣药；茴香、川楝子皆入小肠经；当归、玄胡和血止血痛；疝气、带下，皆积寒于小肠之间，故以附子佐之，以丁香、木香引导也。韩提控病疝气，每发痛甚不可忍，则于榻两末分置其枕，往来伏之以受，如是者三年不已，服此药三剂，良愈。

珍珠囊补遗药性赋

序

　　往尝向学，以未博医为欠事。一日，思取古人既目医类为小道，又谓人不可以不知医，噫嘻！医不可以不知也，亦不必于尽知也，非尽知不可也。顾吾所事者大，其余所谓医者，精神有分数，日月不长居也。君子于医，苟知其概，以知之者付之专之者，斯固不害为知也，此吾有取于《药性赋》也。虽然吾为专于大者言也，苟有奇世之人，囊小大而无不知者，奚必尽守乎吾言。或曰斯人也，吾见亦罕矣，此吾有取于《药性赋》也。

元山道人识

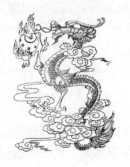

总 赋

寒 性

诸药赋性，此类最寒。犀角解乎心热，羚羊清乎肺肝；泽泻利水通淋，而补阴不足；海藻散瘿破气，而治疝何难。闻之，菊花能明目而清头风，射干疗咽闭而消痈毒；薏苡理脚气而除风湿，藕节消瘀血而止吐衄；栝楼子下气润肺喘兮，又且宽中；车前子止泻利小便兮，尤能明目。

是以黄檗疮用，兜铃嗽医；地骨皮有退热除蒸之效，薄荷叶宜消风清肿之施；宽中下气，枳壳缓而枳实速也；疗肌解表，干葛先而柴胡次之；百部治肺热，咳嗽可止；栀子凉心肾，鼻衄最宜；玄参治结热毒痈，清利咽膈；升麻消风热肿毒、发散疮痍。

尝闻腻粉抑肺而敛肛门，金箔镇心而安魂魄；茵陈主黄疸而利水，瞿麦治热淋之有血；朴硝通大肠，破血而止痰癖；石膏治头痛，解肌而消烦渴；前胡除内外之痰实，滑石利六腑之涩结；天门冬止嗽、补血涸而润肝心；麦门冬清心、解烦渴而除肺热。

又闻治虚烦、除哕呕，须用竹茹；通秘涩、导瘀血，必资大黄；宜黄连治冷热之痢，又厚肠胃而止泻，淫羊藿疗风寒之痹，且补阴虚而助阳；茅根止血与吐衄，石韦通淋于小肠；熟地黄补血且疗虚损，生地黄宣血更医眼疮；赤芍药破血而疗腹疼，烦热亦解，白芍药补虚而生新血，退热尤良。

若乃消肿满逐水于牵牛，除毒热杀虫于贯众；金铃子治疝气而补精血，萱草根治五淋而消乳肿；侧柏叶治血出崩漏之疾，香附子理妇人血气之用。地肤子利膀胱。可洗皮肤之风；山豆根解热毒，能止咽喉之痛；白鲜皮去风治筋弱而疗足顽痹，旋覆花明目治头风而消痰嗽壅。

又况荆芥穗清头目、便血、疏风、散疮之用，栝楼根疗黄疸、毒痈、消渴，解痰之忧；地榆疗崩漏，止血止痢；昆布破疝气，散瘿散瘤；疗伤寒、解虚烦，淡竹叶之功倍；除结气、破瘀血，牡丹皮之用同；知母止嗽而骨蒸退，牡蛎涩精而虚汗收；贝母清痰止咳嗽而利心肺，桔梗下气利胸膈而治咽喉。

若夫黄芩治诸热，兼主五淋；槐花治肠风，亦医痔痢；常山理痰结而治温疟，葶苈泻肺喘而通水气。

此六十六种药性之寒，又当考《图经》以博其所治，观夫方书以参其所用焉。其庶几矣。

热 性

药有温热，又当审详。欲温中以荜茇，用发散以生姜；五味子止嗽痰，且滋肾水；腽肭脐疗劳瘵，更壮元阳。

原夫川芎祛风湿，补血清头；续断治崩漏，益筋强脚；麻黄表汗以疗咳逆，韭子助阳而医白浊；川乌破积，有消痰治风痹之功；天雄散寒，为去湿助阳精之药。

观夫川椒达下，干姜暖中；葫芦巴治虚冷之疝气，生卷柏破癥瘕痃而血通；白术消痰壅温胃，兼止吐泻；菖蒲开心气散冷，更治耳聋；丁香快脾胃而止吐逆，良姜止心气痛之攻冲；肉苁蓉填精益肾，石硫黄暖胃驱虫；胡椒主去痰而除冷，秦椒主攻痛而治风；吴茱萸疗心腹之冷气，灵砂定心脏之怔忡。

盖夫散肾冷、助脾胃，须荜澄茄；疗心疼、破积聚，用蓬莪术；缩砂止吐泻安胎、化酒食之剂，附子疗虚寒翻胃、壮元阳之力；白豆蔻治冷泻，疗痛止痛于乳香；红豆蔻止吐酸，消血杀虫于干漆。

岂不知鹿茸生精血，腰脊崩漏之均补；虎骨壮筋骨，寒湿毒风之并祛；檀香定霍乱，而心气之痛愈；鹿角秘精髓，而腰脊之疼除；消肿益血于米醋，下气散寒于紫苏；扁豆助脾，则酒有行药破血之用；麝香开窍，则葱为通中发汗之需。

尝观五灵脂治崩漏，理血气之刺疼；麒麟竭止血出，疗金疮之伤折；麋茸壮阳以助肾，当归补虚而养血；乌贼骨止带下，且除崩漏目翳；鹿角胶住血崩，能补虚羸劳绝；白花蛇治瘫痪，除风痒之癣疹；乌梢蛇疗不仁，去疮疡之风热。

《图经》云：乌药有治冷气之理，禹余粮乃疗崩漏之因；巴豆利痰水，能破积热；独活疗诸风，不论久新；山茱萸治头晕遗精之药，白石英医咳嗽吐脓之人；厚朴温胃而去呕胀，消痰亦验；肉桂行血而疗心痛，止汗如神。

是则鲫鱼有温胃之功，代赭乃镇肝之剂；沉香下气补肾，定霍乱之心疼；橘皮开胃祛痰，导壅滞之逆气。

此六十种药性之热，又当博《本草》而取治焉。

温　性

温药总括，医家素谙。木香理乎气滞；半夏主于风痰；苍术治目盲，燥脾去湿宜用；萝卜去膨胀，下气制曲尤堪。

况夫钟乳粉补肺气，兼疗肺虚；青盐治腹疼，且滋肾水；山药而腰湿能医，阿胶而痢嗽皆止；赤石脂治精浊而止泻，兼补崩中；阳起石暖子宫以壮阳，更疗阴痿。

诚以紫菀治嗽，防风祛风；苍耳子透脑止涕，威灵仙宣风通气；细辛去头风、止嗽而疗齿痛，艾叶治崩漏、安胎而医痢红；羌活明目驱风，除筋挛肿痛；白芷止崩治肿，疗痔漏疮痈。

若乃红蓝花通经，治产后恶血之余；刘寄

奴散血，疗汤火金疮之苦；减风湿之痛则茵芋叶，疗折伤之证则骨碎补；藿香叶辟恶气而定霍乱，草果仁温脾胃而止呕吐；巴戟天治阴疝白浊，补肾尤滋；玄胡索理气痛血凝，调经有助。

尝闻款冬花润肺、去痰嗽以定喘；肉豆蔻温中、止霍乱而助脾；抚芎走经络之痛，何首乌治疮疥之资；姜黄能下气、破恶血之积；防己宜消肿、祛风湿之施；藁本除风，主妇人阴痛之用；仙茅益肾，扶元气虚弱之衰。

乃曰破故纸温肾，补精髓与劳伤；宣木瓜入肝，疗脚气并水肿；杏仁润肺燥止嗽之剂，茴香治疝气肾疼之用；诃子生精止渴，兼疗滑泄之疴；秦艽攻风逐水，又除肢节之痛；槟榔豁痰而逐水，杀寸白虫；杜仲益肾而添精，去腰膝重。

当知紫石英疗惊悸崩中之疾，橘核仁治腰疼疝气之瘨；金樱子兮涩遗精，紫苏子兮下气涎；淡豆豉发伤寒之表，大、小蓟除诸血之鲜；益智安神，治小便之频数；麻仁润肺，利六腑之燥坚。

抑又闻补虚弱、排疮脓莫若黄芪；强腰脚、壮筋骨无如狗脊；菟丝子补肾以明目，马蔺花治疝而有益。

此五十四种药性之温，更宜参《图经》而默识也。

平　性

详论药性平和。惟在以硼砂而去积，用龙齿以安魂；青皮快膈除膨胀，且利脾胃；芡实益精，治白浊，兼补真元。

原夫木贼草去目翳，崩漏亦医；花蕊石治金疮，血行即却；决明和肝气治眼之剂，天麻主头眩祛风之药；甘草和诸药而解百毒，盖以性平；石斛平胃气而补肾虚，更医脚弱。观夫商陆治肿，覆盆益精；琥珀安神而破血，朱砂镇心而有灵；牛膝强足补精，兼疗腰痛；龙骨止汗住泄，更治血崩；甘松理风气而痛止，蒺藜疗风疮而目明；人参润肺宁心，开脾助胃；蒲黄止崩治衄，消瘀调经。

岂不以南星醒脾，去惊风痰吐之忧；三棱破积，除血块气滞之症；没石主泄泻而神效，皂角治风痰而响应；桑螵蛸疗遗精之泄，鸭头血医水肿之盛；蛤蚧治劳嗽，牛蒡子疏风壅之痰，全蝎主风瘫，酸枣仁去怔忡之病。

尝闻桑寄生益血安胎，且止腰痛；大腹子去膨下气，亦令胃和；小草、远志俱有宁心之妙，木通、猪苓尤为利水之多；莲肉有清心醒脾之用，没药任治疮散血之科；郁李仁润肠宣水，去浮肿之疾；茯神宁心益智，除惊悸之疴；白茯苓补虚劳，多在心脾之有眚；赤茯苓破结血，独利水道以无毒。

因知麦蘖有助脾化食之功，小麦有止汗养心之力；白附子去面风之游走，大腹皮治水肿之泛溢；椿根白皮主泻血，桑根白皮主喘息；桃仁破瘀血兼治腰痛，神曲健脾胃而进饮食；五加皮坚筋骨以立行，柏子仁养心神而有益。

抑又闻安息香辟恶，且止心腹之痛；冬瓜仁醒脾，实为饮食之资；僵蚕治诸风之喉闭，百合敛肺劳之嗽萎；赤小豆解热毒，疮肿宜用；枇杷叶下逆气，哕呕可医；连翘排疮脓与肿毒，石楠叶利筋骨与毛皮；谷蘖养脾，阿魏除邪气而破积，紫河车补血，大枣和药性以开脾。

然而鳖甲治劳疟，兼破癥瘕；龟甲坚筋骨，更疗崩疾；乌梅主便血疟痢之用，竹沥治中风声音之失。

此六十八种平和之药，更宜参《本草》而求其详悉也。

以上汇诸药品，总括成章，性分寒热温平，味主抑扬主治，随症对药，辞义了然。在习医者固当审详，而保身者亦宜熟读，庶几无夭札之虞矣。

用药发明

药性阴阳论

夫药有寒热温凉之性，酸、苦、辛、咸、甘、淡之味，升、降、浮、沉之能，厚薄轻重之用。或气一而味殊，或味同而气异。合而言之，不可混用；分而言之，各有所能。本乎天者亲上，本乎地者亲下。轻清成象，重浊成形；清阳发腠理，浊阴走五脏；清中清者，营养精神；浊中浊者，坚强骨髓。辛甘发散为阳，酸苦涌泄为阴。气为阳，气厚为阳中之阳，气薄为阳中之阴，薄则发泄，厚则发热；味为阴，味厚为阴中之阴，味薄为阴中之阳，薄则疏通，厚则滋润。升降浮沉之辨，豁然贯通，始可以言医而司人命矣。人徒知药之神者，乃药之力也。殊不知乃用药之力也。人徒知辨真伪识药者之为难，殊不知分阴阳用药之为尤难也。

标本论

夫用药者，当知标本。以身论之，外为标，内为本；气为标，血为本；阳为标，阴为本；六腑属阳为标，五脏属阴为本。以病论之，先受病为本，后传变为标。凡治病者，先治其本，后治其标，虽有数病，靡弗去矣。若先治其标，后治其本，邪气滋甚，其病益坚。若有中满，无问标本，先治其满，谓其急也；若中满后有大、小便不利，亦无问标本，先治大、小便，次治中满，谓尤急也。又如，先病发热，后病吐、泻，饮食不下，则先定呕吐，后进饮食，方兼治泻，待元气稍复，乃攻热耳，此所谓"缓则治其本，急则治其标"也。除大、小便不利及中满吐泻之外，皆先治其本，不可不知也。假令肝受心火之邪，是从前来者为实邪，实则泻其子，然非直泻其火，入肝经药为之引，用泻火为君，是治实邪之病也；假令肝受肾邪，是从后来者为虚邪，虚则补其母，入肾经药为引，用补肝药为君是也。标本已得，邪气乃服，医之神良，莫越乎此。

用药法

夫用药之法，贵乎明变，如风会有古今之异，地气有南北之分，天时有寒暑之更，禀赋有厚薄之别，受病有新旧之差，年寿有老少之殊，居养有贵贱之别。用药之际，勿好奇，勿执一，勿轻妄，勿迅速。须慎重精详，圆融活变，不妨沉会以期必妥，药于是乎功成。惜先贤未有发明，后学因而弗讲，其误世也，不既多乎。

夫病有宜补，以泻之之道补之；病有宜泻，以补之之道泻之；病有宜寒剂者，以热剂为向导之兵；病有宜热剂者，以寒剂为类从之引；病在上者治下，病在下者治上；病同也而药异，病异也而药同，其义至微，学者最宜深究。

用药之忌，在乎欲速，欲速则寒热温凉，行散补泻未免过当，功未获奏，害已随之。药无次序如兵无纪律，虽有勇将，适以勇而偾事。又如理丝，缓则可清其绪，急则愈坚其结矣。药有君臣佐使，味有轻重厚薄，人尽知之矣。及其用药也，令人复煎其滓，不知既经煎沸，则轻且薄者业已无味，重且厚者不减初煎，君臣佐使之宜，果安在哉？病浅者犹无大害，病深者切勿为之。

凡修丸剂，须每种各为细末，以末之轻重合之，则分两方准。不然易细者一磨无遗，难碎者三复不尽，鲁莽若此，何怪其无功哉？

凡药苦者直行而泄，辛者横行而散，酸者束而收敛，咸者止而软坚。独是甘之一味，可升可降，可浮可沉，可内可外，有和有缓，有补有泻。盖土味作甘，土位居中，而能兼乎五行也。

凡药之在土者，中半以上为根，其气上行，病在中、上焦者用之；中半以下为梢，其气下行，病在下焦者用之。药之出土者，中半以上为苗，其气味上升；中半以下者为身、为干，其气味中守、下达咸宜，因其病而酌之，使弗悖乎阴阳也。

凡药在上者，不厌频而少；在下者，不厌顿而多。少服则滋荣于上，多服则峻补于下。

凡病在上者，先食而后药；病在下者，先药而后食；病在四肢者，宜饥食而在昼；病在骨髓者，宜饱食而在夜。

凡煎药用水，也各有宜。如治湿肿浮胀之疾，而欲使利水道，则取长流水，以流长源远，其性通达，直引四肢之间也。如治二便不通及足胫以下风湿，则取急流水，以其湍纵峻急，其性速下也。如治痰饮郁滞，而欲吐发升散，则取逆流水，以其性逆倒流，洄澜涌决也。如治中气不足，则取春雨水，有阳道发生之意也。如治下元不足，则取井水，盖清晨井中天一之气浮结于面，以磁器轻取之，殊有补阴之功也。如治火热阳证，则取雪水，能大退热也。如治伤寒阴证、奔豚等疾，则取甘澜水，盖盛之于缸，扬过千遍，水珠沫液，盈溢于面，其性柔顺，其味甘温，大能和气也。如治脾胃虚弱、泄泻不食等疾，则取池潦水，盖土池中停蓄既久，不流不动，殊有土气，能助脾元也。如治

阴不升、阳不降、乖隔诸疾，则取阴阳水，河、井各半，阴阳相成，可升可降，而使气平者也。

古人用药、如羿之射的，不第谙其理，尤贵择其道地者制之尽善，不然欲以滥恶之剂，冀其功验，虽扁鹊再起，其可得乎？

凡药有畏、恶、相反。所谓畏者，畏其制我，不得自纵，如半夏畏生姜之类是也；所谓恶者，恶其异我，不得自尽，如生姜恶黄芩之类是也。统而论之，彼所畏者，我必恶之；我所恶者，彼亦畏我。相畏相恶之中，亦有相成者在，因病制方，轻重多寡之间耳。若所谓相反，则各怀酷毒，两仇不共，共则必害事也。然有大毒之疾，又须用大毒之药以劫；如古方感应丸用巴豆、牵牛同剂，以为攻坚破积之用；四物汤加人参、五灵脂以治血块；二陈汤加黎芦、细辛以吐风痰；丹溪治尸瘵莲心散，以甘草、芫花同剂，而谓妙处在此，顾良工用之何如耳？

药性升降浮沉补泻法

足厥阴肝经、足少阳胆经：味辛补酸泻（所以制金）；气温补凉泻。

手少阴心经、手太阳小肠经：味咸补甘泻（所以制水）；气热补寒泻。

足太阴脾经、足阳明胃经：味甘补苦泻（所以制土）；气温凉寒热，补泻各从其宜。

手太阴肺经、手阳明大肠经：味酸补辛泻（所以制水）；气凉补温泻。

足少阴肾经、足太阳膀胱经：味苦补咸泻（所以制火）；气寒补热泻。

五脏更相平也，一脏不平则病，故曰安谷则昌，绝谷则亡。仲景云："水入于经，其血乃成；谷入于胃，脉道乃行。"故血不可不养，卫不可不温。血温卫和，荣卫将行，常有天命也。

五脏所欲

肝欲散，急食辛以散之，以辛补之，以酸、甘泻之。

脾欲缓，急食甘以缓之，以甘补之，以苦泻之。

肺欲收，急食酸以收之，以酸补之，以辛泻之。

肾欲坚，急食苦以坚之，以苦补之，以咸泻之。

五脏所苦

肝苦急，急食甘以缓之。脾苦湿，急食苦以燥之。心苦缓，急食酸以收之。肾苦燥，急食辛以润之。肺苦气上，急食苦以泄之。

五气凑五脏例

燥气入肝，腥气入肺，香气入脾，焦气入心，腐气入肾。

五行五色五味走五脏主禁例

东方之木，其色青，其味酸，其脏肝。肝主筋，木曰曲直作酸，酸走肝，筋病人无多食酸。

南方之火，其色赤，其味苦，其脏心。心主血，火曰炎上作苦，苦走心，血病人无多食苦。

西方之金，其色白，其味辛，其脏肺。肺主气，金曰从革作辛，辛走肺，气病人无多食辛。

中央之土，其色黄，其味甘，其脏脾。脾主肉，土曰稼穑作甘，甘走脾，肉病人无多食甘。

北方之水，其色黑，其味咸，其脏肾。肾主骨，水曰润下作咸，咸走肾，骨病人无多食咸。

手足三阳表里引经主治例

太阳（足膀胱、手小肠）：上羌活，下黄柏。

少阴（足肾、手心）：上黄连，下知母。

少阳（足胆、手三焦）：上柴胡，下青皮。

厥阴（足肝、手心包络）：上青皮，下柴胡。

阳明（足胃、手大肠）：上白芷、升麻，下石膏。

太阴（足脾、手肺）：上白芍，下桔梗。

诸药泻诸经之火邪

黄连泻心火，栀子、黄芩泻肺火，白芍泻脾火，柴胡、黄连泻肝胆火，知母泻肾火，木通泻小肠火，黄芩泻大肠火，柴胡、黄芩泻三焦火，黄柏泻膀胱火。

诸药相反例

甘草反大戟、芫花、甘遂、海藻；
乌头反半夏、栝楼、贝母、白及、白蔹；
藜芦反细辛、芍药、人参、沙参、苦参、丹参、元参。

十八反歌

本草明言十八反，半、蒌、贝、蔹、及攻乌，藻、戟、遂、芫俱战草，诸参、辛、芍叛藜芦。

十九畏歌

硫黄原是火中精，朴硝一见便相争；
水银莫与砒霜见，狼毒最怕密陀僧；
巴豆性烈最为上，偏与牵牛不顺情；
丁香莫与郁金见，牙硝难合京三棱；
川乌、草乌不顺犀；人参最怕五灵脂；
官桂善能调冷气，若逢石脂便相欺；
大凡修合看顺逆，炮煿炙煿莫相依。

六陈歌

枳壳、陈皮、半夏齐，
麻黄、狼毒及茱萸，
六般之药宜陈久，
入药方知奏效奇。

五脏补泻主治例

肝虚者，陈皮、生姜之类补之。虚则补其母，肾者肝之母也，熟地、地黄、黄柏补之；如无他症，钱氏地黄丸主之。实则白芍药泻之；如无他症，钱氏泻青丸主之；实则泻其子，以甘草泻心，心者肝之子也。

心虚者，炒盐补之。虚则补其母，肝者心之母也，以生姜补肝；如无他症，钱氏安神丸主之。实则甘草泻之；如无他症，钱氏方中，重则泻心汤，轻则导赤散。

脾虚者，甘草、大枣之类补之。实则黄连、枳实泻之；如无他症，钱氏益黄散主之。虚则补其母，心乃脾之母，以炒盐补心。实则泻其子，肺乃脾之子，以桑白皮泻肺。

肺虚者，五味子补之。实则桑白皮泻之；如无他症，钱氏阿胶散主之。虚则补其母，脾乃肺之母，以甘草、大枣补脾；实则泻其子，肾者肺之子，以泽泻泻肾。

肾虚者，熟地黄、黄柏补之。肾无实，不可泻，钱氏止有补肾地黄丸，无泻肾药。虚则补其母，肺乃肾之母，以五味子补肺。

以上五脏补泻，《素问·藏气法时论》备有之矣，欲究其详，再看本论。

用药凡例

头角痛，须用川芎，血枯亦用；颠顶痛，须用藁本；遍身肢节痛，须用羌活，风湿亦用；腹中痛，须用白芍、厚朴；脐下痛，须用黄柏、青皮；心下痛，须用吴茱萸；胃脘痛，须用草豆蔻；胁下痛，须用柴胡，日晡潮热、寒热往来亦用；茎中痛，须用生甘草梢；气刺痛，须用枳壳；血刺痛，须用当归；心下痞，需用枳实；胸中寒痞，须用去白陈皮；腹中窄，须用苍术。

破血须用桃仁；活血须用当归；补血须用川芎；调血须用玄胡索。

补元气须用人参；调诸气须用木香；破滞气须用枳壳、青皮。

肌表热，须用黄芩，去痰亦用。去痰用半夏；去风痰须用南星。诸虚热须用黄芪，盗汗亦用。脾胃受湿，用白术，祛痰亦用。下焦湿肿，用汉防己、草龙胆。中焦湿热用黄连；上焦湿热用黄芩。烦渴须用白茯苓、葛根。嗽者用五味子；咳有声无痰者，用生姜、杏仁、防风；咳有声有痰者，用半夏、枳壳、防风；喘者须用阿胶、天门冬、麦门冬。诸泄泻，须用白芍、白术；诸水泻用白术、白茯苓、泽泻；诸痢疾须用当归、白芍药。上部见血，用防风；中部见血用黄连；下部见血用地榆。眼暴发须用当归、黄连、防风；眼久昏暗，用熟地黄、当归、细辛。解利伤风，须用防风为君，白术、甘草为佐；解利伤寒，甘草为君，防风、白术为佐。凡诸风，须用防风、天麻。诸疮疡须用黄柏、知母为君，茯苓、泽泻为佐。疟疾须用柴胡为君，随所发之时，所属经部分，以引经药导之。

以上诸药，此大略言之，以为处方之阶，欲究其精，于第二卷主治指掌中求之。

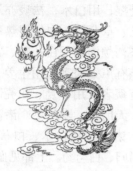

主治指掌

逐段锦 凡九十种

羌活（君，羌活气雄，独活气细）

羌活味苦、甘、平，性微温；无毒。升也，阴中之阳也。其用有四：散肌表八风之邪；利周身八节之痛；排阴阳肉腐之疽；除新旧风湿之证，乃手、足太阳表、里引经药也。

升麻（形细而黑、极坚者佳，形大者味薄，不堪用）

升麻味苦、平，性微寒；无毒。升也，阴中之阳也。其用有四：引葱白散手阳明之风邪；引石膏止足阳明之齿痛；引诸药游行四经；升阳气于至阴之下。因名之曰升麻。

柴胡（半夏为之使，恶石英，畏女菀、藜芦）

柴胡味苦、平，性微寒；无毒。升也，阴中之阳也。其用有四：左右两旁胁下痛；日晡潮热往来；主在脏调经内之血；在肌主气上行；经手、足少阳表里四经之药也。

白芷（臣，当归为之使，恶旋覆花）

白芷味辛，性温；无毒。升也，阳也。其用有四：去头面皮肤之风；除皮肤燥痒之痹；止足阳明头痛之邪；为手太阴引经之剂。

防风（臣，恶干姜、藜芦、白蔹、芫花，制附子毒）

防风味甘、辛，性温；无毒。升也，阳也。其用有二：以气味能泻肺金；以体用通疗诸风。

当归（臣，畏菖蒲、海藻，恶热麸）

当归味甘、辛，性温；无毒。可升可降，阳也。其用有四：头，止血而上行；身，养血而中守；梢，破血而下流；全，活血而不走。

独活（蠡实为之使）

独活味甘、平，性微温；无毒。升也，阴中之阳也。其用有二：诸风掉眩，颈项难伸；风、寒、湿痹，两足不用。乃为足少阴之引经。

木香（君）

木香味苦、辛，性温；无毒。降也，阴也。其用有二：调诸气不可无；泻肺气不可缺。

槟榔（君）

槟榔味苦、辛，性温；无毒。降也，阴也。其用有二：坠诸药，性若铁石；治后重，验如奔马。

吴茱萸（恶丹参、硝石，畏紫石英。先以汤浸去辛味，凡六七次，然后可用）

吴茱萸味苦、辛，性热；有小毒。可升可降，阳也。其用有四：咽嗌寒气噎塞而不通；胸中冷气闭塞而不利；脾胃停冷腹痛而不住；心气刺痛成阵而不止。

藿香叶

藿香叶味甘，性温；无毒。可升可降，阳也。其用有二：开胃口，能进饮食；止霍乱，仍除呕逆。

川芎

川芎味辛，性温；无毒。升也，阳也。其用有二：上行头角，助元阳之气而止痛；下行血海，养新生之血以调经。

黄连（臣，恶菊花、芫花、玄参，畏款冬，胜乌头、巴豆毒）

黄连味苦，性寒；无毒。沉也，阴也。其用有四：泻心火，消心下痞满之状；主肠澼，除肠中混杂之物；治目疾暴发宜用；疗疮疡首尾俱同。

黄芩（臣。恶葱实，畏丹砂、牡丹、藜芦）

黄芩味苦、平，性寒；无毒。可升可降，阴也。其用有四：中枯而飘者，泻肺火，消痰利气；细实而坚者，泻大肠火，养阴退阳；中枯而飘者，除风湿留热于肌表；细实而坚者，滋化源退热于膀胱。

大黄（使，黄芩为之使，无所畏之）

大黄味苦，性寒；无毒。其性沉而不浮，其用走而不守，夺土郁而通壅滞，定祸乱而致太平，因名之曰将军。

黄蘖

黄蘖味苦，性寒；无毒。沉也，阴也。其用有五：泻下焦隐伏之龙火；安上焦虚哕之蛔虫；脐下痛单制而能除；肾不足必炒用而能补；痿厥除热药中诚不可阙。

玄明粉

玄明粉味辛、甘、酸，性微温；无毒。沉也，阴也。其用有二：去胃中之实热；荡肠中之宿垢。其效不可尽述，大抵用此而代盆硝也。

白术（君，苍者，米泔水浸；白者，陈壁土炒服。二术忌食桃、李、雀、蛤）

白术味甘，性温；无毒。可升可降，阳也。其用有四：利水道，有除湿之功；强脾胃，有进食之效；佐黄芩，有安胎之能；君枳实，有消痞之妙。

人参（君，茯苓为之使，反藜芦，恶咸卤。凡使，去净芦头）

人参味甘，性温；无毒。升也，阳也。其用有三：止渴生津液；和中益元气；肺寒则可服，肺热还伤肺。

黄芪（恶龟甲、白鲜皮，蜜炒用）

黄芪味甘，性温；无毒。升也，阳也。其用有四：温肉分而实腠理；益元气而补三焦；内托阴证之疮疡；外固表虚之盗汗。

甘草（君，恶远志，反大戟、芫花、甘遂、海藻。用宜去节。服此，忌猪肉及松菜）

甘草味甘、平；无毒。生之则寒，炙之则温。生则分身、梢而泻火，炙则健脾胃而和中，解百毒而有效，协诸药而无争。以其甘能缓急，故有"国老"之称。

半夏（使，畏皂荚，恶雄黄、生姜、干姜、秦皮、龟甲，反乌头）

半夏味辛、平，生寒，熟温；有毒。降也，阳也。其用有四：除湿化痰涎；大和脾胃气；痰厥及头痛，非此莫能治。

陈皮

陈皮味辛、苦，性温；无毒。可升可降，阳中之阴也。其用有二：留白补胃和中；去白消痰泄气。

青皮

青皮味苦，性寒；无毒。沉也，阴也。其用有四：破滞气愈低而愈效；削坚积愈下而愈良；引诸药至厥阴之分；下饮食入太阴之仓。

枳壳（使，去瓤、麸，炒令熟用）

枳壳味酸、苦，性微寒；无毒。沉也、阴也。其用有四：消心下痞塞之痰；泄腹中滞塞之气；推胃中隔宿之食；削腹内连年之积。

枳实（臣，凡用，先去囊。陈久者佳）

枳实味苦、酸，性微寒；无毒。沉也，阴也。其用有四：消胸中之虚痞；逐心下之停水；化日久之稠痰；削年深之坚积。

桔梗（臣，畏白及、龙眼、龙胆）

桔梗味苦、辛，性微寒；有小寒。升也，阴中之阳也。其用有四：止咽痛，兼除鼻塞；利膈气，仍治肺痈；一为诸药之舟楫；一为肺部之引经。

知母（君，勿犯铁器。行经上行，酒炒用）

知母味苦，性寒；无毒。沉也，阴中之阴也。其用有四：泻无根之肾火；疗有汗之骨蒸；止虚劳之阳胜；滋化源之阴生。

藁本（臣，恶菌茹，畏青葙子）

藁本味苦、辛，性微温；无毒。升也，阴中之阳也。其用有二：大寒气客于巨阳之经；苦头疼流于巅顶之上，非此味不除。

生地黄

生地黄味甘、苦，性寒；无毒。沉也，阴也。其用有四：凉心火之血热；泻脾土之湿热；止鼻中之衄热；除五心之烦热。

熟地黄（君。恶贝母，畏芜荑，忌铁器，犯之令人肾消，亦忌食莱菔，令人发白）

熟地黄味甘、苦，性温；无毒。沉也，阴也。其用有四：活血气，封填骨髓；滋肾水，补益真阴；伤寒后腰股最痛；新产后脐腹难禁。

五味子（君。苁蓉为之使，恶葳蕤，胜乌头）

五味子味酸，性温；无毒。降也，阴也。其用有四：滋肾经不足之水；收肺气耗散之金；除烦热，生津止渴；补虚劳，益气强阴。

川乌

川乌味辛，性热；有毒。浮也，阳中之阳也。其用有二：散诸风之寒邪；破诸积之冷痛。

白芍药（臣。恶石斛，畏硝石、大小蓟，反藜芦）

白芍药味酸、平，性寒；有小毒。可升可降，阴也。其用有四：扶阳气，大除腹痛；收阴气，陡健脾经；堕其胎，能逐其血；损其肝，能缓其中。

白茯苓（臣。恶白蔹、密蒙、地榆、雄黄、秦艽、龟甲，忌醋、酸之物。中有筋，最损目，宜去之）

白茯苓味甘、淡，性温；无毒。降也，阳中之阴也。其用有六：利窍而除湿；益气而和中；小便多而能止；大便结而能通；心惊悸而能保；津液少而能生。白者入壬癸，赤者入丙丁。

泽泻（君）

泽泻味甘、咸，性寒；无毒。降也，阳中之阴也。其用有四：去胞垢而生新水；退阴汗而止虚烦；主小便淋涩为仙药；疗水病湿肿为灵丹。

薄荷叶（使）

薄荷叶味辛，性凉；无毒。升也，阳也。其用有二：清利六阳之会首；祛除诸热之风邪。

麻黄（臣。恶辛夷、石韦。凡用，先煮三沸，去黄沫，否则令人烦闷）

麻黄味苦、甘，性温；无毒。升也，阴中之阳也。其用有二，其形中空，散寒邪而发表；其节中闭，止盗汗而固虚。

厚朴（臣。恶泽泻、寒水石、硝石。入药，去粗皮，生姜汁炒用）

厚朴味苦、辛，性温；无毒。可升可降，阳中之阳也。其用有二；苦能下气，去实满而消腹胀；温能益气，除湿满散结调中。

杏仁（恶黄芩、黄芪、葛根。凡用，去皮、尖，麸炒）

杏仁味苦、甘，性温；有毒。可升可降，阴中之阳也。其用有二：利胸中逆气而喘促；润大肠气闭而难通。

巴豆（使。恶甘草，畏大黄、黄连。用之，去皮心）

巴豆味辛，性热；有大毒。浮也，阳中之阳也。其用有二：削坚积，荡脏腑之沉寒；通闭塞，利水谷之道路。斩关夺门之将，不可轻用。

黑附子（地胆为之使，恶蜈蚣，畏防风、黑豆、甘草、黄芪、人参、乌韭）

黑附子味辛，性热；有大毒。浮也，阳中之阳也。其性浮而不沉，其用走而不息。除六腑之沉寒，定三阳之厥逆。

苍术

苍术气味、主治与白术同。补中除湿，力不及白，宽中发汗，功过于白。

秦艽（菖蒲为之使）

秦艽味苦、辛、平，性微温；无毒。可升可降，阴中之阳也。其用有二：除四肢风湿若神；疗遍体骨疽如金。

白僵蚕

白僵蚕味咸、辛、平，性微温；无毒。升也，阴中之阳也。其用有二：去皮肤风动如虫行；主面部鼾生如漆点。

白豆蔻

白豆蔻味辛，性温；无毒。升也，阳也。其用有四：破肺中滞气；退口中臭气；散胸中冷气；补上焦元气。

地榆

地榆味苦、甘、酸，性微寒；无毒。沉也，阴也。其用有二：主下部积热之血痢；止下焦不禁之月经。

连翘（使）

连翘味苦、平，性微寒；无毒。升也，阴也。其用有二：泻诸经之客热；散诸肿之疮疡。

阿胶（君。畏大黄）

阿胶味甘、平，性微温；无毒。降也，阳也。其用有四：保肺益金之气；止嗽蠲咳之痰；

补虚而安妊胎；治痿而强骨力。

桃仁

桃仁味苦、甘、平，性寒；无毒。降也，阴也。其用有二：润大肠血闭之便难；破大肠久蓄之血结。

生姜（使。恶黄芩、黄连、鼠粪。去皮则热，留皮则冷。制半夏毒）

生姜味辛，性温；无毒。升也，阳也。其用有四：制半夏，有解毒之功；佐大枣，有厚肠之益；温经，散表邪之风；益气，止翻胃之哕。

石膏

石膏味辛、甘，性大寒；无毒。沉也，阴也。其用有二，制火邪，清肺气，仲景有白虎之名；除胃热，夺甘食，易老有大寒之剂。

桂（君。忌生葱。凡用，刮去外皮）

桂味辛，性热；有毒。浮也，阳中之阳也。气之薄者，桂枝也，气之厚者肉桂也。气薄则发泄，桂枝上行而发表；气厚则发热，肉桂下行而补肾。此天地亲上亲下之道也。

细辛（臣。恶狼毒、山茱萸、黄芪，畏硝石、滑石，反藜芦）

细辛味辛，性温；无毒。升也，阳也。其用有二：止少阴合病之首痛；散三阳数变之风邪。

栀子

栀子味苦，性大寒；无毒。沉也，阴也。其用有三：疗心中懊恼颠倒而不得眠；治脐下血滞小便而不得利。易老有云：轻飘而象肺，色赤而象火，又能泻肺中之火。

葛根（臣。制野葛、巴豆、百药毒）

葛根味甘、平，性寒；无毒。可升可降，阳中之阴也。其用有四：发伤寒之表邪；止胃虚之消渴；解中酒之苛毒；治往来之温疟。

栝楼根（枸杞为之使。恶干姜，畏牛膝，反乌头）

栝楼根味苦，性寒；无毒。沉也，阴也。其用有二：止渴退烦热；补虚通月经。

猪苓

猪苓味淡、甘、平，性温；无毒。降也，阳中之阴也。其用有二：除湿肿体用兼备；利

小水气味俱长。

干姜（臣。恶黄芩、黄连）

干姜生则味辛，炮则味苦。可升可降，阳也。其用有二：生则逐寒邪而发表；炮则除胃冷而温中。

草龙胆（贯众为之使。恶防葵、地黄）

草龙胆味苦，性寒；无毒。沉也，阴也。其用有二：退肝经之邪热；除下焦之湿肿。

苏木

苏木味甘、咸、平，性寒；无毒。可升可降，阴也。其用有二：破疮疡死血，非此无功；除产后败血. 用之立验。

杜仲（恶蛇蜕、玄参。凡用炒去丝）

杜仲味辛、甘、平，性温；无毒。降也，阳也。其用有二：强志，壮筋骨；滋肾，止腰痛。酥炙去其丝，功能如神应。

天门冬（君，畏曾青。凡用，去皮心。忌食鲤鱼）

天门冬味苦、平，性大寒；无毒。降也，阴也。其用有二；保肺气不被热扰；定喘促陡然康宁。

麦门冬（君，恶款冬花、苦瓠，畏苦参。凡用抽去心，不令人烦）

麦门冬味甘、平，性寒；无毒。降也，阳中之阴也。其用有四：退肺中隐伏之火；生肺中不足之金；止躁烦，阴得其养，补虚劳，热不能侵。

木通

木通味甘、平，性寒；无毒。降也，阳中之阴也。其用有二：泻小肠火积而不散；利小便热闭而不通。泻小肠火，无他药可比；利小便闭，与琥珀同功。

地骨皮（去骨，用根皮）

地骨皮味苦、平，性寒；无毒。升也，阴也。其用有二：疗在表无定之风邪；主传尸有汗之骨蒸。

桑白皮

桑白皮味甘，性寒；无毒。可升可降，阳中之阴也。其用有二：益元气不足而补虚劳；泻肺气有余而止咳嗽。

甘菊花（野菊花味苦者，名苦薏，大伤

胃，不宜用。又白菊花亦入药）

甘菊花味苦、甘、平，性微寒；无毒。可升可降，阴中之阳也。其用有二：散八风上注之头眩；止两目欲脱之泪出。

红花

红花味辛，性温；无毒。阳也。其用有四：逐腹中恶血而补血虚之血；除产后败血而止血晕之血。

赤石脂

赤石脂味甘、酸，性温；无毒。降也，阳中之阴也。其用有二：固肠胃有收敛之能；下胎衣无推荡之峻。

通草（臣）

通草味甘、平，性微寒；无毒。降也，阳中之阴也。其用有二：阴窍涩而不利；水肿闭而不行。涩闭两俱立验，因有通草之名。

乌梅

乌梅味酸、平，性温；无毒。可升可降，阴也。其用有二：收肺气除烦止渴；主泄痢调胃和中。

川椒

川椒味辛，性大热；有毒。浮也，阳中之阳也。其用有二：用之于上，退两目之翳膜；用之于下，除六腑之沉寒。

葳蕤

葳蕤味甘、平，性温；无毒。降也，阳中之阴也。其用有四：风淫四肢不用；泪出两目皆烂；男子湿注腰痛；女子面生黑黯。皆能疗治。

秦皮（大戟为之使。恶吴茱萸）

秦皮味苦，性寒；无毒。沉也，阴也。其用有四：风寒邪合湿成痹；青白色幻翳遮睛；女子崩中带下；小儿风热惊痫。

白头翁

白头翁味苦，性温；无毒。可升可降，阴中之阳也。其用有四：消男子阴疝偏肿；治小儿头秃膻腥；鼻衄非此不效；痢赤全赖收功。

牡蛎

牡蛎味咸、平，性寒；无毒。可升可降，阴也。其用有四：男子梦寐遗精；女子赤白崩中；荣卫往来虚热；便滑大小肠同。

干漆（臣，畏鸡子，又忌油脂，见蟹黄则化水。凡入药，捣碎炒用）

干漆味辛、平，性温；有毒。降也，阳之阴也。其用有二：削年深坚结之沉积；破日久秘结之瘀血。

南星

南星味苦、辛，性温；有毒。可升可降，阴中之阳也。其用有二：坠中风不省之痰毒；主破伤如尸之身强。

商陆（使，忌犬肉）

商陆味酸、辛、平，性寒；有毒。降也，阳中之阴也。其味酸、辛，其形类人，其用疗水，其效如神。

葶苈

葶苈味苦，性寒；无毒。沉也，阳中之阴也。其用有四：除周身之浮肿；逐膀胱之留热；定肺气之喘促；疗积饮之痰厥。

海藻（臣。反甘草）

海藻味苦、咸，性寒；无毒。沉也，阴中之阴也。其用有二：利水道，通闭结之便；泄水气，消遍身之肿。

竹叶（筆竹、淡竹为上，苦竹次之，余不入药）

竹叶味苦、辛、平，性寒；无毒。可升可降，阳中之阴也。其用有二：辟除新旧风邪之烦热；能止喘促气盛之上冲。

葱白（忌与蜜同食）

葱白味辛，性温；无毒。升也，阳也。其用有二：散伤风阳明头痛之邪；主伤寒阳明下痢之苦。

天麻（其苗名定风草）

天麻味辛、平，性温；无毒。降也，阳也。其用有四：疗大人风热头眩；治小儿风痫惊悸；祛诸风麻痹不仁；主瘫痪语言不遂。

大枣

大枣味甘、平，性温；无毒。降也，阳也。其用有二：助脉强神；大和脾胃。

威灵仙（忌茗及面汤）

威灵仙味苦，性温；无毒。可升可降，阴中之阳也。其用有四：推腹中新旧之滞；消胸中痰涎之痞；散疬痒皮肤之风；利冷疼腰膝之气。

鼠粘子

鼠粘子味辛、平,性微寒;无毒。降也,阳也。其用有四:主风湿瘾疹盈肌;退寒热咽喉不利;散诸种疮疡之毒;利腰膝凝滞之气。

草豆蔻 （面包煨熟用）

草豆蔻味辛,性温;无毒。浮也,阳也。其用有二:去脾胃积滞之寒邪;止心腹新旧之疼痛。

玄胡索

玄胡索味苦、辛,性温;无毒。可升可降,阴中之阳也。其用有二:活精血,能疗产后之疾;调月水,亦主胎前之症。

以上凡药九十品。品各赋以短章,既明以升降浮沉,复主以君臣佐使,或一味而内外兼攻,各系阴阳表里,或一物而生熟互异,更分暑湿风寒,辞简意周,几无余义,诚发前篇之所未尽也,其可不熟读而详记之乎?

用药须知

用药法象

天有阴阳　风、寒、暑、湿、燥、火,三阳三阴,上奉之温、凉、寒、热四气是也。温热者,天之阳也;寒凉者,天之阴也;此乃天之阴阳也。

地有阴阳　金、木、水、火、土,生长化收藏,下应之辛、甘、淡、酸、苦、咸五味是也。辛甘淡者,地之阳也;酸苦咸者,地之阴也;此乃地之阴阳也。

阴中有阳,阳中有阴　平旦至日中,天之阳,阳中之阳也;日中至黄昏,天之阳,阳中之阴也;合夜至鸡鸣,天之阴,阴中之阴也;鸡鸣至平旦,天之阴,阴中之阳也。

故人亦应之。人身之阴阳,外为阳,内为阴;背为阳,腹为阴;脏为阴,腑为阳,心、肝、脾、肺、肾五脏为阴,胆、胃、大肠、小肠、膀胱、三焦六腑为阳。所以知阳中之阴、阴中之阳者何也?如冬病在阴,夏病在阳,春病在阳,秋病在阴,知其所在,则施针药也。

背为阳,阳中之阳,心也;背为阳,阳中之阴,肺也。腹为阴,阴中之阴,肾也;腹为阴,阴中之阳,肝也;腹为阴,阴中之至阴,脾也。此系阴阳、表里、内外、雌雄相输应也。

四时用药法

不问所病或温或凉,或热或寒,如春时有疾,于所用药内加清凉之药;夏月有疾,加大寒之药;秋月有疾,加温气之药;冬月有疾,加大热之药,是不绝生化之源也。《内经》曰:“必先岁气,无伐天和,是为至治。”又曰:“无违时,无伐化。”又曰:“无伐生生之气。”此皆常道用药之法,若反其常道而变生异症,则当从权施治。

用药丸散

仲景云“剉如麻豆大”,与㕮咀同意。夫㕮咀者,古之制也,古无铁刃,以口咬细,令如麻豆,为粗药煎之,使药水清,饮于腹中,则易升易散也,此所谓㕮咀也。今人以刀器剉如麻豆大,此㕮咀之易成也。若一概为细末,不分清浊矣。经云:“清阳发腠理,浊阴走五脏。”果何谓也!又曰“清阳实四肢,浊阴归六腑”是也。

㕮咀之法,取汁清易循行经络故也。若治至高之病,加酒煎;祛湿,加生姜煎;补元气,以大枣煎;发散风寒,以葱白煎;去膈上病,以蜜煎。

散者,细末也,不循经络,止去膈上病及脏腑之病,气味厚者,煎服去滓。但服药丸者,去下部之疾,其丸极大而光且圆;治中焦者次之;治上焦者则极小。稠糊面丸者,取其迟化,直至下焦;或酒或醋丸者,取其收散之意也;用半夏、南星或祛湿者,以生姜汁煮糊为丸,制其毒也;稀糊丸者,取其易化也;水浸一宿蒸饼为丸,及滴水为丸者,皆取易化也;炼蜜为丸者,取其迟化而气循经络也;用蜡为丸者,取其难化而旋旋收功也。大抵汤者荡也,去久病者用之;散者散也,去急病者用之;丸者缓也,不能速去其病,用药徐缓而治之也。

药本五味歌

酸为木化气本温,能收能涩利肝经;
苦为火化气终热,能燥能坚心脏下;
甘始土生气化湿,能开缓渗从脾行;
辛自金生气滞燥,能散润泻通肺窍;
咸从水化气生寒,下走软坚足肾道;

淡味方为五行本，运用须知造化要。

炮制药歌（计六首）

芫花本利水，非醋不能通；

绿豆本解毒，带壳不见功；

草果消膨效，连壳反胀胸；

黑丑生利水，远志苗毒逢；

蒲黄生通血，熟补血运通；

地榆医血药，连梢不住红；

陈皮专理气，留白补胃中；

附子救阴证，生用走皮风；

草乌解风痹，生用使人蒙。

人言烧煅用，诸石火烜红，

入醋堪研末，制度必须工。

川芎炒去油，生用痹痛攻。

炮煅当依法，方能专化工。

知母桑皮天麦门，首乌生熟地黄分，

偏宜竹片铜刀切，铁器临之便不驯。

乌药门冬巴戟天，莲心远志五般全，

并宜剔去心方妙，否则令人烦躁添。

厚朴猪苓与茯苓，桑皮更有外皮生，

四般最忌连皮用，去净方能不耗神。

益智麻仁柏子仁，更加草果四般论，

并宜去壳方为效，不去令人心痞增。

何物还须汤泡之，苍术半夏与陈皮，

更宜酒洗亦三味，苁蓉地黄及当归。

妊娠服药禁歌

蚖斑水蛭及虻虫，乌头附子配天雄，

野葛水银并巴豆，牛膝薏苡与蜈蚣。

三棱芫花代赭麝，大戟蝉蜕黄雌雄，

牙硝芒硝牡丹桂，槐花牵牛皂角同。

半夏南星与通草，瞿麦干姜桃仁通，

硇砂干漆蟹爪甲，地胆茅根都失中。

玉石部

药能治病，医乃传方，当明药品贵贱良毒之异，须尝气味酸、咸、苦、辣、辛、甘。

（窃以金银珠玉之贵，白垩石灰之贱；药性之良，则丹砂钟乳；气毒，则信石硇砂。至于五味，酸入肝，咸入肾，苦入心，辛入肺，甘入脾，辣则有温凉寒热之异）

功力有急缓，性职有温凉。

（其如朴硝之性急，若煎作芒硝，性乃缓

矣）

本草之作，肇始炎皇。

（肇，即始也；炎皇，神农氏也，《本草》之为书，由神农尝百草，一日而遇七十毒，始兴医药相救，谓之《本草》）

未言草木之品汇，且提玉石之纪纲。

（仿《本草图经》以玉石部为先，而草木之品次之）

金屑、玉屑、辰砂、石床，能驱邪而逼鬼祟，可定魄而制癫狂；止渴除烦，安镇灵台；明耳目补精益气，依经炼服寿延长。

（金屑味辛，平；有毒。处处有之，梁、益、宁州最多，出水砂中，得屑，谓之生金，若不炼，服之杀人。玉屑味甘、平；无毒。生蓝田。丹砂一名朱砂，味甘，微寒；无毒。惟辰州者最胜，故谓之辰砂。生深山石崖间，穴地数十尺，始见其苗，乃白石耳，谓之朱砂床，即石床也，砂生石床上，亦有淘土石中得之，非生于石者。

【又按】《本草》石床，自有本条，味甘，温；无毒。谓钟乳水下凝积，生如笋状，渐长久，与上乳相接为柱，出钟乳堂中，谓之石床。

人心谓之灵台。金屑、玉屑、辰砂、石床四品之性、主治相同，皆可依《图经》法炼服食，则延年不老）

生银屑镇惊安五脏；钟乳粉补虚而助阳。

（银屑味辛，平；有毒。生银屑当取见成银箔，以水银消之为泥，合硝石及盐研为粉，烧出水银，淘去盐石，为粉极细用之。

石钟乳味甘，温；无毒。道州者最佳；须炼服之，不然使人病淋。治咳嗽，行乳道，补髓添精，强阳道，益肺家。宜慎用之）

代赭石能坠胎而可攻崩漏；伏龙肝治产难而吐血尤良。

（代赭石用火煅，醋淬七遍，研，水飞。味甘，寒；无毒。出代州，其色赤，故名代赭石。养血气，强精辟邪，畏天雄、附子。

伏龙肝即灶中土也，味辛，温；微毒。消痈肿，催生下胎，止血崩）

云母补劳伤兼明目；水银除疥虱与疮疡。

（云母石味甘，平；无毒。安五脏，坚肌

止痢，《局方》有法煎云母膏，治瘫疽恶毒等疮。

水银即朱砂液，能消化金银使成泥。味辛，寒；有毒。一名汞。畏磁石。难产可用催生）

治风喉，理鼻息，功全矾石；止漏下，破癥结，用禹余粮。

（矾石味酸，寒；无毒。出晋州者佳。化痰止痢，攻阴蚀诸疮漏。煅过谓之枯矾，亦可生用。

禹余粮火煅，醋淬七次，捣细，水飞。味甘，寒；无毒。出潞州，形如鹅鸭卵，外有壳重叠者是，其中有黄细末如蒲黄者，谓之石中黄）

朴硝开积聚，化停痰，煎作芒硝功却缓；硝石止烦躁，除热毒，炼之须扫地边霜。

（朴硝味苦、辛，大寒；无毒。生益州。初采扫得，一煎而成，故曰朴硝；再取朴硝淋汁炼之，有细芒者谓之芒硝，专治伤寒。

硝石味辛、苦，寒；无毒。即扫地霜淋汁炼成者）

打破瞳神，得空青而依然复旧；胎宫乏孕，紫石英有再弄之璋。

（空青味甘、酸，寒；无毒。生于有铜处，铜精气熏则生。今信州时有之。其腹中空，破之有浆者，绝难得。大者如鸡子，小者如豆子，治眼翳障为最要。又有曾青，出铜处，色理亦无异，但其彩累累连珠相缀，其中不空，与空青功效不相上下。

紫石英味甘、辛，温；无毒。治女子风寒在子宫，绝孕十年无子。又有白石英，治风湿痹，安魂魄，强阴道。黄、赤、黑色皆不入药）

热渴急求寒水石；壮阳须索石硫黄。

（寒水石一名凝水石，味甘，寒；无毒。出汾州及邯郸，即盐之精也。治火烧丹毒，能解巴豆毒，畏地榆。

硫黄味酸，性温大热；有毒。出广州。治疥虫蜃疮，坚筋，疗老人风秘。）

肾脏即衰，煅磁石而强阳道；膀胱不利，炒食盐以熨脐旁。

（磁石味辛、咸，寒；无毒。有铁处则生。

恶牡丹，畏黄石脂，能吸铁。补益劳伤。兼治耳聋。

食盐味咸，温；无毒。解州者胜。治霍乱痰癖，可用吐之）

水银飞炼成轻粉，杀诸疥癣，善治儿疳；石灰风化方为胜，不堪服食，可疗金疮。

（轻粉即水银粉，味辛，冷；无毒。畏磁石，忌一切血。

风化石灰五月五日采百草，捣汁。调煅过石灰末作团阴干，专治金疮刀斧伤处，不堪入药）

石膏发汗解肌，去风寒热；滑石除烦止渴，快利小肠。

（石膏味甘、辛，大寒；无毒。与方解石相类，须用细理白泽者为真。治头痛，解肌发汗。黄色者，服之使人淋。

滑石味甘，寒；无毒。用白色软嫩者佳。能益精除热，疗女人产难）

杀三虫，破癥结，胡粉一名为粉锡；敛金疮，治眼暗，铜青铜绿竞无双。

（胡粉一名粉锡，一名定粉，俗名光粉；即今化铅所作妇人容面者。味辛，寒；无毒。

铜青铜绿以醋沃铜上即生，乃铜之精华也；微有毒。不可入汤药。）

吐痰抵痔密陀僧，兼抹黯斑随手没；生肌止痛无名异，折伤可理并金伤。

（密陀僧即煅银炉底也。味酸、辛；有毒。

无名异味甘，平；无毒。金伤，谓刀斧伤也）

硼砂攻喉痹，止嗽消痰直有理；胆矾除热毒，诸痫痰气尽消详。

（硼砂一名蓬砂，味苦、辛，暖；无毒。出南番者色重褐，其味和，其效速；出西戎者其色白，其味杂，其功缓，不堪入药，作金银焊药用之。

胆矾，《图经》作石胆，味酸、辛，寒；有毒。信州有之。生于铜坑中，采得煎炼而成。消热毒，疗诸风瘫痪，可吐风痰）

伏火灵砂辟鬼邪，安魂魄，明目镇心通血脉；藏泥白垩除泄利，破癥瘕，涩精止漏又为良。

（灵砂一名二气砂，用水银一两，硫黄六铢，研细，二味先同炒作青砂头，后入水火既济炉中抽之，如束针纹者成就也。恶磁石，畏酸水。

白垩即善土。味苦、辛，温；无毒。处处有之，采无时）

石燕治淋催难产；黑铅安镇熨蛇创（创，伤也，平声与疮同）。

（石燕产零陵州，形似蚶，其实石也。性凉；无毒。女人产难，两手各握一枚，胎立出。

黑铅味甘；无毒。有银坑处皆有。粉锡胡粉光粉，皆化铅所作。又铅白霜以铅杂水银炼作片，置醋酿中密封，经久成霜，谓之铅白霜，性极冷，治创伤也）

黄丹乃是熬铅作，生肌止痛；礜石特生非常热，养就丹房。

（黄丹，《图经》作铅丹，又名虢丹。用时，炒令赤色，研细。味辛，微温；无毒。止吐逆，疗癫痫，敷金疮良。

礜石俗呼镇风石。味辛甘，大热；有毒。严寒置水中，令水不冰；性坚硬而拒火，烧之一日夜，方解散。攻击积聚痼冷之病最良。须真者，必取鹳巢中团卵而助暖气者方真。乃修真炼丹之药品）

血晕昏迷，法炼广生花蕊石；折伤排脓，火煅醋淬自然铜。

（花蕊石出陕州阌乡县，性至坚硬，保金疮止血。《局方》以硫黄合和花蕊石，如法炼成，专治产后血晕，去恶血。

自然铜味辛，平；无毒。出铜处有之，形方而大小不等，似铜，实石也。不从矿炼，自然而生，故曰自然铜也。）

硇砂能破癥瘕积聚，若还生用烂心肠；信石可吐膈内风痰，倘中其毒促人亡。

（硇砂味咸、苦、辛，温；有毒。能消五金，入口腐人肠胃，生服之，化人心为血。

信石，《图经》名砒霜，信州者佳，故名信石。味苦、酸；有大毒。主诸疟风痰在胸膈，可作吐药用。不宜多服，能伤人命。

若误中硇砂、砒霜二毒，急宜冷水调绿豆汁饮之可解）

梁上尘消软疖，通喉噎，横生立产；井泉石性寒凉，攻火热，除翳神方。

（梁上尘一名乌龙尾，性微寒；无毒。凡使，须去烟火远、高堂佛殿上者，拂下，筛而用之。

井泉石，性大寒；无毒。处处有之，以饶阳郡者为胜，得菊花、栀子最良）

除痼冷，止头痛，无遗太阴玄精石；安心志，制癫狂，谁知铁粉和铁浆。

（玄精石出解州解县，今解地积盐仓中方有之，其色青白、龟背者良。味咸，温；无毒。

铁，味甘；无毒。取铁浸之，经久色青、沫出、可染皂者为铁浆。治癫狂，铁拍作片段，置醋糟中。积久生衣，刮取为铁粉，能安心志）

雄黄能杀虺蛇毒；炼服身轻是雌黄。

（雄黄、雌黄同山所生，山阳处生雄黄，山阴有金处，金精熏则生雌黄）

备金石之品味，治病得以推详。

（总括上文诸药，悉可对证而施治也）

草 部

观夫天生烝民，地生百草；人生不无札瘥之常，以致病于寿夭；草有治病之功，用别花苗实脑。

（烝，众也。实即子，脑即根，各有所宜也）

菖蒲开心，明耳目，祛湿痹风寒；菊花消湿，散痹风，主头眩痛扰。

（菖蒲一名昌阳，须用生石碛上一寸九节者良。味辛温；无毒。

菊花味苦、甘，平；无毒。主胸中烦热，明目聪耳）

治渴补虚安五脏，快觅人参；温中解毒性平和，无如国老（即甘草）。

（人参一曰人薓，味甘，微寒；无毒。反藜芦。

甘草味甘，平；无毒。主解百毒，为众药之王，故号国老。反大戟、芫花、甘遂、海藻）

白术益脾止泻呕，若动气不宜；苍术平胃压山岚，用米泔浸炒。

（白术味甘、辛；无毒。主风、寒、湿痹，益脾胃，补虚劳，消肿。伤寒有动气者不宜服。

苍术用米泔浸一宿，换泔浸，炒干去皮。味苦、甘、辛；无毒。治伤寒痹痛，除温疟，可发散）

生地黄能行血，兼止吐衄折伤；熟地黄能补血，更治虚劳焦躁。

（生地黄大寒，亦治产后血攻心，及女人经水闭绝。

熟地黄净洗，酒浸，蒸两三次，焙干。味甘、苦，温；无毒。熟干则温补，生干则平宣。熟者止崩漏，安魂魄，治惊悸，补内伤）

天门冬镇心，止吐血衄血，性寒而能补大虚。麦门冬解渴，开结益心肠，劳热可除烦可保。

（天门冬味苦、甘、平、大寒；无毒。悦人颜色。

麦门冬味甘、平，微寒；无毒。二味并去心，焙干用）

地肤子、车前子除热去风明眼目，能使膀胱水谷分；菟丝子、巴戟天添精补髓主延年，解去腰疼诚有效。

（地肤子即落帚子。味苦，寒；无毒。车前子味甘、咸，寒；无毒。能滑胎，止泻痢。

菟丝子味辛，平；无毒。水洗澄去砂土，酒浸一宿，蒸过，乘热捣成膏，焙干再研末，方可入药。巴戟天须连珠者，去心，酒浸焙干。味辛、甘，微温；无毒。除风强筋益力，治梦与鬼交）

牛膝补虚挛膝痛，月经若闭亦能通；柴胡去热治劳伤，主疗伤寒功力到。

（牛膝为君，味苦、酸，平；无毒。

柴胡味苦，平，性微寒；无毒。治湿痹拘挛，可用煎汤浴之；下气消痰止嗽，伤寒为要药）

草决明泻肝热，明目驱风兼鼻渊；草龙胆益肝虚，惊惕无忧疳虫扫。

（草决明味咸、苦、甘，平，微寒；无毒。

草龙胆味苦，寒；无毒。益肝明目，最治疳）

菴䕡子性苦寒，风寒湿痹水皆宽；茵陈蒿性苦冷，时气发黄淋可导。

（菴䕡处处有之，味苦，微寒；无毒。久服轻身明目。

茵陈蒿，味苦，平，微寒；无毒。治淋难，小便闭涩不通）

远志一名小草，堪收梦里遗精；黄精俗字山姜，久服延年不老。

（远志，去骨，以甘草汤浸煮炒干。味苦，温；无毒。苗名小草，一似麻黄，但无节，令人生智慧，定心惊。

黄精俗呼为山姜。味甘，平；无毒。然与钩吻相似，但一善一恶，要仔细辨认，切勿误用钩吻，则伤人至死）

北五味补虚下气，止嗽强筋；南木香止痢健脾，气疼是宝。

（五味子味酸、甘、咸、苦、辛，故名五味，性温；无毒。止渴消酒毒。

木香形如枯骨者佳，不见火。味辛，温；无毒。去膀胱冷气，除癥瘕，止泻痢）

金疮止血，王不留行是名剪金花；风疹赤丹，本草景天即是慎火草。

（王不留行味苦，平；无毒。可催生产，利月经。

景天味苦、酸，平；无毒；主劳烦大热疮，女人漏下。用花良）

（络石治痈疮，消热毒，苗似龙鳞；川芎医头痛，主筋挛，形如雀脑。

络石为君，即石鳞，又名龙鳞薜荔。味苦，温，微寒；无毒。畏贝母、菖蒲。

川芎一名芎䓖。明目，疮家止痛。味辛，温；无毒。蘼芜即其苗也。白芷为之使）

金钗石斛能使元阳壮，腰疼膝痛并皆驱；鬼脸升麻能教百毒消，疹痘斑疮宁可较。

（石斛草味甘，平；无毒。入肾壮阳，平胃气。

升麻味苦，平，微寒；无毒。能解一切毒，除热祛风，为伤寒时气之要药也）

烟尘续断安胎产，疗金疮，速不可迟；染绛茜根理风寒，止吐血，须宜乎早。

（续断味苦、辛，微寒；无毒。最能接骨，因名续断。

茜根一作蒨，即今染绛茜草根也。味苦，微寒。解中蛊毒）

虵床、蛇床同一种，治风湿痒及阴疮；羌活、独活本来同，头痛筋挛风气挠。

（虵床即蛇床，味苦、辛、甘，平；无毒。）

羌活、独活本同类，但紫色而节密者为羌活，黄色而作块者为独活，味苦、甘，平，微温；无毒）

细辛、薯蓣能温中下气，仍主脑、腰疼。薏苡、葳蕤治痹弱筋挛，并医风湿症。

（细辛味辛，温；无毒。主拘挛风痹，明目疗痿，治妇人血闭。薯蓣俗名山药，味甘，温，平；无毒。补心气不足，镇心神。

薏苡仁味甘，寒；无毒。主肺气肺痈。葳蕤叶似黄精，味甘，平；无毒。切勿误用钩吻，误用则伤人）

止泻补虚收盗汗，黄芪奏莫大之功；消痈散肿有高能，忍冬是至贱之草。

（黄芪味甘，微温；无毒。主虚劳，强筋，治耳聋，止痛排脓。

忍冬草即鹭鸶藤，又名金银花，其蔓左缠，亦名左缠藤。味甘，温；无毒。今处处有之）

泽泻会除诸般泻，弭渴疏淋；防风主治一切风，仍蠲痛脑。

（泽泻味甘、咸，寒；无毒。止泄精，逐膀胱水。多服，令人眼病。

防风味甘、辛，温；无毒。能解附子毒，明目止汗疗崩）

蒺藜阴痛煎汤，头痛煎酒；蒲黄行血用生，止血用炒。

（蒺藜味苦、辛，温，微寒；无毒。破血催生，若风疮阴疮，煎汤作浴；头痛煎酒服。

蒲黄味甘，平；无毒。生则味滑，炒熟则味涩）

苁蓉扶女子阴绝，兴男子阳绝，补精养肾，生自马精；黄连理大人诸热，却小儿疳热，止痢厚肠，贵称鹰爪。

（肉苁蓉味甘、酸、咸，微寒；无毒。言是马精落地所生，生时似肉，作羹补虚最佳。

黄连味苦，寒；无毒。点眼可除热，更治消中、口疮良）

漏芦行乳汁，消瘰疬肠风；丹参补胎气，利月经为吉。

（漏芦味苦、咸，寒；无毒。医疮痒，疗眼，理损伤，续筋骨。

丹参味苦，微寒；无毒。除积聚，破癥瘕，益气去烦满。一名赤参）

更分佐使君臣，是曰神圣工巧。

（望而知之谓神，闻而知之谓圣，问而知之谓工，切而知之谓巧，望、闻、问、切，是医家之四知）

抑又闻，芍药苦平，赤者破血通经，而白者可安胎止痛。辛姜大热，生则呕家圣药，而干者除霍乱肚疼。

（芍药为臣，味苦、酸，平，微寒；有小毒。恶石斛、芒硝，畏硝石，反藜芦。芍有赤、白二种，白者补虚止汗，赤者除热明目。

姜为使，有生用，有干用。干者味辛，温，大热；无毒。温中，止血，逐痹风湿。生者味辛，微温；无毒。处处有之。用热即去皮，用温即留皮。发散伤寒，下气，为呕家圣药）

葛根止渴解酲，发散伤寒，消热毒；瞿麦开通关格，宣癥堕子，更催生。

（葛根味甘，寒；无毒。

瞿麦止用实壳，不用茎叶，味苦，寒；无毒）

栝蒌曰天瓜，实治乳痈，根可止渴；苍耳即菓耳，子能明目，叶解风缠。

（栝蒌根名天花粉，味苦，寒；无毒。实即瓜蒌。

苍耳味甘，温；有小毒。今处处有之。主挛痹、湿、风寒）

玄参攻喉痛，苦参攻肠风，并可消痹破癥结；贝母人面疮，知母润心肺，皆能止嗽理伤寒。

（玄参即山麻，味苦、咸，微寒；无毒。今处处有之，除风热，明眼目。苦参味苦，寒；无毒。杀疳虫，治疮毒。

贝母味辛、苦，平，微寒；无毒。专治腿膝人面疮，及诸痈毒。知母味苦，寒；无毒。除热止渴）

白薇本消淋露，更治风狂，并除温疟；白芷能除血崩，专攻头痛，亦用排脓。

（白薇味苦、咸，平，大寒；无毒。如葱管者佳。

白芷味辛，温；无毒。专治蛇咬，研末掺咬处，或捣汁浸伤处，并效）

当归主血补虚劳；止血用头，破血用尾；麻黄发散攻头痛，发汗用茎，止汗用根。

（当归酒浸、焙。味苦、辛，温；无毒。

麻黄味苦，温；无毒。）

大蓟功同小蓟，治痈肿血崩吐衄；小青不如大青，疗伤寒热毒时行。

（大蓟、小蓟味甘，温。今处处有之。

大青、小青味苦，大寒；无毒。处处有之。古方只用大青）

京三棱、蓬莪术破血消癥，宁心脾腹痛；白豆蔻、荜澄茄温脾健胃，能消食宽膨。

（三棱味苦，平；无毒。莪术又曰莪蒁，味甘平，温；无毒。

白豆蔻味辛，大温。荜澄茄味辛，温；无毒）

郁金胜似姜黄，行经下气；川芎贵乎藁本，头痛皆痊。

（郁金须用蜀中如蝉肚者佳。味苦、辛，寒；无毒。姜黄说见下文。

川芎解见草部上芎藭下。藁本俗曰土芎，味辛，微寒；无毒。主风入四肢，畏青葙子）

前胡、柴胡，功无优劣，通医热病，主疗伤寒。

（前胡味苦，微寒；无毒。下气消痰，推陈致新，安胎止嗽。柴胡见草部上）

姜黄烈似郁金功，下气消痈，通经破血；荜茇味如良姜辣，转筋霍乱，心痛连颠（颠即头顶也）。

（姜黄处处有之；味辛、苦，大寒；无毒。郁金解见前。

荜茇味辛，大寒；无毒。温中下气。高良姜味辛，温，大热；无毒）

剪草入金疮之气；王瓜导乳汁之泉。

（剪草味苦，平；无毒。婺州产者最良。根名白药。治金疮，古方以煎草末蜜和，九蒸九晒成膏，可医一切失血。

王瓜一名落鸦瓜，一名土瓜，结子如弹丸，生青熟赤，可啖，闽俗谓之为"毛桃"。其根止渴，散痈除疽，消癥下血）

通草原来即木通，治淋退肿；蠡实一名马蔺子，祛湿医崩。

（通草味辛、甘，平；无毒。除寒热，出音声，治耳聋。

马蔺子味甘，平；无毒。祛风、寒、湿痹，除喉痹）

百合宁心，可除咳痰有血；秦艽治疸，时行劳热犹能。

（百合味甘，平；无毒。除热咳，攻发背疮痈，消胀，利大、小便。

秦艽味苦，平，微温；无毒。消浮肿，利小便）

黄芩解热通淋，女子崩因热者；紫菀化痰定喘，咳嗽吐有红涎。

（黄芩味苦，平，大寒；无毒。治黄疸，止痢。女子血崩，本性热者用良，虚寒者不可用。

紫菀味苦、辛，温；无毒。补虚止渴，安五脏，通结气滞胸中，红涎，痰中有血脓也）

泽兰行损伤之血；紫草制痘疹之偏。

（泽兰味苦、甘，微温；无毒。消四肢浮肿，攻痈肿排脓。

紫草味苦，寒；无毒。通九窍，退肿通淋）

石韦透膀胱小便；防己治风热拘挛。

（石韦味苦、甘，平；无毒。去热除邪。临用刷去毛，不然令人咳嗽不已。

防己味辛、苦，平，温；无毒。治水肿风肿，去湿止嗽）

肉豆蔻补脾止痢，犹调冷泻；款冬花洗肝明目，劳嗽宜遵。

（肉豆蔻用面裹煨熟。味辛，温；无毒。解酒，消食调中，兼治霍乱。

款冬花味辛、甘，温；无毒。定喘消痰）

淫羊藿即仙灵脾，补肾虚，与阳绝不起；补骨脂名破故纸，扶肾冷，绝梦泄精残。

（淫羊藿味辛，寒；无毒。主治冷风劳气。

补骨脂味辛，大温；无毒。主血气劳伤）

禁惊热、杀疳虫，芦荟俗呼为象胆；解风缠，宣痘毒，牛蒡原来号鼠粘。

（芦荟味苦，寒；无毒。以其味苦，故名象胆。主癫痫痔疮。

牛蒡一名恶实，又名鼠粘。明目消疮毒，手足拘挛。味辛，平。处处有之）

海藻、海带一般，疝气瘿瘤同有效；水萍虽分三种，热风瘾疹并权衡。

（海藻洗去咸水，焙干用。味苦、咸，寒；无毒。

水萍有三种，止渴治火疮，通小便，消水气。味辛、咸，寒；无毒）

艾叶可生可熟，漏血安胎，呕吐、衄红还可止；阿魏有真有假，杀虫破积，传尸也可保天年。

（艾叶处处有之。味苦，温；无毒。生者治下痢，止呕血，取汁用之；熟者治漏血，可为丸灸百病。

阿魏味辛，平；无毒。难得真者，气极臭而能止臭气）

败酱妇人产后用；酸浆催产易于生。

（败酱味苦、咸，平；无毒。因作败腐豆浆气，故名败酱。陈良甫作妇人科方，说是苦荬菜；仲景方治腹痛。

酸浆味酸，平、寒；无毒。处处有之，即酸浆草也。主热除烦，通淋止崩；产难胎衣不下者，若吞其实即出）

茴香治霍乱转筋，更通肾气；昆布消瘿瘤结硬，水肿为先。

（茴香一名茴香子，味辛，平；无毒。开胃调中。得酒良。

昆布味咸、酸，性冷；无毒。与海藻同科。治瘿瘤）

百部除肺热久年劳嗽；天麻逐诸风湿痹拘挛。

（百部味苦，微寒；无毒。治疥癣，去风。

天麻味辛，平；无毒。益气强筋。苗名赤箭）

牡丹可行经下血；地榆止血痢宜然。

（牡丹味辛、苦，寒；无毒；止痛除邪气，

疗惊痫中风，续筋骨，破痈脓。

地榆味苦、甘、酸，微寒；无毒。恶麦门冬。止痛排脓治金疮，女人带下良。）

香附、缩砂消食化气，暖胃温脾，皆妇人要药；狗脊、萆薢，扶老补虚，腰疼脚弱，与湿痹牵缠。

（香附子即莎草根，味甘，微寒；无毒；处处有之。缩砂去皮取仁用。味辛，温；无毒。止泻痢，炒过除妊娠妇腹痛。

狗脊味苦、甘，平，微温；无毒。萆薢，川中者为道地。味苦、甘，平；无毒。）

红花本能行血；白鲜疮疥利便。

（红花，《本草》作红蓝花，味辛，温；无毒。主产后血晕昏迷，可作胭脂，治小儿聤耳。

白鲜皮味苦、咸、寒；无毒。除疸通淋，主风瘫手足不仁，调经水，疗阴痛）

风、寒、湿痹、肾冷与遗精，当知石龙芮；劳热骨蒸、兼儿疳惊痫，须用胡黄连。

（石龙芮味苦，平；无毒。畏蛇蜕、茱萸，平胃气，主关节不通。

胡黄连味苦，平；无毒。折断起烟尘者是）

白茅花能止吐、衄血；玄胡索可治腹、心疼。

（白茅根味甘，寒；无毒。处处有之。通血，除烦渴；治淋，利小便；花，止吐、衄血；茅针，捣敷金疮良。

玄胡索味辛，温；无毒。治女人月水不下，行肾气）

甘松青浴体令香，专辟恶气；使君子乃医虫药，疳泻如仙。

（甘松味甘，温；无毒。善除恶气，浴体香肌，治心腹痛。

使君子用热灰中和壳炮，去皮壳，取肉用。味甘，温；无毒。消疳积，治泻痢，除诸虫。因郭使君用此，因名使君子）

斯乃称为中品，是诚药性钩玄。

因知性甘大热，附子、乌、雄，可回阳而逐冷，祛风湿而建中。

（附子团圆平正，重一两以上者佳。主心腹冷痛，攻咳逆，破癥结，堕胎，止痢，除风、寒、湿痹，强阴道。

乌头与附子同种，以原种之母为乌头。破积，除寒湿及中风邪、恶风，堕胎，攻腹痛，消积饮。

天雄似附子，但身广长三四寸许，有须，性烈一如乌、附。逐痹除风助阳。

附子、乌、雄味并辛，甘，大热；有毒）

半夏止吐祛痰，有毒必须姜制；大黄通肠涤热，快峻因号将军。

（半夏味辛，平，生微寒，熟温；并有毒。五月夏至生，故名半夏。健脾止呕去痰涎。熟令人下，生令人吐，合生姜和煎，方制其毒。

大黄味苦，寒；无毒。黄芩为之使，无所畏。宣气消痈，除结热，通瘀血，荡燥屎，推陈致新。性至快）

木贼、青葙开眼翳；羊蹄、鹤虱杀三虫。

（木贼味甘、微苦；无毒。攻积块肠风下痢，止女人赤、白带。青葙子味苦，微寒；无毒。即白鸡冠花子。主皮肤热，泻肝热去风，除瘙痒杀虫。

羊蹄俗呼为秃菜根。味苦，寒；无毒。攻疥癣，治女人阴蚀疮痔，杀诸虫。鹤虱味苦，寒；有毒。即火枚草。主蛔虫咬心痛。）

与甘草相刑，甘遂能消肿破癥，大戟通利水道兼除虫毒；与乌头相反，白蔹治肠风痔肿，白及破痈疽并合跟皲。

（甘遂，大戟味并苦、甘，寒；有毒。治病之功，不相上下，故并反甘草。

白蔹、白及，味并苦、辛、甘，平；无毒。同反乌头，疗疾大同小异）

风攻皮肤羊踯躅；热主嗽喘马兜铃。

（羊踯躅味辛；有毒。羊误食其苗叶，则踯躅而死，故得名。消虫毒，攻诸痹贼风。

马兜铃味苦，寒；无毒。治肺热咳嗽喘促，兼瘘疮血痔。其根名土木香，又曰青木香；结子如铃状，故名兜铃）

刘寄奴破血行经，金疮最妙；续随子消癥荡滞，虫毒尤攻。

（刘寄奴味苦，温。治汤火伤及金疮最妙。因刘裕小名寄奴，取此草以疗金疮得效，故名。

续随子即联步。味辛，温；有毒。最治蛇

伤）

祛风逐痰白附子；刮磨肠垢白头翁。

（白附子味甘，平，温；无毒。能行药势，主心疼腹痛。

白头翁处处有之，谓之老翁须，因其根有白茸，故名。仲景以此治温疟，又治金疮衄血）

何首乌久服延年，可消疮肿；骨碎补折伤克效，及耳鸣聋。

（何首乌味苦、涩，微温；无毒。昔有老人姓何，见藤夜交，逐采其根食之，白发变黑，因此名之。

骨碎补味苦，温；无毒。一名猢狲姜，根生缘树上，能补骨碎折伤，因名之。）

泻肺消痰、下水去浮葶苈子；通经散肿、开喉明目射干功。

（葶苈味辛、苦、寒；无毒；生道旁，处处有之。有甜、苦二种。

射干味苦，平，微温；无毒。一名乌扇。俗曰仙人掌）

常山吐涎截疟；莨菪止搐拦风。

（常山味苦、辛；有毒，形如鸡骨者佳。苗名蜀漆。

莨菪子处处有之，味苦、辛；有毒。一名天仙子。虽云有毒，得甘草、升麻即解）

连翘除心热，破瘿瘤，堪行月水。桔梗泻肺痈，清喉痛，止嗽，宽胸。

（连翘味苦，平；无毒；分大小二种。利小便，专治痈疽发背。

桔梗味辛、苦，微寒；有小毒。又有一种名苦桔梗，药性相同）

海金沙用日中收，攻伤寒热病；谷精草从田中采，破翳膜遮睛。

（海金沙俗名竹园荽，处处有之。收海金沙，以纸衬之，日中晒热，以杖击之，其枝叶自然有沙落纸上，旋收之。专利小便。得蓬砂、栀子、马牙硝最良。

谷精草一名鼓槌草，又曰戴星草，生田中。味辛，温；无毒。治咽喉痹，止齿痛）

草河车即蚤休，痈疮至圣；商陆根名樟柳，退肿之宗。

（草河车名金线重楼，味苦，微寒；无毒。主治癫痫惊热。

商陆味辛、酸，平；有毒。分赤白二种，白者消水肿，根如人形者有神；赤者不入药）

藜芦为疮疥之药；贯众杀寸虫诸虫。

（藜芦味辛、苦，寒；有毒。俗名山稷。反细辛、芍药。可吐风痰。不入汤药。专主疥虫疮疡。

贯众味苦，微寒；有毒。治金疮，破癥结，止鼻红）

草蒿一本作青蒿，灭骨蒸劳热。旋覆花草名金沸，钝痰嗽之锋。

（草蒿味苦，寒；无毒。处处有之。根苗子叶皆入药，但各自使用，用子勿用叶，用根勿用苗，四者若齐用，则有损无益。得童便浸尤良。亦可煎汤洗疮，除疥虱。

旋覆花味咸、甘，温，微冷；有小毒。通膀胱水，祛风湿，利痰止呕）

蓖麻子善主催生，捣膏敷脚板；威灵仙能消骨鲠，熬汁灌喉咙。

（蓖麻子味甘、辛；有小毒。疮痒，研榨油搭敷；水癥，研服良。

威灵仙味苦，温；无毒。主宣气，去冷，消痰，疗折伤，治诸风）

马鞭草能通月水不行，破癥瘕之癖；葫芦巴好补元阳肾冷，蠲疝气之瘕。

（马鞭草味甘、苦，寒；有小毒。其草穗类鞭梢，因名之，俗谓之铁扫帚。治温蜑阴疮。

葫芦巴，得茴香、桃仁同用，逐膀胱疝气；得硫黄、附子同用，专补肾经）

萱草治淋，孕带其花生男子；灯心去热，烧灰善止夜啼童。

（萱草一名鹿葱，其性凉而无毒，处处有之。孕妇佩戴其花，即生男子，故又名宜男草。

灯心性凉，破伤处，捣敷良）

山豆根疗咽痛、头疮、五痔；金星草治丹毒、发背、诸痈。

（山豆根味甘，寒；无毒。消肿毒，止热嗽。

金星草至冬时则皆有黄星，点点成行。味苦，寒；无毒。解硫黄毒。）

狼毒驱九种心痛；豨莶扫湿痹诸风。

（狼毒味辛，平；有大毒。坚而沉水者良。主咳逆，治虫疽瘰疬结痰。

豨莶即火枚草。味苦，寒；有小毒。形似鹤虱，昔有知州张咏尝进此方，治诸风）

夏枯草最治头疮，瘰疬瘿瘤同可觅；天南星专能下气，风痰脑痛止怔忡。

（夏枯草至夏即枯，故名。味苦、辛，寒；无毒。

天南星处处有之；味苦、辛；有毒。散血堕胎，消痈肿）

退肿消风，牵牛子第一；诸疮解毒，山慈菇最良。

（牵牛子炒过用。味苦，寒；有毒。处处有之。下气通肠，利大小便，堕胎，专治腰疼脚痛。

山慈菇即鬼灯檠，又名金灯花。疮肿、痈疽、瘰疬、消毒良）

仙茅伸风冷之脚挛，补虚坚骨；苎根凉小儿之丹毒，安护胎宫。

（仙茅味辛，温；无毒。治虚劳，逐冷气，益阳坚骨，生长精神。

苎根补血，安胎，止渴，兼治小儿丹毒）

茵芋理寒热似疟；屋游断齿衄之纵。

（茵芋味苦，温；有毒。止心、腹痛，通关节，主风、寒、湿痹。

屋游即瓦上青苔。味苦，寒；无毒。逐膀胱水，止皮肤寒热）

按《本草》编成斯赋，发医家初学童蒙。

木 部

岂不以劳伤须桂肉，敛汗用桂枝，俱可行经破癖，炒过免堕胎儿。

（桂味甘、辛，大热；有小毒。得人参、熟地黄、紫石英良。畏生葱）

五痔伤风称槐角；疮疡杀疥羡松脂。

（槐角实，味酸、咸，寒；无毒。今处处有之。除热气，主火烧疮；皮，灌漱风疳齿。

松脂味苦、甘，温；无毒。处处有之。道家服饵，轻身延年。松子味甘，温；无毒。可供果品。叶与根白，皮味苦，温；无毒，主辟谷不饥。松节渍酒治历节风）

柏叶止血吐崩；要安脏镇惊，去壳取仁于柏子。枸杞益阳明目；退虚劳寒热，须用其根地骨皮。

（柏叶味苦，微温；无毒。四时各依方向采取，阴干用。柏白皮主火烧烂疮。

枸杞味苦、寒，根大寒，子微寒；无毒。处处有之，惟陕西、四川出者最佳）

茯苓有赤、白二种，赤者通利小便，白者可补虚定悸；干漆有生、熟两般，生则损人肠胃，熟者通月水愆期。

（茯苓味甘，平；无毒。多年松根之气熏灼而生，有赤、白二种；并除寒热，止渴消痰。而赤者专主利小便，分水谷；白者专补虚定悸。

干漆味辛，温；有毒。须炒熟用则无毒。去癥，续骨，杀虫，除心气止痛）

茯神则健志收惊，开心益智；琥珀则镇心定魄，淋病偏宜。

（茯神即茯苓抱根所生者，用须去心中木。味甘，平；无毒。多益心脾，主风虚。

琥珀味甘，平；无毒。是松脂入地中多年则化成）

职掌虚烦、敛汗，必须酸枣；性行通利、消浮，当用榆皮。

（酸枣仁味酸，平；无毒。安五脏，除风痹，能坚骨补中，宁心定志。

榆皮味甘，平；无毒；性滑。通行大、小便，消浮肿，治小儿白秃，下妇人胎衣）

攻赤目、清头风、坚齿轻身蔓荆子；敛金疮、除腰痛、治风桑上寄生枝。

（蔓荆子味苦、辛，微寒；无毒。通关窍，去寸白虫，除筋骨中寒热。

桑寄生一名寓木，味苦、甘，平；无毒。并治崩中，补内伤，胎前产后皆宜用）

泻痢有功，诃黎勒同名诃子；头眩鼻塞，木笔花乃是辛夷。

（诃子味苦，温；无毒。开胃进食，消痰，治崩漏及肠风下血，兼主贲豚冷气。

辛夷味苦、辛，温；无毒。处处有之，南人谓之迎春木、久服轻身耐老。二月开花，色白带紫，花落无子，至夏复开花，初出如笔，故北人呼为木笔花。主头眩、鼻塞最良）

乌药主宽膨顺气，没药主跌扑金疮，血气相攻，诸疼共理；秦椒能明目通喉，蜀椒能涩精疗癣，温中下气，风痹同医。

（乌药味辛，温；无毒。处处有之，惟天台产者为胜，俗名旁箕。主心腹痛，补中益气，攻翻胃，利小便。没药味苦，平；无毒。按徐表南州记，生波斯国，是彼处松脂也。破血止痛，为产后最宜，推陈致新，理内伤良。

秦椒味辛，生温、熟寒；有毒。攻腹痛，祛风邪，温中除痹，醋煎灌漱牙疼。蜀椒，去闭口者。味辛，大热；有毒。出成都。逐冷风。核名椒目，利水道）

牙痛乳痈求莽草；肠风崩带索棕榈。

（莽草为臣，性有毒；味辛，温。善开喉痹，理诸疮瘰疬。

棕榈性平；无毒。止痢，养血，治鼻衄。用，烧存性入药）

巴豆破结宣肠，理心膨水胀；芫花消浮逐水，系瘤痔当知。

（巴豆味辛，温，生温熟寒；有毒。生巴郡，故名巴豆；性急通利，因名江子。用去皮、心、膜及油，然后可。畏大黄、黄连。

芫花味辛、苦、温；有小毒。治咳逆喉鸣痰唾，腰腹心痛）

木鳖治疥疮腰痛有准；雷丸杀三虫寸白无疑。

（木鳖子其形似鳖，故名。味甘，温；无毒。治乳痈、肛门肿及折伤。

雷丸味苦、咸，寒；有小毒。白者良，赤者有毒能杀人）

养肾除风石楠叶；漱牙洗目海桐皮。

（石楠叶味辛、苦，平；有毒。利皮毛筋骨病。

海桐皮味苦，平；无毒。主痢，除疥虱，治风痹痛）

牡荆子治雷头乳肿；郁李仁荡浮肿四肢。

（牡荆子味苦、辛；无毒。即黄荆。今官司用作笞杖，处处有之。主头风目眩。

郁李仁味酸，平；无毒。俗名唐棣。通关格，去浮肿；根皮治齿痛风蛃）

密蒙花总为眼科之要领；苏方木专调产后

之血迷。

（密蒙花味甘，平，微寒；无毒。

苏方木味甘、咸，平；无毒。专能破血消痈及扑损）

楮实补虚明目；叶洗疹风；树汁涂癣疥。竹皮刮下止呕；叶解烦躁；烧沥御风痰。

（楮实味甘，寒；无毒。主治水肿及阴痿不起。

竹皮多种，取皮止呕吐者，南人呼为江南竹，味辛、平、甘，寒；无毒，肉薄。今人取作竹沥者，又谓之淡竹。其叶解烦，除咳逆。今方中用淡竹叶，又是一种，丛小，叶柔，微有毛；其根生子如麦门冬）

樗白皮止痢断疳；叶汁洗疮除疥虱；胡桐泪杀风牙蛀，腹膨胀满吐堪施。

（樗白皮与椿白皮性同良，但樗木臭，椿木香。味苦，有毒。樗木根、叶俱良。南北皆有之，两木最为无异，俗呼作虎目树。

胡桐泪味咸，寒；无毒。形似黄矾，得水便消，如硝石也）

结胸散痞宽膨，逐水调风宜枳壳；烦闷通淋解热，赤眵黄疸用山栀。

（枳壳味苦、酸，微寒；无毒。能攻痔瘘，消癥癖。

山栀味苦，寒；无毒。生于山间者为山栀，人家园圃种莳者为黄栀，形肥壮，可染物。惟紧小者为山栀，方可入药）

槟榔攻脚气，杀三虫，宣通脏腑；厚朴乃温中，除霍乱，膨胀堪调。

（槟榔味辛，温；无毒。生海南，向日曰槟榔，形尖如鸡心者良；向阴曰大腹子，平坐如馒头。槟榔下气除风，宜利脏腑，逐水，消痰，破结。

厚朴去粗皮，姜汁炒过。味苦，温；无毒。须用中厚有紫油者佳。通经下气，厚肠胃，消谷食，安腹中虫。）

猪苓消渴利水，治伤寒中暑；龙脑清头明目，主惊搐小儿。

（猪苓味甘、苦，平；无毒。生土底，皮黑、作块似猪粪，故名。治咳疟，消肿利水，除湿热。

龙脑味辛、苦，微寒，一云温，平；无毒。其香透顶攻耳聋，消风气，通九窍，即梅花片脑。若服饵过多至两许，则身冷如醉，气绝，而非中毒。盖性寒故也）

明目凉肝解热，毋遗黄蘖；磨癥下浮行经，休缺紫葳。

（黄蘖俗名黄柏，味苦，寒；无毒。除血痢，去黄胆，治痈疮，祛脾胃热，治女人热崩。

紫葳花一名凌霄花，味咸，微寒；无毒。处处有之。治风热毒及痈证）

杜仲坚筋补损伤，兼主肾虚腰脊痛；卫矛杀鬼决经闭，腹痛崩带也能医。

（杜仲味辛，甘，平；无毒。折断多白丝，用姜汁和，炒去丝良。除风冷，强心志。

卫矛，即鬼箭羽；味苦；无毒。攻腹痛破癥结）

痈肿癥瘤凭虎杖；杀虫砥痔问芫荑。

（虎杖俗名斑杖根；味甘、平，微温；无毒。治伤损，消疮毒。

芫荑味辛，平；无毒。逐冷，除心痛，兼治皮肤骨节风，杀疥虫，治癣，攻肠风）

蕤仁捣点眼科，撤除热赤；皂荚为末搐鼻嚏，应释妖迷。

（蕤仁味甘，温，微寒；无毒。通结气、鼻洪。

皂荚味辛、咸，温；有小毒。亦有数种，或长至一二尺，惟如猪牙者良。消痰除嗽，散肿痛，去头风）

没石子主痢生肌，染乌髭黑发；益智子涩精益气，止小便多遗。

（没石子即无食子；味苦，温；无毒。出西番，用有窍者良。治阴疮阴汗。

益智子味辛，温；无毒。安神定志，故谓之益智）

川楝子号金铃，冷气膀胱能作主；五倍子名文蛤，肠气五痔效端殊。

（川楝子味苦，寒；有小毒。处处有之，蜀中者良。根皮最杀蛇虫。

五倍子味酸．平；无毒。除齿䘌及疮脓，亦可洗眼去风热）

吴茱萸下气消痰，提转筋霍乱；山茱萸添

精益肾，治风痹无疑。

（吴茱萸味辛，温，大热；有小毒。处处有之。除咳逆，逐邪风，主脚气攻心。

山茱萸一名石枣；味酸，平，微温；无毒。疗耳聋，调女人月水）

桑白皮泻肺，补虚，益气；大腹皮通肠，开胃，健脾。

（桑白皮味甘，寒；无毒。即桑树根皮。利水道，消浮肿，杀寸白虫。

大腹皮即槟榔大腹子之皮。微温；无毒。专下气分冷热，攻心痛）

金樱子、冬青子养精益肾轻身，调和五脏；苏合香、安息香辟恶去鬼杀虫，蛊毒消除。

（金樱子味酸涩，平，温；无毒。采实捣汁熬膏，久服轻身耐老。冬青子又名女贞实。味苦，平；无毒。治病与金樱子同功。

苏合香味甘，温；无毒。油能辟恶除温疟；久服，令人不生梦。安息香味辛、苦，平；无毒。辟邪暖肾止遗泄）

秦皮洗眼除昏，男子添精，妇人收带下；黄药通喉豁痹，蛇伤取效，医马是神枢。

（秦皮味苦，寒；无毒。治风、寒、湿痹。

黄药味苦，平；无毒。治恶肿）

苦菜主头疼，痢生腹痛，同姜煎服；钩藤蠲瘛疭，儿生客忤，胜裨神祇。

（苦菜即茶茗；味甘、苦，微寒；无毒。除痰，下气，消宿食。

钩藤味甘、苦，平，微寒；无毒。其形如钩，故得名。舒筋活血）

止痛生肌麒麟竭；舒筋展痹五加皮。

（麒麟竭一名血竭；味咸，平；无毒。除血晕。

五加皮味辛、苦，温，微寒；无毒。治风、寒、湿痹，止心痛，益精神，通疝气，治阴疮；小儿幼小不能行，服之良）

丁香下气温中，能益脾止痛；沉香调中顺气，疗痛绞心腹。

（丁香味辛，温；无毒。散肿除风毒，更治齿痛风牙。

沉香味辛，温；无毒，疗肿除风去水，止霍乱转筋，壮元阳，辟恶气）

檀香、藿香止霍乱吐呕、痛连心腹；乳香、枫香专消风止痛、疮毒流离。

（檀香性热；无毒。消风肿、肾气攻心。藿香味辛，微温，去恶消肿，治吐逆。

乳香味辛，热；无毒。辟恶除邪，补精益肾，治诸疮，攻血气。枫香是枫树脂，即白胶香也。治瘾疹风，擦齿痛，去虚浮水气。味辛，平；微有毒）

竺黄理天吊，止惊风，更使清心明目；胡椒能下气，逐风冷，兼除霍乱昏迷。

（天竺黄味甘，寒；无毒。生天竺国，故名。

胡椒味辛，温；无毒。去痰止痢，治心腹卒然作痛）

此木部之药性，为后学之绳规。

人　部

看方尤看律，意在精详；用药如用兵，机毋轻发。草木之性既陈，人物犹宜立决。

（律，法度也，齐之以刑；用药犹用兵，谓医者乃人之司命）

热病乃阳毒发狂，当求人粪汁；打扑损伤并新产，快索童男溺。

（人粪一名人中黄；性寒；无毒。专治天行大热、劳气骨蒸，烧末调服；解诸毒，为末汤调；治热病发狂，绞粪汁饮之。

童男溺，童子小便也，女子者不宜用，主寒热虚劳，头疼湿气）

乳汁有点眼之功；裈裆救阴阳之易。

（妇人乳汁味甘，平；无毒。能安五脏，悦皮肤。昔张仓常服，享寿百余岁。《衍义》云："乳汁治眼之功，何多？盖人，心主血，肝藏血，肝受血则能视。妇人之血，上为乳汁，下为月水，用以治目，不亦宜乎。"

裈裆即裈裤之当阴处，剪取方圆六七寸许，烧为末服。男子病新瘥，而妇人与之交，则男病阴易；女人病新瘥，而男子与之交，则女病阳易。小腹绞痛，手足挛，目中生花，头重不能举，若不急治则死。男子病用妇人裈裆，女人病用男子裈裆，以水调服）

调诸淋，破瘀血，乱发原来即血余；止吐衄，理肺痿，潋垢便是人中白。

（血余乃常人乱发烧灰。味苦，微温；无毒。治痫疽及转胞。

人中白即尿桶中澄底垢积之结白者，火上烧灰，最治紧唇及劳热传尸）

《图经》《衍义》无虚，医者可知端的。

禽兽部

盖言，走者属兽，飞者属禽。

（禽属阳，身轻，故能飞而上；兽属阴，身重，故能走而不能上飞）

鹿角煎胶补瘦羸，又安胎止痛；麝香辟邪而通窍，安客忤痫惊。

（鹿角味苦、辛，依法煎炼成胶及霜入药，用止泄精遗尿。

麝香味辛，温；无毒。攻风痓，堕胎，救产难）

安魂定魄，牛黄治风痫惊热；生肌止汗，龙骨止泻痢遗精。

（牛黄味苦，平；有小毒。除狂躁，治天行时气。

龙骨味甘，平，微温；无毒。治女子崩，止小便遗沥，疗阴疮。龙齿镇惊，治癫痫）

牛乳补诸虚，益气通肠，须求羊酪；獭肝开热胀，传尸劳嗽，有验堪凭。

（牛乳味微寒，性平；无毒。止渴。

獭肝为君；味辛，温；有毒。

凡人素有冷气虚膨者，此二味皆不宜服）

象牙出肉中之刺；熊胆医痔痫之灵。

（象牙味甘，平；无毒。生煮汁饮之，利小便；烧末，止遗精；磨屑，傅肉中刺；凡骨鲠者，磨水服即下；更祛劳热、止风痫。

熊胆味苦，寒；无毒。然难分真伪，取一粟许滴水中，一道如线不散者为真。治天行热证、诸疳。恶防风、地黄）

羚羊角明目祛风，可保惊狂心错乱；膃肭脐温中补肾，何忧梦与鬼交精。

（羚羊角味咸，性寒；无毒。可活胎易产，益气，安心，辟邪。

膃肭脐味咸，性热；无毒。主惊痫，消宿血，除痃癖气）

阿胶止血安胎，兼除嗽痢；犀角凉心解毒，杀鬼闻名。

（阿胶味甘，平，微温；无毒。出阿县城北井水煮取乌驴皮，以阿井水煎成胶为真；须用一片鹿角同煮，不尔，不能成胶也。养肝虚劳极，止四肢酸疼。

犀角味苦、酸、咸，寒；无毒。驱风明目，除心热狂言，又治时行疫疠）

鹿茸益气补虚，男治泄精，女止崩漏；虎骨驱邪辟恶，男去风毒，女保胎惊。

（鹿茸用茄形连顶骨者。味甘、酸，温；无毒。一云味苦、辛。

虎骨性平，味辛，微热；无毒。治恶疮及风痹拘挛）

兔头骨主头疼，和水烧灰催产难；牛角䚡治崩带，烧灰入药效如神。

（兔头骨味甘，平，寒；无毒。治头昏痛。兔骨治热中消渴。肉不可多食，损人阳气，不可与鸡肉及生姜同食。

牛角䚡味苦、甘；无毒。消血闭便血，攻冷痢）

瓦雀，肉则益气，卵则强阴；白丁香可溃痈疗目。雄鸡，乌者补中，赤者止血；黄膲胫止遗尿难禁。

（瓦雀肉味甘，温；无毒。雀粪直立者名白丁香。

雄鸡肉味温；无毒。乌者补中止痛，赤者止血治崩。诸雄鸡，胆微寒，主目不明；心主五邪；血主损伤；肺主耳聋；肠主小便数不禁；肝及左翅毛，主阴痿不起；冠血，能行乳汁）

蝙蝠经名伏翼，能开黑暗目瞑。

（伏翼即蝙蝠别名，味咸；无毒。主淋、目昏，久服则忘忧。粪名夜明砂，可治疳）

药是伐病之斤，医实司人之命。

（言医药之治病，犹斧斤之伐木也）

虫鱼部

抑又闻，蠢者为虫，潜者为鱼，堪行入药，贵贱何拘。

（蠢，动也；潜，伏藏也）

全蝎有毒须当去，能透耳聋，疗诸风惊搐；盘蝥（即斑猫也）熟炒不宜生，通淋堕孕，宣瘰疬之疵。

（全蝎宜紧小者佳。味甘、辛，须去毒方

可用。

盘螯去足、翅，以米同炒至米黄色，去米；若生用，即令人吐泻。味辛，寒；有大毒）

消水气，去瘿瘤，无如海蛤；安心志，磨翳障，大喜珍珠。

（海蛤味苦、咸，平；无毒。治浮肿，除咳逆，定喘消烦。

珍珠寒，无毒。出廉州。主润泽皮肤，悦人颜色；绵包塞耳可治聋）

水蛭治痈疽，通经破血；田螺去目热，反胃堪除。

（水蛭即蚂蟥蜞，生水中名水蛭，生草中名草蛭，生泥中名泥蛭，并能着人及牛马股胫间咂血。入药当用水蛭之小者佳。此物极难得死，虽炙过经年，得水犹可活，必炒令极黄熟，不尔，入人腹生子为害。

田螺性大寒，无毒。不可多食。其肉傅热疮；壳主反胃；汁能醒酒止渴。田中取者为佳）

鼠妇通月闭，利便癃，仲景将来医久疟；䗪虫破坚癥，磨血积，伤寒方内不曾无。

（鼠妇味酸，温；无毒。生人家地上，处处有之。

䗪虫名土鳖，味咸，寒；有毒。处处有之）

搜瘾疹惊风，明目去毒称蛇蜕；止喎斜口眼，堕胎点翳捉衣鱼。

（蛇蜕味咸，苦，平；无毒。主缠喉风，攻头疮瘰疬。

衣鱼味咸，温；无毒。处处有之，多见于书卷中。小儿淋闭，用以摩脐及小腹，溺即通；仍可摩疮）

出箭头入肉，医附骨鼠瘘，蜣螂便是推车客；补打扑损伤，疗儿疳昏眼，虾蟆本草即蟾蜍。

（蜣螂味咸，寒；有毒。疗儿惊瘛疭风痫。临用当炙过；勿置水中，令人吐；入药去足翅。

虾蟆肉味辛，寒；无毒。主邪气、坚癥、恶疮、鼠漏）

杀伏尸鬼疰、三虫，地龙俗名蚯蚓；正贼风斜喎、肛脱，蜗牛本是蛞蝓。

（地龙味苦；无毒。须用白颈者良。伤寒狂热须用汁；治痢消丹毒用粪。

蜗牛俗名蜒蚰，处处有之，生砂石垣墙下湿处，亦治背疽，用涎涂抹）

蛴螬点眼翳杂科，割金疮，出肉中刺；蛤蚧传尸堪止嗽，兼补肺，邪鬼咸驱）

（蛴螬味咸、甘；有小毒。处处有之，以背行反快于脚，即朽木中蠹虫，但洁白者佳。

蛤蚧一名守宫，动力全在尾梢，人捕之，即自咬断其尾。用以法取之，行常一雌一雄相随，入药亦当用成对者良）

牡蛎固漏血遗精，补虚止汗；虻虫破癥瘕血积，经闭通渠。

（牡蛎味咸，平，微寒；无毒。主疟疾寒热，除惊恐。

虻虫味苦，微寒；有毒。咂食牛马背血者，用须炒熟，除去足翅，方可入药）

鳗鲡鱼退劳热骨蒸，杀虫愈痔；石龙子除热淋止血，蜥蜴殊途。

（鳗鲡鱼味甘；有毒。处处有之。虽有毒，而能补五脏虚损，消项腮白驳风热；煨骨熏蚊、虱则灭。

石龙子与蜥蜴、蝘蜓、蝾螈、守宫五种相近）

乌贼骨是海螵蛸，退翳杀虫，治崩攻痢；鲮鲤鳞为穿山甲，堪医疮癣，鬼魅遭锄。

（海螵蛸味咸，微温；无毒。疗阴疮，治耳聋。其血似墨，能吸波喷墨以溷水，所以自卫。有八足聚生口旁，浮泛于水面，鸟见，谓其必死，欲啄之，则聚足抱鸟，拖入水中食之；故名乌贼鱼。

穿山甲性凉；有毒。主邪惊，治痹）

劳热骨蒸专鳖甲；脱肛狐臭尚蜘蛛。

（鳖甲味咸，平；无毒。处处有之，治崩疗疟，主癥瘕痃癖。不可与鸡子同食，合苋菜食则伤人。

蜘蛛性冷；无毒。处处有之，然多种，身有毛刺及五色并薄小者并不可用。瘰疬，背疮，蛀牙，兼治口斜喎僻）

蝉蜕消风，断小儿夜哭；猬皮生痔，提肠风下血。

（蝉蜕味咸、甘，寒；无毒。亦治妇人产难，小儿惊痫。

蛸皮味苦、甘；无毒。治疝气阴蚀疮）

鲤鱼宽胎胀，骨止赤白之崩，胆抹青盲赤目；蟹主热结胸，黄能化漆为水，壳烧集鼠招蜩。

（鲤鱼味苦、甘，寒；无毒。止渴消肿。腹有癥瘕之人不可食。

蟹味咸，寒；有毒。爪能破血堕胎）

鲫治肠风下血，宜作鲶又宜作羹，治痢无分赤白；蛙能补损祛劳，一种水鸡为美馔，专补产妇之虚。

（鲫味甘，温；无毒。烧灰治诸疮，补胃和中。

蛙味甘，寒；无毒。杀痓邪）

蜈蚣开小儿口噤，堕孕妇之胎，更制蛇毒；土狗催胎产难生，罨肉中之刺，退肿须臾。

（蜈蚣味辛，温；有毒。用当炒熟，主杀三虫。生则令人吐泻，不堪入汤药。

土狗即蝼蛄，味咸，寒；无毒。处处有之。下肿，利大、小便，解毒溃痈）

石决明泻肝，黑障青盲终可决；桑螵蛸补肾，泄精遗溺竟无虞。

（石决明味咸，平，凉；无毒。除肝经风热。

桑螵蛸味咸、甘，平；无毒。即螳螂子也。用，炒黄色，不尔，令人泄泻。）

原蚕蛾主泄精，好强阴道；白僵蚕治诸风，口噤难呼。

（蚕蛾雄者有小毒，炒去翅足，补肾疗血；风痹、瘾疹用蚕砂。

僵蚕炒去丝嘴。味咸、平、辛；无毒。疗惊痫崩漏病，又除口噤及喉风）

白花蛇主诸风，湿痹拘挛兼疥癞；五灵脂行经闭，昏迷产妇早来沾。

（白花蛇味甘、温、咸；有毒。主诸风㖞斜口眼，并大风疮，与乌梢蛇同功。

五灵脂即寒号虫粪也。治肠风并冷气；炒之治崩）

著意要行斯道，潜心细下功夫。

果 品 部

且如果品数端，亦分优劣。

（以果品言之，如柿有数种，红者只可生啖；乌者可焙干，入药用；其蒂功力具优；白者力薄而功亦劣）

入药当知刑反忌宜，性情要辨苦甘冷热。

（大枣与生葱相刑，不宜合食；乌梅与黄精相反，岂可同餐；如桃、杏，双仁者有毒，能杀人；安石榴味酸者，方可入药，苦甘者不宜多食，主损齿伤肺。又如橘味辛、温，柚味苦、冷，枣味甘、热，柿味甘、寒之类）

橘皮则理气宽中，消痰止咳，更可止呕定吐；大枣则养脾扶胃，助药成功，又能补气调脉。

（陈皮味辛，温；无毒。主温脾。青者破积聚。

大枣味甘，平，温；无毒）

鸡豆肉名为芡实，轻身长志，好止腰疼；覆盆子即是蓬蔂，益气强阴，养精最利。

（芡实味甘，平；无毒。补中治痹。煎和金樱子，最益人。

覆盆子味酸，平、咸；无毒。处处有之。补中益肾，调和脏腑，治虚损风）

柿干止痢涩肠，生宜解酒渴，止哕须教用蒂良；梨实除烦引饮，浆可吐风痰，乳妇金疮如仇贼。

（柿干味甘，寒；无毒。最润喉，通耳鼻。

梨实味甘、微酸，寒；无毒。可止嗽，不宜多食，致成冷痢；乳妇金疮尤不可多食）

橄榄止渴生津；口唇干燥，研敷核中仁。石榴舒筋止痢；去腹中虫，根皮煎汁啜。

（橄榄味酸、甘，温；无毒。消酒毒。

安石榴味甘、酸；无毒。壳入药，治筋挛脚痛，攻痢良）

藕实止痢，补心垣；节除呕衄；叶堪止渴安胎。

桃仁通经，破癥结，仍辍腰疼；花主下痢脓血。

（藕实味甘，平，寒；无毒。处处有之。

桃仁去皮尖。味苦、甘，平；无毒。其花，通利小便更捷）

杏仁不用双仁；通肠润肺，治咳清音。乌梅即是梅实；止渴化痰，痢中莫缺。

（杏仁去皮尖及双仁者。味酸、甘；无毒。治惊痫、腹痹及产乳金疮。

乌梅味酸，平；无毒。下气调中止渴，治骨蒸劳热、咳嗽痰涩。）

（宣木瓜治霍乱转筋，调理脚气，湿痹伸舒；枇杷叶能止呕和胃，专降肺气，功痊口渴。

宣木瓜味酸，温；无毒。消肿强筋骨，止渴并脚气攻心。

枇杷叶用布拭去毛，炙用。味苦，平；无毒。主肺风）

胡桃肉肥肌润肉，扑伤和酒捣来尝；草果仁益气温中，好伴常山攻疟发。

（胡桃肉味甘，平；无毒。去痔疮，消瘰疬。

草果仁味辛，温；无毒。温脾胃，消宿食，解酒毒，攻冷气）

若能熟此作筌蹄，可洗下工之陋拙。

米 谷 部

精明米、谷、豆、麦、粟、麻，虽民生之日用，充药料于医家。

（谷入脾，豆入肾，麦入肝，粟入肺，麻入心）

粳米温中和胃，秫米能解漆疮，止渴除烦须陈仓米；黄豆杀鬼辟邪，黑豆乃堪入药，若问黄卷便是豆芽。

（米，味甘，温；无毒。粳，即常时所食之米；秫，即造酒之糯米，其种数甚多，不可尽述。主除烦断痢。

豆，惟黑者入药，宜炒熟用。味甘，平；无毒。其他俱不堪用）

祛胃热，养肾虚，米粟可长生；填精髓，利小肠. 巨胜即胡麻。

（粟味咸，微寒；无毒。治消中。

巨胜子久服之，可长生不老，利大小肠，坚筋快产，主心惊。味甘，平；无毒。处处有之，即黑麻子）

赤小豆消水肿虚浮，研涂痈疽消热毒；白扁豆治转筋霍乱，叶傅蛇虫咬最佳。

（赤小豆炒过用。味甘、酸，平；无毒。

治消渴，攻脚气。

白扁豆味甘，微寒；无毒。消暑解毒，下气和中）

小麦止汗养肝，堪除燥热；大麦生肌消渴，长胃荣华。

（大、小麦味甘，微寒；无毒）

麦蘖入汤药，真个温中，可知消食；麦麸若调醋，敷扑损处，愈后无瑕。

（麦蘖即麦芽也；麸，皮也）

去丹风，解一切之毒，霍乱吐翻，取粉于绿豆；除浮疽，吐一切痰涎，开胸膈病，摘蒂于甜瓜。

（绿豆味甘，寒；无毒。除热气，主头疼目暗。

甜瓜味苦，寒；有毒。处处有之。蒂入药。瓜有赤、白二种，入药当用赤者）

言之有准，用之无差。

蔬 菜 部

既以言之五谷，又当取用菜蔬。

葱主头疼堪发散，通大小肠；白，可安胎止痛。韭补肾虚益元阳，温中下气；子，收梦泄遗精。

（葱味辛，温；无毒。韭味辛，温，微酸；无毒。葱、韭皆不可多食，昏人精神；又不可与蜜同食）

捣汁止头疼，喘嗽风痰莱菔子；酒煎喷痘体，自然红润说胡荽。

（莱菔即萝卜也，味甘、辛；无毒。根脑及嫩叶俱可食。煮熟，消食和中下气，去痰癖，肥健人。

胡荽味辛，温；无毒。消谷通心窍，补五脏不足，利大、小便，辟邪秽）

白冬瓜去躁烦止渴；白芥子宽胸膈痰拘。

（冬瓜味甘，微寒；无毒。治淋，利小便，除热，散痈，通小肠，醒脾。用子中仁尤良。

白芥子味辛，温；无毒。青、白、紫数种，惟芥子粗大、色白者入药。除冷气，攻反胃，治上气）

妇人产难好催生，滑肠利泄冬葵子；霍乱转筋心腹痛，减烦却暑羡香薷。

（冬葵子味甘，寒；无毒。处处有之。其

子是秋种覆养，经冬至春作子，故谓冬之葵子。除寒热，治疳用根。

香薷味辛，微寒；无毒。下气，除烦热，消肿止渴）

发病生虫又败阳，便是芸薹菜；生疮长瘤精神损，少吃茄子儿。

（芸薹菜味辛，温；有毒。不宜多食，败损阳气，生腹中长虫。主破癥瘕，通血，除丹毒，消乳痈。

茄子有紫、白二种，味甘、寒；性冷。不宜多食。茄根煎汤，洗冻疮；蒂烧灰，治肠风）

妇人恶血能令下，湿痹筋挛取豆芽黄卷；疮疥伤寒最得宜，血风血晕用荆芥、假苏。

（大豆黄卷以黑豆大者为芽蘖，生便晒干，名黄卷，入药用。味甘，平；无毒。

假苏即荆芥，味辛，温；无毒。下气除劳，兼治头痛）

马齿苋散血敷疮敷火丹，杀虫磨翳；草繁蒌发背疮疡丹风起，烂捣堪涂。

（马齿苋处处有之。味酸，寒；无毒。止渴，攻血痢，磨眼翳，利便难。

草繁蒌味酸，平；无毒。名鸡肠菜）

消痰定喘宽膨，当求苏叶；风气头疼发散，切要薄荷。

（紫苏味辛，温；无毒。叶紫色而气香者佳。消痰、下气、开胃用叶；风气、头疼、发散用茎；宽喘急、治咳嗽用子。

薄荷味辛，苦，温；无毒。发汗，消食宽胀，除霍乱伤寒，可发散）

饴糖敛汗建中，补虚羸不小；神曲养脾进食，使胃气有余。

（饴糖味甘，微温；无毒。以糯煮粥，候冷，入麦蘖，澄清，再熬成饴糖，以净器盛贮。夏天澄沉井中，免令酸。诸米可作饴，惟糯米者入药。止渴，消痰，治嗽。

神曲味甘，大暖。消食下气）

调理产人，去瘀生新犹用醋；通行血脉，助添药势酒同涂。

（醋一名苦酒，治痈除癥，消疽退肿。

酒味苦、甘、辛，大热；有毒。辟恶除邪破癥结）

香豉本食中之物，医伤寒切不可无。

（淡豆豉味苦，寒；无毒。治头痛发汗，止痢，解热。以酒浸捣烂，患脚敷之良）

不揣愚衷而作赋，是谓药性之斤铢。

（揣，量度也）

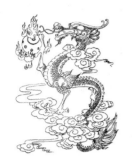

附　一

东垣先生《药类法象》

用药法象

天有阴阳，风、寒、暑、湿、燥、火，三阴、三阳上奉之。

温、凉、寒、热，四气是也，皆象于天。温、热者，天之阳也。凉、寒者，天之阴也。此乃天之阴阳也。

地有阴阳，金、木、水、火、土，生、长、化、收、藏下应之。

辛、甘、淡、酸、苦、咸，五味是也，皆象于地。辛、甘、淡者，地之阳也；酸、苦、咸者，地之阴也。此乃地之阴阳也。

味之薄者，为阴中之阳，味薄则通，酸、苦、咸、平是也；味之厚者，为阴中之阴，味厚则泄，酸、苦、咸、寒是也。气之厚者，为阳中之阳，气厚则发热，辛、甘、温、热是也；气之薄者，为阳中之阴，气薄则发泄，辛、甘、淡、平、凉、寒是也。

轻清成象（味薄，茶之类），本乎天者亲上。

重浊成形（味厚，大黄之类），本乎地者亲下。

气味辛甘发散为阳，酸苦涌泄为阴。

清阳发腠理，清之清者也。

清阳实四肢，清之浊者也。

浊阴归六腑，浊之浊者也。

浊阴走五脏，浊之清者也。

药性要旨

苦药平升，微寒平亦升。

甘辛药平降，甘寒泻火。

苦寒泻湿热，苦甘寒泻血热。

气味厚薄寒热阴阳升降图

桂枝之甘	白虎之甘
附子	茯苓
阳中之阳	阳中之阴
心	肺
气	气
之	之
厚	薄
者	者
	夏至阴生
卯	酉
	冬至阳生
味	味
之	之
薄	厚
者	者
肝	肾
阴中之阳	阴中之阴
麻黄	大黄
柴胡之甘	调胃之甘

升降者天地之气交

茯苓，淡，为在天之阳也。阳当上行，何谓利水而泄下？经云："气之薄者，乃阳中之阴。"所以茯苓利水而泄下；然而泄下亦不离乎阳之体，故入手太阳。

麻黄，苦，为在地之阴也，阴当下行，何谓发汗而升上？经云："味之薄者，乃阴中之阳。"所以麻黄发汗而升上；然而升上亦不离乎阴之体，故入手太阴。

附子，气之厚者，乃阳中之阳，故经云："发热。"

大黄，味之厚者，乃阴中之阴，故经云："泄下。"

粥，淡，为阳中之阴，所以利小便。

茶，苦，为阴中之阳，所以清头目。

用药升降浮沉补泻法

1. **肝、胆**

味：辛补，酸泻；气：温补，凉泻（肝胆之经，前后寒热不同，逆顺互换，入求责法）。

2. **心、小肠**

味：咸补，甘泻；气：热补，寒泻（三焦、命门补泻同）。

3. **脾、胃**

味：甘补，苦泻；气：温、凉、寒、热，补泻各从其宜（逆从互换，入求责法）。

4. **肺、大肠**

味：酸补，辛泻；气：凉补，温泻。

5. **肾、膀胱**

味：苦补，咸泻；气：寒补，热泻。

五脏更相平也，一脏不平，所胜平之，此之谓也。故云：安谷则昌，绝谷则亡，水去则荣散，谷消则卫亡，荣散卫亡，神无所居。又仲景云：水入于经，其血乃成，谷入于胃，脉道乃行，故血不可不养，卫不可不温，血温卫和，荣卫将行，常有天命矣。

五味所用

苦泄，甘缓，酸收，咸软，淡渗泄，辛散。

药类法象

1. **风：升，生**（味之薄者，阴中之阳，味薄则通，酸、苦、咸、平是也）。

防风（纯阳。即气温，味甘、辛）。

升麻（气平，味微苦）。

柴胡（气平，味苦、辛）。

羌活（气微温，味苦、甘、平）。

威灵仙（气温，味苦）。

葛根（气平，味甘）。

独活（气微温，味苦、甘、辛）。

细辛（气温，味大辛）。

桔梗（气微温，味甘、辛）。

白芷（气温，味大辛）。

藁本（气温，味大辛）。

鼠粘子（气平，味辛）。

蔓荆子（气清，味辛）。

川芎（气温，味辛）。

天麻（气平，味苦）。

秦艽（气微温，味苦、辛、平）。

麻黄（气温，味甘、苦）。

荆芥（气温，味苦、辛）。

前胡（气微寒，味苦）。

薄荷（气温，味苦、辛）。

2. **热：浮，长**（气之厚者，阳中之阳，气厚则发热，辛甘温热是也）。

黑附子（气热，味大辛）。

乌头（气热，味大辛）。

干姜（气热，味大辛）。

干生姜（气温，味辛）。

良姜（气热，味辛。本味甘、辛）。

肉桂（气热，味大辛）。

桂枝（气热，味甘、辛）。

草豆蔻（气热，味大辛）。

丁香（气温，味辛）。

厚朴（气温，味辛）。

木香（气热，味苦、辛）。

益智（气热，味大辛）。

白豆蔻（气热，味大辛）。

川椒（气热，味大辛）。

吴茱萸（气热，味苦、辛）。

茴香（气平，味辛）。

延胡索（气温，味辛）。

缩砂（气温，味辛）。

红蓝花（气温，味辛）。

神曲（气大暖，味甘）。

3. **湿：化，成**（戊，湿；其本气平，其兼气温、凉、寒、热，在人以胃应之。己，土；其本味咸，其兼味辛、甘、咸、苦，在人以脾应之）。

黄芪（气温、平，味甘）。

人参（气温，味甘）。

甘草（气平，味甘）。

当归（气温，味辛。一作味甘）。

熟地黄（气寒，味苦）。

半夏（气微寒，味辛、平）。

白术（气温，味甘）。

苍术（气温，味甘）。

陈皮（气温，味微苦）。

青皮（气温，味辛）。

藿香（气微温，味甘、辛）。

槟榔（气温，味辛）。

莪术（气平，味苦、辛）。

京三棱（气平，味苦）。

阿胶（气微温，味甘、辛）。

诃子（气温，味苦）。

杏仁（气温，味甘、苦）。

大麦蘖（气温，味咸）。

桃仁（气温，味甘、苦）。

紫草（气寒，味苦）。

苏木（气平，味甘、咸。一作味酸）。

4. **燥：降，收**（气之薄者，阳中之阴，气薄则发泄，辛、甘、淡，平、寒、凉是也）。

茯苓（气平，味甘）。

泽泻（气平，味甘）。

猪苓（气寒，味甘）。

滑石（气寒，味甘）。

瞿麦（气寒，味苦、辛）。

车前子（气寒，味甘）。

灯心草（气平，味甘）。

五味子（气温，味酸）。

桑白皮（气寒，味苦、酸）。

天门冬（气寒，味微苦）。

白芍药（气微寒，味酸）。

麦门冬（气寒，味微苦）。

犀角（气寒，味苦、酸）。

乌梅（气平，味酸）。

牡丹皮（气寒，味苦）。

地骨皮（气寒，味苦）。

枳壳（气寒，味苦）。

琥珀（气平，味甘）。

连翘（气平，味苦）。

枳实（气寒，味苦、酸）。

木通（气平，味甘）。

5. **寒：沉，藏**（味之厚者，阴中之阴，味厚则泄，酸、苦、咸，气寒是也）。

大黄（气寒，味苦）。

黄柏（气寒，味苦）。

黄芩（气寒，味苦）。

黄连（气寒，味苦）。

石膏（气寒，味辛）。

草龙胆（气寒，味大苦）。

生地黄（气寒，味苦）。

知母（气寒，味大辛）。

防己（气寒，味大苦）。

茵陈（气微寒，味苦、平）。

朴硝（气寒，味苦、辛）。

瓜蒌根（气寒，味苦）。

牡蛎（气微寒，味咸、平）。

玄参（气寒，味微苦）。

山栀子（气寒，味微苦）。

川楝子（气寒，味苦、平）。

香豉（气寒，味苦）。

地榆（气微寒，味甘、咸）。

标本阴阳论

天：阳，无，圆，气，上，外，升，生，浮，昼，动，轻，燥，六腑。

地：阴，有，方，血，下，内，降，杀，沉，夜，静，重，湿，五脏。

夫治病者，当知标本。以身论之，则外为标、内为本，阳为标、阴为本，故六腑属阳为标，五脏属阴为本，此脏腑之标本也。又脏腑在内为本，各脏腑之经络在外为标，此脏腑经络之标本也。更人身之脏腑阴阳、气血经络，各有标本也。以病论之，先受病为本，后传流病为标。

凡治病者，必先治其本，后治其标。若先

治其标，后治其本，邪气滋甚，其病益畜。若先治其本，后治其标，虽病有十数证皆去矣。谓如先生轻病，后滋生重病，亦先治轻病，后治重病，如是则邪气乃伏。盖先治本故也。若有中满，无问标本，先治中满，谓其急也。若中满后有大小便不利，亦无问标本，先利大小便，次治中满，谓尤急也。除大小便不利及中满三者之外，皆治其本，不可不慎也。

从前来者为实邪，从后来者为虚邪，此子能令母实，母能令子虚是也。治法云：虚则补其母，实则泻其子。假令肝受心火之邪，是从前来者为实邪，当泻其子，火也。然非真泻其火，十二经中各有金、木、水、火、土，当木之分，泻其火也。故《标本论》云："本而标之，先治其本，后治其标。"既肝受火邪，先于肝经五穴中泻荥火，行间穴是也。后治其标者，于心经五穴内泻荥火，少府穴是也。

以药论之，入肝经药为之引，用泻心火药为君，是治实邪之病也。假令肝受肾邪，是从后来者，为虚邪，虚则当补其母。故《标本论》云："标而本之，先治其标，后治其本。"既受水邪，当先于肾经涌泉穴补木，是先治其标。后于肝经曲泉穴中泻水，是后治其本。此先治其标者，推其至理，亦是先治其本也。以药论之，入肾经药为引用，补肝经药为君是也。

五方之正气味（制方用药附）

东方：甲风，乙木，其气温，其味甘，在人以肝胆应之。

南方：丙热，丁火，其气热，其味辛，在人以心、小肠、三焦、包络应之。

中央：戊湿，其本气平，其兼气温、凉、寒、热。在人以胃应之。

中央：己土，其本味咸，其兼味辛、甘、酸、苦，在人以脾应之。

西方：庚燥，辛金，其气凉，其味酸，在人以肺、大肠应之。

北方：壬寒，癸水，其气寒，其味苦，在人以肾、膀胱应之。

人乃万物中之一也，独阳不生，独阴不长，须禀两仪之气而生化也，圣人垂世立教，不能浑说，必当分析。以至理而言，则阴阳相附不相离，其实一也。呼则因阳出，吸则随阴入，天以阳生阴长，地以阳杀阴藏，此上说止明补泻用药君之一也，故曰：主病者为君。用药之机会，要明轻清成象，重浊成形，本乎天者亲上，本乎地者亲下，则各从其类也。清中清者，清肺以助其天真；清中浊者，荣华腠理；浊中清者，荣养于神；浊中浊者，坚强骨髓。故《至真要大论》云："五味阴阳之用，辛甘发散为阳，酸苦涌泄为阴，淡味渗泄为阳，咸味涌泄为阴，六者或收或散，或缓或急，或燥或润，或软或坚，各以所利而行之，调其气使之平也。"详见本论。

附　二

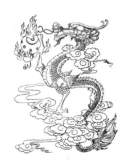东垣先生《用药心法》

随证治病药品

如头痛，须用川芎。如不愈，各加引经药：太阳，川芎；阳明，白芷；少阳，柴胡；太阴，苍术；少阴，细辛；厥阴，吴茱萸。

如顶巅痛，须用藁本，去川芎。

如肢节痛，须用羌活，去风湿亦宜用之。

如腹痛，须用芍药。恶寒而痛加桂；恶热而痛加黄柏。

如心下痞，须用枳实、黄连。

如肌热及去痰者，须用黄芩；肌热亦用黄芪。

如腹胀，用姜制厚朴（一本有芍药）。

如虚热，须用黄芪；止虚汗亦用。

如胁下痛，往来潮热，日晡潮热，须用柴胡。

如脾胃受湿，沉困无力，怠惰好卧，去痰，用白术。

如破滞气，用枳壳，高者用之。夫枳壳者，损胸中至高之气，二三服而已。

如破滞血，用桃仁、苏木。

如补血不足，须用甘草。

如去痰，须用半夏。热痰，加黄芩；风痰，加南星；胸中寒痰痞塞用陈皮、白术；多用则泻脾胃。

如腹中窄狭，须用苍术。

如调气，须用木香。

如补气，须用人参。

如和血，须用当归。凡血受病者，皆宜用当归也。

如去下焦湿肿及痛，并膀胱有火邪者，必须酒洗防己、草龙胆、黄柏、知母。

如去上焦湿及热，须用黄芩，泻肺火故也。

如去中焦湿与痛热，用黄连，能泻心火故也。

如去滞气，用青皮。勿多服，多则泻人真气。

如渴者，用干葛、茯苓。禁半夏。

如嗽者，用五味子。

如喘者，用阿胶。

如宿食不消，须用黄连、枳实。

如胸中烦热，须用栀子仁。

如水泻，须用白术、茯苓、芍药。

如气刺痛，用枳壳。看何部分，以引经药导使之行则可。

如血刺痛，用当归；详上下，用根梢。

如疮痛不可忍者，用寒苦药，如黄柏、黄芩；详上下，用根梢，及引经药则可。

如眼痛不可忍者，用黄连、当归身，以酒浸煎。

如小便黄者，用黄柏。数者、涩者，或加泽泻。

如腹中实热，用大黄、芒硝。

如小腹痛，用青皮。

如茎中痛，用生甘草梢。

如惊悸恍惚，用茯神。

如饮水多，致伤脾，用白术、茯苓、猪苓。

如胃脘痛，用草豆蔻。

凡用纯寒纯热药，必用甘草，以缓其力也。寒热相杂，亦用甘草，调和其性也。中满者禁用，经云："中满者勿食甘。"

用药凡例

凡解利伤风，以防风为君；甘草、白术为佐。经云："辛甘发散为阳。"风宜辛散，防风味辛及治风通用，故防风为君，甘草、白术为佐。

凡解利伤寒，以甘草为君；防风、白术为佐。是寒宜甘发也。或有别证，于前随证治病药内选用，分两以君臣论。

凡眼暴发赤肿，以防风、黄芩为君以泻火；以黄连、当归身和血为佐；兼以各经药用之。

凡眼久病昏暗，以熟地黄、当归身为君；以羌活、防风为臣；甘草、甘菊之类为佐。

凡痢疾腹痛，以白芍药、甘草为君；当归、白术为佐。下血先后，以三焦热论。

凡水泻，以茯苓、白术为君；芍药、甘草为佐。

凡诸风，以防风为君；随治病为佐。

凡嗽，以五味子为君；有痰者以半夏为佐，喘者以阿胶为佐，有热、无热，以黄芩为佐，但分两多寡不同耳。

凡小便不利，黄柏、知母为君；茯苓、泽泻为佐。

凡下焦有湿，草龙胆、防己为君；甘草、黄柏为佐。

凡痔漏，以苍术、防风为君；甘草、芍药为佐；详别证加减。

凡诸疮，以黄连、当归为君；甘草、黄芩为佐。

凡疟，以柴胡为君；随所发时所属经，分用引经药佐之。

以上皆用药之大要，更详别证，于前随证治病药内逐旋加减用之。

诸经向导（注：原缺，据目录补）

经	支、脏、手足	药物
太阴经	寅、手、肺	南星 款冬花 升麻 桔梗 檀香 山药 粳米 白茯苓 五味子 天门冬 阿胶 麦门冬 桑白皮 杏仁 葱白 麻黄 丁香 益智 白豆蔻 知母 缩砂（檀香、豆蔻为使）栀子 黄芩 石膏
		升麻 芍药 木瓜 藿香
	巳、足、脾	代赭石 赤茯苓 麻仁 甘草 半夏 益智仁 黄芪 苍术 白术 胶饴 草豆蔻 茱萸 缩砂（人参、益智为使）防风 当归
		缩砂 延胡索 白芍药（酒浸）
阳明经	卯、手、大肠	升麻 白芷 麻仁 秦艽 薤白 白石脂 缩砂（白石脂为使）肉豆蔻 石膏
		麻黄 大黄 连翘 升麻 白芷 葛根
	辰、足、胃	半夏 苍术 升麻 白芷 葱白 知母 白术 神曲 葛根 乌药 丁香 草豆蔻 缩砂 防风 石膏
		白芷 升麻 石膏 檀香（佐以他药）白术
少阳经	亥、三焦、手	川芎 柴胡 青皮 白术 熟地黄 黄芪 地骨皮 石膏 细辛 附子
		青皮 川芎 柴胡
	子、胆、足	半夏 草龙胆 柴胡
		柴胡 下青龙 连翘
厥阴经	戌、心胞、手	沙参 白术 柴胡 熟地黄 牡丹皮 败酱
		青皮 上芩 柴胡 熟地黄
	丑、肝、足	青皮 羌活 吴茱萸 白术 山茱萸 代赭石 紫石英 当归 甘草 草龙胆 蔓荆子 阿胶 瞿麦 桃仁
		茗苦茶 桃仁 皂角 川芎 柴胡
太阳经	未、小肠、手	白术 生地黄 赤茯苓 羌活 赤石脂 缩砂（赤石脂为使）
		防风 藁本 蔓荆子 茴香 黄柏
	申、膀胱、足	泽泻 桂枝 黄柏 羌活 麻黄 蔓荆子 滑石 茵陈 白茯苓 猪苓
		羌活 下黄柏 藁本 羌活 防己 大黄（酒蒸）白术 泽泻
少阴经	午、心、手	麻黄 桂心 当归 生地黄 黄连 代赭石 紫石英 栀子 独活 赤茯苓
		细辛 熟地黄 五味子 泽泻
	酉、肾、（附石肾）	附子 沉香 益智 黄芪 丁香 独活（或用桂）桔梗（或用梢）豉 缩砂 （黄柏、藁本为使）檀香 甘草 五味子 茱萸 益智 山茱萸 天门冬 猪苓 泽泻 白茯苓 牡丹皮 玄参 败酱 牡蛎 乌药 知母 黄柏 地骨皮 阿胶 猪肤
	足	地榆 附子 知母 白术

东垣报使

太阳 羌活，下黄柏。

阳明　白芷、升麻，下石膏。

少阳　上柴胡，下青皮。

太阴　白芍药。

少阴　知母。

厥阴　青皮，上柴胡。

小肠膀胱属太阳，藁本羌活是本方。

三焦胆与肝包络，少阳厥阴柴胡强。

阳明大肠兼足胃，葛根白芷升麻当。

太阴肺脉中焦起，白芷升麻葱白乡。

脾经少与肺经异，升麻芍药白者详。

少阴心经独活主，肾经独活加桂良。

通经用此药为使，更有何病到膏肓。

制方之法

夫药有寒热温凉之性,酸苦辛咸甘淡之味,各有所能,不可不通也。药之气味,不比同时之物,味皆咸,其气皆寒之类是也。凡同气之物必有诸味,同味之物必有诸气,互相气味,各有厚薄,性用不等,制其方者,必且明其用。经曰:味为阴,味厚为纯阴,味薄为阴中之阳;气为阳,气厚为纯阳,气薄为阳中之阴。然味厚则泄,薄则通,气薄则发泄,厚则发热。又曰:辛甘发散为阳,酸苦涌泄为阴,咸味涌泄为阴,淡味渗泄为阳,凡此之味各有所能。然辛能散结润燥,苦能燥湿坚软,咸能软坚,酸能收缓收散,甘能缓急,淡能利窍。故经曰:"肝苦急,急食甘以缓之;心苦缓,急食酸以收之;脾苦湿,急食苦以燥之;肺苦气上逆,急食苦以泄之;肾苦燥,急食辛以润之,开腠理、致津液、通其气也。肝欲散,急食辛以散之;心欲软,急食咸以软之;脾欲缓,急食甘以缓之;肺欲收,急食酸以收之;肾欲坚,急食苦以坚之。"凡此者,是明其气味之用也。若用其味,必明其气之可否,用其气,必明气味之所宜。识其病之标本脏腑、寒热虚实、微甚缓急而用其药之气味,随其证而制其方也。是故方有君臣佐使,轻重缓急、君臣大小、反正逆丛之制也。

主治病者为君,佐君者为臣,应臣者为使,用此随病之所宜。而又赞成方而用之。君一臣二,奇之制也;君二臣四,耦之制也;君二臣三,奇之制也;君二臣六,耦之制也。去咽嗌近者奇之,远者耦之。汗者不奇,下者不耦。补上治上制之以缓,补下治下制之以急。急者

气味厚也,缓者气味薄也,薄者少服而频食,厚者多服而顿食。

又当明五气之郁,木郁达之,谓吐,令条达也;火郁发之,谓汗,令疏散也;土郁夺之,谓下,令无壅滞也;金郁泄之,谓解表、利小便也;水郁折之,谓制其冲逆也;通此五法,乃治病之大要也。

用药各定分两

为君者最多,为臣者次之,佐者又次之。药之于证,所主同者则等分。

用药酒洗曝干

黄芩、黄连、黄柏、知母,病在头面及手梢皮肤者,须用酒炒之,借酒力以上腾也。咽之下、脐之上,须酒洗之,在下生用。大凡生升熟降,大黄须煨,恐寒则损胃气。至于川乌、附子须炮,以制毒也。黄柏、知母,下部药也,久弱之人,须合用之者,酒浸曝干,恐寒伤胃气也。熟地黄酒洗亦然。当归酒浸,助发散之意也。

用药根梢身例

凡根之在土者,中半已上,气脉之上行也,以生苗者为根;中半已下,气脉之下行也,入土以为梢。病在中焦与上焦者用根,在下焦者用梢,根升而梢降。大凡药根有上、中、下,人身半已上,天之阳也,用头;在中焦用身;在身半已下,地之阴也,用梢。述类象形者也。

用圆散药例

仲景言:锉如麻豆大,与㕮咀同意。夫㕮咀,古之制也。古者无铁刃,以口咬细,令如麻豆,为粗药,煎之,使药水清,饮于腹中则易升易散也,此所谓㕮咀也;今人以刀器锉如麻豆大,此㕮咀之易成也,若一概为细末,不分清浊矣。经云:"清阳发腠理,浊阴走五脏。"果何谓也? 又曰:"清阳实四肢,浊阴归六腑。"㕮咀之药,取汁易行经络也,若治至高之病加酒煎,去湿以生姜,补元气以大枣,发散风寒以葱白,去膈上痰以蜜。细末者,不循经络,止去胃中及脏腑之积,气味厚者白汤调,气味薄者煎之和粗服。去下部之疾,其圆极大而光且圆,治中焦者次之,治上焦者极小;稠面糊取其迟化,直至下焦;或酒、或醋,取

其收、其散之意也；犯半夏、南星欲去湿者，以生姜汁、稀糊为圆，取其易化也。水浸宿炊饼，又易化；滴水圆，又易化；炼蜜圆者，取其迟化而气循经络也；蜡圆者，取其难化，而旋旋取效也。大抵汤者，荡也，去大病用之；散者散也，去急病用之；圆者缓也，不能速去之，其用药之舒缓而治之意也。

升合分两

古之方剂，锱铢分两，与今不同。谓如㕮咀者，即今锉如麻豆大是也。云一升者，即今之大白盏也。云铢者，六铢为一分，即二钱半也；二十四铢为一两也。云三两者，即今之一两，云二两，即今之六钱半也。料例大者，只合三分之一足矣。

君臣佐使法

帝曰：方制君臣何谓也？岐伯曰：主病之谓君，佐君之谓臣，应臣之谓使，非上、中、下三品之谓也。帝曰：三品何谓？曰：所以明善恶之殊贯也。

凡药之所用者，皆以气味为主，补泻在味，随时换气。主病者为君，假令治风者，防风为君；治上焦热，黄芩为君；治中焦热，黄连为君；治湿，防己为君；治寒，附子之类为君。兼见何证，以佐使药分治之。此制方之要也。《本草》说，上品药为君，各从其宜也。

治法纲要

《气交变论》云：夫五运之政，犹权衡也，高者抑之，下者举之，化者应之，变者复之，此生长化成收藏之理，气之常也，失常则天地四塞矣。失常之理，则天地四时之气，无所运行，故动必有静，胜必有复，乃天地阴阳之道也。假令高者抑之，非高者固当抑也；以其本下，而失之太高，故抑之而使下；若本高，何抑之有？假令下者举之，非下者固当举之也，以其本高，而失之太下，故举而使之高。若本下，何举之有？

如仲景治表虚，制桂枝汤方，桂枝味辛热，发散，助阳，体轻，本乎天者亲上，故桂枝为君，芍药、甘草为佐。阳脉涩，阴脉弦，法当腹中急痛，制小建中汤方，芍药味酸寒，主收，补中，本乎地者亲下，故芍药为君，桂、甘草佐之。一则治表虚，一则治里虚，各言其主用

也。后之用古方者，触类而长之，不致差误矣。

药味专精

至元庚辰六月，许伯威年五十四，中气本弱，病伤寒八九日，医者见其热甚，以凉药下之，又食梨三四枚。痛伤脾胃，四肢冷，时发昏愦。予诊其脉，动而中止，有时自还，乃结脉也。心亦悸动，吃噫不绝，色变青黄，精神减少，目不欲开，倦卧，恶人语笑，以炙甘草汤治之。成无己云：补可去弱，人参、大枣之甘，以补不足之气；桂枝、生姜之辛，以益正气。五脏痿弱，荣卫涸流，湿剂所以润之，麻仁、阿胶、麦门冬、地黄之甘，润经益血，复脉通心是也；加以人参、桂枝急扶正气，生地黄减半恐伤阳气，锉一两剂，服之不效。予再候之，脉证相对，莫非药有陈腐者，致不效乎？再市药之气味厚者，煎服，其证减半，再服而安。

凡药之昆虫草木，产之有地；根叶花实，采之有时。失其地则性味少异矣，失其时则性味不全矣。又况新陈之不同，精粗之不等，倘不择而用之，其不效者，医之过也。《内经》曰：司岁备物，气味之精专也，修合之际，宜加谨焉。

汤液煎造

病人服药，必择人煎药，能识煎熬制度，须令亲信恭诚至意者煎药，铫器除油垢、腥秽，必用新净甜水为上，量水大小，斟酌以慢火煎熬分数，用纱滤去渣，取清汁服之，无不效也。

古人服药活法

在上不厌频而少，在下不厌顿而多，少服则滋荣于上，多服则峻补于下。

古人服药有法

病在心上者，先食而后药；病在心下者，先药而后食。病在四肢者，宜饥食而在旦；病在骨髓者，宜饱食而在夜。

察病轻重

凡欲疗病，先察其源，先候其机，五脏未虚，六腑未竭，血脉未乱，精神未散，服药必效。若病已成，可得半愈，病势已过，命将难存。自非明医听声、察色，至于诊脉，孰能知未病之病乎。

【朱丹溪医学全书】

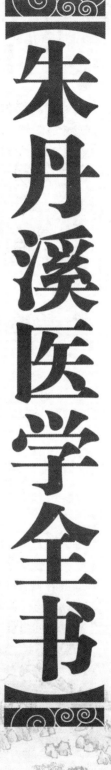

● 朱丹溪（1281~1358年），字彦修，名震亨，元代著名医学家，因家乡有条美丽的小溪叫丹溪，死后，人们尊称他为丹溪翁。

由于他医术高明，治病往往一帖药就见效，故人们又称他为「朱一帖」、「朱半仙」。

婺州义乌（今浙江义乌市）人，朱丹溪倡导滋阴学说，创立丹溪学派，对祖国医学贡献卓著，后人将他誉为「金元四大医家」。

主要著述有《局方发挥》、《格致余论》等。

其故里浙江义乌有墓园、纪念堂、纪念亭、丹溪街等。

目 录

本草衍义补遗

凡一百五十三种

石钟乳　为慓悍之剂。经曰：石钟乳之气悍，仁哉言也。天生斯民，不厌药则气之偏，可用于暂而不可久。夫石药，又偏之意者也，自唐时太平日久，膏粱之家惑于方士服食致长生之说，以石药体厚气厚，习以成俗，迨至宋及今，犹未已也。斯民何幸？受此气悍之祸而莫知能救，哀哉！《本草》赞服有延年之功，而柳子厚又从而述美之，予不得不深言也。唐本注云：不可轻服，多发渴淋。

硝　属阳金而有水与火土。善消化驱逐，而经言无毒，化七十二种石，不毒而能之乎？以之治病，以致其用，病退则已。若玄明粉者，以火煅而成，当性温。曰长服、多服、久服，且轻身、固胎、驻颜、益寿，大能补益，岂理也哉？予观见一二朋友不信予言而亡，故书此以为戒云。《仙经》以朴硝制伏为玄明粉。硝是太阴之精华，水之子也，阴中有阳之药也。

白滑石　属阳金而有土与水。无甘草以和之勿用。燥湿，分水道，实大府，化食毒，行积滞，逐凝血，解燥渴，补脾胃，降妄火之要药也。凡使有多般，勿误，使有黄滑石、绿滑石、乌滑石、冷滑石，皆不入药。又青又黑色者勿用，杀人。惟白滑石似方解石色，白于石上，尽有白腻文者佳。

铅丹　属金而有土与水火。丹出于铅，而曰无毒，又曰凉，予观窃有疑焉。曾见中年一妇人因多子，于月内服丹铅二两，四肢冰冷强直，食不入口。时正仲冬，急服理中汤加附子，数贴而安。谓之凉而无毒，可乎？铅丹本谓之黄丹，化铅而成。别有法。唐本注：炒锡作。然经称铅丹，则炒锡之说误矣。亦不为难辨，盖锡则色黯暗，铅则明白，以此为异尔。

浆水　味甘酸而性凉，善走，化滞物，解消烦渴。宜作粥，薄暮啜之，解烦去睡，调理脏腑。妇人怀妊不可食之，《食谱》所忌也。

自然铜　世以为接骨之药。然此等方尽多，大抵骨折在补气、补血、补胃，俗工惟在速效，以罔利迎合病人之意。而铜非煅不可用，

若新出火者，其火毒金毒相煽，挟香热毒药，虽有接骨之功，燥散之祸甚于刀剑，戒之！石髓铅，即自然铜也。凡使勿用方金牙，其方金牙真似石髓铅，若误饵，吐煞人。

二术　《本草》不分苍、白，议论甚多，《四家本草》言之误矣。如古方平胃散，苍术为最要之药。《衍义》为气味辛烈，发汗尤速。其白术味亦微辛，苦而不烈，除湿之功为胜。又有汗则止，无汗则发，与黄芪同功，味亦有辛，能消虚痰。

荪　无剑脊，如韭叶者是。菖蒲有脊，一如剑刃，而绝无韭叶之细，未知孰是。

山药　属土而有金与水火。补阳气，生者能消肿硬。经曰：虚之所在，邪必凑之而不去。其病为实，非肿硬之谓乎？故补血气则留滞，自不容不行。山药，即薯蓣也。《本草》不言山药，言薯预者，盖上一字犯今英庙讳，下一字曰蓣。

唐代宗名预，故改下一字为药。如此则尽失当日之本名，恐以山药为别物，故书之。又：干之意者，盖生湿则滑，不可入药；熟则只堪啖，亦滞气也。

菊花　属金而有土与水火。能补阴，须味甘者。若山野苦者，勿用，大伤胃气。一种青茎而大作蒿艾气味，苦不堪啖者，名苦薏。丹溪所言，苦者勿用。语曰：苦如意，是也。惟单叶、花小而黄，味甘，应候开者佳。《月令》：菊有黄花者是也。

甘草　味甘，大缓诸火。黄中通理，厚德载物之君子也。下焦药少用，恐太缓，不能直达。此草能为众药之王，经方少不用者，故号国老之名。国老即帝师之称也，为君所宗。是以能安和草石，解百药毒。

人参　入手太阴而能补阴火。与黎芦相反，若服一两参入芦一钱，其一两参虚费矣，戒之！海藏云：用时须去芦头，不去令人吐。萧炳云：人参和细辛密封，经年不坏。

薏苡仁　寒则筋急，热则筋缩。急因于

坚强，缩因于短促。若受湿则弛，弛因于宽而长。然寒与湿未尝不挟热，三者皆因于湿热。外湿非内湿，有以启之，不能成病。故湿之病，因湿面为多，而鱼与肉，继以成之者，甘滑、陈久、烧炙、辛香、干硬，皆致湿之因，宜戒哉。丹溪先生详矣，又若《素问》言，因寒则筋急，不可更用此也。凡用之须倍于他药。引物力势和缓，须倍用即见效。盖受寒使人筋急，受热使人筋挛，若但热而不曾受寒，亦能使人筋缓，受湿则又引而长无力也。

菟丝子 未尝与茯苓相共，种类分明不相干涉。女萝附松而生，遂成讹而言也。《本草》云：续绝伤，补不足，强阴坚骨。主茎中寒，精自出，溺有余沥，鬼交泄精。

肉苁蓉 属土而有水与火。峻补精血，骤用反致动大便滑。河西自从混一之后，人方知其形，何曾有所谓麟甲者？以酒洗净，去黑汁，作羹。黑汁即去，气味皆尽。然嫩者方可作羹；老者苦，入药，少则不效。

防风、黄芪 人之口通乎地，鼻通乎天。口以养阴，鼻以养阳。天主清，故鼻不受有形而受无形为多。地主浊，故口受有形而兼乎无形。王太后病风，不言而脉沉。其事急，若以有形之汤药缓不及事，令投以二物，汤气熏蒸，如雾满室，则口鼻俱受，非智者通神不可回也。

蓝 属水而有木。能使散败血分，归经络。

决明子 能解蛇毒。贴脑止鼻洪，作枕胜黑豆，治头痛，明目也。

芎 久服致气暴亡，以其味辛性温也，辛甘发散之过软？《局方》以沉、麝、檀、脑、丁、桂诸香作汤，较之芎散之祸，孰为优劣？试思之。若单服既久，则走散真气。即使他药佐使，亦不可久服，中药便已，则乌能至此也。《春秋》注云：麦面曲芎，所以御湿，详见楚子伐萧。

五味子 属水而有木与金。今谓五味实所未晓，以其大能收肺气，宜其有补肾之功。收肺气非除热乎？补肾非暖水脏乎？食之多致虚热，盖收补之骤也，何惑之有？又云：火热嗽必用之。《尔雅》云：菋，一名荎藸。又五味皮肉甘酸，核中苦，却有咸味，此五味具也。

栝蒌实 属土而有水，《本草》言治胸痹，以味甘性润。甘能补肺，润能降气。胸有痰者，以肺受逼，失降下之令。今得甘缓润下之助，则痰自降，宜其为治嗽之要药也。又云：洗涤胸膈中垢腻，治消渴之细药也。雷公云：栝蒌，凡使皮、子、茎、根效各别，其栝并萎样全别，若栝自圆、黄皮、厚蒂、小苦；其萎，唯形长、赤皮、蒂粗，是阴，人服其实。《诗》所谓果蓏之实，正谓此也。根亦名白药，其茎叶疗中热、伤暑最效。

苦参 属水而有火，能峻补阴气。或得之而致腰重者，以其气降而不升也。升，伤肾之谓。治大风有功，况风热细疹乎？

郁金 本草无香，属火、属土与水。性轻扬，能致达酒气于高远也。正如龙涎无香，能散达诸香之气耳。因轻扬之性，古人用以治郁遇不能散者，恐命名因于此始。《周礼》云：凡祭祀之裸，用郁鬯。又说：文曰芳草也，合酿之以降神。

肉豆蔻 属金与属土。温中补脾为丸。《日华子》称其下气，以其脾得补而善运化，气自下也。非若陈皮、香附之驶泄。《衍义》不详其实，谩亦因之，遂以为不可多服。云多服则泄气，得中则和平其气。

大黄 属水属火，苦寒而善泄。仲景用之以心气不足而吐衄者，名曰泻心汤，正是因少阴经不足，本经之阳亢甚无辅，以致血妄行飞越，故用大黄泄去亢甚之火，使之平和，则血归经而自安。夫心之阴气不足，非一日矣。肺与肝俱受火而病作，故芩救肺、连救肝。故肺者阴之主，肝者心之母、血之舍也。肝肺之火既退，宜其血复其旧。《衍义》不明说，而曰邪热因不足而客之，何以明仲景之意，开后人之妄瞆也？

葶苈 属水属木，性急善逐水。病人稍涉虚者宜远之。且杀人甚捷，何必久服而后致虚也？葶苈有甜苦两等，其形则一。经既言味辛苦，即甜者不复更入药。大概治体皆以行水走泄为用，故不可久服。

附子 《衍义》论五等同一物，以形像命名而为用。至哉，斯言犹有未善，仲景八味丸子为少阴之向导，其补自是地黄，后世因以附子为补，误矣！附子走而不守，取健悍走下之性以行地黄之滞，可致远。亦若乌头、天雄，皆气壮形伟，可为下部药之佐。无人表其害人之祸，相可用为治风之药，杀人多矣。治寒治风有必用者，予每以童便煮而浸之，杀其毒且可助下行之力，入盐尤捷。又堕胎为百药之长，慎之！

半夏　属金属土。仲景用于小柴胡汤，取其补阳明也。岂非燥脾土之功，半夏今人惟知去痰，不言益脾，盖能分水故也。又诸血证禁服。仲景伤寒渴者去之，半夏燥津液故也。又妊妇姜炒用之。

常山　属金而有火与水，性暴悍。善驱逐，能伤其真气，切不可僭过多也。病人稍近虚怯，不可用也。惟雷公云：老人与久病切忌之，而不明言其害。《外台秘要》乃用三两作一服煎，顿服以治疟。予恐世人因《秘要》之言，而不知雷公之意云。常山，蜀漆根也。

羊蹄草　属水走血分。叶似葵，甘而不苦。多食亦令人大腑泄滑，亦取为菜。羊蹄，经不言根，《图经》加根字。今人生采根用，摩涂癣疥立效，俗呼为秃菜。又《诗》云：言采其蓄，正谓此耳。

苎　属水而有土与金。大补肺金而行滞血，方药似未曾用，故表而出之。或恶其贱，其根善能安胎。又，汁疗渴甚验。

牵牛　属火善走。有两种，黑者属水，白者属金。若非病形与证俱实者，勿用也。稍涉虚，以其驱逐之致虚，先哲深戒之，不胀满，不大便秘者勿用。

蓖麻　属阴能出有形质之滞物，故取胎产胞衣，利骨、胶血者用之。其叶，治脚风肿。又，油涂、叶炙、热熨囟上，止鼻衄，效。

荔枝肉　属阳主散，无形质之滞气，故消瘤赘，赤肿者用之。苟不明者则措用之而不应。

灯心　属土。火烧为灰，取少许吹喉中，治急喉痹甚捷。小儿夜啼亦用灯心烧灰涂乳上与吃。

威灵仙　属木，治痛之要药。量病稍涉虚者禁用。采得流水声响者，知其性好走也。采不闻水声者佳。痛风在上者，服之。此药去众风，通十二经脉，朝服暮效。《衍义》治肠风。根性快，多服疏人五脏真气。

五倍子　属金与水。嗽口中善收顽痰有功，且解诸热毒、口疮，以末掺之，便可饮食。即文蛤也，其内多虫，又名百虫仓。

金樱子　属土而有金与水。经络隧道以通畅为和平，昧者取涩味为快，遂熬为煎，食之自不作靖，咎将谁执？沈存中云：止遗泄，取其温且涩。须十月熟时采，不尔，便令人利。

萱草　属木，性下走阴分。一名宜男，宁无微意存焉？俗谓之鹿葱。又嵇康《养生论》云：合欢蠲忿，萱草忘忧。

茯苓　得松之余气而成，属金。仲景利小便多用之。此暴新病之要药也，若阴虚者，恐未为相宜。其上有兔丝，下有茯苓之说，甚为轻信。又，宋王微《茯苓赞》：皓苓下居，彤纷上荟，中状鸡凫，具容龟蔡。神侔少司，保延幻艾，终志不移，柔红可佩。

琥珀　属阳。今古方用为利小便以燥脾土有功。脾能运化，肺气下降，故小便可通。若血少不利者，反致其燥急之苦。茯苓、琥珀二物，皆自松出而所禀各异。茯苓生成于阴者也，琥珀生于阳而成于阴，故皆治荣而安心利水也。

松　属阳金。用其节，炒焦，治筋骨间病，能燥血中之湿也。花，多食发上焦热病。其花上黄粉名松黄，拂取似蒲黄。酒服轻身疗病。又，树皮绿衣名艾蒳，合和诸香烧之，其烟团聚，青白可爱。

柏　属阴与金，性善守，故采其叶随月建，方以取得月令气也。此补阴之要药，其性多燥，久得之大益脾土，以涩其肺。其柏子仁出乾州者佳。

桂　虚能补，此大法也。仲景救表用桂枝，非表有虚以桂补之。卫有风寒故病自汗，以桂枝发其邪，卫和则表密，汗自止，非桂枝能收汗而治之。今《衍义》乃谓仲景治表虚，误矣！《本草》止言出汗，正《内经》辛甘发散之义。后人用桂止汗失经旨矣。曰官桂者，桂多品，取其品之高者，可以充用而名之贵之辞也。曰桂心者，皮之肉厚，去其粗厚而无味者，止留近其木一层而味辛甘者，故名之曰心，美之辞也，何必置疑着此。桂固知三种之桂，不取菌桂、牡桂者，盖此二种性止温而已，不可以治风寒之病。独有一字桂，经言：辛甘大热，正合《素问》辛甘发散为阳之说。又，别说云：以菌桂养精神，以牡桂利关节。又有一种柳桂，乃桂小嫩小枝条也，尤宜入治上焦药用也。

枫香　属金而有水与火，性疏通，故木易有虫穴。其液名曰白胶香，为外科家要药。近世不知，误以松脂之清莹者，甚失《本经》初意也。枫树上菌，食之令人笑不止，以地浆解之。

竹沥　《本草》大寒。泛观其意，以与石膏、芩、连等同类，而诸方治产后胎前诸病，及金疮口噤与血虚自汗、消渴尿多，皆阴虚之病，无不用缩手待尽。哀哉！《内经》曰：阴虚发热大寒能补，正与病对。薯蓣寒而能补，世或用之，惟竹沥因大寒置疑，是犹因盗嫂受金而弃陈平之国士也。竹沥味甘，缓，能除阴虚之有大热者。大寒者，言其功，非以气言，幸相与可否？若曰不然，世人吃笋，自幼至老者，可无一人因笋寒而有病；沥即笋之液也，况假于火而成者，何寒如此之甚？

合欢　属土而有水与金，补阴之有捷功也。长肌肉，续筋骨，概可见矣。而外科家未曾录用，何也？又名夜合，人家多植庭除间，蠲人之忿。

凌霄花　治血中痛之要药也，且补阴捷甚。盖有守而独行，妇中方中多用，何哉？云紫葳即凌霄花也，善治酒齄热毒，甚良。

龙脑　属火也。知其寒而通利，然未达其暖而轻浮飞扬。《局方》但喜其香而贵细，辄与麝同用，为桂附之助人身，阳易于动，阴易于亏，幸思之。

墨　属金而有火，入药甚助补性。墨当松烟为之者入药，能止血及产后血晕、崩中、卒下血，醋摩服之。又主昧目，物芒入目，摩点瞳子。又鄜延界内有石油，燃之烟甚浓，其煤可为墨，黑光如漆，松烟不及。其识文曰延川石液者，是不可入药，当附于此。

秦椒　属火而有水与金，有下达之能。所以其子名椒目者，正行渗不行谷道。世人服椒者，无不被其毒，以其久久则火自水中起，谁能御之？能下水中肿湿。凡使以蜀椒为佳。子为椒目，治盗汗尤效，又能行水。

杉木　属阳金而有火。用节作汤，洗脚气肿。言用屑者，似乎相近。又云：削作楂，煮，洗漆疮，无不差。

榧实　属土与金，非火。不可多啖，则热矣。肺家果也。引火入肺则大肠受伤，识者宜详，其子治寸白虫。又五痔，人常如果食之愈，过多则滑肠。

诃子　下气，以其味苦而性急喜降。经曰：肺苦急，急食苦以泻之，谓降而下走也。气实者宜之，若气虚者似难轻服。诃子即诃梨勒也，六路黑色肉厚者良。此物虽涩肠，又泄气，盖味苦涩。又，其子未熟时风飘堕者，谓之随风子，尤珍贵，小者益佳。治痰嗽咽喉不利，含三五枚殊胜。又云：治肺气因火伤极，遂郁遏胀满，盖其味酸苦，有收敛降火之功也。

胡椒　属火而有金，性燥。食之快膈，喜食者大伤脾胃。肺气积久而大气则伤，凡痛气疾大其祸也。一云向阴者澄茄，向阳者胡椒也。

椰子　属土而有水。生海外极热之地，土人赖此解夏月喝渴，天之生物盖可见矣。多食动气也。

发　补阴之功甚捷。此即乱发也，烧灰研末调方匕，治鼻衄欲死者立效，更以末吹鼻中甚验。

人尿　尝见一老妇年逾八十，貌似四十。询之，有恶病人教之服人尿，此妇服之四十余年，且老健无他病。而所谓性寒不宜多服，与降火最速。人尿须童男者良。又产后即温饮一杯，厌下败血恶物不致他病也。又热劳方中亦用之。

犀角　属阳，性走散，比诸角尤甚。痘疮后用此散余毒，俗以为常。若不有余毒而血虚者，或以燥热发者，用之祸至，人故不知。凡用须乌色未经汤水浸煮入药，已经浸煮不入药用。鹿其茸，犀取尖，其精锐之力尽在是矣。汤散用则屑之为末，取屑一纸裹于怀中，良久合诸色药物，绝为易捣。

羚羊角　属木，入厥阴经为捷。紫雪方中用之近理。羚羊角今昔取有挂痕者。陈藏器云：取其耳听之集集有声者良，亦强出此说，未尝遍试也。今将他角附耳，皆集集有声，不如挂痕一说尽矣。然多伪者，不可不察也。

犬　世俗言虚损之病，言阳虚而易治。殊不知人身之虚悉是阴虚，若果虚损，其死甚易，敏者亦难措手。夫病在可治者，皆阴虚也。《衍义》书此方于犬条下，以为习俗所移之法，惜哉！犬肉不可炙食，恐致消渴；不与蒜同食，必顿损人。

鸡　风之为病，西北气寒为风所中人者诚有之矣。东南气温而地多湿，有风病者，非风也。皆湿生痰，痰生热，热生风也。经曰：亢则害，承乃制。河间曰：土极似木。数千年得经意，河间一人耳。《衍义》云：鸡动风者，习俗所移也。鸡属土而有金与木火，性补，故助湿中之火。病邪得之为有助而病剧，非鸡而已。与夫鱼肉之类，皆能助病者也。《衍义》不暇及也。又云：鸡属巽，助肝火。

鲫鱼　诸鱼皆属火，惟鲫鱼属土。故能入阳明而有调胃实肠之功。若得之多者，未尝不起火也。戒之！又云：诸鱼之性无德之伦，故能动火。鲫鱼合莼作羹，主胃弱不下食，作鲊，主久赤白痢。

白僵蚕　属火而有土。属火与木，得金气僵而不化。治喉痹者，取其火中清化之气，从以治相火，散浊逆结滞之痰耳。僵蚕，然蚕有两三番，惟头番蚕白色而条直者为佳。其蚕蛾则第二番者，以其敏于生育，四月取自死者，勿令中湿，中湿有毒不可用。

蛤蟆　属土与水，味甘性寒，南人多食之。《本草》明言可食，不患热病，由是病人喜食之矣。《本草》之义盖是或炙、或干、或灰，和在药剂用之，非若世人煮为羹，入盐酱而啜其汤。此物湿化火能发。湿久则湿以化热，此七气原自然有火也。《衍义》谓解劳热之谓也，非羹之谓也，戒之！凡用，五月五日取东行者良。又取眉间有白汁，谓之蟾酥。以油单裹眉，烈之酥出单上，收之入药。又人患齿缝中血出，以纸纤子沾干蟾酥少许，于血出处按之立止。

蚯蚓　属土而有水与木，性寒。大解诸热毒，行湿病，凡使白颈自死者良，然亦应候而鸣。此物有毒，人被其毒，以盐水浸咬处，又以盐汤饮之，立差。若治肾脏风、下产病不可阙也，仍须盐汤送。王荆公所谓寡壤大牢俱有味，可能蚯蚓独清廉者也。

马刀　与蛤蚌、蛳蚬大同小异，属金而

有水木土。《衍义》言其冷而不言湿，多食发痰。以其湿中有火，久则气上升而下降，因生痰，痰生热，热生风矣。何冷之有？

葡萄　属土而有水与木火。东南食之多病热，西北食之无恙。盖性能下走渗道，西北气厚人之禀厚耳。俗呼其苗为木通，逐水利小肠为佳。昔魏玄帝诏群臣说葡萄云：醉酒宿醒，掩露而食，甘而不饴，酸而不酢，冷而不寒，味长汁多。除烦解渴，他方之果，宁有匹之！

杏仁　属土而有水与火。能坠，亦须细研用之。其性热，因寒者可用。其实不可多食，能伤筋骨。

枣　属土而有火，味甘性缓。经曰：甘先入脾。《衍义》乃言益脾。脾，土也。经言：补脾未尝用甘。今得此味多者，惟脾受病，习俗移人，《衍义》亦或不免。小儿患秋痢与虫，食之良。

樱桃　属火而有土，性大热而发湿。《本草》调中益脾。《日华子》言：令人吐。《衍义》发明：甚热，能致小儿之病。旧有热病与嗽喘，得之立病，且有死者矣。司马相如赋云：山朱樱，即樱桃也。又《礼记》谓之唅桃，可荐宗庙。又王维诗云：才是寝园春荐后，非于御苑鸟衔残。

橘柚　属木而有土与水。《本草》条下叙功用至五十余字，皆言橘皮之能，非橘柚之谓也。橘柚并言穰有浆者而名，橘之大者曰柚，则厚于橘。《衍义》以柚为橘，有无穷之患，何至是之甚耶！其橘核炒去壳为末，酒调服治肾疰腰痛、膀胱气痛甚良。

柿　属金而有土，为阴，有收之义焉。止血、治嗽亦可为助。此物能除腹中宿血。又干饼治小儿痢尤佳。

石蜜　甘，喜入脾。其多食害必生于脾。而西北人得之有益，东南人得之未有不病者，亦气之厚薄不同耳。虽然东南地下多湿，宜乎其得之为害也。西北地高多燥，宜乎其得之为益也。石蜜今谓之乳糖也。川浙最佳，用牛乳汁炒糖相和煎之，并作饼坚重。《本草》云：石蜜除众病，和百药。

糖　多食能生胃中之火，此损齿之因也。非土制水，乃涩土生火热也。食刺多者齿病龋，

亦此意也。

乌芋 即经中凫茨,以其凫喜食之。茨草之别名,故俗为之勃脐,语讹耳。有二等:皮厚、色黑、肉硬白者,谓猪勃脐,皮薄、泽色淡紫、肉软者,谓羊勃脐,并下石淋,效。

胡桃 属土而有火,性热。《本草》言其平,是无热也。下文云:能脱人眉、动风,非热何伤肺乎?《衍义》云:过夏至不堪食。又其肉煮浆粥,下石淋,良。

茄 属土,故甘而喜降火府者也。易种者,忌之,食之折者烧灰治乳。《本草》言味甘、寒,久冷人不可多食。损人,动气发疮及痼疾。又根煮汤,淋洗脚疮甚效。折蒂烧灰以治口疮,皆甘以缓火之急。

石榴 味酸,病人宜戒之。性滞,其汁恋膈成痰。榴者,留也。多食损肺。其酸皮止下痢。其东行根治蛔虫、寸白。又其花白叶者,主心热吐血,及衄血等,干之为末,吹鼻中立差。

梨 味甘,浊者宜之。梨者,利也,流利下行之谓也。《食疗》谓产妇金疮人忌之,血虚戒之。《衍义》谓多食动脾,惟病酒烦渴人食之佳。

橄榄 味涩而生甘,醉饱宜之。然其性热,多食能致上壅。解鱼毒。《日华子》云:开胃、下气、止泻。

冬瓜 性走与急,久病与阴虚者忌之。《衍义》取其分散热毒气,有取于走而性急也。九月勿食,俟被霜食之。不尔,令人成反胃病。又差五淋。

苦丁香 性急,损胃气。吐药不为不多,胃弱者勿用。设有当吐之症,以他药代之可也。病后产后,宜深戒之。仲景有云:诸亡血诸虚家不可与瓜蒂。花主心痛咳逆。

苋 《本草》分六种,而马齿在其数。马齿自是一种,余苋皆人所种者。下血而又入血分,且善走。红苋与马齿同服下胎,临产时者食易产。《本草》云:利大小便,然,性寒滑故也。又其节叶间有水银。

莱菔 根属土而有金与水。《本草》言下气速。往往见者食之多者,停滞膈成溢饮病,以其甘多而辛少也。其子推墙倒壁之功。俗呼为萝卜,亦治肺痿吐血。又其子水研服,吐风痰甚验。《衍义》曰:散气用生姜,下气用莱菔。

韭 研取其汁,冷饮细啜之可下膈中瘀血,甚效。以其属金而有水与土,且性急,韭能充肝气。又,多食则昏神。其子止精滑甚良。又,未出粪土为韭黄,最不宜,食之滞气,盖含抑郁未升之气,故如是。孔子曰:不时不食,正谓此也。又,花食之动风,戒之。

香薷 属金与水,而有彻上彻下之功,治水甚捷。肺得之则清化行而热自下。又云:大叶香薷治伤暑,利小便。浓煎汁成膏,为丸,服之以治水胀,病效。《本草》言:治霍乱不可缺也。

大蒜 性热,喜散,善化肉,故人喜食。属火,多用于暑月,其伤脾伤气之祸积久自见。化肉之功不足言也,有志养生者亦自知之。久食伤肝气、损目,令人面无颜色。

香油 须炒芝麻,乃可取之。人食之美,且不致病。若又煎炼食之,与火无异,戒之!

饴 属土,成于火,大发湿中之热。《衍义》云:动脾风,是言其末而遗其本也。此即饴糖,乃云胶饴,乃是湿糖,用米麦而为之即饧也。

大麦 初熟时,人多炒而食之。此等有火,能生热病,人故不知。大麦水浸之生芽为蘖,化宿食,破冷气,去心腹胀满。又云:蘖微暖,久食消肾,不可多食,戒之!

栗 属水与土,陈者难化。《衍义》云:生者难化,熟者滞气,隔食生虫。所谓补肾者,以其味咸之故也。

酒 《本草》止言其热而有毒,有宜。其湿中发热,近于相火,大醉后振寒栗者可见矣。又云:酒性善升,气必随之,痰郁于上,溺涩于下。肺受贼邪,金体大燥。恐饮寒凉,其热内郁,肺气得热,必大伤耗。其始也病浅,或呕吐、或自汗、或疮痒、或鼻齄、或自泄、或心脾痛,尚可散而出也;病深,或消渴为内疽、为肺痿、为内痔、为鼓胀、为失明、为哮喘、为劳嗽、为难明之病。倘非具眼,未易处治,可不谨乎?陶云:大寒凝海,惟酒不冰,大热明矣。方药所用,行药势故也。

醋　酸浆，世以之调和，尽可适口，若鱼肉。其致病以渐，人故不知。酸收也，人能远之，醋亦调之。醯，俗呼为苦酒，即米醋也。可入药，能消痈肿，散水气。

面　热，而麸凉，饥年用以代谷。须晒麦令燥，以少水润之，舂去皮，煮以为饭，食之无面热之后患。治暴淋，煎小麦汤饮之。

漆　属金而有水与火。性急能飞。补，用为去积滞之药，若有之中病，积去后补性内行，人不知也。生漆，去长虫。又漆叶，见《华佗传》同青粘，服之，去尸虫、利五脏、轻身、益气、使人头不白。彭城樊阿从之，年五百余岁。

桑寄生　药之要品也。《图经》以下失之，而医人不谙其的，惜哉！以于近海州邑及海外，其地暖，其地不蚕，由是桑木得气厚，生意浓而无采捋之苦。但叶上自然生出，且所生处皆是光燥皮肤之上，何曾有所为，节日可容化树子也？此说得之于海南北道宪金老的公云。《衍义》云：似难得真者，若得真桑寄生，下咽必验如神。向承之吴山有求药于诸邑，乃遍令人搜摘，卒不得，遂以实告。甚不乐，盖不敢以伪药罔人。邻邑有以伪寄生送之，服之逾月而死，哀哉！

丁香　属火而有金，补泻能走。口居上，地气出焉。肺行清令，与脾气相和，惟有润而甘芳自适。焉有所谓口气病者？令口气而已，自嫌之，以其脾有郁火溢于肺中，失其清和甘美之意而浊气上干，此口气病也。以丁香含之，扬汤止沸耳。惟香薷治之甚捷，故录之。如钉，长三四分，紫色。中有粗大如莱萸者，俗呼为母丁香，可入心腹之药尔。以旧本丁香根《注》中有不可入心腹之用六字，恐其根必是有毒，故云不入心腹也。

柏皮　属金而有水与火。走手厥阴而有泻火，为补阴之功，配细辛治口疮有奇功。

厚朴　属土而有火，气药之温能散，泻胃中之实也。而平胃散用之佐以苍术，正为上焦之湿，平胃土不使之太过而复其平，以致于和而已，非谓温补脾胃。习以成俗，皆谓之补，哀哉！又云：厚朴能治腹胀，因其味辛以提其气。

桔梗　能开提气血，气药中宜用之。桔梗能载诸药不能下沉，为舟楫之剂耳。

干姜　散肺气，与五味子同用治嗽，见火则止而不移。治血虚发热该与补阴药同用，入肺中利肺气，入肾中燥下湿，入气分引血药入血也。《象》云：治沉寒痼冷，肾中无阳，脉气欲绝，黑附子为引用。又云：发散寒邪。如多用则耗散元气，辛以散之，是壮火食气故也。见火候故止而不移，所以能裹寒，非若附子行而不止也。凡止血须炒令黑用之。生尤良，主胸满，温脾燥胃，取以理中，其实主守而泄脾。又，人言干姜补脾，今言泄脾而不言补脾，何也？东垣谓泄之一字，非泻脾之正气，是泄脾中寒湿之邪，故以姜辛热之剂燥之，故曰泄脾也。

缩砂　安胎、止痛，行气故也。《日华子》云：治一切气，霍乱，心腹痛。又云：止休息痢，其名缩砂蜜也。

香附子　必用童便浸。凡血气药必用之引至气分而生血，此阳生阴长之义也。即莎草根也，一名雀头香。大能下气，除胸膈中热。又云长须眉。

麦蘖　行上焦之滞血，腹中鸣者用之。化宿食，破冷气良并见前大麦条。

神曲　性温入胃，麸皮面性凉，入大肠，俱消食积。红曲，活血消食，健脾暖胃，赤白痢，下水谷，陈久者良。

红蓝花　破留血、养血。多用则破血，少用则养血。《本草》云：产后血晕口噤，腹内恶血，胎死腹中，并酒煮服。又其子吞数颗主天行疮不出。又其胭脂治小儿聤耳，滴耳中妙。

苍术　治上、中、下湿疾皆可用之。一名山精。经曰：必欲长生，可服山精。结阴阳之精气故也。又见前。

白芍药　酒浸炒，与白术同用则能补脾；与川芎同用，则泻肝；与人参、白术同用则补气。治腹中痛而下痢者必炒，后重不炒。又云：白芍惟治血虚腹痛，诸腹痛皆不可治。芍药白补赤泻。又云：赤者利小便下气，白者止痛散血。又云：血虚寒人禁此一物。古人有言曰：减芍药以避中寒，诚不可忽。

木香　行肝经气，火煨可用。可实大肠，木香专泄胸腹间滞，寒冷气多则次之。其昆仑青木香尤行气。又土青木香不入药。

栀子 屈曲下行降火，又能治块中之火。《本草》云：去热毒风，利五淋，通小便。又云：栀子虽寒无毒，治胃中热气。即亡血、亡精液，脏腑无润养，内生虚热，非此物不可去之。

黄芩 安胎者乃上中二焦药，降火下行也。缩砂安胎，治痛行气也。若血虚而胎不安者，阿胶主之。治痰热者，假此以降其火也。坚实者名子芩，为胜。破者名宿芩，其腹中皆烂，名腐肠，可入肺经也。其坚实条芩入大肠，除热也。

黄连 以姜汁炒辛散，除热有功。《日华子》云：治五劳七伤，止心腹痛，惊悸烦躁，天行热疾及目痛。又宋王微云：黄连味苦，左右相因，断凉涤暑，阐命轻身。缙云昔御，飞毕上旻，不行而至，吾闻其人。又梁江淹云：黄连上草，丹砂之次，御孽辟妖，长灵久视。骖龙行天，驯马匝地，鸿飞以宜，顺道则利。

枳实 泻痰，能冲墙倒壁，滑窍泻气之药。枳实、枳壳，一物也。小则其性酷而速，大则其性详而缓。故张仲景治伤寒仓卒之病、承气汤中用枳实，此其意也。皆取其疏通决泄破结实之义。

皂角刺 治痈疽已溃，能引至溃处甚验。《神仙传》云：崔言者，职隶左亲骑军。一旦得疾，双眼昏，咫尺不辨人物，眉发自落，鼻梁崩倒，肌肤疮癣，皆为恶疾，势不可救。一道流不言名，授其方曰：皂角刺一二斤，为久蒸久晒，研为末，食上浓煎大黄汤，调一钱匕，服一旬，须发再生而愈。又铁碪以煅金银，虽百十年不坏。以捶皂角，则一夕破碎。

射干 属金而有水与火。行太阴厥阴之积痰，使结核自消甚捷。又治便毒，此足厥阴湿气因疲劳而发。取射干三寸与生姜同煎，食前服，利三两行，效。又治喉痛，切一片含之，效。紫花者是，红花者非。此即乌翣根为射干，叶为乌翣。又为扇，又名草姜。《外台》云：治喉痹甚捷。

巴豆 去胃中寒积，无寒积者勿用。

天南星 欲其下行以黄柏引之。天南星，今市人多以由跋小者似天南星，但南星小，柔

腻肌细，炮之易裂，差可辨尔。

石膏 尝观药命名，固有不可晓者，中间亦多有意义，学者不可不察。如以色而名者，大黄、红花、白前、青黛、乌梅之类是也；以气而名者，木香、沉香、檀香、麝香、南星之类是也；以质而名者，厚朴、干姜、茯苓、生地黄之类是也；以味而名者，甘草、苦参、龙胆草、淡竹叶、苦酒之类是也。石膏火煅、细研、醋调封丹炉，其固密甚于石脂，苟非有膏，焉能为用？此兼质兼能而得名，正与石脂同意。阎孝忠妄以方解石为石膏。况石膏甘辛，本阳明经药，阳明经主肌肉。其甘也，能缓脾益气，止渴去火；其辛也，能解肌、出汗，上行至头，又入手太阴、手太阳。彼方解石止有体重质坚，性寒而已。求其所谓石膏而可为三经之主者焉在哉！医欲责效，不其难乎？又云：软石膏可研为末，醋研丸如绿豆大，以泻胃火、痰火、食积，殊验。生钱塘者，如棋子，白澈，最佳。彭城者亦好。又有一种玉火石，医人常用之。云味甘微辛温，治伤寒，发汗止头痛，目昏眩，功与石膏等，故附之。

白粉 胡粉另是一种。乃是锡粉，非铅粉也。盖古人以锡为粉，故名胡粉，不可入药，惟妇人用以附面，喜其色，类肌肉也。又名镴子粉，即是锡也。

鳖甲鳖肉 补阴。鳖，《左传》云：三足者为之能奴菜切，不可食。凡使，须九肋者佳。《药性》云：治劳瘦，除骨热，酽醋炙黄用。又治心腹癥瘕、坚积，尤效。

牛膝 能引诸药下行。凡用土，牛膝，春夏用叶，秋冬用根，惟叶汁之效尤速。《本草》云：男子阴消、老人失溺及寒湿痿痹腰腿之疾不可缺也。又竹木刺入肉，涂之即出。

茺蔚子 即益母草。产前产后诸疾，行血、养血、难产作膏服。此草即益母草也。其苗捣取汁服，主浮肿下水。其子，入洁面药，令人光泽。又《毛诗》云：中谷有蓷，益母也。又云：臭秽臭秽，即茺蔚也。

牛蒡子 一名恶实。洁古云：主风肿毒，利咽膈，吞一粒可出痈疽头。《主治秘诀》云：辛温，润肺散气，捣碎用之。东垣云：味辛平、甘

温，主明目，补中及皮肤风，通十二经。其未去萼时又为之鼠粘子。根为之牛菜，作菜茹，尤益人。

锁阳　味甘可啖，煮粥弥佳。补阴气，治虚而大便燥结者用，虚而大便不燥结者勿用，亦可代苁蓉也。

水萍浮芹　发汗尤甚麻黄。此是水中大萍，非今沟渠所生者。昔楚王渡江所得，非斯实也。又高供奉《采萍时日歌》：不在山，不在岸，采我之时七月半。选甚瘫风与缓风，些小微风都不算。豆淋酒内下三丸，铁幞头上也出汗。

青黛　能收五脏之郁火，解热毒，泻肝，消食积。青黛杀恶虫物，化为水。又《宫气方》小儿疳痢羸瘦，毛焦方歌曰：小儿杂病变成疳，不问强羸女与男。恰似春傍多变动，还如瘦秕困耽耽。又歌曰：烦热毛焦鼻口干，皮肤枯槁四肢瘫。腹中时时更下痢，青黄赤白一般般。眼涩面黄鼻孔赤，谷道开张不欲看。忽然泻下成疳淀，却又浓潆一团团。唇焦呕逆不乳哺，壮热增寒卧不安。腹中有病须医药，何须祈祷信神盘。此方便是青黛散，孩儿百病服来看。

马鞭草　治金疮，行血活血，通妇人月经及血气肚痛，效。

木贼　用发汗至易。去节，锉，以水润湿，火上烘用。《本草》不言发汗，至《易传》写之误也。又云：味甘，微苦，无毒，治目疾，退翳膜，益肝胆，妇人月水不断。得禹余粮、当归、芎䓖，治崩中赤白；得槐鹅、桑耳，肠风下血服之效。

夏枯草　无臭味，治瘰疬。臭草有臭味，方作紧而药，即芫蔚是也。两物俱生于春，但夏枯草先枯而无子；蔚臭草后枯而结黑子。又云：有补养血脉之功。三月四月开花，五月夏至时候枯，盖禀纯阳之气，得阴气则枯也。《本草》云：散瘿结气，脚肿湿痹。

灯笼草　寒，治热痰嗽。佛耳，治寒嗽。

兰叶　禀金水之清气而似有火。人知其花香之贵，而不知为用有方。盖其叶能散久积陈郁之气，甚有力，入药煎煮用之。东垣方中常用矣。东垣云：味甘性寒，其气清香，生津止渴，益气润肌。《内经》云：消诸痹，治之以兰是也。消渴症非此不能，凉胆痹必用。即今之人栽植座右，花开时满室皆香。

蒲公草　又名蒲公英，属土。开黄花似菊花，化热毒，消恶肿结核有奇功。在处田间路侧有之。三月间黄花，味甘，解食毒，散滞气，可入阳明太阴经。洗净细锉，同忍冬藤煎浓汤，入少酒佐之，得治乳痈。服罢随手欲睡，是其功也。睡觉病已安矣。麦熟有之，质甚脆，有白汁，四时常花。花罢飞絮，絮中有子，落处即生。即今之地丁，治疔肿有奇功，故书之。

樗木皮　臭椿根，其性凉而能涩血。樗木臭疏，椿木香实。其樗，用根叶荚。故曰：未见椿上有荚，惟樗木上有荚，以此为异。又有樗鸡，故知。命名不言椿鸡而言樗鸡者，以显有鸡者为樗，无鸡者为椿，其义明矣。

山楂子　消食行结气，健胃，催疮痛。治妇人儿枕痛，浓煎汁，入砂糖调服，立效。

杜仲　洁古云：性温，味辛甘。气味俱薄，沉而降，阳也。其用壮筋骨及弱无力以行。东垣云：杜仲能使筋骨强。百思仙治肾冷暨腰痛。患腰病人虚而身强直，风也。腰不利加而用之。

漏芦　东垣云：是足阳明本经药。大寒无毒，主皮肤热、恶疮疽，通小肠，治泄精、尿血、乳痈及下乳汁。俗名青蒿是也。

姜黄　东垣云：味苦甘辛，大寒无毒。治癥瘕血块、痈肿，通月经，消肿毒。姜黄真者是经种三年以上老姜也。其主治功力烈于郁金。又治气为最。

御米壳　洁古云：味酸涩，主收，固气。东垣云：入肾，治骨病尤佳。今人虚劳嗽者多用。止嗽及湿热泄痢者用。止痢治病之功虽急，杀人如剑，深可戒之！

乌桕木　解蛇毒。

卤碱　一名碱，或作硷。去湿热，消痰，磨积块，洗涤垢腻。量虚实用之，若过服则顿损人。又云：石硷、阿魏皆消磨积块。

缲丝汤　口干消渴者可用此吐之。此物属火，有阴之用。能泻膀胱水中相火，以引清气上朝于口。按究原方治消渴，以此汤饮之。

或以茧壳丝绵汤饮之效。

麻沸汤 成无己云：泻心肠以麻沸汤渍服者，取其气薄而泄虚热也。

潦水 成无己赤小豆汤用潦水者，亦取其水味薄则不助湿气。

白马胫骨 煅过再研用。味甘，寒，可代黄芩、黄连，中气不足者用之。其白马茎味咸，能主男子阴痿，房中术偏用之。又阴干者，末和苁蓉蜜丸，空心酒下四十丸。

羊肉 羊胫骨 治牙齿疏豁须用之。东垣云：《别录》：羊肉，味甘热。《日华子》：治脑风并大风，开胃肥健，补中益气。又羊头，凉，治骨蒸脑热。凡治目疾以青羊肝为佳。

败龟板 属金而有水，阴中阳也。大有补阴之功，而《本草》不言，惜哉！其补阴之功力猛而兼去瘀血，续筋骨，治劳倦。其能补阴者，盖龟乃阴中至阴之物，禀北方之气而生，

故能补阴，治阴血不足。止血，治四肢无力。酥酒猪脂皆可炙用。龟以其灵于物，方家故用以补心，然甚有验。

天雄 洁古云：非天雄不足以补上焦之虚阳。

蛤粉 治痰气，能降，能消，能软，能燥。同香附末、姜汁调服以治痛。以蛤蜊壳火煅过研为粉，不入煎剂。

鳝鱼 善补气，《本草》云：补中益血。又妇人产前有疾可食。

五灵脂 能行血止血。此即寒号虫粪也。《本草》云：治心腹冷气，妇人心痛，血气刺痛，甚效。又止血、行经血有功，不能生血。

人中白 能泻肝火，散阴火。该置于风露下三年者始可用也。

人中黄 性凉，治湿病。《日华子》有方。

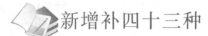 新增补四十三种

防己 气寒，苦辛，阳中之阴。治腰以下至足湿热肿盛，补膀胱，去留热，通行十二经及治中风，手脚挛急。《本草》云：汉防己，君；木防己，使。如陶所注，即是木防己。体用小同。

【按】木、汉二防己即是根苗为名。汉主水气，木主风气。又云：木防己不入药，古方亦通用之，治肺痿咯血多痰。汉防己、葶苈等分为末，糯米饮调下一钱，甚效。

当归 气温味辛，气味俱轻扬也。又阳中微阴，大能和血补血，治血证通用。雷公云：若破血，即使头一节硬实者；若止血行血，可用尾；若一臂用，不如不使，服之无效。易老以为头破血、身行血、尾止血。又云：身养血，若全用和血。《别录》云：大补不足，决取立效之药。气血昏乱，服之而定气血。各有所归之名，故名当归。《本草》云：主咳逆上气，温疟及女子诸疾不足。此说尽当归之用矣。

升麻 阳中微阴，主脾胃，解肌肉间热，脾痹，非升麻梢不能除。手足阳明伤风引用之的药及发解本经风邪。若元气不足者用此于阴中升阳，气上行不可缺也。《本草》云：治肺

痿咳唾脓血。

细辛 气温味辛，手少阴引经之药。治头痛，诸顶头痛诸风通用之药，独活为使。温阴经，去内寒，故东垣治邪在里之表。《本草》云：主咳逆、头痛，百节拘挛，最能温中下气，破痰，利水道。若单服末，不可过半钱，若多即气闭，不通者死，故书于此。

藁本 味辛苦，阳中微阴，太阳经本药。治寒气郁结及巅顶痛、脑齿痛。引诸药上至巅顶及与木香同治雾露之气，是各从其类也。

苏木 味辛甘咸，乃阳中之阴。主破血、产后胀满欲死，排脓止痛，消痈肿瘀血、月经不调及血晕口噤极效。

天麻 气平和，味苦。一名定风草，即此是也。其苗名赤箭。主诸风湿痹、四肢拘挛，小儿痫惊及诸虚眩晕，非此不能除也。凡使勿误用，御风草与天麻相似，误服则令人有肠结之患。戒之！慎之！

赤箭 谨按：今医家见用天麻，即是此赤箭根。今《本草》别是一物。古方用天麻者，不用赤箭。用赤箭者即无天麻。方中诸药

皆同，天麻、赤箭本为一物。今所用不相违，赤箭则言苗用之，有自表入里之功。天麻则言根用之，有自内达外之理。根则抽苗，径直而上；苗则结子，成熟而落。从干而下至土而生。似此粗可识其外内主治之理。

柴胡　气平，味微苦，阴中之阳，乃少阳厥阴行经药也。去往来寒热非柴胡梢子不能除。《本草》治心腹去肠胃中结气，推陈致新，除伤寒心下烦热、痰实。生银州者为胜。《衍义》曰：柴胡《本经》并无一字治劳，今人治劳方中鲜有不用者。呜呼！凡此误世甚多。尝原病劳有一种真脏虚损复受邪热，邪因虚而致劳。故曰：劳者，牢也，当须斟酌用之。如经验方中治劳热，青蒿丸用柴胡正合宜尔，服之无不效。《日华子》又谓补五劳七伤。《药性论》亦谓治劳之羸瘦。若有此等病，苟无实热，医者概而用之，不死何待？注释《本草》，一字亦不可忽，盖万世之后所误无穷耳。苟有明哲之士自可处治，中下之学不肯考究，枉致沦没，可不谨哉？可不戒哉？如张仲景治伤寒寒热往来如疟状，用柴胡正合其宜。

旋覆花　甘，微冷，刺有小毒。主结气胁下满消，胸上痰结，唾如胶漆。一名金沸草也。《衍义》云：行痰水，去头目风。亦走散之药，病人涉虚者不宜多服，利大肠，戒之！

泽泻　咸寒，阴中微阳。入足太阳、少阴经之药。除湿行水之功尤捷。治小便淋闭，去阴间污。若无此疾，服之令人眼疾，诚为行去其水故也。仲景八味丸用之亦不过接引桂附归就肾经，别无他意。服此未有不小便多者，小便即多，肾气焉得复实？今人止泄精，多不敢用。

熟地黄　气寒味苦，阴中之阳，入手少阴厥阴。一名苄，一名芑。大补，血衰者须用之。又能填骨髓，长肌肉，男子五劳七伤，女子伤中，胞漏下血，破恶血溺血。初采得以水浸，有浮者名天黄，不堪用。半沉者名人黄，为次。其沉者名地黄，最佳也。其花，即地髓花。可单服，延年。凡蒸，以木甑砂锅，不可犯铁器。令人肾消，男子损荣，女损卫。生地黄大寒，治妇人崩中血不止及产后血上薄心闷绝，胎动下血，胎不落、坠折伤、瘀血、衄血、吐血，皆可捣饮之。病人

虚而多热者勿用，慎之！

前胡　《本草》云：主痰满、胸膈中痞、心腹结气。推陈致新，半夏为之使。

知母　阴中微阳，肾经之本药。主消渴、热中，下水、补不足，益气，骨热劳，传尸疰病，产后蓐劳，消痰，止嗽。虚人口干加而用之。

贝母　《本草》主伤寒烦热，淋沥，瘕疝，喉痹，金疮，腹中心下结实满，咳嗽上气。《日华子》云：消痰润肺、及烧灰油调敷人恶疮，至能敛疮口。《别说》云：能散心胸郁结之气，殊有功。则诗人所谓采其虻者是也。盖作诗者本以不得志而言之。今用治心中气不快多愁郁者甚有功，信矣！

草豆蔻　气热，味辛，入足太阴阳明经。治风寒客邪在胃，痛及呕吐，一切冷气，面裹煨用。《衍义》云：虚弱不能食者宜此。

玄胡　辛温，手足太阴经药。《象》云：破血，治妇人月水不调，小腹痛及产后诸疾。因血为痛，皆可疗之。

茴香　气平味辛，手足少阴太阳经药也。破一切臭气，调中止呕，下食。《本草》云：主肾劳，癫疝。《液》云：本治膀胱药，以其先丙，故云小肠也，能润丙燥。以其先戊，故云小肠也，能润丙燥。以其先戊，故从丙至壬。又手少阴二药以开上下经之通道，所以壬与丙交也。即怀香子也。

连翘　苦，阴中微阳，升也。入手少阴经，泻心火。降脾胃湿热及心经客热，非此不能除。疮瘘痈肿，不可缺也。治血症以防风为上使，连翘为中使，地榆为下使，不可不知。《衍义》：治利有微血不可热。以连翘为苦燥剂，虚者多致危困，实者宜用之。连轺又名，《本经》不见所注，但仲景方注云：即连翘根也。

大戟　甘寒有毒。主下十二水，腹满急痛，积聚、利大小肠，通月水，治瘀血，能堕胎孕。其叶名泽漆，味甘无毒，主治颇同。

甘遂　甘寒有毒。惟用连珠者，然经中不言。此药专于行水攻决为用，入药须斟酌之。

麦门冬　甘，微寒，阳中微阴。治肺气伏火，主肺保神，强阴益精；又补肺中元气不足，

及治血妄行。《衍义》云：治肺热及虚劳客热。若与地黄、麻仁、阿胶，润经益血，复脉通心。

天门冬 苦、甘、大寒。《药性》云：主肺热咳逆，喘息促急，保定肺气，除寒热，通肾气，治肺痿，生痈吐脓血，止消渴，利小便。《衍义》云：治肺热之功为多，其味苦，但专泻而不专收，寒多之人禁服。

桑白皮 气寒味苦酸，主伤中、五劳、羸瘦，补虚益气，除肺中水气，止呕血，消水肿，利水道，须炒而用之。

牡丹皮 苦辛，阴中微阳，厥阴足少阴之药，治肠胃积血，及衄血、吐血之要药，及治无汗骨蒸。一名百两金。惟小中单叶花红者为佳。

青皮 苦辛咸，阴中之阳，主气滞，破积滞结气，消食，少阳经下药也。陈皮治高，青皮治低，气虚弱少用，治胁痛须醋炒为佳。

槟榔 纯阳，破气，泄胸中至高之气。《象》云：治后重如神。性如铁石之沉，重坠诸药于至下。

桃仁 苦重于甘，阴中阳也。治大便血结、血秘、血燥，通润大便，破血不可无。《心》云：苦以泄滞血，甘以生心血，故凝血须用。又去血中之坚，及通月经。老人虚秘，与柏子仁、火麻仁、松子仁等分，同研，熔白蜡和丸，如梧子大，以黄丹汤下。仲景治中焦畜血用之。

生姜 辛温，俱轻，阳也。主伤寒头痛、鼻塞、咳逆上气，止呕吐之圣药。治咳嗽痰涎多用者，此药能行阳而散气故也。又东垣曰：生姜辛温入肺，如何是入胃口？曰：俗皆以心下为胃口者，非也。咽门之下受有形之物，系谓之系，便为胃口，与肺同处，故入肺而开胃口也。又问曰：人云夜间勿食生姜，食则令人闭气，何也？曰：生姜辛温主开发，夜则气本收敛，反食之开发其气，则违天道，是以不宜。若有病则不然，若破血、调中、去冷、除痰、开胃。须热即去皮，若要冷即留皮用。

赤石脂 气温，味甘酸。《本草》主养心气，明目益精，治腹痛泄癖，下利赤白、小便利及痈疽疮痔，女子崩漏、产难、胞衣不出。其五色石脂各入五脏，补益。涩可以去脱，石脂为收敛之剂，胞衣不出，涩剂可以下之，是赤入丙，白入庚也。

玄参 气微寒味苦，乃足少阴肾经之君药也。《本草》云：主腹中寒热积聚，女子产乳余疾，补肾气，令人目明，主暴中风。易老云：玄参乃枢机之剂，管领诸气，上下肃清而不浊。以此论之，治虚中氤氲之气，无根之火，以玄参为圣药也。

款冬花 气温，味甘辛，温肺止嗽。《本草》主咳逆上气，喘急呼吸，杏仁为之使。《日华子》：消痰止嗽，肺痿肺痈吐血，心虚惊悸。《衍义》云：有人病嗽多日，或教以烧款冬两三枚，于无风处以笔管吸其烟，满口则咽，数日效。

芦根 气寒，味甘。《本草》主消渴、客热、止小便。《金匮玉函》治五噎隔气、烦闷、吐逆、不下食：芦根五两，锉，水三盏，煎二盏，服无时，甚效。

广茂 气温，味辛平。主心膈痛，饮食不消，破痃癖气最良。止痛醋炒服用。

京三棱 辛苦。主老癖癥瘕结块，妇人血脉不调，心腹刺痛。火炮用之。

草龙胆 苦寒。治赤目肿痛，睛胀，瘀肉高起，痛不可忍。以柴胡为主，治眼疾必用之药也。酒浸上行。

车前子 气寒，味甘。主气癃闭，利水道，通小便，除湿痹，肝中风热，冲目赤痛。

麻黄 苦甘，阴中之阳。泄卫中热，去荣中寒，发太阳少阳之汗，入手太阴经。

郁李仁 阴中之阳。破血润燥。

豉 苦咸、纯阳。去心中懊恼，伤寒头痛、烦躁。

瞿麦 辛，阳中微阴，利小便为君。

牡蛎 咸，软痞。又治带下、湿疟、疮肿。为软坚收敛之剂。

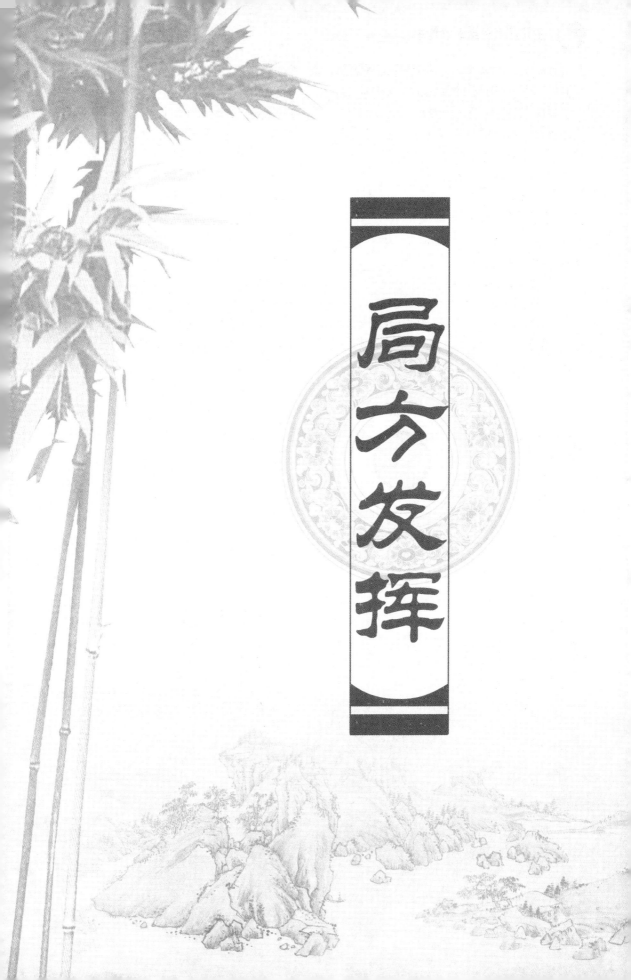

局方发挥

《和剂局方》之为书也。可以据证检方，即方用药，不必求医，不必修制，寻赎见成丸散，病痛便可安痊。仁民之意可谓至矣！自宋迄今，官府守之以为法，医门传之以为业，病者恃之以立命，世人习之以成俗。然予窃有疑焉。何者？古人以神、圣、功、巧言医；又曰医者意也。以其传授虽的，造诣虽深，临机应变，如对敌之将，操舟之工，自非尽君子随时反中之妙，宁无愧于医乎？今乃集前人已效之方，应今人无限之病，何异刻舟求剑，按图索骥，冀其偶然中，难矣！

或曰仲景治伤寒，著一百一十三方；治杂病，著《金匮要略》曰二十有三门。历代名方，汗牛充栋，流传至今，明效大验，显然耳目。今吾子致疑于《局方》，无乃失之谬妄乎？

予曰：医之视病问证，已得病之情矣。然病者一身，血气有浅深，体段有上下，脏腑有内外，时月有久近，形志有苦乐，肌肤有厚薄，能毒有可否，标本有先后，年有老弱，治有五方，令有四时；某药治某病，某经用某药；孰为正治、反治，孰为君臣佐使。合是数者，计较分毫；议方治疗，贵乎适中。今观《局方》，别无病源议论，止于各方条述证候，继以药石之分两，修制药饵之法度，而又勉其多服、常服、久服。殊不知一方通治诸病，似乎立法简便，广络原野，冀获一二，宁免许学士之诮乎？仲景诸方，实万世医门之规矩准绳也，后之欲为方圆平直者，必于是而取则焉。然犹设为问难，药作何应，据以何法。许学士亦曰：我善读仲景书而知其意，然未尝全用其方。《局方》制作将拟仲景耶？故不揣荒陋，敢陈管见，倘蒙改而正诸，实为医道之幸。

今世所谓风病，大率与诸痿证混同论治，良由《局方》多以治风之药，通治诸痿也。古圣论风，论痿，各有篇目；源流不同，治法亦异，不得不辨。按风论，风者，百病之长，至其变化，乃为他病。又曰善行数变，曰因于露风，曰先受邪，曰在腠理，曰客，曰入，曰伤，曰中。历陈五脏与胃之伤，皆多汗而恶风。其发明风邪系外感之病，有脏腑、内外、虚实、寒热之不同，若是之明且尽也。别无瘫痪、痿弱、卒中不省、僵仆、喎斜、挛缩、眩晕、语涩、不语之文。

新旧所录，治风之方凡十道，且即至宝丹、灵宝丹论之，曰治中风不语，治中风语涩。夫不语与语涩，其可一例看乎？有失音不语，有舌强不语，有神昏不语，有口禁不语；有舌纵语涩，有舌麻语涩。治大肠风秘，秘有风热，有风虚，曾谓一方可通治乎？又曰治口鼻出血。夫口鼻出血，皆是阳盛阴虚，有升无降，血随气上，越出上窍。法当补阴抑阳，气降则血归经，岂可以轻扬飞窜之脑、麝，佐之以燥悍之金石乎？又曰治皮肤燥痒。经曰：诸痒为虚，血不荣肌腠，所以痒也。当与滋补药以养阴血，血和肌润，痒自不作。岂可以一十七两重之金石，佐以五两重之脑、麝、香、桂。而欲以一两重之当归和血，一升之童便活血，一升之生地黄汁生血。夫枯槁之血，果能和而生乎？果能润泽肌肉之干瘦乎？又曰：治难产、死胎，血脉不行，此血气滞病也。又曰：治神昏恍惚，久在床枕，此血气虚弱也。夫治血以血药，治虚以补药，彼燥悍香窜之剂，固可以劫滞气，果可以治血而补虚乎？

润体丸等三十余方，皆曰治诸风，治一切风，治一应风，治男子三十六种风。其为主治，甚为浩博，且寒热虚实判然迥别，一方通治，果合经意乎？果能去病乎？

龙虎丹、排风汤俱系治五脏风，而排风又曰风发，又似有内出之意。夫病既在五脏，道远而所感深，一则用麻黄以发表；一则用脑、麝六两以泻其卫，而谓可以治脏病乎？借曰在龙虎则有寒水石一斤以为镇坠；在排风则有白术、当归以为补养，此殆与古人辅佐因用之意合。吁！脏病属里而用发表泻卫之药，宁不犯诛伐无过之戒乎？宁不助病邪而伐根本乎？

骨碎补丸治肝肾风虚，乳香宣经丸治体虚，换腿丸治足三阴经虚。或因风而感虚，或因虚而感风。既曰体虚、肝肾虚、足三阴经虚，病非轻小，理宜补养。而自然铜、半夏、威灵仙、荆芥、地龙、川楝、乌药、防风、牵牛、灵脂、草乌、羌活、石南、天麻、南星、槟榔等疏通燥疾之药，居补剂之太半，果可以补虚乎？

七圣散之治风湿流注，活血应痛丸之治风湿客肾经。卫汗以散风，导水以行湿，仲景法也。观其用药,何者为散风?何者谓行湿?吾不得而知也。

三生饮之治外感风寒,内伤喜怒,或六脉沉伏,或指下浮盛及痰厥气虚,大有神效。治外感以发散,仲景法也;治内伤以补养,东垣法也,谁能易之!脉之沉伏、浮盛,其寒热、表里、虚实之相远,若水火然,似难同药。痰厥因于寒或能成功,血气虚者何以收救?

已上诸疑,特举其显者耳。若毫分缕析,更仆未可尽也,姑用實之妄言。

或曰,吾子谓《内经》风论主于外感,其用麻黄、桂枝、乌、附辈将以解风寒也,其用脑、麝、威灵仙、黑牵牛辈将以行凝滞也。子之言过矣!

予应之曰:风病外感,善行数变,其病多实少虚,发表行滞,有何不可?治风之外,何为又历述神鬼恍惚、起便须人、手足不随、神志昏愦、瘫痪㖞曳、手足筋衰、眩晕倒仆、半身不遂、脚膝缓弱、四肢无力、颤掉拘挛、不语语涩、诸痿等证悉皆治之。

考诸痿论,肺热叶焦,五脏因而受之,发为痿躄。心气热生脉痿,故胫纵不任地。肝气热生筋痿,故宗筋弛纵。脾气热生肉痿,故痹而不仁。肾气热生骨痿,故足不任身。又曰:诸痿皆属于上。谓之上者,指病之本在肺也。又曰昏惑,曰郁冒,曰蒙昧,曰暴瘖,曰瞀瘈,皆属于火。又曰:四肢不举,曰舌本强,曰足痿不收,曰痰涎有声,皆属于土。又《礼记》注曰:鱼肉天产也,以养阳作阳德。以为倦怠,悉是湿热内伤之病,当作诸痿治之。何《局方》治风之方,兼治痿者十居其九?不思诸痿皆起于肺热,传入五脏,散为诸证。大抵只宜补养,若以外感风邪治之,宁免虚虚实实之祸乎?

或曰:经曰,诸风掉眩,皆属于肝;诸暴强直,皆属于风。至于掉振不能久立,善暴僵仆,皆以为木病。肝属木,风者木之气。曰掉、曰掉振,非颤掉乎?曰眩,非眩晕乎?曰不能久立,非筋衰乎?非缓弱无力乎?曰诸暴强直,非不随乎?曰善暴僵仆,非倒仆乎?又曰瞀闷,曰瞀昧,曰暴病,曰郁冒蒙昧、暴瘖、曰瞀瘈,与上文所谓属

肝、属风、属木之病相似,何为皆属于火?曰舌本强,曰痰涩有声,何为皆属于土?痿论俱未尝言及,而吾子合火土二家之病,而又与倦怠并言,总作诸痿治之,其将有说以通之乎?

予应之曰:按《原病式》曰,风病多因热甚。俗云风者,言末而忘其本也。所以中风而有瘫痪诸证者,非谓肝木之风实甚而卒中之也,亦非外中于风。良由将息失宜,肾水虚甚,则心火暴盛,水不制火也。火热之气怫郁,神明昏冒,筋骨不用,而卒倒无所知也。亦有因喜、怒、思、悲、恐五志过极而卒中者,五志过热甚故也。又《原病》曰:脾之脉连舌本、散舌下。今脾脏受邪,故舌强。又河间曰:谓膈热甚,火气炎上,传化失常,故津液涌而为痰涎潮上,因其稠粘难出故作声也。一以属脾,一以为胃热,谓之属火与土,不亦宜乎?虽然岐伯、仲景、孙思邈之言风,大意似指外邪之感;刘河间之言风,明指内伤热证,实与痿论所言诸痿生于热相合。外感之邪有寒、热、虚、实,而挟寒者多;内伤之热皆是虚证,无寒可散,无实可泻。《局方》本为外感立方,而以内伤热证混同出治,其为害也,似非细故。

或曰:风分内外,痿病因热,既得闻命矣。手阳明大肠经,肺之腑也;足阳明胃经,脾之腑也。治痿之法取阳明一经,此引而未发之言,愿明以告我。

予曰:诸痿生于肺热,只此一句便见治法大意。经曰,东方实西方虚,泻南方补北方,此固是就生克言补泻,而大经大法不外于此。东方木,肝也;西方金,肺也;南方火,心也;北方水,肾也。五行之中,惟火有二,肾虽有二,水居其一,阳常有余,阴常不足。故经曰,一水不胜二火,理之必然。

肺金体燥而居上,主气,畏火者也。脾土性湿而居中,主四肢,畏木者也。火性炎上,若嗜欲无节,则水失所养,火寡于畏,而侮所胜,肺得火邪而热矣。木性刚急,肺受热则金失所养,木寡于畏,而侮所胜,脾得木邪而伤矣。肺热而不能管摄一身,脾伤则四肢不能为用,而诸痿之病作。泻南方,则肺金清而东方不实,何脾伤之有?补北方,则心火降而西方

不虚，何肺热之有？故阳明实，则宗筋润，能束骨而利机关矣，治痿之法无出于此。

骆隆吉亦曰，风火既炽，当滋肾水。东垣先生取黄柏为君，黄芪等补药之辅佐以治诸痿，而无一定之方。有兼痰积者，有湿多者，有热多者，有湿热相半者，有挟气者，临病制方，其善于治痿者乎。

虽然药中肯綮矣，若将理失宜，圣医不治也。天产作阳，厚味发热，先哲格言。但是患痿之人，若不淡薄食味，吾知其必不能安全也。

或曰：小续命汤与《要略》相表里，非外感之药乎？地仙丹治劳作肾惫，非内伤之药乎？其将何以议之？

予曰：小续命汤比《要略》少当归、石膏，多附子、防风、防己，果与仲景意合否也？仲景谓汗出则止药；《局方》则曰：久服差。又曰：久病风阴晦时更宜与，又曰：治诸风。似皆非仲景意。

地仙丹既曰补肾，而滋补之药与憯燥走窜之药相半用之，肾恶燥，而谓可以补肾乎？借曰足少阴经非附子辈不能自达，八味丸，仲景肾经药也，八两地黄以一两附子佐之。观此则是非可得而定矣，非吾之过论也。

又观治气一门。有曰治一切气，冷气、滞气、逆气、上气，用安息香丸、丁沉丸、大沉香丸、苏子丸、匀气散、如神丸、集香丸、白沉香丸、煨姜丸、盐煎散、七气汤、九痛温白丸、生姜汤。其治呕吐、膈噎也，用五膈丸、五膈宽中散、膈中散、酒癥丸、草豆蔻丸、撞气丸、人参丁香散。其治吞酸也，用丁沉煎丸、小理中丸。其治痰饮也，用倍术丸、消饮丸、温中化痰丸、五套丸。且于各方条下，或曰口苦失味，曰噫酸，曰舌涩，曰吐清水，曰痞满，曰气急，曰胁下急痛，曰五心中热、口烂生疮，皆是明著热证，何为率用热药？

夫周流于人之一身以为生者，气也。阳往则阴来，阴往则阳来，一升一降，无有穷已。苟内不伤于七情，外不感于六淫，其为气也，何病之有？今曰冷气、滞气、逆气、上气，皆是肺受火邪，气得炎上之化，有升无降，熏蒸清道，甚而至于上焦不纳，中焦不化，下焦不

渗，展转传变，为呕、为吐、为膈、为噎、为痰、为饮、为翻胃、为吞酸。

夫治寒以热，治热以寒，此正治之法也。治热用热，治寒用寒，此反佐之法也。详味前方，既非正治，又非反佐，此愚之所以不能无疑也。

【谨按】《原病式》曰：诸呕吐酸，皆属于热；诸积饮痞膈中满，皆属于湿；诸气逆冲，上呕涌溢，食不下，皆属于火；诸坚痞腹满，急痛吐腥秽，皆属于寒。深契仲景之意。

《金匮要略》曰：胸痹病，胸背痛，栝蒌薤白汤主之；胸痹心痛彻背，栝蒌薤白半夏汤主之；心下痞气，气结在胸，胁下上逆抢心者，枳实薤白瓜蒌桂枝汤主之；呕而心下痞者，半夏泻心汤主之；干呕而利者，黄芩加半夏生姜汤主之；诸呕吐，谷不得入者，小半夏汤主之；呕吐，病在膈上者，猪苓汤主之；胃反呕吐者，半夏参蜜汤主之；食已即吐者，大黄甘草汤主之；胃反，吐而渴者，茯苓泽泻汤主之；吐后欲饮者，文蛤汤主之；病似呕不呕，似哕不哕，心中无奈者，姜汁半夏汤主之；干呕，手足冷者，陈皮汤主之；哕逆者，陈皮竹茹汤主之；干呕下利者，黄芩汤主之；气冲上者，皂荚丸主之；上气脉浮者，厚朴麻黄汤主之；上气脉沉者，泽漆汤主之；大逆上气者，麦门冬汤主之；心下有痰饮，胸胁支满，目眩，茯苓桂枝汤主之；短气有微饮，当从小便出之，宜茯苓桂术甘草汤，肾气丸亦主之；病者脉伏，其人欲自利，利者反快，虽利心下续坚满者，此为留饮欲去，故立甘遂半夏汤主之；病悬饮者，十枣汤主之；病溢饮者，当发其汗，宜大青龙汤，又宜小青龙汤；心下有支饮，其人苦冒眩，泽泻汤主之；支饮胸满者，厚朴大黄汤主之；支饮不得息，葶苈大枣泻肺汤主之；呕家本渴，今反不渴，心中有支饮故也，小半夏汤主之；卒呕吐，心下痞，膈间有水，眩悸者，小半夏加茯苓汤主之；假令瘦人，脐下有悸者，吐涎沫而头眩，水也，五苓散主之；心胸有停痰、宿水，自吐水后，心胸间虚，气满不能食，消痰气令能食，茯苓饮主之；先渴后呕，为水停心下，此属饮家，半夏加茯苓汤主之。

观其微意，可表者，汗之。可下者，利之。滞者，导之。郁者，扬之。热者，清之。寒者，

温之。偏寒、偏热者，反佐而行之。挟湿者，淡而渗之。挟虚者，补而养之。何尝例用辛香燥热之剂，以火济之火。实实虚虚，咎将谁执？

或曰：《脉诀》谓热则生风，冷生气，寒主收引。今冷气上冲矣，气逆矣，气滞矣，非冷而何？吾子引仲景之言而斥其非。然而诸气、诸饮、呕吐、反胃、吞酸等病，将无寒证耶？

予曰：五脏各有火，五志激之，其火随起。若诸寒为病，必须身犯寒气，口得寒物，乃为病寒。非若诸火病自内作，所以气之病寒者，十无一二。

或曰：其余痰气、呕吐者酸，噎膈反胃，作热、作火论治，于理可通。若病人自言冷气从下向上者，非冷而何？

予曰：上升之气，自肝而出，中挟相火，自下而出，其热为甚，自觉其冷，非真冷也。火极似水，积热之甚，阳亢阴微，故见此证。冷生气者，出高阳生之谬言也。若病果因感寒，当以去寒之剂治之。何至例用辛香燥热为方，不知权变，宁不误人！

或曰：气上升者，皆用黑锡丹、养正丹、养气丹等药以为镇坠。然服之者，随手得效。吾子以为热甚之病，亦将有误耶？

予曰：相火之外，又有脏腑厥阳之火。五志之动，各有火起。相火者，此经所谓一水不胜二火之火，出于天造。厥阳者，此经所谓一水不胜五火之火，出于人欲。气上升也，随火炎上，升而不降，孰能御之？今人欲借丹剂之重坠而降之。气郁为湿痰，丹性热燥，湿痰被劫，亦为暂开，所以清快。丹药之法偏助狂火，阴血愈耗，其升愈甚。俗人喜温，迷而不返，被此祸者，滔滔皆是。

或曰：丹药之坠，欲降而升，然则如之何则可？

予曰：投以辛凉，行以辛温，制伏肝邪。治以咸寒，佐以甘温，收以苦甘，和以甘淡，补养阴血，阳自相附，阴阳比和，何升之有？先哲格言，其则不远，吾不赘及。

或曰：吐酸，《素问》明以为热，东垣又言为寒何？

予曰：吐酸与吞酸不同。吐酸是吐出酸水如醋，平时津液随上升之气，郁积而成。郁积之久，湿中生热，故从火化，遂作酸味，非热而何？其有积之于久，不能自涌而出，伏于肺胃之间，咯不得上，咽不得下，肌表得风寒则内热愈郁，而酸味刺心。肌表温暖，腠理开发，或得香热汤丸，津液得行，亦得暂解，非寒而何？

《素问》言热者，言其本也；东垣言寒者，言其末也。但东垣不言外得风寒，而作收气立说，欲泻肺金之实，又谓寒热不可治酸，而用安胃汤、加减二陈汤，俱犯丁香，且无治热湿郁积之法，为未合经意。

予尝治吞酸用黄连、茱萸各制炒，随时令迭为佐使，苍术、茯苓为主病，汤浸炊饼为小丸，吞之。仍教以粗食蔬菜自养，则病易安。

或曰：苏合香丸虽是类聚香药，其治骨蒸殗殜、月闭、狐狸等病，吾子以为然乎？

予曰：古人制方，用药群队者，必是攻补兼施，彼此相制，气味相次，孰为主病，孰为引经，或用正治，或用反佐，各有意义。今方中用药一十五味，除白术、朱砂、诃子共六两，其余一十二味，共二十一两，皆是性急轻窜之剂。往往用之于气病与暴仆昏昧之人，其冲突经络，漂荡气血，若摧枯拉朽然。不特此也，至如草豆蔻散，教人于夏月浓煎以代热水。夫草豆蔻性大热，去寒邪，夏月有何寒气而欲多服。缩脾饮用草果亦是此意。且夏食寒，所以养阳也。草豆蔻、草果其食寒之意乎？

不特此也，抑又有甚者焉。接气丹曰阳气暴绝当是阴先亏，阴先亏则阳气无所依附，遂致飞越而暴绝也。上文乃曰阴气独盛。阴气若盛，阳气焉有暴绝之理？假令阳气暴绝，宜以滋补之剂保养而镇静之。庶乎其有合夏食寒，以为养阳之本，何致又服辛香燥热之剂乎？且此丹下咽，暴绝之阳果能接乎？孰为是否，君其筹之。

或曰：《局方》言阴胜，阴邪盛也。阴邪既盛，阳有暴绝之理。子之所言，与阳气相对待之阴也。果有阴亏而阳绝者，吾子其能救之乎？

予曰：阴阳二字固以对待而言，所指无定在，或言寒热，或言血气，或言脏腑，或言表里，或言动静，或言虚实，或言清浊，或言奇偶，或言上下，或言正邪，或言生杀，或言左右。求其立言之意，当是阴鬼之邪耳。阴鬼为邪，自当作邪鬼治之。若阴先亏而阳暴绝者，尝治一人矣。

浦江郑兄，年近六十，奉养受用之人也。仲夏久患滞下，而又犯房劳。忽一晚正走厕间，两手舒撒，两眼开而无光，尿自出，汗出雨，喉如拽锯，呼吸甚微，其脉大而无伦次、无部位，可畏之甚。余适在彼，急令煎人参膏，且与灸气海穴。艾炷和小指大，至十八壮，右手能动；又三壮，唇微动。参膏亦成，遂与一盏，至半夜后尽三盏，眼能动；尽二斤方能言而索粥；尽五斤而利止；十斤而安。

或曰：诸气、诸饮与呕吐吞酸、膈噎反胃等证，《局方》未中肯綮，我知之矣。然则《要略》之方，果足用乎？抑犹有未发者乎？

予曰：天地气化无穷，人身之病亦变化无穷。仲景之书，载道者也。医之良者，引例推类，可谓无穷之应用，借令略有加减修合，终难逾越矩度。

夫气之初病也，其端甚微，或因些少饮食不谨；或外冒风雨；或内感七情；或食味过厚，偏助阳气，积成膈热；或资禀充实，表密无汗；或性急易怒，火炎上以致津液不行，清浊相干。气为之病，或痞或痛，不思食，或噫腐气，或吞酸，或嘈杂，或胀满。不求原本，便认为寒，遽以辛香燥热之剂投之，数贴时暂得快，以为神方。厚味仍前不节，七情反复相仍，旧病被劫暂开，浊液易于攒聚，或半月、或一月，前证复作。如此延蔓，自气成积，自积成痰，此为痰、为饮、为吞酸之由也。

良工未遇，谬药又行，痰挟瘀血，遂成窠囊，此为痞、为痛呕吐、为噎膈反胃之次第也。饮食汤液滞泥不行，渗道塞涩，大便或秘、或溏，下失传化，中焦愈停。医者不察，犹执为冷，翻思前药，随手得快。至此宾主皆恨药欠燥热，颙伺久服，可以温脾壮胃，消积行气，

以冀一旦豁然之效。不思胃为水谷之海，多血多气，清和则能受；脾为消化之气，清和则能运。今反得香热之偏助，气血沸腾。其始也，胃液凝聚，无所容受；其久也；脾气耗散，传化渐迟。其有胃热易饥，急于得食，脾伤不磨，郁积成痛。医者犹曰：虚而积寒，非寻常草木可疗，径以乌附助佐丹剂，专意服饵。积而久也，血液俱耗，胃脘干槁。其槁在上，近咽之下，水饮可行，食物难入，间或可入，亦不多，名之曰噎。其槁在下，与胃为近，食虽可入，难尽入胃，良少复出，名之曰膈，亦曰反胃，大便秘少，若羊矢然。名虽不同，病出一体。

《要略》论饮有六，曰痰饮、悬饮、溢饮、支饮、留饮、伏饮，分别五脏诸证，治法至矣，尽矣！第恨医者不善处治，病者不守禁忌，遂使药助病邪，辗转深痼，去生渐远，深可哀悯。

或曰：《千金》诸方，治噎膈反胃，未尝废姜、桂等剂，何吾子之多言也？

予曰：气之郁滞，久留清道，非借香热不足以行。然悉有大黄、石膏、竹茹、芒硝、泽泻、前胡、朴硝、茯苓、黄芩、芦根、栝蒌等药为之佐使。其始则同。其终则异，病邪易伏，其病自安。

或曰：胃脘干槁者，古方果可治乎？将他有要捷之法者，或可补前人未发者乎？

予曰：古方用人参以补肺，御米以解毒，竹沥以消痰，干姜以养血，粟米以实胃，蜜水以润燥，姜以去秽，正是此意。张鸡峰亦曰：噎当是神思间病，唯内观自养，可以治之。此言深中病情，而施治之法，亦为近理。

夫噎病生于血干。夫血，阴气也。阴主静，内外两静，则脏腑之火不起，而金水二气有养，阴血自生，肠胃津润，传化合宜，何噎之有？因触类而长，曾制一方，治中年妇人，以四物汤，加和白陈皮、留尖桃仁、生甘草、酒红花，浓煎，入驴尿饮，以防其或生虫也，与数十贴而安。又台州治一匠者，年近三十，勤于工作，而有艾妻，且喜酒。其面白，其脉涩，重则大而无力。令其谢去工作，卧于牛家，取新温牛乳细饮之，每顿进一杯，一昼夜可饮五七次，尽却食物，以渐而至八

九次，半月大便润，月余而安。然或口干，盖酒毒未解，间饮甘蔗汁少许。

或者又曰：古方之治噎膈反胃，未有不言寒者，子何不思之甚？

予曰：古人著方，必为当时抱病者设也。其人实因于寒，故用之而得效，后人遂录以为今式，不比《局方》泛编成书，使天下后世之人，凡在此证者，率遵守以为之定法，而专以香热为用也。虽然挟寒者亦或有之，但今人之染此病，率因痰气，久得医药传变而成，其为无寒也明矣！

或曰：治脾肾以温补药，岂非《局方》之良法耶？吾子其将何以议之？

予曰：众言淆乱。必折诸圣。切恐脾肾有病，未必皆寒。观其养脾丸，治脾胃虚冷，体倦不食；嘉禾散，治脾胃不和，不能多食；消食丸，治脾胃俱虚，饮食不下；小独圣丸，治脾胃不和，不思饮食；大七香丸，治脾冷胃虚，不思饮食；连翘丸，治脾胃不和，饮食不下；分气紫苏饮，治脾胃不和；木香饼子，治脾胃虚寒；温中良姜丸，曰温脾胃；夺命抽刀散，曰脾胃冷；烧脾散，曰脾胃虚；进食散，曰脾胃虚冷，不思饮食；丁香煮散，曰脾冷胃寒；二姜丸，曰养脾温胃；姜合丸，曰脾胃久虚；蓬煎丸，曰脾胃虚弱；守金丸，曰脾胃虚冷；集香丸，曰脾胃不和；蟠葱散，曰脾胃虚冷；壮脾丸，曰脾胃虚弱；人参丁香散，曰脾胃虚弱；人参煮散，曰脾胃不和；丁沉透膈汤，曰脾胃不和；丁香五夺丸，曰脾胃虚弱；腽肭脐丸之壮气暖肾；菟丝子丸之治肾虚；金钗石斛丸之治气不足；茴香丸之治脏虚冷；玉霜丸之治气虚；安肾丸之治肾积寒；麝香鹿茸丸之益气；养正丹之治诸虚；朴附丸之治脾胃虚弱；接气丹之治真气虚；四神丹之治五脏；沉香鹿茸丸之治气不足；椒附丸之温五脏；苁蓉大补丸之治元脏元气虚；钟乳白泽丸之治诸虚；三建汤之治气不足。甚者类聚丹剂，悉曰补脾胃、温脾胃、补肾、补五脏、补真气。而各方条下，曰舌苦、曰面黄、曰舌苦无味、曰中酒吐酒、曰酒积、曰酒癖、曰饮酒多、曰酒过伤、曰气

促喘急、曰口淡、曰舌涩、曰噫醋、曰舌干、曰溺数、曰水道涩痛、曰小便出血、曰口苦、曰咽干、曰气促、曰盗汗、曰失精、曰津液内燥、曰气上冲、曰外肾痒、曰枯槁失血、曰口唇干燥、曰喘满、曰肢体烦疼、曰衄血、曰小便淋沥，悉是明具热证，如何类聚燥热，而谓可以健脾温胃而滋肾补气乎？

经曰：热伤脾。常服燥热，宁不伤脾乎？又曰：肾恶燥。多服燥热，宁不伤肾乎？又曰：热伤元气。久服燥热，宁不伤气乎？又曰用热远热；又曰有热者，寒而行之。此教人用热药之法。盖以热药治寒病，苟无寒药为之响导、佐使，则病拒药而扦格不入。谓之远热者，行之有寒也。两句同一意，恐后人不识此理，故重言以明之。今《局方》辛香燥热以类而聚之，未尝见其所谓远热也。用热而不远热，非唯不能中病，抑且正气先伤，医云乎哉？

夫良医之治病也，必先求其得病之因。其虚邪也，当治其母；实邪也，当治其子；微邪也，当治其所胜；贼邪也，当治其所不胜；正邪也，当治其本经。索矩又谓杂合受邪，病者所受非止一端。又须察其有无杂合之邪，轻重较量，视标本之缓急，以为施治之先后。今乃一切认为寒冷，吾不知脾胃与肾，一向只是寒冷为病耶？论方至此，虽至愚昧不能不致疑也。

吾又考之《要略》矣。诸呕吐，谷不得入者，小半夏汤主之；疸病，寒热不食，食则头眩，心胸不安者，茵陈蒿汤主之；身肿而冷，胸窒不能食，病在骨节，发汗则安；心胸停痰，吐水，虚满不能食者，茯苓汤主之；中风，手足拘急，恶寒不欲饮食者，三黄汤主之；下利，不欲饮食者，大承气汤主之；五劳虚极羸瘦，不能食者，大黄䗪虫丸主之；虚劳不足，汗出而闷，脉结心悸者，炙甘草汤主之；虚劳腰痛，小腹拘急者，八味丸主之；虚劳不足者，大薯蓣丸主之；虚劳、虚烦不得眠者，酸枣仁汤主之。夫呕者、胸满者、吐水者、下利者、恶寒者、肿而冷者、不能饮食者、虚劳羸瘦者、虚劳汗而悸者、虚劳而腰痛者、虚劳不足者、虚劳烦而不眠者，自《局方》之法观之，宁不认为寒冷而以热药行之乎？仲景施治则不然也，痰者导之，热者清之，积者化之，湿者渗之，中气清和，自然安裕。虚者补

之,血凝者散之,躁者宁之,热者和之,阴气清宁,何虚劳之有也?

或曰:伤寒一门,虽取杂方,仲景之法亦摘取之矣。吾子其妄言乎?

予曰:伤寒之法,仲景而下,发明殆尽。《局方》是否,愚不必赘。虽然仲景论伤寒矣,而未及乎中寒,先哲治胃大寒而昏中者,用附子理中汤而安,其议药则得之矣。曰伤、曰中,未闻有议其意同之者。予俛而思之,伤寒有即病、有不即病,必大发热,病邪循经而入,以渐而深;中寒则仓卒感受,其病即发而暴。伤寒之人,因其旧有郁热,风寒外邪,肌腠自密,郁发为热。其初也,用麻黄、桂枝辈微表而安,以病体不虚也;中寒之人,乘其腠理疏豁,一身受邪,难分经络,无热可发,温补自解,此谓气之大虚也。伤寒,热虽甚不死;中寒,若不急治,去生甚远。其虚实盖可见矣。

或曰:脾胃一门,子以《局方》用药太热,未合经意。若平胃散之温和。可以补养胃气,吾子以为何如?

予曰:苍术性燥气烈,行温解表,甚为有力。厚朴性温散气,非胀满实急者不用,承气用之可见矣。虽有陈皮、甘草之甘缓、甘辛,亦是决裂耗散之剂,实无补土之和。经谓:土气大过曰敦阜,亦能为病。况胃为水谷之海,多气多血。故因其病也,用之以泻有余之气,使之平尔。又虽察其挟寒,得寒物者投之胃气和平,便须却药。谓之平者,非补之谓,其可常服乎?

或曰:调胃承气,亦治胃病。谓之调者,似与平胃散之平,意义相近。何用药之相远也?

予曰:调胃承气治热,中、下二焦药也。经曰:热淫于内,治以咸寒,佐以苦甘。功在乎导利而行之以缓。平胃散止治湿,上焦之药也。经曰:湿上甚而热,治以苦温,佐以甘辛。以汗为效而止。

或曰:治湿不利小便,非治也。非仲景法耶?何子言之悖也?

予曰:淡渗治湿,以其湿在中下二焦。今湿在上,宜以微汗而解,不欲汗多,故不用麻黄、干葛辈。

或曰:《局方》用药多是温补,或以为未合中道。积热、痼冷二门,其治作,其取用,吾子其无以议之矣。

予曰:张仲景言一百八病。五劳、六极、七伤与妇人共三十六病。孙真人言四百四病。凡遇一病,须分寒热,果寒耶则热之,果热耶则寒之,寒热甚耶则反佐而制之。今列病之目,仅十有余,而分积热、痼冷两门,何不思之甚也。

《要略》,中风脉紧为寒,浮为虚;肺痿吐涎不能咳,不渴必遗溺,此为肺中冷,甘草干姜汤温之;腹满痛,时减如故,此为寒,宜温之;下利,欲嚏不能,此腹中寒也;胁下偏痛,脉弦紧,此寒也,宜大黄附子细辛汤温之;痰饮,脉双弦者,寒也;黄疸发热,烦喘,胸满口燥,又被火劫其汗,病从湿得,身尽热而黄,此热在内,宜下之;下利,脉数而渴,设不差,则圊脓血,以其有热也;妇人能食,病七八日而更发热者,此为胃实气热,宜大承气下之;产后七八日,若太阳证,小腹坚满,此恶露不尽;不大便四五日,发热,晡时烦躁,食则妄言,此热在里,结在膀胱,宜大承气利之安;妇人或中风,或伤寒,经水适来、适断,有寒热,皆为热入血室。

今《局方》不曾言病,而所谓寒与热者,其因何在?其病何名?果然杂合所受邪,果无时令、资禀之当择耶?据外证之寒热而遂用之,果无认假为真耶?果以是为非也。

或曰:以寒热为篇目,固未合经意。若其诸方,果有合乎?

予曰:有积热为篇目,固有可议。若诸方之制作、取用尽有妙理,吾其为子发明前人之意,恐可为用者涓埃之助。

夫紫雪者,心脾肝肾经之药也;通中散、洗心散,表里血气之药也;凉膈散,心肺脾胃之药也;龙脑饮子、胜冰丹、真珠散、灵液丹,上中二焦之药也;碧雪鸡苏丸、三黄丸、八正散,三焦药也;甘露丸,心脾肝之药也;凉膈丸，心脾胃之药也；抱龙丸、麦门冬散，心肺肝之药也；妙香丸，疏快肠胃，制伏木火药也；甘露饮，心肺胃药也；五淋散，血而里药也；消毒饮，气而表药也；麻仁丸，气而里药也；导赤丸，气与血而里药也；导赤散，心小肠药也。有升有降，有散有补，有渗导，有驱逐，有因用，有引经。或缓之以甘，或收之以酸，或行之以香，或因之以蜡，或燥之以苦。观其立方各有所主，用方之人宜求其意。

若夫瘤冷门，尤有可议者。冷即寒也，《内经》以寒为杀厉之气。今加瘤于冷之上，岂非指身恶寒而口喜热之病耶？若以此外证便认为瘤冷，宜乎夏英公之常饵乌附，常御绵帐。不知湿痰积中，抑遏阳气，不得外泄，身必恶寒。经曰：亢则害，承乃制。又刘河间曰：火极似水，故见此证。当治以咸寒，佐以甘温，视标本之先后，正邪之虚实，孰缓孰急，为之正法。何至类用乌附丹剂僭燥之药，抱薪救火，屠刽何异？古人治战栗，有以大承气汤下之而愈。恶寒战栗，明是热证，亦是因久服热药，药而得之者，但有虚实之分耳。

进士周本道，年近四十，得恶寒证，服附子数日而病甚。求余治，诊其脉弦而似缓，遂以江茶入姜汁、香油些少，吐痰一升许，减绵大半。又以通圣散去麻黄、大黄、芒硝，加当归、地黄，百余贴而安。

又一色目妇人，年近六十，六月内常觉恶寒战栗，喜啖热、御绵，多汗如雨，其形肥肌厚。已得附子二十余，但浑身痒甚，两手脉沉涩，重取稍大，知其热甚而血虚也。以四物汤去川芎，倍地黄，加白术、黄芪、炒柏、生甘草，人参，每贴三两重。方与一贴腹大泄，目无视，口无言。予知其病热深而药无反佐之过也。仍与前药熟炒与之，盖借火力为响导。一贴利止，四贴精神回，十贴病全安。

又蒋氏妇，年五十余。形瘦面黑，六月喜热恶寒，两手脉沉而涩，重取似数。以三黄丸下以姜汁，每三十粒，三十贴微汗而安。

彼以积热、瘤冷为叙方之篇目，其得失可知矣。

泄痢一门，其用钟乳健脾丸、朝真丸、驻车丸、诃梨勒丸、大温脾丸、大黄连阿胶丸、胡粉丸、桃花丸、诃梨勒散、木香散、七枣汤、赤石脂散、养脏汤、御米汤、金粟汤、狗头骨丸、豆蔻丸、肉豆蔻散、三神丸、丁香豆蔻散、止泻丸，皆用热药为主治，以涩药为佐使，当为肠虚感寒而成滑痢者设也。彼泻痢者，将无热证耶？将无积滞耶？

《内经》曰：春伤于风，夏为脓血，多属滞下。夫泻痢证，其类尤多。先贤曰湿多成泻。此确论也。曰风、曰湿，固不可得而通治矣。况风与湿之外，又有杂合受邪，似难例用涩热之剂。今方中书证有兼治里急者，有兼治后重者，有兼治里急后重者，此岂非滞下之病乎？今泻利与滞下混同论治，实实虚虚之患，将不俟终日矣。

或曰：然则泻痢与滞下为病不同，治法亦别。吾子其能通之乎？

予曰：经曰：暴注下迫，皆属于热；又曰：暴注属于火；又下痢清白属于寒。热，君火之气；火，相火之气；寒，寒水之气。属火热者二，属水寒者一。泻痢一证，似乎属热者多，属寒者少。详玩《局方》，专以热涩为用，若用之于下痢清白而属于寒者斯可矣。经所谓下迫者，即里急后重之谓也。其病属火，相火所为，其毒甚于热也。投以涩热，非杀之而何？

【谨按】仲景之法，谓下痢脉滑而数者，有宿食，当下之，下痢脉迟而滑者，实也，痢为未止，急下之；下痢脉反滑，当有所去，下之安；下痢不欲食，有宿食者，当下之；痢，腹满痛为寒、为实，当下之；下痢腹坚实，当下之；下痢谵语，有燥矢，当下之；下痢三部皆平，按之心下坚，急下之；下痢已差，至其时复发者，此为下未尽，更下之安。下痢脉大浮弦，下之当自愈。风寒下者，不可下，下后心下坚痛脉迟，此为寒，宜温之；脉浮大，此为虚，强下之故也。设脉浮革者，因而肠鸣，当温之；下痢脉迟紧，痛未欲止，当温之；下痢心痛急，当救里，可与理中、四逆、附子辈；下痢大孔痛，宜温之。观仲景可下者十法，可温者五法。谓之下者，率用承气加减，何尝以砒丹巴硇决烈燥热重毒之剂。谓之温者，率用姜附为主，何尝用钟乳、龙骨、石脂、粟壳紧涩燥毒之剂。

或曰：可下者，岂非肠胃有积滞乎？不用砒丹巴硇，恐积滞未易行也。吾子以为未然，幸发明承气之意可乎？

予曰：大黄之寒，其性善走，佐以厚朴之温，善行滞气，缓以甘草之甘，饮以汤液，灌涤肠胃，滋润软快，无所留滞，积行即止。砒丹巴硇，毒热类聚，剂成丸药，其气凶暴，其体重滞，积垢虽行，毒气未过。譬如强暴贪贼，手持兵刃，其可使之徘徊顾瞻于堂奥间乎？借使有愈病之功，其肠胃清淳之气，能免旁损暗伤之患乎？

仲景治痢，可温者温，可下者下，或解表，或利小便，或待其自已。区别易治、难治、不治之证，至为详密。然犹与滞下混同立方命论。其后刘河间分别在表、在里，挟风、挟湿、挟热、挟寒、挟虚，明著经络，堤防传变，大概发明滞下证治，尤为切要。和血则便脓自愈，调气则后重自除。此实盲者之日月，聋者之雷霆也。

或曰：《局方》治法，将终不能仿佛仲景之方耶？

予曰：圆机活法，《内经》具举，与经意合者，仲景之书也。仲景因病以制方，《局方》制药以俟病，若之何其能仿佛也。宋命近臣雠校方书，彼近臣者术业素异，居养不同，焉知为医之事哉？虽然知尊仲景矣，亦未尝不欲效之也，徒以捧心效西施尔。

观桃花丸一方可见矣。即《要略》桃花汤也。仲景以治便脓血，用赤石脂完者，干姜、粳米同煮作汤，一饮病安，便止后药。意谓病属下焦，血虚且寒，非干姜之温，石脂之涩且重，不能止血，粳米味甘，引入肠胃，不使重涩之体，少有凝滞，故煮成汤液，药行易散，余毒亦无。《局方》不知深意，不造妙理，但取易于应用，喜其性味温补，借为止泻良方，改为丸药，剂以面糊，日与三服，其果能与仲景之意合也。

或曰：河间之言滞下，似无挟虚、挟寒者，然乎？否乎？幸明以告我。

予曰：泄痢之病，水谷或化或不化，并无努责，惟觉困倦。若滞下则不然，或脓或血，或脓血相杂，或肠垢，或无糟粕，或糟粕相混，虽有痛、不痛、大痛之异，然皆里急后重，逼迫恼人。考之于经，察之于证，似乎皆热证、实证也。余近年涉沥亦有大虚、大寒者，不可不知。敢笔其略，以备采览。

余从叔，年逾五十，夏间患滞下病。腹微痛，所下褐色，后重频并，谷食大减，时有微热，察其脉皆弦而涩，似数而稍长，却喜不甚浮大，两手相等，视其神气大减。余曰：此非滞下，忧虑所致，心血亏、脾气弱耳。遂与参、术为君，当归身、陈皮为臣，川芎、炒白芍药、茯苓为佐使。时暄热甚，加少黄连与，两日而安。

梅长官，年三十余，奉养厚者。夏秋间患滞下，腹大痛。有人教服单煮干姜，与一贴痛定，少顷又作，又与又定，由是服干姜至三斤。八日后予视之，左脉弦而稍大似数，右脉弦而稍大减亦似数，重取之似紧。余曰：此必醉饱后吃寒冷太过，当作虚寒治之。因其多服干姜，遂教四物汤去地黄，加人参、白术、陈皮、酒红花、茯苓、桃仁煎，入生姜汁，饮之，至一月而安。

金氏妇，年近四十，秋初尚热，患滞下。腹但隐痛，夜重于昼，全不得睡，食亦稍减，口干不饮，已得治痢灵砂二贴矣。余视之，两手脉皆涩，且不匀，神思倦甚，饮食全减，因与四物汤倍加白术为君，以陈皮佐之，与十数贴而安。

此三病者，若因其逼迫而用峻剂，岂不误人！

或曰：《局方》诸汤，可以清痰，可以消积，可以快气，可以化食，口鼻既宜，胸膈亦纾，平居无事，思患预防，非方之良者乎？

予曰：清香美味，诚足快意，揆之造化，恐未必然。经曰：阴平阳秘，精神乃治。气为阳宜降，血为阴宜升，一升一降，无有偏胜，是谓平人。今视诸汤，非豆蔻、缩砂、干姜、良姜之辛宜于口，非丁香、沉、檀、苏、桂之香宜于鼻，和以酸咸甘淡，其将何以悦人？奉养之家，闲佚之际，主者以此为礼，宾朋以此取快。不思香辛升气，渐至于散，积温成热，渐至郁火；甘味恋膈，渐成中满，脾主中州，本经自病。传化失职，清浊不分，阳亢于上，阴微于下，谓之阴平可乎？谓之阳秘可乎？将求无病，适足生病；将求取药，反成受苦。经曰：久而增气，物化之常；气增而久，夭之由也。其病可胜言哉！

或曰：舍利别非诸汤之类乎？其香辛甘酸，殆有甚焉。何言论弗之及也？

予曰：谓之舍利别者，皆取时果之液，煎熬如饧而饮之，稠之甚者，调以沸汤，南人因名之曰煎。味虽甘美，性非中和。且如金樱煎之缩小便，杏煎、杨梅煎、葡萄煎、樱桃煎之发冒火。积而至久，湿热之祸，有不可胜言者。仅有桑椹煎无毒，可以解渴，其余味之美者，并是嬉笑作罪。然乎？否乎？

或曰：妇人一门，无非经候、胎产、带下，用药温暖，于理颇通，吾子其无妄言乎？

予曰：妇人以血为主。血属阴，易于亏欠，非善调摄者，不能保全也。余方是否姑用置之，若神仙聚宝丹，则有不能忘言者。其方治血海虚寒，虚热盗汗，理宜补养。琥珀之燥，麝香之散，可以用乎？面色萎黄，肢体浮肿，理宜导湿。乳香、没药固可治血，可以用乎？胎前产后，虚实不同，逐败养新，攻补难并。积块坚痕，赤白崩漏，宜于彼者，必妨于此，而欲以一方通治乎？世人以其贵细温平，又喜其常服可以安神去邪，令人有子。殊不知积温成热，香窜散气，服者无不被祸，自非五脏能言，医者终不知觉。及至变生他病，何曾归咎此丹。余侄女，形色俱实。以得子之迟，服此药，背上发痈，证候甚危。余诊其脉，散大而涩，急以加减四物汤百余帖，补其阴血。幸其质厚，易于收救，质之薄者，悔将何及！

若五积散之治产后余血作痛，则又有不能忘言者。以苍术为君，麻黄为臣，厚朴、枳壳为佐，虽有芍药、当归之补血，仅及苍术三分之一。且其方中言妇人血气不调，心腹撮痛，闭而不行，并宜服之。何不思产后之妇，有何寒邪？血气未充，似难发汗，借曰推陈致新，药性温和，岂可借用麻黄之散，附以苍术、枳、麻，虚而又虚，祸不

旋踵。率尔用药，不思之甚。

或曰：初产之妇，好血已亏，瘀血尚留，黑神散非要药欤？

予曰：至哉坤元，万物资生，理之常也。初产之妇，好血未必亏，污血未必积，脏腑未必寒，何以药为？饮食起居，勤加调护，何病之有。诚有污血，体怯而寒，与之数帖，亦自简便。或有他病，当求病起何因，病在何经，气病治气，血病治血，寒者温之，热者清之，凝者行之，虚者补之，血多者止之。何用海制此方，不恤无病生病。彼黑神散者，用干姜、当归之温热，黑豆之甘，熟地黄之微寒，以补血之虚；佐以炒蒲黄之甘，以防出血之多；芍药之酸寒，有收有散以为四药之助；官桂之大辛热，以行滞气、推凝血；和以甘草之缓。其为取用似乎精密，然驱逐与补益似难同方施治。没有性急者，形瘦者，本有怒火者，夏月坐蓐者，时有火令，姜桂皆为禁药。论语未达之戒，不知谁执其咎。

至于将护之法，尤为悖理。肉汁发阴经之火，易成内伤之病，先哲具有训戒。胡为以羊、鸡浓汁作糜，而又常服当归丸、当归建中汤、四顺理中丸，虽是滋补，悉犯桂、附、干姜僭热之剂。脏腑无寒，何处消受？若夫儿之初生，母腹顿宽，便唤鸡子，且吃火盐，不思鸡子难化，火盐发热，辗转为病。医者不识，每指他证率尔用药，宁不误人！余每见产妇之无疾者，必教以却去黑神散，与夫鸡子、火盐诸般肉食，且与白粥将理，间以些少石首鲞煮令甘淡食之，至半月以后，方与少肉，若鸡子亦须豁开淡煮，大能养胃却疾。

彼富贵之家，骄恣之妇，卒有白带、头风、气痛膈满、痰逆口干、经水不调、发脱体热，皆是阳胜阴虚之病。天生血气，本自和平，曰胜曰虚，又因知非此等谬妄，有以启之耶？

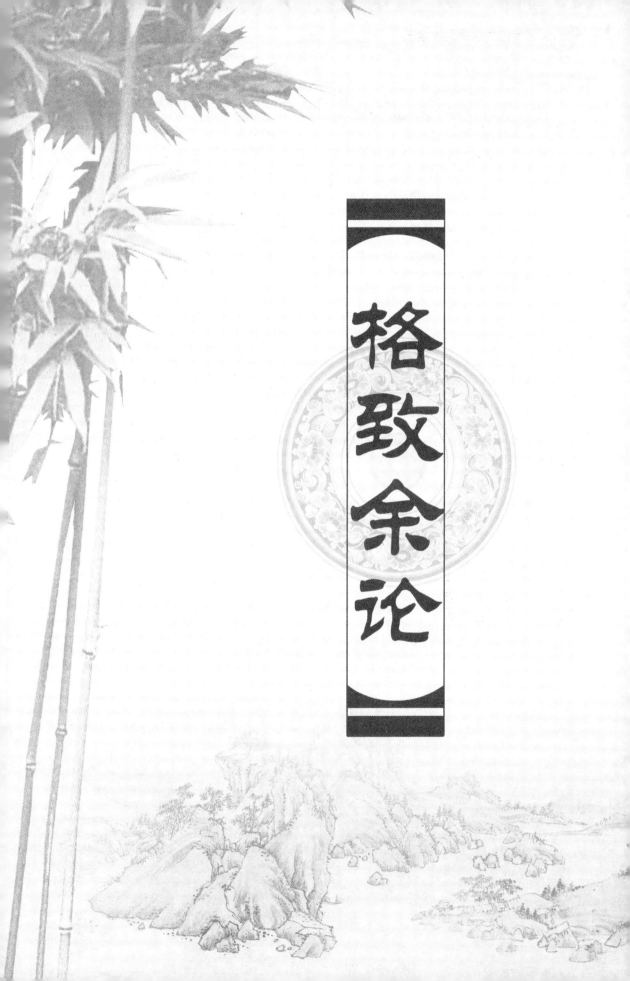

格致余论

序

　　《素问》，载道之书也，词简而义深，去古渐远，衍文错简，仍或有之。故非吾儒不能读，学者以易心求之，宜其茫若望洋，淡如嚼蜡。遂直以为古书不宜于今，厌而弃之。相率以为局方之学，间有读者又以济其方技，漫不之省，医道隐晦，职此之由。可叹也！

　　震昌三十岁时，因母之患脾疼，众工束手，由是有志于医。遂取《素问》读之，三年似有所得，又二年母氏之疾，以药而安。因追念先子之内伤，伯考之瞀闷，叔考之鼻衄，幼弟之腿痛，室人之积痰，一皆殁于药之误也。心胆摧裂，痛不可追。然犹虑学之未明。至四十岁复取而读之，顾以质钝，遂朝夕钻研，缺其所可疑，通其所可通。又四年而得罗太无讳知悌者为之师，因见河间、戴人、东垣、海藏诸书，始悟湿热、相火，为病甚多。又知医之为书，非《素问》无以立论，非《本草》无以主方。有方无论无以识病，有论无方何以模仿？夫假说问答，仲景之书也，而详于外感；明著性味，东垣之书也，而详于内伤。医之为书至是始备，医之为道至是始明，由是不能不致疑于《局方》也。

　　《局方》流行，自宋迄今，罔间南北，翕然而成俗，岂无其故哉？徐而思之，湿热、相火，自王太仆注文已成湮没，至张、李诸老始有发明。人之一身，阴不足而阳有余，虽谆谆然见于《素问》，而诸老犹未表彰，是宜《局方》之盛行也。

　　震昌不揣芜陋，陈于编册，并述《金匮》之治法，以证《局方》之未备，间以己意附之于后。古人以医为吾儒格物致知一事，故目其篇曰：《格致余论》。未知其果是否耶？后之君子，幸改而正诸。

饮食色欲箴序

《传》曰：饮食、男女，人之大欲存焉。予每思之，男女之欲，所关甚大；饮食之欲，于身尤切，世之沦胥陷溺于其中者，盖不少矣！苟志于道，必先于此究心焉。因作饮食、色欲二箴，以示弟侄，并告诸同志云。

饮食箴　人身之贵，父母遗体。为口伤身，滔滔皆是。人有此身，饥渴洊兴，乃作饮食，以遂其生。睠彼昧者，因纵口味，五味之过，疾病蜂起。病之生也，其机甚微，馋涎所牵，忽而不思。病之成也，饮食俱废，忧贻父母，医祷百计。山野贫贱，淡薄是谙，动作不衰，此身亦安。均气同体，我独多病，悔悟一萌，尘开镜净，曰节饮食。易之象辞，养小失大。孟子所讥，口能致病，亦败尔德；守口如瓶，服之无斁。

色欲箴　惟人之生，与天地参，坤道成女，乾道成男。配为夫妇，生育攸寄，血气方刚，惟其时矣。成之以礼，接之以时，父子之亲，其要在兹。睠彼昧者，徇情纵欲，惟恐不及，济以燥毒。气阳血阴，人身之神，阴平阳秘，我体长春。血气几何，而不自惜，我之所生，翻为我贼。女之耽兮，其欲实多，闺房之肃，门庭之和。士之耽兮，其家自废，既丧厥德，此身亦瘁。远彼帷薄，放心乃收，饮食甘美，身安病瘳。

阳有余阴不足论

人受天地之气以生，天之阳气为气，地之阴气为血。故气常有余，血常不足。何以言之？天地为万物父母。天大也为阳，而运于地之外；地居天之中为阴，天之大气举之。日实也亦属阳，而运于月之外；月缺也属阴，禀日之光以为明者也。

人身之阴气，其消长视月之盈缺。故人之生也，男子十六岁而精通，女子十四岁而经行。是有形之后，犹有待于乳哺水谷以养，阴气始成而可与阳气为配，以能成人。而为人之父母，古人必近三十、二十而后嫁娶，可见阴气之难于成，而古人之善于摄养也。《礼记》注曰：

惟五十然后养阴者有以加。《内经》曰：年至四十，阴气自半，而起居衰矣。又曰：男子六十四岁而精绝，女子四十九岁而经断。夫以阴气之成，止供给得三十年之视听言动，已先亏矣。人之情欲无涯，此难成易亏之阴气，若之何而可以供给也。经曰：阳者，天气也；阴者，地气也，主内，故阳道实，阴道虚。又曰：至阴虚天气绝，至阳盛地气不足。观虚与盛之所在，非吾之过论。主闭藏者，肾也；司疏泄者，肝也。二脏皆有相火，而其系上属于心。心君火也，为物所感则易动，心动则相火亦动，动则精自走，相火翕然而起，虽不交会，亦暗流而疏泄矣。所以圣贤，只是教人收心、养心，其旨深矣！

天地以五行更迭衰旺而成四时，人之五脏六腑亦应之而衰旺。四月属巳，五月属午，为火大旺，火为肺金之夫，火旺则金衰。六月属未，为土大旺，土为水之夫，土旺则水衰。况肾水常藉肺金为母，以补助其不足，故《内经》谆谆于资其化源也。古人于夏必独宿而淡味，兢兢业业于爱护也，保养金水二脏，正嫌火土之旺尔。《内经》曰：冬不藏精者，春必病温。十月属亥，十一月属子，正火气潜伏闭藏，以养其本然之真，而为来春发生升动之本。若于此时恣嗜欲以戕贼，至春升之际，下无根本，阳气轻浮，必有温热之病。

夫夏月火土之旺，冬月火气之伏，此论一年之虚耳。若上弦前下弦后，月廓月空亦为一月之虚。大风大雾，虹霓飞电，暴寒暴热，日月薄蚀，忧愁忿怒，惊恐悲哀，醉饱劳倦，谋虑勤动，又皆为一日之虚。若病患初退，疮痍正作，尤不止于一日之虚。今日多有春末夏初，患头痛脚软，食少体热，仲景谓春夏剧，秋冬差，而脉弦大者，正世俗所谓注夏病。若犯此四者之虚，似难免此。夫当壮年便有老态，仰事俯育一切堕坏。兴言至此，深可惊惧。

古人谓不见所欲，使心不乱。夫以温柔之盛于体，声音之盛于耳，颜色之盛于目，馨香之盛于鼻，谁是铁汉？心不为之动也。善摄生者，于此五个月出居于外，苟值一月之虚，亦宜暂远帷幕，各自珍重，保全天和，期无负敬身之教，幸甚。

治病必求其本论

病之有本，犹草之有根也，去叶不去根，草犹在也。治病犹去草，病在脏而治腑，病在表而攻里，非惟戕贼胃气，抑且资助病邪，医云乎哉？

族叔祖年七十，禀甚壮，形甚瘦，夏末患泄利，至深秋百方不应。予视之曰：病虽久而神不悴，小便涩少而不赤，两手脉俱涩而颇弦，自言膈微闷，食亦减。因悟曰：此必多年沉积，僻在胃肠。询其平生喜食何物？曰：我喜食鲤鱼，三年无一日缺。予曰：积痰在肺，肺为大肠之脏，宜大肠之本不固也。当与澄其源而流自清，以茱萸、陈皮、青葱、蒌苜根、生姜煎浓汤，和以砂糖饮一碗许，自以指探喉中，至半时辰吐痰半升许如胶，是夜减半。次早又饮，又吐半升，而利止。又与平胃散加白术、黄连，旬日而安。

东阳王仲延遇诸途，来告曰：我每日食物必屈曲自膈而下，且硬涩作微痛，它无所苦，此何病？脉之，右甚涩而关尤沉，左却和。予曰：污血在胃脘之口，气因郁而为痰，此必食物所致，明以告我。彼亦不自觉。予又曰：汝去腊食何物为多？曰：我每日必早饮点剁酒两三盏逼寒气。为制一方，用韭汁半银盏，冷饮细呷之，尽韭叶半斤而病安，已而果然。

又一邻人，年三十余，性狡而躁，素患下疳疮，或作或止。夏初患自利，膈上微闷，医与治中汤两帖，昏闷若死，片时而苏。予脉之，两手皆涩，重取略弦似数。予曰：此下疳疮之深重者。与当归龙荟丸去麝，四帖而利减；又与小柴胡去半夏，加黄连、芍药、川芎、生姜，煎五六帖而安。

彼三人者，俱是涩脉，或弦或不弦，而治法迥别，不求其本，何以议药？

涩脉论

人一呼脉行三寸，一吸脉行三寸，呼吸定息，脉行六寸。一昼一夜一万三千五百息，脉行八百一十丈，此平人血气运行之定数也。医者欲知血气之病与不病，非切脉不足以得之。脉之状不一，载于《脉经》者二十有四：浮、沉、芤、滑、实、弦、紧、洪、微、缓、涩、迟、伏、濡、弱、数、细、动、虚、促、结、代、革、散，其状大率多畏见。人之为病有四：曰寒、曰热、曰实、曰虚，故学者，亦必以浮、沉、迟、数为之纲，以察病情，此不易之论也。

然涩之见，固多虚寒，亦有痼热为病者。医于指下见有不足之气象，便以为虚，或以为寒，孟浪与药，无非热补，轻病为重，重病为死者多矣！何者？人之所借以为生者，血与气也。或因忧郁，或因厚味，或因无汗或因补剂，气腾血沸，清化为浊，老痰宿饮胶固杂糅，脉道阻涩，不能自行，亦见涩状。若重取至骨，来似有力，且带数，以意参之，于证验之，形气但有热证，当作痼热可也。此论为初学者发，圆机之士必以为赘。

东阳吴子年方五十，形肥味厚，且多忧怒，脉常沉涩。自春来得痰气病，医认为虚寒，率与燥热香窜之剂，至四月间两足弱，气上冲，饮食减。召我治之，予曰：此热郁而脾虚，痿厥之证作矣。形肥而脉沉，未是死证。但药邪太盛，当此火旺实难求生，且与竹沥下白术膏，尽二斤，气降食进，一月后大汗而死。书此以为诸贤复辙戒云。

养老论

人生至六十、七十以后，精血俱耗，平居无事，已有热证。何者？头昏目眵，肌痒尿数，鼻涕牙落，涎多寐少，足弱耳聩，健忘眩晕，肠燥面垢，发脱眼花，久坐兀睡，未风先寒，食则易饥，笑则有泪，但是老境，无不有此。

或曰：《局方》乌、附丹剂多与老人为宜，岂非以其年老气弱不虚，理宜温补。今子皆以为热，乌、附丹剂将不可施之老人耶？

余晓之曰：奚止乌、附丹剂不可妄用，至于好酒腻肉，湿面油汁，烧炙煨炒，辛辣甜滑，皆在所忌。

或曰：子何愚之甚耶？甘旨养老，经训具在，为子为妇，甘旨不及，孝道便亏。而吾子之言若是，其将有说以通之乎？愿闻其略。

予愀然应之曰：正所谓道并行而不悖者，请详言之。古者井田之法行，乡闾之教兴，人知礼让，比屋可封，肉食不及幼壮，五十才方食肉。强壮恣餮，比及五十疾已蜂起。气耗血竭，筋柔骨痿，肠胃壅阏，涎沫充溢，而况人身之阴难成易亏，六七十后，阴不足以配阳，孤阳几欲飞越，因天生胃气尚尔留连，又诸水谷之阴，故羁縻而定耳。所陈前证皆是血少。《内经》曰：肾恶燥。乌、附丹剂，非燥而何？夫血少之人，若防风、半夏、苍术、香附，但是燥剂，且不敢多，况乌、附丹剂乎？

或者又曰：一部《局方》，悉是温热养阳，吾子之言无乃谬妄乎？

予曰：《局方》用燥剂，为劫湿病也。湿得燥则豁然而收。《局方》用暖剂，为劫虚病也。补肾不如补脾，脾得温则易化而食味进，下虽暂虚，亦可少回。《内经》治法，亦许用劫，正是此意。盖为质厚而病浅者设，此亦儒者用权之意。若以为经常之法，岂不大误？彼老年之人，质虽厚，此时亦近乎薄，病虽浅其本亦易以拨，而可以劫药取速效乎？若夫形肥者血少，形瘦者气实，间或有可用劫药者，设或失手，何以取救？吾宁稍迟，计出万全，岂不美乎？乌、附丹剂其不可轻饵也明矣。

至于饮食，尤当谨节。夫老人内虚脾弱，阴亏性急。内虚胃热则易饥而思食，脾弱难化则食已而再饱，阴虚难降则气郁而成痰，至于视听言动皆成废懒，百不如意怒火易炽，虽有孝子顺孙，亦是动辄扼腕，况未必孝顺乎？所以物性之热者，炭火制作者，气之香辣者，味之甘腻者，其不可食也明矣。虽然肠胃坚厚福气深壮者，世俗观之，何妨奉养？纵口故快一时，积久必为灾害。由是观之，多不如少，少不如绝，爽口作疾，厚味措毒，前哲格言犹在人耳，可不慎欤！

或曰：如子之言，殆将绝而不与于汝安乎？

予曰：君子爱人以德，小人爱人以姑息，况施于所尊者哉？惟饮与食将以养生，不以致疾，若以所养转为所害，恐非君子之所谓孝与敬也。然则如之何则可？曰：好生恶死，好安恶病，人之常情。为子为孙，必先开之以义理，

晓之以物性，旁譬曲喻，陈说利害，意诚词确，一切以敬慎行之，又次以身先之，必将有所感悟而无扞格之逆矣。吾子所谓绝而不与，施于有病之时，尤是孝道。若无病之时，量酌可否，以时而进。某物不食，某物代之，又何伤于孝道乎！若夫平居闲话，素无开导诱掖之言，及至饥肠已鸣，馋涎已动，饮食在前，馨香扑鼻，其可禁乎？

经曰：以饮食忠养之。忠之一字，恐与此意合，请勿易看过。予事老母，固有愧于古者。然母年逾七旬，素多痰饮，至此不作，节养有道，自谓有术。只因大便燥结时，以新牛乳、猪脂和糜粥中进之。虽以暂时滑利，终是腻物积多，次年夏时郁为黏痰，发为胁疮。连日作楚，寐兴陨获。为之子者，置身无地。因此，若思而得节养之说。时进参、术等补胃、补血之药，随天令加减，遂得大腑不燥，面色莹洁，虽觉瘦弱，终是无病。老境得安，职此之由也。因成一方，用参、术为君，牛膝、芍药为臣，陈皮、茯苓为佐。春加川芎，夏加五味、黄芩、麦门冬，冬加当归身，倍生姜。一日或一帖或两帖，听其小水才觉短少，便进此药。小水之长如旧，即是却病楗法。后到东阳，因闻老何安人性聪敏，七十以后稍觉不快，便却粥数日，单进人参汤数帖而止，后九十余无疾而卒，以其偶同，故笔之以求是正。

慈 幼 论

人生十六岁以前，血气俱盛，如日方升，如月将圆。惟阴长不足，肠胃尚脆而窄，养之之道不可不谨。

童子不衣裘帛，前哲格言具在人耳，裳下体之服，帛温软甚于布也。盖下体主阴，得寒凉则阴易长，得温暖则阴暗消。是以下体不与帛绢夹厚温暖之服，恐妨阴气，实为确论。

血气俱盛，食物易消，故食无时。然肠胃尚脆而窄，若稠粘干硬，酸咸甜辣，一切鱼肉木果，湿面烧炙，煨炒，但是发热难化之物，皆宜禁绝。只与干柿、熟菜、白粥，非惟无病且不纵口，可以养德。此外生栗味咸，干柿性凉，可为养阴之助。然栗大补，柿大涩，俱为

难化，亦宜少与。妇人无知，惟务姑息，畏其啼哭，无所不与。积成痼疾，虽悔何及。所以富贵骄养，有子多病，迨至成人筋骨柔弱。有疾则不能忌口以自养，居丧则不能食素以尽礼。小节不谨，大义亦亏，可不慎欤！

至于乳子之母，尤宜谨节。饮食下咽，乳汁便通。情欲动中，乳脉便应，病气到乳汁必凝滞。儿得此乳疾病立至，不吐则泻，不疮则热，或为口糜，或为惊搐，或为夜啼，或为腹痛。病之初来，其溺必甚少，便须询问，随证调治，母安亦安，可消患于未形也。夫饮食之择犹是小可，乳母禀受之厚薄，情性之缓急，骨相之坚脆，德行之善恶，儿能速肖，尤为关系。

或曰可以已矣，曰未也。古之胎教，具在方册，愚不必赘。若夫胎孕致病，事起茫昧，人多玩忽。医所不知，儿之在胎与母同体，得热则俱热，得寒则俱寒，病则俱病，安则俱安，母之饮食起居，尤当慎密。

东阳张进士，次子二岁，满头有疮，一日疮忽自平，遂患痰喘。予视之曰：此胎毒也。慎勿与解利药，众皆愕然。予又曰：乃母孕时所喜何物？张曰：辛辣热物是其所喜。因口授一方，用人参、连翘、芎、连、生甘草、陈皮、芍药、木通，浓煎沸汤，入竹沥，与之数日而安。或曰何以知之？曰见其精神昏倦，病受得深，决无外感，非胎毒而何？

予之次女，形瘦性急，体本有热。怀孕三月，适当夏暑，口渴思水，时发小热，遂教以四物汤加黄芩、陈皮、生甘草、木通，因懒于煎煮，数帖而止。其后此子二岁，疮痍遍身，忽一日其疮顿愈，数日遂成痎疟。予曰此胎毒也。疮若再作，病必自安，已而果然。若于孕时确守前方，何病之有？

又陈氏女，八岁时得痫病，遇阴雨则作，遇惊亦作，口出涎沫，声如羊鸣。予视之曰：如胎受惊也，其病深痼，调治半年，病亦可安。仍须淡味以佐药功，与烧丹元，继以四物汤入黄连，随时令加减，半年而安。

夏月伏阴在内论

天地以一元之气化生万物，根于中者，曰神机，根于外者，曰气血，万物同此一气。人灵于物，形与天地参而为三者，以其得气之正而通也。故气升亦升，气浮亦浮，气降亦降，气沉亦沉。人与天地同一橐籥。子月一阳生，阳初动也。寅月三阳生，阳，初出于地也，此气之升也。巳月六阳生，阳，尽出于上矣，此气之浮也。人之腹属地气，于此时浮于肌表，散于皮毛，腹中虚矣。经曰：夏月经满，地气溢满入经络受血，皮肤充实，长夏气在肌肉，所以表实，表实者里必虚。世言夏月伏阴在内，此阴字有虚之义，若作阴冷看，其误甚矣！

或曰：以手扪腹，明知其冷，非冷而何？前人治暑病有玉龙丸、大顺散、桂苓丸，单煮良姜与缩脾饮用草果等，皆行温热之剂，何吾子不思之甚也。

予曰：春夏养阳，王太仆谓春食凉、夏食寒所以养阳也，其意可见矣。若夫凉台水馆，大扇风车，阴水寒泉，果冰雪凉之伤，自内及外，不用温热，病何由安？详玩其意，实非为内伏阴而之也。前哲又谓升降浮沉则顺之，寒热温凉则逆之。若于夏月火令之时，妄投温热，宁免实实虚虚之患乎？

或曰：巳月纯阳于理或通，五月一阴、六月二阴，非阴冷而何？

予曰：此阴之初动于地下也，四阳浮于地上，燔灼焚燎，流金铄石，何阴冷之有？孙真人制生脉散，令人夏月服之，非虚而何？

痘疮陈氏方论

读前人之书，当知其立言之意，苟读其书，而不知其意，求适于用，不可得也。痘疮之论，钱氏为详。历举源流经络，明分表里虚实，开陈其施治之法，而又证以论辩之言，深得著书垂教之体。学人读而用之，如求方圆于规矩，较平直于准绳。引而伸之，触类而长之，可为无穷之应用也。今人不知致病之因，不求立方之意，仓卒之际，据证检方，漫尔一试，设有不应，拼其书而废之，不思之甚也。近因《局方》之教久行，《素问》之学不讲，抱疾谈医者类皆喜温而恶寒，喜补而恶解利，忽得陈氏方论，皆燥热补剂，其辞确，其文简，欢然用之，翕然信之，遂以为钱氏不及陈氏远矣！

或曰：子以陈氏方为不足欤？

曰：陈氏方诚一偏论，虽然亦可谓善求病情者，其意大率归重于太阴一经。盖以手太阴属肺，主皮毛也；足太阴属脾，主肌肉。肺金恶寒而易于感；脾胃土恶湿而无物不受。观其用丁香、官桂所以治肺之寒也；用附、术、半夏所以治脾之湿也。使其肺果有寒，脾果有湿而兼有虚也，量而与之，中病即止，何伤之有？

今也不然，徒见其疮之出迟者，身热者，泄泻者，惊悸者，气急者，渴思饮者，不问寒热虚实，率投木香散、异功散，间有偶中，随手获效。设或误投，祸不旋踵。何者？古人用药制方，有向导，有监制，有反佐，有因用，若钱氏方固未尝废细辛、丁香、白术、参、芪等，率有监制辅佐之药，不专务于温补耳！然其用凉寒者多，而于辅助一法，略开端绪，未曾深及，痴人之前，不可说梦，钱氏之虑至矣，亦将以候达者扩充推广而用。虽然渴者用温药，痒塌者用补药，自陈氏发之，迥出前辈。然其多用桂、附、丁香等燥热，恐未为适中也。何者？桂、附、丁香辈，当有寒而虚固是的当，虚而未必寒者，其为害当何如耶？陈氏立方之时，必有挟寒而痘疮者，其用燥热补之，固其宜也。今未挟寒而用一偏之方，宁不过于热乎？予尝会诸家之粹，求其意而用之，实未敢据其成方也。试举一二以证之。

从子六七岁时患痘疮，发热微渴自利，一小方脉视之，用木香散，每帖又增丁香十粒。予切疑焉，观其出迟，固因自利而气弱，察其所下皆臭滞陈积，因肠胃热蒸而下也，恐非有寒而虚，遂急止之，已投一帖矣。继以黄连解毒汤加白术，与十帖以解丁香之热，利止疮亦出。其后肌常有微热，而手足生痛疖，与凉剂调补，逾月而安。

又一男子年十六七岁，发热而昏，目无视，耳无闻，两手脉皆豁大而略数，知其为劳伤矣。时里中多发痘者，虽不知人，与药则饮，与粥则食。遂教参、芪、当归、白术、陈皮，大料浓煎与之，饮至三十余帖，痘始出。又二十余帖，则成脓疱，身无全肤。或曰：病势可畏，何不用陈氏全方治之？余曰：此但虚耳，无寒也。只守前方，又数十余帖而安，后询其病因，谓先四五日恐有出痘之病，遂极力樵采，连日出汗甚多。若用陈氏全方，宁无后悔。

至正甲申春，阳气早动，正月间，邑间痘疮不越一家，卒投陈氏方，童幼死者百余人，虽由天数，吾恐人事亦或未之尽也。

痛风论

气行脉外，血行脉内，昼行于阳二十五度，夜行于阴二十五度，此平人之造化也。得寒则行迟而不及，得热则行速而太过。内伤于七情，外伤于六气，则血气之运或迟或速而病作矣。

彼痛风者，大率因血受热已自沸腾，其后或涉冷水，或立湿地，或扇取凉，或卧当风，寒凉外抟，热血得寒，汗浊凝涩，所以作痛。夜则痛甚，行于阴也。治法以辛热之剂，流散寒湿，开发腠理，其血得行，与气相和，其病自安。然亦有数种治法稍异，谨书一二，以证予言。

东阳傅文年逾六十，性急作劳，患两腿痛甚，动则甚痛。予视之曰：此兼虚证，当补血温血，病当自安。遂与四物汤加桃仁、陈皮、牛膝、生甘草，煎入生姜，研潜行散，热饮三四十帖而安。

又朱宅阃内年近三十，食味甚厚，性躁急，患痛风，挛缩数月，医祷不应。予视之曰：此挟痰与气证，当和血疏气导痰，病自安。遂以潜行散入生甘草、牛膝、炒枳壳、通草、陈皮、桃仁，姜汁煎。服半年而安。

又邻鲍六年二十余，因患血痢，用涩药取效后患痛风，叫号撼邻。予视之曰：此恶血入经络证。血受湿热，久必凝浊，所下未尽，留滞隧道，所以作痛。经久不治，恐成偏枯。遂与四物汤加桃仁、红花、牛膝、黄芩、陈皮、生甘草，煎入生姜，研潜行散，入少酒，饮之数十帖；又与刺委中，出黑血近三合而安。

或曰：比见邻人用草药研酒饮之，不过数

帖亦有安者。如子之言，类皆经久取效，无乃太迂缓乎？

予曰：此劫病草药，石上采石丝为之君，过山龙等佐之，皆性热而燥者，不能养阴却能燥湿。病之浅者，湿痰得燥则开，热血得热则行，亦可取效。彼病深而血少者，愈劫愈虚，愈劫愈深，若朱之病是也。子以我为迂缓乎？

疟疾论

《内经》谓：夏伤于暑，秋伤于风，必有疟疾。疟疾，老疟也，以其隔两日一作，缠绵不休，故有是名。前贤具有治法，然皆峻剂。有非禀受性弱，与居养所移者所宜用也。惟许学士方有用参、芪等补剂，而又不曾深论，后学难于推测。因见近年以来，五十岁以下之人，多是怯弱者，况嗜欲纵恣，十倍于前。以弱质而得深病，最难为药。始悟常山、乌梅、砒、丹等为劫痰之剂，若误用之，轻病为重，重病必死。何者？夫三日一作，阴受病也。作于子、午、卯、酉日，少阴疟也；作于寅、申、巳、亥日，厥阴疟也；作于辰、戌、丑、未日，太阴疟也。疟得于暑，当以汗解。或凉台水阁，阴木冷地，他人挥扇，泉水澡浴，汗不得泄，郁而成痰。其初感也，胃气尚强，全不自觉。至于再感，懵然无知，又复恣意饮食，过分劳动，竭力房事，胃气大伤，其病乃作，深根固蒂，宜其难愈。病者欲速愈，甘辛峻剂，医者欲急利，遽便将投。殊不知感风、感暑皆外邪也，当以汗解，所感既深，决非一二升汗可除。亦有胃气少回，已自得汗，不守禁忌，又复触冒，旧邪未去，新邪又感，辗转沉滞，其病愈深。况来求治者，率皆轻试速效、劫病之药，胃气重伤，吾知其难免于祸矣。

由是甘为迟钝，范我驰驱，必先以参、术、陈皮、芍药等补剂，辅以本经之药，惟其取汗。若得汗而体虚，又须重用补剂以助之。俟汗出通身，下过委中，方是佳兆。仍教以淡饮食，省出入，避风就温，远去帷薄，谨密调养，无有不安。若感病极深，虽有大汗，所感之邪，必自脏传出至腑，其发也，必乱而失期，亦岂是佳兆！故治此病，春夏为易，秋冬为难，非

有他也，以汗之难易为优劣也。

或曰：古方用砒、丹、乌梅、常山得效者不为少，子以为不可用乎？

予曰：腑受病者浅，一日一作、间一日一作者，是胃气尚强，犹可与也。彼三日一作者，病已在脏矣。在脏者，难治。以其外感犹可治也，而可用劫药，以求速效乎？

前岁宪佥詹公，禀甚壮，形甚强，色甚苍，年近六十，二月得疟疾，召我视之。知其饫于酰肥者，告之曰：须远色、食淡，调理浃月，得大汗乃安。公不悦。一人从旁曰：此易耳，数日可安。与劫药三五帖病退，旬日后又作，又与又退，绵延至冬，病犹未除，又来求治。予知其久得药，痰亦少，惟胃气未完，又天寒汗未透。遂以白术粥和丸与二斤，令其遇饥时且未食，取一二百丸以热汤下，只与白粥调养，尽此药当大汗而安，已而果然。如此者甚多，但药略有加减，不必尽述。

病邪虽实胃气伤者勿使攻击论

凡言治国者多借医为喻，仁哉斯言也。真气，民也，病邪，贼盗也。或有盗贼，势须剪除而后已。良相、良将，必先审度兵食之虚实，与时势之可否，然后动。动涉轻妄，则吾民先困于盗，次困于兵，民困而国弱矣。行险侥幸小人所为，万象森罗果报昭显，其可不究心乎？请举一二，以为凡例。

未康吕亲，形瘦色黑，平生喜酒，多饮不困，年近半百，且有别馆。忽一日大恶寒发战，且自言渴，却不饮，予诊其脉大而弱，惟右关稍实略数，重取则涩。遂作酒热内郁，不得外泄，由表热而不虚也。黄芪一物以干葛汤煎，与之，尽黄芪二两、干葛一两，大得汗，次早安矣。

又叶先生患滞下，后甚逼迫，正合承气证。予曰：气口虚，形虽实而面黄稍白，此必平昔食过饱而胃受伤，宁忍一两日辛苦。遂与参、术、陈皮、芍药等补药十余帖。至三日后，胃气稍完，与承气汤两帖而安。苟不先补完胃气之伤，而遽行承气，吾恐病安之后，宁免瘦惫乎！

又一婢，色紫稍肥，性沉多忧，年近四十，经不行三月矣。小腹当中有一气块，初起如栗，渐如炊饼。予脉之，两手皆涩，重取却有，试令按其块痛甚，扪之高半寸。遂与千金消石丸，至四五次，彼忽自言乳头黑且有汁，恐有娠。予曰：非也，涩脉无孕之理。又与三五帖，脉之，稍觉虚豁。予悟曰：药太峻矣。令止前药，与四物汤倍加白术，佐以陈皮，至三十帖，候脉完，再与消石丸，至四五次，忽自言块消一晕，便令莫服。又半月经行痛甚，下黑血半升，内有如椒核数十粒，乃块消一半。又来索药，以消余块。余晓之曰：勿性急，块已开矣。不可又攻。若次月经行当尽消矣。次月经行下少黑血块，又消一晕，又来问药。余曰：但守禁忌，至次月必消尽，已而果然。

大凡攻击之药，有病则病受之，病邪轻而药力重，则胃气受伤，夫胃气者，清纯冲和之气也，惟与谷肉菜果相宜。盖药石皆是偏胜之气，虽参、芪辈为性亦偏，况攻击之药乎？此妇胃气自弱，好血亦少，若块尽而却药，胃气之存者几希矣！议论至此，医云乎哉！

治病先观形色　然后察脉问证论

经曰：诊脉之道，观人勇怯，肌肉皮肤，能知其情，以为诊法也。

凡人之形，长不及短，大不及小，肥不及瘦。人之色，白不及黑，嫩不及苍，薄不及厚。而况肥人湿多，瘦人火多；白者肺气虚，黑者肾气足。形色既殊，脏腑亦异，外证虽同，治法迥别。所以肥人贵脉浮，瘦人贵脉沉，躁人疑脉缓，缓人疑脉躁，以其不可一概观也。试陈一二，可以例推。

东阳陈兄，露筋骨体稍长。患体虚而劳，头痛，甚至有诀别之言。余察其脉弦而大带数，以人参、白术为君，川芎、陈皮为佐，至五六日未减，众皆讶之，以药之不对也。余曰：药力有次第矣，更少俟一二宿当自安。忽其季来问曰：何不少加黄芪？予笑不答。又经一宿，忽自言病顿愈。予脉之，觉指下稍盛。又半日，病者言膈上满，不觉饥，视其腹纹已隐矣。予曰：夜来药中，莫加黄芪否？曰：然。止与三

帖。遂速与二陈汤加厚朴、枳壳、黄连，以泻其卫，三帖而安。

又浦江义门郑兄，年二十余，秋间大发热，口渴妄言妄见，病似邪鬼。七八日后，召我治。脉之，两手洪数而实。视其形肥，面赤带白，却喜露筋，脉本不实，凉药所致。此因劳倦成病，与温补药自安。曰：柴胡七八帖矣。以黄芪附子汤，冷与之饮，三帖后困倦鼾睡，微汗而解。脉亦稍软，继以黄芪白术汤，至十日脉见收敛而小，又与半月而安。

夫黄芪补气药也。此两人者，一则气虚，一则气实，便有宜不宜存焉，可不审乎？

大病不守禁忌论

病而服药，须守禁忌，孙真人《千金方》言之详矣。但不详言所以守禁忌之由，敢陈其略，以为规戒。

夫胃气者，清纯冲和之气，人之所赖以为生者也。若谋虑神劳，动作形苦，嗜欲无节，思想不遂，饮食失宜，药饵违法，皆能致伤。既伤之后，须用调补，恬不知怪，而乃恣意犯禁，旧染之证与日俱积。吾见医将日不暇给，而伤败之胃气，无复完全之望，去死近矣。

予族叔，形色俱实，痎疟又患痢。自恃强健能食，绝无忌惮。一日召我曰：我虽病却健而能食，但苦汗出耳，汝能止此汗否？予曰：痎疟非汗出不能愈也。可虑者正在健与能食耳，此非痢也。胃热善消，脾病不化，食积与病势已甚矣。此时节择饮食以养胃气，省出入以避风寒，候汗透而安。叔曰：世俗谓无饱死痢。我今能食，何谓可虑？余曰：痢而能食者，知胃气未病也。故言不死，非谓恣食不节择者。不从所言，恣口大嚼，遇渴又多啖水果，如此者月余后，虽欲求治不可着手矣！淹淹又月余而死。《内经》以骄恣不伦于理为不治之病，信哉！

又周其姓者，形色俱实，患痢善食而易饥，大嚼不择者五日矣。予责之曰：病中当调补自养，岂可滋味戕贼。遂教之只用熟萝卜吃粥耳，少与调治，半月而安。

虚病痰病有似邪祟论

血气者，身之神也。神既衰乏，邪因而入，理或有之。若夫血气两亏，痰客中焦，妨碍升降，不得运用，以致十二官各失其职，视听言动皆有虚妄，以邪治之，其人必死。吁哉冤乎！谁执其咎？

宪幕之子傅兄，年十七八。时暑月，因大劳而渴，恣饮梅浆，又连得大惊三四次，妄言妄见，病似邪鬼。诊其脉，两手皆虚弦而带沉数。予曰：数为有热，虚弦是大惊。又梅酸之浆，郁于中脘。补虚清热，导去痰滞，病乃可安。遂与人参、白术、陈皮、茯苓、芩、连等浓煎汤，入竹沥、姜汁，与旬日未效。众皆尤药之不审。余脉之，知其虚之未完与痰之未导也。仍与前方入竹沥，又旬日而安。

外弟岁一日醉饱后，乱言、妄语、妄见。询之系伊亡兄附体，言生前事甚的，乃叔在旁叱之。曰非邪，食腥与酒太过，痰所为耳。灌盐汤一大碗，吐痰一二升，汗因大作，困睡一宵而安。

又金氏妇，壮年暑月赴筵，妇乃姑询其坐次失序，遂赧然自愧，因成此病。言语失伦，其中又多间一句曰：奴奴不是。脉皆数而弦。余曰：此非邪，乃病也。但与补脾清热导痰，数日当自安。其家不信，邀数巫者，喷水而咒之，旬余而死。

或问曰：病非邪而邪治之，何遂至于死？

余曰：暑月赴宴，外境蒸热；辛辣适口，内境郁热。而况旧有积痰，加之愧闷，其痰与热何可胜言？今乃惊以法尺，是惊其神而血不宁也；喷以法水，是审其体，密其肤，使汗不得泄也，汗不泄则蒸热内燔；血不得宁，则阴消而阳不能独立也。不死何俟？

或曰：《外台秘要》有禁咒一科，庸可废乎？

予曰：移精变气乃小术耳，可治小病。若内有虚邪，外有实邪，当用正大之法，自有成式，昭然可考。然符水惟膈上热痰，一呷凉水，胃热得之，岂不清快，亦可取安。若内伤而虚，与冬严寒，符水下咽，必冰胃而致害。彼郁热在上，热邪在表，须以汗解。卒得清冷，肤腠固密，热何由解？必致内攻，阴阳离散，血气乖争，去死为近。

面鼻得冷则黑论

诸阳聚于头，则面为阳中之阳，鼻居面中央，而阳明起于额中，一身之血运到面鼻，到面鼻阳部，皆为至清、至精之血矣。

酒性善行而喜升，大热而有峻急之毒。多酒之人，酒气熏蒸面鼻，得酒血为极热，势血得冷为阴气所抟，汗浊凝结，滞而不行，宜其先为紫而后为黑色也。须用融化滞血，使之得流，滋生新血可以运化，病乃可愈。予为酒制四物汤加炒片茯苓、陈皮、生甘草、酒红花，生姜煎，调五灵脂末，饮之。气弱者，加酒黄芪，无有不应者。

胎自堕论

阳施阴化，胎孕乃成。血气虚损不足荣养，其胎自堕。或劳怒伤情，内火便动，亦能堕胎。推原其本，皆因于热。火能消物，造化自然。《病源》乃谓风冷伤于子脏而堕，此未得病情者也。

予见贾氏妇，但有孕至三个月左右必堕。诊其脉，左手大而无力，重取则涩，知其血少也。以其妙年，只补中气，使血自荣。时正初夏，教以浓煎白术汤下黄芩末一钱，服三四十帖，遂得保全而生。因而思之，堕于内热而虚者于理为多，曰热、曰虚，当分轻重。好生之工，幸毋轻视。

难产论

世之难产者，往往见于郁闷安逸之人，富贵奉养之家。若贫贱辛苦者无有也。方书止有瘦胎饮一论，而其方为湖阳公主作也，实非极至之言。何者？见有此方，其难自若。

予族妹苦于难产，后遇胎孕则触而去之，余甚悯焉。视其形肥而勤于针指，构思旬日，忽自悟曰：此正与湖阳公主相反。彼奉养之人，其气必实，耗其气使和平故易产。今形肥知其气虚，久坐知其不运，而其气愈弱。久坐胞胎因母气不能自运耳，当补其母之气，则儿健而易产。今其有孕至五六个月，遂于《大全》方紫苏饮加补气药，与十数帖，因得男而甚快。后遂以此方随母之形色、性禀，参以时令加减与之，无不应者。因名其方，曰大达生散。

难产胞损淋沥论

常见尿胞，因收生者不谨，以致破损而得淋沥病，遂为废疾，一日，有徐姓妇，壮年得此。因思肌肉破伤，在外者且可补完，胞虽在腹恐亦可治。遂诊其脉，虚甚。曰：难产之由，多是气虚，难产之后，血气尤虚，试与峻补，因以参、术为君，芎、归为臣，桃仁、陈皮、黄芪、茯苓为佐，而煎以猪、羊胞中汤。极饥时饮之，但剂率用一两，至一月而安。盖是气血骤长，其胞自完，恐稍迟缓，亦难成功。

胎妇转胞病论

转胞病，胎妇之禀受弱者，忧闷多者，性急躁者，食味厚者，大率有之。古方皆用滑利疏导药，鲜有应效。因思胞为胎所堕，展在一边，胞系了戾不通者。胎若举起，悬在中央，胞系得疏，水道自行。然胎之坠下，必有其由。

一日，吴宅宠人患此，脉之，两手似涩，重取则弦，然左手稍和。余曰：此得之忧患，涩为血少气多，弦为有饮。血少则胞弱而不能自举。气多有饮，中焦不清而溢，则胞之所避而就下，故坠。遂以四物汤加参、术、半夏、陈皮、生甘草、生姜，空心饮，随以指探喉中，吐出药汁。俟少顷气定，又与一帖，次早亦然。如是与八帖而安。

此法未为的确，恐偶中耳。后又历用数人亦效，未知果如何耶？仲景云：妇人本肥盛且举自满，全羸瘦且举空减，胞系了戾，亦致胞转。其义未详，必有能知之者。

乳 硬 论

乳房，阳明所经；乳头，厥阴所属，乳子之母，不知调养，怒忿所逆，郁闷所遏，厚味所酿，以致厥阴之气不行，故窍不得通，而汁不得出，阳明之血沸腾，故热甚化脓。亦有

所乳之子，膈有滞痰，口气燉热，含乳而睡，热气所吹，遂生结核。于初起时，便须忍痛，揉令稍软，吮令汁透，自可消散。失此不治，必成痈疖。治法：疏厥阴之滞以青皮，清阳明之热细研石膏，行污浊之血以生甘草之节，消肿导毒以瓜蒌子。或加没药、青橘叶、皂角刺、金银花、当归。或汤或散，或加减随意消息，然须以少酒佐之。若加以艾火两三壮于肿处，其效尤捷。彼庸工喜于自衒，便用针刀引惹拙痛，良可哀悯。

若夫不得于夫，不得于舅姑，忧怒郁闷，昕夕积累，脾气消阻，肝气横逆，遂成隐核，如大棋子，不痛不痒，数十年后方为疮陷，名曰奶岩。以其疮形嵌凹似岩穴也，不可治矣。若于始生之际，便能消释病根，使心清神安，然后施以治法，亦有可安之理。予族侄妇年十八时，曾得此病。察其形脉稍实，但性急躁，伉俪自谐，所难者后姑耳。遂以《本草》单方青皮汤，间以加减四物汤，行以经络之剂，两月而安。

受 胎 论

成胎以精血之后先分男女者，褚澄之论，愚切惑焉。后阅李东垣之方，有曰经水断后一二日，血海始净，精胜其血，感者成男；四五日后，血脉已旺，精不胜血，感者成女，此确论也。《易》曰：乾道成男，坤道成女。夫乾坤，阴阳之情性也；左右，阴阳之道路也；男女，阴阳之仪象也。父精母血因感而会，精之施也，血能摄精成其子，此万物资始于乾元也；血成其胞，此万物资生于坤元也。阴阳交媾，胎孕乃凝，所藏之处，名曰子宫。一系在下，上有两歧，一达于左，一达于右。精胜其血，则阳为之主，受气于左子宫而男形成；精不胜血，则阴为之主，受气于右子宫而女形成。

或曰：分男分女吾知之矣。男不可为父，女不可为母，与男女之兼形者，又若何而分之耶？

余曰：男不可为父，得阳气之亏者也。女不可为母，得阴气之塞者也。兼形者，由阴为驳气所乘而成，其类不一。以女函男有二：一

则遇男为妻，遇女为夫；一则可妻而不可夫。其有女具男之全者，此又驳之甚者。

或曰：驳气所乘，独见于阴，而所乘之形又若是之不同耶？

予曰：阴体虚，驳气易于乘也。驳气所乘，阴阳相混，无所为主，不可属左，不可属右，受气于两歧之间，随所得驳气之轻重而成形，故所兼之形，有不可得而同也。

人迎气口论

六阳六阴脉，分属左右手。心、小肠、肝、胆、肾、膀胱在左，主血。肺、大肠、脾、胃、命门、三焦在右，主气。男以气成胎，故气为之主。女以血成胎，故血为之主。若男子久病，气口克于人迎者，有胃气也，病虽重可治。女子久病，人迎克于气口者，有胃气也，病虽重可治。反此者逆。

或曰：人迎在左，气口在右，男女所同，不易之位也。《脉法赞》曰：左大顺男，右大顺女，何子言之悖耶？

曰：《脉经》一部，王叔和谆谆于教医者，此左右手以医为主而言。若主于病者，奚止千里之谬！

春宣论

春，蠢也。阳气升浮，草木萌芽，蠢然而动。前哲谓春时人气在头，有病宜吐。又曰：伤寒大法，春宜吐。宣之为言扬也。谓吐之法，自上出也。

今之世俗，往往有疮痏者，膈满者，虫积，以为不于春时宣泄以毒药，不可愈也。医者遂用牵牛、巴豆、大黄、枳壳、防风辈为丸，名之曰春宣丸，于二月、三月服之，得下利而止。于初泻之时，脏腑得通。时暂轻快。不知气升在上，则在下之阴甚弱，而用利药戕贼其阴，其害何可胜言？况仲景用承气汤等下药，必有大满，大实坚，有燥屎、转矢气下逼迫，而无表证者，方行此法。可下之证未悉俱，犹须迟以待之。泄利之药，其可轻试乎？

余伯考形肥骨瘦，味厚性沉，五十岁轻于听信，忽于三月半赎春宣丸一帖，服之下两三

行，每年率以为常。至五十三岁时，七月初炎热之甚，无病暴死。此岂非妄认春宣为春泻而致祸耶？

自上召下曰宣，宣之一字吐也，明矣。张子和先生已详论之，昔贤岂妄言哉，详之审订无疑。后之死者，又有数人，愚故表而出之，以为后人之戒。

醇酒宜冷饮论

醇酒之性，大热大毒，清香美味，既适于口，行气和血，亦宜于体，由是饮者不自觉其过于多也。不思肺属金，性畏火，其体脆，其位高，为气之主，肾之母，木之夫。酒下咽膈，肺先受之。若是醇酒者，理宜冷饮，过于肺入于胃，然后渐温肺，先得温中之寒可以补气，一益也。次得寒中之温，可以养胃，二益也。冷酒行迟，传化以渐，不可恣饮，三益也。古人终日百拜，不过三爵，既无酒病，亦免酒祸。今余稽之于《礼经》，则曰：饮齐视冬时。饮齐，酒也。视，犹比也。冬时，寒也。参之《内经》，则曰：热因寒用，厥旨深矣。

今则不然，不顾受伤，只图取快。盖热饮有三乐存焉，膈滞通快，喉舌辛美，盖行可多。不知酒性喜升，气必随之，痰郁于上，溺涩于下，肺受贼邪，金体必燥，恣饮寒凉，其热内郁，肺气得热，必大伤耗。其始也，病浅，或呕吐，或自汗，或疮痏，或鼻齄，或自泄，或心脾痛，尚可发散而去之。若其久也。为病深矣，为消，为渴，为内疽，为肺痿，为内痔，为臌胀，为失明，或喘哮，为劳嗽，为癫痫，亦为难明之病，倘非具眼未易处治，可不谨乎？

或曰：人言一盏冷酒须二盏血乃得行，酒不可冷饮明矣。余曰：此齐东之语耳。今参之于经，证之以理，发之为规戒，子以为迂耶？

痈疽当分经络论

六阳经、六阴经之分布周身，有多气少血者，有少气多血者，有多气多血者，不可一概论也。若夫要害处，近虚怯薄处，前哲已曾论及，惟分经之言未闻也。何则？诸经惟少阳、厥阴经之生痈疽，理宜预防，以其多气少血。

其血本少，肌肉难长，疮久未合，必成死证。其有不思本经少血，遽用驱毒利药，以伐其阴分之血，祸不旋踵矣！请述一二成败之迹，以告来者。

余从叔父，平生多虑，质弱神劳，年近五十，忽左膊外侧廉上起一小红肿，大约如栗。予视之曰：慎勿轻视，且生与人参，大料作汤，得二三斤为好。人未之信，漫进小帖数服，未解而止。旬余值大风拔木，疮上起一道红如线，绕至背胛，直抵右肋。予曰：必大料人参少加当归、川芎、陈皮、白术等补剂与之。后与此方，两阅月而安。

又东阳李兄，年逾三十，形瘦肤厚，连得忧患。又因作劳，且过于色，忽左腿外侧廉上一红肿，其大如栗。一医问其大腑坚实，与承气两帖下之，不效。又一医教与大黄、朱砂、生粉草、麒麟竭，又两三帖。半月后召予视之，曰事去矣！

又一李兄，年四十余，而面稍白，神甚劳，忽胁下生一红肿如桃。一人教用神剂，众笑且排。于是流气饮、十宣散杂而进之。旬余召予视之。予曰：非惟不与补药，抑且多得解利，血气俱惫矣，已而果然。

或曰：太阳经非多血少气者乎？何臀疽之生，初无甚苦，往往兼有不救者？吾子其能治之乎？

予曰：臀居小腹之后，而又在其下，此阴中之阴也。其道远，其位僻，虽曰多血，气运不到，气既不利，血亦罕来。中年之后，不可生痈，才有痛肿，参之脉证，但见虚弱，便与滋补，血气无亏，可保终吉。若用寻常驱热、拔毒、纾气之药，虚虚之祸，如指诸掌。

脾约丸论

成无己曰：约者，结约之约。胃强脾弱，约束津液，不得四布，但输膀胱，故小便数而大便硬，故曰脾约。与此丸以下脾之结燥，肠润结化，津流入胃，大便利，小便少而愈矣。

愚切有疑焉。何者？既曰约，脾弱不能运也。脾弱则土亏矣，必脾气之散，脾血之耗也。原其所由，久病大下、大汗之后，阴血枯槁，

内火燔灼，热伤元气，又伤于脾而成此证。伤元气者，肺金受火，气无所摄。伤脾者，肺为脾之子，肺耗则液竭，必窃母气以自救，金耗则木寡于畏，土欲不伤，不可得也。脾失转输之令，肺失传送之官，宜大便秘而难下，小便数而无藏蓄也。理宜滋养阴血，使孤阳之火不炽，而金行清化，木邪有制，脾土清健而运行，精液乃能入胃，则肠润而通矣。

今以大黄为君，枳实、厚朴为臣，虽有芍药之养血，麻仁、杏仁之温润，为之佐使，用之热甚而气实者，无有不安。愚恐西北二方，地气高厚，人禀壮实者可用。若用于东南之人，与热虽盛而血气不实者，虽得暂通，将见脾愈弱而肠愈燥矣。后之欲用此方者，须知在西北以开结为主，在东南以润燥为主，慎勿胶柱而调瑟。

臌胀论

心肺，阳也，居上；肝肾，阴也，居下；脾居中亦阴也，属土。经曰：饮食入胃，游溢精气，上输于脾，脾气散精，上归于肺、通调水道，下输膀胱。水精四布，五经并行。是脾具坤静之德，而有乾健之运，故能使心肺之阳降，肾肝之阴升，而成天地交之泰，是为无病之人。

今也，七情内伤，六淫外侵，饮食不节，房劳致虚，脾土之阴受伤，转输之官失职，胃虽受谷不能运化，故阳自升，阴自降，而成天地不交之否。于斯时也，清浊相混，隧道壅塞，气化浊血瘀郁而为热。热留而久，气化成湿，湿热相生，遂生胀满。经曰：臌胀是也。以其补虽坚满，中空无物，有似于鼓。其病胶固，难以治疗，又名曰蛊。若虫侵蚀，有虫之义。

验之治法，理宜补脾。又须养肺金以制木，使脾无贼邪之虑。滋肾水以制火，使肺得清化之令。却盐味以防助邪，断妄想以保母气，无有不安。医不察病起于虚，急于作效，衒能希赏。病者苦于胀急，喜行利药，以求一时之快，不知宽得一日半日，其肿愈甚，病邪甚矣，真气伤矣，去死不远。

古方惟禹余粮丸又名石中黄丸，又名紫金

丸，制肝补脾殊为切当，亦须随证，亦须顺时加减用之。余友俞仁叔，儒而医。连得家难，年五十得此疾，自制禹余粮丸服之。予诊其脉，弦涩而数紧，此丸新制，煅炼之火邪尚存，温热之药太多，宜自加减，不可执方。俞笑曰：今人不及古人，此方不可加减。服之一月，口鼻见血，色骨立而死。

又杨兄年近五十，性嗜好酒，病疟半年，患胀病，自察必死，来求治。诊其脉弦而涩，重则大，疟未愈，手足瘦而腹大，如蜘蛛状。予教以参、术为君，当归、川芎、芍药为臣，黄连、陈皮、茯苓、厚朴为佐，生甘草些少，作浓汤饮之。一日定三次，彼亦严守戒忌，一月后疟因汗而愈。又半年，小便长而胀愈。中间稍有加减，大意只是补气行湿。

又陈氏，年四十余，性嗜酒，大便时见血。于春间患胀，色黑而腹大，其形如鬼，诊其脉数而涩，重似弱。予以四物汤加黄连、黄芩、木通、白术、陈皮、厚朴、生甘草，作汤与之，近一年而安。一补气，一补血，余药大率相出入，皆获安以保天寿。

或曰：气无补法，何子补气而获安？果有说以通之乎？

予曰：气无补法，世俗之言也。以气之为病，痞闷壅塞似难于补，恐增病势。不思正气虚者不能运行，邪滞所著而不出，所以为病。经曰：壮者气行则愈，怯者著而成病。苟或气怯不用补法，气何由行？

或曰：子之药审则审矣，何效之迟也？病者久在床枕，必将厌子之迂而求速效者矣。

予曰：此病之起，或三五年，或十余年，根深矣，势笃矣，欲求速效，自求祸耳。知王道者，能治此病也。

或曰：胀病将终不可与利药耶？

予曰：灼知其不因于虚，受病亦浅，脾胃尚壮，积滞不瘤，而又有可下之证，亦宜略与疏导。若授张子和浚川散、禹功丸为例，行速攻之策，实所不敢。

疝气论

疝气之甚者，睾丸连小腹急痛也。有痛在睾丸者。有痛在五枢穴边者，皆足厥阴之经也。或有形、或无形，或有声、或无声，有形如瓜，有声如蛙。

自《素问》以下，历代名医，皆以为寒。盖寒主收引，经络得寒，故引不行，所以作痛，理固然也。有得寒而无疝者，又必有说以通之可也。予尝屡因门户雪上有霜，没膝之水，踢冰徒涉，不曾病此，以予素无热在内也。因而思之，此证始于湿热在经，郁而至久，又得寒气外束，湿热之邪不得疏散，所以作痛。若只作寒论，恐为未备。

或曰：厥阴一经，其道远，其位卑，郁积湿热，何由而致？

予曰：大劳则火起于筋，醉饱则火起于胃，房劳则火起于肾，大怒则火起于肝。本经火积之久，母能生子。虚，湿气便盛。厥阴属木系于肝，为将军之官，其性急速，火性且又暴为寒所束，宜其痛之大暴也。

愚见有用乌头、栀子等分作汤，用之其效亦敏。后因此方随证与形加减用之，无有不应。然湿热又须分多少而始治。但湿者肿多，癫病是也。又有挟虚而发者，当以参、术为用，而以疏导药佐之，诊其脉有甚沉紧而大豁无力者是也，其痛亦轻，惟觉重坠牵引耳。

秦桂丸论

无子之因多起于妇人。医者不求其因起于何处，遍阅古方，惟秦桂丸其辞确，其意专，用药温热，近乎人情，欣然授之，锐然服之，甘受燔灼之祸，犹且懵然不悔。何者？阳精之施也，阴血能摄之，精成其子，血成其胞，胎孕乃成。今妇人之无子者，率由血少不足以摄精也。血之少也，固非一端，然欲得子者，必须补其阴血，使无亏欠，乃可推其有余以成胎孕。何乃轻用热剂，煎熬脏腑，血气沸腾，祸不旋踵矣！

或曰：春气温和，则万物发生，冬气寒凛，则万物消殒，非秦桂丸之温热，何由得子脏温暖而成胎耶？

予曰：《诗》言妇人和平则乐有子。和则气血不乖，平则阴阳不争。今得此药，经血转紫黑，渐成衰少，或先或后。始则饮食骤进，久则口苦而干，阴阳不平，血气不和，疾病蜂起，焉能成胎。纵使成胎，生子亦多病而不寿。以秦桂丸之耗损矣，天真之阴也。戒之！慎之！

郑廉使之子，年十六。求医曰：我生七个月患淋病，五日、七日必一发。其发也，大痛，扪地叫天，水道方行，状如漆和粟者，约一盏许然后定。诊其脉，轻则涩，重则弦；视其形，瘦而稍长；其色青而苍。意其父必因多服下部药，遗热在胎，留于子之命门而然。遂以紫雪和黄柏细末，丸梧子大，晒十分干而与二百丸作一服，率以热汤下，以食物压之。又经半日，痛大作连腰腹，水道乃行，下如漆和粟者，一大碗许，其病减十分之八。后张子忠以陈皮一两、桔梗、木通各半两，作一帖与之，又下漆粟者一合许，遂安。

父得燥热且能病子，况母得之者乎？余书此以证东垣红丝瘤之事。

恶寒非寒病　恶热非热病论

经曰：恶寒战栗，皆属于热。又曰：禁栗如丧神守，皆属于火。恶寒者，虽当炎月，若遇风霜，重绵在身，自觉凛凛。战栗、禁栗，动摇之貌。如丧神守，恶寒之甚。《原病式》曰：病热甚而反觉自冷，此为病热，实非寒也。

或曰：往往见有得热药而少愈者，何也？

予曰：病热之人，其气炎上，郁为痰饮，抑遏清道，阴气不升，病热尤甚。积痰得热，亦为暂退。热势助邪，其病益深。

或曰：寒热如此，谁敢以寒凉与之，非杀之而何？

予曰：古人遇战栗之证，有以大承气下燥粪而愈者，恶寒战栗明是热证，但有虚实之分耳。经曰：阴虚则发热。夫阳在外为阴之卫。阴在内为阳之守。精神外驰，嗜欲无节，阴气耗散，阳无所附，遂致浮散于肌表之间而恶热也。实非有热，当做阴虚治之，而有补养之法可也。

或曰：恶寒非寒，宜用寒药，恶热非热，宜用补药，甚骇耳目，明示我之法可乎？

予曰：进士周本道，年逾三十，得恶寒病，服附子数日而病甚，求予治。诊其脉弦而似缓，予以江茶入姜汁、香油些少，吐痰一升许，减绵大半，周甚喜。予曰：未也。燥热已多，血伤亦深，须淡食以养胃，内观以养神，则水可生而火可降。彼勇于仕进，一切务外，不守禁忌。予曰：若多与补血凉热亦可稍安。内外不静，肾水不生，附毒必发。病安后官于婺城，巡夜冒寒，非附子不可疗，而性怕生姜，只得以猪腰子作片煮附子，与三帖而安。予曰：可急归，知其附毒易发。彼以为迂，半年后果发背而死。

又司丞叔，平生脚自踝以下常觉热，冬不可加绵于上。常自言曰：我禀质壮不怕冷。予曰：此足三阴之虚，宜早断欲事，以补养阴血，庶乎可免。笑而不答。年方五十，患痿半年而死。

观此二人治法，盖可知矣。

或曰：伤寒病恶寒、恶热者，亦是虚耶？

予曰：若病伤寒者，自外入内，先贤论之详矣。

经水或紫或黑论

经水者，阴血也。阴必从阳，故其色红，禀火色也。血为气之配，气热则热，气寒则寒，气升则升，气降则降，气凝则凝，气滞则滞，气清则清，气浊则浊。往往见有成块者，气之凝也。将行而痛者，气之滞也。来后作痛者，气血俱虚也。色淡者，亦虚也。错经妄行者，气之乱也。紫者，气之热也。黑者，热之甚也。人但见其紫者、黑者、作痛者、成块者，率指为风冷，而行温热之剂，祸不旋踵矣！良由《病源论》月水诸病，皆曰风冷乘之，宜其相习而成俗也。

或曰：黑，北方水色也，紫淡于黑，非冷而何？

予曰，经曰：亢则害，承乃制。热甚者，必兼水化，所以热则紫，甚则黑也。况妇人性执而见鄙，嗜欲加倍，脏腑厥阳之火，无日不起，非热而何？若夫风冷必须外得，设或有之，盖千百而一二者也。

石膏论

《本草》药之命名，固有不可晓者，中间亦多有意义，学者不可以不察。以色而名者，大黄、红花、白前、青黛、乌梅之类是也。以形而名者，人参、狗脊、乌头、贝母、金铃子之类是也。以气而名者，木香、沉香、檀香、麝香、茴香之类是也。以质而名者，厚朴、干姜、茯苓、生熟地黄之类是也。以味而名者，甘草、苦参、淡竹叶、草龙胆、苦酒之类是也。以能而名者，百合、当归、升麻、防风、滑石之类是也。以时而名者，半夏、茵陈、冬葵、寅鸡、夏枯草之类是也。以石膏火煅，细研、醋调封丹炉，其固密甚于脂，苟非有膏焉能为用？此兼质与能而得名，正与石脂同义。阎孝忠妄以方解石为石膏，况石膏其味甘而辛，本阳明经药，阳明主肌肉，其甘也，能缓脾益气，止渴去火；其辛也，能解肌出汗，上行至头，又入手太阴、手少阳。彼方解石者，止有体重、质坚、性寒而已。求其所谓有膏，而可为三经之主治者焉在哉！医欲责效，不亦难乎？

脉大必病进论

脉，血之所为，属阴。大，洪之别名，火之象，属阳。其病得之于内伤者，阴虚为阳所乘，故脉大当作虚治之。其病得之于外伤者，邪客于经，脉亦大，当作邪胜治之。合二者而观之，皆病证方长之势也，谓之病进，不亦宜乎？海藏云：君侵臣之事也。孰为是否，幸有以教之。

生气通天论病因章句辩

《礼记》曰：一年视离经，谓离析经理，在乎章句之绝。《内经·生气通天论》病因四章。第一章论因于寒，欲如运枢。以下三句与上文意不相属，皆衍文也。体若燔炭，汗出而散，两句当移在此。夫寒邪初客于肌表，邪郁而为热，有似燔炭，得汗则解，此仲景麻黄汤之类是也。第二章论因于暑。暑者，君火为病。火主动则散，故自汗烦渴而多言也。第三章论因于湿。湿者，土浊之气。首为诸阳之会，其位高而气清，其体虚故聪明得而系焉。浊气熏蒸，清道不通，沉重而不爽利，似乎有物以蒙冒之。失而不治，湿郁为热，热留不去，大筋软短者，热伤血不能养筋，故为拘挛。小筋弛长者，湿伤筋不能束骨。故为痿弱。因于湿，首如裹，各三字为句。湿热不攘以下，各四字为句，文正而意明。第四章论因于气为肿。下文不序病证，盖是脱简。四维相代两句，与上文意不相属，亦衍文也。

王太仆曰：暑、热、湿气三病，皆以为发于伤寒之毒，次第相仍，辗转生病，五段通为一章，余有疑焉。暑病不治，伏而生热，热久生湿，湿久气病，盖有之矣。《内经》只有冬伤于寒，不即病，至夏有热病之言。未闻寒毒伏藏，至夏发于暑病。至于湿病，亦蒙上文之热，谓反湿其首，若湿物裹之，望除其热。当以因于湿首为句，如裹湿又为句，则湿首之湿，裹湿之湿，皆人为也。与上下文列言寒、暑之病，因文义舛乖，不容于不辩。

或曰：先贤言温湿、寒湿、风湿矣。未闻有所谓湿热病者，攻之《内经》，亦无有焉，吾子无乃失之迂妄耶？

予曰：六气之中，湿热为病，十居八九。《内经》发明湿热，此为首出。《至真要大论》曰：湿上甚而热，其间或言湿，而热在中者；或曰热，而湿在中者，此圣人爱人论道之极致。使天下后世不知湿热之治法者，太仆启之也。君其归取《原病式》熟读而审思之，幸甚。

太仆章句　因于寒，欲如运枢，起居如惊，神气乃浮。因于暑、汗、烦则喘喝，静则多言，体若燔炭，汗出而散。因于湿首，如裹湿，热不攘，大筋软短，小筋弛长，软短为拘，弛长为痿。因于气为肿云云。

新定章句　因于寒，体若燔炭，汗出而散。因于暑、汗、烦则喘喝，静则多言。因于湿，首如裹，湿热不攘，大筋软短，小筋弛长，软短为拘，弛长为痿。因于气为肿云云。

倒仓论

经曰：肠胃为市。以其无物不有，而谷为最多，故谓之仓，若积谷之室也。倒者，倾去积旧而涤濯，使之洁净也。胃居中，属土，喜容受而不能自运者也。人之饮食，遇适口之物，宁无过量而伤积之乎？七情之偏，五味之厚，宁无伤于冲和之德乎？糟粕之余，停痰瘀血，互相纠缠，日积月深，郁结成聚，甚者如核桃之穰，诸般奇形之虫，中宫不清矣，土德不和矣。诚于中形于外，发为痈疽，为劳瘵，为蛊胀，为癫疾，为无名奇病。

先哲制为万病丸、温白丸等剂攻补兼施，寒热并用，期中病情，非不工巧，然不若倒仓之为便捷。以黄牡牛择肥者买一二十斤，长流水煮糜烂，融入汤中为液，以布滤出渣滓，取净汁再入锅中，文火熬成琥珀色，则成矣。每饮一盅，少时又饮，如此者积数十盅，寒月则重汤温而饮之。病在上者，欲其吐多；病在下者，欲其利多；病在中者，欲其吐下俱多。全在活法而为之，缓急多寡也。须先置一室，明快而不通者，以安病人。视所出之物，可尽病根则止。吐利后或渴，不得与汤，其小便必长，取以饮病者，名曰轮回酒。与一二碗，非惟可以止渴，抑且可以涤濯余垢。睡一二日觉饥甚，乃与粥，淡食之。待三日后，始与少菜羹自养，半月觉精神焕发，形体轻健，沉疴悉安矣，其后须五年忌牛肉。

吾师许文懿，始病心痛，用药燥热香辛，如丁、附、桂、姜辈，治数十年而足挛痛甚，且恶寒而多呕。甚而至于灵砂、黑锡、黄芽岁丹，继之以艾火十余万，又杂治数年，而痛甚，自分为废人矣。众工亦技穷矣！如此者又数年。因其烦渴、恶食者一月，以通圣散与半月余，而大腑逼迫后重，肛门热气如烧，始时下积滞如五色烂锦者，如柏烛油凝者，近半月而病似退；又半月而略思谷，而两足难移，计无所出。至次年三月，遂作此法，节节如应，因得为全人。次年再得一男，又十四年以寿终。

其余与药一妇人，久年脚气，吐利而安。

又镇海万户萧伯善公，以便浊而精不禁，亲与试之有效。

又临海林兄患久嗽吐红，发热消瘦，众以为瘵，百方不应。召余视之，脉两手弦数，日轻夜重，计无所出，亦因此而安。时冬月也，第二年得一子。

牛，坤土也。黄，土色也。以顺为德，而效法乎？健以为功者，牡之用也。肉者，胃之乐也。熟而为液，无形之物也，横散入肉络。由肠胃而渗透肌肤、毛窍、爪甲无不入也。积聚久则形质成，依附肠胃回薄曲折处，以为栖泊之窠臼，阻碍津液气血，熏蒸燔灼成病。自非剖肠刮骨之神妙，孰能去之？又岂合、勺、铢、两之丸散，所能窃犯其藩墙户牖乎？窃详肉液之散溢，肠胃受之，其厚皆倍于前，有似乎肿，其回薄曲折处，非复向时之旧，肉液充满流行，有如洪水泛涨，其浮堑陈朽皆推逐荡漾，顺流而下，不可停留。表者，因吐而汗；清道者，自吐而涌；浊道者，自泄而去。凡属滞碍，一洗而定。牛肉全重厚和顺之性，盎然焕然，润泽枯槁，补益虚损，宁无精神焕发之乐乎？正似武王克商之后，散财发粟，以赈殷民之仰望也。其方出于西域之异人，人于中年后亦行一二次，亦却疾养寿之一助也。

相火论

太极，动而生阳，静而生阴。阳动而变，阴静而合，而生水、火、木、金、土。各一其性，惟火有二。曰君火，人火也；曰相火，天火也。火内阴而外阳，主乎动者也。故凡动皆属火。以名而言，形气相生，配于五行，故谓之君。以位而言，生于虚无，守位禀命，因其动而可见，故谓之相。天主生物，故恒于动。人有此生，亦恒于动。其所以恒于动，皆相火之为也。见于天者，出于龙雷则木之气，出于海则水之气也。具于人者，寄于肝肾二部，肝属木而肾属水也。胆者，肝之腑；膀胱者，肾之腑；心胞络者，肾之配；三焦以焦言，而下焦司肝肾之分，皆阴而下者也。天非此火不能生物，人非此火不能有生。天之火虽出于木，而皆本乎地，故雷非伏，龙非蛰，海非附于地，则不能鸣、不能飞、不能波也。鸣也，飞也，波也，动而为火者也。肝肾之阴悉具相火，人而同乎天也。

或曰：相火天人之所同，何东垣以为元气之贼？又曰：火与元气不两立，一胜则一负。

然则如之何而可以使之无胜负也。

曰：周子曰，神发知矣。五性感物而万事出，有知之后，五者之性为物所感，不能不动。谓之动者，即《内经》五火也。相火易起，五性厥阳之火相扇，则妄动矣。火起于妄，变化莫测，无时不有，煎熬真阴，阴虚则病，阴绝则死。君火之气，经以暑与湿言之；相火之气，经以火言之。盖表其暴悍酷烈，有甚于君火者也。故曰相火元气之贼。周子又曰：圣人定之以中正仁义而主静。朱子曰：必使道心常为一身之主，而人心每听命焉。此善处乎火者，人心听命乎道心，而又能主之以静。彼五火之动皆中节，相火惟有裨补造化，以为生生不息之运用耳。何贼之有？

或曰：《内经》相火注曰，少阴、少阳矣，未尝言及厥阴、太阳，而吾子言之何耶？

曰：足太阳、少阴东垣尝言之矣，治以炒柏，取其味辛，能泻水中之火是也。戴人亦言：胆与三焦，寻火治肝和胞络，都无异，此历指龙雷之火也。予亦备述天人之火，皆生于动，如上文所云者，实推广二公之意。

或曰：《内经》言火不一，往往于六气中见之，言脏腑者未之见也。二公岂它有所据耶？子能为我言之乎？

经曰：百病皆生于风、寒、暑、湿、燥、火之动而为变者，岐伯历举病机一十九条，而属火者五，此非相火之为病之出于脏腑者乎？攻诸《内经》，少阳病为瘛疭，太阳病时眩仆，少阴病瞀、暴瘖、郁冒不知人，非诸热瞀瘛之属火乎？少阳病恶寒鼓栗，胆病振寒，少阴病洒淅恶寒振栗，厥阴病洒淅振寒，非诸禁鼓栗如丧神守之属火乎？少阳病呕逆，厥气上行，膀胱病冲头痛，太阳病厥气上冲胸、小腹控睾引腰脊上冲心，少阴病气上冲胸、呕逆，非诸逆冲上之属火乎？少阳病谵妄，太阳病谵妄，膀胱病狂颠，非诸躁狂越之属火乎？少阳病胕肿、善惊，少阴病瞀热，以酸胕肿不能久之，非诸病胕肿，痛酸惊骇之属火乎？又《原病式》曰：诸风掉眩属于肝，火之动也；诸气膹郁病痿属于肺，火之升也。诸湿肿满属于脾，火之胜也；诸痛痒疮疡属于心，火之用也。是

皆火之为病，出于脏腑者然也，注文未之发耳。以陈无择之通敏，且以暖炽论君火，日用之火言相火，而不曾深及，宜乎后之人不无聋瞀也，悲夫！

左大顺男　右大顺女论

肺主气，其脉居右寸。脾、胃、命门、三焦，各以气为变化运用，故皆附焉。心主血，其脉居左寸。肝、胆、肾、膀胱，皆精血之隧道管库，故亦附焉。男以气成胎，则气为之主；女挟血成胎，则血为之主。男子久病，右脉克于左者，有胃气也，病虽重可治。女子久病，左脉克于右者，有胃气也，病虽重可治。反此者，虚之甚也。

或曰：左心、小肠、肝、胆、肾、膀胱，右肺、大肠、脾、胃、命门、三焦。男女所同不易之位也。《脉法赞》曰：左大顺男，右大顺女。吾子之言，非为左右倒置，似以大为克，果有说以通之乎？

曰：大，本病脉也。今以大为顺，盖有充足之义。故敢以克言之。《脉经》一部，谆谆于教为医者尔，此左右当以医者为言。若主于病，奚止于千里之谬。

或曰：上文言肝、心出左，脾、肺出右。左主司官，右主司府。下文言左为人迎，右为气口，皆以病人之左右而为言，何若是之相反耶？

曰：《脉经》第九篇之第五章，上文大、浮、数、动、长、滑、沉、涩、弱、弦、短、微，此言形状之阴阳。下文关前、关后等语，又言部位之阴阳。阴附阳，阳附阴，皆言血气之阴阳。同为论脉之阴阳，而所指不同若此，上下异文何足疑乎？《赞》曰：阴病治官非治血乎？阳病治府非治气乎？由此参考，或恐于经意有合。

茹淡论

或问，《内经》谓精不足者，补之以味。又曰：地食人以五味。古者，年五十食肉，子今年迈七十矣！尽却盐醯岂中道乎？何子之神茂而色泽也？

曰：味有出于天赋者，有成于人为者。天之所赋者，若谷、菽、菜、果自然冲和之味，有食人补阴之功，此《内经》所谓味也。人之所为者，皆烹饪调和偏厚之味，有致疾伐命之毒，此吾子所疑之味也。今盐醯之却，非真茹淡者，大麦与粟之咸，粳米、山药之甘，葱薤之辛之类，皆味也。子以为淡乎？安于冲和之味者，心之收，火之降也。以偏厚之味为安者，欲之纵、火之胜也。何疑之有？《内经》又曰：阴之所生，本在五味，非天赋之味乎？阴之五官，伤在五味，非天赋之味乎？阴之五宫，伤在五味，非人为之味乎？圣人防民之具，于是为备。凡人饥则必食，彼粳米甘而淡者，土之德也，物之属阴而最补者也。惟可与菜同进，经以菜为充者，恐于饥时顿食，或虑过多，因致胃损。故以菜助其充足，取其疏通而易化，此天地生物之仁也。《论语》曰：肉虽多不使胜食气。《传》曰：宾主终日百拜，而酒三行，以避酒祸，此圣人施教之意也。盖谷与肥鲜同进，厚味得谷为助，其积之也久，宁不助阴火而致毒乎？故服食家在却谷者则可，不却谷而服食未有不被其毒者。《内经》谓久而增气，物化之常。气增而久，夭之由也。彼安于厚味者，未之思尔。

或又问：精不足者，补之以味，何不言气补？

曰：味，阴也。气，阳也。补精以阴求其本也，故补之以味。若甘草、白术、地黄、泽泻、五味子、天门冬之类，皆味之厚者也。经曰：虚者补之，正此意也。上文谓形不足者，温之以气。夫为劳倦所伤，气之虚故不定。温者，养也。温存以养，使气自充，气完则形完矣。故言温，不言补。经曰：劳者温之，正此意也。彼为《局方》者，不知出此，凡诸虚损证，悉以温热佐辅补药，名之曰温补，不能求经旨者也。

吃逆论

吃，病气逆也。气自脐下直冲，上出于口，而作声之名也。《书》曰：火炎上。《内经》曰：诸逆气冲上，皆属于火。东垣谓火与元气不两立。又谓火，气之贼也。古方悉以胃弱言之，而不及火，且以丁香、柿蒂、竹茹、陈皮等剂治之，未审孰为降火，孰为补虚。人之阴气依胃为养，胃土伤损则木气侮之矣，此土败木贼也。阴为火所乘，不得内守，木挟相火乘之，故直冲清道而上。言胃弱者，阴弱也，虚之甚也。病人见此似为死证，然亦有实者，不可不知。敢陈其说。

赵立道，年近五十，质弱而多怒。七月炎暑，大饥索饭，其家不能急具，因大怒。两日后，得滞下病。口渴，自以冷水调生蜜饮之，甚快，滞下亦渐缓，如此者五七日，召予视。脉稍大不数，遂令止蜜水，渴时但令以人参、白术煎汤调益元散与之，滞下亦渐收。七八日后，觉倦甚、发吃，予知其因下久而阴虚也，令其守前药。然滞下尚未止，又以炼蜜饮之，如此者三日，吃犹未止。众皆尤药之未当，将以姜、附饮之。予曰：补药无速效，附子非补阴者，服之必死。众曰：冷水、饭多，得无寒乎？予曰：炎暑如此，饮凉非寒，勿多疑，待以日数，力到当自止。又四日而吃止，滞下亦安。

又陈择仁，年近七十，厚味之人也。有久喘病，而作止不常。新秋患滞下，食大减，至五七日后吃作。召予视。脉皆大豁，众以为难。予曰：形瘦者尚可为，以人参白术汤下大补阴丸以补血，至七日而安。

此二人者，虚之为也。

又一女子，年逾笄，性躁味厚。暑月因大怒而吃作，每作则举身跳动，神昏不知人。问之乃知暴病。视其形气俱实，遂以人参芦煎汤，饮一碗，大吐顽痰数碗，大汗昏睡，一日而安。

人参入手太阴，补阳中之阴者也；芦则反尔，大泻太阴之阳。女子暴怒气上，肝主怒，肺主气，经曰：怒则气逆。气因怒逆，肝木乘火侮肺，故吃大作而神昏。参芦喜吐，痰尽气降而火衰，金气复位，胃气得和而解。麻黄发汗，节能止汗；谷属金，糠之性热；麦属阳，麸之性凉。先儒谓物物具太极，学人其可不触类而长，引而伸之乎？

房中补益论

或问，《千金方》有房中补益法，可用否？

予应之曰：《传》曰，吉凶悔吝生乎动，故人之疾病亦生于动。其动之极也，病而死矣。

人之有生，心为火居上，肾为水居下，水能升而火能降，一升一降无有穷已，故生意存焉。水之体静，火之体动，动易而静难，圣人于此未尝妄言也。儒者立教曰：正心、收心、养心，皆所以防此火之动于妄也。医者立教，恬澹虚无，精神内守，亦所以遏此火之动于妄也。盖相火藏于肝肾阴分，君火不妄动，相火惟有禀命守位而已，焉有燔灼之虐焰，飞走之狂势也哉！易兑取象于少女。兑，说也。遇少男艮为咸。咸，无心之感也。艮，止也。房中之法有艮止之义焉。若艮而不止，徒有戕贼，何补益之有？

窃详《千金》之意，彼壮年贪纵者，水之体非向日之静也。故著房中之法为补益之助，此可用于质壮、心静、遇敌不动之人也。苟无圣贤之心，神仙之骨，未易为也。女法水，男法火，水能制火。一乐于与，一乐于取，此自然之理也。若以房中为补，杀人多矣！况中古以下，风俗日偷，资禀日薄，说梦向痴，难矣哉！

天气属金说

邵子曰：天依地，地依天，天地自相依附。《内经》曰：大气举之也。夫自清浊肇分，天以气运于外而摄水，地以形居中而浮于水者也。是气也，即天之谓也。自其无极者观之，故曰大气，至清、至刚、至健，属乎金者也。非至刚不能摄此水，非至健，不能运行无息以举地之重，非至清，其刚健不能长上古而不老。

或曰：子以天气为属金者，固《易》卦取象之义，何至遂以属金言之乎？善言天者，必有证于人；善言大者，必有譬于小。愿明以告我。

曰：天生万物，人为贵，人形象天，可以取譬。肺主气，外应皮毛。《内经》谓阳为外卫，非皮毛乎？此天之象也。其包裹骨肉、脏腑于其中，此地之象也。血行于皮里肉腠，昼夜周流无端，此水之象也。合三者而观，非水浮地，天摄水，地悬于中乎？圣人作《易》，取金为气之象，厥有旨哉！

张子和攻击注论

愚阅张子和书，惟务攻击。其意以为正气不能自病，因为邪所客，所以为病也。邪去正气自安，因病有在上、在中、在下、深浅之不同，立为汗、吐、下三法以攻之。

初看其书，将谓医之法尽于是矣。后因思《内经》有谓之虚者，精气虚也；谓之实者，邪气实也。夫邪所客，必因正气之虚，然后邪得而客之。苟正气实，邪无自入之理。由是于子和之法，不能不致疑于其间。又思《内经》有言：阴平阳秘，精神乃治；阴阳离决，精气乃绝。又思仲景有言，病当汗解，诊其尺脉涩，当与黄芪建中汤补之，然后汗之。于是以子和之书，非子和之笔也。驰名中土，其法必有过于朋辈者，何其书之所言，与《内经》、仲景之意若是之不同也？于是决意于得名师以为之依归，发其茅塞。遂游江湖，但闻某处有某治医，便往拜而问之，连经数郡，无一人焉。后到定城，始得《原病式》、东垣方稿，乃大悟子和之孟浪，然终未得的然之议论。将谓江浙间无可为师者。

泰定乙丑夏，始得闻罗太无并陈芝岩之言，遂往拜之。蒙叱骂者五七次，趑趄三阅月，始得降接。因观罗先生治一病僧，黄瘦倦怠。罗公诊其病，因乃蜀人，出家时其母在堂，及游浙右，经七年。忽一日，念母之心不可遏，欲归无腰缠，徒而朝夕西望而泣，以是得病。时僧二十五岁，罗令其隔壁泊宿，每日以牛肉、猪肚甘肥等，煮糜烂与之。凡经半月余，且时以慰谕之言劳之。又曰：我与钞十锭作路费，我不望报，但欲救汝之死命尔。察其形稍苏，与桃仁承气，一日三帖，下之皆是血块、痰积方止。次日只与熟菜、稀粥将息。又半月，其人遂如故。又半月余，与钞十锭遂行。因大悟攻击之法，必其人充实，禀质本壮，乃可行也。否则邪去而正气伤，小病必重，重病必死。

罗每日有求医者来，必令其诊视脉状回禀，罗但卧听口授，用某药治某病，以某药监其药，以某药为引经，往来一年半，并无一定之方。至于一方之中，自有攻补兼用者，亦有先攻后补者，有先补后攻者。又大悟古方治今病焉能吻合，随时取中，其此之谓乎？是时罗又言，用古方治今病，正如拆旧屋凑新屋，其材木非一，不再经匠氏之手，其可用乎！由是又思许

学士《释微论》曰：予读仲景书，用仲景之法，然未尝守仲景之方，乃为得仲景之心也。遂取东垣方稿，手自抄录，乃悟治病人当如汉高祖纵秦暴，周武王纵商之后，自非发财散粟，与三章之法，其受伤之气，倦惫之人，何由而平复也？于是定为阴易乏，阳易亢，攻击宜详审，正气须保护，以《局方》为戒哉！

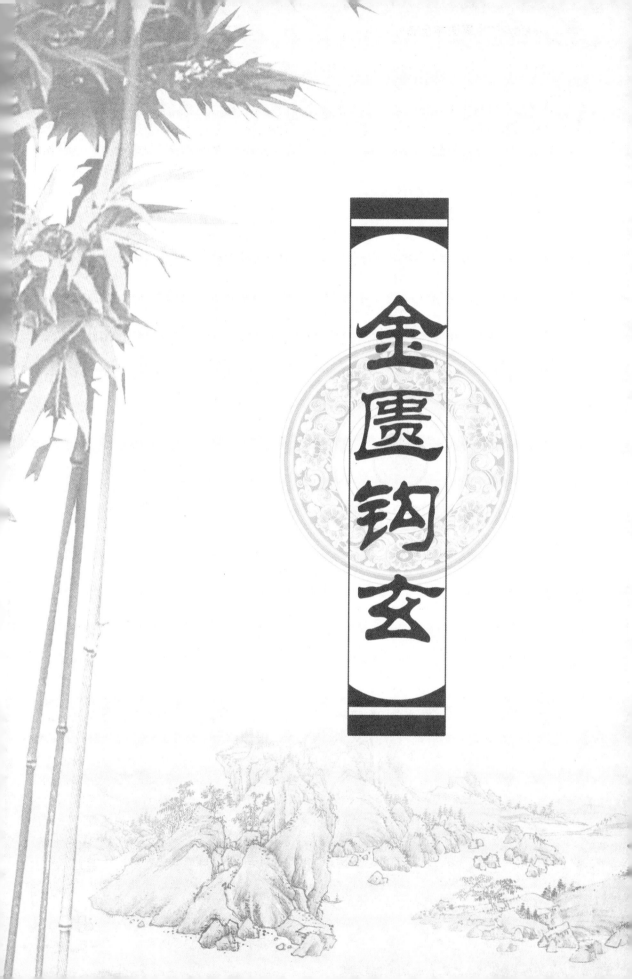

金匮钩玄

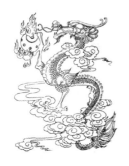

卷　一

中风

大率主血虚。有痰以治痰为先。或虚挟火与湿，亦有死血留滞者，外中于风者，亦有中气者，当从痰治，顺气化痰。若口开、手撒、眼合、遗尿、吐沫直视、喉如鼾睡、肉脱筋痛者，皆不治。

半身不遂，大率多痰。在左属死血、无血；在右属痰、有热、气虚。

病若在左者，四物汤等加桃仁、红花、竹沥、姜汁。在右者，二陈汤、四君子等加竹沥、姜汁。

痰壅盛者、口眼㖞斜者、不能言者、皆当吐。

吐法　轻用瓜蒂、虾汁、皂角；重用藜芦半钱或三分，加麝香灌入鼻内或口内，吐痰出。一吐不已，再吐之。亦有虚而不可吐者。

气虚卒倒，参芪补之。

气虚有痰，浓参汤合竹沥、姜汁。

血虚，宜四物汤，俱用姜汁炒。恐泥痰，再加竹沥、姜汁入内服。能食者，去竹沥，加荆沥。

又法　以猪牙皂角、白矾等分为末，姜汤调下，名稀涎散。

血虚者，四物汤补之。挟痰者，亦用姜汁、竹沥。

脉诀内言诸不治证，见则不可治，筋枯者不治。举动则筋痛者，是筋枯，以其无血滋润故也。

治痰　气实能食，用荆沥；气虚少食，用竹沥。此二味用开经络，行血气。入四物汤中，必用姜汁助之。

肥白人多湿，少用附子、乌头行经。

初昏倒，急掐人中至醒，然后用去痰药，二陈汤、四物、四君子等汤加减用。

六郁

戴云：郁者，结聚而不得发越也。当升者不得升，当降者不得降，当变化者不得变化也。此为传化失常，六郁之病见矣。气郁者，胸胁痛，脉沉涩；湿郁者，周身走痛，或关节痛，遇阴寒则发，脉沉细；痰郁者，动则即喘，寸口脉沉滑；热郁者，瞀，小便赤，脉沉数；血郁者，四肢无力，能食，便红，脉沉；食郁者，嗳酸，腹饱不能食，人迎脉平和，气口脉紧盛者是也。

气血中和，万病不生，一有怫郁，诸病生焉。

气郁：香附子、苍术、川芎。

湿郁：苍术、川芎、白芷。

痰郁：海石、香附、南星、瓜蒌。

热郁：青黛、香附、苍术、川芎、栀子。

血郁：桃仁、红花、青黛、川芎、香附。

食郁：苍术、香附、针沙醋炒、山楂、神曲炒。

春加芎，夏加苦参，秋冬加吴茱萸。

越鞠丸　解诸郁，又名芎术丸。

苍术　香附　抚芎　神曲　栀子　等分为末，水丸，如绿豆大。

凡郁皆在中焦，以苍术、抚芎开提其气以升之。假如食在气上，提其气则食自降。余皆仿此。

癫

大风病，是受得天地间杀物之气，古人谓

之疬风者，以其酷烈暴悍可畏耳。人得之者，须分在上、在下。夫在上者，以醉仙散取涎血于齿缝中出；在下者，以通天散取恶物陈虫于谷道中出。取出虽有道路之异，然皆不外乎阳明一经。治此证者，须知此意。看其疙瘩与疮，上先见者、上体多者，在上也。下先见者，下体多者，在下也。上下同得者，在上复在下也。阳明胃经与大肠无物不受，此风之入人也，气受之，则在上多；血受之，则在下多；血气俱受之者，上下俱多也。自非医者神手，病者铁心，罕有免此。夫从上从下以渐而来者，皆可治。人见其病势之缓，多忽之。虽按法施治，病已痊可，若不能忌口、绝色，皆不免再发，发则终于不能救也。余曾治五人中间，唯一妇人不再发，以其贫甚而且寡，无物可吃也。余四人，三四年后皆再发。孙真人云：吾尝治四五十人，终无一人免于死。非真人不能治，盖无一人能守禁忌耳。此妇人本病药外，又服百余贴加减四物汤，半年之上，方得经行，十分安愈。

治法：在上者醉仙散，在下者通天再造散。后用通神散及三棱针于委中出血。但不能忌口、绝房者，不治之也。

醉仙散

胡麻仁　牛蒡子　蔓荆子　枸杞子各半两，为粗末，同炒紫色　白蒺藜　苦参　瓜蒌根　防风各半两

上八味为细末，每一两半入轻粉三钱，拌匀。大人一钱，空心、日午、临睡各一服，淡茶调下。五七日间，必于齿缝中出臭涎水，浑身觉痛，昏闷如醉，利下恶臭屎为度，量大小虚实加减与之。证候重而急者，须以再造散下之，候补养得还，复与此药吃。须断盐酱醋诸般鱼肉椒料果子烧炙等物，止可淡粥及淡煮熟时菜食之。茄尚不可食，惟有乌梢蛇、菜花蛇可以淡酒煮熟食之，以助药力。

再造散

郁金半两，生用　大黄一两，炮　皂角刺一两，黑者大者　白牵牛头末六钱，半炒半生用之。

上为末，五钱临夜冷酒调下，以净桶伺候泄出虫。如虫口黑色，乃是多年虫；口如赤色是近者。三数日又进一服，直候无虫，即根绝也。

寒主乎温散

有卒中天地之寒气，有口伤生冷之物。

戴云：此伤寒，谓身受肃杀之气，口食冰水瓜果冷物之类。病者必脉沉细，手足冷，息微，身倦，虽身热亦不渴，倦言语。或遇热病，误用此法，轻者至重，重者至死。凡脉数者，或饮水者，或烦躁动摇者，皆是热病。寒热二证，若水火也，不可得而同治，误即杀人，学者慎之。

伤寒

伤寒，必须身犯寒气，口食寒物者，从补中益气汤中加发散药。属内伤者，十居八九。其法：邪之所凑，其气必虚，只用补中益气汤中，从所见之证，出入加减。气虚热甚者，少用附子，以行参芪之剂。如果气虚者，方可用此法。以上伤寒治法，可用于南方，不宜北。

暑

戴云：暑乃夏月炎暑也，盛热之气著人也。有冒、有伤、有中，三者有轻重之分，虚实之辩。或腹痛水泻者，胃与大肠受之；恶心者，胃口有痰饮也；此二者，冒暑也。可用黄连香薷饮。盖黄连退暑热，香薷消畜水。或身热头疼躁乱不宁者，或身如针刺者，此为热伤在分肉也。当以解毒白虎汤加柴胡。气如虚者，加人参。或咳嗽发寒热，盗汗出不止，脉数者，热在肺经，用清肺汤、柴胡天水散之类。急治则可，迟则不可治矣。或火乘金也，此为中暑。凡治病须要明白辨别，慎勿混同施治。春秋间亦或有之，切莫执一。随病处方为妙。

黄连香薷饮，挟痰加半夏，乘虚加人参、黄芪，或清暑益气汤加减用之。

注夏属阴虚，元气不足

戴云：秋初夏末，头痛脚软，食少体热者是也。补中益气汤去柴胡、升麻，加炒黄柏。挟痰，止用南星、半夏、陈皮之类，或生脉散出《千金方》。

暑风

戴云：暑风者，夏月卒倒不省人事者是也。

有因火者，有因痰者。火，君相二火也；暑，天地二火也；内外合而炎烁，所以卒倒也。痰者，人身之痰饮也。因暑气入，而鼓激痰饮，塞凝心之窍道，则手足不知动蹜而卒倒也。此二者皆可吐。《内经》曰：火郁则发之。挟火挟痰实者，可用吐法，吐即发散也。量其虚实而吐之，吐醒后，可用清剂调治之。

湿

戴云：湿有自外入者，有自内出者，必审其方土之致病源。东南地下多阴雨，地湿，凡受必从外入，多自下起，以重腿脚气者多，治当汗散。久者，宜疏通渗泄。西北地高，人多食生冷湿面，或饮酒后，寒气怫郁，湿不能越，作腹皮胀痛，甚则水鼓胀满，或通身浮肿如泥，按之不起，此皆自内而出也。辨其元气多少。而通利其二便，责其根在内也。此方土内外，亦互相有之，但多少不同，须对证施治，不可执一。

本草苍术治湿，上下俱可用。二陈汤加酒芩、羌活、苍术、散风之药，行湿最妙。

内伤

内伤，病退后燥渴不解者，有余热在肺家，可用参苓甘草少许，姜汁冷服，或茶匙挑姜汁与之。虚者可用人参汤。世之病此者为多，但有挟痰者，有挟外邪者，有热郁于内而发者，皆以补元气为主。看其所挟之病，而兼用药。

火

有可发者二：风寒外来者可发，郁者可发。

阴虚火动难治。火郁当发看何经，轻者可降，重则从其性升之。实火可泻，小便降火极速。

凡气有余便是火。火急甚重者，必缓之。生甘草兼泻兼缓，人参、白术亦可。

人壮气实，火盛颠狂者，可用正治，或硝冰水饮之。人虚，火盛狂者，可用生姜汤与之，若投以冰水正治，立死。有补阴即火自降者，炒黄柏、地黄之类。

山栀子仁大能降火，从小便泄去。其性能屈曲下行，降火人所不知。凡火盛者，不可骤用凉药，必用温散。

又方：**左金丸**，治肝火。

黄连六两　茱萸一两或半两

水为丸，白汤下五十丸。

伤风

戴云：新咳嗽、鼻塞声重者是也。属肺者多，散宜辛温或辛凉之剂。

发斑 属风热

戴云：斑，有色点而无头粒者是，如有头粒，即疹也。风热挟痰而作，自里而发于外，通圣散消息，当以微汗而散之。下之，非理也。

内伤斑者，胃气极虚，一身火游行于外所致。宜补以降之。发斑似伤寒者，痰热之病发于外，微汗以散之。下之，非理也。

疹

戴云：疹，浮小有头粒者是。随出即收，收则又出者是也。非若斑之无头粒也。当明辨之。

属热与痰在肺，清肺火降痰，或解散出汗，亦有可下者。

温病

众人病一般者是也。又谓之天行时疫。有三法：宜补、宜降、宜散。

又方：大黄　黄芩　黄连　人参　桔梗　防风　苍术　滑石　香附　人中黄

上为末，神曲为丸。每服五七十丸。分气、血、痰作汤使：气虚，四君子汤；血虚，四物汤；痰多，二陈汤送下。如热甚者，可用童子小便送下。

大头天行病，东垣有方：羌活　酒芩　大黄酒蒸。

冬温为病，非其时而有其气用。冬时君子当闭藏，而反发泄于外。专用补药带表。

又方：以竹筒两头留节，中作一窍，纳甘草于中，仍以竹木钉闭窍，于大粪缸中浸一月，取出晒干，专治疫毒。

疟 有风、有暑、有食、老疟、疟母、痰病

老疟病，此系风暑入阴分。在脏用血药：川芎、抚芎、红花、当归，加苍术、白术、白芷、黄柏、甘草煎。露一宿，次早服之。无汗

要有汗，散邪为主，带补。有汗要无汗，正气为主，带散。有疟母者，用丸药消导，醋煮鳖甲为君，三棱、蓬术、香附随证加减。

三日一发者，受病一年。间发者，受病半年。一日一发者，受病一月。连二日发者，住一日者，气血俱受病。一日间一日者，补药带表。药后用疟丹截之。在阴分者用药彻起，在阳分方可截之。

又方：草果　知母　槟榔　乌梅　常山　甘草炙　穿山甲炮　用水酒一大碗，煎至半碗，露一宿。临发日前二时温服。如吐，则顺之。

截疟青蒿丸　青蒿一两　冬青叶二两　马鞭草二两　官桂二两

上三叶，皆晒干，秤为末，泛丸如胡椒子大。每两作四服。于当发前一时服尽。

大法：暑风必当发汗。夏月多在风凉处歇，遂闭其汗而不泄。因食者，从食上治。

疟而虚者，须先用参术一二贴，托住其气不使下陷，后用他药。治内伤挟外邪者同法。内必主痰，必以汗解，二陈汤加常山、柴胡、黄芩、草果。

疟而甚者，发寒热、头痛如破、渴而饮水、自汗。可与参、芪、术、苓、连、栀子、川芎、苍术、半夏等治。

久病疟，二陈汤加川芎、苍术、柴胡、葛根、白术，一补一发。

咳嗽

风寒、火主降火、劳、肺胀、火郁、痰主降痰。

戴云：风寒者，鼻塞、声重、恶寒者是也；火者，有声、痰少、面赤者是也；劳者，盗汗出，兼痰者，多作寒热；肺胀者，动则喘满，气急息重；痰者，嗽动便有痰声，痰出嗽止。五者大概耳，亦当明其是否也。

风寒，行痰开腠理。二陈汤加麻黄、杏仁、桔梗。

火，降火、清金、化痰。

劳，四物汤中加竹沥、姜汁。必以补阴为主。

肺胀而嗽者，用诃子、青黛、杏仁。诃子能治肺气，因火伤极，遂成郁遏胀满，取其味酸苦，有收敛降火之功。佐以海蛤粉、香附、瓜蒌、青黛、半夏曲。

食积痰作嗽发热者，半夏、南星为君，瓜蒌、萝卜子为卧，青黛、石碱为使。

火郁痰者，诃子、海石、瓜蒌、青黛、半夏、香附。

咳嗽声嘶者，此血虚受热也。用青黛、蛤粉，蜜调服。

久嗽风入肺，用鹅管石、雄黄、郁金、款冬花碾末和艾中，以生姜一片留舌上灸之，以烟入喉中为度。

干咳嗽者，难治。此系火郁之证，乃痰郁火邪在中。用苦梗以开之，下用补阴降火。不已，则成劳，倒仓好。此证不得志者有之。

嗽而胁痛，宜疏肝气，用青皮等方。在后，二陈汤内加南星、香附、青黛、姜汁。

治嗽药，大概多用生姜者，以其辛散也。

上半日嗽多者，属胃中有火。贝母、石膏能降胃火。

午后嗽多者，此属阴虚。必用四物汤加知母、黄柏，先降其火。

五更嗽多者，此胃中有食积，至此时候，流入肺金。知母、地骨皮降肺火。

火气浮于肺者，不宜用凉药，用五味、五倍敛而降之。有痰因火逆上者，先治火，后治其痰也。

肺虚甚者用参膏，此好色肾虚有之。以生姜、陈皮佐之。大概有痰者，可加痰药治之。

治嗽多用粟壳，不必疑，但要先云病根，此乃收后之药也。师云：阴分嗽者，多属阴虚治之也。

有嗽而肺胀壅遏不得眠者，难治。

治嗽烟筒

佛耳草　款冬花　鹅管石

上为末，用纸卷烧其烟熏之，或白汤调亦得。

治嗽有痰，天突、肺腧二穴灸。治嗽泄火热，大泻肺气，三椎骨下横过各一寸半是穴。

嗽：春是春升之气，用清药，二陈加薄荆之类；夏是火炎上，最重芩、连；秋是湿热伤肺；冬是风寒外来，用药发散之后，以半夏必逐去痰，庶不再来。

又方：**治嗽劫药**

五味子半两　五倍子一钱　甘草二钱半　风化硝一钱

为末，以蜜为丸，噙化之。

痰脉浮当吐

凡治痰，用利药过多，致脾气下虚，则痰反易生多。

湿痰：用苍术。

老痰：海石、半夏、瓜蒌子、香附、五倍子。

热痰：用青黛、黄连。

食积痰：神曲、麦糵、山楂子。

痰在肠胃间者，可下而愈。痰在经络中者，非吐不可出。吐法中就有发散之义也。膈上之痰，必用吐之，泻亦不能去也。

气实痰热结在上者，则吐。吐难得出，或有块，或吐咯不出，气滞兼郁者，此则难治矣。

胶固者，必用吐之。吐法兼用牙茶、虀水、姜汁、醋少许，瓜蒌散少许，加防风、桔梗，皆升动其气，便吐也。

吐法：用附子尖、桔梗芦、人参芦、瓜蒂、砒不甚用、藜芦、艾叶、末茶。

上药，此皆自吐，不用手探。但药但汤，皆可吐。

吐法：先以布搭膊勒腰，于不通风处行此方。萝卜子半升擂和，以浆水一碗，滤去渣，入少油与蜜，旋至半温。服后，以鹅翎探吐，须以桐油浸，却以皂角水洗去肥，晒干用之。

又法：用虾带壳半斤，入酱、葱、姜等料物煮汁。先吃虾，后饮汁，以翎勾引吐，必须紧勒肚腹。

二陈汤，一身之痰都能管。如在下，加下引药，如在上，加上引药。

凡人身上、中、下有块者，多是痰也。问其平时好食何物，吐下后用药。

许学士用苍术治痰饮成窠囊一边，行极效。痰挟瘀血，遂成窠囊。

痰之清者属寒，用二陈汤之类。

内伤挟痰，必用人参、黄芪、白术之属，多用姜汁传送。或用半夏之属。虚甚者，宜加竹沥。

痰热者多挟风，外证为多。

湿者多软，如身倦而重之类。热者清之，食积者必用攻之。兼气虚者，用补气药补之。

因火盛逆上者，治火为先。白术、黄芩、石膏之类。中气不足，则加人参、白术。痰之为物，随气升降，无处不到。

脾虚者，清中气。二陈加白术之类，兼用提药。

中焦有痰与食积，胃气赖其所养，卒不便虚。若攻之尽，则虚矣。

眩晕嘈杂，乃火动其痰。用二陈汤加栀子、芩、连类。

噫气吞酸，此系食郁有热，火气上动。以黄芩为君，南星、半夏为臣、橘红佐之。热多者，加青黛。

痰在胁下，非白芥子不能达。痰在皮里膜外者，非姜汁、竹沥不可达。痰在膈间，使人颠狂健忘，宜用竹沥。风痰亦服竹沥，又能养血。痰在四肢，非竹沥不能开。

痰结核在咽喉，燥不能出，入化痰药加软坚咸药：杏仁、海石、桔梗、连翘、瓜蒌仁。少佐朴硝，以姜汁、蜜调丸。噙化之。

海粉即海石。热痰能降，湿痰能燥，结痰能软，顽痰能消。可入丸子、末子，不可入煎药。

黄芩治热痰，假以降其热也。

竹沥滑痰，非姜汁不能行经络也。

枳实泻痰，能冲墙壁。五倍子能治老痰。

小胃丹治膈上痰，热风痰，湿痰，肩膊诸痛，然能损胃气。食积痰实者，用之不宜多。

青礞石丸去湿痰，重在风化硝。

润下丸降痰最妙。

陈皮半斤，去白，以水化盐半两，拌陈皮，令得所煮，候干，炒燥。一方不去白　甘草一两，炙

上为末，蒸饼丸，绿豆大。每服三十五丸，温水下。

油炒半夏，大治湿痰。又治喘，止心痛。粥丸，姜汤下三十丸。

痰方：黄芩空心　香附、半夏姜制、贝母，以上治湿痰。加瓜蒌仁、青黛作丸子，治热痰。

中和丸　治湿痰气热。

苍术　黄芩　香附　半夏各等分

为末，粥丸。

燥湿痰方　亦治白浊因痰者。

南星一两　半夏一两　蛤粉二两　青黛为衣

上为末，神曲糊丸。

痰嗽方

黄芩一两半，酒浸洗　滑石半两　贝母一两　南星一两　风化硝二钱半　白芥子半两，去壳

上为末，汤浸，蒸饼为丸。

导痰汤

半夏四两　南星　橘皮　枳壳　赤茯苓一两　甘草半两

用生姜煎服之。

千缗汤

半夏七枚，泡制四片破之　皂角一寸二分，去皮，炙　甘草一寸，炙　生姜如指大

煎服之，治喘。

治痰方

南星　半夏　滑石　轻粉各三钱　巴豆三十粒

上用皂角仁浸浓汁，丸如梧桐子大。每服五十丸。

黄连化痰丸

黄连一两　陈皮五钱　吴茱萸一钱，酒浸　半夏一两五钱

上为末，入桃仁二十四个，研如泥，和匀，神曲糊丸，如绿豆大。每服百丸，姜汤送下。

消痰方

益元散七钱　吴茱萸三钱。

治郁痰方

白僵蚕　杏仁　瓜蒌　诃子　贝母

喘

戴云：有痰喘，有气急喘，有胃虚喘，有火炎上喘。痰喘者，凡喘便有痰声。气急喘者，呼吸急促而无痰声。有胃虚喘者，抬肩、撷肚、喘而不休。火炎上喘者，乍进乍退，得食则减，食已则喘。大概胃中有实火，膈上有稠痰，得食咽坠下稠痰，喘即止。稍久，食已入胃，反助其火，痰再升上，喘反大作。俗不知此，作胃虚，治以燥热之药者，以火济火也。昔叶都

督患此，诸医作胃虚治之，不愈，后以导水丸利五六次而安矣。

凡久喘，未发以扶正气为要，已发以攻邪为主。

有气虚短气而喘，有痰亦短气而喘。有阴虚自小腹下火起而上者。

喘急有风痰者，《妇人大全》方千缗汤。

阴虚有痰喘急者，补阴降火。四物汤加枳壳、半夏。

气虚者，人参、蜜炙黄柏、麦门冬、地骨皮之类。

大概喘急之病，甚不可用苦药凉药，火气盛故也。可用导痰汤加千缗汤治之。

诸喘不止者，用劫药一二贴则止之。劫药之后，因痰治痰，因火治火。椒目碾极细末，用一二钱以生姜汤调下止之。

又法：用萝卜子蒸熟为君，皂角烧灰，等分为末，以生姜汁炼蜜为丸，小桐子大。每服五七十丸，嚼化下之，效。

哮　专主于痰，宜吐法

治哮必用薄滋味，不可纯用凉药，必带表散。

治哮方　用鸡子略敲，壳损膜不损，浸于尿缸内三四日，夜取出。煮熟食之，效。盖鸡子能去风痰。

痢　身热、后重、腹痛、下血

戴云：痢虽有赤白二色，终无寒热之分，通作湿热治。但分新旧，更量元气。用药与赤白带同。

身热挟外感：不恶寒，小柴胡汤去人参。恶寒发热为表证，宜微汗和解。苍术、川芎、陈皮、芍药、甘草、生姜煎服。

后重，积与气郁坠下，兼升兼消。

或气行血和积少，但虚坐努力，此为亡血。倍用归身尾，却以生芍药、生地黄、桃仁佐之，复以陈皮和之。

或下痢而大孔痛者，此因热流于下也。用木香、槟榔、黄芩、黄连炒、干姜。

或痢退减十之七八，积已尽，糟粕未实，当炒芍药、炒白术、炙甘草、陈皮、茯苓汤下

固肠丸三十粒。然固肠丸性躁，有去湿实肠之功，恐滞气未尽者，不可遽用此药，只宜单服此汤可也。

或痢后糟粕未实，或食稍多，或饥甚方食腹中作痛者，切勿惊恐。以白术、陈皮各半盏煎服，和之则安。

或久痢后，体虚气弱，滑泄不止，又当以诃子肉、豆蔻、白矾、半夏之类，择用以涩之。甚则加牡蛎，然须以陈皮为佐。若大涩，亦能作痛。又甚者，灸大枢、气海。

古方用厚朴为泻凝滞之气，然朴太温而散气，久服大能虚人。滞气稍行，即去之。余滞未尽，以炒枳壳、陈皮。然枳壳亦能耗气，比之厚朴稍缓，比陈皮亦重。滞退一半，当去之，只用陈皮以和诸药。陈皮去白，有补泻之兼才，若为参术之佐，亦能补也。

凡痢疾腹痛，必以白芍药、甘草为君，当归、白术为佐。恶寒痛者加桂，恶热痛者加黄柏。达者更能参以岁气、时令用药，则万举万全，岂在乎执方哉。

诸不治证：下痢纯血者必死，下痢如尘腐色者死，下痢如屋漏者死。下痢如竹筒注者，不可治。下痢如鱼脑者，半生半死。

禁口痢 胃口热甚故也

黄连多加人参煮汤，终日呷之，如吐了再吃，开以降之。人不知此，多用温药甘味，此以火济火，以滞益滞，哀哉。

一方：脐中用田螺之以引下其热。

亦有误服热药涩药之毒犯胃者，当明审以祛其毒。痢方亦作丸：大黄　黄连　黄芩　黄柏　枳壳　当归　白芍药　滑石　甘草　桃仁　白术各等分

上为末，神曲糊丸。

孙郎中因饮水过多，腹胀泻痢带白：苍术　白术　厚朴　茯苓　滑石

上煎，下保和丸。

小儿八岁下痢纯血，以食积治：苍术　白术　黄芩　白芍　滑石　茯苓　甘草　陈皮　炒曲

上煎，下保和丸。

又下痢法：热不止者属阴虚，用寒凉药兼升药药热。

泄泻 湿、气虚、火、痰、食积

戴云：凡泻水腹不痛者，是湿也。饮食入胃不住，或完谷不化者，是气虚也。腹痛泻水、腹鸣，痛一阵泻一阵，是火也。或泻，时或不泻，或多或少，是痰也。腹痛甚而泻，泻后痛减者，是食积也。

湿，燥湿兼渗泄之。四苓散加苍术、白术。甚者，二术炒。

气虚，人参、白术、芍药炒、升麻。

火，宜伐火，利小水。黄芩、木通入四苓散。

痰积，宜豁之。海石、青黛、黄芩、神曲、蛤粉。或用吐法。

食积，宜消导疏涤之。神曲、大黄。

以上诸药皆作丸子服之。凡泄泻水多者，仍用五苓散治之。

世俗类用涩药治痢与泻。若积久而虚者，或可行之；而初得之者，恐必变他疾，为祸不小矣。殊不知多因于湿，惟分利小水，最为上策。

止泻方

肉豆蔻五钱　滑石春冬一两二钱半，夏二两半，秋二两。

又方　姜曲丸

陈曲六两，炒，陈麦亦可　茴香五钱　生姜一两

上炒白术、炒曲、炒芍药，或丸、或散、或汤，作丸妙。

脾泄

治一老人，奉养大过，饮食伤脾，常常泄泻，亦是脾泄之疾：白术二两，炒　白芍药一两，酒拌炒　神曲一两半，炒　山楂一两半，炒　半夏一两，洗　黄芩五钱，炒

上为末，荷叶包，饭煨为丸。

治一老人，年七十，面白，脉弦数，独胃脉沉滑。因饮白酒作痢，下血淡水脓后腹痛，小便不利，里急后重。参术为君，甘草、滑石、槟榔、木香、苍术，最少下保和丸二十五丸。第二日前证俱减，独小便不利，以益元散服之。

霍乱

戴云：霍乱者，吐也，有声有物。凡有声无物而躁乱者，谓之干霍乱也。

转筋不住，男子以手挽其阴，女子以手牵其乳近两旁边，此乃千金妙法也。

内有所积，外有所感，阳不升，阴不降，乖隔而成矣。切勿以米汤，吃之立死。脉多伏，为绝。

见成吐泻还用吐，提其气起。

大法：生姜理中汤最好。有可吐者，有可下者。吐用二陈汤加减亦可；或梓树木煎汤吐亦可。

干霍乱

此病最难治，死在须臾，升降不通故也。

此系内有物所伤，外有邪气所遏。有用吐法者，则兼发散之义也。吐提其气，极是良法。世多用盐汤。有用温药解散者，其法，解散不用凉药。二陈汤加和解散：川芎、防风、苍术、白芷。

呕吐

凡有声有物谓之呕吐，有声无物谓之哕。

有痰膈中焦食不得下者，有气逆者，有寒气郁于胃口者，胃中有痰有热者，然胃中有火与痰而致呕吐者，多矣。

朱奉议以半夏、生姜、橘皮为主。孙真人误以哕为咳逆。刘河间谓呕者，火气炎上，此特一端耳。

胃中有热，膈上有痰，二陈汤加炒栀子、黄连、生姜。

久病呕者，胃虚不纳谷也。以生姜、人参、黄芪、白术、香附。

恶心 有热、有痰、有虚

戴云：恶心者，无声无物，但心中欲吐不吐，欲呕不呕。虽曰恶心，非心经之病，其病皆在胃口上。宜用生姜，盖能开胃豁痰也。皆用生姜，随证用药。

翻胃 即膈噎。膈噎乃翻胃之渐，发挥备言

戴云：翻胃有四，血虚、气虚、有热、有痰。血虚者，脉必数而无力；气虚者，脉必缓而无力；气血俱虚者，则口中多出沫，但见沫大出者，必死；有热者，脉数而有力；有痰者，脉滑数；二者可治。血虚者四物为主。气虚者四君子为主，热以解毒为主，痰以二陈为主。大约有四：血虚、气虚、有热、有痰兼病，必用童便、竹沥、姜汁、牛羊乳。

粪如羊屎者，断不可治，大肠无血故也。痰用二陈汤为主，寸关脉沉，或伏而大。有气滞结者，通气之药皆可用也，寸关脉沉而涩。

气虚，四君子汤为主，血虚，四物汤为主。左手脉无力，大不可用香燥之药，服之必死，宜薄滋味。马剥儿烧灰存性一钱重，好枣肉，平胃散二钱，温酒调服，食即可下，然后随病源调理，神效。陈皮三斤三两、厚朴三斤二两、甘草三十两、苍术五斤。

伤食

戴云：恶食者，胸中有物。导痰补脾。二陈汤加白术、山楂、川芎、苍术。

痞 食积兼湿，东垣有法有方

又痞满方

吴茱萸三两　黄连八两

粥为丸。

软石膏碾末，醋丸，如绿豆大，泻胃火、食积、痰。

嗳气 胃中有火、有痰

南星、半夏、软石膏、莎草根，或汤、或丸。

吞酸

戴云：湿热在胃口上，饮食入胃，被湿热郁遏，其食不得传化，故作酸也。如谷肉在器，湿热则易酸也。必用茱萸顺其性而折之，反佐：茱萸、黄连。

嘈杂 只是痰因火动

戴云：此即俗谓之心嘈也。

栀子姜炒，黄连不可无。栀子、黄芩为君。南星、半夏、橘皮，热多加青黛。肥人嘈杂，二陈汤加抚芎，用苍术、白术、炒栀子。

五疸

不用分五，同是湿热，如盦曲相似。

戴云：五疸者，周身皮肤并眼如栀子水染。因食积黄者，量其虚实，下其食积。其余但利小便为先，小便利白，即黄自退。

轻者小温中丸；重者大温中丸。热多者加黄连；湿多者茵陈、五苓散，加食积药。

消渴泄泻

先用白术、白芍药，炒为末。调服后，却服消渴药。消渴，养肺、降火、生血为主。分上、中、下治。黄连末、天花粉末、人乳生藕汁、生地黄汁。上二物汁为膏，入上药搜和，佐以姜汁和蜜汤为膏，徐徐留于舌上，白汤少许送下。能食加软石膏。瓜蒌根治消渴神药。

水肿

戴云：水肿者，通身皮肤光肿如泡者是也。以健脾、渗水、利小便、进饮食。元气实者可下。

此因脾虚不能制水，水渍妄行，当以参术补。脾气得实，则自能健运，自能升降，运动其枢机，则水自行，非五苓之行水也。宜补中、行湿、利小便，切不可下。二陈汤加白术、人参为主，佐以苍术、炒栀子、黄芩、麦门冬，制肝木。若腹胀，少佐厚朴。气不运，加木香、木通。

气若陷下，升麻、柴胡提之。随证加减，必须补中。产后必须用大补气血为主，少佐以苍术、茯苓，使水自降。用大剂白术补脾。壅满用半夏、陈皮、香附监之。有热当清肺，麦门冬、黄芩之属。

一方：用山栀子去皮取仁炒，捶碎，米饮送下。若胃脘热，病在上者，带皮用。

鼓胀 又名单鼓，其详在《格致论》中

大补中气行湿，此乃脾虚之甚。须必远音乐、断厚味。以大剂人参、白术，佐以陈皮、茯苓、苍术之类。有血虚，当以四物汤行血。脉实兼人壮盛者，或可用攻药，便用收拾白术主。厚朴治腹胀，因味辛，以散其气在中焦故也。

自汗 属气虚、湿热、阳虚

东垣有法有方：人参、黄芪，少佐桂枝。阳虚，附子亦可用。

扑法：牡蛎　麸皮　藁本　糯米　防风　白芷　麻黄根　为末，周身扑之。

火气上蒸，胃中之湿，亦能作汗。凉膈散主之。痰证亦有汗者。

盗汗 血虚、阴虚

戴云：盗汗者，睡则汗自出，觉则无矣。非若自汗而自出也。小儿不须治。

东垣有法有方，当归大黄汤。

盗汗方

白术四两，一两用黄芪同炒，一两用石斛同炒，一两用牡蛎末同炒，一两用麸皮同炒，各微黄色。余药不用，只用白术

上为细末，每服三钱，用粟米汤调下，尽四两效。

吃逆 有痰、气虚、阴火。视其有余不足治之

戴云：吃逆者，因痰与热，胃火者极多。

不足者，人参、白术汤下大补丸；有余并痰者吐，人参芦之属。

头风 有痰者多

左属风：荆芥、薄荷。属血虚，川芎、当归、芍药。右属痰，苍术、半夏。属热，黄芩。搐药有荜拨、猪胆。

头痛 多主于痰

痛甚者火多，亦有可吐者，亦有可下者。

清空膏治诸般头痛，除血虚头痛不治。血虚头痛，自鱼尾上攻头痛，必用川芎当归汤。

古方有追涎药，出《东垣试效》：

羌活　防风　黄连各炒一两　柴胡七钱　川芎二钱　甘草一两半，炙　黄芩三两，刮去黄色，铧碎一半，酒炒一半

上为末，每服二钱匕。热盏内入茶少许，汤调如膏，抹在口内，少用汤送下，临卧服之。

头眩

痰挟气、虚火，治痰为主；挟补气药，并降火药。属痰，无痰则不能作眩；属火，痰因火动。又有湿痰者，有火多者。

左手脉数，热多；脉涩，有死血。右手脉实，痰积；脉大，必是久病。

眩晕 火动其痰

二陈汤加黄芩、苍术、羌活，散风行湿。

或用防风行湿之剂可也。昔有一老妇，患赤白带一年半，是头眩，坐立不久，睡之则安。专用治赤白带除之，其眩自安矣。

眉棱痛

风热痰，作风痰治，类痛风。白术，酒黄芩末，茶调服。

又方：川乌头、草乌二味为君，童便浸洗，炒，去毒，细辛、黄芩、羌活、甘草佐之。

耳聋

少阳厥阴热多，皆属于热，耳鸣者是。

戴云：亦有气闭者，盖亦是热。气闭者，耳不鸣也。

蓖麻子四十九粒 枣肉十个

上入人乳捣成膏子，石头上略晒干，便丸如桐子大，以绵裹塞于耳中。

又方：用鼠胆入耳中尤好。仍开痰、散风热。

大病后，须用四物汤降火，有阴虚火动耳聋者，亦如上法。

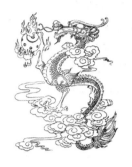

卷 二

心痛 即胃脘痛

心痛，虽日数多，不吃饮食，不死。若痛方止便吃还痛，必须三五服药后，方可吃物。

大凡心膈之痛，须分新久。若明知身受寒气，口食寒物而病，于初得之时，当以温散或温利之药。若曰病得之稍久，则成郁矣。郁则蒸热，热则久必生火，《原病式》中备言之矣。若欲行温散，宁无助火添病耶？由是古方中多以山栀为热药之向导，则邪伏而病易退，正易复而病易安。虽然病安之后，若纵恣口味，不改前非，病复作时，必难治之也。

山栀炒，去皮，每十五个浓煎汤一呷，入生姜汁令辣，再煎小沸服。或入芎一钱尤妙。山栀子大者用七个或九个。大概胃口有热而作痛，非山栀子不可。佐以姜汁，或半夏、橘红各五，黄芩三，甘草一。用二陈汤加苍、芎，倍加炒栀。痛甚者，加炒干姜，从之反治之法。心痛轻者，散之麻黄、桂枝。重者，加石碱、川芎、苍术、栀子必炒去皮用，作丸服之。

凡治病必须先问平日起居如何。假如心痛有因平日喜食热物，以致血流于胃口作痛，用桃仁承气汤下之，切记。轻者用韭汁、桔梗，能开提气，血药中兼用之。

以物拄按痛则止者，挟虚也，以二陈汤加炒干姜和之。有虫痛者，面上白斑、唇红、能食，属虫。治苦楝根、锡灰之类。脉坚实不大便者，下之。

痛甚者，脉必伏。多用温药，不用参术，可用附子。

诸痛不可用补气药。

客寒犯胃，**草豆蔻丸**用之。热亦可用，止用一二服。

草豆蔻一钱四分，裹烧热去皮　吴茱萸汤泡，洗去梗焙科　益智仁　白僵蚕　橘皮　人参　黄芪以上各八分　生甘草　归身　炙甘草　桂皮各六分　曲末　姜黄各四分　桃仁七个，去皮　半夏一钱，洗　麦蘖一钱半，炒黄　泽泻一钱，小便多减半用之　柴胡四分，详膈下痛多为用之。

上一十八味，除桃仁另研如泥外，余极细末，同桃仁研匀，用汤泡，蒸饼为丸，如桐子大。每服三十丸，食远，用热白汤送下。旋斟酌多少用之。

又方：用黄荆子炒焦为末，米饮调服。亦治白带。

又方：脾痛用海蛤粉，佐以香附末。用川芎、山栀、生姜煎辣汤，调服为佳。

又方：单用牡粉，酒调下一二钱。气实不可用。

腰痛 湿热、肾虚、瘀血

湿热腰痛者，遇天阴或坐久而发者是。肾虚者，疼之不已者是也。瘀血者，日轻夜重者是也。

脉大者肾虚，用杜仲、龟板、黄柏、知母、枸杞、五味之类，用猪脊髓丸。

脉涩者瘀血，用补阴丸中加桃仁、红花。

湿热者，用苍术、杜仲、黄柏、川芎。

痰者，用南星。

凡诸痛皆属火，寒凉药不可峻用，必用温散之药。

诸痛不可用人参。盖人参补气，气旺不通，而痛愈甚矣。

脐下忽大痛者，人中如黑色者，多死，难

治也。人面上忽有红点者，多死。

胁痛

肝火盛，木气实，有死血，肝急，有痰流注。

木气实：川芎、苍术、青皮、当归，龙会丸，泻火要药。

死血：桃仁、红花、川芎。

痰流注：二陈汤加南星、苍术、川芎。

肝苦急，急食辛以散之，用抚芎、苍术。血病入血药中行血。胁痛甚者，姜汁下龙荟丸，肝火盛故也。

咳嗽胁痛，二陈汤加南星、多香附、青皮、青黛、姜汁。

腹痛 有寒、积热、死血、食积、湿痰

戴云：寒痛者，绵绵痛而无增减者是。时痛时止者，是热也。死血痛者，每痛有处不行移者是也。食积者，甚欲大便，利后痛减者是。湿痰者，凡痛必小便不利。

脉弦强者食，脉滑者痰。

滑痰多作腹痛，用苍芎、苍术、香附、白芷、生姜汁入汤服。腹中水鸣，乃火击动其水也。二陈汤加黄芩、黄连、栀子。

凡心腹痛，必用温散。此是郁结不散，阻气不运，故病在下者多属食，宜温散之。

一老人腹痛年高不禁下者，用川芎、苍术、香附、白芷、干姜、茯苓、滑石。

痛风

四肢百节走痛：风热，风湿，血虚，有痰。大法主方：苍术、南星、川芎、白芷、当归、酒黄芩。

在上者加羌活、桂枝、桔梗、威灵仙，在下者加牛膝、防己、木通、黄柏。

血虚者，多用川芎、当归，佐以桃仁、红花。

薄桂治痛风。无味而薄者，独此能横行手臂。用南星、苍术等治之。

上中下痛风方：

威灵仙三钱　南星二两　苍芎二两　桃仁五钱　白芷五钱　桂枝三钱　防己半钱　苍术二两　黄柏二两，酒浸炒　红花一钱半　羌活三钱　神曲一两，炒　草龙胆五分。

张子元气血虚，有痰浊，阴火痛风：人参一两　白术二两　黄柏二两，炒黑色　山药一两　海石一两　锁阳五钱　干姜五钱，烧灰　南星一两　败龟板二两，酒炙　熟地黄二两　粥为丸。

治臂痛 半夏一钱　陈皮五分　茯苓五分　苍术一钱半　酒芩一钱　威灵仙三分　白术一钱　甘草少许，炒　南星一钱　香附一钱

劳瘵 其主在乎阴虚，痰与血病

青蒿一斗五升　童便三斗　文武火熬。约童便减二斗，去蒿。熬至一斗，入猪胆汁七个，再熬数沸，甘草末收之。

虚劳身瘦属火，因火烧烁。

劳病，四物汤加人尿、姜汁。

咳血 痰盛、身热、多是血虚

戴云：咳血者，嗽出痰内有血者是。呕血者，呕全血者是。咯血者，每咯出血，皆是血疙瘩。衄血者，鼻中出血也。溺血，小便出血也。下血者，大便出血也。虽有名色分六，俱是热证，但有虚、实、新、旧之不同。或妄言为寒者，误也。

青黛　诃子　山栀　海石　瓜蒌仁

上为末，姜汁蜜调，噙化。嗽甚者，加杏仁。后以八物汤加减调理。

身热多是血虚，四物汤加减。

呕血 火载血上，错经妄行

脉大、发热、喉中痛者，是气虚。用人参、黄芪、蜜炙黄柏、荆芥，并当归、生地黄用之。

呕血，用韭汁、童便、姜汁、磨郁金同饮之。其血自清。

火载血上，错经妄行，四物汤加炒栀子、童便、姜汁。

山茶花、童便、姜汁，酒调。

郁金末治吐血。入姜汁、童便。

痰带血丝出者，童便、姜汁、竹沥。

又方：用韭汁、童便二物相合，用郁金细研入在二物之同饮，其血自消。

又方：治衄血以郁金，如无郁金，以茶、姜汁、童便和好酒调服，即止之。

咯血

姜汁、童便、青黛入血药中用之，加四物汤、地黄膏、牛膝膏之类。

衄血

凉血行血为主。犀角地黄汤入郁金同用。经血逆行，或血腥，或唾血吐血，用韭叶汁立效。

溺血属热

山栀子炒，水煎服；或用小蓟、琥珀。有血虚者，四物汤加牛膝膏。

下血

不可纯用寒凉药，必于寒凉药中用辛味并温，如酒浸炒凉药、酒煮黄连之类。

有热，四物汤加炒栀子、升麻、秦艽、阿胶珠。

下血属虚，当归散、四物汤加炮干姜、升麻。

又方：用白芷五倍子丸。

凡用血药，不可单行单止。

有风邪下陷，宜升提之。盖风伤肝，肝生血故也。有湿伤血，宜行湿消热可也。

《内经》谓身热即死，寒则生。此亦是大概言之，必兼证详之则可。今岂无身热生寒而死者？

脉沉小流连或微者，易治；脉浮大洪数者，难愈。宜滑不宜弦。

仲景治痢，可温者五法，可清者十法。或解表，或利小便，或待其自已，区分易治难治极密。但与泻同，立法不分。学者当辨之。

大孔痛，一曰温之，一曰清之。

久病、身冷、自汗、脉沉小者，宜温。

暴病、身热、脉浮洪者，宜清。

有可吐者，有可下者，有可汗者。

初得时，原气未虚，必推荡之，此通用之法。稍久气虚，则不可。

先水泄，后脓血，此脾传肾，贼邪难愈。先脓血，后水泄，此肾传脾，微邪易愈。

如豆汁者，湿也。盖脾胃为水谷之海，无物不受，常兼四脏。故如五色之相杂，当先通利，此迎而夺之之义。如虚者，亦宜审之。

因热而作，不可用巴豆等药。如伤冷物者，或可用，亦宜谨之。

又有时疫作痢，一方一家之内，上下传染相似，却宜明运气之胜，复以治之。

肠风独在胃与大肠出

黄芩、秦艽、槐角、升麻、青黛。

梦遗专主热、脱精

戴云：因梦交而出精者，调之梦遗。不因梦而自泄精者，谓之精滑。皆相火所动，久则有虚而无寒者也。

带下与梦遗同法治：青黛、海石、黄柏，即椿树根丸。

内伤气血，不能固守，当补以八物汤加减，吞椿树根丸。思想成病，其病在心，安神带补，热则流通。知母、黄柏、蛤粉。

精滑专主湿热

戴云：滑者，小便精滑下也。俱是膀胱湿热，虽有赤白之异，终无寒热之别。河间云：天气热则水浑浊，寒则澄澈清冷。由此观之，浊之为病，湿热明矣。黄柏、知母、牡蛎、蛤粉。

又方：良姜三钱　芍药二钱　黄柏二钱，烧灰存性　樗树皮白皮，一两半

上为末，糊为丸，每服三十丸。

浊

湿热、有痰、有虚，赤浊属血，白浊属气，寒则坚凝，热则流通。

大率皆是湿热流注，宜燥中宫之湿。用二陈汤加苍术、白术，燥去湿。赤者乃是湿伤血，加白芍药。仍用珍珠粉丸加椿树根皮、滑石、青黛等作丸。

虚劳者，用补阴药，大概不利热药。

肥白人必多痰，以二陈汤去其热。胃弱者兼用人参，以柴胡、升麻升胃中之气。丸药用：青黛　黄柏炒褐色　干姜炒微黑色　海石　蛤粉

胃中浊气下流为赤白浊者，用柴胡、升麻、苍术、白术、二陈汤。丸药用：樗末　蛤粉　炒姜　炒黄柏。

专主胃中之浊气下流，渗入膀胱，用青黛、蛤粉。肝脉弦者，用青黛以泻肝。

又方：黄柏一两，炒黑 生柏二钱半，一作三两 海石二两 神曲五钱 为末，水丸。

有热者：黄柏、滑石、青黛之类。燥湿痰：南星、半夏、蛤粉。

上神曲为丸，青黛为衣，或用海石代曲。

张子元气血两虚，有痰，痛风时作，阴火间起，小便白浊，或带下赤白，方在前痛风中。

一人便浊，常有半年，或时梦遗，形瘦，作心虚主治：珍珠粉丸和匀定志丸服。

一妇人年近六十，形肥，奉养膏粱，饮食肥美，中焦不清，浊气流入膀胱，下注白浊，白浊即是湿痰也。

戴云：断用二陈汤去痰，加升麻、柴胡升胃中之清气，加苍术去湿，白术补胃，全在活法。服四贴后，浊减大半。觉胸满，因柴胡、升麻升动其气。痰阻满闭，用二陈汤加炒曲、白术。素无痰者，升动胃气不满。

丸药方 青黛 椿皮 蛤粉 滑石 干姜炒 黄柏炒

上为末，炒神曲糊丸。仍用前燥湿痰丸，亦能治带。

又方：滑石利窍，黄柏治湿热，青黛解郁结，蛤粉咸寒入肾，炒干姜味苦，敛肺气下降，使阴血生。干姜盐制之。

淋

皆属于痰热。淋者，小便淋漓，欲去不去，不去又来，皆属于热也。解热利小便，山栀子之类，用苦甘草煎服。诸药中皆加牛膝。

老人亦有气血虚者，人参、白术，中带木通、山栀。亦有死血作淋者，以牛膝作膏。此证亦能损胃不食。

小便不通

气虚、血虚、痰、风闭、实热。吐之以提其气，气升则水自下之，盖气承载其水也。

气虚，用人参、黄芪、升麻等，先服后吐。或参芪药中探吐。

血虚，四物汤先服后吐，芎归汤吐亦可。痰多，二陈汤先服后吐。皆用探吐。

痰气闭塞，二陈汤加木香、香附探吐，实热利之。

一妇人脾痛，后患大小便不通，此是痰隔中焦，气滞于下焦。二陈汤加木通，初吃后，渣再煎服吐之。

关格

戴云：关格者，谓膈中觉有所碍，欲升不升，欲降不降，欲食不食，此为气之横格也。

必用吐，提其气之横格，不必在出痰也。有痰，以二陈汤吐之，吐中便有降。有中气虚不运者，补气药中升降。

小便不禁

属热、属虚。

戴云：小便不禁，出而不觉，赤者有热，白者为气虚也。热者，五苓散加解毒散。虚者，五苓散加四物汤。

痫 惊、痰、宜吐

戴云：痰者，俗曰猪癫风者是也。

大率行痰为主，黄连、南星、瓜蒌、半夏。寻痰寻火分多少，治无不愈。

分痰分热：有热者，以凉药清其心；有痰者，必用吐药，吐用东垣安神丸。

此证必用吐，吐后用平肝之药，青黛、柴胡、川芎之类。

健忘

戴云：健忘者，为事有始无终，言谈不知首尾。此以为病之名，非比生成之愚顽，不知世事者。

精神短少者多，亦有痰者。

怔忡 大段属血虚

有虑便动属虚。时作时止，痰因火动。

戴云：怔忡者，心中不安，惕惕然如人将捕者是也。

瘦人多是血少，肥人属痰，寻常者多是痰。真觉心跳者，是血少。用四物安神之类。

惊悸 血虚，用朱砂安神丸

痓 大率与痫病相似

多是血虚有火兼痰，人参、竹沥之类。不用兼风药。

血块 一名积瘕

块在中为痰饮，在右为食积，在左为血积。

气不能作块，成聚块乃有形之物，痰与食积、死血，此理晓然。醋煮海石、三棱、莪术、桃仁、红花、五灵脂、香附之类。

白术汤吞下瓦龙子，能消血块，次消痰。

治块，当降火消食积，食积即痰也。行死血块去，须大补。石碱一物，有痰积、有血块，可用洗涤垢腻，又消食积。

吐虫

以黑锡炒成灰，槟榔末、米饮调下

癥瘕

戴云：积聚癥瘕，有积聚成块，不能移动者是癥；或有或无，或上或下，或左或右者是瘕。

用蜀葵根煎汤，煎人参、白术、陈皮、青皮、甘草梢、牛膝成汤，入细研桃仁、玄明粉各少许，热饮。一服可见块下。病重，补接之后加减再行。

消块丸，即千金大硝石丸。只可磨块，不令人困，须量虚实而用可也。

硝石六两　大黄八两　人参　甘草各三两

上为末，以三年苦酒三斗，置铜器中，以竹片作准，每入一升作一刻，挂器中熬。先纳大黄，不住手搅，使微沸，尽一刻，乃下余药。又尽一刻，微火熬，使可丸则取。丸如鸡子中黄大。每服一丸，米饮下。如不能大丸，则作小丸，如梧子大。每服三十丸。后下如鸡肝、如米泔、赤黑等色。下后忌风冷，淡软粥将理。

又三圣膏

未化石灰半斤，为末，瓦器中炒令淡红色，提出火外，候热少减，次下大黄末　大黄一两，为末，就炉炒，伺热减，入桂心末　桂心半两，为末，略炒，入米醋熬成膏药，厚摊，贴患处。

贴积聚块

大黄　朴硝各一两

上为末，用大蒜捣膏，和匀贴之。

痞块在皮里膜外，须用补气。香附开之，兼二陈汤加补气药。先须断厚味。

茶癖：石膏　黄芩　升麻

上为末，砂糖水调服。

瘿气，先须断厚味。海藻一两　黄药二两

上为末，以少许置于掌中，时时舐之，津咽下。如消三分之二须止后药服。

食积一方，乃在妇人门食积条下。

疝

湿热积痰，流下作痛，大概因寒郁而作也，即是痰饮、食积、并死血。

戴云：疝本属厥阴，肝之一经。余尝见俗说，小肠膀胱下部气者，皆妄言也。

子和云：疝本肝经，宜通勿塞。只此见治之法，专主肝经，与肾绝无干，不宜下。癫湿多疝气，灸大敦穴。

食积与瘀血成痛者：栀子、桃仁、山楂、枳实、吴茱萸。上为末，生姜汁、顺流水作汤，调服。

按之不定，必用桂枝，属虚。桂枝、山栀炒，乌头细切，炒，上为末，姜汁为丸。每服三十丸，劫痛。

治疝方，定痛速效，湿胜者加荔枝。枳壳十五个　山栀炒　糖球炒　茱萸炒。

又方：守丸，治癫要药，不疼者。苍术　南星　白芷　山楂　川芎　半夏　枳实为末，神曲作丸。

治阳明受湿热，传入大肠，恶寒发热，小腹连毛际，结核闷痛不可忍：山栀炒　枳壳炒　桃仁炒　山楂等分

上研细，砂钵内入生姜汁，用水一盏煎令沸，热服之。

治诸疝发时，用海石、香附二味为末，以生姜汁汤调服。亦能治心痛。

治疝方

栀子　桃仁　橘核　茱萸　川乌

上碾煎服，劫药用乌头细切，炒栀子橘核散，单止痛。

脚气

苍术盐炒　白术　防己　槟榔　川芎　犀角　甘草　木通　黄连　生地黄酒炒　黄柏

有热加黄芩、黄连。有热加竹沥、姜汁。大热及时令热加石膏。大便实加桃仁，小便涩加牛膝。

有食积流注：苍术　黄柏　防己　南星

川芎　白芷　犀角　槟榔　血虚加牛膝、龟板。

如常肿者，专主乎湿热，朱先生有方。肥人加痰药。

戴云：有脚气冲心，宜四物加炒柏。再宜涌泉穴用附子津拌贴，以艾灸，泄引其热。

健步丸

归尾　芍药　陈皮　苍术各一两　生地黄一两半　大腹子三个　牛膝　茱萸各半两　黄芩半两　桂枝二钱

上为末，蒸饼为丸。每服百丸，白术、通草煎汤，食前下。

一妇人足肿：黄柏、苍术、南星、红花酒洗、草龙胆、川芎、牛膝酒洗、生地黄。

筋动于足，大指动上来至大腿，近腰结，奉养厚因风寒作。四物汤加酒芩、红花、苍术、南星。

筋转皆属乎血热。四物汤加酒芩、红花。

大病虚脱，本是阴虚。用艾灸丹田者，所以补阳，阳生则阴生故也。不可用附子，可用参，多服。

痿

断不可作风治而用风药。

湿热、痰、无血而虚、气弱、瘀血。

湿热，东垣健步方中，加燥湿降阴火药。芩、柏、苍术之类。

湿痰，二陈汤中加苍术、黄芩、黄柏、白术之类，入竹沥。

气虚，四君子汤加苍术、黄芩、黄柏之类。血虚，四物汤中苍术、黄柏，下补阴丸。

亦有食积妨碍不得降者，亦有死血者。

健步丸方

羌活　柴胡　滑石　甘草炙　天花粉酒制，各半两　防己　防风　泽泻各三钱　肉桂半钱　川乌　苦参酒制各一钱

上为末，酒糊丸如桐子大。每服七十丸。煎愈风汤，以空心下。

发热 阴虚难治

戴云：凡脉数而无力者，便是阴虚也。阴虚发热，用四物汤加黄柏。兼气虚，加参芪、白术。盖四物汤加黄柏，是降火补阴之妙药。

又云：阴虚发热，用四物汤。甚者加龟板、炒黄柏。

吃酒人发热者难治；不饮酒之人若因酒而发热者，亦难治。

一男子年三十岁，因酒发热，用青黛、瓜蒌仁、姜汁，每日以数匙入口中，三日而愈。

阳虚恶寒

戴云：凡背恶寒甚者，脉浮大而无力者，是阳虚也。用人参、黄芪之类。甚者，加附子少许，以行参芪之气。

一女子恶寒，用苦参一钱、赤小豆一钱

为末，齑水吐。用川芎、苍术、南星、黄芩、酒曲丸。

手心热

栀子　香附　苍术　白芷　川芎　半夏生用　为末，曲糊丸。

手麻

此是气虚也。

手木

东垣云：麻木，气不行也。补，肺中之气是湿痰死血。十指麻是胃中有湿痰死血。

厥 因痰，用白术、竹沥

厥者，手足冷也，热厥逆也，非寒证。因气虚血虚。

热承气汤，外感解散，加姜汁酒。

面寒面热

火起，寒郁热。面寒，退胃热。

喉痹

大概多是痰热也，只以桐油吐之。或用射干逆流水吐。

又方：用李实根皮一片噙口内，更用李实根碾水敷项上，一遭立效。新采园中者。

缠喉风

戴云；属痰热。缠喉风者，谓其咽喉里外皆肿者是也。用桐油，以鹅翎探吐。又法：用灯油脚探吐之。又方：用远志去心，水调，敷项上，一遭立效。

咽喉生疮

多属虚。血热游行无制，客于咽喉。人参、蜜炙黄柏、荆芥。

虚，人参、竹沥、无实火。热，黄连、荆芥、薄荷、硝石。上为细末，用蜜姜汁调噙。血虚，四物汤中加竹沥。

口疮

服凉药不愈者，此中焦气不足，虚火泛上无制。用理中汤，甚者加附子，或噙官桂亦可。

又方：用西瓜浆水，口痛甚者，以此徐徐饮之。冬月紫榴皮烧灰噙之。

酒渣鼻<small>血热入肺</small>

四物汤加陈皮、红花、酒炒黄芩，煎，入好酒数滴，就炒五灵脂末，服效。又用桐油入黄连，以天吊藤，烧油热，敷之。

肺痈

已破入风者不治。

搜风汤吐之（出《医垒元戎》）。收敛疮口，止有合欢树皮、白敛煎汤饮之。

肺痿

专主养肺、养血、养气、清金。

天疱疮

通圣散及蚯蚓泥略炒，蜜调敷之，妙。

从肚皮上起者，里热发外，还服通圣散可也。

漏疮

须先服补药以生气血，即参、芪、术、归、芎为主，大剂服之。外以附子末唾和作饼如钱厚，以艾炷灸之。漏大艾炷亦大，漏小艾炷亦小。但灸令微热，不可令痛，干则易之。干研为末，再和再灸，如困则止。来日如前法再灸，直至肉平为效。亦有用附片灸，仍前气血药作膏药贴之。

痔漏

用五倍子、朴硝、桑寄生、莲房煎汤，先熏后洗。肿者，用木鳖子、五倍子研细末，调敷。

漏专以凉药为主。

痔漏方　人参　黄芪　当归　川芎　升麻　枳壳　条芩　槐角

肠痈

作湿热食积治，入风难治。

治漏外塞药：芦甘石小便煅，牡砺粉。

结核

或在颈、在项、在身、在臂；如肿毒者，多痰注作核不散。治耳后顶门各一块：僵蚕炒　青黛　胆星　酒大黄

上为末，蜜丸，噙化之。

颈颊下生痰核，二陈汤加炒大黄、连翘、桔梗、柴胡。

治臂核作痛：连翘　防风　川芎　酒芩　苍术　皂角刺

治环跳穴痛，防生附骨痈方：以苍术佐黄柏之辛，行以青皮，冬月加桂枝，夏月加条子黄芩。体虚者加土牛膝，以生甘草为使，大料煎，入生姜汁带辣食前饮之。病甚者加黄柏、桂枝。十数贴发不动，少加大黄一两贴，又不动者，恐痈将成矣。急撅地成坑，以火煅红，沃以小便，赤体坐其上，以被席围抱下体，伏热气熏蒸，腠理开、血气畅而愈。

脱肛

气热、气虚。气虚补气，用人参、当归、黄芪、川芎、升麻。血虚者，四物汤。

血热者凉血，四物汤加黄柏炒。

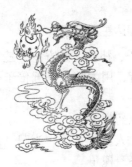

卷 三

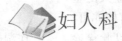 妇人科

经水

经水、经候、过期而作痛者，乃虚中有热，所以作痛。

经水不及期，血热也。四物汤加黄连。

经候将来而作痛者，血实也。桃仁、香附、黄连

过期乃血少也，川芎、当归，带人参、白术与痰药。

过期，紫黑色有块，血热也，必作痛。四物汤加黄连、香附。

淡色过期者，乃痰多也。二陈汤加川芎、当归。

紫色成块者，乃是热也。四物汤加黄连之类。

痰多占住血海地位，因而下多者，目必渐昏，肥人如此。南星、苍术、香附、川芎，作丸服。

肥人不及日数而多者，痰多、血虚、有热。前方加黄连、白术。若血枯经闭者，四物汤加桃仁、红花。

躯肥脂满经闭者，导痰汤加芎连。不可服地黄，泥膈故也。如用，以生姜汁炒。

血崩

崩之为病，乃血之大下，岂可为寒。但血去后，其人必虚，当大补气血。东垣有治法，但不言热。其主于寒，学者宜再思之。

急则治其标。白芷汤调百草霜。甚者，棕榈皮灰，后用四物汤加干姜调理；因劳者，用参芪带升补药；因寒者加干姜；因热者加黄芩、参、芪。崩过多者，先服五灵脂末一服，当分寒热。五灵脂能行能止。妇人血崩用白芷、香附为丸。

白带用椒目末，又用白芷末。

一方：用生狗头骨烧灰存性，或酒调服，或入药服之。

又方：用五灵脂半生半熟为末，以酒调服。

气虚血虚者，皆于四物汤加人参、黄芪。漏下乃热而虚者，四物汤加黄连。

带下赤白 赤属血，白属气，主治燥湿为先

带、漏，俱是胃中痰积流下，渗入膀胱，宜升。无人知此。

肥人多是湿痰，海石、半夏、南星、苍术、川芎、椿皮、黄柏。

瘦人带病少，如有带者是热也。黄柏、滑石、川芎、椿皮、海石。

甚者，上必用吐，以提其气；下用二陈汤加苍术、白术，仍用丸子一本作瓦龙子。

又云：赤白带皆属于热，出于大肠小肠之分。一方：黄荆子炒焦为末，米饮汤下，治白带，亦治心痛。

罗先生治法：或十枣汤，或神祐丸，或玉烛散，皆可用，不可峻攻。实者可用此法，虚则不宜。

血虚者，加减四物汤；气虚者，以参术、陈皮间与之；湿甚者，用固肠丸；相火动者，于诸药中少加炒柏；滑者，加龙骨、赤石脂；滞者，加葵花；性燥者，加黄连。寒月少入姜附。临机应变，必须断厚味。

良姜　芍药　黄柏二钱，各烧灰　入椿树皮末一两半

上为末，粥为丸，每服三四十丸。

痰气带下者：苍术、香附、滑石、蛤粉、半夏、茯苓。

妇人上有头风、鼻涕，下有白带：南星，

苍术、黄柏炒焦，滑石、半夏、川芎、辛夷、牡蛎粉炒　茯苓。

白带并痛风：半夏、茯苓、川芎、陈皮、甘草、苍术炒浸、南星、牛膝、黄柏酒浸，晒干炒

子嗣

肥盛妇人不能孕育者，以其身中脂膜闭塞子宫，而致经事不能行。可用导痰汤之类。

瘦怯妇人不能孕育者，以子宫无血，精气不聚故也。可用四物汤，养血、养阴等药。

产前胎动

孕妇人因火动胎，逆上作喘者，急用条黄芩、香附之类。将条芩更于水中沉，取重者用之。

固胎：地黄半钱　人参　白芍各一钱　白术一钱半　川芎　归身尾一钱　陈皮一钱　甘草二钱　糯米一十四粒　黄连些少　黄柏些少　桑上羊儿藤七叶完者

上咬咀，煎汤服之。

血虚不安者用阿胶；痛者缩砂，行气故也。一切病不可表。

恶阻 从痰治

戴云：恶阻者，谓妇人有孕恶心，阻其饮食者是也。

肥者有痰，瘦者有热，多用二陈汤。或白术为末，水丸。随所好，或汤或水下。

妇人怀妊爱物，乃一脏之虚。假如肝脏虚，其肝气止能生胎，无余物也。

血块、死血、食积、痰饮、成块在两胁，动作腹鸣、嘈杂、眩晕、身热、时作时止。黄连一两，一半用茱萸炒，去茱萸；一半益智炒，去益智　山栀半两，炒　台芎半两　香附一两，用便浸　萝卜子一两半，炒　山楂一两　三棱　青皮　神曲各半两　莪术半两，用米醋煮　桃仁半两，留尖去皮　白芥子一两半，炒　瓦龙子消血块　为末，作丸子服之。

妇人血块如盘，有孕难服峻削。香附四两，醋煮　桃仁一两，去皮尖　海石一两，醋煮　白术一两　为末，神曲为丸。

束胎

束胎丸，第八个月服：黄芩酒炒，夏用一两，秋用七钱半，冬用半两　茯苓七钱半　陈皮二两，忌火　白术二两　粥为丸。

束胎散即达生散

人参半钱　陈皮半钱　白术　白芍　归身尾各一钱　甘草二钱，炙　大腹皮三钱　紫苏半钱

或加枳壳、砂仁作一帖，入青葱五叶，黄杨木叶梢十个，煎。待于八九个月，服十数帖，甚得力。或夏加黄芩，冬不必加，春加川芎。或有别证，以意消息。

第九个月服：黄芩一两，酒炒，宜热药，不宜凉药；怯弱人减半　白术一两　枳壳七钱半，炒　滑石七钱半，临月十日前小便多时减此一味

上为末，粥为丸，如梧桐子大。每服三十丸，空心热汤下。不可多，恐损元气。

安胎

白术、黄芩、炒面，粥为丸。

黄芩安胎，乃上中二焦药，能降火下行。缩砂安胎治痛，行气故也。

益母草即茺蔚子，治产前产后诸病，能行血养血。难产作膏：地黄膏、牛膝膏。

胎漏 气虚，血虚，血热

戴云：胎漏者，谓妇人有胎，而血漏下也。

子肿 湿多

戴云：子肿者，谓孕妇手足或头面、通身浮肿者是也。用山栀子炒一合，米饮汤吞下。三因方中有鲤鱼汤。

难产

难产之由，亦是八九个月内不谨者。

气血虚故，亦有气血凝滞而不能转运者。

催生方

白芷灰　滑石　百草霜

上为末，芎归汤或姜汁调服之。

治胎衣不下《妇人大全》方，别有治法。

产后血晕 虚火载血，渐渐晕来

用鹿角烧灰，出火毒，研为极细末，以好酒调，灌下即醒。行血极快也。

又方　用韭叶细切，盛于有嘴瓶中，以热醋沃之，急封其口，以嘴塞产妇鼻中，可愈眩晕。

产后补虚

人参　白术各二钱　黄芩　陈皮　川芎各半钱　归身尾半钱　甘草一钱，炙　有热加生姜三

钱、茯苓一钱。

必用大补气血，虽有杂证，以末治之。当清热，补血气。

消血块

滑石二钱　没药一钱　麒麟竭一钱，无则用牡丹皮　为末，醋糊作丸。

瓦龙子能消血块。

泄

川芎　黄芩　白术　茯苓　干姜　滑石　白芍炒　陈皮　㕮咀，煎汤服。

恶露不尽

谓产后败血所去不尽，在小腹作痛。五灵脂　香附末　蛤粉　醋丸，甚者入桃仁不去尖。

如恶露不下，以五灵脂为末，神曲糊丸，白术陈皮汤下。

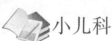 小儿科

小儿食积、痰热、伤乳为病。大概肝与脾病多。

小儿肝病多，及大人亦然。肝只是有余，肾只是不足。

吐泻黄疸

三棱　莪术　陈皮　青皮　神曲　麦芽　甘草　白术　茯苓　黄连

上为末，水调服。

伤乳吐泻者加山楂；时气吐泻者加滑石，发热者加薄荷。

吐泻用益元散。钱氏五补五泻之药俱可用。

急慢惊风

发热、口疮、手心伏热、痰热、痰喘、痰嗽，并用通法。重则用瓜蒂散，轻则用苦参、赤小豆末。须酸齑汁调服。吐之后，用通圣散蜜丸服之。

惊有二证：一者热痰，主急惊，当直泻之；一者脾虚，乃为慢惊，所主多死，当养脾。东垣云：慢惊者，先实脾土，后散风邪。急者只用降火、下痰、养血；慢者只用朱砂安神丸，更于血药中求之。

黑龙丸

牛胆南星　礞石各一两，焰硝等分煅　天竺黄　青黛各半两　芦荟二两半　朱砂三钱　僵蚕五分　蜈蚣二钱半，烧存性

上为细末，煎甘草汤膏，丸如鸡头大，每服一丸或二丸。急惊薄荷汤下，慢惊桔梗、白术汤下。

神圣牛黄夺命散

槟榔半两　木香三钱　大黄二两，面裹煨熟，为末　白牵牛一两，一半炒，一半生用　黑牵牛粗末，一半生用，一半炒用

上为一处研作细末，入轻粉少许，每服二钱，用蜜浆水调下，不拘时候，微利为度。

疳病

胡黄连丸

胡黄连半钱，去果积　阿魏一钱半，醋煮，去肉积　麝香四粒　神曲二钱半，去食积　黄连二钱半，炒，去热积

上为末，猪胆汁丸，如黍米大，每服二十丸，白术汤下。

小儿疳病腹大，胡黄连丸二十丸，白术汤下。

痘疮　分气虚血虚补之

气虚用人参、白术加解毒药。但见红点，便忌升麻葛根汤，发得表虚也。

吐泻、少食、为里虚；不吐泻、能食、为

中风

不可作风治，切不可以小续命汤服之。必大补气血，然后治痰。当以左右手脉分其气血多少而治。

口眼㖞斜不可服小续命汤。

发热恶寒

大发热必用干姜，轻用茯苓，淡渗其热。一应苦寒热发表药，皆不可用也。

才见身热，便不可表。发热恶寒，皆是气血。左手脉不足，补血药多于补气药；右手脉不足，补气药多于补血药。

恶寒、发热、腹满者，当去恶血。脉满者不是，腹痛者是。

产后不可下白芍，以其酸寒伐生发之气故也。

产后一切病皆不可发散。

实。里实而补，则结痈肿。

陷伏、倒靥、灰白、为表虚，或用烧人屎。黑陷甚者，烧人屎。红、活、绽、凸为表实，而复用表药，则要溃烂不结痂。二者俱见，为表里俱虚。

痘疮，或初出，或未出时，人有患者，宜预服此药。多者合少，重者合轻。方用丝瓜近蒂三寸，连瓜子皮烧灰存性，为末，砂糖拌吃。入朱砂末亦可。

解痘疮毒药：丝瓜、升麻、酒芍药、甘草生用、糖球、黑豆、犀角、赤小豆。

解痘疮法，已出未出皆可用。朱砂为末，以蜜水调服。多者可减，少者可无。

腹胀

萝卜子蒸　紫苏梗　陈皮　干姜各等分　甘草减半　食减者加白术，煎服。

夜啼

人参一钱半　黄连一钱半，姜汁炒　甘草半钱竹叶二十片　作二服，加姜一片，煎服之。

口糜

戴云：满口生疮者便是。江茶粉草敷之。

又方：苦参　黄丹　五倍子　青黛各等分敷之。

脱囊肿大

戴云：脱囊者，阴囊肿大、坠下、不收上之说。

木通　甘草　黄连　当归　黄芩　煎服。脱囊，紫苏叶为末，水调，敷上。荷叶裹之。

脱肛

戴云：脱肛者，大肠脱下之说。

东北方陈壁上土，汤泡，先熏后洗。亦可用脱囊药服之。

木舌

戴云：木舌者，舌肿硬不和软也。又言重舌者，亦是此类。二者盖是热病。用百草霜滑石　芒硝　为末，酒调敷。

瘾疹 黑斑、红斑、疮痒

用通圣散调服。

咯红

戴云：咯红者，即唾内有血，非吐血与咳血。

黑豆　甘草　陈皮　煎服。

吃泥 胃热故也

软石膏　甘草　黄芩　陈皮　茯苓　白术煎服。

痢疾食积

黄芩　黄连　陈皮　甘草　煎服。赤痢加红花、桃仁。白痢加滑石末。

食积痢：炒曲　苍术　滑石　芍药　黄芩白术　甘草　陈皮　茯苓　右㕮咀煎，下保和丸。

解颅

乃是母气虚与热多耳。

戴云：即初生小儿头上骨未合而开者。上以四君子汤、四物汤。有热加酒芩、炒黄连、生甘草，煎服，外以帛束紧，用白蔹末敷之。

蛔虫

楝树根为君，佐以二陈汤，煎服。

口噤

郁金　藜芦　瓜蒂　为末，搐鼻。

风痰

南星半两，切　白矾半两，入器中，水高一指浸，晒干研细末　白附子一两　用飞白面为丸，如鸡头大。每服一丸或二丸，姜蜜薄荷汤化下服之。

癞头

用红炭焠长流水令热，洗之。又服酒制通圣散。除大黄酒炒外，以胡荽子　伏龙肝　悬龙尾　黄连　白矾　为末，调服。

又方：松树厚皮一两，烧灰　白胶香二两，熬沸倾石上　黄丹一两，飞　白矾半两，火飞　软石膏一两　黄连半两　大黄五钱　轻粉四厘

上极细末，熬熟油调敷疮上。须先洗了疮口，敷乃佳。

赤瘤

生地黄、木通、荆芥、苦药带表之类。用芭蕉油涂患处。

鼻赤

雄黄　黄丹　同敷。

一小儿好吃粽，成腹痛。黄连　白酒药为末，调服乃愈。

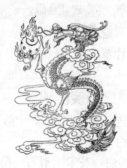

金匮钩玄　附录

一、火岂君相五志俱有论

火之为病，其害甚大，其变甚速，其势甚彰，其死甚暴。何者？盖能燔灼焚焰，飞走狂越，消烁于物，莫能御之。游行乎三焦虚实之两途：曰君火也，犹人火也；曰相火也，犹龙火也。火性不妄动，能不违道于常，以禀位听命运行造化，生存之机矣。夫人在气交之中，多动少静，欲不妄动，其可得乎？故凡动者皆属火。龙火一妄行，元气受伤，势不两立。偏胜则病移他经，事非细。故动之极也，病则死矣。经所以谓一水不胜二火之火，出于天造。君相之外，又有厥阴、脏腑之火，根于五志之内，六欲七情激之，其火随起。大怒则火起于肝，醉饱则火起于胃，房劳则火起于肾，悲哀动中则火起于肺。心为君主，自焚则死矣。丹溪又启：火出五脏主病。曰：诸风掉眩，属于肝火之动也；诸痛疮疡，属于心火之用也；诸气愤郁，属于肺火之升也；诸湿肿满，属于脾火之胜也。经所谓一水不胜五火之火，出自人为。又考《内经》病机一十九条内举属火者五：诸热瞀瘛，皆属于火；诸惊禁栗，如丧神守，皆属于火；诸气逆上，皆属于火；诸躁扰狂越，皆属于火；诸病胕肿，疼酸惊骇，皆属于火。而河间又广其说，火之致病者甚多，深契《内经》之意。曰：喘呕、吐酸、暴注下迫、转筋、小便浑浊、腹胀大、鼓之有声、痈疽、疡疹、瘤气、结核、吐下霍乱、瞀郁、肿胀、鼻塞、鼻衄、血溢、血泄、淋闭、身热、恶寒、战栗惊惑、悲笑谵妄、衄蔑血污之病，皆少阳君火之火，乃真心小肠之气所为也。若瞀瘛暴喑、冒昧躁扰狂越、骂詈惊骇、胕肿酸痛、气逆上冲、禁栗如丧神守、嚏呕、疮疡、喉哑、耳鸣，及聋、呕、涌溢、食不下、目昧不明、暴注、瞤瘛、暴病、暴死，此皆少阳相火之热，乃心包络三焦之气所为也。是皆火之变见于诸病也。谓为脉虚则浮大，实则洪数。药之所主，各因其属。君火者，心火也，可以湿伏，可以水灭，可以直折，惟黄连之属可以制之。相火者，龙火也，不可以湿折之，从其性而伏之，惟黄柏之属可以降之。噫！泻火之法，岂止如此，虚实多端，不可不察。以脏气司之；如黄连泻心火，黄芩泻肺火，芍药泻脾火，柴胡泻肝火，知母泻肾火。此皆苦寒之味，能泻有余之火耳。若饮食劳倦，内伤元气，火不两立，为阳虚之病，以甘温之剂除之，如黄芪、人参、甘草之属。若阴微阳强，相火炽盛，以乘阴位，日渐煎熬，为火虚之病，以甘寒之剂降之，如当归、地黄之属。若心火亢极，郁热内实，为阳强之病，以咸冷之剂折之，如大黄、朴硝之属。若肾水受伤，其阴失守，无根之火，为虚之病。以壮水之剂制之，如生地黄、玄参之属。若右肾命门火衰，为阳脱之病，以温热之剂济之，如附子、干姜之属。若胃过虚过食冷物，抑遏阳气于脾土，为火郁之病，以升散之剂发之，如升麻、干葛、柴胡、防风之属。不明诸此之类，而求火之为病，施治何所依据。故于诸经，集略其说，略备处方之用，庶免实实虚虚之祸也。

二、气属阳动作火论

捍卫冲和不息之谓气，扰乱妄动变常之谓火。当其和平之时，外护其表，复行于里，周流一身，循环无端，出入升降，继而有常，源出中焦，总统于肺气，曷尝病于人也。及其七情之交攻，五志之间发，乖戾失常，清者遽变之为浊，行者抑遏而反止。表失卫护而不和，内失健悍而少降，营运渐远，肺失主持，妄动不已，五志厥阳之火起焉，上燔于肺气乃病焉。何者？气本属阳，反胜则为火矣。河间曰：五志过极，则为火也。何后世不本此议，而一概类聚香辛燥热之剂，气作寒治，所据何理？且言七气汤制作：其用青皮、陈皮、三棱、蓬术、益智、官桂、甘草，遂以为平和可常用，通治七情所伤，混同一意，未喻其药。以治真气，以下诸气，尤有甚焉者，兹不复叙。况所居之情，各各不同。且夫经言九气之变，未尝略而不详。如怒则气上，喜则气缓，悲则气消、恐则气下，寒则气收，热则气泄，惊则气乱，劳则气耗，思则气结。其言治法：高者抑之，下者举之，寒者热之，热者寒之，惊者平之，劳者温之，结者散之，喜者以恐升之，悲者以喜胜之。九气之治，各有分别，何尝混作寒治论，而类聚香热之药，通言而治诸气，岂理之谓欤。若辛香燥热之剂，但可劫滞气，冲快于一时，以其气久抑滞，借此暂行开发之意。药中无佐使制服所起之气，服之，甚则增炽郁火，蒸熏气液而成积，自积滋长而成痰，一饮下膈，气乃氤氲，清虚之象，若雾露之着物，虽滞易散，内挟痰积，开而复结，服之日久，安有虚实而不动，气动而不散者乎？此皆人所受误之由，习俗已久，相沿而化，卒莫能救。升发太过，香辛散气，燥热伤气，真气耗散，浊气上腾，犹曰肾虚不能摄气归原。遂与苏子降气汤、四磨汤下黑铅丹、养气丹，镇坠上升之气，且硫黄、黑锡佐以香热，又无补养之性，借此果能生气而补肾乎？请熟详之：夫湿痰盛甚者，亦或当之，初服未显增变，由其喜坠而愈进，形质弱者，何以收救。不悟肺受火炎，子气亦弱，降令不行，火无以制，相扇而动，本势空虚，命绝如缕，积而至深，丹毒济火，一旦火气狂散，喘息奔急而死。所以有形丹石瓦药，重坠无形之气，其气将何抵受随而降之乎？譬以石投水，水固未尝沉也，岂不死欤？丹溪有曰：上升之气，自肝而出，中挟相火，其热愈甚，

自觉无冷，非真冷也。火热似水，积热之甚，阳亢阴微，故有此证。认假作真，似是之祸，可胜言哉！《内经》虽云百病皆生于气，以正气受邪之不一也。今七情伤气，郁结不舒，痞闷壅塞，发为诸病。当详所起之因，滞于何经，有上下部分脏气之不同。随经用药，有寒热温凉之同异。若枳壳利肺气，多服损胸中至高之气；青皮泻肝气，多服损真气。与夫木香之行中下焦气，香附之快滞气，陈皮之泄气，藿香之馨香上行胃气，紫苏之散表气，厚朴之泻卫气、槟榔之泻至高之气，沉香之升降其气，脑麝之散真气，若此之类，气实可宜。其中有行散者，有损泄者，其过剂乎？用之，能却气之标，而不能治气之本。岂可又佐以燥热之药，以火济火。混同谓治诸气，使之常服多服可乎？气之与火，一理而已，动静之变，反化为二。气作火论，治与病情相得。丹溪发挥论云：冷生气者，出于高阳生之谬言也。自非身受寒气，口食寒物，而足论寒者，吾恐十之无一二也。

三、血属阴难成易亏论

《内经》曰：荣者，水谷之精也。和调五脏，洒陈于六腑，乃能入于脉也。源源而来，生化于脾，总统于心，藏于脾肝，宣布于肺，施泄于肾，灌溉一身。目得之而能视，耳得之而能听，手得之而能摄，掌得之而能握，足得之而能步，脏得之而能液，腑得之而能气。是以出入升降濡润宣通者，由此使然也。注之于脉，少则涩，充则实。常以饮食日滋，故能阳生阴长，液汗变化而赤为血也。生化旺，则诸经恃此而长养；衰耗竭，则百脉由此而空虚。可不谨养哉！故曰：血者，神气也。持之则存，失之则亡。是知血盛则形盛，血弱则形衰；神静则阴生，形役则阳亢；阳盛则阴必衰，又何言阳旺而生阴血也。盖谓血气之常，阴从乎阳，随气运行于内，而无阴以羁束，则气何以树立？故其致病也易，而调治也难。以其比阳常亏，而又损之，则阳易亢阴易乏之论，可以见矣。诸经有云：阳道实，阴道虚。阳道常饶、阴道常乏。阳常有余，阴常不足。以人之生也，年至十四而经行，至四十九而经断，可见阴血之难成易亏。知此阴气一亏伤所变之证：妄行于

上则吐衄；衰涸于外则虚劳；妄返于下则便红；稍血热则膀胱癃闭；溺血渗透肠间则为肠风；阴虚阳搏，则为崩中；湿蒸热瘀，则为滞下；热极腐化则为脓血。火极似水。血色紫黑；热盛于阴，发于疮疡；湿滞于血，则为痛痒瘾疹，皮肤则为冷痹。畜之在上，则人喜忘；畜之在下，则为喜狂。堕恐跌仆，则瘀恶内凝。若分部位：身半以上，同天之阳；身半已下，同地之阴；此特举其所显之证者。治血必血属之药，欲求血药，其四物之谓乎。河间谓随证辅佐谓之六合汤者，详言之矣。余故陈其气味专司之要，不可不察。夫川芎，血中之气药也，通肝经、性味辛散，能行血滞于气也。地黄，血中血药也，通肾经、性味甘寒，能生真阴之虚也。当归分三，治血中主药。通肾经、性味辛温，全用能活血各归其经也。芍药阴分药也，通脾经、性味酸寒，能和血气腹痛也。若求阴药之属，必于此而取则焉。《脾胃论》有云：若善治者，随经损益，损其一二味之所宜为主治可也。此特论血病而求血药之属者也。若气虚血弱，又当从长沙。血虚以人参补之，阳旺则生阴血也。若四物者，独能主血分受伤，为气不虚也。辅佐之属，若桃仁、红花、苏子、血竭、牡丹皮者，血滞所宜；蒲黄、阿胶、地榆、百草霜、桐灰者，血崩所宜；乳香、没药、五灵脂、凌霄花者，血痛所宜；苁蓉、锁阳、牛膝、枸杞子、益母草、夏枯草、败龟板者，血虚所宜；乳酪血液之物，血燥所宜；干姜、桂者，血寒所宜；生地黄、苦参，血热所宜；此特取其正治之大略耳。以其触类而长，可谓无穷之应变矣。

四、滞下辩论

滞下之病，尝见世方以赤白而分寒热，妄用兜涩燥剂止之。或言积滞，而用巴硇丸药攻之；或指湿热，而与淡渗之剂利之；一偏之误，可不明辩乎？谨按《原病式》所论，赤白同于一理，反复陈喻，但不熟察耳。果肠胃积滞不行，法当辛苦寒凉药，推陈致新，荡涤而去，不宜巴硇毒热下之。否则郁结转甚，而病变危者有之矣。若泻痢不分两证，混言湿热，不利小便，非其治也。夫泄者，水谷湿之象。滞下者，垢瘀之物同于湿热而成。治分两歧，而药亦异。若淡渗之剂，功能散利水道，浊流得快，使泄自止。此有无之形，岂可与滞下混同论治，而用导滞行积可乎。其下痢出于大肠，传送之道，了不干于肾气。所下有形之物，或如鱼脑、或下如豆汁、或便白脓、或下纯血、或赤或白、或赤白相杂，若此者，岂可与泻混同论治，而用淡渗利之可乎。尝原其本，皆由肠胃日受饮食之积，余不尽行，留滞于内，湿蒸热瘀，郁结日深，伏而不作。时逢炎暑，不行相火司令，又调摄失宜，复感酷热之毒。至秋阳始收，火气下降，蒸发畜积，而滞下之证作矣。以其积滞之滞行，故名之曰滞下。其湿热瘀积干于血分则赤，干于气分则白，赤白兼下，气血俱受邪矣。久而不愈，气血不运，脾积不磨，陈积脱滑下凝，犹若鱼脑矣。甚则肠胃空虚，关司失守，浊液并流，色非一类，错杂混下注出，状如豆汁矣。若脾气下陷，虚坐努责，便出色如白脓矣。其热伤血深，湿毒相瘀，粘结紫色，则紫黑矣。其污浊积而欲出，气滞而不下之出，所以下迫窘痛，后重里急，至圊而不能便，总行频并亦少，乍起乍止而不安，此皆大肠经有所壅遏窒碍，气液不得宣通故也。众言难处，何法则可求之？长沙论云：利之可下者，悉用大黄之剂；可温者，悉用姜附之类。何尝以巴硇热毒下之，紧涩重要兜之。又观河间立言：后重则宜下，腹痛则宜和，身重则宜温，脉弦则去风，脓血黏稠以重药竭之，身冷自汗以重药温之，风邪内束宜汗之，鹜溏为痢当温之，在表者汗之，在里者下之，在上者涌之，在下者竭之，身表热者内疏之，小便涩者分利之。用药轻重之别，又加详载。行血则便脓自愈，调气则后重自除，治实治虚之要论。而丹溪又谓大虚大寒者，其治验备载《局方发挥》。观此治法，岂可胶柱而调瑟。又有胃弱而闭不食，此名禁口痢，病七方未有详论者。以《内经》大法推之，内格呕吐火起炎上之象。究乎此，则胃虚木火乘也，是土败木贼也，见此多成危候。

五、三消之疾燥热胜阴

尝读刘河间先生三消之论，始言天地六气

五味，以配养人身六味五脏，而究乎万物之源。终引《内经》论渴诸证，以辩乎世方热药之误。此比物立象，反复详明，非深达阴阳造化之机者，孰能如是邪！请陈其略：夫经中有言，心肺气厥而渴者，有肾热而渴者，有言胃与大肠结热而渴者，有言脾痹而渴者，有因小肠痹热而渴者，有因伤饱肥甘而食渴者，有因醉饱入房而渴者，有因远行劳倦遇天热而渴者，有因伤害胃干而渴者，有因肾热而渴者，有因痛风而渴者。虽五脏之部分不同，而病之所遇各异，其为燥热之疾一也。三消之热，本湿寒之阴气衰，燥热之阳气大甚，皆因乎饮食之饵失节，肠胃干涸，而气液不得宣平。或耗乱精神，过违其度；或因大病，阴气损而血液衰虚，阳气悍而燥热郁甚；或因久嗜咸物、恣食炙煿，饮食过度。亦有年少服金石丸散，积久实热结于下焦，虚热血气不能制，实热燥甚于肾，故渴而不饮。若饮水多而小便多者，名曰消渴。若饮食多而不甚渴，小便数而消瘦者，名曰消中。若渴而饮水不绝，腿消瘦，而小便有脂液者，名曰肾消。此三消者，其燥热同也。故治疾者，补肾水阴寒之虚，而泻心火阳热之实，除肠胃燥热之甚，济一身津液之衰。使道路散而不结，津液生而不枯，气血利而不涩，则病日已矣。岂不以滋润之剂，养阴以制燥，滋水而充液哉。何故？泄漏消渴，多者不知其书，谓因下部肾水虚，不能制其上焦心火，使上实热而多烦渴，下虚冷而多小便。若更服寒药，则元气转虚，而下部肾水转衰，则上焦心火尤难治也。但以暖药补养元气，若下部肾水得实，而胜退上焦心火，则自然渴止，小便如常，而病愈也。吁！若此未明阴阳虚实之道也。夫肾水属阴而本寒，虚则为热。心火属阳而本热，虚则为寒。若肾水阴虚，则心火阳实，是谓阳实阴虚，而上下俱热矣。以彼人言，但见消渴数溲，妄言为下部寒尔，岂知肠胃燥热怫郁使之然也。且夫寒物属阴，能养水而泻心；热物属阳，能养火而耗水。今肾水既不能胜心火，则上下俱热，奈何以热养肾水欲令胜心火，岂不暗哉。彼不谓水气实者必能制火，虚则不能制火。故阳实阴虚，而热燥其液，小便淋而常

少。阴实阳虚，不能制水，小便利而常多。此又不知消渴小便多者，盖燥热太甚，而三焦肠胃之腠理怫郁结滞，致密壅塞，而水液不能渗泄浸润于外，以养乎百骸。故肠胃之外燥热太甚，虽多饮水入于肠胃之内，终不能浸润于外，故渴不止而小便多。水液既不能渗泄浸润于外，而阴燥竭而无以自养，故久而多变为聋盲疮疡痤痱之类而危殆。其为燥热伤阴也，明矣。

六、泄泻从湿治有多法

泄泻者，水泻所为也。由湿本土，土乃脾胃之气也。得此证者，或因于内伤，或感于外邪，皆能动乎脾湿。脾病则升举之气下陷，湿变注并出大肠之道，以胃与大肠同乎阳明一经也。云湿可成泄，垂教治湿大意而言。后世方论泥云：治湿不利小便，非其治也。故凡泄泻之药，多用淡渗之剂利之。下久不止，不分所得之因，遽以为寒，而用紧涩热药兜之。夫泄有五飧：泄者，水谷不化而完出，湿兼风也；溏泄者，所下汁积粘垢，湿兼热也；鹜泄者，所下澄澈清冷，小便清白，湿兼寒也；濡泄者，体重软弱，泄下多水，湿自甚也；滑泄者，久下不能禁固，湿胜气脱也。若此有寒热虚实之不同，举治不可执一而言。谨书数法于后：夫泄，有宜汗解者。经言：春伤于风，夏必飧泄。又云：久风为飧泄，若《保命集》云，用苍术、麻黄、防风之属是也。有宜下而保安者，若长沙言，下痢脉滑而数者，有宿食也，当下之。下利已差至其时复发者，此为下未尽更下之安，悉用大承气汤加减之剂。有宜化而得安者，格致余论，夏月患泄，百方不效，视之，久病而神亦瘁，小便少而赤，脉滑而颇弦，格闷食减。因悟此久积所为，积湿成痰留于肺中，宜大肠之不固也。清其源则流自清。以茱萸等作汤，温服一碗许，探喉中，一吐痰半升，如利减半，次早晨饮，吐半升而利止。有以补养而愈者，若《脾胃论》，言脉弦，气弱，自汗，四肢发热，大便泄泻，从黄芪建中汤。有宜调和脾湿而得止者，若洁古言曰：四肢懒倦，小便不利，大便走泄，沉困、饮食减少，以白术、芍药、茯苓，加减治之。有宜升举而安者，若《试效方》言：胃中湿脾热，不能运行，食下

则为泄，助甲胆风胜以克之。以升阳之药羌活、独活、升麻、防风、炙甘草之属。有宜燥湿而后除者，若《脾胃论》言：上湿有余，脉缓，怠惰嗜卧，四肢不收，大便泄泻，从平胃散。有宜寒凉而愈者，若长沙言：协热自利者，黄芩汤主之。举其湿热之相宜者，若长沙言，下利脉迟紧痛未欲止当温之，下利心痛急当救里，下利清白水液澄澈，可与理中四逆汤辈。究其利小便之相宜者，河间言湿胜则濡泄。小便不利者，可与五苓散、益元散分导之。以其收敛之相宜者，东垣言：寒滑气泄不固，制诃子散涩之。以上诸法，各有所主，宜独利小便而湿动也。岂独病因寒，必待龙骨、石脂紧重燥毒之属涩之。治者又当审择其说，一途取利，约而不博可乎。

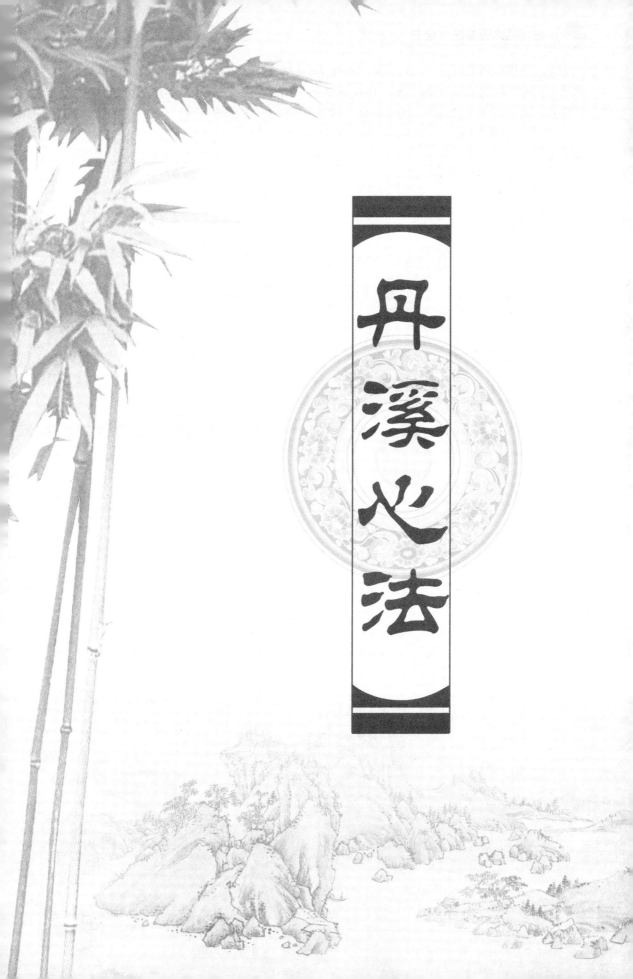

丹溪心法

丹溪心法序

　　医之先，谓出于神农、黄帝，儒者多不以为然。予尝考医之与卜，并见于《周礼》，曰：医师隶冢宰，筮人隶宗伯，并称于孔子，曰：人而无恒，不可以作巫医。巫，筮字，盖古通也。然卜之先，实出于羲文、周孔，则医之先，谓出于神农、黄帝，亦必有所从来。大约羲文、周孔之书存，故卜之道尊；神农、黄帝之书亡，故医之道卑。然其书虽亡，而余绪之出于先秦者，殆亦有之。若今《本草》、《素问》、《难经》、《脉经》，此四书者，其察草木、鸟兽、金石之性，论阴阳、风寒、暑湿之宜，标其穴以施针炳，诊其脉以究表里，测诸秋毫之末，而活之危亡之余，类非神人异士，不足以启其机缄，而发其肯綮。则此四书者，诚有至理，不可谓非出于圣笔而遂少之也。然则医之与卜，皆圣人之一事，必儒者乃能知之，其不以为然者，不能通其说者也。医之方书，皆祖汉张仲景，仲景之言，实与前四书相出入，亦百世不能易者。自汉而后，代不乏贤，中古以来，予所取五人，曰孙思邈氏，其言尝见录于程子，曰张元素氏，曰刘守真氏，曰李杲氏，皆见称于鲁斋许文正公，曰朱震亨氏，实白云许文懿公高第弟子，斯五人皆儒者也。而朱氏实渊源于张、刘、李三君子，尤号集其大成。朱氏每病世之医者，专读宋之《局方》，执一定之法，以应无穷之疾，譬之儒者，专诵时文，以侥一第，而于圣经贤传，反不究心，乃作《局方发挥》、《格致余论》等书，深有补于医道，而方书所传，则有《丹溪心法》若干卷。推脉以求病，因病而治药，皆已试之方也，朱氏没而其传泯焉。近世儒者始知好之，稍稍行世。然业医者乐检方之易，而惮读书之难，于《素》、《难》诸书，盖皆不能以句，而于五人者之著述，则亦视为迂阔之论。其茫然不知所用力，无足怪者。其以药试人之疾，间一获效，则亦如村巫牧竖，望正鹄而射之，偶尔中焉。或从其旁问之射法，瞠目相视，不知所对。彼老成者，日从事乎内志外体之间，虽或小有所失，而矢之所向，终无大远，此观射之法也。审医之能，何以异此？予宗人用光，世业儒而好医，其读《素》、《难》之书甚稔，最喜朱氏之说。尝以《丹溪心法》有川、陕二本，妄为世医所增附，深惧上有累于朱氏，乃为之彪分胪列，厘其误而去其复，以还其旧。凡朱氏之方有别见者，则以类入之。书成，将刻梓以传，请予序。予故以多病好医而未能也，辄以医卜并言于编首，使业医者知其道本出于圣人，其书本足以比翼，而非可以自卑，则曰勉焉。以致力乎《本草》、《素》、《难》、《脉经》之书，以及五君子之说，而尤以朱氏为入道之门，则庶几乎上可以辅圣主拯世之心，下可以见儒者仁民之效，而医不失职矣。用光名充，休宁汉口人，与予同出梁将军忠壮公后。

成化十八年岁次壬寅春二月既望赐进士及第奉训大夫左春坊
左谕德同修国史经筵官兼太子讲读官休宁程敏政序

丹溪先生心法序

　　夫驱邪扶正，保命全真，拯夭阏于长年，济疲癃于仁寿者，非资于医，则不能致之矣。医之道，肇自轩岐。论《难》、《灵》、《素》出焉，降而和、缓、扁、仓，咸神其术，至汉张仲景作《伤寒杂病论》，始制方剂，大济烝民。晋王叔和撰次其书，复集《脉经》，全生之术，于斯备矣。他如：华氏剖腹，王氏针妖，与夫奇才异士，间有一节一法取炫于时者亦多，非百代可行之活法也。嗟夫！去古愈远，正道湮微，寥寥千载之下，孰能继往开来而垂法于无穷者？宋金间，上谷张元素、河间刘守真，俱以颖特之资，深远阃奥，高出前古。元素之学，东垣李杲深得之，明内伤之旨，大鸣于时。王海藏、罗谦甫又受业于东垣，罗太无亦私淑诸贤者也。明哲迭兴，肩摩踵接，著为方论，究极精微，犹水火谷粟之在天下，不可一日无。遵而用之，困苏废起，斯民何其幸欤！泰定中，丹溪朱先生起江东。先生许文懿公高第，讳震亨，字彦修，婺之乌伤人，为元钜儒。因母病脾，刻志于医，曰：医者，儒家格物致知一事，养亲不可缺。遂遍游江湖寻师，无所遇。还杭拜罗太无，乃得刘、张、李之学以归。穷研《素问》之旨，洞参运气之机。辟《局方》之非宜，悟戴人之攻击，别阴阳于疑似，辨标本于隐微，审察血气实虚，探究真邪强弱，一循活法，无泥专方。诚医道之宗工，性命之主宰，而集先贤之大成者也。其徒赵以德、刘叔渊、戴元礼氏，咸能翼其道，遗书传播有年。景泰中，杨楚玉集其心法，刊于陕右。成化初，王季瓛附方重梓于西蜀，志欲广布海内，使家传人诵，不罹夭枉，其用心仁矣。而杨之集，篇目或有重出，而亦有遗，附以他论，使玉石不分。王因之附添诸方，多失本旨。充江左一愚，夙志于此，每阅是书，实切病焉。辄不自揆，妄意窃取《平治会萃》经验等方，及《玉机微义》、《卫生宝鉴》、《济生拔萃》、东垣、河间诸书校之。究尾会首，因证求方，积日既久，复得今中书乌伤王允达先生，以丹溪曾孙朱贤家藏的本寄示，合而参考。其或文理乖讹，意不相贯者，详求原论以正其误；篇目错综，前后重叠者，芟去繁冗，以存其要；此有遗而彼有载者，采之以广其法；论既详而方未备者，增之以便检阅。一言去取，不敢妄有损益。庶几丹溪之书，犹泾渭合流，清浊自别，乌鹭同栖，皂白攸分。学者免惑于他歧，疾疢得归于正治，未知其然否乎？极知僭逾，无所逃罪，同志之士，倘矜其愚，正其讹舛而赐教之，则充之至愿也，于是乎书。

成化十七年岁次辛丑仲冬休宁后学复春居士程充谨识

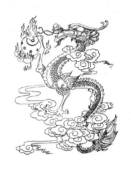

十二经见证

足太阳膀胱经见证

头苦痛 目似脱 头两边痛 泪出 脐反出 下肿，便脓血 肌肉痿 项似拔 小腹胀痛，按之欲小便不得

足阳明胃经见证

恶人与火，闻木声则惊狂，上登而歌，弃衣而走 颜黑 不能言 唇肿 呕 呵欠 消谷善饮 颈肿 膺、乳、气街、股、伏兔、胻外廉、足跗皆痛 胸傍过乳痛 口㖞 腹大水肿 奔响腹胀 跗内廉胕痛 髀不可转，腘似结，腨似裂 膝膑肿痛 遗溺矢气 善伸数欠 癫疾 湿浸心欲动，则闭户独处 惊 身前热，身后寒栗

足少阳胆经见证

口苦 马刀挟瘿 胸中、胁肋、髀、膝外至胻绝骨外踝前诸节痛 足外热 寝寒憎风体无膏泽 善太息

手太阳小肠经见证

面白 耳前热，苦寒 颊颔肿不可转 腰似折 肩、臑、肘、臂外后廉肿痛 臑臂内前廉痛

手阳明大肠经见证

手大指、次指难用 耳聋辉辉焞焞、耳鸣嘈嘈 耳后、肩、臑、肘、臂外背痛气满，皮肤壳壳然，坚而不痛

足太阴脾经见证

五泄注下五色 大小便不通 面黄 舌本强痛，口疳 食即吐，食不下咽 怠惰嗜卧抢心 善饥善味，不嗜食，不化食 尻阴股膝臑胻足背痛 烦闷，心下急痛 有动痛，按之若牢，痛当脐 心下若痞 腹胀肠鸣，飧泄不化 足不收，行善瘈，脚下痛，九窍不通 溏泄，水下后出余气则快然 饮发中满，食减善噫，形醉，皮肤润而短气，肉痛，身体不能动摇 足胕肿若水

足少阴肾经见证

面如漆 眇中清 面黑如炭 咳唾多血渴 脐左、胁下、背、肩、髀间痛 胸中满，大小腹痛 大便难 饥不欲食，心悬如饥 腹大颈肿，喘嗽 脊、臀、股后痛，脊中痛，脊、股内后廉痛，腰冷如冰及肿 足痿，厥 脐下气逆，小腹急痛，泄 下肿，足胕寒而逆 肠癖，阴下湿 四指正黑 手指清，厥 足下热嗜卧，坐而欲起 冻疮 下痢 善思 善恐四肢不收，四肢不举

足厥阴肝经见证

头痛 脱色善洁 耳无闻 颊肿 肝逆颊肿 面青 目赤肿痛 两胁下痛引小腹 胸痛，背下则两胁肿痛 妇人小腹肿 腰痛不可俯仰 四肢满闷 挺长热 呕逆 血 肿睾，疝暴痒 足逆寒 胻善瘈，节时肿 遗沥，淋溲，便难，癃，狐疝，洞泄，大人癫疝 眩冒 转筋 阴缩，两筋挛 善恐，胸中喘，骂詈 血在胁下喘

手太阴肺经见证

善嚏 缺盆中痛 脐上、肩痛 肩背痛脐右、小腹胀引腹痛 小便数 溏泄 皮肤痛

及麻木　喘，少气，颊上气见　交两手而瞀，悲愁欲哭　洒淅寒热

手少阴心经见证

消渴　两肾内痛　后廉、腰背痛　浸淫善笑　善恐善忘　上咳吐，下气泄眩仆　身热而腹痛　悲

手厥阴别脉经见证<small>心主</small>

笑不休　手心热　心中大热　面黄目赤心中动

手足阴阳经合生见证

头顶痛，足太阳、手少阴　黄疸，足太阴、少阴　面赤，手少阴、厥阴，手、足阳明　目黄，手阳明、少阴、太阳、厥阴，足太阳　耳聋，手太阳、阳明、少阴、太阴，足少阴　喉痹，手、足阳明，手少阳　鼻鼽衄，手足阳明、太阳　目䀮䀮无所见，足少阴、厥阴　目瞳人痛，足厥阴　面尘，足厥阴、少阳　咽肿，足少阴、厥阴　嗌下，手太阴，足少阴、厥阴，手少阴、太阳　哕，手少阳，足太阴　膈咽不通，不食，足阳明、太阴　胸满，手太阴，足厥阴，手厥阴　胸支满，手厥阴、少阴　腋肿，手厥阴、足少阳　胁痛，手少阴，足少阳　胸中痛，手少阴，足少阳　善呕苦汁，足少阳、足阳明　逆，少气咳嗽，喘渴上气，手太阴，足少阴　喘，手阳明，足少阴，手太阴　臂外痛，手太阳、少阳　掌中热，手太阳、阳明、厥阴　肘挛急，手厥阴、太阴　肠满胀，足阳明、太阴　心痛，手少阴、厥阴，足少阴　痔，足太阳，手、足太阴　热，凄然振寒，足阳明、少阳　如人将捕，足少阴、厥阴　疟，足太阴、足三阳　汗出，手太阳、少阴，足阳明、少阳　身体重，手太阴、少阴。

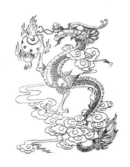

不治已病治未病

与其救疗于有疾之后，不若摄养于无疾之先，盖疾成而后药者，徒劳而已。是故已病而不治，所以为医家之法，未病而先治，所以明摄生之理。夫如是则思患而预防之者，何患之有哉？此圣人不治已病治未病之意也。尝谓备土以防水也，苟不以闭塞其涓涓之流，则滔天之势不能遏；备水以防火也，若不以扑灭其荧荧之光，则燎原之焰不能止。其水火既盛，尚不能止遏，况病之已成，岂能治欤？故宜夜卧早起于发陈之春，早起夜卧于蕃秀之夏，以之缓形无怒而遂其志，以之食凉食寒而养其阳，圣人春夏治未病者如此。与鸡俱兴于容平之秋，必待日光于闭藏之冬，以之敛神匿志而私其意，以之食温食热而养其阴，圣人秋冬治未病者如此。或曰：见肝之病，先实其脾脏之虚，则木

邪不能传；见右颊之赤，先泻其肺经之热，则金邪不能盛，此乃治未病之法。今以顺四时调养神志，而为治未病者，是何意邪？盖保身长全者，所以为圣人之道，治病十全者，所以为上工术。不治已病治未病之说，著于《四气调神大论》，厥有旨哉。昔黄帝与天师难疑答问之书，未曾不以摄养为先，始论乎天真，次论乎调神，既以法于阴阳，而继之以调于四气，既曰食欲有节，而又继之以起居有常，谆谆然以养身为急务者，意欲治未然之病，无使至于已病难图也。厥后秦缓达乎此，见晋侯病在膏肓，语之曰不可为也；扁鹊明乎此，视齐侯病至骨髓，断之曰不可救也。噫！惜齐、晋之侯不知治未病之理。

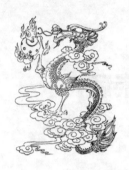

亢则害承乃制

气之来也，既以极而成灾，则气之乘也，必以复而得平，物极则反，理之自然也。大抵寒、暑、燥、湿、风、火之气，木、火、土、金、水之形，亢极则所以害其物，承乘则所以制其极，然则极而成灾，复而得平，气运之妙，灼然而明矣，此亢则害，承乃制之意。原夫天地阴阳之机，寒极生热，热极生寒，鬼神不测，有以斡旋宰制于其间也。故木极而似金，火极而似水，土极而似木，金极而似火，水极而似土，盖气之亢极，所以承之者，反胜于己也。夫惟承其亢而制其害者，造化之功可得而成也。今夫相火之下，水气承而火无其变；水位之下，土气承而水气无其裁；土位之下，木承而土顺；风位之下，金乘而风平；火热承其燥金，自然金家之疾；阴精承其君火，自然火家之候，所谓亢而为害，承而乃制者，如斯而已。且尝考之《六元正纪大论》云，少阳所至为火生，终为蒸溽。火化以生，则火生也。阳在上，故终为蒸溽。是水化以承相火之意。太阳所至为寒雪、冰雹、白埃，是土化以承寒水之意也。霜雪、冰雹、水也。白埃，下承上也。以至太阴所至为雷霆骤注、烈风。雷霆骤注，土也。烈风，下承之木气也。厥阴所至为风生，终为肃。风化以生，则风生也。肃，静也。阳明所至为散落，温。散落，金也。温，若乘之火气也。少阴所至为热生，中为寒。热化以生，则热生也。阴精承上，故中为火也。岂非亢为害，则承乃制者欤？昔者黄帝与岐伯，上穷天纪，下极地理，远取诸物，近取诸身，更相问难，以作《内经》。至于《六微旨大论》有极于六气相承之言，以为制则生化，外别盛衰，害则败乱，生化大病，诸以所胜之气来于下者，皆折其标盛也。不然，曷以水发而雹雪，土发而骤飘，木发而毁折，金发而清明，火发而曛昧？此皆郁极乃发，以承所亢之意也。呜呼！通天地人曰儒，医家者流，岂止治疾而已。当思其不明天地之理，不足以为医工之语。

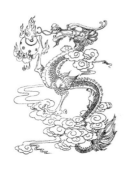

审察病机无失气宜

邪气各有所属也，当穷其要于前，治法各有所归也，当防其差于后。盖治病之要，以穷其所属为先，苟不知法之所归，未免于无差尔。是故疾病之生，不胜其众，要其所属，不出乎五运六气而已。诚能于此审察而得其机要，然后为之治，又必使之各应于运气之宜，而不至有一毫差误之失。若然则治病求属之道，庶乎其无愧矣。《至真要大论》曰：审察病机，无失气宜。意蕴诸此。尝谓医道有一言而可以尽其要者，运气是也。天为阳，地为阴，阴阳二气，各分三品，谓之三阴三阳。然天非纯阳而亦有三阴，地非纯阴而亦有三阳，故天地上下，各有风、热、火、湿、燥、寒之六气，其斡旋运动乎两间者，而又有木、火、土、金、水之五运。人生其中，脏腑气穴亦与天地相为流通，是知众疾之作，而所属之机无出乎是也。然而医之为治，当如何哉？惟当察乎此，使无失其宜而后可。若夫诸风掉眩，皆属肝木；诸痛痒疮，皆属心火；诸湿肿满，皆属脾土；诸气膹郁，皆属肺金；诸寒收引，皆属肾水。此病属于五运者也。诸暴强直，皆属于风；诸呕吐酸，皆属于热；诸躁扰狂越，皆属于火；诸痉强直，皆属于湿；诸涩枯涸，皆属于燥；诸病水液，

澄澈清冷，皆属于寒。此病机属于六气者也。夫惟病机之察，虽曰既市，而治病之施，亦不可不详。故必别阴阳于疑似之间，辨标本于隐微之际。有无之殊者，求其有无之所以殊；虚实之异者，责其虚实之所以异。为汗、吐、下，投其所当投，寒、热、温、凉，用其所当用，或逆之以制其微，或从之以导其甚，上焉以远司气之犯，中焉以辨岁运之化，下焉以审南北之宜，使小大适中，先后合度，以是为治，又岂有差殊乖乱之失邪？又考之《内经》曰：治病必求其本。《本草》曰：欲疗病者，先察病机。此审病机之意也。《六元正纪大论》曰：无失天信，无逆气宜。《五常大论》曰：必先岁气，无伐天和。此皆无失气宜之意也。故《素问》、《灵枢》之经，未尝不以气运为言，既曰先立其年以明其气，复有以戒之曰，治病者必明天道、地理、阴阳更胜，既曰不知年之所加，气之盛衰，虚实之所起，不可以为工矣。谆谆然若有不能自己者，是岂圣人私忧过计哉？以医道之要，悉在乎此也。观乎《原病式》一书，比类物象，深明乎气运造化之妙，其于病机气宜之理，不可以有加矣。

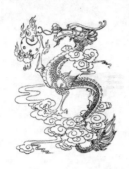

能合色脉可以万全

欲知其内者，当以观乎外，诊于外者，斯以知其内。盖有诸内者形诸外，苟不以相参，而断其病邪之逆顺，不可得也。为工者深烛厥理，故望其五色，以青、黄、赤、白、黑，以合于五脏之脉，穷其应与不应；切其五脉，急、大、缓、涩、沉，以合其五脏之色，顺与不顺。诚能察其精微之色，诊其微妙之脉，内外相参而治之，则万举万全之功，可坐而致矣。《素问》曰：能合色脉，可以万全，其意如此。原夫道之一气，判而为阴阳，散而为五行，而人之所禀皆备焉。夫五脉者，天之真，行血气，通阴阳，以荣于身；五色者，气之华，应五行，合四时，以彰于面。惟其察色按脉而不偏废，然后察病之机，断之以寒热，归之以脏腑，随证而疗之，而获全济之效者，本于能合色脉而已。假令肝色如翠羽之青，其脉微弦而急，所以为生，若浮涩而短，色见如草滋者，岂能生乎？心色如鸡冠之赤，其脉当浮大而散，所以为顺；若沉濡而滑，色见如衃血者，岂能顺乎？脾色如蟹腹之黄，其脉当中缓而大，所以为从；若微弦而急，色见如枳实者，岂能从乎？肺色如豕膏之白，其脉当浮涩而短，所以为吉，若浮大而散，色见如枯骨者，岂能吉乎？以致肾色见如乌羽之黑，其脉沉濡而滑，所以为生，或脉来缓而大，色见如炲者，死。死生之理，夫惟诊视相参，既以如此，则药证相对，厥疾弗瘳者，未之有也。抑尝论之，容色所见，左右上下，各有其部；脉息所动，寸关尺中，皆有其位。左颊者，肝之部，以合左手关位，肝胆之分，应于风木，为初之气；颜为心之部，以合于左手寸口，心与小肠之分，应于君火，为二之气；鼻为脾之部，合于右手关脉，脾胃之分，应于湿土，为四之气；右颊肺之部，合于右手寸口，肺与大肠之分，应于燥金，为五之气；颐为肾之部，以合于左手尺中，肾与膀胱之分，应于寒水，为终之气；至于相火，为三之气，应于右手，命门、三焦之分也。若夫阴阳五行，相生相胜之理，当以合之于色脉而推之也。是故《脉要精微论》曰：色合五行，脉合阴阳。《十三难》曰：色之与脉，当参相应，然而治病，万全之功，苟非合于色脉者，莫之能也。《五藏生成篇》云：心之合脉也，其荣色也。夫脉之大小、滑涩、沉浮，可以指别，五色微诊可以目察，继之以能合色脉，可以万全。谓夫赤脉之至也，喘而坚；白脉之至也，喘而浮；青脉之至也，长而左右弹；黄脉之至也，大而虚；黑脉之至也，上坚而大。此先言五色，次言五脉，欲后之学者，望而切之以相合也。厥后扁鹊明乎此，述之曰：望而知之谓之神，切脉而知之谓之巧。深得《内经》之理也。下迨后世，有立方者，目之曰神巧万全，厥有旨哉！

治病必求于本

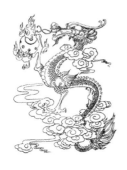

将以施其疗疾之法，当以穷其受病之源。盖疾疢之源，不离于阴阳之二邪也，穷此而疗之，厥疾弗瘳者鲜矣。良工知其然，谓夫风、热、火之病，所以属乎阳邪之所客，病既本于阳，苟不求其本而治之，则阳邪滋蔓而难制；湿、燥、寒之病，所以属乎阳邪之所客，病既本于阴，苟不求其本而治之，则阴邪滋蔓而难图。诚能穷原疗疾，各得其法，万举万全之功，可坐而致也。治病必求于本，见于《素问·阴阳应象大论》者如此。夫邪气之甚，久而传化，其变证不胜其众也。譬如水之有本，故能游至汪洋浩瀚，沉而趋下以渐大；草之有本，故能荐生茎叶实秀，而在上以渐蕃。若病之有本，变化无穷，苟非必求其本而治之，欲去深感之患，不可得也。今夫厥阴为标，风木为本，其风邪伤于人也，掉摇而眩转，瞤动而瘛疭，卒暴强直之病生矣。少阴为标，君火为本，其热邪伤于人也，疮疡而痛痒，暴注而下迫，水液浑浊之病主矣。少阳为标，相火为本，其热邪伤于人也，为热而瞀瘛，躁扰而狂越，如丧神守之病主矣。善为治者风淫所胜，平以辛凉；热淫所胜，平以咸寒；火淫所胜，平以咸冷，以其病本于阳，必求其阳而疗之，病之不愈者，未之有也。太阴为标，湿土为本，其湿邪伤于人也，腹满而身肿，按之而没指，诸痉

强直之病生矣。阳明为标，燥金为本，其燥邪伤于人也，气滞而膹郁，皮肤以皴揭，诸涩枯涸之病生矣。太阳为标，寒水为本，其寒邪伤于人也，吐利而腥秽，水液以清冷，诸寒收引之病生矣。善为治者，湿淫所胜，平以辛热，以其病本于阴，必求其阴而治之，病之不愈者，未之有也。岂非将以疗疾之法，当以穷其受病之源者哉？抑尝论之，邪气为病，各有其候，治之之法，各有其要，亦岂止于一端而已。其在皮者，汗而发之；其入里者，下而夺之；其在高者，因而越之，谓可吐也；慓悍者，按而收之，谓按摩也；藏寒虚夺者，治以灸焫；脉病挛痹者，治以针刺；血实蓄结肿热者，治以砭石；气滞、痿厥、寒热者，治以导引；经络不通，病生于不仁者，治以醪醴；血气凝泣，病生于筋脉者，治以熨药。始焉求其受病之本，终焉躅其为病之邪者，无出于此也。噫！昔黄帝处于法宫之中，坐于明堂之上，受业于岐伯，传道于雷公，曰：阴阳者，天地之道也，纲纪万物，变化生杀之妙，盖有不测之神，斡旋宰制于其间也。人或受邪生病，不离于阴阳也，病既本于此，为工者岂可他求哉？必求于阴阳可也。《至真要大论》曰：有者求之，无者求之。此求其病机之说，与夫求于本其理一也。

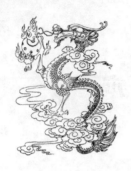

卷 一

中风一

中风大率主血虚有痰，治痰为先，次养血行血。或属虚，挟火一作痰与湿，又须分气虚、血虚。半身不遂，大率多痰，在左属死血、瘀一作少。血，在右属痰、有热，并气虚。左以四物汤加桃仁、红花、竹沥、姜汁；右以二陈汤、四君子等汤，加竹沥、姜汁。痰壅盛者、口眼㖞斜者、不能言者，皆当用吐法，一吐不已，再吐。轻者用瓜蒂一钱，或稀涎散，或虾汁。以虾半斤，入酱、葱、姜等料物，水煮，先吃虾，次饮汁，后以鹅翎探引吐痰。用虾者，盖引其风出耳。重者用藜芦半钱或三分，加麝香少许，齑汁调，吐。若口噤昏迷者，灌入鼻内吐之。虚者不可吐。气虚卒倒者，用黄芪补之。有痰，浓煎参汤，加竹沥、姜汁。血虚，用四物汤，俱用姜汁炒，恐泥痰故也。有痰再加竹沥、姜汁入内服。能食者，去竹沥，加荆沥。肥白人多湿，少用乌头、附子行经。凡用乌、附，必用童便煮过，以杀其毒。初昏倒，急掐人中至醒，然后用痰药，以二陈汤、四君子汤、四物汤加减用之。瘦人阴虚火热，用四物汤加牛膝、竹沥、黄芩、黄柏，有痰者加痰药。治痰，气实而能食，用荆沥；气虚少食，用竹沥。此二味开经络、行血气故也。入四物汤，必用姜汁助之。遗尿属气，以参芪补之。筋枯者，举动则痛，是无血，不能滋养其筋，不治也。《脉诀》内言诸不治证：口开手撒，眼合遗尿，吐沫直视，喉如鼾睡，肉脱筋痛，发直摇头上窜，面赤如妆，或头面青黑，汗缀如珠，皆不可治。

【案】《内经》以下，皆谓外中风邪。然地有南北之殊，不可一途而论。惟刘守真作将息失宜，水不能制火，极是。由今言之，西北二方，亦有真为风所中者，但极少尔。东南之人，多是湿土生痰，痰生热，热生风也。邪之所凑，其气必虚。风之伤人，在肺脏为多。许学士谓：气中者亦有，此七情所伤，脉微而数，或浮而紧，缓而迟，必也。脉迟浮可治，大数而极者死。若果外中者，则东垣所谓中血脉、中腑、中脏之理，其于四肢不举，亦有与痿相类者，当细分之。《局方》风痿同治，大谬。《发挥》甚详。子和用三法，如的系邪气卒中，痰盛实热者可用，否则不可。

【入方】

肥人中风，口㖞，手足麻木，左右俱作痰治。

贝母　瓜蒌　南星　荆芥　防风　羌活
黄柏　黄芩　黄连　白术　陈皮　半夏　薄桂
甘草　威灵仙　天花粉

多食湿面，加附子、竹沥、姜汁，酒一匙，行经。

一妇手足左瘫，口不能语，健啖。

防风　荆芥　羌活　南星　没药　乳香
木通　茯苓　厚朴　桔梗　麻黄　甘草　全蝎

上为末，汤酒调下，不效。时春脉伏，渐以淡盐汤、齑汁每早一碗，吐五日，仍以白术、陈皮、茯苓、甘草、厚朴、菖蒲，日二贴，后以川芎、山栀、豆豉、瓜蒂、绿豆粉、齑汁、盐汤吐之，吐甚快，不食，后以四君子汤服之，以当归、酒芩、红花、木通、粘子、苍术、姜、南星、牛膝、茯苓为末，酒糊丸。服十日后，夜间微汗，手足动而能言。

一人瘫左。

酒连　酒芩　酒柏　防风　羌活　川芎
当归半两　南星　苍术　人参一两　麻黄　甘草

三钱　附子三片

上丸如弹子大，酒化下。

一人体肥中风，先吐，后以药。

苍术　南星　酒芩　酒柏　木通　茯苓
牛膝　红花　升麻　厚朴　甘草

【附录】风者，百病之始，善行而数变。行者，动也。风本为热，热胜则风动，宜以静胜其燥，养血是也。治须少汗，亦宜少下，多汗则虚其卫，多下则损其荣。治其在经，虽有汗下之戒，而有中脏、中腑之分。中腑者宜汗之，中脏者宜下之，此虽合汗下，亦不可太过。汗多则亡阳，下多则亡阴，亡阳则损其气，亡阴则损其形。初谓表里不和，须汗下之，表里已和，是宜治之在经。其中腑者，面显五色，有表证而脉浮，恶风恶寒，拘急不仁，或中身之后、身之前、身之侧，皆曰中腑也，其治多易。中脏者，唇吻不收，舌不转而失音，鼻不闻香臭，耳聋而眼瞀，大小便秘结，或眼合直视，摇头口开，手撒遗溺，痰如拽锯，鼻鼾，皆曰中脏也。中脏者，多不治也。六腑不和，留结为痈；五脏不和，九窍不通。无此乃在经也。初证既定，宜以大药养之，当顺时令而调阴阳，安脏腑而和营卫，少有不愈者也。风中腑者，先以加减续命汤，随证发其表。如兼中脏，则大便多秘涩，宜以三化汤通其滞。初证已定，别无他变，以大药和治之。大抵中腑者多著四肢，中脏者多滞九窍。中腑者多兼中脏之证。至于舌强失音，久服大药，能自愈也。又因气中，其证与中风相似，但风中多痰涎，气中口中无涎，治之之法，调气为先。经言：治风者以理气，气顺则痰消，徐理其风，庶可收效。又有中风，言不变，志不乱，病在分腠之间者，只宜温卧，取小汗为可复。凡中风，脉多沉伏，大法浮迟者吉，沉实者凶。先用麻油调苏合香丸，或用姜汁，或用白汤调。如口噤，抉开灌之，稍苏则服八味顺气散。若痰盛者，只以省风导痰汤服之。若中则昏沉不省人事，口噤，急以生半夏末吹入鼻中，或用细辛、皂角为末吹之，喷嚏则苏，无嚏者不治。肥人中者，以其气盛于外而歉于内也。肺为气出入之道，肥者气必急，气急必肺邪盛，肺金克木，胆为肝之府，故痰涎壅盛，所以治之必先理气为急。中后气未顺，痰未除，调理之剂，惟当以藿香正气散和星香散煎服。此药非特可治中风之证，治中气、中恶尤宜。寻常止呕多痰者，亦可用之。若前症多怒，宜小续命汤加羚羊角；热而渴者，汤中去附子，加秦艽半钱；恍惚错语，加茯神、远志各半钱；不得睡，加酸枣仁半钱；不能言，加竹沥一蚬壳许；人虚无力者，去麻黄，加人参如其数。若人自苏，能言能食，惟身体不遂，急则挛蜷，缓则弹曳，经年不愈，以加减地仙丹常服。若饮食坐卧如常，但失音不语，只以小续命去附子，加石菖蒲一钱。治风之法，初得之即当顺气，及日久即当活血，此万古不易之理，惟可以四物汤吞活络丹，愈者正是此义。若先不顺气化痰，遽用乌、附，又不活血，徒用防风、天麻、羌活辈，吾未见能治也。又见风中于肤腠，辄用脑、麝治之者，是引风入骨髓也，尤为难治，深可戒哉。如口㖞斜未正者，以蓖麻去壳烂捣，右㖞涂左，左㖞涂右，或鳝鱼血入麝香少许，涂之即正。喷嚏，初卒倒，僵仆不知人事，急以皂角末或不卧散于鼻内，吹之，就提头顶发，立苏。若有嚏者可治，无嚏者不治。经曰：风从汗泄，以可微汗。正如解表，表实无汗者，散之劫之；表虚自汗者，温之解之。若气滞者，难治，宜吐之。余症见前。可下者，此因内有便溺之阻隔，故里实。若三五日不大便者，可与《机要》三化汤，或子和搜风丸，老人只以润肠丸。理气者，气滞、气郁、肩膊麻痛之类，此七情也，宜乌药顺气、八味顺气之类；理血者无表里之急，血弱举发不时者，用大秦艽汤，或羌活愈风汤，兼用化痰丸子。灸，可灸风池、百会、曲池、合谷、风市、绝骨、环跳、肩髃、三里等穴，皆灸之以凿窍疏风。

【附方】

二陈汤

半夏泡　陈皮二两半　白茯苓半两　甘草炙，七钱半

上㕮咀，每服四钱，水一盏，生姜七片，乌梅一个，煎。

四君子汤　见脾胃类。

四物汤　见妇人类。

稀涎散　治中风，忽然若醉，形体昏闷，四肢不收，涎潮搐搦。

猪牙皂角四条，去黑皮　白矾一两

上为末，每服三字，温水灌下，但吐出涎便醒，虚人不可大吐。

通顶散　治中风中气，昏愦不知人事，急用吹鼻即苏。

藜芦　生甘草　川芎　细辛　人参各一钱　石膏五钱

上为末，吹入鼻中一字，就提头顶中发，立苏。有嚏者可治。

八味顺气散

白术　白茯苓　青皮　白芷　陈皮去白　台乌药　人参各一两　甘草五钱

每服五钱，水一盏半，煎七分，温服，仍以酒化苏合香丸间服。

乌药顺气散

麻黄　陈皮　台乌各二两　白僵蚕炒　川芎　枳壳炒　甘草炙　白芷　桔梗各一两　干姜炮，半两

上为末，每服三钱，水二盏，生姜三片，枣一枚，煎服。

星香汤

南星八钱　木香一钱

分二服，水一盏，姜十片，煎服。

省风汤

南星生，八两　防风四两　独活　附子生，去皮脐　全蝎炒　甘草生，各二两

每服四钱，水一盏半，生姜十片，煎服。

小省风汤　与导痰汤相合，煎服。导痰汤见痰类。

防风　南星生，各四两　半夏米泔浸　黄芩　甘草生，各二两

每服四钱，姜十片。

小续命汤

麻黄去节　人参　黄芩　芍药　川芎　甘草炙　杏仁炒，去皮尖　防己　桂各一两　防风一两半　附子炮，去皮脐，半两

每服五钱，水一盏半，姜五片，枣一枚。煎，温服，取微汗。随人虚实与所中轻重，加减于后：若热者，去附子，入白附子亦可；筋急拘挛，语迟脉弦，加薏苡仁；若筋急，加人参，去黄芩、芍药，以避中寒，服后稍轻，冉加当归；烦躁不大便，去附、桂，倍加芍药、竹沥；如大便三五日不去，胸中不快，加枳壳、大黄；如言语謇涩，手足颤掉，加菖蒲、竹沥；若发渴，加麦门冬、葛根、瓜蒌根；身体痛，加羌活，搐者亦加之；烦躁多惊者，加犀角、羚羊角；汗多者，去麻黄。

家宝丹

治一切风疾瘫痪，痿痹不仁，口眼喎僻者。邪入骨髓可服。

川乌　轻粉各一两　五灵脂姜汁制，另研　草乌各六两　南星　全蝎　没药　辰砂各二两　白附子　乳香　僵蚕炒，三两　片脑五钱　羌活　麝香　地龙四两　雄黄　天麻三两

上为末，作散，调三分。不觉，半钱。或蜜丸如弹子大，含化、茶调皆可。

如神救苦散

治瘫痪，风湿痹走注，疼痛不止。此劫剂也，非痛不可服，痛止则已。

米壳一两，去顶膜，蜜炒　陈皮五钱　虎骨酥炙　乳香研　没药研　甘草各二钱半

上为末，每服三钱，水一盏煎，连渣服，病在上食后，在下食前。煎时须顺搅之。

大秦艽汤

治中风，外无六经之形证，内无便溺之阻隔，知血弱不能养筋，故手足不能运动，舌强不能言语，宜养血而筋自荣。

秦艽　石膏各二两　甘草　川芎　当归　白芍　羌活　防风　黄芩　白芷　白术　生芐[①]　熟芐　茯苓　独活各一两　细辛半两　春夏加知母一两

上咬咀，每服一两，水煎服，无时。如遇天阴，加生姜七片；心下痞，加枳实一钱。

三化汤

外有六经之形证，先以加减续命汤治之。若内有便溺之阻隔，以此汤主之。

厚朴　大黄　枳实　羌活等分

每服二两，水煎服，以利为度。

【附录】法曰：四肢不举，俗曰瘫痪。故经所谓太过则令人四肢不举。又曰：上太过则敦阜。阜，高也；敦，厚也。既厚而又高，则

---

① 生芐，即生地黄。

令除去，此真所谓膏粱之疾，非肾肝经虚。何以明之？经所谓三阳三阴发病，偏枯痿易，四肢不举。三阴不足则发偏枯，三阳有余则为痿易。易为变易，常用而萎弱无力也。其治则泻，令气弱阳衰，土平而愈，故以三化汤下之。若脾虚则不用也，经所谓土不及则卑陷。卑，下也；陷，坑也。故脾病四肢不用，四肢皆禀气于胃，而不能至经，必因脾方可得禀受也。今脾不能与胃行其津液，四肢不得禀水谷，气日以衰，脉道不利，筋骨肌肉皆元气以生，故不用焉。其治可大补十全散、加减四物汤，去邪留正。

愈风汤　中风症，内邪已除，外邪已尽，当服此药，以行导诸经。久服大风悉去，纵有微邪，只从此药加减治之。然治病之法，不可失于通塞，或一气之微汗，或一旬之通利，如此乃常治之法也。久则清浊自分，营卫自和。如初觉风动，服此不至倒仆。

羌活　甘草炙　防风　防己　黄芪　蔓荆子　川芎　独活　细辛　枳壳　麻黄去根　地骨皮　人参　知母　甘菊　薄荷去梗　白芷　枸杞子　当归　杜仲炒　秦艽　柴胡　半夏　厚朴姜制　前胡　熟苄各二两　白茯苓　黄芩三两　生苄　苍术　石膏　芍药各四两　桂一两

上锉，每服一两，水二盏，生姜三片，煎，空心一服，临卧煎渣。空心一服，吞下二丹丸，为之重剂；临卧一服，吞下四白丹，为之轻剂。立其法，是动以安神，静以清肺。假令一气之微汗，用愈风汤三两，加麻黄一两，匀作四服，加生姜，空心服，以粥投之，得微汗则佳。如一旬之通利，用愈风汤三两，加大黄一两，办匀作四服，如前服，临卧服，得利为度。此药常服之，不可失四时之辅。如望春大寒之后，本山中加半夏、人参、柴胡各二两，通前四两，谓迎而夺少阳之气也；如望春谷雨之后，本方中加石膏、黄芩、知母各二两，谓迎而夺阳明之气也；季夏之月，本方中加防己、白术、茯苓各二两，谓胜脾土之湿也；初秋大暑之后，本方中加厚朴一两，藿香一两，桂一两，谓迎而夺太阴之气也；望冬霜降之后，本方中加附子、官桂各一两，当归二两，谓胜少阴之气也。

如得春气候，减冬所加，四时类此。此虽立四时加减，更宜临病之际，审察虚实寒热、土地之宜、邪气多少。此药具七情六欲四气，无使五脏偏胜，及不动于荣卫，如风秘服之，永不结燥。此药与天麻丸相为表里，治未病之圣药也。若已病者，更宜常服。无问男女老幼、惊痫搐搦、急慢惊风、四时伤寒等病，服之神效。

四白丹　能清肺气养魄。谓中风者多昏冒，气不清利也。

白术　砂仁　白茯苓　香附　防风　川芎　甘草　人参各半两　白芷一两　羌活　独活　薄荷各二钱半　藿香　白檀香一钱半　知母　细辛各二钱　甜竹叶二两　麝香一钱，另研　龙脑另研　牛黄各半钱，另研

上为末，炼蜜丸，每两作十丸。临卧嚼一丸，分五七次，细嚼之，煎愈风汤咽下，能上清肺气，下强骨髓。

二丹丸　治健忘。养神定志和血，内以安神，外华腠理。

丹参　天门冬　熟苄各一两半　甘草　麦门冬　白茯苓各一两　人参　远志去心　朱砂各半两，研为末　菖蒲

上为末，炼蜜丸，如梧桐子大。每服五十丸至百丸，空心食前，煎愈风汤送下。

泻青丸　治中风，自汗昏冒，发热不恶寒，不能安卧，此是风热烦躁之故也。

当归　川芎　栀子　羌活　大黄　防风　龙胆草等分

上为末，蜜丸弹子大。每服一丸，竹叶汤化下。

天麻丸　治风因热而生，热胜则动，宜以静胜其躁，是养血也。

天麻　牛膝二味用酒同浸三日，焙干　萆薢另研　元参各六两　杜仲炒，去丝，七两　附子炮，一两　羌活十四两　川归十两　生苄一斤

上为末，蜜丸，如梧桐子大，每服五七十丸，空心，温酒、白汤皆可下。一方有独活五两，去肾间风。

藿香正气散

大腹皮　茯苓　白芷　紫苏各一两　陈皮　苦梗　白术　厚朴　半夏曲　甘草各二两

藿香三两

上为末，每服二钱，姜二片，枣一枚，煎服。

地仙丹

牛膝　苁蓉　附子　川椒各四两　地龙　木鳖子各二两　覆盆子　白附子　菟丝子　赤豆　南星　骨碎补　羌活　何首乌　狗脊　草薢　防风　乌药各二两　白术　甘草　白茯苓　川乌各一两　人参　黄芪各一两半

上为末，酒糊丸，每服三四十丸，空心酒下。

活络丹

南星炮　川乌　草乌并炮，去皮尖　地龙去土，各六两　乳香研　没药研，各二两二钱

上为末，酒糊丸，桐子大，每服二十丸，空心日午冷酒下，荆芥茶亦得。

不卧散 子和方

川芎半两　石膏七钱半　藜芦五钱　甘草生，二钱半

上为细末，口㗜水搐之。

子和搜风丸

人参　茯苓　南星　薄荷各半两　干姜　寒水石　生白矾　蛤粉　黄芩　大黄各一两　滑石　牵牛各四两　藿香一分　半夏一两

上为末，水丸如小豆大。生姜汤下，日三服。

润肠丸

麻子仁另研　大黄酒煨，各一两半　桃仁泥　归尾　枳实麸炒　白芍　升麻半两　人参　生甘草　陈皮各三钱　木香　槟榔各二钱

上除麻仁、桃仁外，为末，却入二仁泥，蜜丸，梧子大。每服七八十丸，温水食前下。

中寒二 附伤寒 伤风

主乎温散。有卒中天地之寒气者，有口得寒物者。从补中益气汤加发散药。属内伤者十居八九。其法，邪之所凑，其气必虚，只用前汤中从所见之证出入加减。必先用参芪托住正气。气虚甚者，少加附子以行参芪之剂，如果气虚者，方可用此法。胃气大虚，必当温散，理中汤相宜，甚者加附子。仓卒感受大寒之气，其病即发，非若伤寒之邪，循经以渐而深也。

以上治法，宜用于南，不宜北。

戴云：此伤寒，谓身受肃杀之气，口伤生冷物之类。因胃气大虚，肤腠疏豁，病者脉必沉细，手足厥冷，息微身倦，虽身热亦不渴，倦言动者是也。宜急温之，迟则不救矣。与热证若相似而实不同。凡脉数者、或饮水者、烦躁动摇者，皆热病。寒热二证，若水火，然不可得而同治，误即杀人。

【附录】凡症与伤寒相类者极多，皆杂证也。其详出《内经·热论》。自长沙以下，诸家推明至甚，千世之下，能得其粹者，东垣也。其曰：内伤极多，外伤间而有之。此发前人之所未发，后人徇俗，不能真切，雷同指为外伤，极谬。其或可者，盖亦因其不敢放肆，而多用和解及平和之药散之尔。若粗率者，则必杀人。初有感冒等轻证，不可便认作伤寒妄治。西北二方，极寒，肃杀之地，故外感甚多；东南二方，温和之地，外伤极少。杂病亦有六经所见之证，故世俗混而难别。

正治温散，宜桂枝汤、四逆汤辈，甚者三建汤、霹雳散。从治用热药，加凉剂引之，或热药须俟冷饮最妙。经曰：从而逆之。此之谓也。反攻用煎乌头之类。

伤风属肺者多，宜辛温或辛凉之剂散之。

戴云：新咳嗽、鼻塞声重者是也。

【附方】

补中益气汤　见内伤类。

理中汤

人参　甘草　干姜　白术等分

上锉，每服五钱，水煎温服。

桂枝汤

桂枝　赤芍各一两半　甘草一两　生姜一两半　大枣

上锉，每服五钱，水煎温服。

四逆汤

甘草炙，二两　干姜一两半　附子半两

上锉，每服五钱，水煎温服。

三建汤

大川乌　附子　天雄并炮，等分

上锉，每四钱，水二盏，姜十五片，煎服。

霹雳散

附子一枚，及半两者，炮熟取出，用冷灰焙之，细研，入真腊茶一大钱同和。分二服，每服水一盏，煎六分，临熟，入蜜半匙，放温服之。

姜附汤　治中寒身体强直，口噤不语，逆冷。

干姜一两　附子生，去皮脐，一斤

上锉，每服三钱，水煎服。挟气攻刺，加木香半钱；挟气不仁，加防风一钱；挟湿者，加白术；筋脉牵急，加木瓜；肢节痛，加桂二钱。

消风百解散

荆芥　白芷　陈皮　麻黄　苍术　甘草等分

上锉，用姜三片，葱白三根，水煎服。

神术散　治伤风头痛，鼻塞声重。方见痢类。

中暑三　附暑风　注夏

暑证，用黄连香薷饮。挟痰加半夏、南星；虚加人参、黄芪。暑病内伤者，用清暑益气汤。著暑气是痰，用吐。注夏属阴虚，元气不足，夏初春末，头疼脚软，食少体热者是，宜补中益气汤去柴胡、升麻，加炒柏、白芍药。挟痰者，加南星、半夏、陈皮煎服，又用生脉汤。暑气挟痰挟火，实者可用吐法。

暑乃夏月炎暑也，盛热之气者，火也。有冒、有伤、有中，三者有轻重之分，虚实之辨。或腹痛水泻者，胃与大肠受之；恶心者，胃口有痰饮也。此二者冒暑也，可用黄连香薷饮、清暑益气汤。盖黄连退暑热，香薷消蓄水。或身热头疼，躁乱不宁者，或身如针刺者，此为热伤在分肉也。当以解毒汤、白虎汤加柴胡，如气虚者加人参。或咳嗽、发寒热、盗汗出不止、脉数者，热在肺经，用清肺汤、柴胡天水散之类，急治则可，迟则不救，成火乘金也，此为中暑。凡治病，须要明白辨别，慎勿混同施治。春秋间亦或有之，切莫执一，随病处方为妙。

戴云：暑风者，夏月卒倒，不省人事者是也。有因火者，有因痰者。火，君相二火也；暑，天地二火也。内外合而炎烁，所以卒倒也。

痰者，人身之痰饮也，因暑气入而鼓激痰饮，塞碍心之窍道，则手足不知动蹑而卒倒也。此二者皆可吐。《内经》曰：火郁则发之。吐即发散也，量其虚实而吐之，吐醒后，可用清剂调治之。

【入方】

暑渴

生苄　麦门冬　牛膝　炒柏　知母　葛根　甘草

上锉，水煎服。

【附录】中暍是阳证，中暑是阴证。脉沉弱者，切不可用寒凉药。清热宜天水散、五苓、白虎汤皆可。热闷恍惚，辰砂五苓散。脉弦实，黄连香薷汤。热甚自汗而渴，便涩者，五苓分利之，或桂苓甘露饮。吐泻，脉沉微甚者，可用附子大顺散。伏热伤冷，缩脾饮、冷香饮子皆可，浸冷服之。或剥蒜肉入鼻中，或研蒜水解灌之。盖蒜气臭烈，能通诸窍故也。

【附方】

生脉汤

人参　麦冬　五味子

上锉，水煎服。

黄龙丸　治一切暑毒。

赤亮雄黄五钱　硫黄　硝石各一两　滑石　明矾各半两　好面四两

上为末，水丸，梧子大，每服五七十丸，白汤下。

却暑散　治冒暑伏热，头目眩晕，呕吐，泄痢，烦渴，背寒，面垢。

赤茯苓　生甘草各四两　寒食面　生姜各一斤

上为末，每服二钱，白汤调下。

香薷饮　治伤暑，脏腑不和调，霍乱吐利，烦渴引饮。

白扁豆炒　厚朴姜制，八两　香薷一斤

上水煎，入酒少许，沉冷服。

黄连香薷饮

香薷一斤　川朴制，半斤　黄连四两

上吹咀，每二三钱，水煎服。

大顺散

甘草断寸长，三两　干姜　杏仁　桂四两

上将甘草用白沙炒黄，次入干姜同炒，令姜裂，次入杏仁同炒，不作声为度。筛去沙，入桂为末，每服二三钱，水煎，温服。如烦躁，井花水调服，以沸汤点服亦得。

十味香薷饮

香薷一两　人参　陈皮　白术　茯苓　黄芪　木瓜　厚朴姜炒　扁豆　甘草炙，各半两

上为末，每二钱，热汤或冷水调服。㕮咀，煎亦得。

清暑益气汤

治长夏湿热蒸人，人感之四肢困倦，精神少，懒于动作，胸满气促，支节疼，或气高而喘，身热而烦，心下膨闭，小便黄而数，大便溏而频，或痢或渴，不思饮食，自汗体虚。

黄芪　苍术锉　升麻各一钱　人参　白术　神曲　陈皮各半钱　甘草炙　酒柏　麦冬　当归各三分　葛根二分　五味子九个　泽泻五分　青皮二分半

上㕮咀，作一服，水二大盏，煎至一盏，去渣，温服，食远。

补中益气汤

见内伤类。

天水散

滑石六两　甘草炙，一两

上为极细末，水调服。

五苓散

白术　猪苓　茯苓各一两半　桂一两　泽泻二两半

加辰砂，名辰砂五苓散。

人参白虎汤

治暑热发渴，脉虚。

人参一钱半　知母二钱　石膏半两　甘草一钱

上㕮咀，入粳米一合，水煎服。

桂苓甘露饮

《宣明方》。

茯苓　泽泻各一两　石膏　寒水石各二两　滑石四两　白术　桂　猪苓各半两

上为末，每服三钱，白汤调下。

缩脾饮

解伏热，除烦渴，消暑毒，止吐泻霍乱。

砂仁　草果　乌梅肉　甘草炙，各四两　扁豆炒　葛根各一两

上㕮咀，每服四钱，水煎冷服。

冷香饮子

治伤暑渴，霍乱腹痛，烦躁，脉沉微或伏。

草果仁三两　附子　陈皮各一两　甘草半两

上㕮咀，每服一两，入姜煎，水旋冷服。

黄连解毒汤

黄连　黄柏　黄芩　栀子等分

上㕮咀，水煎。

中湿四

《本草》云：苍术治湿，上下部皆可用。二陈汤中加酒芩、羌活、苍术，散风行湿。脾胃受湿，沉困无力，怠惰好卧。去痰须用白术。上部湿，苍术功烈；下部湿，宜升麻提之。外湿宜表散，内湿宜淡渗。若燥湿，以羌活胜湿汤、平胃散之类；若风湿相搏，一身尽痛，以黄芪防己汤；若湿胜气实者，以神佑丸、舟车丸服之；气虚者，桑皮、茯苓、人参、葶苈、木香之类。凡肥人沉困怠惰，是湿热，宜苍术、茯苓、滑石；凡肥白之人沉困怠惰，是气虚，宜二术、人参、半夏、草果、厚朴、芍药；凡黑瘦而沉困怠惰者，是热，宜白术、黄芩。凡饮食不节，脾胃受伤，不能递送，宜枳术丸。去上焦湿及热，须用黄芩，泻肺火故也。又如肺有湿，亦宜黄芩；如肺有虚热，宜天门冬、麦门冬、知母，用黄芩多则损脾。去中焦湿与痛，热用黄连，泻心火故也。如中焦有实热，亦宜黄连。若脾胃虚弱，不能运转而郁闷，宜黄芩、白术、干葛；若中焦湿热积久而痛，乃热势甚盛，宜黄连，用姜汁炒。去下焦湿肿及痛，膀胱有火邪者，必须酒洗防己、黄柏、知母、草龙胆。又云：凡下焦有湿，草龙胆、防己为君，甘草、黄柏为佐。如下焦肿及痛者，是湿热，宜酒防己、草龙胆、黄芩、苍术。若肥人、气虚之人肿痛，宜二术、南星、滑石、茯苓；黑瘦之人，下焦肿痛，宜当归、桃仁、红花、牛膝、槟榔、黄柏。

戴云：湿有自外入者，有自内出者，必审其方土之致病源。东南地下，多阴雨低湿，凡受必从外入，多自下起，以重腿脚气者多，治当汗散，久者宜疏通渗泄；西北地高，人多食生冷湿面、湩酪，或饮酒后寒气怫郁，湿不能越，以致腹皮胀痛，甚则水鼓胀满，或通身浮

肿，按之如泥不起，此皆自内而出也。辨其元气多少而通利其二便，责其根在内也。此方土内外，亦互相有之，但多少不同，须对证施治，不可执一。

【附方】

二陈汤　见中风类。

羌活胜湿汤

羌活　独活各一钱　藁本　防风　甘草炙　川芎各五分　蔓荆子三分

上㕮咀，作一服，水二盏，煎至一盏，去渣，大温服，空心。如身重，腰沉沉然，加酒洗防己五分，轻者附子五分，重者川乌五分。

平胃散　见厥类。

防己黄芪汤　治风湿脉浮，身重汗出，恶风或痛。

防己一两　甘草炙，半两　白术七钱半　黄芪一两一钱

上㕮咀，每服一两，入姜枣煎。喘者，加麻黄；胃气小利，加芍药；气上冲，加桂枝；下有寒，加细辛。

三花神佑丸　治一切水湿肿病，大腹实胀，喘满。

轻粉一钱　大黄一两，为末　牵牛二两　芫花醋拌炒　甘遂　大戟各半两

上为末，滴水丸，小豆大。初服五丸，每服加五丸，温水下，无时，日三。

舟车丸

大黄二两　甘遂　大戟　芫花　青皮　陈皮各一两　牵牛头末四两　木香半两

上为末，水丸如梧子大，每服六七十丸，白汤下，随证加减。

枳术丸　见内伤类。

升阳除湿汤　见泄泻类。

瘟疫五　附大头无行病

瘟疫，众人一般病者是，又谓之天行时疫。治有三法：宜补，宜散，宜降。热甚者，加童便三酒盅。

【入方】

大黄　黄连　黄芩　人参　桔梗　防风　苍术　滑石　香附　人中黄

上为末，神曲糊丸，每服六七十丸，分气血与痰，作汤使。气虚者，四君子汤；血虚者，四物汤；痰多者，二陈汤送下；热甚者，童便下。

又方　温病，亦治食积痰热，降阴火。

人中黄

饭为丸，绿豆大，下十五丸。

又　时病。

半夏　川芎　茯苓　陈皮　山楂　白术　苍术君　甘草

如头痛，加酒芩；口渴，加干葛；身痛，加羌活、薄桂、防风、芍药。

大头天行病，此为湿气在高巅之上，切勿用降药，东垣有方。

羌活　酒黄芩　酒蒸大黄

【附方】

治大头病兼治喉痹歌：

人间治疫有仙方，一两僵蚕二大黄。姜汁为丸如弹子，井花调蜜便清凉。

冬温为病，非其时而有其气也。冬时严寒，当君子闭藏，而反发泄于外，专用补药而带表药，如补中益气之类。

作人中黄法

以竹筒两头留节，中作一窍，内甘草于中，仍以竹木钉闭窍，于大粪缸中浸一月，取出晒干，大治疫毒。

左手脉大于右手，浮缓而盛，按之无力。

大病虚脱，本是阴虚，用艾灸丹田者，所以补阳，阳生阴长故也。不可用附子，止可多服人参。

【附方】

漏芦汤　治脏腑积热，发为肿毒，时疫疙瘩，头面洪肿，咽嗌填塞，水药不下，一切危恶疫疠。

漏芦　升麻　大黄　黄芩　蓝叶　元参等分

上㕮咀，每服二钱，水煎服。肿热甚，加芒硝二钱。

消毒丸　治时疫疙瘩恶证。

大黄　牡蛎　僵蚕炒，等分

上为末，炼蜜丸，如弹子大，新水化一丸，内加桔梗、大力子，尤妙。

洁古雄黄丸 辟时疾，可与病人同床，覆着衣服，亦不相染。

雄黄一两，研　赤小豆炒　丹参　鬼箭羽各二两

上为细末，蜜丸。每服五丸，空心温水下。

火 六

火，阴虚火动难治。火郁当发，看何经。轻者可降，重者则从其性而升之。实火可泻，黄连解毒之类，虚火可补。小便降火极速。凡气有余便是火，不足者是气虚。火急甚重者，必缓之，以生甘草兼泻兼缓，参术亦可；人壮气实、火盛颠狂者，可用正治，或硝黄冰水之类。人虚火盛狂者，以生姜汤与之，若投冰水正治，立死。有补阴即火自降，炒黄柏、生地黄之类。凡火盛者，不可骤用凉药，必兼温散。可发有二：风寒外来者可发，郁者可发。气从左边起者，乃肝火也；气从脐下起者，乃阴火也；气从脚起，入腹如火者，乃虚之极也。盖火起于九泉之下多死。一法用附子末，津调，塞涌泉穴，以四物汤加降火药服之妙。阴虚证本难治，用四物汤加炒黄柏，降火补阴。龟板补阴，乃阴中之至阴也。四物加白马胫骨，降阴中火，可代黄连、黄芩。黄连、黄芩、栀子、大黄、黄柏降火，非阴中之火不可用。生甘草缓火邪；木通下行，泻小肠火；人中白泻肝火，须风露中二三年者；人中黄大凉，治疫病须多年者佳。中气不足者，味用甘寒。山栀子仁大能降火，从小便泄去，其性能屈曲下降，人所不知，亦治痞块中火邪。

【入方】

左金丸 治肝火。一名回令丸。

黄连六两，一本作芩　吴茱萸一两或半两

上为末，水丸或蒸饼丸，白汤下，五十丸。

【附录】 诸热瞀瘈，暴瘖冒昧，躁扰狂越，骂詈惊骇，胕肿疼酸，气逆冲上，禁慄如丧神守，嚏呕，疮疡，喉痹，耳鸣及聋，呕涌溢食不下，目昧不明，暴注，瞤瘛，暴疠，暴死，五志七情过极，皆属火也。火者有二：曰君火，人火也；曰相火，天火也。火内阴而外阳，主乎动者也，故凡动皆属火。以名而言，形质相生，配于五行，故谓之君；以位而言，生于虚无，守位禀命，因动而见，故谓之相。肾肝之阴，悉其相火。东垣曰：相火，元气之贼，火与元气不相两立，一胜则一负。然则如之何，则可使之无胜负乎？周子曰：神发知矣。五性感动而万事出，有知之后，五者之性为物所感，不能不动。谓之动者，即《内经》五火也。相火易起，五性厥阳之火相扇，则妄动矣。火起于妄，变化莫测，无时不有，煎熬真阴，阴虚则病，阴绝则死。君火之气，经以暑与热言之；相火之气，经以火言之，盖表其暴悍酷烈，有甚于君火者也。故曰：相火，元气之贼。周子又曰：圣人定之以中正仁义而主静。朱子亦曰：必使道心常为一身之主，而人心每听命焉。此善处乎火者。人心听命于道心，而又能主之以静。彼五火将寂然不作，而相火者惟有裨补造化，而为生生不息之运用尔，何贼之有？

【附方】

东垣泻阴火升阳汤 治肌热烦热，面赤食少，喘咳痰盛。

羌活　甘草炙　黄芪　苍术各一两　升麻八钱　柴胡两半　人参　黄芩各七钱　黄连酒炒，半两　石膏半两，秋深不用

上㕮咀，每服一两或半两，水煎。此药发脾胃火邪，又心、胆、肝、肺、膀胱药也。泻阴火，升发阳气，荣养气血者也。

升阳散火汤 治男子、妇人，四肢发热，肌热，筋痹热，骨髓中热，发困，热如燎，扪之烙手。此病多因血虚而得之，或胃虚过食冷物，抑遏阳气于脾土，火郁则发之。

升麻　葛根　独活　羌活各半两　防风二钱半　柴胡八钱　甘草炙，三钱　人参　白芍各半两　甘草生，二钱

上㕮咀，每服半两或一两，水煎，稍热服。

地骨皮散 治浑身壮热，脉长而滑，阳毒火炽，发渴。

地骨皮　茯苓各半两　柴胡　黄芩　生芐　知母各一两　石膏二两　羌活　麻黄各七钱半，有汗并去之

上㕮咀，每服一两，入姜煎。

黄连解毒汤 见暑类。

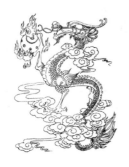

卷　二

斑疹七

斑属风热挟痰而作，自里而发于外，通圣散中消息，当以微汗散之，切不可下。内伤斑者，胃气极虚，一身火游行于外所敏，宜补以降，于《阴证略例》中求之。发斑似伤寒者，痰热之病发于外，微汗以散之，若下之非理。疹属热与痰在肺，清肺火降痰，或解散出汗，亦有可下者。疹即疮疹，汗之即愈，通圣散中消息之。瘾疹多属脾，隐隐然在皮肤之间，故言瘾疹也。发则多痒或不仁者，是兼风兼湿之殊，色红者兼火化也。黄瓜水调伏龙肝，去红点斑。

戴石：斑，有色点而无头粒者是也。疹，浮小有头粒者，随出即收，收则又出是也，非若斑之无头粒者，当明辨之。

【附录】斑疹之病，其为证各异，疮发焮肿于外者，属少阳三焦相火也，谓之斑；小红靥行皮肤之中不出者，属少阴君火也，谓之疹。又伤寒阳证发斑有四，惟温毒发斑至重，红赤者为胃热也，紫黑者为胃烂也，一则下早，一则下之晚，乃外感热病发斑也，以玄参、升麻、白虎等药服之。阴证发斑，亦出背胸，又出手足，亦稀少而微红，若作热证，投之凉药，大误矣。此无根失守之火，聚于胸中，上独熏肺，传于皮肤，而为斑点，但如蚊蚋虱蚤咬形状，而非锦纹也。只宜调中温胃，加以茴香、芍药，或以大建中之类，其火自下，斑自消退，可谓治本而不治标也。

【入方】

调中汤　治内伤、外感而发阴斑。

苍术一钱半　陈皮一钱　砂仁　藿香　芍药炒　甘草炙　桔梗　半夏　白芷　羌活　枳壳

各一钱　川芎半钱　麻黄　桂枝各半钱

上㕮咀，姜三片，水煎服。

消毒犀角饮子　治斑及瘾疹。

牛蒡子六钱　刑芥　防风各三钱　甘草一钱

上㕮咀，水煎。

通圣散出丹溪经验方

川芎　当归　麻黄　薄荷　连翘　白芍黄芩　石膏　桔梗一两　滑石三两　荆芥　栀子白术二钱半　甘草

上锉，水煎服。如身疼，加苍术、羌活；痰嗽，加半夏，每服细末三钱，生姜三片，擂细，汤起，煎沸服之。

玄参升麻汤　斑在身，治汗下吐后，毒不散，表虚里实发于外，甚则烦躁谵妄。

玄参　升麻　甘草等分

上㕮咀，水煎。

化斑汤　治伤寒汗吐下后，斑发脉虚。

白虎汤加人参，守真再加白术。

上㕮咀，时时煎服。

大建中汤

黄芪　当归　桂心　芍药各二钱　人参甘草各一钱　半夏　黑附炮，去皮，各二钱半

上㕮咀，每服五钱，水二盏，姜三片，枣二枚，煎，食前服。

疟八

疟疾有风、暑、食、痰、老疟、疟母。大法，风暑当发汗。夏月多在风凉处歇，遂闭其汗而不泄故也。恶饮食者，必自饮食上得之。无汗者要有汗，散邪为主，带补。有汗者要无汗，正气为主，带散。一日一发者，受病一月。间日一发者，受病半年。三日一发者，受病一年。二日连发住一日者，气血俱病。疟病感虚

者，须以人参、白术一二贴，托住其气，不使下陷，后使他药。内伤挟外邪同发，内必主痰。外以汗解散，二陈汤加柴胡、黄芩、常山、草果煎服。久疟不得汗者，二陈汤加槟榔，倍苍术、白术。一方加柴胡、葛根、川芎，一补一发，不可直截。老疟病，此系风暑于阴分，用血药引出阳分则散。入方宜：

川芎 抚芎 红花 当归 炒柏 白术 苍术 甘草 白芷

上锉，水煎，露一宿，次早服。

治疟一日间一日发者，补药带表药，后以截疟丹截之，若在阴分者，用药擎起阳分，方可截，即前药之属。

充案：疟在阴分，须彻起阳分者，即《格致论》中云：脏传出至腑，乱而失期也。又当因其汗之多寡，而为补养升发之术。下陷，谓阳气下陷入阴血中。无汗要有汗，多用川芎、苍术、干葛、升麻、柴胡之属，此丹溪治疟之微旨，学者所当知也。

截疟常山饮

穿山甲炮 草果 知母 槟榔 乌梅 甘草炙 常山

上㕮咀，水酒一大碗，煎半碗，露一宿，临发日早服，得吐为顺。一云：加半夏、柴胡，去穿山甲；如吐，加厚朴，又或加青皮、陈皮。

又方

柴胡 草果 常山 知母 贝母 槟榔

上用酒水同煎，露一宿，临发前二时服。

又治疟母，此药消导。

青皮 桃仁 红花 神曲 麦芽 鳖甲醋煮为君 三棱 莪术 海粉 香附并用醋煮

上为末，丸如梧子大，每服五七十丸，白汤下。

又治疟，寒热，头痛如破，渴饮冰水，外多汗出。

人参 白术 黄芪 黄芩 黄连 山栀 川芎 苍术 半夏 天花粉

上㕮咀，水二盏，姜三片，煎服。

又治疟病发渴。

生芐 麦门冬 天花粉 牛膝 知母 葛根 炒柏 生甘草

上㕮咀，水煎。

截疟青蒿丸

青蒿半斤 冬瓜叶 官桂 马鞭草

上焙干为末，水丸胡椒大，每一两分四服，于当发之前一时服尽。又云：青蒿一两，冬青叶二两，马鞭草二两，桂二两。未知孰是，姑两存之，以俟知者。

截疟：

槟榔 陈皮 白术 常山三钱 茯苓 乌梅 厚朴各一钱半

上㕮咀，作二服，水酒各一盏，煎至一盏，当发前一日一服，临发日早一服，服后少睡片时。

又疟疾后：

白术 半夏一两 黄连半两 白芍三钱 陈皮半两

上为末，粥丸梧子大，每服六十丸，姜汤下。

【附录】世用砒霜等毒，不可轻用，俗谓脾寒，此因名而迷其实也。苟因饮食所伤而得，亦未必全是寒，况其它乎？在其阳分者易治，阴分者难治。疟母必用毒药消之，行气消坚为主。东垣谓：寒疟属太阳，热疟属阳明，风疟属少阳，在三阴经则不分，总曰温疟，此言是，但三阴经说不明，作于子、午、卯、酉日者，少阴疟也；寅、申、巳、亥日者，厥阴疟也；辰、戌、丑、未日者，太阴疟也。

疟脉多弦，但热则弦而带数，寒则弦而带迟，亦有病久而脉极虚微而无力，似乎不弦，然而必于虚微之中见弦，但不搏手耳，细察可见也。

疟又名痁疾者，其证不一。《素问》又有五脏疟、六腑疟，详矣。初得病势正炽，一二发间，未宜遽截，不问寒热多少，且用清脾饮，或草果饮，或二陈汤加草果半钱，或平胃加草果半钱、柴胡半钱，又或养胃汤加川芎、草果各半钱。热少者，进取微汗；寒多者，宜快脾汤，服后寒仍多者，养胃汤加附子、桂枝各半钱，独寒尤宜，不效，则七枣汤；热多者，宜驱疟饮，或参苏饮，每服加草果半钱；大热不除，宜小柴胡汤；渴甚者，则以五苓散入辰砂少许；独热无寒，亦与小柴胡汤；热虽剧，不甚渴者，本方加桂四分，或以柴胡桂姜汤，候可截则截之。久疟、疟母不愈者，宜四兽饮，间服山甲汤。

【附方】

清脾汤

青皮　厚朴　白术　草果　柴胡　茯苓　黄芩　半夏　甘草炙，等分

上锉，水二盏，生姜三片，枣一枚，煎，忌生冷油腻。

七枣汤

附子一个，炮，又以盐水浸，再炮，如此七次，去皮、脐。又方，川乌代附子，以水调陈壁土为糊，浸七次

上锉，分作二服，水二盅，姜七片，枣七枚，煎七分，当发日早温服。

驱疟饮

前胡　柴胡各四两　桂心　桔梗　厚朴　半夏各二两　黄芪　干姜炮　甘草炙，各二两

上锉，水二盏，生姜三片，枣四个，煎。

山甲汤

川山甲　木鳖子等分

上为末，每服二钱，空心，温酒调下。

人参　白术　茯苓　甘草减半　陈皮　草果　半夏　枣子　乌梅　生姜等分

上锉，同姜枣，以盐少许淹食顷，厚皮纸裹，以水润湿，慢火煨令香熟，焙干，每服半两，水煎，未发前并进数服。

有汗要无汗，正气为主，小柴胡加桂，或白虎加桂。无汗要有汗，散邪为主，带补，桂枝加黄芪知母石膏汤，或人参柴胡饮子。热多寒少，目痛，多汗，脉大，以大柴胡汤微利为度，余邪未尽，以白芷石膏三物汤，以尽其邪。

六和汤

人参　知母　草果　贝母　乌梅　白芷　槟榔　柴胡各一钱，用酒拌　常山二钱

上锉，水煎，姜三片，枣一个。

秘方清脾丸　治疟三日一发，或十日一发。

姜黄三钱　白术一两半　人参　槟榔　草果　莪术醋炒　厚朴各半两　黄芩　半夏　青皮各一两　甘草三钱

上为末，饭丸如梧子大，每六十丸，食远，白汤下，日二服。

红丸子　消食疟。

胡椒一两　阿魏一钱，醋化　莪术　三棱醋煮一伏时，各二两　青皮炒，三两

上为末，另用陈仓米末，同阿魏醋煮，糊丸梧子大，炒土硃为衣，每服七十丸，姜汤下。

二陈汤　见中风类。

草果饮子

草果　川芎　紫苏叶　白芷　良姜　炙甘草　青皮去白，炒　陈皮去白

上等分，为粗末，每服三钱，水一盏，煎至七分，去渣，温服，留渣两服并一服，当发日进三服，不以时。

人参养胃汤

平胃散加人参、茯苓、半夏、草果、藿香、生姜、乌梅。

参苏饮

陈皮去白　枳壳麸炒　桔梗　甘草炙　木香各半两　半夏　干葛　苏叶　前胡　人参　茯苓各七钱半，一方不用木香

上锉，每服五钱，水盏半，生姜七片，枣一个，煎微热服。

五苓散　见中暑类。

柴胡桂姜汤

柴胡八两　桂枝　黄芩各三两　瓜蒌根四两　牡蛎二两　甘草炙，二两　干姜二两

上锉，水煎，日三服，烦，汗出愈。

小柴胡汤

柴胡八两　黄芩　人参　甘草炙，各三两　半夏三两

上锉，每五钱，水盏半，生姜五片，枣一枚，煎服，不拘时。

白虎加桂枝汤　治温疟。

知母六两　甘草炙，二两　石膏四两，碎　桂枝一两　粳米六合

上锉，水煎，日三，汗出愈。

小柴胡加桂汤

本方去人参，加桂一两。

桂枝加黄芪知母石膏汤。

本方加黄芪、知母、石膏各四钱半。

大柴胡汤

柴胡八两　黄芩　赤芍各三两　大黄二两
半夏二两半　枳实半两，麸炒

上锉，每五钱，水盏半，生姜五片，枣一
枚，煎服，无时。

白芷石膏三物汤

白芷一两　知母一两七钱　石膏四两

上为粗末，每半两，水一盏半，煎一盏，
温服。

痢九

痢，赤属血，白属气，有身热，后重，腹
痛，下血。身热挟外感，小柴胡汤去人参。后
重，积与气坠下之故，兼升兼消，宜木香槟榔
丸之类。不愈者，用秦艽、皂角子、煨大黄、
当归、桃仁、黄连、枳壳。若大肠风盛，可作
丸服。保和丸亦治因积作后重者。五日后不可
下，盖脾胃虚故也。后重窘迫者，当和气，木
香、槟榔。腹痛者，肺金之气郁在大肠之间，
如实者，以刘氏之法下之，虚则以苦梗开之，
然后用治痢药，气用气药，血用血药，有热用
黄芩、芍药之类，无热腹痛，或用温药，姜、
桂之属。下血，四物汤为主。下血，多主食积
与热，或用朴硝者。青六丸治血痢效。痢疾初
得一二日间，以利为法，切不可便用止涩之剂。
若实者，调胃承气、大小承气、三乙承气下之；
有热先退热，然后看其气病血疾，加减用药，
不可便用参术，然气虚者可用，胃虚者亦可用
之。血痢久不愈者，属阴虚，四物汤为主；凉
血和血，当归、桃仁之属。下痢久不止，发热
者，属阴虚，用寒凉药，必兼升散药并热药。
下痢大孔痛者，因热流于下也，以木香、槟榔、
黄连、黄芩、炒干姜。噤口痢者，胃口热甚故
也。大虚大热，用香连丸、莲肉各一半，共为
末，米汤调下。又方，人参二分、姜炒黄连一
分，为末，浓煎，终日细细呷之。如吐则再服，
但一呷下咽便开。人不知此，多用温热药甘味，
此以火济火，以滞益滞。封脐引热下行，用田
螺肉捣碎，入麝香少许，盦脐内。下痢不治之
证，下如鱼脑者半死半生，下如尘腐色者死，
下纯血者死，下如屋漏水者死，下如竹筒注者
不治。赤痢乃自小肠来，白痢乃自大肠来，皆

湿热为本，赤白带浊同法。下痢有风邪下陷，
宜升提之，盖风伤肝，肝主木故也。有湿伤血，
宜行湿清热。《内经》所谓身热则死，寒则生，
此是大概言，必兼证详之方可，今岂无身热而
生，寒而死者？脉沉小留连或微者易治，洪大
数者难治也。脉宜滑大，不宜弦急仲景治痢，
可温者五法，可下者十法，或解表、或利小便、
或待其自已，还分易治、难治、不治之证，至
为详密，但与泻同，立论不分，学者当辨之。
大孔痛，一曰温之，一曰清之，按久病身冷，
脉沉小者，宜温；暴病身热，脉浮洪者，宜清
宜补。有可吐者，亦有可汗、可下者。初得之
时，元气未虚，必推荡之，此通因通用之法，
稍久气虚则不可下。壮实初病宜下，虚弱衰老
久病宜升之。先水泻后脓血，此脾传肾，贼邪，
难愈；先脓血后水泻，此肾传脾，微邪，易愈。
下痢如豆汁者，湿也。盖脾肾为水谷之海，无
物不受，常兼四脏，故五色之相杂，当先通利，
此迎而夺之之义。如虚者，亦宜审之。因热而
作，不可用巴豆；如伤冷物者，或可用，宜谨
慎。又有时疫作痢，一方一家之内，上下传染
相似，却宜明逆气之胜复以治之。

戴云：痢虽有赤白二色，终无寒热之分，
通作湿热治，但分新旧，更量元气，用药与赤
白带同。

【入方】

黄连　滑石　生地　白芍　苍术　白术
当归　青皮　条芩

上锉，水煎。里急后重，炒黄连、滑石，
加桃仁、槟榔，甚者大黄。呕者，用姜汁、半
夏。

又方

干姜一钱　当归二钱半　乌梅三个　黄柏一
钱半　黄连一钱

上锉，作一服，水煎，食前。若水泻，可
等分用，或加枳壳。

又方　治热与血。

大黄　黄连　黄芩　黄柏　枳壳　当归
芍药　滑石　桃仁　甘草　白术等分

上为末，或汤调，或作丸，或面糊，或神
曲糊丸服。一本云：误服热药、涩药，毒犯胃

者，当明审，以祛其毒。

治白痢。

苍术　白术　神曲　茯苓　地榆　甘草

上锉，水煎。

治赤痢。

地黄　芍药　黄柏　地榆　白术

上锉，水煎。腹痛，加枳壳、厚朴；后重，加滑石、木香、槟榔；有热，加黄芩、山栀。

又治痢方

滑石一两　苍术半两　川芎三钱　桃仁活法用　芍药半两，炒　甘草一钱

上为末，姜一片，擂细，煎滚服。

又方　孙郎中因饮水过多，腹胀，泻痢带白。

苍术　白术　厚朴　茯苓　滑石

上㕮咀，水煎，下保和丸。又云：加炒曲、甘草。

又方　痢后脚弱渐细者。

苍术　酒芩　白芍各二两半　酒柏炒，半两

上为末，粥丸，以四物汤加陈皮、甘草，水煎送下。

又方　痢后腰痛，两脚无力。

陈皮　半夏　白芍各一钱　茯苓　苍术　当归　酒芩各半钱　白术　甘草各二钱

上㕮咀，作一服，姜煎，食前。

又方　治小儿八岁下痢纯血，作食积治。

苍术　白术　黄芩　滑石　白芍　茯苓　甘草　陈皮　神曲炒

上㕮咀，水煎，下保和丸。

治痢十法

其或恶寒发热，身首俱痛，此为表证，宜微汗和解，用苍术、川芎、陈皮、芍药、甘草、生姜二片煎。其或腹痛后重，小水短，下积，此为里证，宜和中疏气，用炒枳壳、制厚朴、芍药、陈皮、滑石、甘草煎。其或下坠异常，积中有紫黑血，而又痛甚，此为死血证，法当用擂细桃仁、滑石行之。或口渴，及大便口燥辣，是名挟热，即加黄芩；或口不渴，身不热，喜热手熨烫，是名挟寒，即加干姜。其或下坠在血活之后，此气滞证，宜于前药加槟榔一枚。其或在下则缠住，在上则呕食，此为毒积未化，

胃气未平证，当认其寒则温之，热则清之，虚则用参术补，毒解积下，食自进。其或力倦，自觉气少，恶食，此为挟虚证，宜加白术、当归身，虚甚者加人参，又十分重者，止用此一条加陈皮补之，虚回而痢自止。其或气行血和积少，但虚坐努责，此为无血证，倍用当归身、尾，却以生芍药、生芐、生桃仁佐之，复以陈皮和之，血生自安。其或缠坠退减十之七八，秽积已尽，糟粕未实，当炒芍药、炒白术、炙甘草、陈皮、茯苓煎汤，下固肠丸三十粒。然固肠丸性燥，恐尚有滞气未尽行者，但当单饮此汤，固肠丸未宜进用，盖固肠丸有去湿实肠之功。其或痢后，糟粕未实，或食粥稍多，或饥甚方食，腹中作痛，切不可惊恐，当以白术、陈皮各半，煎汤，和之自安。其或久痢后，体虚气弱，滑下不止，又当以药涩之，可用诃子、肉豆蔻、白矾、半夏，甚者添牡蛎，可择用之。然须用陈皮为佐，恐大涩亦能作痛。又甚者，灸天枢、气海。上前方用厚朴，专泻滞凝之气。然厚朴性大温而散气，久服大能虚人，滞气稍行即去之。余滞未尽，则用炒枳壳、陈皮，然枳壳亦能耗气，比之朴硝缓，比陈皮稍重，滞气稍退，当去之，只用陈皮以和众药，然陈皮去白有补泻之功，若为参术之佐，亦纯作补药用。凡痢疾腹痛，必以白芍药、甘草为君，当归、白术为佐。恶寒痛者，加桂；恶热痛者，加黄柏。达者更能参以岁气时令用药，则万举万全，岂在乎执方而已哉！

【附录】痢有气虚兼寒热，有食积，有风邪，有热，有湿，有阳气下陷，而感受不一，当分治。泻轻痢重，诸有积，以肚热缠痛推之；诸有气，以肚如蟹渤验之，究其受病之源，决之对病之剂。大要以散风邪、行滞气、开胃脘为先，不可遽用肉豆蔻、诃子、白术辈以补住寒邪，不可投米壳、龙骨辈以闭涩肠胃。邪得补而愈盛，故证变作，所以日夕淹延而未已也。若升散者，以胃风汤、防风芍药汤、神术散、苍术防风汤、败毒散，皆可汗之。攻里，若有湿者，用导水丸；兼郁，承气汤、和中丸；若积滞，用圣饼子、脾积丸；冷积，用《局方》苏感丸；若湿热盛者，宜《宣明》玄青膏；若

后重窘迫，用木香槟榔丸。色白者属气，赤白者属气血受病，赤黑相兼属湿热，青绿杂色是风与火湿。下血者，当凉血，当归、生芐。赤者属血，《保命集》四物汤加槐花、黄连、米壳醋炒。下利，脉沉弱而腹痛，用姜附汤，加入五苓、理中，又《机要》浆水散。若青色者，寒兼风。若阳气下陷者，以升阳益胃汤加桔梗、醋沃南星，用梅叶外贴眉攒极效，起泡便止。下痢，若湿盛胜湿者，以平胃散对五苓散最可，或曲芎丸。老人奉养太过，饮食伤脾，为脾泄，《机要》白术芍药汤，湿胜，仙术炒用。若阴阳不分，当渗泄，以五苓之类，或单用苎苡实炒为末，米饮调二钱。若气血俱虚，神弱者，以人参、白术、当归、芍药炒、茯苓，少加黄连服之，或钱氏白术散，又或十补汤佳。若暑痢而脉虚者，香薷饮，或清暑益气汤，又或六和汤、藿香正气各加木香半钱，名木香交加散。若白痢下如冻胶，或鼻涕，此属冷痢，宜除湿汤加木香一钱。虚弱者亦与十补汤。赤痢发热者，以败毒散加陈苍术一撮煎。下痢，小便不通者，黄连阿胶丸为最。

【附方】

胃风汤 治风冷入于肠胃，泄下鲜血，或肠胃湿毒，下如豆汁，或瘀血。

人参 茯苓 川芎 当归 桂 白术 白芍等分

上锉，水煎，入粟米百余粒，同煎。腹痛加木香。

噤口痢。

石莲肉日干

上为末，服二钱，陈仓米汤调下，便觉思食，仍以日照东方壁土炒真橘皮为末，姜枣略煎佐之。

戴人木香槟榔丸

木香 槟榔 青皮 陈皮 广术 枳壳 黄连 黄柏 大黄各半两 丑末 香附各二两

上为末，水丸梧子大，每五六十丸，煎水下，量虚实与之。《绀珠》多三棱、黄芩、当归，分两不同。

调胃承气汤

芒硝半两 甘草炙，二两 大黄四两，去皮，

酒洗

上锉，每服临期斟酌多少，先煮二味熟，去渣，下硝，上火煮二三沸，顿服之。

大承气汤

大黄四两，如棋子大，酒洗 厚朴八两，姜制 枳实大者五枚，炒 芒硝二合

每服看证斟酌多少，先煮二物至七分，去渣，纳大黄，煮八分，去渣，内芒硝，煎一二沸，温服。

小承气汤

大黄四两 厚朴一两，姜炒 枳实大者三枚，炒

上锉，看证斟酌多少，用之。

防风芍药汤

防风 芍药 黄芩各一两

上㕮咀，每服半两，水煎服。

神术散

苍术一斤 藁本 川芎各六两 羌活四两 粉草 细辛一两六钱

上为粗末，每服三钱，姜三片煎，要出汗，加葱白。

苍术防风汤

苍术二两 防风一两

姜七片煎。

败毒散

羌活 独活 人参 甘草炙 柴胡 前胡 茯苓 枳壳麸炒 川芎 桔梗等分

上锉，每服四钱，水一盏，姜三片，薄荷五叶煎，热服。寒多则热服，热多则温服。伤湿加白术，脚痛加天麻。

神芎导水丸

大黄 黄芩二两 丑末 滑石四两

上为末，滴水丸，每四五十丸，温水下。

和中丸5

白术二两四钱 厚朴二两 陈皮一两六钱 半夏泡，一两 槟榔五钱 枳实五钱 甘草四钱 木香二钱

上用生姜自然汁浸，蒸饼为丸。每三十丸，温水下，食远。

圣饼子

黄丹二钱 定粉三钱 密陀僧二钱 舶上硫

黄三钱　轻粉少许

上为细末，入白面四钱，滴水和为指尖大，捻作饼子，阴干。食前，浆水磨化服之，大便黑色为妙。

苏感丸

以苏合香丸与感应丸，二药和匀，如粟米大，每五丸，淡姜汤空心下。

《宣明》玄青膏

黄连　黄柏　大黄　甘遂　芫花拌炒大戟各半两　丑头末二两　轻粉二钱　青黛一两

上为末，水丸小豆大，初服十丸，每服加十丸，日三，以快利为度。

《保命集》四物汤

本方内加槐花、黄连、御米壳等分。

姜附汤　理中汤　并见中寒类。

五苓散　见中暑类。

浆水散

半夏一两，汤洗　附子半两，炮　干姜一作干生姜　桂　甘草炙，各五钱　良姜二钱半

上为细末，每服三五钱，浆水二盏，煎至半盏，和滓热服。

升阳益胃汤

羌活　独活　防风各半两　柴胡　白术茯苓渴勿用　泽泻各三钱　黄芪二两　人参　半夏　甘草炙，各一两　黄连一钱　陈皮四钱　白芍五钱

上㕮咀，每服三钱，水煎，入姜枣，温服。

曲芎丸

川芎　神曲　白术　附子炮，等分

上为细末，面糊丸，梧子大，每服三五十丸，温米饮下。此药亦治飧泄。

《机要》白术芍药汤

白术　芍药各一两　甘草五钱

上锉，每服一两，水煎。

钱氏白术散

人参　白茯苓　白术　木香　甘草　藿香各一两　干姜二两

上为粗末，水煎。

香薷饮　清暑益气汤　并见中暑类。

六合汤　见霍乱类，或加香薷、厚朴。

藿香正气散 2　见中风类。

黄连阿胶丸

阿胶炒，二两　黄连三两　茯苓二两

上水熬阿胶膏，拌和二末为丸，米饮下。

固肠丸　见妇人类。

除湿汤　见泄泻类。

十全大补汤　见诸虚类。

泄泻十

泄泻，有湿、火、气虚、痰积、食积。

湿用四苓散加苍术，甚者苍白二术同加，炒用，燥湿兼渗泄。火用四苓散加木通、黄芩，伐火利小水。痰积宜豁之，用海粉、青黛、黄芩、神曲糊丸服之。在上者用吐提，在下陷者宜升提之，用升麻、防风。气虚，用人参、白术、炒芍药、升麻。食积，二陈汤和泽泻、苍术、白术、山楂、神曲、川芎，或吞保和丸。泻水多者，仍用五苓散。久病大肠气泄，用熟地黄半两，炒白芍、知母各三钱，升麻、干姜各二钱，炙甘草一钱，为末，粥丸服之。仍用艾炷如麦粒，于百会穴灸三壮。脾泻当补脾气，健运复常，用炒白术四两，炒神曲三两，炒芍药三两半，冬月及春初，用肉蔻代之，或散或汤，作饼子尤佳。食积作泻，宜再下之，神曲、大黄作丸子服。脾泄已久，大肠不禁，此脾已脱，宜急涩之，以赤石脂、肉豆蔻、干姜之类。

戴云：凡泻水腹不痛者，是湿；饮食入胃不住，或完谷不化者，是气虚；腹痛泻水肠鸣，痛一阵泻一阵，是火；或泻时或不泻，或多或少，是痰；腹痛甚而泻，泻后痛减者，是食积。

【入方】6

一老人奉养太过，饮食伤脾，常常泄泻，亦是脾泄。

黄芩炒，半两　白术炒，二两　白芍酒拌炒半夏各一两，炮　神曲炒　山楂炒，各一两半

上为末，青荷叶包饭烧熟，研，丸如梧子大，食前白汤下。

一老人年七十，面白，脉弦数，独胃脉沉滑，因饮白酒作痢，下血淡脓水，腹痛，小便不利，里急后重。参术为君，甘草、滑石、槟榔、木香、苍术为佐，下保和丸二十五丸。第二日前证俱减，独小便不利，以益元散与之安。

治痛泄。

炒白术三两　炒芍药二两　炒陈皮两半　防风一两

久泻，加升麻六钱。

上锉，分八贴，水煎或丸服。

止泻方，姜曲丸。

隔年陈麦面作曲二两，炒，又一两　茴香五钱　生姜二两，又一两

上为末，或丸，每服五七钱，白汤下。

又方9

肉豆蔻五两　滑石夏二两半，秋二两，春冬一两二钱半

上为末，饭丸，或水调服。

清六丸　去三焦湿热，治泄泻多与清化丸同用，并不单用。兼治产后腹痛或自利者，能补脾补血，亦治血痢。

六一散一料　红曲炒，半两，活血。又云二两半

上为末，饭丸梧子大，每五七十丸，白汤下。

又方　治泄泻或呕吐。

上以六一散，生姜汁入汤调服。

【附录】寒泄，寒气在腹，攻刺作痛，洞下清水，腹内雷鸣，米饮不化者，理中汤，或吞大已寒丸，宜附子桂香丸，畏食者八味汤。热泻，粪色赤黄，肛门焦痛，粪出谷道，犹如汤浇，烦渴，小便不利，宜五苓散，吞香连丸。湿泻，由坐卧湿处，以致湿气伤脾，土不克水，梅雨久阴，多有此病，宜除湿汤，吞戊己丸，佐以胃苓汤，重者术附汤。伤食泻，因饮食过多，有伤脾气，遂成泄泻，其人必噫气，如败卵臭，宜治中汤加砂仁半钱，或吞感应丸尤当；有脾气久虚，不受饮食者，食毕即肠鸣腹急，尽下所食物，才方宽快，不食则无事，俗名禄食泻，经年不愈，宜快脾丸三五粒；因伤于酒，每晨起必泻者，宜理中汤加干葛，或吞酒煮黄连丸；因伤面而泻者，养胃汤加萝卜子炒，研破，一钱，痛者更加木香半钱，泻甚者去藿香，加炮姜半钱。有每日五更初洞泻，服止泻药并无效，米饮下五味丸，或专以五味子煎饮，亦治脾肾泻。虽省节饮食忌口，但得日间，上半夜无事，近五更其泻复作，此病在肾，俗呼为脾肾泻，分水饮下二神丸，及椒朴丸，或平胃散下小茴香丸。病久而重，其人虚甚，宜椒附汤。暑泻，因中暑热者，宜胃苓汤或五苓散，加车前子末少许，甚效。世俗类用涩药治痢与泻，若积久而虚者，或可行之；初得之者，必变他疾，为祸不小，殊不知多因于湿，惟分利小水最为上策。

【附方】

四苓散即五苓散内去桂。

五苓散　益元散　并见中暑类。

理中汤　见中寒类。

大已寒丸

荜拨　肉桂各四两　干姜炮　高良姜各六两

上为末，水煮面糊丸，梧子大，每三十丸，空心，米饮吞下。

八味汤

吴茱萸汤洗七次　干姜炮，各二两　陈皮　木香　肉桂　丁香　人参　当归洗，焙，各一两

上锉，每四钱，水一盏，煎七分，温服。

香连丸

黄连去须，十两，用吴茱萸五两，同炒赤色，去茱萸不用　木香二两四钱，不见火

上为末，醋糊丸梧子大，每二十丸，空心，米饮下。

升阳除湿汤

升麻　柴胡　防风　神曲　泽泻　猪苓各半两　苍术一两　陈皮　甘草炙　大麦蘗面各三钱

上作一服，水煎，饭后热服。胃寒肠鸣，加益智仁、半夏各半钱，姜枣煎，非肠鸣不用。

戊己丸　治胃经受热，泄痢不止。

黄连　吴茱萸去梗，炒　白芍各五两

上为末，面糊丸梧子大，每三十丸，米饮下。

胃苓汤　夏秋之间，脾胃伤冷，水谷不分，泄泻不止。

五苓散　平胃散

上合和，姜枣煎，空心服。

术附汤《和剂》。

甘草二两，炙　白术四两　附子炮，一两半

上锉，每服三钱，姜五片，枣一枚，煎，

空心服。

治中汤　见脾胃类。

感应丸出《宝鉴》。

木香　肉豆蔻　丁香各一两半　干姜炮，一两　巴豆七十个，去皮、心、膜，研出油　杏仁百四个，汤浸，去皮尖，研

上前四味为末，外入百草霜二两研，与巴豆、杏仁七味同和匀，用好蜡六两，溶化成汁，以重绢滤去粗，更以好酒一升，于银石器内煮蜡数沸倾出，待酒冷，其蜡自浮于上，取蜡称用。春夏修合，用清油一两，铫内熬令末散香熟，次下酒，煮蜡四两，同化成汁，就铫内乘热拌和前项药末。秋冬修合，用清油一两半同煎，煮热成汁，和匀药末成剂，分作小铤子，油纸裹，旋丸服之，每三十丸，空心，姜汤下。

保和丸　见积聚类。

酒蒸黄连丸

黄连半斤，净酒二升浸，以瓦器置甑上蒸至烂，取出晒干

上为末，滴水丸，每五十丸，食前，温水下。

养胃汤　见疟类。

五味子散　治肾泄。

五味子二两　吴茱萸半两，细粒绿色者

上二味，炒香熟为度，细末。每服二钱，陈米饮下。有一亲识，每五更初晓时，必溏泻一次，此名肾泻，服此愈。

椒附丸《微义》。

椒红炒　桑螵蛸炙　龙骨　山茱萸取肉　附子炮　鹿茸酒蒸，焙

上为末，酒糊丸。每六十，空心下。

二神丸

破故纸炒，四两　肉豆蔻二两，生

上为末，以大肥枣四十九个，生姜四两，切，同煮，枣烂，去姜，取枣肉研膏，入药和丸。每五十丸，盐汤下。

燥结十一

燥结血少，不能润泽，理宜养阴。

【入方】治大肠虚秘而热。

白芍一两半　陈皮　生芐　归身一两　条芩　甘草二钱

上为末，粥丸，白汤下七八十丸。

【附录】凡人五味之秀者养脏腑，诸阳之浊者归大肠，大肠所以司出而不纳也。今停蓄蕴结，独不得疏导，何哉？亦有由矣。邪入里则胃有燥粪，三焦伏热，则津液中干，此大肠挟热然也。虚人脏冷而血脉枯，老人脏寒而气道涩，此大肠之挟冷然也。亦有肠胃受风，涸燥秘涩，此证以风气虚而得之。若夫气不下降，而谷道难，噫逆泛满，必有其证矣。

东垣诸论，原附于此，今节不录，观者宜于东垣书中求之。

【附方】理宜节去，姑存以便阅者。

导滞通幽汤　治大便难，幽门不通，上冲，吸门不开，噎塞不便，燥秘，气不得下。治在幽门，以辛润之。

归身　升麻　桃仁泥各一钱　生芐　熟芐各半钱　甘草炙　红花各三分

上作一服，水煎。食前，调槟榔末半钱，或加麻仁泥一钱。加大黄，名当归润燥汤。

润燥汤

升麻　生芐各二钱　归梢　生甘草　大黄煨　熟地　桃仁泥　麻仁各一钱　红花半钱

上除桃仁、麻仁另研，作一服，水煎，次下桃仁、麻仁煎，空心热服。

活血润燥丸　治大便风秘、血秘，常常燥结。

归梢一钱　防风三钱　大黄纸裹煨　羌活各一两　桃仁二两，研如泥　麻仁二两五钱，研　皂角仁烧存性，一两五钱，其性得温则滑，温滑则燥结自通

上除二仁另研外，余为末后和匀，蜜丸梧子大。空心服五十丸，白汤送下。三两服后，以苏子麻子粥，每日早晚食之，大便不致结燥。以磁器盛之，纸封，无令见风。

半硫丸　治冷秘、风秘结、老人秘。

透明硫黄研　半夏洗七次。等分

上为末，生姜糊丸梧子大。服二十丸，姜汤下。或用葱白一条，姜三片煎，入阿胶二片，溶开，食前空心送下。

麻仁丸　治大便秘、风秘、脾约。

郁李仁　麻子仁各六两，另研　大黄二两半，

以一半炒　山药　防风　枳壳炒，七钱半　槟榔五钱　羌活　木香各五钱半

上为末，蜜丸梧子大。服七十丸，白汤下。

脾约丸

麻仁一两一钱半，研　枳实　厚朴　芍药各二两　大黄四两，蒸　杏仁去皮，麸炒，一两二钱，研

上为末，炼蜜丸梧子大。服三五十丸，温水下。

凡诸秘服药不通，或兼他证，又或老弱虚极，不可用药者，用蜜熬，入皂角末少许，作锭以导之。冷秘，生姜汁亦佳。

霍乱十二

内有所积，外有所感，致成吐泻，仍用二陈汤加减，作吐以提其气。此非鬼神，皆属饮食，前人确论，乃阳不升、阴不降，乖隔而成。切莫与谷食，虽米饮一呷，入口即死。必待吐泻过二三时，直至饥甚，方可与稀粥食之。脉多伏欲绝。或吐泻不彻，还用吐药提其气起，或用樟木煎汤，吐之亦可。大法生姜理中汤最好，不渴者可用。如渴者用五苓散，有吐者以二陈汤探吐，亦有可下者。转筋不住，男子以手挽其阴，女子以手牵乳近两边，此《千金》妙法也。转筋皆属乎血热，四物汤加酒芩、红花、苍术、南星煎服。干霍乱者最难治，死在须臾，升降不通，当以吐提其气，极是良法，世多用盐汤。此系内有物所伤，外有邪气所遏。有用吐者，则兼发散之义，有用温药解散者，不可用凉药，宜二陈汤加解散药。

二陈汤加川芎、苍术、防风、白芷又云白术。

上锉，姜五片，煎服。

治霍乱方

苍术　厚朴　陈皮　葛根各一钱半　滑石三钱　白术二钱　木通一钱　甘草炙

上锉，入姜煎汤，下保和丸四五十丸。

戴云：霍乱者，吐也，有声有物。凡有声无物而躁乱者，谓之干霍乱也。

【附录】霍乱之候，挥霍变乱，起于仓卒，多因夹食伤寒，阴阳乖隔。上吐下利，而燥扰痛闷，是其候也。偏阳则多热，偏阴则寒，卒然而来，危甚风烛。其湿霍乱死者少，干霍乱死者多。盖以所伤之物，或因吐利而尽，泄出则止，故死者少也。夫上不得吐，下不得利，所伤之物，拥闭正气，关格阴阳，其死者多。霍乱，热多而渴者，五苓散；寒多而不饮水者，理中汤。或有寒，腹满而痛，四肢拘急，转筋下利者，以理中汤加生附子、官桂；中暑霍乱，烦躁大渴，心腹撮痛，四肢冷，冷汗出，脚转筋，用藿香散。《千金方》云：转筋者，用理中汤加火煅石膏。若霍乱吐泻，心腹疗痛，先以盐汤探吐，后服藿香正气加木香半钱。若频欲登圊不通者，更加枳壳一钱。人于夏月，多食瓜果，多饮冷乘风，以致食留不化，因食成痞，隔绝上下，遂成霍乱，以六和汤倍加藿香煎服，皆要药也。

【附方】

六合汤

砂仁　半夏　杏仁　人参　甘草炙，各一两　赤茯苓　藿香　扁豆炒　木瓜各二两

上锉，每服五钱，水二盏，生姜三片，枣一个煎，温服。一本有香薷、厚朴各四两。

二陈汤　见中风。

五苓散　见中暑。

理中汤　见中寒。

藿香正气散　见中风。

通脉四逆汤　治霍乱多寒，身冷脉绝。

吴茱萸二两，炒　附子炮，一两　桂心　通草　细辛　白芍　甘草炙，各半两　当归二钱

上咀，每四钱，水酒各半，加生姜煎。

木瓜汤　治霍乱吐下，举体转筋，入腹则闷绝。

干木瓜一两　吴茱萸半两　茴香　炙甘草各一钱

上咀，每服四大钱，姜三片，苏十叶，煎。

痰十三

脉浮当吐，久得脉涩，卒难开也，必费调理。大凡治痰，用利药过多，致脾气虚，则痰易生而多。湿痰，用苍术、白术；热痰，用青黛、黄连、芩；食积痰，用神曲、麦芽、山楂；风痰，用南星；老痰，用海石、半夏、瓜蒌、香附、五倍子，作丸服。痰在膈上，必用吐法，

泻亦不能去。风痰多见奇证，湿痰多见倦怠软弱。气实痰热结在上者，吐难得出。痰清者属寒，二陈汤之类。胶固稠浊者，必用吐。热痰挟风，外证为多。热者清之；食积者必用攻之；兼气虚者，用补气药送；痰因火盛逆上者，以治火为先，白术、黄芩、软石膏之类；内伤挟痰，必用参、芪、白术之属，多用姜汁传送，或加半夏，虚甚加竹沥；中气不足，加参、术。痰之为物，随气升降，无处不到。脾虚者，宜清中气，以运痰降下，二陈汤加白术之类，兼用升麻提起。中焦有痰则食积。胃气亦赖所养，卒不便虚，若攻之尽，则虚矣。痰成块，或吐咯不出，兼气郁者难治。气湿痰热者难治。痰在肠胃间者，可下而愈；在经络中，非吐不可。吐法中就有发散之义焉。假如痫病因惊而得，惊则神出舍，舍空则痰生也。血气入在舍，而拒其神不能归焉。血伤必用姜汁传送。黄芩治热痰，假其下火也。竹沥滑痰，非姜汁不能行经络。五倍子能治老痰，佐他药大治顽痰。二陈汤，一身之痰都治管，如要下行，加引下药；在上，加引上药。凡用吐药，宜升提其气便吐也，如防风、山栀、川芎、桔梗、芽茶、生姜、韭汁之类，或用瓜蒂散。凡风痰病，必用风痰药，如白附子、天麻、雄黄、牛黄、片芩、僵蚕、猪牙皂角之类。诸吐法另具于后。

凡人身上、中、下有块者，多是痰，问其平日好食何物，吐下后方用药。许学士用苍术治痰成窠囊一边行，极妙。痰挟瘀血，遂成窠囊。眩晕嘈杂，乃火动其痰，用二陈汤加山栀子、黄连、黄芩之类。嗳气吞酸，此食郁有热，火气上动，以黄芩为君，南星、半夏为臣，橘红为使，热多加青黛。痰在胁下，非白芥子不能达；痰在皮里膜外，非姜汁、竹沥不可导达；痰在四肢，非竹沥不开；痰结核在咽喉中，燥不能出入，用化痰药和咸药软坚之味，瓜蒌仁、杏仁、海石、桔梗、连翘，少佐朴硝，以姜汁、蜜和丸，噙服之。海粉即海石，热痰能降，湿痰能燥，结痰能软，顽痰能消，可入丸子，末子不可入煎药。枳实泻痰，能冲墙壁。小胃丹治膈上痰热、风痰湿痰、肩膊诸痛，能损胃气，食积痰实者用之，不宜多。

喉中有物，咯不出，咽不下，此是老痰。重者吐之，轻者用瓜蒌辈，气实必用荆沥。天花粉大能降膈上热痰。痰在膈间，使人癫狂，或健忘，或风痰，皆用竹沥。亦能养血，与荆沥同功。治稍重能食者，用此二味，效速稳当。二沥治痰结在皮里膜外及经络中痰，必佐以姜汁。韭汁治血滞不行，中焦有饮，自然汁冷吃二三银盏，必胸中烦躁不宁，后愈。参芪丸能消痰。

【入方】

青礞石丸　解食积，去湿痰，重在风化硝。

南星二两，切作片，用白矾末五钱，水浸一二日，晒下。又云一两　半夏一两，汤泡，切作片，以皂角水浸一日，晒干　黄芩姜汁炒　茯苓　枳实炒，各一两　法制硝同莱菔水煮化去卜，绵滤令结，入腊月牛胆内，风化，秤五钱，或只风化硝亦可。又云一两　礞石二两，捶碎，焰硝二两，同入小砂罐内，瓦片盖之，铁线缚定，盐泥固济，晒干，火煅红，候冷取出

上为末，神曲糊丸梧子大。每服三五十丸，白汤下。一方加苍术半两，滑石一两，看病冷热虚实，作汤使。一本礞石、南星各一两，无枳实。

又方

半夏二两　白术一两　茯苓七钱半　黄芩　礞石各一两　风化硝二钱

上为末，同前。

润下丸　降痰甚妙。

南星一两　半夏二两，各依橘红制　黄芩黄连各一两　橘红半斤，以水化盐五钱，拌令得所，煮十焙燥　甘草炙，一两

上为末，蒸饼丸如绿豆大。每服五七十丸，白汤下。一方单用陈皮半斤，盐半两。水拌，煮陈皮候干，焙燥为末，入甘草末一两，炊饼同上丸。亦好去胸膈有痰兼嗽，上热加青黛，有湿加苍术，或加参芪，看虚实作汤使。

又方　治湿痰喘急，止心痛。

半夏一味，不拘多少，香油炒

上为末，粥丸梧子大。每服三五十丸，姜汤下。

又方

黄芩　香附　半夏姜制　贝母

以上治湿痰，加瓜蒌仁、青黛，作丸子，治热痰。

又方　燥湿痰，亦治白浊因痰者。

南星　半夏各一两　蛤粉二两

上为末，神曲糊丸如梧子大，青黛为衣。每服五十丸，姜汤下。湿痰加苍术，食积痰加神曲、麦芽、山楂，热加青黛。

中和丸　治湿痰气热。

苍术　黄芩　半夏　香附等分

上为末，粥丸梧子大。每服五七十丸，姜汤下。

又方　治痰嗽。

黄芩酒洗，一两半　贝母　南星各一两　滑石　白芥子去壳，各半两　风化硝二钱半，取其轻浮速降

上为末，汤泡，蒸饼丸服。

导痰汤

南星炮，一两　橘红去白，一两　赤茯苓去皮，一两　枳壳去穰，麸炒，一两　甘草炙，半两，又云一两　半夏四两，又云四钱

上水煎，生姜五片，食前服。

千缗汤　治喘。

半夏七个，炮制，每个作四片　皂角去皮，炙，一寸　甘草炙，一寸

上咀，作一服，生姜如指大，煎。

小胃丹

芫花好醋拌匀，过一宿，瓦器不住手搅，炒令黑，不要焦　甘遂湿面裹，长流水浸半日，再用水洗，晒干。又云，水浸，冬七、春秋五日，或水煮亦可　大戟长流水煮一时，再水洗，晒干，各半两　大黄湿纸裹煨，勿焦，切，焙干，再酒润，炒熟，焙干，一两半　黄柏三两，焙炒

上为末，粥丸麻子大。每服二三十丸，临卧津液吞下，或白汤一口送下。取其膈上之湿痰热积，以意消息之，欲利则空心服。又方：甘遂、大戟减三分之一，朱砂为衣，名辰砂化痰丸。一方加木香、槟榔各半两，蒸饼丸，每服七八丸，至十丸止。

治酒痰。

青黛　瓜蒌

上为末，姜蜜丸。噙化，救肺。

治郁痰。

白僵蚕　杏仁　瓜蒌仁　诃子　贝母　五倍子

上为末，糊丸梧子大。每服五十丸，白汤下。

导痰丸

吴茱萸三钱，制　茯苓一两　黄连半两　滑石七钱半　苍术米泔浸，一两

上为末，糊丸梧子大。每服八九十丸，姜汤下。

茯苓丸出《千金方》，《百一选方》同。

半夏四两　茯苓二两　枳壳一两　风化硝半两

上为末，蒸饼或神曲、姜汁糊丸，梧子大。每服三十丸，姜汤下。

又方　治食积痰火，并泻胃火。

软石膏不拘多少，研细

上用醋糊丸，如绿豆大。每服二十丸，白汤下。

又方　治阴虚，内多食积痰。

川芎七钱　黄连　瓜蒌仁　白术　神曲　麦芽各一两　青黛半两　人中白三钱

上为末，姜汁蒸饼丸服。

久吐痰喘。

杏仁去皮尖，生用　来复丹炒

上等分，为末，粥丸麻子大。每服十五丸，白汤下。

黄连化痰丸

半夏一两半　黄连一两　吴茱萸汤洗，一钱半　桃仁二十四个，研　陈皮半两

上为末，面糊丸，绿豆大。每服一百丸，姜汤送下。

白玉丸

巴豆三十个，去油　南星　半夏　滑石　轻粉各三钱

上为末，皂角仁浸浓汁，丸梧子大。每服五七丸，姜汤下。

黄瓜蒌丸　治食积，痰壅滞喘急。

瓜蒌仁　半夏　山楂　神曲炒，各等分

上为末，瓜蒌水丸，姜汤、竹沥送下二三

十丸。

又方

瓜蒌仁　半夏一两　苍术二两　香附二两半
黄芩　黄连半两

又方

瓜蒌仁　黄连半两　半夏一两

上为末，糊丸梧子大，服五十丸。

抑痰丸

瓜蒌仁一两　半夏二钱　贝母二钱

上为末，蒸饼丸如麻子大。服一百丸，姜
汤下。

清膈化痰丸

黄连　黄芩一两　黄柏　山栀半两　香附一
两半　苍术二两

上为末，蒸饼丸，白汤下。

搜风化痰丸

人参　槐角子　僵蚕　白矾　陈皮去白
天麻　荆芥各一两　半夏四两，姜汁炒辰砂半两，
另研

上为末，姜汁浸，蒸饼为丸，辰砂为衣。
服四十九，姜汤下。

坠痰丸　治痰饮。

黑丑头末，二两　枳实炒，一两半　白矾三
钱，枯一半　朴硝二钱，风化　枳壳一两半，炒
猪牙皂角二钱，酒炒

上为末，用萝卜汁丸。每服五十丸，鸡鸣
时服。初则有粪，次则有痰。

治湿痰。

苍术三钱　白术六钱　香附一钱半　白芍酒
浸，炒，二钱半

上为末，蒸饼丸服。

治肥人湿痰。

苦参　半夏各半钱　白术二钱半　陈皮一钱

上咀，作一服，姜三片，竹沥半盏，水煎。
食远，吞三补丸十五丸。

祛风痰，行浊气。

明矾一两　防风二两　川芎　猪牙皂角　郁
金各一两　蜈蚣二条，用赤脚、黄脚各一条

上为末，蒸饼丸梧子大。每服三十丸，食
前茶汤下，春以芭蕉汤探吐痰。

上焦风痰。

瓜蒌　黄连　半夏　牙皂

姜汁浸，炊饼丸。

痰气方

片芩炒　半夏半两　白术　白芍一两　茯苓
陈皮三钱

上为末，蒸饼泡姜汁丸服。

利膈化痰丸

南星　蛤粉研细，一两　半夏　瓜蒌仁　贝
母去心，治胸膈痰气最妙　香附半两，童便浸

上为末，用猪牙皂角十四挺，敲碎，水一
碗半煮，杏仁去皮尖，一两，煮水将干，去皂
角，擂杏仁如泥，入前药拌和，再入姜汁泡，
蒸饼丸，如绿豆大，青黛为衣。每服五十丸，
姜汤下。

清痰丸　专清中管热痰积。

乌梅　枯矾　黄芩　苍术　陈皮　滑石炒
青皮　枳实各半两　南星　半夏　神曲炒　山
楂　干生姜　香附各一两

上为末，汤浸，蒸饼丸服。

【附录】 凡痰之为患，为喘为咳，为呕为
利，为眩为晕，心嘈杂，怔忡惊悸，为寒热痛
肿，为痞隔，为壅塞，或胸胁间辘辘有声，或
背心一片常为冰冷，或四肢麻痹不仁，皆痰饮
所致。善治痰者，不治痰而治气；气顺，则一
身之津液亦随气而顺矣。又严氏云：人之气道
贵乎顺，顺则津液流通，绝无痰饮之患。古方
治痰饮，用汗吐下温之法，愚见不若以顺气为
先，分导次之。又王隐君论云：痰清白者为寒，
黄而浊者为热。殊不知始则清白，久则黄浊，
清白稀滑渍于上，黄浊稠粘凝于下。嗽而易出
者，清而白也；咳而不能出，则黄浊结滞也。
若咯唾日久，湿热所郁，上下凝结也，皆无清
白者也。甚至带血，血败则黑，痰为关格异病，
人所不识。又清白者气味淡，日久者，渐成恶
味，酸、辣、腥、臊、焦、苦小一。百病中多
有兼痰者，世所不知也。凡人身中有结核，不
痛不红，不作脓者，皆痰注也。治痰法，实脾
土，燥脾湿，是治其本也。

【附录】

二陈汤　见中风。

瓜蒌散　见疽。

二补丸 见虚损。

参萸丸 见秘方。

青金丸 苍莎丸 并见咳嗽。

充按：丹溪治病，以痰为重，诸病多因痰而生，故前诸方间有别出者，亦其平日常用，故不另开于附录，观者详焉。

哮喘十四

哮喘必用薄滋味，专主于痰，宜大吐。药中多用温，不用凉药，须常带表散，此寒包热也。亦有虚而不可吐者。一法用二陈汤加苍术、黄芩作汤，下小胃丹，看虚实用。

入方 治寒包热而喘

半夏 枳壳炒 桔梗 片芩炒 紫苏 麻黄 杏仁 甘草

上水煎服。天寒，加桂枝。

治哮喘积方。

用鸡子一个，略敲，壳损膜不损，浸尿缸内三四日夜，取出，煮熟吃之效。盖鸡子能去风痰。

紫金丹 治哮，须三年后可用。

用精猪肉二十两一作三十两，切作骰子块。用信一两明者，研极细末，拌在肉上令匀，分作六分，用纸筋黄泥包之，用火烘令泥干，却用白炭火于无人处煅，青烟出尽为度，取于地上一宿，出火毒。研细，以汤浸蒸饼丸，如绿豆大。食前茶汤下，大人二十丸，小人七八丸，量大小虚实与之。

喘十五

喘病，气虚、阴虚、有痰。凡久喘之证，未发宜扶正气为主，已发用攻邪为主。气虚短气而喘甚，不可用苦寒之药，火气盛故也，以导痰汤加千缗汤。有痰亦短气而喘。阴虚，自小腹下火起，冲于上喘者，宜降心火、补阴。有火炎者，宜降心火，清肺金；有痰者，用降痰下气为主。上气喘而躁者为肺胀，欲作风水证，宜发汗则愈。有喘急风痰上逆者，《大全方》千缗汤佳，或导痰汤加千缗汤。有阴虚挟痰喘者，四物汤加枳壳、半夏，补阴降火。诸喘不止者，用劫药一二服则止。劫之后，因痰治痰，因火治火。劫药以椒目研极细末一二钱，

生姜汤调下止之，气虚不用。又法：萝卜子蒸熟为君，皂角烧灰，等分为末，生姜汁炼蜜丸，如小豆子大，服五七十丸，嚼化止之。气虚者，用人参蜜炙、黄柏、麦门冬、地骨之类。气实人，因服黄芪过多而喘者，用三拗汤以泻气。若喘者，须用阿胶。若久病气虚而发喘，宜阿胶、人参、五味子补之。若新病气实而发喘者，宜桑白皮、苦葶苈泻之。

戴云：有痰喘，有气急喘，有胃虚喘，有火炎上喘。痰喘者，凡喘便有痰声；气急喘者，呼吸急促而无痰声；有胃气虚喘者，抬肩撷项，喘而不休；火炎上喘者，乍进乍退，得食则减，食已则喘，大概胃中有实火，膈上有稠痰，得食入咽，坠下稠痰，喘即止，稍久，食已入胃，反助其火，痰再升上，喘反大作，俗不知此，作胃虚治，以燥热之药者，以火济火也。叶都督患此，诸医作胃虚治之，不愈，后以导水丸利五六次而安。

【入方】

痰喘方

南星 半夏 杏仁 瓜蒌 香附 陈皮去白 皂角炭 萝卜子

上为末，神曲糊丸，每服六七十丸，姜汤下。

又方

萝卜子蒸，半两 皂角半两 海粉一两 南星一两 白矾一钱半，姜汁浸，晒干

上用瓜蒌仁、姜蜜丸，嚼化。

劫喘药

好铜青研细 号丹少许，炒转色

上为末，每服半钱，醋调，空心服。

【附录】肺以清阳上升之气，居五脏之上，通荣卫，合阴阳，升降往来，无过不及，六淫七情之所感伤，饱食动作，脏气不和，呼吸之息不得宣畅，而为喘急。亦有脾肾俱虚，体弱之人，皆能发喘。又或调摄失宜，为风、寒、暑、热邪气相干，则肺气胀满，发而为喘，又因痰气，皆能令人发喘。治疗之法，当究其源，如感邪气则驱散之，气郁即调顺之，脾肾虚者温理之。又当于各类而求。凡此证，脉滑而手足温者生，脉涩而四肢寒者死。风伤寒者，必

上气急不得卧，喉中有声，或声不出，以三拗汤、华盖散、九宝汤、神秘汤，皆可选用。若痰喘，以四磨汤或苏子降气汤。若虚喘，脉微，色青黑，四肢厥，小便多，以《活人书》五味子汤，或四磨。治嗽与喘，用五味子为多，但五味子有南北。若生津止渴，润肺益肾，治劳嗽，宜用北五味；若风邪在肺，宜用南五味。

【附方】

分气紫苏饮　治脾胃不和，气逆喘促。

五味　桑白皮　茯苓　甘草炙　草果　腹皮　陈皮　桔梗各等分　紫苏减半

上每服五钱，水二盏，姜三片，入盐少许煎，空心服。

神秘汤　治上气喘急不得卧。

陈皮　桔梗　紫苏　五味　人参等分

每服四钱，用水煎，食后服。

四磨汤　治七情郁结，上气喘急。

人参　槟榔　沉香　台乌

上四味，各浓磨水取七分盏，煎三五沸，温服。

二拗汤　治感冒风邪，鼻塞声重，语音不出，咳嗽喘急。

生甘草　麻黄不去节　杏仁不去皮尖，等分

上服五钱，水一盏半，姜五片，煎服。

小青龙汤　治水气发喘尤捷。

麻黄　芍药　甘草炙　肉桂　细辛　干姜炮，各三两　半夏炮七次，二两半　五味二两

上咀，每三钱，煎七分，食后服。

导痰汤　**千缗汤**　并见痰类。

华盖散　治感寒而嗽，胸满声重。

苏子　陈皮　赤茯苓　桑白皮　麻黄各一两　甘草五钱　或加杏仁

上为末，每服二钱，水煎，食后服。

九宝汤　治咳而身热，发喘恶寒。

麻黄　薄荷　陈皮　肉桂　紫苏　杏仁甘草　桑白皮　腹皮各等分

上咀，姜葱煎服。

苏子降气汤　见气类。

《活人书》五味子汤

五味半两　人参　麦门冬　杏仁　陈皮生姜各二钱半　枣三个

上咀，水煎。

导水丸　见痢类。

咳嗽十六　附肺痿　肺痈

咳嗽，有风寒、痰饮、火、劳嗽、肺胀。春作是春升之气，用清凉药，二陈加薄、荆之类；夏是火气炎上，最重，用芩、连；秋是湿热伤肺；冬是风寒外来，以药发散之后，用半夏逐痰，必不再来。风寒，行痰开腠理，用二陈汤加麻黄、桔梗、杏仁。逐痰饮降痰，随证加药。火，主清金化痰降火。劳嗽，宜四物汤加竹沥、姜汁，补阴为主。干咳嗽难治，此系火郁之证，乃痰郁其火邪在中，用苦梗开之，下用补阴降火之剂，四物加炒柏、竹沥之类。不已则成劳，此不得志者有之，倒仓法好。肺虚嗽甚，此好色肾虚者有之，用参膏，以陈皮、生姜佐之。大概有痰加痰药。上半日多嗽者，此属胃中有火，用贝母、石膏降胃火；午后嗽多者，属阴虚，必用四物汤加炒柏、知母降火；黄昏嗽者，是火气浮于肺，不宜用凉药，宜五味子、五倍子敛而降之；五更嗽多者，此胃中有食积，至此时，火气流入肺，以知母、地骨皮降肺火。肺胀而嗽，或左或右，不得眠，此痰挟瘀血，碍气而病，宜养血以流动乎，气降火疏肝以清痰，四物汤加桃仁、诃子、青皮、竹沥、姜汁之类。嗽而胁下痛，宜疏肝气，以青皮挟痰药，实者白芥子之类，再后以二陈汤加南星、香附、青黛、青皮、姜汁。血碍气作嗽者，桃仁去皮尖、大黄酒炒、姜汁丸服。治嗽多用生姜，以其辛散故也。痰因火动，逆上作嗽者，先治火，次治痰，以知母止嗽清肺，滋阴降火。夜嗽用降阴分药。治嗽多用粟壳，不必疑，但要先去病根，此乃收后药也，治痢亦同。劳嗽，即火郁嗽，用诃子能治肺气。因火伤极，遂成郁遏胀满，不得眠，一边取其味酸苦，有收敛降火之功，佐以海石、童便浸香附、瓜蒌、青黛、杏仁、半夏曲之类，姜蜜调，噙化，必以补阴为主。治嗽，灸天突穴、肺腧穴，大泻肺气。肺腧穴在三椎骨下两傍各一寸五分。

师云：阴分嗽者，多属阴虚治之。有嗽而肺胀，壅遏不得眠者，难治。肺痿，专主养肺

气，养血清金。嗽而肺气有余者，宜泻之，桑白皮为主，半夏、茯苓佐之，泻其有余，补其不足；肺燥者，当润之；属热者，桔梗、大力、知母、鸡清；声哑者属寒，宜细辛、半夏、生姜，辛以散之；肺虚者，人参膏、阿胶为主；阴不足者，六味地黄丸为要药，或知母茯苓汤为妙。阴虚气喘，四物汤加陈皮、甘草些少，以降其气，补其阴，白芍药须用酒浸晒干。湿痰带风喘嗽者，不可一味苦寒折之，如千缗汤、坠痰丸，更以皂角、萝卜子、杏仁、百药煎、姜汁丸，嚼化。湿痰带风，以千缗汤、坠痰丸，固捷。痰积嗽，非青黛、瓜蒌不除。有食积之人，面青白黄色不常，面上有如蟹爪路，一黄一白者是。咳逆嗽，非蛤粉、青黛、瓜蒌、贝母不除。口燥咽干有痰者，不用半夏、南星，用瓜蒌、贝母；饮水者，不用瓜蒌，恐泥膈不松快。

知母止嗽清肺，滋阴降火。杏仁泻肺气，气虚久嗽者，一二服即止。治酒嗽，青黛、瓜蒌、姜蜜丸，嚼，救肺。食积痰作嗽发热者，半夏、南星为君，瓜蒌、萝卜子为臣，青黛、石碱为使。

戴云：风寒者，鼻塞声重，恶寒者是也；火者，有声痰少，面赤者是也；劳者，盗汗出；兼痰者，多作寒热；肺胀者，动则喘满，气急息重。痰者，嗽动便有痰声，痰出嗽止。五者大概耳，亦当明其是否也。

【入方】

治痰嗽。

杏仁去皮尖 萝卜子各半两

上为末，粥丸服。

清化丸 治肺郁痰喘嗽，睡不安宁。

贝母 杏仁 青黛

上为末，砂糖入姜汁泡，蒸饼丸如弹大，嚼化。

治久嗽风入肺。

鹅管石 雄黄 郁金 款花

上为末，和艾中，以生姜一片，安舌上灸之。以烟入喉中为度。

饮酒伤肺痰嗽，以竹沥煎紫苏，入韭汁，就吞瓜蒌杏连丸。

治咳嗽劫药。

五味子五钱 甘草二钱半 五倍子 风化硝各四钱

上为末，蜜丸，嚼化。又云干嚼。

治咳嗽声嘶，此血虚火多。

青黛 蛤粉

上为末，蜜调，嚼化。

治嗽喘，去湿痰。

白术 半夏 苍术 贝母 香附各一两 杏仁去皮尖，炒 黄芩各半两

上为末，姜汁打糊丸。

治妇人形瘦，有时夜热痰嗽，月经不调。

青黛 瓜蒌仁 香附童便浸，晒干

上为末，姜蜜调，嚼化。

治一切风热痰嗽。

南星 海粉各二两 半夏一两 青黛 黄连 瓜蒌子 石碱 萝卜子各半两 皂角炭 防风各三钱

上为末，神曲糊丸服。

治劳嗽吐红。

人参 白术 茯苓 百合 红花 细辛 五味 官桂 阿胶 黄芪 半夏 杏仁 甘草 白芍 天门冬

上锉，水煎。若热，去桂、芪，用桑白皮、麻黄不去节、杏仁不去皮同煎。

又方 治嗽血。

红花 杏仁去皮尖 枇杷叶去毛 紫菀茸 鹿茸炙 木通 桑白皮又云加大黄

上为末，炼蜜丸，嚼化。

嗽烟筒 治痰嗽久远者。

佛耳草 款花二钱 鹅管石 雄黄半钱

上为末，铺艾上，卷起，烧烟吸入口内，细茶汤送下。

定嗽劫药。

诃子 百药煎 荆芥穗

上为末，姜蜜丸，嚼化。

又方 治心烦咳嗽等证。

六一散加辰砂服。

清金丸 治食积火郁嗽劫药。

贝母 知母各半两，为末 巴豆去油膜，半钱

上为末，姜泥丸，辰砂为衣。食后服，每

五丸，白汤下。一云青黛为衣。

清金丸　一名与点丸。与清化丸同用，泻肺火，降膈上热痰。

片子黄芩炒

上为末，糊丸，或蒸饼丸梧子大，服五十丸。

清化丸　与清金丸同用，专治热嗽及咽痛，故苦能燥湿热，轻能治上。

灯笼草炒

上为末，蒸饼丸。又细末，醋调敷咽喉间痛。

又方　治痰嗽。

礞石半两，煅　风化硝二钱半　半夏二两　白术一两　茯苓　陈皮各七钱半　黄芩半两

上为末，粥丸。

又方　治咳嗽气实，无虚热者可服，汗多者亦用之。

粟壳四两，蜜炒，去蒂膜　乌梅一两　人参半两　款花半两　桔梗半两　兜铃一两　南星姜制，一两

上为末，蜜丸弹子大，含化。

苍莎丸　调中散郁。

苍术　香附各四两　黄芩二两

上为末，蒸饼丸梧子大。每服五十丸，食后姜汤下。

人参清肺散　治痰嗽咽干，声不出。

人参一钱半　陈皮一钱半　半夏一钱　桔梗一钱　麦门冬半钱　五味十个　茯苓一钱　甘草半钱　桑白皮一钱　知母一钱　地骨皮一钱　枳壳一钱　贝母一钱半　杏仁一钱　款花七分　黄连一钱

上水煎，生姜三片。

六味地黄丸　见诸虚。

千缗汤　坠痰丸　见痰类。

肺痿治法，在乎养血养肺，养气清金。曾治一妇人，二十余岁，胸膺间一窍，口中所咳脓血，与窍相应而出，以人参、黄芪、当归补气血之剂，加退热排脓等药而愈。

【附录】《金匮方论》曰：热在上焦者，因咳而肺痿得之，或从汗出，或从呕吐，或消渴，小便利数，或从便难，又被快药下利，重亡津液，故寸口脉数。其人咳，口中有浊唾涎沫者，为肺痿之病，其人脉数虚者是。

【附方】

海藏紫菀散　治咳中有血，虚劳肺痿。

人参一钱　紫菀半钱　知母一钱半　贝母钱半　桔梗一钱　甘草半钱　五味十五个　茯苓一钱　阿胶炒，半钱

上㕮咀，水煎。

知母茯苓汤　治咳嗽不已，往来寒热，自汗肺痿。

甘草　茯苓各一两　知母　五味　人参　薄荷　半夏　柴胡　白术　款冬花　桔梗　麦门冬　黄芩各半两　川芎二钱　阿胶三钱

上水煎，生姜三片。

肺痈已破入风者，不治，用《医垒元戎》搜风汤吐之，或用太乙膏成丸，食后服。收敛疮口，止有合欢树皮、白敛煎饮之。合欢，即槿树皮也，又名夜合。

【附录】肺痈为何？口中辟辟燥，咳即胸中隐隐痛，脉反滑数，或数实者，此为肺痈也。

【附方】

桔梗汤　治肺痈，咳嗽脓血，咽干多渴，大小便赤涩。

桔梗　贝母　当归酒洗　瓜蒌仁　枳壳炒　桑白蜜炙　薏苡仁炒　防己一两　甘草节生　杏仁炒　百合炙，各半两　黄芪两半

上㕮咀，每服五钱，生姜五片，水煎。大便秘加大黄，小便秘加木通。

团参饮子　治七情及饥饱失宜，致伤脾肺，咳嗽脓血，渐成劳瘵。

人参　紫菀　阿胶蛤粉炒　百合　细辛　款冬花　经霜桑叶　杏仁炒　天门冬去心　半夏　五味各一两　甘草半两

上每服四钱，水煎，生姜五片。气嗽，加木香；唾血而热，加生节；唾血而寒，加钟乳粉；疲极咳嗽，加黄芪；损肺咳血，加没药、藕节；呕逆，腹满不食，加白术；咳而小便多者，加益智；咳而面浮气逆，加沉香、橘皮。

劳瘵十七

劳瘵主乎阴虚，痰与血病。虚劳渐瘦属火，阴火销烁，即是积热做成。始健，可用子和法，

后若羸瘦，四物汤加减送消积丸，不做阳虚。蒸蒸发热，积病最多。劳病，四物汤加炒柏、竹沥、人尿、姜汁，大补为上。肉脱热甚者，难治。

【入方】

青蒿一斗五升，童便三斗，文武火熬，约童便减至二斗，去蒿，再熬至一斗，入猪胆汁七枚，再熬数沸，甘草末收之。每用一匙，白汤调服。

【附录】 劳瘵之证，非止一端。其始也，未有不因气体虚弱，劳伤心肾而得之。以心主血，肾主精，精竭血燥，则劳生焉。故传变不同，骨蒸殗碟，复连尸疰。夫疰者，注也，自上节下，相传骨肉，乃至火门者有之。其证脏中有虫，啮心肺间，名曰瘵疾，难以医治。传尸劳瘵，寒热交攻，久嗽咯血，日见羸瘦，先以三拗汤与莲心散煎，万不一失。

【附方】

莲心散 治虚劳或大病后，心虚脾弱，盗汗遗精。

人参　白茯苓　莲肉各二两　白术　甘草　白扁豆炒　薏苡仁炒　桔梗炒　干葛炒　黄芪各一两，炒　当归各半两　桑皮　半夏曲　百合　干姜炮　山药炒　五味　木香　丁香　杏仁炒　白芷　神曲炒，各一两

上锉，每服五钱，生姜三片，枣同煎，空心温服。

乐令建中汤 治脏腑虚损，身体消瘦，潮热自汗，将成劳瘵。此药退虚热，生血气。

前胡一两　细辛　黄芪　人参　橘皮　麦门冬　桂心　当归　白芍　茯苓　甘草炙，一两　半夏七钱

上锉，每服四钱，姜三片，枣一枚，水煎服。

黄芪鳖甲散 治虚劳客热，肌肉消瘦，四肢烦热，心悸盗汗，减食多渴，咳嗽有血。

生苄三两　桑白　半夏三两半　天门冬五两　鳖甲醋煮，五两　紫菀二两半　秦艽三两三钱　知母　赤芍　黄芪各三两半　人参　肉桂　桔梗二两六钱半　白茯苓　地骨皮　柴胡三两三钱　甘草二两半

上锉，每服三钱，水煎服。

清骨散 治男子妇人，五心烦热，欲成劳瘵。

北柴胡　生苄各二两　人参　防风　熟苄　秦艽各一两　赤苓一两　胡黄连半两　薄荷七钱半

上每服四钱，水煎，温服。

三拗汤 见喘类。

【附录】 葛可久先生劳症《十药神书》内摘书七方。夫人之生也，禀天地氤氲之气，在乎保养真元，固守根本，则万病不生，四体康健。若曰不养真元，不固根本，疾病由是生焉。且真元根本，则气血精液也。余尝闻先师有言曰：万病莫若劳症，最为难治。盖劳之由，因人之壮年，气血完聚，精液充满之际，不能保养性命，酒色是贪，日夜耽嗜，无有休息，以致耗散真元，虚败精液，则呕血吐痰，以致骨蒸体热，肾虚精竭，而白颊红，口干咽燥，白浊遗精，盗汗，饮食艰难，气力全无，谓之火盛金衰。重则半年而毙，轻则一载而亡。况医者不究其源，不穷其本，或投之以大寒之剂，或疗之以大热之药，妄为施治，绝不取效。殊不知大寒则愈虚其中，大热则愈竭其内，所以世之医劳者，万无一人焉。先师用药治劳，如羿之射，无不中的。今开用药次第于后，用药之法，如呕吐咯嗽血者，先以十灰散遏住，如甚者须以花蕊石散止之。大抵血热则行，血冷则凝，见黑必止，理之必然。止血之后，其人必倦其体，次用独参汤一补，令其熟睡一觉，不要惊动，睡起病去五六分，后服诸药。

保和汤止嗽宁肺，保真汤补虚除热，太平丸润肺除痿，消化丸下痰消气。

保和汤，内分血盛、痰盛、喘盛、热盛、风盛、寒盛六事，加味和之。保真汤，内分惊悸、淋浊、便涩、遗精、燥热、盗汗六事，加味用之，余无加用。服药之法，每日仍浓煎薄荷汤，灌漱喉中，用太平丸先嚼一丸，徐徐咽下，次嚼一丸，缓缓溶化。至上床时，亦如此用之。夜则肺窍开，药必流入窍中，此诀要紧。如痰壅，却先用饴糖拌消化丸一百丸吞下，次又依前嚼嚼太平丸，令其仰面卧而睡。服前七

药后，若肺有嗽，可煮润肺丸，食之如常。七药之前有余暇，煮此服之亦可。续煮白凤膏食之，固其根源，完其根本。病可之后，方可合十珍丸服之，此为收功起身之妙用也。

十灰散 治劳症呕血、咯血、嗽血，先用此遏之。

大蓟 小蓟 柏叶 荷叶 茅根 茜根 大黄 山栀 牡丹皮 棕榈灰

上等分，烧灰存性，研细，用纸包，碗盖地上一夕，出火毒。用时先以白藕捣碎绞汁，或萝卜捣绞汁亦可。磨真京墨半碗，调灰五钱，食后服。病轻用此立止，病重血出升斗者，如神之效。

又方

花蕊石烧过存性，研如粉

上用童子小便一盏煎。醋调末三钱，极甚者五钱，食后服。如男子病，则和酒一半；妇人病，则和醋一半，一处调药立止。其瘀血化为黄水，服此药后，其人必疏解其病体，却用后药而补。

独参汤 治劳症后，以此补之。

人参一两，去芦

上㕮咀，水二盏，枣五个，煎，不拘时，细细服之。

保和汤 治劳嗽肺燥成痿者，服之决效。

知母 贝母 天门冬 麦门冬 款花各三钱 天花粉 薏苡 杏仁炒，各二钱 五味 粉草炙 兜铃 紫菀 百合 桔梗各一钱 阿胶炒 当归 生苄 紫苏 薄荷各半钱

一方无地黄，有百部。

上以水煎，生姜三片，入饴糖一匙，入药内服之，每日三服，食后进。加减于后：

血盛，加蒲黄、茜根、藕节、大蓟、茅花；痰盛，加南星、半夏、橘红、茯苓、枳壳、枳实、瓜蒌实炒；喘盛，加桑皮、陈皮、大腹皮、萝卜子、葶苈、苏子；热盛，加山栀子、炒黄连、黄芩、黄柏、连翘；风盛，加防风、荆芥、金沸草、甘菊、细辛、香附；寒盛，加人参、芍药、桂皮、五味、蜡片。

保真汤 治劳症体虚骨蒸，服之决效。

当归 生苄 熟苄 黄芪 人参 白术

赤苓 白苓各半钱 天门 麦门 赤芍 知母 黄柏炒 五味 白芍 柴胡 地骨 甘草 陈皮各二钱 莲心半钱

上以水煎，生姜三片，枣一枚，食后服。

惊悸，加茯神、远志、柏子仁、酸枣仁；淋浊，加草薢、台乌药、猪苓、泽泻；便涩，加木通、石苇、蓄蓄；遗精，加龙骨、牡蛎、莲须、莲子；燥热，加滑石、石膏、青蒿、鳖甲；盗汗，加浮麦子、炒牡蛎、黄芪、麻黄根。

太平丸 治劳症咳嗽日久，肺痿肺痈，并宜噙服。

天门 麦门 知母 贝母 款花 杏仁各二钱 当归 生苄 黄连 阿胶炮，各一两半 蒲黄 京墨 桔梗 薄荷各一两 北蜜四两 麝香少许，一方有熟苄

上将蜜炼和，丸如弹子大。食后，浓煎薄荷汤，先灌嗽喉中，细嚼一丸，津唾送下。上床时再服一丸。如痰盛，先用饴糖拌消化丸一百丸送下，后即噙嚼此丸。仰面睡，从其流入肺窍。

消化丸

白茯苓二两 枳实一两半 青礞石煅黄金色，二两 白矾枯 橘红二两 牙皂二两，火炙 半夏二两 南星二两 枳壳一两半 薄荷叶一两

上为末，以神曲打糊丸，如梧桐子大。每服一百丸，上床时，饴糖拌吞，次噙嚼太平丸。二药相攻，痰嗽扫迹除根。

润肺膏

羊肺一具 杏仁一两，净研 柿霜 真酥 蛤粉各一两 白蜜二两

上先将羊肺洗净，次将五味入水搅粘，灌入肺中，白水煮熟，如常服食。与前七药相间服之，亦佳。

吐血十八

吐血，阳盛阴虚，故血不得下行。因火炎上之势而上出，脉必大而芤，大者发热，芤者血滞与失血也。大法：补阴抑火，使复其位，用交趾桂五钱为末，冷水调服。山栀子最清胃脘之血。吐血，觉胸中气塞，上吐紫血者，桃仁承气汤下之。先吐红，后见痰嗽，多是阴虚火动，痰不下降，四物汤为主，加痰药、火药；

先痰嗽，后见红，多是痰积热，降痰火为急；痰嗽涎带血出，此是胃口清血热蒸而出，重者栀子，轻者蓝实；或暴吐紫血一碗者，无事，吐出为好，此热伤血死于中，用四物汤、解毒汤之类。吐血挟痰积，吐一二碗者，亦只补阴降火，四物加火剂之类。挟痰若用血药，则泥而不行，只治火则止。吐血，火病也。大吐红不止，以干姜炮末，童便调，从治。喉腕痰血，用荆芥散。舌上无故出血，如线不止，以槐花炒末干掺之。若吐血，一方：童便一分，酒半分，糯柏叶温饮，非酒不行。呕吐，血出于胃也，实者犀角地黄汤主之；虚者小建中汤加黄连主之。

【入方】

二黄补血汤 治初见血，及见血多，宜服：

熟芐一钱 生芐五分 当归七分半 柴胡五分 升麻 白芍二钱 牡丹皮五分 川芎七分半 黄芪五分

上以水煎服。血不止，可加桃仁半钱，酒大黄酌量虚实用之，内却去柴胡、升麻。

又方 治见血后，脾胃弱，精神少，血不止者。

人参一钱 黄芪三钱 五味十三个 芍药 甘草五分 当归五分 麦门冬五分

上咬咀，水煎服。加郁金研入亦可。

又方

人参一钱 白术一钱 茯苓一钱 半夏曲五分 陈皮一钱 甘草 青皮三分 川芎五分 神曲三分

上咬咀，水煎服。如胃不和，加藿香；如渴者，加葛根半钱；若痰结块者，加贝母一钱，黄芩半钱，去白陈皮半钱；若小便赤色，加炒黄柏半钱；若大便结燥，加当归七分；心烦，加黄连酒拌晒干半钱；若小便滑，加煅牡蛎；如见血多，去半夏，恐燥，加生芐一钱，牡丹半钱，桃仁三分；若胃中不足，饮食少进，加炒山栀子仁八分；若血溢入浊道，留聚膈间，满则吐血，宜苏子降气汤加人参、阿胶各半钱；上膈壅热吐血者，以四物汤加荆芥、阿胶各半钱，更不止，于本方中加大黄、滑石各半钱；胃伤吐血，宜理中汤加川芎、干葛各半钱，此

是饮酒伤胃也。吐血不止，用生茜根为末二钱，水煎，放冷，食后服良。白及末调服，治吐血。

以上诸方，虽非丹溪所出，以其药同，故录于前。

【附录】 凡血证上行，或唾或呕或吐，皆逆也。若变而下行为恶痢者，顺也。上行为逆，其难治；下行为顺，其治易。故仲景云：蓄血证，下血者当自愈也。与此意同，若无病人突然下痢，其病进也。今病血证上行，而复下行恶痢者，其邪欲去，是知吉也。诸见血，身热脉大者，难治，是火邪胜也。身凉脉静者，易治，是正气复也。故《脉诀》云：鼻衄吐血沉细宜，忽然浮大而倾危。

【附方】

四生丸 治吐血，阳乘于阴，血热妄行，服之良。

生荷叶 生艾叶 生柏叶 生地黄等分

上烂研，如鸡子大。服一丸，水三盏，煎一盏，去滓服。

大阿胶丸 治肺虚客热，咳嗽咽干，多唾涎沫，或有鲜血，劳伤肺胃，吐血呕血，并可服。

麦门冬去心 茯神 柏子仁 百部根 杜仲炒 丹参 贝母炒 防风各半两 山药 五味 熟地 阿胶炒，各一两 远志 人参各二钱半 茯苓一两

上为末，炼蜜丸，如弹子大。每服一丸，水煎六分，和渣服。

犀角地黄汤 治伤寒汗下不解，郁于经络，随气涌泄，为衄血。或清道闭塞，流入胃腹，吐出清血，如鼻衄吐血不尽，余血停留，致面色痿黄，大便黑者，更宜服之。

犀角镑 生芐 白芍 牡丹等分

上咬咀，每服五钱，水煎，温服。实者可服。

桃仁承气汤

芒硝三钱 甘草二钱半 大黄一两 桂三钱 桃仁半两，去皮尖

上咬咀，每两入姜同煎。

解毒汤 见中暑。

荆芥散

荆芥穗半两　炙草一两　桔梗二两

上吺咀，姜煎，食后服。

小建中汤

桂枝　甘草炙，三钱　大枣　白芍六钱　生姜二钱　阿胶炒，一合

上吺咀，水煎。

苏子降气汤　见气类。

理中汤　见中寒。

咳血十九

衄血，火升、痰盛、身热，多是血虚，四物汤加减用。戴云：咳血者，嗽出痰内有血者是；呕血者，呕全血者是；咯血者，每咯出皆是血疙瘩；衄血者，鼻中出血也；溺血，小便出血也；下血者，大便出血也。虽有六名，俱是热证，但有虚实新旧之不同。或妄言为寒者，误也。

【入方】

青黛　瓜蒌仁　诃子　海粉　山栀

上为末，以蜜同姜汁丸，嚼化。咳甚者，加杏仁去皮尖，后以八物汤加减调理。

【附方】

黄芪散　治咳血成劳。

甘草四钱　黄芪　麦门冬　熟芐　桔梗　白芍各半两

上吺咀，每服半两，水煎服。

茯苓补心汤　治心气虚耗，不能藏血，以致面色萎黄，五心烦热，咳嗽唾血。

茯苓　半夏　前胡　紫苏　人参　枳壳炒　桔梗　甘草　葛根各半分　当归二两　川芎七钱半　陈皮　白芍各二两　熟芐

上吺咀，水姜枣煎。

呕血二十

呕血，火载血上，错经妄行。脉大发热，喉中痛者，是气虚，用参、芪、蜜炙黄柏、荆芥、当归、生地黄用之；呕血，用韭汁、童便、姜汁磨郁金同饮之，其血自清；火载血上，错经妄行，用四物汤加炒山栀、童便、姜汁服。又方，山茶花、童便、姜汁，酒服。又郁金末，治吐血，入姜汁、童便良。又方，用韭汁、童便二物合用，郁金细研和服。又方，治吐血或

衄血上行，用郁金，无，用山茶花代，姜汁、童便和好酒调服，即止。后以犀角地黄汤加郁金。怒气逆甚，则呕血，暴瘅内逆，肝肺相搏，血溢鼻口，但怒气致血证者则暴甚，故经曰：抑怒以全阴者是也，否则五志之火动甚，火载血上，错经妄行也。用柴胡、黄连、黄芩、黄芪、地骨、生熟芐、白芍，以水煎服。虚者，以保命生地黄散，再加天门冬、枸杞、甘草等分，水煎服。

【附方】

治呕血。

黄柏蜜炙

上捣为末，煎麦门冬汤调二钱匕，立瘥。

《圣惠方》治呕血。

侧柏叶

上为末，不计时，以粥饮调下二钱匕。

《保命》生地黄散

生芐　熟芐　枸杞　地骨皮　天门冬　黄芪　白芍　甘草　黄芩

上吺咀，水煎，食前。

咯血二十一　附痰涎血

咯血，痰带血丝出者，用姜汁、青黛、童便、竹沥，入血药中用，如四物汤加地黄膏、牛膝膏之类。咯唾血出于肾，以大门冬、麦门冬、贝母、知母、桔梗、百部、黄柏、远志、熟芐、牡蛎、姜、桂之类；痰涎血出于脾，以葛根、黄芪、黄连、芍药、当归、甘草、沉香之类主之。

【入方】

治痰中血。

白术一钱半　当归一钱　芍药一钱　牡丹皮一钱半　桃仁一钱，研　山栀炒黑，八分　桔梗七分　贝母一钱　黄芩五分　甘草三分　青皮五分

上以水煎服。

又方　治痰中血。

白术一钱半　牡丹皮一钱半　贝母一钱　芍药一钱　桑白一钱　山栀炒黑，一钱一分　桃仁一钱，研　甘草三分

又方　治痰中血。

橘红二钱　半夏五分　茯苓一钱　甘草三分　白术一钱　枳壳一钱　桔梗一钱　五味十五个

桑白一钱　黄芩一钱　人参五分

上以水一盏，生姜三片，煎服。或加青黛半钱。

又方

橘红一钱半　半夏一钱　茯苓一钱　甘草五分　牡丹一钱　贝母一钱　黄连七分　桃仁一钱　大青五分

上以水煎，生姜三片。

【附方】

治咯血。

荷叶不拘多少，焙干

上为末，米汤调二钱匕。

初虞世方　治咯血并肺痿多痰。

防己　葶苈等分

上为末，糯米饮调下一钱。

又方　治咯血及衄血。

白芍一两　犀角末二钱半

上为末，新汲水服一钱匕，血止为限。

天门冬丸　治咯血并吐血，又能润肺止嗽。

阿胶炮，半两　天门冬一两　甘草　杏仁炒　贝母　白茯苓各半两

上为末，蜜丸如弹大。服一丸，嚼化。

又方　治咯血。

桑皮一钱半　半夏一钱，炒　知母一钱　贝母一钱　茯苓一钱　阿胶炒，半钱　桔梗七分　陈皮一钱　甘草五分　杏仁五分，炒　生苄一钱　山栀七分，炒　柳桂二分，即桂之嫩小枝条也，宜入上焦

上以水煎，生姜三片。

衄血二十二

衄血，凉血行血为主，大抵与吐血同，用山茶花为末，童便、姜汁、酒调下。犀角生地黄汤，入郁金同用，加黄芩、升麻、犀角能解毒。又以郁金末、童便、姜汁并酒调服。经血逆行，或血腥，或吐血，或唾血，用韭汁服之，立效。治血汗、血衄，以人中白新瓦上火逼干，入麝香少许，研细，酒调下。《经验》：人中白即溺盆白垽秋石也。衄血出于肺，以犀角、升麻、栀子、黄芩、芍药、生地黄、紫菀、丹参、阿胶之类主之。《原病式》曰：衄者，阳热怫郁，干于足阳明而上，热则血妄行，故鼻衄也。

【附方】

河间生地黄散　治郁热衄血，或略吐血，皆治之。

枸杞　柴胡　黄连　地骨　天门冬　白芍　甘草　黄芩　黄芪　生苄　熟苄等分

上㕮咀，汤煎服。若下血，加地榆。

又方　治衄血。

伏龙肝半斤

上以新汲水一大碗，淘取汁，和蜜顿服。

茜根散　治鼻衄不止。

茜根　阿胶蛤粉炒　黄芩各一两　甘草炙，半两　侧柏叶　生苄

上以水一盏，姜三片，煎服。

黄芩芍药汤　治鼻衄不止。

黄芩　芍药　甘草各等分

上以水煎服。或犀角地黄汤，如无犀角以升麻代之。鼻通于脑，血上溢于脑，所以从鼻而出。凡鼻衄，并以茅花调止衄散，时进淅米泔，仍令其以麻油滴入鼻，或以萝卜汁滴入亦可。又茅花、白芍药，对半尤稳。

外迎法：以井花水湿纸顶上贴之，左鼻以线扎左手中指，右出扎右手，俱出两手俱扎。或炒黑蒲黄吹鼻中，又龙骨末吹亦可。

止衄血。

黄芪六钱　赤茯苓　白芍　当归　生苄　阿胶各三钱

上为末，每服二钱，食后黄芪汤调服。

芎附饮

川芎二两　香附四两

上为末，每服二钱，茶汤调下。

又法　治心热吐血及衄血不止。

百叶榴花不拘多少

上干为末，吹出鼻中，立瘥。

溺血二十三

溺血属热，用炒山栀子，水煎服，或用小蓟、琥珀。有血虚，四物加牛膝膏；实者，用当归承气汤下之，后以四物加山栀。

【入方】

小蓟饮子　治下焦结热，血淋。

生苄　小蓟　滑石　通草　淡竹叶　蒲黄炒　藕节　当归酒浸　栀子炒　甘草炙，各半两

上以水煎，空心服。

【附录】溺血，痛者为淋，不痛者为溺血。溺血，先与生料五苓散加四物汤，若服不效，其人素病于色者，此属虚，宜五苓散和胶艾汤，吞鹿茸丸，或辰砂妙香散。四物加生地黄、牛膝，或四物加黄连、棕灰。又六味地黄丸为要药。茎中痛，用甘草梢，血药中少佐地榆、陈皮、白芷、棕灰。劫剂，用《瑞竹堂》蒲黄散，或单用蒲黄，或煎葱汤，调郁金末服之。又文蛤灰入煎剂妙。大抵小便出血，则小肠气秘，气秘则小便难，甚痛者谓之淋，不痛者谓之溺血，并以油头发烧灰存性为末，新汲水调下，妙。又方，以车前子为末，煎车前草叶，调二钱服。

【附方】

许令公方　治尿血。

生苧汁一升　生姜汁一合

上以二物相合，顿服，瘥。

当归承气汤

当归　厚朴　枳实　大黄　芒硝

生料五苓散　见中暑。

胶艾汤

阿胶　川芎　甘草炙，各二两　川归　艾叶炒，各二两　熟苄　白芍各四两

上㕮咀，每三钱，水酒煎，空心热服。

鹿茸丸

鹿茸一两，蜜炙　沉香　附子炮，各半两　菟丝子制，一两　当归　故纸炒　茴香炒　葫芦巴炒，各半两

上为末，酒糊丸。每服七十丸，空心盐酒下。

辰砂妙香散

麝香一钱，另研　山药姜汁炙，一两　人参半两　木香煨，二钱半　茯苓　茯神　黄芪各一两　桔梗半两　甘草炙，半两　远志炒，一两　辰砂三钱

上为末，每二钱，温酒下。

六味地黄丸　见诸虚。

《瑞竹堂》蒲黄散

故纸炒　蒲黄炒　千年石灰炒

上等分，为细末。每三钱，空心热酒调下。

下血二十四

下血，其法不可纯用寒凉药，必于寒凉药中加辛味为佐。久不愈者，后用温药，必兼升举，药中加酒浸炒凉药，如酒煮黄连丸之类，寒因热用故也。有热，四物加炒山栀了、升麻、秦艽、阿胶珠，去大肠湿热；属虚者，当温散，四物加炮干姜、升麻。凡用血药，不可单行单止也。

【入方】

白芷　五倍子

上为末，粥丸梧子大，服五十丸，米汤下。

【附录】下血当别其色，色鲜红为热，以连蒲散。又若内蕴热毒，毒气入肠胃，或因饮酒过多，及啖糟藏炙煿，引血入大肠，故下血鲜红，宜黄连丸，或一味黄连煎。余若大下不止者，宜四物汤加黄连、槐花，仍取血见愁少许，生姜捣取汁，和米大服。于血见愁草中，加入侧柏叶，与生姜同捣汁，尤好。毒暑入肠胃下血者，亦宜加味，黄连、槐花入煎服。血色瘀者为寒，血逐气走，冷寒入客肠胃，故上瘀血，宜理中汤温散。若风入肠胃，纯下清血，或湿毒，并宜胃风散加枳壳、荆芥、槐花。攧扑损，恶血入肠胃，下血浊如瘀血者，宜黑神散加老黄茄，为末，酒调下。《内经》云：下血为内伤络脉所致，用枳壳一味服。又方：用黄连二两，枳壳二两，槐花八两炒上一味，去槐花不用，止以二味煎服，立效，以解络脉之结也。

【附方】

血余灰　鞋底灰　猪牙皂角灰等分

上为末，酒凋二钱匕。

又方　治下血劫剂。

百药煎一两，取一半烧为灰

上为末，糊丸如梧子大。服六十丸，空心米汤下。

槐花散　治肠胃不调，胀满下血。

苍术　厚朴　陈皮　当归　枳壳各一两　槐花二两　甘草半两　乌梅半两

上以水煎，空心服。

又方　治下鲜血。

栀子仁烧灰

上为末，水和一钱匕，服。

又方 治粪前有血，面色黄。

石榴皮

上为末，煎茄子枝汤，调一钱匕。

又方 治粪后下血不止。

艾叶不拘多少

上以生姜汁三合，和服。

又方

槐花 荆芥穗等分

上为末，酒调下一钱匕，仍空心食，猪血炒。

又方 治脏毒下血。

苦楝炒令黑

上为末，蜜丸。米饮下二十丸，尤妙。

又方 治卒下血。

赤小豆一升，捣碎，水二升，绞汁饮之。

乌梅丸 治便血，下血。

乌梅三两，烧灰存性

上为末，醋糊丸，梧子大。空心服七十丸，米汤下。

酒煮黄连丸 见泄泻类。

黄连丸

黄连二两 赤茯苓一两 阿胶二两

上用黄连、茯苓为末，调阿胶，众手丸。每三十丸，食后饮下。

黄连香薷饮 见中暑。

理中汤 见中寒。

胃风汤 见下痢。

黑神散

百草霜研细

上用酒调下。

肠风脏毒二十五

肠风，独在胃与大肠出。若兼风者，苍术、秦艽、芍药、香附。

【入方】

黄芩 秦艽 槐角 升麻 青黛

治肠风下血。

滑石 当归 生芐 黄芩 甘草 苍术等分

上以水煎服。或以苍术、生芐，不犯铁器为末，丸服。

又方

茄蒂烧存性 栀子炒

上为末，捣饭丸如梧子大。每服空心一百丸，米汤下。

又方 便血久远，伤血致虚，并麻风癣见面者。

龟板二两，酥炙 升麻 香附各五钱 芍药一两五钱 侧柏叶 椿根皮七钱五分

上为末，粥丸。以四物汤加白术、黄连、甘草、陈皮作末，汤调送下丸药。

又方 脉缓大，口渴，月经紫色，劳伤挟湿。

白术五钱 黄柏炒 生芐 白芍各三钱 地榆二钱 黄芩二钱 香附二钱

上为末，蒸饼丸服。

又方 治积热便血。

苍术 陈皮一两五钱 黄连 黄柏 条芩各七钱五分 连翘五钱

上为末，生芐膏六两，丸如梧子大。每服五七十丸，白汤下。

又方

肠风脱露，以车荷鸣五七个，焙干，烧灰，醋调搽。仍忌湿面、酒、辛热物。

【附录】 肠胃不虚，邪气无从而入。人惟坐卧风湿，醉饱房劳，生冷停寒，酒面积热，以致荣血失道，渗入大肠，此肠风脏毒之所由作也。挟热下血，清而色鲜，腹中有痛；挟冷下血，浊以色黯，腹中略痛。清则为肠风，浊则为脏毒。有先便而后血者，其来也远；有先血而后便者，其来也近。世俗粪前粪后之说，非也。治法大要，先当解散肠胃风邪，热则用败毒散，冷者与不换金正气散，加川芎、当归，后随其冷热而治之。芎归汤一剂，又调血之上品，热者加茯苓、槐花，冷者加茯苓、木香，此则自根自本之论也。虽然精气血气，生于谷气，靖为大肠下血，大抵以胃药收功，以四君子汤、参苓白术散、枳壳散、小乌沉汤和之。胃气一回，血自循于经络矣。肠风者，邪气外入，随感随见；脏毒者，蕴积毒久而始见。《三因方》五痔肠风脏毒，辨之甚详。前二证皆以四物汤加刺猬皮。

【附方】

蒜连丸，一名金屑万应膏。

独头蒜十个　黄连不拘多少

上先用独蒜煨香熟，和药杵匀，丸如梧子大。空心米汤下四十丸。

又方　治肠风。

香附一两，炒　枳壳七钱五分，炒　当归五钱　川芎五钱　槐花炒　甘草炙，各二钱五分

上为粗末，每服三钱，水煎，生姜三片，枣一个。

败毒散　见瘟疫。

不换金正气散

厚朴姜制　藿香　甘草炙　半夏　苍术米泔浸　陈皮去白

上等分，姜三片，枣二个，煎，食前热服。

芎归汤

川芎　当归

上等分，水煎。

参苓白术散　见脾胃类。

枳壳散

枳壳麸炒，去穰　槐子微炒黄　荆芥穗各五钱

上为末，每服三钱，薄粟米粥调下，如人行一两里，再用粥压下，日进二三服。

小乌沉汤

香附二十两　乌药十两　甘草炙，一两

上为末，汤调下。

痔疮二十六

痔疮专以凉血为主。

【入方】

人参　黄芪　生苄　川芎　当归和血　升麻　条芩　枳壳宽肠　槐角凉血生血　黄连

一方无黄连。

熏洗

五倍子　朴硝　桑寄生　莲房又加荆芥

煎汤，先熏后洗。又冬瓜藤，亦好。又大肠热肿者，用木鳖子、五倍子研细末，调敷。痔头向上，是大肠热甚，收缩而上，用四物汤解毒，加枳壳、白术、槐角、秦艽。

【附录】痔者，皆因脏腑本虚，外伤风湿，内蕴热毒，醉饱交接，多欲自戕，以故气血下坠，结聚肛门，宿滞不散，而冲突为痔也。其肛边发露肉珠，状如鼠乳，时时滴渍脓血，曰牡痔；肛边生疮肿痛，突出一枚，数日脓溃即散，曰牝痔；肠口大颗发瘾，且痛且痒，出血淋沥，曰脉痔；肠内结核有血，寒热往来，登溷脱肛，曰肠痔。若血痔，则每遇大便清血随而不止；若酒痔，则每遇饮酒，发动疮肿，痛而流血；若气痔，则忧恐郁怒，适临乎前，立见肿痛，大便艰难，强力则肛出而不收矣。此诸痔之外证也。治法总要，大抵以解热调血顺气先之。盖热则血伤，血伤则经滞，经滞则气不运行，气与血俱滞，乘虚而坠入大肠，此其所以为痔也。诸痔久不愈，必至穿穴为漏矣。

【附方】

治诸痔疮

槐花四两　皂角刺一两，捶碎　胡椒十粒　川椒一两

上用猳猪肚一个，入药在内，扎定口，煮熟，去药，空心食猪肚。

清心丸　《素问》云：诸痛痒疮，皆属于心。心主血热，此药主之。

黄连一两　茯神　赤苓

上为末，炼蜜丸如梧子大。每一百丸，食前米汤下。

清凉饮　治诸痔热甚，大便秘结。

当归　赤芍　甘草炙　大黄米上蒸，晒

上等分为末，每服二钱，新水调下。

槐角丸　治诸痔及肠风下血脱肛。

槐角一两　防风　地榆　当归　枳壳　黄芩各半两

上为末，糊丸如梧子大。空心米汤下二十丸。

猬皮丸　治诸痔出，里急疼痛。槐花炒　艾叶炒　枳壳　地榆　当归　川芎　黄芪　白芍　白矾枯　贯众　猬皮一两，炙　头发烧，三钱　猪后蹄重甲十枚，炙焦　皂角一大锭，炙黄去皮

上为末，炼蜜为丸，梧子大。服五十丸，食前米汤下。

猪甲散　治诸痔。

猪悬蹄甲不拘多少

上为末，陈米汤，调二钱，空心服。

芎归丸　治痔下血不止。

川芎　当归　黄芪　神曲炒　地榆　槐花炒，各半两　阿胶炒　荆芥　木贼　头发烧灰，各一钱半

上为末，炼蜜丸，梧子大。服五十丸，食前米汤下。

干葛汤　治酒痔。

干葛　枳壳炒　半夏　茯苓　生苄　杏仁各半两　黄芩二钱半　甘草同上

上锉，每服三钱，黑豆一百粒，姜三片，白梅一个，煎服。

橘皮汤　治气痔。

橘皮　枳壳炒　川芎　槐花，各半两　槟榔　木香　桃仁炒，去皮　紫苏茎叶　香附　甘草炙，各二钱半

上锉，每服八钱，姜枣煎服。

熏洗方

槐花　荆芥　枳壳　艾叶

又方

土矾末二钱　木鳖子七个，取仁研

上以水煎，熏洗三两次。如肛门肿热，以朴硝末水调，淋之良。

又方　治肠痔，大便常有血。

上以蒲黄末方寸匕，米饮调下。日三顿，瘥。

又方

捣桃叶一斛蒸之，内小口器中，以下部榻上坐，虫自出。

地黄丸　治五痔，滋阴必用之。

地黄酒燕熟，一两六钱　槐角炒　黄柏炒　杜仲炒　白芷各一两　山药　山茱萸　独活各八钱　泽泻　牡丹　茯苓各六钱　黄芩一两半　白附子二钱

上炼蜜丸，如梧子大。空心服五十丸，米汤下。

熏痔方

用无花果叶煮水，熏，少时再洗，又好醋沃，烧新砖，如法坐熏，良。

又方

大黄三钱，煨　牡蛎一两，煨

上为末，作十服，空心服。

又方

大蒜一片，头垢捻成饼子，先安头垢饼于痔上，外安蒜艾灸之。

翻花痔

荆芥、防风、朴硝前汤洗之，次用木鳖子、郁金研末，入龙脑些少，水调敷。又方，雄胆、片脑，和匀贴之。

漏疮二十七

漏疮，先须服补药，生气血，用参、术、芪、芎、归为主，大剂服之，外以附子末津唾和作饼子，如钱厚，以艾灸，漏大炷大，漏小炷小。但灸令微热，不可使痛。干则易之，则再研如末，作饼再灸。如困则止，来日再灸，直到肉平为效。亦用附片灸，仍用前补剂作膏贴之，尤妙。痔漏，凉大肠，宽大肠。用枳壳去穰，入巴豆，铁线缠，煮透去巴豆，入药用，丸子则烂捣用，煎药干用，宽肠。涩窍，用赤石脂、白石脂、枯矾、黄丹、脑子。漏窍外塞，用童子小便、煅炉甘石、牡蛎粉。

又方

黄连散　原有痔漏，又于肛门边生一块，皮厚肿痛作脓，就在痔孔出，作食积注下治。

黄连　阿魏　神曲　山楂　桃仁　连翘　槐角　犀角等分

上为末，以少许置掌心，时时舐之，津液咽下，如消三分之二，止后服。

【附录】漏者，诸瘘之溃漏也。狼瘘、鼠瘘、蝼瘘、蛄瘘、蜂瘘、蚍蜉瘘、蛴螬瘘、浮蛆瘘、转筋瘘，古所谓九瘘是尔。析而言之，三十六种，其名目又不同焉。大抵外伤血气，内窜七情，与夫饮食乖常，染触蠹动含灵之毒，未有不变为瘘疮。穿孔一深，脓汁不尽，得冷而风邪并之，于是涓涓而成漏矣。然有近年漏者，有久年漏者，近则带淡红，或微肿，或小核；久则上而槁白，内而黑烂，淫虫恶臭生焉。

【附方】

猪肾丸　通行漏疮中恶水，自大肠中出。

黑牵牛碾细末，二钱半，入猪肾中，以线扎，青竹叶包，慢火煨熟。空心温酒嚼下。

乳香丸　治冷漏。

乳香二钱半　牡蛎粉一钱二分半

上为末，雪糕糊丸，麻子大。每服三十丸，姜汤，空心下。

生地黄膏　治漏疮通用。

露蜂房炙　五倍子　木香三钱　乳香一钱　轻粉一字

上为末，用生地黄一握，捣细，和为膏，摊生绢上贴。

蛇蜕散　治漏疮血水不止。

蛇皮焙焦　五倍子　龙骨各二钱半　续断五钱

上为末，入麝香少许，津唾调敷。

熏漏疮方

艾叶　五倍子　白胶香　苦楝根等分

上锉碎，烧香法置长桶内，坐熏疮处。

洗漏疮方　治漏疮孔中多有恶秽，常须避风洗净。

露蜂房、白芷煎汤洗，或大腹皮、苦参煎汤洗。

上洗毕，候水出，拭干，先用东向石榴皮晒为末，干掺以杀淫虫，稍顷敷药。

久瘘方

九孔蜂房炙黄

上为末，腊月猪脂研敷，候收汁，以龙骨、降香节末，入些乳香硬疮。

漏疮，或腿足先是积热所注，久则为寒。

附子破作两片，用人唾浸透，切成片，安漏孔上，艾灸。

又方

川芎半两　细辛　白芷梢一钱半

上为末，每日作汤服之。病在下，食前服；在上，食后服。看疮大小，讨隔年麻黄根，刮去皮，捻成绳子，入孔中，至入不去则止，疮外膏药贴之。

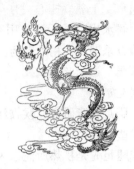

卷 三

脱肛二十八

脱肛属气热、气虚、血虚、血热。气虚者补气，参、芪、芎、归、升麻。血虚，四物汤。血热者凉血，四物汤加炒柏。气热者，条芩六两，升麻一两，曲糊丸，外用五倍子为末，托而上之，一次未收，至五七次，待收乃止。又东北方壁土，泡汤，先熏后洗。

【附录】肺与大肠为表里，故肺脏蕴热，则肛门闭结；肺脏虚寒，则肛门脱出。又有妇人产育用力，小儿久痢，皆致此。治之必须温肺脏，补肠胃，久则自然收矣。

【附方】
香荆散 治肛门脱出，大人小儿皆主之。
香附子 荆芥等分 砂仁
上为末，每服三钱，水一碗，煎热，淋洗；每服三钱，煎服亦可。

又方
五倍子为末，每用三钱，煎洗。

又方
木贼不拘多少，烧灰为末。掺肛门上，按入即愈。

呕吐二十九

凡有声有物，谓之呕吐；有声无物，谓之哕。胃中有热，膈上有痰者，二陈汤加炒山栀、黄连、生姜；有久病呕者，胃虚不纳谷也，用人参、生姜、黄芪、白术、香附之类。呕吐，朱奉议以半夏、橘皮、生姜为主。刘河间谓：呕者，火气炎上。此特一端耳。有痰膈中焦，食不得下者，有气逆者，有寒气郁于胃口者，有食滞心肺之分，而新食不得下而反出者，有胃中有火与痰而呕者。

呕吐药，忌瓜蒌、杏仁、桃仁、萝卜子、山栀，皆要作吐，丸药带香药行散不妨。注船大吐，渴饮水者即死，童便饮之最妙。

【附方】
理中加丁香汤 治中脘停寒，喜辛物，入口即吐。
人参 白术 片草炙 干姜炮，各一钱 丁香十粒
上咬咀，生姜十片，水煎服。或加枳实半钱亦可。不效，或以二陈汤加丁香十粒，并须冷服，盖冷遇冷则相入，庶不吐出。又或《活人》生姜橘皮汤。

《活人》生姜橘皮汤
橘皮四两 生姜半斤
上咬咀，水七盏，煮至三盏，去滓，逐旋温服。

热呕，《济生》竹茹汤、小柴胡加竹茹汤，见疟类。
上并用生姜，多煎服。

《济生》竹茹汤
葛根三两 半夏炮七次，二两 甘草炙，一两
上咬咀，每四钱，水一靠，入竹茹一小块，姜五片。

加味二陈汤 治停痰结气而呕。
半夏 橘皮各五两 白茯苓三两 甘草炙，一两半 砂仁一两 丁香五钱 生姜三两
上水煎服。

吐虫而呕方
黑铅炒成灰 槟榔末
米饮调下。

恶心三十

恶心有痰、有热、有虚，皆用生姜，随症佐药。

戴云：恶心者，无声无物，心中欲吐不吐，欲呕不呕。虽曰恶心，实非心经之病，皆在胃口上，宜用生姜，盖能开胃豁痰也。

【附录】恶心，欲吐不吐，心中兀兀，如人畏舟船，宜大半夏汤，或小半夏茯苓汤，或理中汤加半夏亦可。又胃中有热恶心者，以二陈加生姜汁、炒黄连、黄芩各一钱，最妙。

【附方】

大半夏汤

半夏　陈皮　茯苓各二钱半

上㕮咀，水二盏，姜二钱半，煎八分，食后服。

小半夏茯苓汤

半夏五两　茯苓三两

上㕮咀，每服八钱，用水一盏半，煎至一盏，入生姜自然汁投药中，更煎一两沸，热服，无时。或用生姜半斤同煎。

理中汤　见中寒。

咳逆三十一

咳逆有痰、气虚、阴火，视其有余不足治之。其详在《格致余论》。不足者，人参白术汤下大补丸；有余并有痰者吐之，人参芦之类。痰碍气而呃逆，用蜜水吐，此乃燥痰不出。痰者，陈皮、半夏；气虚，人参、白术；阴火，黄连、黄柏、滑石；咳逆自痢者，滑石、甘草、炒黄柏、白芍、人参、白术、陈皮，加竹、荆沥服。

戴云：呃逆者，因痰与热，胃火者极多。

【附录】咳逆为病，古谓之哕，近谓之呃，乃胃寒所生，寒气自逆而呃上，此证最危。亦有热呃，已见伤寒证。其有他病发呃者，宜用半夏一两，生姜半两，水煎热服。或理中汤加枳壳、茯苓各半钱，半夏一钱。不效，更加丁香十粒。吐利后，胃虚寒咳逆者，以羌活附子汤，或丁香十粒，柿蒂十个，切碎，水煎服；吐利后，胃热咳逆者，以橘皮竹茹汤。亦无别病，偶然致呃，此缘气逆而生，宜小半夏茯苓汤加枳实、半夏，又或煎汤泡萝卜子，研取汁，调木香调气散，热服之，逆气用之最佳。

【附方】

橘皮干姜汤　治咳逆不止。

橘皮　通草　干姜　桂心　甘草炙，各二两　人参一两

上用五钱，水煎服。

生姜半夏汤　通治咳逆欲死。

半夏一两　生姜二两

上以水煎，温作三服。

阴证咳逆。

川乌　干姜炮　附子炮　肉桂　芍药　甘草炙　半夏　吴茱萸　陈皮　大黄等分

上为末，每服一钱，生姜五片，煎服。

人参白术汤

人参　黄芩　柴胡　干葛　栀子仁　甘草炙，各半两　白术　防风　半夏泡，七次　五味

上㕮咀，每服四钱，姜三片煎。

羌活附子汤　治呃逆。

木香　附子炮　羌活　茴香炒，各半两　干姜一两

上为末，每服二钱，水一盏半，盐一捻，煎二十沸，和渣热服，一服止。《三因》加丁香。

橘皮竹茹汤

橘皮一升　竹茹一升半　甘草炙，二两　人参半两　枣三十个　生姜半两

上㕮咀，水十盏，煎至三盏，作三服。

小半夏茯苓汤

二陈汤加黄芩煎。

木香调气散

白蔻仁　丁香　檀香　木香各二两　藿香　甘草炙，各八两　砂仁四两

上为末，每服二钱，入盐少许，沸汤点服。

大补丸　见补损。

理中汤　见中寒。

翻胃三十二

翻胃大约有四：血虚、气虚、有热、有痰兼病，必用童便、韭汁、竹沥、牛羊乳、生姜汁。

气虚，入四君子汤，右手脉无力。血虚，入四物汤加童便，左手脉无力。切不可用香燥之药，若服之必死，宜薄滋味。治反胃，用黄连三钱，生姜汁浸，炒山楂肉二钱，保和丸二钱，同为末，糊丸如麻子大，胭脂为衣，人参

汤入竹沥再煎一沸，下六十丸。有痰，二陈汤为主，寸关脉沉或伏而大。有气结，宜开滞导气之药，寸关脉沉而涩。有内虚阴火上炎而反胃者，作阴火治之。

年少者，四物汤清胃脘，血燥不润便故涩，《格致余论》甚详；年老虽不治，亦用参术，关防气虚胃虚。气虚者，四君子汤加芦根、童便，或参苓白术散，或韭汁、牛羊乳，或入驳驴尿。又有积血停于内而致，当消息逐之。大便涩者难治，常令食兔肉，则便利。

翻胃即膈噎，膈噎乃翻胃之渐。《发挥》备言：年高者不治。粪如羊屎者，断不可治，大肠无血故也。

戴云：翻胃，血虚者，脉必数而无力；气虚者，脉必缓而无力；气血俱虚者，则口中多出沫，但见沫大出者必死。有热者，脉数而有力；有痰者，脉滑数，二者可治。血虚者，四物为主；气虚者，四君子为主；热以解毒为主；痰以二陈为主。

又方

用马剥儿烧灰存性一钱，好枣肉、平胃散二钱。

上和匀，温酒调服，食即可下，然后随病源调理。

又方

茱萸　黄连　贝母　瓜蒌　牛转草

治翻胃。

韭菜汁二两　牛乳一盏

上用生姜汁半两，和匀温服，效。

治翻胃，积饮通用。

益元散，生姜自然汁澄白脚，丸小丸子，时时服。

【附方】

烧针丸　此药清镇，专主吐逆。

黄丹不拘多少

上研细，用去皮小枣肉，丸如鸡头大，每用针签于灯上，烧灰为末，乳汁下一丸。

枣肉平胃散

厚朴姜制　陈皮去白，各三斤二两　甘草炙红枣　生姜各二斤　苍术米泔浸一宿，炒，五斤

上锉，拌匀，以水浸过面上半寸许，煮干，

焙燥为末。每服二钱，盐汤空心点服。

参苓白术散　见脾胃类。

保和丸　见积聚类。

吞酸三十三附嗳气

吞酸者，湿热郁积于肝而出，伏于肺胃之间，必用粝食蔬菜自养。宜用炒吴茱萸，顺其性而折之，此反佐之法也。必以炒黄连为君。二陈汤加茱萸、黄连各炒，随时令迭其佐使苍术、茯苓为辅佐，冬月倍茱萸，夏月倍黄连，汤浸饮饼，丸如小丸，吞之，仍教以粝食蔬菜自养，即安。

戴云：湿热在胃口上，饮食入胃，被湿热郁遏，其食不得传化，故作酸也。如谷肉在器，湿热则易为酸也。

【入方】

茱萸一两，去枝梗，煮少时，浸半日，晒干陈皮一两　苍术米泔浸，一两　黄连二两，陈壁土炒，去土秤　黄芩一两，如上土炒　或加桔梗一两，茯苓一两

上为末，神曲糊丸，绿豆大，每服二三十丸，时时津液，食后服。

【附录】

吞酸与吐酸不同。吐酸，《素问》以为热，东垣又为寒，何也？吐酸是吐出酸水如醋。平时津液，随上升之气郁积而久，湿中生热，故从火化，遂作酸味，非热而何？其有郁积之久，不能自涌而出，伏于肺胃之间，咯不得上，咽不得下，肌表得风寒则内热愈郁，而酸味刺心，肌表温暖，腠理开发，或得香热汤丸，津液得行，亦可暂解，非寒而何？《素问》言热，言其本也；东垣言寒，言其末也。

【附方】

曲术丸　治中脘宿食留饮，酸蜇心痛，或口吐清水。

神曲炒，三两　苍术米泔浸，炒，一两半　陈皮一两

上为末，生姜汁煮神曲糊为丸。每七十丸，姜汤下。

加味平胃散　治吞酸或宿食不化。

生料平胃散加神曲、麦芽炒，各半钱，术、朴不制。

上生姜三片，水煎五钱服。

嗳气，胃中有火有痰。

【入方】

南星　半夏　软石膏　香附

一本有炒栀子

上作丸，或作汤，服之。盖胃中有郁火，膈上有稠痰故也。

软石膏丸亦不可服，本方痰条下云：噫气吞酸，此系食郁有热，火气冲上，黄芩为君，南星、半夏、陈皮为佐，热多加青黛。

痞三十四

痞者有食积兼热，东垣有法有方。心下痞，须用枳实、炒黄连。如禀受充实，面苍骨露，气实之人而心下痞者，宜枳实、黄连、青皮、陈皮、枳壳；如禀受素弱，转运不调，饮食不化，而心下痞者，宜白术、山楂、曲糵、陈皮；如肥人心下痞者，乃是实痰，宜苍术、半夏、砂仁、茯苓、滑石；如瘦人心下痞者，乃是郁热在中焦，宜枳实、黄连、葛根、升麻；如食后感寒，饮食不化，心下痞，宜藿香、草豆蔻、吴茱萸、砂仁。痞挟血成窠囊，用桃仁、红花、香附、大黄之类。

【入方】

吴茱萸三两，汤浸煮少时　黄连八两

粥糊为丸。每服五七十丸，白术陈皮汤下。

玉液丸

软石膏不拘多少，又云火煅红出火毒

上为末，醋糊丸如绿豆大，服之专能泻胃火，并治食积痰火。

【附录】痞者，与否同，不通泰也。由阴伏阳蓄，气与血不运而成。处心下，位中央，膜满痞塞者，皆土之病也，与胀满有轻重之分，痞则内觉痞闷，而外无胀急之形者，是痞也。有中气虚弱，不能运化精微为痞者；有饮食痰积，不能施化为痞者；有湿热太甚为痞者。古方治痞用黄连、黄芩、枳实之苦以泄之；厚朴、生姜、半夏之辛以散之；人参、白术之甘苦以补之；茯苓、泽泻之淡以渗之。既痞同湿治，惟宜上下分消其气。如果有内实之证，庶可略与疏导。世人苦于痞塞，喜行利药，以求其速效，暂时快通，痞若再作，益以滋甚。

【附方】

加味补中益气汤　治内伤，心下痞。见内伤。

脉缓，有痰而痞，加半夏、黄连；脉弦，四肢满闷，便难，而心下痞，加柴胡、黄连、甘草；大便秘燥，加黄连、桃仁，少加大黄、归身；心下痞，瞀闷者，加白芍药、黄连；心下痞，中寒者，加附子、黄连；心下痞，腹胀，加五味子、白芍、砂仁；天寒，少加干姜或中桂；心下痞，呕逆者，加黄连、生姜、陈皮，如冬月，加黄连，少入丁香、藿香；心下痞，如腹中气上逆者，是冲脉逆也，加黄柏三分，黄连一分半以泄之；如食已心下痞，别服橘皮枳术丸。

枳实消痞丸　治右关脉浮弦，心下虚痞，恶食懒倦。开胃进食。

枳实　黄连各五钱　干生姜二钱　半夏曲三钱　厚朴四钱　人参三钱　甘草炙，二钱　白术三钱　茯苓　麦芽各二钱

上为末，水浸蒸饼，丸如梧桐子大。服三五十丸，温水下。

橘皮枳术丸

橘皮　枳实　白术等分

上为末，荷叶裹，烧饭为丸，每服五十丸，白汤下。

枳术丸　助胃消食，宽中，去痞满。

白术　枳实各二两

上为末，荷叶裹，烧饭为丸。

嘈杂三十五

嘈杂，是痰因火动，治痰为先，姜炒黄连入痰药，用炒山栀子、黄芩为君，南星、半夏、陈皮为佐，热多加青黛。嘈杂，此乃食郁有热，炒栀子、姜炒黄连不可无。肥人嘈杂，二陈汤少加抚芎、苍术、白术、炒山栀子。嘈杂若湿痰气郁，不喜食，三补丸加苍术，倍香附子。

医按蒋氏子条云：心嘈索食，以白术、黄连、陈皮作丸，白汤下七八十丸，数服而止。又云：眩晕嘈杂，是火动其痰，二陈汤加栀子、芩、连之类。

戴云：此则俗谓之心嘈也。

三补丸　见补损。

伤食三十六

伤食恶食者，胸中有物，宜导痰补脾，用二陈汤加白术、山楂、川芎、苍术服之。

忧抑伤脾，不思饮食，炒黄连、酒芍药、香附，同清六丸末，用姜汁浸，蒸饼丸服。

【入方】

治气抑痰，倦不思食。

白术二两　苍术　陈皮　黄连　黄柏　半夏各二两　扁柏七钱半　香附一两半　白芍一两半

上为末，姜汁曲糊丸。

治心腹膨，内多食积所致。

南星一两半，姜制　半夏　瓜蒌仁研和润，一两半　香附一两，童便浸　黄连三两，姜炒　礞石硝煅　萝卜子　连翘半两　麝少许　又方加陈皮半两。

上为末，曲糊丸。

一人因吃面内伤，肚热头痛。

白术一钱半　白芍　陈皮　苍术各一钱　茯苓　黄连　人参　甘草各五分

上作一服，姜三片，煎。如口渴，加干葛二钱，再调理。

补脾丸

白术半斤　苍术　茯苓　陈皮各三两

粥为丸。

清六丸　见泄泻。

【附录】伤食之证，右手气口必紧盛，胸膈痞塞，噫气如败卵臭，亦有头痛发热，但身不痛为异耳，用治中汤加砂仁一钱，或用红丸子。

【附方】

加味二陈汤　治中脘闻食气则呕。

本方加砂仁一钱，青皮半钱。

红丸子　治伤食。

京三棱　蓬术煨　青皮　陈皮五两　干姜炮　胡椒三两

上为末，用醋糊丸如梧子大，矾红为衣，服三十丸，食后姜汤下。

治中汤　见脾胃。

疸三十七

疸不用分其五，同是湿热，如盦曲相似。

轻者，小温中丸；重者，大温中丸。热多，加芩、连；湿多者，茵陈五苓散加食积药。温热因倒胃气，服下药大便下利者，参、芪加山栀、茵陈、甘草。

戴云：五疸者，周身皮肤并眼如栀子水染。因食积黄者，量其虚实，下其食积。其余但利小便为先，小便利白，其黄则自退矣。

【入方】

小温中丸　治疸，又能去食积。

苍术　川芎　香附　神曲　针砂醋炒红

春加芎，夏加苦参或黄连，冬加吴茱萸或干姜。

大温中丸　治食积与黄肿，又可借为制肝燥脾之用。脾虚者，以参、术、芍药、陈皮、甘草作汤使。

陈皮　苍术　厚朴　三棱　蓬术　青皮五两　香附一斤　甘草一两　针砂二两，醋炒红

上为末，醋糊丸。空心姜盐汤下，午后饮食，可酒下。忌犬肉果菜。

【附录】黄疸乃脾胃经有热所致，当究其所因，分利为先，解毒次之。诸疸口淡，怔忡耳鸣，脚软，微寒发热，小便白浊，此为虚证。治宜四君子汤吞八味丸，不可过用凉剂强通小便，恐肾水枯竭。久而面黑黄色，及有渴者不治，不渴者可治。黄疸，通身面目悉黄，宜生料五苓散加茵陈，又宜小柴胡加茵陈、茯苓、枳实，少加朴硝，《济生》茵陈汤，《千金方》东引桃根细者煎，空心服。谷疸，食已头眩，心中佛郁不安，饥饱所致，胃气蒸冲而黄，宜小柴胡加谷芽、枳实、厚朴、山栀、大黄、《济生》谷疸丸。酒疸，身目黄，心中懊憹，足胫满，尿黄面黄而赤斑，酒过胃热，醉卧当风，水湿得之，小柴胡加茵陈、豆豉、大黄、黄连、葛粉。脉微数，面目青黑，或大便黑，《三因方》白术散；脉弦涩，《三因》当归白术散，《济生方》五苓加葛根汤。女劳疸，因房事后为水湿所搏，故额黑身黄，小腹满急，小便不利，以大麦一撮，同滑石、石膏末各一钱煎服。黄汗者，因脾胃有热，汗出入水，澡浴所致，故汗出黄染衣而不渴，《济生方》黄芪散、茵陈汤。又以苦丁香如豆大，深吸鼻中，

出黄水差。发黄，脉沉细迟，四肢逆冷，身冷，自汗不止，宜茵陈四逆汤。

【附方】

茵陈蒿汤　治湿热发黄，身热，鼻干，汗出，小便赤而不利。

茵陈六两　栀子十四个　大黄三两

上三味，每服一两半，水煎服。

栀子大黄汤　治酒疸。

栀子十五个　大黄一两　枳实五枚　豉一升

水煎温服。

硝石矾石散　治女劳疸，身黄额黑。

硝石　矾石各烧，等分

上为末，以大麦粥汁和服二钱，日三，重衣覆取汗。

瓜蒂散

瓜蒂二钱　母丁香一钱　黍米四十九粒　赤小豆半钱

上为末，每夜于鼻内嗜之，取下黄水。凡用先令病人含水一口。

茵陈五苓散

上用五苓散五分，茵陈蒿末十分，和匀。先食饮，服方寸匕，日三服。

八味丸　见补损。

生料五苓散　见中暑。

小柴胡汤　见疟。

《济生》茵陈汤

茵陈二两　大黄一两　栀子仁三钱

上咬咀，每服四钱，水一盏，煎八分，温服，不拘时。

《济生》谷疸丸

苦参三两　牛胆一个　龙胆草一两

上为末，用牛胆汁入少炼蜜丸，如梧子大。每五十丸，空心，热水或生姜甘草汤送下。

《三因》白术汤

桂心　白术各一两　豆豉　干葛　杏仁　甘草各半两　枳实去瓤，麸炒

上咬咀，每服四钱，水一盏，煎七分，食前服。

《三因》当归白术汤

白术　茯苓各二两　当归　黄芩　茵陈各二两　甘草炙　枳实麸炒　前胡　杏仁去皮尖，麸

炒，各二两　半夏泡七次，一两半

上咬咀，每服四钱，食后温服。

《济生》五苓散

猪苓　泽泻　白术　茵陈　赤苓等分

上咬咀，每四钱，水煎，温服无时。

《济生》葛根汤

葛根二两　枳实麸炒　豆豉一两　栀子仁一两　甘草炙，半两

上咬咀，水煎服，无时。

《济生》黄芪散

黄芪　赤芍　茵陈各二两　石膏四两　麦门冬去心　豆豉各一两　甘草炙，半两

上咀，姜五片，水煎服，无时。

茵陈四逆汤　方见中寒类。加茵陈。

水肿三十八

水肿，因脾虚不能制水，水渍妄行，当以参、术补脾，使脾气得实，则自健运，自能升降运动其枢机，则水自行，非五苓、神佑之行水也。宜补中、行湿、利小便，切不可下。用二陈汤加白术、人参、苍术为主，佐以黄芩、麦门冬、炒栀子制肝木。若腹胀，少佐以厚朴；气不运，加木香、木通；气若陷下，加升麻、柴胡提之，随病加减，必须补中行湿。二陈治湿，加升提之药，能使大便润而小便长。产后必须大补血气为主，少佐苍术、茯苓，使水自降，用大剂白术补脾。若壅满，用半夏、陈皮、香附监之；有热当清肺金，麦门冬、黄芩之属。一方用山栀子去皮取仁，炒，搥碎，米汤送下一抄；若胃热病在上者，带皮用。治热水肿，用山栀子五钱，木香一钱半，白术二钱半，咬咀，取急流顺水煎服。水胀，用大戟、香薷，浓煎汁，成膏丸，去暑利小水。大戟为末，枣肉丸十丸，泄小水，劫快实者。

戴云：水肿者，通身皮肤光肿如泡者是也，以健脾、渗水、利小便、进饮食，元气实者可下。

【附录】腰以下肿，宜利小便；腰以上肿，宜发汗。此仲景之要法也。诸家只知治湿当利小便之说，执此一途，用诸去水之药，往往多死。又用导水丸、舟车丸、神佑丸之类大下之，此速死之兆。盖脾极虚而败，愈下愈虚，虽劫

效目前，而阴损正气，然病亦不旋踵而至。大法宜大补中宫为主，看所挟加减，不尔则死。当以严氏实脾散加减用。阳病水兼阳证者，脉必沉数；阴病水兼阴证者，脉必沉迟。水之为病不一。贾洛阳以病肿不治，必为锢疾，虽有扁鹊，亦莫能为，则知肿之危恶，非他病比也。夫人之所以得全其性命者，水与谷而已。水则肾主之，土谷则脾主之，惟肾虚不能行水，惟脾虚不能制水，胃与脾合气，胃为水谷之海，又因虚而不能传化焉。故肾水泛溢，反得以浸渍脾土，于是三焦停滞，经络壅塞，水渗于皮肤，注于肌肉，而发肿矣。其状：目胞上下微起，肢体重着，咳喘怔忡，股间清冷，小便涩黄，皮薄而光，手按成窟，举手即满是也。治法：身有热者，水气在表，可汗；身无热，水气在里，可下。其间通利小便，顺气和脾，俱不可缓耳。证虽可下，又当权其重轻，不可过用芫花、大戟、甘遂猛烈之剂，一发不收，吾恐峻决者易，固闭者难，水气复来而无以治之也。风肿者，皮粗，麻木不仁，走注疼痛；气肿者，皮厚，四肢瘦削，腹胁胀膨。其皮间有红缕赤痕者，此血肿也。妇人怀胎，亦有气遏水道而虚肿者，此但顺气安脾，饮食无阻，既产而肿自消。大凡水肿，先起于腹，而后散四肢者，可活；先起于四肢，而后归于腹者，不治。大便滑泄，与夫唇黑、缺盆平、脐突、足平、背平，或肉硬，或手掌平，又或男从脚下肿而上，女从身上肿而下，并皆不治。若遍身肿，烦渴，小便赤涩，大便闭，此属阳水，先以五皮散或四磨饮添磨生枳壳，重则疏凿饮；若遍身肿，不烦渴，大便溏，小便少不涩赤，此属阴水，宜实脾饮，或木香流气饮。阳水肿，败荷叶烧灰存性为末，米饮调下。若病可下者，以三圣散，牵牛、枳实、萝卜子三味，看大小虚实与服。气实者，三花神佑丸、舟车丸、禹功散选用，忌食羊头、蹄肉，其性极补水，食之百不一愈。

【附方】

加味五皮散 治四肢肿满，不分阳水、阴水皆可服。

陈皮 桑白皮 赤茯苓皮 生姜皮 大腹皮各一钱 加姜黄一钱 木瓜一钱

上作一服，水煎。又方去陈皮、桑白，用五加、地骨皮。

疏凿饮子 治水气遍身浮肿，喘呼气急，烦渴，大小便不利，服热药不得者。

泽泻 赤小豆炒 商陆 羌活 大腹皮椒目 木通 秦艽 槟榔 茯苓皮等分

上㕮咀，水煎，姜五片。

大橘皮汤 治湿热内攻，腹胀水肿，小便不利，大便滑泄。

陈皮一两 木香二钱半 滑石六两 槟榔三钱 茯苓一两 猪苓 白术 泽泻 肉桂各半两甘草二钱

生姜五片，水煎服。

十枣丸 治水气，四肢浮肿，上气喘急，大小便不利。

甘遂 大戟 芫花各等分

上为末，煮枣肉为丸，桐子大。清晨热汤下三十丸，以利为度，次早再服。虚人不可多服。

又方 治虚肿。

大香附不拘多少以童便浸一日夜；取出，另换童便，又浸一日夜；再取出，又换童便浸一日夜，擦去皮，晒干

上为末，醋糊丸如梧子大。服七十丸，煎二十四味流气饮送下。

严氏实脾散

厚朴制 白术 木瓜 大腹子 附子 木香 草果仁 白茯苓 干姜炮，各一两 甘草炙，半两

上㕮咀，姜五片，枣一枚，煎，服无时。

木香流气饮 见气类。

四磨饮 见喘类。

三花神佑丸 舟车丸 并见中湿类。

禹功散

黑牵牛头末，四两 茴香炒，一两

上为末，生姜自然汁调一二钱，临睡服。或加白术一两。

加味枳术汤 治气为痰饮闭隔，心下坚胀，名曰气分。

枳壳 白术 紫苏茎叶 桂 陈皮 槟榔

北梗　木香　五灵脂炒，各二分　半夏　茯苓　甘草各一分半

上以水煎，姜三片。

胎水证：凡妇人素有风寒冷湿，妊娠喜脚肿，亦有通身肿满，心腹急胀，名曰胎水。

二十四味流气饮　见气类。

鼓胀三十九

鼓胀又名单鼓，宜大补中气、行湿，此乃脾虚之甚，必须远音乐、断厚味。大剂人参、白术，佐以陈皮、茯苓、苍术之类。有血虚者，用四物汤行血药。有脉实坚人壮盛者，或可攻之，便可收拾，用参、术为主。凡补气，必带厚朴宽满，厚朴治腹胀，因味辛，以气聚于下焦故也，须用姜汁制之。如肥胖之人腹胀者，宜平胃、五苓共服之；如白人腹胀者，是气虚，宜参、术、厚朴、陈皮；如瘦人腹胀者，是热，宜黄连、厚朴、香附、白芍；如因有故蓄血而腹胀者，宜抵当丸下死血；如因有食积而腹胀者，有热，用木香槟榔丸，有寒，用木香、厚朴、丁香、砂仁、神曲、香附；如因外寒郁内热而腹胀者，用藿香、麻黄、升麻、干葛、桂枝；因大怒而腹胀者，宜青皮、陈皮、香附、木香、栀子仁、芦荟。实者，按之不坚不痛，治须实者下之、消之、次补之；虚者温之、升之、补为要。朝宽暮急，血虚；暮宽朝急，气虚；终日急，气血皆虚。腹胀不觉满者，食肉多，以黄连一两，阿魏半两，醋浸蒸饼为丸，同温中丸、白术汤下。食肉多腹胀，三补丸料内加香附、半夏曲，蒸饼丸服。

【附录】心肺阳也，居上；肾肝阴也，居下；脾居中，亦阴也，属土。经曰：饮食入胃，游溢精气，上输于脾，脾气散精，上归于肺，通调水道，下输膀胱，水精四布，五经并行。是脾具坤静之德，而有乾健之运，故能使心肺之阳降，肾肝之阴升，而成天地交之泰，是为无病。今也七情内伤，六淫外侵，饮食不节，房劳致虚，脾土之阴受伤，转运之官失职，胃虽受谷，不能运化，故阳自升，阴自降，而成天地不交之否，清浊相混，隧道壅塞，郁而为热，热留为湿，湿热相生，遂成胀满。经曰：鼓胀是也。以其外虽坚满，中空无物，有似于

鼓，其病胶固，难以治疗。又名曰蛊，若虫侵蚀之义。理宜补脾，又须养肺金以制木，使脾无贼邪之患，滋肾水以制火，使肺得清化，却厚味，断妄想，远音乐，无有不安。医又不察虚实，急于作效，病者苦于胀急，喜行利药，以求通快，小知宽得一日半日，其肿愈甚，病邪甚矣，真气所伤矣！古方惟禹余粮丸，又名紫金丸，制肝补脾，殊为切当。

【附方】

中满分消丸　治中满鼓胀，水气胀、大热胀，并皆治之。

黄芩　枳实炒　半夏　黄连炒，各五钱　姜黄　白术　人参　甘草　猪苓各一钱　厚朴制，一两　茯苓　砂仁各二钱　泽泻　陈皮各三钱　知母四钱　干生姜二钱

上为末，水浸蒸饼，丸如梧子大，每服百丸。焙热，白汤下，食后。寒因热用，故焙服之。

广茂溃坚汤　中满腹胀，内有积块，坚硬如石，令人坐卧不安，大小便涩滞，上气喘促，遍身虚肿。

厚朴　黄芩　益智　草豆蔻　当归各五钱　黄连六钱　半夏七钱　广茂　升麻　红花炒　吴茱萸各二钱　甘草生　柴胡　泽泻　神曲炒　青皮　陈皮各三钱　渴者，加葛根四钱。

上每服七钱，生姜三片，煎服。

紫苏子汤　治忧思过度，致伤脾胃，心腹胀满，喘促烦闷，肠鸣气走，漉漉有声，大小便不利，脉虚紧而涩。

苏子一两　大腹皮　草果　半夏　厚朴　木香　陈皮　木通　白术　枳实　人参　甘草各半两

上水煎，生姜三片，枣一枚。

人参芎归汤　治血胀，烦躁，水不咽，迷忘，小便多，大便异，或虚厥逆。妇人多有此证。

当归　半夏七钱半　川芎一两　蓬术　木香　砂仁　白芍　甘草炙，各半两　人参　桂心　五灵脂炒，各二钱半

上水煎，生姜三片，枣一个，紫苏四叶。

禹余粮丸　治中满，气胀，喘满，及水气

胀。

蛇含石大者三两，以铁铫盛，入炭火中，煅药与铫子一样通红，用钳出铫子，以药淬醋中，候冷，研极细　真针砂五两，先以水淘净，控干，更以铁铫子炒干，入禹余粮一斤，用水醋二升，就铫内煮令醋干为度，却就用铫子同二药入一秤炭火中，煅令通赤，钳出铫子，倾药干净砖地上，候冷研极细　禹余粮三两，同入针砂内制

以上三物为主，其次量人虚实，入下药：

木香　牛膝酒浸　莪术炮　白蒺藜　桂心　川芎　白豆蔻　土茴香炒　三棱炮　羌活　茯苓　干姜炮　青皮去白　附子炮　陈皮　当归酒浸一夕

上各半两，虚人、老人全用半两，实壮之人，随意减之。

上为末，拌匀，以汤浸蒸饼，滤去水，和药再捣极匀，丸如梧桐子大。每服五十丸，空心温酒下。最忌食盐，否则发疾愈甚。

平胃散　见脾胃。

五苓散　见中暑。

抵当丸

水蛭七个　虻虫八个　桃仁七个　大黄一两

上为末，分作四丸，水一盏，煎一丸，取七分，温服，当下血，未下再服。

《绀珠》木香槟榔丸

木香　槟榔　当归　黄连　枳壳　青皮　黄柏各两　黄芩　陈皮　三棱　香附　牵牛末各二两　莪术　大黄各四两

上为末，面糊丸，梧子大。每服五七十丸，临卧姜汤下。寻常消导开胃，只服三四十丸。

温中丸　见积类。

三补丸　见补损。

小便不通四十

小便不通，有气虚、血虚、有痰、风闭、实热。气虚，用参、芪、升麻等，先服后吐，或参、芪药中探吐之；血虚，四物汤，先服后吐，或芎归汤中探吐亦可；痰多，二陈汤，先服后吐，以上皆用探吐。若痰气闭塞，二陈汤加木通一作木香、香附探吐之，以提其气。气升则水自降下，盖气承载其水也。有实热者，当利之，砂糖汤调牵牛末二二分，或山栀之类。

有热、有湿、有气结于下，宜清、宜燥、宜升。有孕之妇，多患小便不通，胞被胎压下故也。《转胞论》用四物汤加参、术、半夏、陈皮、甘草、姜、枣，煎汤，空心服。

一妇人脾疼后，患大小便不通，此是痰隔中焦，气滞于下焦，以二陈汤加木通，初吃后，煎渣吐之。

【附录】肾主水，膀胱为之府，水潴于膀胱而泄于小肠，实相通也。然小肠独应于心者，何哉？盖阴不可以无阳，水不可以无火，水火既济，上下相交，此荣卫所以流行，而水窦开合，所以不失其司耳。惟夫心肾不交，阴阳不调，故内外关格而水道涩，传送失度而水道滑，热则不通，冷则不禁。其热盛者，小便闭而绝无；其热微者，小便难而仅有。肾与膀胱俱虚，客热乘之，故不能制水。水挟热而行涩，为是以数起而溺有余沥；肾与膀胱俱冷，内气不充，故胞中自滑，所出多而色白，为是以遇夜阴盛愈多矣。小便涩滑，又当调适其气欤。

【附方】

草蜜汤　治心肾有热，小便不通。

生车前草，捣取自然汁半盏，入蜜一匙，调下。

蒲黄汤　治心肾有热，小便不通。

赤茯苓　木通　车前子　桑白皮　荆芥　灯芯　赤芍　甘草炙　生蒲黄　滑石等分

上为末，每服二钱，葱头一根，紫苏五叶，煎汤调服。

又方　治膀胱不利为癃。癃者，小便闭而不通。

八正散加木香以取效。或云滑石亦可。

又方　治小便不通，脐下满闷。

海金沙一两　腊茶半两

上为末，每服三钱，生姜甘草汤调下。

又方　治小便不通。

鸡子中黄一枚，服之不过三。

又方　炒盐，热熨小腹，冷复易之。

又方　治忍小便，久致胞转。

自取爪甲烧，饮服之。

又方　以蒲黄裹患人肾，令头至地，三度即通。

又方　取陈久笔头一枚，烧为灰，和水服之。

芎归汤　见肠风类。

二陈汤　见中风。

八正散　见淋。

小便不禁四十一

小便不禁者，属热、属虚。热者，五苓散加解毒；虚者，五苓加四物。

戴云：小便不禁，出而不觉，赤者有热，白者气虚也。

【附录】小便不禁，有虚热、虚寒之分。内虚寒，自汗者，秘元丹、《三因》韭子丸；内虚湿热者，六味地黄丸或八味丸加杜仲、骨脂、五味。老人，宜八味丸减泽泻为妙。

【附方】

秘元方　助阳消阴，正气温中，内虚里寒，冷气攻心，胀痛泄泻，自汗时出，小便不禁，阳衰足冷，真气不足，一切虚冷。

白龙骨三两，烧　诃子十个，炮，去核　砂仁一两　灵砂二两

上四味为末，煮糯米粥丸，如麻子大。空心，温酒送下二丸，临卧冷水送下三丸。忌葱、茶、葵菜物。

暖肾丸　治肾虚多溺，或小便不禁而浊。

葫芦巴炒　故纸炒　川楝用牡蛎炒，去牡蛎　熟苄　益智　鹿茸酒炙　山茱萸　代赭烧，醋淬七次，另研　赤石脂各七钱半

龙骨　海螵蛸　熟艾醋拌，炙焦　丁香　沉香　乳香各五钱　禹余粮煅，醋淬，七钱半

上为末，糯米粥丸，如梧子大。服五十丸，煎菖蒲汤，空心送下。

《三因》家韭子丸　治下元虚冷，小便不禁，或成白浊。

韭子六两，炒　鹿茸四两，酥炙　苁蓉酒浸牛膝　熟苄　当归各二两　巴戟去心　菟丝子酒浸，各一两半　杜仲　石斛　桂心　干姜炮，各一两

上为末，酒糊丸如梧子大。每服一百丸，空心，汤酒任下。

六味地黄丸　见补损。

八味丸　见补损。

关格四十二

关格，必用吐，提其气之横格，不必在出痰也。有痰宜吐者，二陈汤吐之，吐中便有降。有中气虚不运者，补气药中升降。寒在上，热在下，脉两手寸俱盛四倍以上。

戴云：关格者，谓膈中觉有所碍，欲升不升，欲降不降，欲食不食，此谓气之横格也。

淋四十三

淋有五，皆属乎热。解热利小便，山栀子之类。山栀子去皮一合，白汤送下。淋者，小便淋沥，欲去不去，不去又来，皆属于热也。

【入方】

治老人气虚而淋者。

人参　白术　木通　山栀

地髓汤　治死血作淋，痛不可忍，此证亦能损胃不食。

杜牛膝一合

上以水五盏，煎，耗其四而留其一，去滓，入麝香少许，空心服之。又只单以酒煎，亦可，又名苦杖散。老人虚寒者，八味丸或六味地黄丸为要药。

又方　治气虚而淋者。

八物汤加黄芪、虎杖、甘草，煎汤服，诸药中可加牛膝。

【附录】诸淋所发，皆肾虚而膀胱生热也。水火不交，心肾气郁，遂使阴阳乖舛，清浊相干，蓄在下焦，故膀胱里急，膏血砂砂石，从小便道出焉。于是有欲出不出，淋沥不断之状，甚者窒塞其间，则令人闷绝矣。大凡小肠有气则小便胀，小肠有血则小便涩，小肠有热则小便痛。痛者为血淋，不痛者为尿血，败精结者为沙，精结散者为膏，金石结者为石，小便涩常有余沥者为气。揣本揆原，各从其类也。执剂之法，并用流行滞气，疏利小便，清解邪热。其于调平心火，又三者之纲领焉。心清则小便自利，心平则血不妄行。最不可用补气之药，气得补而愈胀，血得补而愈涩，热得补而愈盛，水窦不行，加之谷道闭遏，未见其有能生者也。虽然肾气虚弱，囊中受寒，亦有挟冷而小便淋涩，其状先寒战而后溲便。盖冷气与正气交争，

冷气盛则寒战而成淋，正气盛则寒战解而得便溺也。又有胞系转戾之不通者，是不可不辨。胞转证，脐下急痛，小便不通。凡强忍小便，或尿急疾走，或饱食忍尿，饱食走马，忍尿入房，使水气上逆，气迫于胞，故屈戾而不得舒张也。胞落则俎。

淋闭，古方为癃。癃者，罢也。不通为癃，不约为遗。小便滴沥涩痛者谓之淋，小便急满不通者谓之闭。宜五苓散、灯心汤调服。若脐下胀满，更加琥珀末一钱，甚效。

有淋病，下诸通利药不能通者，或用木香流气饮，或别用通气香剂才愈者，此乃气淋，出于冷热淋之外。血淋一证，须看血色，分冷热。色鲜者，心小肠实热；色瘀者，肾膀胱虚冷。若的是冷淋及下元虚冷，血色瘀者，并宜汉椒根锉碎，不拘多少，白水煎，后冷服。若热极成淋，服药不效者，宜减桂五苓散加木通、滑石、灯心、瞿麦各少许，蜜水调下。

【附方】

二神散　治诸淋急痛。

海金砂七钱半　滑石半两

上为末，每服二钱半，多用灯心、木通、麦门冬煎，入蜜少许，调下。

五淋散　治诸淋。

赤茯苓　赤芍　山栀仁　生甘草七钱半　当归　加黄芩五钱

每服五钱，水煎，空心服。

车前子散　治诸淋，小便痛不可忍。

车前子不炒，半两　淡竹叶　荆芥穗能通窍　赤茯苓　灯心各二钱半

上作二服，水煎。

又方　治小肠有热，血淋急痛。

生车前草洗净，臼内捣细，每服准一盏许，井水调，滤清汁，食前服。若沙淋，则以煅寒水石为末，水调服。

茯苓调血汤　治酒面过度，房劳后，小便下血。

赤茯苓一两　赤芍　川芎　半夏曲各五钱　前胡　柴胡　青皮　枳壳　北梗　桑皮　白茅根　灯心　甘草炙，各二钱半

每服三钱，姜三片，蜜一匙，水煎服。

沙石淋方

黑豆一百二十粒　生粉草一寸

上以水煎，乘热入滑石末一钱，空心服。

木香汤　治冷气凝滞，小便淋涩作痛，身体冷。

木香　木通　槟榔　大茴香炒　当归　赤芍　青皮　泽泻　橘皮　甘草

上每服三钱，姜三片，入桂少许，煎服。

又方　治小便淋痛，下沙石，或赤涩。

萱草根

上用一握，捣取汁服，或嫩苗煮食之，亦可。

又方　治卒淋痛。

益元散二钱　茴香一钱，微炒黄

上为末，水煎服。

又方　治淋，茎中痛，其肝经气滞有热。

甘草梢子一味

上用水煎，空心服。

又方　治苦病淋而茎中痛不可忍者。

六君子汤或四君子汤加黄柏、知母、滑石、石苇、琥珀煎服。方见脾胃类。

《博济方》治五淋。

赤芍药一两　槟榔一个，面裹煨

上为末，每服一钱，水煎，空心服。

又方　治热淋、血淋效。

赤小豆不拘多少，炒熟

上为末，每服二钱，煨葱一根，温酒调服。

通秘散　治血淋，痛不可忍。

陈皮　香附　赤茯苓等分

上锉散，每服二钱，水煎，空心服。

白薇散　治血淋、热淋。

白薇　赤芍等分

上为末，每服二钱，温酒调下，立效。或加槟榔。

发灰散　治血淋，若单小便出血，为茎衄，皆主之。

乱发不拘多少，烧灰，入麝香少许，每服用米醋泡汤调下。

治淋以葵子末等分，用米饮空心调下。最治妇人胞转不尿。

沉香散　治气淋，多因五内郁结，气不舒

行，阴滞于阳而致壅滞，小腹胀满，便溺不通，大便分泄，小便方利。

沉香　石苇去毛　滑石　王不留行　当归各半两　葵子　芍药七钱半　甘草　陈皮二钱半

上为末，每服二钱半，煎大麦汤调下。

又方　治淋。

人参一钱　白术一钱半　泽泻七分　麦门冬半钱　赤茯苓七分　甘草半钱　滑石半钱　竹叶三十片　灯心二十茎

锉，作一服，水煎。

又方

海金沙七钱半　滑石五钱　煎木通、麦门冬、车前草，汤服二钱。

生附汤　治冷淋，小便秘涩，数起不通，窍中苦痛，憎寒凛凛，多因饮水过度，或为寒湿，心虚志耗，皆有此证。

附子去皮脐　滑石各半两　瞿麦　木通七钱半　半夏

上锉散，每服三钱，水一盏，生姜三片，灯心二十茎，蜜半匙，煎，空心服。

八正散　治大人小儿心经蕴热，脏腑秘结，小便赤涩，癃闭不通，热淋、血淋并宜。

车前　瞿麦　萹蓄　滑石　甘草　山栀　木通　大黄面裹煨，各等分　灯心二十茎

上每服五钱，水煎，空心服。

清心连子饮　治上盛下虚，心火炎上，口苦咽干，烦渴微热，小便赤涩，或欲成淋。

黄芪　石莲肉　白茯苓　人参各七钱半　黄芩　甘草炙　地骨皮　麦门冬　车前子各五钱

上每服五钱，水煎。发热，加柴胡、薄荷。

又方　治诸淋。

五苓散二钱　益元散一钱　灯心三十茎

上水煎，空心服。或云：益元散只加车前末一钱，又或去前二件，只加阿胶末一钱。

又方　治热淋、血淋。

麻根十个

上以水四碗，煎去三留一，空心服，甚效。

又方　治淋疾。

石燕子十个，捣如黍米大　新桑白皮三两，锉，同拌匀

上将二物分作七贴，每用水一盏，煎七分，

去渣，空心午前至夜，各一服。

参茯琥珀汤　治淋，茎中痛不可忍，相引胁下痛。

人参五分　茯苓四分　琥珀三分　川楝子炒，一钱　生甘草一钱　玄胡索七分　泽泻　柴胡各三分　当归梢三分

上作一服，长流水煎，空心服。

灸法　治小便淋涩不通，用食盐不拘多少，炒热，放温，填脐中，却以艾灸七壮，即通。

八味丸　见诸补损。

六味地黄丸　八物汤　并见补损。

五苓散　见中暑。

木香流气饮　见气类。

赤白浊四十四

浊主湿热、有痰、有虚。赤属血，白属气。痢带同治，寒则坚凝，热则流通。大率皆是湿痰流注，宜燥中宫之湿，用二陈加苍术、白术，燥去其湿。赤者，乃是湿伤血也，加白芍药，仍用珍珠粉丸，加臭椿根白皮、滑石、青黛，作丸药。虚劳用补阴药，大概不宜热一作凉药。肥白人必多痰，以二陈汤去其湿热。胃弱者，兼用人参，以柴胡、升麻升其胃中之气；丸药用黄柏炒褐色，干姜炒微黑，滑石、蛤粉、青黛糊丸服。胃中浊气下流为赤白浊，用二陈加柴胡、升麻、苍术、白术；丸药用樗皮末、蛤粉、炒干姜、炒黄柏。胃中浊气下流，渗入膀胱，青黛、蛤粉。肝脉弦者，用青黛以泻肝。又方，炒黄柏一两，生柏一两，滑石三两，神曲半两，为末，滴水丸。燥湿痰，南星、半夏、蛤粉、青黛为末，神曲糊丸，青黛为衣。有热者，青黛、滑石、黄柏之类，水丸。张子元气血两虚有痰，痛风时作，阴火间起，小便白浊，方在痛风类。

一人便浊经年，或时梦遗，形瘦，作心虚主治，用珍珠粉丸和定志丸服。一妇人年近六十，形肥，奉养膏粱，饮食肥美，中焦不清，浊气流入膀胱，下注白浊，白浊即湿痰也，用二陈去痰，加升麻、柴胡升胃中清气，加苍术去湿，白术补胃，全在活法。服四贴后，浊减大半，却觉胸满。因柴胡、升麻升动胃气，痰阻满闷，又用本汤加炒曲、白术、香附。素无

痰者，虽升动不满也。

【入方】

青黛　蛤粉　椿末　滑石　干姜炒　黄柏炒，褐色

上为末，神曲糊丸，仍用前燥湿痰丸子，亦治带下病。

法云：黄柏治湿热，青黛解郁热，蛤粉咸寒入肾，滑石利窍，干姜味苦，敛肺气下降，使阴血生，干姜监制。

又方

黄柏炒黑，一两　生柏二两，一云生荸　蛤粉三两　神曲半两

上为末，水丸服。

【附录】人之五脏六腑，俱各有精，然肾为藏精之府，而听命于心，贵乎水火升降，精气内持。若调摄失宜，思虑不节，嗜欲过度，水火不交，精元失守，由是而为赤白浊之患。赤浊是心虚有热，因思虑得之；白浊肾虚有寒，过于淫欲而得之。其状漩白如油，光彩不定，漩脚澄下，凝如膏糊。治法：赤者当清心调气，白者温补下元，又须清上，使水火既济，阴阳叶和，精气自固矣。

【附方】

定志丸方

远志去心　石菖蒲各二两　人参　白茯苓各三两

上为末，蜜丸梧子大，朱砂为衣。每服七丸，加至二十丸，空心，米汤送下。

半夏丸　治白浊神效。

半夏燥湿　猪苓分水　肝脉弦，加青黛。

二陈汤　治浊，能使大便润而小便长。浊气只是湿痰，有白浊人，服玄菟丹不愈，服附子八味丸即愈者，不可不知。有小便如常，停久才方漩浊。

清心莲子饮　心虚有热，小便赤浊，或有沙膜。方见淋类。

萆薢分清饮　治真元不足，下焦虚寒，小便白浊，频数无度，漩白如油，光彩不定，漩脚澄下，凝如膏糊。

益智　川萆薢　石菖蒲　乌药等分

上锉，每服五钱，水煎，入盐一捻，食前服。一方加茯苓、甘草。

茯菟丸　治思量太过，心肾虚损，真阳不固，便溺余沥，小便白浊，梦寐频泄。

菟丝子五两　白茯苓三两　石莲肉二两

上为末，酒糊丸如梧子大。每三十丸，空心盐汤下。

瑞莲丸　治思虑伤心，小便赤浊。

白茯苓　莲肉　龙骨　天门冬　麦门冬　远志去心　柏子仁另研　紫石英火煅七次，另研　当归酒浸　酸枣仁炒　龙齿各一两　乳香半两，研

上为末，蜜丸梧子大，朱砂为衣。服七十丸，空心，温酒枣汤任下。

又方　治小便白浊出髓条。

酸枣仁炒　白术　人参　白茯苓　故纸炒　益智　大茴香　左顾牡蛎煅，各等分

上为末，青盐酒为丸，梧子大。每三十丸，温酒下。

又方　心经伏暑，小便赤浊。

人参　白术　赤茯苓　香薷　泽泻　猪苓　莲肉去心　麦门冬去心，等分

上锉，水煎服。

珍珠粉丸　治白浊，梦泄遗精，及滑出而不收。

真蛤粉一斤　黄柏一斤，新瓦上炒赤

上为末，滴水丸，梧子大。每服一百丸，空心温酒送下。法曰：阳盛阴虚，故精泄也。黄柏降心火，蛤粉咸而补肾阴。

玄菟丹

菟丝子酒浸，研，焙，取末，十两　五味子酒浸，研末，七两　白茯苓　莲肉各三两

上为末，别研干山药末六两，将所浸酒余者，添酒煮糊，拌和，捣数千杵，丸如梧子大。每服五十丸，米饮空心下。

附子八味丸　见补损。

梦遗四十五　附精滑

专主乎热，带下与脱精同治法，青黛、海石、黄柏。内伤，气血虚不能固守，常服八物汤加减，吞樗树根丸。

思想成病，其病在心，安神丸带补药。热则流通，知母、黄柏、蛤粉、青黛为丸。精滑，

专主湿热，黄柏、知母降火，牡蛎粉、蛤粉燥湿。

戴云：因梦交而出精者，谓之梦遗；不因梦而自泄精者，谓之精滑。皆相火所动，久则有虚而无寒也。

【入方】

良姜三钱　黄柏二钱　芍药二钱，并烧灰存性

樗根白皮一两半

上为末，糊丸。每服三十丸。

【附录】遗精得之有四：有用心过度，心不摄肾，以致失精者；有因思色欲不遂，精乃失位，输精而出者；有欲太过，滑泄不禁者；有年高气盛，久无色欲，精气满泄者。然其状不一，或小便后出多，不可禁者，或不小便而自出，或茎中出而痒痛，常如欲小便者。并宜先服辰砂妙香散，或感喜丸，或分清饮，别以绵裹龙骨同煎。又或分清饮半贴，加五倍子、牡蛎粉、白茯苓、五味子各半钱，煎服。

梦遗，俗谓之夜梦鬼交，宜温胆汤去竹茹，加人参、远志、莲肉、酸枣仁、炒茯神各半钱。

【附方】

妙香散　见溺血类。

感喜丸

黄蜡四两　白茯苓去皮，四两，作块，用猪苓一分，同于磁器内，煮二十沸，取出，日干，不用猪苓

上以茯苓为末，溶蜡搜丸，如弹子大。每服一丸，空心细嚼，津液咽下，小便清为度。忌米醋。

八物汤　见补损。

分清饮　见浊类。

樗树根丸　即固肠丸，见妇人。

安神丸　见痫。

温胆汤

半夏　枳壳各一两　甘草四钱　茯苓三分

陈皮一两半

上㕮咀，每服四钱，水盏半，姜七片，枣一枚，竹茹一块，煎七分，去渣，食前热服。

消渴四十六

消渴，养肺、降火、生血为主，分上、中、下治。三消皆禁用半夏，血虚亦忌用；口干咽痛，肠燥大便难者，亦不宜用；汗多者不可用。不已，必用姜盐制。消渴，若泄泻，先用白术、白芍药炒为末，调服后却服前药即诸汁膏。内伤病退后，燥渴不解，此有余热在肺经，可用参、芩、甘草少许，生姜汁调，冷服。或以茶匙挑姜汁与之。虚者可用入参汤。天花粉，消渴神药也。上消者，肺也，多饮水而少食，大小便如常；中消者，胃也，多饮水而小便赤黄；下消者，肾也，小便浊淋如膏之状，面黑而瘦。

【入方】

黄连末　天花粉末　人乳汁又云牛乳　藕汁

生苄汁

上后二味汁为膏，入前三味拌和，佐以姜汁和蜜为膏。徐徐留舌上，以白汤少许送下。能食者，加软石膏、瓜蒌根。

【附录】水包天地，前辈尝有是说矣。然则中天地而为人，水亦可以包润五脏乎？曰：天一生水，肾实主之，膀胱为津液之府，所以宣行肾水，上润于肺，故识者肺为津液之脏。自上而下，三焦脏腑，皆围乎天一真水之中。《素问》以水之本在肾，末在肺者，此也。真水不竭，安有所谓竭哉！人惟淫欲恣情，酒面无节，酷嗜炙煿糟藏，咸酸酢醃，甘肥腥膻之属，复以丹砂玉石济其私，于是炎火上熏，腑脏生热，燥炽盛，津液干焦，渴饮水浆而不能自禁。其热气上腾，心虚受之，心火散漫，不能收敛，胸中烦躁，舌赤唇红，此渴引饮常多，小便数而少，病属上焦，谓之消渴。热蓄于中，脾虚受之，伏阳蒸胃，消谷善饥，饮食倍常，不生肌肉，此渴亦不甚烦，但欲饮冷，小便数而甜，病属中焦，谓之消中。热伏于下，肾虚受之，腿膝枯细，骨节酸疼，精走髓空，饮水自救，此渴水饮不多，随即溺下，小便多而浊，病属下焦，谓之消肾。又若强中消渴，其毙可立待也。治法总要，当以白术散养脾，自生津液，兼用好粳米煮粥，以膂肉碎细，煮服以养肾，则水有所司。又用净黄连湿锉，入雄猪肚中，密扎，于斗米上蒸烂，添些蒸饮，曰中杵，粘丸如桐子，服一百丸，食后米饮下，可以清心止渴。东垣曰：膈消者，以白虎加人参汤治之；中消者，以调胃承气汤、三黄丸治之；下

消者，以六味地黄丸治之。

【附方】

菟蕊丸 治三消渴通用，亦治白浊。

菟丝子酒浸，十两　北五味子七两　白茯苓五两　石莲肉三两

上为末，用山药六两为末，作糊和丸梧子大。每服五十丸，米汤下。

麦门冬饮子 治膈消，胸满烦心，津液干少，短气而渴。

知母　甘草炙　瓜蒌　五味子　人参　葛根　生苄　茯神　麦门冬去心，各等分

上咬咀，水煎，入竹叶十四片。

加味钱氏白术散 治消渴不能食。

人参　白术　白茯苓　甘草炙　枳壳炒，各半钱　藿香一钱　干葛二钱　木香　五味　柴胡三分

上作一服，水煎服。

地黄饮子 治消渴咽干，面赤烦躁。

甘草炙　人参　生苄　熟苄　黄芪　天门冬　麦门冬去心　泽泻　石斛　枇杷叶炒

上每服五钱，水煎服。

加减八味丸 治肾虚消渴引饮。

本方内减附子，加五味子。《要略》治男子消渴，小便反多者，仍用本方。方见补损。

清心莲子饮 治渴而小便浊或涩。

黄芩　麦门冬　地骨皮　车前子　甘草各三钱　莲子　茯苓　黄芪　柴胡　人参各三钱半

上咬咀，水煎服。

川黄连丸 治渴。

川黄连五两　天花粉　麦门冬去心，各二钱半

上为末，生地黄汁并牛乳夹和，捣丸梧子大。服三十丸，粳米汤送下。

玉泉丸 治烦渴口干。

麦门冬去心　人参　茯苓　黄芪半生，半蜜炙　乌梅焙　甘草各一两　瓜蒌根　干葛各一两半

上为末，蜜丸弹子大。每服一丸，温汤嚼下。

白虎加人参汤 见中暑。

调胃承气汤 见痢类。

三黄丸

黄连去须　黄芩　大黄煨，各等分

上为末，炼蜜丸梧子大。每服四十丸，熟水下。

六味地黄丸 见补损。

发热四十七 附胸中烦热虚热　虚烦不眠

阴虚发热证难治。

戴云：凡脉数而无力者，便是阴虚也。四物汤加炒黄柏、黄芩、龟板。兼气虚加人参、黄芪、黄芩、白术。四物汤加炒柏，是降火补阴之妙剂，甚者必加龟板。吃酒人发热，难治；不饮酒人因酒发热者，亦难治。

一男子年二十三岁，因酒发热，用青黛、瓜蒌仁，入姜汁，每日数匙入口中，三日而愈。

阳虚发热，补中益气汤。手足心热，属热郁，用火郁汤。伤寒寒热，当用表散。发热柴胡，恶寒苍术，虚人用苍术恐燥。发热恶风，人壮气实者，宜先解表。发热恶寒，亦宜解表。

【入方】

苍术半两　片芩三钱　甘草一钱半

上为末，汤浸饮饼丸服。

治手心发热。

山栀　香附　或加苍术　白芷　半夏生用　川芎

上为末，神曲糊丸服。

治烦不得眠。

六一散加牛黄。

治大病后阴虚，气郁夜热。

酒芍药一两二钱半　香附一两　苍术半两　炒片芩三钱　甘草一钱半

上为末，炊饼丸服。

湿痰发热。

炒片芩　炒黄连半两　香附二两半　苍术二两

上为末，用瓜蒌穰丸。

湿痰夜发热。

以三补丸加白芍药为末。见补损。

退劳热食积痰。

上甲　下甲　侧柏　瓜蒌子　半夏　黄连　黄芩　炒柏

上为末，炊饼为丸

胸中烦热，须用栀子仁。有实热而烦躁者，宜用栀子仁；有虚热而烦躁者，宜参、芪、麦门冬、白茯苓、竹茹、白芍药。若脉实数，有实热者，神芎丸。

虚热用黄芪，止虚汗亦然。又云：肌热及去痰者，须用黄芩，肌热亦用黄芪。如肥白之人发热，宜人参、黄芪、当归、芍药、浮小麦炒，止虚汗同。补中益气汤，治虚中有热，或肌表之热。

【附方】

火郁汤

升麻　葛根　柴胡　白芍各一两　防风　甘草各五钱

上㕮咀，每五钱，入连须葱白三寸煎，稍热，不拘时。

补中益气汤　见内伤。

神芎丸

大黄　黄芩　滑石　牵牛

上为末，滴水为丸。

恶寒四十八附面热面寒

阳虚则恶寒，用参芪之类，甚者加附子少许，以行参芪之气。

一妇人恶寒，用苦参、赤小豆各一钱为末，齑水调服。探吐之后，用川芎、南星、苍术、酒炒黄芩为末，曲糊丸，服五六十丸，白汤下。冬月，芩减半，加姜汁调，曲煮糊丸。虚劳，冬月恶寒之甚，气实者可利，亦宜解表，柴胡、干葛。恶寒久病，亦用解郁。

戴云：凡背恶寒甚者，脉浮大而无力者，是阳虚也。

面热火起，寒郁热；面寒退胃热。

【附录】《内经》云：面热者，手阳明病，阳经气盛有余，则身已前皆热。此经多血多气，本实则风热上行，诸阳皆会于头，故面热也。先以承气汤加黄连、犀角，彻其本热，次以升麻加黄连汤主之。

【附方】

升麻加黄连汤

升麻　葛根各一钱　白芷七分　甘草炙　白芍五分　黄连酒炒　川芎三分　荆芥　薄荷一分　生犀三分

上作一服，水煎。升麻汤加黄连，治面热；加附子，治面寒。

升麻附子汤　治阳明经本虚，气不足，则身已前皆寒，故面寒。

升麻　葛根一钱　白芷　黄芪七分　甘草炙　草豆蔻　人参二分　附子炮，七分　益智三分

上作一服，连须葱白同煎服。

承气汤　见痢类。

自汗四十九

自汗属气虚、血虚、湿、阳虚、痰。东垣有法有方，人参、黄芪，少佐桂枝。阳虚，附子亦可少用，须小便煮。火气上蒸胃中之湿，亦能汗，凉膈散主之。痰证亦有汗。自汗，大忌生姜，以其开腠理故也。

【附录】或问：湿之与汗，为阴乎？为阳乎？曰：西南，坤土也，在人则为脾胃也。人之汗犹天地之雨也，阴滋其湿则为露，露为雨也。阴湿下行，地之气也。汗多则亡阳，阳去则阴胜也。甚则寒中湿胜则音声如从瓮中出，言其壅也，不出也，以明其湿，审矣。《内经》曰：气虚则外寒。虽见热中，蒸蒸为汗，终传大寒，知始为热中，表虚亡阳，不任外寒，终传寒中，多成痹寒矣。色以候天，脉以候地。形者，乃天地之阴阳也，故以脉气候之，皆有形无形之可见者也。又云：心之所藏，在内者为血，发外者为汗。盖汗乃心之液，而自汗之证，未有不由心肾俱虚而得之者，故阴虚阳必凑，发热而自汗，阳虚阴必乘，发厥而自汗。故阴阳偏胜所致也。

【附方】

玉屏风散　治自汗。

防风　黄芪各一两　白术二两

上每服三钱，水一盏半，姜三片，煎服。

大补黄芪汤　治自汗，虚弱之人可服。

黄芪蜜炙　防风　川芎　山茱萸肉　当归　白术炒　肉桂　甘草炙　五味　人参各一两　白茯苓一两半　熟苄二两　肉苁蓉三两

上每服五钱，姜三片，枣一枚，水煎服。

调卫汤　治湿胜自汗，补卫气虚弱，表虚不任风寒。

麻黄根　黄芪各一钱　羌活七分　生甘草

归梢　生黄芩　半夏各五分　麦门冬　生芐各三分　猪苓二分　苏木　红花各二分　五味七个

上作一服，水煎热服。

温粉

牡蛎　麦皮　麻黄根　藁本　糯米　防风　白芷

上为末，周身扑之。

又方　何首乌末，津调封脐，妙。

黄芪建中汤

黄芪　肉桂各三两　甘草二两　白芍药六两

每服五钱，姜三片，枣一个，入饧少许，水煎服。

凉膈散

连翘一两　山栀　大黄　黄芩　薄荷叶各半两　甘草一两半　朴硝一分

上以水煎服。

盗汗五十

盗汗属血虚、阴虚。小儿不须治。忌用生姜。东垣有方，用当归六黄汤，甚效。但药性寒，人虚者只用黄芪六一汤。盗汗发热，因阴虚，用四物加黄柏，兼气虚，加人参、黄芪、白术。

戴云：盗汗者，谓睡而汗出也，不睡则不能汗出。方其睡熟也，潆潆然出焉，觉则止而不复出矣。非若自汗而自出也。杂病盗汗，责其阳虚，与伤寒盗汗非比之，亦是心虚所致。宜敛心气、益肾水，使阴阳调和，水火升降，其汗自止。

【附方】

当归六黄汤　治盗汗之神剂。

当归　生芐　熟芐　黄连　黄芩　黄柏　黄芪加倍

上用五钱，水煎服。或加甘草、麻黄根、炒栀子，去归。

黄芪六一汤

黄芪六两　甘草一两

上各用蜜炙十数次，出火毒，每服一两，水煎。

又方

白术四两，分作四分，一分用黄芪同炒，一分用石斛同炒，一分用牡蛎同炒，一分用麸皮同炒

上各微炒黄色，去余药，只用白术，研细。每服三钱，粟米汤调下，尽四两，妙。

正气汤　治盗汗。

黄柏炒　知母炒，各一钱半　甘草炙，五分

上作一服，水煎。食前热服。

麦煎散　治荣卫不调，夜多盗汗，四肢烦疼，肌肉消瘦。

知母　石膏　甘草炙　滑石　地骨皮　赤芍　葶苈　杏仁炒，去皮尖　人参　白茯苓　麻黄根

上为末，每服一钱，煎浮麦汤调下。

又方　治别处无汗，独心孔一片有汗，思虑多则汗亦多，病在用心，宜养心血。以艾煎汤，调茯苓末一钱服之。名曰心汗，又青桑第二叶，焙干为末，空心，米饮调服，最止盗汗。

补损五十一

大补丸　去肾经火，燥下焦湿，治筋骨软。气虚以补气药下，血虚以补血药下，并不单用。

川黄柏炒褐色

上以水丸服。

龙虎丸　补下焦。

白芍　陈皮各二两　锁阳　当归各一两半　虎骨酒浸，酥炙，各一两　知母酒炒　熟芐各二两　黄柏半斤，盐炒　龟板四两，酒浸，酥炙

上为末，酒煮羊肉捣汁，丸服。冬月加干姜半两。

补肾丸　治痿厥之重者，汤使与大补丸同。此冬令之正药，春夏去干姜。

干姜二钱　黄柏炒　龟板一两半，酒炙　牛膝一两　陈皮半两

上为末，姜汁和丸，或酒糊丸。每服七十丸，白汤下。

补天丸　治气血俱虚甚者，以此补之，多与补肾丸并行。若治虚劳发热者，又当以骨蒸药佐之。

紫河车洗净，用布缴干，同前补肾丸捣细，焙，碾末，酒米糊丸。夏加五味子半两。

虎潜丸　治痿，与补肾丸同。

黄柏半斤，酒炒　龟板四两，酒炙　知母二两，酒炒　熟芐　陈皮　白芍各二两　锁阳一两半　虎骨一两，炙　干姜半两

上为末，酒糊丸，或粥丸。一方加金箔一片，一方用生地黄。懒言语者，加山药。加炒黄柏、酒知母、炙龟板各等分，干姜三分之一，酒糊丸，名补血丸。一方无干姜。冬月方，加有当归一两半，熟苄比前多一两，余同。

补虚丸

人参　白术　山药　枸杞　锁阳

上为末，面糊丸服。

汤药　补心肝脾肾。

莲肉去心　枸杞　山药炒　锁阳各等分

上为细末，沸汤调服。若加酥油些少，尤妙。

补阴丸

侧柏　黄柏　乌药叶各二两　龟板酒炙，五两　苦参三两　黄连半两　冬加干姜，夏加缩砂。

上为末，地黄膏丸，梧子大。

又方

黄柏半斤，盐酒炒　知母酒浸，炒　熟苄各三两　龟板四两，酒浸，炙　白芍炒　陈皮　牛膝各二两　锁阳　当归各一两半　虎骨一两，酒浸，酥炙

上为末，酒煮羊肉和丸。每服五十丸，盐汤下。冬，加干姜半两。

又方

下甲二两　黄柏炒　牛膝　人参各半两　香附　白芍各一两　甘草二钱　砂仁三钱，春不用

上为末，酒糊丸。

又方

下甲二两　黄柏一两

上细切地黄，酒蒸熟，擂细丸。

又方

龟板二两，酒炙　黄柏七钱半　知母半两　人参三两　牛膝一两

上为末，酒糊丸。

又方

龟板一两，酒煮　黄柏半两　知母三钱　五味三钱

上为末，酒糊丸。

又方　治抑结不散。

下甲五两　侧柏一两半　香附三两

上为末，姜汁浸地黄膏为丸，空心服。

三补丸　治上焦积热，泄五脏火。

黄芩　黄柏　黄连各等分

上为末，蒸饼丸。

又方　治酒色过伤少阴。

黄柏炒，一两半　黄连炒，一两　条芩炒，半两　龟板酒炒黑色，五两　冬，加干姜炒黑色，三钱；夏，加砂仁三钱，五味五钱。

上用蒸饼丸。每三十丸，食前白汤下。

又方　治阴虚。

人参一钱　白术三钱　麦门冬半两　陈皮二钱

上作一服，水煎，吞补阴丸。

又方　治体弱，肌肥壮，血虚脉大。

龟板二两　侧柏七钱半，酒浸　生苄一两半　白芍一两，炒　乌药叶酒蒸，七钱半

上除生苄细切熬膏，余皆作末，同捣为丸。以白术四钱，香附一钱半，煎汤下。

又方　益少阴经血，解五脏结气。

山栀子炒，令十分有二分焦黑

上为末，以姜汁入汤煎饮之，此方甚验于他方也。

五补丸

枸杞　锁阳各半两　续断　蛇床微炒，各一两　两头尖二钱半

上为末，糊丸。每服三十丸，淡盐汤下。

锁阳丸

龟板炙　知母酒炒　黄柏酒炒，各一两　虎骨炙　牛膝酒浸　杜仲姜炒　锁阳酒浸，五钱　破故纸　续断酒浸，各二钱半　当归　地黄各三钱

上为末，酒糊丸，梧子大，服五十丸。

诸补命门药，须入血药则能补精，阳生阴长故也。阳药若多则散火。

补心丸

朱砂二钱五分　瓜蒌五钱　黄连三钱　归身尾三钱五分

上为末，猪心血为丸。

又方　宁心益智。

人参　茯苓　茯神　牡蛎　酸枣仁　远志　益智各半两　辰砂二钱半

上为末，枣肉丸。

大补丸 降阴火，补肾水。

黄柏炒褐色 知母酒浸，炒，各四两 熟苄酒蒸 龟板酥炙，各六两

上为末，猪脊髓蜜丸。服七十丸，空心，盐白汤下。

济阴丸

黄柏二两七钱，盐酒拌炒 龟板炙，一两三钱半 陈皮七钱 当归一两，酒浸 知母一两，酒炒 虎骨七钱，酥炙 锁阳一两 牛膝一两三钱半 山药 白芍 砂仁 杜仲炒 黄芪各七钱。盐水拌炒 熟苄七钱 枸杞五钱 故纸三钱半，炒 菟丝子酒浸，一两三钱半

上为末，以苄膏如丸。每服七十丸。

【附方】

充按：丹溪书并无朴损专条，诸补阴药，兼见于各症之下。杨氏类集于此，又取燥热兴阳诸方，混于其间。殊不知丹溪之补，乃滋阴益血之药，与燥烈壮阳之剂，其意天壤悬隔。欲并去之，而用者既久，今明白疏出，俾观者知其旨而自采择焉。

十全大补汤 治男子妇人，诸虚不足，五劳七伤。

人参 肉桂 川芎 地黄 茯苓 白术 甘草 黄芪 当归 白芍等分

上锉，水煎，姜三片，枣一个。

茯神汤 治脉虚极，或咳则心痛，喉中介介或肿。

茯神 人参 远志 通草 麦门 黄芪 桔梗 甘草等分

上锉，水煎，入姜三片。

金匮肾气丸 即六味地黄丸加桂、附、车前、牛膝，是金匮肾气丸，此方名曰老六味丸，治形体瘦弱，无力多困，肾气久虚，久新憔悴，寝汗发热，五脏齐损，瘦弱下血。

干山药 山茱萸肉各四两 泽泻 牡丹皮 白茯苓各三两 熟苄八两

上为末，蜜丸梧子大。服五六十丸，空心温水下。

三才封髓丹 降心火，益肾水。

天门冬 熟苄 人参各五钱 黄柏炒，三两

砂仁一两半 甘草七钱半，一方无

上为末，水糊丸梧子大。服五十丸，用苁蓉半两，切作片子，酒一盏，浸一宿，次日煎三四沸，去滓，空心送丸子。

八物汤 治心肺俱损，皮聚毛落，血脉虚损，妇人月水愆期，宜益气和血。

四君子合四物汤。

上以水煎，温服。

八味丸 治肾气虚乏，下元冷惫，脐腹疼痛，夜多旋溺，脚膝缓弱，肢体倦怠，面皮痿黄或黧黑，及虚劳不足，渴欲饮水，腰重疼痛，少腹急痛，小便不利。

熟苄八两 泽泻 牡丹皮 白茯苓各三两 山茱萸肉 山药各四两 附子炮，一两 桂心一两

上为末，蜜丸梧子大。每五十丸，温酒送下，或盐汤下，妇人淡醋汤下。

无比山药丸 治诸虚百损，五劳七伤，肌体消瘦，肤燥脉弱。

赤石脂 茯苓各一两 山药三两 苁蓉四两，酒浸 巴戟去心 牛膝酒浸 泽泻一两 山茱萸肉一两 五味二两 杜仲炒，去丝 菟丝子 熟苄各三两

上为末，炼蜜丸，梧子大。每服五十丸，空心温酒下。

还少丹 大补真气虚损，肌体瘦弱。

肉苁蓉 远志去心 茴香 巴戟 山药 枸杞 熟苄 石菖蒲 山茱萸肉 牛膝 杜仲炒 楮实 五味 白茯苓各等分

上为末，炼蜜同枣肉为丸，梧子大。每服三五十丸，温酒或盐汤送下，日三服。此药平补，力衰体倦，小便浑浊，最宜服之。有热，加山栀子一两；心气不宁，加麦门冬一两；少精神，加五味一两；阳弱，加续断一两。

补益肾肝丸 治目中焰火，视物昏花，耳聋耳鸣，困倦乏力，寝汗憎风，行步不正，两足敧侧，卧而多惊，脚膝无力，腰下消瘦。

柴胡 羌活 生苄 苦参 防己炒，各半两 附子炮 肉桂各一钱 归身三钱

上为末，熟水丸如鸡头子大。服四十丸，温水下。

巴戟丸　治肾肝俱虚，收敛精气，补真阳，充肌肤，进食止汗。

五味　巴戟去心　苁蓉　人参　菟丝　熟苄　覆盆子　白术　益智炒　骨碎补去毛　茴香各一两　白龙骨二钱半　牡蛎煅，二钱

上为末，蜜丸梧子大。服五十丸，空心盐汤下。

八味定志丸　补益心神，安定魂魄，治痰，去胸中邪热，理肺肾。

人参一两半　菖蒲　远志去心　茯神去心　茯苓各一两　白术　麦门冬各半两　牛黄二钱，另研　朱砂一钱

上为末，蜜丸梧子大。米饮下三十丸，无时。

若髓竭不足，加生苄、当归；若肺气不足，加天门冬、麦门冬、五味；若心气不足，加上党人参、茯神、菖蒲；若脾气不足，加白术、白芍、益智；若肝气不足，加天麻、川芎；若肾气不足，加熟苄、远志、牡丹；若胆气不足，加细辛、酸枣仁、地榆；若神气不足，加朱砂、预知子、茯神。

海藏大五补丸　补诸虚不足。

天门冬　麦门冬　茯神　菖蒲　人参　益智　枸杞　地骨　远志　熟苄

上为末，蜜丸梧子大。空心酒下三十丸，服数服。以七宣丸泄之。

补肾丸　有效不燥。

熟苄八两　菟丝酒浸，八两　归身三两半　苁蓉酒浸，五两　黄柏酒炒，一两　知母酒浸，一两　故纸酒炒，五钱　山茱肉三钱半

上为术，酒糊丸，梧子大。服五十丸。

小菟丝子丸　治肾气虚损，目眩耳鸣，四肢倦怠，夜梦遗精。又云：心腹胀满，脚膝痿缓，小便滑数，股内湿痒，水道涩痛，小便出血，时有遗沥，并宜服。

石莲肉二两　菟丝子酒浸，五两　白茯苓一两　山药二两七钱半，打糊

上为末，山药打糊，丸如梧子大。服五十丸，空心盐汤下。脚无力，木瓜汤下。

十四味建中汤　治荣卫失调，血气不足，积劳虚损，形体羸瘦，短气嗜卧，欲成劳瘵。

当归　白芍　白术　麦门冬　甘草炙　肉苁蓉　人参　川芎　肉桂　附子炮　黄芪　半夏　熟苄　茯苓各等分

上锉，以水煎，姜三片，枣一个，空心服。

人参养荣汤　治积劳虚损，四肢倦怠，肌肉消瘦，面少颜色，汲汲短气，饮食无味。

白芍三两　当归　陈皮　黄芪　桂心　人参　白术　甘草炙，各一两　熟苄　五味　茯苓各七钱半　远志半两

上以水煎，生姜三片，枣一个。遗精加龙骨，咳嗽加阿胶。

价宝丹　治五劳七伤，四肢无力，腿脚沉困，下元虚惫，失精阳痿。

川楝子二两　牛膝酒浸，一两　槟榔一两　蛇床一两　穿山甲一大片，炙　莲子心　苁蓉酒浸　茯神　巴戟去心　五味各一两　乳香三钱，另研　菟丝子一两　沉香　白檀各五钱　鹿茸酥炙　大茴香各一两　仙灵脾三钱　故纸炒，五钱　凤眼草三钱　葫芦巴炒，五钱　人参　泽泻　白芍　山药　熟苄　麦门冬各一两

上为末，蜜丸梧子大。空心服七十丸，白汤下。

延寿丹

天门冬去心　远志去心　山药　巴戟各二两　赤石脂　车前子　菖蒲　柏子仁　泽泻　川椒去目，炒　熟苄　生苄　枸杞　茯苓　覆盆子一两　牛膝酒浸　杜仲炒　菟丝子酒浸　苁蓉四两　当归酒洗　地骨　人参　五味各一两

上为末，蜜丸梧子大，服七十丸。

填精补髓丹

赤石脂二钱　茯苓一两　山药三两　苁蓉四两　巴戟一两，去心　杜仲三两　牛膝一两，酒浸　五味一两　泽泻一两　菟丝三两　熟苄　山茱肉各一两　晚蚕蛾二两，如无以鹿茸代　山甲七钱，酒炙　地龙一两，去土　柏子仁一两　枸杞　故纸各二两　川椒一两，去目　厚朴一两　人参二两　白术二两　仙灵脾一两半，羊脂炒

上为末，蜜丸。如腰痛，加小茴香。

滋血百补丸

苄半斤，酒蒸　菟丝半斤，酒浸　当归酒浸　杜仲酒炒，各四两　知母酒炒　黄柏酒炒，各二两

沉香一两

上为术，酒糊丸。

固精丸 治心神不安，肾虚自泄精。

知母炒 牡蛎三钱，煅 龙骨三钱 黄柏酒炒，各一两 茨实 莲蕊 茯苓 远志去心，各三钱 一方加山茱萸肉三钱

上为末，煮山药糊丸，梧子大，朱砂为衣。服五十丸。

巨胜子丸

熟苄四两 生苄 首乌 牛膝酒浸 天门去心 枸杞 苁蓉 菟丝 巨胜子 茯苓 柏子仁 天雄炮 酸枣仁 破故纸炒 巴戟去心 五味 覆盆子 山药 楮实 续断各一两 韭子 鸡头实 川椒 莲蕊 胡芦巴各五钱 木香二钱半

上为末，蜜丸服。

如意丸

生苄 熟苄各二两 天门冬去心 麦门冬去心 川椒去目，炒 葫芦巴酒炒 补骨脂炒 苁蓉酒浸 杜仲炒，去丝 白茯苓 小茴香炒 菟丝子酒浸 川楝肉 地龙酒浸，去土 石菖蒲 枸杞 远志去心，以上各一两 青盐半两，炒 山栀去皮，二钱，炒 穿山甲十四片，炙 甘菊花三钱半

上为末，用晋枣煮，去皮核，肉二两，核桃肉煮，去皮二两，各研如泥，余再炼蜜和丸，梧子大。每服七八十丸，白汤、温酒任下。

沉香百补丸

熟苄六两 菟丝子四两 杜仲炒，三两 知母炒，二两 黄柏二两，酒炒 人参二两 山药 当归 苁蓉各三两 沉香一两

上为末，酒糊丸。

滋肾百补丸

当归四两，酒浸 知母二两，酒浸 沉香五钱 黄柏酒炒褐色 山药 菊花 楮实各二两 青盐一两，炒 菟丝四两，酒浸 杜仲二两，炒 熟苄八两

上为末，酒糊丸，或炼蜜丸服。

明目益肾丸

枸杞一两 当归酒浸 生苄酒浸，一两 五味五钱 知母七钱，酒炒 黄柏七钱，酒炒 山药

半两 茯神一两 巴戟去心，五钱 菟丝子一两，酒浸 人参五钱 甘菊五钱 天门冬五钱

上为末，蜜丸梧子大。空心，盐汤下五十丸。

固真丸 治肾经虚损，真元不足。

鹿角霜一斤 白茯苓五两 鹿角胶二两

上为末，将胶水搜丸，梧子大。空心，米汤或酒服一百丸。

地芝丸 和颜色，利血气，调百节，黑发坚齿，逐风散气。

生苄八两 天门冬八两 菊花四两 枳壳麸炒，四两

上为末，酒蜜面糊丸，梧子大。空心服三十丸，酒下

黄连茯苓丸 壮水原，降火。

黄连五两 白茯苓五两 故纸炒，五钱 菖蒲五钱

上为末，酒糊丸梧子大。服六十丸，空心，温酒下。

延生护宝丹 补元气，壮筋骨，固精健阳。

菟丝子酒浸，二两 肉苁蓉酒浸，二两。二味浸药多着要熬膏子 韭子四两，用枣二两煮熟，去枣，将韭子再用酒浸一宿，焙干用二两 蛇床子二两，用枣三两，同煮熟，去枣，用一两 木香五钱 晚蚕蛾全者，二两，酥微炒 白龙骨一两，用茅香一两同煮一日，去茅香，用绵裹悬入井中浸一宿，取出用 鹿茸一两，酥炙黄 莲实一两，炒 桑螵蛸一两，炒 干莲蕊二两 葫芦巴二两 丁香五钱 乳香五钱 麝香一钱，另研

上一十五味，除乳、麝、菟丝子末外，十二味同为末，将前菟丝子末三两，用浸药酒二升，文武火熬至一半，入荞面两匙，用酒调匀，下膏子，搅匀，次下乳香、麝香，不住手搅，轻沸，熬如稠糊，放冷。此膏子都要用尽，恐硬，再入酒少许，成剂捣千余下，丸如桐子。服五十丸，空心，温酒下。

柏子仁丸 补益元气，充实肌肤。

山茱肉四两 柏子仁半两，微炒 远志半两，去心 覆盆子一两 山药一两，取末

上为末，将山药、白面同酒煮，和丸梧子大。服三十丸，温酒下。

八物肾气丸　平补肾气，坚齿驻颜。

熟苄半斤　山药　山茱萸肉各四两　桂二两　泽泻三两　牡丹皮　白茯苓各三两　五味二两

上为末，蜜丸服。

延龄丹　脾肾不足，真气伤惫，肢节困倦，举动乏力，怠惰嗜卧，面无润泽，不思饮食，气不宣通，少腹内急，脐下冷痛，及奔豚小肠气攻冲脐腹，其功不可具述。

牛膝酒浸　苁蓉酒浸　金铃子去皮及子，麸炒　补骨脂炒　川茴香以上各七钱　鹿茸去毛，酥炙　益智仁　檀香　晚蚕蛾炒　没药研　丁香　青盐　穿山甲各五钱，酥炙　沉香　香附炒　姜黄　山药　木香　巴戟去心　甘草炙，各一两　乳香研　白术　青皮各三钱　苍术三两，酒浸，炒，用青盐炒，去青盐不用

上为末，酒糊丸，梧子大。空心服四十丸，温酒下，茴香汤亦可。

肉苁蓉丸　壮元气，养精神。

山茱萸一两　苁蓉二两，酒浸　楮实　枸杞　地肤子　狗脊去毛　五味　覆盆子　菟丝子　山药　故纸炒　远志去心　石菖蒲　萆薢　杜仲去皮，炒　熟苄　石斛去根　白茯苓　牛膝酒浸　泽泻　柏子仁各一两，炒

上为末，酒糊丸梧子大。服六七十丸，空心，温酒下。

益寿地仙丹　补五脏，填骨髓，续绝伤，黑髭发，清头目，聪耳听。

甘菊三两　枸杞二两　巴戟三两，去心　肉苁蓉四两，酒浸

上为末，蜜丸梧子大。服三十丸，空心盐汤下，酒亦得。

秘真丸　治肾水真阴本虚，心火狂阳过甚，心有所欲，速于感动，应之于肾，疾于施泄。此药秘固真元，降心火，益肾水。

莲蕊一两　白茯苓　砂仁半两　益智一两　黄柏二两，酒炒　甘草炙，二两　半夏泡，一两　猪苓二钱半

上为末，水浸蒸饼丸，梧子大。服五十丸，空心酒下。

六郁五十二

气血冲和，万病不生，一有怫郁，诸病生焉。故人身诸病，多生于郁。苍术、抚芎，总解诸郁，随证加入诸药。凡郁皆在中焦，以苍术、抚芎开提其气以升之，假如食在气上，提其气则食自降矣。余皆仿此。

戴云：郁者，结聚而不得发越也。当升者不得升，当降者不得降，当变化者不得变化也，此为传化失常，六郁之病见矣。气郁者，胸胁痛，脉沉涩；湿郁者，周身走痛，或关节痛，遇阴寒则发，脉沉细；痰郁者，动则喘，寸口脉沉滑；热郁者，瞀闷，小便赤，脉沉数；血郁者，四肢无力，能食便红，脉沉；食郁者，嗳酸，腹饱不能食，人迎脉平和，气口脉紧盛者是也。

【入方】

气郁

香附童便浸　苍术米泔浸　抚芎

湿郁

白芷　苍术　川芎　茯苓

痰郁

海石　香附　南星姜制　瓜蒌一本无南星、瓜蒌，有苍术、川芎、栀子

热郁

山栀炒　青黛　香附　苍术　抚芎

血郁

桃仁去皮　红花　青黛　川芎抚芎亦可　香附

食郁

苍术　香附　山楂　神曲炒　针砂醋炒七次，研极细

春加芎，夏加苦参，秋冬加吴茱萸。

越鞠丸　解诸郁。又名芎术丸。

苍术　香附　抚芎　神曲　栀子各等分

上为末，水丸如绿豆大。

内伤五十三

东垣内外伤辨甚详，世之病此者为多。但有挟痰者，有挟外邪者，有热郁于内而发者，皆以补元气为主，看所挟而兼用药。如挟痰者，则以补中益气汤加半夏、竹沥，仍少入姜汁传送。凡内伤发斑，因胃气虚甚，是火游行于外，亦痰热所致。火则补而降之，痰热则微汗以散之，切不可下，恐生危证。内伤病退后，燥渴

不解者，有余热在肺家，可用参、苓、甘草少许，姜汁冷服，或茶匙挑姜汁与之。虚者可用人参。

【附录】内伤者，其源皆由喜怒过度，饮食失节，寒温不适，劳役所伤而然。元气者，乃生发诸阳上升之气。饮食入胃，有伤则中气不足，中气不足则六腑阳皆绝于外，是六腑之元气病也。气伤脏乃病，脏病形乃应，是五脏六腑真气皆不足也。惟阴火独旺，上乘阳分，故荣卫失守，诸病生焉。始受饮食劳倦所伤之病，必气高而喘，身热而烦，及短气上逆，鼻息不调，怠惰嗜卧，四肢困倦不收，无气以动，亦无气以言，皆为热伤元气，以甘温之剂以补元气，即是泻火之药。凡所受病，扪摸之，肌肤间必大热，必燥热闷乱，心烦不安，或渴久病必不渴，或表虚恶风寒，慎不可以寒凉药与之。经言：劳者温之，损者温之。惟以补中益气汤温药，以补元气而泻火邪。《内经》云：温能除大热，正谓此也。

【附方】

补中益气汤

黄芪劳役病甚，可用一钱半，嗽者减去一钱　人参一钱，有嗽去之　甘草炙，一钱，以上三味除燥热、肌热之圣药　当归身酒洗，焙干，半钱，以和血脉　柴胡半钱，引清气行少阳之气上升　陈皮半钱，以导滞气，又能同诸甘药益元气，独用泻脾　白术半钱　升麻三分，引胃气上腾而复其本位　葛根半钱，如渴用之，不渴不用　一方有白芍半钱，秋冬不用，红花三分，少加黄柏三分，以救肾水、泻伏火。

上作一服，水煎，午前稍热服。若病日久者，以权宜加减法。若头痛，加蔓荆子三分；痛甚，加川芎五分；顶疼脑痛者，加藁本五分，细辛三分；诸头痛并用此药四味；头痛有痰，沉重懒倦者，乃太阴、厥阴头疼，加半夏半钱或一钱，生姜三片；若耳鸣，目黄，颊颔肿，颈肩臑肘臂外后廉痛，面赤，脉洪大者，加羌活一钱，防风七分，甘草三分，藁本五分，通其经血；加黄芩、黄连各三分，消其肿；嗌痛颔肿，脉洪大，面赤，加黄芩三分、桔梗七分、甘草三分；口干嗌干或渴者，加葛根五分，升

胃气上行以润之；心下痞，瞀闷者，加芍药、黄连各一钱；如痞腹胀，加枳实三分、厚朴七分、木香、砂仁各三分，如天寒加干姜；腹中痛，加白芍药炒半钱，炙甘草三分；如恶寒觉冷痛，加中桂即桂心半钱；夏月腹中痛，不恶寒、不恶热者，加黄芩五分、芍药一钱、甘草五分，以治时热；脐下痛者，加真熟地黄半钱；如胸中滞气，加莲花、青皮一分或二分，壅滞可用，气促少气者去之；如身体重疼，乃风湿相搏，加羌活半钱、防风半钱、升麻一钱、柴胡半钱、藁本根半钱、苍术一钱，如病去，勿再服。若大便秘涩，加当归梢一钱；若久病痰嗽者，去人参，冬月加不去节麻黄，秋凉亦加不去根节麻黄，春月天温，只加佛耳草三分、款花一分，勿加麻黄。若初病之人，虽痰嗽不去，人参必不增添。若久病肺中伏火者，去人参，以防痰嗽增益耳。长夏湿土，客邪大旺，加苍术、白术、泽泻，上下分消其湿热之气。湿热大胜，主食不消，故食减，不知谷味，则加曲以消之，加五味子、麦门冬，助人参泻火，益肺气，助秋损也，在三伏中为圣药。胁下急或痛，俱加柴胡、甘草、人参；多唾，或唾白沫，胃口上停寒也，加益智仁；若胃脘当心痛，加草豆蔻仁三分。疲甚之人，参、芪、术有用至一两二两者。

枳术丸　治痞，消食强胃。又云：食过伤损元气，以此主之。

枳实炒，一两　白术二两

上用荷叶裹烧，饭丸。白术者，本意不取其食速化，但久令人胃气强实，不复伤也。

积聚痞块五十四

痞块在中为痰饮，在右为食一云痰。积，在左为血块。气不能作块成聚，块乃有形之物也，痰与食积、死血而成也，用醋煮海石、醋煮三棱、蓬术、桃仁、红花、五灵脂、香附之类为丸，石醶①白术汤吞下。瓦垄子能消血块，次消痰。石碱一物，有痰积有块可用，洗涤垢腻，又能消食积。治块，当降火消食积，食积

――――――

① 醶同碱。

即痰也。行死血块，块去须大补。凡积病不可用下药，徒损真气，病亦不去，当用消积药，使之融化，则根除矣。凡妇人有块，多是血块。

戴云：积聚癥瘕，有积聚成块，不能移动者是癥；或有或无，或上或下，或左或右者是瘕。

积聚癥瘕，朱先生医台州潭浦陈家，用蜀葵根煎汤，去渣，再入人参、白术、青皮、陈皮、甘草梢、牛膝，煎成汤，入细研桃仁、玄明粉各少许，热饮之，二服当见块下。如病重者，须补接之，后加减再行。

【入方】

消块丸　即《千金方》硝石大黄丸，止可磨块，不令人困，须量度虚实。

硝石六两　人参三两　甘草三两　大黄八两

上为末，以三年苦酒三升又云三斗，置瓷器中，以竹片作准，每入一升，作一刻，柱竖器中，先纳大黄，不住手搅，使微沸。尽一刻，乃下余药。又尽一刻，微火熬，使可丸，则取丸如鸡子中黄大。每一丸，米饮下。如不能大丸，作小丸如桐子大。每三十丸，服后当下如鸡肝、如米泔、赤黑等色。下后避风冷，啖软粥将息之。

三圣膏

未化石灰半斤，为末，瓦器中炒令淡红色，提出火，候热稍减。次下大黄末一两，就炉外炒，候热减。下桂心末半两，略炒，入米醋熬，搅成黑膏，厚纸摊贴患处。

痞块在皮里膜外，须用补气药香附开之，兼二陈汤加补气药，先须断厚味。

又方　琥珀膏

大黄　朴硝各一两

上为末，大蒜捣膏和贴。

又方　治荣癖。

石膏　黄芩　升麻

上为末，砂糖水调服。

又方　一人爱吃茶。

白术　软石膏　片芩　白芍　牛胆星　薄荷圆叶大者

上为末，砂糖调作膏，食后津液化下。

又方　治胁下有块。

龙荟丸二钱半　姜黄五钱　桃仁五钱

上为末，蜜丸服。又方，龙荟丸和鹁鸽粪，能大消食积。或入保和丸治块，看在何部分。

治血块丸　瓦垅子能消血块。

海粉醋煮　三棱　莪术醋煮　红花　五灵脂　香附　石碱

上为丸，白术汤吞下。

又方　治妇人血块如盘，有孕难服峻剂。

香附醋煮，四两　桃仁去皮　白术各一两　海粉醋煮，二两

上为末，神曲糊丸。

又方　治妇人食块，死血痰积成块，在两胁动作，腹鸣嘈杂，眩晕身热，时作时止，男子亦可服。

黄连一两半，一半用吴茱萸炒，去茱萸；一半用益智炒，去益智　山栀炒　川芎　三棱　莪术醋煮　神曲　桃仁去皮尖，各半两　香附童便浸，一两　萝卜子炒，一两半　山楂一两

上为末，蒸饼丸服。又方有青皮半两，白芥子一两半，炒。

保和丸　治一切食积。

山楂六两　神曲二两　半夏　茯苓各三两　陈皮　连翘　萝卜子各一两

上为末，炊饼丸梧子大。每服七八十丸，食远白汤下。

又方

山楂四两　白术四两　神曲二两

上为末，蒸饼丸如梧子大。服七十丸，白汤下。

又方

山楂三两　白术二两　陈皮　茯苓　半夏各一两　连翘　黄芩　神曲　萝卜子各半两

上为末，蒸饼丸如梧子大。每服五十丸，食后姜汤下。

阿魏丸　治肉积。诸阿魏丸，脾虚者须以补脾药佐之，切不可独用。虚虚之祸，疾如反掌。

连翘一两　山楂二两　黄连一两三钱　阿魏二两，醋煮作糊

醋煮阿魏作糊丸。服三十丸，白汤下。

小阿魏丸

山楂三两　石碱三钱　半夏一两，皂角水浸透，晒干

上为末，粥糊丸。每服三十丸，白汤下。

又方　治饱食停滞，胃壮者宜此，脾虚勿服。

山楂　萝卜子　神曲　麦芽　陈皮　青皮　香附各二两　阿魏一两，醋浸软，另研

上为末，炊饼丸。

又阿魏丸　去诸积聚。

山楂　南星皂角水浸　半夏皂角水浸　麦芽炒　神曲炒　黄连各一两　连翘　阿魏醋浸　瓜蒌　贝母各半两　风化硝　石碱　萝卜子蒸　胡黄连二钱半，如无以宣连代

上为末，姜汁浸，蒸饼丸。一方加香附、蛤粉，治嗽。

佐脾丸

山楂三两　半夏　茯苓各一两　连翘　陈皮　萝卜子各半两

上为末，粥丸服。

小温中丸

青皮一两　香附四两，童便浸　苍术二两　半夏二两　白术半两　陈皮一两　苦参半两　黄连一两，姜汁炒　针砂二两，醋炒

上为末，曲糊为丸。

又方

针砂醋煮三次　香附童便浸，四两　山楂二两　神曲炒，二两　黄连姜汁炒，一两半　山栀炒　厚朴姜汁炒　苍术一两　半夏一两　台芎半两　一方加人参、炒白术一两半，有苦参用白术，用苦参不用黄连。

枳实丸

白术二两　枳实　半夏　神曲　麦芽各一两　姜黄　陈皮各半两　木香一钱半　山楂一两

上为末，荷叶蒸饭为丸，梧子大。每服一百丸，食后姜汤下。

大温中丸　又名大消痞丸。

黄连炒　黄芩六钱　姜黄　白术一两　人参　陈皮　泽泻二钱　炙甘草　砂仁　干生姜　炒曲二钱　枳实炒，半两　半夏四钱　厚朴三钱　猪苓一钱半

上为末，炊饼丸。

【附录】　五脏之积曰五积，六腑之积曰六聚。积有定形，聚无定处。不问何经，并宜服十味大七气汤，吞下尊贵红丸子。凡木香、槟榔，去气积；神曲、麦芽，去酒积；虻虫、水蛭，去血积；礞石、巴豆，去食积；牵牛、甘遂，去水积；雄黄、腻粉，去涎积；硇砂、水银，去肉积，各从其类也。肝积曰肥气，肺积曰息贲，心积曰伏梁，脾积曰痞气，肾积曰奔豚。其如积聚之脉，实强者生，沉小者死。

【附方】

乌梅丸　治酒毒，消食化痰。

乌梅一斤　半夏八两　白矾八两　生姜一斤

上件石臼捣细末，新瓦两片夹定，火上焙，三日三夜为度。次入神曲、麦芽、陈皮、青皮、莪术、枳壳、丁皮、大腹子各四两，用酒糊为丸。每服四五十丸，姜汤下。

备急丸　大治心腹厥痛，食积胸膈，下咽气便速行。

大黄一钱　巴豆去油、膜、心　干姜半钱

上用蜜丸，白汤下。

治吐虫有积。

上以黑锡灰、槟榔末、米饮调下。

大七气汤

三棱　莪术各一两半　青皮七钱半　陈皮一两半　藿香　桔梗　肉桂各七钱半　益智一两半　香附一两半　甘草炙，七钱半

上锉，水煎服。

散聚汤

半夏　槟榔　当归各七钱半　陈皮　杏仁炒　桂心各二两　茯苓　甘草炒　附子炮　川芎　枳壳炒　厚朴　吴茱萸各一两

上锉，水煎，姜三片。大便不利，加大黄。

香棱丸　治五积六聚，气块。

三棱六两，醋炒　青皮　陈皮　莪术炮或醋炒　枳壳炒　枳实炒　萝卜子炒　香附子各三两，炒　黄连　神曲炒　麦芽炒　鳖甲醋炙　干漆炒烟尽　桃仁炒　硇砂　砂仁　归梢　木香　甘草炙，各一两　槟榔六两　山楂四两

上为末，醋糊丸。每服三五十丸，白汤下。

龙荟丸　见胁痛类。

红丸子　见疟类。

脚气五十五　附足跟痛

脚气，须用升提之药，提起其湿，随气血用药。有脚气冲心者，宜四物汤加炒黄柏，再宜涌泉穴用附子末津唾调敷上，以艾灸，泄引热下。

【入方】

防己饮

白术　木通　防己　槟榔　川芎　甘草梢　犀角　苍术盐炒　黄柏酒炒　生苄酒炒

大便实加桃仁，小便涩加杜牛膝，有热加黄芩、黄连，大热及时令热加石膏，有痰加竹沥、姜汁。如常肿者，专主乎湿热，先生别有方。

又方　治湿热食积，痰流注。

苍术　黄柏　防己　南星　川芎　白芷　犀角　槟榔　血虚，加牛膝、龟板。

上为末，酒糊丸服。肥人加痰药。

健步丸

生苄半两　归尾　芍药　陈皮　苍术各一两　吴茱萸　条芩各半两　牛膝一两　桂枝二钱　大腹子三个

上为末，蒸饼丸如梧子大。每服一百丸，空心，煎白术木通汤下。

又方　一妇人足胫肿。

红花　牛膝俱酒洗　生苄　黄柏　苍术　南星　草龙胆　川芎

有筋动于足大指上，至大腿近腰结了，乃因奉养厚，遇风寒，宜四物汤加酒芩、红花、苍术、南星、生姜煎服。

湿痰脚气，大便滑泄。

苍术二两　防风一两　槟榔六钱　香附八钱　川芎六钱　条芩四钱　滑石一两二钱　甘草三钱

上为末，或丸或散，皆可服。

脚软筋痛。

牛膝二两　白芍一两半　龟板酒炙　黄柏酒炒，一两　知母炒　甘草半两

上为末，酒糊为丸。

应痛丸　治脚气痛不可忍，此药为劫剂。

赤芍药半两，煨，去皮　草乌半两，煨，去皮　尖

上为末，酒糊丸。空心服十丸，白汤下。

又方　治脚气肿痛。

芥子　白芷等分

上为末，姜汁和敷贴。或用仙术、羌活、独活、白芷、细辛为末，入帛内作袜用。

又方　煠洗脚气。

威灵仙　防风　荆芥　地骨皮　当归　升麻　朔藋

上煎汤，煠洗。

【附录】脚气，有湿热，有食积流注，有风湿，有寒湿。胜湿以仙术、白术、防己、川芎为主，或六物附子汤，或当归拈痛汤。脚气，气郁甚者，舟车丸、除湿丹；有饮者，东垣开结导饮丸。脚气，解表以麻黄、左经汤等药，随经选用。有兼痰气寒湿者，五积散加木瓜。若双解，以大黄左经汤、东垣羌活导滞汤；若理血，以八味丸，或四物加羌活、天麻，又或四物加黄柏、南星，或健步丸；若疏风养血，用独活寄生汤最效。

【附方】

六物附子汤

附子　桂　防己各四钱　甘草炙，二钱　白术　茯苓各三钱

上㕮咀，每服半两，入姜煎。

当归拈痛汤

羌活半两　人参　苦参酒制　升麻　葛根　苍术各二钱　炙甘草　黄芩酒制　茵陈酒炒，各半两　防风　归身　知母酒炒　泽泻　猪苓　白术一钱半

上㕮咀，每服一两，水煎，空心服，临睡再服。

舟车丸　见水气类。

除湿丹

槟榔　甘遂　威灵仙　赤芍　泽泻　葶苈各二两　乳香　没药各一两　牵牛半两　大戟炒，三两　陈皮四两

上为末，糊丸如梧子大。每服五十丸至七十丸，温水下。

东垣开结导饮丸

白术　陈皮　泽泻　茯苓　神曲炒　麦糵

曲　半夏各半两　枳实炒　巴豆霜各一钱半　青皮　干生姜各半两

上为末，汤浸蒸饼，丸如梧子大。每四五十丸或七十丸，温水下。

麻黄左经汤

麻黄　干葛　细辛　白术　茯苓　防己桂　羌活　甘草　防风

上㕮咀，每半两，入姜枣煎服。

五积散

白芷一两半　陈皮三两　厚朴姜制，二两桔梗六两　枳壳三两　川芎　甘草炙　茯苓各一两半　桂　芍药　半夏泡，各两半　当归一两半

麻黄三两，去节　干姜三两　苍术米泔浸，去皮，十二两

上㕮咀，每服四钱，水一盏，姜三片，葱白三茎，煎至七分，热服。胃寒用煨姜，挟气加茱萸，妇人调经催产入艾醋。

大黄左经汤

细辛　茯苓　羌活　大黄煨　甘草炙　前胡　枳壳　厚朴制　黄芩　杏仁等分

上㕮咀，每服半两，入姜枣煎。

东垣羌活导滞汤

羌活　独活各半两　防己　当归各二钱　大黄酒浸，煨，一两　枳实炒，二钱

上㕮咀，每服五钱或七钱，水煎服。

八味丸　见诸虚损。

独活寄生汤　见腰痛类。

足跟痛，有痰，有血热。血热，四物汤加黄柏、知母、牛膝之类。

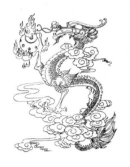

卷　四

痿五十六

痿证断不可作风治而用风药。有湿热、湿痰、气虚、血虚、瘀血。湿热，东垣健步丸，加燥湿、降阴火，苍术、黄芩、黄柏、牛膝之类；湿痰，二陈汤加苍术、白术、黄芩、黄柏、竹沥、姜汁；气虚，四君子汤加黄芩、黄柏、苍术之类；血虚，四物汤加黄柏、苍术，煎送补阴丸；亦有食积、死血妨碍不得下降者，大率属热，用参术四物汤、黄柏之类。

【附录】谨按：五痿等证，特立篇目，所论至详。后代诸方，独于此证盖多缺略，考其由，皆因混入中风条内故也。丹溪先生痛千古之弊，悯世之罹此疾者，多误于庸医之手。有志之士，必当究其心焉。夫陈无择谓：痿因内藏不足所致，诚得之矣。然痿之所不足，乃阴血也，而方悉是补阳补气之剂，宁免实实虚虚之患乎？且无择以三因立方，可谓诸方之冠，其余此证，尤且未明，况求于他者乎？

【附方】

健步丸　东垣方。

防己酒洗，一两　羌活　柴胡　滑石炒　甘草炙　瓜蒌根酒洗，以上各半两　泽泻　防风各三钱　苦参酒洗　川乌各一钱　肉桂五分

上为末，酒糊为丸，梧桐子大。每服七十丸，葱白煎愈风汤下。见中风类。

补阴丸　见诸虚类。

清燥汤　治湿热成痿，以燥金受湿热之邪，是绝寒水生化之源，源绝则肾亏，痿厥之病火作，腰已下痿软，瘫痪不能动。

黄芪一钱五分　苍术一钱　白术　橘皮　泽泻各半钱　人参　白茯苓　升麻各三分　麦门冬　归身　生芐　曲末　猪苓各二分　酒柏　柴

胡　黄连各一分　五味子九个　甘草炙，二分

上每服半两，水煎，空心服。

厥五十七　附手足十指麻木

厥，逆也，手足因气血逆而冷也。因气虚为主，有因血虚。气虚脉细，血虚脉大，热厥脉数，外感脉沉实，有痰脉弦。因痰者，用白术、竹沥；气虚，四君子；血虚，四物；热厥，用承气；外感，用双解散加姜汁、酒。有阴厥阳厥，阴衰于下则热，阳衰于下则寒。

手足麻者，属气虚；手足木者，有湿痰、死血；十指麻木，是胃中有湿痰、死血。

【附录】厥昔，甚也，短也，逆也，手足逆冷也。其证不一，散之方书者甚多，今姑撮大概，且如寒热厥逆者，则为阴阳二厥也。阳厥者，是热深则厥，盖阳极则发厥也，不可作阴证而用热药治之，精魂绝而死矣。急宜大、小承气汤，随其轻重治之。所谓阴厥者，始得之身冷脉沉，四肢逆，足蜷卧，唇口青，或自利不渴，小便色白，此其候也。治之以四逆、理中之辈，仍速灸关元百壮。又尸厥、飞尸、卒厥，此即中恶之候，因冒犯不正之气，忽然手足逆冷、肌肤粟起、头面青黑、精神不守，或错言妄语、牙紧口噤，或昏不知人，头旋晕倒，此是卒厥客忤、飞尸鬼击、吊死问丧、入庙登冢，多有此病。以苏合丸灌之，候稍苏，以调气散和平胃散服，名调气平胃散。痰厥者，乃寒痰迷闷，四肢逆冷，宜姜附汤，以生附汤，以生附代熟附。蛔厥者，乃胃寒所生，经曰：蛔者，长虫也。胃中冷即吐蛔虫，宜理中汤加炒川椒五粒、槟榔半钱，吞乌梅丸效，蛔见椒则头伏故也。气厥者，与中风相似，何以别之？风中身温，气中身冷。以八味顺气散或调气散。

如有痰，以四七汤、导痰汤服之。

【附方】

八味顺气散 见中风类。

调气散

白豆蔻 丁香 檀香 木香各二钱 藿香 甘草炙，各八钱 砂仁四钱

上为末，每服二钱，入盐少许，沸汤点服。

平胃散

苍术米泔浸，五斤 厚朴姜制，炒 陈皮各三斤 甘草炒，三十两

上为末，每服五钱，姜三片，枣一个，煎服，入盐一捻，沸汤点服亦得。

四七汤

厚朴二两 茯苓四两 半夏五两 紫苏二两

上每服四钱，水一盅，姜七片，枣一个，煎服。

承气汤 见痢类。

四逆汤 理中汤 姜附汤 并见中寒类。

乌梅丸 见心痛类。

导痰汤 见痰类。

痉五十八

痉，切不可作风治，兼用风药。大率与痫病相似，比痫为甚为虚，宜带补。多是气虚有火兼痰，宜用人参、竹沥之类。

【附录】古方风痉曰痉也。经云：诸痉项强，皆属于湿。土是太阳伤湿也。又云：诸暴强直，皆属于风。是阳明内郁，而阴行于外。又曰：阳痉曰刚，无汗；阴痉曰柔，有汗。亢则害，承乃制，故湿过极反兼风化制之。然兼化者虚象，实非风也。

【附方】

葛根汤 治痉病无汗而小便少，反恶寒者，名刚痉。

葛根四钱 麻黄三钱 桂枝二钱 芍药二钱 甘草三钱，炙

上㕮咀，水二盅，生姜三片，枣一枚，煎服，覆取微汗。

桂枝加葛根汤 治痉病有汗，不恶寒者服之，此名柔痉。

葛根四钱 生姜三钱 桂枝 芍药 甘草各二钱

上作一服，水二盅，枣一个，煎服。二痉皆可用小续命汤加减服。若胸满，口噤咬齿，脚挛，卧不着床者，以大承气汤下之，无疑矣。

小续命汤 见中风类。

大承气汤 见痢类。

痫五十八

惊与痰宜吐，大率行痰为主，用黄连、南星、瓜蒌、半夏，寻火寻痰，分多分少，治之无不愈者。分痰与热，有热者，以凉药清其心；有痰者，必用吐药，吐后用东垣安神丸。大法宜吐，吐后用平肝之剂，青黛、柴胡、川芎之类，龙荟丸正宜服之。且如痫，因惊而得，惊则神不守舍，舍空而痰聚也。

戴云：痫者，俗曰猪癫风者是也。

【附录】痫症有五：马、牛、鸡、猪、羊。且如马痫，张口摇头，马鸣；牛痫，口正直视，腹胀；鸡痫，摇头反折，喜惊；羊痫，喜扬眉吐舌；猪痫，喜吐沫。以其病状偶类之耳，非无痰涎壅塞，迷闷孔窍，发则头旋颠倒，手足搐搦，口眼相引，胸背强直，叫吼吐沫，食顷乃苏。宜星香散加全蝎三个。

【附方】

续命汤 主痫发顿闷无知，口吐沫出，四体角弓反张，目反上，口噤不得言。

竹沥一升二合 生葛汁一升 龙齿末 生姜 防风 麻黄去节，各四两 防己 附子炮，各二两 石膏 桂二两

上十味，水一斗，煮取三升，分三服。有气加紫苏、陈皮各半两。

但小儿痫，《千金》有风、食、惊三种，《本事方》又有阴阳痫、慢脾风三证。慢脾即食痫，宜醒脾丸、人参散。

古方三痫丸 治小儿百二十种惊痫。

荆芥穗二两 白矾一两，半生半枯

上为末，面糊为丸，黍米大，朱砂为衣。姜汤下二十丸。如慢惊用来复丹，急惊三痫丸，食痫醒脾丸可也。

《本事》人参散 治慢脾风，神昏痰盛。

人参半两 圆白大南星一两，切片，以生姜汁并浆水各半，荫满煮，带性晒

上为末，每服一钱，水一盏，姜三片，冬

瓜仁擂细少许，同煎，取半盏，作两三次灌下。

宁神丹　清热养气血，不时潮作者可服。

天麻　人参　陈皮　白术　归身　茯神　荆芥　僵蚕炒　独活　远志去心　犀角　麦门冬去心　酸枣仁炒　辰砂各半两，另研　半夏　南星　石膏各一两　甘草炙　白附子　川芎　郁金　牛黄各三钱　珍珠三钱　生苄　黄连各半两　金箔三十片

上为末，酒糊丸。空心服五十丸，白汤下。

东垣安神丸

黄连一钱五分，酒洗　朱砂一钱，水飞　酒生苄　酒归身　炙甘草各五分

上除朱砂水飞外，四味捣为末，和匀，汤浸蒸饼丸如黍米大。每服十五丸，食后津咽下。

星香散　见中风类。

癫狂六十

癫属阴，狂属阳，癫多喜而狂多怒，脉虚者可治，实则死。大率多因痰结于心胸间，治当镇心神、开痰结。亦有中邪而成此疾者，则以治邪法治之，《原病式》所论尤精。盖为世所谓重阴者癫，重阳者狂是也，大概是热。癫者，神不守舍，狂言如有所见，经年不愈，心经有损，是为真病。如心经蓄热，当清心除热；如痰迷心窍，当下痰宁志；若癫哭呻吟，为邪所凭，非狂也。烧蚕纸，酒水下方寸匕。卒狂言鬼语，针大拇指甲下，即止。风癫引胁痛，发则耳鸣，用天门冬去心，日干作末，酒服方寸匕。癫证，春治之，入夏自安，宜助心气之药。阳虚阴实则癫，阴虚阳实则狂。狂病宜大吐下则除之。

【入方】治癫风。

麻仁四升

上以水六升，猛火煮至二升，去滓，煎取七合。旦，空心服。或发或不发，或多言语，勿怪之，但人摩手足须定，凡进三剂，愈。

又方　治狂邪发无时，披头大叫，欲杀人，不避水火。

苦参不拘多少

上为末，蜜丸如梧子大。每服十五丸，煎薄荷汤下。

惊悸怔忡六十一

惊悸者血虚，惊悸有时，以朱砂安神丸。痰迷心膈者，痰药皆可，定志丸加琥珀、郁金。怔忡者血虚，怔忡无时，血少者多。有思虑便动，属虚。时作时止者，痰固火动，瘦人多因是血少，肥人属痰，寻常者多是痰。真觉心跳者是血少，四物、朱砂安神之类。假如病因惊而得，惊则神出其舍，舍空则痰生也。

戴云：怔忡者，心中不安，惕惕然如人将捕者是也。

【附录】惊悸，人之所主者心，心之所养者血，心血一虚，神气不守，此惊悸之所肇端也。曰惊曰悸，其可无辨乎？惊者，恐怖之谓；悸者，怔忡之谓。心虚而郁痰，则耳闻大声，目击异物，遇险临危，触事丧志，心为之忤，使人有惕惕之状，是则为惊；心虚而停水，则胸中渗漉，虚气流动，水既上乘，心火恶之，心不自安，使人有怏怏之状，是则为悸。惊者，与之豁痰定惊之剂；悸者，与之逐水消饮之剂。所谓扶虚，不过调养心血，和平心气而已。

【入方】

治劳役心跳大虚证。

朱砂　归身　白芍　侧柏叶炒，五钱　川芎　陈皮　甘草各二钱　黄连炒，一钱半

上为末，猪心血丸服。

【附方】

养心汤　治心虚血少，惊悸不宁。

黄芪炙　白茯苓　茯神　半夏曲　当归　川芎各半两　远志去心，姜汁炒　辣桂　柏子仁　酸枣仁炒　五味　人参各二钱半　甘草炙，四钱

上每服三钱，水煎，姜三片，枣一个，食前服。治停水怔忡，加槟榔、赤茯苓。

宁志丸　治心虚血虚多惊。若有痰惊，宜吐之。

人参　白茯苓　茯神　柏子仁　琥珀　当归　酸枣仁温酒浸半日，去壳，隔纸炒　远志各半两，炒　乳香　朱砂　石菖蒲二钱半

上为末，炼蜜丸如梧子大。服三十丸，食后煎枣汤吞下。

朱雀丸　治心病怔忡不止。

白茯神二两　沉香五钱

上为末，炼蜜丸，小豆大。服三十丸，人参汤下。

加味四七汤　治心气郁滞，豁痰散惊。

半夏二两半　白茯苓　厚朴各一两半　茯神 紫苏各一两　远志炒　甘草炙，半两

上每服四钱，生姜五片，石菖蒲一寸，枣一个，水煎服。

朱砂安神丸

朱砂五钱，水飞过，另研　黄连酒洗，六钱 甘草炙，二钱半　生节一钱半　当归二钱半

上四味为末，蒸饼丸如黍米大，朱砂为衣。服二十丸或五十丸，津下。

定志丸　见健忘类。

健忘六十二

健忘，精神短少者多，亦有痰者。

戴云：健忘者，为事有始无终，言谈不知首尾，此以为病之名，非比生成之愚顽不知人事者。

【附录】健忘者，此证皆由忧思过度，损其心胞，以致神舍不清，遇事多忘。乃思虑过度，病在心脾。又云：思伤脾，亦令朝暮遗忘，治之以归脾汤，须兼理心脾，神宁意定，其证自除也。

【附方】

归脾汤　治思虑过度，劳伤心脾，健忘怔忡。

白术　状神　黄芪　圆眼肉　酸枣仁炒，各一两　人参　木香各半两　甘草炙，二钱半

上每服四钱，姜三片，枣一枚，水煎服。

定志丸　治心气不定，恍惚多忘。

远志二两　人参一两　菖蒲一两　白茯苓三两

上为末，炼蜜丸如梧子大，朱砂为衣。服二十丸，米汤下。

痛风六十三　附肢节痛

四肢百节走痛是也，他方谓之白虎历节风证。大率有痰、风热、风湿、血虚。因于风者，小续命汤；因于湿者，苍术、白术之类，佐以竹沥；因于痰者，二陈汤加酒炒黄芩、羌活、苍术；因于血虚者，用芎归之类，佐以红花、桃仁。大法之方，苍术、川芎、白芷、南星、当归、酒黄芩。在上者，加羌活、威灵仙、桂枝；在下者，加牛膝、防己、木通、黄柏。血虚，《格致余论》详言，多用川芎、当归，佐以桃仁、红花、薄桂、威灵仙。治痛风，取薄桂味淡者，独此能横行手臂，领南星、苍术等药至痛处。

又方　治上、中、下疼痛。

南星姜制　苍术泔浸　黄柏酒炒，各二两 川芎一两　白芷半两　神曲炒，半两　桃仁半两 威灵仙酒拌，三钱　羌活三钱，走骨节　防己半两，下行　桂枝三钱，行臂　红花酒洗，一钱半 草龙胆半钱，下行

上为末，曲糊丸，梧子大，每服一百丸空心白汤下。

张子元血气虚有痰，白浊，阴火痛风。

人参一两　白术　熟节　黄柏炒黑，各二两 山药　海石　南星各一两　锁阳半两　干姜烧灰，半两，取其不走　败龟板酒炙，二两

上为末，粥丸。一云酒糊丸。

臂痛方

苍术一钱半　半夏　南星　白术　酒芩炒 香附各一钱　陈皮　茯苓各半钱　威灵仙三钱 甘草少许，别本加羌活一钱

上咬咀，作一服，入生姜二三片。

二妙散　治筋骨疼痛因湿热者。有气加气药，血虚者加补药，痛甚者加生姜汁，热辣服之。

黄柏炒　苍术米泔浸，炒

上二味为末，沸汤，入姜汁调服。二物皆有雄壮之气，表实气实者，加酒少许佐之。若痰带热者，先以舟车丸，或导水丸、神芎丸下伐，后以趁痛散服之。

趁痛散

乳香　没药　桃仁　红花　当归　地龙酒炒　牛膝酒浸　羌活　甘草　五灵脂酒淘　香附童便浸　或加酒芩、炒酒柏

上为末，酒调二钱服。

八珍丸　治痛风走注脚疾。

乳香　没药　代赭石　穿山甲生用，各三钱

羌活　草乌生用，各五钱　全蝎二十一个，炒　川乌生用，一两，不去皮尖

上为末，醋糊丸如梧子大，每二十一丸，温酒送下。

四妙散　痛风走注。

威灵仙酒浸，五钱　羊角灰三钱　白芥子一钱　苍耳一钱半，一云苍术

上为末，每服一钱，生姜一大片，擂汁，入汤调服。又二妙散同调服。

又方　治酒湿痰痛风。

黄柏酒炒　威灵仙酒炒，各五钱　苍术　羌活　甘草三钱　陈皮一钱　芍药一钱

上为末，每服一钱或二钱，沸汤入姜汁调下。

治气实表实，骨节痛方。

滑石六钱　甘草一钱　香附　片芩各三钱

上为末，姜汁糊丸如梧子大，每服五七十丸，白汤吞下。

又方

糯米一盏　黄踯躅根一握　黑豆半合

上用酒水各一碗煎，徐徐服之。大吐大泻，一服便能行动。

治食积肩腿痛。

龟板酒浸，一两　酒柏叶　香附半两　辣芥子　凌霄花

上为末，酒糊丸如梧子大，煎四物汤加陈皮、甘草汤下。

【附方】

控涎丹　治一身及两胁走痛，痰挟死血者。

甘遂面裹煨　大戟制　真白芥菜子炒，各等分

上为末，加桃仁泥糊丸，如梧子大，每服五七丸，渐加至十丸，临卧姜汤下。

龙虎丹　治走注疼痛，或麻木不遂，或半身痛。

草乌　苍术　白芷各一两，碾粗末，拌发酵，盦过，入后药　乳香　没药各二钱，另研　当归　牛膝各五钱

上为末，酒糊丸如弹大。每服一丸，温酒化下。

【附录】遍身骨节疼痛，昼静夜剧，如虎啮之状，名曰白虎历节风，并宜加减地仙丹，或青龙丸、乳香丸等服之。

又有痛风而痛有常处，其痛处赤肿灼热，或浑身壮热，此欲成风毒，宜败毒散。凡治臂痛，以二陈汤加酒炒黄芩、苍术、羌活。

如肢节痛，须用羌活，去风湿亦宜用之。如肥人肢节痛，多是风湿与痰饮流注经络而痛，宜南星、半夏；如瘦人肢节痛，是血虚，宜四物加防风、羌活；如瘦人性急躁而肢节痛发热，是血热，宜四物汤加黄芩、酒炒黄柏；如肢节肿痛，脉滑者，当用燥湿，宜苍术、南星，兼行气药木香、枳壳、槟榔。在下者，加汉防己；若肢节肿痛，脉涩数者，此足瘀血，宜桃仁、红花、当归、川芎及大黄微利之；如倦怠无力血肢节痛，此是气虚，兼有痰饮流注，宜参、术、星、半。丹溪无肢节痛条。此文又纯似丹溪语，姑书以俟知者。

小续命汤　地仙丹　并见中风类。

舟车丸　见中湿类。

导水丸　见痢类。

神芎丸　见发热类。

败毒散　见瘟疫类。

乳香丸

白附子炮　南星　白芷　没药　赤小豆　荆芥　藿香去土　骨碎补去毛　乳香另研，各一两　五灵脂　川乌炮，去皮脐尖　糯米炒，各二两　草乌头去皮尖，炮　京墨煅，各五两　松脂半两，研

上为末，酒糊丸梧子大。每服十丸至十五丸，冷酒吞下，茶亦得，不拘时，忌热物。

疠风六十四　附身上虚痒

大风病是受得天地间杀物之风，古人谓之疠风者，以其酷烈暴悍可畏耳。人得之者，须分在上在下。夫在上者，以醉仙散取臭涎恶血于齿缝中出；在下者，以通天再造散取恶物陈虫于谷道中出。所出虽有上下道路之殊，然皆不外乎阳明一经。治此病者，须知此意。看其疙瘩与疮，若上先见者，上体多者，在上也；若下先见者，下体多者，在下也；上下同得者，在上复在下也。阳明经，胃与大肠也。无物不受，此风之入人也，气受之则在上多，血受之

则在下多，气血俱受者甚重，自非医者神手，病者铁心，罕有免此。夫或从上或从下，以渐而来者，皆是可治之病。人见病势之缓多忽之，虽按此法施治，病已全然脱体。若不能绝味绝色，皆不免再发，再发则终不救矣。某曾治五人牟，中间惟一妇人得免，以其贫甚且寡，无物可吃也。余四人三两年后皆再发。孙真人云：吾尝治四五百人，终无一人免于死。非孙真人不能治也，盖无一人能守禁忌耳。此妇人本病外，又是百余贴加减四物汤，半年之上，方得月经行，十分安愈。

醉仙散

胡麻仁　牛蒡子　蔓荆子　枸杞子各半两，同炒黑色　防风　瓜蒌根　白蒺藜　苦参各半两

上为末，每一两半，入轻粉二钱，拌匀。大人每用一钱，空心，日午临卧各一服，茶汤调下。吃后五七日间，先于牙缝内出臭涎水，浑身觉疼，昏闷如醉，利下臭屎为度。量大小虚实加减与之。证候重而急者，须先以再造散下之，候补养得还，复与此药吃，须断盐、酱、醋、诸般肉、鱼腥、椒料、水果、煨烧、炙煿及茄子等物，只宜淡粥、煮熟时菜，并乌梢菜花蛇用淡酒煮熟食之，以助药力也。

再造散

锦纹大黄一两　皂角刺一两半，独生经年黑大黄　郁金半两，生　白牵牛头末，六钱，半生半炒，一本无此二味

上为细末，每服二钱一云五钱。临卧冷酒调服，一云：日未出面东服。以净桶伺候，泄出虫，如虫黑色，乃是多年，赤色是为方近。三四日又进一服，直候无虫则绝根牟。后用通圣散调理，可用三棱针刺委中出血。终身不得食牛、马、驴、骡等肉，大忌房事，犯者必不救。

黄精丸

苍耳叶　紫背浮萍　大力子各等分　乌蛇肉中半酒浸，去皮骨　黄精倍前三味，生捣汁，和四味研细，焙下

上为末，神曲糊丸，如梧子大，每服五七十丸，温酒下。一方加炒柏、生苄、甘草节。

又方

苍耳叶　浮萍　鼠粘子　乌蛇肉等分

上用豆淋酒炒，等分为末，每服一二钱，豆淋酒调下。

治麻风脉大而虚者。

苦参七钱半　苍耳　牛蒡子　酒蒸柏一作酒柏，各二两　黄精　浮萍各一两

上为末，用乌蛇肉酒煮，如无蛇，以乌鲤鱼亦可，糊丸服之。候脉实，再用通天再造散取虫。

治麻风，四物汤加羌活、防风、陈皮、甘草。

又方

大黄　黄芩　雄黄三两

上为末，用樟树叶浓煎汤，入药蒸洗。

【附录】此疾非止肺脏有之，以其病发于鼻，从俗呼为肺风也。鼻准肿赤胀大而为疮，乃血随气化也。气既不施，则血为之聚，血既聚，则使肉烂而生虫也。生虫者，厥阴主之，以药缓疏之，煎《局方》升麻汤下泻青丸。余病各随经治之。

【附方】

凌霄花散　治疠风。

蝉壳　地龙炒　僵蚕炒　全蝎各七个　凌霄花半两

上为末，每服二钱，酒调下。于浴室内，常在汤中住一时许，服药效。

东坡四神丹　治大风。

羌活　玄参　当归　熟苄

上等分，炼蜜丸，梧子大，每服七十丸。

浮萍散　治癞及风癣。

浮萍一两　荆芥　川芎　甘草　麻黄去根节，以上各半两　或加当归、芍药。

上为末，每服一两，水二盏煎，入葱白、豆豉亦可，汗出则愈。

通圣散　见斑疹类。

《局方》升麻汤

熟半夏　茯苓　白芷　当归各三钱　苍术　干葛　桔梗　升麻各一两　熟枳壳　干姜各半钱　大黄蒸，半两　芍药七钱半　陈皮　甘草各一两半

上㕮咀，每服四钱，生姜、灯心同煎，食

前服。

泻青丸 见中风类。

身上虚痒，血不荣于腠理，所以痒也。

上用四物汤加黄芩煎，调浮萍末服之。

又方 凌霄花末一钱，酒调下。

缠喉风喉痹六十五 <small>附咽痛咽疮</small>

喉痹，大概多是痰热，重者用桐油探吐。一方，射干，逆流水吐之。又方，李实根皮一片，噙口内，更用李实根研水敷项上一周遭。用新采园中者。缠喉风，属痰热。戴云：谓其咽喉里外皆肿者是也。用桐油，以鹅翎探吐。又法，用灯油脚探吐。又用远志去心为末，水调敷项上一遭，立效，亦可吐。咽喉生疮痛，是虚热血虚多，属虚火游行无制，客于咽喉也，用人参、荆芥、蜜炙黄柏。虚火用人参、竹沥；血虚四物加竹沥；实热者，黄连、荆芥、薄荷、硝、蜜、姜汁调噙化。治咽喉，用倒滴刺根净洗，入些少好酒同研，滴入喉中，痛立止。喉痹风热痰，先以千缗汤，后以四物加黄芩、知母，养阴则火降。又方，猪牙皂角为末，和霜梅噙。又方，木鳖子用淡盐水浸，噙一丸。又方，茜草一两一服，降血中之火。又方，焰硝半钱，枯矾半钱，硇砂一钱，为末，杜仲、牛膝捣汁调。喉闭，或有中垂一丝，结成小血珠，垂在咽喉中，用杜牛膝根，即鼓槌草直而独条者，捣碎，用好米醋些小，和研，取汁三五滴，滴在鼻中，即破。咽痛，必用荆芥。阴虚火炎上，必用玄参。又喉痹，陈年白梅，入蚰蜒令化，噙梅于口中。

【入方】

雄黄解毒丸 治缠喉急喉风，双蛾肿痛，汤药不下。

雄黄一两 巴豆去油，十四个 郁金一钱

上为末，醋糊丸如绿豆大。热茶清下七丸，吐出顽涎即苏，大效。如口噤，以物斡开灌之，下咽无有不活者。

润喉散 治气郁夜热，咽干硬塞。

桔梗二钱半 粉草一钱 紫河车四钱 香附三钱 百药煎一钱半

上为末，敷口内。

又方 喉痛。

硼砂 胆矾 白僵蚕 陈霜梅

上为末，和噙。

头风六十六

属痰者多，有热，有风，有血虚。在左属风，荆芥、薄荷；属血虚，川芎、当归；在右属痰，苍术、半夏；属热，酒芩为主。又属湿痰，川芎、南星、苍术。偏头风在左而属风者，用荆芥、薄荷。此二味，即是治之主药，有君、臣、佐、使之分，凡主病者为君而多，臣次之，佐又次之，须要察其兼见何症而佐使之。如有痰，即以二陈汤治痰而佐之，他症皆仿此。又须察识病情，全在活法出入加减，不可执方。

又方

酒片芩一两 苍术 羌活 防风各五钱 细辛二钱 苍耳三钱

上为末，每服三钱，生姜一大片，同擂匀，茶汤荡起服之。

又方

酒片芩五钱 苍术二钱半 羌活 苍耳 川芎 生甘草 酒黄连各一钱半 半夏曲炒，三钱半

上为末，服法同前。

又方

酒片芩一两 苍术 羌活 川芎各五钱 苍耳 细辛各三钱

上为末，服法同前。

又方 湿痰头风。

片芩酒炒，三钱 苍术酒炒，一两 川芎 细辛各二钱 甘草一钱

上为末，服法同前。

瘦人搐药。

软石膏 朴硝各五钱 脑子 荆芥 檀香皮 薄荷各一钱 白芷 细辛各二钱

上为末，搐鼻内。

头痒风屑发黄

用大黄酒浸，炒，为末，茶调服。

一粒金搐鼻方 治偏头风。

荜拨不拘多少，研细，用猯猪胆汁拌匀，再入胆内，悬阴干 藁本 玄胡索 白芷 川芎各一两 青黛二两

上为末，入制荜拨末一两半，用无根水丸。

每用一粒，长流水化开，嗜鼻。以铜钱二三文口咬定，出涎。

治头风。

乌头尖七个　荆芥　防风　甘草　蔓荆子　台芎　桔梗　麻黄

上为末，茶调。

一人头风鼻塞。

南星　苍术　酒芩　辛夷　川芎

上为末，茶调。

【附录】头风用热药多，间有挟热而不胜热剂者，宜消风散、茶调散服之。头风发动，顶后、两项筋紧吊起痛者，看其人挟寒挟虚，宜三五七散。头风，九月取菊花作枕最良，《素问》论：头风者，本于风寒入于脑髓耶。《本事方》论：妇人患头风者，十居其半，或者妇人无巾以御风寒焉耳。男子间有患者。若经年不愈者，宜灸囟会、百会、前顶、上星等穴，差。

【附方】

消风散

荆芥穗　甘草炙　川芎　羌活　人参　茯苓　防风　白僵蚕炒　藿香　蝉退去土，炒，各二两　厚朴姜制，半两　陈皮去白，半两

上为末，每服二钱，荆芥汤或茶清调下。

茶调散

薄荷去梗，不见火，八两　川芎四两　羌活　甘草　白芷各二两　细辛去叶，一两　防风二两半　荆芥去梗，四两

上为细末，每服二钱，食后，茶清调下。常服清头目。

三五七散

细辛一斤半　干姜炮，二斤　防风四斤　山茱萸去核　茯苓各三斤　附子三十五个，炮，去皮脐

上为细末，每服二钱，温酒食前调下。

头眩六十七

头眩，痰挟气虚并火。治痰为主，挟补气药及降火药。无痰则不作眩，痰因火动，又有湿痰者，有火痰者。湿痰者，多宜二陈汤，火者加酒芩。挟气虚者，相火也，治痰为先，挟气药降火，如东垣半夏白术天麻汤之类。眩晕不可当者，以大黄酒炒为末，茶汤调下，火动其痰，用二陈加黄芩、苍术、羌活散风行湿。左手脉数热多，脉涩有死血；右手脉实有痰积，脉大是久病。久，一作虚。久病之人，气血俱虚而脉大，痰浊不降也。

昔有一老妇，患赤白带一年半，头眩，坐立不得，睡之则安。专治赤白带，带愈，其眩亦安。

【附录】眩者，言其黑晕转旋，其状目闭眼暗，身转耳聋，如立舟船之上，起则欲倒。盖虚极乘寒得之，亦不可一途而取轨也。又风则有汗，寒则掣痛，暑则热闷，湿则重滞，此四气乘虚而眩晕也。又或七情郁而生痰动火，随气上厥，此七情致虚而眩晕也。淫欲过度，肾家不能纳气归元，使诸气逆奔而上，此气虚眩晕也；吐衄漏崩，肝家不能收摄荣气，使诸血失道妄行，此血虚眩晕也。要寻致病之因，随机应敌。其间以升降镇坠行汗为最，不可妄施汗下。识者将有采薪之忧。有早起眩晕，须臾自定，日以为常者，正元饮下黑锡丹。伤湿头运，肾着汤加川芎，名除湿汤。疏风，川芎茶调散；有痰，青州白丸子。

【附方】

头运方　利痰，清热，降火，或滚痰丸亦可。

南星五分，制　半夏一钱　桔梗七分　枳壳一钱　陈皮一钱　甘草五分　茯苓一钱　黄芩七分

上作一服，生姜七片，水煎，食后服。

香橘饮　治气虚眩晕。

木香　白术　半夏曲　橘皮　茯苓　砂仁各半两　丁香　甘草炙，二钱半

上锉散，水二盏，生姜五片，煎服。加当归、川芎、官桂，治血虚眩晕。

白附子丸　治风痰上厥，眩晕头疼。

全蝎半两，炒　白附子炮　南星炮　半夏　旋覆花　甘菊　天麻　川芎　橘红　僵蚕炒　干姜生，各二两

上为末，生姜半斤，取汁打糊丸，梧子大，煎荆芥汤，下五十丸。

人参前胡汤　治风痰头晕目眩。

半夏麹　木香　枳壳炒　紫苏　赤茯苓
南星炮　甘草炙，各五钱　人参三钱　前胡五钱
橘红五钱

上锉散，每服五钱，生姜五片，水煎服。

芎术除眩散　治感湿感寒，头重眩晕。

附子生　白术　川芎各半两　官桂　甘草
炙，各二钱半

上锉，每服三钱，姜七片，水煎服。

茯苓桂枝白术甘草汤　治气上冲胸，战摇
眩晕。

茯苓一两　桂枝七钱半　白术　甘草炙，各
半两

上锉，每服四钱，水煎服。风症，加川芎、
细辛；湿症，加川芎、苍术；寒症，加干姜、
良姜。

半夏白术天麻汤　见头痛类。

正元散

红豆炒，三钱　人参二两　肉桂半两　附子
炮，去皮尖　川芎　山药姜汁炒　乌药　干葛各
一两　川乌炮，去皮脐，半两　干姜炮，三钱　白
术　甘草炙　茯苓各二两　陈皮二钱　黄芪炙，
一两半

上㕮咀，每服三钱，水一盏，姜三片，枣
一个，入盐少许，煎服。

黑锡丹

肉桂半两　沉香　附子炮，去皮脐　故纸
胡芦巴酒浸，炒　茴香炒　肉豆蔻面裹煨　阳起
石研细，水飞　金铃子蒸，去皮核　木香各一两
硫黄　黑锡去滓，各二两

上用黑盏或新铁铫内，如常法，结黑锡、
硫黄砂子，地上出火毒，研令极细，余药并杵
罗为末，一处和匀，自朝至暮，以研至黑光色
为度，酒糊丸如桐子大，阴干，入布装内擦令
光莹。每服四十粒，空心，盐姜汤或枣汤下，
女人艾枣汤下。

肾着汤　见腰痛类。

川芎茶调散　见头痛类。

头痛六十八

头痛多主于痰，痛甚者火多。有可吐者，
可下者。清空膏治诸头痛，除血虚头痛不可治。
出《东垣试效方》。血虚头痛，白鱼尾上攻头

痛，用芎归汤。古方有追涎药。

【附录】头痛须用川芎，如不愈，各加引
经药。太阳川芎，阳明白芷，少阳柴胡，太阴
苍术，少阴细辛，厥阴吴茱萸。如肥人头痛是
湿痰，宜半夏、苍术；如瘦人是热，宜酒制黄
芩、防风。如感冒头痛，宜防风、羌活、藁本、
白芷；如气虚头痛，宜黄芪、酒洗生地黄、南
星、秘藏安神汤；如风热在上头痛，宜天麻、
蔓荆子、台芎、酒制黄芩；如苦头痛，用细辛；
如形瘦苍黑之人头痛，乃是血虚，宜当归、川
芎、酒黄芩；如顶颠痛，宜藁本、防风、柴胡。
东垣云：顶颠痛须用藁本，去川芎。且如太阳
头痛，恶风，脉浮紧，川芎、羌活、独活、麻
黄之类为主；少阳头痛，脉弦细，往来寒热，
柴胡为主；阳明头痛，自汗，发热恶寒，脉浮
缓长实，升麻、葛根、石膏、白芷为主；太阴
头痛，必有痰，体重或腹痛，脉沉缓，以苍术、
半夏、南星为主；少阴头痛，足寒气逆，为寒
厥，其脉沉细，麻黄、附子、细辛为主；厥阴
头痛，或吐痰沫，厥冷，其脉浮缓，以吴茱萸
汤主之；血虚头痛，当归、川芎为主；气虚头
痛，人参、黄芪为主；气血俱虚头痛，调中益
气汤内加川芎三分、蔓荆子三分、细辛二分，
其效如神。又有痰厥头痛，所感不一，是知方
者验也，法者用也，徒知体而不知用者弊，体
用不失，可谓上工矣。

【附方】

清空膏　治偏正头痛，年深不愈者。又治
风湿热头上壅及脑痛，除血虚头痛不治。

川芎五钱　柴胡七钱　黄连酒炒　防风　羌
活各一两　炙甘草一两五钱　细锭子　黄芩三两，
去皮，一半酒制，一半炒

上为末，每服二钱，热盏内入茶少许，汤
调如膏。抹在口内，临卧少用白汤送下。如苦
头痛，每服加细辛二分；痰厥头痛，脉缓，减
羌活、防风、川芎、甘草，加半夏一两五钱；
如偏正头痛，服之不愈，减羌活、防风、川芎
一半，加柴胡一倍；如发热，恶热而渴，此阳
明头痛，只与白虎汤加粉葛、白芷。

安神汤　治头痛，头旋眼黑。

生甘草　炙甘草各二钱　防风二钱五分　柴

胡　升麻　酒生艽　酒知母各五钱　酒柏　羌活各一两　黄芪二两

上锉，每服五钱，水煎，加蔓荆子五分、川芎三分再煎，临卧热服。

彻清膏

蔓荆子　细辛各一分　薄荷叶　川芎各三分　生甘草　炙甘草各五分　藁本一钱

上为末，茶清调下二钱。

顺气和中汤

治气虚头痛，此药升阳补气，头痛自愈。

黄芪一钱半　人参一钱　甘草炙，七分　白术　陈皮　当归　芍药各五分　升麻　柴胡各三分　细辛　蔓荆子　川芎各二分

上作一服，水煎，食后服。

不卧散

治头痛。

猪牙皂角一钱　玄胡　青黛些少

上为末，吹鼻中取涎。

半夏白术天麻汤

治脾胃证，已经服疏风丸，下二三次，元证不瘥，增以吐逆，痰唾稠粘，眼黑头旋，目不敢开，头苦痛如裂，四肢厥冷，不得安卧。

黄柏二分，酒洗　干姜三分　泽泻　白茯苓　天麻　黄芪　人参　苍术各五分　炒神曲　白术各一钱　麦芽　半夏汤洗　陈皮各一钱半

上每服五钱，水煎热服。

芎归汤

见肠风类。

调中益气汤

见脾胃类。

治头痛，片芩酒浸透，晒干为末，茶清调。治诸般头痛，亦治血虚头痛。

治头痛连眼痛，此风痰上攻，须用白芷开之。

雨前茶　川芎　白芷　防风　藁本　细辛　当归

治头痛如破。

酒炒大黄半两，一半茶煎。

眉眶痛六十九

眉眶痛，属风热与痰。作风痰治，类痛风。

【入方】

黄芩酒浸，炒　白芷一本作白术

上为末，茶清调二钱。

又方

川乌　草乌二味为君，童便浸，炒，去毒　细辛　羌活　黄芩　甘草等分，为佐

上为细末，茶清调服。一本加南星。

【附录】

痛有二证，眼属肝，有肝虚而痛。才见光明，则眶骨痛甚，宜生熟地黄丸。又有眉棱骨痛，眼不可开，昼静夜剧，宜导痰汤，或芎辛汤入牙茶，或二陈汤，吞青州白丸子，良。

【附方】

选奇方

治眉骨痛不可忍，大有效。

羌活　防风各二两　甘草二钱，夏月生，冬炒　酒黄芩一钱，冬月不用，有热者用

上每服三钱，水煎，食后温服。

生熟地黄丸

生艽　熟艽各一两　玄参　金钗石斛各一两

上为末，蜜丸。

导痰汤

见痰类。

芎辛汤

附子生，去皮脐　乌头生　天南星　干姜　甘草炙　川芎　细辛等分

上锉，每服四钱，姜五片，芽茶少许，煎服。

青州白丸子

见《和剂》及《瑞竹堂方》。

四神散

治妇人血风，眩晕头痛。

菊花　当归　旋覆花　荆芥穗

上等分，为细末，每服二钱，葱白三寸，茶末二钱，水一盏半，煎至八分，去滓，食后温服。

心脾痛七十

心痛，即胃脘痛，虽日数多，不吃食，不死。若痛方止便吃物，还痛。必须三五服药后，方吃物。痛甚者，脉必伏，用温药附子之类，不可用参、术。诸痛不可补气。大凡心膈之痛，须分新久。若明知身受寒气，口吃寒物而得病者，于初得之时，当与温散或温利之药。若曰病得之稍久则成郁，久郁则蒸热，热久必生火，《原病式》中备言之矣。若欲行温散温利，宁无助火添病耶？古方中多以山栀子为热药之向导，则邪易伏，病易退，正易复，而病安然。病安之后，若纵恣口味，不改前非，病复作时，反咎医之失，良可叹哉！一方用山栀子炒，去

皮，每服十五枚，浓煎汤一呷，入生姜汁令辣，再煎小沸，又入川芎一钱，尤妙。山栀子大者，或七枚，或九枚，须炒黑。大概胃口有热而作痛者，非山栀子不可，须佐以姜汁，多用台芎开之。病发者，或用二陈汤加川芎、苍术、倍加炒栀子。痛甚者，加炒干姜从之，反治之法也。轻者，川芎一两，苍术一两，山栀子炒去皮二两，姜汁蒸饼糊丸，梧桐子大，服七八十丸，热辣姜汤下。重者，桂枝、麻黄、石碱各等分，姜汁和，蒸饼丸桐子大，服五十丸，热辣姜汤下。一本：轻者散之，麻黄、桂枝之类，重者加石碱、川芎、苍术、炒山栀子去皮，作丸服。凡治此证，必要先问平日起居何如。假如心痛，有因平日喜食热物，以致死血留于胃口作痛，用桃仁承气汤下之，切记！轻者用韭汁、桔梗，能开提其气，血药中兼用之。以物柱按痛处则止者挟虚，以二陈汤加炒干姜和之。有虫痛者，面上白斑，唇红能食，属虫，治以苦楝根、锡灰之类。痛定便能食，时作时止者，是虫。上半月虫头向上，易治；下半月虫头向下，难治。先以肉汁及糖蜜食下，则引虫头向上，然后用药打出。楝树根皮、槟榔、鹤虱，夏取汁饮，冬浓煎汤，下万应丸最好。脉坚实不大便者，下之。心痛，用山栀并劫药止之。若又复发，前药必不效，可用玄明粉一服，立止。左手脉数热多，脉涩有死血；右手脉紧实痰积，弦大必是久病。胃脘有湿而痛者，宜小胃丹下之。

【入方】

黄连炒　山栀炒　吴茱萸汤洗，各五钱　荔枝核烧存性，三钱　滑石五钱

上为末，姜汁和丸服。

又方

山栀子仁炒黄色

上为末，姜汤调，粥丸，亦得。冷痛者，加草豆蔻仁炒末，姜汁炊饼丸服。

又方

白术五钱　白芍　砂仁　半夏　当归各三钱　桃仁　黄连　神曲炒　陈皮各二钱　吴茱萸一钱半　僵蚕　人参　甘草各一钱

上为末，蒸饼丸服。

又方

白术三钱半　白芍炒　陈皮　归尾各二钱半　人参　黄连炒，一钱半　吴茱萸半钱

上为末，蒸饼丸。

又方　治气实心痛者。

山栀子炒焦，六钱　香附一钱　吴茱萸一钱

上为末，蒸饼丸如花椒大，以生地黄酒洗净，同生姜汤煎，送下二十丸。

又方

胡椒　荜拨各半两

上为末，以醋调，捏作团子吞之。

又方　治心痛，亦治哮喘。又见痰类。

半夏切碎，香油炒

上为末，姜汁炊饼丸，姜汤下二三十丸。

又方

黄荆子炒焦为末，米汤调下，亦治白带。

一人脉涩，心脾常痛。

白术一两　半夏一两　苍术　枳实　神曲　香附　茯苓　台芎各半两

上为末，神曲糊丸。

治死血留胃脘作痛者。

玄胡一两半　桂　滑石　红花　红曲各五钱　桃仁三十个

上为末，汤浸蒸饼和丸。

治痰饮积，胃脘痛。

螺蛳壳墙上年久者，烧　滑石炒　苍术　山栀　香附　南星各二两　枳壳　青皮　木香　半夏　砂仁各半两

上为末，生姜汁浸，蒸饼为丸，绿豆大。每服三四十丸，姜汤下。春加芎，夏加黄连，冬加吴茱萸半两。有痰者用明矾，溶开就丸，如鸡头大，热姜汤吞下一丸。青黛亦治心痛。蓝叶槌碎取汁，姜汁和服，亦可。如无叶处，用水一小瓶，用蓝安在刀头，火中烧红，淬水服。

治脾痛，用海粉，佐以香附末，用川芎、山栀、生姜汁煎辣汤，调服为佳。又方，治脾痛气实者，可用牡蛎煅为粉，用酒调一二钱服。有脾痛，大小便不通者，此是痰隔中焦，气聚下焦。

【附录】　夫心痛，其种有九：一曰虫痛，

二曰痊痛，三曰风痛，四曰悸痛，五曰食痛，六曰饮痛，七曰寒痛，八曰热痛，九曰来去痛。其痛甚，手足青过节者，是名真心痛，旦发夕死，夕发旦死，非药物所能疗。若蛔虫攻啮心痛，令人恶心而吐，用川椒十粒煎汤，下乌梅丸良。有肾气上攻以致心痛，用生韭研汁和五苓散为丸，空心，茴香汤下。时作时止，或饮汤水咽下而作哕者，是有死血在其中，以桃仁承气汤下之。草豆蔻丸，多治气馁弱人心痛，妙。

【附方】

草豆蔻丸　治客寒犯胃痛者，宜此丸。热亦可服，止可一二服。

草豆蔻一钱四分，面裹煨，去皮　益智　橘皮　僵蚕　人参　黄芪各八分　吴茱萸汤洗去苦，八分　生甘草三分　炙甘草三分　归身　青皮各六分　神曲炒　姜黄各四分　泽泻一钱，小便数者减半　桃仁七个，去皮尖，另研　麦芽炒，一钱五分　柴胡四分，详胁下加减用　半夏洗，一钱

上除桃仁另研，余为末浸，蒸饼丸如桐子大。服三十丸，白汤下，食远，旋斟酌多少用之。

丁香止痛散　治心气痛不可忍。

良姜五两　茴香炒　甘草各一两半　丁香半两

上为末，每服二钱，沸汤点服。

失笑散　治心气痛不可忍，小肠气痛。

蒲黄炒　五灵脂酒研，淘去砂土，各等分

上先以醋调二钱，煎成膏，入水一盏煎，食前热服。

二姜丸　治心脾疼，温养脾胃，冷食所伤。

干姜炮　良姜

扶阳助胃汤　治寒气客于肠胃，胃脘当心而痛，得热则已。

干姜炮，一钱半　拣参　草豆蔻　甘草炙　官桂　白芍各一钱　陈皮　白术　吴茱萸各五分　附子炮，二钱　益智五分

上锉，作一服，水煎，生姜三片，枣二枚。有积聚，备急丹良。

乌梅丸　治胃冷，蛔虫攻心痛，呕吐，四肢冷。

乌梅三百个　黄柏炙　细辛　肉桂　附子炮，各六两　黄连十六两　人参六两　蜀椒炒，去闭口者及目　当归各四两　干姜炮，一两

上为末，取乌梅肉和蜜丸，桐子大。每服五十丸，空心盐汤下。

桃仁承气汤　见吐血类。

小胃丹　见痰类。

五苓散　见中暑类。

胁痛七十一

胁痛，肝火盛，木气实，有死血，有痰流注，肝急。木气实，用苍术、川芎、青皮、当归之类；痛甚者，肝火盛，以当归龙荟丸，姜汁下，是泻火之要药；死血，用桃仁、红花、川芎；痰流注，以二陈汤加南星、苍术、川芎；肝苦急，急食辛以散之，用抚芎、川芎、苍术。血病，入血药中行血。治咳嗽胁痛，以二陈汤加南星、香附、青皮、青黛，入姜汁。胁痛有瘀血，行气药中加桃仁不去尖，并香附之类。有火盛者，当伐肝木。左金丸治肝火。有气郁而胸胁痛者，看其脉沉涩，当作郁治。痛而不得伸者，舒蜜丸、龙荟丸最快。胁下有食积一条扛起，用吴茱萸、炒黄连。控涎丹，一身气痛，及胁痛，痰挟死血，加桃仁泥，丸服。右胁痛，用推气散，出严氏方；左胁痛，用前药为君，加柴胡或小柴胡亦可治。

【入方】

小龙荟丸

当归　草龙胆酒洗　山栀炒　黄连炒　川芎各半两　大黄煨，半两　芦荟三钱　木香一钱

一方有黄芩、柴胡各半两，无大黄、木香。一方有甘草、柴胡、青皮，无当归、栀子。

上为末，入麝香少许，粥糊丸如绿豆大，每服五十丸，姜汤下，仍以琥珀膏贴痛处。龙荟丸亦治有积，因饮食大饱，劳力行房，胁痛。

当归龙荟丸　治内有湿热，两胁痛。先以琥珀膏贴痛处，却以生姜汁吞此丸。痛甚者，须炒令热服。

草龙胆　当归　大栀子　黄连　黄芩各一两　大黄　芦荟半两　木香一钱半　黄柏一两　麝香半钱

一方加柴胡、川芎各半两。又方加青黛半

两，蜜丸，治胁痛；曲丸，降肝火。

上十味为末，面糊丸。

抑青丸　泻肝火。

黄连半斤

上为末，蒸饼糊丸服。

【附录】胁下痛，发寒热，小柴胡汤。肥白人因气虚而发寒热，胁下痛者，补虚用参、芪，退热用柴胡、黄芩，调气止痛用青木香、青皮。瘦人胁下痛，发寒热，多怒者，必有瘀血，宜桃仁、当归、红花、柴胡、青皮、大黄、栀子、草龙胆。

【附方】

推气散　治右胁疼痛，胀满不食。

枳壳　桂心　片子姜黄各半两，一本作僵蚕　甘草炙，一钱半

上为末，每服二钱，姜枣汤调下，酒亦可。

枳芎散　治左胁痛刺不可忍者。

枳实炒　川芎各半两　粉草炙，一钱半

上为末，每服二钱，姜枣汤下，酒亦可。

十枣汤　治胁痛，甚效。病人气实可用，虚人不可用。

甘遂　芫花慢火熬紫色　大戟各等分

上为末，水一大盏，枣十枚，切开，煮取汁半盏，调半钱，人实更加一钱。量虚实加减。

控涎丹　见痛风类。

小柴胡汤　见疟类。

琥珀汤　见积聚类。

腹痛七十二　附腹中窄狭　绞肠痧

腹痛有寒、积热、死血、食积、湿痰。

脉弦，食；脉滑，痰。一作涩。清痰多作腹痛，台芎、苍术、香附、白芷为末，以姜汁入汤调服，大法之方若此。腹痛者。气用气药，如木香、槟榔、香附、枳壳之类；血用血药，如当归、川芎、桃仁、红花之类。初得时，元气未虚，必推荡之，此通因通用之法，久必难。壮实与初病，宜下；虚弱衰与久病，宜升之消之。腹中水鸣，乃火击动其水也，用二陈汤加黄芩、黄连、栀子。亦有脏寒而鸣者。凡心腹痛者，必用温散，此是郁结不行，阻气不运，故痛。在上者多属食，食能作痛，宜温散之，如干姜、炒苍术、川芎、白芷、香附、姜汁之

类，不可用竣利药攻下之。盖食得寒则凝，热则化，更兼行气快气药助之，无不可者。

一老人腹痛，年高不禁下者，用川芎、苍术、香附、白芷、干姜、茯苓、滑石之类。

戴云：寒痛者，绵绵痛而无增减者是；时痛时止者，是热也；死血痛者，每痛有处，不行移者是也；食积者，甚欲大便，利后痛减者是；湿痰者，凡痛必小便不利。

【入方】

治酒积腹痛者，宽气紧要。

槟榔　三棱　莪术　香附　官桂　苍术　厚朴　陈皮　甘草　茯苓　木香

上为末，神曲糊丸，每服五十丸，白汤下。

【附录】或曰：痰岂能痛？曰：痰因气滞而聚，既聚则碍其路道不得运，故作痛也。诸痛，不可用参、芪、白术，盖补其气，气旺不通而痛愈甚。白芍药，只治血虚腹痛，诸痛证不可用，以酸收敛。脐下忽大痛，人中黑色者，多死。

绞肠痧作痛，以樟木煎汤大吐，或白矾调汤吐之，盐汤亦可探吐。宜刺委中出血。腹痛，须用芍药。恶寒而痛，加桂；恶热而腹痛者，亦加黄柏。凡腹痛，以手重按者，属虚，宜参、术、姜、桂之属；凡腹痛，以手不可按者，属实，宜大黄、芒硝下之。凡肥人腹痛者，属气虚兼湿痰，宜参、二术、半夏。如感寒而腹痛，宜姜、桂，呕者，丁香；如伤暑而腹痛，宜玉龙丸；如饮食过伤而痛者，宜木香槟榔丸下之；如禀受弱，饮食过伤而腹痛者，当补脾胃而消导，宜参、术、山楂、曲、糵、枳实、木香；如攧扑损伤而腹痛者，乃是瘀血，宜桃仁承气汤加当归、苏木、红花，入酒、童子便煎服下之。有全不思食，其人本体素弱而腹冷痛者，以养胃汤仍加桂、茱萸各半钱，木香三分，又或理中汤、建中汤皆可用，内加吴茱萸良。

【附方】

玉龙丸　又名黄龙丸，见中暑。

木香槟榔丸　见痢类。

桃仁承气汤　见吐血类。

养胃汤　见疟类。

理中汤　见中寒类。

小建中汤

芍药三两　甘草一两　生姜一两半　大枣六个　桂枝去皮，一两半　胶饴半斤，旧有微溏或呕者去胶

上锉，每服五钱，水盏半，姜三片，大枣一个，煎八分，去滓，下饴胶两匙许，再煎化，温服。

腹中窄狭，须用苍术。若肥人自觉腹中窄狭，乃是湿痰流灌脏腑，不升降。燥饮用苍术，行气用香附。如瘦人自觉腹中窄狭，乃是热气熏蒸脏腑，宜黄连、苍术。

腰痛七十三　附肾着

腰痛主湿热、肾虚、瘀血、挫闪、有痰积。脉大者肾虚，杜仲、龟板、黄柏、知母、枸杞、五味之类为末，猪脊髓丸服；脉涩者瘀血，用补阴丸加桃仁、红花；脉缓者湿热，苍术、杜仲、黄柏、川芎之类；痰积作痛者，二陈加南星、半夏。腰曲不能伸者，针人中。

凡诸痛皆属火，寒凉药不可峻用，必用温散之药。诸痛不可用参，补气则疼愈甚。人有痛，面上忽见红点者，多死。

戴云：湿热腰疼者，遇天阴或久坐而发者是也；肾虚者，疼之不已者是也；瘀血者，日轻夜重者是也。

【入方】

治湿痰腰痛，大便泄。

龟板一两，炙　苍术　椿皮　滑石半两　白芍酒炒　香附各四钱

上为末，糊丸。如内伤，白术山楂汤下。

又方　治腰腿湿痛。

龟板酒炙　黄柏酒炙　苍术　苍耳　威灵仙酒浸，各一两　扁柏半两

上为末，酒糊丸，每用黑豆汁煎四物汤，加陈皮、甘草、生姜煎汤下。久腰痛，必用官桂以开之方止，腹胁痛亦可。

又方

龟板酒炙，一两半　炒柏　白芍一两　陈皮　威灵仙　知母　苍术　苍耳

上为末，调服。

又方

龟板酒炙，半两　酒炒柏四钱　青皮三钱

生甘草一钱半

上为末，姜一大片，同前药末一钱研匀，以苍耳汁荡起，煎令沸服之。

摩腰膏　治老人虚人腰痛，并妇人白带。

附子尖　乌头尖　南星各二钱半　雄黄一钱　樟脑　丁香　干姜　吴茱萸各一钱半　朱砂一钱　麝香五粒，大者

上为末，蜜丸如龙眼大，每服一丸，姜汁化开，如粥厚，火上顿热，置掌中，摩腰上。候药尽粘腰上，烘绵衣包缚定，随即觉热如火，日易一次。

【附录】

腰者，肾之外候，一身所恃，以转移阖闢者也。盖诸经皆贯于肾而络于腰脊。肾气一虚，凡冲寒受湿、伤冷蓄热、血涩气滞、水积堕伤，与失志、作劳、种种腰疼叠见而层出矣。脉若弦而沉者为虚，沉者为滞，涩者瘀血，缓者为湿，滑与伏者是痰。

气痛，一身腔子尽痛，皆用少许木香于药内行气。若寒湿腰痛，见热则减，见寒则增，宜五积散加吴茱萸半钱，杜仲一钱。若湿腰痛，如坐水中，或为风湿雨露所着，湿流入肾经，以致腰痛，宜渗湿汤；不效，宜肾着汤。肾虚腰痛，转侧不能，以大建中汤加川椒十粒，仍以大茴香盐炒为末，破开猪腰子，作薄片，勿令断，层层散药末，水纸裹，煨熟，细嚼，酒吃下。闪挫腰痛，宜复元通气散，酒调服，或五积散加牵牛头末一钱，或桃仁七枚。

【附方】

青娥丸　治肾虚腰痛，益精助阳。

破故纸四两，炒　杜仲四两，炒，去丝　生姜二两半，炒干

上为末，用胡桃肉三十个，研膏，入蜜，丸桐子大。每服五十丸，盐酒下。

独活寄生汤　治肾气虚弱，为风湿所乘，流注腰膝；或挛拳掣痛，不得屈伸；或缓弱冷痹，行步无力。

独活一两　桑寄生如无以续断代之　细辛　牛膝　秦艽　茯苓　白芍　桂心　川芎　防风　人参　熟节　当归　杜仲炒　甘草炙，各二两

上锉，每服三钱，水煎，空心服。下利者，去地黄；血滞于下，委中穴刺出血妙，仍灸肾

俞、昆仑尤佳。

治腰疼

黑丑四两，半生半炒

上研细，取头末，水丸桐子大，硫黄为衣，每服三十丸，空心盐酒送下。四服即止。

补阴丸　见诸虚类。

五积散　见脚气类。

大建中汤　见斑疹类。

复元通气散　见气类。

肾着为病，其体重，腰冷如冰，饮食如故，腹重如物在腰，治宜流湿，兼用温暖之药以散之。

肾着汤　治肾虚伤湿，身重腰冷，如坐水中，不渴，小便自利。

干姜炮　茯苓各四两　甘草炙　白术各二两

上㕮咀，每服五钱，水煎，空心服。

渗湿汤　治寒湿所伤，身体重着，如坐水中。

苍术　白术　甘草炙，各一两　茯苓　干姜炮，各一两　橘红　丁香各二钱半

上每服五钱，水一盏，生姜三片，枣一枚，煎服。

疝痛七十四　附木肾　肾囊湿疮

疝痛，湿热，痰积流下作病，大概因寒郁而作，即是痰饮食积并死血。专主肝经，与肾经绝无相干，大不宜下。痛甚者不宜参、术。癞，湿多。

疝气宜灸大敦穴，在足大指爪甲后一韭叶，聚毛间是穴。食积与死血成痛者，栀子、桃仁、山楂、枳子一作枳实、吴茱萸，并炒，以生姜汁，顺流水煎汤调服。一方加茴香、附子。却有水气而肿痛者。又有挟虚者，当用参、术为君，佐以疏导之药，其脉沉紧豁大者是。按之不定者属虚，必用桂枝、山栀炒、乌头细切炒，上为末，姜汁糊丸，每服三四十丸，姜汤下，大能劫痛。

戴云：疝，本属厥阴肝之一经，余常见。俗说小肠、膀胱下部气者，皆妄言也。

【附方】

治诸疝，定痛速效。

枳实十五片，一作橘核　山栀炒　山楂炒

吴茱萸炒，各等分　湿胜加荔枝核炮

上为末，酒糊丸服。或为末，生姜水煎服，或长流水调下一二钱，空心。

守效丸　治癞之要药不痛者。

苍术　南星　白芷散水　山楂各一两　川芎　枳核又云枳实，炒　半夏　秋冬　加吴茱萸，衣钵，有山栀。

上为末，神曲糊丸服。又云：有热加山栀一两；坚硬加朴硝半两，又或加青皮、荔枝核。

又方　治诸疝，发时服。

海石　香附

上为末，生姜汁调下，亦治心痛。

又方　治阳明受湿热传入太阳，恶寒发热，小腹连毛际间闷痛不可忍。

山栀炒　桃仁炒　枳子炒　山楂

上各等分，研入姜汁，用顺流水荡起，同煎沸，热服。一方加茱萸。

橘核散

橘核　桃仁　栀子　川乌细切，炒　吴茱萸

上研，煎服。橘核散单止痛，此盖湿热因寒郁而发，用栀子仁以除湿热，用乌头以散寒郁，况二药皆下焦之药，而乌头又为栀子所引，其性急速，不容胃中留也。

又方　治疝劫药。

用乌头细切，炒　栀子仁炒，等分为末　或加或减，白汤丸。

又方　治癞疝。

枇杷叶　野紫苏叶　椒叶　水晶葡萄叶

上以水煎，熏洗。

肾气方

茴香　破故纸　吴茱萸盐炒，各五钱　葫芦巴七钱半　木香二钱半

上为末，萝卜捣汁丸，盐汤下。

积疝方

山楂炒，一两　茴香炒　柴胡炒，三钱　牡丹皮一钱

上为末，酒糊丸如桐子大。服五六十丸，盐汤下。

疝病、黄病久者，皆好倒仓。

又方　治疝痛。

山楂炒，四两　枳实炒　茴香炒　山栀炒，

各二两　柴胡　牡丹皮　桃仁炒　八角茴香炒，一两　吴茱萸炒，半两

上为末，酒糊丸桐子大。服五十丸，空心盐汤下。

又方　治疝作痛。

苍术盐炒　香附盐炒　黄柏酒炒，为君　青皮　玄胡索　益智　桃仁为臣　茴香佐　附子盐炒　甘草为使

上为末，作汤服后，一痛过，更不再作矣。

又方　治癩疝。

南星　山楂　苍术二两　白芷　半夏　枳核　神曲一两　海藻　昆布半两　玄明粉　茱萸二钱

上为末，酒糊丸。

一人疝痛作，腹内块痛止；疝痛止，块痛作。

三棱　莪术醋煮　炒曲　姜黄　南星各一两　山楂二两　木香　沉香　香附各三钱　黄连用茱萸炒，去茱萸，用五钱，净　萝卜子　桃仁　山栀　枳核炒，各半两

上为末，姜汁浸，蒸饼为丸。

予尝治一人，病后饮水，患左丸痛甚，灸大敦穴，适有摩腰膏，内用乌、附、丁香、麝香，将与摩其囊上横骨端，火温帛覆之，痛即止。一宿，肿亦消。

予旧有柑橘积，后因山行饥甚，遇橘芋食之，橘动旧积，芋复滞气，即时右丸肿大，寒热。先服调胃剂一二贴，次早注神思，气至下焦呕逆，觉积动吐复，吐后和胃气，疏通经络而愈。

【附录】　木肾者，心火下降，则肾水不患其不温；真阳下行，则肾气不患其不和温。温且和，安有所谓木强者哉？夫惟嗜欲内戕，肾家虚惫，故阴阳不相交，水火不相济，而沉寒痼冷凝滞其间，胀大作痛，顽痹结硬，势所必至矣。不可纯用燥热，当温散温利以逐其邪，邪气内消，荣卫流转，盖如寒谷回春，盖有不疾而速，不行而至者矣。

【入方】

治木肾。

楮树叶又云杨树，雄者，晒干为末，酒糊丸桐子大，空心，盐汤下五十丸。

又方　治木肾不痛。

枸杞子　南星　半夏　黄柏酒炒　苍术盐炒　山楂　白芷　神曲炒　滑石炒　昆布　吴茱萸

上为末，酒糊丸桐子大。空心，盐汤下七十丸。

治小肠气及木肾偏坠。

黑牵牛一斤，用猪尿胞装满，以线缚定口子。好酒、米醋各一碗，于砂锅内煮干为度，取出黑牵牛，用青红娘子各十九个，于铁锅内炒燥，去青红娘子，将牵牛碾取头末四两，另入猪苓、泽泻细末各二两，醋糊丸如梧桐子大。每服三十丸，空心盐酒送下。不可多服，多服令人头眩。如头眩，可服黑锡丹。

肾囊湿疮。

密陀僧　干姜　滑石

上为末，擦上。

又方　先用吴茱萸煎汤洗。

吴茱萸半两　寒水石三钱　黄柏二钱　樟脑半两　蛇床子半两　轻粉十盏　白矾三钱　硫黄二钱　槟榔三钱　白芷三钱

上为末，麻油调搽。

又方　治肾上风湿疮及两腿。

全蝎一钱　槟榔一钱　蛇床子一钱　硫黄一钱

上四味，研如细末，用麻油调入手心搽热，吸三口，用手抱囊一顷，次搽药两腿上。

耳聋七十五

耳聋皆属于热，少阳、厥阴热多，当用开痰散风热，通圣散、滚痰丸之类。大病后耳聋，须用四物汤降火。阴虚火动耳聋者，亦用四物汤。

因郁而聋者，以通圣散内大黄酒煨，再用酒炒二次，后入诸药，通用酒炒。耳鸣因酒过者，大剂通圣散加枳壳、柴胡、大黄、甘草、南星、桔梗、青皮、荆芥，小愈，用四物汤妙。耳鸣必用龙荟丸，食后服。气实，入槟榔丸或神芎丸下之。聋病必用龙荟丸、四物汤养阴。湿痰者，神芎丸、槟榔丸。耳湿肿痛，凉膈散加酒炒大黄、黄芩、酒浸防风、荆芥、羌活服，

脑多髓少。湿加枯矾吹。耳内闻闻然，亦是阴虚。

戴云：亦有气闭者，盖亦是热。气闭者，耳不鸣也。

【入方】

蓖麻子四十九粒　枣肉十个

上入人乳汁，捣成膏，石上略晒干，便丸如指大，绵裹，塞于耳中。

又方

鼠胆汁，滴入耳中，尤妙。

又方

将龟放漆桌上，尿出用绵渍之，捏入青葱管中，滴入耳中。

【附录】耳属足少阴之经，肾家之寄窍于耳也。肾通乎耳，所主者精，精气调和，肾气充足，则耳闻而聪。若劳伤气血，风邪袭虚，使精脱肾惫，则耳转而聋。又有气厥而聋者，有挟风而聋者，有劳损而聋者。盖十二经脉上络于耳，其阴阳诸经适有交并，则脏气逆而为厥，厥气搏于耳，是谓厥聋，必有眩晕之证。耳者，宗脉之所附。脉虚而风邪乘之，风入于耳之脉，使经气痞而不宣，是谓风聋，必有头痛之证。劳役伤于血气，淫欲耗其精元，瘦悴力疲，昏昏瞆瞆，是为劳聋，有能将息得所，血气和平，则其聋暂轻。又有耳触风邪，与气相搏，其声嘈嘈，眼见光，为之虚聋。热气乘虚，随脉入耳，聚热不散，浓汁出，为之脓耳。人耳间有津液，轻则不能为害，若风热搏之，津液结硬成核塞耳，亦令暴聋，为之耵耳。前是数者，肾脉可推。风则浮而盛，热则洪而实，虚则涩而濡。风为之疏散，热为之清利，虚为之调养，邪气屏退，然后以通耳调气安肾之剂主之。于此得耳中三昧。

【附方】

《和剂》流气饮　治厥聋。

方见气类，内加菖蒲、生姜、葱，同煎服。治聋皆当调气。

桂星散　治风虚耳聋。

辣桂　川芎　当归　细辛　石菖蒲　木通　白蒺藜炒　木香　麻黄去节　甘草炙，各二钱半　南星煨　白芷梢各四钱　紫苏一钱

上锉，每服二钱，水煎，葱二茎，食后服。

地黄丸　治劳损耳聋。

熟苄　当归　川芎　辣桂　菟丝子　川椒炒　故纸炒　白蒺藜炒　葫芦巴炒　杜仲炒　白芷　石菖蒲各一钱半　磁石火烧，醋淬七次，研，水飞，一钱二分半

上为末，炼蜜丸，如桐子大。服五十丸，葱白温酒下。

益智散　治肾虚耳聋。

磁石制如前　巴戟去心　川椒各一两，炒　沉香　石菖蒲各半两

上为末，每服二钱，用猪肾一枚，细切，和以葱白、少盐并药，湿纸十重裹，煨令熟。空心嚼，以酒送下。

芎芷散　治风入耳虚鸣。

白芷　石菖蒲炒　苍术　陈皮　细辛　厚朴　半夏　桂　木通　紫苏茎叶　甘草炙，各二钱半　川芎五钱

上锉散，每服三钱，姜三片，葱二枝，水煎，食后临卧服。

耳鸣方

草乌烧　石菖蒲

上等分为末，用绵裹塞耳，一日三度。

耳鸣暴聋方

川椒　石菖蒲　松脂各二钱半　山豆肉半钱

上为末，溶蜡丸如枣核大，塞入耳。

蔓荆子散　治内热，耳出浓汁。

甘草炙　川升麻　木通　赤芍　桑白皮炒　麦门冬去心　生苄　前胡　甘菊　赤茯苓　蔓荆子

上等分，每服三钱，姜三片，枣一枚，煎，食后温服。

又方　治耳内出脓。

真龙骨　枯白矾　赤小豆　黄丹　乌贼骨　胭脂一钱一分

上为末，掺耳。

又方　治耳内脓出或黄汁。

石膏新瓦上煅　明矾枯　黄丹炒　真蚌粉　龙骨各等分　麝香少许

上为末，绵缠竹签拭耳，换绵蘸药入耳。

耵耳方　治风热搏之，津液结硬成核塞耳。

生猪脂　地龙　釜下墨等分

上件细研，以葱汁和捏如枣核，薄绵裹入耳，令润即挑出。

耳烂

贝母为末，干糁。

桃花散　治耳中出脓。

枯矾　干胭脂各一钱　麝香一字

上为末，绵杖子蘸药捻之。

通圣散　见斑疹类。

滚痰丸

大黄半斤　黄芩半斤　青礞石一两　沉香五钱

上为末，水丸桐子大。

龙荟丸　见胁痛类。

槟榔丸　见痢类。

神芎丸　见痛风类。

凉膈散　见自汗类。

鼻病七十六

酒渣鼻是血热入肺。治法：用四物汤加陈皮又云柏皮、红花、酒炒黄芩，煎，入好酒数滴，就调炒五灵脂末同服，《格致论》中于上药有茯苓、生姜。气弱者加黄芪。

【入方】

用桐油入黄连末，以天吊藤烧灰，热敷之。一云用桐油，入天吊藤烧油熟，调黄连末，拌敷之。

又方

用山栀为末，蜜蜡丸弹子大。空心嚼一丸，白汤送下。

治鼻中瘜肉，胃中有食积，热痰流注，治本当消食积。

蝴蝶矾二钱　细辛一钱　白芷五钱

上为末，内鼻中。

治鼻渊。

南星　半夏　苍术　白芷　神曲　酒芩　辛夷　荆芥

上水煎，食后服。

【附录】酒渣者，此皆壅热所致。夫肺气通于鼻，清气出入之道路，或因饮酒，气血壅滞，上焦生热，邪热之气留伏不散，则为之鼻疮矣。又有肺风，不能饮而自生者，非尽因酒

渣耳，宜一味浙二泔，食后用冷饮，外用硫黄入大菜头内煨，碾涂之。若鼻尖微赤及鼻中生疮者，辛夷碾末，入脑麝少许，绵裹纳之。或以枇杷叶拭去毛，锉，煎汤候冷，调消风散，食后服。一方，以白盐常擦妙。又以牛、马耳垢敷，妙。

【附方】

白龙丸末逐日洗面，如澡豆法。更罨少时，方以汤洗去，食后常服龙虎丹一贴，方见《和剂》风门。

白龙丸

川芎　藁本　细辛　白芷　甘草各等分

上为细末，每四两入煅石膏末一斤，水丸。

又方　黄柏、苦参、槟榔等为末，敷以猪脂调，尤妙。

又方　以青黛、槐花、杏仁研，敷之。

又方　以杏仁研乳汁，敷之。

铅红散　治风热上攻，面鼻紫赤，刺瘾疹，俗呼肺风。

舶上硫黄　白矾枯，各半两

上为末，黄丹少许，染与病人面色同，每上半钱，津液涂之，临卧再涂。兼服升麻汤下泻青丸，服之除其根本也。二方见疠风类。

轻黄散　治鼻中瘜肉。

轻粉一钱　雌黄半两　杏仁一钱，汤浸，去皮尖，双仁　麝香少许

上于乳钵内，先研杏仁如泥，余药同研细匀，磁合盖定。每有患者，不问深浅，夜卧用筯点粳米许，紝鼻中。隔夜一次，半月效。

消风散　见中寒类。

眼目七十七

眼黑睛有翳，皆用黄柏、知母。眼睛痛，知母、黄柏泻肾火，当归养阴水。眼中风泪出，食后吞龙荟丸数，日三次。冬月眼暴发痛，亦当解散，不宜用凉药。

【入方】

神效七宝膏　治暴发眼，热壅有翳膜者。

蕤仁去油、心、膜　白硼砂　朱砂　片脑

蜜调成膏，点眼。

烂眶眼

薄荷　荆芥　细辛

上为粗末，如烧香状烧之，以青碗涂蜜少许于内，覆香烟上，取烟尽之后，以小青罐收烟藏之。凡眼有风热多泪者，皆可点。此是阳明经有风热所致。

生熟地黄丸　治血虚眼。方见眉眶痛类。

龙荟丸　见胁痛类。

一人病服，至春夏便当作郁治。

黄芩酒浸　南星姜制　香附童便浸　苍术童便浸，各二两　川芎便浸，两半　山栀炒，一两　草龙胆酒浸　陈皮　连翘　萝卜子蒸　青黛各半两　柴胡三钱

上为末，神曲糊丸。

【附方】

泻热黄连汤　治眼暴发赤肿疼痛。

黄连酒炒　黄芩酒炒　草龙胆　生芐各一两　升麻半两　柴胡一两

上㕮咀，每服四钱，水煎，日午前、饭后热服。

上清散　治上热鼻壅塞，头目不清利。

川芎　薄荷　荆芥穗各半两　盆硝　石膏　桔梗各一两

上为末，每服一字，口噙水，鼻内嗜之，神效。加龙脑三分尤妙。

东垣熟干地黄丸

人参二钱　炙甘草　天门冬去心　地骨皮　五味子　枳壳炒　黄连各三钱　归身酒洗，焙　黄芩各半两　生芐洗酒，七钱半　柴胡八钱　熟干地黄一两

上为末，炼蜜丸桐子大，每服百丸，茶清下，食后，日二服。

口齿七十八

口疮服凉药不愈者，因中焦土虚，且不能食，相火冲上无制，用理中汤。人参、白术、甘草补土之虚，干姜散火之标，甚则加附子，或噙官桂，亦妙。一方，生白矾为末，贴之，极效；或噙良久，以水漱之，再噙。一方，治口疮甚者，用西瓜浆水徐徐饮之。冬月无此，用西瓜皮烧灰敷之。又方，黄连好酒煮之，呷下立愈。又方，远志醋研，鹅毛扫患处，出涎。

【入方】

细辛　黄柏炒，一云黄连，等分

上为末，贴之，或掺舌上，吐涎水再敷，须旋合之。

治满口白烂。

荜拨一两，为末　厚柏一两

上用柏，火炙为末，米醋煎数沸后调上药，漱涎，再用白汤漱口即愈，重者三次。

舌上生疮，用白荷花瓣贴之。

【附录】口舌生疮，皆上焦热壅所致，宜如圣汤或柑桔汤加黄芩一钱，仍用柳花散掺之。

【附方】

黑参丸　治口舌生疮，久不愈。

黑参　天门冬　麦门冬去心，各炒，一两

上为末，炼蜜丸如弹子大，每用一丸，绵裹噙化，咽津。

柳花散　治口舌生疮。

玄胡索一两　黄柏　黄连各半两　密陀僧二钱　青黛二钱

上为末，敷贴口内，有津即吐。

增损如圣汤

桔梗二两　甘草炙，一两半　防风半两　枳壳汤浸，去穰，二钱半

上为末，每服三钱，水煎，食后服。

甘桔汤

桔梗二两　甘草一两

上水煎，食后温服。

理中汤　见中寒类。

牙痛，梧桐泪为末，少加麝香擦之。牙大痛，必用胡椒、荜拨，能散其中浮热。间以升麻、寒水石，佐以辛凉，荆芥、薄荷、细辛之类。又方，用清凉药便使痛不开，必须从治，荜拨、川芎、薄荷、荆芥、细辛、樟脑、青盐。

治牙痛甚者。

防风　羌活　青盐入肉　细辛　荜拨　川椒

上为末，擦噙。

又方

南星为末，霜梅五个，取其引涎，以荆芥、薄荷散风热，青盐入肾入骨，擦噙。

又方

蒲公英烧灰　香附末　白芷　青盐

上为末，擦噙。

治阴虚牙出鲜血，气郁。

用四物汤加牛膝、香附、生甘草、侧柏。

蛀牙

芦荟、白胶香塞蛀孔中。

阳明热而牙痛。

大黄、香附，各烧灰存性为末，入青盐少许，不时擦牙上。

固齿

用羊胫骨烧灰存性二钱，当归、白芷、猪牙皂角、青盐各一钱，为末，擦牙上。

刷牙药

烧白羊骨灰一两，升麻一两，黄连半钱，擦用。

破滞气七十九　附气刺痛　诸气

破滞气，须用枳壳，高者用之。夫枳壳者，损胸中至高之气，二三服而已。又云：滞气用青皮，勿多，多则泻真气。如实热在内，相火上冲，有如气滞，宜知母、黄柏、黄连、黄芩。如阴虚气滞者，宜四物加玄参、黄柏以补血。

气刺痛，用枳壳，看何部分，以引经药导使之行则可。若禀受素壮而气则刺痛，宜枳壳、乌药；若肥白气虚之人，气刺痛者，宜参、术加木香；若因事气郁不舒畅而气刺痛，当用木香。

【附录】 充按：丹溪无治气条，后人增入，姑存以便阅者。

人以气为主，一息不运则机缄穷，一毫不续则穿壤判。阴阳之所以升降者，气也；血脉之所以流行者，亦气也；荣卫之所以运转者，此气也；五脏六腑之所以相养相生者，亦此气也。盛则盈，衰则虚，顺则平，逆则病。气也者，独非人身之根本乎？人有七情，病生七气，七气者，寒、热、怒、恚、喜、忧、愁，或以为喜、怒、忧、思、悲、惊、恐，皆通也。然则均调是气，将何先焉？曰：气结则生痰，痰盛则气愈结，故调气必先豁痰，如七气汤以半夏为主，而官桂佐之，盖良法也。况夫冷则生气，调气须用豁痰，亦不可无温中之剂，其间用桂，又所以温其中也。不然，七情相干，痰涎凝结，如絮如膜，甚如梅核，窒碍于咽喉之间，咯不去，咽不下，或中艰食，或上气喘急，

曰气隔、曰气滞、曰气秘、曰气中，以至五积六聚，疝癖癥瘕，心腹块痛，发则欲绝殆，无往而不至矣。怒则气上，喜则气缓，惊则气乱，恐则气下，劳则气耗，悲则气消，思则气结，此七者皆能致疾。寒气郁于中作痛者，以七气汤、盐煎散、东垣升阳顺气汤。逆者抑之，以木香流气饮、降气汤。有热者须加凉剂抑之，所谓从阴引阳也。

【附方】

《和剂》七气汤　七气所伤，痰涎结聚，心腹刺痛，不能饮食。

半夏五两　人参　桂各一两　甘草炙，半两

上每服三钱，水煎，姜五片，枣一枚。

《三因》七气汤　治如前。

半夏五两　茯苓四两　厚朴三两　紫苏二两

上锉，以水煎，姜七片，枣二个。

《指迷》七气汤　治七情相干，阴阳不得升降，气道壅滞，攻冲作疼。

青皮　陈皮　桔梗　莪术　桂　藿香　益智各一两　香附一两半　甘草炙，七钱半　半夏七钱半

上锉，每服三钱，水煎，姜三片，枣一个。

加减七气汤

莪术炮　三棱炮　青皮　陈皮　香附　藿香　益智　甘草炙　桔梗　官桂　木香　槟榔　枳壳炒　白果　萝卜子炒　紫苏

上以水煎，姜三片。

流气饮子　治男妇五脏不和，三焦气壅，心胸闷痞，咽塞不通，腹胁膨胀，脚气肿痛，肩背走注疼痛，呕吐不食，气喘，咳嗽痰盛，面目浮肿及四肢，大便秘涩，小便不通。

木香二钱半　槟榔　青皮　半夏　茯苓　枳壳　桔梗　当归　芍药　防风　川芎　紫苏　枳实　黄芪　乌药　腹皮　甘草炙　陈皮七钱半

上锉，每服五钱，水煎，姜三片，枣一枚。

《和剂》流气饮　调荣卫，利三焦，行痞滞，消肿胀。

陈皮　青皮　紫苏　厚朴姜制　香附炒　甘草炙，各四两　木通二两　腹皮　丁皮　槟榔　桂　木香　草果　莪术炮　藿香各一两半　麦

门冬去心 人参 白术 木瓜 赤茯苓 石菖蒲 白芷 半夏 枳壳炒，各一两

上每服三钱，水煎，姜四片，枣二枚。一方有大黄，无藿香。

大七气汤 治积聚随气上下，发作有时，心腹疞痛，大小便不利。

三棱炮 莪术炮 青皮炒 陈皮 藿香桔梗 肉桂 益智各一两半 甘草炙，七钱半香附炒，一两半

上锉，以水煎，姜五片。

分心气饮 治男妇一切气不和，心胸痞闷，胁肋胀满，噎塞不通，噫气吞酸，呕哕恶心，头目昏眩，四肢倦怠，面色萎黄，口苦舌干，饮食减少，日渐羸瘦，大肠虚秘，并皆服之。

紫苏茎叶俱用，四两 羌活 半夏 肉桂青皮 陈皮 腹皮 桑白皮炒 木通 芍药甘草炙 赤茯苓各一两

上锉，每服三钱，水煎，生姜三片，枣一枚，灯心十茎。若气秘，加枳壳、萝卜子、皂角子各半钱；咳嗽不利，加人参一钱，五味子七粒，桔梗一钱；气滞腰疼，加木瓜二片，枳壳一钱；水气面目浮肿，加车前、麦门冬、葶苈子、泽泻、猪苓。

分心气饮 治一切气留滞于胸膈之间，不能流畅，以致痞闷，噎塞不通，大便虚秘。

木香 丁皮各二钱 人参 麦门冬去心 腹皮 槟榔 桑白皮 草果 桔梗 厚朴 白术各半两 香附 藿香 陈皮 紫苏各一两半 甘草炙，一两

上锉，每服姜三片，枣一枚，水煎服。

分心气饮真方 治忧思郁怒，诸气痞满停滞，通利大小便。

紫苏茎叶，三两 半夏 枳壳各一两半 青皮 橘红 腹皮 桑白皮炒 木通 赤茯苓木香 槟榔 莪术煨 麦门冬去心 桔梗 桂香附 藿香各一两 甘草炙，一两三钱

上锉，每服三钱，水煎，入姜三片，枣二枚，灯心十茎。

苏子降气汤 治虚阳上攻，气不升降，上盛下虚，痰涎壅盛，头目腰痛，大便风秘，冷热气泻，肢体浮肿。

紫苏子 半夏五钱 当归 甘草炙 前胡厚朴各二两 官桂 陈皮三两

上锉，姜三片，枣一枚，水煎服。

三和散 和畅三焦，治痞胀浮肿，肠胃涩秘。

腹皮炒 紫苏茎叶 沉香 木瓜 羌活各二两 白术 川芎 木香 甘草炒 陈皮 槟榔湿纸煨，各七钱半

上每服三钱，水煎服。加茯苓利水。

蟠葱散 治男妇脾胃虚冷，气滞不行，攻刺心腹，痛连胸胁，膀胱小肠肾气，及妇人血气刺痛。

玄胡索 肉桂 干姜炮，各一两 苍术 甘草炙，各八两 砂仁 丁皮 槟榔各四两 蓬术三棱 茯苓 青皮各六两

上每服二钱，水煎，入连茎葱白一茎，空心温服。

治气六合汤

当归 芍药 川芎 地黄 木香 槟榔上以水煎服。

分气紫苏饮 治脾胃不和，胸膈噎塞，腹胁疼痛，气促喘急，心下胀闷。

枳壳 茯苓 腹皮 陈皮 甘草 苏子草果 白术 当归 紫苏 半夏 桑皮 五味子

上锉，姜三片，水煎。

木香化滞散

木香 白术 陈皮 桔梗 腹皮 茯苓人参 砂仁 青皮 藿香 姜黄 檀香 白果

聚香饮子 治七情所伤，遂成七疝，心胁引痛，不可俯仰。

檀香 木香 丁香 乳香 沉香 藿香各一两 玄胡索 川乌炮 桔梗炒 桂心 甘草炙片子姜黄各半两

上姜三片，枣一枚，煎服。

沉香降气汤 治三焦痞满，滞气不宣，心腹痛满，呕吐痰沫，五噎五膈。

沉香 木香 丁香 藿香 人参 甘草白术各一两 肉豆蔻 桂花 槟榔 陈皮 砂仁 川姜炮 枳实炒 白檀各二两 白茯苓 青皮 白豆蔻

上每服三钱，水煎，入盐少许。

乌药平气散 治脚气上攻，头目昏眩，脚膝酸疼，行步艰苦，诸气不和，喘满迫促。

人参 白术 茯苓 甘草 天台乌药 当归 白芷 川芎 麻黄 木瓜 五味子

上姜三片，水煎服。

复元通气散 治气不宣流，或成疮疖，并闪挫腰痛，诸气滞闭，耳聋耳疼，止痛活血。

茴香 穿山甲蛤粉炒，各二两 白牵牛炒 玄胡索 甘草炒 陈皮各一两 木香一两半

上为末，每服一钱，热酒调服。

手拈散 治心脾气痛。

草果 没药 玄胡 五灵脂

上为末，酒调二钱。

枳壳煮散 治悲哀伤肝，气痛引两胁。

防风 川芎 枳壳 细辛 桔梗 甘草 葛根

上用水煎服。

盐煎散 治男子妇人，一切冷气攻冲胸胁，刺痛不已。及脾胃虚冷，呕吐泄泻，膀胱小肠气，妇人血气痛。

羌活 砂仁 甘草炙 茯苓 草果 肉豆蔻煨 川芎 茴香 荜澄茄 麦芽炒 槟榔 良姜油炒 枳壳炒 厚朴 陈皮 苍术等分

上用水煎，加盐少许。

东垣升阳顺气汤

升麻 柴胡 陈皮各一钱 半夏 人参各三钱 黄芪四钱 甘草 柏皮各五分 当归一钱 草豆蔻一钱 神曲炒，一钱半

上㕮咀，每半两入姜煎。

分气紫苏饮 治脾胃不和，气逆喘促，心下胀满，呕逆不食。

五味子 桑白皮 茯苓 甘草炙 草果 腹皮 陈皮 桔梗各一斤 紫苏十五两

上锉，每服四钱，水煎，姜三片，入盐少许。

鸡舌香散 治脏腑虚弱，阴阳不和，中脘气滞，停积痰饮，胸膈胀闷，心脾引痛。

台乌 香附 良姜 芍药 甘草 肉桂

上以水煎服。

大玄胡汤

莪术 三棱 当归 芍药 官桂 槟榔 厚朴 木香 玄胡 大黄 桔梗 川楝子 川芎 甘草炙 黄芩

上以水煎服。

化气散 治诸食积，并宿食不消，此剂至为稳当。

三棱 莪术 青皮 陈皮 厚朴 神曲 麦芽 甘草 台乌 香附

上以水煎服。

东垣木香顺气散 治浊气在上，则生䐜胀。

木香三分 厚朴四分 青皮 陈皮 益智 茯苓 泽泻 生姜 吴茱萸 半夏各二分 当归五分 升麻 柴胡一分 草豆蔻三分，煨 苍术三分

上作一服，水煎温服。

匀气散 治气滞不匀，胸膈虚痞，宿食不消，心腹刺痛，胀满噎塞，呕吐恶心，调脾胃，进饮食。

生姜 沉香 丁香 檀香 木香各一两 藿香四两 甘草炙，四两 砂仁二两 白果仁二两

上为末，每服二钱，沸汤调下。或水煎服。

顺气木香散 治气不升降，胸膈痞闷，时或引痛，及酒食过伤，噫气吞酸，心脾刺痛，女人一切血气刺痛。

砂仁 官桂 甘草炙 陈皮 厚朴 丁皮 茴香 桔梗 苍术 木香 干姜 良姜

上以水煎服。

快气散 治一切气，心腹胀痛，胸膈噎塞，噫气吞酸，胃中痰逆呕吐，及宿酒不解。

砂仁 甘草炙 香附 生姜

上为末，盐汤调下。

异香散 治肾气不和，腹胁胀满，饮食难化，噫气吞酸，一切冷气结聚，腹中刺痛。

石莲肉一两 莪术炮 益智 甘草炙 三棱各六两 青皮 陈皮各三两 厚朴二两

上锉，每服三钱，水煎，姜三片，枣一枚，入盐一捻，同煎服。

化气汤 治一切气逆，胸膈噎塞，心脾卒痛，呕吐酸水，丈夫小肠气，妇人血气。

沉香 胡椒各一两 砂仁 桂心 木香各二两 陈皮炒 干姜炮 莪术炮 青皮去穰，炒

茴香炒 甘草 丁皮各四两

上为末，每服二钱，姜苏盐汤调下，妇人淡醋汤下。

降气汤 治中脘不快，心腹胀满，气不升降，噎塞喘促，干哕咳嗽，嗜卧减食，停积不消，专治脚气上冲，肢体浮肿，有妨饮食。

紫苏 厚朴 官桂 半夏 当归 前胡 柴胡 甘草 姜

上以水煎服。

木香化滞汤 治因忧气，食湿盐面结于中脘，腹皮底微痛，心下痞满不食。

草豆蔻 甘草五钱，炙 半夏一两 当归梢 枳实炒，各二钱 红花半两

上每用五钱，水煎，姜三片，枣一个，热服。

脾胃八十 附胃风

【附方】

调中益气汤

升麻二分 黄芪一钱 甘草五分 苍术五分 木香二分 人参五分 柴胡五分 陈皮二分 加黄柏二分

水煎服。

四君子汤 治脾胃不调，不进饮食。

人参 白术 茯苓 甘草炙

上以水煎服。

六君子汤 治脾胃不和，不进饮食，上燥下寒，服热药不得者。

人参 白术 茯苓 甘草 砂仁 陈皮 又方加半夏

上以水煎，姜三片，枣一枚。

胃苓汤

甘草 茯苓 苍术 陈皮 白术 官桂 泽泻 猪苓 厚朴

上锉，每服五钱，水煎，姜五片，枣二枚。

参苓白术散 治脾胃虚弱，饮食不进，或致呕吐泄泻，及大病后调理脾胃。

白扁豆一斤，炒 白茯苓 山药 人参 白术各二斤 莲子 砂仁一斤 甘草炙，二斤 薏苡 桔梗各一斤，炒黄色

上为末，每服二钱，煎枣汤调下。

治中汤 治脾胃不和，呕逆霍乱，中满虚痞，或泄泻。

人参 甘草炙 干姜炮 白术 青皮 陈皮等分

上每服五钱，水煎。如呕，加半夏等分。加丁香，减半夏，名丁香温中汤。

丁香透膈汤 治脾胃不和，痰逆恶心，或时呕吐，饮食不进，十膈五噎。

白术二两 香附炒 砂仁 人参各一两 丁香 麦芽 木香 肉豆蔻 白豆蔻 青皮各半两 沉香 厚朴 藿香 陈皮各七钱半 甘草炙，一两 半夏 神曲炒 草果各二钱半

上锉，每服四钱，水煎，姜三片，枣一个，不拘时候温服。忌生冷瓜果。

五膈宽中散 治七情四气，胸膈痞满，停痰气逆，遂成五膈。

青皮 陈皮 丁皮 厚朴 甘草炙 白果 香附 砂仁 木香

上以水煎，生姜三片，入盐少许。

枳缩二陈汤 理脾胃，顺气宽膈，消痰饮。

砂仁 枳实 茯苓 半夏 陈皮 甘草炙

水煎，生姜五片。

八珍汤 和血气，理脾胃。

当归 赤芍 川芎 熟苄 人参 白茯苓 甘草 砂仁等分

上以水煎，姜三斤，枣二枚。

凝神散 收敛胃气，清凉肌表。

人参 白术 茯苓 山药各一两 粳米 扁豆炒 知母 生苄 甘草炙，半两 淡竹叶 地骨 麦门冬各二钱半

上水煎，姜三片，枣一枚。

胃风，此因初饮食讫，乘风凉而致。其证胀满，食饮不下，形瘦腹大，恶风，头多汗，隔塞不通，胃风汤正治。然此亦看挟证加减，脉右关弦而缓带浮。

胃风汤 见痢证类。

瘿气八十一 附结核

瘿气先须断厚味。

【入方】

海藻一两 黄连二两，一云黄柏，二云黄药

上为末，以少许置掌中，时时舐之，津咽下。如消三分之二，止后服。

结核或在项、在颈、在臂、在身，如肿毒者，多是湿痰流注，作核不散。

【入方】

治耳后项间各一块。

僵蚕炒　酒大黄　青黛　胆南星

上为末，蜜丸，嚼化。

又方　治项颈下生痰核。

二陈汤加大黄酒炒　连翘　桔梗　柴胡

上以水煎，食后服。

又方　治臂核作痛。

二陈汤加连翘　防风　川芎　皂角刺　酒黄芩　苍术

上以水煎服。

跌扑损伤八十二

跌扑损伤，须用苏木和血，黄连降火，白术和中，童便煎，妙。在下者，可先须补接，后下瘀血；在上者，宜饮韭汁，或和粥吃。切不可饮冷水，血见寒则凝，但一丝血入心，即死。

【入方】

治攧扑伤损，跌伤出血者。

姜汁、香油各四两，酒调服之。

治攧伤骨折及血出者。

用滑石、甘草为末，人参汤调服。次用生姜自然汁一盏，米醋一盏，独核肥皂四个敲破，按干姜汁米醋中，纱片滤过，去渣，入牛皮胶，煎成膏药贴之。遍身者皆可。

接骨散

没药　乳香各半两　自然铜一两，煅淬　滑石二两　龙骨三钱　赤石脂三钱　麝香一字，另研

上为末，好醋浸没，煮多为上，干就炒燥为度，临睡服时入麝香，抄以茶匙留舌上，温酒下，分上下食前后服。若骨已接尚痛，去龙骨、赤石脂，而服多尽好，极效。

世以自然铜为接骨药，然此等方尽多，大抵在补气、补血、补土。俗工惟在速效，以罔利迎合病人之意，而铜非煅不可服，若新出火者，其火毒、金毒相扇，挟香挟药毒，虽有接伤之功，而燥散之祸甚于刀剑，戒之！

又方

冬瓜皮　阿胶等分

上炒干为末，以酒调饮，醉为度。

破伤风八十三

破伤风多死。防风、全蝎之类，非全蝎不开，十个为末，酒调，日三次。破伤风，血凝心，鸦翅烧灰存性，研细，酒调一钱。

【入方】

破伤风发热。

瓜蒌子九钱　滑石一钱半　南星　苍术　赤芍　陈皮一钱　黄连　炒柏　黄芩　白芷五分　甘草些少

上姜一片，煎服。

【附方】

天麻丸　破伤风神效。

天麻　川乌生，去皮，各三钱　草乌生　雄黄各一钱

上为末，酒糊丸梧子大。每服十丸，温酒下，无时。

《元戎》治破伤风欲死者。

川乌　南星　半夏并生　天麻去芦，等分

上为细末，每服一钱，豆淋酒调下稍温服，次以酒三盏投之。

诸疮痛八十四　附天泡疮　冻疮

诸疮痛不可忍者，用苦寒药加黄连、黄芩，详上下根梢用，及引经药则可。又云：诸疮以当归、黄连为君，连翘、甘草、黄芩为佐。诸痛痒疮疡属火，若禀受壮盛，宜四物加大承气汤下之；若性急面黑瘦，血热之人，因疮而痛，宜四物加黄连、黄芩、大力子、甘草。在下焦者，加黄柏。若肥胖之人生疮而痛，乃是湿热，宜防风、羌活、荆芥、白芷、苍术、连翘，取其气能胜湿。

诸疮药：脓窠，治热燥湿为主，用无名异。干疥，开郁为主，用茱萸。虫疮如癣状，退热杀虫为主。芜荑、黑狗脊、白矾、雄黄、硫黄、水银。杀虫，樟脑、松香。头上多，加黄连、方解石。蛇床定痒杀虫，松皮炭主脓。肿多者，加白芷开郁；痛多，加白芷、方解石；虫多，加藜芦、斑蝥；痒多，加枯矾；阴囊疮，加茱萸；湿多，香油调；干痒出血多，加大黄、黄连，猪脂调；红色，加黄丹；青色，加青黛；

虫多，加锡灰、芜荑、槟榔。在上多服通圣散，在下多须用下。脚肿出血，分湿热用药。

【入方】疮有三种。

脓泡疮，治热为主。

黄芩　黄连　大黄各三钱　蛇床　寒水石三两　黄丹半钱　白矾一钱　轻粉　白芷　无名异少许，炒　木香少许，痛者用

上为末，油调敷。

沙疮。

芜荑二钱　剪草二钱　蛇床三钱　白矾枯　吴茱萸　黄柏各一钱　苍术　厚朴　雄黄各五分　寒水石二钱　轻粉十贴

上为末，油调敷。

疥疮药，春天发疮疥，开郁为主，不宜抓破敷。

白矾二钱　吴茱萸二钱　樟脑半钱　轻粉十盏　寒水石二钱半　蛇床三钱　黄柏　大黄　硫黄各一钱　槟榔一个

又方

芜荑　白矾枯　软石膏　大黄　樟脑各半两，另入　贯仲　蛇床子各一两　硫黄　雄黄各二钱半

上为末，香油调。须先洗疮去痂，敷之。

一上散

雄黄三钱半　寒水石一两　蛇床　白胶香　黑狗脊各一两　黄连五钱　硫黄三钱半　吴茱萸三钱　白矾枯，五钱　斑蝥十四个，去翅足

上硫黄、雄黄、寒水石另研如粉，次入斑蝥和匀，蛇床、狗脊等为极细末，同研匀。洗疮，令汤透，去痂，用腊猪油调，手心中擦热，

鼻中嗅三二次，却擦上，一上即愈。如痛甚肿满高起，加寒水石一倍；如不苦痒，只加狗脊；如微痒，只加蛇床子；如疮中有虫，加雄黄；如喜火炙汤洗，加硫黄。口臭不止，亦可愈也。

【附方】

四物汤　见妇人类。

大承气汤　见痢类。

郭氏升麻牛蒡子散　治时毒疮疹，脉浮，红在表者，疮发于头面胸膈之际。

升麻　牛蒡子　甘草　桔梗　葛根　玄参　麻黄各一钱　连翘一钱

上㕮咀，姜三片，水二盏，作一服。

升麻和气饮　治疮肿疥痒痛。

甘草　陈皮各一两半　芍药七钱半　大黄半两，煨　干葛　苍术　桔梗　升麻各一两　当归　半夏　茯苓　白芷各二钱　干姜　枳壳各半钱　《三因》有厚朴半两

上㕮咀，每服一两，水煎。

当归饮子　治疮疥、风癣、湿毒、燥痒疮。

当归　白芍　川芎　生苄　白蒺藜　防风　荆芥各一两　何首乌　黄芪　甘草各半两

上㕮咀，每服一两，水煎，或为末，每服一二钱，亦可。

天疱疮，用防风通圣散末，及蚯蚓泥略炒，蜜调敷，极妙。从肚皮上起者，是里热发于外也，还服通圣散。见斑疹类。

冻疮，用煎熟桐油调密陀僧末敷。

脚上烂疮久不愈，先以豆腐浆水洗三两次，悬钩粗叶、地暴粗叶，捣细，入盐些少，盦之。

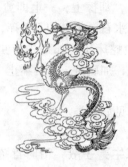

卷 五

痈疽八十五

痈疽只是热胜血。六阳经、六阴经，有多气少血者，有少气多血者，有多气多血者，不可一概论也。若夫要害处近虚怯薄处，前哲已曾论及，惟分经之言未闻。诸经惟少阳厥阴经生痈疽，理宜预防。以其多气少血，肌肉难长，疮久未合，必成死症。遂用驱毒利药，以伐其阴分之血，祸不旋踵。阳滞于阴，脉浮洪弦数；阴滞于阳，脉沉细弱涩。阳滞以寒治之，阴滞以热治之。

人中年以后，不可生痈，才有痛肿，参之脉证，但见虚弱，便与滋补气血，可保终吉。若用寻常驱热拔毒纾气之药，虚虚之祸，如指诸掌。

内托之法，河间治肿焮于外，根盘不深，形证在表，其脉多浮，病在皮肉，非气盛则必侵于内，急须内托以救其里，宜复煎散，除湿散郁，使胃气和平。如或未已，再煎半料饮之。如大便秘及烦热，少服黄连汤。如微利及烦热已退却，与复煎散半两。如此使荣卫俱行，邪气不能内伤也。然世俗多用排脓内补十宣散，若用之于此小疮，与冬月时令即可，若溃疡于夏月用之，其桂朴之温散，佐以防风、白芷，吾恐虽有参、芪，难为倚杖。一妇年七十，形实性急而好酒，脑生疽，才五日，脉紧急且涩，急用大黄酒煨细切，酒拌炒为末，又酒拌人参炒，入姜煎。调一钱重，又两时再与，得睡而上半身汗，睡觉病已失，此内托之意。又一男子，年五十，形实色黑，背生红肿，及胛骨下痛，其脉浮数而洪紧，食亦呕。正冬月与麻黄桂枝汤，加酒黄柏、生附、瓜蒌子、甘草节、羌活、青皮、人参、黄芩、半夏、生姜，六贴而消。此正内托之法，非《精要》内托散乳香、绿豆等药，想此方专为服丹石而发疽者设，不因丹石而发，恐非必用之剂。

疮先发为肿，气血郁积，蒸肉为脓，故其痛多在疮之始作时也。脓溃之后，肿退肌宽，痛必渐减，而反痛者，此为虚，宜补。亦有秽气所触，宜和解；风寒逼者，宜温散。

肠痈

大肠有痰积死血流注，桃仁承气汤加连翘、秦艽。近肛门破入风者，难治，防风之类。

乳痈

乳房阳明所经，乳头厥阴所属。乳子之母，不知调养，怒忿所逆，郁闷所遏，厚味所酿，以致厥阴之气不行，故窍不得通，而汁不得出，阳明之血沸腾，故热甚而化脓。亦有所乳之子，膈有滞痰，口气焮热，合乳而睡，热气所吹，遂生结核。于初起时，便须忍痛，揉令稍软，吮令汁透，自可消散。失此不治，必成痈疖。治法，疏厥阴之滞，以青皮清阳明之热，细研石膏，行汗浊之血，以生甘草之节，消肿导毒，以瓜蒌子或加没药、青橘叶、皂角刺、金银花、当归，或汤或散，或加减，随意消息，然须以少酒佐之。若加以艾火两三壮于肿处，其效尤捷。不可辄用针刀，必至危困。若不得于夫不得于舅姑，忧怒郁闷，昕夕积累，脾气消阻，肝气横逆，遂成隐核，如大棋子，不痛不痒，数十年后，方为疮陷，名曰妳岩。以其疮形嵌凹似岩穴也，不可治矣。若于始生之际，便能消释病根，使心清神安，然后施之治法，亦有可安之理。

乳痈方

青皮　瓜蒌　橘叶　连翘　桃仁　皂角刺
甘草节

破多，加参、芪。

上以水煎，入酒服。

乳痈奶劳㿗肿

石膏煅　桦皮烧　瓜蒌子　甘草节　青皮

上以水煎服。

治乳有核。

南星　贝母　甘草节　瓜蒌各一两　连翘半两

上以水煎，入酒服。

又方

人参　黄芪　川芎　当归　青皮　连翘　瓜蒌　白芍　甘草节　乳岩小破，加柴胡、川芎

上以水煎，入酒服。

乳硬痛。

没药一钱　甘草三钱　当归三钱

上作一服，水煎，入酒少许，热饮。

吹奶。

金银花　大荞麦　紫葛藤等分

上以醋煎洗患处立消。如无下二物，只金银花亦可。

乳粟破，少有破必大补。

人参　黄芪　白术　当归　川芎　连翘　白芍　甘草节

上以水煎服。

附骨痈

热在血分之极细初觉，先以青皮、甘草节；后破，当养血。初腿肿，以人参、黄连、茯苓各二钱，瓜蒌子四十八粒，作二贴，入竹沥，热饮之。

治环跳穴痛不已，防生附骨疽。以苍术佐黄柏之辛，行以青皮。冬月加桂枝，夏月加条子芩，体虚者加牛膝，以生甘草为使，大料煎，入姜汁带辣，食前饮之。病深者恐术、柏、桂枝十数贴发不动，加少麻黄。二三贴不动，恐痈将成矣，急掘地坑，以火煅红，沃以小便，赤体坐其上，以被席围抱下截，使热气重蒸，腠理开，气血畅而愈。

铁围散　治痈疽肿毒。

乳香　没药半两　大黄　黄柏　黄连　南星　半夏　防风　皂角刺　木鳖子　瓜蒌　甘草节　草乌　阿胶

上为末，醋调成膏，砂石器内火熬黑色，鹅翎敷之。

围药　诸般痈疽，敷上消散。

乳香　没药　大黄　连翘　黄芩　黄连　黄柏　南星　半夏　防风　羌活　瓜蒌　阿胶　皂角刺

上研为细末，好醋煎黑色成膏。寒者热用，热者寒用。

围药铁井栏

贝母　南星各七钱　连翘　五倍子　经霜芙蓉叶各一两

上碾为细末，用水调敷四向肿处，止留中间一窍出毒气。

隔皮取脓法

驴蹄细切，一两　荞麦面一两　白盐半两　草乌四钱，去皮

上为末，水调作饼子，慢火炙微黄色，出火毒，研末，醋调成膏，用白纸摊贴患处，水自毛孔而出，其肿自退。

骑马痈

用大粉草带节四两，长流水一碗，以甘草淬焙水尽为末，入皂角炭少许，作四服，汤调顿服效。

又方

甘草节、白芷、黄连。破者，龙骨、枯矾、赤石脂并用。

敷疽疖方

草乌　黄连　紫荆皮　白芷　大黄　芙蓉皮　朴硝　糯米各等分

上为末，蜜水调敷。如疮盛，以蜜调雄黄末，围定疮穴大小，前后敷前药末。

一人肛门生疖，久不收口，有针窍三孔，劳力则有脓。

黄芪　条芩　连翘　秦艽

上为末，神曲糊为丸。

取朽骨，久疽及痔漏者用之。

取乌骨鸡胫骨，以上等雌黄实之，盐泥固济，火煅通红，取出地上，出火毒，去泥，用骨研细，饭丸如粟大，以纸捻送入孔中窍内，更用膏药贴之。

便毒

山栀子　大黄　乳香　没药　当归五分
瓜蒌仁三钱　代赭石一钱

上作一服煎。

又方

木鳖子　大黄　瓜蒌　桃仁　草龙胆

上㕮咀，浓煎，露星月一宿，清早温服，立愈。

又方

白僵蚕、槐花为末，调酒服。一方加酒大黄。

【附方】

消毒饮　治便毒初发，三四日可消。

皂角刺　金银花　防风　当归　大黄　甘草节　瓜蒌仁等分

上㕮咀，水酒各半煎，食前温服。仍频提掣顶中发，立效。

机要内托复煎散　痈疽托里健胃。

地骨皮　黄芩　茯苓　白芍　人参　黄芪
白术　桂　甘草　防己　当归各一两　防风三两

上㕮咀，先以苍术一斤，水五升，煎至三升，去术，入前十二味，再煎，至三四盏，取清汁，分三四次，终日饮之。又煎苍术粗为汤，去粗，依前又煎前十二味粗，分饮之。

内疏黄连汤　治疮皮色肿硬，发热而呕，大便闭，脉洪实者。

黄连　芍药　当归　槟榔　木香　黄芩
栀子　薄荷　桔梗　甘草各一两　连翘二两　大黄二两半

上㕮咀，每服一两，入姜煎。

疔疮八十六

疔疮，用针刀镰破头上，以蟾酥敷之，后用绿豆、野菊莎末，酒调饮醉睡，觉即定痛热除，不必去疔自愈也。治一切疔疮，用紫梗、菊花根茎叶皆可，研碎取汁，滴口中饮之。

瘰疬，血气痰热，以牡蛎煅过为末，玄参捣膏为丸。桑椹黑熟者捣汁熬膏，汤调服。红者，晒干为末，汤调服。师云：大田螺连肉烧灰存性为末，入麝香少许，湿则干敷，干则油调敷。夏枯草，大能散结气，而有补养血脉之

功，能退寒热。虚者尽可倚仗。若实者，以行散之药佐之，外施艾灸，亦渐取效。

入方　治瘰疬。

海藻洗去砂土，晒干　昆布揉去土，同上，二味先研为末　何首乌木臼捣为末　皂角刺炒令黄色
公蛇退树上或墙上是雄，用一条，平地上是雌

上五味，为细末，和匀一处，猪项下刀口肉烧熟，蘸前药末吃，食后倒患处眠一伏时，每核灸七壮，口中觉烟起为度，脓尽即安。初生起时灸曲池，男左女右。

【附方】

宝鉴保生锭子　治疔疮，背疽，瘰疬，一切恶疮。

金脚信　雄黄　硇砂各二钱　麝香一钱　轻粉半大匣半大盏　巴豆四十九粒，文武火炒，研

上为极细末，用黄蜡五钱溶开，将药和成锭子，冷水浸少时取出旋丸，捏作饼子，如钱眼大，将疮头拨开，安一饼子，次用神圣膏，贴后服托里散。若疮气入腹危者，服破棺丹。

神圣膏　治一切恶疮。

当归　藁本各半两　没药二钱　黄丹　黄蜡各二两　乳香二钱　琥珀二钱半　胆矾　粉霜各一钱　白胶香二两　清油二斤　木鳖子五十个，去皮　巴豆十五个，去壳　槐枝　柳枝各一百二十条

上作一处，先将槐枝、柳枝下油内熬焦，取出不用，后下余药，熬至焦黑，亦漉出不用，将油澄清，下黄丹，再熬成膏，用绯帛摊之，立效。

千金托里散　治疔疮发背，一切恶肿。

官桂　人参　甘草　川芎　白芷　芍药各一两　木香　没药各三钱　乳香二钱　当归半两　连翘一两二钱　黄芪一两半　防风　桔梗　厚朴各二两

上十五味为细末，每服三钱，酒一大盏，煎三二沸，和渣温服，无时。

破棺丹　治疮肿，一切风热。

大黄二两，半生半熟　芒硝　甘草各一两

上为末，炼蜜丸如弹子大，每服半丸，食后茶清温酒任化下。童便半盏研化服亦得。忌冷水。

太乙膏　治疬子疮神效。

脑子一钱，研　轻粉　乳香各二钱，研　麝香三钱，研　没药四钱，研　黄丹五两

上用清油一斤，先下黄丹熬，用柳枝搅，又用憨儿葱七枝，先下一枝熬焦，再下一枝，葱尽为度，下火不住手搅，觑冷热得所，入脑子等药搅匀，瓷器盛之，用时旋摊。

克效散　治瘰子疮。

官桂　硇砂各半钱　赤小豆　粳米各四十九粒　斑蝥四十九个，不去翅足

上五味研为末，初服一字，次服二字，次服三字，次服四字，煎商陆根汤送下，空心服，小便淋沥为效。如恶心呕吐黄水无妨，瘰疬日日自消矣。

玉烛散　治瘰疬，和血通经，服之自消，日进一服，七八日取效。方见妇人类。

东垣升阳调经汤　治瘰疬绕颈，或至颊车，此皆出足阳明胃经中来；若疮深远，隐曲肉底，是足少阴肾经中来，乃戊脾传于癸肾。是夫传与妻，俱作块子，坚硬大小不等，并皆治之，或作丸亦可。

草龙胆酒制　酒芩　莪术酒洗，炒　三棱酒炒　升麻八钱　葛根　甘草炙　黄连酒洗　连翘　桔梗以上各五钱　生黄芩四钱　归梢　芍药各三两　黄柏酒炒，二钱　知母酒洗炒，一两

上另秤一半作末，炼蜜为丸绿豆大，每服百余丸。一半作㕮咀，每服五钱。若能食，大便硬，可旋加至七八钱，水二盏，先浸半日，煎至一盏，去渣，临卧热服。足高，去枕仰卧，噙一口，作十次咽下，留一口在后送下丸药。服毕，其卧如常。

金汤疳癣诸疮八十七

金疮

五倍子　紫苏等分

又方　白胶香三钱　龙骨一钱

金疮狗咬

五月五日午时，用陈石灰一斤，捣为末，韭一斤，捣汁，和成饼，阴干为细末，敷之。

治阳证肿毒并金疮

大粉草锉细，用竹筒一段，割去青，两头留节，节上开一窍，入粉草在内，满后用油灰塞孔窍，从立冬日，放粪缸内，待立春先一日

取起，坚立在有风无日阴处二十一日，多最好，却破竹取草为细末，用敷金疮。干者水调。

火烧

桐油二钱　水二钱

上二件，以桃柳枝不住手搅，成膏，再入少水溶，外用猫儿肚底毛细剪掺上。

汤浇

以淋了茅三次灰粗敷患处。

汤火疮，腊月，猪胆涂黄柏，炙干为末，敷上。

臁疮

乳香　没药　水银　当归各半两　川芎　贝母　黄丹二钱半　真麻油五两

上㕮咀，除黄丹、水银外，先将余药用香油熬黑色，去渣，下黄丹、水银，又煎黑色，用柳桃枝搅成膏，油纸摊贴。

又方

龙骨生用　血竭　赤石脂共一两　头发如指大　黄蜡一两　白胶香　香油不拘多少

上件，先以香油煎头发三五沸，去发，入黄蜡、白胶香，却入龙骨、血竭、赤石脂，搅匀，安在水盘内，候冷取起，以瓷器盛之，每遇一疮，捻作薄片贴疮口，以竹箬贴在外，三日后，翻过再贴，仍服活血药。

又方

用砂糖水煎冬青叶三五沸，捞起，石压平。将叶贴疮上，日换二次。

又方

以头垢烧灰，和枣肉捣作膏，先以葱椒叶煎汤洗净，用轻粉掺上，却以前膏，雨伞纸摊贴之。

又方

地骨皮一两　白蜡半两　甘草节半两

上以香油，入地骨皮、甘草节，文武火熬熟去渣，入黄丹一两半，紧火熬黑提起，白纸摊贴之，次用冬青叶醋煎过，以药贴之。

杖疮疼

黄柏、生地、黄紫荆皮皆要药。热血作痛，凉血去瘀血为先，须下鸡鸣散之类。生地黄、黄柏为末，童便调敷，或加韭汁。不破者，以韭菜、葱头舂碎，炒热贴，冷则易。膏药，紫

荆皮、乳香、没药、生地黄、黄柏、大黄之类。

又方

用大黄、黄柏为末，生地黄汁调敷，干即再敷。

又方

野生苎麻根，嫩者，不拘多少，洗净，同盐擂，敷疮上，神效。伤重多用之。

癣疮

防风通圣散去硝黄，加浮萍、皂角刺。又紫苏、樟树、苍耳、浮萍煎汤洗。

又方

浮萍一两　苍术二两　苦参一两半　黄芩半两　香附二钱半

上为末，酒糊丸。

又方

芦荟　大黄　轻粉　雄黄　蛇床子　槿树皮　槟榔

上为末，先刮癣，用米醋调药末涂之。

又方

芦荟研，三钱　江子去壳，十四粒　蓖麻子去壳，十四粒　斑蝥七个，去翅足　白蜡

上以香油二两，熬江子、蓖麻、斑蝥三药，以黑为度，去药，入蜡并芦荟末在内，瓷罐盛贮，微微刮癣令破，以油涂上，过夜略肿即愈。

下疳疮

蛤粉　蜡茶　苦参　密陀僧

上为末，河水洗净，腊猪油调敷。兼治臁疮。

又方

米泔水洗疮净，用头发，以盐水洗净，去油，再用清汤洗，晒干烧灰，敷疮上，即时生靥。

【附方】

冰霜散　治火烧燎损伤，油热浇伤，皮烂肉大痛。

寒水石生　牡蛎煅　明朴硝　青黛各一两　轻粉一钱

上为末，新水调，或油调，湿则干贴痛处，立止如神。

圣粉散　治下注疳疮，蚀臭腐烂，疼痛不可忍者。

黄柏蜜炙　密陀僧　黄丹　高末茶　乳香各三钱　轻粉一钱半　麝少许

上为末，用葱汤洗疮后，次贴此药，兼治小儿痦疮。

下疳疮洗药

黄连　黄柏　当归　白芷　独活　防风　朴硝　荆芥

上等分，水煎，入钱五十文，乌梅五个，盐一匙，同煎。温洗，日五七次，用下药敷：

木香　槟榔　黄连　铜青　轻粉　枯矾　螵蛸　麝各等分两

上为极细末，洗后，至夜敷上。

妇人八十八

妇人经水过期，血少也，四物加参术，带痰加南星、半夏、陈皮之类。经水不及期而来者，血热也，四物加黄连。过期紫黑有块，亦血热也，必作痛，四物加香附、黄连。过期淡色来者，痰多也，二陈加川芎、当归。过期而来，乃是血虚，宜补血，用四物加黄芪、陈皮、升麻。未及期先来，乃是气血俱热，宜凉气血，柴胡、黄芩、当归、白芍、生苄、香附之属。经不调而血水淡色，宜补气血，参、芪、芎、归、香附、白芍。腹痛加胶珠、艾叶、玄胡索。经候过而作痛者，乃虚中有热，所以作痛。经水将来作痛者，血实也一云气滞，四物加桃仁、黄连、香附。临行时腰疼腹痛，乃是郁滞，有瘀血，宜四物加红花、桃仁、莪术、玄胡索、香附、木香。发热加黄芩、柴胡。紫色成块者，热也，四物加黄连、柴胡之类。痰多，占住血海地位，因而下多者，目必渐昏，肥人如此，用南星、苍术、川芎、香附，作丸子服之。肥人不及日数而多者，痰多血虚有热，亦用前丸，药中更加黄连、白术丸服。血枯经闭者，四物加桃仁、红花。躯脂满，经闭者，以导痰汤加黄连、川芎，不可服地黄，泥膈故也，如用，以姜汁炒。肥胖饮食过度之人，而经水不调者，乃是湿痰，宜苍术、半夏、滑石、茯苓、白术、香附、川芎、当归。临经来时，肚痛者，四物汤加陈皮、玄胡索、牡丹、甘草。痛甚者，豆淋酒，痛缓者，童便煮莎，入炒条芩末为丸。经水去多不能住者，以三补丸加莎根、龟板、

金毛狗脊。阴虚经脉久不通，小便涩，身体疼痛，以四物加苍术、牛膝、陈皮、生甘草。又用苍莎丸加苍耳、酒芍药为丸，就煎前药吞下。

入方　治经水过多。

黄芩炒　白芍炒　龟板炙，各一两　黄柏炒，三钱　椿树根皮七钱半　香附子二钱半

上为末，酒糊丸，空心，温酒或白汤下五十丸。

又方　治积痰伤经不行，夜则妄语。

瓜蒌子一两　黄连半两　吴茱萸十粒　桃仁五十个　红曲二钱　砂仁三两

上为末，生姜汁化炊饼为丸桐子大，服百丸，空心。

又方　治一切瘀血为痛。

香附四两，醋煮　瓦垄子煅，二两，醋煮一昼夜　桃仁二两　牡丹皮　大黄熟蒸　当归各一两　川芎　红花各半两

上为末，蒸饼丸如桐子大，空心，温酒下三五十丸。

【附方】

四物汤　治冲任虚损，月水不调，脐腹疗痛。

当归　川芎　芍药　熟芐等分

上以水煎服，加减于后。若经候微少，渐渐不通，手足烦疼，渐瘦，生潮热，脉微数，本方去地黄、芎，加泽兰叶三倍，甘草半分。经候过多，本方去熟地黄，加生芐，或只加黄芩、白术。经行身热，脉数头昏，本方加柴胡、芩。经行微少，或胀或疼，四肢疼痛，加延胡、没药、白芷与本方等，淡醋汤调下末子。经候不调，心腹疗痛，只用芎归二味，名君臣散。气冲经脉，故月事频并，脐下多痛，加芍药。经欲行，脐腹绞痛，加玄胡、槟榔、苦楝，炒木香减半。经水涩少，加葵花、红花。经水适来适断，或有往来寒热，先宜服小柴胡汤，后以四物和之。经候过而作痛，血气俱虚也，宜本方对四君子汤服之。

治经事过期不行。

玄胡索一钱　香附　枳壳各半钱

上为末，杜牛膝捣汁半盏，空心调服。

交加地黄丸　治经水不调，血块气瘕，肚腹疼痛。

生苄一斤　老生姜一斤　玄胡索　当归　川芎　白芍二两　没药　木香各一两　桃仁去皮尖　人参各一两半　香附子半斤

上先将地黄、生姜各捣汁，以姜汁浸地黄渣，地黄汁浸生姜渣，皆以汁尽为度，次将余药为末，共作一处，日干同为末，醋糊丸如桐子大，空心服五十丸，姜汤下。

当归散　治经脉不通。

当归　穿山甲灰炒　蒲黄各半两，炒　辰砂一钱　麝香少许

上为末，酒调服二钱。

琥珀散　治月水不通，心膈迷闷，腹脏撮痛。

台乌二两　当归　莪术各一两

上为末，空心，温酒调二钱，以食压之。产后诸疾，炒姜酒调下。

通经丸　治妇人室女，经候不通，脐腹疼痛，或成血瘕。

川椒炒　莪术　干漆炒烟尽　当归　青皮　干姜　大黄煨　桃仁去皮尖，炒　川乌炮　桂心各等分

上为末，将一半用米醋熬成膏子，和余药成剂，曰中杵之，丸如桐子，阴干，每服三五十丸，醋汤下。严氏方无川乌，有红花。

红花当归散　治妇人血脏虚竭，或积瘀血，经候不行，时作痛，腰胯重疼，小腹坚硬，及室女经水不行。

红花　当归尾　紫葳即凌霄花　牛膝　甘草炙　苏木各三两　白芷　桂心一两半　赤芍九两　刘寄奴五两

上为末，空心，热酒调三钱服。一名凌霄花散。

导痰汤　见痰类。

三补丸　见诸虚类。

苍莎丸　见咳嗽类。

越鞠丸　见六郁类。

崩漏八十九

血崩，东垣有治法，但不言热，其主在寒，学者宜寻思之。急则治其标，用白芷汤调百草霜末。甚者用棕榈灰，后用四物汤加炒干姜调

理。因劳者，用参、芪带升补药。因寒者用干姜。因热者黄芩。崩过多者，先用五灵脂末一服，当分寒热，盖五灵脂能行能止。紫色成块者，热，以四物汤加黄连之类。妇人血崩，用香附、白芷丸服。气虚血虚者，皆以四物汤加参、芪。漏下乃热而虚，四物加黄连。崩中白带，用椒目末，又用白芷石灰炒，去灰为末，茜草少许，粥丸服。一方，用生狗头骨烧灰存性，或酒调服，或入药服。一方，五灵脂半生半炒，为末，酒调服。经血逆行，或血腥，或吐血，或唾血，用韭菜汁服，效。

夫妇人崩中者，由脏腑伤损，冲任二脉血气俱虚故也。二脉为经脉之海，血气之行，外循经络，内荣脏腑，若气血调适，经下依时，若劳动过极，脏腑俱伤，冲任之气虚，不能约制其经血，故忽然而下，谓之崩中暴下。治宜当大补气血之药，举养脾胃，微加镇坠心火之药，治其心，补阴泻阳，经自止矣。

【附方】

小蓟汤 治崩中不止。

小蓟茎叶研取汁，一盏 生苄汁一盏 白术半两

上三件，入水一盏煎，温服。

荆芥散 治妇人崩中，连日不止。

用荆芥穗，于灯盏多着灯心，好麻油点灯，就上烧荆芥焦色。

上为末，每服三钱，童便调下。

又方

艾叶如鸡子大 阿胶半两 干姜一钱

上为粗末，用水五盏，先煮艾姜，后入胶烊消，分作二服，空心。

如圣散 治妇人血山崩。

棕榈灰 乌梅各一两 干姜一两五分，并烧灰存性

上为末，每服二钱，乌梅酒调下，空心。

凉血地黄汤 治妇人血崩，是肾水月虚，不能镇守包络相火，放血走而崩也。

黄芩 荆芥 蔓荆子各一分 黄柏 知母 藁本 细辛 川芎各两分 黄连 羌活 柴胡 升麻 防风各三分 生苄 当归各五分 甘草一钱 红花炒，少许

上作一服，水煎，空心稍热服。

带下九十

带下，赤属血，白属气，主治燥湿为先。漏与带，俱是胃中痰积流下，渗入膀胱，无人知此，只宜升提，甚者上必用吐以提其气，下用二陈汤加苍术、白术，仍用丸子。一本作瓦垄子。又云：赤白带下，皆属血出于大肠小肠之分。肥人多是湿痰，海石、半夏、南星、炒柏、苍术、川芎、椿皮。一方无椿皮，有青黛。瘦人白带少，如有者多热，以炒黄柏、滑石、椿皮、川芎、海石。如无海石，以蛤粉亦可。一方有青黛，作丸子服。赤白带下，炒黄荆子为末，酒调下二钱，或米汤亦可。又治心痛，罗先生法，或十枣汤，或神佑丸，或玉烛散，皆可服。实者可行，虚者不可峻攻。血虚者，加减四物汤。气虚者，参、术、陈皮间与之。湿胜者，用固肠丸。相火动者，于诸药中，少加黄柏。滑者，加龙骨、赤石脂。滞者，加葵花。葵花白者治白带，赤者治赤带。性燥者，加黄连。痰气带下者，苍术、香附、滑石、蛤粉、半夏、茯苓丸服。寒月少加干姜，临机应变。必须断厚味。

入方

良姜 芍药 黄柏二钱，各炒成灰 椿树根皮一两半

上为末，粥丸，每服四五十丸，空心。

又方 一妇人白带兼风痛。

半夏 茯苓 川芎 陈皮 甘草 苍术 黄柏酒炒 南星 牛膝酒洗

治妇人上有头风鼻涕，下有白带。

南星 苍术 柏皮炒 滑石 半夏 川芎 辛夷 牡蛎粉炒 酒芩

上㕮咀，水煎，去粗，食前服。

又方 治白带。

龟板炙 松子各二两 黄柏炒，一两 白芍药七钱半 香附半两 干姜炒，二钱半 山茱萸 苦参 椿树皮各半两 贝母

上为末，酒糊丸桐子大，空心，米汤下五十丸。

又方 治赤白带下，或时腹痛。

龟板酒炙，二两 黄柏炒，一两 干姜炒，一

钱　枳子二钱半

上为末，酒糊丸如桐子大，每服七十丸，日服二次。

又方　治妇人有孕白带。

苍术三钱　白芷二钱　黄连炒，二钱　黄芩炒，三钱　黄柏炒，一钱半　白芍二钱半　椿树皮炒，一钱半　山茱萸二钱半

上为末，糊丸，空心，温酒下五十丸。

治结痰白带，先以小胃丹，半饥半饱，津液下数丸，候郁积开，却宜服补药。

白术二两　黄芩半两　红白葵花二钱半　白芍七钱半

上为末，蒸饼丸，空心煎，四物汤下三五十丸。

固肠丸　治湿气下利，大便血，白带。去脾胃陈积之疾，用此以燥其湿，亦不可单用，须看病作汤使。

椿根白皮性凉而燥须炒用

上为末，酒糊丸服。

又方

椿根皮四两　滑石二两

上为末，粥丸桐子大，空心，白汤下一百丸。

又方　治白带，因七情所伤，而脉数者。

黄连炒　扁柏酒蒸　黄柏炒，各半两　香附醋炒　白芍　白术各一两　椿根皮炒，三两　白芷烧存性，三两

上为末，粥丸桐子大，每服七十丸，食前米饮下。

又方　治赤白带，因湿胜而下者。

苍术盐炒　白芍　滑石炒，各一两　枳壳炒甘草各三钱　椿根皮炒，二两　干姜炮，二钱地榆半两

上为末，粥丸，空心米饮下一百丸。

【附录】赤白带者，皆因七情内伤，或下元虚惫，感非一端，叔和云：崩中日久为白带，漏下多时骨本枯。崩中者，始病血崩，久则血少，亡其阳，故白滑之物下流不止，是本经血海将枯，津液复亡，枯干不能滋养筋骨。执剂之法，须以本部行经药为引，用为使大辛甘油腻之药，润其枯燥而滋益津液；以大辛热之气

味药，补其阳道，生其血脉；以寒苦之药，泄其肺而救上热伤气。以人参补之，以微苦温之药为佐，而益元气，此治之大法也。

【附方】

戴人玉烛散　治经候不通，腹胀或痛。

当归　芍药　川芎　熟苄　芒硝　大黄甘草

上咬咀，生姜三片，煎服。

十枣汤　见胁痛类。

神佑丸　见中湿类。

产前九十一

产前当清热养血。产妇因火动胎逆，上作喘急者，急用条芩、香附之类，为末调下。条芩，水中取沉者为佳。堕胎，乃气虚、血虚、血热。黄芩安胎，乃上中二焦药，能降火下行。益母草即茺蔚子，治产前产后诸病，能行血养血，难产可煎作膏。地黄膏、牛膝膏皆可用。怀妊爱酸物，乃一脏之虚，假如肝脏之虚，肝气止能生胎，无余用也。又云血不能荣其肝，肝虚故爱酸物。产前安胎，白术、黄芩为妙药也。条芩，安胎圣药也。俗人不知，以为害而不敢用，反谓温热之药可养胎，殊不知产前宜清热，令血循经而不妄行，故能养胎。胎热将临月，以三补丸加炒香附、炒白芍，蒸饼丸服。抑热，以三补丸用地黄膏丸。倘有孕八九个月，必用顺气，须用枳壳、紫苏梗。凡妊妇，脉细匀易产；大浮缓，火气散，难产。生产如抱缸过坝一般。

入方　固胎。

地黄半钱　归身　人参　白芍各一钱

白术一钱半　川芎五分　陈皮一钱　黄芩半钱　甘草三分　黄连少许　黄柏少许　桑上羊儿藤七叶，圆者，一本无芩

上咬咀，每二钱，入糯米二十四粒煎服。血虚不安者用阿胶。痛者用砂仁止痛，安胎行气故也。

束胎丸　第八个月可服。

炒黄芩夏一两，春秋七钱半，冬半两　白术二两，不见火　茯苓七钱半，不见火　陈皮三两，忌火

上为末，粥丸服。

达生散 又名束胎散。

大腹皮三钱 人参 陈皮各半钱 白术 芍药各一钱 紫苏茎叶半钱 甘草炙，二钱 归身尾一钱

上作一服，入青葱五叶，黄杨脑七个，此即黄杨树叶稍儿也，或加枳壳、砂仁，以水煎，食后服。于八九个月，服十数贴，甚得力。夏月加黄芩，冬不必加，春加川芎。或有别证，以意消息于后。气虚加参、术，气实倍香附、陈皮，血虚倍当归，加地黄，形实倍紫苏，性急加黄连，有热加黄芩，湿痰加滑石、半夏，食积加山楂，食后易饥倍黄杨脑，有痰加半夏，腹痛加木香、桂。

又方 第九个月服。

黄芩一两，酒炒，不宜凉药、怯弱者减半 白术一两 枳壳炒，七钱半 滑石七钱半。临月十日前，小便多者，减此一味

上为末，粥丸桐子大，每服三十丸，空心热汤下，多则恐损元气，气实人宜服。

入方 安胎。

白术 黄芩 炒曲

上为末，粥丸服。一本云：用条芩一二两，为末，每一钱或半钱，浓煎白术汤调下。每次用白术五七钱煎汤。

恶阻从痰治，多用二陈汤。

戴云：恶阻者，谓妇人有孕，恶心，阻其饮食者是也。肥者有痰，瘦者有热，须用二陈汤。

入方

白术不拘多少

上为末，水丸，随所好，或汤或水下。

子肿，湿多。

戴云：子肿者，谓妇人手足或头面通身浮肿者是也。

入方

山栀子炒用，一合

上为末，米饮吞下，或丸服。

三因鲤鱼汤 治妊娠腹大，间有水气。

白术五两 茯苓四两 当归 芍药各三两

上细锉，以鲤鱼一头，修事如食法，煮取汁，去鱼不用，每服四钱，入鱼汁一盏半，姜七片，陈皮少许，煎至七分，去渣，空心服。

胎漏，气虚、血虚、血热，可服固孕之药。

戴云：胎漏者，谓妇人有胎而血漏下者也。

参术饮 治妊娠转胞。

四物汤加人参 白术 半夏制 陈皮 甘草

上㕮咀，入生姜煎，空心服。

【附方】

治胎动不安，已有所见。

艾叶 阿胶 当归 川芎各三两 甘草一两

上每服五钱，水煎熟，下胶令烊，温服。

胶艾汤 损动胎去血腹痛。

艾叶 阿胶

上二味，水煎服。

难产，气血虚故也。此盖九月十日之际，不谨守者有之，亦有气血凝滞而不能转运者，临月时服野天麻，熬膏，白汤调下。油、蜜、小便和极匀，治难产。

入方

砂仁 香附醋煮 枳壳 甘草

上为末，汤调，又以香油、蜜、小便和匀各半盏，调益母草末。

催生。

白芷灰 百草霜 滑石

上为末，用芎、归煎汤调下，或姜汁服。

天麻丸 易产。

天麻即益母草，六月间连根采，阴干。

上为末，不拘多少，炼蜜丸如圆眼大，临产时，温酒或白汤化一丸，能除产后百病。

【附方】

催生如圣散

黄葵花不拘多少，焙干

上为末，热汤调下二钱，神妙。或有漏血，胎脏干涩，难产痛剧者，并进三服，食久，腹中气宽胎滑，即时产下。如无花，只以蜀葵子，烂研小半合，以酒调尤妙。亦治打扑伤损，如死胎不下，煎红花，温酒调下。经验方用子四十九粒或三十粒。歌曰：黄金内子三十粒，细研酒调能备急，命若悬丝在须臾，即令眷属不悲泣。

又方

蛇蜕一条，全者 蚕脱纸一张，一方无

上入新瓮中，盐泥固济，烧存性为末，煎榆白皮，调下一钱，三服，觉痛便产。

又方 治产难，兼治胞衣不下并死胎。

蓖麻子七粒，去壳，研细成膏，涂脚心，胞衣即下，速洗去，不洗肠出，却用此膏涂顶上，肠自缩入，如神之妙。

又方

腊月兔头一枚，烧灰

上为末，葱白汤调二钱，立生。

又方 治难产三日不下。

伏龙肝细研，每服一钱，酒调服之。又或吞鸡子黄三个，并少苦酒服之，立生。又或用赤小豆二升，水九升，煮取一升汁，入炙了明黄胶一两，同煎少时，一服五合。又用槐子十四枚即下。又方，当归为末酒调，方寸匕服。

胞衣不下，取灶屋黑尘，研为细末，酒调方寸匕。

产后九十二

产后无得令虚，当大补气血为先，虽有杂证，以末治之。一切病多是血虚，皆不可发表。产后不可用芍药，以其酸寒伐生发之气故也。产后血晕，因虚火载血上行，渐渐晕来，方用鹿角烧灰，出火毒，研极细末，好酒同童便灌下，一呷即醒，行血极快。又方，以韭菜细切，盛于有嘴瓶中，以热醋沃之，急封其口，以嘴塞产妇鼻中，可愈眩冒。产后中风，切不可作风治，必大补气血为主，然后治痰。当以左右手之脉，分其气血多少而治。产后中风，口眼㖞斜，切不可服小续命汤。产后水肿，必用大补气血为主，少佐苍术、茯苓，使水自利。产后大发热，必用干姜。轻者用茯苓淡渗其热，一应寒苦并发表之药，皆不可用。产后发热恶寒，皆属血虚。左手脉不足，补血药多于补气药。恶寒发热腹痛者，当去恶血，腹满者不是。产后发热，乳汁不通及膨者，无子当消。用麦蘖二两炒，研细末，清汤调下，作四服。有子者用木通、通草、猪蹄煎服。凡产后有病，先固正气。前条云，产后大热，必用干姜，或曰：用姜者何也？曰：此热非有余之热，乃阴虚生内热耳，故以补阴药大剂服之，且干姜能入肺

和肺气，入肝分，引血药生血，然不可独用，必与补阴药同用，此造化自然之妙，非天下之至神，孰能与于此乎？产后脉洪数，产前脉细小涩弱，多死。怀孕者，脉主洪数，已产而洪数不改者，多主死。

入方 产后补虚。

人参 白术一钱 茯苓 归身尾 陈皮 川芎各半钱 甘草炙，三分

有热加黄芩一钱 姜三片

上以水煎服。

产后消血块方

滑石三钱 没药二钱 血竭二钱，如无，以牡丹皮代之

上为末，醋糊丸。如恶露不下，以五灵脂为末，神曲丸，白术陈皮汤下。瓦垄子能消血块。

又方

血竭 五灵脂

上为末，消产后血块极好。

又方 治产后泄泻。

黄芩 白术 川芎 茯苓 干姜 滑石 陈皮 炒芍药 甘草炙

上㕮咀，水煎服。

又方 治产后恶露不尽，小腹作痛。

五灵脂 香附一方加蛤粉

上为末，醋糊丸，甚者入桃仁，不去尖用。

独行丸 治妇人产后血冲心动，及治男子血气心腹痛。有孕者忌服。

五灵脂去土，半炒半生

上为末，水丸弹子大，每一丸，或酒或姜汤化下。

参术膏 治产后胞损成淋沥证。

人参二钱半 白术二钱 桃仁 陈皮各一钱 黄芪一钱半 茯苓一钱 甘草炙，半钱

上㕮咀，水煎猪羊胞后入药，作一服。

【附录】产后血晕者，皆由败血流入肝经，眼见黑花，头目旋晕，不能起坐，甚至昏闷不省人事，谓之血晕。用酒调黑神散最佳，切不可作中风治之。凡血晕，皆血乘虚逆上凑心，故昏迷不省，气闭欲绝是也。古法有云：产妇才分娩了，预烧秤锤或江中黄石子，硬炭烧令

通赤，置器中，急于床前，以醋沃之，得醋气可除血晕。或以好醋久涂口鼻，乃置醋于傍，使闻其气，兼细细少饮之，此为上法也。又法，以干漆烧烟，熏产母面，即醒，无干漆以破漆器亦可。

【附方】

清魂散 治血迷血晕。

泽兰叶 人参各二钱半 荆芥一两 川芎半两 甘草二钱

上为末，用温酒热汤各半盏，调一钱，急灌之，下咽即开眼。

黑神散

黑豆炒，半升 熟苄 当归 肉桂 干姜 甘草 白芍 蒲黄各四两 生苄别本无

上为末，每服二钱，童便、酒各半调服。一名乌金散。

子嗣九十三 附断子法

若是肥盛妇人，禀受甚厚，恣于酒食之人，经水不调，不能成胎，谓之躯脂满溢，闭塞子宫，宜行湿燥痰，用星、夏、苍术、台芎、防风、羌活、滑石，或导痰汤之类。若是怯瘦性急之人，经水不调，不能成胎，谓之子宫干涩无血，不能摄受精气，宜凉血降火，或四物加香附、黄芩、柴胡，养血养阴等药可宜。东垣有六味地黄丸，以补妇人之阴血不足，无子，服之者能使胎孕。出《试效方》。

断子法用白面曲一升，无灰酒五升，作糊，煮至二升半，滤去渣，分作三服，候经至前一日晚，次早五更，及天明，各吃一服，经即不一无不字。行，终身无子矣。

小儿九十四

乳下小儿，常多湿热、食积、痰热伤乳为病，大概肝与脾病多。小儿易怒，肝病最多，大人亦然。肝只是有余，肾只是不足。

小儿初生，未经食乳，急取甘草一寸，火上炙熟，细切，置地上出火毒一时许，用水一小盏，熬至三分之一，去滓，用新绵蘸滴儿口中，令咽尽，须臾吐痰及瘀血，方与乳食，年长知肤无病。

小儿急慢惊风，发热口禁，手心伏热，痰热，咳嗽痰喘，此类证并用涌法吐之，重剂瓜蒂散，轻剂用苦参、赤小豆末，须虾韭汁调服之，后用通圣散为末，蜜丸服，间以桑树上牛儿，阴干，焙末调服，以平其气。惊有二证，一者热痰，主急惊，当吐泻之。一者脾虚，乃为慢惊，所以多死，当养脾。急惊只用降火、下痰、养血。慢惊者，先实脾土，后散风邪，只用朱砂安神丸，更于血药中求之。

小儿蓦然无故大叫作发者，必死，是火大发则虚其气故也。

入方

黑龙丸 治小儿急慢惊风。

牛胆南星 青礞焰硝分煅，各一两 天竺黄 青黛各半两 芦荟二钱半 辰砂三钱 僵蚕半钱 蜈蚣一钱半，烧存性

上为末，甘草煎膏丸，如鸡头大，每服一二丸，急惊煎姜蜜薄荷汤下，慢惊煎桔梗白术汤下。

治惊而有热者

人参 茯苓 白芍酒炒 白术

上吹咀，姜煎，夏月加黄连、生甘草、竹叶。

【附方】

神圣牛黄夺命散

槟榔半两 木香三钱 大黄二两，面裹煨熟为末 白牵牛一两，一半炒，一半生用 黑牵牛粗末，一半生用，一半炒

上为一处，研作细末，入轻粉少许，每服三钱，用蜜浆水调下，不拘时候，微利为度。

通圣散 见斑疹类。

朱砂安神丸 见惊悸类。

瓜蒂散 见疸类。

疳病，或肚大筋青。

胡黄连丸 治疳病腹大。

胡黄连五分，去果子积 阿魏一钱半，醋浸去肉积 神曲二钱，去食积 麝香四粒 炒黄连二钱，去热积

上为末，猪胆汁丸如黍米大，每服二三十丸，白术汤送下。又云，胡黄连丸十二粒，白术汤下。

五积丸 治小儿诸般疳积。

丑头末一两　黄连半两　陈皮一两　青皮半两　山楂半两

上炒焦黑色，为末，每用巴豆霜半钱，前药末半钱，宿蒸饼丸，麻子大，小儿二岁十丸，五更姜汤下，至天明大便泄为度，温粥补之。未利，再服三五丸。

乌犀丸

丑头末三两　青皮三两　使君子肉七钱半　白芜荑一钱半　鹤虱五钱　芦荟一钱，另研烧红醋淬　苦楝根皮半两

上炒令焦黑色，为末，曲丸麻子大，每服三五十丸，米饮送下，食前，量小儿大小加减。

黄龙丸

三棱三两　黑角莪术三两　青皮一两半　山楂肉七钱半　干姜七钱半

上用曲丸麻子大，日晒干，食后，姜汤下，量儿大小加减。乌犀、黄龙间服，食前服乌犀，食后服黄龙。

肥儿丸　治小儿疳积。

芦荟另研　胡黄连三钱　炒曲四钱　黄连　白术　山楂炒，半两　芜荑炒，三钱

上为末，芦荟末和匀，猪胆汁丸粟米大，每六十丸，食前米饮下。

疳黄食积

白术　黄连　苦参　山楂等分

上为末，曲糊丸麻子大，食后，白汤下十五丸。

食伤胃热熏蒸

白术一两　半夏　黄连半两　平胃散二两

上用粥丸，食后，白汤下二十丸。

【附录】小儿疳病者，小儿脏腑娇嫩，饱则易伤。乳哺饮食，一或失常，不为疳者鲜矣。疳皆因乳食不调，甘肥无节而作也。或婴幼缺乳，粥饭太早，耗伤形气，则疳之根生。延及岁月，五疳病成。甚者胸陷喘哮，乳食直泻，肿满下利，腹胁胀疼，皮发紫疮，肌肉先紫。与夫疳劳渴泻，面槁色夭，骨露齿张，肚硬不食者，皆危笃矣。凡此等类，卢扁复生，难施其巧。

【附方】

集圣丸　治小儿疳通用。

芦荟　五灵脂　好夜明砂焙　砂仁　陈皮　青皮　莪术煨　木香　使君子煨，各二钱　黄连　虾蟆日干炙焦，各二分

上为末，用雄猪胆二枚，取汁和药入糕糊丸，麻子大，每服十五丸，米饮送下。

大芦荟丸　治诸疳。

芦荟　芜荑　木香　青黛　槟榔　黄连炒，二钱半　蝉壳二十四枚　黄连半两　麝香少许

上为末，猪胆汁二枚，取汁浸糕为丸，麻子大，每服二十丸，米饮下。

褐丸子　治疳肿胀。

莱菔子一两，炒　陈皮　青皮　槟榔　黑丑半熟半生　五灵脂　赤茯苓　莪术煨，各半两　木香二钱半

上为末，面糊丸，绿豆大，每服十五丸，煎紫苏桑皮汤下。

子热

炒芍药　香附　滑石一两　甘草三钱　黄连二钱

上作四服，水一盏半，生姜三片煎，乳母服。

风痰

南星一两，切，用白矾末半两，水泡一指厚浸，晒干，研细入　白附子二两

上为末，飞白面糊丸，如芡实大，每服一二丸，姜蜜薄荷汤化下。

白附丸

牛胆星一两，须用黄牝牛胆，腊月粉南星，亲手修合，风干，隔一年用，牛胆须入三四次者佳　大陈半夏半两　粉白南星一两，切作片用，腊雪水浸七日，去水晒干　枯白矾二钱半

上为末，宿蒸饼，丸如梧子大，用姜汁蜜汤送下。有热加薄荷叶。

紫金泥　治小儿哮喘不止，端午日修合。

黑椒四十九粒，浸透去皮，研如泥次入　人言一钱　鹅管石一钱

上为末，丸如黍米大，朱砂为衣，每一丸或二丸，量儿大小，空心，冷茶清下。当日忌生冷、荤、腥、热物。服药病止后，更服白附丸三五贴。

小儿腹痛，多是饮食所伤。宜：

白术　陈皮　青皮　山楂　神曲　麦蘖　砂仁　甘草

受寒痛者加藿香、吴茱萸，有热加黄芩。

小儿腹胀

萝卜子蒸　紫苏梗　干葛　陈皮等分　甘草减半

食减者，加术煎服。

小儿好吃粽，成腹胀疼。用白酒曲末，同黄连末为丸，服之愈。

又方

茯苓皮　陈皮　赤小豆　萝卜子炒　木通各半钱　木香二分　甘草些少

上㕮咀，姜一片煎服。

【附录】小儿腹痛，多因邪正交争，与脏气相击而作也。挟热作痛者，以面赤，或壮热，四肢烦，手足心热见之。挟冷作痛者，以面色或白或青见之。冷甚而证变，则面色黯黑，唇爪甲皆青矣。热证，宜四顺清凉饮加青皮、枳壳。冷证，指迷七气汤。冷热不调，以桔梗枳壳汤加青皮、陈皮、木香、当归。

小儿吐泻黄疸

三棱　莪术　青皮　陈皮　神曲炒　茯苓　麦蘖　黄连　甘草　白术

上为末，调服。伤乳食吐泻加山楂，时气吐泻加滑石，发热加薄荷。

夏月小儿腹泻，用益元散，钱氏五补五泻之药俱可用。吐泻、腹疼、吐乳，调脾以平胃散，入熟蜜，加苏合香丸，名万安膏，用米汤化下。夏月热病，六一散最妙。

小儿痢疾。

黄连　黄芩　陈皮　甘草

上以水煎服。赤痢加红花、桃仁，白痢加滑石末。

又方　治小儿食积痢。

炒神曲　苍术　滑石　白芍　黄芩　白术　甘草炙　陈皮

上㕮咀，水煎，下保和丸。一方加茯苓。

小儿赤痢壮热。用蓝青捣汁，每服半盏，与之妙。

【附录】凡小儿痢疾，亦作食积论。初得之时，宜用木香槟榔丸下之，后用白术、白芍

药、黄芩、甘草、滑石。如里急后重，加木香、槟榔、枳壳；久不止者，用肉豆蔻、粟壳炒黄。小儿赤斑、红斑、疮痒、瘾疹，并宜用防风通圣散，为末调服。

小儿口糜。

戴云：满口生疮者便是。

江茶　粉草

上为末敷之。一方用黄丹。

又方

苦参　黄丹　五倍子　青黛

上等分为末，敷之。

又方

青黛　芒硝

上为末，敷口中。

又方

黄柏　细辛　青盐

上等分，为末噙之，吐出涎，不过三日愈。亦治大人。治毒口疮，五倍子、黄丹、甘草、江茶、芒硝等分为末，敷之。

龟胸

苍术　酒柏　酒芍药　陈皮　防风　威灵仙　山楂　当归

痢后加生芐。

小儿夜啼，此是邪热乘心。

黄连姜汁炒，钱半　甘草一钱

上用竹叶一十片煎服。又方加人参二钱半，作二服。入姜一片，水煎。

又法　夜啼不止，潜取捕鸡窠草一握，置小儿身下。

【附录】夜啼，小儿脏冷也。阴盛于夜则冷动，冷动则为阴极发燥，寒盛作疼，所以夜啼而不歇。

【附方】

钩藤散　治小儿夜啼。

钩藤　茯苓　茯神　川芎　当归　木香各一钱　甘草炙，五分

上为末，每服一钱，姜枣略煎服。又灯草烧灰，涂敷乳上与之。

小儿脱肛。

戴云：脱肛者，大肠脱下之说。

脱囊，即外肾肿大。

戴云：脱囊者，阴囊肿大，坠下不收上之说。或云：溃烂阴丸脱出。

入方

木通　甘草　黄连炒　当归　黄芩炒

上以水煎服。

又方 治脱肛，用东北方陈壁土泡汤，先熏后洗。

又方 治脱囊。紫苏茎叶末，干敷。如烂，用香油调，鹅翎刷。又用青荷叶包上。

小儿木舌。

戴云：木舌者，舌肿硬不和软也。又言，重舌者亦是此类。二者皆是热病。

入方

百草霜　芒硝　滑石

上为末，酒调敷之。

重舌，用好胆矾研细敷之。

咯血。

戴云：咯红者，即唾内有血，非吐血与咳血。

入方

黑豆　甘草　陈皮

上煎服。

小儿尿血

甘草汤调益元散，加升麻煎服，尤妙。

小儿吃泥，胃气热故也。

入方

软石膏　黄芩　陈皮　茯苓　白术　甘草

上用水煎服。

又方

腻粉一钱，砂糖和丸如麻子大，米饮下一丸，泻出土立瘥。

小儿解颅，乃是母气虚与热多耳。

戴云：即初生小儿，头上骨未合而开者。

入方

四君子与四物，子母皆可服。有热加酒炒黄芩、连、生甘草煎服。外用帛束紧，用白敛末敷之。

小儿吐蛔虫

以苦楝根为君，佐以二陈汤煎服。

小儿冬月吐蛔，多是胃寒、胃虚所致，钱氏白术散加丁香二粒。

【附方】

钱氏白术散

藿香　白术　木香　白茯苓　甘草　人参各一钱　干葛三钱

上为末，每一钱至二钱，水煎服。

小儿口噤。

治法 用揩鼻方。

郁金　藜芦　瓜蒂

上为末，水调揩之。

小儿秃头

用白灰烧红淬长流水令热洗之，内又服酒制通圣散，除大黄另用酒炒入，研为末，再用酒拌干，每服一钱，水煎频服。外又用胡荽子、伏龙尾即梁上灰尘，黄连、白矾为末，油调敷。

又方

松树厚皮烧灰　黄丹水飞一两　寒水石一两细研　白矾枯　黄连　大黄各半两　白胶香熬飞倾石上，三两　轻粉四盏，或云一分

上为末，熬熟油调敷疮上，须先洗了疮痂敷之佳。

又方 治小儿癞头，并身癞等证。

松皮烧灰　白胶香　枯矾　大黄　黄柏

上为末，用熟油调敷。

小儿头疮

腊猪油半生半熟　雄黄　水银等分

上研和匀，洗净敷疮上。

又方

川芎　酒芩　酒白芍　陈皮半两　酒白术　酒归一两半　酒天麻　苍术　苍耳七钱半　酒柏　酒粉草四钱　防风三钱

上为末，水荡起煎服，日四五次，服后睡片时。

又方 单治头疮。

松树皮厚者，烧炭，二两　白胶香熬沸倾石上，二两　黄丹一两，火飞　白矾火飞，半两　黄芩　黄连　大黄各三钱　寒水石三钱　白芷　无名异炒，少许　木香少许，痛者用　轻粉

上为极细末，熬熟油调，敷疮上，须洗净疮去痂，敷之佳。

又小儿疮

猪牙皂角去皮　胡椒些少　枯矾　轻粉

上为末，樟脑烛油搽七日。如樱桃脓窠，去椒。

小儿脐肿汗出

用枯白矾为末敷，或黄柏为末敷之。又小儿脐不干，伏龙肝涂。

小儿天火丹脐腹起者，赤溜不妨。

蚯蚓泥炒调敷。

小儿赤溜，主伤血热

用生苄、木通、荆芥、苦药带表之类，外以芭蕉油涂患处，芒硝浓煎汁洗之。又方，鸡子清调伏龙肝，敷之。

小儿耳后月蚀疮

黄连　枯白矾

上为末，敷之。

小儿鼻赤

雄黄　黄丹

上同为末，无根水调敷之。又苍耳叶酒蒸焙干为末，调服，最解食毒。又鼻下一道赤者，名曰蜃，以黄连末敷之。

辛夷膏　专治小儿鼻流清涕不止。

辛夷叶一两，洗净焙干　细辛　木通　白芷各半两　杏仁一两，去皮，研如泥　木香半两

上为细末，次用杏仁泥、羊骨髓、猪脂各一两，同诸药和匀，于瓦石器中熬成膏，赤黄色为度，放地上放冷，入脑麝各一钱，拌匀涂囟门上，每用少许涂鼻中。

小儿变蒸，是胎毒散也。

乳儿疟疾痞块

川芎二钱　生苄　白芍一钱半　陈皮　半夏炒芩一钱　甘草二分

上作一服，姜三片，就煎下甲末半钱。

痘疮九十五

痘疮分气虚、血虚，用补。

气虚者，人参、白术，加解毒药。血虚者，四物汤中加解毒药。凡痘疮初出之时，色白者，便用大补气血，参、术、芪、芍、升麻、干葛、草、木香、丁香、酒洗当归、白芍。若大便泻，加诃子、肉豆蔻、酒炒芩连，名解毒药。但见红点，便忌葛根汤，恐发得表虚也。吐泻食少为里虚。不吐泻能食为里实。里实而补，则结痈毒。陷伏倒靥为表虚，灰白者亦表虚，或用烧人屎。红活绽凸为表实，表实而更复用表药，则反溃烂，不结痂。吐泻陷伏，二者俱见，为表里俱虚。黑陷甚者，亦用烧人屎，蜜水调服，出子和方。痘疮初出时，或未见时，人有患者，宜预服此药，多者令少，重者令轻，方以丝瓜近蒂三寸，连皮子烧灰存性，为末，砂糖拌干吃。入朱砂末尤妙。痘疮分人清浊，就形气上取勇怯。黑陷二种，因气虚而毒气不能尽出者，酒炒黄芪、酒紫草、人参。颜色正者如上治。将欲成就，却色淡者，宜助血药，用当归、川芎、酒洗芍药之类，或加红花。将成就之际却紫色者，属热，用凉药解其毒，升麻、葛根、黄连、黄芩、桂枝、连翘之类，甚者犀角大解痘毒。炉灰白色，静者、怯者，作寒看；勇者、燥者、焮发者，作热看。痘疮，鼠粘子、连翘、山楂、甘草，此四味，始终必用之药。全白色将靥时，如豆壳者，盖因初起时饮水多，其靥不齐，俗呼倒靥，不好，但服实表之剂，消息以大小便，如大便秘通大便，小便秘通小便。有初起，烦躁谵语，狂渴引饮，若饮水则后来靥不齐，急以凉药解其标，如益元散之类亦可服。痒塌者，于形色脉上分虚实，实则脉有力，气壮；虚则脉无力，气怯。轻者用淡蜜水调滑石末，以羽润疮上。虚痒者，以实表之剂，加凉血药。实痒，如大便不通者，以大黄寒凉之药，少许与之，下其结粪。疏则无毒，密则有毒，宜凉药解之，虽数十贴亦不妨，无害眼之患。疮干者宜退火，湿者用泻湿。退火止用轻剂，荆芥、升麻、葛根之类。泻湿乃肌表间湿，宜用风药，白芷、防风之类。如痘疮伤眼，必用山栀、决明、赤芍、归尾、芩、连、防风、连翘、升麻、桔梗，作小剂末调服。如眼无光，过百日后，血气复自明。痘痈多是实毒，血热成痈，分上下用药，一日不可缓。已成脓，必用凉药为主，赤芍、甘草节、连翘、桔梗。上引用升麻、葛根，下引用槟榔、牛膝，助以贝母、忍冬草、白芷、瓜蒌之类。大便燥用大黄，发寒热用黄芩、黄柏。痘疮，黑属血热，凉血为主。白属气虚，补气为主。中黑陷而外白起得迟者，则相兼而治。初起时自汗不妨，盖湿热熏蒸而然故也。痘风分气血虚实，以日子守

之，多带气血不足。虚则黄芪，生血、活血之剂助之，略佐以风药；实则白芍为君，黄芩亦为君，佐以白芷、连翘、续断之类。若属寒，陈氏方可用。

入方　解痘疮毒。

丝瓜　升麻　酒芍药　生甘草　黑豆　山楂　赤小豆　犀角

上水煎服。

又方　治痘疮已出未出，皆可服。

朱砂

上为末，蜜水调服，多者可减，少者可无。

痘疮敷药

贝母　南星　僵蚕　天花粉　寒水石最多　白芷　草乌　大黄　猪牙皂角

上为末，醋调敷之。

【附录】小儿疮疹，大抵与伤寒相似，发时烦躁，脸赤唇红，身痛头疼，乍寒乍热，喷嚏呵欠，嗽喘痰涎，伤寒证候类有之。始发之时，有因伤风寒而得者，有因时气传染而得者，有因伤食呕吐而得者，有因跌扑惊恐蓄血而得者，或为窜眼禁牙惊搐如风之证，或口舌咽喉腹肚疼痛，或烦躁狂闷昏睡，或自汗，或下痢，或发热，或不发热，证候多端，卒未易辨，亦须以耳冷骫冷足冷验之。盖谓疮疹属阳，肾脏无证，耳与骫足俱属于肾，故肾之所部独冷。疑似之间，或中或否，不若视其耳后，有红脉赤缕为真，于此可以稽验矣。调护之法，首尾俱不可汗下，但温凉之剂兼而济之，解毒和中安表而已。如欲解肌，干葛、紫苏可也。其或小儿气实，烦躁热炽，大便秘结，则与犀角地黄汤，或人参败毒散辈，又或紫草饮，多服亦能利之，故前说大便不通者，少与大黄，尤宜仔细斟酌之，慎之可也。若小便赤少者，分利小便，则热气有所渗而出。凡热不可骤遏，但轻解之，若无热则疮又不能发也。凡已发未发，并与紫苏饮为当。虚者益之，实者损之，冷者温之，热者平之。是为权度，借喻而言，亦如庖人笼蒸之法，但欲其松耳。如苟妄汗，则荣卫既开，转增疮烂，妄下则正气内脱，变而归肾，身体振寒，耳骫反热，眼合肚胀，其疮黑坏，十无一生。钱氏云：黑陷青紫者，百祥丸

下之；不黑者，谨勿下。余知其所下者，泻膀胱之邪也。又云：下后身热气温欲饮水者，可治。水谷不消，或寒战者，为逆。余知其脾强者，土可以治水也，百祥丸大峻，当以宣风散代之。泻后温脾，则用人参、茯苓、白术等分，厚朴、木香、甘草各半为妙。盖疮发肌肉，阳明主之，脾土一温，胃气随畅，独不可消胜已泄之肾水乎？此钱氏不刊之秘旨也。朱氏曰：疮疹已发未发，但不可疏转，此为大戒。又曰：疮疹首尾，皆不可下，辄用利药，则毒气入里杀人。以此观之，疮疹证状，虽与伤寒相似，而疮疹治法，实与伤寒不同。伤寒所传，从表入里，疮疹所发，从里出表，盖毒根于里，若下之，则内气一虚，毒不能出，而返入焉，由是土不胜水，黑陷者有之。毒发于表，若汗之则荣卫一虚，重令开泄，转增疮烂，由是风邪乘间变证者有之。汗下二说，古人所深戒也。调解之法，活血调气，安表和中，轻清消毒，温凉之剂，二者得兼而已。温如当归、黄芪、木香辈，凉如前胡、干葛、升麻辈，佐之以川芎、芍药、枳壳、桔梗、羌活、木通、紫草、甘草之属，则可以调适矣。但小儿凡觉身热，证似伤寒，若未经疮痘，疑似未明，且先与惺惺散、参苏饮，或人参羌活散辈；热甚则与升麻葛根汤、人参败毒散。疮痘已出，则少与化毒汤；出不快者，加味四圣散、紫草饮子、紫草木香汤、紫草木通汤，或快斑散、丝瓜汤。出太甚者，人参败毒散、犀角地黄汤。小便赤涩者，大连翘汤、甘露饮、麦门冬、五苓散；大便秘结，内烦外热者，小柴胡汤加枳壳最当，或少少四顺清凉饮。若咽喉痛者，大如圣汤、鼠粘子汤；喘满气壅者，麻黄黄芩汤；胸腹胀满者，枳壳桔梗汤、二陈加枳壳汤；烦渴者，甘草散、乌梅汤；下利呕逆者，木香理中汤、甘草干姜汤；陷入者，加味四圣散。更以胡荽酒，薄敷其身，厚敷其足，喷其衣服，并以厚绵盖之。若犹未也，独圣散入麝香老酒调剂，或不用酒，则木香煎汤；若其疮已黑，乃可用钱氏宣风散加青皮主之。然而疮疹用药，固有权度，大小二便不可不通，其有大便自利，所下黄黑，则毒气已减，不必多与汤剂，但少用

化毒汤叫也，或不用亦可。若大小二便一或闭焉，则肠胃壅塞，脉络凝滞，毒气无从而发泄，眼闭声哑，肌肉鳃然，不旋踵而告变矣。其坏疮者，一曰内虚泄泻，二曰外伤风冷，三曰变黑归肾。春夏为顺，秋冬为逆。凡痘疮初出之时，须看胸前，若稠密，急宜消毒饮加山楂、黄芩酒洗、紫草，减食加人参。凡痘疮初欲出时，发热鼻尖冷，呵欠，咳嗽，面赤，方是痘出之候，便宜服升麻葛根汤加山楂、大力子。其疮稀疏而易愈。凡痘疮发热之时，便宜恶实子为末，蜜调，贴囟门上，免有患眼之疾。近世小儿痘疮，上党陈文中木香散、异功散，殊不知彼时立方之时，为运气在寒水司天，时令又值严冬大寒，为因寒气郁遏，痘疮不红绽，故用辛热之剂发之，今人不分时令寒热，一概施治，误人多矣。时值温热，山野农家贫贱之人，其或偶中也。

【附方】

犀角地黄汤

犀角一两　生苄二两　赤芍三分　牡丹皮一两

上㕮咀，三岁儿，三钱水煎。

人参败毒散

人参　茯苓　甘草炙　前胡　川芎　羌活　独活　桔梗　柴胡以上并去苗芦　枳壳麸炒，去穰，各半两

上为粗末，每服二钱，水一盏，姜二片，薄荷少许，煎温服。

紫草饮子

紫草一两

上锉细，百沸汤大碗沃之，盖定勿令气出，逐旋温服。紫草能导大便，发出亦轻。

百祥丸

红牙大戟，不拘多少，阴干，浆水煮极软，去骨，日中曝干，复内元汁中煮汁尽，焙为末，水丸如粟米大，每服一二十丸，研，赤脂麻汤下，无时。

宣风散

槟榔二个　陈皮　甘草各半两　黑丑四两，半生半熟

上为末，每一钱，量大小与服，蜜汤调下。

惺惺散

治小儿风热，及伤寒时气，疮疹发热。

白茯苓　细辛　桔梗　瓜蒌根　人参　甘草炙　白术　川芎等分

上为末，每一钱，水煎，入薄荷三叶，同煎服。

参苏饮

前胡　人参　苏叶　干葛　半夏汤泡七次，姜汁制　茯苓　枳壳　陈皮　甘草　桔梗

上锉，姜枣煎，微热服。

人参羌活散

羌活　独活　柴胡　人参　川芎　枳壳　茯苓各半两　前胡　北梗　天麻　地骨皮　甘草炙，各二钱半

加麻黄、薄荷、葱白煎服。汗后尚热，宜服此，去麻黄，加紫草。如已见三五点，加紫草、陈皮、赤芍，使热退疮出亦轻。更调辰砂末半钱，以制胎毒。

升麻葛根汤

干葛　升麻　白芍　甘草炙，各四两

上粗末，每服四钱，水一盏半，煎一盏，温服。

化毒汤　疮痘已发，以此消毒。

紫草茸半两　升麻　甘草

上锉散，每服二钱，糯米五十粒，同煎服。

加味四圣散

紫草　木通　黄芪　川芎　木香等分　甘草炙，减半

上为粗末，水煎。大便秘加枳壳，大便如常加糯米百粒。杨氏曰：糯米能解毒发疮。

紫草木香汤　治疮出不快，大便泄痢。

紫草　木香　茯苓　白术等分　甘草炙，少许

入糯米煎服。杨氏云：紫草能利大便，白术、木香佐之。

紫草木通汤

紫草　人参　木通　茯苓　糯米等分　甘草减半

上锉，煎二钱，温服。内虚大便利者，可入南木香，去紫草。

快斑散

紫草　蝉壳　人参　白芍各一分　木通一钱
甘草炙，半钱

上锉散，煎二钱，温服。

又方

紫草茸五钱　陈皮二钱　黄芪三钱　赤芍五
钱　甘草炙，三钱

上锉，加糯米百粒煎，二岁以上服三钱，
以下一钱，服后疮遍匀四肢，住服。

丝瓜汤

丝瓜连皮，烧存性为末，汤调。杨氏云：
发痘疮最妙，或加甘草、紫草。

大连翘汤

连翘　瞿麦　荆芥　木通　车前　当归
防风　柴胡　赤芍　滑石　蝉蜕　甘草炙，各一
钱　黄芩　山栀子各半钱

上锉，每服加紫草煎。

甘露饮子

生芐　熟芐　天门冬去心　麦门冬去心　枇
杷叶去毛　枳壳麸炒去穰　黄芩　石斛　山茵陈
甘草炙，各等分

上锉，每二钱，水一盏，煎八分，食后服。

五苓散　见中暑类。

小柴胡汤　见疟类。

四顺清凉饮

当归　赤芍　大黄虚者煨，实者生　甘草
一方加陈皮、糯米煎。

如圣饮子

桔梗　甘草生　鼠粘子炒，各二钱　麦门冬
三钱

上末，竹叶煎二三钱。一方加荆芥、防风，
重者竹沥同煎。

鼠粘子汤

鼠粘子炒，四钱　荆芥穗二钱　甘草一钱
防风半钱

上为细末，沸汤点服，去防风，名消毒散。

麻黄黄芩汤

麻黄三钱　赤芍　黄芩各二钱半　甘草炙
桂枝各半钱

上为粗末，煎。

桔梗枳壳汤

枳壳　桔梗各二两　甘草炙，半两

上锉，姜煎。

甘草散

甘草炙　瓜蒌根等分

上为末，煎服一钱。

乌梅汤

小黑豆　绿豆各一合　乌梅二个

上呚咀，新汲水一碗，煎取清汁，旋服。

木香理中汤　见寒类。

本方中加木香、甘草、干姜。

独圣散

牛蒡子炒，五钱　白僵蚕二钱半

上末，入紫草三茎煎，连进三服，其痘便
出。

又方

穿山甲汤洗净，炒焦黄，为末，每服半钱，
入麝少许，木香煎汤调下，或紫草煎汤，入红
酒少许调。

犀角消毒饮

恶实四两，炒　甘草炙，一两　防风半两
荆芥穗二两

上为末，煎紫草、糯米、芫荽子汤调，食
后临睡，日三。

论倒仓法九十六

倒仓法，治瘫劳蛊癞等证，推陈致新，扶
虚补损，可吐可下。用黄色肥牡牛腿精肉，二
十斤或十五斤，顺取长流急水，于大锅内煮，
候水耗少再添汤，不可用冷水，以肉烂成渣为
度，滤去渣，用肉汤再熬如琥珀色。隔宿不吃
晚饭，大便秘者，隔宿进神芎丸，不秘者不用。
五更于密室不通风处，温服一盅，伺膈间药行，
又续服至七八盅。病人不欲服，强再与之，必
身体皮毛皆痛，方见吐下。寒月则重汤温之。
病在上，欲吐多者，须紧服，又不可太紧，恐
其不纳；病在下，欲利多者，须疏服，又不可
太疏，恐其不达，临时消息。大抵先见下，方
可使吐，须极吐下，伺其上下积俱出尽，在大
便中见如胡桃肉状无臭气则止。吐利后或渴，
不得与汤，其小便必长，取以饮病者，名曰轮
回酒，与一二碗，非惟可以止渴，抑且可以涤
濯余垢，睡一二日，觉饥甚，乃与粥淡食之，
待三日后，始与少菜羹自养，半月觉精神焕发，

形体轻健，沉疴悉安矣。大概中间饮至七八盏时，药力经涉经络骨节，搜逐宿垢，正邪宁不牴牾，悉有急闷，似痛非痛，自有恶况，此皆好消息，邪不胜正，将就擒耳。尤须宁耐忍受，又于欲吐未吐，欲泄未泄交作，皆有恼括意思，皆须欢喜乐受，一以静处之，此等有大半日景象，不先说知，使方寸了然，鲜有不张皇者矣。未行此法前一月，不可近妇人，已行此法半年，不可近妇人，五年不可吃牛肉。性急好淫，不守禁忌者，皆不可行此法。倒仓全在初起三盏慢饮最紧要，能行经隧中去。

法曰：肠胃为市，以其无物不有，而谷为最多，故曰仓。仓，积谷之室也。倒者，倾去积旧，而涤濯使之洁净也。经曰：胃为受盛之官。故五味入口，即入于胃，留毒不散，积聚既久，致伤冲和，诸病生焉。今用黄牡牛肉，其义至矣。夫牛，坤土也；黄，土之色也。以顺为德，而效法乎健以为功者，牡之用也。肉者，胃之乐也，熟而为液，无形之物也，横散入肉络，由肠胃而渗透，肌肤、毛窍、爪甲无不入也。积聚久则形质成，依附肠胃回薄曲折处，以为栖泊之窠白，阻碍津液血，熏蒸燔灼成病，自非剖肠刮骨之神妙，孰能去之，又岂合勺铢两之丸散所能窍犯其藩墙户牖乎。夫牛肉全重厚和顺之性，润枯泽槁，岂有损也。其方出于西域之异人。人于中年后，行一二次，亦却疾养寿之一助也。

论吐法九十七

凡药能升动其气者皆能吐。如防风、山栀、川芎、桔梗、芽茶，以生姜汁少许，醋少许，入齑汁捣服，以鹅翎勾引之。附子尖、桔梗芦、人参芦、瓜蒂、藜芦、砒不甚用、艾叶、芽茶，此皆自吐之法，不用手探，但药但汤，皆可吐，吐时先以布搭膊勒腰腹，于不通风处行此法。一法用萝卜子五合，擂，入浆水滤过，入清油、白蜜少许，旋半温，用帛紧束肚皮，然后服，以鹅翎探吐。其鹅翎，平时用桐油浸，皂角水洗，晒干待用。又法，用虾带壳半斤，入酱葱姜等料物煮汁，先吃虾，后饮汁，以鹅翎勾引即吐，必须紧勒肚腹。又法，苦参末、赤小豆末各一钱，齑汁调，重则宜用三钱。吐法取逆

流水。益元散吐湿痰。白汤入盐方可吐。人参芦煎汤吐虚病。凡吐，先饮二碗，隔宿煎桔梗半两，陈皮二钱，甘草二钱。凡吐不止，麝香解葫芦、瓜蒂。葱白汤亦解瓜蒂。甘草总解百药。白水总解。

充按：三法中，惟涌剂为难用，有轻重卷舒之机，汗下则一定法也，故先生特注吐为详者，恐人不深造其理，徒仓皇颠倒，反有害于病耳。今总列诸法于此，使临病随机应变、披卷了然，不必搜检，而便于施治也。

救急诸方九十八

鱼骨鲠，用砂糖、白炭皮末、紫苏叶、滑石末和丸，含口中，津液咽下，骨自下。

蕈毒，用木香、青皮等分，作汤饮之。

众药毒，用五倍子二两重，研细用，无灰酒调服。毒在上即吐，在下即泻。

解一切毒，用粉草五两重，细切，微炒，捣细，量病人吃得多少酒，取无灰酒，一处研，去渣温服，须臾，大吐泻，毒亦随去。虽十分渴，不可饮水，饮水难救。

解九里蜂，用皂角钻孔，贴在蜂叮处，就皂荚孔上，用艾灸三五壮即安。

天蛇头，用落苏即金丝草，金银花藤、五叶紫葛、天荞麦切碎，用十分好醋浓煎，先熏后洗。

又方 用人粪杂黄泥捣之，裹在患处即安。

又方 用捕蛇烧为炭存性，地上出火毒，研为细末，用香油调敷。如洗只用井花水。

天火带，用白鳝泥烧研细，香油敷之。

又方 雄鸡毛及鹅毛烧灰敷之，用香油调。治蜈蚣全蝎伤，方同九里蜂灸法。

治一切蛇咬，用金线重楼，水磨少许敷咬处，又为细末，酒调饮。

又方 柏树叶、鱼腥草、皱面草、草决明，一处研细，敷咬处佳。

中牛马肉毒，方同解一切毒法。

狗咬，以紫苏口嚼碎涂之。

疯狗咬，取小儿胎发、炒新香附、野菊花研细，酒调服尽醉。

拾遗杂论九十九

小便黄用黄柏。涩者数者，或加泽泻。又

云小便小利，黄柏、知母为君，茯苓、泽泻为使。若湿热流注下焦，小便赤黄，兼之涩滞，用黄柏、泽泻甚当。若禀受甚壮，酒食过度，寡欲无虑之人，小便涩滞不利，茎中痛甚，却不宜用寒凉药并渗利之药，只宜升麻、柴胡、羌活、甘草梢，服后却用鹅翎探而入，呕吐数十声，其小便自通。若是下焦无血，小便涩数而赤，宜四物加黄柏、知母、牛膝、甘草梢。

凡用引经药，正药六两，引经药只可用半两。

白蜡属金，禀收敛坚凝之气，外科之要药，生肌止血，定痛接骨，续筋补虚，与合欢树皮同入长肌肉膏药，用之神效。

凡制玄明粉 朴硝一斤，萝卜一斤，同煮，萝卜熟为度，取出，用白皮纸滤在瓷器中，露一宿收之，冬月可制。

凡治上升之气，大概用香附、黄连、黄芩、山栀。

凡补中气药，必多服而效迟，劫药必速效，如汗下之法。

白芍药酒浸炒，与白术同用则补脾，与川芎同用则泻肝，与参术同用则补气，能治血虚腹痛，余腹痛皆不可用。

凡面黑人不可多服黄芪，以其气实而补之也。面白人不可多发散，以其气虚而又亏之也。面白人不可饮酒，以酒耗血故也。气实人因服黄芪过多喘者，用三拗汤以泄其气。

用椒叶升起胃气之后，胸中满闷，旧有痰之故，以二陈加白术、香附、炒曲。

二陈汤治浊，加升提之药，能使大便润而小便长。

腰曲不能伸者，针人中妙。

恶寒久病，亦可解郁。

中焦有食积与痰而生病者，胃气不虚，卒不便死。

人有病，面皮上忽见红点者，多死。

凡治病，必先问平日起居饮食如何。

气属阳，无寒理，上升之气觉恶寒者，亢则害，承乃制故也。

人卧则气浮于肺。

凡治病，必先固正气。

升降浮沉即顺之，此必先岁气，毋伐天和。寒热温凉则逆之，以寒治热之法。

凡看脉，如得恶脉，当覆手取，如与正取同，乃元气绝，必难治矣。如与正取不同者，乃阴阳错综，未必死。

弦坚之脉，虽是有积，亦带阴虚，脉无水不软之意。

脉紧指者，其气大虚，多死，峻补气，无水，参、术、归之类。形脱者，必补气，参、术。面白补气，肥人朴气。

针法浑是泻而无补，妙在押死其血气则不痛，故下针随处皆可。

灸法有补火泻火，若补火，艾烬至肉；若泻火，不要至肉，便扫除之，用口吹风主散。

点三里穴，随意依古法点，但跌阳脉不应即是穴，盖三里属阳明经也。

灸疮不收口，用黄连、甘草节、白芷、黄丹，香油煎膏贴。

一妇人十九岁，气实，多怒事不发，一日忽大叫而欲厥，盖痰闭于上，火起于下而上冲，始用香附五钱，生甘草三钱，川芎七钱，童便姜汁煎服，又用青黛、人中白、香附末为丸，稍愈不除，后用大吐乃安。吐后用导痰汤，加姜炒黄连、香附、生姜煎，下龙荟丸。

狐臭用硇砂、密陀僧、明矾、铜青、白附子、辰砂为末，先以皂角水洗二三次，后敷上，不过三次全好。

又方，加黄丹、水银，用白梅肉为丸，擦之。又方，飞黄丹、密陀僧、枯矾，以蒸饼蘸药擦之。

治赤游风，用二蚕砂研细，用剪刀草根自然汁调匀，先涂腹了，却涂患处，须留一面出处，患处移动为效。剪刀草即野茨菇。

金钗石斛，每二钱洗净，生姜一片，擂细，水荡起，煎沸去渣，食前饮之，补脾清肺甚妙。

酒风多搐，用白术半两，人参二钱半，甘草三钱，陈皮、苍术、天麻细切，酒浸白芍一钱，酒浸防风、川芎一钱半，若小便多，加五味子，上为末，作丸服。

秘方一百

青六丸 治三焦湿，止泄泻，产后腹痛，并自利者，以补脾补血药送之。治血痢效。

六一散一料　红曲炒，半两

上为末，陈仓米饭丸，并不单用，与他丸同行。又加五灵脂一两，名灵脂丸，能行血。

参萸丸　治湿而带气者，湿热甚者用之为向导，上可治酸，下可治自利。

六一散一料　吴茱萸一两，制

上为末，饭丸。若去茱萸加干姜半两，名温青丸，治痢效。

固肠丸　见妇人类。

补脾丸　有脾虚而恶汤药者，制此丸，用汤吞，省口苦而易于从也。

白术半斤　苍术三两　茯苓　陈皮各三两　芍药半两

上为末，粥糊丸，加润下丸，可作催生用。上热甚者加清金丸尤妙。与此药必无产患。

白术丸

白术一两　芍药半两

冬月不用芍药，加肉豆蔻，泄者炒丸服。上为末，粥丸。一方枯矾、半夏各一钱半。

润肠丸　能润血燥大便不通。

麻子仁　当归　桃仁　生芐　枳壳各一两

上为末，蜜丸。

回令丸　泻肝火，行湿为之反佐，开痞结，治肝邪，可助补脾药。

黄连六两　茱萸一两

上为末，粥丸。一方名左金丸。治肺火，茱萸或半两，水丸，白汤下。

抑青丸　泻肝火。方见胁痛类。

龙荟丸　泻肝火治胁痛。方见胁痛类。

清金丸　泻肺火热嗽。方见嗽类。

清化丸　治热嗽。方见嗽类。

咽酸方　方见吞酸类。

黄连清化丸

黄连一两　吴茱萸浸炒，一钱　桃仁二十四个，研　陈皮半两　半夏一两半

上为末，神曲糊丸绿豆大，每服百丸，姜汤下。

加减补阴丸

熟芐八两　菟丝子四两，盐酒浸一宿　当归三两，酒浸　白芍三两，炒　锁阳三两，酥炙　杜仲二两，炒　牛膝四两，酒浸　破故纸　枸杞一两半　虎骨二两，酥炙　龟板一两，酥炙　黄柏二两，炒　山药　人参　黄芪各二两

冬加干姜一两。

上为末，猪骨髓入蜜丸桐子大，空心服一百丸，盐汤下。

又方

白术　白芍　人参　莲肉　知母　黄柏等分

上为末，糊丸，朱砂为衣，服法如前。

清肠丸

黄芩半斤，酒浸，炒黄　南星四两，生用　半夏汤洗七次

上为末，姜糊丸。

宽中丸　治胸膈痞闷，停滞饮食。

山楂不拘多少，蒸熟晒干

上为末，作丸服。

温清丸　治翻胃，伐肝邪。

干姜一两　滑石　甘草各二两

上为末，丸服。

大安丸　脾经消导之药。

山楂二两　神曲炒　半夏　茯苓各一两　陈皮　萝卜子　连翘各半两　白术二两

上为末，粥糊丸服。

上丹溪秘撰方，已散于各类甚多，如阿魏丸、保和丸、小胃丹、越鞠丸、大补丸、参术饮、束胎丸、达生散等，及诸秘法，不及一一重录，姑举此数方，以表其用药之旨。大抵治法，以气血痰为主，凡病血虚四物，气虚四君子，有痰二陈，酌量轻重，加入主病引经之药，一循活法，不执专方，学者推此求之，则达其蹊径矣。

附录

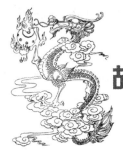

故丹溪先生朱公石表辞

宋太史濂撰

丹溪先生既卒，宗属失其所倚藉，井邑失其所依凭，嗜学之士失其所承事，莫不彷徨遥慕，至于洒涕。濂闻之，中心尤摧，咽不自胜。盖自加布于首，辄相亲于几杖间，订义质疑，而求古人精神心术之所寓，先生不以濂为不肖，以忘年交遇之，必极言而无所隐，故知先生之深者，无逾于濂也。方欲聚厥事行，为书以传来世，而先生之子玉汝、从子嗣泛，忽蹐濂门，以先生从弟无忌所为状，请为表以勒诸墓上，濂何敢辞。

先生讳震亨，字彦修，姓朱氏。其先出于汉槐里令云之后，居平陵，至晋永兴中，临海太守泛，始迁今婺之义乌。子孙蝉联，多发闻于世，郡志家乘载之为详。当宋之季，有东堂府君者，讳良佑，懿然君子人也，盖以六经为教，以弘其宗，府君生某，某生迪功郎桂，迪功生乡贡进士环，先生之大父也。父讳元，母某氏。先生受资爽朗，读书即了大义，为声律之赋，刻烛而成，长老咸器之，已而弃去，尚侠气，不肯出人下，乡之右族咸陵之，必风怒电激求直于有司，上下摇手相戒，莫或轻犯。时乡先生文懿许公，讲道东阳八华山中，公上承考亭朱子四传之学，授受分明，契证真切，担簦而从之者，亡虑数百人，先生叹曰：丈夫所学，不务闻道，而唯侠是尚，不亦惑乎？乃抠衣往事焉。先生之年，盖已三十六矣。公为开明天命人心之秘，内圣外王之微，先生闻之，自悔昔之沉冥颠隮，汗下如雨，由是日有所悟，心宇融廓，体肤如觉增长，每宵挟朋坐至四鼓，潜验默察，必欲见诸实践，抑其疎豪，归于粹

夷，理欲之关，诚伪之限，严辨确守，不以一毫苟且自恕。如是者数年，而其学坚定矣。岁当宾兴，先生应书秋闱，幸沾一命，以验其所施，再往，再不利，复叹曰：不仕固无义，然得失则有命焉。苟推一家之政，以达于乡党州闾，宁非仕乎？先是府君置祭田三十余亩，合为一区，嗣人递司穑事，以陈时荐。然有恒祭而无恒所，先生乃即适意亭遗址，建祠堂若干楹，以奉先世神主。岁时行事，复考朱子家礼，而损益其仪文，少长咸在，执事有恪，深衣大带，以序就列，宴私洽比，不愆于礼。适意亭者，府君所造，以延徐文清公之地，先生弗忍其废，改创祠堂之南，俾诸子姓肄习其中。包银之下，州县承之，急如星火，一里之间，不下数十姓，民莫敢与辨。先生所居里，仅上富氓二人。郡守召先生，自临之曰：此非常法，君不爱头乎？先生笑曰：守为官，头固当惜，民不爱也，此害将毒子孙，必欲多及，民愿倍输吾产当之，守虽怒，竟不能屈。县有暴丞，好诌渎鬼神，欲修岱宗祠以徼福，惧先生莫己与，以言尝之曰：人之生死，岳神实司之，欲治其宫，孰敢干令。先生曰：吾受命于天，何庸媚土偶为生死计耶？且岳神无知则已，使其有知，当此俭岁，民食糠覈不饱，能振吾民者，然后降之福耳，卒罢其事。赋役无艺，胥吏高下其手，以为民奸。先生集同里之人谓曰：有田则科徭随之，君等入胥吏饵而护相倾，非策之上也，宜相率以义，絜其力之脑赢而敷之。众翕然从。每官书下，相依如父子，议事必先集。若苟敛之至，先生即以身前，辞气恳款，

上官多听，为之损裁。县大夫劝耕于乡，将有要于民，先生惧其临境，邪幅蝉屦，往迎于道左。大夫惊曰：先生何事乃尔耶？先生曰：民有役于官，礼固应尔。大夫曰：劝耕善乎？先生曰：私田不烦官劝，第公田生青刍耳。是时圭田赋重，种户多逃亡，故先生以此为风，大夫一笑而去。乡有蜀墅塘，周围凡三千六百步，溉田至六千亩而赢，堤坏而水竭，数以旱告，先生倡民兴筑，置坊庸，凿为三窦，时其浅深而舒泄之，民食其利。后十年，山水暴至，堤又坏，先生命再从子漳力任其事，以嗣其成。县令长或问决狱得失，先生必尽心为之开导。东阳郭氏父子三人，虐殴小民几毙，又贯针鲭腹，逼使吞之。事移义乌鞫问，当其子父皆死。先生曰：原其故杀之情，亦一人可偿尔。一子从父之令，宜从末减，若皆杀之，无乃已重乎？事上从先生议。张甲行小径中，适李乙荷任器来，几中甲目，甲怒，拳其耳而死。甲乙皆贫人，甲又有九十之亲。先生曰：赦甲罪则废法，徇法甲必瘐死，亲无以养亦死，乙尸暴旻道，孰为藏之？不若使竟其葬埋，且慰其亲，徐来归狱，服中刑耳。或曰：甲或逃奈何？先生曰：若以诚待之，必不尔也。县如先生言，后会赦免。细民有斩先生丘木者，先生讯之，民弗服，先生闻于县，将逮之。人交让民曰：汝奈何犯仁人耶？民曰：计将安出？人曰：先生，长者也，急异木还之，当尔贷。民从之，先生果置而不问。先生客吴妙湛院，尼刻木作人形，以为厌蛊，馆客陈庚得之，欲发其事，尼惧甚，先生知之，以计绐陈出，碎其木刻，陈归怒且詈，先生徐曰：君乃士人，获此声于吴楚间，甚非君利，傥乏金，吾财可通用，勿忧也。尼后辇金帛为谢，先生叱而去。方岳重臣及廉访使者，闻先生名，无不愿见，既见无不欲交章荐之，先生皆力辞，唯民瘝吏弊，必再三蹙额告之，不啻亲受其病者。覃怀郑公持节浙东，尤敬先生，以尊客礼礼之，众或不乐，竞短其行于公，公笑曰：朱聘君盛举诸公之长，而诸公顾反短之，何其量之悬隔耶？皆惭不能退。初，先生壮龄时，以母夫人病脾，颇习医，后益研磨之，且曰：吾既穷而在下，泽不能至远，

其可远者，非医将安务乎？时方盛行陈师文、裴宗元所定大观一百九十七方，先生独疑之，曰：用药如持衡，随物重轻而为前却，古方新证，安能相值乎？于是，寻师而订其说，渡涛江走吴，又走宛陵，走建业，皆不能得，复回武林。有以罗司徒知悌为告者。知悌，字子敬，宋宝祐中寺人，精于医，得金士刘完素之学，而旁参于李杲、张从正二家，然性倨甚，先生谒焉，十往返不能通。先生志益坚，日拱立于其门，大风雨不易。或告罗曰：此朱彦修也，君居江南而失此士，人将议君后矣。罗遽修容见之，一见如故交，为言学医之要，必本于《素问》、《难经》，而湿热相火为病最多，人罕有知其秘者。兼之长沙之书，详于外感，东垣之书，详于内伤，必两尽之，治疾方无所憾，区区陈裴之学，泥之且杀人。先生闻之，夙疑为之释然。学成而归，乡之诸医，始皆大惊，中而笑且排，卒乃大服相推尊，愿为弟子。四方之疾迎候者无虚日，先生无不即往，虽雨雪载途，亦不为止。仆夫告痡，先生谕之曰：疾者度刻如岁，而欲自逸耶？窭人求药，无不与，不求其偿，其困厄无告者，不待其招，注药往起之，虽百里之远弗惮也。江浙省臣往讨闽寇，深入瘴地，遂以病还钱塘，将北归，先生脉之曰：二十日死。使道经三衢时召吾，可使还燕，然亦不能生之也。如期卒于姑苏驿。权贵人以微疾来召，危坐中庭，列三品仪卫于左右，先生脉已，不言而出，或追问之，先生曰：三月后当为鬼，犹有骄气耶。及死，其家神先生之医，载粟为寿，先生辞之。一少年病热，两颧火赤，不能自禁，躁走于庭，将蹈河，先生曰：此阴证也。制附子汤饮之。众为之吐舌，饮已，其疾如失。先生治疗，其神中若此甚多，门人类证有书，兹不详载。先生孤高如鹤，挺然不群，双目有小大轮，日出明，虽毅然之色不可凌犯，而清明坦夷，不事表襮，精神充满，接物和粹，人皆乐亲炙之，语言有精魄，金锵铿铿，使人侧耳耸听，有蹶然兴起之意，而于天人感应殃庆类至之说，尤竭力戒厉，反复不厌，故其教人也，人既易知，昏明强弱，皆获其心。老者则爱慈祥，幼者则乐恭顺，莫不皆知忠信

之为美，固未能一变至道，去泰去甚，有足观者，或有小过，深掩密覆，唯恐先生之知。凡先生杖履所临，人随而化。浦阳郑太和，十世同居，先生为之喜动颜面，其家所讲冠婚丧祭之礼，每咨于先生而后定。盖先生之学，稽诸载籍，一以躬行为本，以一心同天地之大，以耳目为礼乐之原，积养之久，内外一致，夜寐即平昼之为，暗室即康衢之见。汲汲孜孜，耄而弥笃，每见夸多斗靡之士，辄语之曰：圣贤一言，终身行之弗尽矣。以为多，至于拈英摘艳之辞，尤不乐顾，且以吾道蟊贼目之，及自为文，率以理为宗，非有关于纲常治化，不轻论也。居室垣墉，敦尚俭朴，服御唯大布宽衣，仅取蔽体，藜羹糗饭，安之如八珍，或在豪大姓家，当其肆筵设席，水陆之羞，交错于前，先生正襟默坐，未尝下箸。其清修苦节，能为人之所不能为，而于世上所悦者，澹然无所嗜，惟欲闻人之善，如恐失之，随闻随录，用为世劝。遇有不顺轨则者，必诲其改，事有难处者，又导之以其方，晚年识见尤卓，尝自括苍还，道过永康，谓人曰：青田之民嚚悍，值此法弛令乖之时，必依险阻啸聚为乱，已而果然。又尝告亲友曰：吾足迹所及广矣，风俗浇漓甚，垂髫之童，亦能操狡谋罔。上天怒已极，必假手歼之，盖力善以延其胤乎？时方承平，闻者咸笑先生之迂。言未几，天下大乱，空村无烟火，动百余里。先生所著书，有《宋论》一卷，《格致余论》若干卷，《局方发挥》若干卷，《伤寒论辨》若干卷，《外科精要发挥》若干卷，《本草衍义补遗》若干卷，《风水问答》若干卷，凡七种，微文奥义，多发前人之所未明。先生尝曰：义理精微，礼乐制度，吾门师友论著已悉，吾可以无言矣。故其所述，独志于医为多。先生生于至元辛巳十一月二十八日，卒于至正戊戌六月二十四日。濒卒无他言，独呼嗣汜，谓曰：医学亦难矣，汝谨识之。言讫，端坐而逝，享年七十有八。娶戚氏，道一书院山长象祖之女，先三十五年卒。子男二：嗣衍、玉汝。嗣衍亦先三年卒。女四，适傅似翁、蒋长源、吕文忠、张思忠。孙男一，文椐。女二，一适丁榆，一尚幼。其年十一月日，始葬先生于某山之原，卒后之五月也。先生所居曰丹溪，学者尊之而不敢字，故因其地称之曰丹溪先生云。夫自学术不明于天下，凡圣贤防范人心，维持世道之书，往往割裂摭拾，组织成章，流为哗世取宠之具。间有注意遗经，似若可尚，又胶于训诂之间，异同纷拿，有如聚讼。其视身心，皆藐然若不相关，此其知识反出于不学庸人之下。呜呼！秦汉以来，则或然矣。然而灵豸不鸣，孽狐之妖弗息；黄钟不奏，瓦缶之音日甚。天开文运，濂洛奋兴，远明凡圣之绪，流者遏而止之，胶者释而通之，一期闿廓其昏翳，挽同其精明而后已。至其相传，唯考亭集厥大成，而考亭之传，又唯金华之四贤，续其世胤之正，如印印泥，不差毫末，此所以辉连景接而芳猷允着也。先生少负任侠之气，不少屈挠，及闻道德性命之说，遽变之而为刚毅，所以局量弘而载任重，寤寐先哲，唯日不足，民吾同胞之念，须臾莫忘，虽其力或弗支，苟遇惠利少足以濡物，必委蛇周旋，求尽其心，应接之际，又因人心感发之机，而施仁义之训，触类而长，开物成化。所谓风雨霜露，无非君子之教者，要亦不可诬也。致思于医，亦能搜隐抉秘，倡期南方之绝学，婴疢之家，倚以为命。先生一布衣耳，其泽物有如此者，使其得位于朝，以行其道，则夫明效大验，又将何如哉？呜呼！先生已矣，其山峙渊澄之色，井洁石贞之操，与其不可传者，弗能即矣。徒因其遗行而诵言之，见闻不博，恶能得十一于千百之间哉！虽然舍是又无足以求先生者，敢摭状之概叙而为之铭曰：

濂洛有作，性学复明。考亭承之，集厥大成。化覃荆扬，以及闽粤。时雨方行，区萌毕达。世胤之正，实归金华。绵延四叶，益烨其葩。辟诸上尊，置彼逵路。随其志分，不爽其度。有美君子，欲振其奇。血气方刚，畴能侮予。七尺之躯，忍令颠越。壮龄已逾，亟更其辙。更之伊何？我笈有书。负而东游，以祛所疑。非刻非厉，曷图曷究。岂止惜阴，夜亦为昼。昔离其罿，今廓其矇。始知人心，与宇宙同。出将用世，时有不利。孚惠家邦，庶亨厥志。勤我祠事，以帅其宗。况有诗书，以陶以咎。以畅其施，期寿夫物。苟躬可捐，我岂遑恤。仁义之言，绳绳勿休。上帝有赫，日注吾目。听者耸然，如闻巨镛。旁溢于医，亦绍绝躅。敛其豪英，变为毅弘。

苟躬可捐，我岂遑恤。昭朗道真，释除欲仇。天人之交，间不容粟。有声铿锵，无耳不聪。开阐玄微，功利尤博。所以百为，度越于人。

咕咕世儒，出入口耳。以经为戏，此孰甚焉。世涂方冥，正资扬燎。梦梦者天，使埋其耀。精神上征，定为长庚。与造化游，白光焞焞。表德幽墟，遵古之义。仑曰允哉，是词无愧？

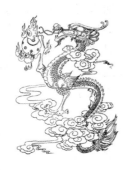

丹溪翁传

戴九灵良撰

丹溪翁者，婺之义乌人也，姓朱氏，讳震亨，字彦修，学者尊之曰丹溪翁。翁自幼好学，日记千言。稍长，从乡先生治经，为举子业。后闻许文懿公得朱子四传之学，讲道八华山，复往拜焉。益闻道德性命之说，宏深粹密，遂为专门。一日，文懿谓曰：吾卧病久，非精于医者，不能以起之。子聪明异常人，其肯游艺于医乎？翁以母病脾，于医亦粗习，及闻文懿之言，即慨然曰：士苟精一艺，以推及物之仁，虽不仕于时，犹仕也。乃悉焚弃向所习举子业，一于医致力焉。时方盛行陈师文、裴宗元所定大观二百九十七方，翁穷昼夜是习，既而悟曰：掺古方以治今病，其势不能以尽合。苟将起度量、立规矩、称权衡，必也《素》、《难》诸经乎。然吾乡诸医，鲜克知之者。遂治装出游，求他师而叩之。乃渡浙河，走吴中，出宛陵，抵南徐，达建业，皆无所遇。及还武林，忽有以其郡罗氏告者。罗名知悌，字子敬，世称太无先生，宋理宗朝寺人，学精于医，得金刘完素之再传，而旁通张从正、李杲二家之说。然性褊甚，恃能厌事，难得意。翁往谒焉，凡数往返不与接。已而求见愈笃，罗乃进之曰：子非朱彦修乎？时翁已有医名，罗故知之。翁既得见，遂北面再拜以谒，受其所教。罗遇翁亦甚欢，即授以刘、张、李诸书，为之敷扬三家之旨，而一断于经，且曰：尽去而旧学，非是也。翁闻其言，涣焉无少凝滞于胸臆。居无何，尽得其学以归。乡之诸医泥陈、裴之学者，闻翁言，即大惊而笑且排，独文懿喜曰：吾疾其遂瘳矣乎！文懿得末疾，医不能疗者余十年，翁以其法治之，良验。于是诸医之笑且排者，始皆心服口誉。数年之间，声闻顿著。翁不自满足，益以三家之说推广之。谓刘、张之学，其论脏腑气化有六，而于湿、热、相火三气致病为最多，遂以推陈致新，泻火之法疗之，此固高出前代矣。然有阴虚火动，或阴阳两虚，湿热自盛者，又当消息而用之。谓李之论饮食劳倦，内伤脾胃，则胃脘之阳不能以升举，并及心肺之气，陷入中焦，而用补中益气之剂治之，此亦前人之所无也。然天不足于西北，地不满于东南。天，阳也；地，阴也。西北之人，阳气易于降；东南之人，阴火易于升。苟不知此，而徒守其法，则气之降者固可愈，而于其升者亦从而用之，吾恐反增其病矣。乃以三家之论，去其短而用其长，又复参之以太极之理，《易》、《礼记》、《通书》、《正蒙》诸书之义。贯穿《内经》之言，以寻其指归。而谓《内经》之言火，盖与太极动而生阳，五性感动之说合；其言阴道虚，则又与《礼记》之养阴意同。因作相火及阳有余阴不足二论，以发挥之。其论相火有曰阳动而变，阴静而合，而生水、火、木、金、土。然火有二焉，曰君火，曰相火。君火者，人火也；相火者，天火也。火内阴而外阳，主乎动者也，故凡动皆属火。以名而言，形质相生，配于五行，故谓之君；以位而言，生于虚无，守位禀命，故谓之相。天生物恒于动，人有此生，亦恒于动。然其所以恒于动者，皆相火助之也。见于天者，出于龙雷则木之气，出于海则水之气也，具于人者寄于肝肾二部，肝属木而肾属水也。胆者肝之府，膀胱者肾之府，心胞络者肾之配，三焦以焦言，而下焦司肝肾之分，皆阴而下也。天非此火不能生，人非此火不能以有生。天之火虽出于木，而皆本乎地。故雷非伏、龙非蛰、海非附于地，则不能鸣，不能飞，不能波也。鸣也，飞也，波也，动而为相火者也。肝肾之阴，悉具相火，人而同乎天也。或曰相火，天人所同，东垣何以指为元气之贼。又谓火与元气不两立，一胜则一负，然则如之何而可使之无胜负乎？曰：周子曰，神发知矣。五性感动而万事出，五者之性，为物所感，不能不动。谓之动者，即《内经》五火也。相火易动，五性厥阳之火，又从而扇之，则妄动矣。火既妄动，则煎熬真阴，阴虚则病，阴绝则死。君火之气，经以暑与热言之，而相火之气，则以火言，盖表其暴悍酷烈，有甚于君火也。故曰相火元气之贼。周子曰：圣人定之以中正仁义而主静。朱子亦曰：必使道心常为之主，而人心每听命焉。此善处乎火者也。人心听命于道心，而又能主之以静，彼五火将寂然不动。而相火者，惟有扶助造化，而为生生不息之运用尔。夫何元气之贼哉！或曰：《内经》相火注，言少阴少阳矣，未尝言及厥阴太阳，而吾子言之，何也？曰：足太阳少阴，东垣尝言之，治以炒柏，取其味辛，能泻水中之火。戴人亦言胆与三焦，肝与胞络，皆从火治，此历指龙雷之火也。余以天人之火皆生于地，如上文所云者，实广二公之意耳。或曰：《内经》言火者非一，往往于六气中见之，而言脏腑者未之有也。二公岂他有所据耶？曰：经以百病皆生于风、寒、暑、湿、燥、火之动而为变者。岐伯历指病机一十九条，而属火者五，此非相火为病之出于脏腑者乎？考之《内经》，诸热瞀瘛，则属之火；诸狂躁越，则属之火；诸病胕肿，痛酸惊骇，则属之火。又《原病式》曰：诸风掉眩，属于肝火之动也；诸风膹郁病痿，属于肺火之升也；诸湿肿满，属于脾火之胜也；诸痛痒疮疡，属于心火之用也。是皆火之为病，出于脏腑者然也。噫！以陈无择之通达，犹以暖识论君火，日用之火论相火，是宜后人之聋瞽哉；其论阳有余阴不足，有曰：人受天地之气以生，天之阳气为气，地之阴气为血。然气常有余，而血常不足，何为其然也？天，大也，为阳，而运

于地之外；地，居天之中为阴，而天之大气举之。日，实也，属阳，而运于月之外；月，缺也，属阴，而禀日之光以为明者也。则是地之阴已不胜夫天之阳，月之阴亦不敌于日之阳，天地日月尚然，而况于人乎？故人之生，男子十六岁而精通，女子十四岁而经行。是有形之后，犹有待于乳哺水谷之养，而后阴可与阳配成乎人，而为人之父母。古人必近三十、二十而后嫁娶者，可见阴气之难于成，而古人之善于保养也。钱仲阳于肾有补而无泻，其知此意者乎？又按《礼记》注曰：人惟五十，然后养阴者有以加。《内经》年至四十，阴气自半，而起居衰矣。男子六十四岁而精绝，女子四十九岁而经断。夫以阴气之成，止为三十年之运用，而竟已先亏，可不知所保养也。经曰：阳者，天也，主外；阴者，地也，主内。故阳道实阴道虚，斯言岂欺我哉！或曰：远取诸天地日月，近取诸男女之身，曰有余，曰不足，吾已知之矣。人在气交之中，今欲顺阴阳之理，而为摄养之法，如之何则可？曰：主闭藏者，肾也；司疏泄者，肝也，二脏皆有相火，而其系上属于心。心，君火也，为物所感，则易于动，心动则相火翕然而随。圣贤教人收心养心，其旨深矣。天地以五行更迭衰旺而成四时，人之五脏六腑，亦应之而衰旺。四月属巳，五月属午，为火不旺。火为肺金之夫，火旺则金衰；六月属未，为土大旺；土为水之夫，土旺则水衰。况肾水尝藉肺金为母，以补助其不足。古人于夏月，必独宿而淡味，兢兢业业，保养金水二脏，正嫌火土之旺尔。《内经》又曰：冬藏精者，春不病温。十月属亥，十一月属子，正元气潜伏闭藏，以养其本然之真，而为来春升动发生之本。若于此时，不恣欲以自戕，至春升之际，根本壮实，气不轻浮，尚何病之可言哉！于是，翁之医益闻。四方以病来迎者，遂辐辏于道，翁咸往赴之。其所治病凡几，病之状何如，施何良方，饮何药而愈，自前至今，验者何人，何县里、主名，得诸见闻，班班可纪。浦江郑义士，病滞下，一夕忽昏扑，目上视，溲注而汗泄。翁诊之，脉大无伦，即告曰：此阴虚阳暴绝也，盖得之病后酒且内，然吾能

愈之。急命治人参膏，而且促灸其气海。顷之手动。又顷而唇动。及参膏成，三饮之，苏矣。其后服参膏尽数斤，病已。天台周进士病恶寒，虽暑亦必以绵蒙其首，服附子数百，增剧。翁诊之，脉滑而数，即告曰：此热甚而反寒也。乃以辛凉之剂，吐痰一升许，而蒙首之绵减半，仍用防风通圣饮之，愈。周固喜甚。翁曰：病愈后，须淡食以养胃，内观以养神，则水可生，火可降。否则附毒必发，殆不可救。彼不能然，后告疽发背死。浙省平章，南征闽粤还，病反胃，医以为可治。翁诊其脉，告曰：公之病不可言也。即出，独告其左右曰：此病得之惊后而使内，火木之邪相挟，气伤液亡，肠胃枯损。食虽入而不化，食既不化，五脏皆无所禀，去此十日死。果如言。郑义士家一少年，秋初病热，口渴而妄语，两颧火赤，医作大热治。翁诊之，脉弱而迟，告曰：此作劳后病温，惟当服补剂自已。今六脉皆搏手，必凉药所致，竟以附子汤啜之，应手而瘥。浙东宪幕傅氏子，病妄语，时若有所见，其家妖之。翁切其脉，告曰：此病痰也。然脉虚弦而沉数，盖得之当暑饮酸，又大惊。傅曰：然，尝夏因劳而甚渴，恣饮梅水一二升，又连得惊数次，遂病。翁以治痰补虚之剂处之，旬浃愈。里人陈时叔，病胀，腹如斗，医用利药转加。翁诊之，脉数而涩，告曰：此得之嗜酒。嗜酒则血伤，血伤则脾土之阴亦伤，胃虽受谷，不能以转输，故阳升阴降而否矣。陈曰：某以嗜酒，前后溲见血者有年。翁用补血之剂投之，验。权贵人以微疾来召，见翁至，坐中堂自如。翁诊其脉，不与言而出。使诘之；则曰：公病在死法中，不出三月，且入鬼录，顾犹有骄气耶！后果如期死。一老人病目无见，使来求治。翁诊其脉微甚，为制人参膏饮之，目明如常。时后数日，翁复至，忽见一医在庭炼礞石，问之，则已服之矣。翁愕然曰：此病得之气大虚，今不救其虚，而反用礞石，不出夜必死。至夜参半，气奄奄不相属而死。一男子病小便不通，医治以利药，益甚。翁诊之，右寸颇弦滑，曰：此积痰病也，积痰在肺。肺为上焦，而膀胱为下焦，上焦闭则下焦塞，譬如滴水之器，必上窍通而

后下窍之水出焉。乃以法大吐之，吐已病如失。一妇人病不知，稍苏，即号叫数四而复昏。翁诊之，肝脉弦数而且滑，曰：此怒心所为，盖得之怒而强酒也。诘之，则不得于夫，每遇夜，引满自酌解其怀。翁治以流痰降火之剂，而加香附以散肝分之郁，立愈。一女子病不食，面北卧者且半载，医告术穷。翁诊之：肝脉弦出左口，曰：此思男子不得，气结于脾故耳。叩之，则许嫁，夫入广且五年。翁谓其父曰：是病惟怒可解。盖怒之气击而属木，故能冲其土之结，今第触之使怒耳。父以为不然。翁入而掌其面者三，责以不当有外思，女子号泣大怒，怒已进食。翁复潜谓其父曰：思气虽解，然必得喜，则庶不再结。乃诈以夫有书，旦夕且归，后三月，夫果归，而病不作。一妇人产后，有物不上如衣裾，医不能喻。翁曰：此子宫也，气血虚故随子而下。即与黄芪、当归之剂，而加升麻举之，仍用皮工之法，以五倍子作汤洗濯，皱其皮，少选，子宫上。翁慰之曰：三年后可再生儿，无忧也。如之。一贫妇，寡居病癞，翁见之恻然，乃曰：是疾世号难治者，不守禁忌耳。是妇贫而无厚味，寡而无欲，庶几可疗也。即自具药疗之，病愈。后复投四物汤数百，遂不发动。翁之为医，皆此类也。盖其遇病施治，不胶于古方，而所疗皆中；然于诸家方论，则靡所不通。他人靳靳守占，翁则操纵取舍，而卒与古合。一时学者咸声随影附，翁教之亹亹忘疲。一日，门人赵良仁问大极之旨，翁以阴阳造化之精微与医道相出入者论之，且曰：吾于诸生中，未尝论至于此，今以吾子所问，故偶及之，是盖以道相告，非徒以医言也。赵出语人曰：翁之医，其始橐籥于此乎！罗成之自金陵来见，自以为精仲景学。翁曰：仲景之书，收拾于残篇断简之余，然其间或文有不备，或意有未尽，或编次之脱落，或义例之乖舛，吾每观之，不能以无疑，因略摘疑义数条以示。罗尚未悟，乃遇治一疾，翁以阴虚发热，而用益阴补血之剂疗之，不三日而愈。罗乃叹曰：以某之所见，未免作伤寒治。今翁治此，犹以芎归之性辛温，而非阴虚者所宜服，又况汗下之误乎。翁春秋既高，乃狥张翼等所

请，而著《格致余论》、《局方发挥》、《伤寒辨疑》、《本草衍义补遗》、《外科精要新论》诸书，学者多诵习而取则焉。翁简悫贞良，刚严介特；执心以正，立身以诚；而孝友之行，实本乎天质。奉时祀也，订其礼文而敬泣之。事母夫人也：时其节宣以忠养之。宁歉于己，而必致丰于兄弟。宁薄于己子，而必施厚于兄弟之子。非其友不友，非其道不道。好论古今得失，慨然有天下之忧。世之名公卿多折节下之，翁每直陈治道，无所顾忌。然但语及荣利事，则拂衣而起。与人交，一以三纲五纪为去就。尝曰：天下有道，则行有枝叶；天下无道，则辞有枝叶。夫行，本也；辞，从而生者也。苟见枝叶之辞，去本而末是务，辄怒溢颜面，若将浼焉。翁之卓卓如是，则医又特一事而已。然翁讲学行事之大方，已具吾友宋太史濂所为翁墓志，兹故不录，而窃录其医之可传者为翁传，庶使后之君子得以互考焉。

论曰：昔汉严君平，博学无不通，卖卜成都。人有邪恶非正之问，则依蓍龟为陈其利害。与人子言，依于孝；与人弟言，依于顺；与人臣言，依于忠。史称其风声气节，足以激贪而万俗。翁在婺，得学道之源委，而混迹于医。或以医来见者，未尝不以葆精毓神开其心。至于一语一默，一出一处，凡有关于伦理者，尤谆谆训诲，使人奋迅感慨激厉之不暇。左丘明有云：仁人之言，其利博哉！信矣。若翁者，殆古所谓直谅多闻之益友，又可以医师少之哉？

右杨楚玉类集心法。中间水肿、虚肿、痛风、肢节痛、麻木、妇人小便不通等证，文多重出，又取别论附于其间。虽能补其缺略，不免混淆难别，致丹溪主病之旨不明。王季璜因正论及附论中方未备载，又作附录。如梦遗椿树根丸、淋证六味地黄丸、妇人三补丸等。不录丹溪原方，却于他书取方名相同增入，药味与病悬隔。充恐用者不察反致有误，今以丹溪原论考订遗误，录于症首，次附戴元礼辨证，次录正方，以见正法不杂，其附论不去。题曰附录，用存编者之意也。复尽载附论中方，题曰附方，恐人妄去取也。庶几明白，又增入外科倒仓等法，以翼其未备，观者详焉。

成化庚子花朝日程充识

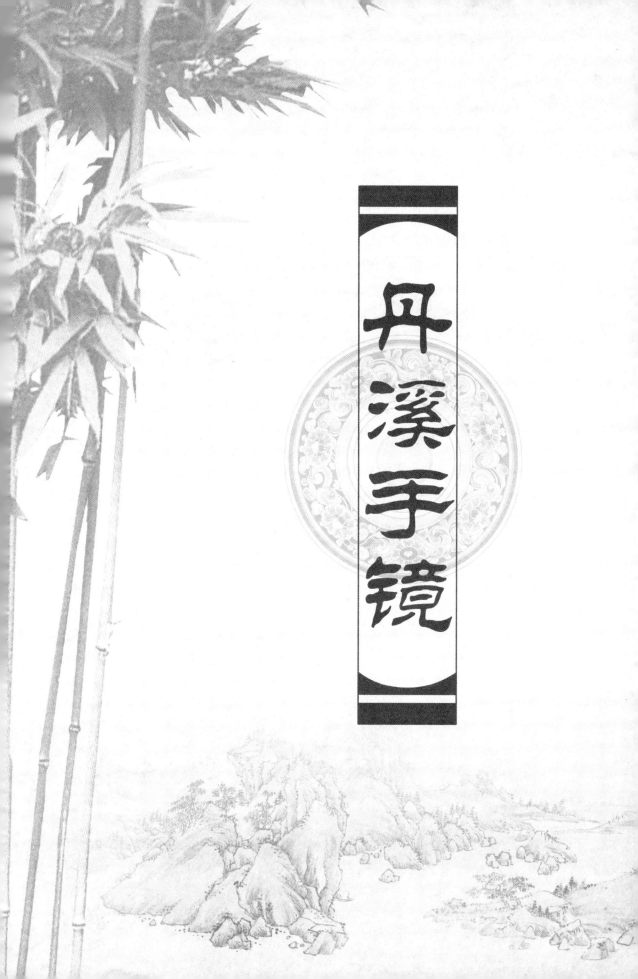

丹溪手镜

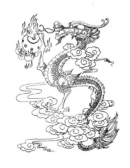

丹溪手镜　卷之上

评脉一

凡男女当以左手尺脉常弱，右手尺脉常盛为平。

脉诸按之不鼓为虚寒。

脉诸搏手，为寒凉或寒药致之。

脉两手相似，而右为甚，或责胃虚。

脉少有力，胜则似止，元气不及。

脉诸短为虚，诸大为虚。

脉涩而盛大，外怕寒，证名寒中。泣云：寒留于血，脉涩，故大也。

脉涩与弦而大，按之有力为实，无力为虚。

脉滑，关以上见为大热；关以下见为大寒。注云：水并于上，从火化；火并于下，从水化。

脉沉迟，寸微滑者为实。

寸微尺紧，其人虚损，为阴盛阳微故也。

脉小而虚，不可损气；脉大而实，不可益气。

两寸短小，谓阳不足，病在下。

两尺不见或短小，乃食塞，当吐之

两寸不足，求之脾胃，当从阴引阳。

两尺脉虚为寒，宜姜附。

两关脉实，上不至发汗，下不至利小便。

两关沉细，此虚也，宜温补之。

右肾属火，补之巴戟、杜仲；左肾属水，补之地黄、山茱萸、黄柏。

伤寒，寸脉浮滑者，有痰，宜吐。

杂病，寸脉沉者，属痰，宜吐。

凡脉有力者为实，无力者为虚。假令脉浮，则为阳盛阴虚；脉沉，则为阴盛阳虚。此有则彼无；彼有则此无。又如弦，木实、金亏、土虚也。

凡脉来者，为阳为气；去者，为阴为血。

假令来疾去迟，为阳有余而阴不足，故曰外实内虚，出候外，入候内。

久新病脉

长病脉　虚而涩，虚而滑，虚而缓，虚而弦，虚而结，浮而滑，实而滑，实而大，微而伏，细而软，如屋漏，如雀啄，如羹上肥，如蜘蛛丝，如霹雳，如贯珠，如水淹，皆死脉也。

卒病与长病条下反者，死候。

形脉相应

肥人脉细欲绝者死。

瘦人脉躁者死。

身涩脉滑者死。

身滑脉涩者死。

身小脉大者死。

身大脉小者死。

身短脉长者死。

身长脉短者死。

察　视　二

黑气起于耳目鼻上，渐入于口者死；白色亦然。

赤色见于耳目额上，五日死。

面青目黑，面青目黄，面青目白，面青唇黑，皆死。

面白目黑，面白目白；面赤目黄，面赤目白；面黑目白，面黑唇青，面黑目青；面黄目白，面黄目黑，面黄目赤，皆死。

张口如色，出气不返者死。

循摸衣缝者死。

无热妄语者死。

遗尿不知觉者死。

爪甲青者死。

爪甲肉黑者死。

舌卷卵缩者死。

眉倾目直者死。

唇反人中满者死。

阴阳俱闭失音者死。

神气不守声嘶者死。

汗出不流者死。

口臭不可近者死。

目直视者死。

肩息者死。

齿忽黑色者死。

心绝，肩息回眄目直视者，一日死。

肺绝，气去不反，口如鱼口者，三日死。

骨绝，腰脊痛不可反侧者，五日死。

脾绝，口冷足肿胀泄者，十二日死。

肾绝，大便赤涩下血，耳干脚浮，舌肿者，六日死。

筋绝，魂惊虚恐，手足爪甲青，呼骂不休者，九日死。

肠绝，发直汗出不止，不得屈伸者，六日死。

肝绝，恐惧伏卧，目直面青者，八日死。又曰一日死。

肾绝，齿落目黄者，七日死。

治法

湿热病多，相火病多，土病多。

气常有余，血常不足。

肥者，血多湿多；瘦者，气实热多。

白者，肺气弱，血不足；黑者，肾气有余。

下用补相间，劳病忌寒凉。

辛苦饥饱劳役疼痛，皆伤血。

肺痈非吐不可。

药峻用酸收。

治病先调气。

久病要开郁。

诸病寻痰火。

痰火生异证。

腑病责脏用。

脏病责腑用。

五 脏 三

肝 胃脘当心而痛，上支两胁肝经也，膈咽不通，饮食不下土衰病也，甚则耳鸣眩转，目不识人，善暴僵仆，里急软戾，胁痛呕泄，令人善怒也。虚则目无所见，耳无所闻，善恐，如人将捕之。

心 胸中热，咽干，右胠满，皮肤痛，寒热咳喘，惊惑狂妄，一切血症，胸中痛，膺背肩胛间痛，两臂痛。虚则胸腹大，胁下与腰背相引而痛。

脾 胕肿，骨节腰脊头顶痛，大便难，积饮痞膈，霍乱吐下，飧泄肠鸣，脾热生虚。

肺 骨节内变，左胠胁肋痛，寒积于中，咳逆鹜溏，心胁满引小腹，不可反侧，咽干面尘脱色，丈夫癩疝，妇人小腹痛。实则咳逆肩背痛，虚则少气不能报息，耳聋咽干。

肾 腿腰痛，大关节不利，屈伸不便，腹满痞坚，寐汗。实则股胫肿身重，虚则胸中痛，大小腹痛清厥。

怒 为呕血飧泄，胸满胁痛，食则气逆而不下，为喘渴烦心，为消瘅肥气，目盲，耳闭，筋缓。怒伤肝，为气逆，悲治怒。

喜 为笑不休，毛革焦，阳气不收，甚则狂。喜伤心，为气缓，恐治喜。

悲 为阴缩筋挛，肌痹脉痿，男为数溲，女为血崩，酸鼻辛颏，汗则臂麻。悲伤肺，为气消，喜治悲。

惊 为潮涎，耳聩吐，痴痫不省人事。惊伤心，为气乱，习治惊。

劳 为咽噎，喘促嗽血唾血，腰痛骨痿阳痿，男小精，女不月。劳伤筋，为气耗，逸治劳。

思 为不眠好卧，昏瞀，三焦痞塞，咽喉不利，呕苦，筋痿目淫，不嗜饮食。思伤脾，为气结，怒治思。

恐 为破䐃脱肉，为骨酸痿厥，为暴下渌水，为而热肤急，为阴痿，为惧而脱颐。恐伤肾，为气不行，思治恐。

治血用行气，治气用行血。

汗吐下温水火刺灸八法四

可汗

脉浮大可汗问病者设利为虚，不可汗。浮而紧可汗。

太阳病，脉浮弱数者，可汗。

阳明脉迟，汗出多，微恶寒，表末解，可汗。

日晡发热如疟，此属阳明，脉浮虚，可汗。

下利后，身痛清便自调，可汗。

不可汗

脉沉细为在里不可汗。

濡弱为血气虚不可汗。

脉浮而紧，法当身痛，当以汗解，假令尺脉迟者，不可汗。尺迟则血少故也。

伤寒有风温、湿温二症，忌汗。见后伤寒类。

伤寒头痛，形象中风，常微汗出，又呕者，心懊侬，发汗则痉。

伤寒脉弦细，头痛而反热，此属少阳，不可汗。

太阳与少阳并病，头项强痛，或眩冒，心下痞坚，不可汗。

少阴病，咳而下利谵语者，此强汗之故也。

气动一切左右上下，不可汗。

咽中闭塞，不可汗，汗之则吐血。

亡血家不可汗，汗则虚栗。

厥不可汗，汗则声乱咽嘶。

衄不可汗，汗则耳聋目直。

口疮不可汗，汗则痉。

淋不可汗，汗则便血。

冬时发汗，则吐利。汗家不叫重汗，汗必恍惚，脉短者死。下利清谷，不可汗，汗必腹胀满。

咳而小便利，不可汗，汗之则厥逆。

诸逆发汗剧者，言乱睛眩者死。

可吐

寸口脉微细，胸中痞坚，气上冲咽喉不得息，此为胸有寒，可吐。

病胸上诸实，胸中郁郁而痛，不能食，欲使人按之，而反有浊唾，下利日十余行，脉反迟，寸口微滑，可吐。

病者手足厥冷，脉乍紧，邪结在胸中，心下满烦，饥不能食，可吐。

伤寒脉浮滑，可吐。

杂病脉沉，可吐。

不可吐

诸四逆厥者，不可吐。

虚家不可吐。

胸膈上有寒饮，干呕者，不可吐，法当温之。

可下

脉滑而数者，有宿食，可下。

脉双弦迟，心下坚；脉大而紧者，阳中有阴，可下。

下利，三部脉皆平，按其心下坚者，可下。

伤寒后，脉沉，为内实，可下。

病无表、里症，发热七八日，虽脉浮数，可下。

伤寒有热，而小腹满，应小便不利，今反利者，此为血蓄，可下。

伤寒六七日，结胸实热，脉沉紧，心下痛，按之如石，可下。

太阳中风，下利呕逆，表解汗出，发作有时，头痛心下痞坚，可下。

太阳病不解，热结膀胱，其人如狂，其血自下，可下。

阳明证喜忘，必有瘀血，大便虽坚，必黑，可下。

阳明证发热汗出则解，复如疟，日晡发热，脉实，可下。

阳明证谵语潮热，而反不能食，必有燥屎可下，脉滑实，可下。

阳明证，发热汗多者，急下之。

不吐而心烦者，可下。

二阳并病，太阳证罢，但发潮热，手足汗出，大便难，谵语，可下。

少阳病得之二三日，口燥咽干，急下之；又六七日腹满不大便，可下。

少阴病，下利清水色青者，心下必痛，口干燥者，可下。

不可下

脉濡而弱，气血虚，不可下。

脉浮而大，气血虚，不可下。

尺脉弱涩者，不可下。

趺阳脉浮而数浮伤胃，数动脾，此非本病，医下之使然也。诸外实，不可下，下之微发热，亡脉则厥。

诸虚不可下，下之则渴引水者易愈，恶水者剧。动气不可下。

咽中闭塞不可下，下之上轻下重，水浆不下，体痛腹下利。结胸证，其脉浮大不可下，下之则死。

太阳与阳明合病，必喘而胸满，不可下。

太阳与少阳合病，心下痞坚，项强而眩，不可下。

太阳病，有外证未解或阳多者热，不可下。

太阴病，腹满而吐，食不下，下之则甚。

厥阴病，消渴、气上冲，心中疼热，饥不食，甚下之不肯止。

少阴病，饮食入则吐，脉弦迟，胸中寒也，不可下

阳明证，潮热，有燥屎，可下；不坚，不可下。

阳明病，身合赤色者，不可下，必发热身黄，小便不利。阳明病，当心下坚满，不可攻，攻之遂利不止者死，止者愈。

阳明病，自渴，若发汗，小便自利，此为内竭，虽坚不可攻，宜导之。

伤寒五六日，不结胸，脉虚，复厥者，不可下，下之亡血死。

伤寒呕多，虽有阳明证，不可攻。

脏结无阳证，寒而不热，其人反静，舌上苔滑，不可下。

诸四逆厥，不可下。

病欲吐者，不可下。

下利，脉浮大，为虚，强下之故也。设脉浮革，肠鸣，属当归四逆汤。

可温

病发热头痛，脉反沉，身更疼，宜温之。

下利，身痛腹满，宜温之。脉迟紧，为痛未欲止，宜温之。

少阴病，脉沉者，宜温之。

少阴下利，脉微涩者，即呕，汗出，必数更衣，反小，宜温之。

自利不渴属太阴，其脏有寒，宜温之。

下利欲饮食者，宜温之。

不可温

可水

太阳病，发汗后，若大汗出，胃中干燥，烦不得眠，欲饮水者，少与之愈。

厥阴病，渴欲饮水，少与之，宜服五苓散。

霍乱，头痛、发热、体痛、热多、欲饮水，属五苓散。

呕吐而病在膈上，后必思水，急与之，五苓散。

不可水

发汗后，饮水多者必喘，以水灌之亦然。

大吐、大下之极虚，复极汗，与水即哕，所以然者，胃中虚冷故也。

可火

不可火

太阳中风，或在表，或脉浮，皆不可火。若以火劫汗，而两热相搏，则津液枯竭。

可灸

少阴，得之一二日，口中和，背恶寒者，可灸。

少阴吐利，手足不逆反热，脉不至，可灸。

少阴伤寒六七日，脉微手足厥、烦躁，可灸。其厥阴不还者死。

伤寒脉促，手足厥逆，可灸，少阴厥阴主逆。

诸下利，手足厥，无脉，可灸；灸之不温，反微喘者死。可灸足大敦、阴陵泉、商丘。

不可灸

微数之脉不可灸，因火为邪。

浮脉当汗不可灸，因火而盛。

可刺

不可刺

五脏虚实五

肝

虚 胁下坚胀，寒热，腹满不食，如人将捕，目暗黑花，筋挛节痛，爪枯青色，善恐。脉沉细而滑。

实 胁下痛，寒热，心下坚满，气逆，头晕，颈直，背强筋急，目赤，颊肿，耳聋，善怒。脉浮大而数。

中风 左部浮弦；中寒，左关紧弦。胀水，恶血，胆主呕汁。肝主胀。

心

虚　心腹暴痛，心膈胀满，时唾清涎，多惊悲恍惚，少颜色。舌本强。脉浮虚。

安　心神烦乱，面赤身热，口舌生疮，咽燥，头痛，手心热，衄血，喜笑，脉洪实。

中风　中风本位浮洪，中寒本位洪紧。小肠胀水主宿食胀，忧思。

脾

虚　四肢不举，饮食不化，吞酸或不下食，食则呕吐，腹痛肠鸣，溏泄。脉沉细软弱。

实　心胸烦闷，口干身热，颊肿，体重，腹胀寒饥，舌根肿，四肢怠堕，泄下利。脉紧急实。

中风　中风本位浮迟，中寒本位沉紧细。胀水，醉饱，胃主癖胀。

肺

虚　语嘶，用力掉颤，少气不足，咽中干无津液，咳喘鼻流清涕，恐怖耳聋。脉沉缓。

实　胸膈满，上气喘逆，咽中不利，鼻赤口张，饮食无度，痰粘，肩背痛。脉不上不下。

中风　中风本位浮涩短，中寒本位紧涩，胀水。大肠主宿食胀溏泄。

肾

虚　腰背切痛，不得俯仰，足腿酸，手足冷，呼吸少气，骨节痛，腹结痛，面黑，耳鸣，小便数。脉浮细而数。

实　舌燥咽干肿，心烦，胸膈时痛，喘嗽，小腹满，腰强痛，体重，骨节下热，小便黄，腹腰肿，盗汗，胀泄。

中风　中风本位浮滑，中寒本位沉紧而滑。冷湿，房劳，胀水。

膀胱

虚　面赤色无液，尿多，痹中不觉，小腹气痛，攻冲腹胁。

实　小便不通，或涩，尿血，淋闭，茎中痛。脉沉濡滑。

六腑

虚　水谷不化，肠鸣泄利，吐逆，手足冷。

实　粪结，皮肤瘙痒，致厕艰难。

五脏绝死六

心绝　肩息，回眄目直，掌肿，狂乱心闷绝热，一日死。心头痛而咳不止，关节不通，身重不已，三日死。

肝绝　汗出如水，恐惧不安，伏卧，四肢乏力，目直如盲，面青，舌卷苍黑，泣下，八日死。头痛目眩，肢满囊缩，小便不通；又云：身热恶寒，四肢不举，脉当弦长，今反短涩，十日死。

脾绝　口冷足肿，胀泄不觉，面浮黄，唇反，十二日死。色黄、体重、失便，目直视，唇反张，爪甲青，四肢节痛，吐食，脉当大缓反弦，死。

肺绝　口如鱼口，气出不快，唇反无纹，皮毛焦，三日死。足满泄利不觉，鼻孔开而黑枯，喘而目直，言音喘急短气。

肾绝　大便赤涩，耳干，下血，舌肿，足浮，齿痛，目盲，腰折，汗如水，发无泽，面黑，腿筋痛，小便闭，两胁胀，目盲。又云：阴缩小便不出，出而不快。

胃绝　口噤唇黑，四肢重如山，不能收持，大小便自利无休，饮食不入，七日死。又舌强语涩，转筋卵缩牵阴股痛，不食，鼓胀变水泄，不卧。又云：齿落目黄，七日死。

小肠绝　发直，汗不止，不得屈伸。

大肠绝　泄利无度，六日死。

筋绝　惊恐，爪甲青，呼骂不休，九日死。

骨绝　腰脊痛，不可反侧，肾中重，足膝腹平，五日死。

肌绝　口冷足肿，胀泄不知人，十二日死。

脉七　图附后

浮　存皮肤，按之不足，举之有余，虚也。人迎风邪在表。气口阴阳耗散。左寸因风头痛，心昏有热。右寸宿食滞气，肺风逆喘。左关因胁下满。右关脾食伤，胃风。跌阳胃滞，左尺如经，右尺腰肿脚弱。

芤　与浮相似，血虚也。人迎风热血通，气口积血在胸，左寸衄血，右寸血，关上脾胃虚热，肠痈便血。尺中血淋。

滑　浮中如有力，漉漉如欲脱，与数相似，为实，下阳气衰。左寸伏痰外热，右寸，左关蓄血在肝，右关痰积，跌阳胃气不行。左尺因邪相下，腰痛。右尺便精，遗沥，滞下。

实　大长微弦强。为痛，呕，风寒。人迎风寒热盛，气口喘嗽上迫，左寸气壅咽喉，胸中痛，尿血不利。右寸如经身热，大便秘。左关肝实血多，胁下痛。右关胃实脾虚，为痛为呕，食不消，大便不利。左尺小腹痛，小便不禁，右尺。

弦 浮紧为弦，为水气、中虚、寒癖、拘急、饮疟。左寸风寒相侵，头痛心痛，右寸痰饮宿食。左关筋急、疟疾、忿怒、血聚。右关胃脘寒痛。左尺如经，右尺腰痛、小腹拘急。

紧 数如切绳，为寒。人迎感寒，气口头痛拘急，左寸心痛或虚，右寸咳嗽喘急，左关两肋痛满。右关胃痛，蛔。左尺如经，右尺寒湿在下焦。

洪 与浮大相似，为气、热。人迎寒壅诸阳。气口气实攻搏，左寸实热，右寸疝气燥结伤食。左关风热在肝，右关反胃，胃热。左尺如经，右尺热在下焦。

微 极细而软，似有似无，按之欲尽，轻手乃得，一曰小，一曰薄，一曰手下快，与涩相似，为虚。左寸亡汗。右寸吐血。左关肝虚少血。右关如经，左尺如经，右尺失气遗泄。

沉 为水实。鬼疰，左寸血实。右寸气实，人迎寒搏阴经，气口血滞而凝。左关血避在胁下，右关，左尺如经，右尺腿膝疼。

缓 浮大而软，与迟相似，为虚，人迎风、虚烦、喘。气口怒极伤筋，左寸血虚头痛眩晕，右寸肺风乘胀，如经。左关风痹、血耗、筋脉弛张。右关风热燥结，左尺遗沥，右尺如经、肾虚。

涩 细而迟，往来难，且或一止复来，浮而短，又短而止。为少血，寒湿。左寸短气，心血少。右寸如经。左关如经。右关胃气不足，如经，左尺如经，困惫。右尺大便难，小便数。

迟 三至，按之牢，举不足，按有余，为寒。左寸心寒痛，右寸咽酸。左关血涩，胁下痛，右关如经。左尺大便难，水谷不化，右尺如经。

伏 至骨方得。为实、水气、痰饮。人迎寒湿，气口积聚，左寸如经，右寸肺痿，痰。左关惊悸，水泻。右关如经。左尺疝瘕，冷凝在下，右尺水谷不化。

濡 极软而浮细，按之无，举之有余，轻手乃得，与迟弱相似，为虚。左寸如经，阳弱恶寒，肾邪入于心。右寸唾涎沫，飧泄，虚喘息。左关筋弱纵缓。右关湿，虚冷，左尺小便难，虚。右尺脚痹。

弱 极软而沉细，举之无，按之乃得，为虚、悸、热。左寸如经，阳虚。右寸气虚短，人迎风湿纵缓，气口筋骨弛。左关风热入肝，血虚。右关脾弱多泄少食，胃或客热。左尺如经，虚，右尺大便溏滞下。

细 略大于微，常有，但细耳。为血气俱虚，人迎湿中诸经，气口少气涩凝。左寸心虚劳神，右寸气忧伤，左关惊悸，胁痛，肝血少。右关如经，血耗，左尺、右尺遗泄，小便利。

数 为虚热，人迎风壅燥盛。气口阴虚阳并，左关怒，血虚筋急。右关脾热食癥，左尺如经，右尺大便难，热在下。

动 见关上，无头尾，大如豆，动摇不进不走。为痛、虚、惊。左寸心惊神恐，右寸寒极冷痛。左关血虚，右关脾泄为痛，左尺真气俱竭。

虚 迟大而软，按之不足，豁然空虚也。人迎冒暑气泄，气口血气走越。左寸心虚神不安，右寸肺虚邪易侵，左关肝虚血少。右关脾虚寒泄，左尺肾精漏，右尺伤暑。

促 去来数而一止复来。皆以痰饮，气血留滞小口。

结 去来缓，时一止，复来，皆积。革代散同图。

动 为恐、为痛、为惊、为革。革代散死，又革为虚寒。

证＼脉	浮	芤	滑	实	弦	紧	洪	迟	缓	濡	弱	涩	微	沉	伏	细	数
虚	△		阴虚	劳				△	下		△					△	△
实															△		
气							实	虚	虚			△	少		上	虚	
血		失血	经闭						少			少	败			虚	
风	△							△	△	△							
寒				△	△	△		△				△		△			
湿									痹	痹		△					
热	△			△			△										
喘	△			△		△									△		
满闷	△		△		△	△	△										
咳嗽			△			△											
下利			△					△	△						泄	泄	
痛				△	△	△	△					心			疝	△	△
水	△			△	△	△								△	△	△	
呕吐	△		△												霍乱	△	△
痰饮			痰		饮	饮	饮								痰		
宿食			△											△			
癖积					△									△	△	△	
自汗	△	肠痈		△		虫				△		△					
肠痛					紧						濡	△					
疟				△	△												

诸病

治血用行气　治气用行血

血　气

血	脉	气
里下阴	沉　浮	表上阳
风搏血	小　大	风气受之
寒凝血	滑　涩	寒伤肺
热伤血		热伤肺
湿伤血		湿伤肺
痰饮杂血		痰饮气不利生痰
劳伤血耗		劳伤损气
七情血死 血滞		七情气逆
血逆血失		气少气短
心血不归经		肺虚肺气不利
肝无血死血		脾虚气蔽滞
小腹血虚不和		大肠气壅
胃血虚血死		胃气滞
小肠血虚不和		肾气化
肾		膀胱虚则气不化
膀胱血		

高下大小体也

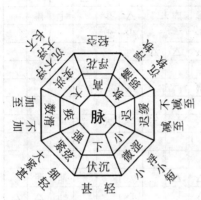

周身经穴八

中行

五分后发际 喑门 五分 风府 寸半 脑户 寸半 强间 寸半 后顶 寸半 百会 寸半 前顶 寸半 囟会 寸 上星 五分 神庭 五分前发际。

二行

天柱 发际 玉枕 寸半 络却 寸半 通天 寸半 承光 寸半 五处 五分 曲差 五分。

三行

五分 风池 脑空 寸半 承灵 寸半 正营 寸 目窗 寸 临泣 五分。

翳风耳后陷中	脐至横骨长六寸半				
耳	脐 寸 阴交 五分 气海 五分 石门 寸 关元 寸				
角孙 耳郭开口有空	中极 寸 曲骨 寸半 横骨				
和髎 耳前兑发下	寸半 寸 中注 寸 四满 寸 气穴 寸 大赫 寸 横骨				
耳门 耳前起内	寸半 寸 外陵 寸 大巨 寸 水道 二寸 归来 寸气冲				
上关 耳前开口有空					
听宫 耳中珠子大	脐膜六寸	门 五寸三分到 维道 三寸 髎居			
下关 耳前起骨开口有空		京门 寸八分 带脉 三寸到五枢 侧肋边			
听会 耳微前陷中	又寸半				
颊车 耳下二韭大					

结喉至髑骭长一尺三寸

结喉下五分 天突 寸 璇玑 寸 华盖 寸 六分 紫宫 寸 六分 玉堂 寸六 膻中 寸六 中庭

自膺中至云门阔六寸

二寸 俞府 彧中 神藏 灵虚 神封 步廊

二寸 气户 库房 屋翳 膺窗 乳中 乳根

二寸 云门 中府 周荣 胸乡 天溪

食窦

髑骭至脐中长八寸

髑骭五分 鸠尾 寸 巨阙 寸 上脘 寸 中脘 寸 建里 寸 下脘 寸 水分 寸 脐中。

自腹中至期门阔四寸半

寸半 幽门 通谷 阴都 石关 商曲 肓俞

寸半 不容 承满 梁门 关门 太乙 滑肉 天枢

寸半　期门　日月　腹哀　三寸半　大横　谷

横骨至内辅上廉一尺八寸

髀外骨环跳中渎　髀骨外膝上五寸伏兔膝上六寸阴市　膝上三寸箕门　鱼腹上筋间股内廉阴包

膝上四寸股内上廉至内踝一尺六寸半

太阳委中　合阳腘下二寸　承筋跟上七寸承山腿肚下分肉间　跗阳外踝上二寸

少阳阳关犊鼻外阳陵上三寸　阳陵　阳辅外踝上四寸　悬钟外踝上三寸

阳明犊鼻膝膑下胻大筋罅中　三里三寸上廉寸　丰隆外踝上三寸　下廉上廉下三寸

少阴阴谷膝内辅骨后后大筋下小筋上屈膝取之　筑宾内踝上腨分间　复溜踝上二寸

太阴阴陵　地机膝下五寸　漏谷内踝上六寸　三阴交内踝上三寸

厥阴曲泉膝内辅骨下曲膝横纹头　膝关犊鼻下二寸　中都内踝上七寸

内踝至地三寸

太阳昆仑外踝后　申脉外踝下　京骨大骨下

少阳丘墟外踝如前去临泣三寸　临泣寸半地五会寸　侠溪。

阳明解溪寸半　冲阳三寸　陷谷二寸　内庭

厥阴中封内踝前寸　太冲本节后二寸　行间

太阴商丘内踝微前　公孙本节寸　太白大都

少阴吕细内踝后

肘至腕一尺二寸半

列缺侧腕上寸半　尺泽　孔最腕上七寸经渠寸口　太渊

曲泽　郄门去腕五寸　间使三寸　内关去腕二寸　大陵

少海　灵道　通里腕后寸　神门

曲池三寸　三里寸　上廉寸　下廉　温溜腕后五寸半　偏历腕后三寸　阳溪

四渎肘前五寸　三阳络寸　支沟腕后三寸外关腕后二寸　阳池

小海　支正腕后五寸　会宗腕后三寸　阳大。

大　天府腋下三寸　侠白去肘三寸　肘

中　大陵

小　青灵去肘三寸

肩至肘一尺七寸

○　肩井肩上陷罅

○　肩窌肩端臑上陷中

○　巨骨肩端上两丫骨中

○　肩髃

○　臑俞肩窌后大骨下甲

○　肩外俞肩甲上廉去脊骨二寸

○　肩中俞肩甲内廉去脊骨二寸

○　曲垣肩中央曲甲陷

大椎下至尾弦二十一椎共长一尺

一　大杼

二　风门　附分

三　肺俞　魄户

四　厥阴　膏肓

五　心俞　神堂

六　督俞　譩譆

七　膈俞　关膈

八

九　肝俞　魂门

十　胆俞　阳纲

十一　中脊　脾俞　意舍

十二　胃俞　胃仓

十三　三焦　肓门

命门　肾俞　志室

十五　气海

十六　大肠

十七　关元

十八　小肠

十九　胞肓

二十　中旅

二十一　白环

手阴阳起

太阴肺：少商在手大指内侧，去爪甲韭叶

少阴心：少冲在手小指内廉，去爪甲一韭叶大。

厥阴心胞：中冲在手中指内廉，去爪甲韭叶大。

阳明大肠：商阳在手次指内侧。

太阳小肠：少泽在手小指外廉，去爪甲一分。

少阳三焦：关冲在手无名指端，去爪甲韭叶大。

足阴阳起

太阴脾：隐白在足大指内侧端，去爪甲如韭叶。

厥阴肝：大敦在足大指，去爪甲一韭叶大。

少阴肾：涌泉在足底心，屈足第三缝中。

阳明胃：厉兑在足次指端，去爪甲一分。

少阳胆：窍阴在足第四指端，去爪甲一分。

太阳膀胱：睛明在目内泪孔中。

止

中府在中部四行，云门下一寸。

极泉。

天池在侧腋部乳下一寸。

迎香在鼻孔旁五分，直陷缝中。

听宫在耳珠。

耳门在耳前缺处。

止

大包在腋下六寸。

期门在乳下四寸不容旁一寸半。

腧府在膺部一行，璇玑之旁二寸，巨骨之下。

头维在眉上额角，入发际陷中。

瞳子髎在肩外尖尺处。

至阴在足小指外侧，去爪一分。

歌曰　脉起少商中府上，大肠商阳迎香二，足胃厉兑头维三，脾部隐白大包四，膀胱睛明至阴间，肾经涌泉腧府位，心包中冲天池随，三焦关冲耳门继，胆家窍阴童子髎，厥行大敦期门已，手心少冲极泉来，小肠少泽听宫云。

伤寒九

脉法

大浮数动滑为阳也，沉涩弱弦微为阴也。凡阴病见阳脉者生，凡阳病见阴脉者死。

脉浮而数阳脉也，能食不大便者，里实也，名曰阳结，期十七日当剧为阳气固结，阴脉不得而杂之，阳结为火，至十七日传少阴水当愈，水不能制火，故剧。

脉沉而迟阴也，不能食，身体重，大便反硬，阴病也，名曰阴结，期十四日当剧阴病见阴脉当下利，今反硬者，是阴气结固，阳不得而杂之，阴结属水，至十四日传阳明上，当愈，土不制水故剧，此病要死。

脉蔼蔼如车盖者，名阳结也；大而厌厌聂也，为阳气郁结于外，不与阴杂也。

脉累累如循长竿者，名曰阴结也；连连强直也，为阴气郁结与内，不与阳杂也。

脉瞥瞥如羹上肥者轻浮也，阳气微也，衰也。

脉萦萦如蜘蛛丝萦萦惹之不利者，至细也。阳气衰也。

脉绵绵缓而连绵如泻漆之状者前大而后小也亡其气血也。

脉来缓，时一止复来，名曰结结阴也阴气胜而阳不能相续也。

脉来数，时一止复来，名曰促促，阳也阳气胜而阴不能相续也。

脉三部浮沉大小迟数同等，为阴阳和平，虽剧当愈。

脉浮而洪，邪气胜也；自汗如油，喘而不休，正气脱也；水浆不下，胃气尽也；形体不仁，荣卫绝也；乍静乍乱，正邪交争，此为命绝。

汗出发润津脱也，喘而不休气脱也，此状为肺先绝也。

阳反独留身体大热是血先绝，为气独在，形体如烟熏身无精华，血不荣也，直视心经绝也，头摇阴绝阳无根也，此为心先绝也，心主血。

唇吻反青脾部见木色，四肢絷习手足振动，此为肝绝也。

环口黎黑脾主口，无精华则黑，冷汗阳脱也，发黄，此为脾绝也。

溲便遗屎肾绝不能约制也，狂言肾藏志，志不守也，目反直视，此为肾绝也。

脉阴阳表里也。俱紧紧为寒。口中气出，唇口干燥阳气渐复也。

倦卧足冷，鼻中涕出，舌上苔滑，知阴独在也。勿妄治也，自解。到七日微发热，手足温者，阴气已绝，阳气得复，解矣。到八日以上，反大热者，阴极变热，邪气胜正。此为难治，设使恶寒者，必欲呕也，寒邪发于上焦，腹内痛者，必欲利也。寒邪胜于下焦。

脉阴阳俱紧，至于吐利，其脉独不解，紧去乃安，为欲解矣。若脉迟，至六七日不欲食，为吐利后脾胃大虚。此为脱，水停故也，为未解。食自可者脾胃已和，寒邪已散。为欲解。

病六七日，手足三部脉皆至阳正胜也，大烦热也，而口禁不能言，其人躁扰者则阴阳争胜也，此欲解也。

脉和，其人大烦，目内眦皆黄者，欲解。

脉不和者，病进。脉浮阳也而紧阴也按之反芤虚也，此为本虚，当战汗出而解。

脉浮而数阳也，按之不芤阳实也，不战汗解矣。

脉自微邪气弱，正气微，此以曾经汗吐下亡血，内无津液，此阴阳自和，必不汗不战而自解。

风伤阳，则浮虚伤阴则牢坚沉潜，水蓄支散也，饮急，弦动阴阳相搏则为痛，数则热烦，设有不应知变所缘，三部不同，病各异端。

人恐怖，脉形如循丝累累然，面白脱色者，血气不足。

人愧，脉浮，面色乍白乍赤者，神气怯也。

人不饮食，脉自涩，涩阴也，主亡津液。唇口干燥也。

下利三部无脉冷气在胸中，令脉不通，然尺中时一小见脉再举头者，肾气也脾虚肾气所以乘。若见损脉来，至为难治。

趺阳脉滑而紧，滑者胃气谷气实，紧者胃气阴气强。特实击强，痛还自伤。

寸口脉浮而大，浮为正虚，大为邪实，在尺为关邪关下焦，在寸为格邪格上焦，关则不得小便，格则吐逆。趺阳脉伏而涩，伏者胃气伏而不宣，则吐逆水谷不化，涩者，脾气涩而不布，则食不入，名曰关格。

趺阳脉大而紧者，当即下利为难治。下利者脉微小，今反紧者，邪胜也。

寸口诸微亡阳，诸濡亡血，诸弱阴虚也发热，诸紧为寒。

诸寒乘虚寒乘气虚，抑伏阳气，则为厥郁昏也，胃不仁，强直不知人也，以胃无谷气，脾涩不通上下也，使口急不能言，战寒在表也，栗寒在里也。病欠者阴阳相引，故欠和也，无病言迟者，风也风中经络，舌难运用，摇头者，里痛也，行迟者，表强也。邪中经络也。坐而伏者，短气也；坐而一脚下者，腰痛也。里实护腹如卵者，心痛也。

伤寒证治

冬时触冒杀厉之气，即时为病，名曰伤寒。寒毒藏于肌肤，伏留至春，再感乖戾之气，名曰春温，至夏变为暑病。春温者，至夏至以前也，脉数而大散，似太阳发热不恶寒，同中暑烦渴不憎寒，治宜升麻葛根解肌类也；热多，小柴胡；发渴烦躁便秘，大柴胡微利之；脉实者可下之。

阳脉浮滑，阴脉濡弱，更遇于风，变为风温，以前热未歇，又感于风者也，又因发汗犹灼热，自汗喘息切忌再汗，亦不可下及烧针类也。又云：寸尺俱浮，误则死矣。宜葳蕤汤、知母葛根汤也。

热病者，夏时发也，热极重于温也，治宜寒凉解其内外之烦毒也。如头疼恶寒身热，脉洪盛有汗，夏至前，阳旦汤；夏至后，桂枝加石膏升麻汤。无汗，夏至前后，麻黄加知母石膏汤，烦躁大青龙汤加黄芩，大热栀子升麻汤。

阳脉洪数，阴脉实大，更遇温热，变为温毒，以前热未已，又感温热，以其表里俱热，病之最重者也。

阳脉濡弱，阴脉弦紧，更遇温气，变为瘟疫。

六经十

太阳　发热恶寒，头项痛，腰背强，脉尺寸俱浮。若阳浮而阴弱，为中风自汗；若骨节疼而喘，脉浮紧，为中寒；或者下之太早，阳发为结胸，阴发为痞气。不渴，小便清，知邪气未入，本禁利小便。下后脉促，为阳胜阴，故不作结胸，为欲解。脉紧，邪传少阴，令人咽痛。脉弦，邪传少阳，令人胁拘急。脉细数，为邪未传里而伤气也。脉沉紧，邪传阳明，为里实，必欲呕也。脉沉滑，传于肠胃，协热利也。脉浮滑，为气胜血虚，必下血也。

阳明　身热目疼，鼻干，不得眠，尺寸脉长，若能食，名中风。口苦咽干，腹满微喘，热传里也；发热恶寒，脉浮而紧仍在表也；若下之腹满，小便难也；若不能食，名中寒。小便不利寒则津液不化，手足自汗，此欲作固瘕寒气结积，攻其热则哕，乃胃中虚冷故也。阳明反无汗，小便自利，二三日呕而咳，手足厥冷，必苦头痛寒邪发于外也。阳明但头眩不恶寒风气攻内也，能食风也，而咳必咽痛胃也，此风气攻于内也。又呕多未入府也，虽有阳明证，不可攻，攻之心下满硬邪气消灭尚浅；不可攻，攻之利遂不止者死正气脱也。阳明虽汗出不恶寒，其身必重，短气腹满而喘，有潮热，虽脉迟，此外欲解，可攻里也，大便硬者，承气主之；不硬者，不可攻之。阳明自汗，禁发汗；小便自利，禁利小便，为重亡津液也。

少阳　胸胁痛而耳聋口苦，舌干，往来寒热而呕，尺寸脉弦，禁下、禁汗、禁利小便，治宜和解。耳聋目赤，胸满而烦，不可吐下，吐下则悸而惊吐则气虚，下则血虚，邪在半表半里故也。若脉弦细者，邪渐传里也，不可汗，汗之则谵语，调胃承气汤主之。

太阴　腹满咽干而吐，食不下，自利不渴，时腹自痛，尺寸脉沉细，自利不渴寒也，当温之，四逆也。若下之，必作痞，若头痛风也四肢风淫未入阳微表邪少也阴涩里和也而长阳也，以阴得阳则解者为欲愈，名曰中风，脉浮者可汗，宜桂枝。太阴禁下。本太阳病，医反下之，因而腹满时痛表邪乘虚传太阴也属太阴，桂枝加芍药主之。大实痛者，桂枝加大黄主之。若脉弱，其人续自便利，设当行大黄芍药者，亦宜减之。脉弱者，胃气尚弱易动利也。

少阴　口燥舌干而渴，或口中和而恶寒，尺寸脉沉，始得之反发热少阴病当无热恶寒，反热者邪在表也，脉沉者，麻黄附子细辛汤汗之，若细沉数，病为在里，不可发汗，汗之亡

阳，里虚故也。尺弱涩，复不可下，虚也。若脉紧紧寒也至七八日传经时也自下利，脉暴微寒气得泄手足反温，脉紧反去阳气缓，寒气去也者为欲解，虽烦下利，必自愈。若利自止，恶寒而蜷卧寒极而阴胜也，手足温，阳气复者，可治。若恶寒蜷卧，自烦欲去衣者，亦阳气得复也，可治。少阴中风，阳脉微表解也阴微里和也者，为欲愈，若吐利手足不冷阳气不衰反发热者不死，脉不至者，灸少阴七壮。凡少阴之为病，脉微细但欲寐也，若脉阴阳俱紧寒也，法当无汗。反汗出者，亡阳也，法当咽痛而复下利。少阴病但厥无汗热行于内而强汗之，必动其血，上出，名下厥上竭，为难治。少阴恶寒而蜷而利，手足冷者阴极无阳不治，若吐利四逆寒甚也烦躁阳欲绝也者不治。若利止水谷竭也而头眩时时自冒阳气脱也者死。若六七日息高生气绝死。治法，邪在表汗之，口中和、背恶寒与下利，当温之；若下利便脓血者，桃花汤主之；心中烦，不得卧者，黄连阿胶汤。

厥阴　厥阴烦满囊缩，尺寸脉微缓，若浮缓而囊不缩，外症又发热恶寒似疟者，欲愈，桂枝麻黄各半汤；若尺寸沉短者，囊必缩，毒气入脏，承气汤下之；若手足寒，脉细欲绝者，当归四逆汤主之。久有寒，加茱萸、生姜。伤寒六七日，大下后，寸脉沉而迟，手足厥逆下焦气虚，阳气内陷下部脉不至，咽喉不利，唾脓血亡津液成肺痿，泄利不止大虚也者为难治，与麻黄升麻汤。伤寒本自寒下邪自传里为本，医反吐下之损伤正气，寒格吐也为逆，吐下，与干姜黄芩黄连人参汤。又云：厥阴为病，消渴，气上冲心，心中疼热，皆热□矣，饥不欲食胃虚客热，食则吐蛔胃中无食则动，此热在厥阴也，下之利不止胃虚也；若中风脉微浮，为欲愈，不浮为未愈，禁下、禁汗。

时行疫疠十一

时行者，春应暖而寒，夏应热而凉，秋应凉而热，冬应寒而温，是以一岁之中，长幼之病俱相似也。疫者，暴厉之气是也，治法与伤寒不同，又不可拘以日数，疫气之行，无以脉论。

春应温，而清折之邪在肝，身热头疼，目

眩呕吐，长幼率似，升麻葛根解肌类也。

夏应暑，而寒折之邪在心，身热头疼，腹满自利，理中汤、射干半夏桂甘汤也。

秋应凉，而热折之邪在肺，湿热相搏，多病黄疸，咳嗽喘急，金沸草散、白虎加苍术；发黄，茵陈五苓。

冬应寒，而温折之邪在肾，多病咽痛，或生赤疹，喘咳挛痛，姜蕤汤、升麻葛根汤；咽痛，甘桔汤、败毒散之类。

湿暍痉十二

湿家，一身尽疼，发热，身色如熏黄。又太阳病，关节疼痛而烦□内流也，脉沉而细，此名湿痹。其候大便反快，小便不利，头汗，背强寒湿相搏，反欲近火，寒湿在表，若下之早则哕而胸满伤动胃气，小便不利下后内虚也，舌上如苔，以丹田有热，胸上有寒，渴欲得水而不能饮，则口烦躁也。湿家下之额上汗出微喘，小便利者死，下利不止者亦死。又有身上疼，面黄而喘，头痛鼻塞而烦阳也，表也，脉大阳也，自能饮食，腹中无病不在内也，病在头中，内药鼻中则愈，湿宜利小便。

风湿，一身尽疼，日晡热剧，风也，脉浮身重，恶风汗出，此先客湿而后感风也，治宜麻黄薏苡仁杏子甘草汤，又宜五苓散。

湿温，吐利，大烦大渴，冷汗转筋，但尺脉沉弱，手足微厥，先伤于湿，因而中暑，治宜五苓。又胫冷胸满，头目痛，妄言，多汗，阳脉濡弱，阴脉小急，治宜茯苓白术汤、白虎加苍术汤，忌汗，汗之暍死。

暍，发热恶寒，身重，脉弦细芤迟，小便已洒然毛耸，手足冷，劳则热，口开，前板齿燥，白虎加参；小便不利及赤，五苓散；不恶寒，竹叶石膏汤；昏愦不省，葱饼熨法。中暍之候，自汗面垢，烦热，脉虚，若脉洪浮，伏暑也，宜辛温散之。若病如痫者，风暑也。

痉，状与伤寒相似，但项背反张强硬，口禁，如发痫状，头摇，此太阳中风，重感寒湿而然。无汗，脉弦长劲急，名曰刚痉，为表实感寒也，治宜葛根麻黄，便秘宜大承气；有汗，脉迟濡弱弦细，名曰柔痉，为表虚感湿也，治宜桂枝瓜蒌葛根汤，便秘宜大承气，二症通用

小续命。大发湿家汗，亡阳亦作痉。

寒热往来十三

往来寒热者，日至四五套或十套也，皆正邪分争也。

表也，寒热，热多寒少，无里证，宜桂枝麻黄各半汤。

半表半里也，寒热宜小柴胡，有里证宜大柴胡。

亡阳也，脉微弱，热多寒少，不可汗，宜桂枝二越婢一汤。

血少也，尺脉迟涩，热多寒少，宜建中汤加芪。

已汗已下，寒热往来者，桂枝干姜汤。

恶寒十四

不待风而寒，虽身大热而不欲去衣，厚衣犹言冷也，向火不能遏其寒。又云：身大热不欲去衣，表热里寒也；身大寒不欲衣者，表寒里热也。

有虚实之别：汗出恶寒表虚也，可解肌；无汗恶寒，表实也，可汗。

有阴有阳之别：恶寒而蜷，脉沉细而紧者，发于阴也，可温之；寒热相继者，发于阳也，可发汗。

有气虚，因吐下、因发汗后，反恶寒，脉微弱，宜芍药附子甘草汤。

背恶寒十五

有阴盛阳盛。

阴寒气盛，阳气不足则口中和也，处以附子汤。

阳气内陷，阴气不足，口中干燥，白虎加参，复津液。

恶风十六

见风至则恶矣，得以居密室帐中则坦然自舒无畏，或扇或当风则淅淅然而恶矣。

又云：天本无风，病人自恶，谓恶风而皮毛粟起也。盖三阳有恶风，三阴并无也。

有伤寒、中风之别：无汗伤寒，有汗中风。

有亡阳、风湿之别：发汗多，亡阳，漏汗不止，外不固也，以附子桂枝汤，温经固卫也。风湿相搏，骨节烦疼，湿胜，自汗腠理不密恶

风也，以甘草附子汤。

发热十七

日三四五发者，滑之发热。寅卯太阳表也，桂枝麻黄；巳午少阳，柴胡。

热在外也，若翕翕覆热而不炽，即风寒怫郁阳气所致。

热在内也，若火之蒸灼然而热，即阳气下陷入阴中，热先自里而表。

表里俱热，则半表半里也，但热有轻于纯在表者也。

不治证

阴阳俱虚，热不止者死。

下利热不止者死。

汗后复热而脉躁疾，狂言不能食，名曰阴阳交死，乃肾虚感邪，则阴邪与真阳交合，伏入于心包络之间。先用三黄泻心汤加参附三服，和其心包。病若静，次用知母麻黄汤三服，开泻心包之邪。又次用竹叶石膏汤，复其津液。

潮热十八

一日一发，止于未申之时，属阳明也，可下之，热已入胃故也。

烦热十九

无时而歇，非被发热时发时止。

烦热与发热，二者俱表也。

曰病人烦热汗出而解；又曰发汗已解，半日许复烦，再与桂枝汤；又曰，服桂枝反烦不解，先刺风池、风府，再与桂枝。

汗后热二十

发汗不入格病不解，宜再汗，汗后再伤风寒而热，宜再汗。

汗后温温而热，脉弦小而数，有余热也，宜和解之。

汗后温温而热，脉静身无痛处，虚热也，宜平补之。

汗后温温而热，或渴，或胸满，或腹急，有里证，脉沉数，宜下之。

自汗二十一

风邪干卫，自汗表虚，脉浮而无力，桂枝和之。

暑邪干卫，中暍自汗，恶寒身热而渴，脉虚，白虎主之。

湿邪干卫，多汗而厥，脉濡沉，此其风湿甚者，白虎加苍术。

风湿自汗，脉弦，宜葳蕤汤，彻其热也。

寒渐入里，传而为热，亦使自汗。以上皆表邪未解也。

湿不止而恶风自汗亡阳，脉沉细，宜桂附汤温经，此表之虚也。

阳明发热，其汗如雨，则胃汁内干，急下之，下迟津液内涸，黑斑而死。

自汗脉沉数有力，宜下之。

柔痉自汗，脉沉，宜小续命，散其风邪。

霍乱自汗，脉细紧，宜四逆回阳也。

少阴病反自汗，脉沉细，宜四逆汤，补其肾也。

不治证

汗出发润及如油，或大如贯珠，著身出而不流者死。

发湿温汗，名曰重暍死。乃人素有湿，因而中暑，暑温相搏。

自汗属太阴脾经，脾之真气随汗而泄，复以热药汗之，两热相攻，热旺脾脱，口不能言，而耳聋身不知痛，身青面变而死，有白虎加苍术，救其在表里者，可保十死一生。

盗汗二十二

睡中出，曰盗汗。

盗汗，邪气在半表半里也。

睡则卫气行于里，乘表中阳气不密，故自汗；觉则气散于表，故汗止。

头汗二十三

头汗，邪热内蓄不得越，蒸于阳经，且头汗为里虚表实，玄府不开则阳气上蒸于头。头汗则五脏枯干，心包络中空虚，至此则津液竭也，切勿下之，下之则肠胃真气大泄，津液外亡，故曰重虚，凡头汗忌下。

一表也，头汗，往来寒热，宜柴胡桂枝干姜汤。

一半表半里，头汗，名曰阳微结，则阳气衰而肠胃燥，大便秘结矣，宜小柴胡，次与脾约丸润之。

又有胸胁满微结，小便不利，呕而渴，但头汗，往来寒热，及微恶寒、手足冷、大便硬，脉细，亦是也。

一里也，头汗，名曰纯阴结，不热但烦渴，便秘不通，宜大柴胡下之。不热者，热在内。

热入血室，头汗，谵语，宜小柴胡加生地黄。

瘀热在里，渴而小便不利，发黄，头汗，宜茵陈五苓散。

阳明病，心下懊侬，宜栀子豆豉汤，吐其胸胃之邪也。

水结胸，头汗，心下紧满，宜小半夏加茯苓。

寒湿相搏，头汗，欲得被覆向火。

阳明被火。

虚烦。

不治证

小便不利，头汗者死阳脱也。

湿家误下，额上汗，微喘者死阳脱也。

手足汗二十四

手足汗，属阳明胃。

热聚于胃，是津液旁达，必大便硬，或谵语，可下。

寒中于胃，阳明中寒，不能食，小便不利，大便初硬后溏，不可下。

无汗二十五

邪在表无汗，六脉浮而有力。

太阳无汗，脉浮紧，宜麻黄。

阳明无汗，小便利，呕而咳，手足厥逆。

刚痉无汗，脉弦，宜葛根汤。

邪内传：

阳明无汗，小便不利，心中懊侬，发黄。

伤寒发热无汗，大渴，无表证，白虎加人参主之。

冬阳明无汗，脉洪实，下其热也。大便不通，口噤胸满者，下之。潮热谵妄，便秘，脉沉数而洪大，下之。

太阴无汗，脉沉细，宜桂枝汗之。

少阴无汗，脉沉，宜四逆温之。

厥阴病无汗，脉微缓，宜桂枝麻黄各半汤，以和其荣卫也。

水饮内蓄而不行，则津液不足，心下满微痛，小便不利。

亡阳无汗，阳虚则津液少，脉浮而迟，其身必痒，又云宜桂枝麻黄各半汤。

阴阳易无汗，脉紧则阳虚，无阳作汗，宜烧裈散、鼠屎汤以和之。

不治证

热病脉躁盛，不得汗者，阳之极也，死；尽药三剂，发汗不出者死。

头痛二十六

三阳俱头痛。太阳脉浮，葛根葱白汤；少阳脉弦，柴胡汤；阳明脉长，承气汤。

三阴无头痛，惟厥阴脉会于巅，有头痛、干呕、涎沫，吴茱萸汤主之。

小便清者，热不在里，可发散之。

不大便者，有热头痛，可下之。

不治证

真头痛，甚入连于头脑，而手足冷者死。

项强二十七

表邪也，太阳证。

痉亦项强，因太阳中风加之寒湿，宜发散之。

结胸项亦强，如柔痉状，宜大陷胸丸下之。

头眩二十八

眩者非玄，而见其玄。

眊者非毛，而见其毛。

眴者，目摇动也。

运者，运转，世谓之头旋。

冒者，蒙冒，世谓之昏冒。

皆阳虚也。

风亦头眩。

不治证

胸满二十九①
胁满三十②
心下满三十一

虚气上逆也，旋复代赭石汤主之。痞与泻

————

① ②缺原文。

心不解，渴而小便不利为水饮内蓄，五苓散主之，泻心汤并治痞虚气。

不治证

结胸证悉俱而加之烦躁者死，邪胜也。

脏结亦如结胸，邪结于阴也。寸脉浮而关小细沉紧，饮食如故，而阴结阳不结也。时自利，是阴乘阳虚而下也。舌上白苔滑者难治，白苔寒多也。脏结，于法当下，若无阳证寒热，其人反静，苔滑，不可攻也，宜刺关元，小柴胡汤也。

又，病人胁下旧有病，连在脐旁，痛引小腹入阴筋者死，积与真脏气结也。

腹满并痛三十二

大满大痛，或潮热大便不通，腹满不减者，实也，可下之。曰阳热为邪者，腹满而咽干，方可下之。又曰，痛而不满为实，宜大柴胡、承气辈下之。满而且痛，内外表里俱有证，宜桂枝加大黄汤，以和其内外，以上皆热病也。

有冷痛者，痛而大便利，手足冷，恶寒，脉细，面青者，温之，四逆也。

有下寒上热者，腹中痛，欲呕吐，黄连汤主之。

腹满不痛或时减者，为虚。此虚寒从上下也，当温之。盖虚气留滞，亦为之胀，比之实但不坚痛为异，宜桂枝半夏汤、小建中汤，以和之。又曰，阴寒为邪者，腹满而吐，食不下，自利益甚，时腹自痛，属太阴也，可温之。

汗吐下后胀满

发汗后不解，腹满痛者，急下之。

发汗后腹胀满是膀胱虚也者，厚朴生姜甘草半夏人参汤主之。此因表邪发散去津液少，胃主津液，胃虚不能宣布诸气，当温散之。

吐后腹满者，邪气不去，下传入胃，承气主之。

太阳病反下，因而腹满时痛，桂枝加芍药主之。大实痛，桂枝加大黄主之。伤寒下后，腹胀心烦，卧不安，热乘虚，郁于中，气不得上下，栀子厚朴汤主之。

小腹满三十三

谓脐下满也，是在上而满者，气也；是在下而满者，物也。小腹下，溺与血也，若从心下至小腹皆硬满而痛者，实也，大陷胸汤下之。但小腹硬满而痛，小便利者，蓄血之证，曰热结膀胱，其人如狂，桃仁承气主之。小便不利者，则是溺涩之证，此皆邪气聚于下焦，津液气血不行，留滞故也。

虚烦三十四

谓心中郁郁而烦也。烦者，热也。欲吐不吐，心中无奈。胸中烦、心烦、虚烦，三者皆邪热传里，心烦喜呕，胸中烦不喜呕，小柴胡主之。

少阴病二三日，心中烦，不得卧，黄连阿胶汤主之。少阴病，胸满而烦，猪肤汤主之。以上皆彻热而和解也。如作膈实者，可瓜蒂散叶。如不因汗吐下，实也，可以重剂吐之。

足阳明病，不吐不下心烦者，实也，可下之。

又伤寒二三日，心中悸而烦者，虚也，与小建中汤补之。大抵先烦而悸者，热也；先悸而烦者，虚也。如因吐下汗后而烦者，虚也，可以轻剂吐之，则是内陷之烦也，栀子豉汤主之，少气者加甘草，呕者加生姜，腹满加厚朴。凡药大下后，热不去微烦，加干姜。

烦躁三十五

烦而扰，扰而烦，阳也，为热之轻者。烦躁谓先烦而渐至躁也；躁为愤躁而躁，阴也，为热之重者。躁烦谓先躁而后烦者也。

有不烦而躁者，怫怫然便作躁闷，此为阴盛格阳也。虽大躁欲于泥水中卧，但饮水不得入口者是也，治宜温之。

有邪气在表而烦躁者。太阳中风，脉浮紧，不汗烦躁，大青龙主之。曰当汗不汗，其人烦躁。

有邪气在里而烦躁者。大便六七日绕脐痛，烦躁发作有时，此燥屎也，可下。有火劫而烦躁。太阳病，以火熏之，大热主胃。

有伤寒乍解，胃气尚弱，强食过多，因而烦闷，胃脉浮洪，宜损谷。

有因虚而烦躁。阳微发汗，躁不得眠。下后复发汗，昼夜烦躁不得眠，夜则安静，不渴不呕，无表证，身无大热，脉沉微，姜附汤主之。发汗若下之烦躁，病仍不去者，茯苓四逆主之。

汗、吐、下，脏腑俱虚，余热相协，因虚而烦，以身不疼、脉不紧不数，宜补其虚。

有阴盛而烦躁。少阴吐利，手足冷，烦躁欲死，茱萸汤主之。

不治证

结胸证悉俱，烦躁者死。

发热下利，厥逆，躁不得卧者死。少阴病，吐利烦躁，四逆者死。少阴恶寒而蜷，四逆脉不出，不烦而躁者死。

少阴六七日自利，复烦躁不得卧寐者死。

懊憹三十六

谓郁闷不舒畅也，无奈也，比之烦闷而甚。

由下后，表邪未解，阳邪内陷，结伏于心胸之间，邪热郁于胸中，宜栀子豉汤吐之。

或发汗吐下后，及阳明病下之，其外有热，手足温，不结胸，饥不饮食，头汗，邪热结于胸中，宜承气茵陈下之。

阳明下之，胃中有燥屎，及阳明病无汗、小便不利、心懊憹，必发黄。

不得眠卧三十七

眠者，常睡熟也。不得眠者，虽睡不熟，且安静不烦也。卧者，欲睡着而复醒也。不得眠者，欲安卧而烦闷不能安也。二者皆由汗吐下而生。胃虚则不得眠。心虚则不得卧。汗吐下后不得眠，栀豉主之。日烦夜静，姜附主之。

不眠。少阴病，心烦不得眠，宜黄连阿胶汤。大热错语不眠，宜黄连解毒汤。下利而渴不眠，宜猪苓汤利其水。吐下后，虚烦不得眠，酸枣仁汤导其热。

下后不眠同前。

不卧。身热目疼，不卧有汗，宜桂枝柴胡汤；无汗，宜麻黄加白虎。误服青龙，汗多亡阳，先与防风白术牡蛎散，收其汗，次用小建中，养其心血。风温误汗不卧者死。热病余热入心包络，不卧，宜知母麻黄汤小汗之，次用小柴胡乌梅栀子汤，散心经之热，差后阴未复不卧，宜栀子乌梅汤。

喜眠三十八

一忽又一忽，终日睡着沉沉不醒，惟狐惑二证有之，乃因下利后，内热乘虚生虫，杀人甚急，宜桃仁汤，黄连犀角汤。

终日终夜常眠不寤，惟少阴下后，心肾虚寒，宜四逆温之。

有欲幽静而但不能眠熟，惟百合、风温二证有之。百合因汗下后，内外俱虚，气无以守，心神不宁。汗后成者，百合知母汤；下后成者，滑石代赭汤。吐后成者，鸡子汤；不曾汗吐下，自成者，百合地黄汤。

舌上苔三十九

热也，津液结搏为膜在舌上。

白滑者，邪气初传入里，客于胸中，栀子豉汤主之。

又阳明误下，白苔者，同治。

半表半里者，小柴胡汤主之。

不滑而涩，是结热在里，表里俱热，口大干，舌上干燥，白虎汤加参主之。

黄者热邪入里，可下之。

黑者热极也，死。

不治证

脏结白苔滑者死，其候如结胸，饮食如故，时时下利。

衄四十

热在表也，是经络热盛，阳气壅，重迫血妄行，衄乃自解，忌汗。

不治证

衄，头汗出，身无汗，死。及汗出不至足者死。

发衄家汗，则额上陷，脉紧急，直视不得眴，不得眠。

少阴病，但厥无汗，强汗之，因致衄者，难治，名曰下厥上竭。

哕四十一

噎者，但胸喉间气塞不得下通然而无声也。

哕者，吃吃然有声也。二者皆胃受疾也，趺阳浮为噎，滑为哕。噎者，胃虚水寒相搏，宜小青龙去麻黄，加附子；哕者，因大吐大下，胃虚之极也，此妄下之过，多不治。

又有热气拥，郁气不得通而成，轻者，有和解之证，重者，有攻下之候，非比大下后。

不治证

太阳中风，以火劫发汗，阴阳俱虚竭，身体枯烦，头汗至颈而还，腹满微喘，口干咽烂不便，谵语至哕者死。

又不屎腹满加哕者死。

咳四十二

咳，嗽也，肺主也。肺主气，形寒饮冷则伤之，使气上而不下，逆而不收，冲击膈咽，令喉中如痒，习习如梗，治宜发散。小便利者，不可发汗，发汗则四肢厥冷。咳而发汗，蜷而苦满，腹复坚为逆。

肺寒而咳者，皮毛之寒内合饮食之寒，则为咳嗽。

停饮而咳者，伤寒表不解，心下有水气，干呕发热而咳，小青龙主之，此为水饮与表寒相合也。

又有少阴病，腹痛小便不利，四肢沉重痛，自利，此为有水气，其咳者，真武主之，此为水饮与里寒相合也。表传里而咳者。

少阴病四逆，其人或咳，四逆散加干姜、五味子主之，此为阴邪动肺而咳也。

少阴证，其人或咳者，小柴胡去参，加干姜、五味子，此为阳邪动肺而咳也。

不治证

脉散者死，是心火刑于肺金也。

喘四十三

喘，肺主也。谓气逆而上行，息数、气急、张口、抬肩、摇身、滚肚。

有邪气在表而喘者，心腹必濡而不坚。

太阳恶风无汗而喘，桂枝加厚杏汤主之。

喘而汗出者，邪气在里也，且邪气内攻，气逆不利而喘，以葛根黄芩黄连汤以利之。

汗出而喘者，邪气在表也，邪气外盛，拥遏诸气不利而喘，与麻黄、杏子、甘草、石膏以发之。

有里证而喘者，心腹坚满短气，有潮热，此外欲解，可攻里也。

有水气而喘者，心下有水气，干呕发热

咳或喘，小青龙去麻黄，加杏子主之。

又水停心下，则胸膈满而喘，宜利其小便。

不治证

直视谵语喘满者死。

身汗如油，喘而不休，肺绝也，死。

因药下之，泻止而喘者，气已脱也，死。

喘而噫者死。

喘而四逆者死

喘而鱼口者死。

喘而口闭面里者死。

吐呕四十四

吐，物出也，胃中虚冷。吐血有热毒，宜犀角地黄汤；有虚寒，宜理中汤。

呕，有声也。干呕有寒，宜姜附；有热，宜五苓；有水气，宜小青龙也。

有热呕者，呕而发热，少阳证具及呕不止，心下急，郁郁微烦，宜大柴胡。

有寒呕者，膈上有寒饮干呕者，不可吐，宜温之，呕涎沫头痛，茱萸汤主之。

有停饮呕者，先呕后渴，此为欲解；先渴后呕，为水停心下，此属饮家。

有胃脘有脓而呕者，不须治，脓尽自安。

表邪传里必致呕也，阴不受邪而不呕也。呕家用半夏以去其水，用生姜以散其逆气。

呕多，虽有阳明证，不可攻之，谓邪气未收敛也。

不治证

呕而脉弱，小便微利，身有微热见厥者死，此虚寒之甚也。

悸四十五

悸，心忪也，惕然动而不安矣。

有停饮者，饮水多必心下悸，心火恶水，心不安也。凡治悸者，必先治饮，以水停心下，散而无所不至。浸于肺则喘咳；浸于胃则哕噎；溢于皮肤则肿；渍于肠间则利下，可以茯苓甘草汤治之。有气虚者，由阳明内弱，心下空虚，正气内动，心悸脉代，气血内虚也，宜炙甘草汤补之。

又伤寒二三日，心悸而烦，小建中汤主之。

少阴病四逆或悸，四逆加桂五分主之。

有汗下之后，正气内虚，邪气交击，又甚于气虚者也。

太阳病发汗过多，其人叉手自冒，必心下悸。

又太阳病，若下之，身重，心下悸者，不可发汗。

少阳病不可吐下，吐下则悸而惊。又少阳不可汗，汗则谵语，此属胃，胃和则愈，胃不和则烦而悸，治法宜镇固之或化散之，皆须定其气浮也。

渴四十六

渴，热也，在里也。

渴小，热小，宜五苓散；渴大，热深，宜白虎加参。

舌干咽焦，乃肾汁干也，可急下之，肾经上属舌本，盖热入，肾水为所烁，无以灌注咽喉，失下则舌焦而死矣。

振四十七

振，谓森然，若寒耸然，振动皆虚寒也。至于欲汗之时，其人必虚，必蒸蒸而振，却发热汗出而解，比战为之轻者。

下后复发汗，必振寒者，谓其表里俱虚也。亡血家发汗则寒栗而振，谓其血气俱虚也。

发汗过多亡阳，经虚不能自主持，故身为振摇也，宜茯苓桂枝甘草白术汤。

有振振欲擗地者，真武汤主之。二者皆温经益阳滋血助气。

战栗四十八

战者，身摇，外也。栗者，心战，内也。微则振，甚则战，又甚则栗。其人本虚，邪与正争。邪与外正气争则战，邪与内正气争则栗。

四逆厥附四十九

四逆，四肢厥冷也。

若手足自热而至温，自温而至厥，传经之邪也。治宜寒冷四逆散，柴胡、芍药、枳壳、甘草。

若始得之手足便冷而不温，而阳气不足，阳经受邪，宜四逆汤温之，姜附是也。

厥，厥冷甚于四逆也。厥有阴阳气不相顺接。

先热而后厥者，热伏逆于内也，阳气内陷也。

阳厥，身热便秘，宜下之。

先厥而后热者，阴退而阳气得复也。

阴厥，逆冷脉沉细，宜温之。

若始得之便厥者，则是阳气不足，阴气盛也，主寒多矣。

厥小热多，其病则愈；厥多热小，其病为逆。至于下利，先厥后热，利必自止，阳气得复，见厥复利，阴气还胜，有邪结胸中，阳气不得敷布而手足冷，当吐之，为阴盛矣，加之恶寒而蜷，阴极也。

不治证

少阴病，恶寒身蜷而利，手足厥冷者，不治。

又少阴病，但厥无汗，不当发汗，强发之则真阳之气绝，阳无所养，血上溢矣。故两足逆冷，名曰下厥上竭，尺脉得微有，宜脐下灸千壮，服回阳辈，脉不回，人不省死。

郑声五十

郑声，乃声转而不正也，以身凉脉小，自利不渴而多言者，为郑声，虚也，宜凉补之。

谵语，乃妄有所见而言，皆真气昏乱，神识不清之所致。

并热在胃中，上乘于心也，有言语差谬，睡中呢喃，独语不休乱言，皆热，分轻重。

有被火劫谵语者，大热入胃中，水竭水燥，又腹满微喘，口干咽烂不便，久必谵语。

有汗出谵语者，风也，须过经，可下之。若下之早，言语必乱，以表虚里实故也。

有下利谵语者，有潮热谵语者，皆胃中有燥屎，可下之，承气场。

有下血谵语者，热入血室，当刺期门，宜小柴胡、桃仁承气辈。

有三阳合病谵语者，腹满身重，难以转侧，口中不仁，面垢遗屎。

有发汗多，亡阳谵语者，不可下，以桂枝柴胡汤，和其荣卫也。

不治证

脉短者死。

逆冷脉沉细者死。

上气喘满直视者死。

自痢下夺者死。

短气五十一

短气，乃气急而短促，呼吸频数而不能相续，似喘而不能摇肩，似呻吟而无痛，腹心满胀而短气者，里也，实也。又短气不足以息者，实也，十枣、陷胸也。心腹濡满而短气者，表也，虚也。

有水饮短气者，食少饮多，水停心下，宜五苓。

摇头五十二

摇头，有摇头言者，里痛也，痛使之然。

有口噤背反张者，痉也，风使之然。

不治证

有形体如烟熏，头摇直视，此心绝也，乃阴极阳无根矣，死。

瘛疭五十三

瘛疭，瘛者，筋脉缩急也。疭者，筋脉伸缓也，伸缩不止，俗曰发搐，并邪热盛也，热盛则风搏并经络。风主动，四肢动而不宁，若以祛风涤热治之办有可生，若妄加灼火发表之药则死矣。

不仁五十四

不仁，谓不柔和，不知痛痒，不知寒热也。

由气血虚少，邪气壅盛，正气不能通行而致也。

直视五十五

直视，视物而目睛不转动也，能转动者非也。

直视为不治之疾，有正气已脱，邪气极盛也。

有目中小了了，睛不和者，无表里证，大便难，身微热者，此内实也，可下之。

郁冒五十六

郁冒，昏迷也。郁则气不舒，冒则神不清。

由虚极向乘寒，如少阴病下痢止而头眩而冒者死，此虚极也。

动气五十七

动气，脐旁筑筑然动跳也。

由真脏之气虚发动也，虽有攻里发表之证，不可汗下。

肝内证，脐左有动气；肺脐右；心脐上；肾脐下，并按之牢，若痛，必待问而知。

自利五十八

自利，有热，肠垢也。有寒，鸭溏也。有湿毒，利脓血也。

有合病自利：

太阳与阳明合病，必自利，在表也，以葛根汤发之。

太阳与少阳合病，必自利，在半表半里也，以黄芩汤和之，呕加半夏。

阳明与少阳合病，必自利，邪入府也，以承气下之。

有热利者，不应下而下，表邪乘虚入里，内虚协热遂自利。又下利欲饮水者，热也。发热复重，泄色黄赤者，热也。大热内结，注泄不止，治宜寒疗，结伏虽除，以寒下之，又热则分利之。

有寒利者，自利不渴属太阴，以脏寒故也。又小便色白，少阴病形悉俱，寒也。又恶寒脉微，自利清谷，寒也。并宜理中温之。又大寒凝内，久痢溏泄，绵历岁年，宜热下之。

有湿毒利，脓血，宜地榆散。

有结积利者。

少阴病自利清水，心下必痛，口干燥，必下利，三部皆平，按之心下硬，或脉沉而滑，或不欲食而谵语，或作复年月，宜攻之、逐之。

治下利，虽有表证，不可发汗，为邪内攻，走津液而胃虚，表之必胀满。

不治证

下利身虽凉，脉小为顺，身热脉大为逆，下利脉反实者死。

发热下利至甚，厥不止者死。

直视谵语下利者死。

手足厥冷无脉，灸之不温，脉不还者死。

少阴证自利，复烦躁不得卧寐者死。

以上皆邪拥盛，正气下脱而死者也。

曰六腑气绝于外，手足寒；五脏气绝于内，下利不禁。

又下利右关脉弦者死，是胃虚不胜也，治

以理中辈，得胃脉缓者生。

又伤寒六七日，脉迟下利而热，当与黄芩汤彻其热。

腹中应冷当不能食，今反能食，名曰除中，死。能食者是热，热未去也，此脾经邪热未去，而胃气去矣。

筋惕五十九

筋惕，跳也，肉瞤动也。

由发汗过多，津液枯少，阳气大虚，筋肉失养。

太阳病脉微弱，汗出恶风，不可服青龙，服之则筋跳肉动。

又太阳病发汗，汗出不解，仍发热头眩，身动振振欲擗地，真武主之。动气在左右不可汗，汗出头眩身动，治宜温经益阳。

有吐下后发汗，表里俱虚，此又甚也。

吐下后发汗，虚烦，脉甚微，八九日心下痞，胁下痛，气上冲咽喉，眩冒，筋脉动惕，久而成痿，此逆甚也。

又太阳病发汗复下之，肤动胸烦，面青黄者，难治。此阳气太虚也。若面黄手足温者，易治，此阳气复也。

热入血室六十

热入血室，血室乃经脉留止之处，血海也，冲脉也。

男子由阳明内热，方得而入，感则下血谵语。

妇人由太阳经便得，而入则有月水适来适断为异。

中风发热，经水适来，热除脉迟，胸胁下满如结胸状，谵语，此乃邪留于胸胁不去，当刺期门。

中风七八日，经水适断，寒热有时如疟，此乃血不行也，小柴胡散之。

伤寒发热，经水适来，昼日明了，暮则谵语如见鬼，以血自下无留，邪热随血散，必自愈也。

发黄六十一

发黄，由湿热相交也，主在脾经。

有热盛而发黄者，身黄色如橘子，甚者染衣如柏。

阳明病无汗，小便不利，必发黄。

又头汗，身无汗，小便不利，渴饮水浆，此为瘀热在里也，茵陈汤、五苓散。

又有内热已盛，被火者，亦发黄也。

邪风被火热，两阳相熏灼，其身黄也。

伤寒身黄发热者，此外热也，宜栀子柏皮汤以散之。

有湿黄者，身如熏黄，虽黄而色暗不明也。

伤寒发汗后，身目为黄者，寒湿在里不解故也，

有蓄血下焦，身黄者。脉沉结，小腹硬，而小便自利，如狂，宜抵当汤下之。

不治证

寸口无脉，鼻气出冷者，死。

体如烟熏，直视摇头，为心绝也，死。

环口黧黑，柔汗发黄，为脾绝也，死。

狂六十二

狂，谓少卧不饥而自高贤也，自辨智也。曰重阳者狂，重阴者癫，由邪热至极也，宜大下之。

又有热在下焦膀胱，如狂而未至于狂，但卧起不安耳。

又狂见蓄血，下焦蓄血亦狂也。

不治证

狂言目反直视，肾绝也，死。

汗出复热，狂言，不食，为失志，死。

霍乱六十三

霍乱，谓邪在上焦则吐；邪在下焦则下利；邪在中焦，胃气不治，为邪所伤，阴阳乖隔，遂上吐而下利。若呕吐而利，谓之吐利；躁扰烦乱，谓之霍乱。

伤寒吐利者，邪气所伤也。霍乱吐利者，饮食所伤也。其有兼伤寒之邪，内外不和者，加之头痛发热，热多欲饮水者，五苓散主之。寒多不欲饮水者，理中汤主之。理中加减：脐上动者，肾气动也，去术加桂；吐多者，去术加生姜辛散也；悸者，加茯苓，以导其气也；寒加干姜温也；腹痛加参以补之；腹满者，此胃气壅也，去术甘令人满也，加附辛以散壅；

吐利止而身痛者，宜桂枝汤，以和之，吐利寒热，手足冷与下利清谷，脉微，四逆汤主之。

不治证

干霍乱者，死。乃躁扰不安，喘胀不得吐下者也。

蓄血六十四

蓄血谓血结下焦不行也。

由太阳随经瘀血在里，血为热所搏。

太阳病七八日，表证仍在，脉微而沉，反下，结胸，其人如狂，以热在下焦，小腹当硬满，小便自利者，蓄血也，抵当主之。小便不利，非血蓄也，是津液内结也。

又阳明病，其人喜忘，屎虽硬，其色必黑，亦蓄血也。喜忘者，瘀血也，此又甚也，轻则桃仁承气，重则抵当丸下之。

又如病人无表里证，发热七八日，虽脉浮数者，可下之。假令已下，脉数不解，浮则伤气，下后脉浮是荣间热去而卫间热在矣；数则伤血，下后脉数是卫间热去而荣间热在矣。合热则消谷善饥，邪热不杀谷也。至六七日不大便者，瘀血也，抵当汤主之。

凡看伤寒，先观两目，次看口舌，又次以手自心下至小腹按之，如觉有满硬者，审之问之而治之。

劳复六十五

劳复，谓差后血气未平，余热未尽，劳动其热，热还经络复作也。

脉当浮数而硬，若余热未除再热者，则非劳复也。

治法非比伤寒次第，可速下之。曰大热差后劳复者，栀子豉汤主之，若有宿食加大黄。又曰，劳力而耳热者，宜柴胡鳖甲散平解之。

过食而热者，宜消之。

又曰，伤寒差后，更发热者，小柴胡主之。脉浮汗之。沉实下之。

又麦门冬汤治劳复。竹叶石膏汤治食复。

易六十六 即阴阳易也，以太病差后，
男女相易而复作也。

易，谓男女相易则为阴阳易，不易自病谓之女劳复，以其内损真气，外动邪热，真虚邪盛，不可治矣。

其证身体重少气乃损真气也，小腹里急，引阴中拘挛，膝胫拘急即气极也，热上冲胸，头重不欲举，眼中生花乃所易之毒气上蒸也。

舌卷卵缩附

舌卷卵缩，谓肝热也。

目瞪六十七

目瞪，伤寒目瞪口噤，不省人事，此中风痉，宜开关吐痰，痰退眼开，观证治之。

伤寒过经，疾退无热，人困不语，脉和目瞪，六脉弦劲，渐作鱼口，气粗者死。

发斑六十八

发斑，热炽也。

舌焦黑，面赤，阳毒也。治宜阳毒升麻汤、白虎加参汤。

冬月大暖，至春发斑，阳脉浮数，阴脉实大，温毒也，治宜承气黄连汤。

狐惑六十九

狐惑，舌上白，唇青，有疮，四肢沉重，忽忽喜眠，因失汗致之。

蛔厥七十

蛔厥，脏寒也，治宜乌梅丸、理中丸。

两感七十一

两感，一日双传，脉沉而大；二日沉长；三日沉弦，在里证宜四逆汤，表证桂枝汤也。

咽痛七十二

咽痛，有少阴有热，宜黄连龙骨汤。有少阴无热，宜四逆散。有口疮，宜蜜渍连汁。

身痛七十三

身痛，有阳，宜麻黄桂枝。有阴，宜真武。有湿，宜术附五苓也。

小便不利七十四

小便不利数，热宜五苓承气，湿宜姜附，寒热宜柴胡桂枝干姜汤也。数宜干姜甘草芍药汤、承气类也。

四证类伤寒 表里附 七十五

伤食，右寸脉紧盛，痞满，又口无味液不

纳谷，息匀。

痰证，呕逆头痛，脉浮而滑，痞满。

虚烦，不恶寒，不头痛，身疼。

脚气，但疾起于脚。

表里附

无表里，至十三日后，大柴胡主之。脉数，不大便，瘀血也，抵当主之；过经不解，承气主之。

表里双见

脉浮大表也，又烦渴小便赤，心下痞，治宜大柴胡、桂枝汤、五苓散。

脉浮紧，咽燥，口苦，腹满而喘，发热汗出，不恶寒而反恶热，治宜栀子豉汤。

脉弦迟细，里也，又有里证，治宜小建中、小柴胡。

误下表未解，下之协热利不止，宜桂枝人参汤。腹痛喘渴，见各门下。

祖按：伤寒第九至此条款，俱系伤寒变证，后有言及伤寒者，乃论杂证中参及之耳。凡治病辨得伤寒明透，则杂症皎然矣。盖伤寒专言足六经：足太阳膀胱经、足少阳胆经、足阳明胃经、足太阴脾经、足少阴肾经、足厥阴肝经。杂症则兼及手六经：手太阳小肠经、手少阳三焦经、手阳明大肠经、手太阴肺经、手少阴心经、手厥阴心包络。此之谓十二经配脏腑也，故分言之，以便览者。

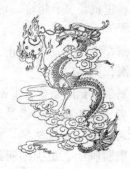

丹溪手镜　卷之中

伤寒方论一附：李论、刘论

李论

太阳证，脉浮紧无汗，名伤寒，宜麻黄汤；脉浮缓自汗，名伤风，宜桂枝汤。

阳明证，不恶风寒，自汗，脉长，宜白虎汤；浮沉按之有力，宜大承气汤。

少阳证，脉弦，宜柴胡汤。

太阴证同前脉沉细，宜四逆；浮宜桂枝汤。

少阴证，脉沉实，宜大承气；脉细沉迟，宜四逆汤；身凉，脉沉细而虚，宜泻心汤；身热而烦躁，二便自利，脉浮洪无力，按之全无，宜附子泻心汤；吐泻不渴，脉微弱，宜理中汤；渴而脉沉有力而疾，宜五苓散；脉沉发热当汗，宜麻黄细辛附子汤；下利青色，口燥，宜下，不渴温之。

厥阴证，脉俱微沉实，按之有力宜下，无力宜温。

刘论

表证宜麻黄汤发之，内证之外者，麻黄细辛附子汤。渍形以为汗，里证依方加大黄下之。

肾外证，脉浮，前方加姜附。内证泄利，后方加同。

肝外证，面青，脉弦，前方加羌活、防风。内证便秘淋溲，沉弦，后方加同。

心外证，面赤，脉浮洪，前方加石膏、黄芩。内证烦心，心痛而哕，脉沉，后方加同。

肺外证，面白，嚏悲，脉浮而涩，前方加桂姜。内证喘咳，脉沉，后方加同。

脾外证，面黄，善噫，脉浮缓，前方加白术、防己。内证腹满，脉沉，后方加同。

羌活汤　治一切伤寒及两感。出刘。

羌活　防风　川芎　甘草　地黄　黄芩各

一两　白术二两　细辛二钱五分

如身热加石膏四钱；腹满加芍药三钱；寒热加柴胡一两，半夏五钱；心下痞加枳实一钱；里证加大黄三钱，邪尽止之。

大羌活汤　治同上方。出李。

防风　羌活　川芎　甘草　黄芩　细辛　独活　苍术　防己　白术　黄连各一钱　知母　地黄各三钱　白芷阳明加之

双解散　混治。出刘、张。

春夏不服麻黄，秋冬不服桂枝。夏不服青龙，冬不服白虎。

桂枝汤　解肌和卫也，治太阳中风自汗脉浮。

桂枝君也，风淫于内，平以辛　芍药　甘草臣也，酸收甘缓　姜枣使也，辛散甘缓，各三钱

此方西北可常行之，惟江淮间冬春可行之。自春末夏至前用，加黄芩，谓之阳旦汤；夏至后，加芩二钱半、知母半两、石膏一两。若病人素虚寒，不必加减。

加芍药一两，治腹痛下后脉浮。

加大黄，治大实腹痛。

加附子一枚，治风湿身疼，又治汗漏不止。

加干姜治已汗已下，又寒热往来。

加瓜蒌、葛根，治有汗柔痓。

加麻黄二钱，杏仁十二枚，治寒热往来，名桂麻各半汤。

加麻黄二分、石膏三钱，治寒热往来，脉微弱，不可汗，名桂枝二越婢一汤。

加厚朴、杏仁，治喘恶风无汗，表也。

去芍药，治下后，脉促胸满。

麻黄汤　治寒邪。

麻黄君也，三钱，散寒　桂枝臣也，二钱，解肌　甘草佐也，一钱，寒伤荣，荣主肝，肝苦急，以

甘缓之 杏仁使也，利气，二十个

加知母一钱五分，石膏三钱，治夏至前后无汗热病。

加杏仁五十枚、麻黄半两、甘草二钱、石膏八钱半，治喘。

加麻黄、薏苡二钱、甘草一钱、杏仁十枚，治风湿相搏身疼。

加麻黄细辛二钱、附子十枚，治少阳证脉沉。

加芍药、葛根、姜枣，治刚痓无汗，名葛根麻黄汤。

解肌汤 治春温，又治疫。

葛根二钱 麻黄三钱 桂枝 甘草一钱 芍药 黄芩二钱 枣同煎。

升麻葛根汤 治春冬时行。

升麻 葛根 甘草 芍药各等分

又治太阳阳明合病自利，葛根一两 黄芩 黄连 甘草各二钱汤，治喘汗出里也。又治误下协热利不止。

阳毒升麻

升麻二钱 犀角 射干 黄芩 人参 甘草各一钱

大青龙汤 治风寒两伤，寒脉浮紧中风证，风脉浮缓伤寒证是也。

麻黄君也，六钱，散寒 桂枝臣也，二钱，祛风 甘草二钱 杏仁四十枚，甘苦助之佐麻黄也 姜枣辛甘之佐桂枝也 石膏使也，是荣卫之气俱和而又专达肌表者也

上一服止，若再服汗多则亡阳也。若脉微弱汗出恶风不可服，服之则厥逆筋惕肉瞤也。大青龙不可误服，误服则厥逆。

小青龙汤 治风寒两伤，加之心下有水气，乃除表里之邪耳。

麻黄君也，发散表之风寒 芍药 五味佐也，寒饮伤肺咳逆而喘，以酸收肺逆也 干姜 细辛 半夏辛热，心下有水，津液不行，则肾气燥，以辛润之，以热散之

若渴者，去半夏，加瓜蒌根。渴者气燥也，瓜蒌根苦寒润燥也。若微利去麻黄，加芫花，水入肠间则利下，不可攻表，芫花下水。若噎者去麻黄，加附子，噎者水寒与虚，麻黄非宜，

附热温气辛散寒。若小便不利、小腹满去麻黄，加茯苓。若喘者去麻黄，加杏仁泄逆气。

大承气汤 治邪结入胃，又治阳明少阳合病自利，治久利热利腹胀。

枳实君也，十枚，苦寒溃坚破结，为之主 大黄使 厚朴臣也，苦湿泄满除燥 芒硝佐以治热

桃仁承气汤 治蓄血。

桃仁五十枚 桂枝 芒硝 甘草六钱 大黄一两三钱

大柴胡汤 治春温。

柴胡君也 黄芩臣也 芍药佐也，苦酸涌泄为阴 枳实佐也，苦寒泄实折热也 大黄使也 半夏姜枣辛散甘缓

小柴胡汤 治春温热多呕，曰胎

柴胡君也 黄芩臣也 人参 甘草佐也，甘平也，邪气传里，里气则不治，甘以缓之，以扶正气而复之 半夏佐也，以辛散之

若胃中热而不呕，去半夏、参，加瓜蒌根。不呕无逆气，故去半夏；人参恐助热，亦去之；瓜蒌根苦寒，以通胸中郁热。若渴者，燥也，去半夏，加人参生津、瓜蒌根润也。

若痛，中痛寒也，去黄芩，加芍药。

若胁下痞硬，去枣，加牡蛎以咸软坚也。

若以心下悸，小便不利者，去黄芩，加茯苓以行水也。

若不渴，外有微热，表也，去人参，加桂治表也。

若咳者，去人参、姜、枣，加五味子、干姜，甘补。逆气，故去参、枣，五味酸收，干姜散寒也。

若热入血室，谵语，加生地黄。

四逆散 治少阴四肢厥逆。

柴胡 芍药 枳实 甘草

上为细末，每服二钱，米饮调下。

嗽加五味子、干姜；悸者加桂。

栀子豉汤 治心下懊恼，及吐汗下后，胸满虚烦不眠；又治白苔，又治劳复。

栀子 豆豉

若下之后热不去，加干姜。

下后腹胀，加厚朴、枳实。

若劳复，加枳壳。

若发黄外热，加柏皮、甘草。

若时行大热虚烦，加生地黄、石膏、柴胡、升麻，名栀子升麻汤。

瓜蒂散 吐胸满膈实。

瓜蒂苦寒　赤小豆酸苦，涌膈实　香豉苦寒，去热

亡血家忌。

大陷胸汤 治胸中邪气与阳气相结，不得分解，壅于心下，硬痛。

甘遂君也，一字，苦寒，泄热破结　芒硝臣也，八钱，咸寒，泄热软坚　大黄使也

大陷胸丸

大黄半两　葶苈　芒硝　杏仁七钱　甘遂丸如弹，不下再服　蜜水下一丸。

小陷胸汤 治前证按之痛。

黄连三钱　半夏八钱　瓜蒌仁二个

枳实理中丸 治无热证结胸。

本方加枳实、茯苓。

枳梗汤 治胸满不利。

桔梗　枳壳　水二钟，煎八分服。

泻心汤 治虚痞，邪留心下谓之痞，留于胸中谓之结胸。

大黄一两　黄芩　黄连二钱半

若胸满而软加半夏。

若胸满恶寒自汗，加附子。

若胸满下之尤痞，加甘草、干姜、人参。

以上并去大黄。

旋覆代赭汤 旋覆花　甘草一两　人参六钱　代赭石三钱　半夏八钱　姜枣

厚朴汤 治腹胀满。

厚朴四钱　半夏二钱　甘草　人参各五分

十枣汤 治痞硬引胁。

芫花　大戟　甘遂四钱　枣十个　同煎。

茵陈汤 治热极发黄。

茵陈君也，苦酸寒泄热主也　栀子臣也，苦寒入心　大黄使也

白虎汤 治热甚于外，又中外俱热，内不得泄，外不得散。

知母君也，苦寒　石膏臣也，助　甘草　粳米使也，以甘缓之

白虎为大寒之剂，立秋后不可服，服之则

哕逆成虚损也。

治秋时行，加苍术。

治风湿自汗，亦加苍术。

治暍中暑、治暍、治白苔涩者，加人参。

五苓散 克伐肾邪，治发黄、霍乱，通行津液。

茯苓君也　猪苓臣也　白术佐也，脾恶寒，水饮内畜，脾气不治，以甘助之　泽泻使下也，导溺桂辛热，水畜不行则肾气燥，以辛润之，以热散之

小半夏加茯苓汤 治水结胸。

茯苓甘草汤 治水饮为悸。

理中丸 治脾胃。

人参君也　白术臣也，脾恶湿，甘胜湿　甘草佐也，甘补　干姜使也，辛热，胃恶寒

若脐下筑动者，肾气动也，去白术，加桂。术甘滞气，桂辛散肾气。

若吐多，加生姜，去白术。术甘壅，姜散逆气。

若下多，加术，术胜湿。

若悸者，饮也，加茯苓。

渴欲水者，加术生津。

腹痛，加参补之。

寒多，加干姜。

腹满，去术，加附。术令人中满，附辛散满。

四逆汤 治阴寒脉沉。

甘草君也，六钱　干姜臣也，半两，逐寒　附使也，一钱，温经

水二升，取四合，去滓，分二服。

吴茱萸汤 治厥阴头痛，干呕涎沫，又治少阴烦躁，吐利四逆。

茱萸　生姜半两　人参一钱

真武汤 治停饮而咳，水饮内寒相合者。又治振；又治水在心下，外带表。

茯苓君也　白术臣也，脾有水则不治　芍药生姜湿淫所胜，佐以酸辛　附子使也，散湿温经

若咳者，加五味、干姜、细辛，水寒射肺，酸收辛散。

若小便利者，去茯苓。

若下利，去芍药，加干姜，酸泄辛散寒也。

呕者去附子，加生姜。附补气，姜散气也。

建中汤　治热多寒少；又治血少，尺脉迟涩；治腹痛，又治虚烦，又治悸。

胶饴君也，甘温　甘草臣也　桂枝佐也，辛散也　芍药佐也，酸收也，泄也　姜枣使也，健脾胃

脾约丸　脾约则小便数，大便硬。约，胃强脾弱津液不布也。又曰脾日虚弱。津液约缩而不舒布也。

杏仁润燥也　枳实散结也　芍药酸苦泄也　厚朴散脾也　麻仁　大黄使也

抵当汤　治蓄血。

水蛭君也，咸寒，咸胜血　虻虫臣也，苦寒，苦走血　桃仁佐也，血聚则肝气散　大黄使也　水煎一服。

小续命汤

麻黄　人参　黄芩各一两　芍药　桂　防己　甘草　川芎　防风　附

金沸草汤　治咳嗽喘急。

前胡　旋复花各一两　半夏五钱　细辛　甘草各二钱　荆芥穗一两半　赤茯苓六钱半

葳蕤汤　治冬热病，咽痛，赤疹。又治风湿自汗。

葳蕤一钱　麻黄　白薇　羌活　杏仁　青木香　甘草各一钱半　石膏二钱半　葛根五钱　川芎一钱半　作三服。

甘桔汤　治咽痛。

桔梗　甘草　水煎服。

射干半夏桂甘汤　治腹满自利。

赤石脂禹余粮汤　治利不止，各一两，作三服。

黄芩汤　治太阳少阳合病自利。

黄芩　芍药　甘草　枣

黄连汤　治下寒上热，腹痛呕吐者。

黄连二钱　陈皮　枳实　麻黄　杏仁　厚朴　甘草　葛各一钱半

黄连阿胶汤　治心烦不得卧。

黄连一两三钱　黄芩三钱　芍药六钱　阿胶一两　鸡子黄八分，三个　先煎，后入黄柏。

上和匀，作三服。

猪肤汤　治少阴胸满而烦。

猪黑皮五两　煎至半，加蜜三、米粉二，分三

酸枣仁丸　治吐下后虚烦不眠。

酸枣仁一升　甘草二钱　知母五钱　麦门冬三钱　茯苓

桃仁汤　治狐惑。

黄连犀角汤

黄连五钱　乌梅七个　木香一钱　犀角一两，无，以升麻代

百合知母汤　治汗吐下后，寒不寒，热不热，行不能，坐不安也。

百合三个　知母半两

百合地黄汤

坏证，谓伤寒，又感风、寒、暑、湿、火、燥，或经汗、吐、下、温针，仍不解，宜知母麻黄汤、鳖甲散。

知母麻黄汤

知母三钱　麻黄　甘草　芍药　黄芩　桂枝半两

鳖甲散

鳖甲　升麻　前胡　黄芩　乌梅　犀角　枳实半两　地黄一两　甘草一钱

发明五味阴阳寒热伤寒汤丸药性二

附辛甘发散为阳，酸苦涌泄为阴。寒淫所胜平以辛热，热淫于内治以咸寒。利水道分阴阳，涤虚烦止燥渴。退寒热交争，润心肺咳逆。破除结鞕而下血，收敛神气以镇惊。陷结胸痞气，泄水肿阴湿。断下利不止，除客噫不休。润经益血，撤热除黄。心烦不得眠，咽痛不能言。建中焦之虚，安蛔虫之厥。

【辛甘发散为阳】

桂枝辛热，发散风寒，肥实腠理。

越婢汤发越脾气；

葛根汤用为解肌；

大青龙散寒；

小青龙发表；

甘草汤行阳；

附子汤升阴；

救逆汤解未尽表邪；

牡蛎汤散经中火逆；

桃核承气散血；

炙甘草汤复脉；

半夏散散客寒咽痛；

四逆汤救阳气外虚。

凡三十七方同用。

麻黄苦温，泄卫气发表，通腠理解肌，疏伤寒头疼，消赤黑斑毒，治温虐瘴疫，开毛孔皮肤。

大青龙主营卫俱病；

小青龙救寒邪在表；

附子汤解少阴之寒；

石膏汤治汗出而喘；

升麻汤发甚热；

甘草汤救表寒。

凡十三方同者。

葛根甘平，主伤寒中风头痛，开腠理发汗解肌，治太阳项强，疗合病自利。

半夏汤但呕而不下利；

黄连汤表未解而喘急。

凡四方同用。

升麻味甘苦平，主瘟疫时行热疾，止头痛寒热瘴疟。葱白为引，散太阳风寒；石膏为使，止阳明齿痛。升阳气于至阴之下，发浮热表实可已。

生姜辛温，主伤寒头痛鼻塞，治咳逆痰水，温中安和胃气，游行诸经，仲景诸汤以发散风寒而通神明。

凡二十三方同用。

葱白辛温，通上下阳气，散风寒表邪，入太阴阳明，引众药发散。少阴证，面色赤者，宜加白通汤。肾苦燥者可润。

【酸苦涌泄为阴】

瓜蒂苦寒有毒，吐心胸填塞，咽喉不得息，湿家头中风寒湿，内药鼻中即愈。

赤小豆甘酸，通气利小便，下水，止消渴。瓜蒂散涌吐逆气、虚烦。

赤小豆汤，治黄从小便中出。

栀子苦寒有毒，主少阴虚满，时疾发黄，轻飘象肺，入太阴经，色赤象火，彻心中热。

栀子豉汤吐心中懊憹；

厚朴汤吐心烦腹满。

凡用栀子汤旧微溏者，不可服。

凡六方同用。

香豉苦甘，通关节，出汗，吐胸中塞窒。

治下后心热。与薤白同煎，治伤寒下利劳复发热。同苦以发之。

【寒淫所胜平以辛热】

附子辛甘大热有大毒，为阳中之阳，故走而不守，入手太阳，浮中沉无所不至，非身表凉四肢厥，不可用。

四逆汤散阴寒；

姜附汤复阴虚；

附子汤补胃，加桂枝和表；

白通汤温里；

真武汤除湿。

凡十六方同用。

干姜辛温大热，其性止而不移，属阳，可升可降，补下焦虚寒，温手足厥冷，同附子温里，共甘草复阳。

桃花汤补不足；

理中丸止吐利；

人参汤解表；

陷胸丸开结。

凡十七方同用。

吴茱萸辛温大热有小毒，入太阴厥阴之经，治阴毒下气最速，开腠理散寒通关节和胃，仲景主食谷欲呕，杂证治心腹绞痛。

细辛辛温，入少阴厥阴之经，主咳逆头痛下气，安五脏，破痰利水。

小青龙行水润燥；

乌梅丸温脏散寒；

四逆汤治内有久寒；

附子汤温少阴之气。

凡四方同用。

【热淫于内治以咸寒】

大黄苦寒，名号将军，夺壅滞去陈垢荡涤。

大承气攻短气腹满而喘；

小承气微和胃气，勿令大泄；

调味承气治蒸蒸发热；

桃核承气下小腹急结；

陷胸汤下结热；

抵当汤逐瘀血；

泻心汤攻痞；

麻仁丸润肠。

凡十四方同用。

芒硝咸寒，伐伤寒大热，治关节不通，利大小便，除肠胃垢，佐大黄攻实满，同甘草陷结胸。

枳实苦酸寒，有疏通决泄之功，破结消坚之效，解伤寒痞结，除胸胁痰癖。

大柴胡扶阴；

四逆散散热和胃，汤中麸炒开结，散内生宜。

凡六方同用。

厚朴苦温，苦以泻满，温以补胃，主伤寒头痛，散积冷逆气。

人参汤泄腹满；

麻仁丸下燥结；

伤寒大满大实，非承气无以攻下，承气有芒硝之峻，非枳朴无以泄气安胃。

凡六方同用。

【利水道分阴阳】

猪苓味甘苦平，入太阴少阴之经，主伤寒温疫大热。

五苓散分利阴阳；

猪苓汤通调水道。

泽泻甘咸性寒而沉，通小肠遗沥，逐三焦停水，利小便不通，宣膀胱胞垢。

凡三方同用。

白术甘平，利水道，有分渗之功；强脾胃，有进食之效。

甘草汤利津液；

五苓散润虚燥；

真武汤益脾；

理中丸和胃；

凡七方同用。

茯苓甘平，开胃府止渴，伐肾水消痰，止小便多，分小便涩。

大枣汤伐肾；

四逆汤益阴；

甘草汤生津；

猪苓汤利水；

附子汤补阳；

附子丸益脾。

凡九方同用。

滑石甘寒，主伤寒身热虚烦，通六腑九窍津液，同阿胶分渗大肠滑窍。

【涤虚烦止燥渴】

人参甘温微寒，主虚烦吐逆，益元气，生津液，补阳温寒退热。

白虎汤益气；

竹叶汤扶羸；

四逆汤滋阴；

黄连汤益胃；

小柴胡汤补表里不足；

附子汤补阳弱阴胜；

乌梅丸缓脾；

理中汤断利。

凡十九方同用。

竹叶味苦大寒，主咳逆呕吐，胸中烦热，故石膏汤用以清经中余热。

石膏辛甘微寒，解肌发汗，彻热除烦，入少阳主三焦皮肤大热。入阳明疗身热，目痛鼻干。

越婢汤发表；

白虎汤除烦；

大青龙解荣中寒；

升麻汤清肺中热；

凡五方同用。

葳蕤甘平，治时疾虚寒客热，润心肺止渴除烦。

升麻汤用以润肺；

白虎汤加之治斑。

瓜蒌根苦寒，主烦渴身热，口燥舌干。

干姜汤生津液；

小柴胡止烦渴。

【退寒热交争】

柴胡苦平微寒，专入少阴之经，引清气而行阳道，去内外脏腑俱乏。

小柴胡退寒热；

四逆散发表热；

大柴胡除里热；加芒硝退潮热，故干姜汤用之复津液而助阳。

凡六方同用。

黄芩苦寒，养阴退阳，滋源撤热，中枯而飘，入太阴泄肺中火；细实而坚，入少阴除心中热。佐柴胡除往来寒热，同半夏退表里之邪。

黄连汤主下利；

泻心汤去痞热，以至宣泄五淋，通利关节者用之。

凡十方同用。

半夏辛平，生微寒，熟温有毒，润无形有形则燥，同柴胡主表虚恶寒，共黄芩退里实发热，入足阳明止吐，行手太阴除痰，表里之中用此，故有半夏之称。

小青龙行水气；

大柴胡散逆气，以至祛痰止咳，下气消食者用之

凡十三方同用。

【润心肺咳逆】

五味子皮肉甘酸，核中辛苦总有咸，故云五味，强阴涤热，逐冷止嗽。

小青龙收逆气安肺；真武汤理咳逆散水。

杏仁甘苦性温有毒，润大肠风闭便难，解肌表时行头痛，利胸中气逆心下烦热。

麻黄汤散寒；

陷胸丸泄满；

大青龙发表荣卫寒邪；

麻仁丸润津液不足。

凡六方同用。

【破除结硬而下血】

桃仁苦平，破瘀血血闭，逐瘀血血结。

桃核承气汤下小腹结硬；

抵当汤丸破下焦蓄血。

水蛭咸苦有毒，苦走血，咸胜血，破蓄血之证，逐恶血，消瘀血，通月经之闭。

虻虫苦平有毒，专破瘀血。抵当汤治下焦蓄血，其人如狂者用之，或小腹满因小便不利，而利者为有血也，以抵当丸小可药攻之。

【收敛神气以镇惊】

铅丹辛寒，收敛神气镇惊，除热下气止利。

龙骨甘平微寒，涩可去脱，固气，安定神志，涩肠。

牡蛎咸寒，入少阴肾经，主荣卫虚热，消胁下坚痞。伤寒阳气亡脱，非龙骨牡蛎之涩，无以固之。凡四方同用。

蜀漆苦平微温有小毒，吐胸中结气，咳逆寒热，故伤寒火邪错逆，惊狂亡阳者用之。

【陷结胸痞气】

甘遂苦甘寒有毒，其功决水，使气直达下十二水。大反甘草，散膀胱留热，胸腹坚满。

陷胸汤下结胸；

十枣汤泄硬满。

葶苈大寒性沉辛苦，属阳走泄行水，通小肠膀胱留热，抽肺经上气喘急。

陷胸丸泄满，

泽泻散导湿。

巴豆性温有大毒，荡涤肠胃，宣通闭塞，破积聚留饮，下十种水气，故三物白散寒实结胸者用之。

瓜蒌实苦寒，主胸痹，悦人面，润心肺，止血痰。

陷胸汤下结；

小柴胡泄热。

贝母辛苦平，主伤寒烦热，心胸痞满，故曰散下结气，散实。

文蛤味咸，走肾可以胜水，软坚而能开结，故仲景散表中水寒□□。

【泄水肿阴湿】

芫花味辛苦，性温有小毒，主咳逆上气，胸中痰水，故十枣汤散饮逐水。

大戟味苦甘寒，通十二水，利大小肠，故十枣汤下热而泄水。

商陆味辛酸平有毒，主水胀腹满，花白者可入药，花赤者见鬼神，故泽泻散利小便而散水。

海藻咸寒性沉，属阴利水，通闭结，泄水消肿满，同商陆散水而导湿。

荛花酸苦微寒有小毒，主伤寒温虐水肿坚实，小青龙治利，为水去利自止也。

【断下利不止】

赤石脂味甘酸辛大温，涩可去脱以收敛，益神志五脏虚乏，主腹痛肠澼下利。

禹余粮汤止痢；

桃花汤固肠。

禹余粮甘寒，仲景治痢，在下焦用重去怯以禁固。

白头翁苦寒，主赤毒下痢，仲景用散热厚肠。

秦皮苦寒，主身热风寒湿痹，仲景治热痢下重，故以纯苦之剂坚之。

粳米味甘，益气止烦，止泄养脾，补胃补中，象西方色白入太阴脾经。

桃花汤养正气；

石膏汤益不足。

白粉，米粉也，故猪肤汤用以益气断痢。此非定粉化铅所作，止可涂面，不堪入药。

猪肤甘温，猪，水畜，其气入肾，少阴客热，下利咽痛者解之。

薤白辛苦性温，泄满气，入太阴经，性滑利，行阳明路，除寒热，去水散结气温中。四逆散治泄痢下再，三焦气滞，故以引用。

【除客噫无休】

代赭石苦甘性寒，重为镇固之剂，其气虚逆而上则噫，故仲景用重以镇虚逆。

旋覆花咸甘，冷利有小毒，开结气行痰水，逐留饮，消痰结。仲景治痞硬则气坚，用咸以软之。

【润经益血】

生地黄甘苦大寒，手太阴益阴之剂，撤肾经虚热，导心膈虚烦，故炙甘草汤润经而复脉。

天门冬苦平，利小便泄而不收，通肾气冷而能补，保肺气止嗽、撤虚热、祛痰。故升麻汤润肺而除热。

麦门冬甘平微寒，阳中有阴之药，消肺中伏火伤金。治口干烦渴，虚劳客热。

炙甘草汤益阴血；

石膏汤补不足。

麻子仁甘平，足太阴手阳明要药，汗多胃实便难，燥湿而亡津液，故脾约丸通肠润燥，复脉汤益气润经。

通草辛甘，通阴窍涩而不行，消水肿闭而不去，闭涩用之，故名通草。故当归四逆以缓阴血。

当归甘辛性温，属阳，可升可降，在气主气，在血主血，各有所归，故名当归。

除客血，补虚劳，滋养诸经。

四逆汤益血；

升麻汤补虚。

凡四方同用。

【撤热除黄】

黄连苦寒，手少阴经撤心肺间热，厚肠胃止下利。

陷胸汤泄胸中实热；

泻心汤导心下虚热；

人参汤通寒格；

白头翁汤坚下利；

乌梅丸安蛔；

黄连汤降汤。

凡十一方同用。

黄柏苦寒，入手少阴经，泄隐伏火，主五脏肠胃热结。

柏皮汤散热；

白头翁汤坚利。

知母苦寒，主燥闷烦心，泻心火清肺。

白虎汤清消肺气；

升麻汤除热凉心。

茵陈蒿苦寒，通关节，解肌热，除黄疸，利小便。故仲景治瘀血发黄，小便不利。

连轺即连翘根，味苦寒，故赤小豆汤除热而退黄。

生梓白皮苦寒，主目病，去三虫。仲景治黄，故赤小豆汤降热而散虚。

【心烦不得眠】

阿胶甘平微温，续气入手太阴经，补血行厥阴路。

主阴气不足，泄利无休。

炙甘草汤润经益心血；

猪苓汤滑窍利小便；

故阿胶汤阴血不足以补之。

鸡子黄甘温，除烦热火疮。

阿胶汤补阴血；

苦酒汤缓咽痛。

【咽痛不能言】

桔梗辛苦微温有小毒，手太阴经分之药，行胸中至高之分，止咽痛除寒热，利咽膈定喘促。桔梗汤散寒，佐甘草除热，甘桔相合以调寒热咽痛。

苦酒即醋，味酸温，助诸药行经。

苦酒汤敛咽疮；

猪胆汁汤润便硬。

【建中焦之虚】

胶饴甘温，补虚止渴，健脾胃补中，故建中汤用以温中散寒而健脾。

甘草甘平，安和药石解诸药毒，调和脏腑神养脾胃。治五劳七伤，通九窍百脉，发散方解表，厥逆方温里，承气汤调胃，白虎汤清肺，柴胡汤缓中，泻心汤导热。中满相反不用，内外上下中无所不至。

凡四十九方同用。

大枣甘温，安中缓脾润经，益胃补养不足，调和百药。

桂枝汤发表，附子汤除湿，十枣汤益土胜水，小青龙滋荣和卫，柴胡汤调寒热，建中汤缓脾胃，复脉汤补不足，吴茱萸汤止呕逆，治客噫，能补胃弱。

凡二十九方同用。

芍药味苦酸，专入太阴经，除湿益津液，缓中通五脏，止腹痛，利膀胱，赤者泻，白者补。

越婢汤益津液，甘草汤益阴血，建中汤收正气，小青龙主气逆，黄芩汤固胃，麻仁丸敛津液，大柴胡挟阴，真武汤除湿。

下后胸满，当去。传经腹满宜加。

凡二十一方同用。

【安蛔虫之厥】

乌梅酸缓，主劳热虚烦，收肺气喘急，治下利不止，除口干好唾，故乌梅丸以安蛔厥。

蜀椒辛温大热，温中利关节，止利消宿食，开腠理发汗，逐寒湿通经，合和于乌梅丸中温脏寒安蛔。

祖按：伤寒方论一章，是据古方升降补泻以为主治之本，乃定局也。伤寒药性一章，是详品味阴阳良毒，以为佐治加减之用，乃活机也。学者熟读而深省焉，治伤寒无余蕴矣。

杂病分气血阴阳三

日增夜静，是阳气病，而血不病；夜增日静，是阴血病，而气不病。

夜静日恶寒，是阴上溢于阳；夜静日热，是阳盛于本部；日静夜恶寒，是阴旺于本部；日夜并恶寒，是阴部太盛兼有其阳，当泻其寒，峻补其阳。

日安夜躁烦是阳气下陷于阴中，当泻其阳，峻补其阴。

日恶寒，夜躁烦，为阴阳交，饮食不入死。

阴盛格阳，目赤烦躁不渴，或渴不欲水，脉七八至，按之不鼓，姜附主之。又伤寒二三日，身冷额上汗，面赤心烦者亦是。

阳盛拒阴，表凉身痛，四肢冷，脉沉数而有力，承气汤主之。

阳厥极深，或时郑声，指甲面色青黑，势困，脉附骨取之有，按之无，乃阳气拂郁不能运于四肢，故身冷。先凉膈，以待心胸微缓，可承气主之。

阴证　身重，语无声，气难布息，目睛不了了，口鼻气冷，水浆不入，二便不禁，面刺。

阳证　身轻动语有声，目睛了了，鼻中呼吸利，口鼻气热。

内伤　见于右手关前气口，躁作寒已，寒作躁已，不相并，但有间，晡时必减，潮作之时神倦。

外伤　见于左手关前人迎，无间，晡时必剧，潮作之时精神有余。

恶寒四_{附战栗、有热}

有湿痰抑遏其阳气不得外泄，脉沉微，治宜江茶、香油、姜汁同服，吐其痰；以通圣去芒硝、大黄、麻黄加四物汤。

伏脉有热甚而血虚，脉沉而涩，宜四物四君子倍地黄、黄柏。

战栗有热。

热烦五_{附劳}

内热曰烦，外热曰热。

脉浮大而里虚为虚；细小而实为实。暴热病在心肺；积热病在肝肾；虚热不食，自汗，气短属脾虚；实热能食，渴，便难属胃实；火郁而热，五心热，乃心火陷于脾；血中伏火，心神烦乱不安，宜镇阴火，阴虚热，酒食肉热。

肺热　日西而甚，喘咳寒热，轻者泻白散，重者凉膈、白虎、地骨皮散。

心热　日中甚，烦心，心痛，掌中热而哕，以黄连泻心汤、导赤散、安神丸。

肝热　寅卯时甚，脉弦，四肢困，热满、

转筋，筋痿不起，以泻青丸、柴胡饮子。

脾热　夜甚，怠惰嗜卧，以泻黄散、调胃承气治实热，补中治虚热。

肾热　如火，因热不任起床，以滋肾丸、六味地黄丸。

木香金铃子散　治暴热心肺上喘。

大黄五钱　金铃子三钱　木香三钱　轻粉一钱　朴硝一钱　柳白皮汤下三钱。

地黄丸　治肾热不能运动。

熟地八钱　茯苓　泽泻　牡丹皮各三钱　山茱萸　山药各四钱　蜜丸酒下。

柴胡饮子　治肝热，两胁下肌热，脉浮弦，寅申候者。

柴胡　人参　黄芩　甘草一两　大黄　川归　芍药半两　活石三钱，又方三两

三黄丸　治胃实热。

四物四君子加升柴　治脾虚热。

补中益气汤

人参　白术　黄芪　陈皮　甘草　川归升麻三分　柴胡三分　水煎。

火郁汤　治四肢热，五心烦热，因热伏土中，抑遏阳气。

羌活　升麻　葛根　芍药　人参五钱　柴胡　甘草三钱　防风三钱

上葱白三寸煎。

朱砂安神丸　治血中伏火，心神烦乱，蒸蒸不安，兀兀欲吐。

朱砂一钱　黄连一钱半，酒炒　生地　甘草川归半钱　心下痞除地黄，加大黄并丸。

四物补阴丸　治阴虚。

四物汤　人参　白术　黄柏　龟板　青黛瓜蒌　姜汁丸。

治酒肉热。

凉膈散　退六经热。

连翘　栀子　薄荷　大黄　黄芩半两　朴硝二钱半　甘草半两

上酒下八钱。咽不利肿痛并涎嗽，加桔梗、荆芥；咳而呕，加半夏；鼻衄呕血，加归芍；淋闭，加滑石、茯苓；痛秘，加木香、沉香。

六一加辰砂薄荷丸　治表里热。

活石六两，水飞　甘草一两　共为末。

朱砂凉膈丸　治上焦虚热，肺脘有气如烟上。

黄连　栀子一两　人参　茯苓五钱　脑五钱朱砂三钱　蜜丸。

黄连清膈丸　治心肺间热及经中热。

麦门冬　黄芩　黄连

当归承气汤　治狂热甚。

四顺饮子　治血热日晡热者。

桃仁承气汤　治血热夜热者。

潮热者，芩连甘草汤；平旦发，阳分也，白虎加芩；日晡潮，阴分也，肾主之，用滋肾丸；辰戌时，加羌活；午间，加黄连；未时石膏；申时柴胡；酉时升麻；夜间当归；有寒加四君子。平旦热属肺，日晡热肾主之。

五蒸汤　治蒸劳。

人参　知母　黄芩一钱　石膏二钱　甘草五分　地黄　竹叶　葛根　茯苓钱半　粳米　以小麦煮水煎，随虚实加减。

实热加芩、连、柏、大黄；

虚热加秦芄、柴胡、乌梅、蛤蚧、青蒿、牡丹皮、鳖甲、小麦。

肺，鼻干，乌梅、天门冬、麦门冬、柴胡、紫菀。

大肠，右鼻孔干痛，大黄、芒硝。

舌白唾血，石膏、桑白皮。

身热气喘促鼻干，人参、栀子、黄芩、石膏。

昏昧嗜卧，牡丹皮。

心，舌干，黄连、地黄。

小肠，下唇焦，地黄、赤茯苓、木通。

脉，唾白脉不调，归、生地黄、血发焦、地黄、当归、桂、童便。

脾，唇焦，芍药、木瓜、苦参。

胃，舌下痛，石膏、粳米、大黄、芒硝、葛根。

内食无味而呕，烦躁不安，芍药。

肝，眼黑，川芎、川归、前胡。

胆，眼白，柴胡、瓜蒌。

筋，甲焦，川芎、当归。

三焦，乍寒乍热，石膏、竹叶。

肾，二耳焦，石膏、知母、地黄、寒水石。

膀胱，左耳焦，泽泻、茯苓、活石。

脑，头眩热闷，地黄、防风、羌活。

髓，骨中热，地黄、当归、天门冬。

骨，齿黑腰痛足逆，当归、地骨皮、牡丹皮、鳖甲、地黄。

肉，支细跌肿，脏腑俱热，石膏、黄柏。

胞，小便赤黄，泽泻、茯苓、活石、沉香、生地黄

参归散 治骨蒸劳。

人参 柴胡同川归炒 鳖甲麦芽汤浸七日 秦艽 川归同柴胡炒 川常山酒浸三日 甘草 前胡半两 茯苓七钱半 地骨皮 北知母炒 乌梅二个 煎服。

牛膝丸 治肾肝损，骨痿筋缓不能收持，亦治腰痛。

萆薢炒 苁蓉酒浸 菟丝子酒浸 牛膝酒浸，治肾 杜仲炒 蒺藜治肝，等分 桂一钱半

上以酒煮猪腰子丸，酒下。

脾胃虚，四君子主之。

肝乘之胁痛、口苦、寒热而呕，四肢满，淋溲、便难、转筋、腹痛，宜用柴胡、防风、川芎、独活、羌活、芍药、白术、桂。

心乘之宜，黄芩、黄连、黄柏、芍药、地黄、石膏、知母。

肺受病，咳嗽寒热，懒语嗜卧短气，宜补中益气。

水浸侮，作涎清涕，冷泄，肩甲腰脊痛，宜姜、附、桂。

诸病能发热，风寒、水湿、火燥、七情，皆能发热也。

五心烦热，小肠热、心虚热、日晡热女疸，胸中烦热、肝中寒、足下热酒疸。

疸六附不治证

疸 有酒疸、女劳疸、女疸，日晡热、足下热，皆湿热为之。有谷疸、酒疸、黄汗，前治相同，宜五苓散、茵陈汤下。

不治证

女疸其症额黑，日晡热，小腹急，足下热，便黑时溏，此大热交接入水，肾虚流湿于脾也。脉寸口无脉，口鼻气冷者死。

疟 七

疟脉弦数者多热，又风痰也。弦迟者多寒。风宜汗之；寒宜温之；痰宜吐之。弦小紧者可下之；紧数者可汗之灸之；浮大者可吐之。

太阳经谓之风，宜汗。阳明经谓之热，宜下。少阳谓之风热，宜和解之。三阳经谓之温疟，宜从太阴论之。

不可早截，寒之不久，肾之虚，热之不久，心之虚，截之早，其邪不尽，正气愈胜矣，当先服小柴胡一二贴，扶正散邪，方可截。夜间发者属阴，加升麻、桔梗开提之，至于阳分截。

补发丹 治久疟痰邪相合者带虚。

小柴胡 二陈汤 苍术 葛根 常山 虚加人参、白术。

老疟丹 治风水入阴在脏用气血，间日发。

川芎 台芎 白芷 苍术 桃仁 红花 川归 白术 黄柏 甘草 露星月饮

常山饮

藜芦散。

中暑八附不治证

中暑脉虚身热，头痛恶寒，躁热大渴，自汗怠惰嗜卧，四肢不收，精神不足，两脚痿弱，烦躁，状如伤寒。辛苦之人，动而火胜，热伤气也，脉洪而大，白虎加参主之，安佚之人，静而湿胜，头痛恶寒，拘急支节疼，大热无汗，火胜金位，脉沉而实，白虎加苍术主之。

阴胜阳之极，甚则传肾肝，为痿厥，清暑益气汤主之，虚也。

黄连香薷饮 治暑身热。

挟痰加半夏，虚加参、芪。

清暑益气汤 治暑伤金虚甚，五苓散。

不治证

四日之外，谵语、口干、潮热、失视、失溲者死。

厥 九

脉沉微而不数，谓之寒厥，乃纵欲于秋冬，阳夺于内，精气下溢，阳衰阴气独行。

脉沉数，谓之热厥，乃醉饱入房，阴气虚，阳气入，肾气衰，阳独胜。

气虚，四君子主之。

血虚，四物主之。

热，用承气下之。

痰，用白术、竹沥。

痿 十

由肾衰水不能制火，火烁肺金则生痿躄不能用，因色欲之过，宜降火补虚。

清暑益气汤 治肺被火烁成痿。

黄芪一钱 人参五分 甘草三分，以上补气虚 白术 苍术 泽泻除湿 升麻 黄芩 葛根解肌热，风胜湿也 五味 麦冬救被金侮 川归 陈皮 知母补水 青皮 黄柏

建步丸 治湿热成痿。

羌活 防风 柴胡 活石 甘草 蒌根 泽泻半两 防己一两，酒制 苦参酒 川乌 桂一钱 愈风汤下。

气虚 四君子加苍术、白术、黄芩、黄柏。有痰加竹沥。

血虚 四物汤加苍术、黄柏，下补阴丸。

湿痰 二陈汤加四君子下。

痹十一

风、寒、湿三气合而成之。寒气胜为痛痹，寒则阴受之，故痛而夜甚；湿气胜者为着痹，着于肌肉不去；风气胜者为行痹，风则阳受之，走经而且甚。脉迟则寒，数则热，浮则风，濡则湿，滑则虚。治法各随其宜。

附子汤 治风寒痹。

附子去皮脐，炮 桂枝 芍药 甘草 茯苓 人参三分 白术一两

上，行痹加升麻桂枝汤；痛痹加附子茯苓干姜汤。

忍冬藤膏 治五痹拘挛。

麻木十二

麻木 风湿热下陷入血分阴中，阳道不行。亦有痰在血分者。

人参 芍药 甘草 升麻 黄芪助阳道 苍术 黄柏 白术 柴胡 茯苓除湿热 川归行阴 痰加二陈汤。

痛风十三

痛风 血久得热，感寒冒湿不得运行，所以作痛，夜则痛甚，行于阴也。亦有血虚痰逐经络，上下作痛。

四物汤 桃仁 牛膝 陈皮 甘草 白芷 黄芩又本是茯苓 草龙胆

在上属风，加羌活、威灵仙二倍，桂枝一倍。

在下属湿，加牛膝、防己、木通、黄柏二倍。

血虚加芎、归，佐以桃仁、红花。

气虚加参、术、败龟板。

有痰加南星。

破伤风十四

破伤风 风则生热也。风袭于疮，传播经络，病如疟状，治同伤寒。

脉浮无力，表之太阳也，汗之而愈。

脉长有力，阳明也，下之而愈。

脉浮而弦，少阳也，和解之愈。

大便秘，小便赤，汗不止，病在里，可速下之。脉沉在里，承气下之。

背后搐者，羌活、独活、防风、甘草。

向前搐者，升麻、白芷、独活、防风、甘草。

两旁搐者，柴胡、防风、甘草。右搐者加白芷。

厉风十五

厉风 血热凝结，其气不清，上体先见多者，气受之，下体先见多者，血受之。宜醉仙散、再造散、桦皮散、七圣、七宣辈大下之。

醉仙散 治在上。

瓜蒌根 苦参 蔓荆子 胡麻子 牛蒡子 防风 枸杞子 白蒺藜

上末一钱半 轻粉二钱 空心临卧茶下，如醉，下恶臭物为度。

再造散 治在下。

大黄钱半 皂角一钱 生者烧灰冷酒下，以虫尽为度。

大风方 任意加减。

威灵仙 凌霄花 防风 白芷 荆芥 何首乌 川芎 羌活 皂角 石菖蒲 苦参 川归 乌蛇 白花蛇 僵蚕 全蝎 雄黄 大黄 苏木 桃仁 苍耳子 梧桐泪 虻虫 水蛭

红花

冷丹十六

冷丹 血风也，血热也，痰血相搏也。

通圣散 消风散 治血风血热。

蝉退 僵蚕 荆芥

南星散 治痰血相搏。又用吐法。

肺风十七

肺风皮燥开折，血出大痛，乃肺热生风也。

苦参 皂角 蛇肉 荆芥 黄芩 沙参

中风十八^{附不治证}

中风涎壅，口目喝斜，语言謇涩。热甚生风，血虚有痰。

中腑者，面加五色，有表证着四肢，脉浮，恶风寒，拘急不仁，先以小续命汤加减，发其表，调以通圣散辛凉之剂。

中脏者，唇吻不收，舌不转而失音，耳聋而眼盲，鼻不闻香臭，便秘，宜三化汤通其滞，调以十全、四物。

血虚有痰，半身不遂，涎潮昏塞，宜以四物、四君子，随气虚血虚加二陈汤用之，调以凉剂导痰行气也，或权益吐之。

中经者，内无便溺之阻，外无留结之患，宜大秦艽调之。

手足拳挛，筋脉抽掣，中于风冷者也，脉应弦急，治宜缓风之药。

手足𤺥曳，四肢瘫缓，中于风热者也，脉应浮缓，治宜凉热消风之剂。

口目喝斜，乃风贼阳明胃土者也。有寒则急引颊移，有热则筋缓不收，偏于左则左寒而右热，偏于右则右寒而左热也。

小续命汤 治表。

麻黄 桂枝 芍药 甘草 人参 黄芩 防己 川芎 杏仁一两 防风半两 附子半两

无汗恶寒加麻黄、杏仁、防风。

无汗身热加白虎。

无汗身凉加姜附。

有汗恶风加桂枝、杏仁、芍药。

有汗身热加葛根、黄芩、桂。

有汗无热加桂、附。

三化汤

朴硝厚朴是 大黄 枳实

大秦艽汤 养血荣筋。

四物汤 秦艽三两 独活 羌活 白茯苓一两 防风 甘草 白芷 白术一两 石膏二两 细辛半两

独圣散 吐痰潮。

瓜蒂一两，炒黄，为末 茶末三钱 齑汁调下则吐。

如风痫加全蝎，有虫加狗油、雄黄、芫花，立吐，后须降火安神。

泻青丸 治风热，泻肝安神。

川芎 川归 防风 羌活 栀子 龙胆 大黄 蜜丸，竹叶汤下。

通圣散

泻青丸去羌活、龙胆，加麻黄、薄荷、荆芥、芍药、芒硝、连翘、白术半两、桔梗、黄芩、石膏各一两，甘草二两，滑石二两，姜煎服。

二陈汤加竹沥、姜汁治痰，气虚加四君子，血虚加四物汤。

中风有急中不省，口角流涎，喉中作声，脉浮缓者。先去其痰，后治风热，又次养血益阳，其证有不同者，皆风热涎潮，随其何脏有虚而袭之。

如肝虚中风，脉应左关，面色青，诊在目，左胁偏痛，筋急，头目𥆧。

如心虚中风，脉应左寸，面色赤，诊在舌，不能言，不可转侧，呼怒叫。

如脾虚中风，脉应右关，面色黄，诊在唇，怠惰不能饮食，嗜卧如醉。

如肺虚中风，脉应右寸，面色白，诊在鼻，喘逆面肿。

如肾虚中风，脉应左尺，面色黑，诊在耳，面庞然浮肿，腰脊痛。

胃虚中风，脉应人迎两关，并浮而大。饮食不下，腹胀，食寒则泄，喝斜不遂。

邪中心肺，涎潮逼塞。

四肢纵缓，以风散涎注于关节，气不能行，故四肢不遂。

舌强不能言，风入心脾涎中之，口噤不能言，以风冷客滞心肺，涎塞也。

四肢拘挛，以风冷邪气中肝脏，使筋挛也。

风柔，以风热中肝脏，使筋缓也。

不治证

脉急数而大数者死。

鼻下赤黑相兼，吐沫身直者死。

汗出不流如珠与汗出不止，呼吸有声者死。

口如鱼口，气粗面红者死。

口开目开，手撒，声如鼾者死。

发直口吐沫，膈满，咽如锯，喘急摇头者死。

昼恶寒，夜烦躁者死。

中风寒，一如中风证，止牙车紧不动为异。

中风湿，一如中风证，止兼腹满身重，便利不禁。

中寒手足挛急疼痛，四肢冷，口噤失音，吐沫，挟风则眩晕，兼湿则肿疼也。

中湿胀满，四肢关节疼痛，久则浮肿，挟风眩晕呕吐，兼寒则挛拳掣痛、脉沉而细微缓。

中风暑，如一中风证，只四肢缓弱。

中寒湿，湿寒二证相兼。

中暑湿，一如中风手足軃曳，入浴晕倒骨解。

中气，一如中风于七情中发，宜顺其气，脉沉伏，大法风浮而气沉也。

中痰，素有蓄痰，随气上厥。

中尸口开目直，手撒形脱者死，脉紧而急者死，坚而细者死，弦而数者死。

中恶如醉如狂，乃心气虚有恐，治宜镇心神以降火。

唇青身冷脉小者死。

筋急者，肝中虚、肝中寒、筋实热、筋虚。

转筋者，筋虚、关节痛、筋寒、肝寒。

脚心痛，筋实、十指甲病、筋虚。

曲蜷不伸，肝中虚、舌卷囊缩、肝中寒、筋虚。

瘖不言，心中虚、中风湿、痹痓。

头目瞤动，肝中虚、皮肉瞤动、脾中虚。

四肢关节痛，有中风、中寒、中湿、肝虚、有留饮、历节。

脚气十九

身体疼，有溢饮，虚寒搏之，有湿伤血也。亦有血虚而痛者。

历节风二十

历节风　疼痛不可屈伸，体魁瘰肿如脱，痛掣流注骨节，自汗短气，头眩欲吐，由风、湿、寒相搏而成。痛者寒多，肿者湿多，汗出历节者风多。

历节风痛走注不定；痛风有定，夜甚；鹤膝风膝大，或痹，或痛不痛，筋动难，或仁不仁。饮痹往来如历节风；白虎飞尸痛浅按之便；附骨疽痛深按之无益。

吐衄二十一

吐衄　脉涩濡弱，细弦而涩，按之虚皆为亡血。沉弦，面无血色，无寒热者，必衄。沉为在里，荣卫内结，胸满必吐血。

因热则淖溢妄行，有劳则血不归经，大怒则气逆血菀于上。

肾病则咳唾而有血。

衄者出于肺，呕吐者出于胃。

膈上浮热，寸脉洪数；

荣血妄行，左手洪大；

阳毒伤寒，脉洪数；

虚劳吐血出于肺，脉洪。

饱食大饮，屈身劳力而吐血，出胃，肺洪，怒伤肝，气逆也。

传尸注病吐血，两尺弦细。

治衄，凉血行血。

犀角地黄汤加郁金、黄芩、柴胡、人参、丹参，治呕血咯血。因血上错经，火载而呕，因血虚痰盛而咳，四物汤、栀子、郁金、童便、姜汁、韭汁、山茶花；痰加竹沥；喉中痛是气虚，加参、术、芪、柏。

咯血血虚痰盛，加青黛、瓜蒌仁。嗽加诃子、海石、杏仁。

咯唾血出于肾。

天门冬、麦门冬、黄柏、熟地、桔梗、知母、贝母、远志，有寒加姜、桂。

呕吐血出于胃。

犀角一钱　地黄三钱　牡丹皮二钱　芍药三钱，名犀角地黄汤，治胃实及有瘀血。

人参饮子　治脾胃虚弱衄血，又治吐血久不愈。

人参三钱　黄芪一钱　芍药一钱　川归三钱
五味子五个　甘草　麦门冬二钱

救肺散　治咳血，六脉大，按之虚，心脉也，此气盛而亡血，以泻心补气以坠气。

四物汤　人参　黄芪　升麻　柴胡　牡丹皮　陈皮　甘草　多加地黄，又名三黄泻血汤。

益阴散　治阳浮阴翳，咯血衄血。

黄柏　黄芩　黄连并以蜜水浸炒　芍药一两
人参　白术　干姜三钱　甘草六钱　茶一两
谷一两，香油釜炒　米饮下五钱。

三黄丸　治衄不止，大便急燥者下之。

栀子　黄芩　黄连　地黄　大黄　朴硝
上蜜丸。

清心莲子饮　治咯痰血。

下血二十二

下血脉浮弱，按之绝者，下血。因荣卫之气妄行，在春夏为溢上，在秋冬为泄下，左脉洪大伏毒下血；脉虚而数，毒者暑也。

内热下血，关后沉数。

肺受风热，传下大肠，名肠风。

先因便结而后下血，右尺脉浮，食毒物积于肠中，血随粪下，遇食则发，名脏毒下血，脉见积脉。

四物汤　升麻　秦艽　阿胶　白芷

热加黄连酒煮温散　栀子炒

虚加干姜炮　五倍子

如寒药用加辛升温散，一行一止。

胃风汤　治风毒客肠胃，动则下血。

四物去地黄，加人参、白术、桂枝、茯苓等分。

凉血地黄汤　治肠澼下血，水谷与血另作一派。

知母炒　黄柏一钱，炒　熟地　川归各五分
槐子炒　青皮各五钱

越桃散　治下血与血利。

栀子仁　槐花　枣　干姜

上各烧存性，米饮下三钱。

伏龙肝散　治便血因内外有感，停凝在胃，随气下通妄行。

伏龙肝一两　白术　阿胶　黄芩　地黄
甘草三钱

阴结　夫邪入五脏则阴脉不和，血留之渗入肠间，脉虚涩也。

生地黄汁　小蓟汁各一斤　砂糖熬膏　地榆
阿胶　侧柏叶　赤小豆五两，浸芽出日干　川
归一两　为末下。

治先血后便，谓之近血，水下前末。

治下血，五灵脂炒末，芎归汤下。

溺血二十三附不治证

溺血，热也，又因房劳过度，忧思气结，心肾不交。

生地黄　小蓟根　淡竹叶　栀子仁炒　藕
节　甘草　活石　通草　蒲黄炒　川归

血虚加四物汤、牛膝膏。

发灰能消瘀血、通关，醋汤二钱。

棕榈灰亦治，烧灰，米饮下。

赤脚马兰汁、老鸦饭、水杨柳脑并治。

不治证

吐衄、唾血、下血，脉浮大而数者死。

吐血脉紧弦者死。

中恶吐血，脉沉细数者死。

藏血，脉俱弦者死。

下脓血，脉绝者死；血温身热，脉躁者死。

霍乱二十四

霍乱，脉滑者霍乱，弦滑者宿食。洪者热，细者死，微迟者死，弦甚者死。

其气有三：火、风、湿。承胃之虚，吐为热也，泻为湿也。风胜则动，故转筋也，甚则转筋入腹者死。

干霍乱，则心腹胀满绞痛，欲吐不吐，欲利不利，须臾则死。急以盐汤大吐之。

热则五苓散；寒则理中汤，转筋霍乱，则二陈汤加白术、甘草、桂枝。

干霍乱者，系内有积，外有邪气，和解散治之。二陈汤、和解散，加川芎、防风、白芷、苍术也。

下利二十五附不治证

下利，脉滑，按之虚绝者，必下利。

寸脉浮数，尺中自涩，必下清脓血。沉弦者下重，微弱数者自止。迟而滑者实也，可下之。数而滑者，有宿食，可下。或谵语，或腹

坚痛，脉沉紧者，可下。脉。迟，或肠鸣，心下急痛，大孔痛，可温。由风湿热也，轻则飧泄，重则下利脓血。

在表者发之，表者身热也，柴胡去参主之。

有里者下之，或后重，或积也。在上者涌之，或痰气也。在下者竭之，去者送之，盛者和之，过者止之。

后重则宜下之，乃热物薅也，脉洪者是。又气不通，宜加槟榔、木香。腹痛则宜和胃气，以川归、厚朴、桂、芍药、茯苓和之。

身重则除湿，脉弦则去风，大柴胡主之。血脓稠粘，以重药竭之，热甚也。

身冷自汗，以毒药温之。身冷自汗，下无声，小便清利，大便不禁，气难布息，脉沉微，呕吐，虽里急后重，谓寒邪在内而气散也，可浆水散温之。

鹜溏为利，宜温之，结粪也。风邪内缩宜汗之。有厥阴动利不止，脉沉细，手足厥逆，涕唾脓血，此难治，宜麻黄汤、小续命汤汗之。

黄芩芍药汤　治泻利腹痛后重，身热，脉洪疾。

黄芩一两　芍药一两　甘草五钱

痛甚加桂少许，下利脓血加归连五钱，里急后重加槟榔、木香。前证重者，大黄一两，酒浸半日，煎服，以利为度。

黄连当归汤　治下血腹不痛，谓之湿毒。痛，热毒也。

连归半两　热毒加大黄一两　芍药二钱半
腹痛加桂

白术芍药汤　治脾受湿，水泄，微满困弱，暴下无数，是大势来，宜宣和也。

白术　芍药　甘草

腹痛甚，加黄芩、桂；脉弦，头痛，加苍术、防风；痒与下血，加苍术、地榆；心下痞，加枳实。

凡痢疾腹痛，以芍药、甘草为君，归术为佐。见血前后，以三焦热论。伤食微加大黄，腹胀加朴，渴加茯苓；冬月减芍药一半，夏月加芩。见脓血在大便前者，黄柏为君，地榆为佐，加归尾；脓血在大便后者，制芩、归梢。脓血相杂下者，制大黄。腹不痛，白芍药半之。

身倦，目不欲开，口不欲言，四君子。沉重，制苍术；不思食者，木香、藿香。

诃子散　治虚滑久不已。

木香　黄连　甘草　诃子皮。术芍汤下。

桃花汤　治冷利腹痛，下鱼脑白。

赤石脂煅　干姜炮　饼丸饮下。

浆水散　治暴泄如水，身冷脉微，自汗。

半夏一两　附子炮　干姜五钱　良姜三钱
桂三钱　甘草为末，浆水煎，和滓服。

小续命汤　治风邪内缩。方见前。

椿皮丸　治酒积利、久利湿也。

黄连茱萸粟壳丸　止利。

小柴胡去参汤　治身热挟外感者。

保和丸　治食积利。

乳香没药桃仁滑石丸　治瘀血利，木香槟榔汤下。

茯苓汤　治伤冷饮水，变成白利，腹痛减食。

茯苓　猪苓　泽泻一钱　川归　桂五分　苍术五分　甘草　芍药二钱　升麻　柴胡　黄芩五分

李先生和血汤　治肠澼下血，另作一派，腹中大痛，此乃阳明热毒也。

生地　熟地五分　甘草生五分，炙五分　芍药一钱半　黄芪一钱　升麻一钱　牡丹皮五分　苍术　秦艽　桂　当归　陈皮三钱　作一服。

腹中不痛，腰沉，谓之湿毒下血，加羌活、独活、防风、葛根、槐花各三钱。

益智和中汤　治前证腹痛，皮恶寒，脉俱弦，按之无力，关甚紧弦，内寒明矣。

升麻　芍药钱半　川归　黄芪　甘草一钱
葛根　柴胡　牡丹皮　肉桂　半夏　干姜　益智一钱五分

噤口利，谓下利而呕不纳食，是谓噤口。痢止，口不纳食，下便又不利。

人参，姜汁煮，焙干，半夏半之，入香附末丸。

又缩砂蜜调，抹口上。呕不纳食，谓之噤口。

又人参、黄连浓煎，细呷之。

凡利下，外有滞下，疳利、劳瘵利、湿食

疮利。

血利则有瘀血、血枯、肺痿、风。

不治证

脉浮大者死，及数者死。

身热，脉数者死。

肠澼下白沫，脉浮者死。如屋漏色者死，尘腐色者死，如鱼脑者死，大孔如竹筒者死，血热者死。

泄泻二十六_{附不治证}

泄泻，脉沉而细疾或微，欲食不下，目睛不了了，又腹满，泄鹜溏，此阴寒也。脉数疾，声亮，暴注下迫，渴烦，小便赤涩，水谷消化，此阳热也。虚则无力，不禁固也，温之。实则圊不便，虚坐努积，下之。

积泄，脾部脉沉弦，宜逐积。

痰积，在太阴分，宜萝卜子吐之。

水恣泄，乃大引饮，热在其上，水多入下，胃经无热不胜，宜五苓。

风泄，久风为飧泄，水谷不化而完出也。肝病传脾，宜泻肝补脾。

脾泄，腹胀满，肠鸣，食不化，呕吐，宜理中汤。一云肠鸣，食不化，脾虚。

气泻，躁怒不常，伤动气，肺气乘脾，脉弦而逆，宜调气。

惊泄者，心受惊则气乱，心气不通，水入。

理中丸 治冷泻、脾泻、虚泄。

白术土炒 干姜炮焦 甘草炙 人参 为末粥丸。

胃风丸 治气虚。

四君子 升麻 芍药

胃补丸 治气虚下溜。

四君子 芍药炒 升麻

平胃五苓散 治湿泄、水恣泄、热泄。此方治一切阳证。

平胃散 五苓散 白术 芍药 甘草 热加芩、木通。

流积丸 治瘀积下流，甚则吐之。

青黛 黄芩 神曲 海石

椒术丸 治湿。

川椒 苍术 肉豆蔻

脾泄丸

白术二两，炒 神曲一两半，炒 山楂 半夏两半 芍药酒炒，一两 黄芩一两半，炒 苍术五钱 虚加参、术、甘草；里急后重加槟榔、木香，荷叶煨饭丸。

止泄丸

肉豆蔻五钱 活石春一钱，夏二钱，秋一钱半寒加炒曲、茱萸，热加连、茯苓，滑加诃子皮。

温六丸 青龙丸 俱可治

不治证

脉大而滑带紧或浮皆死。

脉急而食不下者死。

四肢冷困，不能转侧，下泄亡阳，喘者死。

小便淋闭二十七

脉细而数，盛大而实者生；虚小而涩者死，关格头汗者死。

淋沥赤涩，皆内热也，宜解热利小便。

闭则气不利，有气虚则气不行，血虚则气不升，有痰多则气不运。

治法，气虚补气，血虚补血，痰多导痰，先服本药，后皆用吐之，以提其气，气升则水自下，加以五苓散。

清肺饮子 治热在上焦气分，小便不利，热而渴者是也。

泽泻五钱 猪苓三钱 茯苓二钱 通草 木通二钱 灯心一钱 车前子一钱 萹蓄 瞿麦琥珀三钱

滋肾丸 治热在下焦血分，小便不利，不渴者是也。

黄柏酒炒 知母酒炒，一钱 桂少许 血涩致气不通，或死血作淋，加滑石、茯苓、泽泻。

牛膝膏 治死血作淋。

李先生治法：热在上焦，栀子、黄芩主之；中焦，加连、芍；下焦，加黄柏。淋热利之，山栀子之类；气虚，参、术加木通。

小便不通利，气虚，参、术加升麻，后吐；血虚，以四物，后吐；痰气，二陈加木通、香附，后吐。

《三因》淋用：

五苓散：葵子、活石、瞿麦，冷加附子，热加黄芩，血加栀子、石膏、石韦，气少腹满闭，加木香、沉香。

发灰散　治走马、房劳、饮食，忍小便以致转胞不通，脐下急满，醋下二合。

甘遂和蒜捣饼，安脐孔，合实，着艾灸三十壮，治小便不通，或加葵子。

小便不禁二十八

膀胱不约为遗溺。

小便不禁韭子丸　出《三因方》，治肾冷。

韭子六两　苁蓉　鹿茸　牛膝　菟丝子　巴戟　石斛　杜仲　川归　地黄　桂

上随分酌用为丸。

阿胶散　治失禁。

阿胶炒，二两　牡蛎煅　鹿茸酥炙，四两，任下

茯苓丸　治心肾虚淋沥。

赤白茯苓各二两　地黄汁　好酒熬成膏丸，盐酒任下。

大小便闭者，外有骨热不同。

关格者，外有肝实热、心实热。

便利不禁，外有中风湿、肝脾不同。

结燥便闭二十九附肾脏风

结燥便闭，火邪伏于血中，耗散真阴，津液亏少。夫肾主大便为津液，津液润则大便润，热燥，脾脉沉数，下连于尺，脏中有热，亦有吐泻后，肠胃虚，服热药多者，宜承气下之。

又大便秘，小便数者，谓之脾约。脾血耗燥，肺金受邪，无所摄脾，津液枯竭，治宜养血润燥。

风燥　肺受风邪入肠中，右尺脉浮，宜麻仁丸。

阴结　阴燥欲坐井中，两尺脉按之虚，或沉细而迟者是。

如有阴证，脉坚实，汤药中亦少加苦寒，以去燥热，宜黄柏、知母、附子。

气燥，尺脉浮也，宜温补之。

老人产妇，气弱，津液不足而结者，并宜地黄丸。

治法，肾恶燥，以辛润之。脾结燥，以苦泻之，如食伤腹满、腹响是也。

阳结者，散之；阴结者，热之。

如能食，小便赤，为实，有物秘也，宜麻仁丸、七宣等主之。如不能食者，小便清，为虚，乃气秘也，宜用厚朴汤主之。

润肠丸

麻仁　桃仁一两　羌活　归尾　大黄煨，各半两

上蜜丸梧子大。

如大便全秘，加酒制大黄；如血燥，大便干燥，加桃仁、大黄；如风结，大便不行，加麻仁、大黄；如风湿，加皂角仁、秦艽、大黄；如脉涩，身觉气短，加郁李仁、大黄；如阴结，加姜附。

厚朴汤　治气。

厚朴　半夏　甘草三两　白术五两　枳实　陈皮一两

外有脚气虚寒，气实，亦大便不通。

肾脏风，湿也，阴茎痒痛不忍。

苦参、大黄、荆芥、皂角，洗薰。海螵蛸末敷。

阴包痒虫蚀

狗脊、黄连、黄柏、水银、光粉、赤石脂，为末敷，又加黄丹。

头痛三十

太阳头痛，兼项与攒竹，脉浮紧，或关前紧数，恶风寒，宜羌、芎、活主之。

阳明头痛，自汗发热，胃热上攻，脉浮缓长，或关洪数，石膏、葛、芷主之。

少阳头痛，额角偏疼，往来寒热，脉弦细，黄芩、柴胡主之。

太阴头痛，有湿痰，体重腹痛，脉沉缓，半夏、南星、苍术主之。

少阴头痛，足寒气逆，为寒厥，脉沉细，细辛、麻黄、附子主之。

厥阴头痛，顶痛，吐涎沫，厥冷，脉浮缓，吴茱萸汤主之。

气虚头痛，耳鸣，九窍不和，尺脉虚浮，参、芪主之。

血虚头痛，鱼尾上攻，芎、归主之。

风涎冷痰在膈上，或呕吐，脉弦细出寸口，为痰厥，宜吐。

火作痛，痛甚，清之、散之。

湿热头痛，证则心烦。

伤寒头痛，半边偏痛，皆因冷气所吹，遇风冷则发，寸浮。

食积头痛，因胃中有阴冷，宿食不化，上冲，右寸紧盛，左属风，浮为风；右属痰，滑为痰。

半夏白术天麻汤　治痰厥头痛。

半夏二钱　白术一钱　天麻一钱半　人参一钱　黄芪　苍术　陈皮　黄柏　茯苓一钱半　神曲炒　泽泻　干姜二钱

清空膏　治风湿热诸般头痛，惟血虚不治。

黄芩二钱　羌活　川芎　黄连　防风　甘草钱　柴胡七分

上为末，白汤下。

玉壶丸　治风湿痰头痛。

雄黄　白术　天麻　南星　半夏　茶调散吐痰头痛。

家珍方　治偏头痛连睛。

石膏　黍粘子炒

香芎散　治一切头风。

香附二两，炒　甘草　川芎一两　石膏五钱　细茶　荆芥　点服二钱。细辛　防风　川乌　草乌　白芷　荆芥　羌活　煎服。

目痛三十一

皆血太过与不及也。太过者，血得大热而溢于上，则目壅塞而发痛。不及者，血虚无所养而拈目痛。目之锐眦，少阳经也，血少气多；目之上纲，太阳经也，血多气少；目下之纲，阳明经也，血气俱多。惟足厥阴连于目系而已。

治法，血实者决之，血虚者补之，佐以辛散之，以凉清之、汗之、吐之。

脑痛三十二

因风热乘虚而入于脑，宜以辛凉散之、行之。头目昏眩疼痛及脑痛，宜以辛凉散之、行之。

羌活汤　治风热壅盛，上攻头目，昏眩疼痛及脑痛。

羌活　防风　黄芩酒　黄连一两，酒　柴胡七钱　瓜蒌根酒　茯苓一钱　甘草

羌附汤　治冬天寒气犯脑痛，齿亦痛，名曰脑风。

麻黄　附子　防风　羌活　白芷　升麻　僵蚕　黄柏　甘草三钱　苍术　黄芪一钱

藿香散　治脑风头痛。

藿香　川芎　蔓荆子　白芷

上槐花酒汤下。

又　谷精草、铜绿另研，各三钱，硝石另研，一钱，为末，吹鼻中。

又　细辛、瓜蒂、良姜一钱，硝五钱，含水满口，以药搐鼻。

又　荆芥　薄荷　木贼　僵蚕　蝎梢

上为末，茶清下二钱。

眉眶骨痛三十三 附不治证

因风痰。

羌活　防风　甘草　黄芩酒　白术　半夏　南星　细辛

又方加川乌、乌头，童便浸，炒去毒，二味为君。

不治证

头目痛，脉反短涩者死。

脑痛，脉弦大者死。

卒视无所见者死。

目泣泪目黄三十四

风气与阳明入胃，循脉而上，至目内眦，泣泄，名风成寒中，宜辛温之。不得外泄，目黄，名风成热中而郁也，宜辛凉发之。

眩晕三十五

因痰饮随气上，伏留于阳经，遇火则动，或七情郁而生涎，亦同呕吐，眉目疼痛，目不欲开。

因血虚眩晕，眼花屋转，起则晕倒。

因外感，风在三阳经，头重项强，有汗。

因虚则掣痛；暑则热闷，湿则重着，皆令吐逆晕倒。

散风行湿汤　治痰火眩晕。

二陈汤　黄芩　苍术　活石

瓜蒂散　治痰痰眩晕，吐之。

芎归汤　治血虚眩晕。

参苓汤　治气虚挟火。

人参　白术　黄芩　黄连

心腹痛三十六

脉细小迟者生，坚大实者死。

腹痛，反浮大而长者死。

腹痛而喘，滑利数而紧者死。

滑而紧者痛，阳微阴弦者虚，短数心痛。

由中气虚，寒邪乘虚客之，治宜温之、散之。

或久不散郁而生热，宜开郁治热。或素有热，虚热相搏，结郁胃脘而痛，或有食积痰饮，或气而食相郁，停结胃口作痛。

热厥心痛，身热足冷，痛甚则烦躁而吐，额汗，脉洪，宜刺太溪、昆仑。

寒厥心痛，手足逆，冷汗，不渴，便利，溺清，脉微，乃寒客心包络也，宜温之。良姜、菖蒲，辛热也。

大实心痛，卒然发痛，便秘，久而注闷，心胸高起，按之痛，不能饮食，可下之。

胃病者，腹胀胸满，胃脘当心而痛，上支两胁膈咽不通，饮食不下，刺大都、大白。

脾病者，腹胀，食则吐呕，善噫，胃脘痛也，心下急痛如锥刺，刺太溪。

又中胃痛，太阴也。理中、建中、草豆蔻丸等主之。

胃心痛，痛与背相接，善恐如从后触其心，伛偻，刺束骨、合谷、昆仑。

脾心痛，状若死，终日不得休息，取行间、太冲。

肺心痛，卧若起居动作益痛甚，刺鱼际、太渊。

草豆蔻丸 治脾胃虚损客寒，及一切虚证，心腹大痛。

草豆蔻面煨去皮，四两 吴茱萸八钱 益智仁二钱 陈皮八钱 青皮三分 泽泻三分 人参八分 甘草炙，三分；生，六分 麦蘖一钱 黄芪八分 姜黄四分 川归八分

柴胡四分 桃仁去皮 僵蚕六分 半夏一钱 神曲一钱半

金铃子散 治热厥心痛，或作或止，久不愈。

金铃子 玄胡各一钱 热加黄连；疝气加荔枝核，酒下三钱。

术附汤 治寒厥心痛，脉微虚弱，暴痛。

白术四两 附子一两 甘草二两

治心痛久成郁。

川芎 栀子 苍术 香附以上四味俱开郁 石咸 干姜炒灰治 火毒加黄连、甘草。

有因酒、牛乳，心痛十八年，时以一物拄之，脉三至，弦弱而涩，吞酸，用二陈汤、白术、黄芩、黄连、泽泻、桃仁、郁李仁。

痰水停饮，留结不散，名胸痹。

瓜蒌 枳实 香附 苍术 台芎

死血留于胃口作痛。

承气汤 栀子 韭汁 桔梗能开提气血 麻黄重者须此发之

木香散 治心脾卒痛。

木香 蓬术一两 干漆炒烟尽，二钱

上醋汤下一钱。

煮雄黄 治大实心痛、痃癖，如神。

雄黄一两，另研 巴豆五分，研，入雄黄末 白面三两，再研匀

上水丸梧桐子大，每服时先煎浆水令沸，下药二十四五丸，煮二十沸，捞入冷浆水浸冰冷，一时一丸，一日二十四时，加至微利为度，用前浸水下。

治吞酸作痛，饮水为病也，可燥之。

干蚬壳丸 苍术半夏丸。

胃脘当心痛，有垢积者。

斑蝥 乌梅肉 丸如豆大，泔下一丸。

皂树上蕈，汤泡肥珠起，饮之泄效。

腹痛三十七

因寒客之则阻不行，有热内生郁而不散，有死血，有食积，有湿痰结滞，妨碍升降，故痛当分部分治。

小腹痛，厥阴也，正阳、回阳、四逆加归主之。

杂证而痛，苦练丸、丁香练实丸、酒煮当归丸主之。

腹中不和而痛者，甘草芍药汤主之。或误下而痛加桂，痛甚加大黄。

夏月肌热恶寒，脉洪实而痛，黄芩芍药汤主之。

中气虚而痛，饥而痛者是，理中汤主之。

诸虫痛者，如腹痛肿聚，往来无有休止，涎出吐清水。

痰积腹痛隐隐然，得热汤、辛物则暂止者是。

理中、建中，治寒腹痛及虚证。

调味承气加木香、槟榔，治热腹痛及实证，或血加桂、桃仁，温加附。

温中加减丸 治食积腹痛，脉滑者是。

二陈芎术丸 治清痰腹痛，脉滑者是。

二陈汤 台芎 苍术 香附 白芷 姜汁

心痛有心胞客寒、心胞热、虚、宿食留饮。

脾积胸痹，胸痛有积实，腹痛同前条。

外有脚气，小腹痛者有肝痹、胞痹、疝、筋虚、肠痈。

腰痛三十八 附腰软

脉大者肾虚，涩者瘀血，尺脉粗者热。

由肾虚而起于内，盖失志伤肾，郁怒伤肝，忧心伤脾，皆致腰痛也。故使气结而不行，血停不散，遂成虚损，气血羸乏。

又房劳太过、失志者，虚羸不足而黑，远行久立身不能任。

郁怒者，腹急、胁胀、目视䀮䀮。

忧思者，肌肉濡渍，痹而不仁，饮食不化，肠胃胀满。

房劳者，精血不足，转摇不得。

有湿热为病，亦因肾虚而生，肾虚水涸，相火而炽，无所荣制，故湿热相搏而成。

亦有虚劳外感湿气，内热不行而成党瘤。湿热者，四肢缓，足寒腰冷如水汗，精滑疝痛。

有瘀血用力过多，坠堕折胸，瘀血不行。

有外感因虚袭之，如太阳腰痛，引项尻重。

阳明腰痛，不可以顾，善悲。

少阳如刺其皮，不可俯仰。

太阴烦热，如横木在中，遗溺。

少阴引脊内。

厥阴如张弩弦。

大抵太阳、少阴多中寒，阳明、太阴多燥湿，少阳、厥阴多风热。

腰软者，肾肝伏热，治宜黄柏、防己。

羌活汤 治腰痛。

羌活 独活 柴胡 防风 肉桂 当归

如卧寒湿之地，是太阳、少阴络中有凝血，加归尾、桃仁、苍术、防己。

如湿热，加黄柏、苍术、杜仲、川芎。

如虚，加杜仲、黄柏、知母、五味、龟板、当归。

如坠堕瘀血，加桃仁、苏木、麝香、水蛭。

肾气丸 治房劳腰痛，补阳乏不足。即八味丸。

茴香丸 鹿茸丸 治同前。

六味地黄丸 治膏粱之人腰痛，补阴之不足。

封髓丸 治同前。

煨肾丸 治肾虚。

杜仲炒去丝，断为末三钱，以猪腰一个，批五七片，以盐淹去腥水，掺末入内，包以荷叶，外用重重湿纸包定煨，酒下。

立效散 玄胡 桂 川归 酒下。

挫气腰痛 山楂一两 北茴香炒，一钱半 酒下。

肩背痛三十九

脉促上紧者，肩背痛。沉而滑者，肩臑痛。洪而大者，风热。

由风热乘肺，手太阴经郁甚不行也，病则颊额肿，颈肩臑肘臂外后廉痛，小便数而少，如小便遗失者，肺虚也。

治宜通经血，益元气，散风热，通气散主之。

羌活 独活 防风 藁本以上通经气 黄芩 黄连降火 虚加人参、黄芪。

背胛节痛四十

由小肠经气不行。

腰胯肿痛四十一

由风寒湿流注经络，结滞骨节，气血不和而痛，治宜流湿散风寒。

又痰积，趁逐经络流注，搏于血内亦然，治宜逐痰积。

除湿丹

槟榔 甘遂 赤芍药 威灵仙 泽泻 葶苈各二钱 乳香研 没药一两 大戟炒，三两 陈皮四两上面糊丸，加牵牛末。

煨肾散　甘遂掺猪腰，煨，末之。

禹功散

胁痛四十二

脉弦，由肝木气实火盛，或因怒气大逆，肝郁木盛，或因谋虑不决，风中于肝，皆使木盛生火，火盛肝急而作痛。治宜以辛散之，以苦泻之，当归龙荟丸、泻青丸等。

有瘀血停留于肝，归于胁下而痛，病则自汗，痛甚，按之益甚，治宜破血为主，活血为佐，复元活血丹、导滞当归丸等。

有痰积流注厥阴之经，胁下痛，病则咳嗽，急引胁痛，治宜行气去痰，二陈汤加南星、青黛、香附、青皮等。

龙荟丸　治食积发，木盛胁痛。

柴胡　甘草　青皮　黄连　当归　大黄　木香　芦荟　川芎　草龙胆

左金丸　治肝火。

黄连六钱　茱萸一钱

活血丹　治死血。

导痰汤　治痰积流注。

外有肝中风左胁偏痛，肝中寒胁下牵急，肝积左胁下痛，肝实、肝虚、筋实、悬饮、食积、肉虚左胁因嗽而痛。胆实热胁下满硬，饮水胁下鸣逐。

又有血枯证，胁满支满，经气不行。妨于食，肝伤脾。病至先闻腥臊臭，出清液，肝病肺叶伤之，四肢清，目眩，前后血。此得之少年脱血，房事，肝伤气竭致之。胁满面黑，不能反侧者死。

身体痛四十三

伤寒太阳表证，六脉俱紧。

阴毒伤寒，身如被打，脉沉紧。

伤寒发汗后痛，气血未和，脉弦迟。

伤湿，湿流关节，一身尽痛，风湿相搏，肢体重痛，不可转侧，脉缓。

虚劳之人痛，气血虚少，脉弦小。

诸痛皆生于气。

台乌一两　香附四两　陈皮　苏叶　干姜五钱　槟榔　名正气天香丸。

贴痛　芥菜研水敷。

熨痛，醋炒灰，布里热熨。葱艾炒、韭炒亦可。茱萸醋研敷亦可。

治膝痛，脚骨热痛，或赤肿行步难。

苍术米泔浸一日夜　盐炒柏酒浸一日夜

上煎服。

痨瘵四十四

俗声传尸，虽多种不同，其病与前人相似，大略令人寒热，盗汗，梦与鬼交，遗泄，白浊，发而苶，或腹中有块，或脑后两边有小核数个，或聚或散，沉沉默默，咳血嗽痰，或腹下痢，羸瘦困乏，不自胜持。虽不同证，其根多有虫啮心肺一也。盖因阴虚，或痰与血病。

方　青蒿二钱　童便四升　文武火熬至七分，去蒿再熬至一升半，入猪胆汁十个，槟榔末、辰砂再熬数沸，甘草末收之。

方　治虚劳痰。

四物汤　加竹沥、姜汁、童便，或加参、术。

传尸痨

李法三拗汤　治传尸一切诸证，先服此方，后服莲心散，万不失一。

麻黄　甘草　杏仁　姜、枣煎服，痰清则止。

莲心散

川芎一两　川归　黄芪　前胡　柴胡　鳖甲醋炒　甘草　独活　羌活　防风　麻黄去节　防己　赤芍　桂　杏仁去皮尖　莲肉去心　阿胶　南星　陈皮　芫花醋炒黑干　枳壳麸炒　半夏　茯苓　黄芩

上除芫花，每服二钱半，水小二盏半，姜三片，枣一个，芫花一抄，煎至八分服。须吐有异物，渐减芫花，盖反甘草，杀虫少之。

调鼎方　治传尸劳有神效。

混沌皮一具，醋煮一宿，焙干　鳖甲炙　黄连　桔梗　芍药　大黄　甘草　豉心　苦参　贝母　秋石另　知母　草龙胆　黄柏蜜炙　芒硝飞　蓬术一个　犀角

上炼蜜为丸，温酒下二十丸。肠热食前，膈热食后，一月平安。

白蜡尘　治瘵虫。

喉痹四十五

盖因痰热内结，虽有蛾闭、木舌、子舌、缠喉、走马之名，火则一也。

夫少阴君火，少阳相火，并络于喉，气热则结，甚则痹，痹甚不通则死。惟喉痹急速，相火之为也。至如嗌干痛、咽颔肿、舌本强，皆君火之为也。

治法 微以咸软之，甚以辛散之；痰结则吐之，甚则砭出血之；人火以凉平之，龙火以火逐之，凉剂热服是也，宜刺少商出血。

方 朴硝 牙硝各另研 青鱼胆放硝上干，方研为末，以竹管吹入喉中，痰出即愈。

秘方 桐油脚鹅翎刷，取吐痰为妙。又皂角取吐。

又僵蚕同姜研服解毒。

又生艾汁亦解。

玉匙散 治风热喉痹及缠喉风。

朴硝一两 硼砂五钱 脑子五钱 僵蚕 以竹管吹入喉中。

神效散 治热肿，语声不出。

荆芥穗另 蓖麻去皮，另，各一两

上蜜丸皂子大，嚼含化。

蜜附子 治府寒咽门闭，不能咽。

大附子生，去皮脐，切片，蜜涂，炙黄，含之咽津。

雄黄解毒丸 治缠喉风及喉痹，倒仆失音，牙关紧急，不省人事。

雄黄一钱，飞 郁金 巴豆十四个，去油

上醋糊丸，绿豆大，热茶清下丸子九丸，取吐即止。

又方 胆矾一钱 以乌梅肉裹之，外以绵裹含。

龙火拔毒散 治缠喉急证，先以针出血，后以此丹，用新水扫之。

阳起石煅 伏龙肝等分，水敷

又白瑞香花根，研水灌之。

咽物状咽者，咽物久也 咽肿不能吞，干则不能咽，或因多饮咳热，或呕吐咯伤，皆致咽系干枯之所为也。

喉病状喉者，声音出入处也。脏热则暴肿闭塞。

悬壅俗云蛾也，在上腭。

咳而声嘶喉破也，俗云声散

虾蟆瘟四十六

风热也，宜服车前叶汁，又宜解毒丸下之。

附方 侧柏叶汁调蚯蚓粪敷，烧灰大妙。

又 丁香尖、附子尖、南星，醋磨服。

又 五叶藤汁敷妙。

口甘苦四十七

口甘，脾热也。三黄丸治之。

口苦，胆热也，乃谋虑不决，柴胡汤主之。柴胡加麦门冬、酸枣仁、地骨皮、远志。

舌四十八

心脉系舌根，脾脉络系舌傍，肝脉络系舌本。因风寒所中，则舌卷缩而不言；七情所郁，则舌肿满而不得息；肝壅则血上涌；心热则裂而疮；脾热则苔滑；脾热则舌强；脾闭则白苔如雪。

金沸草散 治风寒伤心脾，令人寒热，齿浮舌肿。

荆芥四钱 旋覆花 前胡 麻黄各三钱 半夏 甘草一钱

升麻柴胡汤 治心脾虚热上攻，舌上疮，舌本强，两颊肿痛。

石膏煅，二钱 升麻 芍药 栀子 木通一钱 杏子 大青 黄芩三分 柴胡一钱

敷舌肿，破锅底黑，醋盐调敷。

出血如泉，白胶香、五倍子、牡蛎糁。

白苔语涩，薄荷汁、白蜜姜汁揩敷。

目四十九

因风热，血少，神劳，肾虚。

病在腑，则为表，除风散热；在脏则为里，宜养血安神。

如暴失明，昏涩，翳膜，眵泪，斑入眼，皆表也，宜发表以去之。

如昏弱不欲视物，内障见黑花，瞳散，皆虚也，血少、神劳、肾虚也，宜养血、补水、安神。

拨云汤

羌活 防风钱半 藁本 川芎 荆芥一钱 葛根 细辛 柴胡 升麻五分 川归 知母

黄柏　黄芪　甘草一钱

内障是虚火盛，加四君子汤、五味、茯苓。

湿热加黄芩、黄连、生地。

睛痛加四物汤。

胸中不利加槐子。

水翳加羚羊角，大府秘加大黄。

凡目暴赤肿，以防风、黄芩为君以泻火，黄连、当归为佐以养血，使以羌活、升麻、柴胡、白芷、甘草。白睛红加白豆蔻少许。

凡目久病昏暗，以熟地、川归为君，以羌活、防风、干菊之类为佐。

退云丸　治一切翳晕、内外障昏无睛，屡效。

川归酒洗　川芎两半　犀角　楮实　蝉退　黄连　薄荷各五钱　干地黄酒浸，一两　瓜蒌根一两　羌活一两　川木贼一两半，童便浸一宿，去节，火干用之

上炼蜜丸，米饮下，妇人川归汤下，有气木香汤下。

泻青丸　治风热。

熟地黄丸　治血少。

驻景丸　补肾水。

车前子三两　熟地三两　菟丝子五两

槐子散　治体肥气盛，风热上行，目昏涩。

槐子　黄芩　木贼　苍术　末之，茶点服之。

桔梗丸　治太阳卫虚血盛，瞳人肿痛，眼黑肝风盛。

桔梗一斤　牵牛头末，三两　蜜丸水下。

羊肝丸　治一切目病，不问盲障。白乳羊肝一具，以竹刀去膜　黄连一两　川归　干菊　防风　薄荷　荆芥　羌活　川芎三钱

上为末，羊肝捣丸，浆水下。

地黄丸　治不能远视，能近视，此除风热。

地黄　天门冬四两　枳壳炒　干菊二两

上蜜丸，茶酒任下。

定志丸　治不能近视，能远视。

人参　远志　菖蒲　茯苓　蜜为丸下。

治瞳子散大，此辛热之为也。

黄芩　黄连除风热　归身　地黄养血凉血　地骨皮　五味收散　天门冬泻热朴气

点方　百点膏

黄连二钱，水大碗，以火熬至一半　加川归六分　防风三分　蕤仁去皮尖，三分

上熬水中不散，加蜜少许点之。蔓荆子、椒根、地黄、甘草、荆芥、麻黄、升麻，随所长加之。

金丝膏　七宝膏

真珠　珊瑚　芦干石二味俱煅七次，以连水浸七次　辰砂　脑　麝　蕤仁去壳

上研末点。

眼稍赤　白矾飞过三钱　铜绿五分　密陀僧一钱　轻粉少许，末贴之。

豆后上翳　谷精草　蛇壳　绿豆粉　天花粉

上等分，粟米泔浸煮蜜服。

烂翳茜藤灰、灯草，点须臾，大痛，百节草刮去。柿干为度，食之。

春雪膏　朴硝，置豆腐上蒸，待流下，用瓦器承之，点赤眼。

又黄丹、白矾点赤眼。

耳五十

因风热、气虚火盛、风毒耳痛，全蝎一两、生姜三两，切作方块，同炒熟去姜，末之，汤点。

聘耳出脓，桑螵蛸一介，火炙　麝一字，另研掺之　又加染坏枯矾吹之。

虫入耳中，麻油灌耳中，虫出。

耳痛甚，茱萸、乌附尖、大黄，同为末，盦涌泉，即脚底心也。

鼻五十一

肺窍也，心肺有病而鼻为之不利也。有寒、有热。

寒则表之，羌活、独活、防风、升麻、干葛、白芷、黄芪、苍术、甘草、川椒。

热则清之，黄芩、黄连。

酒皶鼻乃血热入肺，四物加酒芩、酒红花，煎服。

敷，乳香、硫黄酥调敷。萝卜内煨乌尖。又鸭嘴、胆矾敷。

齆鼻乃肺气盛也，枯矾研为面，脂绵裹塞

自消。

瓜蒂末，绵裹塞亦可。

又木通、细辛、附子炮，蜜和绵裹，塞鼻亦可。

服用防风通圣散，加好山棱、茱萸、海藻，并酒浸，炒干为末，每一钱五分，任汤下。

鼻渊乃胆移热于脑，通圣散加薄荷、黄芩、黄连、辛夷。又孩儿茶服妙。

齿五十二

夫齿，肾之标，骨之余。上龈，胃络贯也，喜热恶寒；下龈，大肠络也，恶热喜寒。

盖因肾衰则豁。

大肠壅，齿为之浮；大肠虚，齿为之宣露。热甚则齿动龈脱，作痛不已；寒邪风邪客脑则脑痛，袒露疼痛。

羌活散

麻黄去根节　羌活一钱　防风三钱　细辛
升麻　柴胡　当归　苍术一钱五分　白芷三钱
黄连　骨灰二钱　桂枝

上为末，先以汤漱口净，擦之嗽之。

又　蒺藜五钱，青盐三钱，浆水二碗，煎半，热漱。

又　乌豆、熟艾、葱、川椒，浓煎漱，有浓痰出则安。

治虫散气，荜拨、木鳖，同研搐鼻。

因气走注，藁本、煎草、细辛，热漱。

治骨槽风，皂角，不蛀者去子，入杏仁在子位上。

上烧存性，每两入青盐一钱，揩用。

治风蛀牙　北枣一个去核，入巴豆一粒，合成，文武火上炙焦成灰样，放地上良久，研细，以纸捻入蛀孔十次。

丹溪手镜卷之中终

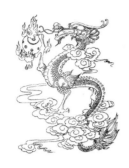

丹溪手镜　卷之下

咳逆痰嗽一 附张论、李论、刘论、治法论

脉出鱼际，逆气喘息，脉浮为风，紧为寒，数为热，细为湿。此生于外邪之所搏。脉浮紧则虚寒，沉数则实热，弦数则少血，洪滑则多痰。此皆生于内气之郁。又弦为饮，人壮吐之而愈，沉者不可发汗。

风寒为病，主乎肺，以肺主皮毛而司于外，伤之则腠理不疎，风寒内郁于肺，清肃之气不利，而生痰动嗽。又寒饮食入胃，从脾脉上至于肺，则肺寒，内外相合邪，因而嗽之。

火盛炎烁肺金，遂成郁遏胀满，甚则干咳无痰，或吐血痰。好色肾虚，阴虚生火，肺津耗散，津液气血皆化为痰矣。痰则气滞，妨碍升降。

有论咳者，卫气之失；嗽者，荣血之失。外伤六气，随风寒暑湿燥火，感其部位，察而表之，内伤七情，皆胃受之，而关于肺。

伤风咳者，憎寒壮热，自汗恶风，口干烦躁，宜麻黄汤。遗屎，赤石脂。

伤寒咳者，发热无汗恶寒，无渴。

伤暑咳者，烦热引饮，或吐沫、声嘶、咯血。

伤湿咳者，骨节烦疼，四肢重着，洒洒淅淅。

喜伤心咳者，喉中介介如肿状，甚则咽肿喉痹，又自汗咽干，咯血，此劳伤心，□□□□小肠受之，与气俱失，宜芍药甘草汤。又心咳桂枝汤。

怒伤肝，咳而两胁下痛，不可转或则两胠下满，左胁偏痛，引少腹，此怒伤肝，宜小柴胡汤；胆受之，呕苦汁，宜黄芩半夏汤，加甘草治之。

思伤脾，咳而两胁下痛，引肩背，又腹胀心痛不饮食，此饥饱之伤，宜升麻汤。胃受之，

呕长虫，乌梅汤，又云人参汤主之。

忧伤肺，咳而喘息有声，甚则吐血，或吐白沫，口燥声嘶，此叫呼伤肺；大肠受之，遗屎。治同气下条，又云枳壳治之。

恐伤肾，咳而腰背相引痛，甚则咳涎，或寒热喘满引腰背，此房劳伤肾，宜麻黄细辛附子汤。膀胱受之，遗溺，宜茯苓甘草汤治之。

久咳不已，三焦受之，腹满不欲食，此皆聚于胃关于肺，令多涕唾而面浮肿，气逆也，宜异功白术散。

张论 有贫者外感之由，经曰：秋伤于湿，冬必咳嗽。又曰：岁火太过，肺金受邪，病嗽是也。有富贵者，多食味厚，热痰所成也。谓之涎嗽是也。

李论 皆脾弱受病，肺金受邪，饮食不行，留积而成痰，冲肺道而成嗽。

刘论 皆脾虚而成痰，伤肺而成嗽。

有论痰嗽潮热四证：

因痰嗽者潮热大体虽同，动作有异，或因虚伤冷，则先痰嗽，嗽久而不已，血形如线，随痰而出，恶寒发热，右寸脉浮而数，外证日轻夜重，面白痰清。

因忧愁大怒则吐血，而后痰嗽，少寒多热，左寸脉沉小而数，外证心下噎塞，情思不乐，饮食不下。

或虫注相搏，或死魂相逐，则先呕血，不知来处，微有痰嗽，渐生寒热，两手脉弦细而数，外证食不为肌，烦乱动变不常，身体酸疼倦，久久嗽搐痰多，或喘、或泻，即死。

或先因伤寒伤湿，解利不尽，虽病退人起，饮食减少，不生肌肉，身倦无力，劳力则热，身体酸疼如劳状，但不吐血、不发潮热，经二三年，医无验，此是余毒伏于经络，其脉弦也，

再发即愈。

治法论 咳嗽、痰嗽分而为二。

咳者，谓无痰而有声，乃肺气伤而不清，关于肺也。宜以辛润其肺，青陈皮以散三焦之壅。

嗽者，谓有痰而无声，乃脾湿而为痰，而以嗽，皆积于肺也。盖因伤于肺气，动于脾湿咳而为嗽也，盖脾无留湿，虽伤肺气而不为痰。然寒暑燥湿风火皆令人嗽，独湿病痰饮入胃留之而不行，上入于肺则为咳嗽也。宜以化痰为先，下气为上，假令湿在心。经谓之热痰，湿在肝经谓之风痰，湿痰，湿在肺经谓之气痰，湿在肾经谓之寒痰。

能食者下之，不能食者，厚朴汤主之。

痰而热者，柴胡汤加石膏主之。

痰而寒者，小青龙汤加杏仁主之。

张之治风痰，以通圣散加半夏。

暑痰，以白虎、凉膈。

火痰，以黄连解毒。

湿痰，以五苓、白术。

燥嗽，以木香葶苈散。

寒嗽，以宁神宁肺散，更分吐、汗、下也。

又大热大饮，凝于胸中而成湿，故作痰矣，宜吐之。

方 南星 半夏 枳壳 陈皮

风痰脉弦，加通圣散；热痰脉洪，加小柴胡、青黛、黄连；湿痰脉缓，加苍术、防己；寒痰脉沉，加桂、杏仁、小青龙；气痰脉涩，加青皮、陈皮；气上逆，加苦葶苈；气促加人参、桔梗；发热加黄芩、桔梗；热上喘涌，加寒水石、石膏；痛加枳实，重加茯苓；浮肿加郁李仁、杏仁、泽泻、茯苓；大便秘，加大黄；能食，加承气；不能食，加川朴。

利膈丸 治胸中不利，痰嗽喘促。

木香 槟榔各一钱 枳壳麸炒，一两 厚朴三两 大黄酒制，一两 川归 人参各三钱

紫苏饮子 治脾肺受寒，痰涎嗽。

紫苏子 桑白皮 青皮 陈皮 杏仁 麻黄 半夏 五味 炙甘草 人参

千缗汤 治痰。

半夏一两 皂角去皮弦子，半两 雄黄上以水三升，姜八片，煎至半，以手揉洗之绢袋，

取清汁服。

秘方 治风寒，行痰，开腠理。

二陈汤 加麻黄、杏仁、桔梗。

治火嗽，黄芩、黄连、瓜蒌、海石。

治劳嗽，四物汤加竹沥、姜汁。

治肺胀及火郁

诃子 杏仁 半夏 瓜蒌 青黛 香附子

治痰积方

南星 半夏 瓜蒌 青黛 石碱

肝痛，疏肝气，加青皮。上半日嗽，多属胃火，加贝母、石膏。下半日嗽，多属阴虚，加知母、黄柏、川芎、川归；虚甚好色者，加人参膏、陈皮、生姜。

酒病嗽。

白矾研，一两 杏仁一升

上以水一升，煎干，摊瓦上，露一宿，炒干，夜饭后嚼杏仁十五个。

鹅管石散 治风入肺脘。

南星 雄黄 款冬花 鹅管石

上为末入艾中，放姜置舌上灸，烟入咽内，以多为妙。

青礞石丸 化痰。

沉香丸 治痰。

痰嗽

南星 半夏 茯苓 陈皮 风化硝 贝母 滑石 白芥子 热加黄芩、青黛，风加皂角，湿加苍术，□加枳实，润加瓜蒌仁。

劳嗽

四君子 百合 款花 细辛 桂 五味 阿胶 天门冬 杏仁 半夏 黄芪 芍药 上水煎服。

逆二

谓气上逆，肺壅而不下。

皂角丸 治气上逆。

竹茹，治气上逆因热者。

麦门冬汤 治大逆上气。

麻黄厚朴汤 治上气脉浮。

泽漆汤 治上气脉沉。

泽漆 桑白皮六钱 射干 茯苓 黄芩 术四钱

不治证 喘嗽上气，脉数有热，不得卧者

死；上气面浮，肩息，脉浮大者死。久嗽数岁，脉弱者生；实大数者死。暴嗽，脉散者死。喘息脉滑，手足温生；脉涩，手□□者死。肌瘦下脱，热不去者死。咳嗽形脱，发热，脉小坚急者死，脉小沉伏者死。咳而呕，腹胀且泄，脉弦急欲绝者死。

喘　三

因虚　气虚，火入肺；阴虚，火起冲上；肺虚，必咽干无津，少气不足以息也；肾虚，先觉呼吸短气，两胁胀满，左尺大而虚者是，治宜补肾。

因实　有痰、有水气乘肺，气实肺盛，呼吸不利，肺气壅滞，右寸沉实者是。其肺必胀，上气喘逆，咽中如塞、如呕状，自汗，治宜泻肺。

因邪　由肺感寒邪，伏于肺经，关窍不通，呼吸不利，右寸沉而紧，亦有六部俱伏者，发散则身热退而喘定。

方

气虚，人参、黄柏蜜炙、麦门冬、地骨皮。

阴虚，四物加黄连。有痰加枳壳、半夏阴则血也。

痰，二陈汤加南星、枳壳、皂角。

神秘方　治水气逆上乘肺，肺浮而气不通，其脉沉大，不卧者是，卧则喘也。紫苏子　陈皮　桑白皮　生姜　茯苓

人参五钱　木香二钱　上㕮咀，煎服。

泻白散　治阴气在下，阳气在上，咳呕喘逆。

桑白皮　地骨皮　青皮　五味　甘草　人参　茯苓　杏仁

痰加半夏、桔梗。

劫药　治喘甚不可用苦寒药者，以温劫之。椒目，为末，姜汤下。

又　萝卜子炒，皂角烧存性，姜汁丸，嚼化。

又　大黄，牵牛炒，蜜水下二钱。

猪肚丸　治喘，年深或作或止。雄猪肚一个，如食法，入杏仁五两，线缝其口，醋三碗，煮干，先食肚，次以杏仁新瓦上焙干，捻去皮，旋食，永不作。

分论咳嗽喘息

咳者　无痰有声，喉中如痒，习习如梗，甚者续续不止连连不已，冲击膈间，外有心咳，一切血证，肺咳上逆者是。

嗽者，有痰。外有劳瘵、喘促、嗽血者，是肺痿。

喘者，促促而气急，喝喝而息数，张口抬肩，摇身滚肚，外有脚气。

气逆者，但脚气上而奔急。外有肺中风、肺中寒、肺中暑、肺水、肺热、肝热、胆寒、心热、肠痹、痰水。

短气者，呼吸虽数而不能相续，似喘而不摇肩，似呻吟而无痛。外有脾中风、肺热、肾热虚、历节风、忧气、胸痞、痰饮、短气。脉寸口沉，胸中短气；辟大而滑，中有短气；浮而绝者，气微弱者，少气。

宿食留饮四附宿食状、痰饮状、李论、张论

脉寸口浮大，按之反涩，尺中亦微而涩，宿食也。脉寸口如转索而紧，宿食也。脉滑而数者，宿食也，当下之。又浮而滑者，宿食也；脉沉，病若伤寒者，宿食留饮，当下之。下利不欲食者，宿食。脉短而滑酒病，脉浮而细滑者伤饮。

宿食状

《千金》云：胃中有辟食冷物则痛，不能食；有热物则欲食。大腹有宿食，则寒凛如疟发热状；小腹有宿食，即暮发热，明旦复止。又有云：病宿食则头痛、恶风憎寒，心腹胀满下利，不欲食，吞酸噫气腐气，或腹胀泄泻，及四肢浮肿。若胃实寒，食反留滞，其脉滑而数，宜下之愈。若虚，其脉浮大，按之反涩，尺中亦微涩，宜温消之。

痰饮状

或咳，或喘，或呕，或泄，晕眩，懵烦，悸忪，惧憷寒热，疼痛，肿满，挛癖，癃闭，痞满，如风，如颠。

悬饮者，饮水留在胁下，咳唾引痛。治法当下。

溢饮者，饮流于四肢，当汗不汗，身体疼痛。法当汗

支饮者，咳逆倚息，短气不得卧，其形如肿。随证汗下之。

痰饮者，其人素盛今瘦，肠间漉漉有声。

宜治湿从小便去之。

留饮者，背寒如手大，或短气而渴，四肢历节疼，胁下痛引缺盆。

伏饮者，膈满喘咳，呕吐，发则寒热、腰背痛目泪恶寒，振振然。

李论 饮食自倍，肠胃乃伤，复加之，则胃化迟难，故宿食饮留。

食者物也，有形之血也，因而饱食，筋脉横解肠为重，或呕，或吐，或下利，甚则心胃大痛，犯其血也，宜分寒热轻重而治。如初得，上部有脉，下部无脉，其人当吐，不吐者死。官瓜蒂散吐之。轻则内消宿食，缩砂、神曲是也；重则除下，承气类也；寒则温之，半夏、干姜、三棱、莪术等也；热则寒之，大黄、黄连、枳实、麦蘗等也。

饮者水也，无形之气也，因而大饮则气逆，形寒饮冷则伤肺，病则为咳满、水泄，重而为蓄积。轻者宜取汗、利小便，使上下分消其湿，解醒汤、五苓、半夏、术、壳之类是也；重则三花神祐等也。又一云：凡伤西瓜、冷水、羊乳寒湿之物，白术二钱，川乌二钱，防己一钱，丁香、甘草各五分。

凡伤羊肉、湿面湿热之物，白术、连一钱，大黄二钱，甘草。以上二证，腹痛白芍药一钱，心下痞加枳实，腹胀加厚朴，胸中不利加枳壳，胸中寒加陈皮，渴者加茯苓，腹中闷加苍术，及体沉重加□术。大抵伤冷物巴豆为君，伤热物大黄为君。

张论

饮食不消，分贫富而治之。富者乃膏粱太过，以致中脘停留，胀闭痞隔，酸心，宜木香导饮丸主之。贫者饮食粗，动作劳，酒食伤之，以致心腹满闷，时吐酸水，宜进食丸主之。又重者，证太阳伤寒，止脉沉，宜导饮丸治之。

又论留饮，蓄水而已，虽有四有五之说，止一证也。夫郁愤而不伸，则肝气乘脾，脾气不濡，亦为留饮。肝主虑，久不决则饮气不行；脾主思，久则脾结，亦为留饮。乘困饮水，脾胃失衰不能布散，亦为留饮。饮酒过多，胞经不及渗泄，亦为留饮。渴饮冷水，乘快过多，逸而不动，亦为留饮。

夫水者，阴物也。但积水则生湿，停酒则发燥，久则成痰。在左胁同肥气，在右胁同息贲。上入肺则喘，下入大肠则泻，入肾则涌水，在太阳为支饮，皆由气逆得之。故湿在上者，面浮目黄；在下者，股膝肿满；在中者，支饮痞膈痰逆。在阳不去，久而化气；在阴不去，久而成形。宜治以导水如禹功，调以五苓、葶苈、椒目逐水为全矣。

刘用槟榔丸 治伤之轻，饮食不化，心腹膨胀。

槟榔 木香各一钱 陈皮八钱 牵牛头

上醋糊丸，姜汤下二十丸。

雄黄丸 治伤之重，腹胁虚胀。雄黄一两，另研 巴豆五钱，生用

丸治法同心痛条下。

瓜蒂散 吐心腹卒痛，闷乱急剂。瓜蒂 赤小豆各三钱

上为末，每一钱，温水下。

枳术丸 治伤食。

枳实半两 白术一两

□闷加曲蘗，滞气加槟榔、木香、青皮，伤湿热加大黄、黄连、黄芩，湿加萝卜子，热加连，伏湿痞闷加茯苓、泽泻，病后食伤加栀子，粉湿面油腻加□粉、半夏，伤冷硬加草豆蔻、棱、莪术，伤水加干姜，心胃痛加缩砂、丁香，伤胃加人参、半夏。

解醒汤 治伤酒。

白豆蔻 缩砂 生姜 葛花各半两 香五分 茯苓 陈皮去白 猪苓去皮 人参 白术各钱半 青皮三钱 炒曲 泽泻各三钱

上为末，白汤下。

秘方 治胸中有物，恶食。

二陈汤加白术、山楂、川芎、苍术、神曲炒。

神祐丸 治留饮、悬饮、脉弦。又治脉伏，其人欲自利□□□，心下续筑满，此为留饮欲去故也。

茯苓桂术甘草汤 治心下有痰饮，胸胁支满，目眩。

大青龙汤 治溢饮体疼，当发其汗。

麻黄七钱半 桂枝 甘草各二钱 杏仁 石膏鸡子大 半夏续加

泽泻汤　治心下有支饮，其人苦冒眩。支饮不得息，加葶苈、大枣。

厚朴　大黄　各等分

二陈小半夏汤　治呕家本渴，今反不渴，心下有支饮；治先渴却呕，水停心下，属饮也，加茯苓。

五苓散　治瘦人脐下有悸，吐涎沫而颠眩，水也，亦治停痰宿水。

破饮丸　治五饮结为癥瘕，支饮，胸满吐逆，心痛大能散气。

荜拨　胡椒　丁香　缩砂　青皮　乌梅　木香　蝎梢　巴豆去油

青皮同巴豆，浆水渍一宿，漉，同炒，青皮焦，去豆不用，清浆水淹乌梅肉，炊一熟饭，研细为膏，姜汤下五七丸。

控涎丹　治患胸背、手脚、头项、腰胯隐痛不忍，连筋骨牵钩痛，坐卧不宁，时时走易。

甘遂　大戟　白芥子真者　糊为丸。

嗳气吞酸嘈杂五

因胃中有火、有痰。《三因》云：中脘有饮则嘈，有宿食则痛。二陈汤加南星、黄芩，治食郁而热吞酸。

曲术丸　治吞酸嘈杂。

缩砂　陈皮　炒曲　苍术　曲丸。

方　治吞酸湿热所郁。黄连姜汁炒　茱萸炒　苍术　茯苓汤浸

吐清水，苍术陈壁土炒，茯苓一钱，活石炒，白术一钱半，陈皮五分，煎服。

燥饮丸　治痰饮心痛。干螺壳墙土上者　苍术　曲为丸。

木香丸　治□气者，宿食也。木香　蓬术　胡椒　半夏　干漆炒烟尽，各五钱　缩砂　桂心　青皮三两　附子炮去皮脐　山棱醋炒　白姜一两　上为末，蜜为丸如梧桐子大，每服五十丸，姜汤下。

感应丸　治同前。肉豆蔻　川姜　百草霜各二钱　木香一两　荜澄茄　山棱油各一两　巴豆百粒，去皮　蜡四两　杏仁百粒，去皮

上除巴豆、杏仁外，为末，次下别研巴、杏，和匀，先将油煎蜡溶化，倾在药内和成剂，入春内杵千余下，旋丸如绿豆大，每服三五丸，温汤送下。

积聚六附不治证

脉来细而附骨者，乃积也。寸口见，积在胸；尺中见积在气冲；关上见，积在脐旁。左积左，右积右，脉二出，积在中央处其部。

脉浮而毛，按之辟易，胁下气逆，背相引痛，名肺积。脉沉而芤，上下无常处，胸满悸，腹中热，名心积。

脉弦而细，两胁下痛，邪走心下，足肿寒重，名肝积。

脉沉而急，若脊与背相引痛，饥见饱减，名肾积。

脉浮大而长，饥减饱见，腹满泄呕，胫肿，名脾积。

寸口沉，而横胁下及腹中，为横积。

脉小沉而实者，胸胃中有积聚，不下食，食则吐。

脉沉而紧，若心下有寒时痛，有积聚。

关上脉大而尺寸细者，必心腹冷积。

脉弦，腹中急痛为瘕，脉细微者为癥。迟而滑，中寒有癥结；驶而紧，积聚有击痛。

脉沉重中散者，寒食成癥瘕；脉左转沉重者，病癥在胸；脉右转不至寸口者，内有肉癥。

盖积者，系于脏，始终不移；聚者，系于腑，发痛转移，随气往来，如有坏块。癥者，系于气，瘕者，系于血。

因外有寒，血脉凝涩，汁沫与血相搏，则气聚而成积矣。又因七情忧思伤心，重寒伤肺，愤怒伤肝，醉以入房，汗出当风伤脾，用力过度入房，汗出入浴伤肾，皆脏气不平，凝血不散，汁沫相搏，蕴结成积。

又因食、酒、肉、水、涎、血、气入积，皆因偏爱停留不散，日久成积块。在中为痰饮，在右为食积，在左为血积。

又有息积者，及气息癖滞于胁下，不在脏腑荣卫之间，积久形成，气不干胃，故不妨食，病者胁下满，气逆息难，频岁不已，名曰息积。

有肝积，名肥气，在左胁下如杯，痎疟连岁，中有血色。

有心积，名曰伏梁，起脐下，大如臂，上至心下，令人烦心，有大脓血在肠胃之外。

有肺积，名息贲，在右胁下，如杯，寒热喘嗽。

有脾积，名痞气，在胃脘，如盆，四肢不收，黄疸，饮食不为肌肤，其食冷物，阳气为湿蓄。

有肾积，名贲豚，发于小腹，上至心下，如豚状，上下喘逆，骨痿。

寒者热之，结者散之，客者除之，留者行之，坚者削之，消者摩之，咸以软之，苦以泻之，全真气而补之，随所利而行之。

五积丸 黄连肝、肾五钱，脾七钱，心、肺一两五钱　厚朴肝、心、脾五钱，肺、肾八钱　川乌肝、肺一钱，心、肾、脾五钱　干姜肝、心五分，肺、肾钱半　茯苓一钱五分　人参脾、肺、肝二钱，心五钱　巴豆霜五分。

上为末，巴豆霜旋入，蜜炼为丸如桐子大，初二丸，加至微溏，又有虚人不宜攻，以蜡匮其药，且久留磨积。

肝积加柴胡二两，皂角二钱，川椒四钱，昆布、莪术各二钱半。

心积加黄芩三钱，茯苓、桂、丹参、菖蒲各一钱。

肺积加桔梗、天门冬、三棱、青皮、陈皮、白豆蔻各一钱，川椒、紫菀各一钱半。

肾积加玄胡三钱，苦楝三钱，全蝎、附子一钱，泽泻二钱，独活一钱，菖蒲二钱，桂三分，丁香五分。

脾积加吴茱萸、缩砂、茵陈、芩各二钱，泽泻一钱，椒五分。

秋冬加朴一倍，减芩、连。服入觉热加连，觉闷乱加桂，气短减朴。

肉积，硇砂、水银、阿魏。

酒积，神曲、麦蘗。

水积，甘遂、芫花、牵牛。

食积，巴豆、礞石。

气积，槟榔、木香。

血积，虻虫、水蛭、桃仁、大黄。

涎积，雄黄、腻粉。

癖积，三棱、莪术。

鱼腥，陈皮、紫苏、草果、丁香、桂心。

寒冷成积，附子、硫黄、朴。

消块丸 三棱　莪术削坚　青皮　陈皮破气　香附开气　桃仁　红花治血　灵脂破血　牛膝活血　二陈汤开皮里膜外之痰　石碱破痰块　甘草　黄连吴茱萸炒，益智子炒　山楂破食块　上为末，醋糊为丸，用萎根、石碱、白术汤下。

千金消食丸 硝石六两　大黄半斤　甘草　人参三两　上为细末，以三年苦酒三升，置竹筒中，以竹片三刻，先纳大黄，搅使微沸，尽一刻，乃下余药，又尽一刻，微火熬膏，丸桐子大，每三十丸。可消块，不令人困。

经验丸 破块。吴茱萸、黄连、木香、槟榔、桃仁、郁李仁，大承气加连、川芎；干葛煎汤下瓜蒌、贝母、半夏、黄连丸，极妙。

破痰块 苦参、瓜蒂、半夏，姜汁蜜丸。

破茶癖 石膏、黄芩、升麻，砂糖调末服。

化气汤 治息积癖于腹胁之下，腹满疼痛，呕吐酸水。

缩砂　桂心　木香　胡椒一钱　甘草炙　茴香炒　丁香　青皮　陈皮　莪术炮，各五钱　沉香一钱　上为末，生姜、紫苏、盐酒调下三钱。

散聚汤 治六聚，状如癥瘕，随气上下，心腹绞痛，攻刺腰胁，喘咳，满闷腹胀。

半夏　槟榔　归三钱　桂　杏仁二两　茯苓　附炮去皮脐　甘草　川芎　吴茱萸　朴　枳壳各一两　大便秘加大黄。

三圣散 贴块。石灰末化者半斤，瓦器炒令淡黄红，候稍减热下　大黄一两，就炉微炒，候凉入桂　桂心半两，末，略炒，入米醋熬成膏，厚摊贴患处

又方 大黄、朴硝各一两，大蒜捣膏，和匀贴之，亦妙。

小儿奶癖，白芥子，研，摊纸上贴。

不治证

脉虚弱者死。弦而伏，腹中有癥不可转也死。不见脉也死。

消渴七

心脉滑为渴，阳气胜也。

趺阳浮而数，浮为气，数为消谷。

心脉微小为消瘅。

寸脉浮而迟。浮为虚，迟为劳，卫气亏，荣气竭。

脉轻散者，气实血虚。

脉洪大者，阳余阴亏。

脉数大者，沉小者生，实坚大者死，细浮短者死，数甚者死。

因津血不足而然也。盖火甚于上为膈膜之消，病则舌上赤裂，大渴引饮，以白虎加参主之。火甚于中为肠胃之消，病善饮者，自瘦自汗，大便硬，小便数，以调胃承气、三黄汤等治之。火甚于下为肾消，病则烦躁，小便淋浊如膏油之状，以六味地黄丸治之。

方 黄连末 天花粉 人乳 地黄汁 藕汁 姜汁 蜜 为膏，留舌上，以白汤送下。

参膏汤 治膈消，上焦渴，不欲多食。人参五钱 石膏一两 知母六钱 甘草三钱五分 上水煎，调服寒水石、滑石末炒。

顺气散 治消中能食，小便赤黄。川椒一两 大黄四两 枳壳二钱 赤芍药

茴香散 治肾消小便如油。茴香 苦楝炒 五味子 上为末，酒下二钱。

珍珠丸 治白淫滑泄，思想无穷，所愿不得。黄柏降火 真蛤粉咸补肾 上各等分，水丸，空心酒下。

甘津甘露饮 石膏 甘草滋水 黄连 黄柏 栀子 杏仁 知母泄热补水 麦门冬 全蝎 连翘 白葵 白芷 归 兰香和血润燥 升麻 木香 柴胡行经 藿香反佐取之 桔梗 上为末，舐之。

张法神芎丸 黄连入心 牵牛逐火 滑石入肾 大黄逐火 黄芩入肺 薄荷散热

三黄丸 大黄春、秋二两，夏一两，冬五两 黄芩夏、秋六两，春四两，冬三两 黄连春四两，夏一两，秋、冬三两。

神白散 治真阴虚损。

猪肚丸 治消中。猪肚一个 连五两 麦门冬去心，四两 知母四两 瓜蒌根四两 上四味入肚中，缝之，燕烂，乘热于砂盆内杵，丸如坚加蜜，丸桐子大，服四五十丸。

葛粉丸 治肾消。葛根 瓜蒌各三两 铅丹二两 附子炮削，一两 上蜜丸，桐子大，服十九。春、夏去附。

胡粉散 治大渴，又治肾消。铅丹五钱 胡粉 赤白石脂各五钱 泽泻五钱 石膏五钱

瓜蒌根三两半 甘草炙，三两 上或丸或末，任意，腹痛减服。

人参白术汤 人参 白术 川归 芍药 大黄 栀子 泽泻各五钱 连翘 瓜蒌根 茯苓各一两 桂一两 藿香 木香各一两 寒水石一两 滑石 消石半斤 甘草三两 石膏四两 上姜煎，入蜜少许。

酒煮黄连丸 治中暑热渴。

痞八

因误下多将脾胃之阴亡矣。胸中之气，因虚而下陷于心之分野，治宜升胃气，以血药治之。

有湿土乘心下，为虚满，若大便秘，能食，厚朴、枳实主之；若大便利，芍药、陈皮主之。

有食积痰滞，痞膈胸中，宜消导之。

黄连泻心汤 治虚痞。黄连泻心下之土邪 厚朴降气

大消痞丸 治湿土痞、虚痞。黄连炒，六钱 姜黄 白术 半夏各一两 黄芩三钱 甘草炙 神曲炒 人参二钱 缩砂一钱 木香 猪苓 泽泻一钱 生姜五钱 陈皮三钱 枳实炒 木香 有忧气结中脘，心下痞满，肚皮底微痛，加之，否则不必。

利膈丸 治痰。黄芩生一两，炒一两 黄连 南星 半夏五钱 枳壳 陈皮三钱 白矾五分 白术二钱 神曲炒 泽泻五钱

瓜蒌丸 治胸痞，胁下逆抢心。瓜蒌 枳实 陈皮 取瓜蒌穰、皮末熬丸。

胸痞切痛，加栀子烧存性、附子炮，二两。

肿胀九 附治法、又论治胕肿七证、不治征

脉弦而滑者胀，盛而紧者曰胀。阳中有阴也，可下之愈。

脉浮而数。浮则虚，数则热。

跌阳紧而浮。紧为痛则坚满，浮为虚则肠鸣。

脉虚紧涩者胀。乃忧思结连，脾肺气凝，大肠与胸不平而胀。

脉浮为风水、皮水。

脉弦而迟，必心下坚。乃肝木克脾，土郁结涎，闭于脏气，腑气不舒，胃则胀闭。

脉沉为心下黄汗。

脉沉而滑亦名风水。

脉浮而迟。浮热，迟湿，热湿相搏名曰沉，为水必矣。

脉弦而紧。弦则卫气不行，水走肠间。

盖水肿因脾虚不能制肾水，肾为胃关，胃关不利则水渍妄行，渗透经络，其始起也，目窠上微肿，颈脉动，咳，阴股间寒，足胫肿大，水已成矣。按其腹随手而起，如裹水之状。

气短不得卧为心水；小肠急满为小肠水；大便溏泄为肺水；乍寒乍实为大肠水；两胁满为汗水；口苦咽干为胆水；四肢重为脾水；小便涩为胃水；腰痛足冷为肾水；腹急肢瘦为膀胱水。

风水，脉浮恶风，归之肝。皮水，脉浮不恶风，不喘，渴，按之没指，归之肺。石水，脉沉而恶风，归之肾。黄汗，脉沉迟，发热而多涎，归之脾。

盖胀满因脾土极虚，转输失职，胃虽受谷，不能运化精微，隧道壅塞，清浊相混，湿郁为热；热又生湿，遂成胀满。

又有寒湿抑遏脾土之中，积而不散而胀。经云：脏寒生病满是也。

又有五积痰饮，聚而不散，或宿食不化，皆成胀满。

烦心短气，卧不安，为心胀。虚满咳逆，为肺胀。胁痛引小腹，为肝胀。善哕，四肢脱体重不胜衣，卧不安，为脾胀。腰髀痛引背，为肾胀。腹满胃脘痛，妨食，闻焦臭，大便难，为胃胀。肠鸣痛，冬寒飧泄为大肠胀。小腹膜满引腰痛，为小肠胀。小腹满而气癃，为膀胱胀。气满于肤瞥瞥然，为三焦胀。胁痛口苦，善太息，为胆胀。寒气客于肤中，瞥瞥然不坚，腹身大，色不变，按之不起，为肤胀。腹胀，身背大，色苍黄，腹筋起，为鼓胀。

治法

治水肿 先使补，脾气实能健运。腰以上肿，汗之；腰以下肿，宜利小便。主以参术，佐以黄芩、麦门冬。

制肝木腹胀加朴，气不运加沉木香，使其通利为两全矣。外则湿肿，脉则沉细，用附子。又有肿痛，乃中寒也，亦加附子。

治胀满 宜大补脾气，行湿散气，主以参

术，佐以平胃、五苓，热加芩连，血虚加四物，有死血加桃仁。如风寒自表入里变为热胀胃满，宜大承气下之。如积痰宿食胀满，宜消导之、下之。

又论治胕肿七证：

有肺气膈于膜外，运行不得，遍身浮肿，脉浮，宜调肺通气。有男子脏虚，妇人血虚，伤于冷毒之物成积，凝滞气道不通，腹急气喘，亦有只腹胀者，脉弦，治宜化积。有脾寒久年不愈，传为浮肿，且云内有伏热，因于泻利，及其热乘虚入脾，致胸腹急胀，脉数，治宜解热。有肉如泥，按之不起，脾土湿病也，脉沉，治宜燥脾。有脾虚不能制肾水，脾湿如泥，脉沉迟，治宜暖脾元，利水道。有伤风湿、冷湿而肿，气血凝涩，脉浮缓，治宜发散风湿。有久病后浮，是气虚也。有妇人产后，或经后，是血虚也，其脉虚弱。

消肿丸 活石 木通 黑丑 茯苓 半夏 瞿麦 陈皮 木香 丁香 上酒糊丸，麦门冬汤下。

小胃丸 治肿。

变水汤 治肿。白术 茯苓 泽泻二两 郁李仁一钱 上煎，入姜汁，调四君子汤之类。

木香散 治肿。木香 大戟 白牵牛各等分 为末，三钱，以猪腰一只，批片掺末，煨熟，空服。更涂甘遂末于脐，饮甘草水。

五皮散 治皮水。大腹皮 桑白皮 茯苓皮 生姜皮 陈皮 木香

海金沙丸 治肿。牵牛生五钱，炒五钱 甘遂五钱 海金沙三钱 白术一两

中满分消丸 治热胀、气胀、鼓胀。黄芩 黄连炒 姜黄 人参 白术 猪苓 甘草 厚朴各一两 茯苓 缩砂 陈皮各三钱 枳壳炒 五钱 半夏五钱 知母炒 青皮 泽泻 生姜各四钱 炊饼丸。

楮实子丸 治胀。

木香塌气丸 治胀。萝白子炒 青皮 陈皮各五钱 草豆蔻面裹煨 木香各三钱 胡椒 蝎梢二钱，去毒。

广茂溃坚丸 治胀，有积块如石，上喘，浮肿。厚朴 草豆蔻 归尾 黄芩 益智各五

钱　甘草　莪术　柴胡　神曲　黄连　泽泻各三钱　吴茱萸　青皮　陈皮二钱　红花一钱　半夏七钱　桃仁　苏木　木香

十水丸　先服，次服尊重丸。甜葶苈炒　泽泻去毛　大戟醋炒　芫花醋炒　桑白皮　汉椒　茯苓　雄黄　甘遂　上为末三钱，用出丝水狗先去一边末，入五更水下，以肉压之，免恶心。

尊重丸　治肿胀喘乏，小便涩，大府闭，虚危甚效。沉香　丁香　木香　青皮　陈皮　槟榔　枳实炒　白丑　参　车前子　苦葶苈各四钱　青木香四钱　赤茯苓四钱　海金砂　胡椒　蝎尾　白豆蔻　活石二钱五分　萝白子炒，六钱　白丁香一钱半　郁李仁一两五钱

上姜汁糊为丸。

不治证

脉微小者死，小疾者死，虚者死，四肢逆冷，脉长者死。

荣卫俱绝，而目浮肿者死。

腹满青筋，起为肾败者死。

手掌肿无纹为心败死。

脐突出为脾胃败死。

卒肿，面苍黑者死。阴囊茎俱肿者，死。口张足肿，脉绝者，死。足跗肿膝如斗死，面肿黑点肺败死。

脚跟肿肝败死。

唇黑伤肝，背平伤心，足平伤胃，喘急伤肺。唇肿齿焦者死。

有肠覃，乃寒气客于肠外，与胃卫相搏，气不得荣，因而所系，癖而内著。其始大也如鸡子，至其成如怀胎，按之则坚，推之则移，月事不以时下，为肠覃。

有石瘕，乃寒气结于子门，子门闭塞不通，恶血当泻不去，血以留止，日以益大如胎，月事不时，此生于胞中，为石瘕。此二证生于女子，治法可导而去。

有腹胀而且泄，乃胃寒肠热也，故胃寒则气收不行为胀，肠热则水谷不聚为泄，宜木香、黄、连、大黄、厚朴、茯苓、青皮。

有痛而且胀，乃胃热肠寒也。

有气分者，病为涩结水饮所鬲，荣卫不利，腹满胁鸣相逐，气转膀胱；荣卫俱劳，阳气不通则身冷，阴气不通则骨疼，阳前通则恶寒，阴前通则痹而不仁。阴阳得其气乃行，实则失气，虚则遗溺。寸口脉迟则涩，迟则气不足，涩则血不足，气故涩结水饮所作，曰气分。

有血分，妇人先经断，后病水，曰血分；既病水，后经断，曰水分。

有结阳者，肿四肢。夫热胜则肿，四肢为诸阳之本，大便闭涩是热也，非水也。犀角、玄参、连翘、升麻、木通、麦门冬、芒硝主之。

有胁支满，或腹满痛，或腹胀，亦有经气聚而不行，如胁肢满，少阳经不行也。余仿此

有头肿、膺肿、胸胀，皆气不顺，有余于上。

有身肿而冷，胸塞不能食，病在骨节，汗之安。

膜胀，有胃中风、脾中寒、中湿、脾伤、肝虚、心痹、饮聚、女疸。

小腹胀，有肾热、肠痛、三焦虚寒、女劳疸。面肿，有肺中风、胸中风、肺水、胃寒。

呕吐哕十　附李论、张论、治方、

《三因》论六证、不治证

脉数故吐。汗令阳微，膈气空虚，数为客热，不能消谷，胃中虚冷，故使吐也。

关上脉数，故吐。阳紧阴数，食已即吐，阳浮而数亦然，或浮大。皆阳偏胜，阴不能配之也，为格，主吐逆，无阴则呕故也。

脉紧而滑者，吐之。关上浮大，风在胃中，食欲呕。

脉弦者，虚也。胃气无余，朝食暮吐，变为胃反。寸紧尺涩，胸满不食而吐，吐止者，为下之未止者，为胃反。

趺阳脉微而涩，微则下列，涩则吐逆。或浮而涩，浮则虚，虚伤脾，脾则不磨，朝食暮吐，名曰胃反。

寸口微而数，微则血虚，血虚则胸中冷。

脉小弱而涩者胃反血不足也。

寸口紧而芤紧为寒，芤为虚，虚寒相搏，脉为阴结而迟，其人则噎。

脉大而弱，噎膈。气不足也。

关上脉微浮，积热在胃中，呕吐蛔虫。关上紧而滑者，蛔动。

盖呕吐因胃口有热，膈上有痰，亦有寒气

客于肠胃，故痛而呕也。

哕，吃逆也，因胃中虚，膈上热，亦有痰水满塞而哕者，必心下坚痞眩悸。

李论 三者皆因脾胃虚弱，客气寒之，加之饮食所伤，治宜二陈汤加丁香、藿香、姜汁主之。

痰饮必下之、导之。

火者，二陈汤加芩连降之。

刘论 吐有三，气、积、寒也。

上焦吐者，皆从于气。脉浮而洪，食已暴吐，渴饮食水，大便结燥，气上冲而胸发痛，治宜降气和中。

中焦吐者，皆食从于积。脉浮而匿，或先吐而后痛，或先痛而后吐，治宜毒药行积，木香、槟榔去其气。

下焦吐者，从于寒也。脉沉迟，朝食暮吐，暮食朝吐，小便清利，大便不通，治宜毒药通其闭塞，温其寒气。

治方

安胃散 治呕吐哕胃寒所致。茱萸 草豆蔻 人参 苍术各一两 甘草炙 黄芪二钱 川归一钱半 升麻七分 柴胡 丁香 陈皮五分 黄柏五分 。呕吐痰涎痰饮为患，加二陈汤。

二陈汤加黄连、栀子炒、姜汁、香附，治痰呕吐。虚加苍术。

桔梗汤 治上焦热气所冲。半夏曲二两 陈皮 茯苓 枳壳炒 厚朴制，各一两 白术桔梗一两五钱 上煎，调槟榔、木香末一钱。

荆黄汤 治前证甚者。荆芥穗一两 人参五钱 甘草炙 大黄三钱。上调下槟榔、木香末二钱。大腑燥结加承气。

清镇丸 治前证头痛、有汗，脉弦。柴胡二两 黄芩七钱半 半夏 甘草一两半 人参五分 青黛二钱半 姜汁炊饼丸。

紫沉丸 治中焦积气相假，故吐而哕。半夏曲 代赭石 乌梅 缩砂各三钱 杏仁去皮壳 沉香一钱 木香一钱 槟榔二钱 丁香二钱 陈皮五钱 术一钱 白豆蔻五分 巴豆霜五分 另入 醋糊丸米大，姜汤下五十丸。

木香白术散 治前证腹中痛，是脾实击强，宜和之。木香一钱 白术五钱 半夏曲一两 槟榔二钱 茯苓五钱 甘草四钱 上浓煎，芍药姜

汤下。无积者宜之。

附子丸 治下焦吐，大便不通。附子炮，五钱 巴豆霜一钱 砂五分，另研。上黄蜡丸桐子大，每二丸，以利为度，更服紫沉丸，不令再闭。

《三因》论六证

寒 因胃寒伤食，四肢厥冷，脉弱，宜四逆汤。又云，今吐先觉咽酸，然后吐食，脉滑小者，是伤寒汗下过多，食久反吐，亦属于冷也。

热 食入即吐，烦躁，脉数，柴胡汤下主之。又云：闻谷气则呕，药下则吐，关脉洪，亦属于热，宜凉药。

痰 昔肥今瘦，肠间有声，食与饮并出，宜半夏人参汤。又云：痰食脉沉伏，宜吐之。

食 因胃虚，寒气在上，忧气在下，朝食暮吐不消，宜养胃汤。

血 因瘀蓄，冷血聚于胃口，忧怒气攻，血随食出，宜茯苓汤。

气 胃者阳明，合荣于足，今随气上逆，心膈胀满，呕吐却快，宜人参、茱萸。

哕，有二证，胃中虚甚，膈上热也，陈皮竹茹汤主之。陈皮、竹茹、人参、甘草。

痰则半夏汤主之。呕而心下痞，半夏泻心汤。呕吐病在膈上，猪茯苓汤。干呕而利者，黄芩半夏汤。胃反，吐而渴者，茯苓泽泻汤。呕吐谷不得入者，小半夏汤。似呕不呕，似哕不哕，无奈，姜汁半夏。食已则吐者，大黄甘草汤。先吐却渴，为水停心下，五苓主之。有伤寒差后呕者，当去余热。有酒呕者，当解酒。有脚弱脾疼而呕者，依脚气治。有中毒而呕者，解毒治之。有怀孕恶阻者，此痰治。

有漏气，病则身背热，肘臂挛痛，其气不续，膈间厌闷，食入则先吐而后下，名曰漏气。此由上焦伤风，开其腠理，经气失道，邪气内着，麦门冬汤主之。

麦门冬、生芦根、葳蕤、竹茹、陈皮、甘草、茯苓、参、术。

有走哺，病者下焦实热，大小便不通，气逆不续，呕逆不禁，名曰走哺，人参汤主之。前方内去竹茹、麦门冬，加知母、石膏、黄芩、山栀。

有人恶心吐虫数条后，乃屡作，服杀虫药，吐虫愈多，六脉皆细，此非虫也，乃脏寒而虫不安矣。

有人呕，饮食皆不进，治呕愈呕，此胃风也。

不治证

脉弱小便复利，身有微热，见厥者死。

脉紧而涩者难治。

跌阳脉浮，胃虚不食，恐怖，死；宽缓，生。

噎膈十一附《三因》有五噎五膈

脉涩小，血不足；大而弱，气不足。又脉同胃反。

盖因脉虚火起，气虚火炽，血液既耗，肠胃津涸，传化失宜，或因痰隔，妨碍升降，气不交通，皆令食而复出也。大概因津血俱耗，胃脘亦槁，在上近咽之下，水饮可行，食物难入，间或可入，入亦不多，曰噎。其槁在下，与胃为近，食虽可进，难尽入胃，良久复出，曰膈，即翻胃也。大便秘如羊屎，小便热，各虽不同，病则一也。三阳结谓之膈。三阳，大肠、小肠、膀胱也。小肠结热则血脉燥，大肠结热则后不通，膀胱结热则津液涸。三阳既结则前后闭，必反而上。

治宜润血降火解结。牛羊乳、韭汁、竹沥、童便、蜜润燥，姜汁去秽，甘蔗汁解酒毒，气虚以四君子为君，血虚加四物为君，或加桃仁、红花，驴溺防其生虫。

《三因》有五噎五膈

气噎者，心悸上下不通，噫哕不彻，胸背痛。

忧噎者，遇天阴冷，手足厥冷不能自温。

劳噎者，气上膈，胁下支满，胸中填塞，攻背痛。

思噎者，心怔忡，喜忘，目视眈眈。

食噎者，食无多少，胃中苦寒痛，不得喘息。

忧膈者，胸中气结，津液不通，饮食不下，羸瘦短气。

思膈者，中脘逆满，噫则酸心，饮食不消，大便不快。

怒膈者，胸膈逆满，噫塞不通，呕则筋急，恶闻食臭。

喜膈者，五心烦热，口舌生疮，四肢倦重，身常发热，胸痹引背，食少。

恐膈者，心腹胀满，咳嗽气逆，腹中逆冷雷鸣，绕脐痛，不能食。

有人血耗，便如羊屎，病胃反半年，脉涩不匀，先服六君子汤加甘蔗汁、附子、大黄、童便，便润，服牛乳愈。

跌坠十二附李论、张论

脉坚强者生，小弱者死。

李论　凡治恶血归内，归于肝经，胁痛自汗，宜破血行经。

张论　坠堕便生心忿，痰涎发于上也，治宜三圣散吐痰壅。

神应散　治瘀血大便不通。大黄酒浸一两　桃仁　红花　瓜蒌根　穿山甲炮炙，二钱　归三钱　柴胡引经　麝透　热酒下。

紫金丹　治折伤骨节疼痛。川乌炮，一两　草乌炮，一两　自然铜煅淬　禹余粮淬，各四两　威灵仙　骨碎补　金毛狗脊　麝　没药　红娘子各二钱半　木鳖子去壳　五灵脂　黑丑　防己　地龙　乌药　青皮　陈皮　茴香各一钱半　上糊为丸，桐子大，酒下十丸。

杖打闪肭痛，皆同血滞证，可下之，凡忍痛则伤血，余同上治。

中毒十三

脉微细者死。续随子　五倍子　甘草

上茶清下一二碗，取吐，治中药毒。

板蓝根四两　贯众一两，去土　甘草　青黛

上为末，蜜丸如桐子大，青黛为衣，治食毒物。

《局方》解毒丸　治中药甚者，大戟吐之。有人用肉豆蔻、缩砂、甘草为末，入大戟、麝香、五倍，细茶服之，能大吐下。

癫狂十四附不治证

脉大坚疾者癫病，沉数为痰热，虚弦为惊。

盖因痰者，乃血气俱亏，痰客中焦，妨碍升降，视听言语皆有虚妄，宜吐之。

因火者，乃火入于肺，气主鼓舞，火传于肝，循衣摄空，胃中大热，治宜降火。

因惊者，惊则心血不宁，心者神之本。积痰郁热随动而迷乱心神，有似邪鬼。治宜先吐之，而后以安神丸主之，佐以平肝之药，胆主惊故也。治法，痰则吐之，以三圣散；火则降之，承气汤；惊则平之，安神丸。

总治　黄连、辰砂降火、瓜蒌、南星、半夏行痰、川芎平肝、青黛、柴胡。

局方妙香丸　治洪、长、伏三脉诸痫狂者，令水浸服之。

李和南五生丸　治弦、细、缓三脉诸痫狂者。

不治证

脉沉小急实者死。

虚而弦急者死。

循衣缝者死。

身热手足冷者死。

阴附阳则狂，阳附阴则癫。

脱阳见鬼，脱阴目盲。

惊悸十五

肝脉惊暴，有所惊骇。惊生病者，其脉止而复来，目睛不转，呼吸不能，气促。寸口脉动而弱，动为惊，弱为悸。

寸口脉紧，趺阳脉浮，胃气则虚，是为悸。

趺阳微而浮，浮为胃虚，微则不食，此恐惧之脉，忧迫所作也。

盖因血虚，肝生血，无血则木盛，易惊，心神忓乱，气与涎结，遂使惊悸，血虚宜朱砂安神丸；气涎心郁在心胆经，宜温胆汤；怔悸在心脾经，因失志气郁涎聚，宜定志汤。

小儿惊搐涎潮如死，乃母胎时受怖，为腹中积热，宜坠涎镇火清心也。

朱砂安神丸　治血虚惊悸，凡血虚则木火盛也。朱砂一钱，另研　黄连一钱半　甘草　地黄　川归五钱　炊饼丸。

温胆汤　治心胆怯，易惊。半夏　竹茹　枳实　陈皮　茯苓一钱　甘草五分

寒水石散　治因惊，心气不行，郁而生涎，结为饮。寒水石煅　活石水飞各一两　甘草一两　龙脑少许　上热则水下，寒则姜汤下。

《三因》论悸　有悸然而心筑筑动，有惊悸怔悸，痰饮闭于中脘，其证短气，自汗，四肢浮肿，饮食无味，心虚烦闷，坐卧不安。外有肝痹、肺痿。心中虚寒亦似惊也。

治惊悸癫痫狂妄，大率痰宜吐之，火则下之，血虚宜补血、平木降火。

疝十六 附张论有七疝、《三因》有四

脉寸口弦紧为寒疝，弦则卫气不行，不行则恶寒。寸口迟缓为寒疝，迟为寒，缓为气，气寒相搏故痛。脉沉紧豁大者为虚。脉滑为疝，急为疝，搏为疝，见于何部而知其脏所病。

盖病全在厥阴肝经，有因湿热在经，抑遏至久，又感外寒，湿热被郁而作痛，或大劳则火起于筋，醉饱则火起于胃，房劳则火起于肾，大怒则火起于本经。

凡火郁之甚，湿气便盛，浊气凝聚，并入血隧，流于肝经，为寒所束，宜其痛甚。

有因痰饮食积，流入厥阴，聚结成核。

有因痰血结于本经。

有因本经虚或寒，然肝经与冲、任、督所会于阴器，伤于寒则阴缩入，伤于热则缓挺不收，盖木性速急也。

丁香楝实丸　川归酒洗　附炮，去皮脐　川楝子　茴香各一两，以酒三升煮尽，焙干作末入下药　丁香　木香五分　蝉蝎十三个　玄胡五钱　上同为末，酒糊丸，梧子大，酒下百丸。

参术丸　治虚疝，脉豁大者死。人参　白术　栀子　香附

秘方　治诸症。枳实止痛　山栀　茱萸　山楂　橘子以上去核积　桃仁去瘀血　川乌同栀劫痛　桂枝止痛不定用之　青皮　荔枝湿则加之

仓卒散　治寒疝入腹，心腹卒痛，小腹膀胱气绞，腹冷重如石，自汗。山栀四十个，烧半过　附一个，炮　一方有乌无附，酒煎下二钱。

神应散　治诸疝，此方能散气开结。玄胡　胡椒　或有茴香，酒煎二钱。

牡丹丸　治寒疝，心腹刺痛及血。川乌炮，去皮尖　牡丹皮各四钱　桃仁炒，去皮尖　桂各五钱　青皮　俱为末，蜜丸，酒下。

桃仁汤　治㿉疝。桃仁如泥　茱萸　桂枝　青皮　枳壳　槟榔　木香　山棱　莪术　蒺藜　海藻　茯苓　任意加减服。

治㿉要药　苍术　南星　半夏　白芷　散水　川芎　枳实　山楂

应痛丸　治败积恶物不出，结成疝痛不忍。阿魏二两，醋和，荞麦面裹，火煨熟　槟榔大者两个，刮空，入滴乳香满盛，将刮下末和荞麦面裹，慢

火煨　为末，入硇砂一钱、赤芍药一两，同为末，面糊为丸，梧子大，盐酒下。

雄黄散　治阴肿大如斗，核痛。矾一两　雄黄五钱　甘草二钱半　煎洗。

张论有七疝

寒疝　因寒水湿处使内过多，囊冷结硬如石，阴茎不举或控睾丸而痛，宜温剂下之。

水疝　因醉使内汗出，遇风寒湿气，聚囊肿痛如水晶，搔出黄水，小腹按之作水声，宜逐水。

筋疝　因房劳及邪术所使，阴茎肿，或溃脓，或痛而里急筋缩，或挺不收，或白物如精，或茎痛，痛极则痒，宜降火下之。

血疝　因使内气血流溢，渗入脬囊，结为痈脓，名便痈，宜和血。

气疝　因怒气而胀，怒罢则散，宜以散气药下之。

狐疝　状如仰瓦，卧则入小腹，行立出囊中，宜逐气流经之剂下之。

㿗疝　因湿得之，重如升斗，不痒不痛，宜去湿之药下之。

《三因》有四癞

气癞，因七情脏气下坠，阴癞肿胀急痛，易治。

水癞，同癞疝。

肠癞，因房劳过度，元脏虚冷，肠边背系不收，坠入囊中，上下无定，此难治。

卵癞，因劳役坐马，致卵核肿胀，或偏有大小，上下无常，亦难治也。

茎挺长，湿热也。小柴胡加黄连，有块加青皮，外服用丝瓜汁调五倍子末服。

脚气十七 附华佗论、《三因》论、不治证

脉浮弦者风，濡弱者湿，洪数者热，迟涩者寒，微滑者虚，牢坚者实，结则因气，散则因忧，紧则因怒，细则因悲。

盖因湿为之，南方之人，当风取凉，醉以入房，久坐湿地，或履风湿毒气，血气虚弱，邪气并行腠理，邪气盛，正气少，故血气涩，涩则脾虚，虚则弱，病发热。四肢痠疼烦闷者，暑月冷湿得之；四肢结持筋者，寒月冷湿得之。病胫肿，小腹不仁，头痛烦心，痰壅吐逆，时

寒热，便溺不通，甚者攻心而势迫，治之不可后也，此壅之疾，壅未成，当宣通之，调以苍术、川柏湿类药也；壅既成，当砭恶血，而后治之。攻心脚气，乃血虚而有湿热也，治宜四物加柏。筋转疼者，乃血受湿热也，治加桃仁、芩、连；有痰积流注者，加姜汁、竹沥、南星也。北方之疾，因潼乳酪醇酒之湿热下注，积久而成肿满疼痛也，治宜下药泄越其邪。

当归拈痛汤　治湿热肢节烦疼，肩背沉重，胸胁不利，身疼胕肿。

羌活　黄芩酒　甘草炙　茵陈酒炒　川归各五钱　人参　苦参酒洗　升麻　干葛　苍术各二两　知母酒洗　防风　泽泻各三钱　猪苓　白术各一钱半　上煎服。

羌活导滞汤　治前证便溺阻隔，先以此药导之，后食前方及治此北方。

羌活　独活各五钱　防己　川归各三钱　大黄酒煨，一两　枳实麸炒，三钱

秘方　治湿热。

生地　黄柏酒炒　白术　防己　川芎　槟榔　苍术盐炒　犀角　甘草　木通

热加芩连，痰加竹沥、姜汁，热时加石膏，便实加桃仁，溺涩加牛膝。

食积流注　苍术　黄柏　防己　南星　川芎　白芷　槟榔　犀角　牛膝　血虚加龟板。

除湿丹　治诸湿。

陈皮二两　大戟炒，两半　黑丑炒，三钱　甘遂　槟榔　赤芍　灵仙　泽泻　葶苈各一两　乳香另研　没药各五钱　上糊丸梧子大，每五十丸，加至百丸，温水下。忌湿面。

华佗论　自内，忧思喜怒，寒热邪毒之气，注于脚膝，状类诸风，谓之脚气也。自外，风、寒、暑、湿皆有不正之气，中于脚膝，谓之脚气也。治法曰：实则利之，虚则益之，六淫随六法以发之，七情随六气以散之。

《三因论》　乃风、寒、暑、湿、毒气袭之也。风则脉浮，寒则脉紧，湿则脉细，暑则脉洪，表则脉浮，里则脉沉。风则痛，湿则重，暑则烦，风则行。随其所中何经络而治，如头项腰脊痛，太阳也，宜麻黄、羌活类。余以类推。

不治证

入心则谬妄，呕吐食不入，眠不安，左寸乍大乍小乍无者死。

入肾则腰脚俱肿，小便不通，呻吟，目额皆黑，冲胸而呕，左尺脉绝者死。

虫十八

虫蚀阴肛，脉虚小者生，紧急者死。尺脉沉滑，寸白虫。盖因湿热之生，脏腑虚则侵蚀。

集效丸 木香 鹤虱 诃子煨 芜荑炒 乌梅 附炮，去皮脐 干姜一两 槟榔一钱 大黄二钱 或加黄柏、川连，蜜丸，陈皮醋汤任下。

化虫丸 虫即化水。硫黄一两 木香五钱 密陀僧三钱 附一个，炮去皮脐 将附为末，用醋一升煮膏入药，和匀，丸绿豆大，荆芥茶清下二十丸。

秘方 治吐虫。

黑铅炒成灰，槟榔为末，米饮下。又鸡子炒蜡尘治寸白虫 又川椒治虫 上并酒糊丸。

痔漏十九

皆因风热燥归于大肠也。

秘方 凉血为主。四物汤凉血 黄芩凉肠 枳壳宽肠 槐角凉血生血 升麻

秦艽白术丸 秦艽去芦 皂角仁烧存性去皮，各一两 归尾酒洗 桃仁 大黄各一两 白术 泽泻五钱，渗湿 枳实麸炒，五钱，泄胃 地榆三钱，止血 上糊为丸，梧子大，空心，汤下百丸，以饭压之。

气滞加槟榔、木香，湿热胜加黄柏。又云：以苍术、防风为君，甘草、芍药为佐。

苍术泽泻丸 苍术四两 泽泻 枳子二两 皂角仁烧 地榆一两 饭丸。

脉痔，血自肛门另作窍出。乌头炮，去皮尖连各一两 丸服。

又 荆芥 槐花 石菖蒲各一两 丸服。

酒痔，黄连酒浸酒煮，酒丸饮下。

痔血不止，检椿根灰，空心下。又干丝瓜一枚，连皮子烧存性，酒下二钱。

又 耳接疑误 川归一两 黄柏二两 乌龟一个，酒煮干为度，日干为末 蜜丸皂子大。

皂角散 治痔漏脱肛。

黄牛角䚡不切 蛇蜕一条 穿山甲七片 皂

角一枚 上并切，磁瓶泥固候干，先以小火烧烟出，方以大火煅红，出冷，研细，胡桃酒下，临睡分出虫，五更却以酒下二钱。

洗 五倍子 朴硝 桑寄生 莲房 先薰后洗。

又 天仙子 荆芥 蔓荆子 小椒 煎洗。

敷 木鳖子 五倍子 末敷肿处。

又 麝香 脑子 朱砂 研入生田螺内，待成水抹头，不拍遍，以干收为度。

好蜡茶，细末，入脑子同研，津调纸花贴上。除根，后方贴之。白矾、枯二钱，生二钱，乳香三钱，真香，俱同研为膏，纸花贴。如便秘，当归枳壳汤下三黄丸。

木槿花，阴干，或叶。专封痔口能干。

腐痔核，化为水。硼砂火煅，轻粉、炉干石煅，或加信石，煅。以朴硝洗净，辰砂敷外四周，点核上。

肠风塞药 炉干石煅便淬 牡蛎粉

脱肛洗方，理省藤、桑白皮、白矾，煎汤洗。

疮疡二十 附治法

脉沉实，发热烦躁，外无焮赤痛，其邪深在内，故先疏通，以绝其源。

脉浮大数，焮肿在外，当先托里，恐邪入于内。

脉不沉不浮，内外俱无证，知其在经，当和荣卫。

浮者宜行经，黄芩、黄连、连翘、人参、木香、槟榔、泽泻、黄柏，在上半加枳壳。

沉者，里。疏通脏腑，利后，用前药中加大黄；痛，当归、黄芪止之。

缓者，身重，当除湿。

大者，心肺有热。

弦者，眩运，当去肝风。

涩者，气滞血虚。

弦细，为膀胱寒水，小便溺多，宜泻寒水。

盖疮疡诸证，皆营营运也气偏胜，助火邪而生，湿热相搏，肌肉败坏而为脓，故从虚而出经络也。如太阳经从背而出，少阳虚从须而出，阳明虚从髭而出，督脉虚从胸而出。微湿则痒，热甚则痛，又甚则痛，血虚则痛甚。

营气不从，逆于肉理，乃生痈肿。营气逆

而不行，其原在经。湿气外伤，害人皮肉。皆营气之下行也，其在外盛则内行。

膏粱之变，足生大疔。皆营气逆行，凝于经络，其原在里，发于表。

治法　外者，宜辛凉发之，通圣、凉膈、解毒是也；内者，宜苦寒下之，三黄、玉烛是也；中者，宜调经凉血等是也。

肿疡宜解毒下之，溃疡宜托里补之。

如温经宜加通经之药。夫邪气内搐肿热，宜砭射之也。气胜血聚者，宜石而泄之。

疮家呕吐有二，凡肿疡年壮谓伏热在心，宜降其火，如溃疡年老谓虚，宜大补之。

内疏黄连汤　治呕吐哕，发热，脉沉而实，肿硬色不变，根深，脏腑秘涩。

黄连　芍药　川归　黄芩　栀子　薄荷桔梗　木香　槟榔　甘草　连翘　便秘加大黄。

复煎散　治肿燉于外，根盘不深，脉浮，邪气盛则必侵于内，宜托之。

地骨皮　四君子汤　桂　川归　芍药　黄芩　防风二两　甘草　防己一两　热加黄连　上以苍术一斤，水五升，煎至半，去滓，入药煎服。便秘加大黄。

黄连消毒汤　治一切疮疽背脑。黄连一钱黄芩　黄柏　地黄　知母四钱　羌活一钱　独活　防风　藁本　归尾　桔梗　连翘四钱　黄芪　人参　甘草三分　苏木　泽泻二分　防己五分

千金内托散　治痈疽，使气血实则脓如推出也。即前方加大黄、五加子。

验方　有人五十，形实，背生红肿，近骨下痛甚，脉浮数而洪紧，呕食，正冬月。

又，有妇人七十，好酒形实，脑生疽，脉急切涩。大黄　人参酒炒，各一钱

麻黄　桂枝冬月用之　附子脉紧用之　黄柏酒炒　瓜蒌　甘草节　羌活　青皮　半夏　人参　黄芪　姜煎。

又　初生一切疮疽发背服之而效，云能下死血。大黄　甘草　辰砂　血竭　酒下。

解毒丹　治一切发背痈疽、金石毒，散肿消毒，轻者可服。

紫背车螯大者，盐泥固制，煅红出火毒，甘草膏丸，甘草汤下；外用寒水石煅红，入瓷沉井中，腊猪脂调敷。一方以轻粉为佐；又方以灯草为佐。

三生散　治漫肿光色，附骨痛如神。露蜂房　蝉退　头发　上等分，烧存性，三钱，研细酒下。

清凉膏　治发背。川归　白芷　木鳖肉白及　黄柏　白蔹一两　乳香研　腻粉少粉　白胶少许　丹五两　麻油十两　煎如法，曾用五灰膏敷一宿，待恶肉腐以刀去之，却以绵蘸香油扭干覆之，待好肉如岩盒状，方可收口，收口用乳香、没药、龙骨、白蔹等。

丁疮刘方　乌头尖　附尖　蝎梢　雄黄一钱　硇砂　蜈蚣一双　粉霜　轻粉　麝香　乳香五分　信二钱半　上俱为末，先破疮出血了以草杖头用纸带入于内，以深为妙。

丁疮李方　归尾　没药　乳香　白及　藁本　杏仁　黄丹　蓖麻　粉霜　巴霜　木鳖麻油　桃柳条煎如法。

丁疮，毒气入腹，昏闷不食。紫花地丁草蝉退　贯众五钱　丁香　乳香　温酒下二钱。

疗疮初发先痒后痛，先寒后热，热定则寒，四肢沉重，头痛心惊，眼花，呕则危。

乳香散　治疮口大痛。寒水石煅　活石各一两　乳香　没药各五分　脑少许　末，掺口上。

雄黄散　治恶肉不去。雄黄一钱　巴豆一个，去皮　乳香　没药少许　上另研极细，和匀上肉。

木香散　治久不收口。木香　槟榔　川归一钱　黄连二钱　末掺之。

出剩骨

血竭草罨之自出。青橘叶　地锦草　上二味杵成膏，先洗疮口净，用土牛膝内入孔中。

治漏疮剩骨，远志、金银花、甘草、黄芪，酒煮。

瘰疬二十一

因食味之厚，郁气之积，曰毒，曰风热。实者易治，虚者可虑。

夫初发于少阳，不守禁戒，延及阳明。盖胆经主决断，有相火而气多血少，治宜泻火散结。虚则补元气，千金散主之；实则泻阴火，玉烛散主之。

化坚汤 升麻一钱 葛根五分 漏芦足阳明 牡丹皮三钱,去留血 生熟地黄各三分 连翘一钱 黄芪护皮毛,生血脉 芍药三分 桂散结,寒因热用 柴胡八分 黍粘消肿 羌活 独活 防风散结 昆布软坚 广术 三棱削坚 参

腹胀加朴,气不顺加木香、陈皮,便秘加大黄。

大黄汤 大黄煨 皂角刺 甘草 煎服。以麝香、瓜蒌仁敷之。周用火针刺核,即用追毒膏,点苎线头上内针孔。

又,杜牛膝粘敷其上,一日一易,脓将尽。

又,用生玄参、地榆、活石、寒水石、大黄等末缚其疮。又,用白厄菜、墨斗草同敷其上。

又,用寒水石、朴硝、大黄、木香、槟榔、龙骨末收口,后又用竹茹,亦长肉。白膏药收后,红不退,用蟊螉窠敷。如已溃入不收口,用铁烙,香油灯烧,烙其腐尽,依前治。

去瘰疬毒 皂角子五两 大黑豆一升 甘草一两 青叶汁一斤 煮汁,可常食,不过二料。

瘰疬,太阳经、少阳经;

瘿,在隐僻处;

结核,按之走痛;

劳瘰结核,耳后连有数个,或聚或散。

耳后项上生块核,五倍子、香白芷,末蜜调敷。有人用雄黄、砒、乳香三味,入米粽内捻饼,盦病瘤,自能开腐。

肺痿肺痈肠痈二十二 附疡家不治证

脉数,应当发热而又恶寒,若有痛处,当发其痈。

脉数而虚,咳唾涎沫,为肺痿。

脉数而实,或滑,咳而胸隐隐痛,为肺痈。

脉紧而数,脓为未成;紧去但数,脓为已成。

脉滑而数,小腹坚满,小便或涩,或汗或寒,为肠痈。

设脉迟紧聚,为瘀血,下血则愈。

设脉洪数,脓为已成。滑为实,数为热,卫数下降,荣滑上升。荣卫相干,血为败浊,甚者腹胀转侧闻水声。

肺痿,热在上焦,其病多涎唾,小便反难

而数,大便如豚脑,欲咳不咳,咳出干沫,唾中出血,上气喘满,或燥而渴,寸口脉数而虚,按之涩。

甘草四两 干姜二两 人参一两 姜三片 枣三枚 同煎。

肺痈,乃风伤于卫,热过于荣,血为凝滞,蓄热痛肺,其病咳唾脓出,口燥胸中隐隐痛,喘满不渴,唾沫腥臭,时时振寒,吐出米粥,寸口数而实,按之滑。

小青龙汤 治肺痈,先解表之邪也,此治肿疡之法也。

葶苈大枣泻肺汤 治肺痈,喘不得卧也。葶苈炒黄,研丸弹子大,水三升,入枣先煎二升,入葶苈煎至一升,顿服之。先进小青龙汤三服后,进此。

桔梗汤 治咳胸满,唾如米粥,当吐脓血。甘草 桔梗 水煎。

苇叶汤 治咳有微热烦,胸心甲错,此治溃疡之法也。

苇叶二升,切 薏苡仁八两 瓜蒌仁八两 桃仁五十个,去皮尖 煎服。

秘方 瓜蒌仁连穰一个,煎服。

肠痈,乃湿热所为也。薏苡仁七分 附煨削 败酱各二分 散,治肠痈腹皮急,身甲错,如胀,本无积聚,身无热,脉数者是,水煎服之。

大黄牡丹汤 治肠痈未成脓,可下之。

大黄四两 牡丹皮三两 芒硝二两 瓜子一升 桃仁五十个 水煎顿服。

云母膏 有一女子腹痛,百方不治,脉滑数,腹皮急,脉当沉细,今反滑数,以此下之。

云母膏丸梧桐大,百丸,阿胶烊入,酒下之,下脓血为度。

囊痈,乃湿热下注也,浊气流入渗道,因阴道亏,水道不利而然,脓尽自安。

当归甘草防风汤 李方治便痈。

桃仁承气汤 张方治便痈。

便毒方 葫芦巴末服 又川楝灰亦好。

乳痈奶房,因厚味,湿热之痰停蓄膈间,与滞乳相搏而成。又有怒气激其滞乳而成。又儿口吹嘘滞乳而成。

盖乳房为阳明所属，乳头为厥阴所经，凡病皆阳明经也，深者为岩，治宜疏厥阴之滞，清阳明之热，行瘀血、散肿结。

石膏煅，清阳明　青皮疏厥阴　桦皮烧　白芷　瓜蒌皮消肿　甘草节行血　蜂房　气郁加台芎、香附、葛根引经　上姜酒饮。

又方　大黄　天花粉　川归　甘草节一两　瓜蒌子　穿山甲陈壁土炒，各一两半　酒丸。

骨疽，因厚味及酒后涉水后，寒攻，热邪深入髀枢穴左右，痰积瘀血相搏而成附骨疽。

方　苍术　川柏　青皮行　虚加牛膝、姜汁辛散、甘草，发不动加麻黄，冬加桂，夏加芩。

防风通圣散去芒、黄，入生犀角末、浮萍末，治骨疽。

附骨疽与白虎飞尸、历节皆相似，历节走注不定，白虎飞尸，按之亦能作脓，著骨而生附骨疽，痛按之无益。

内疽　因饮食之火、七情之火，相郁而发，在腔子而向里，非干肠胃肓膜也，以其视之不见，故名之曰内，治宜四物加凉剂。

师云：有人性急味厚，左胁下一点痛，每服热燥之药，脉轻则弦，重则芤，知其痛处有脓，因作内疽治。

瘰状，多著肩项，如坚硬不可移，名石瘰；皮色不变，名内瘰；赤脉交络，名血瘰；筋脉露结，名筋瘰；随忧怒消长，名气瘰。

瘤状，随气凝结，有骨脂脓血肉。

口疮，焰硝、硼砂，含口不开，醋磨南星敷涌泉穴。

饮酒入口糜，导赤散、五苓散

风寒结绝阳气，声不出，半夏一两，草乌、桂各一钱，煎服。

赤口疮，白矾飞、没药、乳香、铜绿，末掺。

白口疮，雄黄、没药、乳香各一钱，轻粉五分，巴豆，末掺。

唇紧燥裂生疮，青皮烧灰，猪脂调敷。夜卧头垢亦可。

口疮痛，五倍子一两、黄柏蜜炙、活石各五钱，铜绿，末掺。又白蔷薇根汁嗽之。

有小儿口疮不食，以矾汤浸脚上半，顿宽。用蜜炙川黄柏炒、僵蚕同为末，敷之，立下乳而安。

脚足上生毒疮，密陀僧、黄连，俱末敷。又杜牛膝盐盦。又旱莲草即墨汁草也，以盐敲盦，以桑白皮打细作饼盖，干则易。又无名异，又黄柏末、龙骨末敷。

阴疮，蜡茶、五倍子等分，腻粉少许，同敷。又雄黄敷。

手痴疮，皂角、轻粉、枯矾、黄连、黄柏。

沙疮，塌地藤烧灰敷。

恶疮，霜后凋残芭蕉叶干末，香油调敷，油纸掩。先洗，用忍冬藤、金丝草、葱、椒煎。

又松上白蚁、黄丹各烧黑，香油调敷，外有油纸掩上，日易，后用龙骨为末，掺口上收肉。

又黄丹、香油煎，入朴硝抹上。

金细疮，如绳线巨细不一，上下至心即死。可于疮头刺之出血后，嚼萍草根涂之安。

疮家不治证。

斑疹二十三附不治证

川归　甘草　吴茱萸　陈皮　地黄

治痘不透，紫草、红花子、芍药、川归、胡荽子，煎服。

剪刀草汁调原蚕沙敷之。

又猪心血，调片脑成膏，以紫草茸汤化，无脑以辰砂代，敷之，治斑疮倒靥。

又论　自吐泻者为吉，谓邪出也，治宜消毒解火。大便不利，当微利之。身温者顺，身凉者逆，切忌热药。

又当分气血，虚而补之。云恶血留于命门，待气虚、血虚、脾虚，相火生焉，其证呵欠嚏喷，足冷寒热，气虚四君子主之，血虚四物汤主之。

吐泻少食为里虚，陷白倒靥灰白为表虚。

不吐泻能食为实，宜解毒，芩、连是也。实而更补，必结痈疽。

解毒方　丝瓜仁单方亦可　升麻　芍药酒炒甘草　唐毬　黑豆　犀角　辰砂

不治证

黑陷耳尻热者死。斑痘疹喘者死。凡丹从

四肢入腹者死。

金疮二十四[①]
火烧二十五[②]
癫狗二十六[③]
小儿科[④]二十七附不治证

脉小，大便赤青飧泄，手足温者生，寒者难已。

小儿一十六岁前，纯阳，为热多也。肝只有余，肾尚不足，肠胃尚脆，饮食难化，食则为痰为积。其病有四：曰惊、曰疳、曰吐泻。其原因有二，曰饱、暖。

张皆归之湿热，常以牵牛、大黄、木通以治小儿诸病。

惊，热痰主急惊，当泻，降火下痰丸。养血药作汤下。

脾虚主慢惊，用补，朱砂安神丸。参术汤下。生人血研辰砂、蝉退，治急慢惊风。

疳，因土湿，或积或虫。

黄连炒，二钱　胡黄连去果子积，五钱　阿魏去肉积，醋煮　神曲各一钱五　丸如米大。一方加芦荟、胡黄连、神曲、麦蘖、使君子、肉果半两，木香、槟榔二钱，糊丸治虫热积、一切疳。

啼，因肝热。黄连姜汁炒、甘草、竹叶，煎服。

吐泻，因脾虚，食积痢。炒神曲　苍术活石　芍药　黄芩　白术　甘草　陈皮　茯苓上下保和丸。

又　胡黄连　黄连　芜荑　神曲炒　山楂青皮　陈皮　芦荟　丸服。

血痢　三黄丸。
不治证

头发上逆者死。汗出不流者死。陷胸唇干，目直视者死。口气冷、掌冷者死。身强头低者死。便门肿起作坑者死。鼻干黑燥者死。肚大青筋，爪甲黑，舌出咬牙，鱼口气急皆死。啼不作声，或作鸦声，或忽然大叫作声，皆死证。

妇人胎产二十八附男女法、离经
脉平而虚者乳子。

心脉洪大而滑，肺脉微而不浮，肝脉微横不绝，皆妊。

阴搏阳别，谓之有子。搏者，逼近于下。别者，别出于上，气和血调，阳施阴化，谓之有子。

少阴脉动甚者，妊子。少阴脉，心脉也。

尺中按之不绝者，妊子。

三部浮沉正等，按之无绝者妊。

寸微关滑，尺数流利，往来如雀啄者妊。

妊娠初时，寸微小，呼吸五至。三月而尺数滑疾，重以手按之散者，是三月也；重手按之不散，但实不滑者五月也。

男女法
左沉实疾大者为男，纵者主双。

右沉实疾大者为女，纵者主双。

注云：纵则横也。

离经
脉一呼三至，曰离经；沉细而滑，曰离经；尺脉转急如切绳，曰离经。

脉浮，腹痛引腰脊，为欲生。

妊三月而渴，脉反迟，欲为水分，复腹痛者堕。

妊五月、六月，脉数必坏，脉紧必胞漏，脉迟必腹满而喘，脉浮必水坏肿也。

妊六七月，脉弦，发热恶寒，其胎逾腹，腹痛小腹如扇，子脏闭故也，当温之附子。

妊六七月，暴下水斗余，必倚而堕。

妊七月、八月，脉实大牢强，弦者生，沉细者死。

妊月足，身热脉乱者吉。

新产，脉沉小滑者生，实大弦急者死，焱疾不调者死。新产得热病，脉悬小，四肢温者生，寒清者死。新产因伤寒中风，脉实大浮者生，小急者死。

脉微涩为无子，弦大为无子，皆血虚气弱故也。

漏血下赤白，日下数升，脉急实者死，紧大者死，迟者生，虚小者生。

寸关调如故，尺绝不至者，月水不利，引

---

①、②、③、④无从考补。

腰绞痛，气积聚，上抢胸胁也。

脉得浮紧当身痛，不痛腹鸣者，必阴吹。寸口浮血弱，浮为虚，浮短气弱有热而无血。跌阳浮而涩，浮气满，涩有寒。少阴弱而微，微少血，弱生风。胃气下泄，吹而正喧，此谷气之实也，以发煎导之。

少阴滑而数，阴中必疮。

少阴脉弦，白肠必挺核。

少阴脉浮而紧，紧则疝瘕，腹中痛，半产而堕伤，浮则亡血，绝产恶寒。

少阴浮而动，浮为虚，动为痛。必脱下。

凡妇人脉，常欲濡弱于丈夫。

胎堕，因虚而热。

四物汤、四君子汤，加阿胶、乌梅、桑寄生、黄芩。治胎常转动无时，下血疼痛。

枳壳麸炒　川芎各一两　熟地二两　糯米二合，姜枣金银同煎，治伤胎。

转胎，因血虚有痰。

其状胎满逼胞，致小便不利，尿出不知时。

胎满逼胞者，盖因痰，胎避而下。又因血气不足，不能升举，四物加活石、贝母，有痰加二陈汤，甚者服药后探吐。

恶阻，因痰血相搏，二陈汤加减主之。

胎妇腹胀，因脾虚有热而气不利。枳壳炒、白术、黄芩。

治气急胎惊，两胁膨胀，腹满连脐急痛，坐卧不宁，睡惊。

四君子汤加茯苓、木香、川芎、川归、麦门冬。

胎水，即肿满，俗名子肿，因冷湿。

川归、芍药、茯苓、白术、陈皮每四钱。用鲤鱼修理水煮熟，去鱼，以汁盏半，姜入药同煎至七分，空心服。

胎妇寒热，小柴胡去半夏。

胎痛，因血少。四物加香附、紫苏能安胎。

子悬，即胎凑上心腹，胀满而痛，因胎气不和也。

大腹皮　紫苏　陈皮　白芍　川芎　川归酒洗，各一两　人参　甘草各半两，姜、葱白，煎服。又治临产惊恐气结，连日不下。

心痛，因宿寒搏血，血凝其气，气与血并。

玄胡醋炒　川归　陈皮，酒糊丸。又方加桂、赤芍药、蒲黄、木香、乳香、没药。

又方，五灵脂。蒲黄醋炒，醋汤下，即失笑散。有寒加桂，有热加栀子，气加木香、枳壳，虚加川芎、川归。祖按上二方治心痛则可，有胎则忌，或可施之产后心痛者。

子烦，病若烦闷，因二火为之。麦门冬、黄芩、茯苓、竹叶，煎服。

一方加人参、防风。

胎漏，胶艾汤治胎动不安下血，或胎奔上刺心短气，及治顿仆，四物加胶艾。

无故下血，腹痛不甚，或下黄汁，用野苎根炒，一两　金银各五钱　水酒各一盏煎。

坠跌压触，胎动腹痛下血。

用缩砂炒透，末之酒下。

胞漏下血，用生地黄末，酒下。

一方加白术、地黄、枳壳、芩，汤下，治血虚有热胎漏。胎漏下血，用芎、归，水酒煎服探之。若不损则痛止，或动已损则逐之。

宿有风冷，胎痿不长，动伤易致损坠。

白术　川芎一两　川椒去目炒，七钱半　牡蛎煅、五钱，酒下。腹痛加芍药，心下痛加川芎。川归、川芎、芍药、干姜，酒下。

又方，治恶露不散，脐腹坚胀。川归、川芎、牡丹皮各一两，玄胡、桂，蜜丸。

阴脱，乃气血下溜。四物、黄芩一两，猬皮烧存性，五钱，牡蛎煅，二两，升麻，饮下。

又　硫黄　乌贼骨五钱　五味子一钱，末掺患处。

又　蛇床子炒，热布裹熨之。

阴肿，桃仁、枯矾、五倍子，等分，末敷上。

诸淋　白茅根一两　瞿麦穗　茯苓五钱　蒲黄　桃胶　滑石　甘草一钱　子目十个，烧　葵子　人参各二钱半　石首鱼脑骨二十个，烧　上姜、灯心、木通汤下。

虚烦　人参　川归　熟地　麦门冬　桂　芍药

论凡产间临月未诞者，凡有病，先以黄芩、白术安胎，然后方用治病药。发热及肌热者，芩、连、参、芪主之。腹痛者，宜白芍药、甘草。感冒者，依解利治之。

凡产后诸病，忌用白芍药，宜黄芩、柴胡。

内恶物上冲胸胁者，宜大黄、桃仁。

血刺痛者，宜当归。

内伤发热者，宜黄连。

渴者宜茯苓，忌半夏。

喘嗽去参，腹胀去甘草。

产后身热血证，一同伤寒，若伤寒当有痛处，脉弦而迟，宜解伤寒；血虚者无痛，脉弱而涩，宜补其血。

酒煮当归丸 治一切虚证下脱，脉洪大无力，按之空虚不鼓，此中寒之证。

川归一两 茴香炒，五钱 附炮 良姜各七钱 上四味锉，以酒一升半，煮至酒尽，焙干。

黄盐炒 丁香 苦楝 甘草各五分 蝉蜕三钱 柴胡二钱 升麻 木香一钱 玄胡四钱 上九味，同前酒煮四味，俱末，酒煮粥糊丸，空心，醋汤下。

固真丸 治带久不止，脐腹冷痛，目中溜火，此皆寒湿乘其胞内，肝经伏火也。

白石脂一钱，烧赤，水飞研 白龙骨二钱，此二味枯涩 干姜炮，泻寒水，四钱 黄柏五分，引用 柴胡一钱，本经 芍药 虚加人参 黄芪 上末，面糊丸，空心下，血竭将枯加葵花、郁李仁。

红葵丸 治白脓带下，此肠胃有脓也，脓去尽自安。

葵根一两 白芷五钱 赤芍 枯矾二钱半 上蜡丸，米饮下。

又 黄荆子炒焦，米酒下，亦治白带白浊。

妇人室女搐搦二十九

凡妇人无病，一旦忽感手足搐搦，痰涎壅塞，精神昏愦，不省人事，似痫非痫也，此肝为病也。妇人乃血虚，七情感二生风；室女乃血实，七情感而生热。

带三十

因湿热结于带脉，津液泛滥，入小肠为赤，入大肠为白。

又云：热者血也，血积多日不流，从金之化，即为白淫。治宜同湿证，以十枣、禹功、导水、降火、流湿之剂主之。

脉浮恶寒不治。

因痰积流下渗入膀胱，宜升宜吐，调以半夏、茯苓、陈皮、苍术、白术辈。

肥人多湿痰。

海石 半夏 南星治痰 黄柏治湿热 苍术燥湿 滑石流湿热 川芎升之 椿皮湿之 香附调气。风痛加牛膝。

瘦人多热 黄柏、黄连、活石、椿皮、川芎。

滑者加龙骨、赤石脂，滞者加葵花，血虚加四物汤。

小胃丸 治湿热带下，下之后，以苦楝丸调之。

苦楝酒浸 茴香炒 川归各一钱 酒糊丸，桐子大，酒下。

腰腿痛加四物、羌活、防风，虚甚加参、芪、甘草、白芍药。

经水三十一

血为气引而行，血未来而先有病，皆气之患也；血来而后有病者，皆血之虚也；有血之热者。

将来作疼，乃气实也。桃仁、红花、香附、连。

不及期者，乃湿热也。四物加连。

过期有二：一者血少也，芎归参汤；紫黑成块乃有热也，加连。二者多痰，二陈汤加苍术、香附、川芎。肥人多痰也。

闭而不行，乃虚而热。

来而成块，乃气之滞。

错经妄行，乃气之乱。

经脉不行有六：

血生于心，忧愁思虑则伤心，心气停结，故血闭不行，左寸沉结，宜调心气，通心经，使血生而自通。

或因堕胎，或产多，其血先少，而后不通，此血枯也，脉两尺弱少，宜生血。

血为气滞，结而成块，日渐增长，宜攻之。

久盗汗，致血干枯而经不通，宜补血。是汗出于心，血生于心。

久患潮热则血枯燥，盖血为热所消，治热

退则血自生。

脾胃不和，饮食少则血不生。血者，饮食所化。经云：二阳之病发心脾，女子不月。

崩漏三十二

因热因虚。由脾胃有亏，下陷于肾，与相火相合，湿热下迫，脉洪数而实，先见寒热往来，心烦不得眠卧，宜大补脾胃，升举气血。

由心气不足，其火大炽，旺于血脉之中，形容似不病者，此心病也。四物汤加镇坠心火之药，补阴泻阳。

由肾水真阴虚，不能镇守胞络相火，故血走而崩，是气血俱脱，为大寒之证。轻于其脉数实，举手弦紧或涩，皆阳脱也，阴火亦亡，或渴，皆阴燥，宜温之、补之、升之。

方　防风　羌活　升麻　柴胡　川芎一钱、升阴散火　黄芩　黄连　黄柏　知母五分，凉血泻相火　川归五钱　黄芪补血凉血

胃客寒心痛，加草豆蔻、神曲；气短，加参、芪、术；冬寒，加麻黄、桂枝；久不止，加胶艾；血气俱脱，大寒证，加附子、肉桂、干姜。

治本　四物。

虚加参、术，热加芩、连，寒加姜、桂。香附行气。

治标　白芷汤调棕榈灰，五灵脂亦治，鹿角灰、蒲黄炒黑亦治，凌霄花、发灰，用荆芥四物汤下大妙。

脏腑病及各部所属药性三十三

肝病，则胃脘当心而痛，上支两胁，膈咽不通，饮食不下，甚则耳鸣眩转，目不识人，善暴缩戾，胁痛呕泄，令人善恐。

虚则胁下坚胀，寒热，腹满不食，目无所见，耳无所闻，筋挛节痛，爪甲枯青色，善恐，脉沉细而滑。

实则胁下痛，寒热，心下坚满，气逆头晕，颈直背强。

川芎臣，同上　五味子臣，温，同上　茯神君，益智臣，安心气　人参君，定心　炒盐

心实，主脚手心热，脸赤，两目眵粘，睛痛，赤□昏睡涎唾，睡中警惕，生疮，口臭唇

焦。

黄芩臣，寒，退心热　白藓皮同上　羚羊□□上　生地黄臣，凉，同上　升麻臣，退心热□□□凉心主　黄□□□□心　赤芍臣，寒，利心气　朱砂君，寒，解口　犀角君，寒散心热及肝热　郁金臣，□　川归臣，平，泻心气　泽泻君，通心气　□□□□□使　熊胆君，寒，退热镇心车前子□　□麦同上　天灵盖臣，寒，退心经寒

脾病，髀肿，骨节、腰脊、头顶痛，大便□乱，飧泄肠鸣。虚则四肢不举，饮食□下则呕吐，腹痛，肠鸣、溏泄，脉沉细弱□闷，□干心热，颊肿体重，腹胀善饥，喜□□内生疮，眼见歌乐，四肢怠惰，脉紧　泽泻君，平，凉泻脾　赤茯苓君，退脾热　青木香君，解脾胃余热槟榔臣，转脾气热　桑白皮臣，去脾燥热　蒺藜臣，泻脾气　枳壳同上　黄芩臣，退胃热　黄连臣，解脾气　硼砂臣，退□气去热　川归君，压脾热　牵牛臣，泻脾胃燥热，降气　紫苏臣，泻气蕴热　连翘

肺病　左肤胁痛，心胁满分小腹，不可转反侧，寒清于中，咳逆，鹜溏，嗌干、面尘脱色，丈夫癪疝，妇人小腹痛。

虚则语嘶，用力掉颤，少气不足以息，耳聋咽干，咳喘，鼻清涕，恐怖，脉沉缓。

实则胸膈满，上气咳逆，咽不利，鼻口亦张，饮无度，痰粘，肩背痛，脉不上不下。

肺绝　口似鱼口，气出不快，唇反无纹，皮毛焦，三日死。

又　鼻开而黑枯，腹满，泄不觉，喘而目直，喘急短气。

大肠绝，泄则无度，六日死。

悲伤肺，为气消，阴缩筋挛，肌痹脉痿，男为数溲，女为血崩，酸苦辛泣则臂麻。

肺虚，主面色㿠白，咳嗽涎唾，瘦瘁，气促，口无味，怯寒，喉痹，唇反，无色，饮食胸痞不快。

钟乳粉君，补肺虚　紫石英温，补肺　白茯苓君，益肺气　丹砂臣，寒温补　白术臣，补肝磁石君，同上　桑寄生臣，补　茯神臣，补　款冬花臣，补益气　人参末入　三棱末入

肺实，主面赤唇焦，头皮四肢痒，痰涎胶

粘，咽喉痛，或颈肿皮肤热疮，或发作寒热。

当归臣，利肺气 升麻臣，寒，泻肺气 木香君，通同上 桔梗臣，同上 贝母臣，解同上 石膏臣，寒，利胃气 百合臣，退肺壅，下痰 桑白皮臣，泻肺气 款冬花臣，利肺气 紫苏子臣，退肺气 紫菀君，降肺气 青皮臣，止肺气 枳实臣，通三焦热 牛蒡子臣，转肺气 荆芥穗臣，凉肺气热 赤芍药臣 诃子末入，止大府 黄芩末入

大肠冷虚，肠鸣泻利，呕逆，手足冷。

肉果君，温暖止大肠泄 白果君，温暖脾胃温大肠 诃子君，温止泻 人参君，寒，暖胃润肠 白术固元阳和气 扁豆，生气止泻 茯苓君，暖胃止泄 桂君，热，和脾胃，温大腑 良姜臣，热，暖胃和肠 附子君，热，壮胃暖肠胃气 吴茱萸臣，生气止吐耳干下血，舌肿，足浮，齿肿，目盲，腰如折，汗如水，面黑发无泽。又阴缩，腿筋痛，两胁胀。恐伤肾，为气不行。

肾虚，盗汗，梦齿脱落，余病同前虚条。

肉苁蓉君，壮阳道，益精 阳起石君，强肾 牛膝君，补肾壮阳 石斛君，壮肾 磁石君，平，补虚益肾气 熟地君，平，同上 巴戟强阳益肾 菟丝子君，补肾冷 乌药君，益肾 天雄君，壮肾气 益智君，温，暖肾虚冷 青盐臣，补肾 附子少阴行经，暖壮阳道，末入 桑螵蛸臣，强壮阳道 猪肾君，温病益肾 海狗肾君，补暖益肾 雀卵臣，助阳道 蛇床子臣，温强阳 白茯苓君，补虚损添精 黄柏末入 知母末入

肾实，主耳痛，头皮肩项肿，及脚心痛，腿膝生疮，腰肿，或鲜血目热泪，小便涩痛。

郁李仁臣，寒，降肾气 蒺藜臣，转肾气 金铃子臣，退肾热 地骨皮臣，导肾气 槟榔臣，泻肾气 青木香同上 车前子臣，利小便，除肾绝，降肾气 防风臣，益肾，治皮肤痒 枳壳臣，降肾气 青皮臣，寒同上 牵牛疏导肾气 桑白皮臣，利肾气 黄柏臣，降肾气 地龙臣，凉，益肾水

膀胱寒热，小便淋涩，或尿血。

石苇臣，平，利水道 瞿麦臣，退小便热 芍药臣，利水道 川归臣，平，疗便痛溺血 青皮臣，导水府 葱臣，清小便 木香臣，利小便血 车前子臣，寒，利小便溺 灯草臣，通小肠 京三棱臣，利小便 黄芩臣，寒，利小便血 油麻臣，寒，滑小府 冬葵子臣，治淋 萝卜子臣，通小府 白茅臣，同上 生地臣，冷，利小肠热 木通末入

【祖按】药性禀定之君臣，千古之经也；立方主治之君臣，一时之权也。学者自宜会心得之。

【按】旧本系国初时孝顺方处善浦阳戴原礼同集于洪武庚戌年三月初二日。戴原礼，丹溪先生之高弟也。今诠次成于天启辛酉年八月中秋日。丁承祖谨识。

音释三十四

暍 音曷，中热也。鼾 希连音汗，平卧息也。

痒 音求，病寒也。齇 音查，壮加切，鼻上炮也。

臗 音宽，音坤，尻也。肢 挈去区三音，腋下也。

胕 音附，肺附也。膜 音嗔，充人切，引起也。

腨 音时兖切，腓肚也。胵 音痴，充脂切，鸟胃也。

胗 音轸，章忍切，唇疡也，疹同。瞲 音灭，莫结切，眵也。

眄 音面，目偏合也。眴 音悬，胡绢反，目摇也。

胸 音闰，如伦切，目动也。瞪 音腾，如弓直耕二切，目直视。

瞀 音茂，莫构亡角二切，目不明。眊 音毛，老眊目不明也。

睫 音截，子叶切，目旁视也。眵 音痴，充支切，目相背也。

睆 音谎，目不明也。瘛 音炽

疭 音纵，之用切，小儿病。疭 同上

丹溪治法心要

高刻丹溪心法原序

　　医学之有丹溪，犹吾儒之有朱子，朱子盖唯深于其道，而有□□□真独得之妙，则凡立言成篇，足以继往开来，师法百世，莫之或违□丹溪之□□□□□为医□□□南者多矣。成化间又有《心法》之刻，弘治间双有《医要》之刻。此外，又有《心要》一书，则所家藏而未出者，近岁虽已刊行，而鲁鱼亥豕，讹舛特甚。吾侄子正潜心斯道之久，而常窹寐于丹溪之心，故于是书尤为注意焉。又诚不忍坐视其谬，以误天下也，遂加手校而重刻之，俾同于人以共跻斯民于仁寿之域，虽极劳费所不辞焉，可尚也已。吾因错伍三书而互观之，《心法》言心而不曰要，《医要》言要而不曰心，此则曰心又曰要焉。盖虽一家之言，互相出入，而此书之视二书，则尤精且备焉。盖实溪精神心术之微，凿凿乎流出肺腑者矣，此《心要》之所由多也。后世求丹溪之心者，舍是书何以哉？虽然，尚有说焉。轮扁曰：不疾不徐，得之于手而应之于心，臣不能授之于子，臣之子亦不能授之于臣，正谓上达，必由心造，非可以言传也。书之所存，特妙用之迹尔，认以为心则误矣。求丹溪之心者，在吾心有丹溪之心，而后可以妙丹溪之用，极深研几，察微知著，虚明朗彻，触处洞然，此丹溪之心，妙用之所从出者，亦必由学而后至也。人必研精覃思，学焉以至乎其它，则丹溪之心，不难一旦在我矣。使不求心其心，而徒求其迹，吾恐是书不免仍糟粕尔。吾故为读是书者，又致丁宁如此云。

嘉靖癸卯岁十一月朔旦江阴林下茧翁高宾撰

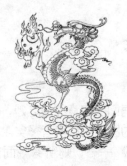

丹溪治法心要　卷一

中风第一

大率主血虚、有痰，以治痰为先，次养血行血，或作血虚挟火与湿。大法去痰为主，兼补，姜汁不可少。《内经》曰：邪之所凑，其气必虚。刘河间以为内伤热病，张仲景以为外邪之感。风之伤人，在肺脏为多。半身不遂，大率多痰详见《医要》。痰壅盛者，口眼歪斜者，不能言者，法当吐。轻者、醒者，瓜蒂散、稀涎散，或以虾半斤入酱、葱、椒等煮，先吸虾，后饮汁，探吐之，引出风痰。然亦有虚而不可吐者。一时中倒者，法当吐。气虚卒倒，参、芪补之。遗尿者，属气虚，当以参、芪补之。气虚有痰，浓煎参汤加竹沥、姜汁，血虚，宜四物汤补之，俱用姜汁炒，恐泥痰再加竹沥、姜汁，兼治挟痰者。治痰，气实能食者用荆沥，气虚少食者用竹沥。此二味去痰，开络，行血气，入四物汤等中用，必加姜汁少许助之。凡中风之人，行动则筋痛者，是无血养筋，名曰筋枯，决不可治也。肥白人多痰湿，用附子、乌头行经，初中倒时，掐人中至醒，然后用去痰药，二陈、四君子、四物等汤加减用之。瘦人阴虚火热，四物汤加牛膝、竹沥、黄芩、黄柏，有痰加痰药。

一肥人中风，口㖞手足麻木，左右俱废作痰治，贝母、瓜蒌、南星、半夏、陈皮、白术、黄芩、黄连、黄柏、羌活、防风、荆芥、威灵仙、薄、桂、甘草、天花粉。多食面，加白附子、竹沥、姜汁、酒一匙行经。

一妇人年六十余，左瘫手足，不语健啖，防风、荆芥、羌活、南星、没药、乳香、木通、茯苓、厚朴、桔梗、甘草、麻黄、全蝎、红花，上末之。温酒调下，效。时春脉伏微，以淡盐汤、蔷汁每早一碗，吐之。至五日，仍以白术、陈皮、茯苓、甘草、厚朴、菖蒲，日进二帖。后以川芎、山栀、豆豉、瓜蒂、绿豆粉、蔷汁、盐汤，吐甚快。不食，后以四君子汤服之，复以当归、酒芩、红花、木通、厚朴、鼠黏子、苍术、姜南星、牛膝、茯苓，酒糊丸。如桐子大，服十日后，夜间微汗，手足动而言。一人中风，贝母、瓜蒌、南星、半夏、酒连、酒芩、酒柏、防风、荆芥、羌活、薄、桂、威灵仙。一人体肥中风，先吐，后以苍术、南星、酒芩、酒柏、木通、茯苓、牛膝、红花、升麻、厚朴、甘草。一肥人口㖞手瘫，脉有力，南星、半夏、薄、桂、威灵仙、酒芩、酒柏、天花粉、贝母、荆芥、瓜蒌、白术、陈皮、生姜、甘草、防风、羌活、竹沥。一人右瘫，用：酒连　酒柏　防风各半两　半夏一钱　羌活五钱　酒芩　人参　苍术各一两　川芎　当归各五钱　麻黄三钱　甘草一钱　南星一两　附子三片，上丸如弹子大，酒化服。

一肥人忧思气厥，右手瘫，口㖞，补中益气汤。有痰，加半夏、竹沥、□□。

中风证，口眼㖞斜，语言不正，口角流涎，或全身，或半身不遂，并皆治之。此皆因元气平日虚弱，而受外邪，兼酒色之过所致。用：

人参　防风　麻黄　羌活　升麻　桔梗　石膏　黄芩　荆芥　天麻　南星　薄　桂　葛根　赤芍药　杏仁　当归　川芎　白术　细辛　猪牙皂角等分，姜、葱煎服。更加竹沥半盏同饮，加以艾火灸之，得微汗而愈。

一人年近六十，奉养膏粱，仲夏久患滞下，而又犯房劳，忽一日如厕，两手舒撒，两目开而无光，尿自出，汗下如雨，喉如锯，呼吸甚微，其脉大而无伦次，部位可畏之甚，此阴先亏而阳暴绝也。急令煎人参膏，且与灸气海穴，艾炷如小指，至十八壮，右手能动，又三壮，唇微动，所煎膏亦成，遂与一盏，至半夜后，尽三盏，眼能动，尽二斤，方能言而索粥，尽五斤而利止，至十数斤而安。

妇人产后中风，切不可作风治而用小续命汤，必须大补气血，然后治痰，当以左右手脉，分气血多少治之。治中风大法，泻心火，则肺金清，而肝木不实，故脾不受伤；补肾水，则心火降，故肺不受热。脾肺安，则阳明实，阳明实，则宗筋润，能束骨而利机关矣。杜清碧通神散：白僵蚕七个，焙干研末，生姜汁半盏，调服，立吐出风痰。少时又用七个，依法再吐尽，仍用大黄两指大，纸包煨熟，嚼津液咽下。食顷，再用大黄，若口闭紧，用蚕煎汁，以竹管灌鼻中，男左女右。

中风之疾，《内经》以下皆谓外中风邪，然地有南北，不可一途而取，河间作将息失宜，水不制火极是。自今言之，外中风者，亦有，但极少耳，又不可全谓将息失宜而非外中也。许学士谓：气中者，亦有，此七情所伤，脉浮而数，或浮而紧，缓而迟，皆风脉也。迟浮可治，大数而急者死。若果外中，即东垣中血脉、中腑、中脏之理，观之甚好，四肢不举，亦有与痿相类者，当细分之。《局方》中风、痿同治，此大谬。《发挥》详之，张子和三法，的是邪气卒中、痰盛、实热者可用，否则不可用也。

癞风第二

大风病，是受得天地间杀物之气已见《医要》。治法：在上者醉仙散，在下者通天再造散，出《三因方》中。后用通神散，即防风通圣散。仍用三棱针委中出血，不能禁口绝房劳者不治。醉仙散已见《医要》须量大小虚实加减与之。证重而急者，须先以再造散下之，候补养得还，复与此药吃。服此药须断盐、酱、醋、诸般鱼肉、椒料、果子、煨烧炙煿等物，只可吃淡粥，及煮熟时菜，亦须淡食。如茄不可食，唯乌梢蛇、菜花蛇，可以淡酒煮食之，以助药力。一本云：醉仙散之功固至矣，然必以银粉为使，盖银粉乃是下膈通大肠之要剂，

所以用其驱诸药入阳明经，开其风热怫郁痞膈，遂出恶气臭秽之毒，杀所生之虫，循经上行至齿，嫩薄之分，而出其臭毒之涎水。服此药，若有伤齿，则以黄连末揩之。或先固济以解银粉之毒。通天再造散，用川锦纹大黄一两，炮，独生皂角刺一两半，炮，须经年黑大者。上为细末，每服二钱，临夜冷酒调服。以净桶候泻虫，如虫口黑色，乃是多年虫；口赤色，乃是近年者。至数日又进一服，直候无虫方绝根也。一本云：先生言通天再造散中更有郁金半两，生用，白牵牛六钱，半生半炒。

治麻风方：四物汤加羌活、防风、陈皮、甘草。又方：大黄、黄芩、雄黄三味，上为末，用樟树叶浓煎汤，入前药蒸洗。治麻风脉大而虚者，苍耳、牛蒡，酒蒸柏各三两，黄精、浮萍一两，苦参七钱半。上末之，乌蛇肉酒煮。如无蛇，用乌鲤鱼亦可。为丸，服之，候脉实，却用通天再造散取虫。

治疠风方：苍耳叶、浮萍、鼠黏子豆淋酒炒，各等分。上为末，豆淋酒下。一方有蛇肉。黄精丸：苍耳叶、浮萍、鼠黏子各等分，炒，蛇肉减半，酒浸去皮骨，秤黄精倍前苍耳等三味，生捣，以苍耳杂捣，焙干。上末之，面丸。

身上虚痒，血不荣肌腠，所以痒也，四物汤加黄芩，调浮萍末。治遍身痒，以凌霄花一钱为末，酒调。一本云：服通天再造散于日未出时，面东，以无灰酒下，尽量为度。轻者，下利如鱼肠臭秽之物，忌毒半月，但食稀粥软饭，渐生眉毛发，皮肤如常矣。甚者不过三两次，须慎加将理，不可妄有劳动，及终身不得食牛、马、驴、骡等肉，犯者死，不救。

伤寒第三

主乎温散。有卒中天地之寒气，口伤生冷之物，外感无内伤，用仲景法。若挟内伤，补中益气汤加发散之药，必先用参芪托住正气。

中寒胃气大虚，法当温散，理中汤，甚者加附子。中寒仓卒受感，其病即发而暴。盖中寒之人，乘其腠理疏豁，一身受邪，难分经络，无热可散，温补自解。此胃气之大虚，若不急治，去死甚近。戴云：此谓身受肃杀之气，口食冰水瓜果冷物，病者必脉沉细，手足冷，息

微身倦，虽热亦不渴，倦言语。或遇热病误用此法，轻者至重，重者至死。凡脉数者，或饮水者，烦躁动摇者，皆是热病。寒热二证，若水火也，不可得而同治，误则杀人，学者慎之！或曰：既受邪，即有余之病，何谓补？《内经》云：邪之所凑，其气必虚。内伤者极多，外感间或有之，有感冒等轻证，不可便认为伤寒妄治。

伤寒为病，必身犯寒气，口食寒物者是，必从补中益气汤出入加减，加发散药。伤寒挟内伤者已见《医要》。凡外感不问如何，先必参芪托其正气，然后用发散之药。有感冒等证轻疾，不可便认为伤寒妄治。西北二方，急寒萧杀之地，故外感甚多；东南二方，温和之地，外感极少，所谓千百而一二者也。杂病有六经所见之病，故世俗混而难别。凡证与伤寒相类极多，皆杂证也，其详出《内经·热论》。自长沙以下诸家推明，甚至千载之下，能得其粹者，东垣之言也。其曰内伤极多，外伤者间或有之，此发前人所未发，欲辨内外所伤之脉，东垣详矣。后人徇俗不见真切雷同，指为外伤极谬。其或可者，盖亦因其不敢放肆，而多用和解，或和平之药散之耳。若粗率者即杀人，切戒！

内伤第四

专主东垣《内外伤辨》甚详，世之病此者为多。但有挟痰者，有挟外邪者，有郁于内而发者，皆以补元气为主，看其所挟，而兼用药耳。挟痰以补中益气汤，多用半夏、姜汁以传送。

暑第五

暑气或吐泻、霍乱，黄连香薷饮。挟痰加半夏；乘气虚加参芪。或暑病内伤者，清暑益气汤。发渴者，生地黄、麦门冬、川牛膝、炒黄柏、知母、干葛、生甘草。

治一切暑，玉龙丸：赤亭、倭硫黄、硝石、滑石、明矾一两，好面六两，末之，无根水丸。气虚少食，身热自汗倦怠，清暑益气汤；气虚少食，身热自汗，脉细弱或洪大者，补中益气汤中加麦门冬、五味子、知母。暑气烦渴，脉

虚者，竹叶石膏汤；暑病日夜烦躁，饮水无度，至天明便止，浑身作肿，胞囊水滴下，不渴，入夜要扇，冷香饮子治之。

一人年五十余，六月间发热大汗，恶寒颤栗，不自禁持，且烦渴，此暑病也。脉皆虚微，细弱而数，其人好赌，至劳而虚，遂以人参作汤，调人参四苓散，八帖而安。

戴云：暑乃夏月炎暑也。盛热之气着人，有冒、有伤、有中，三者有轻重之分，虚实之辨。或腹痛水泻者，胃与大肠受也；恶心者，胃口有痰饮也。此二者冒暑也，可用黄连香薷饮。盖黄连退暑热，香薷消蓄水。或身热头疼，躁乱不宁者，或身如针刺者，此为热伤在肉分也，当以解毒，白虎汤加柴胡；气虚者加人参。或咳嗽发寒热，盗汗出，脉数不止，热着肺经，用清肺汤、柴胡天水散之类。急治则可，迟则不可治矣。盛火乘金也，此为中暑。凡治病须要明白辨别，不可混同施治。春秋间亦或有之，不可执一，随病处方为妙。一方香薷浓煎汁成膏丸，去暑利小水。

暑有阳症，有阴症，只用黄连香薷饮、清暑益气汤、五苓散等。有挟痰者，有乘虚者，挟痰加半夏，乘虚加参芪之类。脉法微弱，按之无力，又脉来隐伏，又脉虚。

注夏第六

属阴虚元气不足。

戴云：秋初夏末，头痛脚软，食少体倦，身热者是，脉弦而大，补中益气汤去柴胡、升麻，加炒柏；宜生脉散：麦门冬、五味子、人参出《千金方》。或补中益气汤中去柴胡、升麻，加炒柏、芍药；挟痰加半夏、南星、陈皮之类。

暑风第七

暑风是痰，用吐。挟火、挟痰实者，可用吐法。夫治暑风用吐法者，即中暑是也。其人必内先有火热痰实之故，因避暑纳凉，八风袭之，郁而成身热，或昏冒。吐中有汗，火郁得汗则解，风得汗则散，痰得汗涌则出，一举三得。此当时治挟痰实者，非通治暑风大法也。夫暑风无所挟者，宜汗以散之。

胃风第八

胃风，脉右关弦而缓带浮，初饮食讫，乘风凉而致。其症饮食不下，形瘦腹大，恶风，头多汗，膈塞不通，胃风汤正治此。亦看挟症加减。

湿第九

《本草》苍术治湿，上下都可用。二陈汤加酒芩、羌活、苍术，散风行湿。二陈汤治湿，加升提之药，能使大便润而小便长。上湿苍术功烈，下湿升提，外湿宜表散，内湿宜淡渗。淡渗治湿，在上中二焦。湿在上，宜微汗而解，不欲汗多，故不用麻黄、葛根辈。湿淫诸症，治法并见各病条下。

戴云：夫治湿之药，各有所入，苟切于治功便为要药，岂苍术一味便都可用哉？先生宁肯语此，以示人耶。

戴云：湿之为病，有自外入者，有自内出者，必审其方土之病源。东南地下，多阴雨地湿，凡受必从外入，多自下起，是以重腿脚气者多，治当汗散，久者宜疏通渗泄；西北地高，人多食生冷湿面，或饮酒后寒气怫郁，湿不能越，作腹皮胀疼，甚则水鼓胀满，或周身浮肿如泥，按之不起，此皆自内而出者也，审其元气多少而通利其二便，责其根在内者也。然方土内外，亦互相有之，但多少不同，须对证施治，不可执一也。

一男子三十五岁，九月间早起忽目无光，视物不见，急欲视，片时才见人物，竟不能辨，饮食减平时之半，神思极倦。已病五日，脉之缓大，四至之上，作受湿处治。询之，果因卧湿地半月而得。以白术为君，黄芪、陈皮为臣，附子为佐，十余帖而安。诸湿客于腰膝，重痛，足胫浮肿，除湿丹，方见脚气条下。

火第十

阴虚火动难治。虚火可补，实火可泻，轻者可降，重者则从其性而升之。火郁可发，当看何经。凡气有余便是火，火过甚重者，必缓之，以生甘草兼泻兼缓，参术亦可。有可发者二：风寒外来者可发，郁者可发。有补阴则火自降者，炒黄柏、地黄之类。凡火盛者，不可

骤用寒凉药，必用温散。

左金丸　治肝火。

黄连二两　吴茱萸一两

上末之，为丸，每服五十丸，温汤送下。阴虚证难治，用四物加黄柏，为降火补阴之妙剂。龟板补阴，乃阴中之至阴。治阴火，四物汤加白马胫骨，用火煅过，降阴火可代芩、连。黄连、黄芩、栀子、大黄、黄柏降火，非阴中之火不可用。栀子仁屈曲下行，以泻阴中之火，从小便中泄去，其性能下行降火，人所不知，亦治痞块中火。生甘草缓火邪。木通下行，泻小肠火。人中白泻肝火，亦降阴火，须风露二三年者。人中黄降阴火，治温病多年者佳。小便降火极速。气从左边起，乃肝火也；从脐下起者。阴火也；从脚上起入腹者，乃虚极也。至于火起于九泉之下，此病十不救一。一法以附子末塞其涌泉内，以四物汤加降火之药服，妙。

一妇人气实，多怒不发，忽一日大发，叫而欲厥。盖痰闭于上，火起于下，上冲故也。与香附末五钱，生甘草三钱，川芎七钱，童便、姜汁煎；又以青黛、人中白、香附末为丸，稍愈后，大吐乃安。后以导痰汤加姜炒黄连、香附，生姜汤下龙荟丸。

一人小腹下，常唧唧如蟹声，作阴火处治。用败龟板酥炙，盐、酒炙亦得，侧柏用酒九蒸九焙，酒黄柏、酒知母、酒川芎、酒当归，上各等分糊丸，每服八十丸，淡盐汤送下。

郁第十一

气血冲和，万病不生，一有怫郁，诸病生焉。人身万病皆生于郁，苍术、抚芎，总解诸郁，随症加入诸药。凡郁皆在中焦，以苍术、抚芎，开提其气以升之。如食在气上，提其气则食自降矣，余仿此。

气郁用香附，横行胸臆间，必用童便浸，否则性燥；苍术下行，米泔水浸。湿郁用赤茯苓、苍术、抚芎、白芷。痰郁用海石、香附、南星、姜汁、瓜蒌。热郁用青黛、香附、苍术、抚芎、栀子炒。血郁用桃仁去皮、红花、青黛、香附、抚芎。食郁用苍术、香附、山楂、神曲、针砂醋制七次，研极细。春加抚芎，夏加苦参，

秋冬加茱萸。

越鞠丸 解诸郁。

苍术 香附 抚芎 神曲炒 栀子炒

各等分，末之为丸。

一方治气郁，食积痰热，用：香附一两
黄芩一两 瓜蒌 贝母 南星 神曲 山楂以上
各一两 风硝三钱

上为丸服。

一方治气郁：白芍药一两半 香附一两 生
甘草一钱半

上末之糊丸，白术汤下。

一方治抑气：白芍药一两半 香附一两半
贝母炒 黄芩各五钱 生甘草三钱 上丸服之。

一妇人，体肥气郁，舌麻眩晕，手足麻，
气塞有痰，便结，凉膈散加南星、香附、台芎
开之。

东垣流气饮子，治男子妇人一切气喘，浮
肿腹胀，气攻肩胁，走注疼痛。用紫苏、青皮、
当归、芍药、乌药、茯苓、桔梗、半夏、甘草、
黄芪、枳实、防风、槟榔、枳壳、大腹皮上俱
用姜汁制，焙干，各半两。心脾疼入菖蒲，妇
人血虚入艾，五膈气入陈皮少许。

戴云：郁者，结聚而不得发越，当升者不
得升，当降者不得降，当变化者不得变化，所
以传化失常，而六郁之病见矣。气郁者，胸胁
疼；湿郁者，周身疼，或关节痛，遇阴寒则发；
痰郁者，动则气喘，寸口脉沉滑；热郁者，昏
瞀，小便赤，脉沉数；血郁者，四肢无力，能
食；食郁者，嗳酸腹饱，不能食，左寸脉和平，
右寸脉紧盛。

苍沙丸 调中散郁。

苍术四两 香附四两 黄芩一两

上为末，炊饼丸，姜汤下三十丸，食后服。

伤风第十二

属肺者多。一本云：专主乎肺。

一男子素嗜酒，因冒风寒衣薄，遂觉倦息，
不思食者半月，至睡徒大发热，疼如被杖，微
恶寒，天明诊之，六脉浮大，按之豁豁然，左
为甚，作极虚受风寒治之。以人参为君，白术、
黄芪、当归身为臣，苍术、甘草、陈皮、通草、
葛根为佐使，与之至五帖后，周身汗出如雨，

凡三易被，觉来诸证悉除。

时病第十三

谓之温病，众人病有一般者是。又谓之天
行时疫。治有三法，宜补、宜散、宜降。

入方：大黄、黄连、黄芩、人参、桔梗、
防风、苍术、滑石、香附、人中黄。上末之，
神曲糊为丸，每服五七十九。分气、分血、分
痰，作汤使。气虚以四君子汤，血虚以四物汤，
痰多以二陈汤送下，热甚者童便。

一方治时病。

半夏 川芎 茯苓各半钱 陈皮 山楂
白术以上各一钱 甘草一钱 苍术一钱半

上作一服。头疼加酒芩，口渴加干葛，身
痛加羌活、桂枝、防风、芍药。

一方治温病，亦治食积痰热，降阴火。以
人中黄饭丸，每服十五丸。

凡天行时病，须分内外。从外而入者，头
疼体痛，见风怕寒，遇暖则喜，脉皆沉数，在
上必得大汗而愈，不问日数，用六神通解散。

麻黄一钱半 苍术 甘草以上各一钱 黄芩
石膏 滑石以上各二钱

上作一帖，生姜、葱头煎热服。如谵语、
神思不宁，热邪在里而汗不能尽解，又加人参、
黄连二味即安。夫六神通解散，此乃张戴人所
制之法，用药虽轻微，人多不晓，易而忽之，
不知其中自有神妙。如解汗未通，更加紫苏叶、
干葛、白芷等助其威风，得汗其病如扫。

伤寒因劳苦，又感寒湿过多，患热而不食，
数日后不省人事，语言妄乱，神思昏迷，面青
齿露，人以为必死之证，其脉沉细，先用小柴
胡等汤，不效，急以四君子汤加制附子数片，
留盆水中，剥其热性，少时，令温饮。其脉与
神思即回，方可用别药治之，此为阴证伤寒。
伤寒怫郁不解，三阳并入三阴，脏腑结燥，面
赤口渴，心惊谵语，内热多而外少，此当从里
解。三一承气汤下其燥屎，或木香槟榔丸两服
吞下，或加玄明粉一钱在药中。用下药、汗药
未能除其热势，用栀子豉汤加减煎服，或凉膈
散加减饮之。表里不解，只用瓜蒂散饮之，吐
痰乃得汗，病邪俱退。伤寒传阴，或热并入脏
腑而下痢，急用和中之剂，如人参、白术、厚

朴、陈皮之类，急者用煨肉豆蔻、炒神曲从权施之，痢止用药除其余热。邪之所凑，其气必虚。内伤者，补中益气汤加麻黄、柴胡，热甚加附子。伤寒壮热，脉实癫狂者，有余之证也，当用大承气汤。

一人本内伤，汗下后谵语，初能认人，后三五日语后更妄言，此神不守舍，慎勿攻战，脉多细数，不得睡，足冷气促，面褐青色，口干燥，用补中益气汤加人参半两，竹叶三十片，煎服，效。一人内弱，本劳苦，得汗下后大虚，脉细数，热如火灸，气短促，人参、当归、白术、黄芪、甘草、五味子、知母、竹叶，水与童便煎服，两帖而安。大病虚脱，本是阴虚，用药灸丹田以补阳，阳生阴长故也。不可用附子，止可用人参多服。

疫病，惟《三因方》治法可用。

解诸热病，用粉草五两，重切细，微炒，捣细，随病人酒量多少，以无灰好酒一处研，去渣，温服，须臾大泻，毒亦随出。虽十分渴，不得饮水，饮水则难救矣。

治温病方，以人中黄疗时行热毒为主，苍术、香附散郁为臣，黄连、黄芩降火，人参补虚，桔梗、防风利气行经为佐，热郁结则内外气液不通成燥，大黄苦寒而能荡涤燥热，滑石性滑味淡，将以利窍解结，通气液以润燥，二者一阴一阳为使。

夫温病，有冬伤于寒者，有冬不藏精者，明虚实之异；有四时不正之气郁者；有君相二火加临者，分主客之殊；有五运六气当迁，正值所胜折之不得升降者，则必辨其所发之气治之，岂可均用治热乎哉！

斑疹第十四

斑属风热挟痰而作，自里而发于外，通圣散中消息之，当以微汗解散，切不可下。内伤发斑者，胃气虚，一身之火游行于外所致，宜补以降之，当于《阴证略例》中求之。阴证发斑，本内伤证，汗下后病愈甚者，补中益气汤；饮冰水，烦躁神昏，脉数足冷者，加附子。胃热胃烂失下、下早发斑者，《拔萃方》有详说。黄瓜水调真伏龙肝，去风热红点斑。一人发斑面赤，昏愦谵语，脉洪而虚，按之无力，用人

参、生地各半两，附子一钱，大黄一钱半，煎服。不甚泻，夏月用之效。

疹属热与痰，在肺当清肺火降痰，或以汗解。亦有可下者，通圣散加减。

大头天行病第十五

此湿气在高巅之上，从两颐颊热肿者是也，俗云鸬鹚温。东垣有方：羌活、酒芩、酒蒸大黄，随病加减，切勿用降药。十五六日，服小柴胡汤不效，仍用发散，紫苏、陈皮治效。

东垣云：阳明邪热太甚，资实少阳相火而为之，视其肿势何部，随经取之。治之当缓，勿令重剂过其病所。阳明为邪，首大肿，少阳为邪，本于耳前后，以酒芩、酒连、炙甘草水煎，少少不住服。或剂毕，再用鼠黏子于新瓦上炒香，同大黄煎成，去渣，内芒硝等分，亦时时呷之，毋令饮食在后。微利及邪气已，只服前药；未已，再同前次第服之，取大便邪气已，则止。阳明渴，加滑石、石膏；少阳渴，加瓜蒌根。阳明行经：升麻、芍药、葛根、甘草。太阳行经：羌活、荆芥、防风，并与上药相合用之。

冬温为病第十六

非其时而有其气者，冬气君子当闭藏，而反泄于外，专用补药带表散，如补中益气汤之属。入方：以竹筒两头留节，中开一窍，纳大粉草锉碎于中，仍以竹木钉、油灰闭窍，立冬日浸于大粪缸中。待至立春，先一日取出，于有风无日处于二十一日，愈久益好，却破竹取草为细末，大治阳证疫毒。一云：亦治肿毒，并治金疮，水调敷之。其脉左寸大于右寸，浮缓而盛，按之无力。

疟第十七

有风、有暑、有食、有痰、有老疟、有疟母。老疟病者，此系风暑入在阴脏也，用血药引出阳分而散，一补一发，川芎、红花、当归，加苍术、白术、白芷、黄柏、甘草，煎露一宿，次早服之。无汗要有汗，散邪为主，带补。有汗要无汗，补正气为主，带散。散邪发汗，紫苏、麻黄之属。补正气，人参、黄芪之类。

有疟母多在胁下，令人多汗胁痛，以丸药

消导。醋煮鳖甲为君，三棱、蓬术、海粉、醋煮香附、青皮、桃仁、红花、神曲、麦芽随证加减用之。一本自香附以上俱用醋煮。

三日一发者，受病一年；间日发者，受病半年；一日一发者，受病一月；连二日发住一日者，气血俱受病。一日间一日发者，补药带表药，后以截疟丹截之。在阴分者，用药彻起，在阳分方可截。入方：川常山、草果、知母、槟榔、乌梅、穿山甲炒、甘草炙，以水一大碗煎至半碗，露一宿，临发日早或发前二时，温服之。如吐，则顺之。

大法暑风必当发汗。夏月多在风凉处歇，遂闭窍不泄。恶食者，必从饮食上得。疟而虚，须先用参术一二帖，托住其气，不使下陷，后用他药治之。内伤挟外邪同发，内必生痰，外必以汗解，二陈汤加草果、常山、柴胡、黄芩之剂。疟而甚者，发寒热，头痛如破，渴而饮水，自汗，可与人参、黄芪、白术、黄芩、黄连、栀子、川芎、苍术、半夏、天花粉等治。

久病疟者，二陈汤加川芎、苍术、柴胡、白术、干葛。一补一发，近午时发者；近午发而汗多烦渴者，黄芪三白汤加芩连。寒多脉弱，体倦食少，《局方》人参养胃汤。疟因劳役或忧思而作，汗多食少，倦甚懒言语，补中益气汤。痰滞胸满，热多寒少，大便燥实，大柴胡汤。疟病能食而痰伏者，小胃丹。疟大渴大热之甚，小柴胡汤去半夏，加知母、麦门冬、黄连。大率暑疟，多用小柴胡汤、人参白虎汤之类。疟渴，生地黄、麦门冬、天花粉、川牛膝、知母、炒柏、干葛、生甘草。

疟后。白术、半夏各一两，黄连五钱，白芍药三钱，陈皮五钱，上末之，粥丸。

久疟不得汗，二陈加槟榔，倍苍、白术。一人疟后手战，此痰郁格涎，吐后好。

截疟青蒿丸

青蒿一斤　冬瓜叶二两　官桂二两　马鞭草二两

上将三叶焙干，为末，丸如桐子大，每一两分四服，当发日前一时服尽。

又方

槟榔　陈皮　白术　常山以上各二钱　茯苓

乌梅　厚朴以上各一钱

上作二帖，每服酒水各一盏，煎至半盏，当发前一日进一帖，临发日进一帖，服后少睡片时效。

疟必数发之后，便以截药除之，最为好法。若发得中气虚弱，病邪愈深，或数月、周岁者，虽神医亦不能愈。虽治而暂安，或因饮食与外邪所伤，又复举发，近世多苦于此，用好常山一两，槟榔五钱，为末，面糊丸如桐子大，每服五六十丸，当发前一日两服，即效。或常山饮子亦可。

截法　用守真先生丸子，雄黄一两　人参五钱，五月五日用粽子尖为丸，桐子大，于未发早，面东，井华水送下一丸，忌诸热味。人参一云人言

又方　大黑豆七钱　雄黄一钱　轻粉五分　人参一钱　薄荷五分　甘草一钱

上为末，滴水丸如小豆大，鸡鸣时新汲水，面东吞一丸。人参一云人言

又罗谦甫方紫河车丸

用紫河车一两　生甘草五钱　绿豆一两　人言一钱，另研

上为细末，每服五分，新汲水少许送下。如隔日发，夜服；频日发者，则夜睡深时服。忌荤腥、瓜果、酒面、鱼鸡等肉，并生冷等物。三两日一发者，受邪气深者，只一服。十岁以上服一字，三岁半字，孕妇勿服。

一人年六十，禀壮味厚，春病疟，先生教以却欲食淡，不听。医与劫药三五帖而安，旬后又作又与，绵延至冬，求治先生，知其久得汗，惟胃气未完，时天大寒，又触冒为寒热，非补不可。以一味白术为末，粥丸，与二斤，令其饥时且未与食，取一二百丸热汤下，只以白糜粥调养。尽此药，当大汗而安，已而果然。如此者多，但药略有加减耳。

一人久疟腹胀，脉不数而微弦，重取则来不滑利，轻取则无力，遂与三和汤索氏者三倍，加白术，入姜汁服之，数服而小便利一二行，腹胀稍减，又随小便短少，作血气两虚治，于药中入人参、牛膝、归归身，作大剂，服四十余帖而愈。

一妇人病疟，间两日一发，饮食绝少，经脉不行，已三月矣。诊其脉，两手俱无，见其梳妆不异平时，言语行步并无倦怠，因悟：经不行，非无血也，乃痰所碍而不行也；无脉者，非血衰少而脉绝，实由积痰生热结伏，而脉不见耳。当作实热治之，遂以三花神祐丸与之。旬日后，食稍进，脉亦稍出，一月后六脉俱出，但带微弦，疟犹未愈，盖胃气既全，春深经血自旺，便自可愈，不必服药。教以淡滋味，节饮食之法，半月，疟愈而经亦行矣。

一老人患疟半载，脉之两尺俱数而有力，色稍枯，盖因服四兽饮等剂，中焦湿热下流，伏结于肾，以致肾火上运于肺，故疟嗽俱作。用参、术、苓、连、升麻、柴胡调中，一二日与黄柏丸服之，两夜梦交通，此肾中热解无忧，次日疟嗽顿止。

一富人年壮病疟，自卯时寒，至酉时热，至寅初休，一日一夜止苏一时，因思必为入房感寒所致。用参术大补，附子行经，加散寒以取汗。数日不得汗，病如前，因悟足腑之道远，药力难及，用苍术、芎、桃枝煎汤以器盛之，扶坐浸足至膝一食顷，以前所服之药饮之，其汗通身大出，病即愈。

久病者，不可直截，必用一补一发。凡砒霜等药不可轻服，以其有毒故也。在阴分者，难治；在阳分者，易治。疟母必用毒药消之，行气削坚为主。东垣谓：寒疟属太阳，当汗；热疟属阳明，当下；寒热疟属少阳，当和。在三阴即不分，总为温疟。此言甚是，但三阴经之说不明。作于子午卯酉日，少阴疟；寅申己亥日，厥阴疟；辰戌丑未日，太阴疟。其脉弦，热则弦而带数；寒则弦而带迟。亦有久病此，而脉极虚，微而无力，似乎不弦，然必于虚微之中见弦，但不搏手耳，细察可见。

咳嗽第十八

有风寒、有火、有痰、有劳、有肺胀。

风寒，行痰开腠理，二陈汤加麻黄、杏仁、桔梗之类。火，主降火，清金化痰。劳，主补阴清金，四物汤加姜汁、竹沥。肺胀而嗽者，主收敛，用诃子、青黛、杏仁，诃子能治肺气，因火伤极，遂成郁遏胀满，取其味酸苦，有收

敛降火之功，佐以海粉、便浸香附、瓜蒌、青黛、半夏、曲、姜蜜调噙之。痰饮嗽主豁痰，随证加减。肺胀嗽，左右不得眠，此痰挟瘀血，碍气而病，养血以降其火，疏肝以清其痰，四物汤加桃仁、诃子、青皮、竹沥。血碍气作嗽者，桃仁、大黄、姜汁为丸。食积痰作嗽，发热者，半夏、南星为君，瓜蒌、萝卜子为臣，青黛、石碱为使。妇人形瘦，有时夜热嗽痰，经事不调，青黛、瓜蒌仁、便浸香附为末，姜蜜调噙。

清金丸　治食积火郁嗽。

知母　贝母各半两　巴豆霜五分

上末，姜汁丸，青黛为衣，每服五七粒，食后温汤下。

劳嗽吐红，人参、白术、茯苓、百合、红花、细辛、五味子、官桂、阿胶、黄芪、半夏、门冬、杏仁、白芍药、甘草，上煎服。热则去桂、芪，用桑皮、麻黄和节，杏仁和皮用。火郁嗽者，诃子、海石、瓜蒌仁、青黛、半夏、香附。咳嗽声嘶者，此血虚受热也，用青黛、蛤粉，蜜调噙化。久嗽风入肺者，宜用烟筒法。干咳嗽者难治，此系火郁之证，乃痰郁火邪在肺。中用苦梗以开之，下用补阴降火药，不已则成劳。用倒仓法好，此证不得志者有之。肺郁痰嗽，睡不安宁，清化丸。贝母、杏仁，末之，砂糖入姜汁炊饼丸，噙。

定嗽劫药，诃子、百药煎、荆穗，末之，姜蜜调，噙化。嗽而胁痛，用青皮，挟痰须用白芥子。又方，二陈加南星、香附、青黛、姜汁。痰喘嗽，杏仁、莱菔子炒，等分，研糊丸服。嗽而口燥咽干，有痰不用半夏、南星，而用瓜蒌、贝母。水饮者，不用瓜蒌、贝母，恐泥膈不快。

治心烦咳嗽等证，以六一散加辰砂。上半日嗽多者，有胃火，知母、石膏。午后咳嗽多者，阴虚，四物加炒柏、知母。五更嗽多者，此胃中有食积，至此时流入肺经，以知母、地骨皮，降肺火。黄昏嗽多者，火气浮于肺，不宜凉药，宜用五味子敛而降之。有痰，因火动逆上，先治火，后治痰。肺虚甚而嗽者，用人参膏，以陈皮、生姜佐之，此好色肾虚者有

之。大概有痰者加痰药。知母止嗽清肺，滋阴降火，夜嗽宜用。饮酒伤肺痰嗽，以竹沥煎紫苏入韭汁，酒瓜蒌、杏仁、黄连，末丸服之。吐血嗽血：红花、杏仁去皮、紫菀、鹿茸、枇杷叶去毛、桑皮、木通以上各一两，大黄半两，上为末，炼蜜为丸，嚼化。久嗽痰喘：杏仁去皮尖，用来复丹炒，等分为末，粥丸如麻子大，每服十五丸，白汤下。阴虚气喘，四物汤加陈皮、甘草些少，以降其气补其阴，内白芍药须用酒浸日干。湿痰带风喘嗽，一味苦寒不可，宜服千缗汤、坠痰丸。一方：皂角、卜子、杏仁、百药煎，共为末，姜蜜为丸，嚼之。

痰嗽方

酒洗黄芩一两半　滑石五钱　贝母　南星各一两　白芥子五钱，去壳　风化硝二钱半，取其轻浮追降

上为末，汤浸，炊饼丸，青黛为衣。治嗽，痢者，多用粟壳，不必疑，但要先去病根，此乃收后药也。阴分嗽者，多属阴虚。有嗽而肿胀，壅遏不得者，难治。治嗽有痰，天突、肺俞二穴灸之，能泄火热，大泻气。一作大泻肺热。穴在三椎骨下，各横过一寸半是穴，多灸壮数。痰积嗽，非青黛、瓜蒌不除。有食积人，面青、白、黄色，常面上蟹爪络，一黄一白者是。咳逆，非蛤粉、青黛、瓜蒌、贝母不除。

治嗽烟筒法

佛耳草一钱　款冬花一钱　鹅管石　雄黄各五钱　艾铺烧烟吸，茶汤送下。

治嗽劫药

五倍子一钱　五味子五钱　甘草二钱半　风化硝一钱

上为细末，蜜丸嚼化。

气虚喘嗽，或肥人面白色，脉细弱，气弱少食，有汗，苍术调中汤。热证加黄芩、紫苏；痰多加半夏、贝母、瓜蒌。肺痿嗽者，人参平肺散。血虚喘嗽，或瘦人面红色，脉弦数者，久嗽阴虚者，少食涕唾黏稠者，初嗽成劳者，痰嗽带红者，皆主之。热甚加黄芩、紫苏、半夏。气虚喘嗽倦懒者，不食不睡，自汗发热，脉洪大而虚，或沉细而弱，或喘或嗽，补中益气汤。甚者，加五味子、知母、麦门冬；汗多

者，去升麻、柴胡；喘嗽甚者，加桑白皮、地骨皮。阴虚喘嗽或吐血者，四物汤加知母、黄柏、五味子、人参、麦门冬、桑白皮、地骨皮；脉细数痰盛，或加瓜蒌泻之；食少加白术、陈皮。风寒郁热于肺，夜嗽者，三拗汤加知母；脉大而浮，有热，加黄芩、生姜。气血俱虚，咳嗽吐红者，八物汤加麦门冬、知母，并泻肺气药。喘嗽遇冬则发，此寒包热也，解表则热自除，用桔梗枳壳汤，枳、桔、橘、半，再加防风、麻黄、紫苏、木通、黄芩。冬寒嗽甚，加杏仁，去黄芩。感冷则嗽，膈上多痰，二陈汤加炒枳壳、黄芩、桔梗、苍术、麻黄、木通、姜水煎。久热嗽，人壮气实能食，多酒热，脉实数者，凉膈散；夏月热嗽而咽痛者，加桔梗、荆芥、枳壳。虚嗽，以四君子汤加当归、芍药、炙甘草。寒热交作而痰嗽者，小柴胡汤加知母之类。一方加白芍药、五味子、桑白皮。一方治形寒饮冷，伤肺喘嗽，烦心胸满，气不得通畅者，参苏温肺汤：陈皮、紫苏、人参、桑白皮、生姜。又方，用四君子汤加紫苏、桑白皮、陈皮、半夏、肉桂、五味子、木香。如冬寒加去节麻黄、苍术。阴气在下，阳气在上，咳嗽、呕吐、喘促，用泻白散。桑白皮炒，三两　黄芩三两　地骨皮一两　炙甘草五钱　加陈皮　青皮　五味子　人参　茯苓　粳米二十一粒。喘不得卧，卧则喘少，气逆上乘于肺，肺得水而浮，使气不得通流，以神秘汤：白茯苓五钱　木香五钱　桑白皮　紫苏叶　橘皮炒　人参以上各七钱。其脉沉而大，喘嗽加生姜。里虚或冒风寒，又兼内事过度，咳嗽恶风因劳：人参四钱，麻黄连根节者一钱半，二三帖止。此丹溪先生之神方也。气血俱虚咳嗽，兼治一切咳嗽：人参　款冬花　桑白皮　桔梗　五味子　阿胶　乌梅以上各一两　贝母五钱　御米壳八两，去顶，以蜜炒黄，此名九仙散。脾虚肺寒，痰涎咳嗽，紫苏饮子，以三拗汤加紫苏、桑白皮、青皮、陈皮、五味子、人参、半夏、生姜煎。热嗽胸满，小陷胸汤。好色人，元气虚，久嗽不愈者，琼玉膏。好酒人，嗽者，青黛、瓜蒌、姜蜜丸，嚼化，以救肺。治嗽大抵多用姜，以辛散也。

一男子，年二十岁，因连夜劳倦不得睡，

感寒嗽痰，痰如黄白脓，嗽声不出，时初春大寒，与小青龙四帖，觉咽喉有丝，血腥气逆上，血线自口中左边一条，顷刻止。如此每昼夜十余次。其脉弦大散弱，左大为甚。人倦而苦于嗽，予作劳倦感寒，盖始因强与甘辛燥热之剂，以动其血，不急治恐成肺痿，遂与人参、黄芪、当归身、白术、芍药、陈皮、炙甘草、生甘草、不去节麻黄，煎熟，入藕汁治之。两月而病减嗽止，却于前药去麻黄，又与四帖而血止。脉大散尚未收敛，人亦倦甚食少，遂于前药去藕汁，加黄芩、缩砂、半夏，至半月而安。

戴云：风寒嗽者，鼻塞声重，畏寒；火嗽者，有声，痰少，面赤；劳嗽者，盗汗出；兼痰者，多作寒热；肺胀嗽者，动则嗽，喘满气急；痰嗽者，嗽动便有痰声，痰出嗽止。五者大概明其是否而施治耳。

一妇人积嗽，腹有块，内蒸热。贝母、瓜蒌、南星、香附各一两，姜黄、蓝实各二钱五分，白术一两。

一妇人积痰嗽，黄芩、黄连、香附、贝母、瓜蒌、生甘草、陈皮、茯苓、白术、知母、杏仁、桑白皮。

一人痰积郁嗽，贝母、黄芩、香附、瓜蒌、青皮各一两半。

一人体肥，膏粱饮酒，当劳倦发咽痛，鼻塞痰嗽。凉膈散加桔梗、荆芥、南星、枳实。

一膏粱妇人积嗽，面青黄带白瓜路，脑下有块，发即吐，嗽而喘，面足腹肿膨极，带痰血，此胃中清血因热蒸而出，瘦人大率不好。贝母、瓜蒌、陈皮、白术、茯苓、木通、生甘草、香附、南星、山栀、黄芩、知母、青皮。

一人风热痰嗽，南星、海石各二两，半夏一两，青黛、黄连、石碱、萝卜子、瓜蒌子以上各五钱，皂角灰、防风各三钱，上末之，曲糊丸。

一人因吃面遍身痛，发热咳嗽有痰。苍术一钱半，半夏一钱，陈皮一钱，羌活、茯苓、防风、黄芩、川芎以上各五钱，甘草三钱，上作一服，姜三片煎，半饥半饱时服。

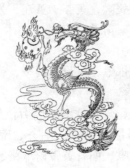

丹溪治法心要 卷二

痰第十九

有湿，有热，有寒，有风，有老痰，有食积。

脉浮当吐，膈上痰必用吐，痰在经络中非吐不出，吐中就有发散之义。假如痫病，因惊而得，惊则神出于舍，舍空则痰入也；痰入在舍，而拒其神，神不得而归焉。痰在肠胃间，可下而愈。湿痰，苍、白术类；热痰，青黛、芩、连类；寒痰，二陈类；风痰，南星、白附类；老痰，海石、瓜蒌类；食积痰，神曲、麦芽类。气实痰热结，吐难得出，或成块，或吐咯不出，气滞者，难治。在上胶固稠浊者，必用吐。

吐法多用芽茶、齑汁、姜汁、醋少许，芦瓜蒂散少许，加桔梗、防风，皆升动其气便吐也。又法，用附子尖、桔梗、芦人参、瓜蒂、藜芦，砒不甚用，非危急不用。艾叶末、茶，此皆自吐，不用手法，但药但汤皆可吐也。吐法，先以布搭膊勒腰，于不透风处行此法，用萝卜子半斤，擂和，以浆水一碗，滤去渣，入少油与蜜，炖至半温服，以鹅翎探吐之。鹅翎浸以桐油，却以皂角水洗去油，晒干方用。又虾汁吐法亦好。吐不止，须用解药，麝香解藜芦、瓜蒂，葱白解瓜蒂，水与甘草总解。

凡人身结核，不红不痛、不作脓，皆痰注也。病人诸药不效，关脉伏而大者，痰也。眼胞、眼下如烟熏黑者，亦痰也。凡人身上、中、下有块，是痰，问其平日好食何物，吐下后用相制药消之。

实脾土，燥脾湿，是治痰之本法也。许学士云：用苍术治痰饮成窠囊，行痰极有效。痰挟瘀血遂成窠囊。痰病久得涩脉，卒难得开，必费调理。二陈汤加升麻、柴胡，能使大便润而小便长，胸膈宽。内伤挟痰，必用参、芪、白术之类，多用姜汁传送或加半夏之类。虚甚者，加竹沥。痰热者，多挟风，外证为多，或成块吐咯不出，兼郁者难治。湿痰多软，如身倦体重之类。风痰多见奇证。食积痰，必用攻，兼气虚者用补气药送之。因火盛逆上者，以治火为先，白术、黄芩、石膏之类。中气不足，则加白术、人参，然后治痰。

痰之为物，在人身随气升降，无处不到，无所不去，百病中多有兼此者，世所不识。脾虚者，清中气以运痰降下，二陈汤加白术之类，兼用升麻提气。凡虚人中焦有痰，胃气亦赖所养，不可尽攻，若攻之尽，则愈虚也。眩晕嘈杂乃火动其痰，用二陈汤加栀子、黄芩、黄连之类。痰结核在咽喉，干燥不能出者，化痰药加咸味软坚，瓜蒌、杏仁、海石、桔梗、连翘，少佐以风硝、姜、蜜丸噙。痰在皮里膜外及经络中，非姜汁、竹沥、荆沥不可治。痰在四肢，非竹沥不行。喉中如有物，咯不出，咽不下，此是痰。重者吐之，轻者用瓜蒌辈，气实必用荆沥。血滞不行，中焦有饮者，用韭汁冷饮三四酒盏，必胸中烦躁不宁，无妨，但服后即愈。

海粉，热痰能降，湿痰能燥，结痰能软，顽痰能消，可入丸内，勿入煎药。

黄芩能治痰热，以易降火也。枳实泻痰，能冲墙壁。天花粉大治膈上热痰。五倍子佐他药，大治顽痰。瓜蒌、滑石，大治食积痰，洗涤脏腑。油炒半夏，大治湿痰，亦治喘嗽心痛。粥丸，姜汤下三十丸。小胃丹能损胃气，食积痰者用之，不宜多服。

治湿痰方 黄芩、半夏、香附、贝母，若加瓜蒌、青黛，能治热痰，作丸服。痰之清者，二陈汤之类。凡治风痰，必用白附子、天麻、雄黄、牛黄、僵蚕、猪牙皂角之类。

中和丸　治湿痰气热。

苍术　黄芩　半夏　香附

等分，为末，粥丸。

燥湿痰方

南星一两　半夏二两　蛤粉三两

上为末，蒸饼丸，青黛为衣。

治阴虚，内多食积痰方。

真川芎七钱　黄连　瓜蒌仁　白术　神曲

麦芽以上各一两　青黛五钱　人中白三钱

上为末，姜汁蒸饼为丸。

竹沥治膈间有痰，或癫狂，或健忘，或风痰，亦能养血，与荆沥同。

小胃丹　治湿热痰积，兼治白带。

用甘遂以水湿面为衣，长流水煮令面透，再用水洗，晒干，大戟以长流水煮一时，再用水洗，晒干，芫花好醋拌匀，过一宿，瓦器内炒，不住手搅，炒令黑色，不要焦了。大黄纸裹，水湿，灰火煨，勿令焦，去纸，切，焙干，再以酒润，炒令热，倍前药，黄柏炒，倍大黄。各研，秤末，用粥丸，麻子大，每服十二丸。

又方　甘遂、大戟减三分之一，朱砂为衣，名辰砂化痰丸。

痰方　南星、半夏各一两，蛤粉二两，专治湿痰。热加青黛，湿加苍术，食积加神曲、麦芽、山楂。

又方　黄芩　香附　半夏　瓜蒌　贝母青黛，末之，粥丸。

治食积痰火，又能大泻胃火，软石膏细末，醋丸，如绿豆大，每服十丸。

青礞石丸　解食积，去湿痰，看病冷热虚实作汤使。

青礞石半两，依法煅　半夏七钱　南星茯苓　片芩各半两　法制硝三钱，以硝共萝卜水煮化，去萝卜，以绵滤过，令结风化，末之，面糊丸。一加苍术、滑石。

又方　半夏二两　白术一两　茯苓　陈皮各七钱半　黄芩　礞石各半两　风化硝二钱

痰喘方

皂角灰半两　海粉　萝卜子蒸　南星用白矾一钱半泡浸，晒干，各一两　瓜蒌仁一两

上末之，姜蜜丸，噙化。

又方　南星　半夏　杏仁　瓜蒌　萝卜子青黛　香附，曲糊丸。

清金丸去肺火，下膈上热痰，与清化丸同用。以黄芩炒末，水丸。清化丸方，苦能燥湿热，轻能治上，专治热嗽，及治咽痛。细末，以醋调敷咽喉间。用灯笼草叶炒末，蒸饼丸。

茯苓丸　治痰。半夏四两　茯苓二两　枳壳一两　风化硝五钱

治郁痰。白僵蚕　杏仁　瓜蒌仁　诃子贝母　五倍子。

导饮丸

吴茱萸制，三钱　茯苓一两　黄连五钱　滑石七钱半　苍术一两半，甘水浸

上末之，曲糊丸，每服百丸，姜汤下。

白玉丸

江子三十个　南星　半夏　滑石　轻粉各三钱

为末，皂角仁浸，浓汁丸，桐子大，每服五七丸。

瓜蒌丸　治食积，痰壅滞喘。

瓜蒌仁　半夏　山楂肉　神曲各等分

上为末，以瓜蒌水丸，姜汤入竹沥下二十丸。

又方

半夏一两　苍术二两　香附二两半　黄芩黄连　瓜蒌各一两

上末之，曲糊丸。

清膈化痰方

黄连一两　黄芩一两　黄柏五钱　山栀五钱香附二两半　苍术二两

上为末，曲糊丸。

搜风化痰丸

人参　僵蚕　槐角子　白矾　天麻　陈皮去白　荆芥一两　半夏四两，姜汁浸　辰砂半两

上末之，姜汁炊饼丸，阴干，辰砂为衣，姜汤下四十丸。

坠痰丸　治痰饮效。

枳实　枳壳半两，炒去穰　黑牵牛半斤，取头末　猪牙皂角二钱，酒炒　明矾三钱，飞一半　朴硝三钱，风化为末

上末之，用萝卜汁丸，每服四十丸，鸡鸣时服。初则有粪，次则有痰。

治湿痰。

苍术一钱　白术六钱　香附一钱　酒白芍药二钱

上末汁，炊饼丸。

治肥人湿痰。

苦参　半夏各一钱半　白术二钱半　陈皮一钱

上作一服，姜三片，入竹沥与水共一盏煎，食远，吞三补丸十五丸。

治上焦风痰。

瓜蒌仁　黄连　半夏　猪牙皂角各等分

上末，姜汁炊饼丸。

治痰气。

片黄芩　陈皮　半夏各五钱　白术　白芍药各一两　茯苓三钱

上为末，姜汁炊饼丸。

祛风痰，行浊气。

防风　川芎　牙皂　白矾　郁金各一两　赤白蜈蚣各一条

上末之，炊饼丸，桐子大，每服二十五丸，食前茶清汤下。春以芭蕉汤探吐痰。

利膈化痰丸　治胸膈痰气最妙。

贝母　半夏各半两　天南星　蛤粉各一两　瓜蒌仁　香附各半两，童便浸，以上并为细末

上用猪牙皂角十四挺，敲碎，水一碗半煮，杏仁去皮尖一两煮，水将干去皂角，擂杏仁如泥，入前药搜和。再入生姜汁，炊饼丸如绿豆大，青黛为衣，晒干，每服五十六十丸

清痰丸　专主胸中痰积。一云专主中宫痰积。

乌梅五钱　枯明矾五钱　南星　半夏各一两　黄芩五钱　苍术五钱　神曲一两　棠求一两　青皮　陈皮各五钱　香附一两　滑石炒，五钱　干生姜一两　枳实一两

上为末，炊饼丸。

一男子年七十九岁，头目昏而重，手足无力，吐痰口口相续，左手脉散大而缓，右手脉缓而大，不及于左，重按皆无力，饮食稍减而微渴，大便三四日一行。若与风药，至春深必死，此大虚证，当以补药作大剂服之。与黄芪、人参、当归身、芍药、白术、陈皮，浓煎作汤，使下连柏丸三十丸，服一年半，精力如少壮时。

连柏丸冬加干姜少许，作令药，余三时皆依本法，连柏皆以姜汁炒，为末，用姜汁糊丸。

一男子年近三十，厚味多怒，秋间于髀枢左右发痛，一点延及膝骭，昼静夜剧，痛处恶寒，口或渴或否。医与治风并补血药，至次春，膝渐肿痛甚，食渐减，形羸瘦，至春末，膝渐肿如碗，不可屈伸，其脉弦大颇实，率皆数短，其小便必数而短，遂作饮食痰积在太阴、阳明治之。半夏五钱　黄柏一两，酒炒　生甘草梢三钱　苍术三钱，盐炒　川芎三钱　生犀角屑三钱　陈皮　牛膝　木通　芍药以上五钱。遇暄热加条芩二钱。上为末，每服三钱重，与姜汁同研细适中，以水汤起令沸，带热食前服之，一日夜四次。与之半月后，数脉渐减，痛缓，去犀角，加牛膝、败龟板半两，当归身尾半两，如前服之。又与半月余，肿渐减，食渐进，不恶寒，惟膝痿软，未能久立久行，去苍术、黄芩，时夏月，加炒柏至一两半，余依本方内加牛膝，春夏用梗，秋冬用根，惟叶汁用尤效，须绝酒肉、湿面、胡椒。中年人加生地半两，冬加茱萸、桂枝。

一人面上才见些少风，如刀刮者，身背皆不怕冷，能食，脉弦，起居如常，先以川芎、桔梗、生姜、山栀、细茶，吐痰后，服黄连导痰汤。

外弟一日醉饱后，乱言妄见，且言伊亡兄生前事甚的，乃叔叱之曰：食鱼腥与酒太过，痰所为耳！灌盐汤一大碗，吐痰一升，汗因大作，困睡一宵而安。

金氏妇壮年，暑月赴筵回，乃姑询其坐次失序，自愧因成病，言语失伦，又多自责之言，两脉皆弦数，予曰：非鬼邪乃病也，但与补脾导痰清热，数日当自安。其家不信，以数巫者喷水，而恐之，旬余而死。

一妇年五十余，夜多怒，因食烧猪肉，次早面胀不食，身倦，六脉沉涩而豁大，此体虚痰膈不降，当补虚利痰，每早服二陈加参术大剂，服后探吐令药出，辰时后与三和汤三倍加术二帖，至睡后服神祐丸七丸，逐其痰，去牵牛，服至一月而安。

傅宪幕子，暑月因劳而渴，恣饮梅水，又连得大惊三四次，妄言妄见，病似鬼邪，两脉皆虚

弦而沉数，予曰：数为有热，虚弦是大惊，有酸浆停于中脘，补虚清热，导去痰滞，病可安。与参、术、陈皮、芩、连、茯苓，浓煎汤，入竹沥、姜汁与服，浃旬未效，众忧药之未对，予知其虚未回，痰未导，仍与前方加荆沥，又旬而安。

一人阴虚有痰，神曲　麦芽　黄连　白术各一两　川芎七钱　瓜蒌仁　青黛　人中白各半两，上末之，姜汁搵，炊饼丸。

一人湿热劳倦，新婚胸膈不快，觉有冷饮，脉涩大，先多得辛温导散药，血气俱伤。苍术　半夏　白术　陈皮以上各五钱　白芍药六钱　龟板七钱半　炒柏一钱半　黄芩三钱　砂仁　甘草各一钱，上末之，炊饼丸。食前姜汤下，四五十丸。服后膈间冷痰未除，用小陷胸汤加少茱萸作向导，为丸服。

一人气实形壮，常觉胸膈气不舒，三一承气汤下之，及与导痰之类。

一人食积，痰气脾弱，贝母　连翘　麦芽　陈皮各半两　南星　黄芩　白术各一两　莱菔子二钱半，上末之，炊饼丸。

一老人，呕痰，胸满寒热，因伤食起，用二陈导饮。白术补脾，柴胡、黄芩退寒热，苍术解表寒，砂仁定呕下气。

一妇人舌上长起厚苔并痛，心下时坚，阳明痰热。黄柏　知母俱蜜炙　贝母各二两　瓜蒌　枳实　麦芽　姜黄　牛膝各半两，为末，可留于舌上，再用白术二两，荜澄茄、莱菔子、连翘、石膏各半两，青子、风硝、升麻各三钱，上末，炊饼丸服。

二陈治痰要药，世多忽之，且平胃散为常服之药，二陈汤反不可服乎？但能随证加减，用之无不验。世人贵耳贱目，不特此也。

喘第二十

有短气，有火炎，有痰，有阴火上逆。

凡久喘未发，以扶正气为要；已发，以攻邪为主。气短者，参芪补之；火炎上者，降心火，清肺金；有痰者，降痰下气为主；阴火上逆，补阴降火。有气虚短气而喘，有痰亦短气而喘；有阴虚自小腹下火起而上者。喘急而有风痰者，《妇人大全良方》千缗汤加导痰汤。阴虚挟痰喘急者，补阴降火，四物汤加半夏、

枳壳。气虚者，人参蜜炙、黄柏、麦门冬、地骨皮之类。大概喘急者，不可用苦药、凉药，火气盛故也。导痰汤合千缗汤妙。诸喘不止者，用劫法，只一二服则止。气虚人少用。劫定之后，因痰治痰，因火治火，用椒目研极细末，用二钱，生姜汤调下止之，丸、末皆可用。又法：萝卜子蒸熟为君，皂角烧灰，等分为末，生姜汁蜜为丸，如小桐子大，每服用五七十丸，嚼化止之。元气虚而喘，喘而气短者，生脉散。上气喘而躁者，属肺胀，欲作风水，发汗即愈。秋冬之间，风痰作喘，搜风化痰丸。肺湿作喘，以甜葶苈研细末，枣肉为丸，服之。人卧则气浮于肺，凡上升之气，大概用香附、黄连、黄芩、山栀、青皮，以降之。

戴云：有痰喘者，有气急喘者，有胃虚喘者，有火炎上喘者。夫痰喘者，乍进乍退，喘便有痰声；气急喘者，呼吸急促而无痰声；火炎上喘者，乍进乍退，得食则减，食已则喘，大概胃中有实火，膈上有稠痰，得食入咽，坠下稠痰，喘即止，稍久，食已入胃，反助其火，痰再升上，喘反大作，俗不知此作胃虚，治用燥热之药，以火济火。昔叶都督患此，诸医作胃虚治之，不愈，后以导水丸利五七次而安。又有胃虚喘者，抬肩撷肚，喘而不休是也。

治气逆、气喘、上气，紫金丹可用，须三年后者乃可，忌猪肉并酒。

一子二岁，患痰喘，见其精神昏倦，病气深，决非外感，此胎毒也。盖其母孕时，喜辛辣热物所致，勿与解利药，因处以人参、连翘、芎、连、生甘草、陈皮、芍药、木通煎，入竹沥，数日安。

一妇人，六七个月痰嗽喘急不卧，专主肺。北柴胡一钱　麻黄二钱　石膏二钱　桑白皮一钱　甘草半钱　黄芩一钱半　一汗而愈。后服五味子、甘草、桑皮、人参、黄芩。

哮第二十一

哮专主乎痰，宜吐法。办有虚而不可吐者。治哮必须薄滋味，专主乎痰，必用大吐，吐药中多用醋，不可全用凉药，必带表散，此寒包热也。半夏、枳壳炒、桔梗、片黄芩、炒紫苏、麻黄、杏仁、甘草，天寒加桂。一法小胃丹，

以二陈汤去甘草，加苍术、黄芩，作汤送下，看虚实用之。

治哮积方　用鸡子略损壳勿损膜，浸尿缸中三四日夜，煮吃效。盖鸡子能去风痰也。

治哮，紫金丹　以精猪肉三十两，切骰子大，用信一两明者，研极细，拌在肉内，令极匀，分作六分，用纸筋黄泥包之，火烘令干，又用白炭火于无人远处煅之，以青烟出为度，出火毒放地上一宿，研细，用汤浸，蒸饼为丸，如绿豆大，食前茶清下，大人二十丸，小儿十丸，量虚实与之。

一人哮喘，南星、半夏、杏仁、瓜蒌仁、香附、橘红、青黛、莱菔子、皂角灰。上末之，曲丸，姜汤送下。

泄泻第二十二

有湿，有气虚，有火，有痰，有积。

世俗类用涩药治痢与泻，若积久而虚者，或可行之；而初得者，必变他证，为祸不小。殊不知多因于湿，惟分利小水最是长策。治湿燥湿宜渗泄，四苓散中加苍术、白术，甚者二术皆妙；气虚用人参、白术、芍药炒、升麻；火宜伐火利小水，用黄芩、木通，入四苓散；痰宜豁痰，用海石、青黛、黄芩、神曲，作丸服，或用吐法吐之，以升提其清气；食积宜消导之，疏涤之，神曲或大黄等。泄泻水多者，必用五苓散。

止泻方

肉豆蔻五两　滑石春冬一两二钱半，夏二两半，秋二两

上用姜汁、曲糊丸。

又方　姜曲丸

姜二两　陈曲六两，炒，用一二年陈者，新者发热不可用，陈麦亦可用　茴香半两。

治脾泄方

用炒白术、炒神曲、炒芍药，或汤或散，作丸子尤切当。治脾泄，当大补脾气而健运复常。

治久病大肠气泄：熟地黄五钱，白芍药炒、知母各三钱，干姜二钱，炙甘草一钱。上末服。泄泻或呕吐，用六一散，生姜汁调服。积痰作泄，宜下之。青六丸去三焦湿，治泄泻多与他丸同用，并不单用。若欲治血痢，或产后腹痛，或自痢者，补脾补血药送之。久病气虚，泄泻

不止，灸百会三壮。

一老人，奉养太过，饮食伤脾，常常泄泻，亦是脾泄。白术炒，二两　白芍药酒炒，一两　神曲炒，二两　山楂一两半　半夏一两，汤浸　黄芩炒，半两。上为末，青荷叶烧饭为丸。

一老人年七十，面白，脉弦数，独胃脉沉滑，因饮白酒作痢，下血淡水脓，腹痛，小便不利，里急后重，以人参、白术为君，甘草、滑石、槟榔、木香、苍术为佐，下保和丸二十五丸。第二日证减，独小便不利，只以益元散服之效。

一男子，因辛苦发热，腰脚痛，吐泻交作，以白术二钱　人参一钱　滑石二钱　木通一钱半　甘草半钱　陈皮二钱　柴胡一钱。

夏月水泻，桂苓甘露饮：官桂　人参各五钱　木香一分　茯苓　白术　甘草　泽泻　葛根　石膏　寒水石以上各一两　滑石二两。脾胃不和，泄泻并伤食，用胃苓汤。积聚腹泻，胜红丸。肠鸣泄泻，久不愈者，诃黎勒丸。泄泻下积，身热水泄者，大柴胡汤。水泻，白术、苍术、厚朴、陈皮、炒曲、茯苓、猪苓、泽泻、地榆、甘草，冬月加干姜等分。治老人水泻：白术一两　苍术一两　厚朴半两　炒曲一两　肉豆蔻一两　陈皮五钱　炒芍药一两　滑石一两，炒　甘草三钱，炙　樗皮一两，炒。上饭丸，食前米饮下八十粒。

一人胸满，泄泻不止，当消食补脾则泄止。若积病，亦有胃壮而泄不止，当下去积，则泄止。

凡内外之邪，有伤于生化之用，则阴阳失其居处之常，脏腑失其所司之政，以致肠胃腐熟而传化之职不修，所以泻也。一人气脱而虚，顿泻不知人，口眼俱闭，呼吸甚微，殆欲死者，急灸气海，饮人参膏十余斤而愈。阴虚而肾不能司禁固之权者，峻补其肾。痰积在肺，致其所合大肠之气不固者，涌出上焦之痰，则肺气降下，而大肠之虚自复矣。忧思太过，脾气结而不能升举，陷入下焦而泄泻者，开其郁结，补其脾胃，而使谷气升发也。

戴云：凡泻水而腹不痛者，是湿；饮食入胃不住，完谷不化者，是气虚；肠鸣泻水，痛一阵泻一阵，是火；或泻，或不泻，或多或少，是痰；腹痛甚而泻，泻后痛减者，是食积。

治水泻方：干姜一钱　当归二钱半　乌梅三个　黄柏一钱　黄连二钱。或云各等分水煎。

霍乱第二十三

内有所积，外有所感。见成吐泻，不彻者，还用吐，提其气起。吐用二陈汤加减，或盐汤或盐水皆可吐。

治霍乱。

苍术　厚朴　陈皮　葛根以上各一钱半　滑石三钱　白术二钱　木通一钱　甘草炙

又法　用姜汤下保和丸四十粒。

治干霍乱，大法发汗，吐亦不妨。此系内有所伤，外为邪气所遏。有用吐法者，则兼发散之义；有用温药解散者，其法解散，不用凉药。二陈汤加川芎、苍术、防风、白芷等剂。夏月霍乱吐泻，大欲饮水，或狂乱奔走，姜制厚朴、官桂、干姜、茯苓、半夏。

霍乱方：藿香、苍术、厚朴、陈皮、缩砂、白芷、甘草、半夏、茯苓、人参、炒神曲等分，遇寒加干姜，寒甚加附子。吐泻霍乱，夏月以冰水调益元散，加姜汁服之。又以地浆清水调桂苓甘露饮，新汲水亦可。所以至阴之物能生阳中之阴。霍乱微烦躁渴，钱氏白术散。以上二方，俱见《宝鉴》中。

夏月吐泻，黄连香薷汤，井中浸冷服。霍乱脉多伏或绝，大法理中汤好。阳不升阴不降，乖隔而成霍乱，切不可与米汤，饮即致死。夏月多食瓜果，饮冷乘风，以致食留不化，因食成痞，隔绝上下，遂成霍乱，以六和汤倍藿香。

挥霍撩乱而不得吐泻，名干霍乱。干霍乱最难治，须以盐汤吐之。

治搅肠痧，用樟木屑煎浓汤，呷一碗，须臾吐泻即可（一云干霍乱，俗名搅肠沙也）。又法，就委中穴有紫处，刺出血即安；或于十指头出血，亦是良法。一法，治霍乱已死，腹中尚有暖气，用盐纳脐中，灸七壮，仍灸气海。

痢第二十四

分在气、在血治。

赤属血，白属气。身热、后重、腹痛。身热者，挟外邪，法当解表，不恶寒用小柴胡去参；后重，积与气郁，坠在下之故，兼升兼消；腹痛者，是肺金之气郁在大肠之间，以苦梗发之，然后用治痢药。气用气药，血用血药。下痢腹痛，人实者，宜用刘氏之法下之，然后随气血用治痢之药。下血多，主食积与热，当凉血活血，当归、桃仁、黄芩之类，或有用朴硝者。青六丸治血痢效，以六一散一料炒红曲半两，能活血，以饭为丸。腹痛者，宜温散药，如姜桂之属以和之。如有热，用黄芩、芍药之类。壮者与初病者，宜下之；虚弱衰老者，宜升之。一痢初得之时，一二日间，法当利，大小调胃承气汤下之，看其气血而用药。气病用参术，血病用四物汤为主，有热先退热。后重者，当和气，木香、槟榔之类。因积作后重者，保和丸主之。五日后不可下，脾胃虚故也。

保和丸方

山楂肉三两　神曲二两　陈皮　半夏　茯苓以上各一两　连翘五钱　莱菔子五钱　上炒，七味为末，粥丸，姜汤下，或加白术二两。

下痢初发热，必用大承气汤下之，后随证用药。下痢久不止，发热者，属阴虚，用寒凉药，必兼升药热药用。一本云：血久不止，发热者，属阴虚，四物为主。下痢后，身发热者，有外感。初下腹痛，不可用参术，虽气虚胃虚者，皆不可用。下血有风邪下陷，宜升提之。盖风伤肝，肝主血故也。有湿伤血，宜行湿清热。后重者，积与气坠下，当和气，兼升兼消，木香、槟榔之类。不愈，用皂角子、煨大黄、当归、桃仁、黄连、枳壳作丸。盖后重，大肠风盛故也。下痢病，有半死半生者二。下如鱼脑者，半死半生；身热脉大者，半死半生。

有不治证者五。下血者，死；下如尘腐色者，死；下如屋漏水者死；下痢唇如朱砂红者，死；下痢如竹筒者，不可治

夫痢而能食，胃未病也。若脾胃湿热之毒，熏蒸清道而上，以致胃口闭塞，遂成禁口证。一方治噤口痢，香连丸与莲肉各半，研末，米汤调下。治噤口痢，脐中用田螺入麝香少许，捣烂盦之，以引其热就下，热去则欲食也。

治痢方：苍术　白术　条芩　当归　白芍药、生地黄、青皮、黄连、滑石　甘草，作一服，白水煎。里急后重，炒连、滑石，加桃仁、

槟榔，甚者加大黄；呕者，加半夏、姜煎。

又方 干姜一钱 当归二钱半 乌梅三个 黄柏一钱半 黄连二钱

上作一服，白水煎。

孙郎中因饮食过多，腹膨满，痢带白色，用苍术、白术、厚朴、甘草、茯苓、滑石煎，下保和丸三十粒。又方有炒曲。

痢后脚弱渐细，苍术二两，酒芍药二两半，龟板三两，酒柏半两。上末之，粥丸，以四物汤加陈皮、甘草，煎汤吞之。痢后腰痛，两脚无力：陈皮 半夏 白芍药以上各一钱 茯苓 苍术 当归 酒芩以上各半钱 白术一钱 甘草二钱。上作一服，姜三片煎，食前服。

一人泄泻，辛苦劳役，下利白积，滑石末、炒陈皮、芍药、白术、茯苓、甘草，上煎，食前服。

一妇人痢后，血少肚痛，以川芎、当归、陈皮、芍药，上煎，调六一散服。

一方治久痢。罂粟壳半两，樗白皮一钱，黑豆二十一粒，上同煎，食前服。痢时气发热，苍术、厚朴、赤芍药、当归、黄芩、黄柏、地榆、粟壳、枳壳、槟榔、木香、甘草、干姜。鲜血痢，加黄连；小便不通，加滑石、车前子；痢下血水奈何？加阿胶。

治痢丸子。侧柏叶、黄连、黄柏、黄芩、当归、芍药、粟壳、生地黄、地榆、枳壳、香附、木香、槟榔，米糊丸，下七八十丸。有食有积腹痛，加莪术、三棱、缩砂。

饮酒之人脏毒，如血痢状，乃平日饮酒之过，遂成此病，先宜戒酒，而药可愈。

苍术一钱 赤芍药二钱 炒槐花一钱半 地榆二钱 枳壳一钱 炙甘草三分 黄连炒，五分 干葛二钱 当归五分

上作一帖，清水煎，食前顿服愈。

又方

樗皮二两 神曲炒，五钱 白芍药一两 滑石炒，一两 枳壳五钱

上为末，烂饭丸，桐子大，米饮下七十丸。

久下痢，数月不能起床，饮食不进，羸弱之甚，以人参五分，白术一钱，黄芪五分，当归六分，芍药一钱，炙甘草三分，粟壳三钱，实地

榆五分，木香三分，缩砂五分，陈皮一钱，升麻三分，白豆蔻仁三分，泽泻五分。上作一帖，有热加黄芩；脉细，四体恶寒加干姜或煨肉豆蔻、川附数片，服数帖，渐自进食。

湿热下痢，小便涩少，烦渴能食，脉洪大缓，腹痛后重，夜多痢下，桂苓甘露饮送保和丸三十丸。一作胃苓汤送下。湿多热少，脾胃不和，食少，腹痛后重，夜多利下，胃苓汤送保和丸三十丸。一作桂苓甘露饮送下。气虚，面色黄白，或体肢倦懒之人，频并痛，后重不食，脉细弱，或有汗出，黄芪建中汤吞保和丸十三丸。湿热不渴者，建中汤加苍术、茯苓，吞保和丸。脾胃不和，食少腹胀痛，后重痢下，脉弦紧，平胃散加芍药、官桂、葛根，或白术茯苓汤送保和丸。下痢白积，黄芩芍药汤加白术、陈皮、甘草、滑石、桃仁。下痢赤积，身热，益元散加木通、炒芍药、炒陈皮、白术，煎，送下保和丸。

一老人因饮白酒，作痢，下淡血水脓，腹痛，小便不通，里急后重，人参、白术、滑石、苍术、槟榔、木香、甘草，上煎，下保和丸二十五丸。第二日前证俱减，惟小便不利，用益元散。

仲景治痢，凡言可下，率用承气汤。大黄之寒，其性善走，佐以厚朴之温，善行滞气，缓以甘草之甘，饮以汤液，灌涤肠胃，滋润轻快，无所留碍，积行即止。

刘河间发明滞下证，尤为切要，有曰：行血则便自愈，调气则后重自除。此实盲者之日月，聋者之雷霆也。

一人患痢，不进饮食，四君子加芎、归、药、陈皮、炒曲、黄连、砂仁、半夏、生姜煎服。

东易胡兄年四十余，患痢病已百日，百药治不效。时九月初，其六脉急促，沉弦细数，左手为甚，日夜数十行，视瘀物甚少，惟下清滞，有紫黑血丝，食全不进，此非痢，当作瘀血治之。问瘀血何由而致？如饱后急走，极力斗骂，殴打攧扑，多受疼痛，一怒不泄，补塞太过，火酒火肉，皆能致之。盖此人去年枉受杖责，经涉两年，有此瘀血，服药后，得瘀血则生矣。遂以乳香、没药、桃仁、滑石，佐以木香、槟榔，以曲糊为丸，米汤下百余粒，半夜又不动，

又依前法下二百粒，至天明大下秽物，如烂鱼肠，约一二升，困顿终日，渐与粥而安。

一人患痢，后甚逼迫。一人患痢，善食易饥。已见《医要》。世俗类用涩药治痢与泻，若积久而虚者或可行之，而初得者，必变他证，为祸不小。殊不知多因湿，惟分利小水，最是长策。《内经》谓：下身热，却死；寒，即生。此大概言之耳，必兼证详之方可。今岂无身热而生寒而死者乎？脉沉小流连或微者，易治；浮洪大数者，难治。脉宜滑大，不宜弦急。仲景治痢，可温者五法，可下者十法。或解表，或利小便，或待其自已。区分易治、难治极密，但与泻同，立论不分，学者当辨之。

大孔痛，一曰温之，一曰清之。按久病，身冷自汗，脉沉小者，宜温；暴病，或身热，脉浮洪者，宜清；身冷自汗用温药。有可吐者，有可汗者，有可下者。初得时，元气未虚，必推荡之；此通因通用法，稍久，气虚则不可也。赤痢乃自小肠来，白痢自大肠来，皆湿热为本。赤白带、赤白浊同。先水泻，后脓血，此脾传肾，贼邪难愈；先脓血，后水泻，此肾经传脾，是谓微邪易愈。下如豆汁者，湿也，盖脾胃为水谷之海，无物不受，常兼四脏，故如五色之相染，当先通利，此迎而夺之之义。如虚，宜审之。因热而作，不可用巴豆等药，如伤冷物者，或可用，宜谨之。

又有时疫作痢，一方一家之内，上下相传染者相似，此却宜用运气之胜伏以治之。

噤口痢，此胃口热结，用黄连，多加人参，浓煎呷之，如吐了又呷，当开之以降之。人不知此，多用温药甘味，以火济火，以滞益滞也。亦有误服热药，毒气犯胃，当推明而祛其毒。

呕吐第二十五

分气血多少而治。

胃中有热有痰。胃中有热，膈上有痰，用二陈汤加姜汁、炒山栀、黄连、生姜煎服。久病呕吐者，胃虚不纳谷也，生姜、人参、黄芪、白术、香附。注船呕吐大渴，饮水即死，童便好。呕吐，若脾胃虚损之人，或非夏月见者，服理中汤。见其虚甚，庶可用之，亦宜冷与之饮，以顺其性。痰饮为患，或呕或吐恶心，或头眩，或中脘不快，或发寒热，或食生冷，脾胃不和，二陈汤加丁香、乌梅、生姜七片。痞痛加草豆蔻。胃气虚弱，不能饮食，呕吐，藿香安胃散，藿香、丁香、人参、陈皮、生姜同煎。肝火出胃，逆上呕吐，抑青丸。痰热呕吐，气盛者，导痰汤加缩砂、姜、连、竹茹。痰呕吐不止，陈皮、半夏、姜汁。夏月呕吐不止，五苓散加姜汁。呕吐煎药，忌瓜蒌仁、杏仁、桃仁、莱菔子、山栀，皆要作吐。如药中带香药，行散不妨。泄泻或呕吐者，生姜汁汤调益元散。

一人早呕酒，以瓜蒌、贝母、山栀炒、石膏煅、香附、南星姜制、神曲炒、山楂子各一两、枳实炒、姜黄、莱菔子蒸、连翘、石碱各半两，升麻二钱半，上末之，姜汁炊饼丸。

一人饥饱劳役成呕吐病，时作时止，吐清水，大便或秘或溏，腹痛上攻心背，脉弦。白术一两半　山栀一两，用茱萸二钱炒，去茱萸不用　黄连一两，用茱萸二钱炒，去茱萸不用　神曲　麦芽　桃仁各一两，去皮，用巴豆二十粒炒，去巴豆不用　姜黄　杏仁各一两，去皮，用巴豆二十粒炒，去巴豆不用　蓬术一两，用巴豆二十粒炒，去巴豆不用　香附一两　三棱一两，用巴豆二十粒炒，去巴豆不用　白豆蔻　砂仁　木香　莱菔子　陈皮以上各五钱　南星一两，姜制　山楂一两　大黄一两，蒸　青皮五钱。上末之，姜汁饮饼丸，每服二十丸。

朱奉议以半夏、橘皮、生姜为主。孙真人误以哕为咳逆。凡病人欲吐者，切不可下，逆故也。刘河间谓：呕者，火气炎上，此特一端耳。有痰隔中焦，胃不得下者；又有气逆者；又有寒气郁于胃中者；又有食滞心肺之分，不得下而反出者；然胃中有火与痰而致呕吐者多；又有久病呕者，此胃虚不纳谷也，生姜、人参、黄芪、白术、香附之类。

恶心第二十六

有痰、有热、有虚。皆用生姜，随证用药。

痰饮为患，而呕吐恶心者，二陈汤加丁香、乌梅、生姜七片，煎服。

戴云：恶心者，无声无物，但心中欲吐不吐，欲呕不呕，虽曰恶心，非心经之病，皆在胃口上，宜用生姜，盖能开胃豁痰故也。

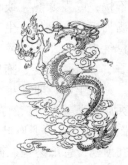

丹溪治法心要　卷三

翻胃第二十七

翻胃即膈噎也，膈噎乃翻胃之渐。《发挥》详言之，大约有四：有血虚、有气虚、有热、有痰。又有兼病者。

血虚者，脉必数而无力；气虚者，脉必缓而无力；血气俱虚者，口中多出沫，但见沫大出者，必死；有热者，脉数而有力；有痰者，脉滑数，二者可治。

又曰：翻胃脉，血虚，左手脉无力；气虚右脉无力，有痰寸关沉，或伏而大。血虚以四物为主，气虚以四君子为主，热以解毒为主，痰以二陈为主。必入童便、姜汁、竹沥、韭汁、牛羊乳。粪如羊矢者，不治；年高者，虽不治，须用参术，关防气虚、胃虚。

有阴火上炎而翻胃者，作阴火治。有气结者，其脉寸关沉而涩，宜开滞导气之药。有积血在内者，当消息以遂之。大便涩者，难治，常食兔肉则便利。翻胃病，若痰实火盛之人，先以瓜蒂散吐之，后用大黄、皂角、黑牵牛、朴硝，为末，糊丸，姜汤下十五丸。一方治翻胃积饮，通用益元散，以姜汁澄白脚为丸，时时服之。一方以黄连、茱萸、炒贝母、瓜蒌、陈皮、白术、枳实、牛转草。但有咽下塞住不宽，项背转侧，欠伸不得，似乎膈噎之证，饮食不下，先有心疼，疼发一身尽黄，先以川芎、桔梗、山栀、细茶、生姜、齑汁，吐痰二碗，后用导痰汤加羌活、黄芩、红花，人壮者用此法。

一老人翻胃，瓜蒌、贝母、白术、陈皮、吴茱萸、黄连、生甘草、人参、茯苓、枳实。年少者，以四物汤清胃脘，血燥不润便，故涩。《格致余论》甚详。

槟榔丸　治翻胃，或朝食而暮出者，或下咽而吐者，或胃脘作痛者，或必得尽吐而爽者，或见食即吐者。

白术　黄连　砂仁　陈皮　半夏曲　神曲　蓬术各一两　藿香　槟榔　青皮　丁香　麦芽　三棱　姜黄　良姜　白豆蔻　茯苓　桂花　连翘　山楂各五钱　川附半只　吴茱萸二钱

上药末之，姜糊丸，每服七八十丸，姜汤或白汤下，日三服。

一人年壮，病翻胃，益元散加陈皮、半夏、生姜自然汁浸，晒干为末，竹沥、甘蔗汁调服。一人但能食粥一匙，吃下，膈有一菜杂于其间，便连粥俱不能下，鱼肉俱不可咽，止能食稀粥，其人起居如常，用凉膈散加桔梗。若面常觉发热，大便结，此咽膈燥痰所碍，加白蜜饮之。治翻胃，未至于胃脘干槁者。

一男子壮年，食后必吐出数口，却不尽出，膈上时作声，面色如平人，病不在脾胃，而在膈间。问其得病之由，乃因大怒未止辄吃面，即有此症。盖怒甚，则血郁于上，积在膈间，有碍气之升降，津液因聚而为痰、为饮，与血相搏而动，故作声也。用二陈加香附、莱菔、韭汁服一日，以瓜蒂散、酸浆吐之，再一日，又吐，痰中见血一盏，次日复吐，见血一钟，乃愈。

一中年人，中脘作痛，食已则吐，面紫霜色，两关脉涩，涩乃血病也，因跌仆后，中脘即痛，投以生新推陈血剂，吐片血碗许而愈。

一妇人因七情，咽喉有核如绵，吐不出，咽不下，乃两胁心口作痛，饮食少，胎已三月矣。用香附、砂仁、茯苓、陈皮各二钱，麦冬、厚朴、白术、人参、甘草各五分，枳壳、芍药、白豆蔻各八分，竹茹二钱，姜五片，煎服，心痛不止，加草豆蔻。

一人先因膈噎，后食羊肉，前疾大作及咽酸，用二陈汤加苍术、白术、香附、砂仁、枳壳、吴茱、黄连、神曲、生姜煎服，后里急后重，加木香、槟榔。

痰气结核在咽间，吐咯不出，此七情所致也。及痰火炎上，胸膈不宽，以二陈加香附、砂仁、瓜蒌、白术、厚朴、苏子、黄连、吴茱、枳壳、生姜煎服。头眩加前胡。因食欲过甚，遂成膈气，作死血治之，二陈加当归、桃仁、香附、砂仁、白术、枳实、藿香、姜连，吐不止，加丁香煎，临服加韭汁、姜汁、竹沥各少许，加牛乳尤佳。

一人痰火噎塞，胸膈不宽，二陈加紫苏、厚朴、香附、砂仁、姜连、木香、槟榔、白豆蔻、吴茱萸、生姜煎服。呕吐胸膈疼，二陈加姜黄、香附、砂仁、丁香、藿香、白术、白豆蔻、枳壳、姜连；心腹痛及咽酸去枳壳，加吴茱萸；发热去枳壳、吴茱，加干葛、竹茹、枇杷叶姜汁炒；热盛者，加连翘仁、姜煎服。

疸第二十八

不必分五种，同是湿热，如盦面相似，渴者难治；不渴者，易治。脉浮宜吐，脉沉宜下。轻者小温中丸，重者大温中丸，脾虚者以白术等药作汤使。脾胃不和，黄疸，倦怠少食，胃苓汤。小便赤，加滑石。湿热黄疸，小便赤涩，茵陈五苓散。湿寒黄疸，脾胃不和，不食，脉沉细，小便清利者，理中汤，甚者加附子，所谓阴黄疸也。脾湿积黄，心腹疼痛，胃苓汤。湿热因倒胃气，服药而大便下利者，参术等加茵陈、山栀、甘草。热多，温中丸加黄连。湿多，茵陈五苓散加食积药。面色黄，肢体倦，小便清，谓之木胜于中，土走于外故也，黄芪建中汤。用茵陈之药过剂，乃成阴证，身目俱黄，皮肤冷，心下疼，眼涩不开，自利，茵陈附子干姜汤。谷疸为病，寒热不能食，食则头眩，心胸不安，久则发黄，用茵陈、栀子、大黄，亦治伤寒发黄。气实人，心痛，发黄，抚芎散吐之。疸发寒热，呕吐，渴欲饮冷，身体面目俱黄，小便不利，全不思食，夜间不卧，茯苓渗湿汤。以茵陈四苓散内加芩、连、栀子、

防己、苍术、青皮、陈皮。一方加枳实，用长流水煎服。

黄疸方

黄连炒　黄芩炒　山栀炒　猪苓　泽泻　苍术　茵陈　青皮　龙胆草各一钱　劳食疸加三棱、蓬术各一钱，砂仁、陈皮、神曲各五分。

茵陈附子干姜汤

附子炮　干姜炮　茵陈　白茯苓　草豆蔻　枳实　半夏　泽泻　白术　陈皮

上姜煎，凉服。

小温中丸　治黄疸与食积。

苍术炒　神曲炒　针砂醋煅　半夏各二两　川芎　栀子各一两　香附四两　春加川芎，夏加苦参或黄连，冬加茱萸或干姜。

上末，醋糊丸。

大温中丸　即暖中丸。治食积，黄疸，肿，又可借为制肝燥脾之用。

陈皮　苍术米泔浸，炒　厚朴姜制　三棱醋炒　蓬术醋炒　青皮各五两　甘草二两　香附一斤，醋炒　针砂十两，醋煅

上为末，醋糊丸，空心姜汤下，午饭、晚饭前酒下。脾虚者，以白术、人参、芍药、陈皮、甘草等药作使，忌大肉、果菜。

又方　小温中丸　治脾胃停湿，水谷不分，面色萎黄。

针砂八两，醋炒　香附　神曲八两，炒　白术五两，炒　半夏五两，洗　甘草二两　陈皮五两，和白　黄连二两　苦参三两

上为末，醋糊丸，每服五十丸，白术、陈皮汤下，冬去黄连，加厚朴。

消渴第二十九

消渴之证，乃三焦受病也，东垣有法，分上、中、下治。上消者，肺也，多饮水而少食，大小便如常，或云小便清利，其燥在上焦也，治宜流湿润燥；中消者，胃也，渴多饮水，而小便赤黄，宜下，至不饮而愈；下消者，肾也，小便浊淋如膏之状，宜养血而肃清，分其清浊而自愈。

大法养肺降火生血为主。消渴泄泻，先用白术、白芍药炒，为末，调服后，却服白莲藕汁膏。内伤病退后，燥渴不解，此有余热在肺

家，以人参、黄芩、甘草少许同煎，加姜汁冷服，或以茶匙挑药，渐渐服之。虚者，亦可服独参汤。消渴而小便频数，宜生津甘露饮。琼玉膏亦妙。口干舌干，小便赤数，舌上赤裂，地黄饮子。

一孕妇，当盛夏渴思水，与四物汤加黄芩、陈皮、生甘草、木通，数贴愈。

白藕汁膏

黄连末　生地汁　牛乳汁　白莲藕汁各一斤

上将诸汁，慢火熬膏，入连末和丸，每服二三十丸，温水下，日服数次。

缫丝汤、天花粉、芦根汁、淡竹茹、麦门冬、知母、牛乳，皆消渴之要药也。

水肿第三十

因脾虚不能行浊气，气聚则为水，水溃妄行，当以参术补脾，使脾气得实，则自能健运，自然升降，运动其枢机，而水自行，非五苓神祐之行水也。大抵宜补中行湿，利小便，切不可妄下。以二陈汤加人参、苍术、白术为主，佐以黄芩、麦冬、栀子制肝木，土气得平，以制其水。若腹胀，少佐厚朴，气不运加木香、木通；气陷下，加柴、升，随证加减可也。

经曰：诸气膹郁，皆属于肺；诸湿肿满，皆属于脾；诸腹胀大，皆属于热。盖湿者，土之气，土者，火之子也，故湿病每生于热，热气亦不能自湿者，子气感母湿之变也。凡治肿病，皆宜以治湿为主，所挟不同，治法亦异。或以治肿以治水立说，而欲导肾，以决去之，岂理也哉？盖脾土衰弱，内因七情，外伤六气，失运化之职，清浊混淆，郁而为水，渗透经络，流注溪谷，浊腐之气，窒碍津液，久久灌入隧道，血亦化水。欲藉脾土以制之，殊不知，土病则金气衰，木寡于畏而来侮土，脾欲不病不可得矣。治法宜清心经之火，补养脾土，全运化之职，肺气下降，渗道开通。浊败之气，其稍清者，复回而为气、为血、为津液；其败浊之甚者，在上为汗，在下为溺，以渐而分消矣。又曰：开鬼门，洁净府。鬼门，肤腠也，属肺；净府，膀胱也，属肾。未闻有导肾之说。仲景云：治湿利小便，即经洁净府之意。钱仲阳云：

肾无泻法，请以此视之，肾其可易导之乎？

水肿本自中宫，诸家只知治湿利小便之说，而类用去水之药，此速死之兆也。盖脾极虚而败，愈下愈虚，虽或劫效目前，而阴损正气，然病亦有不旋踵而至者。治宜大补中宫为主，看所挟加减，不尔则死。脉来沉迟，色多青白，不烦不渴，小便涩少而清，大便多泄，此阴水也，治宜温暖之剂；脉来沉数，色多黄赤，或烦或渴，小便涩少而赤，大腑多闭，此阳水也，治宜清平之剂。有久病气虚而浮，手足皆肿，是虚气妄行也。产后与经事过多而病肿，血虚也。腰以上肿宜汗，腰以下肿宜利小便，此仲景法。防己治腰以下湿热肿，如内伤、胃弱者，不可用。孕妇水肿，名曰子肿。水肿，痢后浮者，内服益肾散，外用甘草汤淋洗。产后水肿，必用大补气血为主。水肿五不治者，五脏齐损故也。出血水者不治。虚弱人浮肿，大便泄泻，用四君子汤加陈皮、甘草、白芍药、升麻、炒曲、泽泻、木通、砂仁、姜，煎服之。妇人因月经不行，遍身水肿，恶心，恶血凝滞，腹痛，用当归、赤芍、青皮、木通、牡丹皮、玄胡索、滑石、没药、血竭。面浮，因元气衰少，力弱，脾虚所致，用当归、白术、木通、苍术、干葛各一钱，参、芪、白芍各五分，柴胡四分。湿盛作肿，或自利少食，胃苓汤加木通、麦门冬。面目或遍身虚浮，用五皮散加紫苏、麻黄、桔梗。治湿肿，用苍术、厚朴、陈皮、莱菔子、猪苓、泽泻、车前、滑石、茯苓、枳壳、木通、大腹皮、槟榔，上煎服。喘急加苦葶苈，小便不利加牵牛，又重者加浚川散，其湿毒自消。疟疾后发浮肿，四苓散加青皮、木通、腹皮、木香、槟榔。脚面浮肿，咳嗽红痰，二陈汤加木通、泽泻、芩、术、桑皮、贝母、麦冬、五味、苏子。一方治水肿，山栀仁炒，为末，米饮下一手勺许。一云胃脘热病在上者，带皮用之。又方：山栀五钱，木香一钱，白术二钱半，以急流水煎服。水肿劫药，以大戟为末，枣肉丸，服十一丸，可劫气实者，虚者不可用。

鼓胀第三十一

有实有虚。实者，按之坚而痛；虚者，按之不坚不痛。实者，宜下之削之，次补之；虚者，温之升之，补为要。朝宽暮急者，血虚；暮宽朝急者，气虚；日夜急者，气血俱虚。鼓胀，又名曰蛊，即所谓单腹胀也。其详在《格致余论》中。

治法：大补中气，行湿为主。此脾虚之甚，必须远音乐，断厚味。有气虚者，大剂参、术，佐以陈皮、茯苓、黄芩、苍术之类；有血虚者，以四物为主，随证加减。脉实兼人壮盛者，或可用攻药，便用收拾，以白术为主。气虚中满，四君子加芎、归、芍药、黄连、陈皮、厚朴、生甘草。胃虚腹胀，调中汤：人参、白术、陈皮、甘草、厚朴、生姜、半夏。腹胀挟虚，分消丸治之。寒而腹胀挟虚者，分消汤治之。寒胀，沉香尊重丸治之。腹胀挟内伤虚证，木香顺气汤并沉香交泰丸。伤寒、痞、满、燥、实四证，而人壮者，或杂证腹满如四证者，用大承气汤。太阴病，腹胀满，四肢肿，或一身肿，胸痞不食，小便少，大便难或溏，或脾胀善哕，大满体重，服索矩三和汤。脾湿而腹胀满，面黄溺涩，胃苓汤。下虚，腹胀气上，四物加人参、陈皮、木通、甘草、连翘，有食积者，吞保和丸。饮酒人胀，小便浑浊，夜发足肿，桂苓甘露饮加人参、干葛、藿香、木香。腹胀不觉满，食肉多所致者，黄连一两，为末，阿魏半两，醋浸，研如糊，为丸，同温中丸、白术汤下。食肉多腹胀，三补丸起料，加香附、半夏曲，炊饼丸服。厚朴治腹胀，因其味辛也，须用姜制。一云：胀病必用参、芪、白术，大剂补脾，则其气自动。白术又为君主之药，必带厚朴宽满。

一人气弱，腹膨浮肿，用参、归、茯苓、芍药各一钱，白术二钱，川芎七分半，陈皮、腹皮、木通、厚朴、海金砂各五分，紫苏梗、木香各三分，数服后，浮肿尽去。余头面未消，此阳明气虚，故难得退，再用白术、茯苓。

一妇人，腹久虚胀单胀者，因气馁不能运，但面肿，手足或肿，气上行，阳分来应，尚可治。参、术、芎、归为主，佐以白芍药之酸敛胀，滑石燥湿兼利水，大腹皮敛气，紫苏梗、莱菔子、陈皮泄满，海金沙、木通利水，木香运行，生甘草调诸药。

一妇气虚单胀，面带肿，参、术、茯苓、厚朴、大腹皮、芎、归、白芍、生甘草、滑石。

一人嗜酒，病疟半年，患胀，腹如蜘蛛；一人嗜酒，便血后患胀，色黑而腹大形如鬼状俱见《医要》。上二者，一补其气，一补其血，余药大率相出入，而皆获安。

自汗第三十二

属气虚、阳虚。有痰亦自汗，湿亦自汗，热亦自汗。

大法宜人参、黄芪，少佐以桂枝。阳虚者，附子亦可用。气虚自汗，黄芪建中汤。气虚寒热，自汗，劳倦少食，脉弱者，补中益气汤。劳役大虚，脉沉细，汗大出，舌上润，不烦躁，但惊动，亦汗出，似伤寒虚脱者，补中益气去柴胡，加五味、麻黄根。火气上蒸胃中之湿，亦能作汗，宜凉膈散主之，或用粉扑法。胃实，并手足两腋多汗，大便涩结，大承气汤主之。痰实膈滞，寒热自汗，能食而大便秘结，脉实者，大柴胡汤主之。大抵气热汗出，多是有余证也。饮食便汗出，慓悍之气，按而收之，安胃汤。汗大泄者，乃津脱，宜急止，用人参、黄芪、麦冬、五味、炒柏、知母。湿热自汗，卫气虚弱，不任风寒者，调卫汤。伤寒，虚脱自汗，真武汤，外用扑法。

盗汗第三十三

属阴虚、血虚。

小儿盗汗不须治，宜服凉膈散。盗汗发热属阴虚，用四物汤加黄柏。若气虚加人参、黄芪、白术。别处无汗，独心头一片有汗，思虑多则汗亦多，病在用心，名曰心汗，宜养心血，以艾汤调茯苓末服。当归六黄汤，盗汗之圣药也。黄芪加倍用之，余各等分，上为末，每服五钱，小儿减半。又方：本方内再加知母、参、术、甘草、地骨、浮麦、桑叶。汗不止，加赤根牡蛎；惊不睡，加远志，间服朱砂安神丸。一方治盗汗，四炒白术散甚效。方见《医要》。一人忧郁出盗汗，胸膈不宽，当归六黄汤加防风、青皮、枳壳、香附、砂仁。

呃逆第三十四

有痰，有气虚，有阴火。呃逆即咳逆。咳

逆者，气逆也，气自脐下直冲上，出于口而作声之名也。视有余不足治之。详见《格致余论》。有余并痰者，吐之，人参芦之类；不足者，人参白术汤下大补丸。痰碍气而呃逆，此燥痰不出故也，用蜜水探吐之。大概有痰，用陈皮、半夏；气虚，用参术；阴火，用黄连、滑石、黄柏。痰多，或用吐或用行痰，虚甚者，用参膏之类。内伤病呃逆不止，补中益气加丁香。虚寒呃逆，丁香柿蒂汤，灸期门穴。气热痰热者，青箬头七十二个，煎服。伤寒血证，呃逆不止，舌强短者，桃仁承气汤主之。痰多呃逆不止，半夏、茯苓、陈皮、桃仁、枇杷叶、姜汁，煎服。咳逆自利，人参、白术、芍药、陈皮、甘草、滑石、黄柏、竹沥。心痛，饮汤水下作呃逆者，是有死血在中，桃仁承气汤下之。咳逆无脉，二陈加参、术、麦冬、五味、竹茹、姜，煎服，甚者，加柿蒂、丁香。虚人呃逆无脉，加黄柏、知母。治呃逆，黄蜡烧烟熏而咽之；寒者，用硫黄烧烟咽之。一人年近七十，患滞下后发呃逆；一女子，暑月因大怒而发呃逆；一人年近五十，因怒得滞下，病后发呃逆。治法俱见《医要》。

头风第三十五

有痰，有热，有风，有血虚。

诸家止言偏头风，而不知所属，故治之多不效。左属风，荆芥、薄荷；属血虚，芎、归、芍药；右属痰，苍术、半夏；属热、酒炒黄芩；有属湿痰者，川芎、南星、苍术。偏正头风，以瓜蒂散搐鼻内。

瘦人搐药：软石膏 朴硝各五钱 脑子 檀香皮 荆芥 薄荷各一钱 白芷 细辛各二钱。

一粒金 治偏正头风，妙在荜茇、猪胆。

天香散 治远年头风。二方俱见《医要》。搐药有单用荜茇、猪胆者。

头风方 酒片芩一两 苍术 防风 羌活各五钱 苍耳三钱 细辛二钱。上末之，姜一片，捣细，和药末三钱，同擂匀，茶调，汤荡起服之。

一本：酒芩一两半 羌活 苍术 川芎各五钱 苍耳 细辛各三钱，制如上法。

又方 酒片芩 苍耳 羌活 酒连 生甘草各一钱半 苍术二钱半 半夏曲炒，三钱半 川芎一钱，制如上法。

湿痰头风方 酒片芩三钱 苍术一两 酒炒川芎 细辛各五钱 甘草少许。上末之，制服如上法。

又头风方 荆芥、防风、草乌尖、甘草、台芎、蔓荆子、桔梗、麻黄，为末，茶调服。头痒风屑发黄，酒炒大黄末，茶调服。一人头风，鼻塞涕下，南星、苍术、酒芩、辛夷、川芎。一膏粱人，头风，发即眩重酸痛，二陈加荆芥、南星、酒芩、防风、苍术、台芎、姜，水煎服。后复以酒芩、南星、半夏各一两，皂角灰一钱，乌梅二十个。用巴豆十粒同梅煮过，去豆不用，将梅同前药为末，姜曲丸，津咽下。

头痛第三十六

多主于痰，痛甚者火多。

有可吐者，有不可吐者，有可下者。痰热当清痰降火；风寒外邪者，当解散。血虚头痛，自鱼尾上攻头目者，必用芎归汤；气虚头痛，痰厥头痛，或眩晕、脉弱，少食挟内伤病者，半夏白术天麻汤。头旋眼黑，头痛，阴虚挟火，安神汤。头痛如破，酒炒大黄半两，为末，茶调服。头痛连眼，此风热上攻，须白芷开之。一方：用雨前茶、芎、归、防、芷、台乌、细辛。壮实人，热痛甚，大便结燥，大承气汤。葱白治头痛如破，通上下阳气。痛引脑巅，陷至泥丸宫者，是真头痛也，无治法。清空膏治诸般头痛，惟血虚头痛不治。方见《医要》。小清空膏治少阳头痛并偏头痛，或痛在太阳经者，片黄芩洒浸透，晒干为末，或酒或茶清下。

一人头痛，有风痰、热痰，酒芩、连翘、南星、川芎、荆芥、防风、甘草。夫用芎带芩者，芎一升而芩便降，头痛非芎不开，荆芥清凉之剂，头痛用川芎，脑痛用台芎。

一人形实而瘦，有痰头痛，黄芩、黄连、山栀、贝母、瓜蒌、南星、香附。

一人筋稍露，体稍长，本虚又作劳，头痛甚，脉弦而数，以人参为君，川芎、陈皮为佐治之，六日未减，更两日当自安，忽自言病退，脉之似稍充，又半日膈满，其腹文已隐，询之，乃弟自于前方加黄芪，已三帖矣。遂以二陈汤加厚朴、枳壳、黄连，泻其卫，三帖而安。

头眩第三十七

痰挟气虚与火，治痰为主，及补气降火药。此证属痰者多，无痰则不能作眩。又有湿痰者，有火多者。左手脉数，多热；脉涩，有死血；右脉实，痰积；脉大，必是火病。一本云：火病当作久病。盖久病之人，气血俱虚，而痰浊不降也。湿痰者，二陈汤；火多者，二陈加酒片芩；挟气虚与相火者，亦治痰为主，兼补气降火，如半夏白术天麻汤之类。

一老妇，患赤白带一年半，只是头眩坐立不久，睡之则安，专治带，带病愈，其眩亦愈。

眩晕第三十八

痰在上，火在下，火炎上而动其痰也。

有气虚挟痰者，四君、二陈、芪、芎、荆芥。风痰眩晕，二陈汤加芩、苍、防、羌治之。眩晕不可当者，以大黄酒浸，炒三次，为末，茶调服。气实人有痰，或头重，或眩晕者，皆治之。壮实人热痛者，大便结燥，大承气汤。

头重第三十九

此湿气在上，用瓜蒂散鼻内搐之。

红豆散　治头重如山，此湿气在头也。

麻黄五钱　苦丁香五分　羌活三分　连翘三分　红豆十五粒

为末搐鼻。

头面肿第四十

头面臃肿，有热，而脉弦数，凉膈散去硝黄，加桔梗、枳壳、荆芥、薄荷。面上红肿，因气实而作者，用胃风汤。面肿生疮，调胃承气汤加薄荷、荆芥。

眉棱骨痛第四十一

属风热与痰。

作风痰治，类痛风证，用白芷、酒片芩，等分为末，每服二钱，茶清调下。又方：川乌、草乌，童便浸，炒，去毒，各一钱为君，细辛、羌活、酒芩、甘草各半分为佐，为细末，分作二三服，茶清下。一加南星，姜茶调服。一方选奇汤：防、羌、酒芩、甘草，煎服。

心痛第四十二

即胃脘痛，须分久、新治。

若明知是寒，初当温散，病久成郁，郁生热而成火，故用山栀为君，以热药为向导。胃口有热作痛者，非栀子不可，须佐以姜汁，多用台芎开之，或用二陈汤加川芎、苍术，倍加炒山栀；如痛甚者，加炒干姜，从乎反治之法。如平日喜食热物，以致死血留于胃口作痛者，用桃仁承气汤下之；若轻者，以韭汁、桔梗，能开提气血药中兼用之。以物拄按痛处而痛定者，挟虚也，用二陈汤加炒干姜和之。有虫痛者，面上白斑，唇红能食是也，以苦楝根、黑锡灰之类。痛后便能食，时作时止。上半月虫头向上易治，下半月向下难治。先以肉汁或以糖蜜吃下，引虫向上，然后用药。打虫方：楝根、槟榔、鹤虱，夏取汁饮，冬煎浓汤，下万灵丸最好。脉实，不大便者，下之；痛甚者，脉必伏，宜温药，如附子之类，勿用参术，诸痛不可补气故也。气虚人胃脘作痛，草豆蔻丸。心胃腹胁疝痛，二陈汤加参术，并诸香药，治效。心胁痛，干姜微炒、芫花醋炒，等分，为末，蜜丸，每服数粒。热饮痛，黄连、甘遂作丸服之。停饮心胃痛或冬寒痛，桂黄丸。心极痛，古方用生地黄汁调面煮食，打下虫甚效。胃虚感寒，心腹痛甚，气弱者，理中汤。内伤发热，不食，胃虚作痛，补中益气汤加草豆蔻。心气痛，天香散方：白芷、川乌、南星、半夏。老人心腹大痛，脉洪大而虚，昏厥不食，不胜一味攻击之药，四君子汤加当归、麻黄、沉香。心膈大痛，攻走腰背，发厥，药食不纳者，就吐中探吐，出痰积碗许而痛自止。肥人胃脘当心痛，或痞气在中脘不散，草豆蔻丸。

白豆蔻三钱　白术　三棱　草豆蔻　半夏各一两　砂仁　片姜黄　枳实　青皮　良姜一作干姜　陈皮　桂皮　丁香　蓬术　木香　藿香　小草各五钱

姜汁浸饼丸，每服六七十丸，白汤下。

黑丸子　治胃脘痛。

乌梅去核　杏仁去皮尖　巴豆去皮膜心油砂仁各十四枚　百草霜二钱　半夏二十一枚

上杵为丸，每服十数粒。

备急丸　治心腹厥痛，食填胸膈。

大黄一钱　巴豆去油，五分　干姜五分

上蜜丸，每服三五粒，药下咽便速行心痛，饮汤水下作哕者，有死血在中，桃仁承气汤下之。

左手脉数热多，涩脉有死血；右手脉实痰积，脉大必是久病。

心痛方

茱萸汤洗　山栀炒，去壳　黄连炒　滑石各五钱　荔核烧存性，三钱

上末之，姜汁蒸饼丸服。

又方　炒山栀仁为末，姜汤服，丸亦可，如冷痛加草豆蔻，炒，为末，丸服之。

又方　白术五钱　白芍药　砂仁　半夏汤泡

当归各三钱　桃仁　黄连去须　神曲炒　陈皮各二钱　吴茱萸一钱半　僵蚕炒　人参　甘草各一钱

上末之，炊饼丸。

气实心痛

香附一钱　茱萸一钱　山栀去壳炒焦，六钱

上末，炊饼丸，如椒粒大，以生地黄酒洗净，同生姜煎汤下二十丸，别用荜茇半两为末，醋调捏成团子，吞下。

又方　桂枝、麻黄、石碱，等分为末，姜汁浸，炊饼为丸，用热辣姜汤下十五丸，多治饮痛。

又方　黄荆子炒焦为末，米饮调下。

又方　蛤粉、香附末，以川芎、山栀煎汤，入姜汁调，令热辣服之。

又方　半夏切碎，香油炒为末，姜汁炊饼丸，姜汤下二十丸，亦治吼喘。

凡治气痛，一身腔子里痛，皆须用些少木香于药中，方得开通。

草豆蔻丸　客寒犯胃痛者宜此，热亦可用。止可一二服。

草豆蔻面裹煨，一钱四分　吴茱萸洗焙　益智仁　人参　黄芪　白僵蚕　橘皮各八分　生甘草　炙甘草　当归身　青皮各六分　片姜黄　神曲炒　柴胡各四分　半夏汤泡　泽泻各一钱　麦芽炒，一钱半　桃仁七枚，汤泡，去皮尖

上除桃仁另研如泥外，余为细末，同和匀，汤浸蒸饼为丸，如梧桐子大，每服五七十丸，食远，白汤下。看病势斟酌用之，小便多，泽泻减半，柴胡详胁下痛多少用。草豆蔻丸，治气羸弱人心痛，甚妙。

青黛治心热痛、虫痛，与姜汁入汤调服，或以蓝叶杵汁，与姜汁和服之。如遇无药去处，用一小瓶贮水，将盐放刀头上，火中烧红淬水中，令患人热饮之。心痛或用山栀并劫药，止后复发，用前药必不效，服玄明粉一服立止。海粉加香附末，同姜汁服，能治心疼，不可入煎药。内伤发热，不食，胃口作痛者，补中益气加草豆蔻，热痛加栀子。心痛气实者，用单味牡蛎，煅为粉，酒调二钱服之。有食伤胃口而痛者，当消导之。有瘀血留滞胃口作痛者，用破血药。心痛或有痰者，以明矾溶开，就丸如芡实大，热姜汁吞下一丸。

一人脉涩，心脾常痛，白术、半夏、苍术、枳实、神曲、香附、茯苓、台芎，上末之，神曲糊丸服。

一人心痛、疝痛，炒山栀、香附各一两，苍术、神曲、麦芽各五钱，半夏七钱，乌梅、石碱各三钱，桂枝一钱五分，上末之，姜汁炊饼为丸，每服百丸，姜汤下。冬去桂枝。

一人饮热酒食物，梗塞胸痛，有死血，用白术、贝母、麦芽、香附、瓜蒌、桃仁、杏仁、牡丹皮、生甘草、葛根、山栀、黄芩、红花、荜澄茄，上为末，或丸或散，任意服。其余治法详见《医要》。

腰痛第四十三

肾虚、瘀血、湿热、痰积、闪挫。腰痛之脉必弦而沉。弦者，为虚；沉者，为滞。若脉大者，肾虚；涩者，是瘀血；缓者，是湿；滑与伏者，是痰。

肾虚者，用杜仲、龟板、黄柏、知母、枸杞、五味，一加补骨脂、猪脊髓丸服。瘀血作痛者，宜行血顺气，补阴丸加桃仁、红花之类，更刺委中穴出血，以其血滞于下也。湿热作痛者，宜燥湿行气，用苍术、杜仲、川芎、黄柏之类，宜子和煨肾散。因痰作痛者，二陈加南星，佐以快气药，使痰随气运。闪挫诸实痛者，当归承气汤等下之。肾着为病，腰冷如水，身

重不渴，小便自利，饮食如故，腹重如有物在腰，治宜流湿兼用温暖药以散之。寒湿作痛者，摩腰膏治之。腰痛不能立者，针人中穴。久患腰痛，必官桂以开之方止，股痛、胁痛亦可用。诸痛，勿用参补气，气不通则愈痛。凡诸痛多属火，不可峻用寒凉药，以温散之可也。湿痰腰痛作泄：龟板炙，一两，樗皮炒、苍术、滑石各五钱，炒芍、香附各四钱，上粥丸。如内伤，白术、山楂汤下。腰腿湿痛：酒炙龟板，酒炙柏各五钱，青皮三钱，生甘草一钱半。上末之，捣姜一片，入药末二钱重，研细，以苍耳汁调，荡起令沸服之。腰脚湿痛：龟板末二两，酒炙，酒炙柏、苍耳、苍术、威灵酒洗各一两，扁柏半两。上末之，以黑豆汁煎四物汤、陈皮、甘草、生姜，去渣调服前药二钱。

摩腰膏　治老人虚人腰痛，并治白带。

乌附　南星各二钱半　雄　砂各一钱　樟脑
丁香　干姜　吴茱各钱半　麝五粒

上为末，蜜丸，如龙眼大，每一丸，姜汁化开，如粥厚，火烘热，放掌中，摩腰上，候药尽，粘腰上为度，烘绵衣缚定，腰热如火，间二日用一丸。

治湿热腰腿疼痛，两胁搐急，露卧湿地，不能转侧，苍术汤：苍术、黄柏、柴胡、防风、附子、杜仲、川芎、肉桂，作汤服之。若寒湿气客身，体沉重，肿痛，面色萎黄，加麻黄。

一人年六十，因坠马，腰痛不可忍，六脉散大，重取则弦，小而长稍坚，此有恶血，未可逐之，且以补接为先，以苏木煎参、归、芎、陈皮、甘草服之。半月后，脉渐敛，食渐进，遂以前药调下自然铜等药，一旦而安。治腰痛并筋骨冷痛：当归、赤芍药、羌活、酒炒黄柏、酒炒杜仲各一钱，白术、川芎、木香、槟榔、防风、白芷、苍术、八角茴香各半钱，甘草三分，作汤，调乳香一钱，食前服。外用摩腰膏亦好。

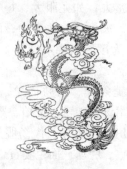

丹溪治法心要　卷四

胁痛第四十四

肝火盛，木气实，有痰流注，有死血。若肝急木气实，用川芎、苍术、青皮，水煎，下龙荟丸。肝火盛，用生姜汁下当归龙荟丸，此泻火要药也。

当归龙荟丸　蜜丸，治胁痛行痰；曲丸，降肝火，行迟，治杂证。

当归　草龙胆　山栀仁　黄柏　黄芩　黄连各一两　大黄　芦荟各半两　木香一钱半　麝香五分

一方有柴胡、青皮各半两；一方有青黛者，又治湿热，两胁痛尤妙。先以琥珀膏贴痛处，又以生姜汁吞此丸，痛甚者，须炒令热服之；一方入青黛，每服三十丸，姜汤下。

又方　小龙荟丸

当归　草龙胆　山栀　黄连　黄芩　柴胡　川芎各半两　芦荟三钱

死血用桃仁、红花、川芎；痰流注者，用二陈汤加南星、川芎、苍术，实用控涎丹下痰。

肝苦急已见《医要》，急食辛以散之，抚芎、苍术。胁痛甚者，用生姜汁下龙荟丸，肝火盛故也。咳嗽胁痛者已见《医要》，二陈加南星、香附、青皮、青黛、姜汁。

左金丸　治肝火。

黄连六两　茱萸五钱

又方　推气散　治在胁痛甚不可忍。

片姜黄　炒枳壳　炒桂心各半两　炙甘草三钱

上末，每服二钱，酒服下。

控涎丹治一身气痛及胁走痛，痰挟死血加桃仁泥丸。治心胁痛：干姜微炒，芫花醋炒，各等分，蜜丸，每服十二丸，大效。气弱人，胁下痛，脉细紧或弦，多从劳役怒气得之，八物汤：人参、白术、白茯苓、甘草、当归、熟地黄、川芎、白芍药，加木香、官桂、青皮。

胁痛，大便秘实，脉实者，木香槟榔丸：

木香五钱　青皮二钱　陈皮二钱　枳壳一钱　槟榔二钱　川连二钱　黄柏四钱　大黄四钱　香附一钱　牵牛头末八钱

上为末，滴水为丸，如桐子大，每服六七十丸，空心姜汤下。

湿热腰腿疼痛，两胁搐急，露卧湿地，不能转侧，苍术汤。方见腰痛条下。

一人胁下痰气攻痛，以控涎丹下；如面之状，用白芥子下痰，辛以散痛。

一人胸右一点刺痛虚肿，自觉内热攻外，口觉流涎不止，恐成肺痈，贝母、瓜蒌、南星去涎，紫苏梗泻肺气，芩、连姜炒、陈皮、茯苓，导而下行，香附、枳壳宽膈痛，皂角刺解结痛，桔梗浮上。不食加白术，凡吐水饮不用瓜蒌，恐泥用苍术之类。

一人左胁应胸气痛：瓜蒌一两，贝母一两，南星一两，当归五钱，桃仁五钱，川芎五钱，柴胡五钱，黄连炒、五钱，黄芩炒、五钱，山栀炒、五钱，香附炒、五钱，姜黄炒、五钱，芦荟三钱，青皮三钱，陈皮三钱，青黛一钱五分，炒草龙胆五钱。心胸腹胁疼痛，二陈汤加人参、白术，并诸香药，治效。有瘀血，当用破血行气药，留尖桃仁、香附之类；火盛当伐肝，肝苦急，宜食辛以散之，或小柴胡汤亦可治。木走土中，胁痛呕吐，乃风邪羁绊于脾胃之间也。用二陈汤加天麻、白芍药、炒曲、枳壳、香附、白术、砂仁。多怒之人，腹胁时常作痛者，小柴胡加川芎、芍药、青皮之类。痛甚者，就以煎药送下当归龙荟丸，其效甚速。

一人脾痛带胁痛，口微干，问已多年，时尚秋热，以二陈加干葛、川芎、青皮、木通，煎下龙荟丸。

一人元气虚乏，两胁微痛，补中益气加白芍、龙胆、青皮、枳壳、香附、川芎。

一人胁痛，每日至晚发热，乃阴虚也，用小柴胡汤合四物汤，加龙胆、青皮、干葛。阴虚甚，加黄柏、知母。

腹痛第四十五

有寒，有热，死血，食积，湿痰。清痰多作腹痛，大法用台芎、苍术、香附、白芷，为末，姜汁入热汤调服。痰因气滞而阻碍道路，气不通而痛者，宜导痰解郁。气用气药，木香、槟榔、枳壳、香附之类；血用血药，川芎、当归、红花、桃仁之类。在上者，多属食，宜温散之，如干姜、苍术、川芎、白芷、香附、姜汁之类。寒痛者，理中汤、建中汤。一云：小建中汤加姜、桂、台芎、苍、芷、香附，呕加丁香。热痛者，二陈加芩、连、栀，甚者加干姜。一云：调胃承气加木香、槟榔。醉饱有欲，小腹胀痛，用当归、芍药、川芎、柴胡、青皮、吴茱萸、生甘草、桃仁，煎服之。如胸满及食少，加茯苓、半夏、陈皮。治酒积腹痛，宽气要紧，三棱、莪术、香附、官桂、苍术、厚朴、陈皮、甘草、茯苓、木香、槟榔。木实腹痛，手不可近，六脉沉细，实痛甚，有汗，大承气汤加桂；强壮痛甚，再可加桃仁，再甚加附子。小腹虚寒作痛，小建中汤入方：芍药六两，桂枝二两，甘草二两，大枣七枚，生姜三两，胶饴一升。脾湿积黄，心腹疼痛，胃苓汤。胃虚感寒，冷而心腹疼痛，气弱者，理中汤。腹大痛，脉沉实，附子理中汤合大承气汤，煎冷服。

一老人，心腹大痛，而脉洪大，虚痛昏厥，不食，不胜攻击者，四君子汤加当归、麻黄、沉香。

一妇人寡居，经事久不行，腹满少食，小腹时痛，形弱身热，用当归一钱，酒浸，熟地黄一钱，姜炒，香附一钱，川芎一钱半，白芍药一钱半，陈皮一钱半，黄柏炒，五分，生甘草三钱，知母炒，五分，厚朴五分，姜制，玄胡索五分，白术二钱，大腹皮三钱，红花头火酒浸，九个，桃仁

研，九个。上咬咀，水煎。脾胃湿而有寒，常虚痛者，理中汤。心腹大痛，寒热呕吐，脉沉弦者，大柴胡汤。缩砂治腹中虚痛。

戴云：寒痛者，绵绵痛而无增减者是；时痛时止者，热也；死血痛者，每痛有处，不行移者是；食积痛者，痛甚欲大便，利后痛减者是；湿痰痛者，凡痛必小便不利。食作痛，宜温散，勿大下之。盖食得寒则凝，得温则化，更兼行气、快气药助之，无不可者。或问：痰岂能作痛？曰：痰因气滞而聚，即聚则碍道路，气不得运，故作痛矣。腹中鸣者，乃火击动其水也，盖水欲下流，火欲上炎，相触而然。亦有脏寒有水而鸣者，宜分三阴部分而治，中脘太阴，脐腹少阴，小腹厥阴。

脾胃不和第四十六

补脾丸　脾虚恶汤药者，宜以此服之。

白术八两　苍术　陈皮　茯苓各四两

上末之，粥丸服。一有芍药半两。

白术丸　治同上。

白术八两　芍药四两

上末之，粥丸服。

大安丸　健脾胃，消饮食。

山楂　白术各二两　茯苓　神曲炒　半夏各一两　陈皮　莱菔子炒　连翘各五钱

上末之，炊饼丸。一方无白术，名保和丸。

背项痛第四十七

心膈大痛，腰背攻走大痛，发厥，诸药不纳。大吐者，就吐中以鹅翎探吐之，出痰积一大碗而痛止。

一男子项强，不能回顾，动则微痛，诊其脉弦而数实，右手为甚，作痰热客太阳经治，以二陈汤加黄芩、羌活、红花服之，后二日愈。

一男子，忽患背胛缝有一线痛起，上跨肩至胸前侧胁而止，其痛昼夜不歇，不可忍，其脉弦而数，重取大豁，左大于右。夫胛小肠经也，胸胁胆也，此必思虑伤心，心上未病，而腑先病也，故痛从背胛起，及虑不能决又归之胆，故痛上胸胁而止，乃小肠火乘胆木，子来乘母，是为实邪。询之，果因谋事不遂而病。以人参四钱，木通二钱煎汤下龙荟丸，数服而

愈。

一人脾臂痛，二陈汤加酒浸黄芩、苍术、羌活，用凤仙叶捣贴痛处。

臂痛第四十八

是上焦湿，横行经络。治用二陈汤加苍术、香附、威灵仙、酒芩、南星、白术，上生姜煎服。一方加当归、羌活，名活络汤。在左属风湿，柴胡、芎、归、羌、独、半夏、苍术、香附、甘草。在右属痰湿，南星、苍术之类。

痛风第四十九　痒附

风热、风湿、血虚、有痰。

大法用苍术、南星、芎、归、白芷、酒芩。在上者，加羌活、威灵仙、桂枝；在下者，加牛膝、防己、木通、黄柏。血虚者，多用芎、归，佐以桃仁、红花；风湿，苍、白术之类，佐以竹沥、姜汁行气药；风热，羌活、防风之类，佐以行气药。痰，以二陈加南星之类。薄、桂治痛风，乃无味而薄者，独此能横行手臂，引领南星、苍术等至痛处。下行用炒柏，引领南星、苍术等治。

治上、中、下痛风方。

南星二两、姜制　台芎一两　白芷五钱　桃仁五钱　神曲三钱　桂枝三钱，横行手臂　汉防己五钱，下行　草龙胆五钱，下行　苍术米泔水浸一宿，炒，二两　黄柏酒炒，一两　红花酒洗，一钱

羌活三钱，走通身骨节，一作三两　威灵仙酒洗，去芦，三钱，上行

上末之，曲糊丸，食前汤下百粒。

张子原气血两虚，有痰便浊，阴火痛风方。

人参一两　白术二两　熟地黄二两　山药一两　海石好者一两　川黄柏炒黑色，二两　锁阳五钱　南星一两　败龟板酒炙，二两　干姜烧灰，五钱，取其不走

上为末，粥丸服之。

痛风方　糯米一盏，黄蹢躅根一把，黑豆半盏，上件用酒水各一碗煮，徐徐服之，大吐大泻，一服住，便能行动。

控涎丹治一身及胁走痛，痰挟死血加桃仁泥丸。痰带湿热者，先以舟车丸，或导水神芎丸下，后服趁痛散。

入方：乳香、没药、桃仁、红花、当归、地黄酒炒、五灵脂酒浸、牛膝、羌活、香附便浸、生甘草，痰热加酒芩、酒柏。上为末，酒调二钱。

二妙散　治筋骨疼痛，因热因湿者。有气加气药，血虚加补血药，痛甚者须以生姜自然汁，热辣服之。

黄柏炒　苍术炒，制去皮，为末　生姜研入汤

上二味煎沸服，二物皆有雄壮之气，表实者，少酒佐之。

龙虎丹　治走注疼痛，或麻木不遂，或半身痛。

苍术一两　白芷一两　草乌一两，三味共为粗末，水拌湿，盒器内发热过，再入后药　乳香二钱　没药二钱　当归五钱　牛膝五钱

上俱作末，酒糊丸，如弹子大，温酒化下。

八珍丸　治一切痛风、脚气、头风。

乳香三钱　没药三钱　代赭石三钱　穿山甲三钱，生用　川乌一两，不去皮尖，生用　草乌五钱，不去皮尖，生用　羌活五钱　全蝎二十一个，头尾足全者

上末之，醋糊丸，桐子大，每服十一丸。

治痛风走注痛：黄柏二钱，酒炒，苍术二钱，酒炒，上作一服，煎就，调威灵仙末为君，羊角灰为臣，苍耳为佐，芥子为使，用姜一片，入药末一钱，擂细，以前药再温服。

饮酒湿疼痛风：黄柏酒炒五分，威灵仙末酒炒五分，苍术二钱，炒，陈皮一钱，芍药一钱，甘草三钱，羌活二钱。上为末服。

痢后脚软，骨痛或膝肿者，此亡阴也，宜芎、归、地黄等补药治之。气虚加参、芪；挟风湿加羌、防、白术之类。若作风治，反燥其阴。

气实表实骨节痛方

滑石六钱　甘草一钱　香附三钱　片芩三钱
上为末，姜汁糊为丸。

治食积肩腿痛：酒板一两，酒柏叶五钱，香附五钱，辣芥子、凌霄花，酒糊丸，四物加陈皮甘草汤下。

治肢节肿痛。痛属火，肿属湿，此湿热为病，兼之外受风寒而动于经络之中，湿热流注

肢节之间而无已也。

苍术五分　麻黄一钱，去根节　防风五分
荆芥穗五分　羌活五分　独活五分　白芷五分
归须五分　赤芍药一钱　威灵仙五分　片芩五分
枳实五分　桔梗五分　葛根五分　川芎五分
甘草三分　升麻三分

上煎服。病在下，加酒炒黄柏；妇人加酒红花；肿多加槟榔、大腹皮、泽泻，食前服。更加没药一钱尤妙，定痛故也。

通身疼痛或风湿。

威灵仙一钱　赤芍药一钱　麻黄去节，一钱
羌活　独活　归须　芎䓖　防风　白芷　木
香以上各一钱半　苍术一钱　桃仁七个　甘草三分

上煎服。

肢节烦痛，肩背沉重，胸膈不利，及遍身疼痛，下注于足胫肿痛，当归拈痛汤。

一男子，年三十六，业农而贫，秋深忽浑身发热，两臂膊及腕、两足及胯皆痛如煅，日轻夜重。医加风药则愈痛，血药则不效，以待死而已，两手脉皆涩而数，右甚于左，其饮食如平日，因痛而形瘦如削。用苍术一钱半，生附一片，生甘草二钱，麻黄五分，桃仁九个，研，酒黄柏一钱半。上作一帖，煎，入姜汁些少，令辣，服至四帖后去附子，加牛膝一钱重，八帖后气上喘促，不得睡，痛却减意，其血虚必服麻黄过剂，阳虚祛发动而上奔，当补血而镇之，遂以四物汤减芎，加人参五钱，五味子十二粒，以其味酸，收敛逆上之气，作一帖，服至二帖喘定而安。后三日，脉之，数减大半，涩如旧，问其痛，则曰不减，然呻吟之声却无，察其气似无力，自谓不弱，遂以四物汤加牛膝、白术、人参、桃仁、陈皮、甘草、槟榔、生姜三片，煎服，至五十帖而安。复因举重，痛复作，饮食亦少，亦以此药加黄芪三钱，又十帖方痊愈。

大率痛风，因血受热。一老人，性急作劳，两腿痛甚；一妇，性急味厚，病痛风数月；一少年患痢，服涩药效，致痛风俱见《医要》。一人足跟痛，有痰，有血热，治用四物汤加黄柏、知母、牛膝之类。身虚痒痛，四物加黄芩煎，调萍末服。

凡治痛风，分在上、在下者治。因于风者，小续命汤极验；因于湿者，苍术、白术之类，佐以行气药；因于痰者，二陈汤加减用之。

诸痒为虚，盖血不荣肌腠，所以痒也。当以滋补药，以养阴血，血和肌腠，痒自不作矣。

伤食第五十

恶食者，胸中有物，导痰补脾，二陈汤加白术、山楂、川芎、苍术。饮食所伤，强胃消食，气虚者，枳术丸。因酒为病，或呕吐，或腹胀，用葛花解醒汤。饮食多伤，为痞满不食，宽中进食丸。

一人因酒肉多发热，青黛、瓜蒌仁、姜汁，上三味，捣，每日以数匙入口中，三日愈。

一人因吃面，内伤吐血，热头痛，以白术一钱半，白芍药一钱，陈皮一钱，苍术一钱，茯苓五分，黄连五分，黄芩五分，人参五分，甘草五分。上作一服，姜三片，煎。如口渴，加干葛二钱。再调理：白术一钱半，牛膝二钱半，陈皮一钱半，人参一钱，白芍药一钱，甘草二分，茯苓五分。又复调胃：白术二钱，白芍药一钱半，人参一钱，当归一钱，陈皮炒，一钱，黄芩五分，柴胡三分，升麻二分，甘草些少。

一人因吃面，遍身痛，发热，咳嗽有痰，用苍术一钱半，陈皮一钱，半夏一钱，羌活五分，茯苓五分，防风五分，黄芩五分，川芎五分，甘草二分。上作一服，姜三片，煎，半饥半饱时服。

一人老年，呕吐痰饮，胸大满，寒热，因伤食起，半夏、陈皮、茯苓导饮，白术补脾，柴胡、生甘草、黄芩退寒热，加苍术散表寒，缩砂仁定呕下气。伤食药：棠求三两，半夏一两，茯苓一两，连翘五钱，陈皮五钱，莱菔子五钱。上粥丸服。

痞第五十一

心下满而不痛，谓之痞。

食积兼湿，心下痞，须用枳实、黄连。痞挟痰成窠囊，用桃仁、红花、香附、大黄之类。食已心下痞，橘皮枳术丸。

治痞满方

黄芩酒浸，一两　黄柏酒浸，一两　滑石五钱

甘草二钱

上末之，水丸，午后至夜，不食不睡。

治痞，枳术丸

白术二两　枳实一两　半夏一两　神曲一两　麦芽一两　山楂一两　姜黄五钱　陈皮五钱　木香二钱半

上末之，荷叶饭丸。

又枳术丸　助胃消食，宽中去痞满。白术四两，枳实二两。末之，荷叶烧饭为丸。

大消痞丸

黄连炒，六钱　黄芩六钱　姜黄一两　白术一两　人参　陈皮各二钱　泽泻二钱　甘草炙　砂仁各一钱　干生姜一钱　神曲炒，一钱　枳实炒，一两　半夏四钱　厚朴三钱　猪苓一钱半

上末之，蒸饼为丸。

饮食多伤，为久满不食，用宽中进食丸；心下痞，用消痞丸；食已不饿，皆属于寒，此戊土已衰，不能腐熟水谷所致，用丁香烂饭丸；忧郁伤脾，不思饮食，炒黄连、酒芍药、生莎末、青六末，用姜汁饼丸；湿痰气滞，不喜谷，三补丸加苍术倍香附。

回令丸　泻肝火，行湿，为热甚之反佐，开痞结，治肝邪补脾。

黄连六两　吴茱萸一两

上末之，粥丸。

一人，内多食积，心腹常膨胀。南星姜制一两，半夏瓜蒌制一两半，其法以瓜蒌仁研和，润之。香附便浸一两，青礞石硝煅一两，萝卜子蒸五钱，连翘五钱，橘红五钱，麝香少许。上末之，曲糊丸。

一人饮酒，胃大满，发热，夜谵语，类伤寒，右脉不如左大，补中益气汤去芪、柴胡、升麻，加半夏。以芪补气作满，柴胡、升麻又升，故去也。服后病愈，因食凉物心痛，于前药加草豆蔻数粒。

一妇人痞结，膨胀不通，坐卧不安，用麦芽末酒调服，良久自通。

嗳气第五十二

胃中有火、有痰。

入方　南星、半夏、香附、软石膏，或汤或丸服之。一方炒山栀。

噫气吞酸，此系食郁有热，火气上冲动，以黄芩为君，南星、半夏为臣，橘红为佐，热多加青黛。

吞酸第五十三

湿热郁积于肝之久，不能自涌而出，伏于肺胃之间，必用粝食、蔬菜以自养，必用茱萸顺其性而折之，反佐法也。

咽酸方

茱萸五钱，去梗，煮少时，浸半日，晒干用　陈皮五钱　苍术七钱，米泔浸　黄连一两，陈壁土炒，去土　黄芩五钱，陈壁土炒，去土

上为末，神曲糊为丸。

治吞酸。用黄连、茱萸，各炒，随时令造为使佐，苍术、茯苓为辅助，汤浸蒸饼为小丸，吞之，仍蔬菜自养则病易安。茱萸丸，治湿之带气者，湿热甚者，用为向导。上可治吞酸，下可治自利。六一散一料，吴茱萸一两，煮过。一方去茱萸，加干姜一两，名温清丸；又方六一散七钱，茱萸三钱，消痰。

一人数年呕吐酸水，时作时止，便涩肠鸣：白术、枳实、茱萸、苍术、缩砂、陈皮、茯苓、香附、贝母、生甘草、白豆蔻、滑石。上煎服。

嘈杂第五十四

痰因火动，有食，有热。

栀子炒，并姜炒黄连不可无。食脘有热，炒山栀、黄芩为君，南星、半夏、陈皮、甘草为佐，热多者加青黛。肥人嘈杂，宜二陈加苍、白术、栀、芎。心腹中脘水冷气，心下嘈杂，肠鸣多唾，清水自出，胁肋急胀痛，不饮食，其脉弦迟细，半夏温肺汤。

细辛　陈皮　半夏　桂心　旋覆花　甘草　桔梗以上各五钱　赤茯苓三钱　芍药五钱　生姜七片

上作胃气虚冷主治。

劳瘵第五十五

此阴虚之极，痰与血病，多有虫者。虚劳身瘦属火，因火烧烁故也。肉脱甚者，难治；不受补者，亦难治。

治法以大补为主，四物汤加竹沥、童便、姜汁。一加炒柏。阳虚者，四君子加麦冬、五

味、陈皮、炒柏、竹沥、童便、姜汁。虚劳即积热做成，始健可用子和法，后羸惫四物加减送消积丸。热助气，不作阳虚，蒸蒸发热，积病最多。调鼎方、紫河车丸，治传尸劳瘵；青蒿煎治劳瘵二方俱见《医要》。传尸劳瘵，寒热交攻，久嗽咯血，日见羸瘦，先以三拗汤，次以连心散。

一男子劳弱，潮热往来，咳嗽痰血，日轻夜重，形容枯瘦，饮食不美，肾脏虚甚，参、芪、白术、鳖甲各一钱，当归、五味、炒芩、炒柏、软柴、地骨、秦艽、炒连、茯苓、半夏各五分，麦冬七分半，姜煎服，就送下三补丸。

一妇人劳瘵，四物加参、芪、柴胡、黄芩、鳖甲、地骨、干葛、五味、甘草，水煎服。虚劳大热之人，服芩、连寒药不得者，用参、芪、归、术、柴胡、地骨、麦冬、五味、秦艽、芍药、青蒿、半夏、甘草、胡黄连。上用生姜、乌梅煎服。

一人年三十五，患虚损，朝寒暮热，四君子汤加软柴胡、黄芩、当归、芍药、川芎、地骨皮、秦艽。

一人气血两虚，骨蒸寒热交作，大便如常，脉细数，少食，八物汤加柴胡、知母、黄柏。

诸虚第五十六

大补丸　去肾经火，燥下焦湿，治筋骨软。气虚补气药下，血虚补血药下。

黄柏酒炒，褐色为末

水糊丸服。

五补汤　补心、肝、脾、肺、肾。

莲肉去心　干山药蒸　枸杞子　锁阳酒洗，等分

上为末，加酥油少许，白汤点服。

沉香百补丸

熟地六两，酒洗　黄柏酒炒　知母酒炒　人参各二两　杜仲炒　当归各三两　菟丝子四两，酒浸　沉香一两

上末之，蜜丸，盐汤下。

下焦补药，龙虎丸大效。

上甲醋炙，六两　药苗酒蒸、焙干，二两　侧柏二两　黄柏酒炒，半斤　知母盐、酒炒，二两　熟地黄二两　芍药二两　锁阳酒捣，五钱　当归

酒浸，五钱　陈皮去白，二两　虎骨酒浸酥炙，一两　龟板酒浸，酥炙，四两

上末之，酒煮羊肉为丸。冬月加干姜。

补肾丸　治酒色痿厥之重者，汤使与大补丸同，冬月依本方，春夏去干姜。

干姜一钱　黄柏炒，一两半　龟板酒炙，一两半　牛膝酒焙，一两　陈皮半两，去穰

上末之，姜糊丸，酒糊丸亦可，服八九十丸。

补天丸　气血两虚甚者，以此补之，与补肾丸并行。虚劳发热者，又当以骨蒸药佐之。其方以紫河车洗净，以布拭干，同补肾丸捣细，焙干研末，酒米糊丸。夏加五味子半两。

虎潜丸　治痿与补肾丸同。

黄柏酒炒，半斤　龟板酥炙，四两　知母酒炒，三两　熟地黄二两　陈皮二两　白芍药二两　锁阳一两半　虎骨炙，一两　干姜半两

上为末，酒糊丸，或粥丸。一方加金箔十片；一方加生地黄；懒言语加山药。

补血丸

炒黄柏　酒炒知母　酥炙败龟板各等分　干姜三分之一

上为末，酒糊为丸。

补虚丸

参　术　山药　杞子　锁阳

为末糊丸。

补阴丸

侧柏二两　黄柏二两　山药二两　龟板酒炙，三两　黄连半两　苦参三两

上末之，冬加干姜，夏加缩砂，以地黄膏为丸。

又方　下甲二两　黄柏五钱　牛膝五钱　人参五钱　香附一两　白芍药一两　甘草三钱　缩砂三钱，春不用

上末之，酒糊为丸。

又方　下甲三两　黄柏一两

上地黄切细，酒蒸，擂碎为丸。

又方　酒板二两　黄柏七钱半　知母半两　人参三钱半　川牛膝一两

上为末，酒糊丸。

又方　酒板一两　黄柏半两　知母三钱　五

味子二钱

上末之，酒糊丸。

抑结不散

下甲五两　侧柏一两半　香附二两

上末之，姜汁浸，地黄膏丸，空心服之。

三补丸　治上焦积热，泄五脏之火。

黄芩　黄连　黄柏。

上为末，炊饼为丸。

又方　治酒色过度，伤少阴。

黄柏炒，一两半　黄连炒，一两　条芩炒，半两　龟板酒炙，三两

上末之，冬加炒黑干姜三钱，夏加缩砂三钱，五味子半两。蒸饼为丸，如桐子大，每服三十丸，食前白汤下。

治阴虚。人参七钱　白术三钱　麦门冬半两　陈皮一钱　作一服，煎汤吞三补丸。

治体弱肥壮，血虚脉大。

龟板三两　侧柏酒蒸，七钱半　生地黄一两半　白芍药炒，一两　乌药叶酒蒸，七钱半

上末之，以生地黄煮为膏，捣末为丸，以白术四钱，香附一钱半，煎汤吞之。益少阴经血，解五脏结气，此方甚捷。山栀子炒，令十分有二分黑。为末，以姜汁入汤内同煎，饮之。

五补丸

枸杞子五钱　锁阳五钱　续断一两　蛇床微炒，一两　两头尖二钱半

上为细末，酒糊为丸，淡盐汤下三十六丸。

锁阳丸

龟板一两，酒炙　知母酒炒，一两　黄柏酒炒，一两　虎骨酒炙，二钱半　杜仲姜汁炒，半两　锁阳酒浸，半两　当归半两　地黄半两　牛膝酒浸，二钱半　破故纸二钱半　续断酒浸，二钱半

诸补命门之药，须入血药则能补精，阳生阴长之道故也。阳药盖散火多。

补心丸

朱砂二钱半　瓜蒌半两　黄连三钱　当归身尾三钱半

上末之，猪心血为丸。

宁心益志丸

人参　茯神　牡蛎　远志　酸枣仁　益智仁以上各五钱　辰砂二钱半

上末之，枣肉为丸。

安神丸

朱砂一钱　黄连酒制，一钱半　甘草炙，半钱　生地黄五分　当归一钱

上为末，炊饼丸。

男子补益脾胃、肾虚弱

川附炮，一两　人参　白术　五味子　当归　续断　山茱萸去梗　破故纸　肉苁蓉酒浸　白芍药炒　莲肉各一两　菟丝子二两　鹿茸酥炙　沉香　肉桂各二钱

上末之，酒糊丸，空心，盐汤下。

补阴丸

熟地黄八两，酒洗　黄柏四两，酒洗　当归酒洗　菟丝子　肉苁蓉酒浸　知母酒洗　枸杞各三两　天门冬　龟板酥炙　山药各二两　五味子一两半

上末之，用参四两，芪八两，煎膏，再用猪肾酒煮，捣烂，同和为丸。

固本丸

人参　生地　熟地　天冬　麦冬各二两　黄柏　知母　牛膝　杜仲　龟板　五味　茯神　远志各一两

上末之，酒糊丸。脾胃怯加白术，明目加枸杞子。

寒热第五十七

寒热病，凡阴虚者难治。久病恶寒，当用解郁。恶寒，阳虚也，用人参、黄芪之类。甚者，少加附子，以行参芪之气。背恶寒之甚，脉浮大无力者，是阳虚。虚劳，冬月恶寒之甚，气实者可下，亦宜解表，用柴胡、葛根，用苍术恐燥。阴虚发热，四物汤加炒柏，兼气虚者加人参、白术、黄芪；阳虚发热，补中益气汤；湿痰夜发热，三补丸加白芍药；气虚发热，参苏饮。久病阴虚，气郁夜热：酒芍药一两二钱，香附一两，苍术五钱，片芩三钱，甘草一钱半，蒸饼为丸服。发热有休止，或夜发昼止，昼发夜止；或巳午间发，或申未间发，小柴胡加参、术，渴加瓜蒌根。如脉弱，服前药不减，补中益气汤倍加参、芪、归、术，多服自愈。发热恶寒宜解表，发热用柴胡，恶寒用苍术。气稍虚，骨蒸发热，或发寒，大便涩，脉实，能食，

大便利则热除，柴胡饮子。气实表热能食，脉弦，无汗而能睡者，或痰积寒热，小柴胡汤。

一人六月得患，恶寒，大便燥结，不敢见风，人肥实，起居如常，大承气汤。

一妇人恶寒，用苦参、赤小豆各一钱，为末，虀水吐后，用川芎、苍术、南星、酒芩、酒曲糊丸服之。

一男子年二十三，因饮酒发热，用青黛、瓜蒌仁，研入姜汁，日饮数匙，三日而愈。

一人，天明时发微寒便热，至晚两腋汗出，手足热其，则胸满拘急，大便实而不能食，似劳怯病者，脉不数，但弦细而沉，询知因怒气得者，但用大柴胡汤，惟胸背拘急不除，后用二陈汤加羌活、防风、黄芩、红花。

进士周本道年三十余，得畏寒病，服附子数百而病甚，求治。脉弦而似缓，予以江茶入姜汁，香油少些，吐痰一升许，减绵大半，及与防风通圣散去大黄、芒硝，加地黄，百余帖而安。周甚喜，予曰：未也，燥热已多，血伤亦深，须淡食以养胃，内观以养神，则水可生而火可降。彼方勇于仕进，一切务外，不守禁忌。予曰：若多与补血凉药亦可稍安，内外不静，肾水不生，附毒必发。病安之后，官于婺城，巡夜冒寒，非附子不可疗，而性怕生姜，只得猪腰子作片煮附子，三帖愈。予曰：可急归，知其附毒易发。彼以为迂。半年后，果疽发背而死。

一人年二十余，九月间发热头痛，妄言见鬼，医与小柴胡汤十余帖，而热愈甚。其形肥，脉弦大而数，左大甚，遂作虚治之。以人参、白术为君，茯苓、芍药为臣，黄芪为佐，加附子一片为使，与二帖证不减。或言脉数大，狂

热，又大渴，附子恐误。予曰：虚甚，误投寒凉之药，人肥而左大于右，事急矣，非附子一片行参、术，乌能有急效乎？再与一帖，乃去附子而作大剂，与五十余帖，得大汗而愈。自又补养两月，气体犹未安。

一男子，年十九，凡农作不惮劳，忽一日大发热而渴，恣饮水数碗，次早热退，目不识人，言谬误，自言腹肚不能转侧，饮食不进，身转掉不能，又至二日来告急，脉两手涩而大，右为甚，于气海灸三十壮，用白术二钱，黄芪二钱，熟附一片，陈皮半钱，与十帖不效，反增发微渴，余证仍在，却进少粥，此气豁和而血未应也。于前药去附子，加酒归以和血，因有热加人参一钱半，与三十帖而安。

郑兄年二十余，秋初发热，口渴妄言，病似鬼邪。八日后，两脉洪数而有力，形肥而白，筋骨稍露，脉搏手，必凉药所致，此劳倦病，温补自安。已得柴胡七八帖矣，未效，因与黄芪附子汤，冷与饮之。三帖后，微汗得睡，脉亦软，后又继之，以黄芪白术汤调补，十日安。又加陈皮，与半月而复旧。

吕亲善饮不固，且好色，年半百，一日大恶寒，发战，渴不多饮，脉大而弱，右关稍实略数，重则涩。盖酒热内郁，由表实而下虚也。以黄芪倍干葛煎汤与之，尽五六帖，大汗而安。

一妇人虚羸，盗汗恶寒，用吴茱萸鸡子大，酒三升浸半日，煮服。

面寒面热第五十八

面寒，是胃热，寒郁热也；面热，是火起，因郁而热也。人有病，面上忽见红点者，多死。

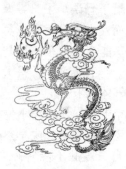

丹溪治法心要 卷五

咳血第五十九

痰盛身热，多是血虚。入方：青黛、瓜蒌仁、诃子、海石、山栀。上为末，姜汁蜜丸，噙化。嗽甚者，加杏仁。后以八物汤调理。痰带血丝出者，用童便、竹沥。先吐红后吐痰，多是阴虚火逆痰上，四物汤起料，加痰火药。先痰嗽后见红，多是痰积热，降痰火为急。肥人咳嗽，发寒热，吐血，以琼玉膏。

一人因忧患病，咳吐血，面鬃黑色，药之十日不效。谓其兄陈状元曰：此病得之失志而伤肾，必用喜解，乃可愈。即求一足衣食地处之，于是大喜，即时色退，不药而愈。所以言治病必求其本，虽药得其所病之气宜，苟不得其致病之情，则方终不效也。

呕血第六十

火载血上，错经妄行。脉大者，发热、喉中痛者，是气虚，用参、芪、蜜炙黄柏、荆芥、生地黄、当归治之。呕血用韭汁、童便、姜汁，磨郁金，同饮。火载血上，错经妄行，用四物汤加炒山栀、童便、姜汁。山茶花、郁金末，入童便、姜汁、酒，治吐血。经血逆行，或吐，或唾衄、或血腥，以韭汁服，立效。痰带血丝出，用童便、竹沥，后用犀角地黄汤。又方，用韭汁、童便二物，另用郁金研细，入二物内，服之，其血自清。又方，治吐衄血上行，郁金为末，姜汁、童便、好酒调服。如无郁金，则以山茶花代之。吐血挟痰，吐出一碗两碗，只补阴降火，四物汤加降火剂之类。挟痰，用血药则泥而不行，治火即自止。吐血，火病也。或暴吐紫血一两碗者，无虑，吐出好。此热伤，血死于中，用四物汤加解毒汤之类。吐血不止，炒黑干姜末，童便调服。喉脘痰血，用荆芥散。

舌上无故出血如线，槐花炒，研末，干掺之。胃中清血，非蓝实不除。山栀最清胃脘之血。吐血，觉胸中气塞上便吐紫血者，桃仁承气汤下之。治吐血，以交趾桂五钱，为末，冷水调服。痰涎带出血，此胃口中清血为热蒸而出。重者用山栀，轻者用蓝实。治吐血，以童便一分，酒半分，擂柏叶。温饮非酒不行。咳嗽吐血，鸡苏丸或作汤服。血妄行，解毒四物汤。甚者，入炒干姜数片。吐血，用童便调香附末或白芨末服之。吐血咳嗽，红花、杏仁去其皮尖、枇杷叶姜炙去毛、紫菀茸、鹿茸、炙桑白皮、木通各一两，大黄半两，用蜜丸，噙化。血从上出，皆阳盛阴虚，有升无降。阳盛阴虚，故血不得下行，因炎上之势而上出，脉必大而芤。大者发热，芤者血滞与失血。大法补水抑火，使复其位。四物汤加炒山栀仁、童便、姜汁、郁金、竹沥。《大全良方》四生丸甚妙。不咳不唾，血散见于口中，从齿缝、舌下来，每用益肾、泻相火治之，不旬日愈。

一壮年患嗽已见《医要》。

咯血第六十一

用姜汁、童便、青黛入血药中，用如四物汤、地黄膏、牛膝膏之类。传尸，劳瘵，寒热交攻，久嗽咯血，日见羸瘦，先以三拗汤与莲心散煎，万不失一。又治咯血，用黑豆、陈皮、甘草，煎服。

衄血第六十二

大抵与吐血同。大概是血被热气所逼，而随气上行，以散气退热、凉血行血为主。入方，以犀角地黄汤入郁金同用，犀角、赤芍药、牡丹皮、生地黄，如无犀角，升麻代之。经血错行，或血腥，或吐血、唾血，用韭叶汁服之，立效。大凡用犀角能解毒。衄血不止，以养胃汤煎服，一帖见效。鼻衄呕血，及伤寒强发少阴汗者，犀角地黄汤加黄芩。内伤病似伤寒证，汗下后，衄血大出不止，真武汤。若烦躁吸水，脉沉细而微，足冷，面㿠白红色，此阳脱阴虚。

溺血第六十三

属热，血虚。

溺血属热，炒山栀煎服，或小蓟、琥珀。有血虚者，四物汤加牛膝膏。尿血，实者可下，当归承气汤下之，后以四物汤加炒山栀服之。妇女无故尿血，龙骨一两，酒调方寸匕。大抵溲血、淋血、便血，三者虽以前后阴所出之不同，然于受病则一也。故治法分标本亦一也。其散血止血无殊于数十品之间，惟引导佐使，各得其乡者，为少异耳。

下血第六十四

有热，有虚。

治血不可纯用寒凉药，当寒因热用，必于寒凉药中用辛味升温之药，如酒浸炒凉药，酒煮黄连丸之类。有热，四物汤加炒山栀、升麻、秦艽、胶珠。大肠湿热下血，久属虚，当温散，四物汤加炮干姜、升麻。又方，用白芷、五倍子末，饭丸。又方，干柿烧灰存性，米饮下二三钱。积热便血，苍术一两半，陈皮一两半，黄连、黄柏、条芩以上各七钱半，连翘五钱。上末之，以生地黄膏六两，搜丸。又方，苍术、地黄，上同擂碎为细末，以饭为丸，忌铁器。

治便血过多，四物汤加猬皮。又方，茄蒂烧灰存性，山栀炒，研末，饭丸，每服百丸，米汤清早下。便血人久远，伤血致虚，并麻风，面生癣疮。龟板、升麻、香附以上各五钱，白芍药一两半，侧柏一两，椿根皮七钱半。上末之，以粥为丸，用四物汤加白术、黄连、甘草、陈皮等，煎汤下之。脉缓大，口干，便血，月经紫色，劳伤而挟湿者，白术五钱，地黄五钱，黄柏炒，三钱，白芍药、香附、地榆以上各二钱，黄芩一钱。上末之，炊饼丸。治大便下血，效甚，《宣明方》地榆散。阳虚阴乏之人，久年便血，不时面带黄柏皮色者，理中汤加附子、百草霜，为丸服。

戴云：咳血者，嗽出痰内有血者是也；呕血者，呕全血也；咯血者，每咯出皆是血疙瘩也；衄血者，鼻中出血也；溺血者，小便出血也；下血者，大便出血也。虽有名色之分，俱是热证，但有虚实新旧不同，或妄言寒者，误也。

肠风第六十五

独在胃，与大肠出。多用黄芩、秦艽、槐角、升麻、青黛。有兼风者，苍术、秦艽、芍药、香附。

肠风方　苍术、滑石、当归、生地、黄芩、甘草。定肠痛多用之。

一方

大黄煨过，三钱　当归半两　桃仁三钱，去皮尖　猬皮一两，炙　黄连一两，炒　秦艽一两　槐角子一两　槟榔半两　皂角仁五钱　黄柏　荆芥穗以上各五钱，炒　枳壳五钱

上为末，糊丸如梧桐子大，每服五十粒，食前白汤下。鲜血下者，加棕毛灰、蓬房灰。上专治脏毒下血。

肠澼下血，湿热两感，起居不节，为飧泄肠澼，凉血地黄汤。湿毒下血，当归和血散。肠风脱落，车局鸠五七个，火焙干，为末，醋调刷上。

痔漏第六十六

专以凉血为主。

漏疮，先服大剂补药，以生气血，参、芪、归、术、芎为主，外以附子末，津和作饼，如钱厚，安患处，灸之。只令微热，不可令痛，干则易之。再以干者研末，如前作饼，灸之，困倦且止，次日再灸，直至肉平为效。仍用前补气血药煎膏药贴，或用附子片灸之亦可。肢体上痈疽疮疖，久不收口者，亦宜此用法。

痔疮大法，用条芩凉大肠，人参、黄连、生地、槐角凉血生血，芎、归和血，枳壳宽肠，升麻升举。外用五倍、朴硝、桑寄生、莲蓬煎汤熏洗。肿者，用木鳖子、五倍子，为末，敷。一方，黄连一两，煎膏，更加等分芒硝，冰片一钱加入，痔疮敷上即消。原有痔疮，就肛门又生一块，皮厚肿作脓，就在痔孔出，作食积

注下治之。黄连、阿魏、神曲、山楂、桃仁、连翘、槐角、犀角，作丸服之。痔头向上，是大肠热甚收缩而上，四物解毒加枳壳、白术、槐角、秦艽洗。用荆芥、朴硝、桑寄生，定痛、去风、解毒、凉大肠热。如肿，加五倍子、木鳖子。

痔漏，凉大肠血，宽大肠，枳壳去穰，入巴豆铁线缠，煮透去巴豆，入药用。丸子捣烂用，煎药晒干用。一方，漏疮，川芎五钱，细辛、白芷以上各二钱半，上为末，每日作汤服之。病在下，则食前服；病在上，则食后服。看疮大小，取隔年黄麻根，刮去皮，捻成绳子，入孔中，至不可入则止。入线，疮外药膏贴之。

一人肛门生痔后不收口，有针窍三孔，劳力有脓。黄芪、条芩、连翘、秦艽。上末之，曲丸。

治痔方　雄胆、片脑，和匀，贴之。

治翻花痔　用荆芥、防风、朴硝，煎汤洗之；次用木鳖子、郁金研末，入龙脑些少，水调敷。

又方　用大蒜一片，以头垢捻成饼子，先安头垢饼于痔头上，外安蒜片，艾灸之。

取杇骨久疽及痔漏中有孔者，取乌骨鸡胫骨，以上等砒霜实之，盐泥固济，火煅通红，取出，地上出火毒，去泥，以骨研细为末，饭丸如粟大，以纸捻送入窍内，更以膏药贴之。

梦遗第六十七

专主乎热。

脱精带下与梦遗同法。青黛、海石、黄柏。内伤气血，不能固守，以八物加减，吞椿根丸。思想而得，其病在心，宜安神带补。寒则坚凝，热则流通，故遗精专主乎热。用炒黄柏、蛤粉、青黛，梦遗加知母。梦遗带便浊，时作时止者，心虚也，真珠粉丸和《局方》定志丸。

一方　补肾丸

陈皮半两　黄柏炒，一两半　牛膝一两　败龟板酒炙，一两半　干姜二钱，春夏不用

上末之，姜汁糊为丸。

劳心太过者。郑叔鲁，年二十余，攻举业，夜读书，每四鼓犹未已，忽发病，卧间但阴着物，便梦交接脱精，悬空则无梦，饮食日减，

倦怠少气。盖以用心太过，二火俱起，夜不得眠，血不归肾，肾水不足，火乘阴虚，入客下焦，鼓其精房，则精不得聚藏而欲走。故于睡卧之间，因阴着物，由厥气客之，遂作接内之梦。于是，上补心安神，中调脾胃，升举其阳，下用益精、生阴、固阳之剂，不三月而病安矣。

有阴邪所著者。蒋右丞子，每夜有梦，召予视之，连二日诊脉，观其动止，终不举头，但俯视不正当人，此盖阴邪相感。叩之，不肯言其所交之鬼状，因问随出入之仆，乃言一日至庙中，见一塑侍女，以手于其身摩之，三五日遂闻病此。于是，即令人入庙毁其像，小腹中泥土皆湿，其病自安。

精滑第六十八

专主乎湿热。

炒黄柏坚肾，知母降火，牡蛎、蛤粉燥湿。

一方　治精滑，良姜三钱，芍药、黄柏各二钱，烧灰存性，椿根白皮一两半，为末，糊丸，每服二十丸。

浊第六十九

主湿热，虽有赤白之异，终无寒热之分。河间云：天气热，水则浑浊，寒则澄澈清冷。由此观之，浊之为病，湿热明矣。赤浊属血与热，白浊属气与痰。赤由小肠属火故也。白由大肠属金故也。小便浑浊，热也；赤者，心虚，多因思虑而得；白属肾虚，过于嗜欲而得。

治法燥湿降火，珍珠粉丸好。又有升提之法，甚妙。寒则坚凝，热则流通。大率皆是湿痰流注，宜燥中宫之湿，用二陈汤加苍术、白术，燥去其湿。赤者，乃是湿伤血，加白芍药，仍用珍珠粉丸加椿根皮、滑石、青黛等，以曲糊作丸。一方加干姜炒黑色，固而不走。

珍珠粉丸

珍珠二两　真蛤粉一斤　黄柏一斤，新瓦上炒赤色

上为末，丸如桐子大，每服百丸，空腹温酒送下。

脉弦者，是肝病，用青黛以泻肝。半苓丸治白浊。半夏炒，燥湿；茯苓分水，一本作猪苓。白浊久不止，此系火不守耳。炒知母、炒

黄柏、附子各等分，上末之，水丸。

虚劳者，用补阴丸，大概不用凉药、热药。若肥白人，必多湿痰，以二陈汤去其湿。胃弱者，兼用人参，以柴胡、升麻，升胃中之气。丸药用青黛、黄柏微炒褐色、滑石炒、干姜炒微黑色、蛤粉。上末之，为丸。胃中湿浊气，下流为赤白浊，用柴胡、升麻、苍白术，入二陈煎服。丸药宜用樗根末、蛤粉、干姜、炒黄柏。专主胃中浊气下流，渗入膀胱，青黛、蛤粉。

一方　治赤白浊。

黄柏炒黑，一两　生黄柏二钱半　海石三两　神曲半两

上末之。水丸。

有热者，黄柏、滑石、青黛之类。上为末，水丸。

燥湿痰方　南星、海石、神曲、半夏，各等分，为丸，青黛为衣。

张子原气血两虚，有痰，痛风时作，阴火间起，小便白浊，或带下赤白，方在前痛风中。治赤浊，五苓散合妙香散、二冬汤，下定志丸方，远志去心苗，二两，石菖蒲三两，人参三两，白茯苓去皮，三两。上末之，蜜丸，如桐子大，朱砂为衣，每服二十丸，食前米饮汤下，加至三十丸。凡浊气即是湿痰，入方丸药，用青黛、樗皮末、蛤粉、滑石、干姜炒、黄柏炒褐色。上炒神曲糊为丸，仍用前燥湿痰丸子，亦能治带下病。

戴氏论云：滑石利窍，黄柏治湿热，青黛解热，蛤粉咸寒入肾，炒干姜味苦，领肺气下降，使阴血生，干姜盐制。

一人便浊，常有半年，或时梦遗，形瘦，作心虚主治，定志丸与珍珠粉丸同服。一人健忘、白浊，治法同。

尝闻之先生论云：白浊多因湿气下流膀胱而成。赤白浊，《灵枢经》所谓中气不足，溲便为之变是也。先须补中气，使升举之，而后分其脏腑气血、赤白虚实而治。与夫其他邪热所伤者，固在泻热补虚。设肾气虚甚者，或火热亢极者，则不宜峻用寒凉，必反佐治之，要在权量轻重而已。

淋第七十

淋有五，皆属热。解热、利小便为主，山栀子之类，同虎杖、甘草煎汤服。小蓟汤治下焦热结血淋。又有肾虚极而淋者，当补肾精及利小便，不可独泻。淋证不可发汗，汗之必便血。老人亦有气虚者，人参、白术中带木通、山栀。亦有死血作淋者，牛膝膏，亦能损胃，不食不宜多服。治淋，山栀去皮，一两炒，白汤送下。治气虚淋，八物汤加黄芪同虎杖、甘草煎汤服。诸药中加牛膝。一方益元散加山栀、木通。夏月以茴香煎汤，调益元散服之。痰热阻滞中焦，淋涩不通，玄明粉。血气中有热者，八物汤加黄柏、知母。妇人、男人淋闭，血药不效者：川黄柏新瓦上焙，牡蛎火煅。上为细末，食前调服，或小茴香汤亦可。

小便不禁第七十一

小便不禁、遗失者，属热、属虚。东垣谓：肺气虚，宜安神养气，禁劳役。安神养气，用参、芪补之。不愈，则有热，加黄柏、生地。

小便不通第七十二

气虚、血虚、实热、有痰。

吐之，以提其气，气升则水自降下，盖气承载其水也。气虚，人参、黄芪、升麻等，先服后吐；或参芪药中探吐之。血虚，四物汤，先服后吐，芎归汤亦可探吐。痰多者，二陈汤加木通、香附，探吐。实热者，当利。

一妇人脾痛，后患大小便不通，此是痰隔中焦，气聚下焦，用二陈汤加木通，初服后，渣煎服探吐。气壮实热之人，八正散。大便动，小便自通。小便因热郁不通，赤茯苓、黄芩、泽泻、车前子、麦门冬、桂、滑石、木通、甘草梢。气虚痛者，加木香、黄芪；淋痛者，加黄柏、生地黄；夏月，调益元散。痰隔中焦，二陈汤煎，大碗顿服，调其真气而吐之。否则，用砂糖汤，调牵牛头末二钱，服之。伤寒后，脱阳而小便不通，茴香调生姜自然汁，敷小腹上，服益志茴香丸并益元散服之。

一人燥热伤下焦，致小便不利，当养阴。当归、地黄、知母、黄柏、牛膝、茯苓、生甘草、白术、陈皮之类。

一妇人年五十，患小便涩，与八正散，则小腹转急胀，小便不通，身如芒刺。余以所感霖淫雨湿，邪在上表，因用苍术为君，附子佐之，发其表，一服即汗，小便即时便通。

一男子，年八十，患小便短涩，因服分利药太过，遂致闭塞，涓滴不出。余以饮食太过伤胃，其气陷于下焦，用补中益气汤，一服，小便即通。因先服多利药，损其肾气，遂至通后，遗溺一夜不止息，补其肾，然后已。

有热宜清，有湿宜燥，有气结于下宜升。有隔二、隔三之治。如因肺燥不能生水，则清肺金，此隔二；如不因肺燥，但膀胱有热，则直泻膀胱火，此正治；如因脾湿不运，精气不升，故肺不能生水，则当燥湿健脾，此隔三也。清肺用车前子、茯苓之类；泻膀胱，用黄柏、知母之类，健脾燥湿，用苍术、白术之类。

又诸法治不通，则用吐法，盖气承载其水耳。吐之则气升，气升则水降。

大便秘结第七十三

有虚，有风，有湿，有火，有津液不足，有寒，有气结。

有此者，多面黄可候，切不可一例用硝、黄等药。巴豆、牵牛亦不宜例用。当审大法。阳方主润燥，阴方主开结。用郁李仁、桃仁、羌活、大黄、当归、麻子仁。上为细末，或少加木香、槟榔亦可。大肠燥结不通，润肠汤。一名当归润肠汤。幽门不通，上冲吸门噎塞，大便燥秘，通幽汤。又有脾胃中伏火，便秘干燥，不思饮食，及风结、血结，皆令闭塞也，以润燥和血，疏风自通，治以润肠丸。湿热为病，大便燥结，神芎丸。大便秘不通，燥结，活血润燥主之。有热者，大承气汤。胃中停滞寒冷之物，大便不通，心腹作痛者，备急丸。食伤太阴，气滞不运为病者，木香槟榔丸。大肠虚秘而热，白芍药一两半，陈皮、生地、当归身以上各一两，甘草五钱。上末之，粥丸，白汤下。论中有治腹胀而不通者，用杏仁、葱白、盐，于脐上摩之。又有皂荚，白梅肉，蜜丸纳之；或用其汁入蜜熬为丸，或用汁和糯米炒燥存性，以糖为丸；或止用蜜、乌梅肉，皆可纳肛门中，皆开风热燥结之药故也。

关格第七十四

关则不得小便，格则吐逆。此证多死，寒在上，热在下，必用吐，提其气之横格，不必出痰亦可。盖用二陈汤吐之，吐中有降之义。有中气虚不运者，补气药中升降。脉两寸俱盛，四倍以上。

戴云：关格者，谓膈中觉有所碍，欲升不升，欲降不降，饮食不下，此为气之横格。

痫证第七十五

痫不必分五等，专主在痰，多用吐法。有惊、有痰、有火。

大率行痰为主，入方，黄连、南星、半夏、瓜蒌。寻痰寻火，分多少治，无有不愈者。分痰与热，有热者，以凉药清其心；有痰者，必用吐药，后用东垣朱砂安神丸。大概此证必用吐，吐后用平肝之药，青黛、柴胡、川芎之类。一本或龙荟丸。假如痫因惊而得，惊则神出其舍，舍空则痰聚也。钱氏泻青丸、牛黄清心丸，俱治痫。

健忘第七十六

主心脾。宜归脾汤、定志丸。精神短少者，多用安神丸之类。亦有痰迷心窍者。

戴云：健忘者，为事有始无终，言谈不知首尾，此为病之名。非比生成愚顽不知世事者也。

怔忡第七十七

大概属血虚，有忧虑便动，属虚血少者多；时作时止者，痰因火动。瘦人多因是血少，肥人属痰，寻常者多是痰；真觉心跳者，是血少，四物汤、安神丸之类。怔忡者，心不安，惕惕然如人将捕者。

惊悸第七十八

血虚，用朱砂安神丸治之。一方治惊悸，定志丸加琥珀、郁金。痰迷心膈，治痰药皆可。

烦躁第七十九

大率血少不能润泽，理宜养阴为最。治烦躁不得眠者，六一散加牛黄服之。内伤病似真伤寒，至五七日汗后复热，入夜烦躁，唤水者，补中益气汤加附子。内伤病似伤寒，三战后，劳乏烦躁昏倦，四君子汤加当归、黄芪、知母、麦门冬、五味子；如甚者，脉细数无序，三更后吃水，直到天明，此元气虚，用竹叶汤煎此药，大剂服之。内伤似伤寒，烦躁不绝声，汗后复热，脉细数，五七日不睡，补中益气加人参一两，用竹叶同煎，甚加麦门冬、五味子、知母。

火，入肺为烦，入肾为躁，俱在于上，皆心火为之。火旺则金烁水亏，惟火独在，故肺肾合而为烦躁。

心病第八十

心气虚怯之人，怔忡或烦乱，或健忘，或失心后神痴不清，辰砂安神丸。心风气热痰盛者，滚痰丸。心病，郁金、猪牙皂角、白矾、蜈蚣。人壮气实，火盛癫狂者，可用正治，或朴硝冰水饮之。虚火盛狂者，以姜汤与之，若投冰水，立死。火急甚者，生甘草缓之，能泻火，参术亦可。凡气有余是火，不足是气虚。

一人，年壮肥实，心风痴。吐后与此：贝母、瓜蒌、南星、黄连各一两，郁金、天麻、青子、生甘草、枳实、连翘、苦参各半两，白矾、皂角各二钱，上作丸服，后用：蜈蚣黄赤各一条，香油炙黄，芎、防、南星、白附、白矾、牙皂各一两，郁金半两。上丸，朱砂为衣。癫狂病，癫属阴多喜；狂属阳多怒。脉实，死。虚者，可治。大概多因痰结心胸间，治当镇心神、开痰结。亦有中邪而为此疾者，则以治邪法治之。然《原病式》所论尤精，盖世以重阴为癫、重阳为狂，误也。大概皆是热耳。

块一名积痕第八十一

块，在中为痰饮；在右为食积；在左为死血。气不能作块成聚，块乃有形之物，痰与食积、死血。

用药，醋煮海石、醋煮三棱、醋煮蓬术、桃仁、红花、五灵脂、香附、石碱，为丸，白术汤下。一本有针砂。瓦楞子能消血块，亦消痰。凡治块，降火消食积，积即痰也。行死血，块去必用大补。碱治痰积有块，用之洗涤垢腻。一方，治一切积聚癥痕，用蜀葵根煎汤，去渣，再煎人参、白术、陈皮、青皮、甘草梢、牛膝

成汤，入细研桃仁少许及玄明粉，热饮之。二服，可见积块下。病重者，补接之后，加减再行法。大法咸以软之，削以消之，行气开痰为要。一方贴积聚块，大黄二两、一本一两，朴硝一两，各为末，用大蒜捣和成膏，贴之，后干，用醋调再贴。块在皮里膜外，须补气药兼香附开之，兼二陈。妇人死血、食积、痰饮成块，或在两胁，动作腹鸣，嘈杂眩晕，身热，时发时止，黄连一两，半两用吴茱萸同炒，半两用益智炒，去二药只用连，山栀半两，炒，台芎半两，炒，香附一两或作半两，童便浸，萝卜子一两半，炒，山楂肉一两，三棱五钱，蓬术半两，醋煮，桃仁半两，留尖去皮，青皮半两，或作麦皮曲半两。上为末，蒸饼丸。一方有神曲五钱，白芥子一两半，瓦楞子一两，醋煅。

凡积病，下亦不退，当用消积药融化开则消。治胁痛有块：龙荟丸二钱半，片姜黄半两，桃仁半两。上末之，蜜丸。又方，龙荟丸和白鸽粪，能大消食积，或入保和丸。治块看在何部分。诸块虚，中块攻胀无可奈何，不可用攻战之药，四君子汤加半夏、陈皮，作大剂服之，候元气平复，却用攻药。治痞块，木鳖。一云：壳二十一个，用獖猪腰子劈开，煨热捣烂，入黄连末三钱，为丸，如绿豆大，每服三十丸。腹中脐下气作痛，木香、槟榔、三棱、莪术、青皮各半两，木通半两，黄连炒，半两，陈皮半两，缩砂仁、红豆各三钱，香附一两。血分肝经块痛，末子药服亦好，丸子尤好：当归半两，红花炒，一钱，桃仁二十个，去皮尖，玄胡索擂半两，赤芍药半两，没药三钱，干漆半两，炒烟尽。或大便燥加熟大黄。凡人上、中、下有块，是痰，问其平日好食何物，以相制之药消之，吐后用药。

一人心胸痰满如一块，攻塞不开，白术一两，南星、贝母、神曲、山楂、姜黄、陈皮、茯苓以上各五钱，山栀半两，香附一两，萝卜子、皂角刺以上各三钱。上末之，姜饼丸。

一人小腹块，瓜蒌、贝母、黄芩、南星、白术各一两，一作各半两，香附醋煮一两，熟地黄、当归、玄胡索、桃仁以上各五钱，三棱、蓬术以上醋煮各五钱。上末之，曲丸。千金硝石丸

磨块，三圣膏贴块，俱效。

尝记先生治一妇人，小腹中块，其脉涩，服攻药后脉见大，以四物汤倍白术、陈皮、甘草为佐使。脉充实，间与硝石丸，两月，块消尽。

一人年六十，素好酒，因行暑中得疾，冷膝上，上脘有块如掌，牵引胁痛，不得眠饮食减，不渴，已自服生料五积散三帖，六脉俱沉涩而小，按之不为弱，皆数，右甚，大便如常，小便赤。遂用大承气汤减大黄之半而熟炒，加黄连、芍药、川芎、干葛、甘草作汤，瓜蒌仁、半夏、黄连、贝母为丸，至十二帖，足冷退，块减半，遂止药，至半月病悉除。

积聚，当分阴阳。积者，其发有根，其痛有常处，脉结伏；聚者，其发无根，其痛无常处，脉浮结。由阴阳不和，脏腑虚弱，四气七情失常所致也。

茶癖第八十二

石膏、黄芩、升麻，上为末，砂糖调服之。

一人爱吃茶，白术、软石膏、片芩、白芍药、薄荷圆叶大者、胆星，研末，砂糖调作膏，食后津液化下。

疝第八十三

湿热痰积，流下作痛，大概因寒郁而作，即是痰饮、食积并死血。专主肝经，与肾经绝无相干，不宜下。

癞疝湿多，灸大敦穴。食积与瘀血成痛者，栀子、桃仁、山楂、橘核另一作枳实、吴茱萸，以生姜汁、顺流水作汤，调下。按之痛不定者，属虚。用桂枝、山栀炒、乌头必细切，炒为末，姜汁丸，姜汤服三五十丸，以劫痛。

治诸疝方，定痛速效。橘核五十个，山栀炒、山楂炒、吴茱萸炒，湿胜者加荔核，等分，丸服之。凡治癞要药，不痛者：苍术一两，南星一两，白芷一两，散水，山楂一两，川芎三钱，枳子另一作枳实三钱，半夏三钱。上为末，神曲糊丸。有热加炒山栀一两，坚硬加朴硝半两，秋冬加吴茱萸三钱半一作二钱半。

治疝，荔核、枸橘核，烧灰为末，酒下。治诸疝发时，海石、香附，二味为末，以生姜汁调下，亦治心痛。治疝，橘核、桃仁、栀子、吴茱萸、川乌，上研末，煎服之。枳核散单止痛，枸橘核能治木肾。疝病有水气、湿热两种，而肿者又有挟虚而发者，当用参术为君，佐以疏导之药，其脉沉紧豁大者是。或问，治一人病后饮水，患左丸痛甚，灸大敦，适有摩腰膏，内用乌、附子、麝香，将以摩其囊上，抵横骨端，多湿帛覆之，痛即止，一宿肿亦消。予旧有柑橘积后，由行饥甚，遇橘、芋食之，橘动旧积，芋复滞气，既时右丸肿大，寒热。先服调胃药一二贴，次早注神，使气至下焦。呕逆觉积动，吐复，吐后，和胃气，疏通经络乃愈。

治木肾方　采雄楮树叶，晒干为末，酒糊为丸，空心盐汤下。外以一法，枇杷叶、野紫苏叶、苍耳叶、水晶葡萄叶、椒叶，浓煎汤熏洗。治木肾不痛：南星、半夏、黄柏酒炒、苍术盐炒、山楂、白芷炒、曲炒、滑石、吴茱萸、昆布、枸橘。疝病、黄病久者，皆好倒仓。疝气作痛，小便秘涩，五苓散加川楝子，为细末，空心服二钱。

有人请问下部癞气不痛之方，彼时实许之矣。细思：若非痛，断厚味与房事，不可用药，惟促其寿。若苍术、神曲、白芷、山楂、川芎、枳子、半夏，皆要药也。其药皆鄙贱之物，以启其慢心，人不能断欲，以爱护其根本，反陷其病。陈彦正之祸，得罪多矣。且其药随时月令，况更换君臣佐使，由是不敢僭，宁犯食言之罪。因笔及之。

治疝痛方

山楂炒，四两　枳核　茴香　山栀以上炒，各二两　柴胡一两　牡丹皮一两　桃仁炒，一两　大茴香炒，一两　吴茱萸炒，半两

上作丸服。

治疝时作急痛方

苍术盐炒　香附盐炒　黄柏酒炒，为君　青皮　玄胡索　桃仁为臣　茴香为佐　益智　附子盐炒　甘草为使

上为末，作汤服后，一痛过，再不复作。

治肾气方

茴香、破故纸以上各五钱，吴茱萸盐炒，五钱，胡芦巴七钱半。上为末，用萝卜子擂汁为

丸，盐汤下。

肥人㿗疝作痛者，外热内寒，五苓散加茴香。一人癫疝，山栀、山楂、枳实、香附、南星、川楝子以上各一两，海藻、桃仁以上七钱半，吴茱萸二钱半。上末之，姜饼丸。一人疝痛心痛，山栀炒，二两，香附一两，苍术、神曲、麦芽以上各五钱，半夏七钱，乌头、石碱以上各三钱，桂枝一钱半，春去之。上末之，炊饼丸，如绿豆大。每服百丸，姜汁盐汤下。一人疝，痛作腹内块，痛止则块止。三棱醋煮，一两，蓬术醋煮，一两，神曲、麦芽，以上各一两，炒，姜黄一两，南星姜制，一两，白术二两，木香、沉香各三钱，黄连一两，同吴茱萸炒去茱萸不用，香附三钱，萝卜子五钱，蒸，桃仁五钱，山栀、枳核以上炒，各五钱。上末之，姜饼丸。

劫药神妙，乌头细切炒，栀子仁炒，宜加减用此。盖湿热因寒郁而发，用栀子仁以去湿，用乌头以破寒郁，况二味皆下焦之药，而乌头又为栀子所引，其性急速，不容停留胃中也。

耳第八十四

耳聋、耳鸣，有痰、有火、有气虚。

耳聋，少阳、厥阴热多，皆属于火。宜开痰散风热，通圣散、滚痰丸之类。

大病后耳聋，须用补阴与降火，有阴火动而耳聋者同法，四物汤加黄柏之类。一方，雄鼠胆汁滴入耳中。聋病，必用龙荟、四物养阴；亦有湿热痰者，槟榔、神芎。耳中闻闻然，亦是无阴者。耳因郁而聋，以通圣散内大黄用酒煨，再用酒炒三次，然后入诸药，通用酒炒。多饮酒之人耳鸣，木香槟榔丸。

耳鸣因酒过者，用大剂通圣散加枳壳、柴胡、大黄、甘草、南星、桔梗、青皮、荆芥。不愈，四物汤。耳鸣必用当归龙荟丸，食后服。气实人，槟榔、神芎下之。耳湿肿痛，凉膈加酒炒大黄半两，酒浸黄芩、防风、荆、芫，吹以脑多麝少。湿加白枯矾。耳脓不干，轻粉、黄柏末、海螵蛸吹入。

耳烂，贝母末干糁。耳中出脓，用桃花散。其方，以枯白矾、胭脂各一钱，麝香一字。上末之，用绵杖子蘸药捻之，取干。耳热暴痛，枯白矾吹入耳中，青箬烧灰，吹入尤妙。

鼻第八十五

酒齄鼻，血热入肺，以四物汤加陈皮、酒红花、酒炒黄芩，煎，入好酒数滴就调，炒五灵脂末服之，效。又方，用桐油入黄连，以天吊藤烧油热，敷之。

或问，酒齄病为名，必饮热酒所致乎？曰：不然。非饮酒者亦病之。盖鼻者，肺之窍，而足阳明挟鼻上至目内眦，其位居面之中，中又属土，为呼吸气息出入之门户，然气血之精明皆上注于面，入于其窍，是故胃中湿热与中焦所化之血，上输其肺，随呼吸之息熏蒸鼻端，凝结皮肤，遂成红赤，甚则盈面，不独在鼻也。予尝用凌霄花为末，和密陀僧，用唾调敷，甚验。又方，用苍耳叶酒蒸，为末，调服，最解热毒。

治鼻渊　南星、半夏、苍术、白芷、神曲、酒芩、辛夷、荆芥。

鼻息肉，胃中有食积，热痰流注，治本当消食积，外以胡蝶矾二钱、细辛一钱、白芷半钱，纳鼻中，每用少许。

面鼻得冷而黑，须用清热化滞、滋生新血，血能自运，色乃可改，以四物汤酒制过，加酒片芩、陈皮、生甘草、酒红花、生姜煎，下五灵脂末，饮之。气弱形肥者，加酒黄芪亦效。

脚气第八十六

须用提其湿在下之药，随气血用。入方，生地黄酒洗、黄柏酒炒、苍术盐炒、黄连、白术、防己、槟榔、川芎、木通、陈皮、甘草梢、犀角屑。有热加芩、连；有痰加竹沥、姜汁；大热及时令暑热加石膏；大便实难者加桃仁；小便涩者，加杜牛膝。有食积流注，用苍术、黄柏、汉防己、南星、川芎、白芷、犀角、槟榔，上末为丸。血虚加牛膝、败龟板，曲糊丸。如常肿者，专主乎湿热，朱先生另有方。有脚气冲心者，乃血虚而有火上行，宜四物汤加炒黄柏，再于涌泉穴用附子为末，津拌，如小钱大，贴之，以艾火灸，泄引其热。转筋，皆属血热，左金丸降肝火。脚气肿者，枳实、大黄、当归、羌活。肢节烦痛，肩背沉重，胸膈不利，及遍身疼痛下注于足胫肿痛，当归拈痛汤。

诸湿客于腰膝重痛，足胫浮肿，除湿丹。

乳香　没药以上各一两，研　牵牛头末半两

槟榔　威灵仙　赤芍药　泽泻　葶苈　甘遂以上各二两　大戟三两　陈皮六两，去白

上末之，糊丸。

脚气从湿从下，以治湿治气，紫苏、炒柏、芍药、木瓜、泽泻、木通、防己、槟榔、苍术、枳壳、甘草、香附、羌活。痛多加本香，肿多加大腹皮，发热加黄连。脚弱筋痛，牛膝二两，白芍一两半，酒柏、知母、甘草炒，各五钱，酒糊丸服。湿痰脚气，大便滑泄，苍术二两，防风、槟榔、滑石各一两，香附八钱，川芎六钱，条芩、木通各四钱，甘草三钱。或丸、或散，皆可。

健步丸方

生地一两半　归尾　陈皮　芍药　牛膝

苍白术各一两　茱萸　条芩各五钱　大腹皮三钱　桂枝二钱

为末，作丸，每服百丸，通草汤食前下。

一妇人足痛肿者，生地、炒柏、南星、芎、苍、牛膝、龙胆、红花，酒洗。

一人筋动于足大指，渐渐上至大腿，至腰结了，奉养厚，因饮□□□，湿热伤血，四物加黄芩、红花、□□。

一男子，年近三十，厚味多怒，秋间于髀枢左右发痛，一点，昼静夜剧，痛处，恶寒，或渴或不渴，膈或医与治风药，无血补药，至次春，膝渐肿痛甚，食减形瘦，至春末，膝肿如碗，不可屈伸，脉弦大颇实，寸涩，□□□皆数短，其小便数少，遂作饮食痰积在太阴阳明治之，其详第十九条下。

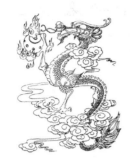

丹溪治法心要 卷六

痿第八十七

有热、湿痰、血虚、气虚。

专主养肺气，养血清金，不可作风治。

湿热，东垣健步丸加芩、柏、苍术。

健步丸方

羌活 柴胡以上各五钱 滑石五钱，炒 甘草炙，五钱 天花粉酒洗，五钱 防风二两 泽泻三钱 防己酒洗，一钱 川乌一钱 苦参酒炒，一钱 肉桂半钱

上末之，酒糊丸，每服七十丸，空心，煎愈风汤下。

湿痰，二陈加苍术、白术、芩、柏、姜汁、竹沥。血虚，四物加芩、柏、苍，下补阴丸。气虚，四君子加芩、柏、苍术之类。亦有死血者，亦有食积妨碍不得降者，大率属热，用参、术、四物、黄柏之类。壮人痿，凉膈散；老人并虚人痿，八味丸。

一村夫背伛偻而足挛见《医要》。

《素问》痿有五等，诸痿皆起于肺，热入五脏，散为诸症，大抵只宜补养。若以外感风邪治之，宁免虚虚实实之祸乎？

或问治痿之法，取阳明一经何也？先生曰：诸痿生于肺热，只此一句便见治法大意。经曰：东方实，西方虚，泻南方，补北方。以此，因就生克言补泻，而大经大法不外于此。盖东方木，肝也；西方金，肺也；南方火，心也；北方水，肾也。五行之中，惟火有二，肾虽有两，水居其一，阳常有余，阴常不足，故经曰：一水不胜二火，理之必然。金，体燥而居上，主气，畏火者也；土，性湿而居中，主四肢，畏木者也。火性炎上，若嗜欲无节则水失所养，火寡于畏而侮所胜，肺金得火邪而热矣；木性

刚急，肺受邪热，则金失所养，木寡于畏而侮脾，土得木邪而伤矣。肺热则不能管摄一身，脾热则四肢不为用，而诸痿之病作矣。泻南方，肺金清而东方不实，何脾伤之有？补北方则心火降，而西方不虚，何肺伤之有？故阳明实则宗筋润，能束骨而利机关矣。治痿之法无出于此。络氏亦曰：风火相炽，当滋肾水。东垣取黄柏为君，黄芪等补药为辅佐，而无一定之方。有兼痰积者，有湿多者，有热多者，有湿热相伴者，有挟寒一作气者，临病制方，其善于治痿乎。虽然药中肯綮矣，若将理失宜，圣医不治也。夭产作阳，厚味发热，先哲格言。但患痿之人，若不淡泊食味，吾知其必不安全也。

大补丸去肾经火，燥下焦湿，治筋骨软。如气虚用补气药下，血虚用补血药下，并不单用。补肾丸、虎潜丸皆治痿，服法与大补丸同。黄柏、苍术，治痿之要药也。

一人阳痿，知母、黄柏以上各炒，一两，枸杞一两，牛膝酒浸，一两，杜仲姜炒，一两，人参一两，山药一两，龟板、虎骨以上炙，一两，续断酒洗，一两，锁阳二两，当归一两，菟丝子、五味子、陈皮以上各五钱，白术一两。一方有苁蓉二两，去白术、陈皮。上末之，糊丸。

一人年二十余，前阴玉茎挺长肿而痿，皮塌常润，磨股不能行，两胁气上，手足倦弱。先以小柴胡大剂，加黄连行其湿热，次略与黄柏降其逆上之气，其肿收减及半，但茎中有一块硬未消，遂以青皮一味为君，少加散气一作散风之剂，末服。外以丝瓜汁调五倍末，敷之而愈。

痉第八十八

大率与痫相似，比痫为虚，治宜带补。

气虚有火，兼有痰，人参、竹沥之类，切不可作风治而兼用风药。

治酒多风痛

白术五钱　人参二钱半　甘草三钱　陈皮苍术以上各一钱　天麻细切，酒浸，一钱　白芍药酒浸，一钱　防风五分　川芎五分

上为末，作丸。如小便多，加五味子。

手足心热第八十九

属热郁，用火郁汤。

葛根　柴胡　白芍药以上各一两　甘草炙，一两　防风五钱　升麻一两

每服三钱，入葱白三寸，煎，稍热服。

又方　栀子　香附　白芷　苍术　半夏川芎，上末之，面糊丸。

火郁，手足心发骨蒸，草还丹。

手足麻木第九十

麻是气虚，木是湿痰死血。

东垣云：麻木，气不行也，当补肺中之气。

一妇人，体肥气郁，舌麻眩晕，手足麻，气塞有痰，便结，凉膈散加南星、香附、台芎开之。

厥第九十一

有阳厥，有阴厥。阳衰于下即寒，阴衰于下即热。《原病式》中详之。以气血虚为主，有痰有热。

治痰，白术、竹沥；治热，承气汤；因外感，解散加姜汁酒。

气虚，脉细；血虚，脉如葱管；热厥，脉数；外感，脉浮；实痰脉弦。

一妇人年三十余，面白形长，心中常有不平事，忽半夜诞子，才分娩便晕厥不知人，遂急于气海灼火十五壮而苏，后以参术等药，两月而安。

一妇人年十九，气怒事不发，一日忽大发，叫而欲厥，盖痰闭于上，火起于下而上冲，始用香附五钱，生甘草三钱，川芎七钱，童便、姜汁煎服。后又用青黛、人参、白附子为丸，少愈不除，后用大吐乃安。吐后用导痰汤加姜炒黄连、香附、生姜，下龙荟丸。

诸目疾第九十二

至宝膏，治暴发热壅有翳者，甚效。

用蕤仁去油　硼砂各一钱　辰砂三分　冰片一分

共为极细末，蜜调点之。

治烂眶眼，用薄荷、荆芥、细辛，等分，为粗末，烧取烟尽，点眼，其法如香烧之，以青碗涂蜜少许，覆烟上，待烟尽为度，以磁器收藏，凡眼有风热多泪者，皆可点之。

平风止泪散　歌曰：风热泪更兼疼，苍附芎辛荷芷停，木贼夏枯防国老，煎汤服饵即安宁。

又方点药，用寒水石捶碎，以童便浸七日，晒七日，再浸七日，研末，每一两加真轻粉五分，再研极细，又夜露七宿，晒七日，临用加冰片少许，点之。

治血虚眼，用生熟地黄丸。生、熟地黄各二两，石斛、玄参各一两，末之，蜜丸。

冬月眼暴发痛，亦当解散，不可用凉药。

黑睛有翳，皆用黄柏、知母。眼睛痛，知母、黄柏泻肾火，当归养阴，羌活引经。眼中风泪，食后吞龙荟丸数粒，日三服。

一人病眼，至春夏便发，当作郁治。黄芩二两，酒浸　南星姜制，二两　香附　苍术以上便浸，二两　连翘二两　山栀炒，一两　川芎便浸，一两半　陈皮酒浸，半两　草龙胆酒蒸，半两　萝卜子半两　青黛半两　柴胡三钱。上末之，曲糊丸。

一人眼内陷：生地　熟地各一斤　杏仁四两　石斛　牛膝以上各半斤　防风六两　枳壳五两。蜜丸服之。

治暴发血热壅肿作痛，四物汤加草龙胆、防己、防风、羌活。眼眶涩烂，因风而作，用风药燥之。柴胡散：柴胡　羌活　防风　生地黄　赤芍药　甘草　桔梗　荆芥。

劳役，饮食不节，内障昏暗，蔓荆子汤。治内障，四物汤加酒炒黄芩、黄连、黄柏，并服蔓荆子汤。血弱，阴水虚，阳火旺，瞳子散及损视物昏花，用熟地黄丸，又名滋阴地黄丸。暴发赤肿，用守真散热饮子。大便秘结加大黄，痛加当归、地黄，烦而少卧加栀子。岁久眼发，

灸大指甲外本节横文尽七壮，住火，饮黄土蜜水。

骨鲠第九十三

桑螵蛸挂干，为末吹之。

解鱼骨鲠方，用沙糖、白炭灰末、紫苏叶、滑石末，上和丸，绵裹含之。口中咽津液，其骨自下。

咽喉第九十四

喉痹，大概多是痰热，治以李实根一片嚼口内，更用李实根研水，敷项上一遭，立有效。李实根须新采园中者。重者，用桐油探吐之。一用射干，逆流水吐。缠喉风属痰热，宜用桐油以鹅翎探吐之。治咽痛，荆芥、当归、桔梗、甘草，煎汤嗽服。喉干燥痛，四物汤加桔梗、荆芥、黄柏、知母，立已。咽喉热痛，甘桔汤加荆芥，有热加黄芩、枳壳。半边头痛，鼻流不绝，咽痛，甘桔汤加荆芥、薄荷、枳壳、麻黄，服后汗而解。在半边肿者，加紫苏，冬有风寒郁在半边者，可用嚼药，霜梅、僵蚕、白矾和丸，绵裹嚼化。喉痹方，以白梅入蜓蚰令化，嚼梅于口内。治风热喉痹，先以千缉汤，后以四物汤加黄柏、知母，养阴则火降。

又方　以猪牙皂角末、霜梅为丸，嚼化。

又方　茜草一两，作一服，降血中之火。

又方　焰硝半钱　枯矾一钱　硼砂一钱，共为细末，用杜牛膝捣汁，调下。

润喉散　治气郁夜热，咽干哽塞。

桔梗二钱半　粉草一钱　紫河车四钱　香附子三钱　百药煎一钱半

上为细末，敷口内。

咽喉生疮损了，不用生姜折辣痛，又能散不收。

咽痛必用荆芥，阴火炎者必用玄参。咽痛，硼砂或和胆矾、僵蚕、白矾为末，霜梅捣和，嚼之。治一切咽喉痛，用倒摘刺根，净洗，入些少好醋同研，滴入喉中、耳中，痒即愈。

咽喉生疮并痛，属热，多是虚火游行无制，客于咽喉。实火，用人参、黄柏蜜炙、荆芥；虚火，用人参、竹沥。热用黄连、荆芥、薄荷、硝石，以蜜调嚼。血虚者，以四物汤加竹沥。

治喉痹，或有鼻中垂血丝，结成小血珠垂在咽喉中，用杜牛膝，即鼓槌草直而独条者，捣碎，用好米醋些少和研，取汁三五滴滴入鼻中，即破。

一人体肥，膏粱饮酒，常劳倦发咽痛，鼻塞痰嗽，凉膈散加桔梗、荆芥、南星、枳实。

杜清碧通神散，治喉痹，吐出风痰甚效。方见风条下。

喉风吐剂，僵蚕、牙皂、白矾为末，黄齑汁调灌，探吐。

针法　以三棱针于少商穴刺之，出血立愈。

口疮第九十五

服凉药不愈者，此中焦气不足，虚火泛上无制，理中汤，甚者加附。

实热口生疮，凉膈散、甘桔汤、赴筵散。

口糜烂，野蔷薇根煎汤漱之。

酒色过度，劳倦不睡，舌上光滑而无皮者，或因忧思损伤中气，不得睡卧，劳倦者，理中汤加附子，冷饮之。

口疮，若因中焦土虚且不能食，相火冲上无所阻碍，用理中汤者，参、术、甘草以补土之虚，干姜以散火之标，甚者加附子。

又方　黄连、青黛、黄柏为末，嚼。

治满口白烂，荜拨一两，厚黄柏一两，火炙。上为末，用米醋煎，数沸后，调上药，漱。再时，用白汤漱口即愈，重者二次。

一人唇上生疮，以白荷花瓣贴之。

治重舌，用好胆矾研细，贴之。

天疱疮第九十六

用通圣散及蚯蚓泥，略炒，蜜调，敷患处为妙。若从肚腹上起者，里热发外，还服通圣散。

齿痛第九十七

牙痛，用南星为末，霜梅盦过，取其引涎，以荆芥、薄荷散风热，青盐入肾入骨，常擦嚼之。

蛀牙，以芦荟、白胶香，为末，塞孔中。

阳明风热牙痛，大黄、香附各烧灰存性，等分，入青盐少许，上为细末，无时擦之。

牙齿疏阔，用白羊胫骨烧灰存性，一两，升

麻一钱，黄连半钱，为末擦之。

口噤牙关不开，霜梅蘸白矾、僵蚕末，一擦便开。

寒热肿牙痛，调胃承气汤加黄连。

虫蛀牙，用蟾酥。

牙痛，用梧桐律，少加麝香，擦之。牙大痛，必用胡椒、荜菝能散其中浮热，监以升麻、寒水石，佐以辛凉薄荷、荆芥、细辛之类制之。又方，用凉药便痛、不开，宜从治，荜菝、川椒、薄荷、荆芥、细辛、樟脑、青盐。牙痛甚者，防风、羌活、青盐入肉、细辛、荜菝、川椒定痛。又方，蒲公英烧灰、香附、白芷、青盐。

阴虚牙出鲜血、气郁，以四物汤加牛膝、香附、生甘草节、侧柏叶。

牙肿痛，升麻、白芷、防风、荆芥、薄荷、甘草、桔梗之类。

上牙痛，灸三里穴；下牙痛，灸三间穴。

虫蛀牙，用巴豆熏之。否，用玉线子、绿豆粉半两，人言一钱，麝香半钱。

固齿方

羊胫骨烧灰存性，二钱　当归二钱　白芷　猪牙皂角　青盐以上各一钱

上为末，擦之。

脱肛第九十八

气热、气虚、血热、血虚。

气热者，黄芩条子者六两，升麻一两。为末，曲丸。气虚者，补气，用人参、黄芪、川芎、当归、升麻之类。血虚，四物汤。血热者，凉血，以四物汤加炒黄柏。

一方治脱肛，用五倍为末，托而上之。一次未收，至五七次必收，乃止。

瘿气第九十九

先须断厚味，用海藻一两二钱，黄连一两。上为末，以少许置掌中，时时舐之，津液咽下，如消三分之二，须止后服

吐虫第一百

用黑锡炒成灰，槟榔末同和，米饮下。

肺痈第一百一

已破，入风者，不可治。搜风汤吐之，出

《医垒元戎》。本方止有搜脓汤方。

收敛疮口，同合欢皮并饮白蔹浓汤。

肺痿者，服人参平肺散。治肺痿，专在养肺、养气、养血、清金。

尝治一妇人，年二十余，胸膺间溃一窍，于口中所咳脓血与窍相应而出，以人参、黄芪、当归补气血剂，加退热排脓等药。

肠痈第一百二

作湿热食积治。大肠有痰积、死血流注，用桃仁承气汤加连翘、秦艽。

近肛门破者，入风难治，用防风之类主之。

乳痈第一百三

入方，青皮、瓜蒌、橘叶、连翘、桃仁留尖、皂角刺、甘草节破，多参、芪。乳栗破，少有生者，必大补。人参、黄芪、川芎、当归、青皮、白术、连翘、白芍药、甘草。一方有瓜蒌。乳岩未破，加柴胡、台芎。

治乳有小核，南星、贝母、甘草节、瓜蒌以上一两，连翘、青皮以上五钱。

乳痈奶劳焮肿，煅石膏、烧桦皮、瓜蒌子、甘草节、青皮。

治吹奶，金银花、天荞麦、紫葛藤各等分，上以醋煎洗，或以金银花一味亦可。

乳痈，用生地黄汁敷，热即易之，无不效。又方，老瓜蒌一个，捣，酒一斗，煮四升，日三服。

又方，诗曰：女人吹奶是如何？皂角烧灰蛤粉和，热酒将灰调一字，须臾拍手笑呵呵。又方，益母草捣，盦之，或干末，水调涂。又方，浓磨鹿角汁涂之。又方，瓜蒌子炒为末，临睡酒服二钱。

乳头破裂，丁香末敷，如燥，以津调。

妇人产后，患乳痈，白芷、当归须、连翘、赤芍药、荆芥穗、青皮各五分，贝母、天花粉、桔梗各一钱，瓜蒌半个，甘草节一钱半。上水煎，半饥半饱服，细细呷之。有热，加柴胡、黄芩。忌酒肉椒料。敷药，用南星、寒水石、皂角、贝母、白芷、草乌、大黄为末，醋调涂。

乳房，阳明所经。乳头，厥阴所属。乳子之母，或厚味，或忿怒，以致气不流行，而窍

不得通，汁不得出，阳明之血，热而化脓。亦有儿之口气煅热，吹而结核。于初起时，便须忍痛揉令软，气通自可消散。失此不治，必成痈疖。若疏厥阴之滞，以青皮；清阳明之热，以石膏；行去污血，以生甘草节；消肿毒，以瓜蒌子，或加青橘叶、没药、皂角刺、金银花、当归头。或散，或汤加减，佐以少酒，仍加艾火三二壮于肿处。甚效。勿妄用针刀，引惹拙病。

又有积忧结成瘰核，有如鳖棋子，不痛不痒，十数年方为疮陷，名曰奶岩。以其凹似岩穴也。不可治矣。若于始生时，便消释病根，使心清神安，施以治法，亦有可安之理。予任妇，年四十八时得此证，性急、脉实。所难者，后故耳，遂以青皮单煮汤与之，间以加减四物汤，两月而安。

骑马痈第一百四

用大粉草带节四两，长流水一碗，以甘草炙，淬浸水尽，为末，皂角灰少许，作四服，汤调，顿服，大效。又方，甘草节、白芷、黄连各等分，㕮咀，水煎。破者，龙骨、枯白矾、赤石脂，敷。

一人上嗽，下肾痈破，玄参、黄柏炒、青黛、犀角、山楂、甘草节、神曲、麦蘖、桃仁、连翘。上末之，作丸。

治便毒方，山栀、大黄、乳香、没药、当归各五分，瓜蒌仁二钱，代赭石一钱。上作一服，煎。又方，木鳖子、大黄、瓜蒌仁、草龙胆、桃仁，上浓煎，露一宿，清早顿温服。又方，白僵蚕、槐花，共为末，酒调服之。一方加酒大黄。又方，蠡实根三寸，同生姜等分，研细，热汤调，空心服。又方，大黄、牡蛎各二钱半，瓜蒌一个去皮，甘草一钱。上锉，作一帖，水煎，空心服。

附骨痈第一百五

热在血分之极，初觉时，先以青皮、甘草节，后当养血。初腿肿，以人参、黄芪、茯苓各二钱，瓜蒌仁四十八粒，作二帖，入竹沥热饮之。

环跳穴痛不已，防生附骨痈。详见《医要》。

肿毒第一百六

铁圈散　治痈疽肿毒。

乳香　没药各半两　大黄　黄连　黄柏南星　半夏　防风　羌活　皂角　甘草节　草乌　阿胶另入，以上各一两

上末之，醋调成膏，沙石器火熬黑色，鹅翎敷之患处。寒者热用，热者寒用。

疔疮根深，须用针刀镟破头上，以蟾酥敷之，后用药饵。

野菊为末，酒调，饮醉睡觉，即痛定热除，不必去疔，自愈也。

隔皮取脓法　治诸般肿毒。

驴蹄炒，一两，细切　荞麦面炒，一两　白盐半两　草乌四钱，去皮

上为末，水调，捏作饼子，慢火炙微黄色，出火毒，研末，醋调成膏，用白纸摊贴患处，水自毛窍而出，其肿自退。

治天蛇头，用野紫苏即黄丝草、金银花藤即羊儿藤、五叶紫葛藤、天荞麦，切细，十分好米醋浓煎，先熏后洗。又方，用人粪杂黄泥捣之，裹在患处，即安。

治天火丹，用曲蟮泥炒，研细，香油调敷。又方，雄鸡毛及鹅毛烧灰，香油调敷皆可。治一切疔疮，紫梗菊，根、茎、叶、花皆可，研碎取汁，滴口中饮之。

白蜡，禀收敛已见《医要》。治痈疽，以露蜂房一层，入白矾在内，安石上，以火溶，飞过，为末，油调敷之。

一方，粪浸甘草，大治肿毒，其详在冬温条下。

凡治痈疽，当分经络，六阳经、六阴经，有多气少血，有多血少气，不可一概论也。少阳多气少血，肌肉难长，理宜预防，驱毒利药亦难，轻用。

予之从叔，多虑神劳，年近五十，左膊外侧红肿如栗。予曰：勿轻视。且先与人参浓汤，得微汗，乃佳。与数十帖而止。旬余，值大风拔木，疮上起一红线，绕背抵右肋，予曰：必大料人参汤加芎术补剂，与之，两月而安。

李兄子，年三十，连得忧患，且好色，又

有劳，左腿外侧廉一红肿如栗，一医与承气汤两帖下之矣，又一医教以解毒汤下之。予乃视之曰：脉大实。后果死。

臀居小腹之后，又在下，此阴中之至阴，其道远，其位僻，虽太阳多血，然气难久远，血亦罕到。中年后生者，须预补之。若无积补之功，其祸多。在疮成痂之后，或半年间乃病，粗工不察，或致失手。慎之！戒之！

治痈肿当分肿疡而施治，不可遽以五香、连翘汤等用之。未溃之前，托里带散；已溃之后，补气补血。用手按肿上，热则有脓，不热则无脓。

结核第一百七

治大人、小儿，或在项上，或在颈，在胫，在身，在臂。如肿毒者，多在皮里膜外，多是痰注，作核不散，问其平日好食何物，吐下后，用药散结。在头项，僵蚕炒、大黄酒浸、青黛、胆星，为末，蜜丸，嚼化。在颊颊下生痰核，二陈汤加连翘、防风、川芎、皂角刺、酒芩、苍术、僵蚕。

一妇人，年四十余，面白形瘦，性急，因有大不如意，三月后房下胁骨作一块，渐渐长掩心，微痛，膈闷，饮食减四分之三，每早觉口苦，两手脉微而短涩，详见四卷血气为病条。

瘰疬第一百八

气血痰热，用棋子。黑熟者，捣烂熬膏，汤调服；红者，晒干为末服，亦效。又方，用大田螺，连肉烧灰存性，为末，入麝香少许，湿则干掺，干则油调敷。又方，用夏枯草，大能散结气，而有补养厥阴血脉之功，能退寒热。虚者，尽可倚仗；若实者，以行散之药辅佐之，外施艾灸，亦渐取效。

破伤风第一百九

破伤风，血凝心，针入肉游走三证，如神方：鸦翎烧灰一钱，研细酒服。防风、全蝎之类，皆是要药。破伤风多死，非全蝎不开，用十个，末之，酒下，日三次。

破伤风发热。

瓜蒌仁九钱　滑石一钱半　南星　苍术　炒柏　赤芍药　陈皮以上各一钱　黄连　黄芩　白

芷以上各五钱　生甘草些少

上㕮咀，生姜三片，煎服。

臁疮第一百十

膏药方　乳、没、水银、当归各五钱，川芎、贝母各一两，黄丹二两半，麻油六两。上㕮咀，除黄丹、水银外，先将余药用麻油熬黑色，去渣，下黄丹、水银，又煎黑色，用桃、柳枝搅成膏。

又方，用生龙骨、血竭、赤石脂，三味共一两，血余如指大，黄蜡一两，白胶香一两，香油量用。上先以香油煎三五沸，去血余，入黄蜡、白胶香，却入龙骨、血竭、赤石脂，搅匀，安在水盆内，候冷取起，以瓷器盛之。每遇一疮，捻一薄片贴疮口，以竹箸贴在外，三日后翻过再贴，仍服活血药。

又方，用沙糖水煮冬青叶三五沸，捞起，石压干，将叶贴在疮上，日换二遍。

又方，以头垢烧灰，和枣肉捣作膏，先以葱椒汤洗净，以轻粉掺上，却用前药膏，以雨伞纸作膏贴之。

又方，蛤粉、腊茶、苦参、青黛、密陀僧。上先以河水洗净疮，却以腊月猪脂调敷。

又方，地骨皮一两，甘草节半两，白蜡半两。上以香油四两，入地骨皮、甘草，文武火熬熟，去渣，入黄丹一两半，并白蜡，紧火熬黑，白纸摊贴。

又方，用冬青叶醋煮过，贴之。

妇人脚胫臁疮，多主血凝，服《局方》中补损黄芪丸。

臁疮方，轻粉、定粉、瓦粉、玄明粉，上等分，为末，无根水调涂碗底，以北熟之艾五两熏之，艾尽为度。上为细末，用羯羊脚筒骨髓调涂油纸上，葱椒汤洗过，贴之，绯帛缠定。

又方，黄连一两，切，水二盏，煎一盏，去渣，用油纸一张入内，煮干，取出以黄蜡磨刷过，缚疮上。

攧扑损疮第一百十一

姜汁、香油各四两，入酒调服。用苏木以活血，黄连以降火，白术以和中，童便煎服，妙。

在下者，可下。但先须补托，后下瘀血。在上者，宜饮韭汁或和溺吃，切不可饮冷水，血见水寒则凝，但一丝血入心即死。

接骨散

没药五钱 自然铜五两，醋淬 滑石二两 龙骨三钱 赤石脂三钱 麝香一字，另研

上为末，好醋没头，煮多为上，俟干就炒，燥为度，临卧时入麝香在内，抄放舌上，温酒下，病分上下，分食前后。若骨已接，尚痛，去龙骨、赤石脂，而服多尽好，极效。

又方，冬瓜皮、阿胶等分，炒干，为末，以酒调服，醉为度。

治撼伤骨折入血黯者，滑石六分，甘草一分，为末，人参汤调饮之。次用生姜自然汁一盏，好米醋一盏，用独子肥皂四个，敲破，挼于姜汁、米醋之中，以纱滤去渣，煎成膏药贴之，遍身者亦可。

杖疮第一百十二

黄柏、生地黄、紫荆皮，皆要药也。治血热作痛，凉血去瘀血为先，鸡鸣散之类，生地黄、黄柏为末，童便调敷，或加韭汁。不破者，以韭菜、葱头捣碎，炒，热贴，冷则易之。

膏药，用紫荆皮、乳香、没药、生地黄、黄柏、大黄之类。

又方，以木耳盛于木杓内，沸汤浸烂，搅，水干，于沙盆擂细，敷疮上。

又方，以生苎麻根嫩者，不拘多少，洗净同盐擂，敷疮上，神效。伤重者，多用盐。

又方，以大黄、黄柏为末，生地黄汁调敷，干，再敷上，甚妙。

短朵第一百十三

海金沙、滑石、甘草，粥丸服。别用煎药，就吞绛宫丸五十粒，此与治瘰疬法同。

绛宫丸方

连翘一两 川芎一两 当归一两，酒洗 麦芽 山楂各一两 桃仁一两 芦荟一两 甘草节一两 芸苔子一两 黄连一两半，酒洗 南星一两半 片芩一两半 升麻一两半 海藻一两半，酒洗 羌活五钱 桔梗五钱 防风半两 白术二两 大黄一两，酒蒸三次

上为末，曲糊丸。已破者，加人参一两。膏药用甘草节、僵蚕煎。

冻疮第一百十四

用煎熟桐油，调密陀僧末敷之。

下疳疮第一百十五

用蛤粉、腊茶、苦参、青黛、密陀僧。上先以河水洗疮，净，却以腊月猪脂调敷。

又方，用头发以盐水洗去油，再用汤洗，晒干烧灰，先以清水泔洗净疮，却用发灰研细，敷上，即时结靥。

一人旧患下疳疮，夏初患自利，膈微闷，得治中汤，遂昏闷若死，两脉皆涩重略弦似数，此下疳之重者，与当归龙荟丸五帖，利减；又与小柴胡去半夏，加黄连、芍药、川芎，煎，五六帖而安。

汤火疮第一百十六

用腊月猪脂涂黄柏，炙干为末，敷之。

又方，用虎杖为末，水调敷。

又方，柿漆水，鹅翎蘸扫数次。

金疮第一百十七

治金疮并治狗咬方，五月五日午时，用石灰一斤，韭一斤，同捣细研作汁，和成饼，为末，敷之。

又方，治金疮，五倍子、紫苏各等分，为末，敷之。

又方，白胶香三钱，龙骨一钱，为末，敷之。

又方，五倍子、灯心草各烧灰成性，等分，为末，敷之。

一方，用大粉草锉碎，入青竹中，浸粪缸内，干末敷之，其详在冬温条下。

疯狗咬第一百十八

治疯狗咬，取小儿头发炒，新香附、野菊，碾细，酒调服尽，醉而止。

狗咬方，用紫苏口嚼碎，涂之。

又方，用烊炭打碎，为末，敷之。

疮癣第一百十九

治癣疮方，用轻粉、雄黄、蛇床子、川槿皮。共为末，将癣刮破，醋磨羊蹄根汁，调涂。

治癣疮方，用芦荟、大黄，为末，敷之。又方，用羊蹄、秃菜根，好醋磨敷。又方，用巴豆、蓖麻子皆去壳，各十四个，斑蝥七个，以香油二两，熬黑色，去渣，入芦荟末三钱，白蜡五钱，慢火再熬成膏，瓷器收贮。用时将癣微刮破，然后涂药，过夜略肿则愈。

治大人、小儿疥疮，猪牙皂角去皮、白矾枯过、轻粉、胡椒各少许，共为末，加樟脑烛油同捣匀，临晚搽擦。若是樱桃疮、脓窠疮，去胡椒。

疮有三种：脓胞疮，治热为主。

黄芩 黄连 大黄 寒水石 蛇床各三钱 硫黄 黄丹各五分 枯矾一钱 无名异 白芷各七分 槟榔一个 轻粉一钱二分 木香如痛用少许

上末，香油调敷。

沙疮，杀虫为主。

芜荑二钱 剪草一钱 蛇床子二钱 白矾一钱 枯矾一钱 吴茱萸一钱 苍术半两 厚朴皮五分 雄黄五分 寒水石二钱 黄柏一钱 轻粉十盏

上为末，油调搽。

癞疥疮，春天发焦疥，开郁为主，宜抓破敷。

白矾二钱 吴茱萸二钱 樟脑五分 轻粉十盏 寒水石三钱五分 蛇床子三钱 黄柏一钱 大黄一钱 硫黄一钱 槟榔一个

上为末，油调搽敷。

疥疮。

芜荑半两 贯众一两 枯白矾五钱 软石膏五钱 大黄五钱 硫黄二钱半 雄黄二钱半 樟脑半两，另入

上末之，香油调敷，须先洗疮去痂，敷之。

疮药：脓窠，治热燥湿为主，用无名异；干痒，开郁为主，用吴茱萸；虫疮如癣状，退热杀虫为主，用芜荑、黑狗脊杀虫，白矾除痒，樟脑透肉。一方：雄黄、硫黄、水银三味杀虫，松香头上多加大黄、方解石。一方：黄连、蛇床，定痒杀虫。脓肿，湿多加松皮灰；肿多加白芷开郁；痛多加白芷、方解石；虫多加藜芦、斑蝥；痒多加飞矾；湿多加香油调；阴囊疮多

加茱萸；干疥出血多加大黄、黄连，猪脂调；虫多随意加锡灰、芜荑、槟榔杀虫；红色加黄丹；青色加青黛。疮在上，多服通神散；疮在下，多在脏，须用下；脚肿，用血分湿热药。

治湿多疮药。

牡蛎二两 蛇床一两 白芷一两 川椒三钱 寒水石五钱 轻粉二十盏 雄黄五钱 吴茱萸二钱半

上为细末，香油调敷。

贴人身灸疮不收口膏药，黄连、甘草节、白芷、丹油。

疥药 蛇床一两 硫黄一钱半 轻粉二十盏 青矾一钱半 明矾一钱 黄丹一钱半 五倍一钱半，略炒黄色

上为细末，香油调敷，忌见灯火，大效。

疥疮药 用硫黄、肉豆蔻，为末，香油调敷。

治马鞍上打破成疮，鸡卵清摊作膏药，贴之，令其愈后自脱。

治癣方 川槿皮、槟榔，先抓破，用好醋磨涂。

又方，治肾囊湿痒，用密陀僧、干姜、滑石，为末，糁上。

又方，先以吴茱萸煎汤洗，次用后药。

茱萸五钱 寒水石三钱 黄柏一钱半 大黄二钱半 樟脑三钱 蛇床子三钱 轻粉一盏 枯矾三钱 硫黄二钱 槟榔三钱 白芷三钱

上为末，敷之。

治头疮方 猪油二钱半，半生半熟，雄黄二钱半，水银二钱半。上研和匀，敷疮上。

又方 川芎 酒芩各五钱 芍药五钱，酒 陈皮五钱 白术五钱，酒 当归一两半，酒 天麻七钱半，酒 苍耳七钱半 黄柏四钱，酒 粉草四钱，酒 防风三钱

上末之，水荡起煎服，日四五次服之，服了睡片时。

蛊毒第一百二十

治九里蜂毒，即瓠蜂是也，用皂荚钻孔，贴在蜂叮处，就皂荚孔上，用艾灸三壮，即安。

治蜈蚣咬，用全蝎，灸如九里蜂法。

治一切蛇，用金线重楼，以水磨少许，敷

咬处，又为细末，酒调饮之。又方，用乌桕树叶、鱼腥草、地菘即皱面草、草决明，但得一件，细研，敷咬处，亦佳。

治蜈蚣毒，嚼人参涂之。又方，蜘蛛，按伤处，效，急将蜘蛛投水中，以活其命。

中毒第一百二十一

解蕈毒，用木香与青皮等分，作汤饮之。

解众药毒，用五倍子二两重，研细，以无灰酒温调，服之，如毒在上即吐，在下即泻。

食毒马、牛肉，用大甘草四两研末，以无灰酒调服尽，病人须臾大吐大泻，如渴，不可饮水，饮水必死。

又方，治蕈毒，石首鱼头，服之，即白鲞头也。

胡气第一百二十二

治胡气①方，硇砂、密陀僧、明矾、铜青、白附、辰砂，上先以皂角汤洗二三次，后敷上，不过三次全好。又方，于前药中，加黄丹、水银，用白梅肉蘸末擦之。又方，飞黄丹、密陀僧、枯白矾，以蒸饼蘸末擦之。

---

① 胡气即狐臭。

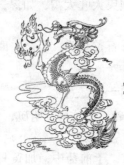

丹溪治法心要 卷七妇人科

经病第一

经水，阴血也。阴必从阳，故其色红，禀火色也。上应于月，其行有常，名之曰经。为气之配，因气而行。成块者，气之凝；将行而痛者，气之滞；来后作痛者，气血俱虚；淡色者，亦虚，血少而有水，以混之也；错经妄行者，气之乱；紫者，气之热；黑者，热之甚也。今见紫黑作痛者，成块者，率指为风冷所乘，而行温热之剂，误矣。设或有之，亦千百中之一二耳。

经水黑者，水之色。紫者，黑之渐，由热甚，必兼水化。此亢则害，承乃制也。经候将来而作痛者，血实也，一云气滞，用桃仁、香附、黄连之类。未及期而作痛者，亦气滞也。过而作痛者，虚中有热也。四物加芩、连。一云气血虚也，八物汤加减。过期而作痛者，亦虚而有热也。不及期而来者，血热也，一云气血俱虚，四物加芩、连之类，肥人兼痰治。过期者，血少也，芎、归、参、术及痰药。

经不调而血水淡白者，宜补气血，参、术、芎、归、黄芪、香附、芍药，腰痛加胶珠、艾叶、玄胡索。

经水过期，紫黑有块者，血热也，必作痛，四物加香附、黄连之类。经水过期，淡色者，痰多也，用二陈汤加川芎、当归。经水紫色成块者，热甚也，四物汤加黄连之类。经事过期不行，杜牛膝捣汁大半钟，以玄胡索末一钱，香附末、枳壳末各半钱，调，早服。

临经之时肚痛，用抑气散，其方以四物汤加陈皮、玄胡索、牡丹皮、甘草；如痛甚者，豆淋酒；痛少，童便煮莎，入炒条芩，为丸子服。

经水黑色、口渴倦怠、形短色黑、脉不匀似数，用炒黄芩三钱，甘草二钱，赤芍药、香附各五钱，作丸服。又方，伏龙肝、百草霜，末之糊为丸。

有痰多占住血海地位，因而下多者，目必渐昏，肥人如此，用南星、香附、川芎、苍术、作丸服。肥人不及日数而多者，痰多血虚有热，南星、白术、苍术、黄连、香附、川芎，末之，为丸。

血枯经闭者，四物汤加桃仁、红花。肥人身躯脂满、经闭者，导痰汤加川芎、黄连，不可用地黄，泥膈故也，如用，以生姜汁炒之。

交加地黄丸 治妇人经水不调，血块气痞，肚腹疼痛。

生地黄一斤　老生姜一斤　玄胡索　当归川芎　白芍药各二两　没药　木香各一两　桃仁去皮尖　人参各一两半　香附子半斤

上为末，先以姜汁浸地黄，姜渣以地黄汁浸，各以汁尽为度。上十一味作一处，日干，为细末，醋糊为丸，空心，姜汤下。

月水不通，厚朴三两，水三升，煎一升，分三服，空心服。经水不通，皆因寒搏于内，四物汤加蓬术制、干姜各一块，生姜三片，煎服。室女去干姜。

经候多如崩者，四物汤一帖，香附末三钱，炮干姜一块，甘草少许，粟米百余粒，煎，分二服，空心服。

经候行先腹痛，《局方》七气汤送来复丹半帖。

经水去多不能住者，以三补丸加莎根、龟板、金毛狗脊。经水过多，黄芩炒、白芍药炒、龟板炙，各一两，黄柏炒，三钱，椿皮七钱半，香附二钱半，上末之，酒糊丸。

经血逆行，或血腥，或唾血，或吐血，用韭菜汁服，立效。

一人积痰伤经不行，夜则妄语，以瓜蒌子一钱，黄连半钱，吴茱萸十粒，桃仁五个，红曲些少，砂仁三钱，山楂一钱。上末之，以生姜汁炊饼丸。

一人阴虚，经脉久不通，小便短涩，身体疼痛，以四物汤加苍术、牛膝、陈皮、生甘草。又，用苍莎丸加苍耳、酒芩，为丸，煎前药吞之。

因热，经候先行于常时，用四物汤加芩、连、香附。

经行之先作痛者，小乌沉汤加枳壳、青皮、黄芩、川芎。气实者，用之，上煎，空心服。

胎孕第二

一妇人但有孕，至三个月左右必堕，其脉左手大而无力，重则涩，知其血少也。以其妙年，只补中气，使血自荣。时初夏，教以浓煎白术汤，下黄芩末一钱，与数十帖，得保全而生。因思之，堕于内热而虚者，于理为多，曰热曰虚，当分轻重。盖孕至三月上，属相火，所以易堕，不然何以黄芩、熟艾、阿胶等为安胎药耶？

妇人经候三月，验胎法：川芎生末，空心，浓汤调下一匙，腹中微动，是有胎。

产前，当清热养血。产妇胎前八九个月，因火动胎，逆上作喘者，急可用条芩、香附之类为末，调下。将条芩更于水中，取沉重者用。

固胎　地黄半钱　当归身尾　人参　白芍药　陈皮以上各一钱　白术一钱半　黄芩　川芎各半钱　黄连　炒柏各少许　甘草三分　桑上羊儿藤七叶，圆者，即金银藤　糯米十四粒

上㕮咀，煎服。血虚不安者，用阿胶；痛者，用缩砂。

束胎丸　第八九个月服之。

黄芩夏一两，春秋七钱，冬半两，酒炒　陈皮一两　白术二两，忌火　茯苓七钱半，忌火

上为末，粥丸。

束胎饮

大腹皮三钱　人参半钱　陈皮半钱　白术一两　白芍药一钱　紫苏茎叶一钱　炙甘草三分

当归身尾一钱　或加枳壳、缩砂仁

上作一帖，入青葱五叶，黄杨树叶梢七个，煎，食前服。于第八九个月服十数帖，甚得力。或夏加黄连，冬不必加，春加川芎，或有别证，以意消息之。

第九个月服：

黄芩一两，怯弱人不宜凉药，减半用　枳壳炒，七钱半　白术一两　滑石七钱半，临月十日前小便少时，加此一味

上为末，粥丸，桐子大，每服三十丸，空心热汤下，不可多服。恐损元气，中加炙甘草二分，煎，食前服，亦名束胎饮。

达生散　九个月服起亦不妨，服三五十贴，腹不痛而易产。

黄芩　人参　白术　滑石　枳壳　黄杨头　香附米　陈皮　甘草　大腹皮　紫苏　白芍药

春加川芎，气虚倍参、术，气实倍香附、陈皮，血虚倍当归、地黄，形实倍紫苏，性急倍黄连，热多倍黄芩，湿痰倍滑石、加半夏，食积倍加山楂，食后易饥倍黄杨头，有热加芩，夏亦加之，有痰加半夏，腹痛加木香、官桂，监以黄芩，冬月不用芩。

安胎丸　白术、黄芩、炒曲，用粥丸。

黄芩安胎，乃上中二焦药，能降火下行也。缩砂安胎，治痛行气故也。产前安胎，白术、黄芩，妙药也；茺蔚子活血行气，有补阴之妙，故名曰益母草，胎前无滞，产后无虚，以其行气中有补也。

妊娠四五月，忽腹绞痛，大枣十四个，烧焦为末，童便调下。胎动不安，或但腰痛，或胎转抢心，或下血不止，艾叶鸡子大、酒四升，煮二升，分二服，大妙。

胎动腹痛，子死不知，服此药，活则安，死则下。当归四两，川芎九两，酒四升，煮三升，服之。

胎气不和，上凑心腹，胀满疼痛，谓之子悬。又治临产惊恐气结、连日不下。一方紫苏饮，用紫苏连茎一两，当归七钱，人参、川芎、白芍药、陈皮各半两，甘草三钱，大腹皮半两，姜四片，葱七寸。煎，空心服。

妊娠冲动，胎不安，缩砂不以多少，慢火炒熟、去皮，为末，热酒调下，觉腹中胎动处极热，即胎安，神效。

胎死腹中，其母气绝，水银三两，服之；又，益母草汁服之立下。倒产，子死腹中，当归末，酒调服。子死腹中，母欲气绝，以伏龙肝为末，水调服。又方，朱砂一两，水煎数沸，为末，酒调服，立效。

日月未满欲产，捣菖蒲汁二升，灌喉中。

妊娠，从脚连腹肿满，小便不利，微渴，猪苓五两为末，熟水服方寸匕，日三服。妊娠咳嗽，贝母炒为末，砂糖和末丸，夜含化，妙。妊娠伤食，难为用药，惟木香丸、白术散稳当，须忌口。

经聚而孕成者，恐有胎气不安，或腹微痛，或腰间作痛，或饮食不甘美，以安胎饮疗之。

白术一钱　人参半钱　当归一钱　白芍药一钱　熟地黄一钱　川芎五分　陈皮五分　甘草三分　缩砂二分　紫苏三分　条芩五分

上作一帖，姜一片，水煎，食前服。此药五七个月后，常服数帖，可保全产妇始终；七八个月服此药，或加大腹皮、黄杨头七枚，尤妙。

坐褥之月，全身当归一钱，川芎一钱，白芷五分，条芩一钱，陈皮一钱，香附一钱，甘草三分。上煎汤，调益元散一钱，体虚人加人参一钱。

子悬，腹胀及肚痛、胎痛，护胎，紫苏饮。

子肿，湿多，山栀炒，一合，米汤吞下。《三因方》中有鲤鱼汤治妊娠腹大，间有水气者。白术五两，白芍药、当归各三两，茯苓四两。上锉，以鲤鱼一尾，修事如食法，煮取汁，去鱼不用，每服四钱，入鱼汁一盏，生姜七片，陈皮少许，煎服。

初觉有妊，雄黄一两，缝绛囊带之，转女为男。又方，始以弓弩弦缚腰间，满二月解却，转女为男，秘法不传。

胎漏属气虚、血虚、血热。

妊娠安胎，大麦蘖二两，水一盏半，煎一盏，温服，分三服，或用蜜调亦可。又方，四物汤加牛膝、蓬术、炮官桂、红花，等分，用

水七分，煎至一半，空心服。又方，枣一个，入韶粉一指大，湿纸包，煨热，空心，无灰酒嚼下，一日三四牧，亦下死胎。

下死胎方，以佛手散煎，加麝香当门子三粒，大黄末一钱，重者加瓦上焙虻虫、水蛭末服。

子肿，鲤鱼汤加参、术、五苓散。

恶阻，从痰治，多用二陈汤入白术末，水丸，随所好汤水下。又方，香附子二钱，砂仁、茯苓、甘草各一钱，喜辛，加丁香，为末，干服。怀孕爱物，乃一脏之虚。假如肝脏虚，其肝止能养胎，无余用也，不能荣肝，肝虚故爱酸物。

胎热，将临月，以三补丸加香附炒、白芍药，炊饼丸。又，抑热，以三补丸用地黄膏为丸。

有孕八九月，必须顺气，枳壳、紫苏茎。

一妇人年近三十，怀孕两月，病呕吐，头眩目晕，不可禁持，以参、术、芎、陈皮、茯苓之药，五七日愈沉重，脉弦，左为甚，而且弱。此是恶阻病，因怒气所激，肝气既逆，又挟胎气，参术之补，大非所宜。只以茯苓汤下抑青丸二十四粒，五帖稍安。其脉略有数状，口干苦、稍食少粥则口酸，盖因膈间滞气未尽行，教以川芎、陈皮、山栀、生姜、茯苓，煎汤下抑青丸五十粒，十余帖，余证皆平，食及常时之半，食后觉易饥。盖由肝热未平，则以白汤下抑青丸二十粒，至二十日而安。脉之两手虽平和而左弱甚，此胎必堕，此时肝气既平，参术可用矣。遂以始之参术等兼补之，预防堕胎以后之虚，服之一月，其胎自堕，却得平稳无事。

一妇人形瘦性急，体本无热，怀孕三月，当盛夏，渴思水，因与四物汤加黄芩、陈皮、生甘草、木通，数帖而安。其后得子，二岁，顿有痎疟，盖孕中药少，胎毒未消，若生疮疥，其病自痊，已而验。

黄芩乃安胎之圣药也，俗人不知，以为寒而不敢用，谓温药可养胎，殊不知以为产前当清热，清热则血循经，不妄行，故能养胎。

产前用四物汤，若血虚瘦弱之人勿用，芍

药能伐肝故也。如壮盛者，亦可用之。

产难，气血虚故也。《格致余论》甚详，《大全良方》有药可选用之。产难之由，有八九个月内不谨者，亦有气滞而不能转运者。

产妇产毕，须令有力妇人坐于床上，令产妇靠定，坐三两时，待恶露尽，方可睡下。不然恶血入心，即死矣。又，灸法治妇产难，于妇人右脚小指尖头上，用熟艾炷如小麦，灸五壮，即下。

催生方，用白芷、百草霜、滑石，为末，芎归汤下。亦治胞衣不下，姜汁或酒调。《妇人大全良方》别有药。

易产方，用益母草，六月带根，晒干，为末，蜜丸，弹子大，临产时熟水化下，或熬成膏服之，亦妙。

催生方，白芷、百草霜，等分为末，坐褥之际，白汤调服，或与益元散同服，尤妙。又，治横生逆产，以童便滴醋调下，更以滚汤浸之，只于一服，顷刻活两人之命。又方，车前子为末，酒调二钱服。逆产，子死腹中，当归末酒调服。

催生方，煎佛手散调益元散，临时服。

寸金散，治产难，败兔笔头一枚，烧灰研细，藕汁一盏调下，立产。如产妇虚弱，恐藕汁动风，即用银盏盛，于火上顿热饮。

又方，用油、蜜、小便三味，打匀，下产难，或调益母草末，尤妙。

产难方，缩砂醋煮，香附、枳壳、甘草、滑石，汤调服。

脉细匀者，易产；浮大缓者，气散难产，生产如拖船过堰一般。

又牛膝膏、地黄膏治产难。

临产下痢，栀子不以多少，烧灰细末，空心热水调一匕，甚者不过五服。当产，寒月，脐下胀满，手不可犯，寒入产门故也，服仲景羊肉汤，二服愈。

催生方，将产时吞下马槟榔，须臾儿生，两手各掌一粒而出。世之难产者，往往见于郁闷安逸、富贵奉养之人，贫贱者鲜有之。

古方瘦胎饮一方，恐非至论。予族妹，苦于难产，遇胎则触去之，予甚悯焉。视其形肥而勤于女工，知其气虚，久坐不运而愈弱，儿在胞胎因母气虚不能自运耳。当补其母之气，则儿健易产。令其有孕至五六个月来告，遂于《大全良方》紫苏饮加补气药，与之十数帖，因得男甚快。因以此方，随母之性禀与时令加减服者，无不应，临褥时不觉痛，产母亦无病，因名其方曰达生散云。

产后第三

至哉坤元，万物资生，理之常也。初产之妇，好血未必亏，污血未必积，脏腑未必寒，何以药为？饮食起居，勤加调护，何病之有？或有他病，当求起病之因，病在何经。气病治气，血病治血，何《局方》不审，而海制黑神散之方哉？予每见产妇之无疾者，必教以却去黑神散，与大鸡子、火盐诸般肉食，且与白粥将理，间以些少石首鱼煮，令甘淡食之，至一月之后，方与少肉，鸡子亦须豁开煮之，大能养胃祛痰。

产后调理药

当归一钱　川芎一钱　白芷　官桂　莪术　牡丹皮俱五分　茯苓一钱　甘草三分

上煎服之。腹痛加玄胡索，发热加黄芩、柴胡，食不进加缩砂、陈皮。

清魂散　治产后血晕，苏木半两，人参一两，童便。上三味，以水酒共煎服。

产后血晕，乃虚火载血，渐渐而来，用鹿角烧灰，出火毒，研极细末，好酒调，灌下即醒，行血极快。又方，韭叶细切，盛于有嘴瓶中，以热醋沃之，急封其口，以嘴塞产妇鼻中，可愈冒眩。

产前母滞，产后母虚。产后当大补血，虽有杂证，以末治之。产后一切病，不可发表。产后补虚：人参　白术各一钱　黄芩半钱，一本作黄芪　陈皮五分　川芎五分　炙甘草三分　当归身尾五分　有热加干姜三分，茯苓一钱。

产后消血块　滑石三钱　没药三钱　麒麟竭二钱，无麒麟竭，牡丹皮代之，用一钱。

上为末，醋糊丸。

产后恶露不下，以五灵脂为末，神曲糊丸，白术、陈皮汤下。麒麟竭、五灵脂，消产后血块极好。产后恶露不尽，小腹痛，用五灵脂、香附末，和醋为丸，甚者入桃仁不去尖。产后腹痛发热，必有恶血，当去之。

产后发热，增损四物汤。产后七八日，因大惊恐而发热、呕逆、吐痰甚多，呕则汗出，八物汤加黄芪，小腹并痛加桂。产后中风，切不可作风治。产后中风，用荆芥穗炒、当归等分，为末，每服二三钱，豆淋酒下，亦治血晕。产后血迷血晕，服清魂散。泽兰叶、人参各二钱半，荆芥一两，川芎半两，甘草二钱。上末之，汤酒各半调服。产后腹痛，或自利者，服青六丸，用补脾补血药汤送下。产后泄，用白术、川芎、茯苓、干姜、黄芩、滑石、陈皮、白芍药炒，㕮咀，煎服。

产后大发热，必用干姜，轻用茯苓，淡渗其热，一应苦寒发表之药，皆不可用。或曰：大热而用干姜，何也？曰：此热非有余之热也，乃阴虚生内热耳，故以补阴药大剂补之。而干姜能入肺利肺气，入气分引血药生血，勿独用，必与补阴药同用，此造化自然之妙，非天下之至神其孰能与于此？产后发热恶寒者，皆血气虚，左手脉不足，补血药多于补气药；右手脉不足，补气药多于补血药。产后恶寒发热，腹痛者，当去恶血。益母草即茺蔚子，治胎前产后诸病。

产后如服四物汤，勿用白芍，以其酸寒伐生发之气也，壮盛者亦可用。

产后无乳，通草、瞿麦、桔梗、青皮、柴胡、白芷、赤芍药、天花粉、连翘、甘草，水煎，食后带饱细呷，以一手摩乳房。

产后恶寒发热，无乳者，无子当消乳。麦芽二两，炒，研末，汤调，作四帖服。

产后水肿，必用大补气血为主，少佐苍术、茯苓，使水自利。产后败血乘虚流注经络，腐坏成水，四肢面目浮肿，切不可用导水气药，先用五皮散加牡丹皮三五服，次以《局方》调经散二三十帖，效，其血自行而肿消也。五皮散、五加皮、地骨皮、生姜皮、桑白皮、茯苓皮，加牡丹皮煎服。调经散：当归、肉桂、琥珀各一钱，麝香、细辛各五分，没药一钱，赤芍一钱。上末五分，姜汁少许，温酒调服。

产后血不止，蒲黄三两，水三升，煎一升服。产后血晕，心闷气绝，红花一两。上研为末，分二服，酒二盏，煎一盏，并服。口噤者，斡开灌之。

产后诸风，苍耳草汁半盏，温服，牙痛亦可治。产后遍身起粟米粒，热如火，桃仁烂研，腊月猪脂敷之。

产后血晕欲绝者，半夏末，水丸，如大豆大，入鼻孔中，即苏。

下死胎及生子后胞衣未下，麝香半钱，官桂末三钱，温酒送下，须臾如手推出。一人小产，有形物未下，四物汤加硝。

一妇人年十八，难产，七日后产，大便泄，口渴气喘，面红有紫斑，小腹痛胀，小便不通，用牛膝、桃仁、当归、红花、木通、滑石、甘草、白术、陈皮、茯苓煎汤，调益母膏，不减，后以杜牛膝煎浓膏一碗，饮之，至一更许，大下利一桶，小便通而愈，口渴，四君子汤加当归、牛膝，调益母膏。

一妇人产后，惊忧得病，头重，心胸觉一物重坠，惊怕，身如在波浪中，恍惚不宁，用枳实、麦芽、神曲、贝母、侯莎各一钱半，姜黄一钱半，半夏二钱，桃仁、牡丹皮、瓜蒌子各一钱，红花五分。上末之，姜饼丸。服后胸物消，惊忧未除。后用辰砂、郁金、黄连各三钱，当归、远志、茯神各二钱，真珠、人参、生甘草、菖蒲各一钱半，牛黄、熊胆、沉香各一钱，红花五钱，金箔一片，胆星三钱。上末之，猪心血丸，服后惊忧减。后用枳实、半夏、姜黄、山楂、神曲、麦芽、陈皮、山栀各五钱，白术一两。上末之，姜饼丸，服此助胃消食痰。后用牛黄二钱，菖蒲二钱半，朱砂、郁金各三钱，远志、琥珀各二钱半，真珠、红花、沉香各一钱，黄连、人参、胆星、当归各五钱。上末之，猪心血丸，服此镇心安神。后用干漆三钱，炒烟尽，三棱、莪术各七钱半，苍术、青皮、陈皮、针砂各一两，厚朴、当归各半两，生香附二两。上末之，炊饼丸。设此方不曾服。倒仓后，服煎药，白术四钱，陈皮、黄芩、白芍药、香附子各二钱，茯苓一钱半，当归、麦门冬、青皮各一钱，枳壳六分，沉香、生甘草各五分。上分作六帖，除胸满，清热淡渗。

治妇人儿枕痛，浓煎棠求子，入砂糖，调服，立效。

胎前产后，多是血虚。

一妇人，年近三十余，正月间新产，左腿右手发搐、气喘不得眠，口鼻面部黑气起，脉浮弦而沉涩、右手为甚。意其脾受湿证，遂问怀胎时曾大渴思水否？彼云：胎三月时，尝喜汤茶水。遂以黄芩、荆芥、木香、滑石、白术、槟榔、陈皮、苍术、甘草、芍药，至四服后，加桃仁，又四服，腹有漉漉声，大便下者，视皆水晶块，大者如鸡子黄，小者如蝌蚪，数十枚，遂搐定喘止。遂于药中去荆芥、槟榔、滑石，加当归身、茯苓，与其调理血脉，服至十贴而安。

尝见尿胞因收生者之不谨，以致破损，而得淋沥病。徐氏妇壮年得此，因思肌骨破伤在外者且可补完，胞虽在腹，恐亦可治。诊其脉虚甚，因悟曰：难产之人，多是血虚。难产之后，气血尤虚。因用峻补之药，以术、参为君，桃仁、陈皮、黄芪、茯苓为佐，而煎以猪羊胞中汤，于极饥时与之。每剂用一两，至一月而安。恐是气血骤长，其胞可完，若稍迟缓，恐难成功。

血气为病第四

一妇人，死血、食积、痰饮成块，或在两胁间动，或作腹鸣，嘈杂眩晕，身热时发时止　方见第五卷块条下。

治妇人血海疼痛，当归一钱，甘草、木香各五钱，香附二钱，乌药一钱半，作一帖，水煎，食前服。女人血气痛，酒磨莪术，服之。

一妇人血块如盘，有孕难服峻剂，香附四两，醋煮，桃仁一两，去皮尖，海石醋煮，二两，白术一两，神曲糊为丸。

女人血气刺心，痛不可忍，木香末，酒调服。血气入脑，头旋闷不知人，苍耳嫩心，阴干，为末，酒调服之。

一妇人腹中癥瘕作痛者，或气攻塞，用香附一两，醋煮，当归一两，白三棱一两，炮，黑三棱一两，炮，黑莪术一两，没药、乳香、川芎各五钱，昆布、海藻以上各一两，炒，槟榔五钱，青皮一两，去瓤，干漆五钱，炒尽烟，木香、沉香、

缩砂各五钱。上为末，米醋打糊为丸，如桐子大，每服六七十丸，空心，白汤、盐汤随下。忌生冷油腻。

治血气腰腹痛，当归、玄胡等分，为粗末，每服三钱，姜三片，煎服。

治一切瘀血为病方，香附四两，醋煮，桃仁、瓦楞子二两，醋煮一日一夜，煅，牡丹皮、大黄酒蒸、当归、川芎、红花各五钱。上为末，炊饼丸。

月水不通，腹中撮痛，台乌二两，当归、莪术各一两，为末，空心，酒下二钱。

一妇人两月经不行，腹痛发热，行血凉血，经行病自愈，四物汤加黄芩、红花、桃仁、香附、玄胡索之类。

一妇人年四十余，面白形瘦，性急，因有大不如意，三月后乳房下肋骨作一块，渐渐长掩心，微痛，膈闷，饮食减四分之三，每早觉口苦，两手脉微短而涩。予知其月经不来矣，为之甚惧，勿与治，思至夜半，其妇尚能出外见医，梳妆言语如旧，料其尚有胃气，遂以人参、术、归、芎，佐以气药，作一大服，昼夜与四次，外以大琥珀膏贴块上，防其块长，得一月余，服补药百余帖，食及平时之半。仍用前药，又过一月，脉渐充，又与前药，吞润下丸百余粒，月经行，不及两日而止，涩脉减五分之四，时天气热，意其经行时必带紫色，仍与前药加三棱，吞润下丸，以抑青丸五十粒佐之。又经一月，忽块已消及一半，月经及期，尚欠平时半日，饮食甘美如常，但食肉不觉爽快，予令止药，且待来春木旺时，再为区处。至次年六月，忽报一夜其块又作，比旧又加指半，脉略弦，左略怯于右，至数平和，自言饱食后则块微闷，食行却自平。予意必有动心事激之，问而果然。仍以前药加炒芩、炒连，以少许木通、生姜佐之，去三棱，煎汤，吞润下丸，外以琥珀膏贴之，半月经行，气块散。此是肺金因火所烁，木稍胜土，土不能运，清浊相干，旧块轮廓尚在，皆由血气未尽复也。浊气稍留，旧块复起，补其血气，使肺不受邪，木气伏而土气正，浊气行而块散矣。

一婢，性沉多忧，年四十，经不行三月矣，

小腹当中一块，渐如炊饼，脉皆涩，重稍和，块按则痛甚，试扪之高半寸，与《千金》消石丸。至四五次，彼忽自言乳头黑且有汁，恐是孕。予曰：涩脉，无孕之理。又与两帖，脉稍大豁。予悟曰：太峻矣。令止药，以四物汤倍白术，以陈皮、炙甘草为佐，至三十帖，候脉充，再与硝石丸四五次，忽自言块消一晕，便令勿与。又半月，经行痛甚，下黑血近半升，内有如椒核者数十粒，而块消一半。又来索药，晓之曰：块已破，勿再攻，但守禁忌，次月经行，当自消尽。已而果然。

崩漏第五

气虚、血虚、血热、血崩。

东垣有治法，但不言热，其主在寒。学者宜再思之。经曰：阴虚阳搏，谓之崩。观此可知矣。急则治其标，白芷汤调百草霜，甚者，棕榈皮灰，极妙。后用四物汤加甘草、生姜调理。因劳者，用参、芪带升补药；因寒者，干姜；因热者，黄芩。崩过多者，先用五灵脂末一服，当分寒热。五灵脂能行能止。

一妇血崩，用白芷、香附等分为末，作丸服。又方，用生狗头骨，烧灰存性，酒调服，或入药服之。又方，五灵脂半生半熟为末，酒调服。

气虚血虚者，皆以四物汤加参芪。

漏下乃热而虚，四物汤加黄连。

治崩漏，四物汤加香附、白芷、黄芩、阿胶、干姜。

又有血热崩者，用大剂解毒汤。

治血崩，四物汤调苍耳灰，服之。

有大惊恐而崩漏者，多因气所使而下，香附炒至黑，一钱，白芍药一钱，炒，川芎五分，熟地黄一钱，黄芪五分，白术一钱，地榆五分，蒲黄五分，炒，人参五分，升麻三分，当归一钱，煎服。甚者，调棕毛灰一钱服。

崩中，血不止，生蓟根汁服半升，定止。又方，香附炒焦黑色，为末，二两，连翘五个，烧灰为末，每服三钱，陈米汤调送《局方》震灵丹十数粒。又方，黄芩为末，烧秤捶淬酒，调下。

无故尿血，龙骨末之，酒调下方寸匕。

淋涩第六

诸淋不止，小便赤涩，疼痛转胞，用酸浆草嫩者洗净，绞汁一合，酒一合，和空心服之，甚妙。

小便涩病，牛膝五两，酒三升，煮半升，去滓，作三服。亦兼治血结坚痛。

血淋，竹茹一握，煎汤，空心温服，立效。

转胞第七

过忍小便，致令转胞，滑石末，葱头汤，调下二钱。

一妇人，年四十，怀妊九个月，转胞，小便不出三日矣，下脚急肿，不堪存活，其脉悴，右涩而左稍和。盖由饱食而气伤，胎系弱不能自举，而下遂压着膀胱，转在一偏，气急为其所闭，所以窍不能出也。转胞之病，大率如此。予遂制一方，补血养气，既正胎系，自举而不坠，方有可安之理。用人参、当归身尾、白芍药、白术、带白陈皮、炙甘草、半夏、生姜，浓煎汤，与四帖，至次早天明，以四帖药滓作一服煎，强令顿饮之，探喉令吐出此药汤。小便大通黑水后，遂以此方加大腹皮、枳壳、青葱叶、缩砂仁，作二十帖与之，以防产前产后之虚，果得就蓐平安，产后亦健。

一妇人怀胎，患转胞病，两脉似涩，重则弦，左稍和，此得之忧患，涩为血少气多，弦为有饮。血少则胎弱，而不能自举；气多有饮，中焦不清而隘，则胎知所避而就下，故喜坠。以四物汤加参、术、半夏、陈皮、生甘草、生姜，煎，空心饮，随以指探喉中，出药汁，候少顷气定，又与一帖，次早亦然，至八帖，安。此法恐不中，后又治数人，亦效，未知果何如也。

带下赤白第八

主湿热，赤属血，白属气属痰。

带漏俱是胃中痰积流下渗入膀胱，宜用升举，无人知此。肥人多是湿痰，海石、半夏、南星、苍术、炒柏、川芎、椿根皮、青黛。瘦人带病少，如有带者，是热，黄柏、滑石、椿皮、川芎、海石、青黛，作丸服。

又方，椒目为末，米饮调下。甚者，上必

用吐，以提其气；下用二陈汤加苍术、白术，仍用瓦楞子。

又云，赤白带皆属于血，但出于大肠、小肠之分。

一方，黄荆子炒焦为末，米饮调，治白带，亦治心痛。

罗先生法，或十枣汤，或神祐丸，或玉烛散，皆可用。虚者不可峻攻，实者可用此法。血虚者，加减四物汤。气虚者，以人参、陈皮、白术，间与之。湿甚者，固肠丸，樗根白皮二两炒，滑石一两，为末，研，粥为丸。相火动者，诸药中加少炒黄柏。滑者，加龙骨、赤石脂。滞者，加葵花。性躁者，加黄连。寒月少入姜、附。随机应变，必须断厚味。

又方，用良姜、芍药、黄连各二钱半，烧灰，入椿皮一两。上为末，粥丸，米饮下。

痰气带下者，苍术、香附、滑石、蛤粉、半夏、茯苓。

一妇人，白带兼痛风，半夏、茯苓、川芎、陈皮、甘草、苍术米泔浸、南星、黄柏酒洗晒干、牛膝酒洗。

一妇人，上有头风鼻涕，南星、苍术、酒芩、辛夷、川芎；下有白带，南星、苍术、黄柏炒焦、白术、滑石、半夏、牡蛎粉。

白带方

龟板　枳子各二两　炒柏一两　白芍药七钱半　香附五钱　干姜二钱半　山茱萸　苦参　椿皮各五钱　贝母三钱半

上末之，酒糊丸。

赤白带方

酒炙龟板二两　炒柏一两　炒姜一钱　枳子二钱半

上末之，酒糊丸，日服二次，每服七十丸。

有孕白带方

苍术三钱　白芷二钱　黄连炒，一钱半　黄芩三钱，炒　黄柏一钱，炒　白芍药二钱半　椿根皮一钱半，炒　山茱萸一钱半

治结痰白带，以小胃丹，半饥半饱，津液下数丸，候郁积开，恰宜服补药。白术一两、黄芩五钱、红白葵花二钱半、白芍药七钱半。上末之，蒸饼丸，空心煎四物汤下二十丸。

白带，须用滑石、南星、黄柏、条芩。

固肠丸，治湿气下利，大便血，白带，去肠胃陈积之候，用此以燥下湿。亦不可单用，看病作汤，使椿白皮炒为末，糊丸。

又方　凉而燥。

椿白皮四两　滑石二两

为末，粥丸。

治白带，因七情所伤而脉数者。

黄连五钱，炒　扁柏五钱，酒蒸　黄柏五钱，炒　香附一两，醋炒　白术一两　白芷二钱，烧灰存性　椿皮二两，炒　白芍药一两

上粥丸服。

治赤白带，湿胜而下者。

苍术一两，盐炒　白芍药一两　枳壳三钱　椿白皮三两，炒　干姜二钱，煨　地榆五钱　甘草三钱　滑石一两，炒

上末之，粥丸，米饮下。

治妇人赤白带下，先以四物汤加减与之，次用破旧漆器烧灰存性，为末，无灰酒调五钱，空心，一服止。

又方　治带病年深，久不瘥者。

白芍药三两　干姜五钱

上炒黄色为末，空心，米饮服二钱。

带病，漏下五色，羸瘦者，烧鳖甲令黄色，为末，空心米饮调二钱。

一妇人，体肥带下，海石四两，南星、黄芩、苍术、香附各三两，白术、椿根皮、神曲各一两半，当归二两，白芷一两二钱，川芎一两二钱半，茯苓一两半，白芍药，黄柏各一两，滑石一两半。上末之，神曲糊丸。

带下病，主乎湿热。白葵花治白带，赤葵花治赤带。带下病，多者与久者，当于湿热药中兼用升举。性躁者，加黄连。

子嗣第九

肥者不孕，因躯脂闭塞子宫，而致经事不行，用导痰之类。瘦者不孕，因子宫无血，精气不聚故也，用四物养血养阴等药。

予侄女形气俱实，得子之迟，服神仙聚宝丹，背发痈疽，证候甚危，诊其脉数大而涩急，以四物汤加减百余帖，补其阴血。幸其质厚，易于收救。质之薄者，悔将何及！

断胎法第十

用白面曲一升，无灰酒五升，煮至三升半，绢滤去滓，分三服。候前月期将来日，晚间一服，次早五更一服，天明又一服，经即行，终身绝孕矣。

妇人杂病第十一

大凡一应杂病，与男子同治。

妇人阴肿，用枳实半斤，锉，炒令热，故布帛裹熨，冷则易之。阴中恶疮，好硫黄末敷之，极妙，湿泡可加铅粉。又方，枯矾为末，敷之。男阴亦用此也。妇人隐处疼痛，炒盐，以青布裹熨之。

阴冷，用母丁香为末，缝纱囊如小指大，实药末，纳阴中，愈。温中药，蛇床子末，白粉少许，和匀如枣大，绵裹纳之。

小便出大便，五苓散分利水谷。

梦与鬼交，鹿角末，酒调服。

妇人发不黑，芭蕉油涂之。妇人风瘙痒、瘾疹痒不止，用苍耳花果子为末，豆淋酒饮二三钱。

《大全良方》论妇人梦与鬼交通者，由脏腑虚，神不守，故鬼气得为病也。其状不欲见人，如有对语，时独言笑，时或悲泣是也。脉息迟伏，或为鸟啄，皆鬼邪为病。又，脉来绵绵，不知度数者，颜色不变，此亦是其候也。夫鬼无形，感而遂通，盖以心念不正，感召其鬼，附邪气而入体，与神相接，所以时见于梦。故治之之法，大抵用朱砂、麝香、雄黄、鬼箭、虎头骨，辟邪之属，可愈也。

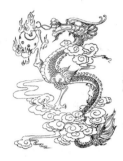

丹溪治法心要　卷八小儿科

钱氏方，乃小儿方之祖，其立例极好。医者能守而增损之，用无不验。

治小儿杂病，其药品与大人同者多，但不可过剂耳，兹故不赘。

乳下小儿，常湿热多。小儿食积、痰热、伤乳为病，大概肝与脾病多，小儿易怒，肝病最多，肝只有余，肾只不足，病有二因，曰饱、曰暖。小儿冬月易受寒，夏月易受热。

初生第一

儿在胎中，口有恶物，生下啼声未出，急用绵裹指拭净，后用甘草法。小儿初生，体与乳，取甘草一指节长，炙脆，以水二合煎，蘸儿口中，可蚬壳止。儿当快吐胸中恶汁，待后儿饥渴，更与两服，不吐，尽一合止。得吐恶汁后，儿智慧无病。

儿生三日，开肠胃，研粳米浓水饮，如乳儿，先与豆许含之，频与二豆许，六七日，可与哺之。儿生下时，以猪胆一个，水五升，煎四升，澄清，浴儿，无疮疥。

生下不饮乳，小便不通，乳汁三合、葱白一寸，分四破，银石器煎浓，灌之立愈。

小儿生下七日，忽患脐风撮口者，百无一活。凡此时，当舌上有泡子如粟米状，以温汤蘸帛干擦破便安，如神。

生下舌有膜如榴子连于舌根，令儿语言不发，可摘断，微有血。如血不止，烧发灰渗之。又，白矾灰、釜底墨，酒调敷。

生十日，口噤，牛黄少许，细研，淡竹沥调一字，猪乳和酒，滴入口中。

儿生百日之内，伤风鼻塞，服药不退，乃是出浴时被风吹，所以有此。用天南星末，姜汁调，贴囟门上，鼻不塞去之。

急慢惊风第二

镇惊丸　镇惊宁神，退热化痰止嗽。

珍珠一钱　琥珀三钱　金箔十片　胆星五钱　牛黄二钱　麝香五分　天竺黄　雄黄各三钱　辰砂三钱半

上末之，姜糊九，梧子大，每服六丸，薄荷、姜、蜜汤下。

大天南星丸　治急慢惊风，涎潮发搐，牙关紧急，口眼相引等症。

胆星五钱　天麻　人参　防风各二钱半　牛黄　乳香各一钱　朱砂二钱　全蝎十四枚　麝香一钱　脑子五分

炼蜜为丸，芡实大，荆芥、薄荷汤下。

急慢惊风，发热口噤，手足心伏热，痰热、痰嗽、痰喘，并用涌法，重剂用瓜蒂散，轻剂用苦参、赤小豆末，复用酸齑汁调服之。后用通圣散蜜丸服之，间以桑树上桑牛，阴干研末服，以平其风。桑牛比杨牛，则色黄白者是。

治小儿惊而有热者，人参、茯苓、白芍药酒炒、白术、生姜煎服。夏月加黄连、生甘草、竹叶。

世有一药，通治二惊，切不可妄用。惊有二证：一者热痰，主急惊，当宜泻之；一者脾虚，乃为慢惊所主，多死，治当补脾。急者只宜降火、下痰、养血；慢者只用朱砂安神丸，更于血药中求之。东垣云：慢惊先实脾土，后散风邪。

黑龙丸　治急慢二证。

胆星一两　礞石一两　辰砂三钱　芦荟　天竺黄各五钱　蜈蚣一钱半，烧灰　僵蚕五钱　青黛五钱

上以甘草膏和丸，如鸡头大。急惊用姜、

蜜、薄荷汤化下；慢惊用桔梗白术汤化下。

小儿未满月，惊欲作，中风即死，朱砂新水调，浓涂五心，神验。

惊风，用全蝎一个，去翅足，薄荷四叶，裹合，于火上炙令叶焦，同研为末，作四服，汤下。大人风涎，只作一服。

胎中受惊，未满月发惊，用朱砂研细，用牛黄少许，猪乳汁调稀，抹入口中，入麝香尤妙。

初惊，用防风导赤散，生干地黄、川芎、木通、防风、甘草等分，用三钱，竹叶煎服。次用宁神膏，麦门冬去心，一两，净麝香一钱，茯苓、朱砂各一两。上为末，炼蜜丸小饼子，临卧薄荷汤化下，夜一饼。

老医尝言，小儿惊搐，多是热证，若便用惊风药白附子、全蝎、僵蚕、川乌之类，便是坏证。后有医科惊药，只用导赤散加地黄、防风，进三服，导去心经邪热，其搐便止，次服宁神膏，神效。

治急慢惊风，夺命散。痰涎潮壅，滞于咽间，命在须臾，服此无不愈，神效不可尽述。青礞石一两，入甘锅内，同焰硝一两，炭火煅通红，硝尽为度，候冷，药如金色，取研为末。急惊风痰发热者，薄荷自然汁调服；慢惊风脾虚者，以青州白丸子研，煎成稀糊，入蜜调下。

治急慢惊风垂死者，亦可教灸法，男左女右，于大指上半肉半甲，如筋头大艾灸三壮，却用辰砂、薄荷、轻粉各半钱，全蝎一个去翅，巴豆一粒去油尽。同为末。每服半字，用米糕屑煎汤调服。如牙关紧者，挑开灌之，口吐涎痰，腹中泻，即愈。

吐泻后成慢惊，昏睡，手足搐搦，以金液丹五钱，青州白丸子三钱，同研为末，生姜、米饮调下三分。

惊风，子母俱可服四君合二陈，加薄荷、天麻、细辛、全蝎。

日月丹 治小儿急慢惊风。

朱砂一两　轻粉一两　蜈蚣一条

上为末，青蒿节内虫为丸，如黍米大，每一岁一丸，乳汁送下。

小儿急慢惊风，热痰壅盛，发热。北薄荷叶、寒水石各一两，青黛、白僵蚕、辰砂以上各一钱，全蝎二枚，炒，猪牙皂角五分，炒，槐角五分，防风半钱，梢。上为末，灯心汤调乳汁灌之。

角弓反张、眼目直视，因惊而致，南星、半夏、竹沥、姜汁灌之，灸印堂。

急慢惊风致死者，母丁香一粒，口嚼细，人中白刮少许，以母中指血调，擦牙上即苏。又方，用白乌骨雄鸡血抹唇上，立苏。

疳病第三

治疳病腹大，胡黄连一钱，去果子积，阿魏一钱半，醋浸，去肉积，神曲二钱，去食积，炒黄连二钱，去热积，麝香四粒。上为末，猪胆丸，如麻子大，每服二十丸，白术汤下。

香蟾丸 治疳，消虫积、食积、肉积腹胀。

二棱炮　蓬术炮　青皮　陈皮　神曲炒　麦蘖炒　龙胆草　槟榔各五钱　胡黄连　川楝子　使君子　黄连各四钱　白术一两　木香二钱　干蟾五个

上为末，将蟾醋煮，烂捣，再入醋糊为丸，粟米大，每服二十丸，米饮下。

肥儿丸 治小儿诸疳积病。

芦荟另研，三钱　胡黄连三钱　神曲炒，四钱　黄连炒　白术　山楂炒，各五钱　芜荑炒，二钱半

上为末，猪胆丸，粟米大，每服十五粒。

芦荟丸 治五疳羸瘦，虫咬肚疼腹胀。

芦荟　胡黄连　木香各二钱半　槟榔二枚　青黛二钱　芜荑二钱　麝香一字　使君子廿枚　干蟾一个，酒炙　青皮去穰切，二钱半，用巴豆十个同炒焦，去豆不用

上猪胆丸黍米大，米饮下十五粒。

治疳黄食积，白术、黄连、苦山楂，等分为末，曲糊丸，白汤下十五粒。

疳羸，用五疳保童丸五帖，加芜荑二钱，使君子、苦楝根各三钱，同为末，粥糊丸，麻子大，每服三十丸，米饮下。又方，端午日取虾蟆眉脂，以朱砂、麝香末和丸，麻子大，空心，乳下一丸。

疳泻，用赤石脂末，米饮调服半钱。

脑疳，眉痒，毛发作穗，面黄瘦，用鲫鱼

胆滴鼻中，三五日效。

走马疳，蝉蜕纸烧存性，入麝香少许，为末，蜜和，敷，加枯矾少许尤妙。牙疳，龙骨三钱，轻粉五分，铜绿五分，麝香一字，枯矾二钱。上研细，敷之。牙疳，口内并牙龈烂，轻粉一钱，枯矾二钱，柏末三钱。先以帛蘸水洗拭患处令净，用药干糁上。

一富家子，年十四岁，面黄善啖易饥，非肉不食，泄泻一月，脉之两手皆大。惟其不甚疲倦，以为湿热当疲困而食少，今反形瘦而多食，且不渴，此必病虫作痢也。视大便，果蛔虫所为。予教去虫之药，勿用去积之药，当愈。次年春夏之交，泻，腹不痛，口干，此去年治虫不治痢故也。遂以去痢热之剂，浓煎白术汤与之，三日而泻止半，复见其人甚瘦，教以白术为君，芍药为臣，川芎、陈皮、黄连、胡黄连，入少芦荟为丸，煎白术汤下之。禁食肉与甜物，三年自愈。

痘疹第四

分气虚、血虚补之。气虚，用参、术、苓、甘，加解毒药；血虚，四物加解毒药。酒炒黄连是解毒药，但见红点便忌。升麻葛根汤，发得表虚也。

吐泻少食为里实，里实而补，则结痂。陷伏倒靥灰白，为表虚，或用烧人中黄子和方。黑陷甚者，烧人屎。红活绽凸，为表实，表实复用表药，则溃烂不结痂。吐泻、陷伏二者俱见，为表里俱虚。

痘疮初出，或未出时，见人有患者，宜预服此药，多者可少，重者可轻。其方用丝瓜近蒂者三寸，连瓜子皮，都烧灰存性，为末，砂糖拌干吃，入朱砂末亦可。解痘疮毒方，丝瓜、升麻、酒芍药、生甘草、棠求、黑豆、犀角、赤小豆。又方，解痘疮已出未出，皆可用朱砂为末，蜜水调服，多可减少，少者可无。小儿痘疮泄泻发渴，切不可与蜜水、西瓜、红柿生冷之物，可进木香散，陈文中小儿方内求之。

疮疹未发出证的，以胭脂涂眼眶，不生痘疮。

痘疮脓溃沾衣者，可用腊月黄牛粪烧灰挹睡，免生痘疮痛。头面豆痂剥去，脓血出；以真酥油润之，免成癣。

痘斑疮，心躁眠不安，升麻煎汁，棉蘸洗拭。

痘疮，气虚而发不出者，黄芪、人参、酒芍药、当归、川芎、酒红花如豆许、木香、紫草。气实痰郁而不发者，苍术、白芷、防风、升麻、黄芩、赤芍药、连翘、当归须。血热而发得势甚者，下焦成疮无皮、口渴，天花粉、黄芩、芍药、葛根、甘草、石膏、滑石。

血气俱弱而黑陷者，酒芍药、人参、黄芪、白芷、木香、桂皮、川芎、当归。血为湿，头靥而灰白者，红花、苏木、白术、苍术、芍药、当归、川芎，加酒少许。发后为外恶气所伤而倒靥，人参、芍药、连翘、黄芪梢、甘草梢、白芷、酒当归、川芎、木香少许。

凡痘疮，须分人之清浊，就形气上取勇怯。黑陷二种，气虚而不能尽出者，用酒炒黄芪、人参、酒紫草。颜色正，如上法。欲成就，却淡色不正者，用芎、归、芍药、红花、酒之类。欲成就，却紫色，属热，用升、葛、芩、连、桂、翘之类，甚者犀角屑，大解痘毒。炉灰白色，静者，怯者，作寒看；齐者，勇者，躁者，烆发者，作热看。

全白色，将靥时，如豆壳，盖因初起时饮水过多，其靥不齐，俗呼为倒靥，不妨，但服实表之剂，消息他大小便。如大便秘则通大便，如小便闭则通小便。有初起烦躁谵语、狂渴引饮，若饮水，则后来靥不齐，急以凉药解其标，如益元散之类亦可用。

痒塌者，于形色脉上分虚实。实则脉有力，气壮，虚则脉无力，气怯。虚痒，以实表之剂加凉血药；实痒或大便秘者，以大黄寒凉药少与之，下其结粪；气怯轻者，用淡蜜水调滑石末，以羽润疮上。

疏则无毒，密则有毒，用凉药解之，虽十数帖亦不妨，后无害眼之患。

疮干者，便用退火；湿者，便用泻湿。退火用轻剂，荆芥、升麻、干葛之类，泻湿乃肌表间湿，用风药，白芷、防风之类。

痘疮伤眼，必用山栀、决明、赤芍药、当归须、黄芩、黄连、防风、连翘、升麻、桔梗为末，作小剂调服。如无光，过百日后，气血复当自明。

痘痈，多是表实血热所成，分上下治，一日不可缓也。成脓必用出，凉药为主。赤芍药、甘草节、连翘、桔梗，上引用升麻、葛根，下引用槟榔、牛膝，助以贝母、忍冬草、白芷、瓜蒌之类。大便燥，用大黄；发热，用黄芩、黄柏。

痘疮黑，属血热，凉血为主；白属气虚，补气为主；中黑陷而外白起得迟，则相兼而治。初起时自汗，不妨，盖湿热熏蒸而起故也。痘分气、血、虚、实，以日子守之，多带气血不足处。虚则黄芪，生血活血之剂助之，略佐以风药；实则白芍药、黄芩为君，白芷、连翘佐之；若属寒者，陈氏方亦可用。已发未发，并与参苏饮为当。

调解之法，大率活血调气，安表和中，轻清消毒。温凉之剂，二者得兼而已，温如当归、黄芪、木香辈，凉如前胡、干葛、升麻辈，佐之以川芎、芍药、枳壳、桔梗、木通、紫草、甘草之属。初起时自汗不妨，盖湿热熏蒸而然。痘痈敷药，贝母、南星、僵蚕、天花粉、白芷、草乌、大黄、猪牙皂角等分，寒水石倍用。上为末，醋调敷。

一男子，年二十余，患痘疮靥谢后，忽口噤不开，四肢强直，不能舒屈，时绕脐痛，痛一阵则冷汗出如雨，痛定则汗止，时止时作，其脉弦紧而急如直弦状。询知此子极劳苦，意其因劳倦伤血，且山居多风寒，乘虚而感之，后因痘出，其血又虚，当用温药养血、辛凉散风，遂以当归身、白芍药为君，以川芎、青皮、钩藤为臣，白术、陈皮为佐，甘草、桂皮、南木香、黄芩为使，加以红花少许，煎服而愈。

予从子六七岁时，出痘身热，微渴自利，医用木香散加丁香十粒。予观其出迟，固因自利而气弱，然其所下皆臭滞，盖因热蒸而下，恐未必寒，急止之，已投一帖矣。与黄连解毒汤加白术，近十帖以解之。利止，痘亦出，其肌常微热，手足生痈，又与凉补，一月安。

一人，年十七，出痘，发热昏倦甚，脉大而似数，与参、术、芪、归、陈皮，大料浓汤饮之，二十帖，痘出。又与二十帖，则脓疱成，身无全肤，或用陈氏本方与之。予曰：但虚无寒。又与前方，至六十帖而安。

吐泻第五

小儿吐泻，以钱氏益黄散、白术散为主，随证加减。小儿夏月吐泻，益元散最妙。

小儿吐泻不止，恐成慢惊，钱氏五泻五补药俱可用。

治吐泻及黄疸，三棱、莪术、陈皮、青皮、神曲、麦芽、黄连、甘草、白术、茯苓。上末，米汤调服。伤乳食吐泻者，加山楂；时气吐泻者，加滑石；发热者，加薄荷。

吐泻腹痛，吐乳泻青，亦是寒，调脾胃。平胃散入熟蜜，加苏合香丸相半，名万安膏，米饮下。

万安丸 壮胃进食，止吐泻。

白术 茯苓 人参各一钱半 陈皮 苍术 厚朴 猪苓 泽泻各五钱 干姜三钱 官桂二钱 甘草二钱半

上为末，炼蜜丸，梧桐子大，每服五丸，食前米汤化下。

痢第六

小儿痢疾，黄连、黄芩、陈皮、甘草，煎服。赤痢加桃仁、红花，白痢加滑石末。

治小儿食积，痢下纯血。炒曲、苍术、滑石、白芍药、黄芩、白术、陈皮、甘草、茯苓，煎汤下保和丸。

小儿久痢不止，水谷不消，枳壳为末，米饮调服二钱。

小儿赤痢，青蓝捣汁，每服半盏。

诸虫第七

蛔虫攻心，薏苡仁根浓煎汁服。又方，使君子以火煨，任意食之，以壳煎汤送下。蛔虫疼痛，汤氏方云：诗云，本为从来吃物粗，虫生腹内瘦肌肤，盛吞甜物多生痛，怕药愁啼肉渐枯，形候只看人中上，鼻头唇下一时乌，沫干痛定虫应退，取下蛔虫病却无。其方用安神散：干漆二钱，炒令烟出，雄黄五钱，麝香一钱。上为末，三岁半钱，空心，苦楝根汤下。凡取虫之法，须是月初服药，虫头向上，药必效。

治寸白虫，以东行石榴根一握，洗，锉，水三升煎至半碗以下，五更初温服，如虫下尽，粥补之。

化虫丸

鹤虱炒　槟榔　胡粉　苦楝根各五钱　白矾半生半枯，共三钱

上为末，糊丸，小豆大，每服三十丸，酒浆生油下。

又，治蛔虫咬心，吐水，鹤虱为末，蜜丸，空心，蜜汤或醋汤下三十丸。治蛔虫方，以楝树根为君，佐以二陈汤煎服。

小儿冬月吐蛔虫，多是胃寒胃虚而出，钱氏白术散加丁香二粒。

治虫丸

胡黄连一钱　槟榔一钱　陈皮一钱　神曲　郁金　半夏　白术各二钱　雷丸一钱

上为末，糊丸。

腹胀第八

萝卜子、紫苏梗、干葛一作干姜、陈皮等分，甘草减半，食少加白术煎服。小儿食积腹硬，必用紫苏、萝卜子。

腹痛第九

小儿好食粽，成腹痛，用黄连、白酒药，服愈，或为末作丸。

黑龙丸　治小儿腹痛。

伏龙肝一两　人参　茯苓　白术　百草霜各五钱　甘草二钱　干姜三钱

上粥糊丸，如桐子大，每服五丸，陈皮汤下。

诸积第十

宣药　治小儿诸般积滞。

莪术　青皮　陈皮各五钱　芫花三钱　江子十五粒，去油另研　槟榔五钱

为末，入江子霜，用醋为丸，如粟米大，每一岁七粒，姜汤下。

消积丸　去小儿积块。

石燕五钱，七次醋淬　木鳖子五钱，去油　密陀僧一两　丁香　腻粉各四钱

上神曲糊丸，如粟米大，每服十五丸，米汤下。

乳儿疟疾痞块，川芎二钱，生地黄、白术各一钱半，陈皮、半夏、黄芩各一钱，炒，甘草。上作一帖，姜三片，煎就，下甲末五分。

小儿食积，胃热熏蒸，用白术一两，半夏、黄连各五钱。上末之，加平胃散和匀，粥丸，每服一二十丸，白汤下。

风痰喘嗽第十一

白附丸，止嗽化痰退热，用半夏二钱，南星一两，白附子五钱，白矾四钱。上为末，姜汁糊丸，如梧桐子大，每服八九丸，薄荷姜汤下。

紫金丹　治小儿痰积咳嗽，祛风镇惊。

半夏一两　南星　铁孕粉　白附子各五钱　枯矾二钱

上末之，神曲糊丸，桐子大，每服四丸，姜汤下。

又方，治风痰，南星半两，切，白矾半两，研，水厚一指浸，晒干，研细末，入白附子二两，飞面为丸，如鸡豆大，每服一丸或二丸，姜、蜜、薄荷汤下。

风涎潮塞不通，用不蛀肥皂角炙，一两，生白矾五钱，腻粉半钱，即轻粉也，水调灌服一二钱，但过咽则吐涎矣。白矾者，分膈下涎也。

治小儿痰喘，痰盛，枳、桔、大腹、二陈汤服之。

小儿咳嗽，用生姜四两，煎汤沐浴。小儿咳嗽，六脉伏，五味子、人参、茯苓、桑皮、黄芩、甘草。

小儿因伤风邪，喘嗽而发热，肺气不平，麻黄、桔梗、紫苏、枳壳、半夏、黄芩、甘草、茯苓，数帖，愈。

痫狂第十二

小儿痫狂，用甘遂末一钱，猪心血和，煨熟，加朱砂末一钱，捣为丸，麻子大，每服十数粒。

小儿多热，狂言欲作惊，以竹沥饮之，大人亦然。

小儿蓦然无故大叫作声者，必死，是火大发，其气虚甚故也。

夜啼第十三

小儿夜啼者，邪热乘心，黄连以姜汁炒、

甘草、竹叶，煎服。又，用灯心灰涂乳上，令小儿吮之。

肠寒多啼成痫者，当归末，乳汁调灌。又方，以鸡窠草安卧席下，毋令母知。又方，以干牛粪如掌大，着席下。

又方，儿啼不止，如鬼状，用蝉蜕下半截，去上半截，为末，炒，一字，薄荷汤下。

小儿惊哭不止有泪，是肚痛，用苏合香丸，酒服。如是天吊，用天吊藤膏。

一方治夜啼，用人参一钱半，黄连一钱半，姜汁炒，炙甘草五分，竹叶二十片，姜一片，水煎。

口糜第十四

一方，苦参、黄丹、五倍子、青黛等分。又方，江茶、粉草为末，敷。

小儿口疮，白矾末糁之。

小儿白屑满口，状如鹅口，用发缠指，蘸井水拭舌上，煅黄丹亦可敷。

口噤第十五

搐鼻药，用郁金、藜芦、瓜蒂等分，为末，用水调，搐鼻内。

中风第十六

小儿中风，苏合香丸，姜汁灌之，次用《局方》省风汤、小续命汤，加麝香，依法煎服。又方，先以酒化苏合香丸，加姜汁少许灌之，次用八味顺气散，后用小续命汤。甚者，只用木香、天南星、生姜十片，煎服。无南星，木香浓煎服。

小儿中风，《局方》术附汤，生姜二十片，调苏合香丸。并进多服。或气短头晕，手足厥逆者，以前药送养正丹五十丸至百丸，必效。

小儿三岁，中风不效者，松叶一斤，酒一斗，煮取三升，顿服，汗出立瘥。

历节风第十七

忽患病手足挛痛，昼静夜剧，此历节风也。先进苏合香丸，次用生乌药顺气散及五积散，水、酒各半盏，煎服，入麝香一字。

腰痛腿痛，口眼㖞斜，半身不遂，手足不能屈伸，中气中风。气顺则风散，用白术四两，面煨，沉香五钱，天麻一两，天台乌药三两，青皮、白芷、甘草、人参各五钱，一云三钱。上姜三片，紫苏五叶，煎，空心服，名顺气散，甚妙。

大风历节，手指拘挛，痛不可忍，苍耳茎、叶、根、实皆可为末，丸服。

赤游丹毒第十八

赤游在上，凉膈；在身，用二蚕沙细研，以剪刀草根捣自然汁，调匀，先涂腹上，却涂患处，须留一面出处，患处移动为效，剪刀草根即野慈姑。

治赤游风，用伏龙肝和鸡子清，敷，内用赤土水调服。

治赤溜，生地黄、木通、荆芥、芍药、桃仁，苦药中带表之类，以芭蕉油搽患处，一作以芭蕉捣涂患处，主热伤血也。

小儿天火丹，齐腰起者，名赤溜，用蚯蚓泥，油调敷。

治冷风丹，车前子叶捣汁，调伏龙肝敷之，或服，尤妙。治小儿丹毒，以蓝靛敷之。又方，用寒水石、白土，为末，米醋调敷，冷即易之。

治丹毒恶疮，五色无常，干姜末蜜调敷之。又方，地龙屎水调敷之，或以水中苔焙干，末，敷，淬水饮，良。

诸热丹毒，水磨蜈蝣，功胜紫雪。又，丹毒，水调芒硝涂之。

赤游，上下至心即死，急捣芭蕉根汁煎涂之。

身体痿痹第十九

十月后，小儿精神不爽，身体痿痹，伏翼烧灰，细研，粥饮下半钱，日五服。若炙香熟哺亦好。

小儿头项软，五加皮末酒调，敷项骨上。

身热第二十

小儿身热，白芍药炒、香附、滑石各一两，甘草三钱，黄芩一钱。上作四服，每用姜三片，水盏半，煎，乳母服。

盗汗潮热，黄连、柴胡等分，蜜丸，如鸡豆大，酒化二丸。

小儿身热，白芷煎汤浴之，仍避风。苦参汤亦可。小儿一月至五月，乍寒乍热，炮冬瓜绞汁服，亦止大人渴。

小儿肌肤发热，升麻、葛根、芍药、白术、甘草、黄芩、柴胡、茯苓，煎汤灌之。

小儿痰热骨蒸，陈皮二钱，半夏二钱，甘草五钱，茯苓三钱，升麻二钱，葛根、白芍药各一钱半，人参一钱，五味子三十粒。上作三帖，姜、枣煎服。

解颅第二十一

因母气虚与热多也，以四物合四君，有热加酒连、生甘草，煎服。外以白蔹末敷，软帛紧束。

小儿杂病类第二十二

外肾肿硬及阴疮，地龙末，津调涂。脱囊，即肿大，用木通、甘草、黄连、当归、黄芩，煎服。又方，紫苏叶末，水调敷之，荷叶裹之。阴囊肿痛，生甘草汁调地龙粪，轻轻敷之。中蚯蚓毒，阴囊肿痛，以蝉蜕半两，水一碗，煎洗，其痛立止，以五苓散服之。

脱肛，东北方壁土泡汤，先熏后洗。

木舌及重舌，用针刺去血，即愈。戴云：木舌者，肿硬不和软也。又言：此类盖是热病。用百草霜、滑石、芒硝，为末，酒调敷之。

吃泥，胃毒热也，用软石膏、黄芩、甘草、白术，煎服。

龟胸，用苍术、酒炒黄柏、酒炒芍药、陈皮、防风、威灵仙、山楂、当归。又，痢后加生地黄。龟背，用龟尿点其背上骨节，其法以龟放荷叶上，候龟头四顾，急以镜照之，其尿自出。

治胎痫，用鸡蛋敲去清，留黄，入黄丹一钱，将黄泥固济，煨火中，候干，用米饮调下。

治白泻，雄黄一钱，炒熟面八钱，和匀，姜汤调服。

治白秃疮，用通圣散去硝，酒制为末，调服出汗。

鳝攻头，先用墙上风露草、苍耳草，煎汤，炭火淬入，洗后搽药，以松香为主。

治癞头，用腊月马脂搽之。又方，治癞头，用红白炭调长流水，令热洗之；又服酒制通圣散末，大黄另用酒炒，外以胡荽子、悬龙尾即

梁上尘、伏龙肝、黄连、白矾，为末，调敷。又方，用松树厚皮烧灰二两，白胶香二两，熬沸倾石上，黄丹一两，水飞，枯矾一两，软石膏一两，研细，黄连、大黄各五钱，轻粉四盏。上末之，熬熟油调敷，疮上须先洗去痂，乃可敷之。

小儿头疮，用苦竹叶烧灰，和鸡子白调敷。又方，用木香三钱，黄连一两，槟榔、雄黄各半两。上为末，湿则干糁。干则以油调敷之。

小儿初生多啼哭，脐中忽出血，白石脂细末贴之，未愈，炒过再贴，不得揭剥，冷贴。

治小儿脐久不干，当归焙末糁脐，或脓出清水，或尿入成疮皆可。又方，用白枯矾为末敷之，或用伏龙肝加黄柏末敷。又方，用白矾、白龙骨煅，等分，为末敷，或用少许绵子灰亦可。

断乳方第二十三

山栀子三个，烧存性，雄黄、朱砂、轻粉各少许，共为末，生麻油调匀，儿睡着时以药抹两眉，醒则不食乳矣。

杂方第二十四

治黄疸，用香油一盏，熬熟，入绿矾一两，红枣一斤去核，捣，入锅内，同拌匀透，取出揉烂得所，为丸，如梧桐子大，每服七丸，随分汤汁送下。但不用茶，一日七次。

治痔，用鱼虎子一个，黄泥裹，煅过为末，空心米饮下。又方，用猪脏头一个，纳胡荽缚之，煮熟，露一宿，空心服之。

治鳝攻头，用鸡子壳煅存性，为末，香油调围涂之。

治疝，用陈年鹅子壳为末，空心酒服。

治脏毒，用花箬烧灰，煮酒调下。又方，柿花连蒂，烧灰酒服。

治乳痞，用青皮、陈皮为末，食后或汤或酒调服。

治转食呕吐，用猪肚带连屎，用生炭火煅过为末，枣肉为丸，服之。

治瘰疬，车前草一大握，汤内捞过，姜、醋拌吃，后以枸杞根煎服之。

稻芒入喉中，取鹅涎灌之，立出。

诸骨入肉不出，煮白梅肉烂研，和象牙末

厚敷骨刺处，自然出。

附：医案拾遗

一人年三十六，平日好饮酒，大醉一时晕倒，手足俱麻痹，用黄芪一两，天麻五钱，水煎，加甘蔗汁半盏服。

一人患中风，双眼合闭，晕倒不知人，四君子汤加竹沥、姜汁，服之愈。

一人患中风，四肢麻木，不知痛痒，乃气虚也。大剂四君子汤加天麻、麦冬、黄芪、当归。

一人好色有四妾，患中风，四肢麻木无力，半身不遂，四物汤加参、芪、术、天麻、苦参、黄柏、知母、麦冬、僵蚕、地龙、全蝎。

一人患中风，满身如刺疼，四物加荆芥、防风、蝉蜕、蔓荆子、麦门冬。

一人年四十二，十指尽麻木，面赤麻，乃气虚证，补中益气汤加木香、附子各半钱，服之愈。又加麦冬、羌活、防风、乌药，服之全愈。

一人年二十九，患中风，四肢麻木，双足难行，二陈加参、术、当归、黄柏、杜仲、牛膝、麦冬。

一人年五十六，好饮酒，患伤寒，发热口干，似火烧，补中益气汤加鸡柜子、当归、川芎、芍药、地黄汁、甘蔗汁。

一人年三十四，患伤寒，发热，身如芒刺痛，四物汤加参、芪、术、生地、红花。

一人患伤寒，腰疼，左脚似冰，小柴胡加黄柏、杜仲、牛膝。

一人患伤寒，发热如火，口干饮水，小柴胡去半夏，加干葛、天花粉。

一人年二十九，患伤寒，头疼，胁疼，四肢疼，胸膈疼，小柴胡汤加羌活、桔梗、香附、枳壳。

一人年三十六，患伤寒，咳嗽，夜发昼可，作阴虚治之，补中益气加天冬、麦冬、贝母、五味。

一人患伤寒，冷到膝，补中益气汤加五味子，倍用人参，服之愈。

一人年三十，患湿气，四肢疼痛，两足难移，补中益气加牛膝、杜仲、黄柏、知母、五味子。

一人五十三岁患发热如火，此人平日好酒色，补中益气汤加黄柏、知母、多用参、术。

一人患虚损，咳嗽吐血，四物汤加参、术、黄芩、款花、五味、黄柏、知母、贝母、天冬、麦冬、桑皮、杏仁。

一人患虚损，发热盗汗，梦遗，四物汤加参、术、黄芪、地骨皮、防风。

一人患虚损，身发潮热，四肢无力，小柴胡合四物，加芪、术、麦冬、五味。

一人年四十六，能饮酒，患虚损证，连夜发热不止，四物汤加甘蔗汁、鸡矩子、干葛、白豆蔻、青皮。

一人虚损，吐臭痰，四君子加白芷、天冬、麦冬、五味、知母、贝母。

一人患虚损，四肢如冰冷，补中益气汤加桂心、干姜各一钱。

一人五十一岁，患虚损，咳嗽，吐血如红缕，四物汤换生地，加黄柏、知母、黄芩、贝母、桑皮、杏仁、款花、天冬、麦冬、五味、紫菀、小蓟汁一合，白蜡七分。

一老人口极渴，午后躁热起，此阴虚，老人忌天花粉，恐损胃。四物去芎，加知、柏、五味、参、术、麦冬、陈皮、甘草。

一人患虚损，一身俱是块，乃一身俱是痰也。二陈汤加白芥子研入，并姜炒黄连同煎服之。

一人患虚损，大吐血，四物汤换生地黄，加大黄、人参、山茶花、青黛。

一人患虚损，手足心发热不可当，小柴胡汤加前胡、香附、黄连。

一人年六十，患虚损证，身若麻木，足心如火，以参、芪、归、术、柴胡、白芍药、防风、荆芥、羌活、升麻、牛膝、牛蒡子。

一妇人产后泄泻不禁，用人参五钱，白术七钱，附子一钱半，二服而愈。

一人患泄泻，四肢强直，昏不知人，呼不回顾，四君子汤加木香、附子、干姜、乌药，服之愈。

一人患泄泻，手足如冰，身如火，四君子加附子、干姜、芍药、泽泻，六帖愈。

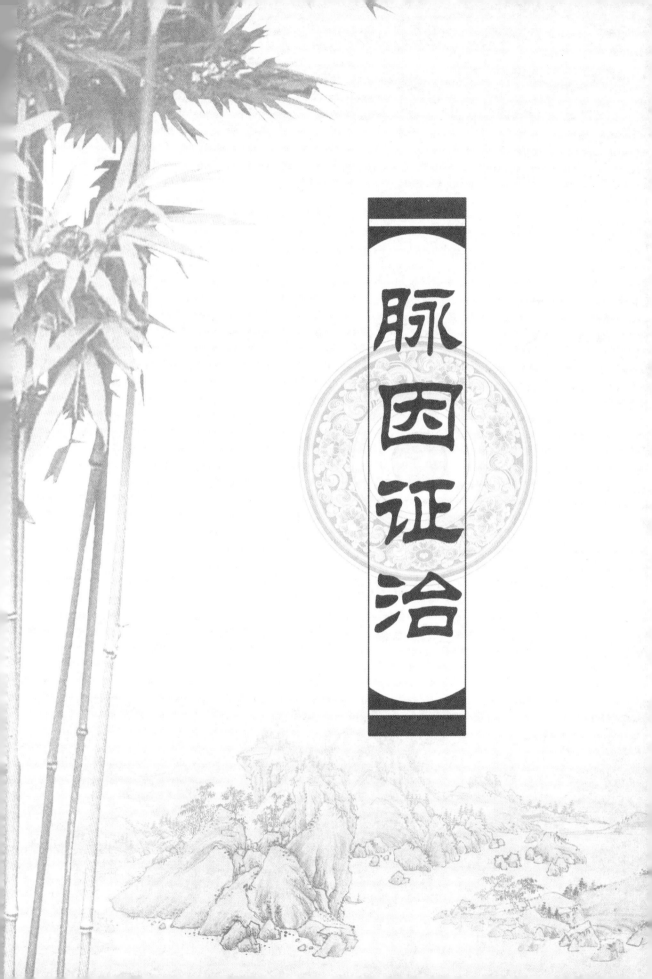

脉因证治

缪　序

　　余自归里后，杜门不与世事接。先太宜人病痰饮，延叶眉寿治，历四年弗痊，而眉寿谓为痼疾难效。因遍览方书，颇会其旨，拣方以治，不一年而瘳。后遂旁搜博采，穷幽极渺，而于长沙、河间、东垣、子和、丹溪诸书尤三致意焉。窃尝谓医之有长沙，时中之圣也；而四家并峙，犹清任和之，各成其圣，偏焉而至者也。学不从此参究，犹航断港绝，潢以望至于海也，其能之乎？但四家自河间、东垣而外，子和文多缺略，未为全书；丹溪著作，类出门人记载。惟闻《脉因证治》一书简而赅，约而尽。学者循是而窥长沙，如得其船与楫，沿而不止，固自不可量也。而流传绝少，历三十年未获一觌，心常怏怏。岁乙未，客有持来示余，欲广诸同好，亟请付梓，不禁欣感交集，以为一线灵光，忽然涌现，真为桑榆之幸。因不辞而为之序，以弁其首。

乾隆乙未仲夏吴趋缪遵义书于芝田山房

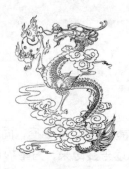

脉因证治卷上

一 卒尸

【脉】寸口沉大而滑，沉则为实，滑则为气，实气相搏，厥气入脏则死，入腑则愈。唇青身冷为入脏，死。身和汗自出为入腑，则愈。

紧而急者为遁尸。

少阴不至，肾气衰，少精血，为尸厥。

趺阳脉不出，脾不上下，身冷硬，呼之不应，脉绝者，死。

脉当大反小者，死。

【证治】在外者，可治；入里者，死。

血气并走于上，则为厥，暴死。素有痼疾，新加卒病，先治卒病。

尸厥者，昏不知人，脉动如故，开上焦心肺之阳，自愈。

尸厥，脉动无气，气闭静而死也。以菖蒲屑内鼻两孔中吹之，令人以桂屑放舌下。

又方 剔取左角发方寸，烧末，酒和，灌入喉，立起。

救卒死身热者验方

矾石半斤，以水一斗五升煮消，浸脚令没踝，盖取矾性收涩，而敛其厥逆之气。

还魂汤 治卒死、客忤气。

麻黄三两，去节 杏仁八十个，去皮节 炙甘草一两

上三味，水八升，煮取三升，去渣，入姜汁少许，令咽之，盖取辛甘通阳气，发越邪气故也。

救卒死目闭方

捣薤汁灌耳中妙，或吹皂荚末于鼻中，立效。薤汁辟邪安魂，荚末取嚏开窍。

救卒死张口反折方

灸手足两爪后十四壮，饮以五毒诸膏散。

外有中恶、中气、中食等状，与卒尸相类，

须详谛脉证而投之，慎勿泛视，误人仓卒，变通在神，法难毕述。

二 痹

【脉】寸口喘而坚，痹在心。喘而浮，痹在肺。长而左右弹，痹在肝。大而虚，痹在脾。坚而大，痹在肾。

【因】风，风为行痹，风性善行。寒，寒为痛痹，寒主收引；湿，湿为着痹，湿本重滞。三气致痹之原，或外兼他患有之，若舍此而能痹，未有也。

【证】其合而为痹也，以冬遇者，骨痹；春遇者，筋痹；夏遇者，脉痹；长夏遇者，肌痹；秋遇者，皮痹。久而不去，内舍五脏之合，待舍其合，难治矣。

《痹论》中议痹，乃三气皆可客于五脏，其风、寒、湿乘虚而客之故也。筋痹不去，内舍于肝；皮痹不去，内舍于肺；肌痹不去，内舍于脾；脉痹不去，内舍于心；骨痹不去，内舍于肾。其客于心，则烦心、上气、嗌干、恐噫、厥胀是也；其客于肺，使人烦满而喘吐；其客于肝，多饮、数溲，小腹痛如怀妊，夜卧则惊；其客于脾，四肢解堕，发渴、呕沫，上为大塞；其客于肾，善胀，尻以代踵，脊以代头。其客于肠，数饮而小便不得，中气喘争，时发飧泄。夫大肠乃传道之官，为冲和之气，三气乘虚客之，而和气闭矣，水道不通，使糟粕不化，故喘争飧泄也。其客于胞，小腹、膀胱按之内痛，若沃以汤，小便涩，上为清涕。夫三气客于胞中，则气不能化出，故胞满而水道不通，随经出鼻窍。其客于血脉，随脉流通上下，升降一身，谓之周痹。

华佗论：痹乃邪气合四时不正之气，感于

脏腑所为，有气、血、筋、肉、骨之分。其气痹者，愁思喜怒，过则气结于上，久而不消则伤肺。正气衰，邪气胜，留于上，则胸腹痛而不能食；注于下，则腰脚重而不能行；贯于舌，则不言；遗于腹，则不溺；壅则痛，流则麻；右寸脉沉而迟涩者是也。其血痹者，饮酒过多，怀热太甚，或寒折于经络，或湿犯于营卫，因而血搏，渐成枯削失血之证，左寸脉结而不流利是也。其肉痹者，饮食不节肥美之为，肉不荣，肤不泽，则纹理疏，三气入之，则四肢缓而不收持，右关脉举按皆无力而涩也。其筋痹者，由叫怒无时，行步奔急，淫邪伤肝，肝失其气，寒热客之，流入筋会，使筋急而不舒，左关脉弦急而数，浮沉有力是也。其骨痹者，乃嗜欲伤于肾，气内消而不能闭禁，邪气妄入，脉迟则寒，数则热，浮则风，濡则湿，滑则虚，治法各随其宜。

麻木余辨　是风湿热下陷入血分，阴中阳气不行，其证合目则浑身麻。亦有痰在血分痒者，血不营肌腠。

【治】附子汤　治风寒湿痹。

附子炮，去皮脐　桂枝　白芍　甘草　茯苓　人参各三钱　白术一两

行痹，加麻黄桂汤。痛痹，加附子、姜、茯汤。胞痹，加四苓。肠痹，加平胃、茱萸、草肉豆蔻等。

戴人法　苦剂涌寒痰，次与痰剂。使白术除湿、茯苓养肾水、桂伐木、姜、附寒胜加。

麻木方　人参助阳道　当归行阴　生甘草去热　白术　茯苓除湿热　升麻　柴胡　白芍　苍术　黄柏，痰加二陈。

忍冬藤膏　治五痹拘挛。

三　痓即痉也

【脉】太阳发热，脉反沉细，难愈。太阳证备，脉沉迟，此为痉。寸口脉直上下行，伏坚紧如弦。沉弦，沉紧。少阴脉紧，暴微者，欲解。

【因】血气内虚，四气外袭。

因湿，诸痉项强，皆属于湿。寒、湿同性，故湿可伤太阳。

《三因》论状，身热足寒，头强项急，恶寒，时头热，面赤目赤，脉独头摇动，卒噤，角弓反张。皆因血虚筋无所养，邪因入之。故寒则紧缩，热则弛张，风则弦急，湿则胀缓。又有因疮口未合，风入之，为破伤风；湿入之，为破伤湿。与痉同，但少头强项急，余并相如，又有因汗、下过多，又有产后怒气致此病者，项强亦有痰者。

【证】有汗而不恶寒，名柔痉；无汗口噤脚挛，名刚痉。

【治】宜流湿、祛风、缓表而安。详有、无汗而药之。

柔痉，葛根加桂汤；刚痉，大承气汤。葛根汤汗之，有表证可用。大承气下之，有里证可用。

四　痿

【脉】浮而大，浮虚大热；滑而大，滑痰大虚；洪而缓，洪热缓虚。

【因】肾水不能胜心火，火上烁肺金，六叶皆焦，皮毛虚弱，急而薄着者，则生痿躄。皆因贪欲好色之故，湿痰亦能为之。

经论：有由悲哀太甚，阳气内动，数溲血，大经空虚，热起于心。病则枢纽如折，不相提挈，名曰脉痿。有思想无穷，入房太甚，宗筋弛纵，热入于肝。病则筋急而爪枯，名曰筋痿。有由湿地，以水为事，热生于脾。病则胃干而渴，肌肉不仁，名曰肉痿。有因远行劳倦，遇大热而渴，阳气内乏，热舍于肾。病则腰脊不举，骨枯而髓减，名曰骨痿。然此皆热熏于肺之为也。火上炎，肺治节不行而痿躄矣。

【证】面黄，身热，肌瘦，往来寒热，涎嗽喘满，面浮弱而不用者，为痿。外有痿即软风也，柔风脚弱，病同而证各异。

【治】法独取阳明。阳明者，胃脉也。五脏六腑之海，主润宗筋，宗筋主束骨而利机关也。故阳明虚而然。

张，以黄连解毒汤加归等剂治之。

李，以甘寒泻火，苦寒泻湿热。四君子补阳明虚，清暑益气治之。湿痿之为病，宜二陈汤加术、苓、柏治之。

清暑益气汤　治热伤肺，气虚成痿。

黄芪一钱，汗少减半。暑邪干卫，身热自汗，甘温补之　人参救火伤气　白术各半钱　苍术一钱除湿　甘草炙，三钱，益气　当归三钱　升麻一

钱，酒润，甘平，润肌热，风胜湿 葛根二钱 陈皮半钱 泽泻半钱，渗湿 神曲半钱，消食去痞 五味九分，酸寒，收暑伤金 麦门冬三钱 青皮二钱半 黄柏三钱，补水泻热 或加知母、黄芩。

健步丸 治湿热成痿。

羌活 防风 柴胡 滑石 炙甘草 生姜酒洗，各半两 泽泻五钱 防己酒制一两 川乌 苦参酒洗 肉桂一钱 愈风汤下。

秘方 气虚，四君子加苍、白术、苓、柏。痰，加竹沥。血虚，四物汤。湿痰，二陈汤加苍、白术、苓、柏、竹沥，下补阴丸。

经论：喑痱乃肾虚也。舌不语，肾脉挟舌本，肾气厥不至；足不行，肾气不顺。

五 厥

【脉】沉微而不数，谓之寒厥；沉伏而数，谓之热厥。

【因】因虚，因痰，因热，因寒。

【证】厥当分二种，次分五脏。寒厥，为手足寒也。阴气胜则寒，其由乃恃壮纵欲于秋冬之间，则阳夺于内，精气下溢，邪气上行，阳衰精竭，阴独行，故为寒厥。热厥，为手足热也。阳气胜则热，其由乃醉饱入房，气聚于脾胃，阴虚阳气入则胃不和，胃不和则精竭，精气竭则四肢不荣，酒气与谷气相搏，则内热而溺赤，肾气衰，阳独胜，故为热厥。

五心烦热，有小肠热者，有心虚而热者。

厥，亦有腹暴满不知人者，或一二日稍知人者，或卒然衰乱者。皆因邪气乱，阳气逆，是少阴肾脉不至也，肾气衰少，精气奔逸，使风促迫，上入胃膈，宗气反结心下，阳气退下，热归股腹，与阴相助，令人不仁。又五络皆会于身，五络俱绝，则令人身脉俱动，而形体皆无所知，其状如尸，故曰尸厥。正由脏气相乱，或与外邪相忤，则气郁不行，闭于经络，诸脉伏匿，昏不知人。

厥有痰如曳锯声在咽中，为痰厥；骨枯爪痛，为骨厥；身直如椽，为骭厥；因醉而得，为酒厥；暴怒而得，为气厥；手足搐搦，为风厥；喘而狂走，为阳明厥。此皆气逆之所为也。

【治】李法：痰用白术、竹沥；热用承气下之；气虚补气，四君子；血虚补血，四物。

张法：降心火，益肾水。通血和气，必先涌之。

六 伤寒

【脉】阳浮而阴弱，谓之伤风。邪在六经俱强，加之风伤阳，故浮虚。阳浮，卫中风也；阴弱，营气弱也。浮紧而无汗，谓之伤寒。寒伤营，营实则卫虚。寒伤阴，故坚牢。阳紧，邪在上焦，主欲呕；阴紧，邪在下焦，必欲利。

脉浮，头项痛，腰脊强，病在太阳。脉长，身热、目痛、鼻干，病在阳明。脉弦，胸胁痛而耳聋，病在少阳。脉俱沉，口燥舌干，邪在少阴。脉俱微缓，烦满、囊缩，邪在厥阴。脉俱沉细，嗌干、腹满，邪在太阴。脉阴阳俱盛，重感于寒而紧涩，变为温疟。阴阳俱盛，伤寒之脉，前病热未已，后寒复盛也。脉阳浮滑，阴濡弱，更遇于风乘，变为风温。阳浮而滑，阴濡而弱，皆风脉也，前热未歇，风来乘热。脉，阳洪数，阴实大，遇湿热两合，变为温毒。洪数、实大，皆两热相合。脉阳濡阴弱而阴弦紧，更遇温气，变为温疫。

病发热，脉沉而细，表得太阳，名曰痉。病太阳身热疼，脉微弱、弦、芤，名曰中暍。病若发汗已，身灼然热，名曰风温。风温为病，脉阴阳俱浮，自汗出，身重多眠，睡鼾，语难。以小便不利，更被其下。若被火者，微发黄色，剧者则惊痫，时瘛疭，若火熏则死。病太阳，关节疼痛而烦，脉沉细，名曰湿痹。脉沉细而疾，身冷则四肢冷，烦躁不欲饮水，狂闷，名曰阳厥。

脉当有神，不问数极、迟败，当中有力即有神焉。神者，血气之先。

伤寒热甚，脉浮大者生，沉小者死；已汗，沉小者生，浮大者死。

温病二三日，体热、腹满、头痛，饮食如故，脉直而疾者，八日死。温病八九日，头身不痛，目不赤，色不变而反利，脉来牒牒，按之不弹手，时大，心下坚，十七日死。温病四五日，头痛腹满而吐，脉来细强，十二日死。温病汗不出，出不至足者，死。厥汗出，肾脉强急者生，虚缓者死。温病下利，腹中痛甚者死。热病七八日，不汗，躁狂，口舌暴燥焦黑，脉反细弱或代者，死。八日以上反大热死，邪胜故也。热病七八日，当汗，反下，脉绝者，死。热病得汗，脉躁者，死，脉转大者，死。厥逆，呼之不应，脉绝者死。阳厥，有力者生；阴厥，按之大者生。热病七八日，脉不躁，喘不数，后三日中有汗。不汗者，四日死。热病脉涩小疾，腹满，䐜胀，身热，不得大小便，死。热病脉浮大绝，喘而短气，大衄不止，腹中疼，死。热病脉浮洪，肠鸣腹满，四肢清，注泄，死。热病脉绝，动疾便血，夺形肉，身热甚，死。热病脉小疾，咳、喘、眩、悸、夺形肉，身热，死。热病腹胀、便血，脉大，时时小绝，汗出而喘，口干，视不见者，死。热病脉转小，身热甚，死。热病脉转小，身热甚，咳而便血、目陷、妄言、循衣缝、躁扰不卧，死。

热病呕血，咳而烦满，身黄，腹鼓胀，泄不止，脉绝，死。热病瘛疭狂走，不能食，腹满，胸痛引腰脊，呕血，死。脉浮而洪，邪气胜也。身体如油，正气脱也。喘而不休，水浆不下，胃气尽也。体麻不仁，营卫不行，乍静乍乱，正邪争也。故为命绝也。

热病喘咳唾血，手足腹肿面黄，振慄不言，名肺绝，死。丁日死，后仿此。热病头痛、呕宿汁，呕逆、吐血，水浆不入口，狂妄，腹大满，名脾绝，死。热病烦满骨痛，嗌肿不可咽，欲咳不能咳，歌笑而哭，名心绝，死。热病僵卧，足不安地，呕血，血妄行，遗屎溺，名肝绝，死。热病喘悸、吐逆、骨痛、短气，目视不明，汗如珠，肾绝，死。

太阳病，脉反躁盛，是阴阳变，死；得汗，脉静者，生。少阴病，恶寒而踡，下利，手足逆者，死；又吐利躁逆者，死。少阴病，四逆，恶寒而踡，其脉不至，不烦而躁者，死。少阴病，下利止而头眩，时时自冒者，死；又七八日息高者死。少阴病，脉微沉细，但欲卧，汗出不烦，自欲吐，五六日自利，烦躁，不得卧寐者，死。若利止，恶寒而踡，手足温者，可活。少阴病，下利止，厥逆无脉，不烦，服汤药，其脉暴出者，死；微续者，生。伤寒下利厥逆，躁不得卧者，死；下利至厥不止者，死。伤寒厥逆，六七日不利，便发热而利者，生。汗出利不止者，死；有阴无阳故也。伤寒五六

日，不结胸，腹濡、脉虚，复厥者，不可下；下之亡血，死。热病不知所痛，不能自收，口干阳热甚，阴颇有寒者死。热病在肾，渴口干，舌燥黄赤，日夜饮水不知，腹大胀尚饮，目无精光者，死。伤寒下利，日十余行，脉反实者，死。病者胁下素有痞，而下至于脐旁，痛引小腹，入阴挟筋，为脏结者，死。结胸证具，而烦躁者，死。直视谵语，喘满者，死。若下利，亦死。

【因】房劳、辛苦之过，腠理开泄，少阴不藏，触冒冬时杀厉之气、严寒之毒。中而即病，曰伤寒；不即病，寒毒藏于肌肤之间，至春变为温，至夏变为热病。皆肾水涸，春无以发生故也。皆热不得发泄，郁于内，遇感而发，虽曰伤寒，实为热病。春病温疫，夏为热病及飧泄，秋发痎疟，冬生咳嗽，皆因感四时不正之气，总名之曰伤寒。

【证治】自外而入，内传经络。

太阳证，头疼，发热恶寒，腰脊强，脉浮而紧，无汗，谓之伤寒。可汗，宜麻黄汤。脉缓自汗，谓之伤风，宜桂枝汤，忌利小便、重汗、下大便。

阳明证，身热、目疼、鼻干，不得卧，不恶风寒而自汗。尺寸脉俱长，宜白虎汤。浮沉按之有力，宜大承气汤。胃，血也，不主汗、利。忌汗，利小便。

少阳证，往来寒热，胸胁痛而呕，耳聋，脉弦，宜和解之，小柴胡汤。胆无出入，水火之间，下犯太阳，汗、下、利皆不可。忌利小便，忌汗，忌利大便。

太阴证，腹满咽干，手足自温，自利不渴，时腹痛，脉沉细，其脏寒，宜四逆汤。脉浮，可汗，宜桂枝汤。又大实痛，可下，用详。忌三法，宜三法，用详。

少阴证，口噤，舌干而渴，脉沉实，宜大承气汤。脉沉细迟者，宜用温之，四逆汤。身凉，脉沉细而虚，宜泻心汤。身热，烦躁不宁，大小便自利，脉浮洪无力，按之全无，宜附子泻心汤。其吐泻不渴，脉浮弱，理中汤主之。渴而脉沉、有力而疾，宜五苓散。少阴证，脉沉发热，当汗，麻黄细辛附子汤。少阴证，下

利色不青，当温；色青口燥，当下。脉弱忌下，干燥忌汗。

厥阴证，烦满而囊缩，大小便不通，发热引饮腹满，脉俱微沉实，按之有力，当下；无力，当温。厥阴乃二阴交尽，曰厥阴，为生化之源，喜温而恶清。

大抵三阴非胃实不可下，此三阴无传经，只胃实可下也。

太阳，标本不同。标热，太阳发热；本寒，膀胱恶寒，故宜汗。阳明，从中气。标阳，肌热；本实，妄语。标阳，故宜解肌；本实，故宜下。少阳标阳，发热；三火，恶寒。前有阳明，后有太阴，故宜和解。太阴标阴，本湿，发腹胀满，或嗌干，身目黄，从标治则温，从本治宜泄满下湿。少阴标阴，爪甲清冷；本热，脉沉实，口干渴。标宜温，本宜下。厥阴，中气宜温；烦满囊缩，故为热，宜苦辛下之。

麻黄、桂枝之辈，汗而发之。葛根、升麻之属，因其轻而扬之。三承气、陷胸之辈，引而竭之。泻心、十枣之类，中满泄之。在表宜汗；在里宜下；在半表半里宜和；表多里少，和而少汗之；里多表少，和而微下之；在上者，吐之。中气与脉气微者，温之。脉亦同法，又当求本。假令腹痛，用桂枝芍药汤。何不只用芍药，却于桂内加之？要知从太阳中来，故太阳为本。又如结胸，麻黄亦然。

刘法：分病及脉，以五脏言之，诸在皮者汗之，麻黄汤内加表之；在内者，下之，麻黄细辛附子汤内加下之。此言藏者，五脏也。可通经入脏。物之藏者，腑也，方可下。麻黄汤，治外证之外，麻黄细辛附子汤，治内证之外。肝脉外证，善洁，面青，善怒，脉弦，前方加羌活、防风三钱。内证，满秘便难，淋溲，转筋，沉而弦，后方加同前。心脉外证，面赤，口干，善笑，脉沉而洪，前方加黄芩、石膏各三钱。内证，烦心，心痛，掌中热而哕，脉沉，后方加同前。肺脉外证，面白，善嚏，悲愁欲哭，脉浮而涩，前方加姜、桂各三钱。内证，喘咳，洒淅寒热，脉沉，后方加生姜、桂枝。脾脉外证，面黄，善噫，善思味，脉浮而缓，前方加白术、汉防己。内证，腹胀满，食不消，

怠惰，脉沉，后方加同前。肾脉外证，面黑，善恐，脉浮，前方加附子、生姜。内证，泄如注，下重胫寒，脉沉，后方加同前。

以前外证，皆表之表，汗而发之；内证者，里之表也，渍形以汗，如脉沉，复有里证。里证为发热引饮，便利赤涩，泄下赤水，或秘，按之内痛，此为里证。宜速下之，依方加大黄三钱。如邪又未尽，复加大黄二钱。

刘、张又相继论：人多劳役饥饱者，得之火化、火扰。治之宜以辛凉。比及年少性急劳役，岂非火乎？迟脉年老之人，可以辛温解之。故制双解散，治诸伤寒、时气在表里，皆可服之。表里证有相似，药不可差。伤寒表证，发热恶寒而渴，独头痛，身热，目疼，鼻干，不得卧，乃阳明经病也，白虎汤主之。杂证、里证亦同。但目赤者，脏病也。脉亦洪大，甚则吐血，先有形也。乃手太阴肺不足，不能管领阳气，亦以枸杞、地黄等物治之。补泻当察虚实。假如洪、弦相杂，洪，客也，弦，主也。子能令母实。又脉弦无表证，是东方实，西方虚也。又前来者，为实邪。依此补泻，余仿此行之。

表汗，通圣散、双解散。半表半里，凉膈散、柴胡汤。里下，右手脉实，承气汤；左手脉实，抵当汤。不分浮沉，但实可用。

血气俱实，主三承气汤；温，四逆汤、真武汤；解利，五苓散、解毒散、白虎汤、甘露饮、栀子汤；发黄，茵陈汤。

伤寒得伤风脉，伤风得伤寒脉。假如太阳证，头疼，身热，自汗，恶风，脉当缓而反紧，是伤风得伤寒脉也。余以例推之。桂枝麻黄各半汤、羌活汤尤妙。

吐 瓜蒂散 瓜蒂 赤小豆 豆豉汤下一钱。

结胸，脉浮大者，不可下之，下之必死。

小陷胸汤 半夏 黄连姜汁炒 瓜蒌实

大陷胸汤 炒大黄五钱 苦葶苈炒，三钱 芒硝一钱 杏仁十二个

丸如弹子大。每服一丸，入甘遂末三字，蜜半匙，水煎，至半温服。

六经余证

太阳痉，汗多热利，误下变证。

阳明烦躁。火入于肺，烦也。火入于肾，躁也，栀子豆豉汤，宿食加大黄。狂谵、实热、发斑，胃火呕吐哕。

少阳潮热。有平旦、日晡之分。详见前。

太阴腹痛，有部分同杂证治。痞有虚实。实，便秘，厚朴、枳实；虚，便利，白芍。

少阴心惊悸是杂证。吐泻同霍乱证。治咽喉热，甘草、桔梗。寒热合二方。下利色青，下；色不青，温。渴逆，乃阴消阳逆，或兼以舌挛，语言不正，昏冒咽痛，大承气。

厥阴，羌活汤。

解利伤寒，不问何经，辨两感、伤寒之例。

羌活　防风　川芎　甘草炙　黄芩各一钱　地黄　细辛二钱半　白术二钱

如身热，加石膏四钱；腹痛，加芍药三钱半；往来寒热，加柴胡一钱、半夏五钱；心下痞，加枳实一钱；里证，加大黄三钱，邪去止之。

治疫　麻黄一两　甘草一两半　石膏　滑石　黄芩　白术各四两　煎服表汗。

解利　大羌活汤　治两感伤寒。出李。

防风　羌活　独活　防己　白术　甘草炙　黄芩　黄连　苍术　川芎　细辛各三钱　知母　生地黄各一两　白芷阳明加之

双解散　混解，不间风、寒。出张、李、刘皆用。

栀子豉汤　出李。

消毒饮　治疫疠时毒。

黄芩　黄连各半两　连翘一钱　陈皮　玄参各三钱　甘草　黍粘子　板蓝根　马勃各一钱　人参　僵蚕各一钱　桔梗三钱　升麻七钱　柴胡五钱　薄荷　川芎各五钱　大黄便硬加之　以水煎服。

伤寒中寒说　伤寒为外寒郁内热。伤寒面惨而不舒，恶寒不恶风。中寒谓寒乘其肤腠，不分经络，疏豁一身，无热可发，温补自安。此胃气之大虚也。

风湿不可汗下论　春夏之交，病如伤寒，自汗，肢体重痛，转侧难，小便不利，此名风湿，非伤寒也。因阴雨卑湿，或引饮，多有此证，宜多与五苓散，切忌汗、下。

四证类伤寒　伤寒，右寸脉紧盛，痞满。

脚气如伤寒证，但病起于脚膦，痰证，呕逆头痛，脉浮而滑；痞满，虚烦不恶寒，不头痛身疼。阳毒，身重，腰脊痛，狂言，或吐血下利，脉浮大数，咽喉痛唾血，面赤如锦纹，五六日可治，阴毒，身重背强，腹中绞痛，咽喉不利；毒气攻心，心下坚，呕逆，唇青面黑，四肢冷，脉沉细紧数，身如打，五六日可治。

阴盛格阳　目赤，烦躁不渴，或渴不欲水，脉七八至，按之不鼓，姜附主之。

阳盛拒阴　身表凉痛，四肢冷，诸阴证，脉沉数而有力，承气主之。

阳厥极深，或时郑声，指甲、面色青黑，势困，脉附骨，按之有举之无。因阳气怫郁，不得荣运于四肢，以至身冷。先凉膈养阴退阳，以待心胸微暖，可承气下之。

阴证身静，重语无声，气难布息，目睛不了了，鼻中呼不出、吸不入，口鼻中气冷，水浆不入口，二便不禁，面上恶寒，如有刀刺。

阳证身动，轻语有声，目睛了了，鼻中呼吸出入，能往能来，口鼻气热。

伤风，气出粗，合口不开，面光而不惨，恶风不恶寒。

伤食，口无味，液不纳，息肩。

两感　一日太阳受之，即与少阴俱病，头疼口干，烦满而渴者是。二日阳明受之，即与太阴俱病。腹满身热，不饮食，谵语。三日少阳受之，即与厥阴俱病。烦满囊缩，水浆不入口，不知人，六日死。

痓　太阳病，发热无汗，反恶寒者，名刚痓。无汗为表实，恶寒为重感，故名刚痓。太阳病，发热有汗，不恶寒者，为柔痓。表虚伤湿，其病身热足寒，颈项强急，恶寒，时头热，面赤，目脉赤，头摇，卒口噤，背反张。

中湿　见前脉。其病一身尽黄，头痛汗出，欲水而不能饮，反欲近火。

头汗　乃邪搏诸阳，热不得越，津液上凑。又见自汗条下。

手足汗　有邪聚于胃则便硬。有寒则便溏，不能食，小便不利。

烦躁　有热传于内，胸中有热，关前洪数，宜解热。有虚，因汗、吐、下虚，协余热，身不疼，脉不紧数，宜补之。又初解，胃弱强食，胃脉浮洪。

苔，皆心经之热浅深也。白而滑，乃邪在半表半里也；白而涩，热在里也；黄而干，热在胃也；黑者宜下。

哕皆胃疾，或寒，或妄下之虚。

厥，手足冷。有寒，有热。先热而后厥者，热伏于内；先厥而后热者，阴退阳气复；始得之便厥，皆阳不足而阴胜也，所主为寒。

谵语四证　伤寒谵语，属阳明经。乃胃有热，脉洪大者是，宜调胃承气汤。身不热，身困者，谓之郑声。病退人虚，脉和平，宜滋补。妇人经来，适邪气乘虚入于血海，左关脉数者，小柴胡汤主之。有邪祟者，言语涉邪，颇有意思，状多变，与病相违者是。

气喘七证　伤寒太阳证，下之微喘者，内虚外热故也，宜解其表。饮水过多，水停心下，胸膈而喘者，宜利其小便。病本无喘，因药下之，泻止而喘，其色已脱，不治。喘而四逆者，不治。喘而噫者，不治。喘而鱼口者，不治。喘而目闭、面黑者，不治。

目瞪四证　伤寒至目瞪不省人事，此中风痉证。以药开关吐痰，痉退眼开，随证治之。伤寒，病已过经，痉退无热，人困不语，脉和目瞪，谓之戴阳，下虚故也。阳毒不解，热毒之气伏于太阳之经，故使目瞪。六脉弦劲，渐作鱼口，气粗者死。太阴痰潮，上灌七窍，两目瞪。与小儿惊风之类同，下痰则愈。舌卷唇焦，乃心肝热极，三焦精液不生，可治；舌卷卵缩，厥阴绝也，必死。

厥逆幽闷三证　阴毒阳冷，四肢逆冷，心膈幽闷，默默思睡，脉沉伏者是。伤寒起，汗下后，又战汗过多，人困身冷不动者，乏阳也。伤寒未三日，身冷，额上汗出，面赤心烦者，非阴毒证，谓之阴盛格阳。阴气并于外，阳气伏于内，其脉沉数也。

咽干两证　少阳证，口苦咽干，乃胆热也，小柴胡汤。少阴证，口燥咽干，主肾热津液不生，宜下。

恶寒三证　发热恶寒，发于阳，脉浮数，宜麻黄、桂枝汗之。无热恶寒，发于阴，脉沉细，宜四逆温里。发汗后，反恶寒，气虚也。脉微弱，补虚，芍药附子甘草汤主之。

恶风三证　汗出而脉缓，宜桂枝加葛根汤，便遍身润。太阳病，发汗过多，亡阳，卫虚恶风，当温其经，宜桂枝加附子汤。风湿相搏，骨节烦痛，不得屈伸，汗出恶风，不欲去衣，宜甘草附子汤。

汗后发热并再伤八证　发汗不入格，其病不解，宜再汗之。发汗后，再伤风邪而热，宜发汗；再伤风寒而热，随证治之。汗后温之热，脉弦小而数者，有余热也，宜和解之。汗后温之热，脉静，身无痛处，虚热也，宜平补之。汗后温之热，或渴，或烦，或胸满，或腹急，有里证，脉沉数，宜下之。劳力而再热，平解劳倦，宜柴胡鳖甲散。食过而热者，宜消化其食。

中暍　夏月发热恶寒，小便已，洒然毛耸，脉弦细而芤迟，宜白虎人参汤。忌汗、下。

中暑　背寒面垢，手足微冷，烦躁引饮，四肢不痛，脉浮，宜五苓、白虎。

中温　冬月冒寒，至春夏再感乖常之气。

风温　先伤风，后伤温。头疼自汗，体重息如喘，但默默欲眠，尺寸脉俱浮。风温脉浮，证同前条下。

温毒　汗、吐、下，表未罢，毒邪入脏，身有斑，脉阳洪数、阴实大。

湿温　先伤湿，后中暑。

瘟疫　众人一般，脉阳虚弱、阴弦紧。

潮热　阳明，申酉时分也。胃实宜下。寒热相继在他时。太阳病，热在寅卯；少阳，在巳午。

汗自出　太阳经自汗，营弱卫强也。中风，太阳脉缓；风温，身重多睡，脉浮缓；风湿，脉沉而细，证同前条下；少阴，咽痛，拘急，四肢疼，厥逆自汗，亡阳也；太阳，亡阳自汗；柔痉，同前痉下。

除中者死　伤寒六七日，脉迟下利而热，反予黄芩汤撤其热，腹中恶冷，当不能食，今反能食，名曰除中。脾经受邪，则下利而热，反予黄芩，邪热未去而胃气先去。

禁忌　厥阴心痛发斑，不欲食，食则吐蛔，下则利不止。诸四肢厥逆，不可下。五六日，不结胸，腹痛满，脉虚复厥者，不可下。当下反汗之，必口烂。

少阴，脉沉细数，病在里，忌汗；微者，忌汗。尺脉弱涩者，不可下之。

太阴，腹满，吐，食不下，自利，时腹自痛。忌下，下之胸下结硬。脉弱，自便利，虽用下，宜减之。

少阳，不可汗，忌利小便，忌利大便。犯之，各随上下、前后、本变及中变诸变例。

太阳，小便不利，不可利之。利之邪气入里不能解，咽干淋衄，小便不利。当汗，不可汗。在表不可下，下之动血。误犯之成结胸、痞气。汗之成血蓄于胸中；当汗而下之，成协热利。

太阳证误下有八变　脉浮者，必结胸。紧者，必咽痛。弦者，必两胁拘急。细数者，头痛不止。沉紧者，必欲呕，沉滑者，必热利。浮滑者，必下血。

阳明，不当发汗，发汗成蓄血，上焦为衄。不当下而下之，血蓄下焦发狂。有年老患时热狂妄，服附者愈，服寒凉者死。

足太阳，未渴，小便清者，禁利。咽干禁汗，成蓄血禁下太早。已渴者，五苓散。谵语、潮热、大渴，宜下。

足少阳，三禁，胃实可下，足太阴禁下。

足少阴，脉沉，口燥咽干而渴，禁汗；脉涩而弱，禁下。三阴非胃实，不可下。

治三焦，便有胆少阳经，作风治，不宜汗、下、利小便。

治心便有肾少阴，故本热标寒，故脉沉细，按之洪大，用承气汤，酒制热饮是也。

治膀胱便有小肠太阳，故本寒标阳，故脉紧数，按之不鼓而空虚，用姜附寒饮顿服。

治肺便有脾太阴，故寒因寒用，大黄枳实下之。

治阳明纯阳，大肠喜热恶清，当以热治寒也。络宜清，当以寒治热。

许学士解利外感
伤风者，恶风。用防风二钱，甘草、麻黄各一钱。头痛加川芎，项背腰痛加羌活，身重加苍术，肢节痛加羌活，目痛鼻干及痛加升麻，或干呕、或寒热、或胁下痛加柴胡。

伤寒者，恶寒。用麻黄二钱，防风、甘草各一钱。头沉闷加羌活一钱。

凡治伤寒，以甘草为君，防风、白术为佐。是寒宜甘发也，看他证加减。伤风以防风为君，甘草、白术为佐，是风宜辛散也。其伤寒表证，以石膏、滑石、甘草、知母、葱、豉之类，汗出即解。如热半表半里，与小柴胡，汗出而愈。热甚，大柴胡与之。更甚，小承气。里热甚，大承气。发黄者，茵陈蒿汤下之。结胸，陷胸汤下之。

内伤　见于右手。内伤躁作寒已，寒作躁已，不相并，但有间，且晡时必减，乃胃气得令。潮作之时，精神困倦，乃其气不足。

外伤　见于左手。外伤但无间，且晡时必作剧，乃邪气盛。潮作之时，精神有余，乃邪气胜。

寒邪不能食，风邪能食。

表虚，不作表虚治。或劳役于凉处解衣，或阴虚新浴，表虚为风寒所遏，切不可妄解表。

七　大头肿痛　附蛤蟆瘟

【因】阳明邪热太甚，故资实，少阳相火而为之也。湿热为肿痛，治之视其肿势在何部分，随结而取之，是天行也。

【治】黄芩炒　甘草　大黄煨　黍粘子炒　芒硝

阳明渴，加石膏；少阳渴，加瓜蒌根。阳明行经，加升麻、白芍、葛根、甘草；太阳行经，加羌活、防风。

蛤蟆瘟
【因】风热。
【治】解毒丸下之。
侧柏叶自然汁调蚯蚓粪敷。烧灰大妙。
车前叶服；或丁香尖、附子尖、南星，醋磨敷皆可。五叶藤汁敷亦可。

八　霍乱

【脉】微涩，或代或伏。脉弦滑者，膈有宿食；身却不热，为霍乱。大者生，微迟者死，脉洪者热。

【因】其气有三：一曰火，二曰风，三曰

湿。

邪在上焦则吐，下焦则泻，中焦则吐而且利。吐为暍热也；泻为湿也；风胜则动，故转筋也。或因大渴而大饮，或饥，或饱甚，伤损胃气，阴阳交争而不和。此为急病也，不死。如干霍乱而不得吐利，必死。

【证】其状心腹卒痛，呕吐下利，憎寒发热，头痛眩晕。先心痛则先吐，先腹痛则先下，心腹俱痛，吐利并作。甚则转筋，入腹则死，不然则吐泻。

干霍乱者，忽然心腹胀满，绞刺痛，欲吐不吐，欲利不利，须臾则死。以盐汤大吐之佳。

外有冲恶，病同而名异。

【治】**五苓散**　治热多饮水，关上脉洪者，热也。宜清之。

理中丸　治寒多不饮水，身不热者。

半夏汤　治霍乱转筋，吐利不止。身痛不止者，宜加桂枝汤。半夏　茯苓　陈皮　白术　薄荷　桂枝　甘草

和解散　治霍乱，此条内有所积，外为邪气所阻。甚用吐法，二陈汤。

和解散　川芎　苍术　白芷　防风。

九　瘟病

【证】众人一般者是。

【治】有三法：宜补，宜散，宜降。

大黄　黄芩　黄连　人参　桔梗　苍术　防风　滑石粉　人中黄　香附子

上神曲丸，送下随宜。气虚，四君子；血虚，四物汤；痰，二陈汤；热甚，童便作汤送下。

春夏不服麻黄，秋冬不服桂枝；夏不服青龙，冬不服白虎。

十　伤暑

【脉】虚则身热，或浮自汗。自汗者，火动而散故也。

【因】夏火太热，损伤肺金元气。其感有二：动而得之，乃辛苦之人，动而火胜，热伤气也，脉洪而大。静而得之，乃安乐之人，静而湿胜，火胜金位也，脉沉而实。

【证治】暑喜归心，入心则噎塞，昏不知

人；入肝则眩晕；入肺则喘满、痿躄；入脾则昏睡不觉；入肾则消渴。病则怠惰嗜卧，四肢不收，精神不足，两脚痿弱，头疼恶热，躁热，大渴引饮，大汗。因动而中，白虎加人参汤主方。头疼恶寒，拘急肢节疼，大热无汗。因静而中，大顺散、白虎加苍术。有阴胜阳之极，甚则传肾肝为痿厥，清暑益气汤主之。

凡中暍死　切忌与冷水凉处，须沃以汤，宜黄龙丸主之。

心虚伤暑　身热头痛，烦满而渴，五苓散主之。

肺虚伤暑　身热烦闷而喘，白虎汤主之。

脾虚伤暑　则为痎疟，常山饮主之。

黄连香薷汤　治暑。挟痰，加半夏；虚加参、芪。

清暑益气汤　治暑伤金，虚甚。

玉龙丸　曾用治暑。油炒半夏、姜汁丸。

补中益气汤　治注夏痰渗。

二苓汤　治春夏之交，病似伤寒，自汗体重，痛难转侧，此名中湿。

泽泻一两　滑石二两　茯苓　猪苓　白术半两

暑风挟火，痰实者，可用吐法。

玉龙丸　治暑泄泻，或二便秘。

焰硝　明矾　滑石　硫黄一两　白面六两水丸，水下。

十一　疟

【脉】疟脉自弦，弦数多热，弦迟多寒。弦小紧者，可下之；弦迟者，可温之；弦数者，可汗，灸之；浮大者，可吐之；弦数者，风发也，以饮食消息止之。

【因】夏暑舍于营卫之间，腠理不密，遇秋之风，玄府受之。惨怆之水，寒气闭而不出，舍于肠胃之外，与营卫并行。昼行于阳，夜行于阴，并则病作，离则病止。并于阳则热，并于阴则寒。浅则日作，深则间日。在气则早，在血则晏。因汗郁成痰，因虚弱阴阳相乘。

外因　从六淫，有寒、温、瘅、湿、牝。寒则先寒后热；温则先热后寒；瘅则但热不寒；湿则身骨节疼；牝则寒多不热。

内因　有脏气不和，郁结痰饮所致。有肝、

心、脾、肺、肾之说（说见后）。

不内外因　疫疟，一岁之内，大小相似；鬼疟梦寐不详；瘴疟乍有乍已；食疟因饮食得之；劳疟因劳得之；母疟有母传染者也。

李论　夏伤于暑，秋为痎疟。暑者，季夏湿土。湿令不行则土亏矣，所胜妄行，木气太过，少阳主也。所生者受病，则肺金不足，不胜者侮之。水胜土之分，土者坤，坤在申，申为相火。水入土，则水火相干，则阴阳交作，肺金不足，洒淅恶寒。土虚少阳乘之，则为寒热，发于秋者，湿热则卯酉之分也。

【证治】　先寒而热，谓之寒疟；先热而寒，谓之温疟；治之宜乎中也。中者，少阳也。渴者，燥胜也。不渴者，湿胜也。又有得之于冬，而发于暑，邪舍于肾，足少阴也。有藏之于心，内热蓄于肺，手太阴也。但热而不寒，谓之瘅疟，足阳明也。在太阳经谓之风疟，宜汗之；在阳明经谓之热疟，宜下之；少阳经谓之风热，宜和之。此伤之浅也。在阴经则不分三经，谓之温疟，宜从太阴经论之，此伤之重也。

太阳经　头痛腰痛，寒从背起，先寒后热，宜小柴胡、羌活地黄汤。

少阳经　心体解㑊，寒热不甚，恶见人，多汗出甚，小柴胡汤。

阳明经　先寒久乃热，热大汗，喜见火乃快，宜桂枝二白虎一汤。

少阴经　呕吐烦闷，热多寒少，欲闭户而处，病难已，小柴胡加半夏汤。

太阴经　好太息，不嗜食，多寒热汗出，病至喜呕乃衰，理中汤。

厥阴经　小腹腰痛，小便不利，意恐惧，四物玄明苦楝附子汤。

心疟　烦心，甚欲得清水，反寒多不甚热，宜桂枝黄芩汤。

肺疟　心寒甚，热间善惊，如有见者，桂枝加芍药汤。

肝疟　色苍苍然，太息，其状若死，通脉四逆汤。

脾疟　寒则腹痛，热则肠鸣，鸣已汗出，小建中汤、芍药甘草汤。

肾疟　腰脊痛，宛转便难，目眴然，手足寒，桂枝加当归芍药汤。

胃疟　将病也，善饥不能食，能食而肢满腹胀，理中汤、丸主之。

劳疟　经年不差，后复发作，微劳力不任，名曰劳疟。

母疟　百药不差，结成癥癖在腹胁，名疟母。

治虽不同，疟得于暑，当以汗解。或汗不彻，郁而成痰，宜以养胃化痰发汗，邪气得出，自然和也。虚则补之，脉洪数无力者是也。

羌活汤　治邪气浅在表。

羌活　防风　甘草

恶寒有汗，加桂枝；恶风无汗，加麻黄；吐，加半夏。

府黄桂枝汤　治夜疟。此散血中风寒。

麻黄一两　桂枝二钱　甘草炙，三钱　黄芩五钱　桃仁三十粒，去皮尖

邪气深而入血。以桃仁缓肝，散血中邪。

桂枝石膏汤　治邪深间日。

桂枝五钱　石膏　知母一两半　黄芩一两

汗出不愈，为内实外虚，寒热大作，必传入阴。太阳阳明，芪、芍；寒热传入，太阳阳明少阳合病，加柴胡、半夏、人参、甘草。

藜芦散　治久疟，欲吐不能吐，宜吐之。

藜芦为末，温齑水调下半钱，以吐为度。

张法　白虎加参汤、小柴胡合五苓散、神佑丸治之。

服前三方未动，次与之承气汤治。甚者，甘露饮调之，人参柴胡饮子补之，常山饮吐之。

老疟丹　治老疟，风暑入阴在脏，碍血气。

川芎　桃仁　红花　当归　苍术　白术　白芷　黄柏　甘草

上水煎，露一宿，次早服之。

疟母丸　治疟母、食疟。

鳖甲醋炙，君　三棱　莪术醋炙　香附子　阿魏食积加醋化

截疟丸　先补药、表药，彻起阳分，方可截。

川常山　草果　知母　槟榔　乌梅　穿山甲炒　甘草炙

用水一大碗，煎半碗，露一宿，临发时温

服之，宜吐。

一补一发丹 治久疟内伤挟外邪。内发必主痰，外以汗解。

半夏 茯苓 陈皮 柴胡 黄芩 苍术 川常山 葛根

虚，加参、术补气，甚加芩、连。有一人夏感，脉沉细，服之愈。

常山汤 治妇胎疟。

常山二两 黄芩三两 石膏八钱，另研 乌梅十四个 甘草一两 煎服之。

不二散 白面二两 砒一钱

和匀，以香油一斤煎之，色黄，用草纸压之，去油为末，入江茶三两，每服一字。

神妙绝疟 木通川者 秦艽去芦 穿山甲炙 常山各等分 辰砂半钱，另研 乌梅七个 大枣七个

上以水三盏，煎至半，入酒一盏，再至半。先刮砂枣服，次服药。

十二 疸

【脉证】脉沉，渴欲饮水，小便不利，皆发黄。脉沉乃阳明蓄热，喜自汗。汗出入水，热郁身肿，发热不渴，名黄汗。脉紧数，乃失饥发热，大食伤胃，食则腹满，名谷疸。数为热，热则大食；紧为寒，寒则腹满。脉浮紧，乃因暴热浴冷水，热伏胸中，身面目悉如金色，名黄疸。阳明病，脉迟者，食难用饱，饱则发烦、头眩者，必小便难，欲作谷疸。脉沉弦或紧细，因饮酒百脉热，当风入水，懊憹心烦足热，名酒疸。其脉浮欲呕者，先吐之；沉弦者，先下之。脉浮紧，乃大热交接入水，肾气虚流入于脾，额黑，日晡热，小腹急，足下热，大便黑，时溏，名女劳疸。腹如水状，不治。脉寸口近掌无脉，口鼻冷，不治。其病身热，一身尽痛，发黄便涩。

【因】内热入水，湿热内郁，冲发胃气。病虽有五，皆湿热也。

【治】诸黄家，但利其小便愈。假令脉浮，以汗解之；如便通汗，自当下之愈。当以十八日为期，治之十日以上为差，反剧者难治。治法以疏湿、利小便、清热或汗之，五苓加茵陈、连类。

茵陈栀子汤

茵陈一两，去茎 大黄半两 山栀十个 豆豉汤下。

五苓散 热加苦参；渴加瓜蒌根；便涩加葶苈；素热加黄连。

茵陈蒿汤 治黄疸，寒热不食，食则头眩，心胸不安者是。

滑石石膏丸 治女劳疸。证见题下。

滑石 石膏

研末下，粥饮，便利则止。

十三 劳 附：劳极、烦热、劳瘵

【脉】男子平人，脉大为劳，极虚为劳，浮大为里虚。男子脉虚弱细微者，善盗汗。男子脉虚沉弦，无寒热，短气里急，小便不利、而色白，时目瞑，喜衄。诸芤、动、微、紧，男子失精，女子梦交。脉沉小迟，名脱气。其人疾行则喘，手足寒，腹满，甚则溏泄，食不消。脉弦而大，大则为芤，弦则为减，女子漏下，男子失精。脉微弱而涩为无子，精气清冷。尺脉弱寸强，胃络脉伤。安卧脉盛，谓之脱血。脉举之而滑，按之而微，看在何部，以知其脏。尺弱滑而涩，下虚也；尺滑而涩疾，为血虚。脉数，骨肉相失，声散呕血，阳事不禁，昼凉夜热者死。脉轻手则滑，重按则平，看在何经而辨其腑。寸弱而微者，上虚也。

【因】喜怒不节，起居不时，有所劳伤，皆伤其气。气衰则火旺，火旺则乘其脾土，而胃气、元气散解，不能滋养百脉，灌注脏腑，卫护周身，百病皆作。

【证】百节烦疼，胸满气短，心烦不安，耳聩鸣，眼黑眩，寒热交作，自汗飧泄，四肢怠惰者。

外有脾痹、中风、湿痹病、伤暑、骨热不同。

【治】法以甘寒泻火，甘温补中，温之、收之。

十全散、四物汤治血虚；四君子汤治气虚，加升麻，补中益气汤。

牛膝丸 治肾肝损，骨痿不能起床，筋缓不能收持。

川草薢炒 杜仲炒 苁蓉酒浸 菟丝酒浸

牛膝酒浸，治肾　蒺藜治肝，各等分　桂枝半两

酒煮猪腰子，丸梧桐子大。空心酒下。亦治腰痛。

肾气丸　治肾脾不足，房室虚损，宜此荣养血以益肾。肾苦燥，以辛润之致津液，故用川芎。酸以收之，故用五味。盖神方也。

苍术柑浸，一斤　熟地一斤　五味半斤　川芎冬一两，夏半两，秋七钱，春亦七钱

上为末，用枣肉丸，米饮下。

地黄煎丸　解劳生肌活血。

生地汁　藕汁　杏仁汁　姜汁各五升　薄荷汁　鹅梨汁　法酒二升　沙蜜四两

以上慢火熬成膏，入后药。

柴胡三两，去芦　秦艽去芦　桔梗各二两　熟地黄四两　木香　枳壳炒　柏子仁炒　山药　白茯苓　远志去心　人参　白术各一两　麝香半钱，另研

上为末，和前药，丸如梧桐子大，甘草汤下。

辛苦劳

柴胡　人参　黄芪　黄柏　甘草

牡蛎散　治诸虚不足，津液不固，自汗出。

牡蛎煅，取粉　麻黄根　黄芪或加秦艽、柴胡、小麦同煎。

麦门冬汤　治大病后虚烦，则热不解，不得卧。

半夏　竹茹　陈皮　茯苓　麦门冬　人参

炙甘草汤　治虚劳不足，汗出而闷，心悸，脉结代。

酸枣仁丸　治虚劳，虚烦不得眠者。

枣仁炒，一两　参　桂各一钱　茯苓三钱　石膏半两　猪苓三钱

固精丸　治精滑。

牡蛎砂锅煅，醋淬七次，醋糊丸，梧子大，空心盐酒送下。

参归散　治骨蒸劳。

知母炒　人参炒　秦艽去尖芦　北柴胡同术炒　鳖甲麦汤浸七次　前胡各半两　乌梅三个　地骨皮　川常山酒浸三日　川归柴胡同炒　甘草　白茯苓各七钱半

水煎服。

脾虚　本经宜四君子汤。

肝乘之，胁痛口苦，往来寒热而呕，四肢满闷，淋溲便难，转筋腹痛。宜防风、独活、川芎、桂、芍药、白术、茯苓、猪苓、泽泻、黄柏、细辛、滑石。

心乘之，宜连、芩、柏、白芍、地黄、石膏、知母。

肺受病，痰嗽短气，懒言嗜卧，洒淅寒热，宜补中益气汤。作涎清涕，肩胛腰脊痛，冷泄，宜干姜、术、附、乌、苍术、桂、茯。

劳热

劳者，神不宁也。

肝劳实热，关格牢涩，闭塞不通，毛悴色夭。肝劳虚寒，口苦，关节疼痛，筋挛缩，烦闷。

心劳实热，口舌生疮，大便闭塞，心满痛，小腹热。心劳虚寒，惊悸恍惚多忘，梦寐惊魇，神志不定。

脾劳实热，四肢不和，五脏乖戾，胀满肩息，气急不安。脾劳虚寒，气胀咽满，食不下通，噫宿食臭。

肺劳实热，气喘鼻胀，面目苦肿。肺劳虚寒，心腹冷气，气逆游气，胸胁气满，从胁达背痛，呕逆虚乏。

肾劳实热，小腹胀满，小便赤黄，末有余沥数少，茎中痛，阴囊生疮。肾劳虚寒，恐虑失志，伤精嘘吸短气，遗泄白浊，小便赤黄，阴下湿痒，腰脊如折，颜色枯悴。

尽力谋虑则肝劳；曲运神机则心劳；意外致思则脾劳；预事而忧则肺劳；矜持志节则肾劳。

极者，穷极无所养也。

筋实，咳而两胁下痛，不可转动，脚下满不得远行，脚心痛不可忍，手足爪甲青黑，四肢筋急，烦满。筋虚，好悲思，支嘘吸，脚手俱挛，伸动缩急，腹内转痛，十指甲疼，转筋。甚则舌卷卵缩，唇青，面色苍白，不得饮食。

脉实，气衰血焦，发落，好怒，唇舌赭。甚则言语不快，色不泽，饮食不为肌肤。脉虚，虚则咳，咳则心痛，喉中介介如梗，甚则咽垂。

肉实，肌脾淫淫如鼠走，津液开，腠理脱，

汗大泄。或不仁，四肢急痛。或腹缓弱，唇口坏，皮肤变色。肉虚，体重怠惰，四肢不欲举，关节痛疼，不嗜饮食，饮食则咳，咳则胁下痛，引背及肩不可转动。

气实，喘息冲胸，常欲自恚，心腹满痛，内外有热，烦呕不安。甚则呕血，气短乏不欲食，口燥咽干。气虚，皮毛焦，津液不通，力乏腹胀，甚则喘息，气短息塞，昼差夜甚。

精实，目视不明，齿焦发落，形衰，通身虚热。甚则胸中痛痛，烦闷泄精。精虚，尪羸，惊悸，梦泄遗沥，小便白浊。甚则茎弱核彻，小腹里急。

骨实，热，耳鸣，面色焦枯，隐曲膀胱不通，牙脑苦痛，手足酸疼，大小便闭。骨虚，面肿垢黑，脊痛不能久立，气衰发落齿槁，腰背相引痛。甚则喜唾不了。

烦热

内热曰烦，外热曰热。身不觉热，头目昏痛，口干咽燥不渴，清清不寐，皆虚烦也。平人自汗，小便频并，遗泄白浊，皆忧烦过度，大病虚后烦闷，谓之心虚烦闷。

《古今录验》五蒸汤 治五蒸病。

甘草一两，炙 人参 知母 黄芩各二两 茯苓 熟地 葛根各三两 竹叶二把 石膏五两，碎 粳米二合

上吹咀，以水九升，煮取二升半，分为三服。亦可以煎小麦水乃煎药。忌海藻、菘菜、芜荑、大醋。

实热 黄芩 黄柏 黄连气也 大黄血也

虚热 乌梅 秦艽 柴胡 青蒿气也 蛤蚧 鳖甲 小麦 丹皮血也

肺鼻干 乌梅 天冬 麦冬 紫菀

皮舌白，唾血 桑白皮 石膏

肤昏昧嗜睡 牡丹皮

气遍身虚热，喘促鼻干 人参 黄芩 栀子

大肠鼻右孔干痛 大黄 芒硝

脉唾白浪语，脉络溢，脉缓急不调 生地黄 当归

心舌干 生地 黄连

血发焦 地黄 当归 桂心 童便

小肠下唇焦 赤茯苓 木通 生地

脾唇焦 芍药 木瓜 苦参

肉食无味而呕，烦躁甚不安 白芍药

胃舌下痛 石膏 粳米 大黄 芒硝 葛根

肝眼黑 川芎 当归 前胡

筋甲焦 川芎 当归

胆眼白失色 柴胡 栝蒌

三焦乍寒乍热 石膏 竹叶

肾两耳焦 生地 石膏 知母 寒水石

脑头眩，闷热 地黄 防风 羌活

髓髓沸骨中热 天冬 当归 地黄

骨齿黑，腰痛足逆 鳖甲 地骨皮 牡丹皮 当归 生地黄

肉肢细肤肿，腑脏俱热 石膏 黄柏

胞小便赤黄 泽泻 茯苓 滑石 生地 沉香

膀胱左耳焦 苓 滑石 泽泻

外有胸中烦热；肝中寒烦闷；肝中风酒疸、中暑、中风湿；心痹、脾痹、肝虚寒、精实；五心烦热、小肠热、心虚热；足下热，酒疸、女劳疸；日晡热如疸。

劳瘵

【脉】虚。

【因】痰与血病。

【证】其病俗名传尸。虽多种不同，其病与前人相似。大略令人寒热盗汗，梦与鬼交，遗泄白浊，发干而耸；或腹中有块，或脑后两边有小核数个，或聚或散，沉沉默默，咳嗽痰涎；或咯脓血，如肺痿、肺痈状；或腹下利，羸瘦困乏，不自胜持。虽不同证，其根多有虫啮心肺一也。

【治】青蒿一斗半，童便三斗，文武火熬至七分，去蒿。再熬至一升，入猪胆汁七个、辰砂、槟榔末。再熬数沸，以甘草末收之。

治虚劳痰

四物汤 竹沥、姜汁、便，或加参、术。

三拗汤 治传尸劳瘵，寒热交攻，久嗽咯血羸瘦，先服此方，后服莲心散，万无一失。

麻黄 生甘草 杏仁不去皮尖，炙 姜枣煎服，痰清则止。

莲心散 当归 黄芪 甘草炙 鳖甲醋炙

前胡　柴胡　独活　羌活　防风　防己　茯苓　半夏　黄芩　陈皮　官桂　阿胶　赤芍　麻黄去节　杏仁　莲心去心　天南星　川芎　芫花醋炒黑　枳壳炒

除芫花，每服二钱半，水二盏半，姜三片。枣一枚，入芫花一抄，煎至八分服，须吐有异物，渐减芫花及甘草，杀虫少之。

调鼎方　治传尸劳，神效。

混沌皮一具，醋浸一宿，焙干　炙鳖甲　桔梗　芍药　胡黄连　制大黄　甘草　豉心　苦参　贝母　秋石另研　草龙胆　知母　黄柏蜜炙　芒硝　犀角一钱　蓬术一个

上炼蜜为丸。温酒下二十丸，肠热食前，膈热食后，一月平安。

白蜡丸　治疗。

十四　热

【脉】浮大而虚为虚，脉细而实为实。脉沉细或数者，皆死。病热有火者，心脉洪是也；无火者死，细沉是也。脉弱四肢厥，不欲见人，食不入，利下小止，死。

【因】因心火为之。心者，君火也。火旺则金烁水亏，惟火独存。

【证治】暴热，病在心肺；积热，病在肾肝。

虚热，如不能食而热，自汗气短，属脾虚，治宜甘寒温而行之。实热，如能食口干，舌燥便难者，属胃实，治宜辛苦大寒下之。火热而郁，乃心火下陷，脾土抑而不伸，五心热，宜汗之、发之。心神烦乱，血中伏火，病蒸蒸然不安，宜镇阴火，朱砂安神丸主之。蒸劳热，乃五脏齐损，病久憔悴，盗汗下血，宜养血益阴。阴虚而热者，用四物加柏。

治法　小热之气，凉以和之；大热之气，寒以取之；甚热之气，汗而发之。不尽，则逆治之。

又治法　养血益阴，其热自治。经曰：壮水之主，以制阳光。轻者可降，重者从其性而伸之。

李论　外有元气虚而热，有五脏而热，有内中外而热。轻手扪之则热，重之则不热，在皮毛血脉也。轻按之不热，重至筋骨，热蒸手

足，甚筋骨热也。不轻不重，而热在肌肉也。

凡三法，以三黄丸通治之。

肺热者，轻按之瞥瞥见于皮毛，日西甚。其证喘咳，洒淅寒热。轻者泻白散，重者凉膈、白虎、地骨皮散。

心热者，微按之热见于血脉，日中甚。其证烦心、心痛，掌中热而㿜，以黄连泻心汤、导赤散、朱砂安神丸。

肝热，肉下骨上热，寅卯间甚。脉弦，四肢满闷，便难，转筋，多怒惊，四肢困热，筋痿不起床，泻青丸、柴胡饮。

脾热，轻重之中见于肌肉，夜甚，怠惰嗜卧，无气以动。泻黄散、调胃承气治实热，补中益气汤治虚热。

肾热，按至骨，蒸手如火，因热不任起床，宜滋肾丸、六味地黄丸。

平旦潮热，热在行阳之分，肺气主之，白虎加芩。

日晡潮热，热在行阴之分，肾气主之，地骨皮、牡丹皮、知母、柏。

木香金铃子散　治暴热心肺，上喘不已。

大黄五钱　金铃子三钱　木香三钱　轻粉　朴硝

上为末，柳白皮汤下三钱，以利为度。止，喘亦止。

大黄散　治上焦烦，不得卧睡。

大黄　栀子　郁金各五钱　甘草二钱半

煎服，微利则止。

黄牛散　治相火之气游走脏腑，大便闭。

大黄一两　牵牛头末半两

酒下三钱，以利为度。此不时热，温热也。

金花丸

柏　连　芩　栀　大黄便实则加

煎、丸任用。或腹满吐呕，欲作利，加半夏、芩、朴、生姜。如白脓下利后重，加大黄。

凉膈散　退六经热。

连翘　山栀　大黄　薄荷　甘草一两半　黄芩半两　朴硝二钱半

如咽嗌不利，肿痛，并涎嗽，加桔梗一两、荆芥半两。咳而呕，加半夏三钱，姜煎。鼻衄、呕血，加白芍、地黄。如淋闭，加滑石四两、

茯苓一两；或闷而不通，腹下状如覆碗，痛闷难忍。乃肠胃干涸，膻中气不下。先用木香三钱、沉香三钱，酒下，或八正散。甚则宜上涌。

当归承气汤　治阳狂奔走，骂詈不避亲疏。此阳有余阴不足也。

当归　大黄　芒硝各一两　甘草半两

每二两，姜、枣煎。

牛黄膏　治热入血室，发狂不认人。

牛黄二钱半　朱砂一两　郁金　甘草各半两　脑子一钱　丹皮三钱

上炼蜜丸，皂子大，水下。

三黄丸　治实热能食者，能食，为实热也。

白虎汤　治表热恶寒而渴者。

柴胡饮子　治两胁下肌热，脉浮弦者。

四顺饮子　治一身尽热，日晡肌热，皆血热也。

桃仁承气　治血热，夜发热者。

潮热者，黄芩、生甘草，辰戌时，加羌活；午间，黄连；未时，石膏；申时，柴胡；酉时，升麻；夜间，当归根。如有寒者，黄芪、参、术。

两手大热为骨厥，如在火中，可灸涌泉五壮，立愈。

地黄丸　治久新憔悴，寝汗发热，肠澼下血，骨蒸，瘦弱无力，五脏齐损，不能运动，烦渴，皮肤索泽。食后更宜当归饮子。

熟地八两　山茱萸　山药各四两　丹皮　茯苓　泽泻各二两

上炼蜜和丸，梧子大。每服五十丸，空心酒下。

当归饮子　柴胡　人参　黄芩　甘草各一两　大黄　当归　白芍各三钱　滑石三两

姜煎服。

如痰实咳嗽，加半夏；五谷不化完出，淋闷惊悸，上下血，宜金花丸。

朱砂安神丸　治心神烦乱怔忡，兀兀欲吐，胸中气乱而热，似懊憹状，皆是膈上血中伏火。

朱砂一钱，研　黄连一钱半，酒制　炙甘草五分　生地五钱　当归半钱

饼丸，津下。如心痞，食入反出，加煨大黄，除地黄。

补血汤　治肌热燥热，目赤面黄红，烦渴引饮，日夜不息，脉浮大而虚，重按之全无，为血虚发热。证似白虎，唯脉不长并实耳。

黄芪一两　当归二钱，酒制

热服。

火剂汤　黄芩　黄连　山栀　黄柏

火郁汤　治四肢热，五心倾热。因热伏土中，或血虚得之；或胃虚，多飧冷物，抑遏阳气于土中。

羌活　升麻　葛根　人参　白芍各半两　柴胡　甘草炙，各三钱　防风二钱半　葱白三寸

煎服。

朱砂凉膈丸　治上焦虚热。胃脘咽膈，有气如烟呛上。

黄连　山栀各一两　人参半两　朱砂三钱，另研　脑子另研，五钱　茯苓五钱

上蜜丸，朱砂为衣，水下。

黄连清膈丸　治心肺间及经中热。

麦冬一两　黄连五钱　鼠尾三钱

上蜜丸，绿豆大，温水下。

补中益气汤　治脾胃虚弱而热。

辰砂滑石丸　治表里热。

辰砂　龙脑　薄荷　六一散

秘方　治阴虚发热。

四物汤　黄柏、龟板、人参、白术二味，气虚加之

治酒发热　青黛　瓜蒌仁　生姜

十五　吐衄下血

【脉】脉涩濡弱为亡血；细弦而涩，按之虚，为脱血也，脉浮弱，按之而绝者，为下血；烦咳者，必吐血。脉沉弦，面无血色，无寒热者，必衄，沉为在里，营卫内结，胸满必吐血。脉滑小弱者生，浮大牢数者死；又血温身热，脉躁者死，热为血气散故也。藏血，脉俱弦者死，滑大者生。

【因】外有肺痈、肺痿，亦能咳嗽脓血。劳亦能吐血。

【证治】

麻黄汤　治伤寒证大壅塞内热，火气不伸成衄。脉浮紧为寒。

桂枝汤　治证同前，脉浮缓为风。

五苓散　治伏暑，热流入经络。

黄芩芍药汤　治伤寒、风二证，脉微。

衄血方　治出于肺经。如不止，用寒水纸于胸、脑、大椎三处贴之。

犀角　升麻　山栀　黄芩　白芍　生地　丹参　紫参　阿胶　荆芥穗

研服亦良。萝卜头段捣饮，又汁滴之亦良。大椎、哑门灸之，亦止。

咯唾血方　出于肾。亦有瘀血内积，肺气壅遏，不能下降，肺壅，非吐不可。

天冬　麦冬　知母　贝母　桔梗　熟地　远志　黄柏

有寒加干姜、肉桂。

呕痰涎血方　出于脾。

黄芪　黄连　白芍　当归　甘草　沉香

呕吐血方　出于胃。

犀角地黄汤　治实，及病余瘀血。

犀角一两　生地八两　白芍三两　丹皮二两

小建中汤加黄连　治虚及伤胃吐血。

三黄补血汤　治六脉大，按之虚，面赤善惊，上热，乃手少阴心之脉也。此气盛而亡血，泻火补气，以坠气浮。

丹皮一钱　川芎二钱　熟地二钱　生地三钱　柴胡　当归各一钱半　升麻　黄芪各一钱　白芍五钱

人参饮子　治脾胃虚弱，衄血、吐血。又治吐血久不愈，于气冲三棱针出血，立愈。

甘草一钱　麦冬二钱　当归三钱　黄芪一钱　五味子五个　白芍一钱

救肺饮　治咳、吐血。

升麻　柴胡　白术　白芍各一钱　归尾　熟地　黄芪　人参各二钱　苏木　陈皮　甘草各五分

作一服。

清心莲子饮　治咳血兼痰。

凉血地黄汤　治肠澼下血，水谷与血，另作一派。

知母炒　黄柏炒。各一两　槐子炒　青皮　熟地　当归

如余证，同痢门法治之。

胃气汤　治风毒客肠胃，动则血下。

芍　术　参　归　桂　芎　苓各等分

尿血方　治心肾因房劳、忧思气结。

发灰，能消瘀血，通闭，醋汤下三钱。棕榈烧灰，米饮下亦可。

三汁丹　治小便出血。

水杨树脑　老鸦饭草　赤脚马兰　各自然汁，以水服之。

益阴散　治阳浮阴翳，咯血、衄血。

黄柏　黄连　黄芩以蜜水浸，炙干　白芍　人参　白术　干姜各三钱　甘草炙，六钱　雨前茶一两二钱

香油釜炒红，米饮下三四钱，立安。

三黄丸　治衄血不止，大便结燥者，下之。

大黄半两　芒硝　地黄二钱　黄连　黄芩　山栀各一钱

老蜜炼丸。

咳血丹　治因身热，痰盛血虚。

青黛　瓜蒌仁二味治痰　诃子　海石涩　杏仁治嗽甚　四物汤治虚　姜汁　童便　山栀

蜜调噙化。

呕血丹　治因火载血上，错经。

四物汤　山栀炒　郁金　童便　姜汁　韭汁　山茶花

痰加竹沥。喉中痛是气虚，加参、芪、术、柏。

衄血丹　凉血　犀角地黄汤入郁金。

溺血丹　治热。

生地四两　苏木根　淡竹叶　山栀炒　滑石　甘草　蒲黄　藕节　当归

血虚，加四物、牛膝膏、通草。

下血丹　四物汤。

热，加连酒煮温散、山栀炒、秦艽、升麻、胶珠、白芷；虚，加干姜炮、五倍子；如寒，药加辛升温散，一行一止。

神效方　治吐血、痰血，酒色过度者。

枇杷叶去毛　款冬　紫菀茸　杏仁去皮尖　鹿茸炙如法　桑白皮　木通各一两　大黄半两

炼蜜丸，临卧含化口中。

圣饼子　治咯血。

青黛一钱　杏仁四十粒，去皮尖

上杏仁，以黄蜡煎黄色，研细，入黛作捏

饼子。每日柿一个，中破开入药，合定，湿纸煨，饮下。

罗面丹 治内损吐血。

飞罗面略炒 京墨磨下，二钱

越桃散 治下血及血痢。

山栀 槐花 大枣 干姜各等分

烧存性，研，米饮下三钱。

伏龙肝散 治便血。因内外有感，凝住在胃，随气下通，亦妄行之类。

伏龙肝八两 白术 阿胶 黄芩 干地黄 甘草各三两

煎服。

赤豆归散 治先血后便，谓之近血。

赤小豆五两，浸令芽出，晒干 当归一两

为末，浆水下。

五灵脂散 治下血。

五灵脂炒为末

芎归汤下。

有血脱尽，色白而夭、不泽，脉濡。此大寒证，乃始同而末异。治宜辛温益血，甘热温经，干姜类是也。

有阴结者便血。夫邪在五脏，则阴脉不和，阴不和则血留之，血无所禀，渗入肠间，其脉虚涩，非肠风脏毒也。治宜生地黄汁、小蓟汁各一升、砂糖、地榆、阿胶、侧柏叶。

十六 下利

【脉】脉滑按之虚绝者，必下利。寸脉反浮数，尺中自涩，必下清脓血。脉沉弦者，下重，其脉小大者，为未止。脉数，若微发热，汗自出者，自愈；设脉复紧者，必为未解。脉微，若数者令自止，虽发热不死；脉反弦，发热，身汗出，自愈。脉绝手足厥，灸之手足温者生；若脉不还，反微喘者死。脉迟而滑者，实也。利未止，当下之；数而滑者有宿食，当下之。肠澼下白沫，沉则生，浮则死。肠澼下脓血，悬绝者死，滑大生。又，沉小流连者生，数大有热者死。肠澼转筋，脉极数者死。凡诸痢泄注，脉沉小者生，浮大者死。身热者死。或谵语，或腹坚痛，脉沉紧者，可下；迟者，可温之。下利不欲食，有宿食；肠满痛，为寒食，肠坚心下坚，为实，皆可下。下利脉迟，紧痛肠鸣，心急大孔痛，皆可温。伤寒下利，三部无脉，尺中时小见，脉再举头者，肾气也，形损脉不至者死。

【因】风湿热论之，则火盛而金去，独木火旺而脾土损矣。轻则飧泄，身热脉洪，谷不能化；重则下利脓血。经曰：春伤于风，夏必飧泄。又曰：诸下利，皆属于湿。又曰：下利稠粘，皆属于火。又曰：利下脓血，皆属带下。

【证】前证，皆热证、实证也。忌用龙骨、石脂、粟壳等剂。虚证泄利，水谷或化或不化，并无努责，惟觉困倦，脉弦涩者是也，宜温补之。

【治】治法，重则大黄汤主之，轻则黄芩芍药汤主之。后重则宜下，乃有物结坠，里热脉洪甚，宜下；若脉洪大甚，不宜下也。又大肠经气不宣，加木通、槟榔、木香。肠痛则宜和，胃气不和，当以茯苓、归、芍和之。身重则除湿，脉弦则祛风。风气因动属于内，大柴胡汤主之。血脓稠粘，以重药竭之，热甚故也。身冷自汗，以毒药温之。有暴下无声，身冷自汗，小便清利，大便不禁，气难布息，脉沉微，喘吐，虽有里急后重，谓寒邪在内而气散也。可温药而安，则浆水散是也，属少阴。风邪在内缩，宜汗之也。有厥阴下利不止，脉沉而迟，手足厥逆，涕唾脓血，此难治，宜麻黄汤、小续命汤平之。法曰：谓有表邪缩于内，当散表邪而安矣，李用升举之法亦然。鹜溏为利，宜温之。谓利有结粪，属太阴。有里者下之。或后重，或食积与气坠，下之。在上者涌之。或痰气在上，涌之安；在下者，竭之。大法，去者送之，盛者和之，过者止之。假如恶寒热，腹不痛，加芩为主；痛甚，加当归，倍芍。如见血，加连；或发热恶寒，非芩不止，上部血也。如恶寒脉沉腰痛，或白痢下痛，或血，非连不止，中部血也。或恶寒脉沉，先血后便，非地榆不止，下部血也。

痢下，有风、湿、热、寒、虚，滞下、噤口痢、疳痢、瘵痢、湿蚀疮，病同而因异。

血痢，有瘀血、血枯、肺痿、风血酒痢，证同而因异。

泄痢是积辨 泄痢有期，或久亦然，或久

神不悴亦然，宜逐去之，此名滞下。

有一人，年六十。忧患滞下褐色，腹微痛，后重频并，食大减，身微热，脉弦而涩，似数稍长。非滞下，乃忧患所致，心血亏脾弱也。以四物、四君合而治之愈。

有一人，年三十，奉养厚。秋间患滞下，腹大痛，左脉弦大似数，右脉亦然，稍减，重取似紧。此乃醉饱后吃寒凉，当做虚寒治之，遂以四物、桃仁、红花，去地黄，加参、术、干姜，煎入姜汁、茯苓，一月而安。

黄芩芍药汤　治泄痢腹痛，后重身热，脉洪疾。

芍药　黄芩各一两　甘草五钱

痛加桂少许。

大黄汤　治前证重者。

大黄一两，酒浸半日，煎服，以利为度。

芍药汤　治下痢脓血，里急后重。行血则便脓自安，调气则后重自除。

芍药一两　当归　黄连各半两　甘草炒　木香　槟榔　桂枝各二钱　黄芩半两　大黄三钱

白术芍药汤　治脾受湿水泄，微满困弱，暴下无数。

白术　芍药各一两　甘草

腹痛甚，加芩、桂；脉弦头痛，加苍术、防风；下血，加苍术、地榆，痒则同上；如心下痞满，加枳实。

黄连汤　治大便下血，腹中不痛，谓之湿毒下血；腹中痛，谓之热毒下血。

当归半两　大黄二钱半，热毒加之　芍药桂腹痛加之

诃子散　治虚滑，久不已。

黄连三钱　木香半两　炙甘草三钱　诃子皮生、熟各半两　白术

芍药汤送下。

桃花汤　治冷痢腹痛，下鱼脑白物。

赤石脂煅　干姜炮

饼丸，饮下。

浆水散　治暴泄如水，身冷脉微气少，甚者加吐、急痛。

半夏一两　炮附子　干姜五钱　桂枝五钱炙甘草三钱　良姜二钱半

上为末，三五钱，浆水二盏，煎半，和滓热服。

小续命汤　治风积痢。

龙芽草　刘寄奴

椿皮丸　治风邪内陷。

香连丸　止痢。

燥湿和血汤　治肠澼下血，合作一派，腹中大痛。此乃阳明气冲，热毒所作也。以下出李。

地黄生、熟各半两　牡丹皮半钱　白芍一钱半当归二钱　甘草生半钱，熟一钱　黄芪一钱　升麻七钱　苍术　秦艽　肉桂各三钱　橘皮二钱

作一服。

升麻补胃汤　治前证，腹中不痛，腰沉沉然，乃阳明、少阳经血证，名湿毒下血。效过老人久痢。

升麻一钱　羌活二钱　独活　柴胡　防风各五分　葛根三钱　肉桂少许　白芍一钱半　当归三钱　丹皮半钱　地黄生、熟各半钱　炙甘草半钱黄芪一钱　槐花治湿毒　青皮

作二服。

益智和中汤　治前证，腹中痛，皮恶寒，脉俱弦，按之无力，关甚紧弦，肌表阳明分凉，喜热熨，为内寒明矣。

升麻一钱半　葛根半钱　白芍一钱半　炙甘草一钱　桂皮四钱　益智五分　当归一钱　黄芪一钱　牡丹皮炙　柴胡　半夏各五分　干姜炒肉桂一钱

茯苓汤　治伤饮冷水，变成白痢，腹内痛，减食。

茯苓六钱　泽泻一钱　当归四钱　苍术二钱生姜二钱　黄芩二钱　肉桂二钱　猪苓六钱甘草半两，炙　芍一钱半　升麻　柴胡各二钱

止痢神丸

川黄连　茱萸　粟壳清泔浸三日。又酒浸七日，炒干。上二味，同此制。

上末为丸。热则甘草汤下，寒姜汤下八十丸。

小柴胡去参汤　浑身热，挟外感。

没乳丸　治瘀血痢。

乳香　没药　桃仁　滑石

佐以木香、槟榔。苏木汤下。

保和丸　治食积痢。

噤口丹　治噤口痢，呕不纳食；亦治痢吐食。

枇杷叶十张，蜜炙　缩砂十个，末

熟蜜调，抹口上。

半夏四钱　人参八钱

姜煮干，焙末。以姜粉入香附，丸服，连多加参煎呷。

大承气汤　治下痢不欲食。

许学士云：凡痢病腹痛，以白芍、甘草为君，归、术为佐，见血前后，以三焦热论。

凡治痢病，小便清白不涩为寒，赤涩为热。

又法，完谷不化而色不变，吐利胆秽，沉彻清冷，小便清白不涩，身凉不渴，脉微细而迟者，寒也。谷虽不化而色变非白，烦渴，小便赤黄而或涩者，热也。凡谷消化，无问他证及色，便为热也，寒泄而谷化者，未之有也。

伤食，微加大黄；腹胀，川朴；渴者，白茯苓；腹痛，白芍、甘草为主。冬月，白芍药一半、白术一半；夏月，制黄芩。先见脓血，后见大便者，黄柏为君，地榆为佐，加归尾；先见大便而脓血者，制芩、归梢；脓血相杂下者，制连；大便腹不痛，白芍半之；身倦，目不欲开，口不能言，黄芪、人参；沉重者，制苍术；不思食者，木香、藿香，余同上。

十七　泄

【脉】脉疾身多动，音声响亮，暴注下迫，此阳也、热也。脉沉细疾，目睛不了了，饮食不下，鼻准气息，此阴也、寒也。

【因】湿多成五泄者，胃泄、脾泄、大肠泄、小肠泄、大瘕泄。

【证治】胃泄，饮食不化、色黄，宜承气汤。

脾泄，腹胀满泄注，食呕吐逆，宜理中汤。一云，肠鸣食不化者，经云脾虚。

大肠泄，食已窘迫，大便色白，肠鸣切痛，宜干姜附子汤。

小肠泄，溲便脓血，小腹痛，宜承气汤。

大瘕泄，里急后重，数圊不得，茎中痛，宜五苓散。

五病治虽不同，其湿一也。有化寒、化热之异故也。虚则无力，不及拈衣而已出，故谓之不禁故也，温之、热之；实则圊不便，虚坐努责，宜下之。

痰积下流，因阴分有积痰，肺气不得下流降而郁，大肠虚而作泄，当治上焦，以萝卜子等吐之。

水恣泄，乃大引饮，是热在膈上，水多入下，胃经无热不胜。寒泄，大肠满而泄鹜溏。风泄，久风为飧泄，乃水谷不化而出也，防风为君。

平胃五苓散　治湿泄、水恣泄、热泄。此方治一切阳证。

平胃散　五苓散　白术。

热加黄连、木通。

补胃丸　治气虚下溜。

四君子　白芍炒　升麻

流积丸　治痰积下流。甚则吐之。

青黛　黄芩　海石　神曲

止泻丸　肉豆蔻五两　滑石春一两，夏二两，秋一两半

寒，加神曲、吴茱萸；热加黄连、茯苓；滑加诃子煨。

温六丸　清六丸

脾泄丸　白术二两，炒　白芍一两，酒炒　神曲一两半，炒　半夏一两半　黄芩半两，炒　苍术

虚加参、术、甘草；里急后重，加槟榔、木香、荷叶煨饭丸。

姜附汤　治寒泄。

椒术丸　治湿泻。

川椒　苍术　肉果

胃风汤　治风泄。

太平丸　治泄。

黄连

一方与干姜炮各一两，或加诃、归，名驻车丸；一方与茱萸各一两，或加芍药，又名苦散。

肠鸣，乃湿与热相搏也；或大热亦然；或饮水亦鸣。

许论　泄泻有八。冷泻，脉微，宜暖药。

热泻，胃中有热，伤寒多有脉数，宜凉解之。积泻，脾脉沉弦，宜逐积。脾泻，同上条。气泄者，躁怒不常，伤动其气，肝气乘脾而泄，脉弦而逆，宜调气。飧泄者，春伤于风，肝旺受病而传于脾，至季夏土而泄，宜泻肝补土。惊泻者，因心受惊，惊则气乱，心气不通，水入谷道而泄，心脉散大者，是宜调心利水。病呕气败而泻者，《素问》云：门户不要也。

厥逆幽闷，困泻不止，四肢冷、困软不能转侧，下泄不知，脉亡阳，喘者死。

十八　自汗头汗

【因】湿能自汗，热能自汗，虚则盗汗，痰亦自汗、头汗。

【证】阴阳俱虚，身体枯燥，头汗，亡津液也。热入血室，头汗。伤湿额上汗，因下之，微喘者死。胃热上熏，头汗。发黄头汗，小便不利而渴。此瘀血在里也。心下懊侬，头汗。

十九　淋附：小便不禁，肾脏风

【脉】细而数。脉盛大而实者生；虚小而涩者死，尺中盛大，此阴血不足，阳乘之，为关。

【因】膀胱有热则淋。然赤涩、淋涩，如脂膏、如砂石，皆内热也，如水煎盐而成也。气不利则不通，经曰：小便为气所化，气不化则脐腹满不利，闷而为淋。

【治】淋者，解热利小便；闭者，行气则水自下。有气虚则气不行，血虚则气不升，痰多气塞则气不运。治法，气虚补气，血虚补血，痰多导痰。先服本药，后皆用吐之以提其气，气升则水自下，加以五苓散。有人患淋，乃血滞，故四物汤内加杜牛膝而愈。死血亦淋也。

李论　皆邪在肺而无资其化源，邪热在肾而闭其下焦，可除其热、泻其塞当矣。

治热在上焦，以栀子、黄芩主之；热在中焦，加以连、芍；热在下焦，加之以柏。

资肾丸　治小便闭，不渴，热在下焦血分也。

知母酒制　黄柏各二两，酒炒　肉桂一钱

清肺饮子　治渴，小便不利，热在上焦气分。

茯苓二钱　猪苓三钱　泽泻五钱　琥珀半钱　灯心一钱　木通七钱　通草二钱　车前子一钱　扁豆七钱　瞿麦半钱

导气除湿汤　治小便闭，乃血涩致气不通；或淋者，即有死血。

知母三钱，酒浸　黄柏四钱，酒制　滑石二钱，炒黄　泽泻　茯苓各三钱

空心服。

牛膝膏　治前方证，大妙。

肾疸汤　治目黄渐至身，小便赤涩。

升麻半两　羌活　防风　藁本　独活　柴胡各半钱　白术　苍术一钱　猪苓四钱　茯苓二钱　黄柏二钱　泽泻三钱　白芍五分　神曲六钱，炒　人参三钱　甘草三钱

作二服。

秘方　淋热则利之，山栀之类；气虚补之，参、术加木通、山栀之类。

小便不通，气虚，参术升麻汤，后吐之。血虚，四物汤，后吐之。痰气闭塞，二陈汤，加木通、香附；后吐之。

又方　治淋。

麦门冬　葱头带根　人参　三白根　黑豆

浓煎，饮之。

淋方

五淋散　牛膝根　葵子　滑石　瞿麦

冷加附；热加芩；血加栀子；膏加秋石，加石苇；气，小腹满闭，加沉香、木香。

发灰散　治饮食、忍小便、走马房劳，皆致转胞，脐下急满不通。醋服一合，或加葵子、甘遂，加大蒜捣饼，安脐心，令实，着艾灸三十壮，治小便不通。

小便不禁膀胱不约为遗尿

【因】治因归之肾冷，用韭子丸六两，炒，佐以鹿茸、肉苁蓉、牛膝、巴戟、菟丝、石斛、杜仲、肉桂、当归、地黄等药。

阿胶散　治湿。

阿胶二两，炒　牡蛎煅　鹿茸酥炙，四两

煎散，任下。

茯苓丸　治心肾虚，淋沥。

赤白茯苓各二两　地黄汁

好酒熬膏，丸，盐酒下。

【证】大小便闭者，外有骨热不同。关格者，外有肝实热、心实热。便利不禁者，外有风湿、肝痹不同。

肾脏风 乃湿

【治】阴茎痒痛不忍，苦参、大黄、荆芥、皂角洗熏。

阴胞痒，虫蚀方 狗脊不用金毛者、黄连、黄柏、黄丹、水银粉、光粉、赤石脂，为末敷好。

又方 大甘草汤浸海螵蛸末，敷。

二十　头目痛　附：脑痛、眉骨痛

【脉】寸脉紧急或短，皆曰头痛，又浮而滑为风痰，主头目痛，脉反短涩者死。又卒然无所见者死；脑痛、脉缓大者死。太阳头痛，脉浮紧，恶风寒。少阳头痛，脉弦细，有寒热。阳明头痛，脉浮缓长，自汗。太阴头痛，脉沉缓，必有痰。厥阴头痛，脉浮缓，为冷厥。少阴头痛，脉沉细，为寒厥。左属风，右属痰。

【因】有风、有痰者，多风痰结滞。痛甚者，火多，火曰炎上。血虚头痛者，亦多血不上荣。诸经气滞亦头痛，乃经气聚而不行也。

【证治】太阳头痛兼项痛，足太阳所过攒竹痛也，恶风寒，羌活、川芎主之。阳明头痛，自汗发热，石膏、白芷、葛根、升麻主之。少阳头痛，额角上偏痛，往来寒热，柴、芩主之。太阴头痛，有湿痰实，体重腹痛，半夏、南星、苍术主之。少阴头痛，主三阴、三阳经不流行，而足寒逆为寒厥，细辛主之。厥阴头痛顶痛，血不及，或痰吐涎沫、厥冷，吴茱萸主之。气虚头痛，黄芪主之，病则耳鸣，九窍不和，参、芪主之。血虚头痛，芎、归主之。伤寒头痛，从伤寒法治之。太阳证，麻黄汤、桂枝汤；阳明脉洪，白虎；少阳柴胡；太阴脉浮则桂枝，脉沉则理中；少阴麻黄加辛、附子；厥阴桂枝麻黄各半汤。痰厥头痛，吐之。火作痛，清之、散之。伤暑亦同。湿热头痛，证则心内烦。外有脚气，亦能头痛，其状吐逆、寒热、便溲不通。有谷疸，亦头痛。

半夏白术天麻汤 治痰厥头痛。

天麻五分　木香一钱　半夏七钱半　黄芪五分　苍术　陈皮各半钱　人参　泽泻各一钱　神曲一钱，炒　干姜　黄柏二钱　茯苓五分

清空膏 治风、湿、热及诸般头痛，惟血虚不治。

羌活　黄连酒制　防风各一钱　柴胡七钱　川芎五钱　甘草一钱半　黄芩三钱

白汤调下。巅顶痛，加蔓荆子、藁本。

芎归汤 治血虚自鱼尾上攻。

茶调散 吐、头痛有痰。

家珍方 治偏头痛连睛痛。

石膏　黍粘子炒

为末，酒下。

玉壶丸 治风湿头痛，亦治痰患。

雄黄　白术　南星　半夏　天麻

香芎散 治一切头风。

香附二两，炒去毛　川芎　甘草一两，炙　石膏半两　细辛　防风　草乌　川乌　白芷　荆芥　羌活　煎。

诸头痛有六证

伤风头痛，或半边偏痛，皆因冷风所吹，遇风冷则发，脉寸浮者是也。

食积，因胃中有阴冷，宿食不化，上冲头痛，右手脉浮紧甚者是也。

气虚，因下部气虚，上攻，温温而痛者，异乎邪毒所攻，无邪，脉尺虚浮是也。

伤寒在太阳经，其痛如破，关前脉数是也，紧数是也。阳明经胃热上攻，右关洪大而数是也。

膈上有风涎冷痰，而或呕吐，脉弦细，出于寸口是也。

阴毒伤寒，身不热，脉沉细，目痛，皆血有太过不及，皆能为痛。太过则目壅塞而发痛，不及则无血养而枯痛。目之锐眦，少阳经也，血少气多。目之上纲眦，太阳经也，血多气少。

目之下纲，阳明经也，血气俱多。唯足厥阴连于目系而已。血太过者，血得大热而溢于上，所以作痛。治法，血实者决之，虚者补之。宜以辛散之、凉以清之、汗之、吐之。

脑痛，乃风热乘虚而入于脑，以辛凉之药散之、行之，眉骨痛乃风痰。

羌活汤 治风热壅盛，上攻头目，昏眩疼痛及脑疼。

羌活　防风　黄芩酒炒，一两　黄连一两，酒制　柴胡七钱　黄柏酒炒　瓜蒌根酒制　甘草　茯苓各半两　泽泻三钱

羌附汤　治冬大寒犯脑痛，齿亦痛，名曰脑风。

麻黄　黑附　升麻　防风　白僵蚕　黄柏三钱　羌活　苍术各五分　甘草　白芷　黄芪一钱

作一服。

眉骨痛方　羌活　防风　甘草　黄芩酒炒　白术　半夏　南星　细辛

又方加乌头、草乌，童便炒去毒为君。

藿香散　治脑风头痛。

藿香　川芎　天麻　蔓荆子　槐花　白芷酒调下。

吹搐方　治同上。

谷精草　铜绿各二钱，另研　硝石一钱，另研，吹鼻中。

细辛　瓜蒂　良姜各一钱　硝五钱含水满口，以药搐鼻。

荆芥　薄荷　木贼　僵蚕　蝎梢茶清下二钱。

风成寒中则泣出。风气与阳明入胃，循脉而上至目内眦，人瘦则外泄而泣，宜辛温。

风成热则目黄。风气与阳明入胃，循脉而上至目内眦，人肥不得外泄，故热郁也。

二十一　眩晕

【因】痰饮随气上，伏留于阳经，遇火则动。去血过多，亦使眩晕，头眩亦然，兼挟气虚。

【证】外因者，风在三阳经，头重项强有汗。寒则掣痛，暑则热闷，湿则重着，皆令吐逆晕倒。

内因者，因七情致脏气不行，郁而生涎，结为饮，随气上厥，伏留阳经，呕吐，眉目疼痛，眼不得开。

因房劳、饥饱、去血过多者，眼花屋倒，起则晕倒。

【治】散风行湿汤治痰火晕眩。二陈汤、苍术、黄芩、羌活。

瓜蒂散　治晕眩痰厥。

芎归汤　治血虚眩晕。

参术汤　治挟气虚头痛，补气降火为主。

人参　白术　黄芩　黄连

二十二　心腹痛

【脉】阳微阴弦，胸痹而痛，责在极虚。短而数，心痛心烦。心腹痛不得息，脉细小迟者生，坚大实者死。若腹痛脉反浮大而长者死。跌阳脉滑而紧。滑者，谷气强胃气实；紧者，阴气胜，故痛。病腹痛而喘，脉滑而利，数而紧者，实也。心痛有热厥、寒厥、大实。

【因】劳役太甚，饮食失节，中气不足；或寒邪乘虚而入客之，或久不散郁而生热，或素有热，虚热相搏，结于胃脘而痛。或有实积痰饮，或气与食相郁不散，停结胃口而痛。

【证治】胃病者，腹䐜胀，胃脘当心而痛，上支两胁，膈咽不通，食饮不下。

脾病者，食则呕吐，腹胀喜噫，胃脘痛，心下急。

热厥心痛，身热足痛，四肢寒，甚则烦躁而吐，额自汗，脉洪，可汗。刺太溪、昆仑。

寒厥心痛，手足逆，通身冷汗，便利溺清，不渴，气脉微弱，可温。

大实心痛，卒然而发，大便或秘，久而注闷，心胸高起，按之痛，不能饮食，可下。

肾心痛，与背相接，瘛如从后绞触其心，偻伛，刺束骨、合骨、昆仑。胃心痛，腹胀胸满，刺大都、太白。脾心痛，如锥刺，刺然谷、太溪。

肝心痛，状如死，终日不得休息，取行间、太冲。肺心痛，卧若徒居，心痛间动作益盛，刺鱼际、太渊。

厥心痛，乃寒邪客于心包络也，宜以良姜、菖蒲，大辛热之药。

盖诸心痛，皆少阴厥气上冲也。刺之，宜通气、行气，无所凝停也。

腹痛有寒、积热、死血、实积、湿痰、有湿

【因】有客寒阻之不行，有热内生郁而不散，有死血、食积、湿痰结滞，妨碍升降，故痛，盖痛当分其部分，从其高下而治之

【证治】中脘痛，太阴也，理中、草豆蔻

主之。

小腹痛，厥阴也，正阳、回阳，四逆汤主之。

杂证而痛，苦楝汤、酒煮当归丸、丁香楝实丸等主之。

腹中不和而痛者，以甘草芍药汤主之。

伤寒误下传太阴经，腹满而痛，桂枝芍药主之。痛甚，桂枝大黄汤主之。

夏月肌热恶热。脉洪实而痛，黄芩芍药主之。

诸虫痛者，如腹痛肿聚，往来无有休息，涎出，呕吐清水。

痰积腹痛隐隐然，得热汤、辛物则暂止，宜导痰解郁气，温散之。

中气虚亦痛，或饥而痛是也，理中汤主之。

胸痹，皆痰水宿饮，停留不散，宜瓜蒌、枳实、香附、芎、苍术，温散之。

外有似类而痛异名。心痛，有心中寒，有心热，有心虚，有脾积，有宿食留饮，有胸痞。腹痛，有脚气。胸痛，有积实。小腹痛，有肝脾，有胞痛，有筋虚，有疝，有肠痈。

金铃子散　治热厥心痛，或作或止，久不愈。

金铃子　玄胡各一两

热加黄连，疝气加荔枝核。酒下三钱。

煮雄丸　治大实心痛、痃癖，如神。

雄黄一两，另研　巴豆五钱，生用去油，烂研，却入雄黄末　白面二两

上再研匀，水丸梧桐子大。每服时，先煎浆水令沸，下药二十四粒，煮三十沸，捞入冷浆水，沉水冷，一时下一丸。二十四时也，加至微利为度，用浸药水下。

术附汤　治寒厥心暴痛，脉微气弱。

附子一两，炮去皮脐　白术四两　甘草二两，炙

姜、枣煎服。

术香散　治心脾卒痛不忍。

木香　蓬术各一两　干漆一钱，炒烟尽

醋汤下一钱。

燥饭丸　治饮水吞酸作痛。墙上蚬壳丸。

秘丹　治心痛久则成郁，郁久必生火。

川芎　栀子炒　苍术　香附　石碱　干姜炒

反治之法

有人过饱患此，以火毒治，遂以黄连六钱、甘草一两，一服而安矣。

有心痛十八年，因酒、牛乳，痛时以一物拄之，脉三至，弦弱而涩，吞酸，七月内以二陈汤、术、芩、连、桃、郁李仁、泽泻。

秘丹　治死血留于胃口作痛。

承气汤、栀子、韭汁、桔梗能开血气，麻黄重者，须此发之。

虫痛方　治面上白斑，唇红，能食者是。

苦楝根、锡灰。

胃脘当心痛有垢积者，斑蝥、乌梅肉。丸如绿豆大，泔下一丸。皂树上蕈，泡汤，有肥珠起，饮之，微泄见效。未已又服，无不验。

草豆蔻丸　治脾胃伤损客寒，一切虚证，心腹大痛。

理中建中汤　治寒腹痛。

调胃承气加木香槟榔汤　治热腹痛。

大承气加方　治有人雨后得凉，腹痛甚。

问之，于夏月投渊取鱼，脉沉弦而细实，重按则如循刀上。本方加桂二帖，又加桂、桃仁二帖，又加附二帖，下黑血。

二陈芎苍丸　治清痰腹痛，脉滑者是。

二陈汤　台芎　苍术　香附　白芷　姜汁

二十三　腰痛　附：腰胯肿痛、腰软

【脉】尺脉粗常热，谓之热中。腰胯痛，脉大者，肾虚；脉涩者，痰血。

【因】肾虚而致。有湿热，有瘀血，有外感。

肾虚，皆起于内。盖失志伤肾，郁怒伤肝，忧思伤脾，皆致腰痛。故使气结不行，血停不禁，遂成虚损，血气去之。又有房劳过者多矣。

湿热，亦因肾虚而生焉。肾者，水也。气不利而成湿热者，因肾水涸，相火炽，无所荣制，故湿热相搏而成痛。亦有虚劳，外感湿气，内热不行而成党锢。

瘀血，因用力过多，堕坠折纳，瘀血不行。

外感，因虚袭之。

外有肾风、肾热、肾疝、厥阴疝，皆腰痛。

【证】失志者虚，云不足。面黑，远行久立不能住。郁怒者，腹急胁胀，目视䀮䀮，所祈不能，意浮于外。忧思者，肌肉濡渍，痹而不仁，饮食不化，肠胃胀满。房劳者，精血不足，无所荣养。经曰：转摇不得，肾将惫矣，名骨痿。

湿热者，四肢缓，足寒逆，腰冷如冰，冷汗，精滑，扇痛。外感，如太阳腰痛，引项尻重；阳明腰痛，不可以顾，善悲；少阳如刺其皮，不可俯仰；太阴烦热，如有横木居中，遗溺；少阴引脊内；厥阴如张弓弦。大抵太阳、少阴多中寒，阳明、太阴多燥湿，少阳、厥阴多风热。

【治】羌活汤治腰痛。

羌活　独活　柴胡　防风　肉桂　当归

如卧寒湿地，足太阳、少阴血络中有凝血，加归尾、苍术、桃仁、防己。如湿热痛，加黄柏、苍术、杜仲、川芎。如虚，加杜仲、五味、藁、归、知母、龟板。如坠扑瘀血，加桃仁、麝香、苏木、水蛭。

肾气丸、茴香丸、鹿茸丸，此三方补阳之不足也，劳伤、房室之人有之。

六味地黄丸、封髓丹，此二方补阴之不足也，膏粱之人有之。

煨肾丸　治腰痛虚。

杜仲炒去丝，三钱

上一味，末之。以猪肾一枚，薄批五七片，以盐椒淹去腥水，糁药在内，包在荷叶，用湿纸数重煨熟，酒下。

立效散　玄胡索　当归　肉桂等分

为末，酒下。

挫气丹　治挫气腰痛。

山楂子四两，去核　北茴香炒，一两

腰胯重痛

【因】风、寒、湿流注经络，结凝骨节，气血不和而痛。痰积趁逐经络，流注搏于血内，亦然。

【治】宜流湿，散风寒，逐痰积，气血自然湍流也。

除湿丹

槟榔　甘遂　赤芍药　威灵仙　泽泻　莪荛各二两　乳香研　没药各一两　大戟炒，三钱

陈皮四两

面糊丸，加牵牛末丸。

禹功散　治同。

腰软

【因】肾肝伏热。

【治】宜黄柏、防己。

论余解㑊证，少气不欲言，寒不寒，热不热，壮不壮，停不停，乃精气虚而肾邪实矣，治以泽、茯疏肾实，地黄、牛膝、麦门冬补精气。

二十四　肩背痛 附：腰髀痛

【脉】洪大，洪为热，大为风，脉促上击者，肩背痛。脉沉而滑者，背膂痛。

【因】风湿乘肺手太阴经，脉气郁甚不行也。

【证】病则颊颔肿，颈、肩、臑、肘、臂外后廉痛。汗出小便数而欠者，皆风热乘肺也；小便遗溺者，皆肺金虚也。

【治】宜通经益元气，散风泻火之药。

通气散　治风热乘肺，肩背痛。

防风　藁本　独活　羌活以上通经血　黄芩　黄连以上降火　人参　黄芪上二味，虚则加之

腰髀痛

【因】小肠经气，小肠心痛及腑。外有肺风、肺寒、骨虚而致。

二十五　胁痛 附：身体痛

【脉】双弦，是两手俱弦也。

【因】肝木气实火盛，或因怒气大逆，肝气郁甚，谋虑不决，风中于肝。皆使木气大实生火，火盛则肝急，瘀血、恶血停留于肝，归于胁下而痛。病则自汗，痛甚，按之益甚。

【证】痰积流注厥阴，亦使胁下痛。病则咳嗽。

外有肝中风，左胁偏痛；肝中寒，胁下挛急；饮水胁下鸣相逐，皆致胁痛，须详之。

辨非　血枯证。胸胁支满，络气不行，妨于食，肝脾伤，病至先闻腥臊臭，出清液。肝病，肺叶伤之，四肢清，目眩，复后血，此年少脱血，或醉行房，肝伤气竭致之故也。

【证治】木火盛，宜以辛散之，以苦泻之，

当归龙荟丸、泻青丸主之。死血，宜以破血为主，润血为佐，复元活血、当归导滞等主之。痰积，宜以去痰行气，二陈汤加南星、青皮、香附、青黛等主之。

龙荟丸 治食积发热，木盛胁痛。

柴胡 甘草 青皮 黄连 大黄 当归 木香 草龙胆 芦荟 川芎

治水气实加之。

治血汤 治死血。

左金丸 治肝火。

黄连六两 茱萸一两

导痰汤 治痰注。诸痰皆生于热。

台芎二两 香附八两 陈皮 苏叶 干姜一两

贴痛 芥菜子研，水敷；茱萸醋研，敷上大效

熨痛 醋炒灰热，布裹熨之，葱艾炒亦可；韭汁亦可。

身体痛

【脉证】伤寒，太阳经表证，六脉俱紧；阴毒伤寒，身如被打，脉沉紧；伤寒，发汗后，身体痛，气血未和，脉弦迟。伤湿，湿流关节，一身尽痛；风湿相搏，肢体重痛，不可转侧，脉缓。虚劳之人，气血虚损，脉弦小。

二十六 逆痰嗽

【脉】出鱼际，逆气喘息。脉弦为咳。咳而浮者，四十日已；咳而弦者，相其人强，吐之而愈；咳而脉虚，必苦冒；咳而沉者，不可发汗。喘咳上气，脉数有热，不得卧者死；上气，面浮肿，肩息，其脉浮大者死；久咳数岁，脉弱者生，实大者死；上气，喘息低昂，脉滑，手足温者生，脉涩四肢寒者死；咳，脱形发热，小坚急者死；肌瘦下脱，热下去者死；咳嗽脉沉紧者死，浮直者生，浮软者生，小沉伏者死；咳而呕，腹胀且泄，脉弦急欲绝者死；咳嗽羸瘦，脉形坚大者死；暴咳脉散者死，浮为风，紧为寒，数为热，细为湿，此生于外邪之所搏；浮紧则虚寒，沉数则实热，弦涩则少血，洪滑则多痰，此生于内气之所郁。

【因证】因风、寒、火附腹满、劳、痰。风寒为病主乎肺，以肺主毛而司于外。伤

之，腠理不疏，风寒内郁于肺，清肃之气不利而生痰动嗽。又寒饮食入胃，从脾脉上至于肺则肺寒，肺寒则内外合邪，因之而咳。火之嗽，病因火盛生痰、铄肺金也，遂成郁遏胀满。甚则干嗽无痰，或唾血痰。劳而咳嗽，皆好色肾虚，则子能令母虚，气血俱虚，阴虚则生火，肺金耗败，而津液、气血皆化为痰矣。痰者碍清气升降，滞气而不行，遂成诸咳嗽之证。

论咳逆痰嗽分为二 咳者，谓无痰而有声。肺气伤而不清，而上逆，皆关于肺也。嗽者，谓有痰而无声。脾湿动而为痰，而成嗽，皆积于脾也。盖因伤于肺气，动于脾湿，咳而为嗽也。若脾无留湿，虽伤肺气而不为痰也。然寒、暑、燥、湿、风、火皆令人咳。唯湿痰，饮食入胃留之而不行，上入于肺，则为咳嗽也。假令湿在心经，谓之热痰；湿在肝经，谓之风痰；湿在肺经，谓之气痰；湿在肾经，谓之寒痰。

《三因》论 咳者，卫气之失；嗽者，营血之失。外伤六气，随风、寒、暑、湿、燥、火感其部位，而察其元以表之。内伤七情，皆聚于胃而关于肺，多痰嗽也。卫气之失，则多痰逆；营气之失，则多痰嗽也。

张论 以贫富言之。贫者，谓之咳嗽，外感之由也。《内经》曰：秋伤乎湿，冬必咳嗽是也。又曰：岁火太过，肺金受病，民病咳嗽是也。富贵者，谓之涎嗽，多饮食厚味，热痰所成也。

李论 皆脾弱受病，肺金受邪，饮食不化精微，留积而成痰，肺气不利，而痰冲清道而成咳。

刘论 皆脾湿入于肺而成痰，伤风而成咳。

痰嗽潮热四证 有痰嗽者，潮热大体虽同，动作有异。或因虚中寒冷，则先痰嗽，嗽久而不已，血形如线，随痰而出，恶寒发热，右寸浮而数；外证，日轻夜重，面白痰清。

因忧愁大怒，则吐血而后痰嗽，少寒多热，左寸沉小而数；外证，心下噎塞，情思不乐，饮食不下。

或蛊注相传，死魂相逐，则先呕血，不知来处，微有痰嗽，渐成寒热，两手脉弦细而数；外证，饮食不为肌肤，颊红变动不常，身体酸痛倦，及咳嗽咽痛痰多，或喘或泻则死。

先因伤湿、伤寒，解利不尽；虽病退人起，饮食减少，不生肌肉，身倦无力，劳力则热，身体酸痛，状如劳伏，但不吐血，不发潮热，经二三年医无验。此是余毒伏在经络，其脉弦也，再发则愈。

《三因》论状　伤风咳者，憎寒壮热，自汗恶风，口干烦躁，伤寒咳者，憎寒发热，无汗恶寒，不干烦躁，伤暑咳者，烦热引饮，口燥，或吐沫，声嘶咯血。伤湿咳者，骨节烦痛，四肢重著，洒洒淅淅，喜伤心，咳而喉中介介如肿状。甚则咽肿喉痹，自汗咽干，咯血。此劳伤心，小肠受之，咳与气俱失。怒伤肝，咳而两胁下痛，不可转侧，则两胠下满，左胁偏疼，引少腹。此怒伤肝，胆受之，咳呕胆汁。思伤脾，咳而右胁下痛，隐隐引肩背。甚则不可动，腹胀心痛，不欲食。此饥饱之伤，胃受之，咳而呕，呕则长虫出。忧伤肺，咳而喘息有声。甚则吐血，吐白沫涎，口燥声嘶。叫呼伤肺，大肠受之，咳而遗失。恐伤肾，咳而腰背相引痛。甚则嗽，咳涎，寒热，引腰背，或喘满。房劳伤肾，膀胱受之，咳而遗溺。久咳不已，三焦受之，咳而腹满不饮食。

咳、嗽、喘、逆气、短气分别不同。

咳者，无痰有声，喉中如痒，习习如梗，甚者续续不止，连连不已，冲膈击胸。外有心咳、一切血证、肺咳上逆。

嗽者，有痰。外有劳瘵喘促嗽血、肺痿肺痈。

喘者，促促而气急，喝喝而息数，张口抬肩，摇身攘肚。外有脚气。

逆气者，但脚气上而奔急。外有肺中风、肺中暑、肺热、肺寒、肺水、肺痹、肝热胆寒、心热肠痹、痰水。

短气者，呼吸难，数则不能相续，似喘而不摇肩，似呻吟而无痛。外有脾中风、脾中寒、肺热、肾虚、历节风、忧气、胸痹、痰饮。

【治】咳，咳谓无痰而有声。《素问》云，咳乃皮毛先受邪气以从其合，其寒饮食入胃，从脾脉上至肺，肺寒则内外合邪，因有咳证。

肺咳，麻黄汤；大肠遗失，赤石脂禹余粮汤、桃仁汤。

脾咳，升麻汤；胃吐虫出，乌梅汤。

心咳，桂枝汤；小肠气失，芍药甘草汤。

肝咳，小柴胡汤；胆呕苦汁，黄芩半夏汤。

肾虚，麻黄细辛附子汤；膀胱遗溺，茯苓甘草汤。

久咳不已，三焦受之。其状，咳，腹满不欲饮食。此皆聚于胃，关于肺，令人多涕唾而面浮肿气逆也。异功白术散。

逆，逆谓气上逆肺，壅而不下。上气逆者，皂荚丸；火逆上气，麦门冬汤；上气脉浮者，麻黄厚朴汤；上气脉沉者，泽漆汤。泽漆五、桑白皮六、射干泔浸、黄芩、白术、茯苓四、竹茹，治气上逆，为热所作。

治法　无痰而有声者，以辛润其肺，青皮以散三焦之气壅。有痰而嗽者，治痰为先，下气为上。痰而能食者，下之。不能食者，厚朴汤治之。痰而热者，柴胡汤加石膏主之；痰而寒者，小青龙加桃仁主之。

张之治痰　以通圣散加半夏。暑嗽以白虎、凉膈；火嗽以黄连解毒；湿嗽以五苓、白术；燥嗽以木香葶苈散；寒嗽以宁神宁肺散，为上也。更分以吐、汗、下为佳。

方

南星、半夏、枳壳、陈皮

风痰脉弦，加通圣；热痰脉滑，小柴胡，洪加青黛、连；气痰脉涩，加青、陈皮；湿痰脉缓，加术、防己；寒痰脉沉，加桂、杏、小青龙；发热加芩、枯；痞加枳实，重加茯苓；气上逆加葶苈；气促加参、桔；浮肿加郁李仁、杏仁、泽泻、茯苓；上热喘涌，加寒水石、石膏；大便秘加大黄；能食加大承气；不能食加朴。

利膈丸　治胸中不利，痰嗽喘促。

木香　槟榔一钱半　枳实炒，一两　朴三两　大黄酒制，一两　人参　当归各三钱

紫苏饮子　治脾肺受寒，痰涎嗽。

紫苏子　桑白皮　青皮　陈皮　杏仁　麻黄　炙甘草　五味子　半夏　人参

千缗汤　治痰妙。

半夏一两，生　大皂角半两，去皮子　雄黄加之，大治痰

上同入绢袋中，水三升，姜八片，煎至半，以手操洗之，取清汁服。

大热大饮凝于胸中而成湿，故痰作矣。宜吐之。

二陈汤加麻黄杏仁汤　治风寒。行痰开腠理。本方加麻黄、杏仁、桔梗。

降火导痰汤　治火。

黄芩　黄连　瓜蒌　海石

劳嗽丹　四物　竹沥　姜汁

敛肺丹　治肺胀及火郁。

诃子　杏仁　青黛　瓜蒌　半夏　香附

积痰方　南星　半夏　青黛　瓜蒌　石碱

如肝痛，疏肝气，加青皮；上半日咳，多属胃火，加贝母、石膏；下半日嗽，多属阴虚，加知母、柏、川芎、归；虚甚好色者，加参、膏、青、陈皮、姜。

酒病嗽　白矾一两，另研　杏仁一升

上水一升，煎干，摊新瓦上，露一宿，砂锅内炒干。每夜饭后，细嚼杏仁十五个。

劫嗽方　五味半两　甘草二钱　五倍子　风化硝各一钱

为末，干噙化。

鹅管法　治风入肺管。

南星　雄黄　款冬花　鹅石

上为末，入艾中，放姜片上，置舌上灸，吸烟入喉，以多为妙。

痰方　若或痰白作泡，当于肺中泻水。

滑石　川贝母　半夏　风化硝　白芥子　陈皮　茯苓　皂角风加　苍术湿加　瓜蒌润加　枳实结加　青黛　黄芩热加

青礞石丸　化痰。

麝香丸　治痰。

劳嗽方　四君子　百合　款冬花　细辛　肉桂　五味子　阿胶　半夏　天门冬　杏子　白芍　甘草　煎食。

《三因》论　因怒而伤者，甘草；忧而伤者，枳壳；喜而伤者，五味子；悲而伤者，人参。

二十七　喘　附：哮

【脉证】实喘，气实肺盛，呼吸不利，肺窍壅滞，右寸脉沉实者是，宜泻肺。

虚喘，由肾虚，呼吸气短，两胁胀满，左尺脉大而虚者是，宜补肾。

邪喘，由肺感寒邪，伏于肺经，关窍不通，呼吸不利，右寸脉沉而紧，亦有六部俱伏者。宜发散，则身热而喘定。

《三因》状虚实　肺实者，肺必胀，上气喘逆，咽中塞如呕状，自汗。肺虚者，必咽干无津，少气不足以息也。

【因】气虚入于肺；阴虚火起冲上；有痰；有水气乘肺。

【治】喘年深，时作时止。雄猪肚一个，治如食法，入杏仁四五两，线缝，醋三碗，煮干取出，先食肚，次以存仁新瓦焙，捻去皮，旋食，永不发。

气虚方　治气虚。

人参　黄柏蜜炙　麦冬　地骨皮

血虚方　治阴虚有痰。

四物　黄连　枳壳　半夏

导痰千缗汤

半夏　南星　陈皮　茯苓　皂角　枳实

劫药方　治喘不止；甚，不可用苦寒药，可温劫之。

椒目二钱，为末，姜汤下。莱菔子蒸、皂角烧存性。姜汁丸，噙。大黄煨、牵牛各二两，炒，各为末，蜜水下二钱，治热痰暴喘欲死。

泻白散　治阴气在下，阳气在上，咳喘呕逆。

桑白皮一两　青皮　五味　甘草　茯苓　人参　杏仁　半夏　桔梗上二味，痰涎呕逆加之　地骨皮七钱

姜煎。

神秘汤　治水气逆行乘肺，肺得水而浮，使气不通流，脉沉大。此人不得卧，卧则喘者是。

紫苏　陈皮　桑白皮　生姜　人参各五钱　木香　茯苓二钱

哮

【因】哮喘主于内，痰宜吐之。

【治】哮积丹　鸡子略敲不损膜，浸尿缸内四五日夜，吃之有效。盖鸡子能祛风痰。

萝卜子丸　姜汤送下妙。

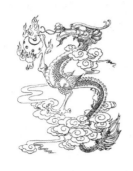

脉因证治卷下

二十八　宿食留饮　附：痰饮

【脉】寸口脉浮大，按之反涩，尺中亦微而涩，故有食痰。寸口脉紧如转索，左右无常者，有宿食。脉滑而数者，实也，有宿食，当下之。脉浮而滑者，宿食；下利不欲食者，宿食。脉沉，病若伤寒者，宿食、留饮，宜下之。脉短疾而滑者，酒病。脉浮细而滑者，伤饮。

【因】饮食自倍，肠胃乃伤。复加之，则胃化迟难，故宿食、留饮。饮，水也，无形之气也。因而大饮则气逆，形寒饮冷则伤肺。病则为咳满水泄，重而为蓄积。食者，物也，有形之血也。因而食饱，筋脉横解，肠澼为重，或呕或吐，或下利。

【证治】《千金》云，胃中有癖，食冷物则痛不能食，有热物则欲食。大腹有宿食，即寒凛发热如疟状。小腹有宿食，当暮发热，明旦复止。

《三因》云：有饮在中脘则嘈，有宿食则吞酸。

李论　戊己火衰，不能制物，食则不消，伤其太阴，填塞闷乱，兀兀欲吐。甚则心胃大痛，犯其血也。治宜分寒热轻重。如初得上部有脉，下部无脉，其人当吐，不吐即死，宜瓜蒂散。轻则内消，缩砂、炒曲等是也。重则除下，承气汤是也。寒则温之，半夏、干姜、三棱、莪术是也，热则寒之，大黄、黄连、枳实、麦芽是也。饮则下行，或大饮而气逆，或寒冷而伤肺。

病则喘咳痰涎、水肿。轻则宜取汗、利小便，使上下分消其湿，解酲汤、五苓散、半夏、术、枳壳之类是也。重则为蓄积、为满者，三花、神祐是也。

张论　饮食不消，分贫富而治之。富者，乃膏粱太过，以致中脘停留，胀闭痞膈，酢心，宜木香导饮丸主之。贫者，乃动作过劳，饮食粗，酒食伤之，以致身腹满闷，时吐酸水，宜进食丸主之。

又有重者，病证同大阴伤寒，止脉沉，可与导饮丸治之。

又论，留饮，蓄水而已，虽有四有五之说，止一证也。夫郁愤而不伸，则肝气乘脾之气而不流，亦为留饮。肝主虑，久不决，则气不行。脾主思，久则脾结，亦为留饮。因饮水，脾胃久衰，不能布散，亦为留饮。饮酒过多，胞经不及渗泄，亦为留饮。渴饮冷水，乘快过多，逸而不动，亦为留饮。夫水者，阴物也。但积水则生湿，停酒则满，燥久而成痰，左胁同肥气，右胁同息贲，上入肺则嗽，下入大肠则泻，入肾则涌，在太阳为支饮，皆内气逆得之。故湿在上者，目黄面浮；在下者，股膝肿满；在中者，支饮痞膈痰逆；在阳不去，久而滞气；在阴不去，久而成形。宜治以导水、禹功，调以五苓、葶苈、椒目，逐水为全矣。

有伤西瓜、冷水、羊乳寒湿之物，宜白术二钱、川乌五分、防风一钱、丁香一枚、甘草炙，一钱。

伤羊肉面湿热之物，宜白术、黄芩、黄连各七钱、大黄二钱、甘草炙，五分。如心下痞，枳实；腹痛，白芍药一钱；腹胀，厚朴；胸中不利，枳壳；胸中寒，陈皮；渴者，白茯苓；腹中窄，苍术；体肢沉重，苍术。大抵伤冷物，以巴豆为君；伤热物，以大黄为君。

槟榔丸治伤之轻者，饮食不化，心腹鼓胀。出刘。

槟榔二钱　陈皮八钱　牵牛头末四钱

醋糊丸，梧子大。姜汤送下二十丸。

雄黄丸 治伤之重，胁肋虚胀者。

雄黄一两，另研　巴豆五钱，生用，去油

丸服。法同心痛。

瓜蒂散 主吐。心腹卒痛闷乱，急以治之。

瓜蒂　赤小豆各三钱细末之。每服一钱，温酒下。

枳实丸 治伤食。

枳实半两　白术一两

曲丸。木香、槟榔、青皮，此三味气滞加之；大黄、黄芩、黄连，此三味，湿热加之；萝卜子、黄连、泽泻，伏湿痞闷加之；栀子，病后食伤加之；半夏、豆粉，湿面油腻加之；草豆蔻、棱、莪，伤冷硬加之；干姜，伤水加之；缩砂、丁香，心胃痛加之；人参，伤胃加之。

解酲汤 治伤酒。

白豆蔻　砂仁　生姜　葛花各半两　白茯苓　猪苓去皮　陈皮去白　人参　白术各一两半　青皮三钱　神曲炒　洋泻各二钱五分　木香五分

上为末，白汤送下。

秘方 治胃中有物，恶食。

二陈汤，加白术、山楂、川芎、苍术、神曲炒。

神佑丸 治留饮、悬饮，脉弦。又治脉伏，其人欲自利，难利，心下续坚满。此为留饮欲去故也。

茯苓桂术汤 治心下有痰饮，胸胁支满，目眩。

茯苓　官桂　白术　甘草

大青龙汤 治溢饮体痛，当发其汗。

麻黄七钱　官桂　甘草各二钱五分　石膏鸡子大　杏仁　半夏湿加

泽泻汤 治心下有支饮，其人苦冒眩。支饮不得息，加葶苈、枣。

朴黄汤 治支饮胸痛。

大黄　厚朴各等分。

二陈汤　小半夏汤 治呕家本渴，今反不渴，心下有支饮故也。治先渴却呕，水停心下，此属饮，加茯苓。

五苓散 治瘦人，脐下有悸者，吐涎沫而颠眩，水也。亦治停痰宿水。

破饮丸 治五饮结为痰癖，支饮胸满吐逆，心内隐痛。大能散气。

荜茇　胡椒　丁香　缩砂　青皮　乌梅　木香　蝎梢　巴豆去油

以青皮同巴豆，浸浆水一宿，漉出，同炒，青皮焦，去豆。将浸水淹乌梅肉，炊一熟饭，研细为膏。姜汤送下五七丸。

控涎丹 治患胸背、手足、颈项、腰胯隐痛不忍，连筋骨牵钓痛，坐卧不安，时走易。

甘遂　大戟红芽　白芥子真

上粉丸，梧子大，白汤送下。

痰饮证状　或咳或喘，或呕或泄，眩晕嘈烦，忪悸惯懁，寒热疼痛，肿满挛癖，癃闭痞膈，如风如癫。悬饮者，水饮在胁下，咳唾引痛。溢饮者，饮水流于四肢，当汗不汗，身体疼痛重。支饮者，呕逆倚息，短气不得卧，其形如肿。痰饮者，其人素盛今瘦，肠间漉漉有声。留饮者，背寒如手大，或短气而渴，四肢历节疼痛，胁下痛引缺盆。伏饮者，膈满咳喘呕吐，发则寒热，腰背痛，目泪，恶寒振振然。悬饮当下，溢饮当汗，支饮随证汗下之，痰饮宜温之，从小便去之。

二十九　嗳气、吞酸、嘈杂 附：槷气

【因】胃中有火，有痰。

《三因》论醋咽。夫中脘有饮则嘈，有宿食则酸。食后噫酸、吞酸者，皆食证俗名咽酸是也。

【治】方　食郁有痰，吞酸。

南星　半夏五钱　黄芩一两　陈皮

燥饮丸 治痰饮心痛。

干螺壳墙上者　苍术　神曲为丸。

曲术丸 治吞酸。中脘有饮则嘈，宿食则酸。

缩砂　陈皮　苍术　神曲炒

曲丸，姜汤送下。

又方　治酸，皆湿热郁。

黄连姜汁炒　苍术　茯苓

汤浸，饼丸。

吐清水

苍术陈壁土炒　茯苓一钱　滑石煅　术一钱五分　陈皮五分

水煎。

论癥气

【证】夫癥任之邪从口入者，宿食也。其病烦痛，畏风憎寒，心腹胀满，下利不欲食，吞酸噫宿腐气。或腹胀泻泄，及四肢浮肿。若胃实热，食反留滞，其脉滑而数，宜下之愈。

若脾虚，其脉浮大，按之反涩，尺中亦微涩，宜温消之。

木香丸　木香　硇砂　蓬术　胡椒　干漆炒令烟尽　半夏各五钱　桂心　缩砂　青皮各三钱　附子炮，去皮脐　三棱醋炙　干姜各一两

上末，蜜丸，梧子大。每服五十丸，姜汤下。

感应丸　肉豆蔻　川芎　百草霜各二两　木香一两五钱　荜澄茄　丁香　三棱各一两　巴豆百粒，去皮　蜡四两　杏仁百粒，去皮

上除巴豆外，为末。以下别研。巴豆、杏仁和匀。先将油煎蜡溶化，倾出药末，内和成剂，入臼内杵千余下，丸绿豆大。每服三五丸白汤下。

又外有醋咽、癥气、思膈皆同。

三十　积聚附：痰块

【脉】来细而附骨乃积。寸口，积在胸；关上，积在脐旁；尺中，积在气冲。左积左，右积右，脉两出，积在中央。浮而毛，按之辟易，胁下气逆，背相引痛，名肺积。

沉而芤，上下无常处，胸满悸，腹中热，名心积。

弦而细，两胁下痛，邪走心下，足肿寒，名肝积。

沉而急，若脊与腰相引痛，饥见饱减，名肾积。

浮大而长，饥减饱见，腹满泄呕，胫肿，名脾积。

寸口沉而结，快而紧，积聚有系痛。脉弦细微者，为癥，横胁下及腹中有横积。脉弦，腹中急痛为瘕。脉细而沉时直者，身有痈肿，若腹中有伏梁。脉沉小而实者，胃有积聚，不下食，食则吐。脉沉而紧者，若心下有寒，时

痛，有积聚。关上脉大而尺寸细者，必心腹冷积；迟而滑，中寒有癥。脉弦而伏，腹中有冥，不可转也，死。脉紧，强急者生，虚弱者死，沉者死。

【因】胫寒厥气则血脉凝涩，寒气上入肠胃，所以腹胀。腹胀则肠外之汁沫，迫聚不得散，日以成积。

又盛食多饮，起居过度，肠胃之络伤，则血溢于肠外，肠外有寒汁沫，与血相搏，则气聚而成积。

又外中于寒，内伤于忧怒，气则上逆，上逆则六腧不通，湿气不行，凝血蕴裹，津液凝涩，渗着不去而成积。

又生于阴。盖忧思伤心，重寒伤肺，忿怒伤肝，醉以入房，汗出当风伤脾，用力过度，入房汗出，入浴伤肾，皆脏气不平，凝血不散，汁沫相搏，蕴结而成积矣。

又有食积、酒肉积、水积、涎积、血积、气积，皆因偏爱，停留不散，日久成积块。在中为痰饮，在右为食积，在左为血积。

【证】盖积、聚之源则一。其在脏者，始终不移为积；其在腑者，发痛转移，随气结束为聚。积者，系于脏；聚者，系于腑。癥者，系于气；瘕者，系于血。

肝之积名肥气。在左胁下如复盆，发咳逆痎疟。连岁不已，其中有血，肝主血故也。

心之积名伏梁。起脐下，大如臂，上至心下，令人烦心，有大脓血，在于膈胃之外。

肺之积名息贲。在右胁下，大如杯，洒淅寒热，喘咳肺壅。贲者，贲门也。积在肺，下有贲门。

脾之积名痞气。在胃脘，大如盘，四肢不收，黄疸，饮食不为肌。痞者，湿也。食冷，其人伤气，为湿所蓄。

肾之积名奔豚。发于小腹，上至心下，若豚状。上下喘逆，骨痿。

病在六腑。太阳利清气，阳明泄浊气，少阳化精气，失常则壅聚不通。故实而不转，虚则输，属阳无形，随气往来，在上则格，在下则胀，旁攻两胁，如有泥块，易于转变，故名曰聚。

又有息积者，乃气息癖滞于胁下，不在脏腑营卫之间，积久形成。气不干胃，故不妨食病者胁下满，气逆息难，频哕不已，名曰息积。

【治】 寒者热之，结者散之，客者除之，留者行之，坚者削之；消者摩之，咸以软之，苦以泻之；全真气以补之，随其所利而行之；酒肉食等积，以所恶者攻之，以所喜者诱之。

五积丸 治积块。

黄连肝肾五钱，心肺一两半，脾七钱 厚朴肝、心、脾五钱，肺胃八钱 巴豆霜五分 川乌肝肺一钱，肾脾五钱 干姜心肝五分，肾一钱五分 茯苓一钱五分 人参肝、肺、肾二钱，心五钱

另研巴豆，旋入和匀，炼蜜丸，梧子大。微溏为度。

肝积，加柴胡二两、皂角二钱五分、川椒四钱、昆布二钱、莪术三钱五分。

心积，加茯苓三钱、肉桂一钱、茯神一钱、丹参一钱、菖蒲五钱。

肺积，加桔梗一钱、紫菀一钱五分、天门冬一钱、三棱一钱、青皮一钱、陈皮一钱、川椒一钱五分、白豆蔻一钱。

肾积，加玄胡三钱、苦楝肉三钱、全蝎一钱、附子一钱、泽泻二钱、独活三钱、肉桂三钱、菖蒲二钱、丁香五钱。

脾积，加吴萸二钱、泽泻一钱，茵陈二钱、缩砂二钱、川椒五钱。

秋冬，加制朴一倍，减芩、连服。人觉热，加连；觉闷乱，加桂；气短，减朴。又有虚人，不可直攻，以蜡匮其药，又且久留磨积。

肉积，硇砂、水银、阿魏；酒积，神曲、麦芽；血积，虻虫、水蛭、桃仁、大黄；气积，槟榔、木香；水积，甘遂、牵牛、芫花；涎积，雄黄、腻粉；食积，礞石、巴豆；癖积，三棱、莪术；鱼鲜积，陈皮、紫苏、草果、丁香、桂心；寒冷成积，附、朴、硫黄。

化气汤 治息积癖于腹胁之下，胀满瘀痛，呕吐酸水。

缩砂 肉桂 木香各一钱 甘草炙 茴香炒 丁香 青皮炒 陈皮 生姜炮，各五钱 沉香胡椒各一钱

上为末，姜、紫苏汤、盐、酒调二钱一分。

散聚汤 治久气六聚，状如癥瘕，随气上下，发作有时，心腹绞痛，攻刺胁腰，喘咳满闷（膜）胀。

半夏 槟榔 当归各三钱 陈皮 杏仁 肉桂各二钱 茯苓 甘草 炮附 川芎 枳壳 吴萸 厚朴制，各一钱 大黄大便秘加之

三圣膏 贴块。

石灰末化者半斤，瓦器炒，令淡红出，候热稍减，研之 大黄一两，末之，就炉微炒，候凉入桂桂心半两，末，略炒，醋熬成膏，厚摊，贴患处

又方 大黄、朴硝各一两，末。大蒜捣膏，贴之亦佳。

张法 **无忧散** 治诸积不化。桂苓白术散调之。

茶调散 治沉积水气。木香槟榔丸调之。

千金硝石丸 止可磨块，不令困人，须量虚实。

硝石六两 大黄半斤 甘草 人参各三两

上为末，以三年苦酒即好醋也三升，置筒中，以竹片作三片刻，先纳大黄搅，使微沸尽一刻，乃下余药。又尽一刻，微火熬膏。丸梧子大，每服三十丸。

消块丸 此必审确可用。

三棱 莪术削尖 青皮 陈皮破气 香附调气 桃仁 红花治血 灵脂破血 甘草 牛膝死血用 石碱破痰块 二陈汤皮里膜外多痰加之 山楂食块加之 连 吴茱萸炒，一钱五分 益智炒，一钱五分 葵根 白术等分

碱石汤下。

茶癖散 石膏 黄芩 升麻

砂糖调服。

治痰块 苦参 半夏 瓜蒂 姜

蜜丸。

破块验丸 吴茱萸 黄连 木香 槟榔桃仁 郁李仁

又承气加连、芍、川芎。干葛汤下。

又瓜蒌、半夏、黄连、贝母丸，果救。

三十一 消渴

【脉】 心脉滑为渴，滑者阳气胜。心脉微小为消瘅。脉软散者，气血虚。脉洪大者，阳余阴亏。寸口脉浮而迟，浮为虚，卫气亏；迟

为劳，营气竭。趺阳脉浮而数，浮为风，数消谷。消瘅，脉实大，病久可治；悬小坚急，病久不可治。脉数大者生，实坚大者死。细浮短者死。

【因、证】膏粱甘肥之变，则阳脉盛矣。阳脉太甚，则阴气不得营也。津液不足，结而不润，皆燥热为病也。

经云：二阳结谓之消。二阳者，阳明也。手阳明主津，病消则目黄口干，是津不足也。足阳明主血，热则消谷善饥，血中伏火，乃血不足也。此皆津血不足而热也。

夫因则火一也，病则有上、中、下三也。盖心火盛于上，为膈膜之消。病则舌上赤裂，大渴引饮。论云：心移热于肺，传为膈消是也，以白虎加参汤主之。

火盛于中，为肠胃之消。病则善食身瘦，自汗，大便硬，小便数。论云：瘅成为消中者是也。以调胃承气、三黄等治之。

火盛于下，为肾消。病则烦躁，小便浊，淋如膏油之状。论云：焦烦水易亏者是也。六味地黄丸主之。

【治】热淫所胜，治以甘苦，甘以泻之。热则伤气，气伤无润，则折热补气，非甘寒不治。

李　以补肺、降火、生血为主。

秘丹　生血为主，总治三消。

黄连　花粉　人乳　地黄汁　藕汁

上蜜为膏，徐徐留舌上，以白汤下。

参膏汤　治膈消，上焦渴，不欲多饮。

人参五钱　石膏一两　知母六钱　甘草三钱五分

水煎。或方加寒水石妙。

顺气散　治消中，能食，小便赤。

川朴一两　大黄四两　枳壳二两　赤芍药一钱

茴香散　治肾消，小便如油。

茴香　苦楝炒　五味

上为末，酒下二钱，食前服。

珍珠丸　治白淫滑泄，思想无穷，所愿不得之证。

黄柏一斤，烧　真蛤粉一斤

水丸，空心酒下。柏降火，蛤咸补肾。

又方　芦根　瓜蒌根　麦门冬　知母　竹叶　牛乳

生津甘露饮　以下出李。

石膏　甘草滋水之源　黄连　山栀　黄柏　知母泻热补水　杏仁　麦冬　全蝎　连翘　白葵　白芷　归身　兰香和血润燥　升麻　柴胡行经　木香　藿香反佐取之　桔梗为末，舐之。

酒煮黄连丸　治中暑热渴。

太阳渴，脉浮无汗，五苓、滑石类；阳明渴，脉长有汗，白虎、凉膈等；少阳渴，脉弦而呕，小柴胡加瓜蒌；太阴渴，脉细不欲饮，不思水；少阴渴，脉沉而自利者，猪苓三黄汤；厥阴渴，脉微引水，少与之。

神芎丸　以下出张。

黄连入心　牵牛逐火　滑石入肾　大黄逐火　黄芩入肺　薄荷散热

三黄　治消渴。大黄春秋二两，夏一两，冬五两　黄芩春四两，秋夏六两，冬三两　黄连春四两，秋夏七两，冬三两

桂苓甘露饮调之。白虎汤调之。

生藕节汁、淡竹沥汁、生地黄汁，相兼服之，润之。

寒水石、甘草、蛤粉等分，浓煎麦门冬苗，下二钱。

神白散　治真阴虚损。

猪肚丸　治消中。

猪肚一个　黄连五钱　麦冬去心　知母　瓜蒌

上四味末，入肚缝之，蒸烂熟，于砂盆内杵而丸之，如坚少加蜜，丸梧子大，每服五十丸。

葛根丸　治肾消。

葛根　瓜蒌各二两　铅丹二两　附子一两，炮

蜜丸，如梧子大，一日三服，春夏去附。

胡粉散　治大渴，又治肾消。

瓜蒌根二两五钱　胡粉五钱　铅丹五钱　泽泻　石膏　白石脂　赤石脂各五钱　甘草炙，三两五钱

上杵为末，任意服，痛者减服。

人参白术汤　人参　白术　当归　白芍
山栀　泽泻　大黄各五钱　连翘　瓜蒌根　茯
苓各一两　肉桂　藿香　木香各一钱　寒水石二
两　滑石　朴硝各半斤　甘草三两　石膏四两

姜煎，入蜜少许。

口燥、口干、口渴、咽干，须详之。

三十二　痞

【因】误下阴虚。食积痰滞。湿土虚痞。

论曰：太阴湿土为积饮痞膈，乃土来心下
痞满也。

【证治】误下多则亡阴，胸中之气，因虚
而下陷于心之分野。宜升胃气，以血药治之。
亡阴谓脾胃水谷之阴亡也。

痰积痞膈，胸中窄塞，宜消导之，谓之实
痞。

湿土虚痞有二：大便秘能食者，厚朴、枳
实主之；大便利者，芍药、陈皮主之。

【治法】以泻心汤。黄连为君，泻心下之
土邪；厚朴降气。

《三因》论状　心下坚满，痞急痛如刺，
不得俯仰，其胸前皮皆痛，短气，咳唾引痛，
咽塞不利，习习如痒，喉中干燥，呕吐烦闷，
自汗时出，痛引彻背。

外有心热而痞之，痞则满硬。结胸则痛，
属胸痹。

大消痞丸　治湿土痞、虚气痞。

黄连炒　黄芩各三钱　姜黄一钱　白术　半
夏各一两　甘草炙一钱　缩砂一钱　枳实炒　生
姜各五钱　陈皮二钱　神曲一钱，炒　厚朴三钱
泽泻　猪苓各一钱五分

丸梧子大，白汤送下。木香，有忧气结中
脘，心下痞满，肚皮底微痛加之，否则不用。

利膈丸　除痰利膈。

黄芩生，炒，各一两　黄连　南星　半夏各
五钱　枳壳　陈皮各三钱　白术二钱　白矾五分
泽泻五钱　神曲五钱，炒

瓜蒌丸　治胸痞，或胁下逆抢心。

瓜蒌子　枳实　陈皮

取瓜蒌皮，穰末熬丸。胸痞切痛，加栀子
烧存性、附子炮，各二两。

三十三　肿胀

【脉】迟而滑者胀。盛而紧曰胀，阳中有
阴也，故下之。趺阳紧而浮，紧为痛而坚满，
浮为虚则肠鸣，弦而迟者，必心下坚。又肝木
克脾，土郁结涩，闭于脏气，腑气不舒，胸则
胀闭。脉浮而数，浮则虚，实则数。脉浮，风
水、皮水皆浮。虚紧涩者胀。忧思连结，脾肺
气凝，大肠与胃不平而胀。脉，石水、黄汗皆
沉。脉浮而滑，名风水。浮而迟，浮热迟湿，
湿热相搏，石水必矣。弦而紧，弦则卫气不行，
水走肠间。水满腹大如鼓，脉实者生，虚者死；
洪大者生，微者死。腹胀便血，脉大时绝，极
脉小疾者并死。中恶，腹大四肢满，脉大而缓
者生，紧大而浮者死，紧细而微者亦生。

【因证】盖肿胀之因，其始则一，其变则
二，皆脾胃之土生焉。

水肿之因　盖脾虚不能制水，肾为胃关，
不利则水渍妄行，渗透经络。其始起也，目窠
上微肿，颈脉动、咳，阴股寒、足胫胀，腹乃
大，其水已成矣。按其腹随手而起，如裹水之
状。短气不得卧者，为心水；小腹急满，为小
肠水；大便鸭溏，为肺水；乍虚乍实，为大肠
水；两胁痛，为肝水；口苦咽干，为胆水；四
肢重，为脾水；小便涩，为胃水；腰痛足冷，
为肾水；腹急肢瘦，为膀胱水。然此十水，谓
之正水，审脉证，分经络而治之。

风水，脉浮恶风，归肝；皮水，脉亦浮，
不恶风，喘渴，按没指，归肺；石水，脉沉，
不恶风归肾；黄汗，脉沉迟，发热而多寒，归
脾。

【治】腰以上肿宜汗，腰以下肿宜利小便。
主治，使补脾气，实则能健运，以参、术是也，
佐以黄芩、麦冬制肝木。腹胀加厚朴，气不运
加沉、木香，使以通利，是必痊矣，开鬼门、
洁净府，正此谓也。外有湿肿，用加附子，脉
沉细是也。又有肿痛，为中寒也，加炮附是也。

胀满皆脾土转输失职，胃虽受谷，不能运
化精微，聚而不散，隧道壅塞，清浊相混，湿
郁于热，热又生湿，遂成胀满。又寒湿抑遏，
遏于脾土之中，积而不散向胀。即经云脏寒生
满病是也。

又五积痰饮聚而不散，或宿食不化，皆成胀满。

烦心短气，卧不安，为心胀；虚喘咳满，为肺胀；胁痛引小腹，为肝胀；善哕四肢脱，体重不胜衣，卧不安，为脾胀；引背央央然，腰髀痛，为肾胀；腹满胃脘痛，妨食闻焦臭，大便难，为胃胀；肠鸣痛，冬寒飧泄，为大肠胀；小腹䐜满引腰而痛，为小肠胀；小腹气满而气癃，为膀胱胀；气满于肤硁硁然，为三焦胀；胁痛胀，口苦，善太息，为胆胀。

寒气客于皮中，䵝䵝然不坚，腹身大，色不变，按不起，为肤胀；腹胀身皆大，色苍黄，腹筋起者，为鼓胀。

寒气客于肠外，与卫相搏，气不得营，因有所系，癖而内着，其大也如鸡子，至其成如怀胎，按之则坚，推之则移，月事不以时下，名肠覃；寒气结于子门，闭塞不通，恶血当泻而不泻，血留止，日以益大如胎，月事不时，此生于胞中，为石瘕。此二者，皆生于女子，可导而下。

【治】虚则宜补脾以养肺，流湿以散气。

治以参、术，佐以平胃、茯苓。热加芩、连，血虚四物，死血桃仁。

风寒外邪，自表入里，寒变为热而胃实满，宜大承气下之；积痰宿食，宜以消导，或大黄丸下之。经云：去菀陈莝是也。

前者之外，有胃寒肠热，腹胀而且泄。胃寒则气收不行为胀，肠热则水谷不聚而泄。黄连、木香、大黄、厚朴、茯苓、青皮、茱萸。

又有胃热肠寒，故痛而且胀。胃热则善饥消谷，肠寒则血凝脉急，故痛而且胀。

又有颈肿、膺肿、胸胀，皆气不顺，有余于上。

又有身肿而冷，胸塞不能食，病在骨节，汗之安。

忌　面上黑点肺败，掌中无纹心败，脐突脾败，脚根肿肝败，腹满青筋肾败。

营卫俱绝，浮肿者死；唇肿齿焦者死；卒痛，面苍黑者死；脐肿反出者死；阴囊、茎俱肿者死；脉绝口张，肿者死；足跗肿胀，如斗者死。

变水汤　治肿胀。

白术　茯苓　泽泻各二两　郁李仁二钱

煎入姜汁，调以芪、术，为建中之类。

楮实丸　治胀。

木香散　治肿。

木香　大戟　白牵牛各一两

上为末三钱，猪肾子一双，批作片子，掺末在内，煨熟，空心服。更涂甘遂末于肚上，少饮甘草水。

十枣丸　治肿胀。

五皮散　治皮水。

大腹皮　桑白皮　茯苓皮　生姜皮　陈皮　木香

消肿丸　滑石　白术　木通　牵牛　茯苓　半夏　陈皮　木香　丁香　瞿麦

酒糊丸，麦门冬汤下。

中满分消丸　治热胀、鼓胀、气胀。

黄芩刮黄皮，一两　黄连炒，一两　姜黄　白术　人参　猪苓　甘草各一两　茯苓　缩砂　陈皮各三钱　枳实　半夏各五钱　厚朴一两。

广茂溃坚汤　治胀，有积块如石，上喘浮肿。

厚朴　草豆蔻　归尾　黄芩　益智各五钱　甘草　黄连　白术　柴胡　神曲　泽泻各三钱　吴茱萸　青皮　陈皮各二钱　半夏七钱　桃仁　苏木　木香　红花各一钱

海金砂丸　治肿。

牵牛生、炒各半两　甘遂半两　金砂三钱　白术一两

煎服。

木香塌气丸　治胀。

胡椒　草蔻面裹，煨　木香各三钱　蝎梢三钱五分，去毒。

大补中气行湿散气汤

秘传十水丸　后用尊重丸退余水，水狗贵用乎出丝。

炒甜葶苈　泽泻　巴豆去壳，出油　醋煮大戟　芫花醋炒　甘遂醋炒　桑白皮　汉椒　茯苓　雄黄

每三钱，用水狗先左一边末，入正更水下，以肉压之，免恶心。

车水葫芦丸　只用一扫光为贵。

木香　丁香各三钱　黑白丑各二钱　牵牛
枳壳　乌药　白芷　当归各一钱

荼丸。

尊重丸　治盅胀。腹大水肿，气逆喘乏，
小便涩，大便闭，虚危甚效。

沉香　丁香　人参　槟榔　木香　青陈皮
枳实　白牵牛　木通　车前　苦葶苈　赤茯
苓各四钱　胡椒　海金砂　白豆蔻　蝎尾　滑
石各二钱五分　萝卜子炒，六钱　白丁香一钱　郁
李仁两半，去皮　姜汁糊丸，姜汤下。

气分与胸痹、中满皆相类。中满为气虚，
胸痹为气实，气分挟痰饮。病为涎饮所隔。

营卫不利，腹满胁鸣相逐；气转膀胱，营
卫俱劳；阳气不通则身冷，阴气不通则骨疼；
阳前通则恶寒，阴前通则痹不仁；阴阳相得，
其气乃行，大气一转，其气乃散；实则失气，
虚遗溺，名曰气分。寸口迟而涩，迟则气不足，
涩则血不足，气寒涩结，水饮所作。

妇人经水前断后病，名曰血分；先病水，
后经断，名曰水分。

类别相似　湿肿类多，自正水之余，有风
水、皮水、石水、黄汗等。入水门，如脾气横
泄、脚气、皮满肤胀、肠覃、石瘕、气分、血
分，皆相似也。

类分膜胀　有胃中风、脾中寒、中湿、心
痹、肝虚、脾伤、脾热、饮聚、女疸。

小腹胀，有肾热、三焦虚寒、肠痈、女劳
疸。面肿，肺中风、肾中风、胃寒、肺水。

有论胕肿七证　有肺气隔于膜外，运行不
得，遍身浮肿，脉浮，治宜调肺通气。

有男脏虚，女血虚，伤于冷毒之物成积，
碍气道不通，腹急气喘，亦有四肢不肿，只肚
鼓胀，脉弦，治宜化积。

有脾寒久年不愈，传为浮肿。且云内有伏
热，因而泻利，及其热乘虚入脾，至胸腹急胀，
脉数，治宜解热。

有脾主肌肉，肉如泥，按之不起，土湿病
也，脉沉，治宜燥脾。

有脾虚不能制肾水，脾湿如泥，脉沉迟，
治宜缓脾元利水道。

有伤风湿而肿，或伤冷湿而肿，气血凝涩，
脉浮缓，治宜发散风湿也。

有久病气虚面浮，手足虚，气妄行者。妇
人产后，或经事后，有此一证，是气虚也，治
在调气补血。

结阳者，肿四肢。夫热胜则肿，四肢为诸
阳之本。阳结于内，不得行于阴，热邪则菀于
四肢，大便闭涩，是热也，非水也。宜服犀角、
玄参、连翘、升麻、麦门冬、木通、芒硝。

有胁支满，或腹满痛，或胸胀，亦有经气
聚而不行，如胁支满，少阳经气不行也。余皆
仿此。

有头肿、膺肿、胸胀，皆气不顺，有余于
上。

有身肿而冷，胸塞不能食，病在骨节，汗
之安。

三十四　呕吐哕

【脉】形状如新卧起。脉弱而呕，小便复
利，身有微热，见厥者死。趺阳脉浮，胃气虚，
呕而不食，恐怖死，宽缓生。寒气在上，阴气
在下，二气并争，但出不入。呕家有痈脓者，
不可治，脓尽自愈。先呕却渴，此为欲解；先
渴却呕，为水停心下，属饮。呕本渴，今反不
渴，有支饮。呕多，虽有阳明证，不可下，盖
邪气不在胃口，脉数反吐、汗，令阳微，膈气
空虚，数为客热，不能消谷，胃中虚冷，故吐
也。阳紧阴数，食已则吐；阳浮而数亦然，或
浮大。皆阳偏盛，阴不能配之也，为格，主吐
逆，无阴故呕。

寸口脉紧而芤，紧为寒，芤为虚，虚寒相
搏，脉为阴结而迟，其人则噎。关上脉数则吐，
脉弦者，虚也。胃气无余，朝食暮吐，变为胃
反。寸紧尺涩，胸满不能食而吐，吐止者为下
之，未止者为胃反也。趺阳脉微而涩，微则下
利，涩则吐逆，谷不得入；或浮而涩，浮则虚，
虚伤脾，脾伤则不磨，朝食暮吐，名胃反。寸
口脉微而数，微则血虚，血虚则胸中寒。脉紧
而涩者，难治；呕吐思水者，易解。关上脉浮
大，风在胃中，心中澹澹，食欲呕。关上脉微
浮，积热在胃中，呕吐蛔虫。关上脉紧而滑者，
蛔动，脉紧而滑者，吐逆。脉小弱而涩，胃反。

【证】呕吐哕各有所辨。

吐属太阳，有物无声，乃血病也。有食入则吐，食已即吐，食久则吐之别。

呕属阳明，有物有声，气血俱病。

哕属少阳，无物有声，乃气病也。

【治】因胃口有热，膈上有痰，故呕吐。亦有寒气客于肠胃，厥逆上出，故痛而呕。因胃中虚，膈上热，故哕。亦有痰水满塞而哕。因胃气虚，阳火上冲，故呃逆。亦有痰热在胃，中气不降而呃。

李论　寒客胃中，物盛上溢，故呕。清厥甚则痹，食而吐。寒气与新谷气俱还于胃中，新故相乱，真邪相攻，故哕。三者虽殊，皆因脾胃虚弱，亦因寒气客胃，加之饮食所伤而致。宜以丁、藿二香、半夏、茯苓、陈皮、生姜之类主之。又有痰饮者，必下之。

又论　皆气冲之火，逆胃之脉，反上而作，治宜降火。呃者，气逆也，阴火炎上也。气自脐下为火，直冲上出于口而作声也。又火结痰气而上升，冲出于口也。治宜降火行气导痰而自安。

刘论　吐有三，气、积、寒也。

上焦吐者，皆从于气。气者，天之阳也。脉浮而洪，其证食已暴吐，渴欲饮水，大便燥结，气上冲胸而发痛。治宜降气和中。

中焦吐者，皆从于积，食与气相假为积而痛。脉浮而匿，其证或先吐而后痛，或先痛而后吐。治法，以毒药行其积，木香、槟榔去其积。

下焦吐者，从于寒也。脉沉迟，其证朝食暮吐，暮食朝吐，小便清利，大便不通。治法，毒药通其闭塞，温其寒气也。

《三因》论　有寒呕、热呕、痰呕、食呕、血呕、气呕。

寒，因胃寒伤食，四肢厥冷，脉弱，宜四逆汤。

热，食入即出，烦躁脉数，柴胡汤。

痰，昔肥今瘦，肠间有声，食与饮并出，宜半夏、人参主之。食呕因胃虚，寒气在上，忧气在下，朝食暮出，不消，养胃汤主之。

血因瘀蓄，冷血聚于胃口，因忧怒气攻，血随食出，宜茯苓汤主之。

气，胃者阳明，合荣于足，今随气上逆，心膈胀，呕却快，宜茱参汤主之。

方论　呃逆切忌热药，丁香类。病皆胃虚，阴火所乘，宜参、术大补之类。如痰实者，察其病因，形气俱实，以人参芦吐之。有伤寒差后呕者，当去余热。有酒家呕，解酒治之。有脚弱脾疼而呕者，此脚气内攻，依脚气门治。有中毒而呕者，解毒治之。有怀孕恶阻者，依恶阻治之。有心中风、心中寒、肝中风、中湿、脾痹，有漏气，有走哺。女人患呕吐甚者死，其阴在上故也。

论皆属于火，呕而心下痞，半夏泻心汤。干呕而利者，黄芩半夏汤。呕吐，谷不得入，小半夏汤。呕吐，病在膈上，猪苓汤。食已即吐者，大黄甘草汤。胃反，吐而渴，茯苓泽泻汤。似呕不呕，如哕不哕，无奈，姜汁半夏汤。哕逆上气者，陈皮竹茹汤，陈皮、参、草、竹茹。

桔梗汤　治上焦气热所冲，食已暴吐，脉浮而洪。以下出刘。

桔梗　白术各一两五钱　半夏　神曲二两　陈皮　枳实炒　茯苓　厚朴制，一两

水煎，下木香、槟榔末各一两。如大腑燥结，加承气汤。

荆黄汤　治前证热气甚者。

荆芥穗一两　人参五钱　大黄三钱　甘草二钱五分

调下木香、槟榔末各二钱。

清镇丸　治前证头痛有汗，脉弦。

柴胡二两　黄芩七钱五分　半夏　甘草各五钱　青黛二钱五分　人参五钱

上姜汁浸，炊饼丸梧子大。食后姜汤下。

紫沉丸　治中焦吐。食积与寒气相假，故吐而痛。

半夏　神曲　乌梅去核　代赭石　缩砂各三钱　杏仁去皮尖　沉香　木香各一钱　陈皮半两　槟榔　丁香各三钱　白豆蔻五分　白术一钱　巴霜五分，另入

上醋糊丸米大，姜汤下五十丸。

木香白术散　治前证腹中痛，是脾实系强，

宜和之。

木香八两　白术半两　半夏　神曲一两　槟榔二钱五分　茯苓半两　甘草四钱

上浓煎，芍药姜汤下二钱。有积而痛，手不可按，无积者宜之。

附子丸　治下焦，朝食暮吐，暮食朝吐，大便不通。

附子炮，五钱　巴豆霜一钱　砒五分，另研

上黄蜡丸，如梧子大，每二丸，冷水下，利为度。更服紫沉丸，不令再闭。

安胃散　李先生方治呕吐哕以胃寒所致。

丁香五分　茱萸　草蔻　人参各一钱　炙甘草五分　黄芪一钱　柴胡五分　升麻七分　黄柏三钱　陈皮五分　当归一钱五分　苍术一钱　半夏　茯苓　陈皮

末三味治呕吐痰涎，痰饮为患加之，寒则否。煎，稍热服。

秘方　治痰呕吐。

二陈汤　山栀炒、黄连姜汁炒、香附。虚，加苍术。

呕逆因寒，则可用。

丁香　柿蒂各一钱　竹茹

煎，热服。

有恶心，吐虫数条后，乃频作。服杀虫药，则吐虫愈多。六脉皆细，非虫脉也，乃脏寒而不安矣。

有呕，饮食皆不得进。治呕愈呕，此胃风也。

论吐有三证　冷吐，先觉咽酸，呕然后吐食，脉小滑者是。王叔和云：关，胃寒不下食。伤寒汗下过多，胃中虚冷，食久反吐，亦属于寒。

胃热而吐者，闻谷气则呕，药下则吐；或伤寒未解，胸中有热，关脉洪，宜凉之。

胸中有宿食，或痰饮，或停水，关沉而伏者，宜吐之。

《三因》论　呕吐出于胃，故有寒、热、食、痰、血、气，同上条。

论呕逆则咳逆也。大率胃实则噫，胃虚则哕。此因胃中虚，膈上热也。故哕至八九声相连，收气不回惊人者，若伤寒久病得此，甚恶。

《内经》所谓坏腑是也。

亦有哕而心下坚痞、眩悸者，以膈间有痰水，非虚危比也。痰，半夏汤主之；哕虚，橘皮竹茹汤主之。

论漏气　病者身背皆热，肘臂牵痛，其气不续，膈间厌食，食则先吐而后下，名曰漏气。此由上焦伤风，开其腠理，经气失道，邪气内着，麦门冬汤主之。

麦门冬　生芦根　竹茹　人参　茯苓　白术　甘草　陈皮　葳蕤　姜亦可。

论走哺　病者上焦实热，大小便不通，气逆不续，呕逆不禁，名曰走哺。人参汤主之。

前方加黄芩、知母、石膏、山栀，去竹茹、麦冬。

三十五　噎膈

【脉】涩小，血不足；大而弱，气不足。

【因】血虚血，阴血也，主静，内外两静，火则不能生焉，脏腑之火起，气虚气，肺金生水，制火则不起，脏腑之火炽。而或因金水二气不养，或阴血不生，肠胃津涸，传化失宜；或因痰膈妨碍升降，气不交通，皆食入复出，谓之膈噎。即翻胃也，噎病也。

大概因血液俱耗，胃脘亦槁。在上近咽之下，水饮可行，食物难入，间或可食，入亦不多，名之曰噎。其槁在下，与胃为近，食虽可入，难尽入胃，良久复出，名之曰膈，亦名翻胃，大便秘少如羊矢。名虽不同，病本一也。

张论　三阴结谓之膈。三阳，大肠、小肠、膀胱也。结者，结热也。小肠结热，则血脉燥；大肠结热，则后不通；膀胱结热，则津液涸。三阳既结，则前后闭，则反而上行，此所以噎食不下，纵下而复出也。宜先润养，因而治下。或涩痰上阻，用苦酸微微涌之。

【证】《三因》有：

五噎

气噎者，心悸，上下不通，噎哕不彻，胸背痛。

忧噎者，遇天阴寒，手足厥冷，不能自温。

劳噎者，气上膈，胁下支满，胸中填塞，故背痛。

思噎者，心怔悸，喜忘，目视䀮䀮。

食噎者，食无多少，胸中苦寒痛，不得喘息。

五膈

忧膈者，胸中气结，津液不通，饮食不下，羸瘦短气。

思膈者，中脘食满，噫则酸心，饮食不消，大便不利。

怒膈者，胸膈逆满，噎塞不通，呕则筋急，恶闻食臭。

喜膈者，五心烦热，口舌生疮，四肢倦重，身常发热，胸痛引背，食少。

恐膈者，心腹胀满，咳嗽气逆，腹中苦冷，雷鸣绕痛，不能食。

【治】宜以润养津血，降火散结，万药万全。

有人血耗，便如羊矢，病反胃半年，脉涩而不匀，不大便八九日。先以甘蔗汁煎六君子汤加附子、大黄与之，伺便润，令以牛乳服之。

方　四物汤加陈皮去白　红花酒浸　驴尿防其成虫

秘方　治膈噎。

童便　牛羊乳　韭汁　竹沥　甘蔗汁解酒毒

气虚加四君；血虚加四物。

胡荽丹　治反胃气结。

乌鸡一只，令净　胡荽子入鸡，缝之

煮熟食之，渐尽。不得，再一只鸡妙也。

三十六　疮疡

【脉】沉实，发热烦躁，外无焮火赤痛，其邪深在内，故先疏通以绝其源。

脉浮大数，焮肿在外，当先托里，恐邪入于内。

脉不沉不浮，内外证无，知其在经，当和营卫。

浮者太阳，长者阳明，弦者少阳。浮者在表，宜行经；沉者在里，宜疏利脏腑。缓者身重，除湿。缓者湿胜，故重；脉大，心躁乍热，大者，心肺有热。脉弦，眩晕，有风，肝脉。涩者，气滞乏津，泻气补血，涩者血虚。脉弦细，便溺多，溺寒水。脉细，为膀胱之寒水。

【因】火之属。

湿热相搏，肌肉败坏而为脓。营气不从，逆于肉里，乃生痈肿。营气，运气也，逆而不行，其源在经。湿气外伤，害人皮肉，皆营气之不行也。其源在外，盛则内行。膏粱之变，足生大疔，皆营气逆行，凝于经络。其源在里，发于表也。

【证】疮疡诸症，皆营气盛，偏助火邪而作。随虚而出于经络也。如太阳经虚，从背而出；少阳虚，从须而出；阳明虚，从髭而出；肾脉虚，从脑而出。微热则痒，热甚则痛；血虚则痛甚，热甚则肿甚。

【治法】外者，宜以辛凉发散之，通圣、凉膈、解毒是也。

内者，宜以苦寒下之，三黄汤、玉烛散是也。

中者，宜以调经，凉血等是也。

肿疡宜解毒，下之是也，溃疡宜托里，补之是也。如温经，加通经之药妙矣。夫邪气内蓄肿热，宜砭射之也。气胜血聚者，宜石而泄之。如肿疡年壮，谓伏热在心，可降其火。如溃疡年老，发呕不食，谓虚，大补。病疮，腰脊瘘疭者死。

内疏黄连汤　治呕哕哕发热，脉沉而实，肿硬色不变、根深，脏腑秘涩。

黄连　芍药　当归　木香　槟榔　黄芩　山栀　薄荷　甘草　桔梗各一两　连翘二两　大黄便秘加之。

行经　黄芩、黄连、连翘、人参、木香、槟榔、柏、泽泻。

在腰以上至头者，枳壳疏利脏腑，用前药中加大黄；痛者，当归、黄芪止之。

伤煎散　治肿焮于外，根盘不深。脉浮，邪气盛，则必侵于内，宜热之。

地骨皮　黄芪　白芍　黄芩　白术　茯苓　人参　当归　肉桂　甘草　防己各一两　防风二两

上以苍术一升，水五升，煎至半，去渣，入药煎服。便秘加大黄；热加黄连。

黄连消毒汤　治一切疮、疽、背、脑。

黄连一钱　黄芩　黄柏　地黄　知母各四钱　羌活　独活　防风　藁本　归尾　桔梗　连

翘各四钱　黄芪　人参　甘草各三钱　苏木二钱
防己五钱　泽泻二钱

远志酒　忍冬酒　不问肿溃，皆有奏捷之功。然二酒有补性，归心归血之效。

金银花汤　治痈，色变紫黑者，回疮。

金银花并枝　甘草各二两　黄芪四两

酒一升，闭口，重汤煮、酒煮皆可。

乳香散　治痈，疮口大。

寒水石煅　滑石各一两　乳香　没药五钱脑子少许

末糁口上。

雄黄散　治恶肉不去。

雄黄一钱　巴豆一个，去皮尖　乳香　没药少许，另研

细和匀，敷肉上。

木香散　治久不收口。

木香　槟榔　当归各一钱　黄连二钱

为末糁之。

出剩骨　血竭罨之，骨自出。

治漏疮剩骨　青橘叶　地锦草

上二件，杵成膏。先净疮口，用杜牛膝根内入疮中，以膏敷之，缚定。

太一散　治疮、疥癣。

雄黄另　硫黄另，各五钱　斑蝥三个，去翅足，另　黑狗脊另　寒水石　蛇床子炒，各五钱

上细末，同匀油调擦上。加法随病。

金丝　其状如绳线，巨细不一，上下行，至心即死。可于疮头上截经刺之，出血后，嚼萍草根涂之，立安。

治疔疮刘先生方

乌头尖　附子底　蝎梢　雄黄各一钱　蜈蚣一两　硇砂　粉霜　轻粉　麝香　乳香各五分
信石二钱五分

上末，先破疮口出血，亟以草杖头，用纸滞于内，以深为妙。

疔疮毒气入腹，昏闷不食。

紫花地丁　蝉蜕　贯众各半两　丁香　乳香

温酒下二钱。

治疔疮李先生方　归尾　没药　白芷　乳香　杏仁　黄丹　蓖麻　粉霜　巴豆　木鳖子

芝麻油　桃柳枝

上煎如法。白菊花紫茎者汁服，渣敷之。茜草根叶亦可。

疔疮先痒后痛，先寒后热，热定则寒，四肢沉重，头痛心惊，眼花呕逆则难治。

贴杖疮　虎骨　黄柏　黄连　黄芩　苦参

以五味煎，入油纸，煎又数沸，次以纸贴上。

恶疮　霜后凋蕉叶干末敷，香油调，油纸掩。先用忍冬藤、葱、椒、金丝草洗，松上白蚁泥、黄丹炒黑，香油调敷，外用油纸夹上，日换。后用龙骨末药于口上收肉，黄丹入香油煎，入朴硝抹疮上。

口疮神方　焰硝　硼砂

含口不开，以南星于涌泉醋敷之。

饮酒人口糜　导赤散、五苓散。

风寒遏绝，阳气不伸，声不出。

半夏制，一两　乌头　肉桂各一钱

煎服。

赤口疮　白矾飞　没药　乳香　铜绿

末糁。

白口疮　雄黄　没药各一钱　轻粉五分　巴豆

末糁。

唇紧燥裂生疮　用青皮烧灰，猪脂调敷。夜卧头垢亦可。

口痛疮　五味子一两　黄柏蜜炙　滑石各五钱　铜绿加糁，白蔷薇汁，漱之良。

有口疮不下食，众以狐惑治之，必死。未若以矾汤，于脚上浸半日，顿宽。以黄柏蜜炙、僵蚕灼末敷，立下乳而安。

一方神效　西瓜外皮烧灰，黄柏、黄连、朱砂、孩儿茶、硼砂为末，水调抹效。

手痴疮　皂角　枯矾　轻粉　黄连　黄柏。

沙疮　栅地藤烧灰。

足上毒疮　密陀僧、黄连，敷之。

又法　旱莲草盐炒，桑白皮打细作饼，盖干易之。杜牛膝，无名异、金星草俱可。

治脚　五倍子研、牛脚髓同调厚朴。

治阴疮　腊茶　五倍子等分　腻粉少许　孩儿茶　妙。

又方　降真香，磨水抹，效。

三十七　痈疽　附：瘰瘤

【脉】数，身无热，内有痈也。脉数必当发热，而反恶寒，若有痛处，当发其痈。脉数而虚，咳唾涎沫，为肺痿；脉数而实，或滑，咳则胸中隐痛，为肺痈。脉紧而数，脓为未成；紧去但数，脓为已成。脉滑而数，小腹坚满，小便或涩，或汗，或寒，为肠痈。设脉迟紧聚为瘀血，下血则愈；设脉洪数，脓为已成。肠痈，脉滑为实，数为热。卫数下降，营滑上升，营卫相干，血为败浊，皆湿热之所为也。

死之地分　伏兔、腓腨、背、脏俞、项上、脑、髭、鬓、颐。

【因】火之毒，气结之毒，从虚而出也，薄处先穿之义，师全用补。盖厚味之火，气郁之结，壅滞经络，或引痰饮，血为之滞，气为之乱，积久从虚而出其经也。夫阴滞于阳则痈，阳滞于阴则疽。气得淤而郁，津液稠粘，为痰、为饮，而久渗入肺，血为之浊，此阴滞于阳也。血得邪而郁，隧道阻隔，积久结痰，渗出脉外，气为之乱，此阳滞于阴也。

肺痿，热在上焦。肺痈，乃风伤于卫，热过于营，血为凝滞，蓄结成痈。囊痈，乃湿热下注也。有作脓者，此浊气顺下，将流入渗道，因阴气亏水道不利而然。脓尽乃安。骨疽，因厚味及酒后涉水得寒，故热邪深入髀枢穴左右，积痰老血，相搏而成也。内疽，因饮食之火，七情之火，相郁而发，在腔子而向里，非于肠胃盲膜也。以其视之不见，故名之曰内。

【证】肺痿病，多涎唾，小便反难而数，大便如豚脑，欲咳不咳，咳出干沫，唾中出血，上气喘满，或燥而渴者，寸口脉数而虚，按之涩。

肺痈病，咳逆上气，浊吐出如粥，脓血，胸中隐痛。又咳脓血口燥，或喘满不渴，唾沫腥臭，时时振寒，寸口脉数而实，按之滑。

肠痈病，小腹重，强按则痛，坚满如肿，小便数似淋或涩，或白汗，复恶寒。又身甲错，腹皮急，按之濡如肿状，腹如聚积，按之痛如淋。小便自调。其则腹胀大，转侧闻水声，或绕脐生疮，或脓从脐出。

背痈脉数，身无热而反恶寒，若有背痛处，发其痈。

附骨疽与白虎飞尸、历节皆相似。历节，走注不定；白虎飞尸，痛浅，按之便减，亦能作脓；附骨疽，着骨而生，痛深，按之无益。

【治】法宜补气血，泻火散气。初觉，可清热拔毒；已溃，则拔毒补气。用分经络气血多少，可补可驱毒，如少阳分，少血多气，宜补。

千金内托散　内托之名，使气充实，则脓如推出也。

羌活　独活　藁本各一钱五分　防风身梢归梢各五分　归身四钱　连翘三钱　黄芩酒炒　黄芪　人参　甘草各一钱半，生用五分　陈皮苏木　五味各五分　黄柏酒炒　知母酒炒　生地酒制　黄连酒制，各一钱五分　汉防己酒制　桔梗各五分　山栀二钱　猪苓二钱，去皮　麦冬二钱，去心　大黄酒制，三钱

作两服煎。

验方　有妇人年七十，性好酒，形实性急，脑生疽，脉紧急，切之涩。锦纹大黄酒炒，人参酒熟每一钱，姜汁煎服。

验方　有人年五十，形实色黑，背生红肿，近骨下痛甚，脉浮数而洪紧，食亦大呕，时冬月。

麻黄　桂枝冬月用之　生附脉紧用之　黄柏酒炒　瓜蒌　甘草节　羌活　青皮　半夏　人参　黄芪

姜煎。

验方　治初生一切疮、疖、痈、疽、发背，服之殊效。亦能下死血。

大黄　甘草　辰砂　血竭

酒下。

解毒丹　治一切发背、痈、疽、金石毒。

紫背车螯大者，盐泥固济，煅红，出火毒，甘草膏丸，甘草汤下。恶物，用寒水石煅红入瓮，沉井中，腊猪油调敷。

又方　以轻粉为佐，又以灯草为佐，散肿消毒，轻者可杖。

清凉膏　治发背。

当归　白芷　木鳖肉　白芨　白敛各一两

乳香研　腻粉少许　白胶少许　黄丹五两　麻黄七两

上煎前六味，候紫色去之，入槐、柳枝各七寸，再煎，入丹，临时入下。

三生散　治漫肿光色附骨痛，如神。

露蜂房　蝉蜕　头发各等分

烧灰存性，三钱，研细酒下。

曾用五灰膏，敷一宿，待恶肉腐，以刀去之尽，以香油蘸在锦上，纽干复之。待好肉如岩合匦状，方可以收口，用龙骨、白蔹、乳、没等药敷之。内疽用四物汤加减服之。有人性急味厚，在胁下一点痛，每服热燥之药，脉轻则弦，重则芤，知其痛处有脓，因作内疽病治之。

甘草　干姜　人参　治肺痿。

甘草四两　干姜二两　人参一两　大枣三个

煎服。

小青龙汤　治肺痈，先解表之邪也，此治肿疡之法也。

葶苈大枣汤肺汤　治痈疽，喘不得卧也。

葶苈炒黄，研，丸弹子大。水三升，入枣先煎二升，去枣入葶苈，煎至一升，顿服之。先进小青龙汤三服，后进此。

桔梗汤　治咳胸满，唾如米粥，当吐脓血。

甘草　桔梗各一两

苇茎汤　治咳有微热，胸中甲错，此治溃疡之法也。

苇茎二升，切　瓜瓣仁　薏苡仁各半斤　桃仁五十个，去皮尖

煎服。

又方　瓜蒌连瓢下煎。

薏苡附子败酱散　治肠痈身甲错，腹皮急胀，本无积聚，身无热，脉数者。

附子炮　败酱各二钱　薏苡仁十个

水煎。

大黄牡丹汤　治肠痈，小腹，或偏在膀胱左右，大如掌，热，小便自调，时自汗，脉迟紧，未成脓可下之，脓成不可下。

大黄四两　牡丹皮三两　芒硝二两　瓜子一个　桃仁五十个

水煎顿服。

云母膏　有如腹痛，百分不治，脉滑数。腹微急，脉当沉细，今脉滑数，以云母膏下之。云母膏，丸梧子大。一百丸，阿胶烊入酒下之。下脓血为度，可止。

青皮当归汤　李先生方　治便痈。

青皮　防风　当归　甘草梢

空心煎服。

桃仁承气汤　张先生方　治便痈。

验便毒方　葫芦巴末服，川楝灰亦好。

附骨疽方　青皮　黄柏　桂枝冬加　黄芩夏加　牛膝虚加　甘草　姜汁　麻黄发不动加

又　防风通圣，去硝黄，入生犀角、浮萍末，治骨疽。

瘰状多着肩项。如坚硬不可移，名石瘰；皮色不变，名肉瘰；如筋脉露结，名筋瘰；赤脉交错，名血瘰；随忧愁消长，名气瘰。

瘤状随气凝结，有骨、筋、肉、脓、血之瘤。

三十八　乳痈

【证】乳房为阳明所经，乳头为厥阴所属。

【因】厚味湿热之痰，停蓄膈间，与滞乳相搏而成。

滞乳，因儿口气吹嘘而成；有怒气激其滞乳而成。凡病皆阳明经也，浅者，为痈；深者，为岩，不治。

【治】宜疏厥阴之滞，清阳明之热，行污血，散肿结。

方　煅石膏清阳明　橘皮　瓜蒌子消肿　甘草节行血　蜂房　台芎　香附二味郁气加之　青皮疏厥阴　葛根

酒、姜汁饮。

又方　大黄　天花粉　当归一两　甘草节已下一钱五分　瓜蒌子　穿山甲陈壁土炒

酒丸服。

三十九　瘰

【因】大抵食味之过，郁气之积，曰毒，曰风，曰热，皆此三端，变化引换。须分虚实，实者易治，虚者可虑。夫初发于少阳一经，不守禁戒，延及阳明。盖胆经至主决断，有相火，而且气多血少。

神效方　牡蛎粉五钱，和鸡胆为膏，贴之。

又，用活石一两，肉桂五钱，调汤服之好。

【证】外有蛤蟆瘰，无核但肿。瘰在阳明、少阳经，结核按之走痛。瘿或隐僻处。劳瘰结核，连数个在耳边，或聚或散也。瘤等亦同。

【治】宜泻火散结。虚则补元气，实则泻阴火。补则十全散，下则玉烛散、化坚汤升麻一钱　葛根五分　漏芦足阳明　牡丹皮三钱，去留血　当归　地黄生熟各三钱　连翘一钱，生血脉黄芪一钱，护皮　白芍收散，三钱　肉桂散结，寒因热用，三钱　柴胡八钱　黍粘消肿　羌活一钱防风　独活各五分，散结　昆布软坚　三棱削坚广术　人参　厚朴腹胀加　黄连　陈皮　木香气不顺加　大黄便秘加

大黄汤　大黄煨　皂角　甘草炙

煎服。以麝香、瓜蒌仁敷之。

法　未破核者，用火针针其上，即用追毒膏，点苧线头，内针孔中。

又　用杜牛膝捣敷，缚其上，一日一易。如脓将尽，又用生玄参、地榆、滑石、寒水石、大黄等末敷，缚其疮。

又　用白厄菜、墨草，同缚其疮。以寒水石、大黄、硝、龙骨、木香、槟榔末，收口。后又用竹茹，亦能长肉，白膏药收后。红不退，用北蠷螋敷。如已溃久不收口。须用香附、灯烧铁烙，烙其腐处，尽后，依前治之。

治耳接　耳边项上生块核是。

方　五倍子　香白芷

为末，蜜调敷。

狠鼠粪，以黄泥炉煅。

去瘰疬毒　皂角子五两　大黑豆一斤　甘草一两　冬青叶汁一斤

上煮汁干为度，常食，不过两料。

四十　发斑

【因治】属表者，因风挟热痰。通经微汗之，下之不可。

属里者，因胃热，助手少阴心火，入于手太阴肺也。故红点如斑，生于皮毛之间耳。白虎、泻心、调胃承气，从长而用之。

四十一　丹疹

【因】热与痰、血热也。夫斑、痘、疹、丹，皆恶毒血热蕴蓄于命门，遇相火合起则发也。

外有赤游风、天蛇漠、丹疹、瘾斑，其状不同，因则一也。

【治】张归之少阳相火。如遇热之时，以通经辛凉解之；如在寒之时，以葛根、升麻，辛温解之。如遇疮痛黑陷，腹内喘满者，热而气虚也，急以白虎解之。热加参，参主喘也。主之全，以凉膈调之。

消毒汤　升麻根　羌活　藁本　细辛　柴胡　葛根　黄芩酒炒　生地黄　黄连　黄柏连翘　红花　当归　苏木　白术　苍术　陈皮吴茱萸　防风　甘草

又方　紫草　红花子　白芍　胡荽　当归

附方　剪刀草汁调原蚕沙，敷之。

龙脑丸　治斑疮倒靥。

猪心血调脑子成膏，以紫茸汤化，无脑用辰砂。

四十二　金疮　附：油火刀犬等伤

【脉】金疮出血太多，脉沉细者生，浮数实大者死。

【治】**没药散**　治刀箭伤，止血住痛。

定粉　风化灰各一两　枯白矾三钱　乳香五分，另研

没药一字，即二分半也，一铜钱有四字之故。另研和匀糁之。

圣愈汤　治出血太多。

四物汤　人参　黄芪

煎服。

金疮刀伤见血方　降真香末细贴之；石灰和人血作饼，旋干贴之；煨大黄、石膏，细研，桐油二分，水一分，拌，抹上；又淹灰搽敷亦良。

救苦散　治热油、刀斧伤、火伤、犬咬伤。

寒水石　油调涂上。

四十三　倾仆

【脉】倾仆，内有血，腹胀满，脉坚强者生，小弱者死。

【证】瘀血为病，或痰涎发于上。

【治】同中风证。恶血归内，留于肝经，

胁痛自汗，治宜破血行经。

张论 坠堕使生心恙，痰涎发于上也。治宜补之。凡杖打、闪肭疼痛，皆血滞证，可下之。忍痛则伤血。

神应散 治瘀血，大便不通。

大黄酒浸，一两　桃仁　红花二钱　当归三钱　瓜蒌根二钱　炮穿山甲二钱　柴胡引经　麝香透

热酒下。

紫金丹 治骨节折伤疼痛。

炮川乌　炮草乌各一两　五灵五钱　木鳖子去壳　黑牵牛各五钱　威灵仙　金毛狗脊　骨碎补　没药　麝香　红娘子各二钱五分　地龙　乌药　青皮　陈皮　茴香各五分　防风　自然铜四两，烧淬　禹余粮四两，淬

醋糊丸，梧子大，每十丸酒下。

三圣散 吐之，治痰壅。

四十四　百药中伤

【脉】浮涩而疾者生，微细者死。洪大而迟者亦生。

【治法】在上吐之。

解毒丸 治食毒物，救人于必死。

干板监根四两　贯仲一两，去土　青黛　甘草

蜜丸。青黛良。

秘传方 续随子　甘草　五味子

茶清下一二碗。

四十五　癫狂附：痫

【脉】大坚疾者，癫病。脉大滑者，自已；脉小急实者死，循衣缝者死，虚而弦急者死。脉虚弦为惊，脉沉数为痰热。

【因】痰、火、惊。

血气者，身之神也。神既衰乏，邪因而入。夫血气俱虚，痰客中焦，妨碍不得运用，以致十二官各失其职，神听言动，皆有虚妄，宜吐之而安。

肺入火为谵语。肺主诸气，为气所鼓舞，火传于肺，为之寻衣撮空；胃中大实热，熏于心肺，亦能谵语。宜降火之药。

惊其神，血不得宁也。痰积郁热，随动而

迷乱，心神无主，有似邪鬼。可先吐之，后以安神丸主之，佐以平肝之药，胆主惊故也。

【证】狂言、谵语、郑声辨。

狂者，开目与人语，语所未尝见之事，为狂也。

谵语者，合目自言日用常行之事，为谵也。

郑声者，身动无力，不相接续，造语出于喉中，为郑声也。

又蓄血证，则重复语之。

【治】痰者吐之，三圣散；火者下之，承气汤；惊者平之，安神丸。

方 总治。

黄连　辰砂二味降火　瓜蒌　南星　半夏三味行痰　青黛　柴胡　川芎三味平肝

桃仁承气汤 治热入血室，发狂。

犀角地黄汤 治瘀血狂妄。因汗不彻，吐衄不尽，瘀血在内，面黄唇白，便黑，脚弱气喘，甚则狂闷。

犀角一两　生地八两　白芍三两　丹皮　大黄二两

脉大迟，腹不满，为无热，减之。煎服。

洪、长、伏三脉，诸痫发狂，以《局方》妙香丸，以针透眼子，冷水浸服之。

弦、细、缓三脉诸痫，李和尚五生丸。

治痫方 黄丹　白矾等分

研细，用杨树火煅过，曲丸。

又方

川芎二两　防风一两　猪牙　皂角　郁金各一两　明矾一两　黄、赤脚蜈蚣各一条

细末，蒸饼，丸梧子大，空心茶清下十五丸。

四十六　惊悸

【脉】寸口脉动而弱，动为惊，弱为悸。趺阳脉微而浮，浮为胃气虚，微则不能食，此恐惧之脉，忧迫所作也。寸口脉紧，趺阳脉浮，胃气则虚，是以悸。肝脉骛暴，有所惊骇。

【证】悸有三，惊、悸、忪悸。痰饮闭于中脘，其证短气自汗，四肢浮肿，饮食无味，心虚烦闷，坐卧不安。悸，心筑然而动。

【治】因血虚。肝主血，无血养则不盛，故易惊。心神忡乱，气与涎结，遂使惊悸。血

虚，治宜朱砂安神丸。气涩相结，宜温胆汤，在心胆经。小儿惊搐，涎潮如死，乃母胎时受怖。为腹中积热，可坠其涎，镇火清心等是也。

悸　因失志气郁，涎聚在心脾经，治宜定志丸。失志者，或事不如意，久思所爱。

少阴心悸，乃邪入于肾，水乘心，唯肾欺心，火惧水也。治在于水，以茯苓导其湿，四逆散调之。枳实、柴胡、芍药、甘草是也。与惊悸不同，名亦谓之悸，故书以别之。

发搐痰饮为证，脉必弦涩，皆用下之。

外有肝痹、心肺疟，心虚寒，皆惊。

朱砂安神丸　治血虚惊悸。

朱砂一两，另研　黄连一钱二分　当归五分　甘草五分　生地三钱

炊饼丸。

温胆汤　治心胆性易惊。

半夏　竹茹　枳实二两　茯苓一两五钱　陈皮三两　甘草一两

寒水石散　治因惊心气不行，郁而生痰，结为饮。

寒水石煅　滑石水飞各一两　甘草一两　龙脑少许

热则水下，寒姜下。

四十七　疝癫

【脉】寸口弦紧，为寒疝。弦则卫气不行，卫气不行则恶寒，紧则不欲食。寸口迟缓，迟则为寒，缓为气之虚，虚寒相搏而痛。脉沉紧豁大者，为虚。脉滑为疝，急为疝，搏为疝，见于何部而知其何脏。

【因证】盖全在肝经，因湿热在经，抑遏至久，又感外寒，湿热被郁而作痛；或大劳则火起于筋，醉饱则火起于胃，房劳则火起于肾，大怒则火起于本经。

火郁之甚，湿热便盛，浊液凝聚，并入血隧，流于肝经，为寒所束，宜其痛甚。因痰饮积流入厥阴，聚结成核。因瘀结其本经，因虚而感，或内火外寒郁之。肝经与冲、任、督所会，聚于阴器，伤于寒则阴缩入，伤于热纵挺不收。属木，性速急，火性暴而痛亦暴矣。

张论七疝：

寒疝　因湿地、雨水、风冷处，使内过多。

其状囊结硬如石，阴茎不举，或控睾丸而痛，宜以温剂下之。久而无子。

水疝　因醉过内，汗出遇风湿之气聚于囊中，其状肾囊肿痛如水晶，或痒搔出黄水，小腹或按之作水声，阴汗，治宜逐水。

筋疝　因房劳及邪术所使，阴茎肿或溃脓，或痛而里急，筋速缩，或挺不收，或白物如精，或茎痛之极则痒，宜降火下之。

血疝　因使内气血流溢，渗入胕囊，留而不去，结成痈脓。多血，状如黄瓜，在小腹两旁，横骨约中，俗云便痈，治宜和血。

气疝　因号哭忿怒，气郁而胀，哭怒罢则散。其状上连肾区，下及阴囊，宜以散气药下之。小儿有此，因父精怯，故不治。

狐疝　与气疝大同小异。状如仰瓦，卧则入小腹，行之则出入囊中，宜逐气流经之剂下之。

癫疝　因地卑湿，江淮间所生。其状如升、斗，不痒不痛，宜去湿之药下之。女子阴户突出，虽相类，乃热不禁固也。

《三因》有四癫：

肠癫　因房室过度，元脏虚冷，肠边萱系不收，坠入癫中，上下无定，此难治。

气癫　因七情脏气下坠，阴癫肿胀急痛，易治。

水癫　因湿气得之，则肿胀其阴，易治之。

卵癫　因劳役坐马，致卵核肿胀，或偏有大小，上下无常，此难治也。外有妇人阴门挺出，亦名癫病。

丁香楝实丸　以下出李。

当归酒制，去芦　炮附　川楝　茴香以上各一两

锉，好酒三升，同煮。酒尽焙干作末，入下药：丁香　木香各五分　全蝎十三个　玄胡索五钱

上同为末，酒糊丸，梧子大。每服三十丸至百丸，温酒下。

参术汤　治虚疝脉豁大者是。

人参　白术　山栀　香附

仓卒散　治寒疝入腹卒痛，小肠膀胱气绞，腹冷重如石，出白汗。

山栀四十九个，烧半过　生附子

酒煎二钱。

又一方，乌代附。

神应散　治诸疝心腹绞痛不忍，此方能散气开结。

玄胡索　胡椒或加茴香。酒煎二钱。

牡丹丸、治寒疝，心腹刺痛及血。

川乌炮，去皮尖　牡丹皮四两　桃仁炒，去皮尖　桂各五两　青皮一两

蜜丸，酒下。

桃仁汤　治癞疝。

大桃仁如法　茱萸　桂枝　蒺藜　青皮　白茯苓　槟榔　木香　海藻　三棱　莪术任意加减

张用导水、禹功、猪肾、通经等散下之。

秘方　治诸疝。

枳实治痛　山栀　茱萸　橘子　山楂去核积　桃仁瘀血加之　川乌劫痛同栀　桂枝不定必用　荔枝核湿则加之　青皮

守丸　治癞要药，不痛。

苍术　南星　半夏　白芷散水　川芎　枳实　山楂

应痛丸　治败精恶物不出，结成疝，痛不忍。

阿魏二两，醋和荞麦面裹，火煨熟

槟榔大者二个，刮空，滴乳香满盛，将刮下末，用荞麦拌作饼，慢火煨

上细末，入硇砂一钱，赤芍一两，同为末，面糊搜和，丸如梧子大，盐酒下。

雄黄散　治阴肿大如斗，核痛不治。

雄黄一两　明矾二两　甘草五钱

煎洗。

又方　天萝筋烧灰，治疝妙。

四十八　脚气

【脉】浮弦者风，濡弱者湿，洪数者热，迟涩者寒，微滑者虚，牢坚者实，结则因气，紧则因怒，细则因悲。

入心则恍惚妄谬，呕吐，食不入，眠不安，左寸脉乍大乍小者死。

入肾则腰脚俱肿，小便不通，呻吟，目额皆黑，冲胸而喘，左尺脉绝者死。

【因】湿之病。南方之人，自外而感；北方之人，自内而致。南方之人，当风取凉，醉房，久坐湿地，或履风湿毒气，血气虚弱，邪气并行虚腠，邪气盛，正气少，故血气涩，涩则脾虚，虚则弱，病发热。四肢酸痛烦闷者，因暑月冷湿得之；四肢结持弱者，因寒月冷湿得之。北方之人，因湩酪醇酒之湿热下注，积久而成肿满瘀痛也。治宜下药，泄越其邪。

【证治】因病胫肿，小腹不仁，头痛烦心，痰壅吐逆，时寒热，便溲不通，甚者攻心而势迫，治之不可后也。此壅之痰壅未成，当宜通之，调以黄柏、苍术类；壅既成，当砭恶血，而后以药治之。

攻心脚气，乃血虚而有湿热也，治宜四物加柏。筋动转而痛者，乃血受实热也，治加桃仁、芩、连；有痰流注，加竹沥、姜汁、南星是也。

李曰：湿淫所胜，治以苦温。以苦辛发之，透关节胜湿为佐；以苦寒泄之，流湿清热为臣。故主当归拈痛汤一方治之。

中脚膝论　自内，喜、怒、忧、思，寒热邪毒之气，注于脚膝，状类诸风，谓之脚气也。自外，风、寒、暑、湿，皆有不正之气，中于脚膝，谓之脚气也。实者利之，虚者益之，六淫随六法以治之，七情随六气以散之。

《三因》论　乃风、寒、暑毒气袭之也。风则脉浮，寒则脉紧，湿则脉细，表则脉浮，里则脉沉；寒则痛，湿则重，暑则烦，风则行，随其所中经络而治之。

太阳经则头项腰脊皆痛，六淫中之，论同前，宜以麻黄左金汤。

麻黄　干葛　细辛　白术　茯苓　防风　防己　羌活　桂枝　甘草

阳明则寒热呻欠，鼻干腹胀，髀膝膑中腹外皆痛，六淫亦然，宜大黄左金汤。

大黄　细辛　茯苓　防风　防己　羌活　黄芩　前胡　枳壳　厚朴　杏仁

少阳则口苦胁痛面垢，体无膏泽，头目额锐痛，六淫亦同，宜半夏左金汤。

半夏　干葛　细辛　白术　茯苓　桂枝　柴胡　麦冬

三阳合病，寒热，关节重痛，手足拘挛，冷痹，上气，呕吐，下利，脉必浮弦紧数，合前三方以发之。

太阴腹满，咽连舌急，胸膈痞满，骨节烦疼，四肢拘急，浮肿，宜六物附汤。

炮附　桂枝各四两　甘草二两　茯苓三两　防己四两　白术三两

少阴上气喘急，小腹不仁，腰脊足心膶腘皆痛，六淫亦然，宜八味丸主之。

牡丹皮　泽泻　茯苓　桂枝　香附　山药　山茱萸　熟地黄

厥阴胁腰偏疼，阴器抵小腹夹脐诸处胀痛，一如中风，宜神应养真丹。

当归　天麻　川芎　羌活　木瓜　熟地　芍药

《三因》元并脏腑不同故也。

当归拈痛汤　治湿热肢节烦痛，肩背沉重，胸膈不利，身痛胕肿。

羌活　炙甘草　黄芩酒炒　茵陈叶酒炒　当归各五钱　人参　苦参酒洗　升麻　葛根　苍术各二钱　知母酒洗　防风　泽泻各三钱　猪苓　白冬术各五分

煎服。

羌活导滞汤　治前证便溺阻隔，先以药导之，眼前方及此方。

羌活　独活各五钱　防己三钱　大黄酒煨，一两　当归三钱　麸炒枳实三钱

除湿丹　治诸湿。

槟榔　甘遂　赤芍　威灵仙　葶苈　泽泻各一两　乳香另研　没药各五钱　黑丑炒，三钱　大戟一两半，炒　陈皮二两

脚气方　治湿热。

生地　黄柏酒炒　苍术盐、酒炒　白术　川芎　防己　槟榔　犀角　甘草　木通　黄连　黄芩二味热加之　竹沥　姜汁二味痰加之　石膏热时加　桃仁便实加　牛膝溺涩加

食积流注方　苍术　黄柏　防己　南星　川芎　白芷　犀角　槟榔　龟板血虚加

血积转筋方　见论治攻心脚气。

阮氏方　治膝痛脚骨热，或赤肿行步难。

苍术四两，泔浸一日夜　盐炒黄柏四两，酒浸一日夜，炙焦。

吹咀服。

四十九　虫　附：狐惑

【脉】𧏾蚀阴肛，脉虚小者生，急紧者死。

【因证】湿热之生，脏腑虚则侵蚀。腹内热，肠胃虚，虫行求食。上唇有疮曰惑，虫食其脏；下有疮曰狐，虫蚀其肛。亦有口疮，非狐惑也。

【治】《集效方》。

木香　鹤虱炒　槟榔　诃子煨　芜荑炒　炮附　干姜各七钱　大黄一两五钱

乌梅或加连、柏，上蜜丸。陈皮汤、醋汤任下。

化虫丸　治虫即化水。

硫黄一两　木香五钱　密陀僧三钱　炮附一个

上先附末，醋一升，熬膏，入药和丸，绿豆大。荆芥、茶清下二十丸。

秘方　治吐虫。

黑锡炒成灰　槟榔末

茶饮下。

又方　川椒，酒糊丸，治虫。

又方　炒鸡子、白蜡尘，治寸白虫，酒糊丸妙。

泻心汤，治惑。

苦参汤洗之，治狐。

五十　喉痹

【因】热内结。虽有蛾闭、木舌、缠喉、走马之名，火则一也。论咽与喉，会厌与舌，同在一门，而用各异，喉以候气，故通于天；咽以纳食，故通于地；会厌管乎其上，以司开合。掩其咽，其食下；不掩之，其喉错；必舌抵上腭，则会厌能闭其咽矣。四者相交为用，缺一则饮食废而死矣。及其为病，皆火也。夫手少阴君火心主之脉，手少阳相火三焦之脉，二火皆主脉并络于喉，气热则内结，结甚则肿胀，肿胀甚则痹甚，痹甚则不通而死矣。

至如嗌于痛、咽颔肿、舌本强，皆君火之为也。唯喉痹急速，相火之为也。

【证】咽，咽物之处。咽肿则不能咽，或

呕吐咯伤，或多饮啖，痰热皆至，咽系干枯也。

喉，声音出入之处，脏热则肿，其发暴肿闭塞。或心虚寒，有悬痈生在上腭，俗名鹅也。咳而声嘶喉破，俗名声散也。

【治法】微以咸软之，甚以辛散之，痰结以苦吐之，否则砭出血。人火以凉治之，龙火以火逐之，凉剂以热服之是也。宜刺少商出血。

秘方 朴硝 牙硝各研 青鱼胆 上以胆放二硝上，干方研为末，竹管吹入喉中，痰出即愈。

五匙散 治风热喉痹，及缠喉风。

朴硝一两五钱 硼砂五钱 脑子三钱 僵蚕

以竹管吹末入喉中。

神效散 治热肿语声不出。

荆芥穗 蓖麻生，去皮另研。各一两

蜜丸，皂角子大，嚼含化。

雄黄解毒丸 治缠喉风及喉痹，倒仆失音，牙关紧急，不省人事。

雄黄一钱，飞 郁金一钱 巴豆去皮、油，十四个

醋糊丸，绿豆大。热茶清下一丸，吐则止。

蜜附子 治腑寒咽门闭，不能咽。大附去皮脐，切大片，蜜涂炙黄，含咽津。

又方 龙胆、矾，包乌梅肉内，以绵裹，含。

龙火拔毒散 治缠喉急证，先以针出血为上策，缓以丹敷。

阳起石煅 伏龙肝各三钱

新水埽之。

又方 白瑞香花根，研水灌之。

秘方 治痰。其证皆因痰也。以鹅毛刷桐油探吐之，皂荚灰亦可吐，僵蚕研姜服亦可，生艾汁亦可。

五十一 口

【因证】脾热则甘；胆热则苦。口苦亦有肝虚寒者。

【治】三黄丸治甘。柴胡汤治口苦，及谋虑不决。

柴胡汤加麦冬、枣仁、地骨皮、远志。

五十二 舌

【脉】心脉系舌根，脾脉系舌旁，肝脉、肾脉络舌本。

【因证】因风寒所中，则舌卷缩而不言。七情所郁，则舌肿满不得息，肝壅则血上涌，心热则裂而疮。脾热则滑苔，是虚热，心经飞扬上窜；脾闭则白苔如雪；脾热则舌强。舌卷而卵缩者，厥阴绝也，死。

【治】**金沸草散** 治风寒伤心脾，令人寒热、齿浮、舌肿。

金沸草 荆芥四两 前胡 麻黄各三两 甘草 半夏一两

升麻柴胡汤 治心脾虚热上攻，舌上生疮，舌本强，两颊肿痛。

升麻 柴胡 白芍 栀子 木通一两 杏子 大青 黄芩三钱 煅石膏二两

舌肿破 锅底煤，即锅底烟，醋盐敷。

出血如泉 白胶香、五倍子、牡蛎，末掺。

白苔语涩 薄荷汁、白蜜，姜片揩，敷之。

五十三 目

【因】风热血少。经曰：目得血而能视。肝血不上荣也，神劳。目者，神气之主，劳则魂魄散，不能相得。肾虚，水精不上奉也。

【证治】在腑则为表，当除风散热。在脏则为里，宜养血安神。如暴失明，昏涩翳膜，眵泪斑入眼，皆表也，风热也，宜发散以去之。如昏弱不欲视物，内障见黑花，瞳散，皆里也，血少神劳肾虚也，宜养血补水安神以调之。

斑入眼，此肝气盛而发在表；瞳子散大，皆辛热之为也。辛主散，热乘之，当除风热，凉血益血，以收耗散之气。以芩连苦寒除邪气之盛为君，归身、地黄养血凉血为臣。五味酸寒体浮收瞳散，地骨皮、天冬泻热补气。

凡目暴赤肿，以防风、黄芩为君以泻火，黄连、当归为佐以和血。

凡目疾暴赤肿，以防风、羌活、柴胡、升麻、白芷、芩、连、甘草、当归，白睛红加白豆蔻少许。

凡目久病昏暗，以熟地、归根为君，以羌活、防风、甘菊之类杂佐之。

拨云汤 羌活 防风一钱半 藁本 川芎 荆芥一钱 葛根 细辛 柴胡 升麻五分 知母 归身 川柏 甘草 黄芪各一两

内障，是脾虚火盛，上加下药，人参、五味、白芍、茯苓、白术；湿热，加下药：黄连炒、黄芩、生地；睛痛加归、地黄；胸中不利，加槐子；赤翳，加羚角；腑秘，加大黄。

百点膏　黄连水一大碗，煎至半，加归六钱、防风八钱，蕤仁去皮尖，三钱。

上熬滴水不散，加蜜少许点之。蔓荆、椒眼、地黄、甘草、荆芥、麻黄、升麻，随所长加之。

春雪膏　点眼。

朴硝置生腐上蒸，待流下，瓦器接之。

地黄丸　治不能远视、近视，此大除风热。

生地　天门冬各四两　炒枳壳　甘菊各二两

蜜丸，茶酒任下。

《局方》定志丸　治不能近视，反能远视。

人参　远志　菖蒲　白茯苓

蜜丸。

泻青丸　治风热。

熟干地黄丸　治血少安神。

驻景丸　补肾水。

车前子　菟丝子　熟地黄各五两

槐子散　治体肥气盛，风热上行，目昏涩。

槐子　黄芩　木贼　苍术

末之，茶下。

桔梗丸　治太阳卫虚血实，瞳人肿痛，眼黑肝风盛。

桔梗一斤　牵牛头末三两

蜜丸，水下。

神仙退翳丸　治一切翳晕，内外障昏无睛，累效。

当归酒洗　川芎　犀角屑　枳实　川连　蝉蜕　瓜蒌根　薄荷六钱　甘菊　蛇蜕　密蒙花　荆芥与甘草煎三味　地骨皮三钱，洗　炒白蒺藜　羌活　地黄用干，酒浸，一两　木贼一两半，去节，童便浸一宿，火干

上末，炼蜜丸，米饮下。妇人气旺者，木香汤下之。

家珍方　治眼梢赤。

川连　白矾三钱，飞　铜绿五分　密陀僧一钱　轻粉少许

末，贴之。

又方　黄丹　白矾等分

验方　治痘后目上翳。

谷精草　蛇壳　绿豆壳　天花粉

上等分末，粟米泔浸，煮蜜柿干为度，食之。

羊肝丸　治一切目病，不问障盲。

白乳羊肝一具，竹刀刮去膜　黄连一两　甘菊　防风　薄荷去梗　荆芥　羌活　当归　川芎各三钱

上为末，羊肝捣丸，浆水下。

烂翳验方　茜根烧灰，灯草点之，须臾大痛，以百节草刮去之。

七宝膏　珍珠　珊瑚　甘石三味煅，以连水淬七次　石沙　脑子　麝香　蕤仁去壳，各一钱

研细点之。

五十四　耳

【因】风热、气虚火升。肾寄窍于耳。

【证治】风毒耳痛，全蝎一两、生姜二两，切作四方块，同炒，去姜末之，汤点聤耳。

耳脓出，用桑螵蛸一个，火炙，麝香二分五厘，糁之。又加枯矾吹之良。

虫入耳中，麻油灌。又，猫尿灌耳内好。

五十五　鼻

【因证】鼻为肺之窍，同心肺，上病而不利也。有寒、有热。寒邪伤于皮毛，气不利而壅塞，热壅清道。酒皶鼻，乃血热入肺；齆鼻息肉，乃肺气盛；鼻渊，胆移热于脑，则辛颊鼻渊。

【治】寒邪伤者，宜先散寒邪，后补卫气，使心肺之气交通，宜以通气汤。

羌活　独活　防风　葛根　升麻各三钱　川芎一钱　苍术　炙草各三钱　黄芪四钱　白芷一钱　黄连　黄柏

酒皶鼻方　四物汤　黄芩酒炒　红花

水煎服。

又方　乳香　硫黄以萝卜内煨　轻粉　乌头尖

酥调敷。

又方　鸭嘴、胆矾，敷。

齆鼻息肉　枯矾研为面脂，绵裹塞鼻，数

日白消。

又方 瓜蒂末，绵囊裹塞亦可。木通、细辛、炮附子、蜜和，绵裹内鼻中，亦可。

防风通圣散 加好三棱、山茱肉、海藻，并用酒浸，炒末，每一钱五分。

鼻渊 薄荷 黄连二钱半 通圣散一两 孩儿茶服。

五十六 齿

【因证】夫齿乃肾之标，骨之余。

上龈隶于坤土，足阳明之贯络也；下龈隶于庚金：手阳明之贯络也。

手阳明恶寒饮而喜热；足阳明喜寒饮而恶热。肾衰则豁，肾固则坚。大肠壅，齿乃为之浮；大肠虚，齿为之宣露。热甚则齿动龈脱，作痛不已；寒邪、风邪客于脑，则脑痛、项筋急粗露；疼痛龋饵，则缺少而色变痒痛。

【治】**羌活散**

麻黄去根、节 羌活一钱半 防风三钱半 细辛五分 升麻 柴胡五分 当归 苍术五分 白芷三钱 桂枝 黄连 骨灰三钱

上先以汤漱口净擦之。

牙疼方 土蒺藜半两 青盐三钱

浆水二碗，煎热服。

又方 乌头 熟艾 葱三株 川椒十数粒

上浓煎漱，有脓痰出而安。

治虫散气 草荸荠末 木鳖肉

上同研，搐鼻。

治风气走痓痛 藁本 剪草 细辛

热漱愈。

治骨槽风 皂角不蚛，去子 杏仁烧，存性

上每味一两，入青盐一钱，揩用。

治风蛀牙 以北枣一枚，去核，入巴豆一粒，合成。文武火炙如炭，放地上良久，研细，以纸捻入蛀孔十次。

五十七 结燥

【因】火邪伏于血中，耗散真阴，津液亏少，夫肾主大便。肾主津液，液润则大便如常。

【证】小肠移热于大肠，为伏瘕，为沉。伏瘕，是便涩闭也。

【脉治】

热燥 有云：脾脉沉数，下连于尺，脏中有热。亦有吐泻后肠胃虚，服燥热药多者，宜承气汤下之。

风燥有云，右尺浮也，内肺受风，传入肠中，宜麻仁丸。

阳结 脉数大而实，宜苦寒类治。

阴结 阴燥欲坐井中，二肾脉按之必虚，或沉细而迟者是也。

如有阴证烦躁，脉坚实，阳药中少加苦寒以去热燥。

有年老气弱津液不足而结；有产妇内亡津液而结。二证并宜地黄丸。

大便闭，小便涩数，谓之脾约。约者，脾血耗燥，肺金受火无所摄，脾津液故竭。理宜养血润燥。

有产妇便秘，脉沉细，服柏、知母、附子而愈。

外有脚气、虚寒、气实，皆相似，亦大便不通。

肾恶燥，急食辛以调之，结者散之。如少阴不得大便，以辛润之；太阴不得大便，以苦泻之。如食伤，腹满，腹响是也。阳结者散之，阴结者热之。

润肠丸 麻仁 桃仁去皮、尖，各一两 羌活 归尾 大黄煨，各半两

除二仁别研，余味共捣，火枯，蜜丸，梧子大，汤下。如不大便，邪气盛急，加大黄酒制；如血燥而大便干燥，加桃仁、大黄酒制；如风结燥，大便不行，加麻仁、大黄；如风涩，加皂角仁、秦艽、大黄；如脉涩，身觉有短气，加郁李仁、大黄；如阴结寒证，加干姜、附子。

有云，大便不通有五证，热、冷、气、风、湿，尺脉伏也，宜温补之。

风，老人产妇。秘有虚实。能饮食，小便赤为实。实者，秘物也。麻仁、七宣等主之，见前。不能饮食，小便清为虚。虚者，秘气也。厚朴汤主之。

厚朴 半夏 神曲 甘草三两 白术五两 枳实 陈皮一两

五十八 痔漏

【因证】因虫就燥也。乃木乘火势而侮燥

金，归于大肠为病，皆风、热、燥、湿为之也。

盖肠风、痔漏总辞也，分之则异。若破者则谓之漏。大便秘涩，必作大痛。此由风热乘食饱不通，气逼大肠而作也。受病者，燥气也；为病者，胃湿也。胃刑大肠则化燥，化以乘燥热之实，胜风附热而来，是风、燥、湿、热四气而合。故大肠头成块，湿也；大痛者，风也；结燥者，主病兼受火邪也；不通者，热也。

【治】去以苦寒泻火，辛温和血，润燥、疏风、止痛。

秘方　凉血为主。

四君子　**四物**　**黄芩**凉大肠　**枳壳**宽大肠　**槐角**凉血生血　**升麻**　**秦艽**　**白术丸**　秦艽去芦　皂角各一两，去皮，烧存性　白术五钱　当归半两，酒洗　桃仁一两，去皮尖　地榆三钱，破血　枳壳麸炒，泄胃　泽泻各半曲，渗湿　大黄四钱

面糊丸，米汤下百丸。空心服，以膳压之。气滞，加槟榔、木香；湿热胜，加柏。

一云，凡痔漏，苍术、防风为君；甘草、白芍为佐。

苍术泽泻丸　苍术四两　枳子　泽泻各二两　地榆　皂角

饭丸。

淋洗用　天仙子　荆芥穗　川椒　蔓荆子

煎洗秘方　五味子　朴硝　莲房　桑寄枝先熏后洗。

敷肿　木鳖子　五味子

为末，调敷。

肠风塞药　炉甘石煅　牡蛎粉

痔漏方　好腊茶细末　脑子

同研津调，纸花贴上。除根用后方。

又方　白矾枯，二钱，生二钱　乳香三钱

真香油同研为膏，纸花贴。如便秘，枳实当归汤下三黄丸。

皂角散　治痔漏脱肛。

黄牛角䚡一个，切　蛇蜕一条　皂角小，五个　穿山甲

上并切，入瓷瓶，泥固济，候干。先以火烧烟出，方以大火煅红，出冷，研细，胡桃酒下。临卧引出虫，五更却以酒下二钱。

脉痔方　血自肛门边另作窍。

乌头炮，去皮尖　黄连各一两

又方　亦妙

槐花　荆芥　石菖蒲各一两

酒痔连丸　黄连一味，酒浸、酒煮、酒丸，饮下。

腐痔核即为水　硼砂煅　轻粉　炉甘石煅

上以朴硝淬洗辰砂，或加信煅，敷外四围，点核上。

贴痔　麝香、樟脑、朱砂，研，入山田螺内，待成水，抹头，不拘遍数，以干收为度。

治酒痔下血不止　干丝瓜一枚，连皮子烧，存性，为末，酒下二钱。

痔血不止　检漆根灰，空心下。

木槿散　治痔专封口，能干。木槿花八九月采，阴干。用叶杵敷亦可。

又方　当归一两　黄连二两　乌龟一个

酒煮干，日干为末，蜜丸皂子大。

治脱肛方　理省藤　桑白皮　白矾

煎洗自收。因治玉茎挺长，亦湿热，小柴胡加黄连。有块加青皮；外用热丝瓜汁调五味子敷。

五十九　妇人产胎

【脉】平而虚者，乳子。阴搏阳别者，妊子。搏者近于下，别者出于上，血气和调，阳施阴化也。

少阴脉动甚者妊。少阴，心脉也。尺中按之不绝者妊；三部脉浮沉正等，按之无绝者妊。妊娠初时寸微小，呼吸五至；三月而尺脉数。脉滑疾，重以手按之散者，盖三月也；脉重手按之不散，但疾不滑者，五月也。寸微关滑尺带数，流利往来并雀啄，是妊。左沉实疾大，皆为男，纵者主双；右沉实疾大，皆为女，横者主双。脉浮腹痛，痛引腰脊，为欲生也；脉一呼三至曰离经，沉细而滑亦同；尺脉转急如切绳者，皆便生也。妊三月而渴，脉反迟，欲为水分；复腹痛者，必堕。妊五月六月脉数，必坏；脉紧，必胞漏；脉迟，必水坏为肿。妊六七月脉弦，发热恶寒，其胎愈腹，腹痛，小腹如扇，子脏开故也。当温之以附子。妊六七月，暴下斗余水，必倚而堕。妊七八月，脉实大牢强，弦者生，沉细者死。妊十月，足身热

脉乱者吉。少阴脉浮而紧，紧则疝瘕，腹中痛，半产而堕伤，浮则亡血，绝产恶寒。脉微涩为无子，脉弦大为无子，血气虚不足之故也。新产脉沉小滑者生，实大强急者死；沉细附骨者生，炎疾不调死。新产因得热病，脉悬小，四肢温者生，寒清者死。新产因伤寒、中风，脉实大浮缓者生，小急者死。脉得浮紧，当身痛；不痛，腹鸣者，当阴吹。寸口浮而弱，浮为虚，弱无血；浮短气弱有热。趺阳浮而涩，浮气喘，涩有寒。少阴微而弱，微少血，弱生风，微弱相搏，阴中恶寒。胃气不泄，吹而正喧，此谷气之寒也，膏发导之。少阴滑而数，阴中必疮；少阴脉弦，白肠必挺核；少阴浮而动，浮虚，动痛、脱下。

【因证治】胎坠因虚而热；转胞乃血虚有痰；胎漏逼胞，致小便不利；溺出不知时因痰，胎避而下，因血气不能升，四物加贝母、滑石；痰加二陈。恶阻因痰血相搏，半夏汤主之。

妊娠腹胀，乃气不利而虚有热，炒枳壳、黄芩、白术。妊娠寒热，小柴胡去半夏。胎痛乃血少，四物、香附紫苏汤安胎大妙。

胎衣不下，或子死胎中，或血冲上昏闷，或暴下血，胞干不生。

半夏一两半　肉桂七钱半　大黄五钱　桃仁三十，去皮尖

先服四物三两，次服煎汤，姜煎。不效，再服。又半夏、白蔹丸之。

下死胎　肉桂二钱　麝香五分，

又方，朴硝半两，童便下。

欲堕方　肉桂一两　瓜蒌一两二钱　牛膝一两　瞿麦半两

绝产方

蚕种纸一尺，烧灰

醋汤调服，永不孕产。

难产　乃败血裹其子。

麝香一钱　盐豉一两

青布裹，烧令红，捶为末。秤锤烧红，淬酒下一钱。

又　百草霜　香白芷　伏龙肝单用

童便、醋调下，末下再服。

贝母　白蒺藜　活石　葵子，并治之。

产后阴脱　乃气血下溜。

四物　猬皮烧，半两　牡蛎煅　黄芩二两

或加升麻饮下。

蛇床子布裹熨妙。

乌贼骨　硫黄　五味子　共末，糁患处。

产后血晕　因暴虚，素有痰饮，瘀血随气上攻。

芎归汤　治暴虚，童便下；治瘀血，荆芥下。

清魂散　治虚。

泽兰叶　人参一两　荆芥一两　川芎　当归半两

温酒灌下。

五灵脂、荆芥，童便下；鹿角灰，酒下。

半夏茯苓汤　治痰饮。

牡丹散　牡丹皮　大黄蒸　芒硝一两　冬瓜子半合　桃仁二十个

水煎服。

浮肿，是胎前宿有寒湿。茯苓　白术　白芍　当归　陈鲤鱼，如法。

又名胎水，俗名子肿，如肿满状，产后因败血化水，或血虚气滞。

喘急　因营血暴竭，卫气无主，独聚于肺，此名孤阳绝阴，必死。因败血上熏于肺，夺命丹主之；因伤风寒者，旋覆花汤主之。

产后不语　因败血迷心窍。产后口鼻黑气起及衄，因胃气绝肺败，气消血散，乱入诸经，却还不得，死矣。

子烦　二火为之。病则苦烦闷。麦门冬、茯苓、黄芩、防风、竹叶。

心痛　因宿寒搏血，血凝其气。五灵脂、蒲黄。醋下。

子痫　缺。

漏阻　因事下血，胎干不动，奔上抢心，腹中急迫。返魂丹、达生散、天仙方。

产妇临月未诞者　凡有病先以黄芩、白术安胎，然后用治病药。肌热者，黄芩、黄连、黄芪、人参；腹痛者，白芍药、甘草。感冒依解利。

产后诸病　忌用白芍，以黄芩、柴胡主之。内恶物，上冲胸胁痛者，大黄、桃仁；血刺痛，

当归。内伤发热者，黄连；渴者，茯苓。一切诸病，皆依前法。唯渴者，去半夏；喘咳去参；腹胀忌甘草。产后身热血证，一同伤寒。若伤寒内有痛处，脉弦而健，宜解伤寒，血虚无疼，脉弱而涩，宜补其血。

六十　带下

【脉因】湿热结于肺，津液涌溢，入小肠为赤，入大肠为白。然任脉自胞上过，带脉贯于脐上，冲、任、督三脉同起而异行，一源而三歧，皆络带脉，统于篡户。因余经往来，遗热于带脉之间。热者，血也。血积多日不流，从金之化，即为白淫。治法同湿证，以十枣、禹功降火流湿之剂良矣。

因痰积下流，渗入膀胱，肥人多有之。二陈汤，加升提为主。

【证治】三阳其气俱欲竭，血海将枯，滑物下流。其有一切虚寒之证，脉洪大而涩，按之全无，宜以温养之。

李先生之酒煮当归丸，治此证。血虚多加四物；气虚多加参、术；滑甚者，以龙骨、赤石脂涩之。

外有虫唇疮，亦淋露白汁。

小胸丸　治湿热带下，下之；苦楝丸调之。

苦楝酒浸　茴香炒　当归等分

酒糊丸，梧子大，酒下。腰腿痛，加四物四两，羌活、防风各一两。虚加参、芪、甘草，或加白芍。

酒煮当归丸　治一切虚证。上、中、下元气俱竭，哕呕不止，胃虚之极，脉洪大无力，按之空虚或不鼓，皆中寒之证。

当归一两　茴香半两　黑附炮　良姜各七钱

上四味锉细，以酒一升半，煮至酒尽，焙干炒黄。

盐丁香　苦楝生　甘草炙，各半两　全蝎三钱　柴胡二钱　升麻一钱　木香一钱　玄胡四钱

上九味，同前酒煮四味，俱末，酒煮面糊丸，空心淡醋汤送下。

固真丸　治脐腹冷痛，目中溜火，此皆寒湿乘其胞内，汁轻伏火。

白石脂一钱，以火烧赤，水飞，研细末　白龙骨一钱，二味以枯以湿　干姜炮，四钱，泻寒水

黄柏半钱，因用引导　柴胡《本经》使一钱　当归一钱，和血脉　白芍半钱导之　人参　黄芪虚甚加之

上白石、龙骨水飞研细外，余同极细，水煮面丸鸡头大，日干，空心汤下，以膳压之。忌生冷、油腻、湿面。血海将枯，加白葵花七朵、郁李仁润燥而滋津液；不思饮食，加五味子。

《衍义》方　治白脓带下，此肠胃有脓也。去尽脓自安。

红葵根　白芷　赤芍药　白矾

蜡丸，米饮下。

又方　治白带、白浊，以黄荆子炒焦为末，酒下。

张用瓜蒂散吐寒痰升气；导水丸下湿热；甘露散调之，利湿热。

燥湿痰方　治肥人。

海石　半夏　南星治痰　黄柏治湿痰　苍术燥湿痰　川芎升之　椿皮　香附调气　牛膝风痛加之

刮热方　治瘦人。

黄柏相火　滑石　椿皮　川芎　黄连性躁加

滑者，加龙骨，加石脂；滞者，加葵花；血虚，加四物。甚用吐下。吐用二陈加苍术；下用白术；调治，神佑丸。

六十一　经候

【脉】经脉不行者，血生于心，因忧愁思虑则伤心，心气停结，故血闭不行。左寸沉结，宜调心气、通心经，使血生而自通。或因堕胎，或产多，共血先少而后不通。此为血枯，脉两尺弱小，宜生血。

【因证】血随气行，结为块，日渐长，宜散之。

久发盗汗，致血脉干枯而经不通，宜补血。是汗出于心，血生于心，血与汗出也。

久患潮热，则血枯燥。盖血为热所消，寒热去则血自生，脾胃不和，饮食减少，则血不生。血者，饮食所化。经云：二阳之病发心脾，女子不月。

血为气引而行。血之来而先有病，皆气之患也；来而后有病者，皆血之虚也；病出意外，

皆血之热也。

【治】将来作痛，乃气实也，桃仁、红花、香附、枳壳、川连。

不及期者，乃血热也，四物加川连。

过期有二，乃血少与痰多也。血少，芎、归、参，紫黑成块加连；痰多，色淡也，肥人多有，二陈加苍术、香附、川芎。

闭而不行，乃虚而热；来而成块，乃气之滞；错经妄行，乃气之乱。

六十二　崩漏

【脉】洪数而疾。漏血下赤白，日下数升。脉急疾者死，迟者生；紧大者死，虚小者生。

【因证】热，血热则流；虚，虚则下溜。盖阴虚阳搏谓之崩。由脾胃有亏，气下陷于肾，与相火相合，湿热下迫，脉洪而疾，先见寒热往来，心烦不得眠，治宜大补脾胃而升其血气。盖心气不足，其火大炽，在于血脉之中，致脾胃有亏，火乘其中，形容似不病者，此心病也。治法同前，微加镇坠心火之药，补阴泻阳，经自止矣。

盖肾心真阴虚，不能镇守包络相火，故血走而崩也，是气血俱虚，为大寒之证；轻手其脉数疾，举指弦紧或涩，皆阳脱也；阴火亦云或渴，此皆阴燥。宜温之、补之、升之。

脾胃者，血气之根本，周荣滋身；心者，血之府；脉者，人之神。俱不足，则生火故也。

【治】升阳散火除湿。羌活、防风、升麻、柴胡、川芎；凉血泻相火，生地、黄连、黄柏、黄芩、知母；和血补血，酒洗当归、黄芪。胃口客寒，当心痛，加草豆蔻、炒曲；气短，加参、术；冬寒，加麻黄、桂枝；血气俱脱，大寒证，加附子、肉桂；不止，加阿胶、艾叶，或加丁香、干姜。

四物加荆芥穗、发灰，治血不止如神。单味蒲黄炒黑，亦妙。

治标方　急则治其标。凡药须炒黑，血见黑则止。白芷汤调棕榈灰，后用四物汤加姜调治；五灵脂末亦可；凌霄花末，酒下。

治本方　四物汤。黄连，热则加之；参、芪，虚加之；干姜，寒则加之；黄芩，热则加之。

胎漏方　血虚有热。

地黄生一半，熟一半　白术一两　黄芩炒枳壳各半两

煎汤，调下地黄末。

六十三　小儿证

【脉】八至者平，九至者伤，十至者困。紧为风痫，沉为乳不消，弦急客忤气；沉而数者，骨间有热。脉小，大便赤青飧泄，手足温者生，寒者难已。

【证】有四，曰惊、疳、吐、泻。病，其头毛皆上逆者死；汗出如珠，着身不流者死。

【因治】有二：曰饱、暖。

小儿十六岁前，禀纯阳气，为热多也。

小儿肠胃常脆，饱食难化，食则生积为痰。肝则有余，肾尚不足，肝病亦多也。

张，皆归之湿热。常以牵牛、大黄、木通为丸，以治诸病。

惊　因热痰，主急，当泻，降火痰丸，养血汤下；因脾虚，主慢，当补，朱砂安神丸，参术汤下。

疳　因土热也。川连去热，炒二钱　胡黄连去果子积，半钱　阿魏去肉积，醋浸　神曲各一钱

丸如米大。

啼　因肝热，姜汁炒川连、甘草、竹叶。煎服。

吐泻脾虚。

斑疹是火，与前丹疹条下同。

夫恶血留于命门，伏于一隅，待气虚、血虚、脾损，相火生焉。二火交炽，煎熬太阴，其证呵欠，寒热喷嚏，手足梢冷，睡惊，俱属少阳相火、少阴君火显证。自吐、吐泻者，邪出也，即吉。宜消毒解火；大便不利，当微利之。身温者顺，身凉者逆。

痘同疹论，切忌热药，亦勿泥。

宜分气血，虚则补之。气虚四君，血虚四物。吐泻少食，为里虚；陷白倒靥，面灰白，为表虚。不吐泻能食，为实，宜解毒，芩、连等是也。实则更补，必结痈脓也。

解毒方　丝瓜　升麻　白芍酒炒　甘草　糖球　黑豆　犀角　朱砂

单用丝瓜煮汤亦可。

血痢三黄汤 食积利用。

炒曲　苍术　白芍　黄芩　白术　甘草　陈皮　茯苓

下保和丸。

治小儿虫用 胡黄连　川连　芜荑　山楂　神曲　青陈皮　芦荟

和丸。

急、慢惊风

辰砂一颗　全蝎一枚　生犬血　快研，服。

六十四　杂证

湿热，相火病多，土火病多。气常有余，血常不足，肥人血多、湿多；瘦人气实、热多。白者，肺气弱，血不足；黑者，肾气有余，忌黄芪。热伤血，不能养筋，故为拘挛；湿伤筋，不能束骨，故为痿弱。

气属阳，无寒之理，下用补相间；劳病忌寒药，此东垣之旨也。寒不得热，是无火也；热不得寒，是无水也。肺痈，非吐不可。

辛苦、饥饱，疼痛皆伤血。服药之力峻，须用酸收。指甲卷，是血少不养筋。身如被打，湿伤血也；亦有血虚而痛。腑病责脏用，脏病责腑用。气血弱，远枳壳，以其损气也；血盛忌丁香，以其益气也。

治病先调气。病分气血阴阳，昼增夜静，是阳气病，而血不病；夜增昼静，是阴血病，而气不病。夜静日恶寒，是阴上溢于阳；日夜并恶寒，是阴部大盛，兼有其阳，当泻其寒、峻补其阳。夜静日热，是阳盛于本部；日静夜恶寒，是阴盛于本部。日安夜躁烦，是阳气下溜于阴中，当泻其阳，峻补其阴；日恶寒夜烦躁，为阴阳交，饮食不入，必死。伤寒、中暑，与伤饮食一般。人火正治，龙火反治。

诸病有郁，治之可开。恶心，有热，有痰，有虚。悲者，火乘金。阳绝则阴亏，阴气若盛，阳无暴绝之理。虚劳，不受补者死。诸病发热者，风、寒、暑、湿、燥、火七情，皆能发热。寒湿同性，火燥同途，非也。寒宜温之，湿宜燥之，火宜降之、凉之，燥宜润之。诸病寻痰火，痰火生异证。

诊脉、观形、察证，三者殊途，不可执一。诸病先睹胃气。

六十五　杂治

恶寒 有湿痰积中，脉沉缓，抑遏阳气，不得外泄，身必恶寒。宜江茶入香油、姜汁吐其痰，以通经散去麻、硝、黄，加归、地黄。伏脉，有热甚而血虚，亦恶寒。脉沉而涩，宜四物倍地黄、术、芪、柏、参、甘草。

战栗有热一阳发病，少气善咳善泄，其传为心掣。掣，动也。子母传故泄，理中主之。

劳风 法在肺下，使人强上冥视。劳生热，唾出若涕；感风，恶风而振寒。肺主皮毛。宜通经散加半夏、归。

痹气 乃阴气盛而血不荣，故身寒如水中，皆虚寒之证，宜姜、附。

五实五虚　脉盛、脉细，心；皮热、皮寒，肺；腹胀、饮食不入，脾；闷瞀、气少，肝；前后不通、泄利前后，肾。

阴滞于阳 有作劳而冷，饮酒醉，次日膈痛似饥，过饱，遂成左胁痛有块，脉细涩沉数，服韭汁、桃仁、童便等安。又有如前，左乳痛有核，服石膏、白芷、干葛、瓜蒌、蜂房等。

阳滞于阴 有事不如意、衄如注，脉浮数，重而大且芤，四物加萱草、姜汁饮之。有逃难饮食下血，脉沉涩似数，以郁金、芎、芷、苍、芍、葛、香附。右肾属火，补之以巴戟、杜仲之类；左肾属水，补之以地黄、山茱、黄柏之类。

六十六　五脏证

肝 胃脘当心而痛，上支两胁，肝经。膈咽不通，饮食不下，土衰病甚，则耳鸣眩转，目不识人，善暴僵仆，里急（缬）戾，胁痛呕泄，令人善怒也。虚则目无所见，耳无所闻，善恐，如人将捕之。

心 胸中热，嗌干肤满，皮肤痛，寒热咳喘，惊或狂妄，一切血证，胸中痛，胁支满，膺背肩胛间痛。虚则胸腹大，胁下与腰背相引而痛。

脾 跗肿骨痛，阴痹腰脊头项痛，大便难，积饮痞膈，霍乱吐下，飧泄肠鸣，脾热之主虚。

肺 骨节内变，右胠胁痛，寒侵于中，鹜溏，心胁满引小腹，不可反侧，嗌干，面尘脱色，丈夫癫疝，妇人小腹痛。实则咳逆肩背痛；虚则少气不能报息，耳聋咽干。

肾 腰腿痛，大关节不利，屈身不便，腹满瘕坚，寐汗。实则腹、胫肿身重；虚则胸中满，大小腹痛，清厥。

六十七 七情证

怒 为呕血，飧泄，煎厥，薄厥，胸满胁痛，食则气逆而不下；为喘渴烦心；为消脾肥气，目暴盲，耳暴闭，筋缓。怒伤肝，为气逆，悲治怒。

喜 为笑，毛革焦伤，气不收，甚则狂。喜伤心，为气缓，恐治喜。

悲 为阴缩筋挛，肌痹脉痿，男为数溲，女为血崩，酸鼻辛颏，泣则臂麻。悲伤肺，气消，喜治悲。

惊 为痰涎，目睘吐，痴痫不省人事。惊伤神，为气乱，思治惊。

劳 为咽噎喘促，嗽血唾血，腰重痛，骨痿，男少精，女不月。劳伤血气耗，逸治劳。

思 为不眠，好卧昏瞀，三焦痞塞，咽喉不利，呕苦筋痿，白淫，不嗜饮食。思伤脾，为气结，怒治思。

恐 伤肾，为气不行，思治恐。

六十八 杂脉

寸口脉但实者，心劳。寸口脉沉，胸中气短。浮而绝者，气辟；大而滑，中有短气。数而不加六至者，为滑；微弱者少气。尺脉沉滑者，寸白虫。男女皆当以左手尺脉常弱，右手尺脉常盛，为平。阳盛阴虚，下之安；二寸实大，尺短少，此伤寒之邪，乘其里虚而入于腑者是也。如迟脉弱寸强，则阴不足，阳往乘之，下之安，汗之死。余以类推。脉俱弦，指下又虚，脾胃虚弱证。食少而渴，瘕。腹中痛窄狭，二便不调，脉俱沉紧，按之不鼓，膀胱胜小肠也。或泻利不止而腹胀，或纯白赤，或杂血便多，不渴，精神少，或面白脱色，此失血之故。或面黄而气短，此元气损少之故。是丙火小肠为壬膀胱所克而外走也，丙火投于水，大寒之证，宜温之则愈。姜、附各半两，赤石脂四钱半，飞，朱砂一两，研，茯苓汤下二三十丸。

脉，诸按之不鼓为虚寒。二寸短少，谓之阳不足，病在下。脉，诸搏手，为寒凉或寒药治之，脉虚，亦姜、附，脉二手相似而右为盛，皆胃气虚；二寸求之脾胃，当从阴引阳。脉中少有力，盛甚则似止，胸中元气不及。脉贵有神。神者，不问迟数之病，中外有力者，为神也。脉，诸短为虚。二关脉实，上不至，发汗；下不至，利大便。脉，诸大为虚。二关脉沉细，纯虚也，宜补之。脉涩与弦而大，按之有力为实，无力为虚。脉沉迟，寸微滑者为实。二尺不见，或短少，乃食塞，当吐之。凡脉盛大以涩，外有寒证，名寒中。乃寒独留，血脉泣，故大也。脉大而实，不可益气。滑脉关以上见，为大热；关以下见，为大寒。火并于上，以丙火化；火并于下，以壬水化。杂病脉沉者，多属痰，宜吐。伤寒寸脉浮滑者，有痰，宜止。劳热，脉沉细无火者死。阳脉浮，阴脉弱者，则血虚，血虚则筋急。凡有者为实，无者为虚。假令脉浮则为阳盛阴虚，脉沉则为阴盛阳虚，此有则彼无，彼有则此无。又如弦则木实、金亏、土虚。浮诊见者，为腑，为上部，为阳；按之见者，为脏，为下部，为阴。脉来者，为阳，为气；去者，为阴，为血。假如脉来疾去迟，为阳有余而阴不足也，故曰外实内虚是也。出以候外，疾为实；入以候内，迟为虚。寸微尺紧为虚损，阴盛阳微之故也。诸浮脉无根死，脏腑无根故也。

长病脉，虚而涩、虚而滑、虚而缓、虚而弦、微而伏、浮而结、浮而滑、实而大、实而滑、细而软，如蛛丝、羹上肥，如屋漏，如雀啄，如霹雳，如贯珠，如水淹。以上此脉，得之则生，反之则死。一本"如水淹"之下，注曰：皆死脉也。无"以上此脉，得之则生，反之则死"三句。有识者详之。卒病与长病条下，反之则死。人病甚，脉不调难差，脉洪者易已。

形脉相应，肥人，脉细欲绝者死。瘦人，脉躁者死。身温，脉滑者死。身滑，脉涩者死。身小，脉大者死。身大脉小者死，身短脉长者死。身长脉短者死。

六十九　察视

黑气起于耳目鼻上，渐入口者死。白色者亦然。赤色见于耳目额上，五日死。张口如鱼，出气不反者死。循衣摸缝者死。无热妄语者死。遗尿不知者死。爪甲青者死。爪甲肉黑者死。舌卷卵缩者死。眉倾发直者死。唇反人中满者死。阴阳俱闭，失声者死。神气不守，声嘶者死。汗出不流者死。口臭不可近者死。回目直视，肩息者死。齿忽黑色，面青目黑，面青目黄，面青目白，面青唇黑者，皆死。面白目黑，面白目白，皆死。面赤目黄，面赤目白死。面黑目白死。面黑胁满，不能反侧者死。面黑唇青死。面黑目青死。面黄目白，面黄目青，面黄目黑死。以上黑如燃，白如枯骨，赤似血，青似草，方为死候。

心绝肩息，回盼目直，一日死。肺绝气去不快，口如鱼，三日死。骨绝，腰脊痛，不可反侧，五日死。脾绝口冷，足肿，胀泄，十二日死。肾绝大便赤涩下血，耳干，脚浮，舌肿者，六日死。筋绝魂惊虚恐，手足爪甲青，善呼，骂不休，九日死。肠绝发直，汗出不止，不得屈伸，六日死。肝绝恐惧伏卧，目直面青，八日死。又即时死。胃绝齿落，目黄者，七日死。

七十　汗

脉，沉微、细弱不可汗。沉细为在里，微弱气血虚，浮而紧，法当身痛，当以汗解。假令尺脉迟者，不可汗，此血微少故也。阴病脉细沉数不可汗，病在里之故也。伤寒风湿。素伤于风，复伤于热，四肢不收，头痛身热，常汗不解，治在少阴、厥阴，不可汗。汗之谵语内烦。不得卧，善惊，目乱无精光。伤寒湿温，素伤于寒，因而中暍，若两胫冷腹满，头目痛妄言，治在足太阴，不可汗。汗出必不能言，耳聋，不知痛所在，身青面变死。伤寒头痛。形象中风，常微汗出，又自呕者，心懊侬，发汗则痉。伤寒脉弦细头痛，而反热，此属少阳，不可汗。太阳与少阳并病，头项强痛，或眩冒，心下痞坚，不可汗。少阴病，咳而下利谵语者，此强汗之故也。咽中闭塞不可汗，汗之则吐血。厥阴不可汗，汗之声乱咽嘶。亡血家不可汗，汗之则寒栗。衄不可汗，汗之必额陷直视。淋家不可汗，汗之必便血。疮家不可汗，汗之则痉。汗家不可重汗，汗之必恍惚，脉短者死。冬时发其汗，必吐利口疮。下利清谷不可汗，汗之必胀满。咳而小便利，或误汗之，则厥逆。诸逆发汗，微者难愈；剧者言乱，睛眩者死。动气在，不问左右上下，一切不可汗。

脉，浮大可汗。问病者，设利，为虚而不可汗也。浮而紧可汗。太阳病，脉浮弱，可汗。浮而数者，亦可汗。脉迟汗出多，微恶寒，表未解，可汗。热如疟，此为阳明，脉浮虚，可汗。身痛，清便自调，可汗。

《脉因证治》终

附

一、古今重量换算

（一）古称以黍、铢、两、斤计量而无分名

汉、晋：1斤＝16两，1两＝4分，1分＝6铢，1铢＝10黍。

宋代：1斤＝16两，1两＝10钱，1钱＝10分，1分＝10厘，1厘＝10毫。

元、明、清沿用宋制，很少变动。

古代药物质量与市制、法定计量单位换算表解

时代	古代用量	折合市制	法定计量
秦代	一两	0.5165 市两	16.14 克
西汉	一两	0.5165 市两	16.14 克
东汉	一两	0.4455 市两	13.92 克
魏晋	一两	0.4455 市两	13.92 克
北周	一两	0.5011 市两	15.66 克
隋唐	一两	0.0075 市两	31.48 克
宋代	一两	1.1936 市两	37.3 克
明代	一两	1.1936 市两	37.3 克
清代	一两	1.194 市两	37.31 克

注：以上换算数据系近似值。

（二）市制（十六进制）重量与法定计量的换算

1斤（16市两）＝0.5千克＝500克

1市两＝31.25克

1市钱＝3.125克

1市分＝0.3125克

1市厘＝0.03125克

（注：换算时的尾数可以舍去）

（三）其他与重量有关的名词及非法定计量

古方中"等分"的意思是指各药量的数量多少全相等，大多用于丸、散剂中，在汤剂、酒剂中很少使用。其中，1市担＝100市斤＝50千克，1公担＝2担＝100千克。

二、古今容量换算

（一）古代容量与市制的换算

古代容量与市制、法定计量单位换算表解

时代	古代用量	折合市制	法定计量
秦代	一升	0.34 市升	0.34 升
西汉	一升	0.34 市升	0.34 升
东汉	一升	0.20 市升	0.20 升
魏晋	一升	0.21 市升	0.21 升
北周	一升	0.21 市升	0.21 升
隋唐	一升	0.58 市升	0.58 升
宋代	一升	0.66 市升	0.66 升
明代	一升	1.07 市升	1.07 升
清代	一升	1.0355 市升	1.0355 升

注：以上换算数据仅系近似值。

（二）市制容量单位与法定计量单位的换算

市制容量与法定计量单位的换算表解

市制	市撮	市勺	市合	市升	市斗	市石
换算	10市撮	10市勺	10市合	10市升	10市斗	
法定计量	1毫升	1厘升	1公升	1升	10升	100升

（三）其他与容量有关的非法定计量

如刀圭、钱匕、方寸匕、一字等。刀圭、钱匕、方寸匕、一字等名称主要用于散剂。方寸匕，作匕正方一寸，以抄散不落为度；钱匕是以汉五铢钱抄取药末，以不落为度；半钱匕则为抄取一半；一字即以四字铜钱作为工具，药末遮住铜钱上的一个字的量；刀圭即十分之一方寸匕。

1方寸匕≈2克（矿物药末）≈1克（动植物药末）≈2.5毫升（药液）

1刀圭≈1/10方寸匕

1钱匕≈3/5方寸匕